U0267136

经典名方 100 首研究精要

主 编　刘菊妍　刘　强

中国健康传媒集团

中国医药科技出版社

内 容 提 要

经典名方是指至今仍广泛应用、疗效确切、具有明显特色及优势的古代中医典籍所记载的方剂。经典名方作为中医药理论的载体、临床治疗的主要方法，其研究与开发是中医药发展与传承的突破口之一。国家科技部重大新药创制重点研发计划、国家中医药行业专项均将其列为重点研究课题，也成为当前中医药领域研究的热点。

本书由承担国家重大新药创制科技重大专项—"基于经方一致性评价技术的经典名方研发与开发"的专家团队撰写。总论站在行业高度介绍经典名方研究的政策管理、研发过程的共性关键问题；各论对国家首次公布的100首经典名方的名称、出处、处方组成、制剂及用法、剂型、本草考证、现代研究等进行系统的总结。该书将对经典名方的开发研究提供借鉴和参考。

图书在版编目（CIP）数据

经典名方100首研究精要 / 刘菊妍，刘强主编 . — 北京：中国医药科技出版社，2019.12（2024.12重印）
ISBN 978-7-5214-1405-9

Ⅰ．①经…　Ⅱ．①刘…②刘…　Ⅲ．①方剂—研究　Ⅳ．① R289.1

中国版本图书馆 CIP 数据核字（2019）第 252734 号

美术编辑　陈君杞
版式设计　也　在

出版	**中国健康传媒集团** | 中国医药科技出版社

出版　**中国健康传媒集团** | 中国医药科技出版社
地址　北京市海淀区文慧园北路甲 22 号
邮编　100082
电话　发行：010- 62227427　邮购：010- 62236938
网址　www.cmstp.com
规格　880×1230mm $\frac{1}{16}$
印张　35 $\frac{1}{2}$
字数　1033 千字
版次　2019 年 12 月第 1 版
印次　2024 年 12 月第 2 次印刷
印刷　三河市万龙印装有限公司
经销　全国各地新华书店
书号　ISBN 978-7-5214-1405-9
定价　**198.00 元**

获取新书信息、投稿、
为图书纠错，请扫码
联系我们。

编 委 会

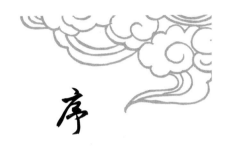

序

　　经典名方是我国历代医家临床应用经验的总结，更是中国古代医学的瑰宝。2018 年 4 月出台的 100 首经典名方中，涉及 37 本古籍，跨越 6 个朝代，涵盖 15 种传统方剂功用。习近平主席曾说："我们要继承好、发展好、利用好传统医学，用开放包容的心态促进传统医学和现代医学更好融合。"因此，对经典名方的进一步解读和研究也就成为业内人士工作的核心和重任。

　　缘分使然，有幸为此书作序。广州医药集团有限公司刘菊妍教授作为国家重大新药创制专项经典名方项目的首席科学家，组织团队通过多次商讨、集思广益，成立了该书的编委会，拟定了编写大纲和体例，提出了高标准、高起点、高质量的编写要求，撰写过程中团队成员克服了重重困难，进行了多次精心修改，力求打造成中医药经典名方研究的精品著作。

　　此书分为总论和各论 2 部分。总论主要解读经典名方研发中的一些关键性问题，对经方的历史沿革和方义演变、中药基原、炮制、剂量、剂型和工艺质量控制等进行了系统的解释并提出了解决的方案和思路。各论对 100 首经方的现代研究进行了详细、全面、系统的梳理，包括药理作用、制剂研究、物质基础研究、临床应用和安全性分析等。该书语言简洁，内容充实全面，涉及案例经典，是目前国内关于经典名方研究最权威的、最全面的工具书。该书是中医药继承和创新发展理念的重要体现，相信该书出版后会给广大经方研究者以借鉴和参考，同时对经典名方复方制剂的研发以及临床应用起到进一步的推动作用。

　　在本书行将出版之际，谨作此序以致庆贺。

中国科学院院士
国医大师
2019 年 9 月

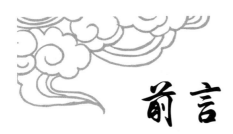

前言

古代经典名方是我国中医药在漫长的历史发展过程中，传承下来的疗效确切、应用广泛、优势明显的方剂，是中医药服务人类健康的国粹精华。国家高度重视并出台了系列政策法规指导古代经典名方研发。2017年3月国家中医药管理局与原国家食品药品监督管理总局共同委托中国中医科学院起草了《古代经典名方目录制定遴选范围与遴选原则》，2017年9月原国家食品药品监督管理总局发布了《中药经典名方复方制剂简化注册审批管理规定（征求意见稿）》《中药经典名方复方制剂标准煎液的申报资料要求（征求意见稿）》《中药经典名方复方制剂的申报资料要求（征求意见稿）》和《中药经典名方复方制剂简化注册审批管理规定（征求意见稿）》及相关申报资料要求等，对古代经典名方的研发提供了具体的贯彻落实依据。2018年国家发布了《古代经典名方目录（第一批）》共100首方剂，确定了经典名方研发的具体目标，经典名方的研发迅速成为了行业热点。

本书旨在系统全面地介绍《古代经典名方目录（第一批）》100首方剂的研究进展，为国内外同行研究经典名方提供研究基础和参考。全书分为总论与各论两部分。在总论部分，介绍了古代经典名方的研究背景及系列政策的出台历程，论述了经典名方的研究意义，并依据相关法规要求介绍了经典名方研究中文献考证、处方考证、本草考证、处方剂量、物质基准、复方制剂及知识产权保护等的研究内容、法规要求及研究案例。在各论部分梳理了100首经典名方的方名、出处、处方、制法和用量、剂型、同名方剂和历史沿革等，并详细系统地分析了其现代研究内容，在药理作用部分，归纳了各个经方的药理效应、剂量、用药时间和作用机制等；在制剂研究部分，归纳了各方与制剂相关的提取、纯化、成型制备等工艺优化选择等；在临床应用部分，全面地归纳总结了各方在临床常见的应用状况，汇总了各方或其加减方的药方组成、用法用量、治疗疗程、治疗病例数、临床总有效率等；还有经方安全性、拆方研究、配伍研究、药动学研究、网络药理学研究和组学研究等研究基础。

本书的作者团队来自广州医药集团有限公司、南方医科大学、中国中医科学院、广州中医药大学等单位，团队成员承担过科技部经典名方研究重点研发计划。作者在编写本书的过程中注重科学性与时效性，全面性与系统性，客观性与权威性相统一，希望能对我国经典名方的研发提供有益的借鉴与参考。经典名方的研究方兴未艾，研究内容和成果会不断地创新与发展，期待各位同行不吝赐教，以利于本书内容的修订和完善。本书的编写引用和参考了大量国内外同行的研究成果，在此一并致以衷心的感谢。

　　限于编写经验和写作水平，书中疏漏在所难免，敬请各位专家同行批评斧正，待再版修订时使之臻于完善。

编　者

2019 年 9 月

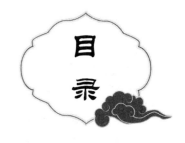

目录

【 上篇　总论 】

【 下篇　各论 】

上篇　总论

第一章　经典名方研究背景

中医药是中华民族的宝贵财富，为中华民族的繁衍昌盛作出了巨大贡献。在漫长的发展过程中，中医药保留下来数以万计的具有广泛临床基础、疗效确切、优势明显的方剂，《中药注册管理补充规定》第七条中对此进行了明确规定："来源于古代经典名方的中药复方制剂，是指目前仍广泛应用、疗效确切、具有明显特色与优势的清代及清代以前医籍所记载的方剂。"国家中医药管理局发布的《古代经典名方目录制定的遴选范围与遴选原则》进一步把经典名方遴选范围界定为1911年前出版的古代医籍。做为中医药理论的载体，古代经典名方的研究已经引起了社会各界人士的广泛关注。

经典名方相关政策法规

一、古代经典名方目录第一批出台历程

2008年1月8日，国家药品监管部门发布《中药注册管理补充规定》，是与《药品注册管理办法》相配套的第一个规范性文件，进一步细化和明确了关于中药注册管理的要求。该规定增加了"来源于古代经典名方的中药复方制剂"的分类。符合这类要求的复方，是经过长期临床应用、疗效确切、具有明显特色和优势的古代经典名方，不再要求进行化学药品采用的以动物试验证明药效的评价模式，也不再要求进行临床研究。但是在说明书上要注明处方和其功能主治等的具体来源。并指出为严格限定入选范围，此类复方由国家中医药局组织有关专家按照具体要求进行遴选和发布。

2017年3月8日，国家中医药管理局与国家食品药品监督管理总局共同委托中国中医科学院开展相关研究工作，起草了《古代经典名方目录制定的遴选范围与遴选原则》，向社会公开征求意见，提出遴选的总体要求是：体现"目前仍广泛应用、疗效确切、具有明显特色及优势"；古代中有较多记载及医案证据，现代文献中有较多临床及实验研究报道；得到中医临床进一步凝练、权威专家广泛认可；各类中医药教材中广为收录等。确定遴选的具体原则是：①以健康需求为导向，围绕中医优势病种选择方剂，主治要兼顾已上市中成药涉及较少的病证；处方中不含有《中华人民共和国药典》2015年版收载的大毒药材；处方中不涉及国家重点保护的野生动物药材品种目录的一级保护品种。②处方中中药味均按2015年版《中国药典》的法定标准；处方适合工业化生产，成药性较好；给药途径与古代医籍记载一致；处方中不含有十八反和十九畏等配伍禁忌。③原则上处方适用范围不包括急症、危重症、传染病，不涉及孕妇、婴幼儿等特殊用药人群；但对确有疗效的、特色突出的方剂，酌情例入，以适应临床需求。④国内未上市品种。

2017年9月22日，原国家食品药品监督管理总局发布了《中药经典名方复方制剂简化注册审批管理规定（征求意见稿）》《中药经典名方复方制剂标准煎液的申报资料要求（征求意见稿）》《中药经典名方复方制剂的申报资料要求（征求意见稿）》和《中药经典名方复方制剂简化注册审批管理规定（征求意见稿）》及相关申报资料要求（征求意见稿）起草说明。再次提出符合要求的经典名方制剂申报生产，可仅提供药学及非临床安全性研究资料，免报药效研究及临床试验资料，并详细列出了实施简化注册审批的经典名方需要具备的条件。如处方中不含配伍禁忌或药品标准中标识有"剧毒""大毒""有毒"及现代毒理学证明有毒性的药味，处方中药味均须有国家药品标准，制备方法与古代医籍记载要基本一致，剂型应当与古代医籍记载一致，给药途径与古代医籍记载一致，日用饮片量与古代医籍记载相当等，并首次引入"标准煎液"的概念，还原了经典名方临床用药方式，强调审批制剂与中医临床传统用药方式一致。

2018年4月13日，国家中医药管理局会同国

家药品监督管理局制定《古代经典名方目录（第一批）》，共100首方剂，是由国家中医药管理局组织成立的包括中医临床、基础、文献及中药等学科专家的项目工作组，从103种清代以前的代表性医籍10万余首方剂中进行古代经典名方遴选产生。

二、第一批古代经典名方品种分析

1. 朝代及医籍分布

此100首方剂涉及37本古代医籍，跨越汉、唐、宋、元、明、清6个朝代：汉代28个占28%，唐代5个占5%，宋代11个占11%，金代11个占11%，明代17个占17%，清代28个占28%。

《伤寒论》：14首，桃核承气汤、竹叶石膏汤、麻黄汤、旋覆代赭汤、真武汤、吴茱萸汤、芍药甘草汤、半夏泻心汤、小承气汤、猪苓汤、黄连汤、甘草泻心汤、当归四逆汤、附子汤等。

《金匮要略》：14首，麦门冬汤、苓桂术甘汤、厚朴麻黄汤、黄芪桂枝五物汤、桂枝芍药知母汤、半夏厚朴汤、泽泻汤、百合地黄汤、枳实薤白桂枝汤、大建中汤、橘皮竹茹汤、甘姜苓术汤、厚朴七物汤等。

《千金翼方》：1首，当归建中汤。

《备急千金要方》：4首，温胆汤、小续命汤、温脾汤、开心散。

《普济本事方》：2首，槐花散、竹茹汤。

《严氏济生方》：3首，当归饮子、辛夷散、实脾散。

《妇人良方大全》：2首，温经汤、三痹汤。

《小儿药证直诀》：1首，泻白散。

《太平惠民和剂局方》：3首，甘露饮、华盖散、清心莲子饮。

《脾胃论》：1首，升阳益胃汤。

《兰室秘藏》：4首，清胃散、当归六黄汤、乌药汤、圣愈汤。

《内外伤辨惑论》：3首，羌活胜湿汤、当归补血汤、厚朴温中汤。

《素问病机气宜保命集》：2首，地黄饮子、三化汤。

《医学统旨》：1首，清金化痰汤。

《景岳全书》：8首，桑白皮汤、金水六君煎、暖肝煎、玉女煎、保阴煎、化肝煎、济川煎、固阴煎。

《外科正宗》：1首，托里消毒散。

《寿世保元》：1首，清上蠲痛汤。

《万病回春》：1首，清肺汤。

《证治准绳》：2首，养胃汤、清骨散。

《普济方》：1首，石决明散。

《简明医彀》：1首，保元汤。

《瘟疫论》：1首，达原饮。

《医学衷中参西录》：1首，升陷汤。

《温病条辨》：5首，三甲复脉汤、益胃汤、沙参麦冬汤、新加香薷饮、桑杏汤。

《医学心悟》：3首，半夏白术天麻汤、蠲痹汤、二冬汤。

《医原》：1首，藿朴夏苓汤。

《伤寒瘟疫条辨》：1首，丁香柿蒂散。

《医方絜度》：1首，一贯煎。

《傅青主女科》：6首，易黄汤、宣郁通经汤、完带汤、清肝散、清肝止淋汤、两地汤。

《验方新编》：1首，四妙勇安汤。

《医林改错》：1首，身痛逐瘀汤。

《医宗金鉴》：4首，枇杷清肺饮、五味消毒饮、黄连膏、除湿胃苓汤。

《妇科冰鉴》：1首，桃红四物汤。

《辨证录》：1首，散偏汤。

《医门法律》：1首，清燥救肺汤。

《外科大成》：1首，凉血地黄汤。

2. 功能主治

涵盖15种传统方剂功用：解表、泻下、和解、清热、温里、补益、祛痰、祛湿、固涩、开窍、理气等。

3. 剂型

包括4种典型中药剂型：汤剂69首，煮散27首，散剂3首，外用膏剂1首。

4. 炮制方法

炮制方法可分为净制、切制、炒法、炙法、煅法、蒸法等，将本批经典名方所用炮制方法分类整理，见表1[1]。

表1　第一批古代经典名方所用炮制方示

炮制方法		药物名称
净制	去皮尖	桃仁、杏仁
	去皮	桂枝、猪苓、厚朴、附子、白茯苓、赤茯苓、杜仲
	去白	陈皮、橘皮
	去毛	枇杷叶
	去心	麦门冬、石莲肉、天门冬、巴戟、远志、黄芩、贝母
	去节	麻黄、木通

续表

炮制方法		药物名称
净制	去芦	藁本、羌活、当归、防风、黄芪、石斛、人参、桔梗
	去瓤	木瓜、枳壳
	去梗	山茵陈、桑叶
切制	擘	大枣、百合
	切	生姜、杜仲
	碎	滑石、白果
	洗	半夏、吴茱萸、细辛、生地黄、藿香叶
炙（现代）	酒制	大黄、当归、肉苁蓉、红花、生地黄、片芩
	炙（古代）	甘草、厚朴、枳实、桑白皮、黄芪、鳖甲
炒（现代）	炮	附子、干姜
	炒（古代）	葵花、枳壳、白蒺藜、厚朴、桑白皮、紫苏子、杏仁、香附子、瓜葵仁、栀子、山药、远志、菟丝子、芡实、黄柏、白芍、车前子、白芥子、川郁金、黄芩、白术、生地黄、灵脂、苍术、胡麻仁、黄连、地榆、荆芥
其他	焙	柏叶、地骨皮、天门冬、麦门冬、肉苁蓉

5. 含有毒中药材方剂

本批经典名方有33首使用有毒中药，大部分只使用1味有毒中药，部分方剂同时使用2味[2]。

（1）含附子的方剂　包括真武汤、附子汤、桂枝芍药知母汤、温脾汤、小续命汤、实脾散、乌药汤、地黄饮子，共计8个。

（2）含半夏的方剂　旋覆代赭汤、竹叶石膏汤、半夏泻心汤、甘草泻心汤、黄连汤、半夏厚朴汤、瓜蒌薤白半夏汤、麦门冬汤、厚朴麻黄汤、温胆汤、竹茹汤、升阳益胃汤、桑白皮汤、金水六君煎、养胃汤、半夏白术天麻汤、藿朴夏苓汤，共计17个。

（3）含细辛的方剂　当归四逆汤、厚朴麻黄汤、辛夷散、三痹汤、大秦艽汤、清上蠲痛汤等6个。

（4）含何首乌的方剂　当归饮子含有何首乌。

（5）含孕妇慎用药的方剂　本批经典名方中有桃核承气汤、身痛逐瘀汤、桃红四物汤、温经汤、玉女煎、济川煎、清肝止淋汤、小承气汤、厚朴七物汤、厚朴温中汤、大建中汤、甘姜苓术汤、三化汤、枳实薤白桂枝汤、温胆汤，这15个方中含有孕妇慎用的桃仁、红花、牛膝、大黄、枳实、干姜等药。

第二节
国家对古代经典名方研究的政策支持

国家重视古代经典名方的研发并给予了政策上的大力支持。

（一）行政管理层面

《中华人民共和国中医药法》（中华人民共和国主席令第五十九号，2016年12月25日公布，2017年7月1日实施）明确规定：生产符合国家规定条件的来源于古代经典名方的中药复方制剂，在申请药品批准文号时，可以仅提供非临床安全性研究资料。具体管理办法由国务院药品监督管理部门会同中医药主管部门制定。古代经典名方，是指至今仍广泛应用、疗效确切、具有明显特色与优势的古代中医典籍所记载的方剂。具体目录由国务院中医药主管部门会同药品监督管理部门制定。

《药品注册管理办法补充规定》（国家国食药监注〔2008〕3号，2008年1月7日发布）规定，来源于古代经典名方的中药复方制剂，是指目前仍广泛应用、疗效确切、具有明显特色与优势的清代及清代以前医籍所记载的方剂。符合以下条件的该类中药复方制剂，可仅提供非临床安全性研究资料，并直接申报生产：

（1）处方中不含毒性药材或配伍禁忌；

（2）处方中药味均有法定标准；

（3）生产工艺与传统工艺基本一致；

（4）给药途径与古代医籍记载一致，日用饮片量与古代医籍记载相当；

（5）功能主治与古代医籍记载一致；

（6）适用范围不包括危重症，不涉及孕妇、婴幼儿等特殊用药人群。

《关于深化审评审批制度改革鼓励药品医疗器械创新的意见》（中共中央办公厅、国务院办公厅2017年10月8日发布）指出，经典名方类中药，按照简化标准审评审批。

国家知识产权局《2018年深入实施国家知识产权战略　加快建设知识产权强国推进计划》明确，

推动做好中医药传统知识保护数据库、保护名录、保护制度建设工作，加强古代经典名方类中药制剂知识产权保护。

（二）科技管理层面

2009年，科技部资助支持"973"计划，"以量效关系为主的经典名方相关基础研究"，该项目以方药临床量效关系研究为中心，结合实验研究和文献研究，集成现代科学技术方法，确证经典名方的本原剂量，阐明方药量效关系及其关键影响因素，揭示以药为本体的"剂量阈"的科学内涵，总结提炼以人为本的"随证施量"的用量规律，形成中医方药剂量理论，为临床合理选择剂量、安全有效用药提供科学支撑和理论依据。

2013年，科技部"重大新药创制科技重大专项"资助北京同仁堂、天津同仁堂、华润三九、太极集团等6家企业，对清骨散、华盖散、甘草泻心汤、橘皮竹茹汤、双和汤、防己黄芪汤、防己茯苓汤等20首经典名方进行研究。

2015年，"重大新药创制科技重大专项"又立项支持"中药经典名方开发"课题。该课题以8个中药经典名方为载体，研究中药经典名方药效物质基础、质量控制、配伍合理性等共性关键问题，以建立适于经典名方开发的若干共性关键技术，开发"基于原方、高于原方"的创新中药品种。

2017年，"中药经典名方开发"课题再次获得"重大新药创制科技重大专项"支持，基于中医典籍的经典名方研发得到进一步深入推进。

此外，国家重点研发计划、中央级公益性科研院所基本科研业务费项目、国家中医药管理局中药标准化项目、国家中药标准化项目及部分省级项目也对经典名方的研发进行了大力支持。

第三节
经典名方研究的意义

一、提升中医药健康服务水平

《古代经典名方目录》的发布，是促进中医药继承创新和提高临床服务水平的有力支撑，也是贯彻落实《中华人民共和国中医药法》的具体举措。以古代经典名方研发为契机，逐步构建符合中医药特点的注册管理制度，调动行业内外科技创新活力，突破中药质量瓶颈，促进以临床价值为导向的高品质中药制剂研发，是新时期中药产业高质量发展的

科学路径，也将为中医药服务供给侧改革提供新动能，对于提升中医药健康服务水平、增强中医药国际竞争力有着重要意义。

二、促进中药产业健康发展

中药经典名方制剂的简化注册审批将大大减少中药研发与临床试验的费用和时间，让企业将更多精力投入到中药安全性、有效性的基础研究中。有利于促进中医药文化传承，有助于加快中药产业科学发展，是推动中药现代化的又一尝试。

三、促进中医药产业创新发展

每个古代经典名方的研发都是一次包括传承研究、理论研究、临床研究、资源与产业关键技术、平台建设等的全流程科技创新。古代经典名方产业化是贯彻落实《中医药法》的具体措施；古代经典名方制剂研发是中医药事业传承和产业创新的一个科学路径。要充分发挥古代经典名方的临床效用，通过有效传承，进一步保护好、发展好、利用好中医药传统知识，深入挖掘传统中医药的科学价值，并在此过程中针对性地提升中药质量，引领中药高品质发展新模式，以精品传承经典、以疗效满足需求、以价值驱动市场。

第四节
国外一些国家和地区对传统植物药的管理

无论是具有传统植物药用药历史的欧盟和日本，还是在缺乏传统植物药使用历史的美国，目前都认可传统植物药具有特殊性。其对传统植物药的管理对经典名方的研发具有借鉴意义。

一、欧盟简化注册

在对草药产品需求日益增长的形势下，欧盟各国一再强调草药产品的特殊性。例如，对于没有足够科学文献来证实其确切医疗用途、但有悠久应用历史的传统草药产品，尽管理论上应该进行新的试验和临床研究，但却给相关公司（通常是中、小型企业）带来巨大的财务负担，也给人和动物带来不可避免的不利影响，而且，即使是完成了这些研究，

有时也不足以判断草药产品的传统作用和安全性。

欧洲议会和欧洲理事会对2001/83/CE指令进行了修订,为传统草药产品提供一个专门的法律框架和特殊注册程序,允许某些传统草药产品不需要提供安全性和有效性试验以及临床研究的详细资料和相关文件,就可以注册和上市销售。

2004/24/EC指令的第10条(1)(a)(ii)及附录I中第三部分对一些特殊情况作了例外规定,如通过已发表的科学文献能够证明该产品具有确切的疗效时,不必提供与安全性和有效性有关的详细资料。

尽管欧盟对草药的安全性、有效性试验和临床研究的详细资料不作重点要求,但是对草药的化学、生产和质量控制(CMC)要求从未放松,必须满足质量可控、稳定核心要求。

二、美国FDA要求"证据链的完整性"

考虑到植物药的独特性,美国FDA认为有必要采取不同的法规政策,以区别于那些合成的、半合成的、或其他高度纯化或化学修饰药物(包括微生物来源的抗生素)的非植物药。用于诊断、治疗、缓解或治疗疾病的植物产品,并符合药品定义者,按照药品法规进行监管;旨在预防疾病的植物产品且符合药品定义者,也按药品监管。但是,一个传统的食品或膳食补充剂拥有降低疾病风险的健康声明,并说明该声明是按照相关规定取得的授权,仅因其标签上的该声明,它将不按药品进行监管。

由于植物药的非均质性及其活性成分可能的不确定性,其关键问题之一就是确保上市药品批间质量一致性,进而才有疗效的一致性。疗效的一致性通常可以由"证据链的完整性"(totality-of-the-evidence approach,TOTE)来求证,包括:①植物药材控制;②化学检测质量控制和生产过程控制;③生物测定法(反映药物的已知或预期作用机制的生物测定方法)和临床数据。

三、日本对汉方制剂的要求

1972年,日本依据经验评估了200多个来源于中药制备物的安全性和有效性,将其归类为OTC药。到2000年,纳入国家健康保险的处方药目录的传统中药已增至200个。对《伤寒论》的210个经方,只要是按照传统工艺进行制备,其制剂则不需要审批便可合法地进行生产销售。从1974年到2012年8月30日,日本厚生劳动省把OTC汉方制剂的品种数扩大到294个处方,各制药企业生产这些处方制剂时,可根据要求向厚生劳动省申请注册及生产销售;生产这294个之外的处方时,需要做临床研究。

参考文献

[1] 王奕博,黄平情,杜媛媛,等. 基于第一批经典名方的分析与思考[J]. 中国中药杂志,2019,44(11):2191-2196

[2] 车宏伟,侯飞,杨海宁,等. 首批国家公布的经典名方剖析[J]. 亚太传统医药,2019,19(4):173-175

第二章　中药经典名方研究内容

我国中医药古籍文献资料收载的中医药方剂众多，是我国古代劳动人民千百年来防病治病的实践经验的智慧与结晶，经典名方是其中的优秀有效方剂代表，是中医药服务人类健康的重要手段之一。经典名方复方制剂的研发是传承和发掘传统中医药宝库的一把钥匙，也是贯彻落实《中华人民共和国中医药法》和推动中医药事业发展的现实选择，是中药制剂创新的有效方式。国家行政和科技政策的大力支持、系列法规的陆续出台、良好的开发前景催发企业产生的研究动力，促进经典名方复方制剂的研发也从政策层面逐渐走向了实施的阶段，成为行业研究和发展的热点。

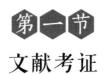

第一节　文献考证

文献整理与考证成为经典名方复方制剂研发的第一步，文献考证结果是确定研发方案、选择实验参数指标的主要依据。《中药经典名方复方制剂简化注册审批管理规定（征求意见稿）》要求经典名方复方制剂在药品名称、基原、功能主治、用量、制备方法、剂型、给药途径7项内容要与古代医籍记载基本一致。申报资料也从处方来源及历史沿革、方义衍变、临床应用、药材、炮制、研究结果总结等方面提出"遵古"的要求。文献考证的要点涉及到方剂的功用主治、方义、煎服法以及组成药味的基原部位、产地、用量、炮制方法等[1]。

一、一般流程

首先，应从名称、出处、组成、剂型等方面明确所考证经典名方的方药，分别从"方"和"药"两个层次制定文献检索策略，全面收集该经典名方所涉及的古代和现代文献信息。然后从处方的来源、历史沿革、方义衍变、临床应用、煎服法以及中药的基原、部位、产地、炮制、剂量等方面对文献进行全面的梳理、核对和分析，对其辨章学术、考镜源流。在此基础上，对经典名方申报所涉及的文献要点进行考证，结合本证法、旁证法、理证法及当前中药研发的现实情况确定相关的文献考证结果，最终形成综述报告。

二、古代文献信息检索与内容整理

高效查找和获取文献是考证的第一步，基于中医古籍数据库及电子资源的检索是最基本的方法，现有收录数量较多的中医古籍数字资源包括中国中医科学院中医古籍数据库、国医典藏（www.gydc.ac.cn：81），爱如生公司的《中医典海》，湖南电子音像出版社的《中华医典》，书同文《中医中药古籍大系》等，此外还包括一些综合性数据库中的中医药古籍资源。

在古代文献检索中应注意检索关键词的选择，如同方异名、同名异方等问题，还应注意古籍的版本和内容准确，重视原本核查。在文献收集的基础上，应分别从"方"和"药"两方面对文献进行系统的辑录、梳理、分析，包括处方的历代记载、组成、主治病症、用量、炮制、煎法、服法等内容，组成药味在历代本草文献中的记载、形态、部位、道地、采收、炮制等内容。

三、文献考证要点

在整理过程中，要重视方论、医案、治验、禁忌等特殊信息的辑录，还应注意内容的准确性和医籍间的传承引用关系，原则上不应对原始记载做修改。同一出处者一般以较早古籍为准；同一种古籍的不同版本，以较早版本为准。审校内容的准确性，只检索到"方名"，无其他可用信息者，不做为来源。

四、研究案例

（一）经典名方羌活胜湿汤的古代文献分析

羌活胜湿汤是中医临床中常用的经典方剂，药理学研究表明羌活胜湿汤的煎剂有明显的抗炎、镇痛作用。基于古代文献，梳理羌活胜湿汤的历史源流、处方组成、药味炮制、剂量（古代描述）及临床主治等信息，以期能支持经典名方制剂的研发及申报[2]。

1. 文献数据来源

基于现有中医古籍数据库与知识库进行文献检索。如中国中医科学院中医药信息研究所研究开发的中医古籍数据库、中医古籍文献知识库、国医典藏数据库（V1.0），以及其他的网络版古籍库及专题库等。以"羌活胜湿汤"为关键词进行全文检索，时检索羌活胜湿汤的异名、别名、简称等。必要时查阅古籍原版进行资料收集和内容审校。

2. 结果与分析

经数据库检索、筛选，获得有效数据206条（其中包括加减方56条）。

（1）源流及记载文献分析　羌活胜湿汤在中医古籍中多次收录，大多是辗转传抄自金代医家李东垣《内外伤辨惑论》，唯明代虞抟《苍生司命》（1515年）和清代叶盛《证治合参》（1729年）二书所载"羌活胜湿汤"方后注明该方出自宋代《太平惠民和剂局方》。但是查今本《太平惠民和剂局方》（1110年）未见方名为"羌活胜湿汤"及相似组成者，推测当为《苍生司命》《证治合参》二书转引之误。据此可以认为，羌活胜湿汤一方的创制当不早于金代李东垣《内外伤辨惑论》（1231年）一书，原文为"背痛项强，腰似折，项似拔，上冲头痛者，乃足太阳经之不行也，以羌活胜湿汤主之。羌活一两，独活一两，藁本五分，防风五分，甘草五分炙，川芎五分，蔓荆子三分。"自此后世一些中医常见经典古籍如《奇效良方》（1449年），《丹溪心法》（1481年），《医学正传》（1515年），《女科撮要》（1529年），《景岳全书》（1624年），《医灯续焰》（1650年），《金匮翼》（1768年）等记载的羌活胜湿汤方剂组成与《内外伤辨惑论》记载的相同，主治以外感湿气所致病证为主，并有所扩展。

羌活胜湿汤又名通气防风散、通气防风汤。通气防风散之名见于明代朱橚《普济方》（1390年），其药物组成和剂量与《内外伤辨惑论》记载相同，

但《普济方》（卷一百四十七）中所载羌活胜湿汤的组成则有16味药，是在《内外伤辨惑论》方7味药基础上增加了"黄芪（七分），生甘草（五分），生黄芩（三分），酒黄芩（三分），人参（二分），细辛（半钱），升麻（半钱），柴胡（半钱），薄荷（一分）"，其治疗病证为"恶寒，重添厚衣，心胸间时作烦热，头目昏愦上壅，食少减，汗出不休，兼见风邪。"结合上下文可知此处虽写用羌活胜湿汤治疗，其实为羌活胜湿汤加减治疗。通气防风汤之名见于《古今医统大全》《医宗金鉴》《张氏医通》等书籍，其功效主治与《内外伤辨惑论》中一样，但方剂组成和剂量稍有差异。胜湿汤之名见于《医级》，其方组成与《内外伤辨惑论》中一致，但治疗病证有所扩展。

（2）处方组成分析　经统计，记载有羌活胜湿汤药物组成的数据共111条，其中有81条（占72.97%）方剂组成与《内外伤辨惑论》中一致，即包含羌活、独活、藁本、防风、甘草、川芎、蔓荆子共7味药。其他涉及到的药物还有生姜、广皮、苍术、荆芥、泽泻、猪苓、黄柏等。记载羌活胜湿汤加减方的56条数据中，加减治疗"身重，腰痛沉沉然（或身重，腰沉）"的达到37条，加减治疗"痿厥，腿脚沉重无力"的有4条，加减治疗"咽痛颌肿，脉洪大，面赤"的有3条，加减治疗"大便稀溏，后重下迫重"的有1条。而在治疗身重腰沉的37条加减方中，用羌活胜湿汤加附子、防己的有20条（占治疗身重腰沉方的54.05%），加苍术、附子、黄柏的15条（占治疗身重腰沉方的40.54%），加黄芩、附子、苍术的1条，加黄芪、黄柏、附子、苍术的1条。

（3）治疗病证分析　记载羌活胜湿汤主治病证数据共142条，共涉及到约150多个病证，出现较多有腰似折、项似拔、脊痛、项强、上冲头痛、一身尽痛、不可回顾、肩背痛等为主的痛证。另有医籍记载功效主治除了颈项腰背疼痛，还扩展到了外感湿气所致的病证。

（4）用药剂量分析　羌活胜湿汤在古代文献记载中涉及药味较多，在《内外伤辨惑论》中羌活胜湿汤含7味中药（羌活、独活、藁本、防风、甘草、川芎、蔓荆子）基础上加减应用较多的中药有柴胡、苍术、黄芩等。除了以上7味药，其他应用较多的药材、用药频次较高的药材分别为苍术（18次），黄芩（14次），柴胡（8次），黄柏（8次），升麻（7次），细辛（7次），薄荷（6次），黄芪（6次），人参（6次），泽泻（6次），黄连（4次），白术（3次），白芷（3次），陈皮（3次），荆芥（3次），猪苓（3次）。其中，苍术用量多为"一钱"或"一

钱半"，黄芩用量多为"三分"，柴胡、升麻用量多为"五分"，细辛用量多为"三分"，薄荷用量多为"一分"。

（5）用药道地性分析　在所有检索到有方药组成的相关数据中，没有专门关于羌活、独活、藁本、防风、甘草、川芎、蔓荆子7味药的道地性记载。仅在《伤寒大白》中记载羌活胜湿汤中用"广皮"1味，强调了用药的道地性。其余均未见关于药味道地性的记载。

（6）用药炮制方法分析　详细分析有药物组成记载的数据，对组方中单味药物的炮制信息可得到如下统计结果：羌活、藁本为"去芦"；独活、防风为"去芦"酒炒；川芎为"炙"；蔓荆子为"杵""碎"；甘草有55条数据记载为"炙"，5条为"生"；其余加减用药中，苍术为"米泔浸过""炒"；黄芩有4次记载为"炒"，4次为"酒炒"，5次为"生"。但具体如何"酒炒""去芦"的操作未作详细说明。

（7）方剂制法及服用方式分析　记载有羌活胜湿汤制法及服用方式的数据共152条，其中有19条记载了该方的制法，具体为㕮咀（12条），作一贴（3条），细切（3条）和剉（1条）。说明该方在煎煮之前需要加工成更小的饮片，以方便药物有效成分的煎出。记载有羌活胜湿汤煎服法的数据共64条。煎法有水煎、姜水煎。具体服用方式有温服、热服、空心服、食前温服、食后温服、空心食前、食远服、大温服。由此可知，本方主要通过水提取，并以温服为主，食前服或食后服则视具体情况而异。

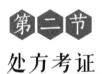

第二节
处方考证

《古代经典名方中药复方制剂简化注册管理规定（征求意见稿）》中，规定经典名方制剂的制备方法、剂型、给药途径、日用饮片量、功能主治、物质基准、药品名称要与古代医籍基本一致或相同。处方考证是经典名方制剂研发的第一步，是保证新制剂安全性和有效性，确定研发方案和实验参数的主要依据，是现代经典名方制剂研发必要的、基础性的工作。

一、处方来源

经典名方研发过程中确定的方名、来源、组成、功用、剂量原则上应该以公布的第一批目录为准。

但由于在《目录》遴选过程中，考虑到药品现实应用价值、方药信息是否完整等因素，所公布的一些经典名方"出处"并非是其最早的记载，所以仍需对其方名、出处进行考察，通过考证来明确该方的源流及完整的演变过程，为处方研发中相关参数的确定提供更多可参考的依据。在来源考证中，应以其通用名称为准，处方的组成须一致，注重其最早记载和版本，如吴茱萸汤又名"茱萸人参汤""四神煎"，在张仲景《伤寒杂病论》中共有4条记载，对其考证则不应局限于《目录》，且后世其同名、衍生方甚多，须明确其是否为张仲景所创之吴茱萸汤。

二、历史沿革

经典名方复方制剂在申报中应提供能够全面反映处方历史沿革的综述资料。在历史沿革的梳理中，应以处方的最原始出处为起点，按成书年代系统梳理其历代记载、流传、引用情况，总结其历史沿革，对比不同时代该方的组成、功用、用量的演变，如在《伤寒杂病论》之后，后世至少有150余种医籍中可查到"吴茱萸汤"的相关记载400余条，而至唐代《外台秘要》和《备急千金要方》中，其功用主治已然有所变化、拓展。在历史沿革的考证中，还要注意区分后世医籍对原方"直接转载"与"发挥应用"的区别。如达原饮，始载于明代吴又可《瘟疫论》，清朝张温《张氏医通》卷十三和清代《增订叶评伤暑全书》等书中有明确的记载。

三、方义衍变

方义衍变应该对经典名方主治病证的病因病机、治则治法进行论述，需对处方的配伍原则及药物相互关系进行分析，并系统梳理历代方义及其相对应治则治法的衍变情况。通过方义衍变考证，确定功能主治、临床适应证，撰写方解。方义衍变时应该注意如下几点。

（1）应同时梳理历代应用中有关该方组方、功用、病证、治法、配伍原则等内容。

（2）注重有关该方的医论、方论、按语、医话记载。比如吴茱萸汤：《医方考》中"方中吴茱萸辛热而味厚，《经》曰味为阴，味厚为阴中之阴，故走下焦而温少阴、厥阴；佐以生姜，散其寒也；佐以人参、大枣，补中虚也。"《金镜内台方议》中以吴茱萸能下三阴之逆气为君；生姜能散气为臣；人参、大枣之甘缓，能和调诸气者也，故用之为佐使，以安其中也。

（3）系统总结该方在历代应用中的功能主治、

方义衍变情况。

方义衍变主要主要包括：处方组成衍变（回顾和推演组方源流和功效关系）；处方用量衍变（为剂量转换、合理确定用量提供参考）；功用主治衍变（明确功效、病位、所主病证，确定功能主治、适应证）；方义配伍衍变（明确历代方义及君臣佐使配伍关系，为方解提供依据）；炮制用法衍变（为工艺制备参数和服用方法确定提供依据）。

比如保元汤在《博爱心鉴》中，"保元汤加减总要"云：人参宜内，甘草和中，实表宜用黄芪，助阳须凭官桂，前三味得三才之道体；后一味，扶一命之濒也。《时方歌括》中：次方用黄芪和表，人参固里，甘草和中，三气治，而元气足矣。……又少佐肉桂，分四时之气增损也，谓桂能治血，以推动其毒，扶阳益气，以充达周身……《幼幼集》中：人参止渴生津液、和中益元气；黄芪温肉分而实腠理，补三焦而托创脓；炙甘草之温甘以健脾胃，合药性而不走失，立此三味为保元汤，固其里，实其表，诚确然之至论也。

四、临床应用

经典名方的"功能主治应当采用中医术语表述，与古代医籍记载基本一致"，这就要求经典名方研发中应注重功用治法、病证、症状等中医术语的清晰表述，应注意从中医特色、历史演变及现代临床应用的角度综合考虑去确定经典名方的功能主治。在临床应用的文献考证中，要系统梳理该处方在历代医家记载中的临床使用情况，在考证过程中要梳理处方在历代记载中的主治病证、用药心得、禁忌及注意事项等内容，尤其注重古代典型医案、用药评价等内容的记载。同时在临床应用上要结合现代文献的分析。

五、煎服法

在文献考证中，应总结处方在历代文献中的煎服法记载，详细考证组方在古代制备过程中对药味破碎程度（如㕮咀、锉、剉、散、粗末、细末等）以及煎煮次数、加水量、煎煮时间、服用方法等方面的要求。另外还要结合剂型、煎服法对药性的影响、容器的度量衡、不同时代煎煮法演变及现代通用方法综合考量来确定制备和服用方案。如《简明医彀》保元汤方中仅有"水煎服"三字，而后世则有"用水一盏半，生姜一片，煎至五分"等的记载，且在该书卷一"要言"煎丸服法中载："煎药大法：每剂水二盏，煎八分。渣用水盏半，煎七分。

如剂大，再水一盏，煎半钟，剂轻水减。小儿药水量用之"，这些都为保元汤煎煮法的确定提供了有力证据。

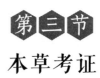

第三节
本草考证

《古代经典名方中药复方制剂物质基准的申报资料要求（征求意见稿）》《古代经典名方中药复方制剂的申报资料要求（征求意见稿）》规定中要求："提供药材基原等本草考证的研究资料。明确经典名方物质基准研究用药材的基原（包括中文名和拉丁学名）和药用部位，并说明确定的依据，明确所用药材与古代医籍记载的一致性。多基原的药材一般应固定一种基原，如使用多基原的应提供充分依据。如为易混淆或《中国药典》未收载品种，应说明保证药材基原准确的措施。说明制剂用药材的基原、药用部位等与经典名方物质基准的一致性。"在经典名方的发展过程中，随着年代更迭，组成这些经典名方的中药品种、药用部位和剂量都有着或多或少的变化，药材及饮片的本草考证就显得非常关键。

一、本草考证的意义

中药基原包括中药的品种以及其入药部位。中药基原考证是澄清中药材品种、入药部位混乱的重要手段之一，因为它能从复杂的异物同名品种中区分出哪个是经手过长期历史考验的传统的药用品种，为确定药材正品提供文献依据[1, 2]。由于历史等诸多因素，使中药材品种混乱现象严重，考证并确定中药材的原植物品种，如实还原当时的用药情况，可以更好地继承和发展中医药宝贵的遗产和财富，丰富和推动现代化中药科学的发展[3, 4]。

（1）本草单味药的品种考证，可以澄清中药材混乱的现象，比如"同物异名，同名异物"，"一药多源"甚至本草典籍记述粗略、错误等状况。比如益母草在全国各地的用药名称不尽相同、石决明的来源有6个不同的品种等。

（2）药材品种的考证，可以寻找和开发新的中药资源，古本草一些药物处于知名不知物的状况，比如《本草纲目拾遗》中的"媒参"经考证后确认现为陕西太白山草药医生应用的黑洋参。有些野生植物尚未被发现，通过根据生物亲缘关系、有效成分等为线索进行考证来寻找新资源，从而促进中药新品种的开发与合理利用。

（3）古方药物的品种考证，可以深入发掘其精华，为中药的现代化研究和应用开发奠定基础和提供新的思路。例如青蒿素的发现，就是从晋代葛洪《肘后备急方》中青蒿治疗疟疾的记载，经过现代研究取得的研究成果，并确定了黄花蒿为中药青蒿的唯一来源。

二、本草考证的思路和方法

进行本草考证时，首先要钻研文献，理清渊源，认真分析。其中应该注意：要系统查阅文献，注意掌握查阅的重点，重视原文，尽量引用第一手原始文献；不可忽视旁证材料，其与正面材料一样关键，可以增加考证的说服力；在文献编著的时代背景下对文献进行考证，不能脱离年代去盲谈；进行分类归纳；重视药图，可以增加考证的准确性，不同的药图要选择合适的版本；对于具有地方特色的药材，选择方志来搜集和考证药物的起源、产地、品种、质量、栽植等。

其次要实地调查，摸清情况。其中要注意：药物原植物的形态和采收季节，这是我们实地考证的扼要和关键之处；抓住药材独特的形、色、气、味等特征对药材进行鉴别；通过对药材的形成和加工差异进行辨别，有些异物同名药材虽然名称相同，但其形成与加工方法却差异很大；根据药材不同的地理位置分布进行考证，对产地的认识，也不能过于机械，比如存在异地同名等问题；要结合原植物的生态习性进行辨别；根据药材的命名含义进行进一步的推敲，包括正名、地方用名、别名等；参考古代遗留下来的实物，往往是最有说服力的凭证；最后可以从药材的用药历史和实际疗效进行判断。

在进行文献考证和实地考察之外，要结合现代科学知识，比如动物学、矿物学、药理学等，全面综合考虑，进行系统的分析。本草考证时每一种药有不同的具体情况，存在各自不同的问题，要抓住问题的本质所在，同时不能片面地看待问题，要普遍联系，全面看问题，并寻求突破口。本草考证具有很强的现实意义，也是发展现代中药亟待解决的问题[3, 4]。

三、研究案例

（一）陈皮的本草考证

陈皮为芸香科植物橘 Citrus reticulata Blanco 及其栽培变种的干燥成熟果皮。药材分为"陈皮"和"广陈皮"。通过查阅文献和古籍，对新会陈皮用药

历史进行考证[5]。

1. 基原考证

唐宋以前，就有关于橘的记载，如《禹贡》《考工记》记载橘"淮、海惟扬州……厥包橘柚锡贡"，又载"橘逾淮而北为枳"。《神农本草经》《名医别录》中均以"橘柚"之名记载。对橘柚的区分多以大小区分，孔安国《尚书序》云："厥包橘柚……小曰橘，大曰柚"；郭璞曰："柚似橙而大于橘"。由此可知在这一时期，橘皮用药存在橘柚不分的现象。到唐代，虽对橘柚有新的认识但仍以"橘柚"之名载入古籍。《新修本草》："柚皮厚，味甘，不如橘皮味辛而苦，其肉亦如橘，有甘有酸，酸者名胡甘。今俗人或谓橙为柚，非也"。对橘、柚在性味上进行区分，橘皮味辛而苦，有甘有酸，较柚皮薄，与今天的芸香科植物橘的性味性状相符。《本草拾遗》虽仍以"橘柚"为总类统称，但对橘柚有了区分，并将橘分柑、橘两类，橘有："朱橘、乳橘、塌橘、山橘、黄淡子"；柑有："朱柑、乳柑、黄柑、石柑、沙柑"。至宋代，《本草图经》对橘的植物性状有详细的描述："橘柚……木高一、二丈，叶与枳无辨，刺出于茎间。夏初生白花，六月、七月而成实，至冬黄熟，乃可啖"，并且规定橘为青橘和黄橘，而非柚："又闽中、岭外、江南皆有柚，比橘黄白色而大；襄、唐间柚，色青黄而实小。皆味酢，皮厚，不堪入药。今医方乃用黄橘、青橘两物，不言柚"。宋代虽明确橘柚之分，但也出现橘、柑混用的现象，寇宗奭云："乳柑子，今人多作橘皮售于人，不可不择也。柑皮不甚苦，橘皮极苦，至熟亦苦。若以皮紧慢分别橘与柑，又缘方宜各不同，亦互有紧慢者"。明清时期对橘、柑、橙、柚有了较准确的认识。时珍曰："夫橘、柚、柑三者相类而不同。橘实小，其瓣味微酢，其皮薄而红，味辛而苦。柑大于橘，其瓣味甘，其皮稍浓而黄，味辛而甘。柚大小皆如橙，其瓣味酢，其皮最浓而黄，味甘而不甚辛"。《本经疏证》载："橘树高丈许，其性直竦，枝叶不相妨，又畏霜。洞庭四面皆水，水气上腾能辟霜，故生是者为最佳。枝多刺，其叶两头尖犬，绿青色，面大寸余，长二寸许，四月著小向花甚香，结实至冬黄熟，包中有瓣相向，横砌，瓣中有核，圆白而微尖，种类不一，以不接而种成者为上"。《本草崇原》对橘性状作如下描述："橘，枝多坚刺，叶色青翠，经冬才凋，结实青圆，秋冬始熟，或黄或赤，其臭辛香，肉味酸甜，皮兼辛苦。橘实形圆色黄，臭香肉甘，脾之果也"。现代《新编中药志》载橘性状："常绿小乔木或灌木，高 3~4 m，枝柔弱，有刺或无刺。叶互生，单身叶，叶片披针形或椭圆形……花单生或数

朵生于枝端和叶腋，白色或带淡红色，有柄；花萼杯状、5裂，裂片三角形……花期3~4月，果实成熟期10~12月"。由此说明，古籍所载橘的即为今之所述芸香科植物橘 Citrus reticulata Blanco。

橘在药用历史长河中经历了橘皮和橘红的划分，橘皮和青皮的划分以及橘和柚的辨别。唐宋以前古人对橘的用药存在橘柚不分的情况，后又出现橘、柑、橙的混用。到了现代，主流观点认为始载《神农本草经》的橘柚其正品为2015年版《中国药典》记载的芸香科植物橘 Citrus reticulata Blanco 及其栽培变种的干燥成熟果皮，其栽培变种有：茶枝柑（广陈皮）、大红袍、温州蜜柑、福橘。

2. 功效考证

陈皮以橘柚之名始载于《神农本草经》，列为木部上品，而到魏晋南北朝时期，陶弘景将其合入果部，注"《本经》合入果部，宜加实字，入木不非也"。隋唐以前古人只说橘柚作药用，并没有明确指出橘柚作药用部位。隋唐以后才有关于橘皮、橘叶、橘络等分别作药用的记载。橘皮以陈皮之名作药用处方最早见于唐《食疗本草》："又，取陈皮一斤，和杏仁五两……脚气冲心，心下结硬，悉主之"。

橘皮取其陈久者良之意，故名陈皮。关于"陈久者良"记载始见《本草经集注》："凡朗狼毒、枳实、橘皮、半夏、麻黄、吴茱萸，皆须陈久者良"。此后，关于陈皮陈用之说在本草书籍中频繁出现，如《图经本草》载："黄橘以陈久者入药良"；《汤液本草》载："橘皮以色红日久者为佳，故曰红皮、陈皮"；《本草纲目》载："它药贵新，唯此贵陈"。明清时期，各医家在论述陈久者良时，也对其观点进行分析，陈嘉谟认为陈皮久藏，能使气味更加的辛烈，对治疗痰阻气壅效果更佳，原文载："新采者名橘红，气味稍缓，胃虚气弱者宜；久藏者名陈皮，气味辛烈，痰实气壅服妙"。又《药品化义》："用广产者佳，取其陈久，燥气全消，温中而不燥，行气而不峻，故名陈皮"。贾所学阐述的陈久者良观点与陈嘉谟有所不同，前者认为陈久消燥烈之气，后者认为陈久增燥烈之气。清代大多医家同意贾所学观点，如吴仪洛、林玉友等在各自的本草著作中都有载："陈则烈气消，无燥散之患。半夏亦然，故同名二陈汤"。地方志也有关于陈皮陈久者良的记载，如《广州府志》载："柑……具未熟而落者青皮，年久而芳烈入脑者陈皮踰岭得雪霜气益发香"；《新会县治》载："柑如橙……陈者尤良，四五月落实不堪食，然曝乾可为線香料"。现代药理研究发现，陈皮的抗氧化、祛痰、解痉等药理活性会随着储藏年限的增加而增强进一步证实了"陈久者良"之说。陈

皮药用功效随历史发展不断拓展。《神农本草经》记载："橘柚，味辛，温。主胸中瘕热逆气，利水谷。久服，去臭，下气通神"。《名医别录》新增止呕、止咳、止泻、去寸白虫等功效，曰"主下气，止呕咳，除膀胱留热，下停水，五淋，利小便，治脾不消谷，气行胸中，吐逆，霍乱，止泄，去寸白。久服轻身长年"。唐《药性论》橘皮新增苦味，功效记载："治胸中膈间气，主气痢，消痰涎，治上气咳嗽，开胃"。五代《蜀本草》性味记载："暖，味甘、酸"。功效记载："消痰止嗽，破癥瘕痃癖"。元《汤液本草》首次将橘皮以陈皮之名独立记载，并新增利肺气功效："能益气，加青皮减半去滞气，推陈致新。若补脾胃不去白，若调理胸中肺气，须去白"；又引《珍珠囊》云"益气利肺"，同时有解酒毒的用法。明清时期是古代中医药发展的鼎盛时期，这一时期的陈皮药用与前人记载有所变化，同时增加合治内容："合白术补脾胃，合甘草补肺气，合葛根茯苓甘草生姜治气逆上而不下，核合酒服治腰痛膀胱肾冷"。《本草品汇精要》《本草纲目》《本草原始》《药品化义》《本草备要》载"解鱼食毒"；《本草纲目》《本草原始》《本草详节》载"治大肠秘塞，妇人乳痈"；《本草纂要》《本草汇言》称陈皮为"脾胃之圣药"；《本草纲目》《本草汇笺》《本草从新》称陈皮为"二经气分之药"；《本经逢原》称其为"消痰运食之要药"；《长沙药解》对陈皮有"行郁理气之佳药"的称赞。

3. 药用历史考证

陈皮在历史的变迁中发生了数次道地迁移，《神农本草经》载："生南山川谷"，即今天的秦岭一带。南北朝时期陶弘景云："以东橘为好，西江亦有而不如"，东橘所在产地为今长三角江浙一带，西江则指今江西地区。唐朝时期关于陈皮道地记载沿用前人所写。宋代苏颂对其产地描述："橘柚，生南山川谷及江南，今江浙、荆襄、湖岭皆有之"。自此至元代，陈皮道地记载并无过多改变，到明清时期，随着医药发展，陈皮道地记载再次发生变化，自《本草品汇精要》开始强调道地广东，各医家在陈皮用药上多以广产者为良。

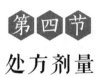

第四节
处方剂量

《古代经典名方中药复方制剂物质基准的申报资料要求（征求意见稿）》《古代经典名方中药复方

制剂的申报资料要求（征求意见稿）》规定："古代经典名方中的药材基原、药用部位、采收期、处方剂量、炮制方法、制备工艺、功能主治、用法用量、禁忌、不良反应、注意事项等内容原则上以古代医籍记载为主要依据。其中，处方剂量等建议同时参考现代临床用药实践确定。"剂量一直是历代医家"不传之秘"，历史的演变更给度量衡带来了很多变化，使得古代经方的剂量考察愈加复杂。

一、剂量折算方法与度量衡

经典名方历经千载而广为流传，与其处方组成、投药剂量、煎煮方法、服药方法等密切相关，而剂量是关键之核心——中医不传之秘在于剂量。在研发经典名方时，必须严格遵从原方要求、处方组成及其剂量、煎服法和方后医嘱，以保证经典名方的"原汁原味"。纵观经典名方，其药物用量的计量单位非常复杂，如分、合、龠、匕、字、铢、钱、两、斤、升、秤等。各朝代的计量单位变迁有迹可循，可依据朝代、计量演变、战乱、成书时代、后世书载等方面仔细加以考证。

古今中药剂量换算问题颇为复杂，至今仍是众说纷纭，尤其是仲景方距今年代久远，更成为经典名方研发剂量换算中的争论焦点。在文献考证中，应以处方出处中各药的原始用量为依据进行古今剂量换算，结合不同时代的医家观点、度量衡、用药特点等综合考证，如汉代方的几种折算方法在折算结果上差异较大，以权器考证法折算则用量通常较大，而以"神农秤"折算法转换则用量通常偏小；而宋代"煮散"流行，用量偏小；明清时期距今相对较近，通常较为公认的是明代一钱约等于现在的3.73g，或约定俗成将明清时期一钱等于3g进行折算[6]。

另外，古代的处方剂量在很多情况下并未明确是否为一剂用量，故在保持原方各药用量比例的前提下是否可以有一定的浮动范围，例如在某些情况下完全按照折算用量，可能出现药多水少无法煎煮的情况。在剂量上，还有一些药味未能明确准确的剂量单位，存在"估量"问题，如"一粒""一片""一枚"等表述，这种情况下，更应该重视实测结果，尽可能通过具体实验方法证实文献考证的结果，并提供数据支撑。还可以通过安全性实验、药效实验等来对几种折算方法进行比较评价[1]。

二、药材含水量对经方剂量折算的影响

通过对《伤寒论》所载方剂中药材的炮制法、煎服法和古代文献中用药习惯的分析得出，药材含水量是影响经方剂量折算的关键因素，可以从一定层面上以解释古今剂量的巨大差异。

（1）现今处方所标示的剂量是在炮制之后现代方剂中使用的中药剂量，均是指按照处方进行称重的、经过炮制加工以后的饮片重量。

（2）汉代药材所标示的剂量大多是在炮制之前。

（3）炮制对药材含水量的影响。炙、炮、熬、洗、去皮、去心均会对药材的含水量造成影响。

以厚朴为例，在大承气汤中的剂量为半斤。按照1两等于13.8g计算，其重量为110.4g。若以鲜树皮为准，按33%的平均折干率换算为饮片（暂不考虑因去皮所致的减重），其重量应为36.8g。这与现代临床中10~30g的剂量范围是非常接近的。又如生地黄，在炙甘草汤中的剂量为一斤（220.8g）。若将方中的生地黄按20%的平均折干率折算为现代的生地黄，其剂量则仅为44.2g[7]。

三、不同折算剂量对方剂药效的影响

中药剂量，又称用量，是依据临床经验达到一定治疗作用所应用的药量。理想的剂量要求有最优的疗效以及最小的不良反应。但是，随着历史的变迁和朝代的变革，度量衡屡次的变动，不同时期的折算方法，对中药药性的认识差异，以及中药不同的加工、炮制等差异，导致历代医家均有不同的折算[8]。以致直到现在，在经典名方的研发中，对折算剂量有不同的解读，主要为1两约折合1~1.6g，3g，13.8g（13.92g），15g等[9]。可以看出，1两=1~1.6g和1两=15g之间的折算方法相差15倍左右。剂量的显著性差异必然会导致其经方药效作用的差异。同时，当方药中涉及附子、半夏等药物时，若剂量折算过小，则药效不明显；若剂量折算过大，则可能出现毒副作用。

考察不同折算剂量（大剂量：1两=13.8g；小剂量组：1两=3g）桂枝汤对酵母致大鼠发热模型的影响，大、小剂量组大鼠分别按照7g/kg、1.5g/kg灌胃5天，每天2次，结果7.5h后大、小剂量组较模型组体温下降（$P<0.05$）；8.5h大剂量组体温基本接近正常。大剂量组较小剂量组降低血清IL-1、TNF-α、血浆和下丘脑PGE$_2$水平明显。发现按照"1两=13.8g"折算，桂枝汤的解热作用明显[10]。

考察不同折算剂量（大剂量：1两=13.8g；小剂量组：1两=3g）四逆汤对放血致低血压状态大鼠的升压作用，大、小剂量组大鼠分别按照7.4g/kg、1.6g/kg灌胃2天，结果大剂量组较小剂量组升压效果明显；放、止血后模型组、各给药组心率减

慢；给药后 2h，四逆汤大剂量对于放血致低血压状态大鼠有明显的加强心肌收缩，提高心率作用。发现按照"1 两 =13.8g"折算的四逆汤大剂量作用更加明显[11]。

考察不同折算剂量（大剂量：1 两 =13.92g；中剂量组：1 两 =6.69g；小剂量组：1 两 =3g）四逆汤对失血性低血压大鼠血压、心率、呼吸的影响，大、中、小剂量组大鼠分别按照 10.03g/kg、4.9g/kg、2.35g/kg 分别灌胃，结果低剂量组大鼠收缩压升高（$P < 0.01$）、心率增快（$P < 0.05$）、呼吸加快（$P < 0.05$），中剂量组大鼠收缩压升高（$P < 001$）、心率增快（$P < 0.05$），高剂量组心率增快（$P < 0.05$）。可以得出四逆汤在低、中剂量下对失血性低血压大鼠具有明显的升压、强心、促进呼吸的作用。但是随着剂量的逐渐增加，上述药效作用未见明显增强，甚至在高剂量使用时表现出一定的副作用。发现按照"1 两 =6.69g"或者"1 两 =3g"折算更加合理[12]。

考察不同折算剂量（大剂量：1 两 =13.92g；中剂量组：1 两 =6.69；小剂量组：1 两 =3g）对失血性低血压大鼠缺血缺氧状态的影响，大、中、小剂量组大鼠分别按照 2.0067g/ml、0.98590067g/ml、0.4707g/ml 分别十二指肠灌药，结果四逆汤低剂量和高剂量组均能显著降低二氧化碳分压（$PaCO_2$）、升高氧分压（PaO_2）（$P < 0.05$，$P < 0.01$）；四逆汤低剂量组能降低乳酸脱氢酶（LDH）、乳酸（LA）、肌酐（Cr）、肌酸激酶（CK）、丙氨酸转氨酶（ALT）、天门冬氨酸转氨酶（AST）水平（$P < 0.05$，$P < 0.01$），增加肾组织超氧化歧化酶（SOD）含量和减少丙二醛（MDA）含量（$P < 0.01$），降低肺组织 NO 和 T–NOS 含量（$P < 0.05$）；高剂量组能降低 BE 和 $cHCO_3^-$（P）（$P < 0.05$，$P < 0.01$），减少心肌组织 SOD 含量和增加 MDA 含量（$P < 0.01$）。四逆汤在低、高剂量下能改善失血性低血压大鼠缺血缺氧状态和心肺肝肾等功能，但是在临床应用中若增大各组分剂量，可能会出现毒副作用。故"1 两 =6.69g"或者"1 两 =3g"折算更加合理[13]。

具有不同疗效的方药在低、中、高不同的折算方法下可能会呈现不同的药理效应。而目前，对不同折算剂量对方剂药效影响的研究匮乏。因此，如何建立药效和不同折算剂量之间关系的标准显得尤为重要，可为为临床合理剂量、安全有效的用药提供科学支撑和理论依据

按照汉代度量衡计算，与目前经方用量相比，中药用量就明显不足；然而事实上按照药典规定的中药参考剂量来说，临床处方中却存在许多超量应用情况。肖小河[14]等认为中药疗效不够确切，剂量偏低是其重要原因，中药大剂量应用在中医临床上往往有上佳表现；并认为"中庸思想局限论""砂锅容积局限论""超大剂量风险论"等是中药用量难以突破的制约瓶颈，突破中药传统用量局限，增加中药用量，可能将是提高中医药临床疗效的重大乃至根本性举措，并建议采用"治疗窗"摸查法、生物效价比测法等寻找和科学制定中药临床佳用量范围的重要参考方法。仝小林[15]、李可[16]等认为大剂量应用经方是其多年临床获效的重要经验，并认为经方 1 两约合 15g 有其科学性，符合历代度量衡沿革史实。

方药量效关系是探讨临床处方剂量与治疗效果之间的关系，其核心在于以中医理论作为指导。由于方药药物成分复杂，药物作用靶点广泛，其量效关系则更加复杂，所以中医方药量效关系需要多学科、多角度交叉研究。因此，需要通过实践、认识、再实践，不应只停留在从文献到文献，有必要运用科学验证的方法，展开相应的系统实验研究，对经方剂量折算的确定进行实证。最重要的是恢复张仲景经方剂量原貌、探讨其组方法度、配伍规律。通过经方剂量研究，科学阐释中药药量，为制定国家新的药典用量标准具有重大的参考意义。

经方剂量折算和疗效之间的问题，不只是理论上去考证，而需要付诸实践去精确地研究。通过收集 CNKI、PUBMED 等中外数据库中相关文献信息；收集已有古今医案、名老中医医案中相关方剂信息；结合现代处方数据库，应用数据挖掘、文本挖掘、关联分析、多元统计分析等多种方法，探索经方的量 – 效关系。然后基于已有方剂量效研究数据、古今医案、流行病学调查找到切入点；以临床研究为主、以实验研究为基础，采用病证结合研究模式，收集网络药理学、中药化学、代谢组学、药代动力学等数据，利用多学科综合的分析方法阐述剂量与药效之间的关系。

第五节

物质基准及其质量控制研究

2018 年 5 月，国家药品监督管理局发布《古代经典名方中药复方制剂简化注册审批管理规定》，明确指出经典名方复方制剂开发必须首先进行物质基准研究，为其后的制剂开发提供依据。这说明经典名方复方制剂开发是先有"物质基准"后有产品。2019 年 3 月 27 日，国家药品监督管理局组织起草了

《古代经典名方中药制剂及其物质基准的申报资料要求（征求意见稿）》。该要求是目前中药古代经典名方物质基准研究的主要法规文件。

一、物质基准的定义

物质基准又称"标准汤剂"、标准煎液，是指以古代医籍中记载的古代经典名方制备方法为依据制备而得的中药药用物质，除成型工艺外，其余制备方法应与古代医籍记载基本一致。物质基准是经典名方制剂药用物质确定的基准。对汤剂而言，该经典名方物质基准又可称为"标准汤剂"或"标准煎液"。

经典名方物质基准制备方法应与古代医籍记载一致，要求遵循传统的中医药理论，按照古法工艺制备而成；应从源头进行把关，在保证投料质量的同时对制备过程进行控制，讲求全链条的质量控制以保证产品质量均一和稳定；经典名方制剂与其申报的物质基准的质量控制指标均基本一致。

物质基准是制剂内在质量的实物对照，是大生产提取工艺优化及其制剂质量标准制订的依据。其核心作用就是衡量制剂与中医临床所使用的药用物质是否一致。物质基准的研究有利于临床用药的准确和剂量的统一，有利于促进制造工艺和管理的改善和提升，为中药研究标准化提供了基础，有利于临床用药的准确与剂量的统一。

二、物质基准制备的研究要点

（一）处方考证及历史沿革

古代经典名方的研究首先要进行处方考证，通过处方考证，明确处方原文出处、组成、饮片炮制要求、剂量、功能主治、用法用量、注意事项等。如有相关专家共识等，可作为依据。

要系统梳理该处方在历代医家记载中的临床使用情况，例如历代医案、医籍中记录的有关临床用药心得和注意事项等，并整理总结现代学者对处方的研究应用情况。

（二）药材研究

1. 本草考证研究

首先进行药材基原的本草考证研究，明确经典名方物质基准研究用药材的基原（包括中文名和拉丁学名）和药用部位，明确所用药材与古代医籍记载的一致性。多基原的药材一般应固定一种基原，如使用多基原的应提供充分依据。如为易混淆或中国药典未收载品种，应说明保证药材基原准确的措施。

2. 质量研究

按国家标准对药材进行质量分析研究，一般针对不少于3个产地（包含道地药材产地、主产区）的不少于15批次药材的质量进行分析。明确相应批次药材的产地、采收期、产地初加工、野生／人工种养、贮存养护等信息。确定药材的质量要求，根据相关质量研究结果确定经典名方物质基准用药材的基本信息。

在研究过程中，应注意结合药材、饮片、中间体（如汤剂的煎液等）、对应实物的相关性研究结果，确定药材的关键质量属性和质量标准的质控指标。

无国家药品标准或需完善的，应研究建立或完善药材标准，作为经典名方物质基准的附件。

鼓励使用优质的药材为原料，研究确定经典名方物质基准，满足精品传承经典的要求。

（三）饮片研究

1. 炮制信息研究

研究所用饮片的炮制规格、炮制工艺的历代演变情况及炮制工艺确定的依据，说明与古代医籍记载的一致性。若与古代医籍记载不一致，应提供依据。炮制用辅料若无法定质量标准的，应研究建立质量标准，并提供检验报告。

2. 质量研究

对采用符合标准的药材为原料经炮制所得多批饮片进行质量分析，为饮片标准的建立提供依据。质量指标可包括但不限于饮片的浸出物、含量测定等，并通过研究能够措施控制饮片的质量波动。结合药材、饮片、中间体、对应实物的相关性研究结果，确定饮片的关键质量属性和质量标准的质控指标。

3. 饮片标准研究

如饮片标准质控水平较低，应研究完善饮片标准，列于经典名方物质基准的附件。

（四）工艺研究

对应实物的制备，原则上以古籍记载的制备方法为依据。以水煎剂为例。

1. 前处理

研究前处理方法及工艺参数，如需粉碎，应说明具体方法、粉碎的粒度。

2. 煎煮

应该研究确定煎煮用饮片的批次、投料规格及每煎饮片量等，研究煎煮所用容器（包括材质、容量、尺寸、厚薄等）、加热设备及加热条件；研究煎煮用水、浸泡条件、煎煮次数、加水量、煎煮时间、是否加盖、是否有先煎、后下或包煎等特殊煎煮要求的具体参数等；研究过程中应尽可能定量描述煎煮过程及控制方法，如火力和火候的控制、加热至沸腾的时间等。通过研究明确煎煮液的得量等信息。

3. 滤过、浓缩与干燥

通过研究明确煎煮液过滤的条件（滤材材质、孔径、压力、温度等）。说明浓缩的温度、时间、浓缩设备（包括原理、关键工艺参数等），明确浓缩前后药液的体积。

需制成干燥品的，应通过研究明确干燥方法、温度、时间、干燥设备（包括原理、关键工艺参数等），原则上不加辅料。明确干膏粉得量、水分等上下限，并探索其稳定性。

4. 关键工艺步骤和中间体

进行煎煮液浓缩及干燥前后的质量对比研究，评估确定的工艺及参数对质量的影响。明确关键步骤的工艺参数范围、中间体得量及质量要求的上下限。

考虑到对应实物的制备规模较小，饮片取样的代表性和均匀性对其质量影响可能较大，应采取措施尽可能保证同批次饮片制成对应实物质量的相对稳定，或设法使对应实物基本反映出古代经典名方临床应用时的实际质量状况。

5. 绘制工艺流程图

应涵盖所有的工艺步骤，标明主要工艺参数和所用溶媒等。明确对应实物的基本形态、包装和贮存条件。

（五）质量研究

1. 化学成分及关键质量属性研究

应充分进行的对应实物化学成分及关键质量属性研究，为经典名方物质基准研究提供基础，结合已有研究资料，分析对应实物的关键质量属性及其影响因素。

2. 药材、饮片、中间体与对应实物的相关性研究

应进行多批次的药材、饮片、中间体与对应实物间质量相关性的系统研究，说明药材、饮片、中间体与对应实物的相关性。

以浸出物、含量测定、指纹图谱等指标，全面考察药材－饮片－中间体－对应实物的相关性。关注对应实物制备过程中受热等因素对质量的影响、关键质量属性的量值传递等。

3. 分析方法研究

进行充分的对应实物化学成分及关键质量属性的研究，完成对应实物中有效成分、指标成分、大类成分、指纹图谱等拟列入经典名方物质基准中各项目的研究，以及分析方法学验证。

4. 对应实物的质量分析

进行不同批次饮片制备及同批次饮片制备的多批次对应实物的质量研究。针对质量离散程度较大（超出 3 倍 RSD 或在均值的 70%~130% 以外）的对应实物，应结合药材、饮片、对应实物的相关性研究结果分析原因。根据具体品种的研究结果，合理确定对应实物关键质量属性量值的波动范围。研究对应实物在研究期间质量的稳定性。

（六）起草物质基准正文

经典名方物质基准正文的格式可参考现行版《中国药典》收载的中成药药品标准的格式。

经典名方物质基准应能全面反映对应实物的质量信息。【处方】项明确处方中的饮片名称和现代折算剂量。【制法】项简述对应实物的制备方法，包括工艺路线、工艺方法、主要工艺参数、出膏率范围、制成总量等。【性状】项根据对应实物的实际情况进行描述。【鉴别】项原则上需建立处方中各药味的鉴别方法。【检查】项包括水分、毒性成分限量检查等项目。应根据研究结果合理确定【指纹图谱】/【特征图谱】、【浸出物】、【含量测定】等项目的上下限。

此外，应列表简述拟定处方药味的基原、药用部位、采收期、产地初加工、炮制方法等，同时列表简述药材、饮片及炮制用辅料的法定标准信息，作为经典名方物质基准的附件。建立或完善的药材、饮片、炮制用辅料的标准等作为经典名方物质基准的附件提交。

五、物质基准及其质量控制研究进展

1. 物质基准表征的新方法

（1）全成分质量平衡法（massbalance，MB） 汉方药模式多是采用 1~4 个指标性成分进行一致性评价，该法的所测成分往往难以达到物质基准干膏量的 1%，而其余 99% 不清楚或不可控，因此无

法全面表征其质量。采用国际推崇的全成分质量平衡法（massbalance，MB）；其质量表征的主要内容应包括：①定性鉴别；②多成分定量分析；③ MB 分析（包括含固量、水分、灰分、粗多糖、总蛋白质、总脂肪酸、总碳水化合物、总氨基酸、总黄酮、总皂苷、总生物碱、总酚、总环烯醚萜类等）；④指纹图谱。在对化学成分进行充分的研究的基础上，建立整体质量平衡的各大类成分标准及其范围[6]。

（2）生物测定法（bioassay/biologicalassay，BA）　在可控或可知成分难以达到80%的情况下，建议采用生物测定法（bioassay/biologicalassay，BA）进行测定，它是测量中药效力和活性的重要方法，应选择经方主要药效或作用机制的靶点、模型、指标等为对象，选择操作相对简单，能和质量分析手段相结合的体外方法（否则难以用于过程控制或成品质量检验或监督检查中），用来构建质量控制方法；应进行 BA 方法学建立、系统适用性考察和验证，验证包括线性和范围、专属性、精密度、重复性和准确性等，最终建立活性或效价范围。将生物效应评价与指纹图谱的融合，通过表征有效成分或有效组分的理化特征，直接将化学物质基础与药效相结合，寻找生物标识物，辨识与药效相关的主要特征峰，建立基于量效关联的多维化学－生物特征指纹图谱，形成既能充分体现中医用药理论精华，又蕴含现代药物活性特征，从整体综合把握药物作用特征[17]。

（3）基于标准汤剂的中药整体质量控制模式　中药整体质量控制是业界的共识，近几版《中国药典》均强调中药整体质量控制的重要性。中药整体质量控制是指在中医临床用药的指导下，利用药物分析的综合技术和方法对代表性的中药材（饮片）或中成药从宏观到微观的全面质量分析，并在分析评价的基础上制订合理的控制方法和指标，以达到控制产品内在质量的目的。物质基准的出现彻底改变了现有的中药质量控制理念，以整体对照物质为对照进行质量控制，实现了真正意义上的整体质量控制，使可检测的范围和数量无限大，几乎不增加检测成本，检测方法的重复性显著提高。如以复方丹参片的标准汤剂为对照开展了薄层色谱鉴别研究，将标准汤剂和待测样品分别作为一个复方的整体物质，按物质组分的极性大小分别制备供试品溶液，并将其在不同展开系统中展开，选择合适的显色条件，在适宜的条件检视，可实现20多个特征峰的鉴别，基本达到了整体质量控制的目的[18]。

六、研究案例

（一）HPLC-DAD 波长切换法同时测定身痛逐瘀汤物质基准中 8 种有效成分含量

身痛逐瘀汤出自清·王清任的《医林改错》，具活血祛瘀、祛风除湿、通痹止痛之功，主治瘀血闭阻经络所致肩臂痛、腰腿痛或周身疼痛、经久不愈者。该方由桃仁、红花、当归、川芎、没药、五灵脂、地龙、牛膝、香附、羌活、秦艽等 12 味药物组成。为了准确测定身痛逐瘀汤物质基准样品中多成分含量，采用多成分指标结合 HPLC 波长切换法，用于方中绿原酸、龙胆苦苷、马钱苷酸等 8 种成分的含量测定，同时结合正交偏最小二乘法－判别分析（OPLS-DA）等化学模式识别方法，评价各批次样品含量测定结果的差异，为确定多批次身痛逐瘀汤物质基准的关键质量属性提供实验依据[19]。

1. 组方饮片产地信息　见表1。

表1　身痛逐瘀汤中组方饮片的产地信息

饮片	产地		
	批次1~5	批次6~10	批次11~15
秦艽	云南永善	内蒙古宁城	甘肃陇西
川芎	四川都江堰	云南鹤庆	甘肃华亭
桃仁	山西朔州	河北张家口	山西大同
红花	甘肃玉门	云南永善	新疆吉木萨
甘草	宁夏利通区	内蒙古松区	甘肃民勤县
羌活	甘肃合作	四川黑水	青海互助
当归	云南师宗	青海大通	甘肃岷县
五灵脂	陕西商州	湖北郧西	广西金城江
香附	广东城月	广东界炮	广东岭北
牛膝	河南温县	河南孟州	河南武陟
地龙	广西河甫	广西博白	广西陆川
没药	埃塞俄比亚	埃塞俄比亚	埃塞俄比亚

2. 实验方法

（1）色谱条件　Thermo Hypersil GOLD C_{18} 色谱柱（4.6mm×250mm，5μm），流动相乙腈（A）–0.1%磷酸水溶液（B）梯度洗脱（0~15min，5%~13%A；15~27min，13%~19%A；27~32min，19%A；32~40min，19%~25%A；40~45min，25%~37%A；45~54min，37%A），柱温25℃，流速1ml/min，进样

量 10μl；检测波长分别为 248nm（0~11min，检测肌苷），235nm（11~14min，检测马钱苷酸），324nm（14~16min，检测绿原酸），220nm（16~19min，检测苦杏仁苷、羟基红花黄色素 A），274nm（19~26min，检测龙胆苦苷），247nm（26~54min，检测阿魏酸、甘草苷）。

（2）混合对照品溶液的制备　精密称取肌苷对照品适量，加水定容至 10ml，得 672mg/L 对照品储备液；精密称取马钱苷酸、苦杏仁苷、龙胆苦苷对照品适量，分别加甲醇定容至 10ml，得质量浓度依次为 580，1112，1132mg/L 的对照品储备液；精密称取绿原酸，羟基红花黄色素 A，阿魏酸，甘草苷对照品适量，分别加 70% 甲醇定容至 10ml，得质量浓度依次为 620，1352，1136，1240mg/L 的对照品储备液。分别精密量取上述 8 种对照品储备液适量，置于同一 10ml 量瓶中，制成肌苷，马钱苷酸，绿原酸，苦杏仁苷，羟基红花黄色素 A，龙胆苦苷，阿魏酸，甘草苷质量浓度依次为 67.2，58，62，166.8，270.4，226.4，56.8，124mg/L 的混合对照品溶液。

（3）供试品溶液　按照国家公布的《古代经典名方目录（第一批）》中身痛逐瘀汤的处方组成及清代剂量换算（一钱 = 3.73g），即秦艽 3.73g，川芎 7.46g，桃仁 11.19g，红花 11.19g，甘草 7.46g，羌活 3.73g，没药 7.46g，当归 11.19g，五灵脂（炒）7.46g，香附 3.73g，牛膝 11.19g，地龙（去土）7.46g。称取全方饮片量约 93.25g，浸泡 30min，加 8 倍量水煎煮 30min，纱布过滤，将滤液减压浓缩至 200ml，冷冻干燥成粉末。精密称取冻干粉约 0.2g，置于 10ml 量瓶中，加 70% 甲醇溶解并稀释至刻度，摇匀，过 0.22μm 微孔滤膜，取续滤液，即得。

3. 结果

15 批身痛逐瘀汤物质基准冻干粉中肌苷，马钱苷酸，绿原酸，苦杏仁苷，羟基红花黄色素 A，龙胆苦苷，阿魏酸，甘草苷质量分数分别为 0.1835~0.2503，0.1731~0.2653，0.0695~0.1698，0.9592~1.4582，1.9054~2.5533，0.9333~1.9975，0.0846~0.1434，0.2125~0.7043mg/L。

4. OPLS-DA 处理

采用有监督的 OPLS-DA 模型进行分析不同产地样品之间的成分含量差异。以样品 S1~S15 为 Y 变量，8 种成分的含量为 X 变量，利用 SIMCA14.1 软件进行 OPLS-DA 处理，发现在置信区间（95%）内，15 批样品存在一定差异性，根据分布可将样品 S1~S15 分为三类，样品 S3，S5，S6~S10 为 Ⅰ 类，样品 S2 和 S4 为 Ⅱ 类，样品 S1，S11~S15 为 Ⅲ 类；对样品分类贡献较大［变量重要性投影（VIP）值＞1］的有

4 种成分，依次为甘草苷、阿魏酸、龙胆苦苷和羟基红花黄色素 A，说明这 4 种成分是影响不同批次样品之间质量差异贡献较大的成分。

（二）经典名方芍药甘草汤的物质基准量值传递分析

芍药甘草汤源自于东汉·张仲景《伤寒论·辨太阳病脉证并治》，由白芍与甘草 2 味药材组成，具有柔肝舒筋、缓急止痛之功效，主治伤寒伤阴、筋脉失濡、腿脚挛急、心烦、微恶寒、肝脾不和、脘腹疼痛。该复方在神经系统、消化系统、免疫系统等方面都具有很好的治疗作用。目前，关于芍药甘草汤的研究多集中于药材、饮片及汤剂指纹图谱等方面，关于其药材 - 饮片 - 物质基准之间的量值传递研究尚未见文献报道。建立同时适合于芍药甘草汤药材、饮片、物质基准的指纹图谱检测方法，进行该方制备工艺过程中主要物质群量值传递研究，并结合制备过程中技术经济指标，评价芍药甘草汤物质基准制备工艺的科学性与合理性，对经典名方物质基准的研究具有借鉴意义[20]。

1. 实验材料

白芍与甘草 2 味药材购自不同产地，为毛茛科植物芍药 Paeonia lactiflora 的干燥根和豆科植物甘草 Glycyrrhiza uralensis 的干燥根及根茎，均符合 2015 年版《中国药典》的相关规定；15 批白芍饮片、炒甘草饮片、芍药甘草汤物质基准样品均为自制。

2. 实验方法

（1）HPLC 指纹图谱检测方法的建立

①物质基准供试品溶液的制备　取白芍饮片、甘草饮片各约 12g，加水 600ml 浸泡 30min，加热至沸腾，转中火，保持沸腾，煮至 300ml，趁热过滤，减压浓缩，冻干，即得芍药甘草汤物质基准样品。取该样品约 0.2g，精密称定，置于 100ml 量瓶中，加 70% 甲醇超声使溶解并定容至刻度，摇匀，滤过，取续滤液，经 0.45m 微孔滤膜滤过，即得。

②药材与饮片供试品溶液的制备　取白芍、甘草药材及饮片各约 12g，分别加水 600ml，分别制备白芍、甘草药材及饮片的供试品溶液。

③对照品溶液的制备　取甘草苷、芍药苷、异甘草素、甘草素、异甘草苷、芍药内酯苷、苯甲酰芍药苷、甘草酸对照品适量，精密称定，加甲醇制成质量浓度分别为 38.32，39.08，40.02，41.68，40.13，40.50，39.82，40.94mg/L 的混合对照品溶液。

④色谱条件 Agilent ZORBAX SB-C18 色谱柱（4.6mm×250mm，5μm），流动相乙腈（A）-0.05% 磷酸水溶液（B）梯度洗脱（0~10min，10%~20%A；

10~18min，20%A；18~19min，20%~23%A；19~35min，23%~38%A；35~40min，38%~41%A；40~45min，41%~45%A；45~48min，45%~100%A；48~50min，100%~10%A；50~55min，10%A），流速1.0ml/min，柱温30℃，检测波长237nm，进样量10μl。

⑤样品测定　分别精密吸取甘草药材、甘草饮片、白芍药材、白芍饮片及物质基准的供试品溶液适量，注入色谱仪测定，记录色谱图至54min。

3. 指纹图谱检测及物质群量值传递相关性分析

（1）指纹图谱的检测及相似度评价　分别将15批甘草药材、甘草饮片、白芍药材、白芍饮片及芍药甘草汤物质基准色谱图数据导入"中药色谱指纹图谱相似度评价系统"（2012版）软件，设置参照图谱，自动匹配，采用均值法生成指纹图谱与对照指纹图谱。

在白芍药材与白芍饮片的指纹图谱中，以芍药苷为参比峰；在甘草药材、甘草饮片、物质基准的指纹图谱中，以甘草苷为参比峰，并分别以芍药苷与甘草苷的相对保留时间（RRT）和相对峰面积（RPA）为基准，标定了共有峰（甘草药材11个、甘草饮片11个、白芍药材6个、白芍饮片6个、物质基准16个），计算各共有峰的RRT和RPA，采用自动匹配模式计算相似度。结果发现15批甘草药材、白芍药材指纹图谱与二者各自生成的对照指纹图谱的相似度分别为0.900~0.999，0.951~0.997，说明产地对药材主要物质群的影响较小；15批甘草饮片、白芍饮片指纹图谱与二者各自生成的对照指纹图谱的相似度分别为0.919~0.999，0.980~1.000，说明炮制方法对饮片物质群差异不会造成较大影响。15批芍药甘草汤物质基准指纹图谱与其生成的对照指纹图谱的相似度处于0.902~0.993，说明制备工艺稳定，物质群批间差异小。

（2）指纹图谱共有峰的归属　对芍药甘草汤物质基准中各共有峰进行药材归属分析。物质基准中的5个色谱峰归属于白芍药材及饮片，10个色谱峰归属于甘草药材及饮片，并对7个色谱峰进行了指认，分别为芍药内酯苷、芍药苷、甘草苷、异甘草苷、甘草素、苯甲酰芍药苷、甘草酸，主要药效物质群的指认率43.75%。说明芍药甘草汤物质基准的物质群均可清晰地追溯到药材，色谱峰归属明确，且指认率较高。

（3）物质群量值传递的相关性分析　对芍药甘草汤药材、饮片与物质基准制备过程中物质群的量值传递进行相关性分析，结果表明白芍药材主要物质群（6个共有色谱峰）和甘草药材主要物质群（11个共有色谱峰）均完整地传递到饮片，且各药材与

其饮片的对照指纹图谱相似度分别为0.960和0.990，说明炮制方法未造成药材主要物质群丢失。芍药甘草汤物质基准共有特征峰16个，其中6个色谱峰来自于白芍，占白芍饮片总峰面积约95%，占物质基准总峰面积约42.48%；其中11个色谱峰来自于甘草，占甘草饮片总峰面积约95%，占物质基准总峰面积约48.53%；说明芍药甘草汤物质基准制备工艺未造成饮片主要物质群丢失。提示芍药甘草汤物质基准主要药效物质群从药材-饮片-物质基准能逐级完整传递，几乎无损失，且归属关系清晰。

（4）出膏率及有效成分转移率的考察　15批物质基准的出膏率平均值24.81%，RSD7.4%，均未出现离散数据（平均值的70%~130%以外）。芍药苷、甘草苷及甘草酸从饮片到物质基准的转移率平均值分别为79.68%，63.70%，51.20%，RSD分别为9.1%，11.1%，9.9%，均未出现离散数据（平均值的70%~130%以外）。说明芍药甘草汤物质基准制备过程的出膏率波动不大，未出现离散数据；主要药效物质芍药苷、甘草苷及甘草酸有效成分转移率较高，且基本稳定，未出现离散数据。暂定出膏率处于17.37%~32.25%；芍药苷、甘草苷及甘草酸的转移率分别处于55.78%~103.58%，44.59%~82.81%，35.84%~66.56%。

（三）金银花标准汤剂的质量评价

金银花（源于忍冬科植物忍冬 Lonicera japonica Thunb.）的主要化学成分包括有机酸类、黄酮类、环烯醚萜类、挥发油类、三萜类。目前有关于金银花多指标成分含量测定及指纹图谱的研究，但研究大多数针对醇提取部位，这与中药传统使用的水煎方式还存在着较大的差别。而且以往的指纹图谱研究，研究大多采用药典规定的指标成分的检测波长，忽略了其他波长下可能存在的大量的成分，未能反应汤剂中的主要成分及其相对含量。拟建立质量评价方法，展示对金银花标准煎液从源头药材质量控制、中间过程参数标定和标准煎液的化学指纹标定的整个质量控制过程，为中药饮片标准煎液的研究提供参考[21]。

1. 实验材料

金银花药材共12批金银花药材，购于山东、河南、河北、安徽亳州市场等地，包括了金银花的主产区、道地产区和国内的主要的药材市场。

2. 实验方法

（1）标准煎液和供试品的制备

①金银花标准煎液制备方法　金银花饮片100g，至于圆底烧瓶中，加12倍水，充分润湿，放置浸泡

30min，加热煮沸后回流提取30min，趁热3层纱布过滤，滤渣再加入10倍水回流提取20min，滤过，合并滤液并水浴浓缩至500ml即得。

②供试品溶液的制备 取所得的标准煎液置于2ml离心管中，12000r/min离心5min，取上清液即得。

③对照品溶液的制备 取绿原酸和木犀草苷对照品适量，精密称定，置棕色量瓶中，加甲醇制成绿原酸质量浓度为1.2g/L，木犀草苷质量浓度为0.67g/L的混合标品溶液，摇匀，作为对照品溶液。

（2）HPLC色谱条件 含量测定采用Agilent液相色谱仪进行，配有PDA检测器，采用YCM-Triart C18柱（4.6mm×250mm，5μm）进行分离；流动相为0.1%三氟乙酸水（A）-乙腈（B），梯度洗脱，洗脱程序为0~12min，90%~86%A；12~30min，86%~76%A；30~35min，76%~60%A；35~40min，60%~10%A；40~45min，10%A；流速为1.0ml/min；检测波长327nm；柱温20℃；进样量为10μl。

（3）含量测定 分别精密吸取12批供试品溶液10μl，注入液相色谱仪，记录327nm波长下绿原酸的色谱峰面积，带入标准曲线进行计算。

（4）UPLC指纹图谱测定和色谱峰指认

①UPLC色谱条件 采用Acquity UPLC HSST3 C18柱（2.1mm×100mm，1.8μm，Waters公司）；柱温为30℃，体积流量为0.4ml/min；进样量为1μl；流动相为0.2%甲酸水（A）-乙腈（B），B相比例随时间变化：0~3min，10%~15.7%B；3~6min，17.5%~30%B；6~8min，30%~100%B；8~10min，100%~10%B。检测波长238，350，327nm。

②质谱条件 采用Xevo G2-XS QTOF质谱仪，电喷雾电离离子源（ESI），离子化模式为正、负离子，离子源温度为150℃，脱溶剂气体为高纯度氮气，温度为550℃，流速为800L/h，毛细管电压为1.0kV，锥孔电压为30V，扫描范围为m/z 50~1200。亮氨酸-脑啡肽（m/z 554.2615）作为外标（Lock SprayTM）进行质量实时校正。

③UPLC指纹图谱采集 分别精密吸取12批供试品溶液1μl，注入超高效液相色谱仪，得12批金银花提取物238nm波长下的UPLC指纹图谱。图谱采用国家药典委推荐的"中药色谱指纹图谱相似度评价系统（2004A）"软件进行色谱峰匹配，计算谱图的相似度，找出12批药材的共有峰，计算其相对保留时间和相对峰面积。

④UPLC指纹图谱共有峰的指认 吸取供试品溶液1μl，注入UPLC-QTOF-MS系统，采用完全相同的色谱条件运行，记录质谱信号。采用Mass

Lynx4.1对正负离子模式总离子流图进行处理，采用UNIFI1.8数据处理系统，结合Mass（质量和二级碎片）、保留时间、标准品和文献对照，对238nm，327nm波长下色谱图中共有峰进行结构指认。

3.结果

（1）含量测定 分别记录12批药材在327nm波长下绿原酸的色谱峰面积，带入标准曲线进行计算，结果见表2。结果显示12批药材（JY1~JY12）的标准煎液中，绿原酸的量范围为1.6%~2.8%，平均质量分数为2.2%；按照投入药材量计算，绿原酸的提取率为1.7%~2.8%，平均提取率为（2.2±0.4）%；根据各批药材不同的出膏率，浸膏粉中绿原酸的范围为4.0%~7.9%，平均为（6.4±1.1）%。

（2）金银花标准煎液指纹图谱 12批金银花提取物在238nm，327nm波长下指纹图谱显示：所有药材的相似度位于0.98~0.99，均大于0.9，符合指纹图谱要求。平均数生成对照指纹图谱，238nm波长下有20个共有峰，327nm波长下有9个共有峰，且所有峰在238nm均有吸收峰，因此选择238nm波长下的指纹图谱为金银花标准煎液的指纹图谱。238nm波长下，峰面积百分比大于2%有9个共有峰，以绿原酸峰作参照，计算9个主要共有峰的保留时间、相对保留时间、峰面积、峰面积百分比、相对峰面积。

（3）金银花标准煎液中主要色谱峰指认 通过比对精确相对分子质量、特征碎片峰等方法，确认峰6，14，16分别为3-咖啡酰奎宁酸（绿原酸）、芦丁和木犀草苷，确定1，7，18，19，20分别为5-咖啡酰奎宁酸（新绿原酸，cryptochlorogenic acid）、4-咖啡酰奎宁酸（隐绿原酸，cryptochlorogenin acid）、3,4-二咖啡酰奎宁酸（异绿原酸B，isochlorogenic acid B）、3,5-二咖啡酰奎宁酸（异绿原酸A，isochlorogenic acid A）、4,5-二咖啡酰奎宁酸（异绿原酸C，isochlorogenic acid C）。

（4）金银花标准煎液过程指标参数的测定 12批煎剂出膏率范围为30%~39%，平均值为34.2%，不同批次的出膏率相差不大。转移率以绿原酸计算为68%~90%，平均转移率为78.6%。平均密度为1.02g/cm³，不同批次之间密度没有差异。

实验过程中对标准煎液的质量控制要从药材源头控制、制备过程控制、标准煎液的质量控制3个方面来把关。采用化学指纹图谱、指标成分含量测定相结合的模式，从整体定性和指标成分定量的角度标定煎剂的化学轮廓和质量标准。将为所有源于金银花水煎剂制剂的制备和质量控制提供参照。

古代经典名方复方制剂研究

2018 年 5 月，国家药品监督管理局发布《古代经典名方中药复方制剂简化注册审批管理规定》（以下简称《管理规定》）明确了经典名方复方制剂开发的研究原则。2019 年 3 月 27 日，国家药品监督管理局组织起草了《古代经典名方中药复方制剂的申报资料要求（征求意见稿）》，对古代经典名方中药复方制剂的研究内容及申报资料要求进行了详细的规定。

一、古代经典名方复方制剂研发的剂型选择

不同剂型对疾病有不同的治疗效果，古代医家早就有"疾有宜服丸者，宜服散者，宜服汤者，宜服酒者，宜服膏煎者，亦兼参用，察病之源，以为其制耳"的记载。第一批经典名方所涉及的传统剂型包括汤剂 73 首，散剂 3 首，煮散 23 首，外用膏剂 1 首。其中汤剂是我国传统中医最常用的剂型，历来被认为有起效迅速的优点，即所谓"汤者荡也，去大病用之"。散剂是中药经粉碎、均匀混合制成的粉末状制剂，其起效较汤剂稍缓，多用于久病或含小毒药的制剂，即"散者散也，去急病用之"。煮散是把药物制成粗末的散剂加水煮汤服用，是介于汤剂和散剂之间的一种剂型，在宋金时期最为盛行。膏剂是用水或植物油将药物煎熬浓缩而成的膏状制剂，又称膏方。晋代《肘后方》中出现了将膏剂由皮肤外敷发展到五官科外塞和内服治病的记载。唯一外用制剂为清代的黄连膏，这可能和清代对外治法理论的不断完善和实践密切相关[22]。

日本非处方汉方制剂的 294 个处方所涉及的剂型包括颗粒剂、片剂、胶囊剂、软膏剂、液体剂、含剂、胶剂，并以颗粒剂为主，占 60% 以上。

古代经典名方复方制剂的剂型选择应与古籍记载一致，古籍记载为汤剂的可以制成颗粒剂。

剂型是药物发挥疗效的关键，其选择应具有科学性、依从性、先进性，应充分考虑处方中有效成分群的溶解性、挥发性、稳定性等，特别是一些中药成分在浓缩/干燥等环节后，出现"难再溶"现象（如：形成共沉淀、成盐等），而这些难溶物可能会在颗粒剂的生产中被去除，而失去这些主要有效成分，致使在制剂过程中难以实现一致性。在制剂

成型过程中，应对各种生产过程出现的"异常状况"予以充分的科学考量和良好设计，如辅料品种与类型、混合方式和均匀度、制剂过程质量控制等[1]。

一、古代经典名方复方制剂研发的临床定位

《古代经典名方复方制剂简化注册审批的管理规定》提出，经典名方的功能主治应当采用中医术语表述，与古代医籍记载基本一致。国家中医药管理局办公室关于对"古代经典名方目录制定的遴选范围和遴选原则"征求意见的通知（国中医药办科技函〔2017〕38 号）明确提出，中药经典名方应围绕中医优势病种选择方剂，主治要兼顾已上市中成药涉及较少的病证。

研发机构应做好充分的文献调研，广泛征求临床专家的意见，围绕中医药优势病种，以临床急需的中成药为研发重点开展选题立项，在不改变古代医籍功能主治的前提下，选择一个合适的临床疾病。

三、古代经典名方复方制剂研究要点

（一）药材研究

经典名方制剂的药材研究与经典名方物质基准的药材研究有所不同。后者主要是通过本草考证和质量研究，确定药材的基原、药用部位、产地、产地初加工及优质药材的质量要求。而经典名方制剂用药材研究的重点是规模化生产用药材的产地、内控药材标准及保证药材质量稳定和可追溯的方法，应尽可能以道地产区或主产区具有代表性的药材为原料；应尽可能采取措施保证不同批次药材质量相对稳定；应建立质量追溯体系。

1. 基本信息

研究明确药材来源的追溯信息，包括生产商、供应商等。通过研究说明制剂用药材的基原、药用部位等与经典名方物质基准的一致性。

2. 药材生产

进行剂用药材产地研究，固定生产所用药材的产地。鼓励使用道地药材为原料。说明药材的产地初加工方法、主要参数及确定依据。明确所用药材是人工种（植）、养（殖）或野生。

3. 资源评估

参照《中药资源评估技术指导原则》，研究提供处方中药材的资源评估资料，重点关注野生药材来源的稳定和资源的可持续利用，说明保障药材来源

的稳定和资源可持续利用的措施。

4. 质量研究

根据标准研究生产所用药材质量研究。根据药材所含成分特征，结合药材、饮片、对应实物、制剂中间体、经典名方制剂的相关性研究结果，完善药材的关键质量属性和药材标准的质控指标。药材的质量评价指标通常包含性状、鉴别、检查（如水分、杂质等，必要时列入农残、有害元素、真菌毒素等外源性污染物检查）、浸出物、含量测定（有效/指标成分）、指纹图谱或特征图谱等。完成并提供多批药材的质量分析结果，明确相应批次药材的产地、采收期、产地初加工、野生/人工种养等信息，并说明药材产地对药材质量的影响。

5. 药材标准

根据经典名方物质基准相关信息及研究结果，研究药材的内控标准，说明各检测项目及质量要求确定的依据。必要时应将外源性污染物等检查项列入内控标准（可根据情况规定检查周期）。

（二）饮片研究

1. 炮制信息

通过研究说明生产所用饮片的炮制规格与经典名方物质基准的一致性。通过研究明确所用饮片的炮制工艺，包括净制、切制、炮炙等详细过程，确定具体炮制工艺参数、关键生产设备及生产批量等。研究明确饮片的包装、储存条件和复验期。

2. 质量研究

进行制剂用饮片的质量研究，根据饮片所含成分特征，结合相关性研究结果，合理确定饮片的关键质量属性和饮片标准的质控指标。说明炮制工艺各环节及参数等对饮片质量的影响，为饮片标准的建立提供依据。

3. 饮片标准

根据研究资料确定饮片标准，并根据经典名方物质基准相关信息和研究结果，研究完善饮片标准。

（三）对应实物研究

通过研究明确制备对应实物所用药材的产地、质量状况、批次等。详细研究对应实物的批次、批量、制备方法及工艺参数。提供质量研究等信息。研究对应实物的贮存容器、贮存条件，探索研究期间对应实物质量的稳定性。

研究多批对应实物（包括采用与制剂相同批次药材制备的对应实物）的质量研究资料，对应实物

的质量应符合经典名方物质基准的要求。

（四）制剂研究

1. 处方、剂型及规格研究

通过对应实物与辅料的适应性研究，明确每1000个制剂单位的处方组成（包括辅料名称和用量）、制剂的剂型，并说明剂型（汤剂可制成颗粒剂）与古籍记载的一致性。

2. 工艺研究（以颗粒剂为例）

可按下述项目提供生产工艺研究资料。其他工艺可具体情况具体分析，实际研究如不涉及，可保留资料项目及编号并注明"不适用"。

（1）前处理　进行制剂前处理方法、批量、工艺参数及生产设备等研究，确定前处理工艺及参数。如需粉碎的，研究具体方法、粉碎的粒度等；需进行干燥处理的，应进行干燥方式（加热原理）、干燥终点指标及热不稳定成分的研究资料；确需灭菌的，应进行灭菌方法、工艺参数、灭菌效果及饮片质量的研究。

（2）提取、固液分离、浓缩及干燥　详细研究提取、固液分离、浓缩、干燥等工序的制备方法、主要工艺参数及范围、生产设备（包括加热原理、关键参数）等内容，确定制备方法及主要工艺参数，确定保证生产用饮片质量均一稳定的投料方法（如采用多批饮片均化处理后投料等）。应研究说明饮片投料量，提取液的得量，浓缩液及干燥后制剂中间体的得量（得率）、相对密度及水分等参数的上下限。

（3）制剂成型　详细研究浓缩浸膏、干膏粉、颗粒等制剂中间体的特性（如水分、粒度、堆密度、流动性、溶化性、吸湿性、粘附性、酸碱性等）。进行详细的处方筛选研究，确定制剂成型的制备方法、主要工艺参数及范围、生产设备等情况。

（4）关键步骤和中间体质控　结合生产工艺研究，研究各工序受热程度对经典名方制剂质量的影响，明确关键生产步骤的工艺参数控制范围，确定煎煮液、浓缩液、浸膏、干膏粉、颗粒等制剂中间体的得率、相对密度或水分等指标的上下限。

根据关键质量属性和相关性研究结果，结合不同制剂中间体的特性，拟定多个质量控制指标和上下限，建立必要的制剂中间体质量标准。明确制剂中间体的质量标准，包括项目、方法和上下限。明确制剂中间体的存放条件和期限，提供确定的依据。

（5）绘制工艺流程图。

3. 工艺放大及工艺验证

（1）工艺放大　研究生产放大过程制剂处方及工艺参数的变化，重点研究主要变更（包括批量、制剂处方、设备、工艺参数等）内容。汇总研发过程中代表性批次（包括但不限于中试放大批等）的样品情况，包括：批号、生产时间、生产地点、批量、收率、质量分析结果等。当不同批次间得率或质量数据存在较大差异时，应分析差异的原因。

（2）工艺验证　进行工艺验证实验，确定与拟定生产设备相匹配的批量及批处方。详细探索工艺验证中的工艺步骤、工艺参数和范围，说明验证批次生产工艺与拟定制备工艺的一致性。

进行至少连续 3 批工艺验证样品的生产数据，包括批号、原辅料投料量、浸膏得率、半成品量、成品量、成品率、指标成分的含量数据及转移率等。分析说明生产工艺的稳定性及大生产可行性，明确工艺验证样品的质量与经典名方物质基准的符合程度。

对工艺验证样品的成品进行自检。

4. 中药生产现场检查用生产工艺

参照"中药生产现场检查用生产工艺"的相关要求，完成提供工艺验证后拟定的"中药生产现场检查用生产工艺"，拟定药材标准、饮片标准、炮制用辅料标准、制剂辅料标准、包材标准以及关键中间体内控质量标准等研究内容。

（五）药品标准研究

1. 化学成分及关键质量属性研究

应结合经典名方研究进展，根据需要在经典名方物质基准的基础上开展关键质量属性研究，完善经典名方制剂的药品标准。

2. 药材、饮片、对应实物、制剂中间体与经典名方制剂的相关性研究

进行药材、饮片、对应实物、制剂中间体与经典名方制剂间质量相关性的系统研究，以浸出物、含量测定、指纹图谱或特征图谱等为指标，探讨药材、饮片、对应实物、制剂中间体与经典名方制剂间的相关性。

3. 分析方法研究

完成经典名方制剂药品标准中各项目的分析方法研究，关注与经典名方物质基准不同的项目。

4. 质量分析

进行多批次经典名方制剂的质量研究。针对质量离散程度较大的批次（超出 3 倍 RSD 或在均值的 70%~130% 以外），应结合药材、饮片、对应实物、制剂中间体及经典名方制剂的相关性研究结果分析原因。从保证产品质量基本稳定均一的角度，合理确定关键质量属性量值的波动范围。

5. 拟定标准正文

拟定经典名方制剂药品标准正文。制剂药品标准应在经典名方物质基准的基础上，结合相关质量研究结果进行必要的完善，增加与制剂质量相关的检测项目，其质控水平应高于确定的经典名方物质基准的要求，如含量限度范围应较经典名方物质基准小。

（六）稳定性研究

提供经典名方制剂的稳定性研究，总结所进行的稳定性研究的样品情况、考察条件、考察指标和考察结果，并明确拟定的贮存条件和有效期。

（七）直接接触药品的包装材料和容器

基于风险开展必要的研究证明直接接触药品包装材料的选择依据。

（八）非临床安全性研究

经典名方制剂的非临床安全性研究应参照现行中药复方制剂非临床安全性研究的技术要求，在通过《药物非临床研究质量管理规范》（GLP）认证的机构进行，应严格执行 GLP 规范要求。应对所进行的非临床安全性研究进行综合分析和评价。出现毒性时应结合处方组成、临床应用经验、相关文献资料、功能主治、应用人群等进行详细分析，并将非临床安全性评价结果作为上市后风险控制计划和上市后临床安全性评价的参考信息。

四、研究案例

（一）经典名方泻白散"遵古"研发思路探讨

泻白散为《目录》第 40 个处方，临床上多使用其加减方，处方用法用量不一，且相关文献内容多为泻白散及其加减方的临床适用证和使用效果描述。现综合古今学者研究和相关法规文件要求，提出泻白散颗粒剂的"遵古"研发思路[23]。

1. 方义衍化

泻白散又名泻肺散，始见于北宋钱乙的中医儿科学专著《小儿药证直诀》，系钱乙逝世后，其学生整理而成。泻白散主治小儿肺盛、气急喘嗽，由桑

白皮、地骨皮、甘草、粳米组成，其剂型为煮散。《小儿药证直诀》与《目录》对泻白散的药材炮制方法描述有所出入，分别为地骨皮、桑白皮炒各一两，甘草炙一钱（学海案："聚珍本"甘草作半两）；地骨皮（洗去土，焙）和桑白皮（细锉炒黄）各一两，甘草（炙）一钱。二者记载的其他内容则均相同，即制法均为上锉散，入粳米一撮，水二小盏，煎七分，食前服；剂型均为煮散；主治均为小儿肺盛、气急喘嗽。

元朝《明目至宝》中提及："泻白散，治肺与大肠有热。桑白皮、地骨皮各一两，甘草五钱。右咬咀，水煎服"。此方在文中用于眼病。此处的"治肺与大肠有热"与《小儿药证直诀》泻白散主治症状一致；甘草未标明生用或炙用，"甘草五钱"与聚珍本中"甘草半两"一致；且未提及粳米。

清朝吴谦等人编纂的《御纂医宗金鉴·删补名医方论》卷二十九中："治肺气郁热，咳嗽而喘，面肿身热。桑白皮、地骨皮、甘草，水煎服"。并提及"甘草生用泻火"。此处甘草应为生用，未提及粳米。

清朝汪昂《本草备要》中提及："钱乙泻白散，桑皮、地骨各一两，甘草五钱，每服二钱，入粳米百粒煎"。此处甘草五钱，粳米百粒，3 味药材生熟皆未提及。

除此之外，清朝吴瑭在《温病条辨》对"钱氏（钱乙）制泻白散"进行了"泻白散不可妄用论"的论证观点：认为泻白散主治肺火皮肤蒸热，日晡尤甚，喘咳气急，面肿热郁肺逆等证；肺虚热、外感风寒者不宜使用。

可以看出，自《小儿药证直诀》后，泻白散在历代得到了沿用，但不同刻本、不同医籍对于泻白散的描述不尽相同。在进行研究时，应主要参考《目录》及《小儿药证直诀》，酌情结合历代沿用情况。

2. 药材基原与炮制

（1）药材基原　根据《中药经典名方复方制剂标准煎液的申报资料要求》，多基原的药材必须固定基原。《中国药典》2015 年版一部规定桑白皮是桑科植物桑 Morus alba 的干燥根皮，基原唯一。《中国药典》2015 年版一部规定地骨皮为茄科植物枸杞 Lycium chinense 或宁夏枸杞 L.barharum 的干燥根皮，《日本药局方》规定亦如此，但《香港中药材标准》只将枸杞的干燥根皮作为地骨皮药材的来源。地骨皮主要产自宁夏、甘肃、河南、山西等地，目前市面上流通的地骨皮药材多为枸杞根皮。因此建议选用枸杞根皮作为地骨皮药材。《中国药典》2015 年版

一部规定甘草药材的基原植物有 3 种，分别为乌拉尔甘草 Glycyrrhiza uralensis，胀果甘草 G.inflata 以及光果甘草 G.glabra，其中只有乌拉尔甘草被各国家或地区药典所收录。乌拉尔甘草主要产于我国东北、华北、西北各省区，山东、宁夏、甘肃、内蒙古等是其道地产区，分布广泛，产量高；且乌拉尔甘草的品质最好。因此建议选用乌拉尔甘草作为甘草药材。

（2）药材炮制　桑白皮。今多使用桑白皮生品或蜜桑白皮，《小儿药证直诀》的炮制要求为"炒、上锉散"，《目录》则要求"细锉炒黄"。"锉"同"剉"，为"切、铡、斩、剁"之义。两者区别在于是否先粉碎再炒制，中药炮制通常做法为在药材粉碎之前进行炮制，且此方法与《小儿药证直诀》要求一致，因此建议桑白皮的炮制方法采用"炒后锉散"。另外，炮制工艺不同带来的成分差异可以通过实验探究，经药效成分的差异对比，选择合适的炮制方法。综合相关文献考察，桑白皮传统炮制方法应为单炒，即取桑白皮生品，用微火炒至黄色或微焦。

地骨皮的现代炮制方法主要为麸炒，今多使用生品，麸炒地骨皮已不常使用。《小儿药证直诀》要求使用地骨皮生品，《目录》则要求焙。地骨皮生品在使用前需对采挖的药材根部洗净、剥皮、晒干处理。焙指将净选或切制后的药物用文火直接或间接地加热，使之充分干燥的方法。晒干温度不稳定，时间较长；焙干加热温度稳定，干燥时间较短。二者处理方式的不同可能会引起药材中化学成分的变化，因此，建议就焙干与晒干对药材影响的差别进行研究，然后再选择合适的炮制方法。

甘草。目前常使用的甘草炮制品主要为甘草生品、炙甘草和炒甘草。《小儿药证直诀》和《目录》对泻白散药味中甘草炮制要求均为炙。炙法是最早的炮制方法之一，汉《金匮玉函经》曰："炙焦为末，蜜丸"。此后许多文献还记述了炙法的不同要求。如宋《类证活人书》曰："炙微赤"，明《普济方》曰："炙紫色""去皮炙"，清《类证治裁》曰："炙黑"等。说明不同时期不同医籍对炙法的要求存在差异，《小儿药证直诀》中使用的"甘草炙"也不同于现在通用的"甘草蜜炙"，而应该为火炙。用蜜进行炮制在唐代即已出现，如在唐《千金翼方》中有"蜜煎甘草涂之"的记载。《小儿药证直诀》中也提及蜜炙的方法，如黄芪散中黄芪蜜炙，书中甘草的用药形式和炮制方法主要有生甘草、甘草、甘草末、甘草炙、甘草锉炒，并无蜜炙一说。结合文献，建议甘草炮制方法为甘草切厚片，加热烤至微焦或取甘草片置锅中，用文火炒至深黄色。

药材炮制品粒径 煮散剂药材颗粒一般有粗散、粗末、末、细末 4 种规格。考虑到泻白散处方中对于药材粉碎描述为上锉散，对规格无具体要求，锉即切、斩、剁等，药材炮制粒径不应过细，但其最佳粒径可就粗散、粗末、末、细末 4 种规格选择合理指标进行研究，如化学指标、生物学或药效学指标。

3. 煮散制备规范

（1）药味用量 临床上泻白散药味组方使用量常为桑白皮和地骨皮各 30g 或 15g，甘草 3g。在泻白散处方中，各药味用量为桑白皮、地骨皮各 1 两，甘草 1 钱，粳米 1 撮；按宋代衡制，其实际用量应为桑白皮地骨皮各 41.3g，甘草 4.13g。清代汪昂《本草备要》中提及："每服二钱，入粳米百粒煎"。对于粳米用量而言，百粒与 3 指撮所示用量基本吻合，约为 1g，研究时可暂定泻白散粳米用量为 1g。《小儿药证直诀》一般对每剂复方都有单次用药剂量要求，且多为 1~3 钱；在宋代《太平惠民和剂局方》煮散方剂的用量中，2~3 钱/次的占 69.2%，4~5 钱/次的占 16.9%，0.5~1 钱/次的占 13.9%，古代中药煮散固定波动范围为 3~20g/次，常用量恒定在 9~15g/次。明嘉靖年薛已所翻译注的《钱氏小儿直诀》提及："泻白散、治肺经实热咳嗽痰喘。桑根白皮炒、地骨皮各一两，甘草炙五钱。右为末、每服一二钱，入粳米百粒，水煎"。结合清代汪昂《本草备要》对泻白散"每服二钱"的注释，推测泻白散每服用量应为 2 钱，即 8.26g。综上所述，处方药味用量应为桑白皮炒 3.93g，地骨皮 3.93g，甘草炙 0.39g，粳米 1.00g。

（2）加水量 《太平圣惠方》为北宋初年王怀隐等整理编成的医书，由官府于公元 992 年完书颁布。其明确指出宋初古今容量间的换算关系为古时 1L 约等于宋时 1 大盏，古时 5 合约等于宋时 1 中盏，古时合约等于宋时 1 小盏；又 1L 为 10 合，而汉代 1L 为今 200ml。综上所述，古时 1 合为今 20ml，宋 2 小盏为今 120ml。

（3）煎煮时间 《小儿药证直诀》对方剂煎煮时间无明确的直接规范，如书中对泻白散要求为水 2 小盏，煎七分，即煎煮到水量为加水量的 7/10 适宜。对于煮散，一般武火煮沸后，文火保持微沸 5~20min 即可。泻白散具体的煎煮时间仍需要在遵循传统煎煮方式的前提下按现代工艺进行优选。

4. 制剂工艺及整体质量控制

泻白散传统煎煮方式加水量为 120ml，其药材用量和加水量均小于一般中药处方，"煎七分"至 84ml。因此，可将泻白散药液浓缩为 84ml 的标准煎液。浓缩温度可能对标准煎液热敏性成分造成影响，参考《中药配方颗粒质量控制与标准制定技术要求（征求意见稿）》，可采取减压浓缩方式进行低温浓缩，浓缩温度建议 ≤ 50℃。根据实际情况需要，亦可将标准煎液进一步浓缩，经真空干燥或冷冻干燥制成标准煎液浸膏，以保证化学成分的稳定性，方便留样与储存，适应工业化生产进行制粒作业。古籍记载为汤剂的可以制成颗粒剂，因此，将泻白散剂型暂定为颗粒剂。

古代经典名方中药复方制剂的质量控制要求物质传递的可追溯性，对于泻白散而言，即要求深入研究"药材 – 药材炮制品 – 标准煎液 – 颗粒剂"物质量值传递相关性，对主成分含量、指纹图谱、薄层色谱鉴别等进行研究，对不少于 3 个产地的 15 批次药材和 15 批次标准煎液进行指标项研究，制定标准范围，通过泻白散颗粒剂浸膏含量及允许的成分损耗换算出颗粒剂相关质量范围。主成分的选择应根据处方君臣佐使，兼顾安全性和有效性，参考《中国药典》《日本药局方》《香港中药材标准》等加以确认，如泻白散颗粒剂可选择总黄酮、甘草酸和甘草苷、桑皮苷 A 以及地骨皮乙素作为薄层鉴别和主成分含量测定候选化合物，参考《中国药典》及《香港中药材标准》，在兼顾 3 味主药材的同时，主要考察各药材主要药效物质黄酮类和生物碱类成分。

（二）基于标准汤剂参比的炙甘草汤颗粒提取工艺的研究

炙甘草汤由炙甘草，生姜，桂枝，人参，地黄，阿胶，麦冬，火麻仁，大枣 9 味中药组成。用于太阳病心阴阳两虚证的治疗，具有通阳复脉，滋阴养血的功效，用于气虚血少，心悸动，脉结代的治疗。以炙甘草汤标准汤剂为参比，研究了炙甘草汤颗粒的提取工艺，以更好发挥炙甘草汤的药效，并为中医典籍的经典名方的开发提供参考[24]。

1. 标准汤剂的制备

（1）《伤寒论》炙甘草汤的制法 《伤寒论》中记载的方法为"以清酒七升，水八升，先煮八味，取三升，去滓，内胶烊消尽，温服一升，日三服"。根据记载，确定了下面的制法：称取炙甘草 12g，生姜 9g，桂枝 9g，人参 6g，地黄 48g，麦冬 9g，麻仁 9g，大枣 12g（按伤寒论中的处方量换算而成），置于不锈钢锅中，加米酒（孝感米酒）1400ml（古制每升约为现在 200ml）、水 1600ml，混匀，先用武火加热至沸，再改用文火保持微沸状态，待煎煮液至 600ml 左右，滤取药液，加水定容至 600ml，混匀

（标准汤剂制备所需要的时间平均为3h）。

（2）现代炙甘草汤的制法 唯有将米酒换成水，其他相同（制备所需要的时间平均为3h）。

2.提取工艺优选

经方中炙甘草汤煎煮方法为：加溶剂量为药材量约20倍，煎煮1次。经过3次制备炙甘草汤标准汤所得的试验结果可知，标准汤剂煎煮时间约3h。

（1）正交实验设计 在设计正交实验时，以《伤寒论》中记载的制法为基础进行研究。考察因素及水平见表2。

表2 L₉（3⁴）正交因素水平设计表

水平	A	B	C	D
	加水量	浸泡时间（min）	煎煮时间（h）	煎煮次数
1	12	0	1.0	1
2	16	30	2.0	2
3	20	60	3.0	3

（2）提取液的制备及各指标成分的测定 称取炙甘草3g，生姜2.25g，桂枝2.25g，人参1.5g，地黄12g，麦冬2.25g，火麻仁2.25g，大枣3g共9份，置于圆底烧瓶中，按已设计好的L₉（3⁴）正交表加水浸泡、煎煮，合并煎煮液，滤过，加水，定容至1000ml，混匀，即得提取液。提取液中各指标成分的测定方法同上。结果见表3、表4。

表3 煎煮条件L₉（3⁴）正交因素水平设计表

试验号		加水量 A	浸泡时间 B	煎煮时间 C	煎煮次数 D	提取液甘草酸（μg/ml）	提取液总多糖（mg/ml）	提取液总皂苷（mg/ml）	浸膏率（%）	乙醇可溶物（%）	正丁醇可溶物（%）
1		1	1	1	1	18.87	0.259	0.157	32.98	20.06	5.96
2		1	2	2	2	20.14	0.320	0.179	34.27	20.87	6.23
3		1	3	3	3	21.55	0.325	0.189	34.93	21.34	6.45
4		2	1	2	3	25.12	0.332	0.219	35.00	21.75	7.08
5		2	2	3	1	25.88	0.321	0.224	35.58	22.49	7.84
6		2	3	1	2	27.27	0.277	0.182	34.97	22.01	7.54
7		3	1	3	2	27.04	0.347	0.236	39.71	23.36	7.51
8		3	2	1	3	27.33	0.281	0.194	37.98	23.48	7.49
9		3	3	2	1	26.99	0.332	0.229	37.20	23.28	7.80
甘草酸	K1	60.56	71.03	73.47	71.74						
	K2	78.27	73.35	72.25	74.45						
	K3	81.36	75.81	74.47	74.00						
	R	20.80	4.78	2.22	2.71						
总多糖	K1	0.909	0.938	0.817	0.912						
	K2	0.930	0.927	0.989	0.949						
	K3	0.960	0.934	0.993	0.938						
	R	0.051	0.011	0.176	0.037						
总皂苷	K1	0.525	0.612	0.523	0.610						
	K2	0.625	0.597	0.627	0.597						
	K3	0.659	0.600	0.649	0.602						
	R	0.134	0.015	0.116	0.013						

试验号		加水量 A	浸泡时间 B	煎煮时间 C	煎煮次数 D	提取液 甘草酸 （μg/ml）	提取液 总多糖 （mg/ml）	提取液 总皂苷 （mg/ml）	浸膏率 （%）	乙醇 可溶物 （%）	正丁醇 可溶物 （%）
浸膏率	K1	102.18	107.69	105.93	105.76						
	K2	105.55	107.83	106.47	108.95						
	K3	114.89	107.10	110.22	107.91						
	R	12.71	0.73	4.29	3.19						
乙醇可溶物	K1	62.27	65.17	65.55	65.83						
	K2	66.25	66.84	65.90	66.24						
	K3	70.12	66.63	67.19	66.57						
	R	7.85	1.67	1.64	0.74						
正丁醇可溶物	K1	18.64	20.55	20.99	21.60						
	K2	22.46	21.56	21.11	21.28						
	K3	22.80	21.79	21.80	21.02						
	R	4.16	1.24	0.81	0.56						

表4 方差分析结果

指标成分	加水量	浸泡时间	煎煮时间	煎煮次数
甘草酸	$P<0.01$			
甘草酸	$P<0.05$		$P<0.01$	
总皂苷	$P<0.01$		$P<0.05$	
浸膏率	$P<0.05$			
乙醇可溶物	$P<0.01$			
正丁醇可溶物	$P<0.05$			

（3）正交实验结果 结合试验结果的分析和生产的实际，考虑到节约资源和生产效率，确定提取条件为A3B1C2D1，即加水20倍，煎煮1次，煎煮2h。

3. 与标准汤剂的比较

将按确定的提取条件提取的结果换算成与标准汤剂相同的饮片浓度（单位体积提取液中相当的原药材饮片量相同），结果提取条件提取液各成分与标准汤液中相应成分的比值分别为：甘草酸1.58、总多糖1.64、总皂苷1.48、浸膏率1.53、乙醇可溶物1.52、正丁醇可溶物1.53，比值相近，平均为1.55，变异系数为3.40%。见表5。

表5 与标准汤剂比较（换算成标准汤液的浓度）

药液	甘草酸 （mg/ml）	总多糖 （mg/ml）	总皂苷 （mg/ml）	浸膏率 （%）	乙醇可溶物 （%）	正丁醇可溶物 （%）
标准汤液	0.114	1.38	1.05	24.97	15.30	4.95
确定条件	0.180	2.27	1.55	38.25	23.25	7.58
确定条件/标准汤液	1.58	1.64	1.48	1.53	1.52	1.53

中医经典方剂开发的关键是如何较好的发挥其药效，将传统的制药方法在现代制药工艺中较好的体现是开发成功的关键。以体现传统制法的标准汤剂为参比，以多种成分为指标的综合评价方式则应是重要的手段之一。炙甘草汤处方中，炙甘草为君药，其活性成分有三萜皂苷、黄酮和多糖类等成

分，人参的活性成分为皂苷、多糖类等成分，麦冬的活性成分为皂苷和多糖类成分，地黄、大枣的活性成分为多糖类，生姜、桂枝的活性成分主要为挥发性成分。因此，考察指标选用甘草酸、总皂苷和总多糖既能体现君药的提取效果，又有广泛的代表性。提取浸膏率的测定可反映处方提取物的量，但是水溶性浸出物越多并不能代表有效成分的量越多，可能表明大分子杂质的量较多，因此，又增加了乙醇可溶物的指标，以排除大分子成分的影响。炙甘草汤中皂苷类成分和黄酮类成分较多，因此又选用对皂苷、黄酮能够较好溶解的水饱和正丁醇可溶物为指标。考察指标设定的项目较多，能较好地反映整个处方的提取效果，所以能够说明所制定工艺的合理性。处方中生姜、桂枝含有挥发油，试验中又测定了标准汤剂中挥发油的量，以观测汤剂中是否有挥发油残留，结果表明没有挥发油。《伤寒论》标准汤剂制备时加入了清酒，因此对其汤剂测定乙醇的含量，结果表明也没有乙醇的存在。两种方法提取的提取液中均没有挥发油和乙醇。可能是提取时间较长，挥发油和乙醇挥发损失。从两种方法制备的汤剂比较中可以看出，甘草酸、总多糖、乙醇可溶物、正丁醇可溶物及提取浸膏均以不加米酒煎煮的提取方法量较多，米酒中所含的乙醇或其他成分没有增加饮片中活性成分的提取。因此，仅从指标成分提取量考虑，提取溶剂可选用水，不需加米酒。

（三）连翘药材、标准汤剂、中间体和配方颗粒的 HPLC 指纹图谱相关性

连翘为木犀科植物连翘 *Forsythia suspense*（Thunb.）Vahl 的干燥果实，具有清热解毒、消肿散结、疏散风热等功效。连翘配方颗粒是以连翘药材投料，经规范提取、浓缩、干燥和制粒而成，具有无须煎煮，易于调剂、携带、贮存和服用方便等优点。然而由于缺乏有效的质量标准和质量监控体系，这些剂型之间存在质量标准不明确、剂量不统一和质量不均一等问题。目前有关连翘中药配方颗粒质量全程控制的文献报道较少，鲜见连翘药材、标准汤剂、中间体和配方颗粒 HPLC 指纹图谱相关性的研究[25]。

1. 连翘药材、标准汤剂、中间体和配方颗粒中连翘苷和连翘酯苷的含量测定

（1）色谱条件　色谱柱 Agilent Eclipse XDB–C18 柱（4.6mm×250mm，5μm）；流动相甲醇（A）– 水（B），线性梯度洗脱（0~10min，10%~25%A；10~40min，25%~40%A；40~60min，40%~60%A）；流速 1.0ml/min；柱温 25℃；检测波长 235nm；进样量 10μl。在此色谱条件下，理论板数按连翘酯苷峰计不少于 4000。

（2）溶液配制

对照品溶液　分别精密称取连翘苷和连翘酯苷对照品约 10mg 和 20mg，置 200ml 棕色量瓶中，用甲醇溶解并定容，摇匀，制成浓度为 50μg/ml 的溶液和 100μg/ml 的连翘酯苷溶液，备用。

连翘药材供试品溶液的制备　参考《中国药典》2015 年版一部连翘药材项下供试品溶液的制备方法。

连翘标准汤剂、中间体和配方颗粒供试品溶液制备方法：精密称取连翘标准汤剂、中间体和配方颗粒各 0.1g，分别置 100ml 锥形瓶中，加入甲醇 20ml，精密称重，超声（500W，40kHz）处理 30min，放冷，用甲醇补足减失的重量，摇匀，用 0.45μm 微孔滤膜过滤，取续滤液，即得 3 个供试品溶液。

（3）样品含量测定　分别取对照品溶液和供试品溶液各 10μl 注入液相色谱仪。测得连翘药材中连翘苷含量为 0.32%~0.78%，连翘酯苷含量为 4.90%~12.78%，符合《中国药典》2015 年版一部相关规定的要求。连翘标准汤剂和中间体中连翘苷含量分别为 1.62%~2.94% 和 1.73%~2.91%，连翘酯苷含量分别为 10.36%~21.63% 和 11.21%~20.01%，连翘标准汤剂和中间体中连翘和连翘酯苷的含量范围差异很小，有很好的一致性。结果见表 6。

表 6　连翘药材、标准汤剂、中间体和配方颗粒中连翘苷和连翘酯苷的含量（*n*=3）

成分	编号	药材来源	药材（%）	标准汤剂（%）	中间体（%）	配方颗粒（%）
1	1	河南	0.39	2.37	2.45	2.01
	2	河北	0.32	1.62	1.73	1.52
	3	陕西	0.53	2.63	2.61	2.17
	4	河南	0.66	2.26	2.32	1.92
	5	河南	0.78	2.94	2.91	2.38
	6	河南	0.58	2.55	2.61	2.23

续表

成分	编号	药材来源	药材（%）	标准汤剂（%）	中间体（%）	配方颗粒（%）
1	7	山西	0.74	2.20	2.37	1.91
	8	山西	0.64	2.05	2.14	1.83
	9	山西	0.71	2.20	2.31	1.98
	10	山西	0.43	2.20	2.19	1.84
2	1	河南	5.32	15.05	16.21	13.31
	2	河北	6.53	14.30	14.62	12.93
	3	陕西	7.01	13.75	13.91	11.62
	4	河南	8.42	17.97	18.02	15.03
	5	河南	4.90	10.36	11.21	9.19
	6	河南	5.90	12.84	14.11	12.07
	7	山西	12.78	20.66	19.87	16.12
	8	山西	10.37	21.63	20.01	17.21
	9	山西	11.35	20.88	19.45	17.06
	10	山西	5.90	11.05	13.64	11.82

2. 连翘药材、标准汤剂、中间体和配方颗粒 HPLC 指纹图谱的建立

（1）溶液配制

混合对照品溶液：精密称取对照品适量，加甲醇溶解并定容，摇匀，配制成浓度分别为 70、160、100、30、50 和 80μg/ml 的混合对照品溶液。

供试品溶液：精密称取连翘药材、标准汤剂、中间体和配方颗粒粉末适量（药材粉末 0.2g，标准汤剂、中间体和配方颗粒粉末各 0.1g），置 100ml 锥形瓶中，加入 10% 甲醇 20ml，精密称重，超声（500W，40kHz）处理 30min，放冷，用 10% 甲醇补足减失的重量，摇匀，用 0.45μm 微孔滤膜过滤，取续滤液，即得。

（2）HPLC 指纹图谱的建立及样品测定　分别精密吸取混合对照品溶液和供试品溶液各 10μl，记录色谱图。取 10 批连翘药材、标准汤剂、中间体、配方颗粒供试品溶液和混合对照品溶液各 10μl，注入液相色谱仪，记录色谱图。连翘药材和中间体色谱图类似。

（3）共有峰的标定　将 10 批连翘标准汤剂和配方颗粒的 HPLC 指纹图谱数据导入"中药色谱指纹图谱相似度评价系统"（2012 年版），采用中位数法生成对照指纹图谱，经比较分析后确定连翘标准汤剂和配方颗粒均有 10 个共有峰。同法采集连翘药材和中间体的指纹图谱，发现连翘药材和中间体的 HPLC 指纹图谱与连翘标准汤剂和配方颗粒基本一致，均有 10 个共有峰。采用高效液相色谱 – 二极管阵列 – 电喷雾 / 质谱（HPLC–DAD–ESI/MS）技术，结合对照品确认，分析确认了 6 个色谱峰。

将各批次供试品指纹图谱与采用中位数法生成的对照图谱进行比较，计算其相似度，10 批药材指纹图谱与对照指纹图谱的相似度为 0.903~0.983，标准汤剂为 0.930~0.995，中间体为 0.962~0.995，配方颗粒为 0.958~0.994。结果表明，药材、标准汤剂、中间体和配方颗粒整体具有相似性，连翘配方颗粒生产工艺过程较为稳定。

（4）相关性分析　比较连翘药材、标准汤剂、中间体和配方颗粒 HPLC 对照指纹图谱，并采用相似度评价软件评价 3 者图谱的相似度，结果连翘配方颗粒的 10 个共有特征峰在连翘药材、标准汤剂和中间体中均有显示，说明这 10 个特征成分在连翘配方颗粒制备全过程中可以进行追溯。连翘药材对照指纹图谱与标准汤剂、中间体和配方颗粒对照指纹图谱相似度在 0.895~0.920，说明连翘药材到配方颗粒这一系列制备过程中会有一些成分含量发生变化。而连翘配方颗粒对照指纹图谱与标准汤剂和中间体对照指纹图谱相似度分别为 0.994 和 0.998，说明连翘标准汤剂、中间体和配方颗粒之间具有良好的相关性。

通过对连翘药材、标准汤剂、中间体和配方颗粒的 HPLC 指纹图谱进行相关性研究，阐明了连翘药材、标准汤剂、中间体和配方颗粒在化学成分上的相关性，4 者的指纹图谱特征峰基本一致，说明药材经过提取和浓缩等工艺制成配方颗粒后化学成分基本一致，为连翘配方颗粒的质量控制提供了依据。

第七节

经典名方知识产权保护研究

2018 年 11 月 9 日国务院发布了《2018 年深入实施国家知识产权战略 加快建设知识产权强国推进计划》，其中明确提出要"加强古代经典名方类中药制剂知识产权保护"，体现了经典名方知识产权保护的重要性以及国家层面对此问题的高度重视。为了更好地保护我国经典名方，并对其未来产业化发展铺好国际市场路径，国家知识产权管理部门和制药企业应该共同重视经典名方的保护。

一、经典名方知识产权保护的难点

由于经典名方流传已久，公开并已进入公知领域，仅从处方申请专利而言，专利的新颖性已很难具备；著作的保护期仅限于作者有生之年以及其死后 50 年，清代及清代以前的经典名方也已超过了著作权保护期限。经典名方物质基准是指以古代医籍中记载的古代经典名方制备方法为依据制备而得的中药药用物质，除成型工艺外，其余制备方法应与古代医籍记载基本一致。如果对经典名方从制备工艺角度上申请专利也不具备新颖性[26]。

二、经典名方知识产权保护措施

经典名方专利申请的技术方案可以主要概括为组方优化、用途开发、工艺改进、质量控制四个方面；在对拟申请专利保护的技术方案进行分析时应重点关注相关政策法规，确保专利具有实际应用价值；在进行专利申请前应开展深入研究，提高技术方案的科技含量；在研究过程中充分与具有相关专业知识的专利代理人沟通，合理安排专利布局方案、提高专利文件撰写质量，促进专利技术的应用和转化[26]。

1. 专利保护

专利保护是中药知识产权保护最有效的方式之一，可以考虑抓住经典名方复方制剂产业链中关键点或对全产业链进行系统专利布局，挖掘核心技术，申请专利保护。实施简化注册审批的经典名方复方制剂全产业链专利布局，垄断市场，获得更高的经济回报。

2. 技术秘密保护

技术秘密指在工业化生产中适用的技术情报、数据或知识，具有无期限性、无地域性和可变性，不需要支付额外费用，是中药知识产权保护的重要方式之一。经典名方相关的技术秘密主要涉及药材种植、采收、加工、炮制和制剂生产等方面的技术秘诀，可作为专利保护的有效补充。

3. 标准保护

中药标准是中药现代化的重要组成部分，标准保护是产品市场保护的有效手段。一方面，企业可以通过对经典名方复方制剂开展深入研究，采用前瞻性的检测方法，提高关键节点（如：药材、饮片、经典名方物质基准、经典名方复方制剂）的质量标准，并争取将其上升为法定标准，提高产品的市场准入门槛，形成有效的技术壁垒；另一方面，也要加强产品生产过程中的质量控制，制定严格的生产检验操作规程，提升产品质量，确保经典名方复方制剂质量的一致性和临床疗效的稳定性，提升企业产品的市场竞争力。

四、研究案例

（一）基于玉屏风散相关专利分析的中药经典名方知识产权保护策略

玉屏风散出自《丹溪心法》，由白术、黄芪、防风三味中药组成，益气、固表、止汗，用于表虚不固、自汗恶风、面色㿠白或体虚易感风邪者。由于配伍精妙、疗效显著，玉屏风散已被开发成口服液、颗粒剂、胶囊剂、丸剂等多种剂型，是临床常用的具有代表性的经典名方。以玉屏风散为例，通过对其相关专利信息进行汇总整理，分析目前经典名方专利申请现状，探讨中药经典名方知识产权保护途径，为深入开展经典名方复方制剂的研究开发提供参考[26]。

1. 数据收集与整理

采用 Patsnap 专利检索平台作为数据来源，检索式为"TAC：（玉屏风）ORTAC：（yupingfeng）ORTAC：（黄芪 + 白术 + 防风）ORTAC：（astragali + saposhnikoviae + atractylodis macrocephalae）"，检索范围涵盖了中、日、韩、美、俄及世界知识产权组织、欧洲专利局等 32 个数据库 2018 年 12 月前全部专利数据，共检索到专利 276 件。

2. 结果分析

（1）申请趋势及法律状态 玉屏风散相关专利

申请最早出现在 1987 年，之后申请量呈增长趋势，2015 年申请量最高达到 51 件。有效专利 34 件，在审专利 119 件，无效专利 123 件约占专利总量的 44.6%。

（2）专利内容 玉屏风散专利申请内容主要为：玉屏风散新治疗用途、加味组方及组方的新用途、有效部位、有限成分组合、新剂型、新剂型的制备工艺、提取纯化方法、检测方法、专用设备、在食品中的应用及包装设计。

综合分析发现，玉屏风散相关专利申请数量较多，但也存在专利技术含量不高、文件撰写质量偏低、约 50% 申请未委托专业代理机构、授权率较低等。同时由于防风未被列入原卫生部公布的"既是食品又是药品的物品"和"可用于保健食品的物品"名单，食品及保健食品类的专利申请不具备实际应用价值。

参考文献

[1] 李兵, 侯酉娟, 刘思鸿, 等. 经典名方复方制剂研发的文献考证要点与策略 [J/OL]. 中国实验方剂学杂志. https://doi.org/10.13422/j.cnki.syfjx.20191646.

[2] 董燕, 侯酉娟, 李莎莎, 等. 经典名方羌活胜湿汤的古代文献分析 [J]. 中国实验方剂学杂志, 2018, 24 (17): 1-5.

[3] 谢宗万. 中药材品种本草考证的思路与方法 (一) [J]. 中药材科技, 1984, (3): 37-39.

[4] 谢宗万. 中药材品种本草考证的思路与方法 (二) [J]. 中药材科技, 1984, (6): 36-38.

[5] 宋叶, 张斌, 梅全喜, 等. 陈皮、广陈皮、新会陈皮的考证 [J]. 中药材, 2019, 42 (2): 452-458.

[6] 王智民, 刘菊妍, 刘晓谦, 等. 谈经典名方的化学、生产和质量控制研发与监管 [J]. 中国中药杂志, 2017, 42 (10): 1819-1824.

[7] 徐立鹏, 穆兰澄, 郭允, 等. 论药材含水量对经方剂量折算的影响 [J]. 世界中医药, 2015, 10 (5): 784-787, 792.

[8] 李和伟, 王启帆, 付宇, 等. 关于古今中药药物剂量折算的相关思考 [J]. 现代中药研究与实践, 2017, 31 (04): 84-86.

[9] 仝小林, 吴义春, 姬航宇, 等. 迷失的经方剂量 [J]. 上海中医药杂志, 2009, 43 (12): 4-6.

[10] 程先宽, 范吉平, 韩振蕴, 等. 不同折算剂量桂枝汤对酵母致大鼠发热模型的影响 [J]. 中医杂志, 2009, 50 (03): 258-260.

[11] 程先宽, 范吉平, 韩振蕴, 等. 不同折算剂量四逆汤对放血致低血压状态大鼠的升压作用 [J]. 上海中医药杂志, 2009, 43 (03): 83-85.

[12] 王珏, 韩经丹, 马大勇, 等. 基于经方剂量折算的有毒中药剂量的探索——四逆汤不同折算剂量对失血性低血压大鼠血压、心率、呼吸的影响 [J]. 中国实验方剂学杂志, 2012, 18 (13): 181-184.

[13] 王珏, 马大勇, 韩经丹, 等. 四逆汤不同折算剂量对失血性低血压大鼠缺血缺氧状态的影响 [J]. 中华中医药杂志, 2012, 27 (11): 2802-2806.

[14] 肖小河, 鄢丹, 金城, 等. 突破中药传统用量局限, 提高中医药临床疗效 [J]. 中国中药杂志, 2008 (03): 229-232.

[15] 仝小林, 吴义春, 姬航宇, 等. 迷失的经方剂量 [J]. 上海中医药杂志, 2009, 43 (12): 4-6.

[16] 吴笛, 云雪林, 李可. 方剂配伍应用中"数""量"相关问题之思考 [J]. 河北中医药学报, 2017, 32 (05): 30-31, 64.

[17] 张水寒, 梁雪娟, 刘浩, 等. 中药标准煎液科学问题的探讨 [J]. 中国中药杂志, 2017, 42 (17): 3275-3281.

[18] 杨立伟, 王海南, 耿莲, 等. 基于标准汤剂的中药整体质量控制模式探讨 [J]. 中国实验方剂学杂志, 2018, 24 (8): 1-6.

[19] 成颜芬, 王升菊, 吴亿晗, 等. HPLC-DAD 波长切换法同时测定身痛逐瘀汤物质基准中 8 种有效成分含量 [J]. DOI:10.13422/j.cnki.syfjx.20191954.

[20] 唐晓章, 林美斯, 周菲, 等. 经典名方芍药甘草汤的物质基准量值传递分析 [J]. 中国实验方剂学杂志, 2019, 25 (14): 62-69.

[21] 代云桃, 李琦, 范自全, 等. 中药饮片标准汤剂的质量评价案例—金银花 [J]. 中国中药杂志, 2017, 42 (5): 809-816.

[22] 王奕博, 黄平情, 杜媛媛, 等. 基于第一批经典名方的分析与思考 [J]. 中国中药杂志 2019, 44 (1): 2191-2196.

[23] 文旺, 李莉, 李德坤, 等. 经典名方的"遵古"研发思路探讨——以泻白散为例 [J/OL]. 中国实验方剂学杂志, https://doi.org/10.13422/j.cnki.syfjx.20191446.

[24] 邵长森, 张国青, 林桂涛. 基于标准汤剂参比的炙甘草汤颗粒提取工艺的研究 [J]. 时珍国医国药, 2018, 29 (2): 330-333.

[25] 曹静亚, 李智宁, 李飞飞, 等. 连翘药材、标准汤剂、中间体和配方颗粒的 HPLC 指纹图谱相关性 [J]. 中国医药工业杂志, 2019, 50 (3): 332-337.

[26] 戴玮, 王继永. 基于玉屏风散相关专利分析的中药经典名方知识产权保护策略思考 [J/OL]. 中国现代中药. http://kns.cnki.net/kcms/detail/11.5442.R.20190613.1310.002.html.

下篇　各论

桃核承气汤

【出处】《伤寒论》（汉·张仲景）"太阳病不解，热结膀胱，其人如狂，血自下，下者愈。其外不解者，尚未可攻，当先解其外；外解已，但少腹急结者，乃可攻之，宜桃核承气汤。"

【处方】桃仁五十个（去皮尖），大黄四两，桂枝二两（去皮），甘草二两（炙），芒硝二两。

【制法及用法】上五味，以水七升，煮取二升半，去滓，内芒硝，更上火，微沸下火，先食温服五合，日三服。

【剂型】汤剂。

【同名方剂】桃核承气汤（《伤寒括要》）；桃核承气汤（《医学心悟》）；桃核承气汤（《医宗金鉴》）；桃核承气汤（《伤寒寻源》）；桃核承气汤（《圆运动的古中医学》）。

【历史沿革】

1. 明·李中梓《伤寒括要》，桃核承气汤

［组成］桃仁 1g，大黄 1g，桂枝 1g，甘草 1g，芒硝。

［主治］治中血、蓄血中焦，下利脓血。

［用法用量］水煎服。

2. 清·程国彭《医学心悟》，桃核承气汤

［组成］桃仁十个，大黄二钱五分，芒硝一钱五分，甘草一钱，桂枝五分。

［用法用量］水煎服。

3. 清·吴谦《医宗金鉴》，桃核承气汤

［组成］桃核五十个（去皮、尖），桂枝三两，大黄四两，芒硝二两，甘草二两（炙）。

［主治］太阳病六、七日，表证仍在，脉微而沉，反不结胸，其人发狂者。

［用法用量］上五味，以水七升，煮取二升半，去滓，内芒硝，更上火微沸，下火，先食温服五合，日三服，当微利。

4. 清·吕震名《伤寒寻源》，桃核承气汤

［组成］桃仁五十个（去皮尖），桂枝二两（去皮），大黄四两，芒硝二两，甘草二两（炙）。

［主治］治太阳瘀热入腑，膀胱蓄血，其人如狂，表已解而但少腹急结，血自下者。

［用法用量］上五味，以水七升，煮取二升半，去滓，纳芒硝，更上火微沸，下火，先食温服五合，日三服，当微利。

5. 当代·彭子益《圆运动的古中医学》，桃核承气汤

［组成］桃仁、桂枝、炙草、大黄、芒硝。

［主治］表病不解，膀胱阳腑气郁而病热，其人如狂。

【现代研究】

1. 药理作用

（1）降血糖　桃核承气汤提取液 15.22ml/（kg·d）灌胃 56 天，能够降低尿链佐菌素（STZ）诱导的糖尿病模型大鼠的血糖（GLU）含量，以降低血糖发挥治疗糖尿病作用[1]。

（2）降血脂　桃核承气汤提取液 15.22ml/（kg·d）灌胃 56 天，能够降低尿链佐菌素（STZ）诱导的糖尿病模型大鼠的甘油三酯（TG）、低密度脂蛋白胆固醇（LDL-C）、总胆固醇（TC）含量，以改善脂代谢紊乱发挥治疗糖尿病作用[1]。

（3）抗血栓　桃核承气汤以 10g/kg 的剂量灌服大鼠后，能够抑制大鼠血栓的形成，即桃核承气汤具有抑制血栓生成的作用[2]。

桃核承气汤提取液高、中、低剂量（10g/kg、4g/kg、2g/kg）腹腔注射大鼠 8 天，能够降低大白鼠血黏度、血胆固醇、纤维蛋白原和血糖，也能降低小白鼠的纤维蛋白原。其机制可能与也降低红细胞压积和低切变率，二使红细胞的聚集性降低；或者降低血小板的黏附功能有关[3]。

（4）抗血小板聚集性　桃核承气汤以 5g/kg 的剂量灌服家兔后，能够抑制二磷酸腺苷（ADP）诱导的血小板聚集，即桃核承气汤具有抑制血小板聚集的作用[2]。

（5）抗炎　桃核承气汤以 42g/100ml 的剂量灌服重症急性胰腺炎（SPA）大鼠，给药 2 天，能够使血清淀粉酶（AMY）、丙氨酸氨基转氨酶（ALT）、天门冬氨酸氨基转氨酶（AST）、尿素氮（BUN）、肌酐（Cr）水平显著升高，即桃核承气汤对 SPA 大鼠的肝肾功能有良好的改善作用，保护肝肾细胞并对机体起到保护作用[4]。

桃核承气汤以 0.9ml/100g 的剂量灌胃急性胰腺炎模型大鼠，与胰腺炎组相比能够使小肠黏膜损伤指数降低，降低淀粉酶（AMYL）、白细胞介素 -1（IL-1）、肿瘤坏死因子 -α（TNF-α）的含量，即桃核承气汤对急性胰腺炎大鼠有保护作用[5]。

（6）抗肾组织纤维化　桃核承气汤以 42g/100ml 的剂量灌服慢性肾功能衰竭（CRF）大鼠，给药 8 周，能够显著降低肾组织中配体蛋白质 3a（Wnt3a）、配体蛋白质 5a（Wnt5a）、β- 连环蛋白（β-catenin）含量，显著升高配体蛋白质 5b（Wnt5b）、钙黏附蛋白 -E（E-cadherin）的含量，可以显著改善 CRF 大鼠的肾功能，纠正贫血，延缓肾组织纤维化进程。其机制可能与调节 Wnt 系列因子，抑制 Wnt3a、Wnt5a、β-catenin 蛋白和促进 Wnt5b、E-cadherin 蛋白的表达有关[6]。改善 CRF 大鼠的肾功能，抗肾组织纤维化的机制可能还与调节 Wnt4/β-catenin 信号通路，降低 Wnt4、磷酸化糖原合酶激酶 -3β（p-GSK-3β）、β-catenin 蛋白表达有关[7]。

2. 制剂研究

对桃核承气汤进行剂型改革，以处方桃仁 9g，大黄 6g，桂枝 6g，甘草 5g，刘寄奴 12g，野菊花 15g，荔枝核 9g，按照《中药药剂学》本科教材胶囊剂和颗粒剂制法[8]制得桃核承气汤胶囊剂和颗粒剂。对慢性非细菌性前列腺炎（CNP）大鼠进行灌胃治疗，结果证明这两种剂型对 CNP 均有良好疗效[9]。

将桃核承气汤中桃仁、大黄、桂枝、甘草、芒硝按 2:2:1:1:1 组成，水煎后浓缩干燥，研磨制成桃核承气汤供试品细粉，采用 C18 柱检测蒽醌类成分和苦杏仁苷成分。蒽醌类成分色谱条件为：流动相甲醇 -0.1% 磷酸（82:18，$V:V$）；流速 1.0ml/min；柱温 25℃；紫外检测波长 230nm。苦杏仁苷色谱条件为：流动相乙腈 - 水（15:85，$V:V$）；流速 1.0ml/min；柱温 25℃；紫外检测波长 191nm。蒽醌类含量测定结果表明，以大黄酸含量最高，总大黄酸含量占四个蒽醌类成分总量的 68.6%，说明大黄酸为其中的最主要成分。苦杏仁苷含量测定结果表明桃核承气汤中苦杏仁苷的含量为 2.04mg/g（生药）[10]。

3. 临床应用

（1）糖尿病　用桃核承气汤加减治疗 179 例 2 型糖尿病患者，药方组成：大黄 6~12g，桃仁 9~12g，桂枝 6~12g，芒硝 3~6g，甘草 3~6g。加减：增加玄参 12~15g，生地黄 12~15g，麦冬 12g，黄芪 30~45g。每日 1 剂，水煎 2 次，2~3 次分服。平均疗

程 60 天，总有效率达 86%[11]。

（2）高血压性脑出血急性期脑水肿　用桃核承气汤联合甘露醇辨证治疗 43 例高血压性脑出血患者。平均疗程 21 天，患者的神经功能缺损评分（NIHSS）、日常生活功能评分（ADL）、中医症状及体征评分、头颅 CT 出血灶血肿大小均比对照组（仅采用甘露醇治疗）有显著的改善（$P < 0.05$）[12]。

（3）急性出血性中风　用桃核承气汤联合西药治疗 44 例痰热腑实型脑中风患者，药方组成：桃仁 15g，大黄 9g，桂枝 6g，甘草梢 6g，芒硝 12g。每日 1 剂，分早晚 2 次服用。治疗 60 天，治疗组总有效率显著高于对照组（仅给予西药治疗）（$P < 0.05$）[13]。

（4）前列腺炎　用桃核承气汤加减联合常规西药治疗 43 例阴虚湿热证前列腺炎患者，药方组成：大黄 12g，桃仁 12g，桂枝 10g，炙甘草 3g，芒硝 3g。加减：增加猪苓 10g，泽泻 10g，菟丝子 10g，怀牛膝 15g，败酱草 15g，茯苓 15g。每日 1 剂，水煎，早晚 2 次服用。治疗 28 天，总有效率达 97.67%，高于对照组（仅使用常规西药治疗）的 79.07%（$P < 0.05$）[14]。

（5）辅助治疗胰腺炎　用桃核承气汤联合常规西药治疗 32 例急性胰腺炎患者，药方组成：桃仁 12g，大黄 15g，桂枝 6g，芒硝 6g，甘草 6g。每日 2 次。治疗组的腹痛、腹胀缓解率达 88.33%，高于对照组（仅用西药常规治疗）的 76.47%（$P < 0.05$）[15]。

（6）慢性肾功能不全　用桃核承气汤加减治疗 20 例慢性肾功能不全患者，药方组成：桃仁 10g，大黄 10g，桂枝 10g，甘草 10g。加减：增加益母草 12g，茅根 12g，附片 10g，西洋参 12g，泽泻 10g。气虚者，增加黄芪 12g；血压偏高者，增加地龙 10g；阴虚者，增加墨旱莲、女贞子各 12g；温热明显者，增加金钱草、地丁草各 12g。每日 1 剂，水煎服。治疗六个月，总有效率达 85%[16]。

（7）肝硬变腹水　用桃核承气汤联合五苓散治疗 38 例肝硬变腹水患者，药方组成：桃仁 12g，大黄 10g，桂枝 10g，芒硝 5g，甘草 10g。加减：增加五苓散（猪苓、泽泻各 10g，云苓 20g，白术 15g）。每日 1 剂，分 2 次温服。治疗 2 个月，总有效率达 86.8%，高于对照组（仅采用常规西药治疗）的 56.6%（$P < 0.05$）[17]。

（8）胫腓骨双骨折术后水肿　用桃核承气汤免煎配方颗粒冲剂加减联合甘露醇治疗 32 例胫腓骨双骨折术后水肿患者。加减：增加牛膝、茯苓、泽兰、当归尾、枳壳、薏苡仁各 10g。每日 1 剂，分早、晚开水冲服，治疗 7 天，有效率为 96.9%，高于对照组（仅用甘露醇治疗）的 78.1%（$P < 0.05$）[18]。

（9）粘连性肠梗阻　用桃核承气汤联合肠梗阻导管治疗 21 例粘连性肠梗阻患者，药方组成：桃仁

15 个，桂枝 9g，炙甘草 6g，大黄 15g，芒硝 6g。每日 1 剂。治疗 5 天，患者白细胞计数、C 反应蛋白（CRP）、肿瘤坏死因子 -α（TNF-α）水平显著下降，与对照组（仅采用肠梗阻导管治疗）相比有显著性差异（$P < 0.05$）[19]。

（10）椎体压缩性骨折相关性便秘 用桃核承气汤加减联合针灸治疗 40 例椎体压缩性骨折相关性便秘患者，药方组成：桃仁 12g，桂枝 6g，炙甘草 6g，大黄 12g，芒硝 6g。同时配合针灸治疗。总有效率为 92.5%，显著高于对照组（仅口服果导片）的 75.0%（$P < 0.05$）[20]。

（11）帕金森病便秘 用桃核承气汤联合温胆汤加针灸治疗 50 例帕金森病便秘患者，药方组成：桃仁 12g，桂枝 6g，炙甘草 6g，生大黄 9g。加减：增加法半夏 1g，陈皮 10g，枳壳 10g，竹茹 10g，当归 10g，巴戟天 10g，肉苁蓉 15g，麻子仁 30g，生甘草 6g。每日 1 剂，分 2 次服用。同时配合针灸治疗，每日 1 次。治疗 1 个月，平均排便功能恢复时间、临床症状缓解时间、实验组的临床指标测定结果均优于对照组（$P < 0.05$）[21]。

（12）骨折术后腹胀便秘 用桃核承气汤合丹红注射液治疗 35 例骨折术后腹胀便秘患者，药方组成：桃仁 10g，桂枝 6g，炙甘草 6g，大黄 12g，芒硝 6g。每日 1 剂，分 2 次服用。治疗 3 日，临床疗效总有效率观察组为 74.3%，高于对照组（给予酚酞片口服）的 41.2%（$P < 0.05$）[22]。

（13）精神科便秘 用桃核承气汤治疗 40 例患有严重精神障碍而服用抗精神病药物后便秘的患者，药方组成：桃仁 12g，炙甘草 12g，大黄 6g，桂枝 6g，芒硝 3g。加减：燥热者，加麻子仁、芍药、黄芩、黄连等；气虚者，加党参、黄芪、白术、人参、当归等；阳虚者，加肉苁蓉、牛膝、淫羊藿、火麻仁；津液亏虚者，加玄参、麦冬、生地、石斛等。早、晚各 1 次，每次 250ml。治疗 14 日，与对照组（仅进行便秘常规指导）相比 PAC-SYM 量表粪便性状、腹部症状和总分均有所降低（$P < 0.05$），直肠症状评分改变不显著（$P > 0.05$）；SAS 和 SDS 量表评分显著降低，与对照组相比有统计学意义（$P < 0.05$）[23]。

（14）辅助治疗大肠癌 用桃核承气汤加减联合化疗治疗 32 例大肠癌术后患者，药方组成：桃仁 12g，桂枝 6g，大黄 12g，芒硝 6g，当归 10g，川芎 10g，枳壳 10g，炙甘草 6g。化疗方案：奥沙利铂、亚叶酸钙、5- 氟尿嘧啶（FOLFOX4）治疗。每日 1 剂，每天 2 次。治疗 2 个月，联合组和对照组（仅采用 FOLFOX4 化疗方案）的肿瘤缓解率分别为 16.13% 和 15.63%；联合组中性粒细胞减少和恶心呕吐、腹痛腹胀的不良反应例数均低于对照组，联合组不良反

应率 53.13% 低于对照组 71.88%（$P < 0.05$）[24]。

（15）危重患者并发腹内高压 用桃核承气汤加减治疗 50 例并发腹内高压的危重患者，药方组成：桃仁 15g，大黄 15g，桂枝 9g，炙甘草 9g，芒硝 6g。每日 1 剂，分 2 次服用。治疗 12 日，治疗组有效率为 90.0%，显著高于对照组（给予西医常规治疗）的 70.0%；治疗组治疗 7 日、12 日腹腔内压低于对照组；治疗组治疗 3 日血清 C 反应蛋白（CRP）、降钙素原（PTC）水平增高低于对照组，7 日、12 日较对照组下降显著（$P < 0.05$）[25]。

（16）冠心病室性期前收缩 用桃核承气汤加减治疗 30 例冠心病室性期前收缩（气阴两虚兼瘀血型）患者，药方组成：人参 25g，党参 25g，苦参 15g，五味子 20g，麦冬 15g，桃仁 15g，延胡索 15g，山楂 15g，酒大黄 10g，甘草 10g，桂枝 15g。每日 1 剂，每日 2 次，早、晚分服。治疗 30 日，治疗组疗效优于对照组（常规治疗基础上口服稳心颗粒）（$P < 0.05$）[26]。

（17）脑外伤所致精神障碍 用桃核承气汤加减治疗 36 例脑外伤所致精神障碍的患者，药方组成：大黄 10g，桃仁 15g，红花 15g，桂枝 10g，芒硝 5g，牛膝 10g，甘草 5g。加减：头痛剧者，加川芎、丹参、白芷；眩晕者，加天麻、白术；痰涎壅盛者，加胆南星、川贝母、法半夏；气虚者，加党参、黄芪；脾胃虚弱者，加茯苓、白术；失眠、多梦者，加酸枣仁、首乌藤；烦热口苦者，加菊花、栀子；大便得下后将上方去芒硝，逐减大黄用量，并加入地龙 10g，当归 10g。每日 1 剂，分早、晚服用。治疗 30 日，治愈率、总有效率分别为 36.11%、94.44%，高于对照组（采用常规西药治疗）的 14.71%、64.71%（$P < 0.05$）[27]。

（18）寻常型银屑病 用内服桃核承气汤并外用三七膏治疗 120 例寻常型银屑病患者，药方组成：桃仁 10g，大黄 9g，桂枝 6g，炙甘草 6g，芒硝 6g。加减：皮损粗糙肥厚较重者，加红花 10g，三七粉 6g；病程超过半年者，加乌蛇 20g，全虫 6g；舌质淡白手足发凉或喜饮热汤者，桂枝加至 15g，加制附子 10g；舌质红少苔者，加赤芍、丹参各 20g。每日 1 剂，分 2 次温服。外用三七膏，每日 2 次。治疗 60 日，治疗组的总有效率 95%，高于对照组（内服迪银片，外涂皮质激素软膏）的 82%（$P < 0.05$）[28]。

（19）顽固性鼻衄 用硝酸银晶体烧灼止血后口服桃核承气汤加减治疗 116 例顽固性鼻衄患者，药方组成：桃仁 12g，桂枝 6g，大黄 12g，甘草 6g，芒硝 6g。加减：口渴喜冷饮者，加生石膏 30g，知母 15g；兼烦躁易怒者，酌加龙胆草 6g，菊花 10g，代赭石 15g；体弱便溏者，减大黄至 5g 或加山药 20g；

高血压患者,加石决明30g。每日1剂,分2次温服。治疗10日,治愈112例,好转4例,有效率100%。无鼻中隔穿孔及鼻腔粘连等并发症[28]。

(20)淤滞性皮炎　用桃核承气汤加减治疗280例淤滞性皮炎,药方组成:桃仁15g,大黄15g,桂枝25g,炙甘草10g,芒硝10g。加减:红花15g,党参25g,三七10g,赤芍15g;溃疡经久不愈者加鱼腥草25g,大青叶15g;每日1剂,分2次空腹服。外用湿敷中药:桃仁25g,桂枝10g,大黄15g,芒硝10g,炙甘草10g。上药加水至2000~3000ml,文火煎至1500ml,装3袋。每袋500ml,用干净纱布铺在患处,用中药水湿敷40min后清水洗净,每日1次。治疗1~2个月,治愈260例,占92.86%;10例溃疡面积缩小<50%或溃疡面积缩小不明显,占3.57%,无效10例,占3.57%;总有效率96.43%[30]。

(21)辅助治疗卵巢上皮性癌　用桃核承气汤加减辅助治疗22例接受卵巢癌肿瘤减灭术治疗的Ⅲ期卵巢上皮性癌患者,药方组成:桃仁15g,桂枝6g,炙甘草6g,生地黄15g。加减:酒大黄9g,天花粉15g,玄参15g,全蝎6g,穿山甲10g,猪苓15g,大腹皮10g,乌药6g,山慈姑8g;消化道反应明显者加姜半夏10g,芦根15g,生姜6g,陈皮10g,紫苏10g;白细胞计数降低者加党参12g,黄芪15g,白术20g、阿胶15g。每日1剂,水煎2次,共取汁400ml,分2次温服。治疗3个月,CA125半衰期试验组≤40日者为86.36%,对照组(仅手术和化疗)为60%,2组比较有显著性差异(P<0.05);治疗组恶心呕吐和白细胞计数降低程度≤Ⅰ度者分别为77.27%和86.36%,对照组分别为55%和60%,2组比较均有显著性差异(P≤0.05)[31]。

(22)促进跟骨骨折后伤肢肿胀的消退及缩短伤后至手术时间　用桃核承气汤加减促进49例跟骨骨折患者伤肢的肿胀的消退及缩短伤后至手术时间,药方组成:桃仁10g,桂枝6g,生大黄(后下)10g,炙甘草10g。加减:薏苡仁10g,全当归10g,红花6g,厚朴10g,枳实10g,枳壳10g,牛膝10g;肿胀伴小便不利者加猪苓10g,茯苓10g,泽兰10g,泽泻10g;红肿伴渗液者加忍冬藤10g,土茯苓10g,黄柏10g;血瘀较甚者加三棱10g,莪术10g;肿胀而肢体不温者加炮姜10g,鹿角霜10g。伤后术前1周口服。治疗组伤后至首次出现皮肤皱褶时间(即伤后至手术时间)平均为(5.10±0.22)天,对照组(单独应用七叶皂苷钠消肿及预防切口皮肤坏死)平均为(6.89±0.38)天,两组伤后至手术时间比较差异有统计学意义(P<0.05)[32]。

(23)慢性哮喘　用桃核承气汤合大柴胡汤治疗40例慢性哮喘患者,药方组成:大黄、桂枝、炙甘草各6g,桃仁12g。加减:柴胡、当归各15g,黄芩、白芍、生姜、枳实、大枣各10g,瓜蒌30g。水煎分早、晚2次服用。治疗2周,治疗组总有效率达95%,高于对照组(仅沙美特罗替卡松粉作常规干预)的77.5%(P<0.05)[33]。

(24)慢性阻塞性肺疾病　用桃核承气汤加减治疗30例慢性阻塞性肺疾病患者,药方组成:大黄12g,桃仁10g。加减:甘遂1.5g,枳实12g,厚朴15g,黄芩15g,丹参15g,赤芍15g,桑白皮15g,葶苈15g,水蛭1.5g。每天灌肠20min,每天1次。治疗3天,治疗组与对照组相比较,总显效率有显著差异(P<0.05),总有效率无明显差异(P<0.05),治疗组效果优于对照组。在改善咳嗽、咯痰、大便异常、哮鸣音方面治疗组改善更明显(P<0.05);在改善喘息气促方面,治疗组比对照组效果更显著(P<0.05);在咳嗽、咯痰、喘息气促、胸闷胸痛、大便异常、哮鸣音方面,治疗组治疗效果显著(P<0.05);在咳嗽、喘息气促、哮鸣音方面,对照组治疗对上述症状有效(P<0.05)[34]。

(25)输尿管结石　用桃核承气汤加减治疗100例输尿管结石患者,药方组成:桃仁15g,大黄8g,桂枝6g,甘草15g,芒硝6g。加减:不发热者去桂枝;疼痛较剧者加芍药甘草汤:白芍30~100g,甘草10~30g;腹胀满者加厚朴、积实;小腹下坠伴尿急、尿频、尿痛者加琥珀(研末冲服)3g;小便带血者加地榆、白茅根。加水煎服,每日1剂,早、晚各服300ml。治疗14日,连续治疗2个疗程后,痊愈78例,占78%;好转16例,占16%;无效6例,占6%;总有效率占94%[35]。

(26)子宫内膜异位症　用桃核承气汤加减治疗40例子宫内膜异位症患者,药方组成:桃仁12g,酒大黄10g,芒硝10g。加减:牡丹皮10g,赤芍10g,当归10g;肾阳虚者加菟丝子12g,杜仲12g,续断9g;湿热明显者加茯苓15g,白术15g,薏苡仁20g;寒凝明显者加乌药12g。每日1剂,每次200ml,分早、晚温服。治疗6个月,观察组临床总有效率92.5%,高于对照组的85%(P<0.05);治疗后2组患者雌二醇及孕激素水平均比治疗前降低,差异有统计学意义(P<0.05),观察组降低得更明显,与对照组比较差异有统计学意义(P<0.05);排卵前1日观察组卵泡的卵泡直径、卵泡生长平均速度明显优于对照组,差异有统计学意义(P<0.05);观察组黄体期/卵泡期卵巢基底动脉血PSV明显高于对照组,PI、RI明显较对照组降低,差异有统计学意义(P<0.05);2组治疗后外周血VEGF水平均下降,其中观察组下降的更明显,差异有统计学意义(P<0.05)[36]。

参考文献

[1] 李静，韩莲莲，刘德义，等. 味桃核承气汤对 STZ 糖尿病大鼠血糖及脂代谢的影响 [J]. 安徽农业科学，2013，41（29）：11701-11703.

[2] 谢华，马越鸣，张晓晨，等. 桃核承气汤对动物血栓形成及血小板聚集的影响 [J]. 中成药，2006（11）：1631-1634.

[3] 龚传美，管喜文，管敏，等. 桃仁承气汤对动物血液系统的影响 [J]. 中成药，1997（11）：29-30.

[4] 刘丽，刘大晟，钟健，等. 桃核承气汤对重症急性胰腺炎大鼠肝肾功能的保护 [J]. 暨南大学学报（自然科学与医学版），2016，37（05）：378-383.

[5] 杨卓. 桃核承气汤对急性胰腺炎大鼠保护作用的实验研究 [D]. 辽宁中医药大学，2007.

[6] 陈全文. 桃核承气汤对慢性肾衰竭大鼠肾组织中 Wnt 系列因子影响的研究 [D]. 福建中医药大学，2018.

[7] 林雅银. 桃核承气汤对慢性肾衰竭大鼠肾纤维化过程中 p-GSK-3β 调控机制研究 [D]. 福建中医药大学，2018.

[8] 李永吉. 中药药剂学 [M] // 北京：高等教育出版社，2009：159-164.

[9] 郑奕廷. 桃核承气汤化裁治疗慢性非细菌性前列腺炎的剂型优化及疗效机理研究 [D]. 福建中医药大学，2011.

[10] 谢华，马越鸣，张宁. HPLC 测定桃核承气汤中蒽醌类成分及苦杏仁苷的含量 [J]. 上海中医药杂志，2006（07）：73-76.

[11] 熊曼琪，梁柳文，林安钟，等. 加味桃核承气汤治疗Ⅱ型糖尿病的临床和实验研究 [J]. 中国中西医结合杂志，1992（02）：74-76.

[12] 李敏捷，吕钊，张鹏. 桃核承气汤结合甘露醇治疗高血压性脑出血急性期脑水肿的临床研究 [J]. 实用老年医学，2018，32（09）：849-851.

[13] 陈亮，徐宏勇. 桃核承气汤联合西药治疗痰热腑实型脑中风疗效观察 [J]. 现代中西医结合杂志，2015，24（26）：2922-2924.

[14] 吴钟彪，房华，李表清. 桃核承气汤治疗男性阴虚湿热证前列腺炎的疗效观察 [J]. 辽宁中医杂志，2017，44（10）：2118-2121.

[15] 吴峰，梁鹤，毛峥嵘，等. 桃核承气汤治疗急性胰腺炎并发腹腔高压临床观察 [J]. 中华中医药杂志，2016，31（04）：1523-1525.

[16] 张新雪，赵宗江，赵新健. 桃核承气汤为主治疗慢性肾功能不全 20 例疗效观察 [J]. 河北中医学院学报，1995（02）：15-17.

[17] 马富忠. 桃核承气汤合五苓散治疗肝硬变腹水 38 例 [J]. 陕西中医，2001（01）：4.

[18] 罗一，姚共和. 加减桃核承气汤治疗胫腓骨骨折术后并发患肢水肿 30 例临床观察 [J]. 中医药导报，2008（03）：30-32.

[19] 吴峰，梁鹤，邢栋. 桃核承气汤联合肠梗阻导管治疗粘连性肠梗阻临床研究 [J]. 中医学报，2017，32（08）：1507-1509.

[20] 罗健华，李秀红. 桃核承气汤加减结合针灸治疗椎体压缩性骨折相关性便秘临床观察 [J]. 四川中医，2016，34（05）：154-156.

[21] 沙书娅. 中药桃核承气汤联合温胆汤加针灸治疗帕金森病便秘疗效观察 [J]. 中医临床研究，2017，9（07）：31-32.

[22] 黄有翰，庄载世，周明客，等. 桃核承气汤合丹红注射液治疗对胸腰椎骨折固定术后便秘的影响 [J]. 新中医，2019，51（06）：64-66.

[23] 新昕. 桃核承气汤治疗精神科便秘疗效分析 [J]. 航空航天医学杂志，2019，30（02）：214-215.

[24] 黄敏，吴传中. 加味桃核承气汤联合化疗治疗大肠癌术后患者的疗效观察 [J]. 中医药学报，2016，44（06）：70-73.

[25] 汪占祥，唐历，焦德圣，等. 桃核承气汤治疗危重患者并发腹内高压的疗效及对 CRP、PTC 的影响 [J]. 陕西中医，2015，36（10）：1333-1334.

[26] 王丽华，刘东方. 加减桃核承气汤治疗冠心病室性期前收缩 30 例临床观察 [J]. 中医药学报，2013，41（02）：92-93.

[27] 刘勇，姜永珊，姚娓. 桃核承气汤加减治疗脑外伤所致精神障碍 36 例 [J]. 辽宁中医杂志，2012，39（09）：1770-1772.

[28] 吴积华，王会丽. 桃核承气汤治疗寻常型银屑病 120 例 [J]. 中医临床研究，2011，3（03）：83.

[29] 吴延涛. 桃核承气汤合硝酸银结晶体治疗顽固性鼻衄 116 例 [J]. 医学信息（上旬刊），2011，24（06）：3399-3400.

[30] 刘卫东. 桃核承气汤加减治疗淤滞性皮炎 280 例 [J]. 中国医药导报，2009，6（04）：72.

[31] 杨波，黎海莉，张军，等. 桃核承气汤化裁辅助西医治疗对卵巢上皮性癌患者血清 CA125 水平及化疗副作用的影响 [J]. 河北中医，2006（08）：566-568.

[32] 刘耀辉. 加减桃核承气汤对治疗跟骨骨折后伤肢肿胀及预防术后切口皮肤坏死的疗效观察 [D]. 南京中医药大学，2014.

[33] 陈春菊，杜文齐. 大柴胡汤合桃核承气汤治疗慢性哮喘对肺功能及 IgE 水平的影响 [J]. 四川中医，2016，34（06）：59-61.

［34］易良杰. 桃核承气汤加减灌肠治疗急性加重期痰瘀阻肺型COPD的临床研究［D］. 广州中医药大学，2009.

［35］陈海启，李金锐. 桃核承气汤加减治疗输尿管结石（腑实证型）急性期100例的疗效观察［J］. 中医临床研究，2015，7（11）：71-72.

［36］刘格琳，王芳，李玲玲. 桃核承气汤加减对子宫内膜异位症性激素、卵巢功能及血管内皮生长因子的影响［J］. 世界中医药，2018，13（01）：64-67.

旋覆代赭汤

【出处】《伤寒论》（汉·张仲景）"伤寒发汗，若吐若下，解后，心下痞鞕，噫气不除者，属旋覆代赭石汤。"

【处方】旋覆花三两，人参二两，生姜五两，代赭一两，甘草三两（炙），半夏半升（洗），大枣十二枚（劈）。

【制法及用法】上七味，以水一斗，煮取六升，去滓，再煎取三升，温服一升，日三服。

【剂型】汤剂。

【同名方剂】旋覆代赭汤（《奇效良方》）；代赭旋覆汤（《喉科种福》卷四）。

【历史沿革】

1. 明·方贤《奇效良方》，旋覆代赭汤

［组成］旋覆花、代赭石、半夏（汤泡）、人参各二钱，甘草（炙）一钱。

［主治］治伤寒发汗吐下解后，心下痞硬，噫气不除。

［用法用量］上作一服，水二盅，生姜十片，红枣七个，煎至一盅，不拘时服。

2. 清·易方《喉科种福》卷四，代赭旋覆汤

［组成］代赭石三钱，法夏一钱，元参五钱，甘草六钱，旋覆花三钱，生姜三片，红枣三枚。

［主治］酒伤喉闭。

【现代研究】

1. 药理作用

（1）止呕　以旋覆代赭汤灌胃顺铂（DDP）组模型家兔，能够使家兔体表胃电图（EGG）振幅幅值降低，频率减慢至正常水平，降低血中5-羟色胺（5-HT）、5-羟吲哚乙酸（5-HIAA）浓度及组织中5-HT、5-HIAA浓度，即旋覆代赭汤能够拮抗顺铂所致家兔体表胃电图（EGG）的改变，机制可能与抑制胃肠道黏膜嗜铬细胞5-HT的分泌有关[1]。

旋覆代赭汤提取液灌胃硫酸铜所致的呕吐模型家鸽，灌胃10g/kg，能够抑制硫酸铜所致家鸽的呕吐潜伏期及呕吐频率，有良好的镇吐作用，其机制可能与本方抑制了延髓呕吐中枢的化学感受器有关[2]。

（2）抗炎　以旋覆代赭汤合六君子汤高、中、低剂量（3.456g/ml、1.728g/ml、0.864g/ml）灌胃反流性食管炎（RE）模型大鼠14天，三个剂量组的干细胞因子受体（c-kit）、干细胞因子（SCF）蛋白均升高，高、中剂量组的干细胞因子受体信使核糖核酸（c-kit mRNA）、干细胞因子信使核糖核酸（SCF mRNA）相对表达水平有显著升高，即旋覆代赭汤通过促进c-kit、SCF mRNA及其蛋白的表达，能够使受损的大鼠食管Cajal间质细胞（ICC）恢复正常[3]。

以旋覆代赭汤6.25g/kg灌胃反流性食管炎（RE）模型大鼠14天，能够使反流性食管炎模型大鼠食管组织中的白细胞介素-6（IL-6）及肿瘤坏死因子-α（TNF-α）的浓度显著降低，即旋覆代赭汤能够改善食管局部及外周炎症反应，改善食管下端括约肌的松弛情况[4]。

以旋覆代赭汤1.00ml/100g灌胃反流性食管炎（RE）模型大鼠，能够使反流性食管炎模型大鼠食管组织及血浆中乙酰胆碱转移酶（ChAT）、一氧化氮合酶（NOS）的活力降低，改善食管组织的收缩功能，即旋覆代赭汤能够调节血浆及食管组织炎症细胞因子水平，干预炎症反应过程[5]。

以旋覆代赭汤倍用甘补组中药6.25g/kg灌胃反流性食管炎（RE）模型大鼠14天，能够升高混合性反流性食管炎延髓神经核团（c-Fos）蛋白表达，增强中枢神经系统的迷走-迷走反射强度，激活胆碱能抗炎通路[6]。

以旋覆代赭汤（9.89g/kg）灌胃反流性食管炎（RE）模型大鼠14天，可明显降低大鼠血清中Caspase-1，IL-1β的含量，下调食管组织中NLRP3，Caspase-1，IL-1β的蛋白表达水平（$P < 0.05$，$P < 0.01$），表

明此方可能通过抑制 NLRP3/Caspase-1 信号通路的激活，拮抗食管炎症反应，减少食管炎症损伤，治疗 RE[7]。

（3）促胃动力　旋覆代赭汤含药血清（5%、10%、20%）对大鼠胃窦平滑肌细胞（SMC）具有收缩作用，其机制可能是通过 IP3 信号途径来介导细胞内质网释放钙离子，使细胞内的钙离子含量升高，引起胃窦平滑肌细胞收缩[8]。

给予浓度为 0.369g/ml、0.738g/ml、1.476g/ml 的旋覆代赭汤灌胃胃动力低下的模型 Wistar 大鼠 5 天，能够升高血液和组织中的兴奋性脑肠肽胃泌素（GAS）、P 物质（SP）水平，降低血液和组织中的抑制性脑肠肽生长抑素（SS），即本方可通过调节 GAS、SP 及 SS 等脑肠肽在血液及组织中的水平，从而促进胃动力[9]。

给予浓度为 0.369g/ml、0.738g/ml、1.476g/ml 的旋覆代赭汤灌胃胃动力低下的模型 Wistar 大鼠 5 天，高、中剂量组能够增加胃动力低下大鼠胃窦组织中 5-羟色胺前体和脱羧（5-HT APUD）细胞数目及面积，降低大鼠胃窦组织中 5-HT APUD 细胞的平均灰度值，即旋覆代赭汤促胃动力的机制之一可能是增加胃动力低下大鼠胃窦组织中 5-HT APUD 的细胞数目[10]。

（4）改善食管黏膜　旋覆代赭汤提取液灌胃反流性食管炎大鼠，治疗 21 天，可抑制反流性食管炎模型大鼠细胞中环氧合酶-2（COX-2）表达，逆转模型大鼠食管黏膜组织形态学病变。在组织形态学水平上，可明显改善食管黏膜损伤及病理情况，明显降低食管黏膜组织细胞周期蛋白 D1（Cyclin D1）表达，抑制食管黏膜上皮的过度增殖，从而治疗反流性食管炎[11]。

2. 制剂研究

煎药机煎煮，不浸泡，煎煮 1 次；温度设定 120℃；加水量选取每剂药重量倍数：3、6、9、12；煎煮时间选取：20、30、40、50、60min，从沸腾后开始记录；运用全面实验法对所选时间与加水量进行组合确定煎煮工艺；每种工艺旋覆代赭汤 10 剂进行煎煮，重复 3 次，记录煎出液量以及煎煮总时间等数据。结果显示，煎煮时间为 50min，加水量为 9 倍药材重量时的旋覆代赭汤主要成分含量最佳。HPLC 法测定其主要成分含量：人参皂苷 Re 为 170.43mg，人参皂苷 Rg$_1$ 为 267.44mg，人参皂苷 Rb$_1$ 为 256.08mg，甘草酸铵为 196.74mg，绿原酸为 35.05mg[12]。

3. 临床应用

（1）反流性食管炎　用旋覆代赭汤合香砂六君子汤加减对 40 例反流性食管炎患者进行辨证治疗，处方为：茯苓、代赭石各 25g，党参、白术各 15g，陈皮、旋覆花、生姜各 12g，半夏 16g，木香 5g，砂仁 6g（后下），炙甘草 6g。每日 1 剂，水煎服，分 3 次口服，连续治疗 12 周，总有效率达 95.0%，高于对照组（仅采用常规西药治疗）的 75.0%，且复发率显著低于对照组（$P < 0.05$）[13]。

用旋覆代赭汤加减对 60 例反流性食管炎患者进行辨证治疗，处方为：旋覆花 15g（包煎），代赭石 5g（先煎），半夏 10g，生晒参 15g（另煎），炙甘草 10g，生姜 9g，大枣 6g。加减：胃虚气逆增加桂枝 10g，白芍 20g，黄芪 15g；胃虚兼少阳不和增加柴胡 15g，黄芩 10g；胃虚兼肝胃郁热增加丹皮、焦栀子、柴胡、白术、茯苓各 10g，当归 20g，白芍 15g，薄荷 6g，黄连 18g，吴茱萸 3g；胃虚兼痰瘀交阻增加北沙参、郁金、茯苓、荷梗、砂仁各 10g，浙贝母、丹参各 20g。水煎服，每次 150ml，每日 2 次，早晚餐前 30min 服用。治疗 8 周，中医证候疗效总有效率达 93.33%，高于对照组（仅采用常规西药治疗）的 85.00%（$P < 0.05$）；胃镜改变总有效率达 51.67%，高于对照组（仅采用常规西药治疗）的 35.00%（$P < 0.05$）[14]。

（2）胆汁反流性胃炎　用旋覆代赭汤加减对 37 例胆汁反流性胃炎（BRG）患者进行辨证治疗，处方为旋覆花（包）12g，代赭石 24g，姜半夏 12g，党参 15g，炒白术 12g，枳壳 12g，柴胡 12g，乌贼骨 15g，炙甘草 12g。加减：胃痛甚增加延胡索 15g；呃逆、泛酸甚者增加黄连 9g，炒吴茱萸 6g；口苦便秘增加黄芩 12g。每日 1 剂，水煎 2 次，取汁约 400ml，分 2 次早晚饭前服用。治疗 4 周，总有效率达 94.6%，高于对照组（仅采用常规西药治疗）的 77.8%（$P < 0.05$）[15]。

用旋覆代赭汤合左金丸加减对 41 例胆汁反流性胃炎患者进行辨证治疗，处方为海螵蛸 20g，代赭石 30g（先煎），旋覆花 10g（包煎），生晒参 10g，紫苏梗 10g，浙贝母 10g，白芍 10g，姜半夏 10g，大枣 8 枚，黄连 12g，吴茱萸 3g，生姜 6g，甘草 6g。加减：大便秘结加制大黄、槟榔；胃阴虚加石斛、麦冬、北沙参；血瘀重加蒲黄、五灵脂、延胡索。温水煎，取汁 400ml，分早晚 2 次服用。治疗 4 周，胃镜及组织学检查疗效和中医证候疗效的总有效率观察组为 92.68%、95.12%，均高于对照组（常规西药治疗）的 78.05%、80.49%（$P < 0.05$）[16]。

（3）顽固性呃逆　旋覆代赭汤联合针刺天突穴对 30 例顽固性呃逆患者进行辨证治疗，处方为旋覆花 15g（包煎），代赭石 15g，半夏 10g，党参 15g，生姜 3 片，大枣 4 枚，甘草 5g。每日 1 剂，水煎 500ml，分 2 次服。治疗 1 周，总有效率达

96.6%，高于对照组（仅以常规西药治疗）的 64.3%（$P < 0.01$）[17]。

（4）化疗后毒副反应　旋覆代赭汤联合穴位注射对 36 例化疗后的恶性肿瘤患者进行辨证治疗，处方为旋覆花 30g，代赭石 15g，姜半夏 15g，党参 15g，生姜 15g，炙甘草 15g，大枣 8 枚。水煎 200ml 后去渣取汁再煎，取 100ml，每日 1 剂。联合注射黄芪注射液 4ml 双侧足三里穴位注射治疗（每侧各 2ml），每日 2 次。直至化疗结束，急性期呕吐控制率为 83.3%，高于对照组（以常规西药治疗）的 72.2%，延迟期有效控制率为 75.0%，高于对照组（以常规西药治疗）的 61.1%（$P < 0.05$）[18]。

旋覆代赭汤联合耳穴压豆手法对 46 例乳腺癌手术后化疗所致患者恶心呕吐进行辨证治疗，处方为旋覆花、代赭石各 15g，生姜 3 片，半夏 9g，人参、炙甘草各 6g，大枣 12 枚。加减：胃虚有热加橘皮、竹茹；胃气虚寒加丁香、柿蒂；呕吐酸腐食宿加神曲、鸡内金。饭后 30min 服用，每次 100ml，每日 2 次。疗程为 4 个周期，治疗组愈显率为 84.78%，高于对照组（给予西医疗法）63.04%（$P < 0.05$）[19]。

（5）慢性咽炎　旋覆代赭汤联合穴位注射对 97 例化疗后的慢性咽炎患者进行辨证治疗，处方为旋覆花 9g，人参 6g，生姜 15g，代赭石 6g，甘草 9g，半夏 9g，大枣 9g。水煎服，每日 1 剂。加减：痰阻重者加天南星 6g；气郁重者加陈皮 9g；湿邪重者加茯苓、泽泻各 9g；脾虚重者加白术 9g；伴有呕吐呃逆者加竹茹、紫苏各 6g；女性月经不调者加当归、白芍、桃仁、丹各 9g。每日 1 剂，每服 7 剂为一疗程，间隔 5 天开始第 2 个疗程，观察 3 个疗程，总有效率达 69.1%[20]。

（6）糖尿病胃轻瘫　用大剂量旋覆代赭汤对 54 例脾胃虚弱型糖尿病胃轻瘫患者进行辨证治疗，处方为旋覆花（45g），代赭石（15g），生姜（45g），半夏（60g），人参（30g），甘草（炙）（45g），大枣（擘）12 枚。每日 1 剂，水煎 1 次取汁 400ml，分 3 次服。治疗 4 周，血浆中胃动素含量显著升高、血管活性肠肽和血浆胃泌素的含量显著减少（$P < 0.01$）[21]。

用旋覆代赭汤联合复方阿嗪米特治疗 58 例糖尿病胃轻瘫患者，处方为党参 30g，半夏 15g，生姜 15g，代赭石 15g，旋覆花 15g，炙甘草 10g，炒白术 10g，茯苓 10g，大枣 4 枚。每日 1 剂，水煎早晚温服。持续治疗 4 周，结果显示研究组治疗后临床治疗总有效率达 93.10%，显著高于对照组（用复方阿嗪米特治疗）的 74.14%（$P < 0.05$）[22]。

（7）功能性消化不良　旋覆代赭汤联合多潘立酮治疗 46 例功能性消化不良患者，处方为旋覆花 15g，代赭石 15g，白术 10g，人参 10g，炙甘草 6g，茯苓 15g，紫苏叶 6g，厚朴 10g 及党参 10g。每日 1 剂，连续治疗 4 周，总有效率为 97.83%，高于对照组（给予多潘立酮治疗）的 84.78%（$P < 0.05$）[23]。

（8）胃食管反流性咽喉炎　旋覆代赭汤结合常规西药对 75 例胃食管反流性咽喉炎患者进行辨证治疗，处方为旋覆花 15g，代赭石 30g，法半夏 15g，紫苏叶 10g，茯苓 20g，党参 10g，生甘草 10g，生姜 6g，大枣 6 枚。加减：痰湿较重者加泽泻、厚朴，并重用法半夏；痰热较重者加胆南星、瓜蒌；肝胃不和者加柴胡、白芍；胃热者加郁金、黄芩；痞满者加枳实，并重用厚朴。每日 1 剂，早晚饭后 30min 各服 1 次，连续治疗 8 周，观察组总有效率为 90.67%，显著高于对照组（常规西药治疗）的 69.33%（$P < 0.05$）[24]。

（9）胃肠功能障碍　旋覆代赭汤对 50 例胃肠功能障碍患者进行辨证治疗，处方为旋覆花 12g，法半夏 12g，炙甘草 12g，党参 9g，陈皮 12g，柴胡 12g，代赭石 9g，生姜 15g，大枣 6g。加水 800ml，煎煮成 200ml，早、晚饭后温服 100ml，疗程为 14 天。观察组胃肠功能障碍治疗总有效率为 90.00%，明显高于对照组（给予基础治疗）的 68.00%（$P < 0.05$）[25]。

（10）胃食管反流病　旋覆代赭汤联合低剂量雷贝拉唑对 38 例痰湿内阻型胃食管反流病患者进行辨证治疗，处方为旋覆花、茯苓、人参各 15g，赭石 30g，法半夏、厚朴、生姜各 10g，紫苏叶 6g，甘草 5g，大枣 6 枚。每日 1 剂，分早晚 2 次口服，治疗 8 周。观察组治疗后总有效率为 97.37%，显著高于对照组（给予低剂量雷贝拉唑治疗）的 78.95%（$P < 0.05$）[26]。

用旋覆代赭汤合二陈汤加减联合雷贝拉唑钠肠溶片治疗 54 例胃食管反流病肝胃不和证，处方为旋覆花 15g，姜半夏 10g，代赭石 8g，白茯苓 30g，柴胡 8g，枳壳 10g，延胡索 20g，川楝子 15g，海螵蛸 20g，陈皮 8g，木香 8g，甘草 6g，生姜 4 片，大枣 7 枚。加减：肝郁化热甚者加黄芩 15g，郁金 20g；瘀血甚者加丹参 15g，川芎 15g；便秘甚者加生大黄 4g；郁热伤津者加麦冬 20g，太子参 15g；胃虚寒者加干姜 6g，吴茱萸 8g。每日 1 剂，水煎分 2~3 次服用，疗程为 4 周。治疗组有效率为 90.7%，明显高于对照组（给予雷贝拉唑钠肠溶片治疗）的 75.9%（$P < 0.05$）[27]。

（11）耳源性眩晕　用旋覆代赭汤对耳源性眩晕患者进行辨证治疗，处方为代赭石 8g，旋覆花 8g，人参 8g，川芎 10g，半夏 6g，甘草 12g，葛根 14g，生姜 16g，大枣 5 枚。加减：痰浊中阻者加白芷、天麻；肝阳上亢者加地黄、白芍；脾气亏虚者加山药、莲子；肾虚者可适当减少部分药量。每日 1 剂，分早、晚2次口服，7天为1个疗程，共治疗2个疗程。观察组的总有效率为95.31%，高于对照组（给予马来酸桂哌齐特治疗）的73.44%（$P < 0.05$）[28]。

参考文献

[1] 石丽娟，官捷，汤浩. 旋复代赭汤拮抗顺铂所致胃电改变及5-HT变化 [J]. 中国应用生理学杂志，2009，25（03）：377-381.

[2] 董云鹏，吕朝晖，刘金文，等. 降逆和胃法防治化疗药物诱发呕吐的动物实验研究 [J]. 山东中医杂志，2011，30（07）：501-502.

[3] 陈健海，乔大伟，李玉芳，等. 六君子合旋覆代赭汤对反流性食管炎大鼠食管Cajal间质细胞及干细胞因子/c-kit通道的影响 [J]. 中国中西医结合杂志，2019（06）：716-722.

[4] 袁红霞，史业骞，刘清君，等. 旋覆代赭汤对反流性食管炎模型大鼠IL-6及TNF-α的影响 [J]. 辽宁中医杂志，2012，39（01）：3-5.

[5] 袁红霞，杨幼新，贾瑞明，等. 旋覆代赭汤对反流性食管炎模型大鼠神经递质合成酶活力的影响 [J]. 辽宁中医杂志，2012，39（08）：1439-1440.

[6] 梁新生，刘清君，袁红霞. 旋覆代赭汤及其倍用甘补方对混合性反流性食管炎模型大鼠延髓神经核团c-Fos蛋白表达的影响 [J]. 山西中医，2011，27（06）：37-39.

[7] 柳媛，刘菊，刘亚婷，等. 旋覆代赭汤对RE模型大鼠NLRP3/Caspase-1的影响 [J]. 中国实验方剂学杂志：1-6.

[8] 时昭红，林丽莉，陶春晖，等. 旋覆代赭汤对大鼠胃平滑肌细胞收缩及信号传导通路的影响 [J]. 中国中西医结合消化杂志，2010，18（01）：43-46.

[9] 谢胜，税典奎. 旋覆代赭汤对胃动力低下大鼠血液及组织中GAS、SP及SS含量的影响 [J]. 中医药学报，2010，38（05）：65-68.

[10] 税典奎，谢胜. 旋覆代赭汤对胃动力低下大鼠胃窦组织中5-羟色胺前体和脱羧细胞的影响 [J]. 中国中西医结合消化杂志，2010，18（05）：312-315.

[11] 杨幼新，袁红霞，韩顺平，等. 旋覆代赭汤及其拆方对反流性食管炎模型大鼠COX-2表达的影响 [J]. 上海中医药杂志，2011，45（02）：63-65.

[12] 张家成，刘峰，张岩，等. 煎药机煎煮加水量与时间对旋覆代赭汤5种有效成分溶出量的影响 [J]. 世界中西医结合杂志，2013，8（05）：457-460.

[13] 郑婷婷，李剑霜，徐斌. 旋覆代赭汤合香砂六君子汤联合西药治疗反流性食管炎的疗效观察 [J]. 中国中医药科技，2016，23（06）：735-736.

[14] 杜昕，袁红霞，檀金川. 旋覆代赭汤加减治疗反流性食管炎临床研究 [J]. 时珍国医国药，2013，24（01）：162-164.

[15] 刘火平. 旋覆代赭汤加减治疗胆汁反流性胃炎临床观察 [J]. 湖北中医杂志，2012，34（07）：40.

[16] 秦伟. 旋覆代赭汤合左金九加减治疗胆汁反流性胃炎疗效观察 [J]. 实用中医药杂志，2018，34（08）：913-914.

[17] 刘则鹏，张丽娜，廖志峰，等. 针刺天突穴为主配合旋覆代赭汤治疗顽固性呃逆临床观察 [J]. 辽宁中医杂志，2014，41（06）：1260-1261.

[18] 李枝锦. 旋覆代赭汤联合穴位注射防治化疗后呕吐 [J]. 中国实验方剂学杂志，2016，22（06）：190-193.

[19] 林霜. 耳穴压豆联合旋覆代赭汤口服防治乳腺癌化疗后恶心呕吐的临床观察 [J]. 中医临床研究，2019，11（02）：114-115.

[20] 张彦，张林，秦雯. 旋覆代赭汤加减治疗慢性咽炎97例 [J]. 中国实验方剂学杂志，2011，17（19）：264-265.

[21] 贾锐馨，李国永，席洪涛，等. 大剂量旋覆代赭汤治疗脾胃虚弱型糖尿病胃轻瘫临床观察 [J]. 辽宁中医药大学学报，2012，14（09）：114-115.

[22] 张能平，毛艳平. 旋覆代赭汤联合复方阿嗪米特治疗糖尿病胃轻瘫疗效及对胃肠激素、胃动力的影响 [J]. 现代中西医结合杂志，2019，28（14）：1537-1539.

[23] 陈丽娟，王向群，余杨桦，等. 旋覆代赭汤治疗功能性消化不良及对胃肠激素影响的临床观察 [J]. 中华中医药学刊，2019，37（02）：417-420.

[24] 张运希，张国妮，唐伟. 旋覆代赭汤治疗胃食管反流性咽喉炎 [J]. 中医学报，2019，34（02）：370-374.

[25] 包学江. 旋覆代赭汤治疗胃肠功能障碍患者的临床研究 [J]. 深圳中西医结合杂志，2018，28（19）：66-67.

[26] 耿高璞. 旋覆代赭汤联合雷贝拉唑治疗胃食管反流病 [J]. 光明中医，2018，33（01）：113-114.

[27] 徐兵. 旋覆代赭汤合二陈汤联合雷贝拉唑治疗胃食管反流病肝胃不和证54例 [J]. 河南中医，2016，36（11）：1970-1972.

[28] 张旋涛. 旋覆代赭汤治疗耳源性眩晕临床研究 [J]. 亚太传统医药，2016，12（17）：136-137.

竹叶石膏汤

【出处】《伤寒论》（汉·张仲景）"伤寒解后，虚羸少气，气逆欲吐，竹叶石膏汤主之。"

【处方】竹叶二把，石膏一斤，半夏半升（洗），麦门冬一升（去心），人参二两，甘草二两（炙），粳米半斤。

【制法及用法】上七味，以水一斗，煮取六升，去滓，内粳米，煮米熟，汤成去米，温服一升，日三服。

【剂型】汤剂。

【同名方剂】竹叶石膏汤（《太平惠民和剂局方》）；竹叶石膏汤（《奇效良方》）；竹叶石膏汤（《正体类要》）；竹叶石膏汤（《医方考》）；竹叶石膏汤（《仁术便览》）；竹叶石膏汤（《证治准绳·疡医》卷二）；竹叶石膏汤（《增订叶评伤暑全书》）；竹叶石膏汤（《伤寒括要》）；竹叶石膏汤（《诚书》卷六）；竹叶石膏汤（《汤头歌诀》）；竹叶石膏汤（《冯氏锦囊秘录》）；竹叶石膏汤（《幼科直言》）；竹叶石膏汤（《医宗金鉴》）；竹叶石膏汤（《目经大成》）；竹叶石膏汤（《伤寒寻源》）；竹叶石膏汤（《医方论》）；竹叶石膏汤（《退思集类方歌注》）；竹叶石膏汤（《痧疹辑要》卷二）；竹叶石膏汤（《时病论歌括新编》）；竹叶石膏汤（《圆运动的古中医学》）。

【历史沿革】

1. 宋·太平惠民和剂局《太平惠民和剂局方》，竹叶石膏汤

［组成］人参（去芦头）、甘草（炙）各二两，石膏一斤，半夏（汤洗七次）二两，半麦门冬（去心）五两半。

［主治］治伤寒时气，表里俱虚，遍身发热，心胸烦闷；或得汗已解，内无津液，虚羸少气，胸中烦满，气逆欲吐，诸虚烦热。

［用法用量］上为粗末，入半夏令匀。每服三钱，水两盏，入青竹叶、生姜各五、六片，煎至一盏半，滤去滓，入粳米百余粒再煎，米熟去米，温服，不计时候。

2. 明·方贤《奇效良方》，竹叶石膏汤

［组成］淡竹叶三十片，石膏三钱，麦门冬三钱，半夏一钱，人参一钱半，甘草一钱半。

［主治］伤寒解后，虚羸少气，气逆欲呕而渴。

［用法用量］上作一服，水二盅，生姜三片，粳米一撮，煎至一盅，不拘时服。

3. 明·吴昆《医方考》，竹叶石膏汤

［组成］竹叶二把，石膏一斤，半夏（制），粳米各半升，人参（去芦）三两，甘草（炙）一两。

［主治］伤寒瘥后，虚羸少气，气逆欲吐者。

4. 明·张洁《仁术便览》，竹叶石膏汤

［组成］石膏、淡竹叶、麦门冬、粳米（百余粒）、半夏、人参、甘草。阴虚甚者，加知母、黄柏、川芎、地黄；惊悸不宁、盗汗者，加酸枣仁、茯神；小便不利，加栀子。

［主治］治伤寒汗下后，表里俱虚，津液枯竭，余热不解，心烦不眠，或气逆欲吐，诸虚烦热。

［用法用量］上水一盅半煎。

5. 明·张凤逵《增订叶评伤暑全书》，竹叶石膏汤

［组成］石膏（研）一两六钱，法半夏二钱五分，人参二钱，甘草（炙）二钱，麦门冬（去心）五钱五分，淡豆豉二钱，糯米一合。

［主治］治伏暑内外发热，烦躁大渴。

［用法用量］上咀，每服五钱，水一盅，入青竹叶、生姜各五片，煎服。

6. 明·李中梓《伤寒括要》，竹叶石膏汤

［组成］竹叶、石膏、半夏、人参、甘草、粳米、麦门冬。

［主治］主伤寒解后，虚羸少气，气逆欲吐者，宜与此汤。

7. 清·汪昂《汤头歌诀》，竹叶石膏汤

［组成］竹叶膏一斤，人参三两，甘草（炙）三两，麦冬一升，半夏、粳米各半升。

［主治］治伤寒解后，呕渴少气。

［用法用量］加姜煎。

8. 清·冯兆张《冯氏锦囊秘录》，竹叶石膏汤

［组成］石膏（研）一两六钱，半夏（汤洗七次）二钱五分，人参二钱，麦门冬（去心）五钱五分，甘草（炙）二钱，入青竹叶十片，生姜三片，

粳米百余粒。

［主治］伤寒时气，表里俱虚，遍身发热，心胸烦闷，得汗已解，但内无津液，虚羸少气，欲吐不恶寒，胸不疼头不痛，不可汗下者。

［用法用量］每服五钱，水煎服。

9.清·吴谦《医宗金鉴》，竹叶石膏汤

［组成］竹叶二把，石膏一斤，半夏（洗）半升，人参二两，甘草（炙）二两，粳米半升，麦冬（去心）一升。

［方解］是方也，即白虎汤去知母，加人参、麦冬、半夏、竹叶也。以大寒之剂，易为清补之方，此仲景白虎变方也。经曰：形不足者，温之以气；精不足者，补之以味。故用人参、粳米，补形气也；佐竹叶、石膏，清胃热也。加麦冬生津，半夏降逆，更逐痰饮，甘草补中，且以调和诸药也。

［用法用量］右七味，以水一斗，煮取六升，去滓，内粳米，煮米熟汤成。去米，温服一升，日三服。

10.清·黄庭镜《目经大成》，竹叶石膏汤

［组成］竹叶、石膏、人参、麦冬、半夏、甘草、粳米。

［主治］伤寒瘥后，虚羸少气，气逆欲吐，目病骤作。

11.清·吕震名《伤寒寻源》，竹叶石膏汤

［组成］竹叶二把，石膏一斤，半夏（洗）半升，人参三两，麦冬（去心）一升，甘草（炙）二两，粳米半升。

［主治］伤寒解后，虚羸少气，气逆欲吐者，肺胃津液因病热受伤者。

［用法用量］上七味，以水一斗，煮取六升，去滓，纳粳米，煮米熟汤成，去米，温服一升，日三。

12.清·费伯雄《医方论》，竹叶石膏汤

［组成］竹叶二把，石膏一斤，人参三两，甘草（炙）二两，麦冬一斤，半夏半升，粳米半升。

［主治］治肺胃虚热。

［用法用量］加姜煎。

13.清·王泰林《退思集类方歌注》，竹叶石膏汤

［组成］竹叶二把，石膏一斤，半夏半升，人参二两，麦冬一升，甘草二两，粳米半升。

［主治］治伤寒解后，虚羸少气，气逆欲吐者；并治三阳合病，脉浮大在关上，但欲睡眠，合目则汗；亦治伤暑发渴，脉虚。

［用法用量］以水一斗，煮取六升，去滓，纳米，煮米熟汤成，去米，温服一升，日三服。

14.近代·周选堂《时病论歌括新编》，竹叶石膏汤

［组成］竹叶、石膏、人参、甘草、麦冬、粳米、生姜。

［功能主治］伤暑发渴，脉虚。

［用法用量］煎服。

15.当代·彭子益《圆运动的古中医学》，竹叶石膏汤

［组成］人参、粳米、炙草、石膏、麦冬、半夏、竹叶。

［主治］伤寒愈后，虚羸少气，气逆欲吐，此伤寒阳明病后津伤燥起。

【现代研究】

1.药理作用

（1）降血糖血脂　竹叶石膏汤水煎液低、中、高剂量组［3.6、7.2、14.4g/（kg·d）］灌胃大鼠，研究竹叶石膏汤对 2 型糖尿病模型大鼠降糖降脂作用。表明竹叶石膏汤可明显降低大鼠血糖、尿糖、总胆固醇（TC）、甘油三酯（TG），使 TC 和 TG 水平显著降低，下调糖化血红蛋白含量，具有较强的降糖降脂作用[1]。

（2）抗氧化　竹叶石膏汤还可明显升高糖尿病大鼠血清超氧化物歧化酶（SOD）活性，降低丙二醛（MDA）含量，提示其具有一定的抗氧化作用，可防治氧自由基对机体的损害，保护胰岛和血管组织，这可能是其防治糖尿病的作用机理之一[1]。

（3）增强免疫　对围术期输血患者使用竹叶石膏汤加减治疗，患者的血清白细胞介素 -6 水平以及血清可溶性白细胞介素 -2 受体水平显著降低，CD8 阳性 T 细胞、CD4 细胞的数量和比值（CD4/CD8）均降低，自然杀伤细胞（NK）、分化簇 3（CD3）以及 CD4 细胞数量均升高。竹叶石膏汤对围术期输血患者的免疫抑制可起到明显的缓解作用，可使患者的免疫力提高[2]。

（4）抗炎　加味竹叶石膏汤水煎液高、中、低剂量组（11.48、5.74、2.87g/kg）灌胃小鼠，研究表明，加味竹叶石膏汤能下调小鼠血清中白细胞介素 -1β（IL-1β）、半胱氨酸天冬氨酸酶（Caspase-1）的产生水平。抗炎作用机制可能通过下调 IL-1β、Caspase-1 的水平，从而减轻炎症细胞浸润，抑制炎症损伤而对痛风性关节炎产生治疗作用[3]。

2.制剂研究

通过薄层色谱法对竹叶石膏汤中人参药味进行

定性鉴别，通过高效液相色谱法对竹叶石膏汤中人参含量进行测定。结果显示，在所建立的薄层方法中，竹叶石膏汤供试品与人参单煎、人参药材、人参对照药材及人参皂苷标品相同位置呈现相同斑点，证明复方中人参药材的存在。测得人参皂苷 Re、人参皂苷 Rg_1、人参皂苷 Rb_1 含量分别为 0.25、0.21、0.22mg/g[4]。

3. 临床应用

（1）急性乙醇中毒致心肌损伤　用竹叶石膏汤加减联合常规疗法治疗 78 例急性乙醇中毒致心肌损伤患者，药方组成：竹叶 6g，生石膏 20g，法半夏 10g，麦冬 10g，人参 10g（单煎），五味子 10g，葛花 6g，葛根 15g，甘草 6g。每日 1 剂，水煎取汁 300ml，分 3 次胃管注入或口服。治疗 1 周后，治疗组总有效率为 89.47%，高于对照组（常规治疗）的 76.32%（$P < 0.05$）[5]。

（2）感染性心内膜炎　采用竹叶石膏汤联合足量抗生素治疗 70 例感染性心内膜炎患者，药方组成：竹叶 6g，甘草 6g，麦门冬 20g，石膏 50g，人参 6g，粳米 10g，半夏 9g；对照组静脉滴注头孢替唑钠、炎琥宁注射液。治疗 2 周后，治疗组总有效率为 95.0%，高于对照组的 77.5%（$P < 0.05$）[6]。

（3）中风并呃逆　采用竹叶石膏汤加减治疗 32 例中风并呃逆患者，药方组成：竹叶 15g，石膏 30g，沙参 15g，麦冬 15g，半夏 12g，甘草 6g，粳米 12g，柿蒂 20g，丁香 10g。加减：痰火壅盛者加竹茹、鱼腥草；肝阳上亢者加钩藤、石决明；腑气不通，大便秘结者加大黄；神昏谵语者加石菖蒲等。每日 1 剂，水煎 300ml，分两次服，意识障碍者予以鼻饲。总有效率为 90.7%[7]。

（4）中晚期食管癌　运用竹叶石膏汤联合放疗治疗 66 例中晚期食管癌患者，药方组成：竹叶 15g，石膏 30g，清半夏 12g，麦门冬 15g，党参 10g，炙甘草 10g，粳米 15g。每日 1 剂，水煎 200ml，早晚温服，连服 42 日。近期疗效比肩，治疗组有效率为 63.6%，优于对照组（单纯放疗治疗）的 51.5%，但差异无统计学意义（$P > 0.05$）。放疗不良反应比较，治疗组放射性食管炎及骨髓抑制发生率分别为 57.6%、48.5%，明显低于对照组的 84.8%、78.8%，差异有统计学意义（$P < 0.05$）[8]。

（5）反流性食管炎　用竹叶石膏汤加减联合兰索拉唑治疗 68 例反流性食管炎病患，药方组成：甘草 6g，淡竹叶 15g，吴茱萸 1g，半夏 15g，生石膏 30g，黄连 6g，葛根 15g，麦冬 12g，太子参 20g。加减：胃烧灼感以及泛酸症状较明显者，加乌贼骨 15g，煅瓦楞子 12g；伴有嗳气症状者，加旋覆花 12g，代赭石 30g；口苦舌苔黄腻者，加栀子 15g，黄芩 12g；疼痛较明显者，加川楝子、延胡索各 12g。每日 1 剂，早晚分服，每次 200ml，需于餐前 30min 服用，维持治疗 4 周。治疗组总有效率为 97.06%，明显高于对照组（仅用兰索拉唑治疗）82.35%（$P < 0.05$）[9]。

（6）上呼吸道感染　用竹叶石膏汤联合阿奇霉素治疗 76 例上呼吸道感染的患者，药方组成：石膏 50g，竹叶、炙甘草、人参各 6g，半夏 10g，麦冬 25g。用水煎煮，1 剂分 3 次服用，持续治疗 15 日。临床疗效对比，治疗组总有效率为 89.47%，高于对照组（采用阿奇霉素治疗）的 71.05%；反复感染率对比，对照组的上呼吸道反复感染率为 18.42%，明显高于治疗组的 5.26%（$P < 0.05$）[10]。

（7）小儿肺炎后期　采用竹叶石膏汤加减治疗 25 例小儿肺炎后期患儿，在淡竹叶、生石膏（先煎）、麦门冬、太子参、北沙参、姜半夏、甘草、白薇、鲜荷叶的基础上，辨证加减：咳嗽加杏仁、枇杷叶；口渴多饮，舌红而干，多尿加石斛、芦根、天花粉、玉竹；烦躁不安，夜不入寐加川黄连、珍珠母；精神不振，纳呆，大便不实加生山楂、山药、白术、白扁豆。根据病儿年龄调整药量，加水浓煎后温服，每日 1 剂，4~6 剂，每次 20~40ml。治疗 10 天后，总有效率为 92.0%[11]。

（8）急性加重期慢性阻塞性肺疾病　在常规西药治疗（吸氧治疗、静脉滴注头孢替唑钠、口服泼尼松龙片、吸入异丙托溴铵气雾剂）的基础上，加用竹叶石膏汤合清气化痰丸加减治疗 100 例急性加重期慢性阻塞性肺疾病（COPD）患者，药方组成：生石膏 35g，淡竹叶 15g，法半夏 12g，人参 9g，麦冬 20g，粳米 10g，甘草 6g，瓜蒌子 30g，黄芩 10g，胆南星 12g，苦杏仁 10g，陈皮 15g，枳实 15g，茯苓 12g，鱼腥草 30g，竹茹 15g，浙贝母 12g。加减：气喘且身热者加麻黄、桑白皮各 10g，石膏用量改为 50g；腹胀且大便不通者加用大黄 10g，厚朴 15g；痰多色黄伴有咳嗽者加用丝瓜络、薏苡仁、芦根各 30g。加水煎至 300ml，早晚各服用 1 次，持续治疗 14 天。治疗组的总有效率 94.00%，明显高于对照组（常规综合治疗）的 80.00%（$P < 0.05$）[12]。

（9）老年肺炎　用竹叶石膏汤治疗 75 例老年肺炎患者，处方为石膏 50g，竹叶、炙甘草、人参各 6g，半夏 9g，麦冬 20g，粳米 10g。加水煎服，每日 1 剂，早晚各服 1 次，疗程为 2 周。治疗组的总有效率 97.33%，高于对照组（采用常规西药治疗）的 88.00%（$P < 0.05$）[13]。

（10）外感后久咳　采用竹叶石膏汤治疗 96 例外感后久咳患者，药方组成：石膏 30g，党参、麦冬各 15g，半夏、淡竹叶各 12g，粳米 10g，甘草 3g。加减：高热者加银花、连翘各 15g，板蓝根 30g；痰黄稠明显者加鱼腥草、蒲公英各 30g，黄芩 15g；喘息者加杏仁 20g，地龙 12g，石菖蒲 30g；便秘者加酒制大黄 6g；胸闷者加栝楼壳、郁金各 20g，桃仁 12g；肺阴虚者加玄参、五味子各 10g；肺气虚者加黄芪、白术、山药各 10g。水煎服，每日 1 剂，分 3 次口服，2 周为 1 个疗程。总有效率为 95.9%[14]。

（11）癌症化疗后呕吐　选用竹叶石膏汤联合西药治疗肺癌胃阴亏虚型化疗呕吐患者 60 例，药方组成：太子参 15g，竹叶 8g，生石膏 20g，半夏 8g，麦门冬 15g，甘草 8g，白花蛇舌草 10g，半枝莲 10g。加减：火热太甚者加黄连 3g，知母 10g；舌苔少、津伤较严重者加芦根 20g，乌梅 6g。文火煎服，每日 300ml，分早晚 2 次服用。对照组采用常规西药治疗（静脉滴注甲氧氯普胺）。临床疗效比较，治疗组总有效率为 90.00%，高于对照组的 66.67%；治疗组各种不良反应的发生率均低于对照组，治疗组生活质量改善优于对照组（P<0.05）[15]。

（12）2 型糖尿病合并感冒　用竹叶石膏汤治疗 60 例 2 型糖尿病合并感冒患者，药方组成：竹叶 15g，石膏 30g，麦冬 15g，党参 15g，姜半夏 9g，蝉蜕 10g，僵蚕 10g，生甘草 6g。加减：发热轻恶寒重者，加紫苏叶、葛根；发热重恶寒轻者，加柴胡、黄芩；咽痛者加金银花、重楼、玄参、板蓝根；咳嗽者加陈皮、浙贝母、杏仁。水煎服，取汁 400ml，每日 2 次，饭后 1h 温服，连服 3d。总有效率达到 96.6%[16]。

（13）恶性肿瘤发热　用竹叶石膏汤治疗 46 例气阴两虚型恶性肿瘤发热患者，基础方为竹叶、生石膏、太子参、麦冬、半夏、甘草、白花蛇舌草、半枝莲等。加减：津伤重者加石斛、天花粉、玉竹等养阴生津药；伴身目黄染者，加茵陈、栀子、大黄等利胆退黄之品；气虚甚者加黄芪等益气之品；阴虚内热明显者加青蒿、鳖甲等养阴透热药物。每日 1 剂，水煎 100ml，三餐前口服。治疗组总有效率为 83.33%，明显高于对照组（予以常规治疗）的 56.25%[17]。

（14）伤寒高热不退　用竹叶石膏汤治疗 50 例伤寒高热不退患者并随证加减：挟湿者加藿香 15g，佩兰 15g，大豆黄卷 10g；衄血、便血者加生地榆 15g，丹皮 10g，藕节 30g，生白茅根 30g；挟食滞者加炒麦芽 15g，神曲 10g；出现谵妄、惊厥、昏睡者加水牛角粉 15g。水煎饭后温服，根据服药后热退的情况，1 日内可以服 1~2 剂，3 日内可以服 3~5 剂。一般情况下，服 3 剂后体温即可退至正常。总有效率为 94.4%[18]。

（15）急性痛风性关节炎　用竹叶石膏汤治疗急性痛风性关节炎 70 例，对照组常规西药治疗（秋水仙碱、塞来昔布），治疗组用竹叶石膏汤，药方组成：竹叶 10g，生石膏 30g，法半夏、沙参各 10g，土茯苓 30g，大枣 10g，甘草 6g。随证加减：肿痛盛加乳香、没药；热盛加金银花、山慈菇；伤阴加石斛、玄参；上肢痛加羌活、姜黄；下肢痛加牛膝、独活；湿重加猫须草、车前草；疼痛明显加威灵仙。水煎，每日 2 次，每次 200ml，6 天为 1 个疗程。治疗组总有效率为 91.43%，明显高于对照组的 62.86%（P<0.05）[19]。

（16）复发性口腔溃疡　选用复方竹叶石膏颗粒治疗 90 例复发性口腔溃疡（ROU）患者，对照组服用安慰剂，每次 1 袋（12g），水冲服，每日 3 次，7 日为 1 个疗程，共 2 个疗程。短期疗效比较，治疗组总有效率为 87.5%，显著高于对照组的 23.6%；半年内复发情况比较，治疗组复发率为 31.8%，显著低于对照组的 75.3%（P<0.05）[20]。

（17）老年口腔干燥症　采用竹叶石膏汤联合维生素 C 治疗 56 例老年口腔干燥症患者，药方组成：竹叶 6g，麦冬 20g，半夏 9g，炙甘草 6g，石膏 50g，人参 6g，粳米 10g。每日 1 剂，水煎分于早晚两次口服，治疗周期为 8 周。治疗组总有效率为 94.6%，高于对照组（仅口服给予维生素 C）的 83.9%（P<0.05）[21]。

（18）原发性干燥综合征　用竹叶石膏汤加减联合常规西药治疗 34 例原发性干燥综合征患者，药方组成：人参、沙参、麦冬、粳米、五味子、竹叶、石膏、甘草、生地黄、大青叶。加减：大便干结者，辅以火麻仁 15g；外周关节僵痛者，辅以海桐皮 15g，防风 12g；肢体麻木者，辅以穿山龙 20g，全蝎 9g。水煎服，每日 1 剂，分早晚 2 次服用，持续治疗 2 个月。对照组实施常规西医治疗：硫酸羟氯喹片。观察组治疗总有效率为 94.1%，高于对照组的 76.5%（P<0.05）[22]。

用竹叶石膏汤合生脉饮治疗 34 例原发性干燥综合征患者，处方为嫩竹叶 6g，生石膏 30g，太子参 15g，麦门冬 15g，五味子 10g，制半夏 10g，粳米 10g，炙甘草 6g。每日 1 剂，分两次于饭后 20~30min 服用，疗程 1 月。治疗组总有效率为 73.53%，显著高于对照组（常规西医治疗）的 46.15%（P<0.05）[23]。

（19）耐药社区获得性肺炎　用竹叶石膏汤联合麦门冬汤加减治疗 39 例耐药社区获得性肺炎患者，药方组成：竹叶 10g，石膏 20g，西洋参 10g，麦冬 15g，沙参 10g，杏仁 10g，法半夏 10g，甘草 10g，薏苡仁 15g，山药 15g，桑白皮 15g，桃仁 10g，白前

10g，冬瓜仁 15g。加减：气虚明显者加黄芪、党参；阴虚内热明显者加地骨皮、银柴胡；痰色白而多者，加三子养亲汤；痰黄稠难咳者加胆南星、黄芩、鱼腥草；胸闷明显者加瓜蒌、枳壳；胸痛加丹参、红花。每日 1 剂，煎取 400ml，分两次温服，以 2 周为一疗程。疾病和细菌学疗效方面，治疗组总有效率为 97.44%、91.30%，均高于对照组（常规西医治疗）总有效率 88.64%、85.48%，差异均有统计学意义（$P < 0.05$）[24]。

（20）2 型糖尿病中消型餐后高血糖 用竹叶石膏汤治疗 60 例 2 型糖尿病餐后高血糖患者，药方组成：竹叶 12g，麦冬 15g，太子参 30g，生石膏 40g，甘草 3g，知母 12g，黄连 5g。加减：口渴明显者加天花粉、葛根、鲜石斛；胸闷头晕，舌质暗红或有瘀斑、瘀点者加丹参、郁金、水蛭；脾虚便溏者加炒白术、山药；视物不清者加用二至丸。水煎服，每日 1 剂，疗程为 2 个月。观察结果显示，治疗后餐后 2h 血糖（P2hBG）、空腹血糖（FBG）、糖化血红蛋白（HbA1c）均明显改善（$P < 0.05$），效果优于对照组（常规西药治疗）（$P < 0.05$）[25]。

（21）小儿手足口病 用竹叶石膏汤合银翘散加减治疗 32 例小儿手足口病患者，药方组成：金银花 9g，连翘 9g，竹叶 6g，生地黄 6g，石膏 18g，板蓝根 15g，生滑石 6g，知母 6g，党参 5g，蝉蜕 3g，甘草 2.5g。每日 1 剂，以 5 日为一疗程。治疗组总有效率为 96.8%，明显高于对照组（给予抗病毒利巴韦林颗粒）的 73.9%（$P < 0.01$）[26]。

（22）鼻咽癌放疗后口腔黏膜炎 用竹叶石膏汤加减治疗 50 例鼻咽癌放疗后口腔黏膜炎患者，药方组成：太子参 30g，麦冬 10g，五味子 6g，半夏 10g，石膏 20g，竹叶、甘草各 6g。加减：若伴鼻塞加苍耳子、辛夷各 10g；伴痰血加仙鹤草 30g；口干口渴加芦根 15g，天花粉 10g；纳差者加竹茹 6g，生鸡内金 10g，稻芽 12g，或麦芽 12g。每日 1 剂，水煎 200ml，分 5~6 次含服，1 个月为一疗程。治疗组总有效率为 86%，显著高于对照组（给予口服杞菊地黄口服液）的 60%（$P < 0.05$）[27]。

（23）流行性出血热伴窦性心动过缓 用竹叶石膏汤加减治疗 51 例流行性出血热伴窦性心动过缓患者，药方组成：淡竹叶 15g，生石膏 30g（先煎），太子参 15g，麦冬 12g，炙甘草 10g，山药 30g，玉竹 10g，知母 10g。加减：热毒盛者去炙甘草、太子参，重用生石膏 45g，加黄连 3g；湿邪未尽去炙甘草，加茯苓 12g，藿香 10g，佩兰 10g，荷叶 10g；阴亏甚去太子参，改西洋参 10g，加白芍 15g，生地黄 10g，天冬 10g，玄参 12g，百合 30g；气虚甚重用太子参 18g，炙甘草 30g，加炙黄芪 30g。每日 1 剂，水煎取汁 200ml，分 2 次服用，服药 7 天后观察疗效。治疗组总有效率为 88.24%，高于对照组（给予阿托品片）的 70.45%（$P < 0.05$）[28]。

参考文献

[1] 裴晶，郑绍琴. 竹叶石膏汤对 2 型糖尿病模型大鼠降糖降脂及抗氧化作用 [J]. 广州中医药大学学报，2017，34（05）：729-733.

[2] 李瑞红. 竹叶石膏汤加减治疗围术期输血患者的临床观察 [J]. 光明中医，2018，33（11）：1597-1599.

[3] 陈艳林，吴生元，徐翔峰，等. 加味竹叶石膏汤的抗炎作用及机制分析 [J]. 中国实验方剂学杂志，2016，22（15）：117-121.

[4] 付要，赵敏宇，蔡广知，等. 竹叶石膏汤中人参药材鉴别及含量测定 [J]. 食品安全质量检测学报，2019，10（09）：2736-2742.

[5] 冯克成. 竹叶石膏汤加减治疗急性乙醇中毒致心肌损伤临床观察 [J]. 中国中医急症，2007（02）：134-157.

[6] 安浩君，李霞，刘立壮，等. 竹叶石膏汤联合足量抗生素治疗感染性心内膜炎的临床疗效分析 [J]. 中药材，2015，38（06）：1328-1330.

[7] 刘代刚. 竹叶石膏汤加味治疗中风合并呃逆 32 例 [C] //: 2005 全国中医脑病学术研讨会，中国山东烟台，2005.

[8] 翟祁瑞，刘怀民. 竹叶石膏汤联合放疗治疗中晚期食管癌的临床观察 [J]. 中国中医药现代远程教育，2018，16（22）：115-116.

[9] 顾振. 兰索拉唑联合竹叶石膏汤加减治疗反流性食管炎 68 例效果观察 [J]. 中医临床研究，2018，10（17）：32-33.

[10] 郭雪萍. 竹叶石膏汤联合阿奇霉素治疗上呼吸道感染疗效分析 [J]. 临床医药文献电子杂志，2018，5（81）：97-98.

[11] 朱俊宽，熊伟. 竹叶石膏汤加减治疗小儿肺炎后期 25 例 [J]. 光明中医，2010，25（09）：1628.

[12] 段文芳. 竹叶石膏汤合清气化痰丸治疗 COPD 的疗效 [J]. 中国中医药现代远程教育，2019，17（01）：46-47.

[13] 胡雪原. 竹叶石膏汤治疗老年肺炎 75 例 [J]. 内蒙古中医药，2016，35（08）：10-11.

[14] 周芹. 竹叶石膏汤治疗外感后久咳 96 例 [J]. 陕西中医，2013，34（04）：458-459.

[15] 沈建霞，谷春雨，刘建军，等. 竹叶石膏汤治疗肺癌胃阴亏虚型化疗呕吐 30 例临床观察 [J]. 云南中医学院学报，2016，39（01）：85-88.

［16］冯黄珂. 竹叶石膏汤治疗2型糖尿病合并感冒60例临床观察［J］. 光明中医, 2018, 33（13）: 1899-1901.

［17］胡中华, 张宁苏. 竹叶石膏汤治疗气阴两虚型恶性肿瘤发热患者46例［J］. 光明中医, 2011, 26（04）: 726-727.

［18］崔德彬, 曾富国, 张天翠. 竹叶石膏汤治疗伤寒高热不退50例临床观察［J］. 中国中医药信息杂志, 1999（10）: 67-68.

［19］李智杰. 竹叶石膏汤联合西药治疗急性痛风性关节炎随机平行对照研究［J］. 实用中医内科杂志, 2019, 33（01）: 39-41.

［20］路军章, 李明伟, 孙志高, 等. 复方竹叶石膏颗粒治疗复发性口腔溃疡的随机、双盲、对照临床研究［J］. 解放军医药杂志, 2018, 30（11）: 81-84.

［21］张澜, 张燕梅. 竹叶石膏汤联合维生素C治疗老年口腔干燥症疗效观察［J］. 兵团医学, 2016, 48（02）: 19-21.

［22］孟庆一, 肖瑞崇, 李东书. 竹叶石膏汤加减方治疗原发性干燥综合征疗效观察［J］. 光明中医, 2017, 32（10）: 1424-1426.

［23］郝冬林, 赵琳, 刘秋红. 竹叶石膏汤合生脉饮治疗原发性干燥综合征疗效观察［J］. 黑龙江医药, 2016, 29（01）: 68-69.

［24］李炬明. 竹叶石膏汤联合麦门冬汤治疗耐药社区获得性肺炎临床研究［J］. 四川中医, 2017, 35（02）: 81-83.

［25］童奎骅, 王兴华. 竹叶石膏汤治疗2型糖尿病中消型患者餐后高血糖60例［J］. 中国中医药科技, 2012, 19（02）: 190.

［26］李颖光. 竹叶石膏汤合银翘散加减治疗小儿手足口病30例临床观察［J］. 中外医疗, 2012, 31（17）: 99.

［27］蔡晖. 竹叶石膏汤治疗鼻咽癌放疗后口腔黏膜炎疗效观察［J］. 浙江中西医结合杂志, 2011, 21（08）: 572-573.

［28］钟志明. 竹叶石膏汤加减治疗流行性出血热伴窦性心动过缓51例［J］. 中国中医急症, 2011, 20（11）: 1861-1862.

麻黄汤

【出处】《伤寒论》（汉·张仲景）"①太阳病, 头痛发热, 身疼腰痛, 骨节疼痛, 恶风无汗而喘者, 麻黄汤主之。②太阳病, 脉浮紧, 无汗, 发热, 身疼痛, 八九日不解, 表证仍在, 此当复发汗。服汤已, 微除, 其人发烦目瞑, 剧者必衄, 衄乃解。所以然者, 阳气重故也, 宜麻黄汤。③脉浮而紧, 浮则为风, 紧则为寒, 风则伤卫, 寒则伤荣, 荣卫俱病, 骨节烦疼, 可发其汗, 宜麻黄汤。"

【处方】麻黄三两（去节）, 桂枝二两（去皮）, 甘草一两（炙）, 杏仁七十个（去皮尖）。

【制法及用法】上四味, 以水九升, 先煮麻黄, 减二升, 去上沫, 内诸药, 煮取二升半, 去滓, 温服八合, 覆取微似汗, 不须啜粥, 余如桂枝法将息。

【剂型】汤剂。

【同名方剂】麻黄汤（《备急千金要方》）; 麻黄汤（《千金翼方》卷五）; 麻黄汤（《外台秘要》卷二十引《古今录验》）; 麻黄汤（《太平圣惠方》卷九）; 麻黄汤（《太平惠民和剂局方》）; 麻黄汤（《伤寒总病论》卷四）; 麻黄汤（《圣济总录》卷一六八）; 麻黄汤（《小儿药证直诀》）; 麻黄汤（《幼幼新书》卷十五引《婴孺》）; 麻黄汤（《伤寒明理论》）; 麻黄汤（《三因极一病证方论》）, 麻黄汤（《易简方》）; 麻黄汤（《儒门事亲》）; 麻黄汤（《普济方》卷二六一）; 麻黄汤（《伤寒全生集》卷二）; 麻黄汤（《奇效良方》）; 麻黄汤（《疮疡经验全书》卷三）; 麻黄汤（《医方考》）; 麻黄汤（《仁术便览》）; 麻黄汤（《证治准绳·幼科》）; 麻黄汤（《张氏医通》）; 麻黄汤（《冯氏锦囊秘录》）; 麻黄汤（《医学心悟》）; 麻黄汤（《医宗金鉴》）; 麻黄汤（《删补名医方论》）; 麻黄汤（《目经大成》）; 麻黄汤（《时方妙用》）; 麻黄汤（《伤科方书》）; 麻黄汤（《伤寒寻源》）; 麻黄汤（《医方论》）; 麻黄汤（《麻症集成》卷四）; 麻黄汤（《退思集类方歌注》）; 麻黄汤（《时病论歌括新编》）; 麻黄汤（《圆运动的古中医学》）。

【历史沿革】

1. 唐·孙思邈《备急千金要方》, 麻黄汤

［组成］麻黄八两, 甘草四两, 大枣三十枚, 射干二枚。

［主治］治上气脉浮, 咳逆, 喉中水鸡声, 喘息不通, 呼吸欲死方。

［用法用量］上四味, 咀, 以井华水一斗, 煮

麻黄三沸，去沫纳药，煮取四升，分四服，日三夜一。

2. 宋·太平惠民和剂局《太平惠民和剂局方》，麻黄汤

［组成］麻黄（去节）三两，甘草（炙）一两，肉桂（去粗皮）二两，杏仁（七十枚，去皮尖，炒，别研膏）。

［主治］治伤寒头痛，发热恶风，骨节疼痛，喘满无汗。

［用法用量］每服三钱，水一盏半，煎至八分，去滓，温服，以汗出为度。不计时候。

［注意］若病自汗者，不可服。

3. 北宋·钱乙《小儿药证直诀》，麻黄汤

［组成］麻黄三钱（去节，水煮去沫，漉出晒干），肉桂二钱，甘草一钱（炙），杏仁七个（去皮尖，麸炒黄，研膏）。

［主治］伤风发热、无汗、咳嗽、喘急。

［用法用量］每服一钱，水煎服。以汗出为度，自汗者不宜服。

4. 金·成无己《伤寒明理论》，麻黄汤

［组成］麻黄三两（去节），桂枝二两（去皮），甘草二两（炙），杏仁七十枚（去皮尖）。

［主治］发汗解表，宣通经脉。

［用法用量］上四味，以水九升，先煮麻黄，减二升，去上沫，内诸药，煮取二升半，去渣，温服八合，缓取微汗，并不须啜粥。

5. 南宋·陈言《三因极一病证方论》，麻黄汤

［组成］麻黄（去节）、桂心各一两，甘草（炙）半两，杏仁二十五粒。

［主治］太阳伤寒，脉浮紧而数，头痛身疼，发热恶寒，无汗，胸满而喘者。

［用法用量］上，咀。每服五钱，水一盏半，煎八分，去滓，食前服，覆取微汗。夏则加知母半两、石膏一两、黄芩一分；或汗出后，无大热而喘者，去桂，加石膏四两。

6. 金·张从正《儒门事亲》，麻黄汤

［组成］麻黄（不去节），甘草（生用），杏仁（生用）。

［主治］因风寒、衣服单薄致嗽。

［用法用量］上为粗末。每服三、二钱，水煎，食后温服。

7. 明·方贤《奇效良方》，麻黄汤

［组成］麻黄三钱，桂枝二钱，杏仁二钱（去皮尖），甘草一钱（炙）。

［主治］伤寒病头痛发热，身痛恶风，恶汗而喘者。

［用法用量］上作一服，水二盅，生姜三片，煎至一盅，不拘时服。

8. 明·吴昆《医方考》，麻黄汤

［组成］麻黄三两（去节），桂枝二两（洗净），杏仁七十枚（去皮尖），甘草一两。

［主治］太阳伤寒，头痛发热，身疼腰痛，骨节不利，恶寒无汗而喘，脉来尺寸俱紧者。

9. 明·张洁《仁术便览》，麻黄汤

［组成］麻黄一两半（去节），桂枝一两，甘草五钱，杏仁五十个。

［主治］治伤寒，太阳脉浮，头痛发热，恶寒身痛，无汗而喘。

［用法用量］上每服五钱，水一盏煎。

10. 清·张璐《张氏医通》麻黄汤

［组成］麻黄三钱（去节），桂枝三钱，甘草一钱（炙），杏仁二十枚（泡，去皮尖，碎）。

［主治］治寒伤营气，脉浮发热，无汗而喘，骨节痛。

［用法用量］上四味，水煎温服，暖覆取微汗，不须啜粥。

11. 清·冯兆张《冯氏锦囊秘录》，麻黄汤

［组成］麻黄三两（去节），桂枝二两，甘草一两（炙），杏仁七十枚（去皮尖）。

［主治］太阳病，头痛发热，身疼腰痛，骨节疼痛，恶风无汗而喘；亦治太阳阳明合病，喘而胸满，脉浮而紧者。

［用法用量］水九升，先煮麻黄，减二升，去沫，纳诸药，煮取二升半，温服，八合，覆取微汗，中病即止，不必尽剂。无汗再服。

12. 清·程国彭《医学心悟》，麻黄汤

［组成］麻黄四钱（去节），桂枝二钱（去皮），甘草一钱（炙），杏仁十二枚（泡去皮尖）。

［主治］发汗解表，疏通表里。

［用法用量］上四味，以水四大盅，先煮麻黄减一盅，去上沫，纳诸药，煮取二盅，去滓温服，复取微似汗，不须啜粥。

13. 清·吴谦《医宗金鉴》，麻黄汤

［组成］麻黄三两（去节），桂枝二两，甘草一两（炙），杏仁70个（汤浸，去皮尖）。

［功能］发汗解表。

［用法用量］上四味，以水九升，先煮麻黄，减二升，去上沫，内诸药，煮取二升半，去渣，温

服八合，覆取微似汗，不须啜粥。

14. 清·吴谦《删补名医方论》，麻黄汤

[组成] 麻黄三两（去节），桂枝二两，甘草一两（炙），杏仁六十枚（去皮，尖）。

[主治] 治太阳风寒在表，头项强痛发热，身疼，腰痛，骨节痛，恶风寒无汗，胸满而喘，其脉浮紧或浮数者。

[用法用量] 上四味，以水九升，先煮麻黄，减二升，去上沫，纳诸药，煮取二升半，去滓，温服八合。温覆取微汗，不须啜粥。一服汗出，停后服。

15. 清·黄庭镜《目经大成》，麻黄汤

[组成] 麻黄、桂枝、杏仁、甘草。

[主治] 太阳伤寒，头痛发热，遍身疼痛，不则恶寒，无汗，脉紧。

16. 清·陈修园《时方妙用》，麻黄汤

[组成] 麻黄三钱（去根节），桂枝二钱，杏仁二十三枚（去皮尖），甘草一钱。

[用法用量] 水三杯，先煮麻黄至二杯，吹去上沫，纳诸药，煎八分，温服，不须粥，余将息如前法。

17. 清·吕震名《伤寒寻源》，麻黄汤

[组成] 麻黄三两（去节），桂枝二两（去皮），甘草一两（炙），杏仁七十个（汤泡，去皮尖）。

[主治] 太阳病，头痛发热，身疼腰痛，骨节疼痛，恶风无汗而喘者。

[用法用量] 上四味，以水九升，先煮麻黄，减二升，去上沫，纳诸药，煮取二升半，去滓，温服八合，覆取微似汗，不须啜粥。

18. 清·费伯雄《医方论》，麻黄汤

[组成] 麻黄三两（去节），桂枝二两，杏仁七十枚（去皮尖），甘草一两（炙）。

[主治] 治寒伤营。

[用法用量] 先煮麻黄数沸，去沫，内诸药煎，热服。覆取微汗，中病即止，不必尽剂。

19. 清·王泰林《退思集类方歌注》，麻黄汤

[组成] 麻黄三两（去节），桂枝二两（去皮），杏仁七十个（去皮尖），甘草一两（炙）。

[主治] 治太阳病风寒在表，头项强痛，身疼腰痛，骨节疼痛，发热恶寒，恶风无汗，胸满而喘，其脉浮紧或浮数者。

[用法用量] 以水九升，先煮麻黄减二升，去上沫，纳诸药，煮取二升半，去滓，温服八合。复取微似汗，不须啜粥。

20. 近代·周选堂《时病论歌括新编》，麻黄汤

[组成] 麻黄、桂枝、杏仁、甘草。

[主治] 伤寒太阳病，恶寒发热，头痛项强，无汗而喘，脉浮而紧诸症。

[用法用量] 水煎，温服取汗。

21. 当代·彭子益《圆运动的古中医学》，麻黄汤

[组成] 麻黄、杏仁、桂枝、炙甘草。

[功能主治] 发汗解表。伤寒，卫闭恶寒。

【现代研究】

1. 药理作用

（1）解热 麻黄汤液以19g/kg的剂量给家兔耳静脉注射，用测家兔肛温法检测，结果在注射麻黄汤30min后，降低升高温度的63.8%；120min时下降最明显。以5g/kg的剂量注射于小鼠腹腔，结果实验小鼠皮肤温度降低迅速，于30min达最高值（平均降低5℃）。此两项实验均提示：麻黄汤有较强的解热作用[1]。其机制可能和麻黄汤与5-羟色胺2A（HTR2A）、前列腺素内环氧化物合成酶2（PTGS2）、一氧化氮合成酶2（NOS2）、一氧化氮合成酶3（NOS3）、糖皮质激素受体基因（NR3C1）、磷酸二酯酶3A（PDE3A）和前列腺素内环氧化物合成酶1（PTGS1）这七个靶点作用有关[2]，从而舒张血管，发汗解热。

（2）镇咳、祛痰、平喘 用麻黄汤减桂枝与麻黄汤对比研究，结果显示麻黄汤治疗组哮喘小鼠支气管内及其管壁组织浸润细胞数比麻黄汤减桂枝治疗组减少，提示麻黄汤中的桂枝有减少哮喘小鼠支气管及其周围组织炎症细胞浸润的作用[3]。

（3）平滑肌收缩 其机制可能和麻黄汤与前列腺素内环氧化物合成酶2（PTGS2）、5-羟色胺2A（HTR2A）、肾上腺素能受体A1A（ADRA1A）、PPARG、肾上腺素能受体B2（ADRB2）、肾上腺素能受体A2B（ADRA2B）、肾上腺素能受体B1（ADRB1）、毒蕈碱型胆碱受体M3（CHRM3）、PLAU和一氧化氮合成酶3（NOS3）靶点结合有关，这十个靶点和平滑肌收缩的产生密切相关。如CHRM3在很多种平滑肌中包括胃肠平滑肌、膀胱、血管和导管的组织中表达，刺激CHRM3会使聚磷酸肌醇水解作用的增加，从肌质网中释放巧离子，导致了肌肉的收缩和腺体分泌；同时HTR2A受体参加气管的平滑肌收缩。对于NO来说，在骨骼肌肉中的一个作用就是促进收缩肾上腺素激动支气管平滑肌的ADRB2受体，将会收缩支气管平滑肌[4]。

（4）抗炎抗过敏 麻黄汤能使醋酸致小鼠毛细血管通透性增高，对二甲苯致小鼠耳肿胀及致敏大

鼠抗原攻击后腹腔肥大细胞脱颗粒具有明显的抑制作用，表明麻黄汤有抗炎，抗过敏的作用。麻黄汤及拆方能够不同程度的抑制血清脂肪酶（LPS）诱导的粒细胞趋化作用，同时也可以不同程度的抑制白三烯 B_4（LTB_4）粒细胞分泌；还可以不同程度的抑制哮喘小鼠肺组织 FLAP、TL-4 基因表达水平及 BALF 及 LTC_4 水平的升高[4]。其抗炎机制可能与调节机体白细胞介素（IL-1β）、肿瘤坏死因子（TNF-α）、干扰素（IFN-γ）及趋化性细胞因子（IL-8）等炎症因子有关[5]。

（5）类肾上腺素作用　其机制可能和麻黄汤与肾上腺素能受体 A2A（ADRA2A）、肾上腺素能受体 A1B（ADRA1B）、肾上腺素能受体 A1D（ADRA1D）、肾上腺素能受体 B1（ADRB1）、肾上腺素能受体 B2（ADRB2）、肾上腺素能受体 A2B（ADRA2B）、肾上腺素能受体 A2C（ADRA2C）和肾上腺素效应紧密相关。如 ADRA2A 是肾上腺素的一个膜受体；ADRB2 和肾上腺素结合，并且有几个多形态包括甘氨酸（Gly）和精氨酸（Arg）的代替物；肾上腺素耦合 ADRA2C 受体将会导致腺苷酸环化酶受到抑制，钩离子通道电压口路受到抑制，钾离子通道操作受体受到刺激和蛋白激酶进行搅拌作用[2]。

（6）抗肾纤维化　对 5/6 肾切除大鼠灌胃麻黄汤后，通过免疫组化法检测各组大鼠肾脏 FN、α-SMA 的表达，蛋白质印迹法（Western blot）检测各组大鼠肾组织中 α- 平滑肌肌动蛋白（α-SMA）、转化生长因子 -β1（TGF-β1）、p-smad3、smad7 蛋白表达情况，表明其机制可能是麻黄汤抑制 TGF-β1/smads 信号通路中 TGF-β1 和 smad3 的磷酸化，提高 smad7 的表达，从而抗肾纤维化[6]。

（7）促氨基酸类神经递质释放　大鼠灌胃高、中、低麻黄汤水提液，采用高效液相色谱 - 电化学法（HPLC-ECD）检测脑透析液中 4 种神经递质的含量，表明麻黄汤剂量与天冬氨酸（Asp）、谷氨酸（Glu）含量的增加呈现一定的正相关性，麻黄汤中其他组分抑制了麻黄和麻黄生物碱升高 Glu 水平的作用，同时促进了麻黄生物碱对 γ- 氨基丁酸（GABA）及甘氨酸（Gly）含量的升高作用[6]。

2. 制剂研究

最佳麻黄汤煮散工艺为：将麻黄汤饮片粉碎过 50 目筛，加入 12 倍水量，浸泡 5min，煎煮 9min[7]，反复煎煮 3 次。实验以麻黄汤中的盐酸麻黄碱、盐酸伪麻黄碱、苦杏仁苷的含量为主要指标，对麻黄汤散煮的最佳工艺进行研究。

粉碎工艺：初定煮散药材用量为传统汤剂的一半（12g）。将饮片机械粉碎，过筛，分成 10 目粉、24 目粉、50 目粉、65 目粉、80 目粉、100 目粉。取每组 12g、6 份，装入无纺布。分别加入 20 倍水量，充分浸透 15min，先用武火煮至沸腾，保持微沸 5min，过滤浓缩至 50ml 制得。实验表明麻黄汤煮散中的有效成分含量随着粉碎度提高而增高，其中盐酸麻黄碱、盐酸伪麻黄碱、苦杏仁苷的含量在 10~50 目时显著增加，超过 50 目增加不明显。制备工艺定为粉碎过 50 目筛即得。

吸湿率：取麻黄汤煮散 12g（传统汤剂量 1/2），6 份，分别装入无纺布袋每份加水 20min 间隔 2min、5min、10min、15min、20min，测定吸水量，计算吸湿率。吸湿 5min 后趋于饱和。

加水倍数：取麻黄汤煮散 12g（传统汤剂量 1/2），6 份，分别装入无纺布袋。根据吸湿率实验，没份加入 15ml 水，再加入 6 倍、9 倍、12 倍、15 倍、20 倍、25 倍量的水，浸泡 10min，武火煮至沸腾，保持微沸 5min，过滤浓缩至 50ml 制得。实验表明麻黄汤煮散中的有效成分含量随着水量提高而增高，其中盐酸麻黄碱、盐酸伪麻黄碱、苦杏仁苷的含量在 9~15 倍时显著增加，由此推定加水倍量应该在 9~15 倍区间最为合适。

煎煮时间：取麻黄汤煮散 12g（传统汤剂量 1/2），6 份，分别装入无纺布袋。分别加入 15ml 水，再加入 20 倍量的水，浸泡 15min 先武火煮沸，再分别保持微沸 3min、6min、9min、12min、15min、20min，滤布过滤，浓缩至 50ml 制得。实验表明麻黄汤煮散中的有效成分含量随着时间先增高再降低，其中盐酸麻黄碱、盐酸伪麻黄碱、苦杏仁苷均为受热不稳定化合物，还会产生有毒物质，由此推定煎煮时间不超过 9min 最为合适。

煎提次数：取麻黄汤煮散 12g（传统汤剂量 1/2），加入 15 倍水量，浸泡 10min，先用武火煮至沸腾，保持微沸 5min，滤布过滤，药渣再加入 20 倍水，煮沸保持微沸 5min，滤布过滤，药渣再加 20 倍水，如此反复 6 次，收集每次过滤液，浓缩至 50ml 制得。实验表明麻黄汤煮散中的有效成分含量 1 次煎煮融溶出最多，3 次完全溶出，由此推定煎煮次数为 2~3 次最为合适[8]。

根据自乳化药物传递系统（SEDDS）的定义，以方中油脂性药物中提取出来的油为油相，其他提取成分为药物或赋形剂，加入表面活性剂制得自乳化制剂，通过采用现代分析技术及动物在体小肠循环的方法对麻黄汤及其自乳化制剂中的指标成分的吸收情况进行比较，研究表明制剂粒径大小是影响药物吸收的关键，在某一粒径以上，粒径越小，药物吸收越快；在某一粒径以下，某些药物吸收可能与粒径大小无关[9]。

3. 成分分析

（1）盐酸麻黄碱、桂皮醛、苦杏仁苷和甘草酸 方法：精密量取 20μl 的样品进样量或对照品溶液，采用 250mm×4.6mm，4μm 的色谱柱（Agilent ZOR BAX XDB-C18 柱），在乙腈、0.1% 磷酸的流动相中，流速为 1ml/min，柱温为 25℃，根据高效液相色谱（HPLC）（Agilent1100）多指标成分定量测定色谱条件和指纹图谱的梯度洗脱程序进行试验。麻黄碱吸收最大波长在 250nm，桂皮醛吸收最大波长为 290nm，苦杏仁苷及甘草酸分别为 270mm 及 278nm[10]。

（2）生物碱类、黄酮类、有机酸类成分 方法：色谱条件：Agilent SB-C18 RRHD（3.0mm×100mm，1.8μm）色谱柱展开研究，流动相为 0.1% 甲酸 - 水溶液（A）-0.1% 甲酸 - 乙腈溶液（B）；精密量取 5μl 进样量，柱温控制在 40℃，以 0.5ml/min 的流速进行梯度洗脱，梯度洗脱条件如下：0~30min，3%~5%B；30~35min，55%~95%B；35~40min，95%B。

质谱条件：电喷雾离子源（ESI），干燥气（氮气）流速为 6.0L/min；干燥气温度为 250℃；正离子模式；毛细管电压、锥孔电压、RF 透镜电压分别为 4000V、−500V、80.0V；雾化器压力 100kPa；扫描范围为 m/z 50~1200[11]。

4. 临床应用

（1）急性呼吸道感染 采用麻黄汤类方治疗 110 例急性呼吸道感染并发全身炎症反应综合征患者，药方组成：干姜、桂枝各 8g，杏仁 9g，生甘草 3g，生麻黄、生石膏、细辛、五味子各 10g，半夏 15g。每日 1 剂，水煎，2 次服用。治疗 7 天。观察组治疗总有效率 100%，明显高于对照组（采用阿奇霉素、双黄连口服液治疗）85.45%（P<0.05）。中医临床症状（发热、头痛、咽痛、咳嗽）评分 WBC、CRP、IL-6、IL-8 水平均改善明均优于对照组（P<0.05）[12]。

（2）支气管哮喘 采用射干麻黄汤联合西药治疗 60 例小儿哮喘急性期属寒哮的患儿，对照组给予西药（特布他林片）治疗，治疗组选用西药（特布他林片）联合射干麻黄汤治疗。药方组成：射干 6g，麻黄 5g，紫菀 6g，款冬花 6g，半夏 6g，生姜 5g，细辛 3g，五味子 3g，大枣 2 枚。每日 1 剂，水煎，2 次服用。治疗 7 天。每日治疗组有效率 90.00%，明显优于对照组 73.34%[13]。

（3）支气管炎 采用麻黄汤治疗 108 例患有支气管炎的患者，对照组用西药（盐酸左氧氟沙星）治疗，观察组用厚朴麻黄汤，药方组成：厚朴、麻黄、杏仁、石膏、半夏各 10g，小麦 15g，干姜 6g，甘草、细辛各 5g。加减：风寒束肺加紫菀、荆芥、百部各 10g，风燥伤肺加沙参 10g，痰湿壅肺加茯苓 10g，风热伤肺加桑叶、芦根各 10g。每日 1 剂，水煎，2 次服用。治疗 14 天。总有效率观察组 94.44%，对照组 81.48%（P<0.05）[14]。

采用麻黄汤治疗 88 例急性喘息型支气管炎患者，对照组常规西医治疗，给予吸入沙美特罗气雾剂、多索茶碱注射液、甲强龙注射液、阿奇霉素针以及止咳祛痰等对症治疗，同时给予利巴韦林注射液。治疗组在对照组治疗的基础上予以麻黄汤加减，药方组成：苦杏仁 12g，陈皮 12g，前胡 12g，姜半夏 10g，紫苏子 10g，甘草片 10g，桂枝 10g，蜜麻黄 4g。随症加减：若患者痰白且清稀带泡沫，则加生姜 3 片，细辛 3g。每日 1 剂，水煎，2 次服用。治疗 7 天。观察组的总有效率为 95.45%，对照组为 75.00%。结果证明：观察组疗效优于对照组，且症状缓解时间短于对照组（P<0.05）[15]。

采用麻黄汤加减治疗 76 例急性喘息型支气管炎患者，对照组应用西药治疗（甲强龙注射液、多索茶碱注射液、阿奇霉素注射液、止咳祛痰的西药），实验组予以麻黄汤加减进行治疗，药方组成：细辛 6g，炙麻黄 9g，紫菀 9g，法半夏 9g，射干 9g，白芍 9g，五味子 9g，炙甘草 6g。随症加减：伴有咳嗽咳痰、恶寒、发热明显患者加用紫苏 6g，荆芥 6g；伴有咳嗽气急、发热、苔黄腻、痰黄稠、脉滑数者加用生石膏 20g，黄芩 10g，桑白皮 10g，去除干姜；痰多不宜咯出者加用竹沥 10g，瓜蒌 10g，川贝母 3g；胸闷气短、咳嗽较重、动则心悸患者加用白果 10g，地龙 10g。每日 2 剂，水煎，2 次服用。治疗 10 天。总有效率实验组 97.50%，对照组 77.78%（P<0.05）[16]。

（4）咳嗽 对照组采用麻黄汤加减，药方组成：麻黄（去节）9g，桂枝（去皮）6g，杏仁（去皮尖）各 6g，炙甘草 6g，黄芩 10g，桑白皮 12g，紫菀 15g，款冬花 15g。每日 1 剂，第 1 次加 350ml 清水煎煮至 150ml，第 2 次加水 250ml 煎煮至 150ml，2 次药液混合后分 2 次早晚温服。观察组在对照组治疗的基础上，合白虎汤加减，药方组成：麻黄（去节）9g，桂枝（去皮）6g，杏仁（去皮尖）6g，炙甘草 6g，生石膏 15g，知母 10g，粳米 20g。每日 1 剂，第 1 次加 450ml 清水煎煮至 150ml，第 2 次加 350ml 清水煎煮至 150ml，2 次药液混合后分 2 次早晚温服。二者均治疗 7 天。总有效率对照组 79.74%，观察组 96.73%。本文结果中，观察组患者的临床疗效优于对照组，差异有统计学意义（P<0.05），提示联合治疗对咳嗽的临床疗效更佳。其次，本文结果还显示，两组患者的治疗安全性比较无统计学意义

（$P > 0.05$）；两组患者的不良反应发生率比较无统计学意义（$P > 0.05$），提示联合用药具有较高的安全性[17]。

（5）心力衰竭　选用麻黄汤合真武汤治疗 120 例慢性心力衰竭合并利尿剂抵抗患者，对照组选用真武汤，药方组成：制附子、干姜各 9g，白术 12g，白芍 10g，茯苓 30g。每日 1 剂，分 2 次服用，治疗 7 天。观察组选用真武汤加麻黄汤，药方组成：制附子、干姜各 9g，白术 12g，白芍 10g，茯苓 30g，麻黄 9g。每日 1 剂，分 2 次服用，治疗 7 天。总有效率观察组 90.63%，对照组 75.63%（$P < 0.05$）[18]。

（6）慢性荨麻疹　采用麻黄汤加减治疗 140 例慢性荨麻疹患者，对照组患者给予西药治疗（盐酸左西替利嗪片），实验组在西药治疗的基础上，给予桂枝麻黄汤治疗，药方组成：生姜、炙甘草、麻黄、白芍各 6g，桂枝、苦杏仁各 10g，大枣 4 枚。随症加减：如遇腹痛剧烈的患者，白芍、甘草可分别增至 30g 和 15g。每日 1 剂，水煎，分 2 次服。治疗 30 天。总有效率实验组 94.29%，对照组总有效率 81.43%（$P < 0.05$）。所有患者均无不良反应发生[19]。

（7）慢性肾衰竭　治疗组予麻黄汤加味为主方汽浴治疗，药方组成：麻黄 15g，桂枝 15g，红花 20g，当归 20g，黄芪 30g，大黄 8g。随症加减：风水泛滥型麻黄、桂枝用量加至 30g；湿毒浸淫型大黄加至 15g；水湿浸渍型车前子加至 30g；湿热壅盛型加猪苓 30g；脾肾阳虚型加附子 10g，细辛 10g；气血阴液俱虚、瘀血阻络型黄芪、红花、当归均加至 30g。每日 1 剂，熏蒸使患者适当发汗。对照组常规使用中西药物及对症治疗。均治疗 56 天。治疗组总有效率 87.1%，对照组总有效率 69.7%，比较差异有统计学意义（$P < 0.05$）[20]。

（8）急性肾小球肾炎　用麻黄汤治疗 22 例急性肾小球肾炎患者，患者除给以一般治疗外，另给以中药商陆麻黄汤，药方组成：生麻黄（先煎去上沫）6g，商陆 6g，茯苓皮 15g，泽泻 15g，赤小豆 12g。随症加减：根据年龄调整剂量；若患者尿常规提示血尿明显者，加三七、海螵蛸、仙鹤草、墨旱莲、茜草、蒲黄等。每日 1 剂，水煎，分 2 次服。治疗 14 天。一般治疗：所有患者均被要求卧床休息 2~3 周，直至肉眼血尿消失，水肿消退，高血压和氮质血症消除。饮食上给予富含维生素的高热量饮食，急性期应限制盐、水和蛋白质的摄入，防止水钠潴留。在水盐的入量上，有水肿和高血压的患者应控制食盐在 2.0~3.0g/d。尿少者还应当限水；少尿和肾功能衰竭的患者还应限制钾的摄入。肾功能正常者控制蛋白质在 40~70g/d。有上呼吸道感染病史的患者给以青霉素静滴，疗程为 1 周。若患者血压明显

升高者予降压治疗，要首先用剂 ACEI（血管紧张素转化酶抑制）类治疗。治疗组总有效率为 95%，对照组总有效率为 83%，治疗组优于对照组，有统计学意义（$P < 0.05$）[21]。

（9）类风湿关节炎　用麻黄汤加味治疗 182 例类风湿关节炎患者，药方组成：麻黄 10g，桂枝 25g，赤芍 30g，甘草 10g，薏苡仁 20g，雷公藤 15g。可随症加减。邪盛：风湿邪盛者加防风 30g，当归 20g，羌活 40g，白术 40g；寒湿邪盛者加制附子 10g，苍术 40g，姜黄 20g，细辛 10g；湿热邪盛者加知母 30g，黄芩 30g，秦艽 40g。正虚：脾虚加茯苓 30g，白术 40g，砂仁 20g；肝肾亏虚加熟地 30g，山茱萸 30g，枸杞子 25g，远志 25g；阳虚加淫羊藿 30g，巴戟天 40g，肉桂 15g；气血亏虚加人参 20g，黄芪 50g，当归 30g，白芍 30g。瘀阻：痰瘀加白附子 10g，白芥子 15g，天南星 15g，白僵蚕 20g；血瘀加红花 20g，桃仁 15g，乳香 15g，没药 15g；络阻加地龙 20g，穿山甲 10g，乌梢蛇 15g。每日 1 剂，水煎服。治疗 15 天。对照组服用雷公藤片，每次 2 片，每日 3 次。观察两组治疗有效率，治疗组明显高于对照组（$P < 0.05$）[22]。

（10）缓慢型心律失常　用麻黄汤治疗 50 例缓慢行心律失常患者，药方组成：麻黄、桂枝各 10g，杏仁、甘草各 6g。随症加减：气虚乏力加人参 20g，黄芪 60g；心虚胆怯、失眠多梦加酸枣仁 20g，柏子仁 20g，茯苓 10g；心血不足加熟地黄 15g，当归 10g，阿胶 10g；心阳不振加附子 10g，鹿角胶 10g，肉桂 10g；血瘀加丹参 40g。每日 1 剂，水煎，分 2 次服。结果，显效 33 例（占 66%），有效 10 例（占 20%），无效 7 例（占 14%），总有效率 86%[23]。

（11）小儿遗尿　用麻黄汤治疗 56 例小儿遗尿患者，药方组成：麻黄 6g，杏仁 6g，桂枝 5g，甘草 3g。随症加减：气虚者加黄芪 15g；肾阳虚者加益智仁 9g，桑螵蛸 9g；6 岁以下小儿酌减麻黄用量。隔日 1 剂，水煎服，治疗 20 天。对照组用甲氯酚酯 0.1g/次，3 次/d，治疗 10 天。治疗组总有效率为 91.1%，对照组总有效率 77.1%，治疗组由于对照组，痊愈率有非常显著性差异（$P < 0.01$）[24]。

（12）其他　运用射干麻黄汤加减还能治疗过敏性鼻炎，服药后复诊，症状明显改善，4 月后随诊未复发[25]。

5. 安全性

将麻黄汤与桂枝汤的药理作用进行比较，使用概率法，测得腹腔注射麻黄汤液 42h 内小鼠的半数致死量为 28.51g/kg，95% 的致死量为 56.35g/kg，部分小鼠兴奋抽搐死亡，部分小鼠呼吸停止死亡。尸

检发现：小鼠肺内小静脉及肺泡壁毛细血管呈广泛性扩张充血；肝细胞明显颗粒变性、空泡变性及肝瘀血；脾脏被膜下瘀血、出血，滤泡增大，可见吞噬现象及巨噬细胞反应；肾脏间质充血，肾血小管上皮细胞颗粒变性；心脏未见显著异常改变[26]。

参考文献

[1] 任利. 麻黄汤临床及药理研究近况[J]. 河南中医药学刊，1996（04）：8-10.

[2] 王琛. 麻黄汤和桂枝汤中药药理机制分子水平研究[D]. 大连理工大学，2015.

[3] 黄建明，田伟，陈东波，等. 麻黄汤减桂枝对哮喘小鼠影响的比较研究[J]. 中国中西医结合急救杂志，2004，11（3）：148-150.

[4] 刘永刚. 麻黄汤组方原理的研究—麻黄汤及拆方抗炎、抗过敏性哮喘作用及机制的研究[D]. 第一军医大学，2005.

[5] 张月峰. 麻黄汤加减对慢性支气管炎急性发作患者炎症细胞因子的影响及临床疗效观察[J]. 四川中医，2017，35（08）：68-71.

[6] 唐映红，王一奇，周惠芬，等. 微透析法研究麻黄汤对大鼠脑海马区氨基酸类神经递质释放的影响[J]. 中国药理学通报，2017，33（03）：426-432.

[7] 宁英海. 麻黄汤煮散工艺优化及药效研究[D]. 广西中医药大学，2016.

[8] 崔健，叶信，梁昀，等. 麻黄汤煮散工艺研究[J]. 亚太传统医药，2018，14（03）：40-42.

[9] 王纠. 以生物药剂学为指导的麻黄汤剂型改进的探索[D]. 广州中医药大学，2008.

[10] 黄英兰，杨芳. 基于指纹图谱结合多指标成分定量用于麻黄汤的质量评价[J]. 世界中医药，2018，13（05）：1258-1261.

[11] 余新华，周虹，邵永生，等. 基于指纹图谱评价麻黄汤中药物的成分分析研究[J]. 世界中医药，2017，12（07）：1656-1659.

[12] 刘中友. 麻黄汤类方治疗急性呼吸道感染并发全身炎症反应综合征临床研究[J]. 陕西中医，2018，39（07）：857-859.

[13] 王国杰，陈雁雁，张楠. 射干麻黄散治疗小儿哮喘急性期寒哮证的临床研究[J]. 中医药信息，2010，27（3）：100-101. [15]

[14] 苏涛. 厚朴麻黄汤治疗慢性支气管炎临床观察[J]. 实用中医药杂志，2018，34（08）：902-903.

[15] 周莉娜. 麻黄汤加减治疗急性喘息型支气管炎的临床观察[J]. 中国民间疗法，2018，26（04）：24-25.

[16] 肖勇，陈佳娜，冯泳仪，等. 麻黄汤加减治疗急性喘息型支气管炎临床效果观察[J]. 黑龙江中医药，2018，47（01）：11-12.

[17] 史秀英. 麻黄汤合白虎汤加减治疗咳嗽153例[J]. 河南中医，2017，37（11）：1902-1905.

[18] 郑泳. 真武加麻黄汤治疗心力衰竭合并利尿剂抵抗患者的疗效观察[J]. 中国民康医学，2018，30（19）：52-54.

[19] 谭全邦，谭忠乐. 桂枝麻黄汤治疗慢性荨麻疹患者的疗效及生活质量的影响[J]. 中华保健医学杂志，2016，18（06）：496-497.

[20] 付利梅，段丽娟. 麻黄汤加减汽浴治疗慢性肾衰竭132例临床观察[J]. 河北中医，2013，35（04）：538-539.

[21] 翟瑞柏，王素芹. 商陆麻黄汤治疗急性肾小球肾炎40例临床观察[J]. 吉林中医药，2009，29（12）：1042-1043.

[22] 戴松铭. 麻黄汤辨证加减治疗类风湿关节炎182例[J]. 中国民间疗法，2006（04）：35-36.

[23] 姬光东，牛振华. 麻黄汤治疗缓慢型心律失常50例[J]. 中医药学报，2002（01）：31-32.

[24] 林祥启，孙开芹. 麻黄汤治疗小儿遗尿症56例[J]. 实用中医药杂志，2000（01）：24-25.

[25] 邓铭聪，廖璐，谢平霖. 射干麻黄汤加减治疗过敏性鼻炎验案1则[J]. 中国民间疗法，2017，25（03）：49.

[26] 田安民. 麻黄汤与桂枝汤药理作用的比较[J]. 中医杂志，1984，8：62.

吴茱萸汤

【出处】《伤寒论》（汉·张仲景）"①食谷欲呕，属阳明也，吴茱萸汤主之。②干呕，吐涎沫，头痛者，吴茱萸汤主之。"

【处方】吴茱萸一升（洗），人参三两，生姜六两（切），大枣十二枚（擘）。

【制法及用法】上四味，以水七升，煮取二升，去滓，温服七合，日三服。

【剂型】汤剂。

【同名方剂】吴茱萸汤（《备急千金要方》卷三）；吴茱萸汤（《太平惠民和剂局方》）；吴茱萸汤（《医方考》）；吴茱萸汤（《审视瑶函》卷三）；吴茱萸汤（《伤寒括要》）；吴茱萸汤（《汤头歌诀》）；吴茱萸汤（《医宗金鉴》）；吴茱萸汤（《删补名医方论》）；吴茱萸汤（《目经大成》）；吴茱萸汤（《时方妙用》）；吴茱萸汤（《伤寒寻源》）；吴茱萸汤（《医方论》）；吴茱萸汤（《退思集类方歌注》）；吴茱萸汤（《圆运动的古中医学》）；吴茱萸汤（《卫生宝鉴》卷十八）。

【历史沿革】

1. 明·吴昆编《医方考》，吴茱萸汤

［组成］吴茱萸一升（泡过），人参三两（去芦），生姜六两，大枣十二枚。

［主治］伤寒食谷欲呕者，阳明病。

2. 明·李中梓《伤寒括要》，吴茱萸汤

［组成］吴茱萸、人参、生姜、大枣。

［主治］食谷欲呕者，阳明病。

3. 清·汪昂《汤头歌诀》，吴茱萸汤

［组成］吴茱萸一升（炮），人参三两，生姜六两，枣十二枚。

［主治］治肝气上逆而致呕利腹痛。

4. 清·吴谦《医宗金鉴》，吴茱萸汤

［组成］吴茱萸一升，人参三两，生姜六两，大枣（擘）十二枚。

［主治］治厥阴病，干呕吐涎沫，头痛者，少阴证，吐痢手足厥冷，烦躁欲死者，阳明食谷欲呕者。

［用法用量］上四味，以水七升，煮取二升，温服七合，日三服。

5. 清·吴谦《删补名医方论》，吴茱萸汤

［组成］吴茱萸一升，人参三两，生姜六两，大枣十二枚（擘）。

［主治］治厥阴病干呕吐涎沫、头痛者，少阴证吐利手足厥冷、烦躁欲死者，阳明食谷欲呕者。

［用法用量］上四味，以水七升，煮取二升，温服七合，日三服。

6. 清·黄庭镜《目经大成》，吴茱萸汤

［组成］人参、生姜、大枣、吴茱萸。

［主治］厥阴头痛，干呕吐沫。

7. 清·陈修园《时方妙用》，吴茱萸汤

［组成］吴茱萸三钱（汤泡），人参一钱半，大枣四枚，生姜六钱。

［用法用量］水煎服。

8. 清·吕震名《伤寒寻源》，吴茱萸汤

［组成］吴茱萸一升（洗），人参三两，生姜六两，大枣十二枚。

［主治］治厥少二阴吐利垂绝之证，食谷欲呕。

［用法用量］上四味，以水七升，煮取二升，去滓，温服七合，日三服。

9. 清·费伯雄《医方论》，吴茱萸汤

［组成］吴茱萸（泡）一升，人参三两，大枣十二枚，生姜六两。

10. 清·王泰林《退思集类方歌注》，吴茱萸汤

［组成］吴茱萸一升（洗），人参三两，生姜六两，大枣十二枚。

［主治］治阳明胃寒，食谷欲呕，及少阴吐利，手足逆，烦躁欲死者；又厥阴干呕，吐涎痛者。

［用法用量］水七升，煮取二升，去滓，温服七合，日三服。

11. 当代·彭子益《圆运动的古中医学》，吴茱萸汤

［组成］吴茱萸二钱，人参三钱，生姜六钱，大枣六钱。

［主治］治呕而胸满者。

［用法用量］上为末，每服八克，温酒调下。

【现代研究】

1. 药理作用

（1）调节心脑血管　吴茱萸具有散寒止痛，燥湿的作用，对于寒凝湿滞证的心脏病具有很好的治疗作用；其又具有疏肝下气的作用，对高血压引起的头痛，眩晕等症疗效显著。采用吴茱萸汤水煎醇沉法制成的注射液，能显著加强离体蟾蜍心和在体兔心的心肌收缩力，增加蟾蜍心输出量，升高麻醉狗和大鼠血压，对麻醉兔球结膜微动脉呈先短暂收缩，后持久扩张，迅速增快微血流流速，改善流态，离散聚集的红细胞，增加毛细血管网交点数，能显著提高晚期失血性休克兔的生存率，升高血压，增加尿量；表明吴茱萸具有强心、升压、调节和改善微循环的作用[1]。

（2）降血压　吴茱萸汤提取液高、中、低剂量[28.8、14.4、7.2g/（kg·d）]灌胃8周，高剂量对原发性高血压（SHR）大鼠呈现出降压作用，中、低剂量有一定降压作用趋势。三个剂量组对血浆血管紧张素Ⅱ（Ang Ⅱ）均具有降低作用[2]。

（3）止呕　在顺铂致呕模型的基础上，用大黄制作大鼠病症结合的虚寒呕吐模型，大鼠（200g±20g）口饲大黄一段时间后表现出了明显的虚寒状态和一定程度的病理指标的变化，用吴茱萸、生姜、党参、大枣（3∶6∶3∶2）水煎液（1g/ml）治疗，而对证给予吴茱萸汤后这种病理状态和病理指标均有较为明显的改善，而不具有虚寒状态的顺铂对照组大鼠给予吴茱萸汤治疗后反而加重了病理指标的变化；吴茱萸汤对两种呕吐模型均有显著的止呕作用（P＜0.01），但对大黄加顺铂制备的虚寒呕吐动物模型的作用优于单纯顺铂制备的呕吐模型（P＜0.01）。说明吴茱萸汤在治疗虚寒性呕吐上有显著的作用[3]。

（4）抗抑郁　通过小鼠自主活动实验、悬尾实验、强迫游泳实验和利血平拮抗实验，发现吴茱萸汤各剂量均能显著缩短小鼠悬尾和强迫游泳的不动时间（P＜0.05 或 P＜0.01），拮抗利血平所致的体温下降、眼睑下垂和僵直状态（P＜0.05 或 P＜0.01），且均对小鼠自主活动无明显影响（P＞0.05）。说明吴茱萸汤具有一定的抗抑郁作用，且无明显中枢兴奋作用[4]。

2. 制剂研究

选用吴茱萸汤处方量药材，通过正交试验法优选其水提工艺为：加 12 倍水煎煮 3 次，每次 1h，运用加热回流提取、减压浓缩、喷雾干燥等现代生产技术制备吴茱萸复方颗粒，吴茱萸碱与吴茱萸次碱提取总量为 0.609mg/g，人参皂苷 Re 和人参皂苷 Rb$_1$ 的提取总量为 2.191mg/g，出膏率 31.210%，工艺稳定可行[5]。

3. 成分分析

吴茱萸汤中含吴茱萸碱、吴茱萸内酯、吴茱萸次碱、6- 姜酚、芦丁等活性成分。测定方法采用 HPLC 法，色谱柱 COSMOSIL 5 C18–MS–II（5μm，4.6mm×250mm）；流动相乙腈（0.1% 磷酸 A）- 水溶液（0.1% 磷酸 B），梯度洗脱，流速 1ml/min，柱温 30℃，检测波长 210nm[6]。

吴茱萸汤中还含有人参皂苷 Re 和人参皂苷 Rb$_1$。测定方法为：色谱柱为 Agilent Zorbax TC–C18（4.6mm×250mm，5μm），以乙腈（A）- 水（B）为流动相进行洗脱（0~35min，19%A；35~55min，19%~29%A；55~70min；29%A；70~100min，29%~40%A），流速 1ml/min，检测波长 203nm，柱温 25℃[7]。

4. 临床应用

（1）厥阴头痛　采用吴茱萸汤加减治疗 100 例中医辨证为厥阴头痛的患者，对照组给予常规西医治疗，观察组则给予吴茱萸汤加减治疗，药方组成：吴茱萸 10g，党参 15g，生姜 6g，细辛 5g，姜半夏 10g，茯苓 20g，胆南星 6g，代赭石 30g，大枣 3 枚。随症加减：如有涎沫者，改干姜为生姜；痛偏前额者，加葛根、升麻；痛在颞部，口干者，加柴胡、黄芩；兼外感者，去党参，加羌活；呕吐清水者则加制陈皮、茯苓。每日 1 剂，水煎 2 遍，分 2 次服。治疗 84 天。对照组临床治疗有效率为 82%，而观察组临床治疗有效率则高达 98%[8]。

（2）偏头痛　吴茱萸汤，药方：太子参 10g，吴茱萸 5g，生姜 20g，大枣 5 枚。随症加减：胸闷泛恶痰多加半夏、白术、白豆蔻仁各 10g；遇劳即发作或加重、面色无华，加黄芪、当归、川芎各 10g，形寒怕冷、腰膝酸软加桂枝、附片各 6g，熟地、淮山药各 10g。每日 1 剂，水煎，分 2 次服。治疗 28 天。选择偏头痛患者 58 例，观察组治愈率和总有效率 92.9%（26/28），明显高于对照组 63.3%（19/30），前者差异无统计学意义（χ^2=3.35，P＞0.05），后者差异有统计学意义（χ^2=7.26，P＜0.01）[9]。

（3）原发性高血压　采用吴茱萸汤治疗了 70 例患原发性高血压的门诊患者。对照组用替米沙坦治疗，80mg/ 次；治疗组用吴茱萸汤，药方组成：人参 15g，吴茱萸 10g，生姜 18g，大枣 5 枚，枸杞子 15g，天麻 10g。每日 1 剂，水煎，分 2 次服。治疗 28 天。治疗组总有效率 91.40%，优于对照组总有效率 77.14%（P＜0.05）[10]。

（4）反流性食管炎　采用吴茱萸汤加减治疗 90 例肝气犯胃兼胃气虚寒型反流性食管炎患者。治疗组予加减吴茱萸汤，药方组成：吴茱萸 6g，高良姜 6g，香附 12g，代赭石 20g，陈皮 12g，人参 9g，大枣 5 枚。每日 1 剂，水煎，分 2 次服（餐前 30min）。治疗 56 天。对照组予奥美拉唑肠溶胶囊治疗。治疗组总有效率为 91.11%，明显高于对照组的总有效率 68.89%；两组经治疗后食管黏膜破损情况均被改善，但治疗组总有效率为 88.89%，明显优于西药对照组的总有效率 66.67%（P＜0.05）[11]。

（5）脾胃虚寒型胃痛　运用吴茱萸汤兼穴位隔姜灸治疗 62 例脾胃虚寒型胃痛患者，药方组成：吴茱萸 9g，茯苓 15g，白术 12g，干姜 15g，太子参 15g，甘草 6g。随症加减：时常恶心泛酸水者，加海螵蛸 15g，清半夏 10g，瓦楞子 30g，代赭石 30g；大便溏泄者，加车前子 30g，补骨脂 15g，乌梅 12g；疼痛较重者，加延胡索 15g，川楝子 12g，白芍 12g。每日 1 剂，水煎，分 3 次服。姜灸每日 1 次，每次 3 壮，治疗 30~40 天。临床治疗总有效率为 95.1%，经治疗后，患者胃脘痛症状评分和治疗前相比较，有明显降低，治疗前后数据差异有统计学意义（P＜0.05）[12]。

（6）脾胃虚寒型胃溃疡 采用吴茱萸汤治疗 80 例脾胃虚寒型胃溃疡患者，对照组采取常规西药治疗（克拉霉素，阿莫西林，奥美拉唑），试验组采用吴茱萸汤，药方组成：吴茱萸 10g，白术 10g，黄芪 10g，香附 10g，党参 15g，大枣 15g，生姜 15g，炙甘草 5g。随症加减：呃逆重者加陈皮 10g，胀气重者加莱菔子 10g，胃酸过多可加海螵蛸 15g，两胁不舒者可加炒柴胡 15g，胃痛严重者加延胡索 10g。每日 1 剂，水煎，分 2 次服。治疗 7 天。试验组有效率为 95%，对照组有效率为 70%（P < 0.05）[13]。

（7）慢性胃炎 采用吴茱萸汤联合左金丸加减治疗 80 例慢性胃炎患者，对照组患者行常规西药治疗（奥美拉唑肠溶胶囊），药方组成：旋覆花 20g，党参 20g，延胡索 15g，大枣 10g，香橼 10g，佛手 10g，生姜 10g，川黄连 10g，砂仁 8g，厚朴 8g，玫瑰花 6g，吴茱萸 5g。随症加减：泛酸者加煅瓦楞子 30g，海螵蛸 20g；嗳气者添加降香 8g，沉香 6g；头晕者加泽泻 20g，草果 8g。每日 1 剂，水煎，分 2 次服。治疗 30 天。研究组患者治疗总有效率为 95.0%，明显高于对照组的 77.5%（P < 0.05）[14]。

（8）化疗后呕吐 采用吴茱萸汤治疗 80 例接受化疗的肿瘤疾病患者，对照组在化疗期间应用格雷司琼预防化疗呕吐；治疗组患者在化疗期间在对照组基础上应用吴茱萸汤预防化疗呕吐。药方组成：生姜 20g，党参 15g，半夏、大枣各 10g，吴茱萸 6g，砂仁 3g。每日 1 剂，水煎，分 2 次服。观察组肿瘤疾病化疗效果总有效率为 82.5%，略优于对照组的 77.5%；出现呕吐症状的持续时间和肿瘤疾病化疗方案实施总时间明显短于对照组（P < 0.05）[15]。

（9）反复流产 采用吴茱萸汤治疗 100 例反复自然流产患者，对照组采取西药治疗（枸橼酸氯米芬胶囊），药方组成：黄芪 30g，炙甘草 10g，吴茱萸 20g，川芎 10g。随症加减：对于伴有阴虚有热者加用黄芩、生地黄、当归、白芍、知母；对于伴有腰膝酸软者加用桑寄生、续断、杜仲；对于伴有食欲下降者加用山楂、神曲、麦芽、糯米、砂仁等；对于伴有血瘀者加用茯苓、赤芍、桃仁、牡丹皮、桂枝。每日 1 剂，水煎，分 2 次服。治疗 5 天。观察组反复自然流产患者治疗总有效率为 98.00%，显著高于对照组的 78.00%（P < 0.05）[16]。

（10）慢性胆囊炎 用柴胡疏肝散加吴茱萸汤治疗 56 例慢性胆囊炎患者，药方：柴胡 12g，枳壳 15g，香附 10g，陈皮 12g，白芍 15g，川芎 10g，吴茱萸 9g，党参 20g，郁金 15g，金钱草 15，丹参 10g，鸡内金 18g，生姜 10g，大枣 5 枚，甘草 6g。每日 1 剂，水煎，分 2 次服。治疗 14 天。对照组服茴三硫片每次 1 片，每日 3 次，加消炎利胆片，每

次 6 片，3 次 / 天。治疗 60 天。治疗组总有效为 92.9%，对照组总有效为 71.5%（P < 0.05）[17]。

（11）脾肾阳虚型眩晕 对照组给予患者常规药物疗法，阿司匹林口服，每日 3 次，1 次 25~50mg；同时服用尼莫地平，每日 3 次，1 次 40~60mg，观察组则利用苓桂术甘汤合吴茱萸汤进行加减治疗，药方组成：茯苓 12g，桂枝 9g，白术 6g，炙甘草 6g，吴茱萸 3g，人参 6g，大枣 12 枚，生姜 18g。随症加减：腰膝酸软症状明显加附片，巴戟天各 10g；气短乏力症状明显加黄芪 30g，当归 10g。每日 1 剂，水煎，分 2 次服。治疗 30 天。观察组患者治疗后的临床症状积分（12.15 ± 1.91）分优于对照组（P < 0.05）；观察组患者治疗后的血流速度数据：左椎动脉（20.29 ± 3.56）cm/s、基底动脉（25.37 ± 5.66）cm/s、右椎动脉（22.79 ± 4.05）cm/s，均高于对照组患者（P < 0.05）；观察组患者治疗后的生活质量量表评分为（82.50 ± 2.93）分，高于对照组（P < 0.05）[18]。

（12）神经性呕吐 用四逆散合吴茱萸汤加减，药方组成：柴胡 20g，白芍 20g，枳实 20g，甘草 10g，吴茱萸 10g，党参 10g，生姜 5 片，大枣 5 枚。随症加减：夜寐差者加合欢皮、酸枣仁以解郁安神；纳差者加焦三仙以健胃消食；头痛甚者加天麻、川芎、藁本；气短乏力者加黄芪、黄精；自汗、盗汗者加小麦、麻黄根、牡蛎；痰多者加厚朴、半夏。每日 1 剂，水煎，分 2 次服。治疗 15 天。治愈（呕吐症状消失）10 例。有效（症状明显减轻，呕吐次数较服药前明显减少，偶有复发，但继续服药后症状很快改善）8 例。无效（症状无改善）2 例。总有效率 90%[19]。

（13）痛经 以桃红四物汤合吴茱萸汤，药方组成：熟地 15g，当归 15g，白芍 10g，川芎 9g，桃仁 9g，红花 6g，吴茱萸 9g，人参 9g，生姜 6g，大枣 4 枚。随症加减：气滞血瘀者加柴胡 10g，香附 10g，川楝子 3g，青皮 6g，延胡索（醋制）6g；寒湿凝滞者加细辛 3g，肉桂 6g，小茴香（盐炒）15g，延胡索（醋制）10g，干姜 6g；湿热瘀阻者加黄连 6g，牡丹皮 12g，薏苡仁 10g，当归减至 9g；气血虚弱者加黄芪 12g，饴糖 15g，阿胶 6g，炙甘草 3g；肝肾亏损者加山茱萸 10g，巴戟天 9g，五味子 6g，肉豆蔻 10g。每日 1 剂，水煎，分 2 次服，经行即停药，行经前 1 周服用，服用 3 个月经周期，52 例患者中治愈 48 例（92.3%），好转 3 例（5.8%），无效 1 例（1.9%）[20]。

（14）上消化道癌并发泛吐清涎证 药方组成：吴茱萸 10g，红参（另炖兑服，10g），生姜 30g，大枣 12 枚。每日 1 剂，水煎，分 2 次服，治疗 6 天。总有效率为 91.7%[21]。

参考文献

[1] 黄如栋, 窦昌贵. 吴茱萸汤注射液回阳固脱作用的实验研究 [J]. 中药药理与临床, 1991 (02): 1-5.

[2] 李芳, 鄢良春, 李明懋, 等. 加味吴茱萸汤对自发性高血压大鼠血压及血管紧张素Ⅱ的影响 [J]. 四川中医, 2018, 36 (07): 59-61.

[3] 李文兰, 姬海南, 王朋倩, 等. 虚寒呕吐模型的复制和吴茱萸汤的止呕作用研究 [J]. 中华中医药学刊, 2017, 35 (05): 1066-1069.

[4] 胡静娜, 马卫成, 徐锦龙. 吴茱萸汤对小鼠行为绝望模型和利血平模型的影响 [J]. 中药材, 2015, 38 (08): 1718-1720.

[5] 林伟雄, 王晖, 乐智勇, 等. 正交试验法优选吴茱萸汤复方颗粒水提工艺 [J]. 亚太传统医药, 2017, 13 (04): 32-36.

[6] 姬海南, 杜新亮, 孟晶, 等. 高效液相色谱法同时测定吴茱萸汤中 5 种活性成分的含量 [J]. 中南药学, 2017, 15 (01): 92-95.

[7] 林伟雄, 乐智勇, 车海燕, 等. 吴茱萸汤复方颗粒定性定量方法研究 [J]. 中南药学, 2017, 15 (05): 679-684.

[8] 刘凯. 吴茱萸汤治疗厥阴头痛的临床体会 [J]. 世界最新医学信息文摘, 2018, 18 (66): 157-158.

[9] 李孝文, 温占秋, 贾建华. 吴茱萸汤加减治疗具有恶心表现的偏头痛效果观察 [J]. 中国乡村医药, 2017, 24 (01): 27.

[10] 李争红. 吴茱萸汤治疗原发性高血压随机平行对照研究 [J]. 实用中医内科杂志, 2016, 30 (03):

[11] 薛红阳. 加减吴茱萸汤对肝气犯胃兼胃气虚寒型反流性食管炎的临床研究 [D]. 承德医学院, 2018.

[12] 杨志明. 吴茱萸汤加减配合穴位隔姜灸治疗脾胃虚寒型胃痛 62 例 [J]. 中医临床研究, 2018, 10 (22): 108-110.

[13] 韩蓁, 李良, 戚虹百. 吴茱萸汤加减治疗脾胃虚寒型胃溃疡的临床疗效观察 [J]. 中国医药指南, 2016, 14 (25): 21-22.

[14] 刘浩. 左金丸联合吴茱萸汤加减对慢性胃炎的治疗效果及作用机理分析 [J]. 亚太传统医药, 2015, 11 (07): 127-128.

[15] 曾麟, 杨水秀, 袁海珍. 吴茱萸对化疗呕吐抑制的临床观察及其机制研究 [J]. 中国当代医药, 2016, 23 (23): 58-60.

[16] 李雁南. 吴茱萸汤联合西药治疗反复自然流产临床观察 [J]. 光明中医, 2018, 33 (06): 856-858.

[17] 黄飞霞, 许倩, 张久强. 柴胡疏肝散加吴茱萸汤治疗慢性胆囊炎 28 例 [J]. 四川中医, 2014, 32 (07): 113-114.

[18] 洪如龙. 苓桂术甘汤合吴茱萸汤加减治疗脾肾阳虚型眩晕临床治疗观察 [J]. 中国卫生标准管理, 2016, 7 (21): 118-121.

[19] 赵月娇. 四逆散合吴茱萸汤治疗神经性呕吐 20 例 [J]. 实用中医药杂志, 2015, 31 (06): 514.

[20] 宫润莲. 桃红四物汤合吴茱萸汤加减治疗痛经临床观察 [J]. 中国现代医药杂志, 2012, 14 (04): 103.

[21] 牛占海, 王艳馨. 吴茱萸汤治疗上消化道癌并发泛吐清涎证 168 例 [J]. 陕西中医, 1997 (01): 9.

芍药甘草汤

【出处】《伤寒论》(汉·张仲景)"伤寒脉浮,自汗出,小便数,心烦,微恶寒,脚挛急。……若厥愈足温者,更作芍药甘草汤与之,其脚即伸。"

【处方】白芍药、甘草各四两(炙)。

【制法及用法】上二味,以水三升,煮取一升五合,去滓,分温再服。

【剂型】汤剂。

【同名方剂】戊己汤(《症因脉治》卷四);芍药甘草汤(《伤寒论》);芍药甘草汤《退思集类方歌注》;芍药甘草汤《医方论》;芍药甘草汤《伤寒括要》;芍药甘草汤《伤寒寻源》;《伤寒杂病论》芍药甘草汤;《医述》芍药甘草汤;《医宗金鉴》芍药甘草汤;《医学心悟》芍药甘草汤。

【现代研究】

1. 药理作用

(1) 对子宫内膜合成前列腺素的影响 在磷脂合成过程中,当子宫内膜成纤维细胞与花生四烯酸共同培养时,后者呈时间依赖性掺入磷脂,添加芍药甘草汤 500mg/L 培养时,花生四烯酸与卵磷脂、磷脂酰乙醇胺的结合增加约为原来的 1.5 倍，而且添加后即刻见效。芍药甘草汤对磷脂分解无影响。在前列腺素合成中，芍药甘草汤浓度依赖性地抑制前列腺素合成，100mg/L 的芍药甘草汤约抑制前列腺素合成 50%[1]。

（2）对高睾酮血症不孕及排卵障碍的影响　对 110 例高睾酮血症妇女（血睾酮 > 7ng/L）投以芍药甘草汤每日 7.5g，芍药甘草汤直接作用于卵巢，使卵巢的类固醇代谢正常化，从而抑制卵巢分泌睾酮，另外芍药甘草汤可能同糖皮质激素作用相同，抑制肾上腺性雄激素产生，但不影响脑垂体释放黄体生成素和卵泡刺激素，并根据大白鼠体内外实验结果提示：其作用是由芍药和甘草两者共同发挥的作用，且确认其有效成分是芍药苷和甘草甜素[2]。

（3）对高泌乳素血症（PRI）的影响　动物实验表明舒必利诱发的大白鼠高 PRL 血症其血中睾酮（T）值高，而 E2 低。予以芍药甘草汤则可抑制血 PRL、T 的上升，提示舒必利阻断垂体多巴胺受体的作用，可由于芍药甘草汤而消失。进一步实验证明芍药甘草汤能显著促进垂体多巴胺受体的活性，故认为芍药甘草汤降低 PRL 的作用机制是刺激脑垂体前叶的多巴胺受体[3]。

（4）止咳、平喘、抗过敏　芍药甘草汤对组织胺所致豚鼠支气管收缩和卵白蛋白诱发的致敏豚鼠哮喘及致敏大白鼠颅骨骨膜肥大细胞脱颗粒影响，3g/kg 和 10g/kg 剂量的芍药甘草汤能显著延长豚鼠哮喘潜伏期（P < 0.01）和抑制大白鼠颅骨骨膜肥大细胞脱颗粒（P < 0.01），其脱颗粒率与生理盐水组差异有非常显著性（P < 0.01），说明芍药甘草汤具有抗变态反应的作用[4]。取雄性致敏大鼠 40 只，随机均分为正常对照组、模型组、芍药甘草汤组、地塞米松组、中西医结合组，每组 8 只。除正常对照组外其余各组大鼠以卵白蛋白致敏并诱发哮喘以制作模型。正常对照组和模型组生理盐水灌胃，其余各组给予对应药物。实验结束后对大鼠左肺行肺泡灌洗术，肺泡灌洗液细胞计数后离心取细胞进行瑞氏染色细胞分类计数。用酶联免疫法测定肺匀浆中 IL-17 的水平，用流式细胞仪检测脾脏单个核细胞液中 Th17 细胞含量。与模型组比较，芍药甘草汤组、地塞米松组及中西医结合组均可显著降低肺泡灌洗液细胞总数和嗜酸性粒细胞（P < 0.01），同时能显著降低 Th17 和 IL-17 水平（P < 0.01），地塞米松组大鼠 IL-17 表达较芍药甘草汤组及中西医结合组降低（P=0.049 和 0.006），地塞米松组大鼠 Th17 表达与芍药甘草汤组比较差异无统计学意义（P > 0.05）[5]。

（5）解痉、镇痛、抗炎　芍药甘草汤对乙酰胆碱所致肠管痉挛性收缩有明显拮抗作用，用量增大，其作用相应增强，并且此方对巴豆油所致小鼠耳壳炎症，醋酸所致的小鼠腹腔炎症及毛细血管通透性有明显抑制作用[6]。芍药甘草汤可以降低模型组动物血清中致炎因子的含量[7]。

（6）干预子宫腺肌病细胞 ER/MAPK 通路　选择子宫腺肌病痛经患者 8 例，取其病灶组织用于培养，体外细胞实验观察芍药甘草汤对子宫腺肌病痛经患者的病灶细胞 ER、MEK-2、Raf、Ras 表达水平的影响，及 ER、ERK/MAPK 信号通路相关因子表达的调控。发现芍药甘草汤高浓度组可以有效降低子宫腺肌病病灶细胞 ER、MEK-2、RAS 的表达，芍药甘草汤低浓度组可以有效降低子宫腺肌病病灶细胞 ER、RAS 的表达。芍药甘草汤可能通过调控细胞 ER 及 MEK-2、RAF、RAS 蛋白的表达，而雌激素的生物学效应大小与靶细胞内 ER 高低有关，当 ER 表达降低时，E2 与 ER 结合率降低，雌激素的生物学效应降低，阻断或减少了异位病灶组织在肌层内种植、生长，雌激素对子宫蠕动的调节作用减缓，子宫收缩性减弱，从而缓解或消除痛经。另一方面，当 ER 表达降低时，则抑制 MAPK 信号通路，减弱子宫腺肌病病灶细胞的异常增殖，阻碍了子宫腺肌病的发展，从而减缓了子宫平滑肌的收缩强度，子宫收缩性减弱，有效缓解了子宫腺肌病患者的痛经症状，此可能是芍药甘草汤治疗子宫腺肌病的主要机理之一[8]。

（7）神经保护　实验分为 4 组：空白对照（Con）组、LPS（LPS）组、芍药甘草汤（SGD）组、芍药甘草汤 + 尼克酰胺（SGD+NAM）组。相差显微镜下观察各组背根神经节神经元形态的改变；CCK 法检测各组背根神经节神经元的存活率，并且通过 Western blot 法检测各组神经元沉默信息调节因子 2（Sir2）相关酶 1（SIRT1）、mTOR、p-mTOR 和 Ac-NF-κB 的表达。LPS 组较 Con 组 DRGn 的形态发生明显改变，存活率明显降低（P < 0.01），SIRT1 和 p-mTOR 表达降低（P < 0.05），mTOR 和 Ac-NF-κB 表达增高（P < 0.05）；SGD 组较 LPS 组背根神经节神经元的存活率增加（P < 0.01），SIRT1 和 p-mTOR 表达增加（P < 0.05），mTOR 和 Ac-NF-κB 的表达降低（P < 0.05）；SGD+NAM 组较 SGD 组背根神经节神经元的存活率降低（P < 0.05），SIRT1 和 p-mTOR 的表达降低（P < 0.05），mTOR 和 Ac-NF-κB 的表达增高（P < 0.05）[9]。

（8）免疫调节　取 10 周龄系统性红斑狼疮（SLE）模型——转基因 MRL/Lpr 小鼠与 C57BL/6 正常小鼠各 40 例同步对照，研究不同浓度芍药甘草汤高、中、低浓度分别为：0.6、0.3、0.15g/（ml·d）对小鼠狼疮症状、生存率以及脾细胞 $CD_{25}^+CD_4^+Foxp_3^+Treg$ 的影响。高浓度芍药甘草汤可以明显减缓疾病的发生、减轻 SLE 症状、延长病鼠生存期；治疗后 CD_{25}^+/CD_4^+（％）为 11.80 ± 0.98，$Foxp3+/CD_4^+$（％）为 3.32 ± 0.70，优于治疗前 CD_{25}^+/CD_4^+（％）17.18 ± 0.62，$Foxp_3^+/CD_4^+$（％）5.50 ± 0.73[10]。

2. 制剂研究

（1）提取工艺　用正交实验法，以提取物中芍药苷含量和干浸膏得率为指标进行实验。选取 L_9（3^4）正交表，考察加水量、提取时间及提取次数等因素的影响。芍药甘草汤的最佳提取工艺为：10 倍水，每次 2h，提取 2 次[11]。

（2）含量测定　采用高效液相色谱法，Phenomenex ODS 柱（5μm，250.0mm×4.6mm）；流动相 A 为乙腈，流动相 B 为 0.05% 磷酸溶液，时间梯度洗脱；流速为 1.0ml/min；检测波长为 237nm；柱温为 30℃。甘草酸铵进样量在 6.992~174.800μg 范围内呈良好的线性关系（r = 0.9991），平均回收率为 98.62%（n = 6），RSD 为 0.28%[12]。采用高效液相色谱法，色谱柱为 Kromasil C18（4.6mm×250mm，5μm）；以乙腈 -0.1% 磷酸溶液（15：85）为流动相；检测波长 230nm；流速 1.0ml/min。柱温为室温；进样体积 10μl。芍药苷在 0.102~1.02μg 范围内呈良好的线性关系，r = 0.9998[13]。

（3）用药规律　采用正交设计法探讨芍药甘草汤的不同配伍比对小鼠正常和亢进状态的肠推进的影响，以及对正常和亢进状态下的离体兔肠的影响。用线性回归分析方法建立测评指标与考察因素间的数学模型。通过直观分析、方差分析和回归分析得出，芍药甘草汤的最佳配伍是芍药 - 甘草（1：1），两药之间具有协同作用[14]。

3. 成分分析

（1）芍药甘草汤指纹图谱　采用 UPLC 方法，利用 Waters Xselect HSS T3 色谱柱（2.1mm×100mm，1.8μm），以乙腈（A）- 醋酸 - 醋酸铵缓冲溶液（pH4.5）（B）作为流动相进行梯度洗脱，柱温 40℃，流速 0.2ml/min，全波长扫描，选取甘草酸为参照峰，分析 15 批次芍药甘草汤水煎液的 UPLC 指纹图谱，并使用中药色谱指纹图谱相似度评价系统对指纹图谱相似度进行评价。结果：在芍药甘草汤水煎液指纹图谱中标定了 72 个共有峰，指认了 7 个共有峰，15 批样品指纹图谱相似度均 > 0.97，不同批次间差异较小[15]。

（2）体内外成分　以芍药甘草复方组方前后的体外成分研究为基础，确认了芍药甘草汤体外的主要成分为芍药苷、儿茶素 -5-O- 葡萄糖苷、白芍苷、

甘草苷、甘草酸等，入血移行成分中也发现此类糖苷类物质，另又发现了来源于甘草成分的葡萄糖醛酸结合物 - 甘草素葡萄糖醛酸和异甘草酸葡萄糖醛酸[16]。另有研究表明芍药甘草汤给药后血清样品有 32 个血中移行成分（SGT1-SGT32），其中 17 个为原方直接入血成分，15 个为代谢产物。其起效物质基础为没食子酸、异芍药苷、白芍苷、芍药苷、异苯甲酰芍药苷、异佛来心苷、甘草素 -4′ -O- 芹糖基 -（1→2）葡萄糖苷、甘草苷、异甘草素 -4-O- 芹糖基 -（1→2）葡萄糖苷、异芒柄花甙、异甘草苷、甘草素、甘草酸[17]。采用 HPLC-DAD-ESI-MS 分析芍药甘草配伍体内外物质基础变化，确认大鼠血中移行组分。方法：以 KormasilC18 色谱柱（4.6mm×250mm，5μm 带保护柱）；以乙腈 -0.5% 乙酸水为流动相进行梯度洗脱，流速 0.8ml/min，柱温 25℃，以甲醇为去蛋白溶剂，样品经电喷雾离子源正离子化后，通过 LCQdeca 型质谱仪，在 m/z100~1000 进行扫描，并对特征离子进行 2 次裂解，获得二级质谱数据。以芍药甘草复方组方前后的体外成分研究为基础，确认了芍药甘草汤体外的主要成分为芍药苷、儿茶素 -5-O- 葡萄糖苷、白芍苷、甘草苷、甘草酸等，入血移行成分中也发现此类糖苷类物质，另又发现了来源于甘草成分的葡萄糖醛酸结合物——甘草素葡萄糖醛酸和异甘草酸葡萄糖醛酸[16]。

4. 临床应用

（1）脑血管病偏瘫　对脑血管病伴有一侧肢体麻痹、肩关节疼痛、活动受限患者给予芍药甘草汤 7.5g，分 3 次服，连续 7 天。对伴有肢体疼痛的脑血管偏瘫患者，芍药甘草汤可在减轻疼痛，解除肌张力增高状态的同时，使关节活动度扩大，改善日常生活活动，且顿服效果比定时服用效果好[18]。

（2）慢性萎缩性胃炎　选用芍药甘草汤作为基础，随症加减，治疗慢性萎缩性胃炎 36 例，以服药 1 个月为 1 个疗程，所有病例均服药 2 个疗程，以症状全部消失、胃镜报告显示正常为治疗指标；以胃病缓解、发作次数少，其他症状减轻，为好转指标；症状无改善，胃镜检查无变化为无效。结果治愈 6 例，好转 27 例，无效 3 例，总有效率达 91.7%[19]。

（3）尿毒症末梢神经病变　根据末梢神经病变患者共有的病毒，即肾虚精竭，脾虚气血化生失源，而致血不养肝，筋脉失养的病因病机特点，在辨证论治的基础上，重用芍药甘草汤加薏苡仁，其中芍药 30~60g，薏苡仁 40~60g，炙甘草 10g，水煎服，连服 3~10 剂，服药期间停用一切镇静剂。治疗结果表明，症状完全消失者 5 例，总有效率为 83.3%[20]。

（4）透析患者肌痉挛　以 21 例透析患者为治疗

对象，在透析中或透析后引起肌痉挛时，给予芍药甘草汤 2.5~5.0g，通常在 15~20min 后出现效果，所以顿服 30min 进行疗效判定。其中痉挛完全消失的显效者 11 例，有效 17 例，总有效率为 81%。痉挛消退程度与体重增加之间无相关性。透析中间质液在流入速度（PRR）与痉挛消退程度之间无显著的相关性，但 PRR 的减少有增加芍药甘草汤效果的倾向。由此认为，芍药甘草汤对透析中或透析后引起的肌痉挛有较好的疗效[21]。

（5）颈肩腰腿痛 选取颈肩腰腿痛患者 88 例，随机均分为实验组（44 例）和对照组（44 例）进行实验。对照组患者接受常规治疗，实验组接受芍药甘草汤加减治疗，药方组成：芍药 30g，当归 20g，威灵仙 20g，地龙 20g，葛根 15g，炙甘草 15g，柴胡 10g，天麻 10g。用法为每日 1 剂，水煎后分早晚服用。对比两组的疗效及患者满意度。结果实验组患者治疗有效率为 97.72%，高于对照组的 81.82%，患者满意率为 93.18%，高于对照组的 77.27%，差异具有统计学意义（P < 0.05）[22]。

（6）不宁腿综合征 加味芍药甘草汤对血液透析及腹膜透析患者继发不宁腿综合征，患者第 1 周普拉克索（每次 0.125mg，每日 3 次，口服），第 2 周（每次 0.25mg，每日 3 次，口服），第 3 周及第 4 周（每次 0.5mg，每日 3 次，口服），予加味芍药甘草汤，处方白芍 30g，炙甘草 30g，木瓜 20g，薏苡仁 20g。服用方法：中药颗粒冲服早晚各一次。治疗组患者不宁腿综合征评分及睡眠质量较对照组明显改善（P < 0.05）；治疗组总有效率显著优于对照组（P < 0.05）[23]。

（7）儿童功能性腹痛 采用芍药甘草汤治疗。处方：芍药、甘草各 12g。随症加减：腹痛甚者加香附、延胡索各 6g；脾胃湿热加白豆蔻 8g；脾胃虚寒加乌药 6g；便秘加莱菔子 6g；腹泻加炒薏苡仁 8g。每天 1 剂，水煎，分早晚 2 次温服。总有效率治疗组为 96.0%，对照组为 77.3%，组间比较，差异有统计学意义（P < 0.05）；随访 6 个月，复发率治疗组为 6.9%，对照组为 22.4%，组间比较，差异有统计学意义（P < 0.05）[24]。

（8）慢性踝关节损伤 芍药甘草汤加味的药物组成和用法是：芍药 30g，甘草 15g。若患者存在气虚的症状，可在此方中加入人参 10g，黄芪 30g，白术 12g，陈皮 10g。若患者存在瘀血阻络的症状，可在此方中加入川牛膝 12g，鸡血藤 20g，没药 9g，土鳖虫 10g，三七粉 6g。若患者存在寒湿困脾的症状，可在此方中加入防己 15g，泽兰 15g，木瓜 12g，姜黄 12g，茯苓 12g，川牛膝 9g。若患者存在肝肾不足的症状，可在此方中加入菟丝子 30g，枸杞子 12g，狗脊 15g，桑寄生 10g，肉桂 3g。若患者存在气滞血瘀的症状，可在此方中加入陈皮 9g，川芎 12g，红花 15g，桑枝 10g，苏木 10g。若患者存在湿热下注的症状，可在此方中加入黄柏 10g，栀子 10g，猪苓 9g，茯苓 10g，牡丹皮 12g。水煎服，每日 1 剂，分 2 次服用，连续用药 14 天，治疗的总有效率为 92.00%[25]。

（9）缓解混合痔术后疼痛 加味芍药甘草汤方药组成：白芍 25g，甘草 8g，白花蛇舌草 10g，金银花 10g，蒲公英 10g，连翘 10g，川牛膝 10g，陈皮 6g，黄柏 10g，苍术 10g。治疗起始时间为术后第一天至术后第七天。在创缘水肿、排便情况、创面愈合等指标上分别显示出优异的效果[26]。

（10）骨与关节疼痛性疾病 予加味芍药甘草汤配合关节镜下清理术进行治疗膝骨关节炎，药方组成：白芍、甘草各 30g，伸筋草、白术各 15g，鸡血藤、当归各 10g。结果显示与单纯予以关节镜下清理术治疗相比，加味芍药甘草汤配合关节镜下清理术疗效更加显著，尤其对膝周压痛和关节肿胀改善明显，能有效降低膝关节液中 IL-1β 水平[27]。

将腰椎间盘突出患者随机分为观察和对照两组，每组各 60 例。治疗组选用针刺结合加味芍药甘草汤治疗，针刺以肾俞、患部腰夹脊、大肠俞（均双侧），患侧环跳、委中、阳陵泉、承山、尺胫针中胫部（膝－踝关节）膀胱经皮部 3 针为主穴。寒湿配腰阳关，瘀血配膈俞，肾虚配志室，湿热型配三阴交，并每日加服加味芍药甘草汤，基本方：芍药 24~40g，甘草 6~20g，白术 15~20g，牛膝 10~12g，泽泻 12~15g，泽兰 30~50g。水煎服，早晚各一次。对照组则仅选用针刺治疗，主穴和配穴均同治疗组。两组每次治疗均为 30min，5 天一疗程，疗程期间休息两天，共三个疗程。两组治疗后 McGill 疼痛问卷表数值降低、肌电图复查自发电位减少、运动单元电位数和电压增加、F 波传导速度明显增快、腰部活动度加大、患者的生活质量明显改善，但治疗组在同一时间的各项指标明显优于对照组（P < 0.05）。治疗组和对照组治愈率分别是 78.33% 和 56.67%，总有效率为 90.00% 和 71.67%。治愈率和总有效率治疗组优于对照组（P < 0.01）[28]。

（11）神经性疼痛 芍药甘草汤加减联合氟桂利嗪治疗神经性头痛，在西药常规治疗基础上，配合使用芍药甘草汤加减，药方组成：赤芍 30g，白芍 30g，当归 15g，川芎 15g，细辛 5g，天麻 8g，钩藤 10g，炙甘草 6g。芍药甘草汤加减联合氟桂利嗪能显著的提高治疗有效率，使患者头痛发作次数、持续时间及头痛程度均较治疗前明显降低[29]。

选取带状疱疹后遗神经痛患者 126 例，随机分为对照组和实验组，各 63 例。对照组给予常规西药治疗；实验组给予芍药甘草汤结合阶梯针刺法治疗。疗程结束后，观察患者的治疗有效率并比较疼痛评分（VAS）、疼痛分级指数（PRI）、现有疼痛强度（PPI）。结果实验组患者治疗后治疗有效率显著高于对照组，VAS 评分、PRI、PPI 评分显著优于对照组（$P < 0.05$）[30]。

（12）不自主性、异常兴奋性疾病 选加味芍药甘草汤治疗帕金森病患者，与常规口服多巴丝肼胶囊相对比，发现中药汤剂一贯煎合芍药甘草汤治疗帕金森病，综合治疗方案疗效高于单纯西医治疗方案，药方组成：北沙参、麦冬、芍药、当归身各 10g，生地黄 20g，甘草 6g，枸杞 15g，川楝子 4.5g，全蝎 5g，僵蚕 8g，水蛭 3g[31]。

选取 60 例僵直少动型帕金森病患者随机分为观察组 30 例和对照组 30 例。对照组采用单纯美多芭片口服治疗，观察组在对照组治疗基础上给予加味芍药甘草汤口服，药方组成：白芍 30g，甘草 20g，熟地 15g，山萸肉 10g，何首乌 10g，当归 10g，葛根 20g，川芎 15g，木瓜 20g，鸡血藤 15g，黄连 6g，附子 10g。以上药物，水浸泡 30min，取水 500ml，煎取 200ml，每日 1 剂。2 组均连续治疗 12 周。12 周后评价 2 组患者中医证候评分。治疗 12 周后观察组中医证候疗效总有效率为 86.67%，对照组总有效率为 33.33%，2 组比较差异具有统计学意义（$P < 0.05$）。观察组患者治疗后，肢体拘紧、活动笨拙、言语謇涩、形体消瘦、头晕、耳鸣、失眠多梦、腰膝酸软、小便频数、大便秘结评分均较治疗前明显降低（$P < 0.05$），且与对照组治疗后比较均有统计学意义（$P < 0.05$）[32]。

（13）镰疮 芍药甘草汤合并外洗方配合抗生素治疗镰疮，药方组成：当归 20g，赤芍 60g，两头尖 12g，陈皮 15g，生甘草 30g。随症加减：湿热下注者，加金银花 30g，大黄 12g；气虚血瘀者，将生甘草减至 10g，加四君子汤。疮疡外洗方，药物组成：白矾 60g，石榴皮 60g，黄柏 60g，椿根皮 60g，艾叶 60g。水煎 800ml，熏洗创面，其疗效远高于单纯使用抗生素治疗[33]。

（14）葡萄膜炎 86 例葡萄膜炎患者随机分为观察组和对照组，每组 43 例。对照组患者给予妥布霉素滴眼液，每日 3 次；普拉洛芬滴眼液，每日 3 次；阿托品滴眼液，每日 1 次。观察组患者在对照组治疗基础上给予芍药甘草汤 300ml（白芍颗粒剂 90g，甘草颗粒剂 30g），早晚分服，连续 4 周。比较两组患者治疗前后视力、中医证候积分、患者临床疗效及痊愈时间。结果：与治疗前比较，治疗后两组患者视力水平均提高，中医证候评分均下降，差

异均有统计学意义（$P < 0.05$）；与对照组治疗后比较，观察组患者的视力恢复较好，中医证候评分较低，差异均有统计学意义（$P < 0.05$）。对照组有效率为 67.44%，观察组 90.70%，两组有效率比较，差异有统计学意义（$P < 0.05$）。对照组痊愈时间为（10.25 ± 1.15）天，观察组为（6.83 ± 1.01）天，两组比较，差异有统计学意义（$P < 0.05$）[34]。

（15）关节骨髓水肿综合征 选取 100 例踝关节骨髓水肿综合征患者，随机分为对照组与观察组各 50 例。对照组采用口服双氯芬酸钠肠溶片结合冰敷治疗，观察组采用芍药甘草汤内服结合冰敷治疗。两组患者用药治疗同时均行踝关节功能锻炼，对比两组的治疗效果。治疗 14 天后，观察组的总有效率明显高于对照组（$P < 0.05$）。治疗后 3 个月、6 个月，观察组的 AOFAS 评分均明显高于对照组（$P < 0.05$）。观察组的不良反应发生率明显低于对照组（$P < 0.05$）[35]。

（16）急性胃溃疡 选取 90 例急性胃溃疡患者。按照随机分组原则将其分为参照组和试验组。对两组患者均进行常规治疗。在此基础上，为试验组患者加用芍药甘草汤加减进行治疗。药方组成：芍药 12g，甘草 12g。对于脾胃虚寒者，在此方中加入茯苓 10g，党参 15g，白术 10g，黄芪 20g 及干姜 5g；对于气滞血瘀者，在此方中加入没药 10g，川芎 15g，乳香 10g，丹参 15g；对于胃阴不足者，在此方中加入麦冬 15g，生地 20g，沙参 15g，当归 20g；对于肝胃不和者，在此方中加入郁金 15g，茯苓 15g，柴胡 15g，陈皮 10g。用 600ml 的清水进行煎煮，然后去渣取汁 300ml，每日 1 剂，分温再服。用药 30 天为 1 个疗程，两组患者均治疗 1 个疗程。然后对比两组患者的临床疗效及治疗前后其胃黏膜中 EGFR、EGF 的表达水平。试验组患者治疗的总有效率 91.1%，高于参照组患者治疗的总有效率 73.3%，（$P < 0.05$）[36]。

（17）肝炎 将 96 例慢性重度乙型病毒性肝炎患者随机分为两组，对照组 51 例，以恩替卡韦抗病毒、保肝退黄等西药综合对症支持治疗；治疗组 45 例，在上述综合治疗的基础上加服芍药甘草汤治疗，每日 1 剂，水煎分两次服用。两组均以 2 个月为观察期，观察两组患者治疗有效率，治疗前后临床症状体征、肝功能、PTA 改善情况，HBV DNA 阴转率及重型肝炎发生率。治疗组患者治疗有效率、临床症状体征、肝功能、PTA 改善情况及 HBV DNA 阴转率明显优于对照组，重型肝炎发生率低于对照组。治疗组总有效率为 97.8%，对照组为 82.4%（$P < 0.05$）[37]。

（18）肝硬化 将 40 例原发性胆汁性肝硬化

患者随机分为观察组和对照组各 20 例。对照组常规应用熊去氧胆酸胶囊治疗，观察组在对照组基础上加用加味芍药甘草汤汤剂口服治疗，药方组成：芍药 12g，甘草 12g。对于脾胃虚寒者，在此方中加入茯苓 10g，党参 15g，白术 10g，黄芪 20g；对于气滞血瘀者，在此方中加入没药 10g，川芎 15g，乳香 10g，丹参 15g；对于胃阴不足者，在此方中加入麦冬 15g，生地 20g，沙参 15g，当归 20g；对于肝胃不和者，在此方中加入郁金 15g，茯苓 15g，柴胡 15g，陈皮 10g。用 600ml 的清水进行煎煮，然后去渣取汁 300ml，每日 1 剂，分温再服。用药 30 天为 1 个疗程，两组患者均治疗 1 个疗程。疗程 6 个月。比较两组患者的临床疗效、肝功能、肝纤维化指标等。疗程结束后，观察组和对照组有效率分别为 90% 和 75%，观察组的疗效优于对照组，差异具有统计学意义（P < 0.05）[38]。

（19）过敏性紫癜 选取 96 例过敏性紫癜患者，并随机分为观察组与对照组各 48 例，对照组全部采用西医药物治疗，观察组在对照组的基础上，根据患者的不同类型，采用不同的加味芍药甘草汤辨证治疗，药方组成：风热型治宜凉血祛风，和营化斑，方选芍药甘草汤加减，主要药物为白芍、炙甘草、水牛角、石膏、知母、玄参、青黛、连翘、牛蒡子、蝉蜕、紫草、赤芍、野菊花。血热型治宜凉血止血，解毒化斑，选用芍甘汤合犀角地黄汤加味，主要药物有白芍、炙甘草、水牛角、生地、赤芍、丹皮、仙鹤草、小蓟、白茅根、三七、地榆炭。脾虚型治宜健脾益气，摄血化斑，方选芍甘汤合归脾汤加减，主要药物有白芍、炙甘草、炙黄芪、党参、茯苓、熟地、当归、制何首乌、炒白术、鸡血藤。观察组的临床效果总有效率为 93.75%，显著高于对照组 72.92%[39]。

（20）前列腺增生 选取前列腺增生症患者 31 例，给予加味芍药甘草汤治疗，药方组成：芍药 30g，甘草 10g，丝瓜络 20g，牛膝 15g，红花 10g，败酱草 20g，炮穿山甲片 10g，附子 6g。每日 1 剂，水煎服。1 个月为 1 疗程，连续治疗 2 个疗程，治疗期间不服其他药物。治疗前后分别进行直肠指检（国际前列腺症状评分）及生活质量指数评分。31 例中显效 11 例，占 35.48%，有效 18 例，占 58.06%，无效 2 例，占 6.45%。总有效率为 93.55%[40]。

（21）其他 血虚津伤所致的腓肠肌痉挛、肋间神经痛、胃痉挛、胃痛、腹痛、坐骨神经痛、妇科炎性腹痛、痛经；呃逆；十二指肠溃疡、萎缩性胃炎、胃肠神经官能症、急性乳腺炎、颈椎综合征等属阴血亏虚，肝脾失调者；结肠黑变病；阴吹；干眼症；面瘫；农药中毒并发迟发性神经病。

参考文献

[1] 伊藤美穗. 对月经困难症与芍药甘草汤研究中发现 [J]. 汉方と最新治疗，1997, 1（6）：52-54.

[2] 小林拓郎. 芍药甘草汤对高睾酮血症中血中雄激素的降低作用及诱发排卵效果和安全性 [J]. 日本不妊学会杂志，1988, 3（33）：134-143.

[3] 林英. 芍药甘草汤对血清睾酮的影响 [J]. 国外医学中医中药分册，1991, 1（13）：55.

[4] 蔡宛如，钱华，朱渊红，等. 芍药甘草汤平喘和抗过敏作用的实验研究 [J]. 中国中西医结合急救杂志，2000, 7（06）：341-342.

[5] 何飞，汝触会，沈晓强，等. 芍药甘草汤对哮喘大鼠辅助性 T 细胞 17 及其细胞因子白细胞介素 -17 的影响 [J]. 浙江中医药大学学报，2017, 41（02）：112-116.

[6] 王均宁，刘更生. 芍药甘草汤及其制剂止痛作用的药理与临床研究 [J]. 中成药，1999（09）：47-49.

[7] 凤良元，鄢顺琴，吴懔清，等. 芍药甘草汤镇痛作用及机理的实验研究 [J]. 中国实验方剂学杂志，2002, 8（01）：23-25.

[8] 何昱雯. 芍药甘草汤对子宫腺肌病细胞 ER/MAPK 通路的干预机制研究 [D]. 广州中医药大学，2013.

[9] 马千，谢晓燕，叶玲，等. 芍药甘草汤对脂多糖诱导大鼠背根神经节神经元损伤的保护机制研究 [J]. 浙江中医药大学学报，2017, 41（06）：513-517.

[10] 王璞，张雯，周红娟，等. 芍药甘草汤对 MRL/Lpr 小鼠 CD4~+CD25~+Foxp3~+ 调节性 T 细胞的影响 [J]. 浙江中医杂志，2009, 44（10）：723-726.

[11] 张静泽，郭鹏，曹波，等. 正交实验法优选芍药甘草汤中芍药苷的提取工艺研究 [J]. 辽宁中医药大学学报，2008（10）：133-134.

[12] 李墨，赵辉. HPLC 测定芍药甘草汤中甘草酸铵的含量 [J]. 中国当代医药，2017, 24（15）：101-103.

[13] 丘振文，罗丹冬，任结梅，等. 不同剂量配比对芍药甘草汤中芍药苷煎出量的影响 [J]. 时珍国医国药，2008（06）：1454-1455.

[14] 钟志勇，龚奥娣，韩坚，等. 用多指标正交设计合并线性回归法探讨芍药甘草汤的最佳配比 [J]. 中药药理与临床，2005（06）：7-10.

[15] 柴瑞平，路娟，俞月，等. 经典名方芍药甘草汤 UPLC 指纹图谱的建立 [J]. 中国新药杂志，2019, 28（04）：473-478.

[16] 沈岚，冯怡，徐德生，等. 基于 HPLC-DAD-ESI-MS 技术的芍药甘草汤体内外物质基础变化研究 [J]. 中国中药杂志，2010, 35（15）：1947-1952.

［17］陈梅．芍药甘草汤入血成分的研究［D］．南京中医药大学，2010．

［18］王锦丽，武艳敏．芍药甘草汤对脑血管病偏瘫患者肩关节疼痛和活动度的改善［J］．国外医学（中医中药分册），1999（03）：34．

［19］成信法，陈瑜．芍药甘草汤治疗慢性萎缩性胃炎［J］．浙江中医学院学报，1996（04）：30．

［20］庚及弟．芍药甘草汤加味治疗尿毒症末梢神经病变30例［J］．北京中医药大学学报，1995（01）：21-22．

［21］李天庆．芍药甘草汤对于透析患者肌痉挛的临床疗效［J］．国外医学（中医中药分册），1997（05）：39．

［22］宋明，朱旭，张锴．芍药甘草汤加减治疗颈肩腰腿痛的疗效及患者满意度分析［J］．中西医结合心血管病电子杂志，2019，7（12）：159-162．

［23］赵妍莉，王圣治，梁亮．加味芍药甘草汤治疗透析患者不宁腿综合征的临床观察［J］．云南中医中药杂志，2019，40（02）：43-45．

［24］张哲．芍药甘草汤治疗儿童功能性腹痛75例临床观察［J］．湖南中医杂志，2018，34（10）：69-70．

［25］张正慧．芍药甘草汤加味治疗慢性踝关节损伤的疗效观察［J］．当代医药论丛，2018，16（16）：15-16．

［26］武月．加味芍药甘草汤缓解混合痔术后疼痛的临床疗效观察［D］．南京中医药大学，2018．

［27］王药，吕发明．加味芍药甘草汤配合关节镜下清理术治疗KOA的临床疗效观察［J］．新疆中医药，2008，26（03）：34-37．

［28］种文强，张卫华．针刺结合加味芍药甘草汤治疗腰椎间盘突出症60例［J］．陕西中医药大学学报，2019，42（02）：91-93．

［29］曾永青，李立新，王洋洋．芍药甘草汤加减联合氟桂利嗪治疗神经性头痛的临床疗效观察［J］．世界中医药，2015，10（01）：60-62．

［30］李武军．芍药甘草汤结合阶梯针刺法治疗带状疱疹后遗神经痛126例分析［J］．皮肤病与性病，2019（03）：383-384．

［31］周晓晖．帕金森综合征应用多巴丝肼联合一贯煎合芍药甘草汤加虫类药物治疗效果［J］．中国中医基础医学杂志，2014，20（05）：646-648．

［32］赵贝贝，崔晓峰，占大权，等．加味芍药甘草汤对僵直少动型帕金森病肝肾阴虚证候的影响观察［J］．云南中医中药杂志，2018，39（04）：32-34．

［33］杜萌萌，时晓华，马立人．芍药甘草汤加疮疡外洗方联合西药治疗镰疮25例［J］．中医研究，2017，30（02）：22-23．

［34］宁云红，郭承伟，吕璐．芍药甘草汤治疗葡萄膜炎［J］．中医学报，2019，34（02）：384-387．

［35］闫晓光．芍药甘草汤治疗踝关节骨髓水肿综合征的疗效分析［J］．临床医学工程，2019，26（01）：75-76．

［36］杜国福．芍药甘草汤加减治疗急性胃溃疡的效果探析［J］．当代医药论丛，2018，16（19）：138-140．

［37］梁红梅，朱清静．芍药甘草汤联合综合疗法治疗慢性重度乙型肝炎临床研究［J］．中西医结合肝病杂志，2018，28（03）：142-144．

［38］陈宇锋，达坤林，张琳，等．加味芍药甘草汤治疗原发性胆汁性肝硬化临床效果观察［J］．交通医学，2016，30（05）：480-482．

［39］吕山木．过敏性紫癜加味芍药甘草汤辨证治疗的效果研究［J］．数理医药学杂志，2016，29（06）：939-940．

［40］黄江涛．加味芍药甘草汤治疗前列腺增生症临床观察［J］．四川中医，2008（06）：64-65．

半夏泻心汤

【出处】《伤寒论》（汉·张仲景）"若心下满而鞕痛者，此为结胸也，大陷胸汤主之。但满而不痛者，此为痞，柴胡不中与之，宜半夏泻心汤。"

【处方】半夏半升（洗），黄芩、干姜、人参、甘草（炙）各三两，黄连一两，大枣十二枚（擘）。

【制法及用法】上七味，以水一斗，煮取六升，去滓，再煎取三升，温服一升，日三服。

【剂型】汤剂。

【同名方剂】半夏泻心汤（《奇效良方》）；半夏泻心汤（《三因极一病证方论》）；半夏泻心汤（《删补名医方论》）；半夏泻心汤（《时方妙用》）；半夏泻心汤（《汤头歌诀》）；半夏泻心汤（《退思集类方歌注》）；半夏泻心汤（《医方考》）；半夏泻心汤（《医方论》）；半夏泻心汤（《伤寒括要》）；半夏泻心汤（《伤寒明理论》）；半夏泻心汤（《伤寒寻源》）；半夏泻心汤（《冯氏锦囊秘录》）；半夏泻心

汤（《医宗金鉴》）；半夏泻心汤（《圆运动的古中医学》）；半夏泻心汤（《医学心悟》）；半夏泻心汤（《张氏医通》）。

【历史沿革】

1. 明·方贤着《奇效良方》，半夏泻心汤

［组成］半夏（汤洗七次，二钱），人参（去芦）、甘草（炙）、干姜（炮）、黄芩各一钱半，黄连（一钱）。

［主治］治心下痞满而不痛干呕者。

［用法用量］上作一服，水二盅，生姜五片，红枣二枚，煎至一盅，不拘时服。

2.《三因极一病证方论》，半夏泻心汤

［组成］半夏（汤洗七次，一两一钱），黄芩、人参、甘草（炙）、干姜（炮），各两半，黄连（半两）。

［主治］治心下痞满而不痛者。

［用法用量］上锉散。每服五钱，水盏半，姜五片，枣一个，煎七分，去滓温服。

3.《删补名医方论》，半夏泻心汤

［组成］半夏半升（洗），黄芩、干姜、人参、甘草（炙）各三两，黄连一两，大枣十二枚（擘）。

［主治］治伤寒五六日，呕而发热，柴胡证具，而以他药下之，但满不痛，心下痞者。

［用法用量］上七味，以水一斗，煮取六升，去滓，再煎取三升，温服一升，日三服。

4.《时方妙用》，半夏泻心汤

［组成］半夏（三钱），黄芩、干姜、炙草、人参各一钱五分，黄连（五分），大枣（二枚）。

［用法用量］水三杯，煎一杯半去滓，再煎八分，温服。

5.《汤头歌诀》，半夏泻心汤

［组成］半夏半斤，黄连一两，干姜、黄芩、甘草（炙）、人参各三两，大枣十二枚。

［主治］治伤寒下之早，胸满而不痛者，为痞；身寒而呕，饮食不下，非柴胡证。

6.《退思集类方歌注》，半夏泻心汤

［组成］半夏（半升洗），黄连（一两），黄芩、人参、炙甘草、干姜各三两，枣（十二枚）。

［主治］治伤寒五六日，呕而发热者，柴胡汤证具，而以他药下之，柴胡证仍在者，复若心下满而不痛者，此为痞，柴胡不中与也，宜此主之。

［用法用量］水一斗。

7.《医方考》，半夏泻心汤

［组成］半夏（半升，制），黄芩（炒）、干姜、人参（去芦）、甘草各三两，黄连（一两，去毛）。

［主治］伤寒下之早，胸满而不痛者为痞，此方主之。

8.《医方论》，半夏泻心汤

［组成］半夏半升，黄连一两，黄芩、甘草（炙）、人参、干姜三两，大枣十二枚。

9.《伤寒括要》，半夏泻心汤

［组成］半夏、黄芩、干姜、人参、甘草、黄连、大枣

［主治］治痞硬噫气。辛入肺而散气，半夏干姜之辛，以散结气；苦入心而泄热，黄芩黄连之苦，以泻痞热；脾欲缓，急食甘以缓之，人参甘草大枣之甘以缓脾。

10.《伤寒明理论》，半夏泻心汤

［组成］黄连（君四两），黄芩（臣三两），半夏（佐半升洗），干姜（佐三两），人参（使三两），甘草（使三两炙），大枣（使十二枚擘）。

［用法用量］上七味，以水一斗，煮取六升，去滓，再煎取三升，温服一升，日三服。

11. 半夏泻心汤（《伤寒寻源》）

［组成］半夏（半升洗），黄连（一两），干姜、甘草（炙）、人参、黄芩各三两，大枣（十二枚擘）。

［主治］伤寒五六日，呕而发热者，柴胡汤证具，而以他药下之，柴胡证仍在者，复与柴胡汤。此虽已下之不为逆，必蒸蒸而振，却发热汗出而解，若心下满而硬痛者，此为结胸也，大陷胸汤主之，但满而不痛者，此为痞。柴胡汤不中与之，宜半夏泻心汤。

［用法用量］上七味，以水一斗，煮取六升，去滓，再煎取三升，温服一升，日三服。

12.《冯氏锦囊秘录》，半夏泻心汤

［组成］半夏（半升，洗），黄连（一两），黄芩、干姜、人参、甘草（炙）各三两，大枣（十二枚，去核）。

［主治］主伤寒下早，心满而不痛者为痞。

［用法用量］水一斗，煮六升，去滓，煎取三升，温服一升，日三服。

13.《医宗金鉴》，半夏泻心汤

［组成］半夏（洗）半升，黄芩、干姜、人参各三两，黄连一两，大枣十二枚，甘草（炙）三两。

［主治］干呕吐逆，吐涎沫，半夏干姜散主之。

［用法用量］右七味，以水一斗，煮取六升，去滓，再煮取三升，温服一升，日三服。

14.《圆运动的古中医学》，半夏泻心汤

［组成］半夏六钱，黄芩三钱，黄连一钱，干姜三钱，人参三钱，炙草三钱，大枣六钱。

［主治］治呕而肠鸣，心下痞者。治妇人吐涎沫。误下伤中，心下即痞者。

15.《医学心悟》，半夏泻心汤

［组成］半夏（洗），黄芩、干姜各一钱五分，人参、甘草（炙）各五分，黄连（一钱），大枣（去核，二个）。

［用法用量］水煎服。本方加枳实五、七分为妙。

16.《张氏医通》，半夏泻心汤

［组成］半夏（五钱，泡），干姜（炮）、甘草（炙）、人参、黄芩各三钱，黄连（一钱），大枣（四枚，擘）。

［主治］治心下痞满不痛。

［用法用量］上七味。水煎。温分三服。

【现代研究】

1. 药理作用

（1）改善功能性消化不良（FD） 49 例 FD 患者在莫沙必利治疗的基础上联合应用半夏泻心汤治疗，药物组成为：半夏、黄芩、人参、炙甘草各 10g，干姜、黄连各 6g，大枣 15g。水煎取汁 200ml，分早晚两次餐前口服，治疗 4 周。总有效率为 93.88% 高于对照组（莫沙必利）的 77.59%（$P < 0.05$）。血清胃动素水平在两组患者均升高明显，且其水平在观察组明显高于对照组（$P < 0.05$）。半夏泻心汤联合莫沙比利对 FD 患者有较好的治疗作用，可增加胃动素的释放，进而明显改善患者临床症状，提高临床疗效。[1]

63 例肝郁脾虚证 FD 患者采用柴芍六君子汤合半夏泻心汤加减而成的汤剂联合治疗，药物组成为：醋柴胡、太子参、干姜、法半夏各 10g，白芍、茯苓各 30g，白术、巴戟天、蒲公英、鸡内金各 15g，黄连、甘草各 6g，炒麦芽 20g，陈皮 8g，大枣 3 枚；随症加减，泛酸者加入海浮石 15g；纳呆甚者加入焦三仙 15g；腹痛甚者加入川楝子、桃仁各 15g；呕吐者加入淡竹茹 15g；腹泻者加入山药 15g。水煎服，每日 1 剂，早晚分服，疗程 4 周。总有效率为 93.7% 高于对照组的 77.8%（$P < 0.05$）。治疗后观察组患者的临床症状及抑郁、焦虑等不良情绪改善尤其明显，其中医证候积分、抑郁（HAMD）、焦虑（HAMA）评分显著低于治疗前及对照组患者（$P < 0.05$）。观察组患者血清中一氧化氮（NO）、5-羟色胺（5-HT）显著低于对照组，乙酰胆碱酯酶（AchE）、胃泌素（GAS）含量则明显高于对照组（$P < 0.05$）。柴芍六君子汤合半夏泻心汤加减而成的汤剂肝脾并调、寒温并用，用于治疗肝郁脾虚证功能性消化不良疗效肯定，利于改善临床症状，减轻抑郁、焦虑等不良情绪，其起效机制可能与调控血清 NO、AchE、GAS、5-HT 含量有一定相关性。[2]

39 例 FD 患者予半夏泻心汤治疗，药物组成：半夏 15g，人参、干姜、黄芩、甘草各 9g，黄连 3g，大枣 4 枚。水煎 400ml，早晚餐后各一顿，治疗 1 个疗程（4 周）。观察组患者嗳气、上腹饱胀、上腹疼痛、上腹灼烧等症状的改善情况明显优于对照组，差异均有统计学意义（$P < 0.05$）；观察组患者的餐后不适综合征（PDS）治疗效率为 92.31%，上腹痛综合征（EPS）的治疗效率为 91.30%，均高于对照组（79.31%、80.00%，$P < 0.05$）；观察组患者的治疗总有效率为 91.84%，明显高于对照组的 79.59%，差异有统计学意义（$P < 0.05$）；观察组患者治疗后的胃黏膜肥大细胞数量和胃排空时间分别为低于对照组，差异均有统计学意义（$P < 0.05$）；观察组患者的饮温水和空腹状态血浆胃动素分别为明显高于对照组，差异均有统计学意义（$P < 0.05$）。半夏泻心汤治疗功能性消化不良能降低患者胃黏膜肥大细胞的数量，缩短胃排空的时间，升高血浆胃动素的水平，临床疗效显著。[3]

53 例 FD 患者予半夏泻心汤治疗，药物组成：半夏 15g，人参、干姜、黄芩、甘草各 9g，黄连 3g，大枣 4 枚。水煎，早晚餐后 30min 各服 150ml，治疗 4 周。给药后，半夏泻心汤组的治疗总有效率为 92.45% 高于多潘立酮组的 86.75%（$P < 0.05$），且半夏泻心汤在治疗上腹疼痛、上腹饱胀、纳差、嗳气症状上具有显著性优势（$P < 0.05$）；二者对患者血浆 P 物质含量和胃窦黏膜降钙素基因相关肽（CGRP）表达均显著下降（$P < 0.05$），且半夏泻心汤组下降水平明显高于多潘立酮组（$P < 0.05$）。半夏泻心汤可调节 FD 患者血浆 P 物质和胃窦黏膜 CGRP 水平，这可能是其治疗 FD 的机制之一。[4]

FD 模型大鼠在造模第 3 周开始灌胃半夏泻心汤（浓度为 1g/ml），每日 1 次，持续 2 周。与模型组相比，给药组大鼠胃排空和胃窦组织胃促生长素（Ghrelin）水平升高（$P < 0.05$），但仍低于空白组（$P < 0.05$）。半夏泻心汤具有促进胃排空作用和提高 Ghrelin 水平的作用，这可能是辛开苦降法治疗功能性消化不良的机制之一。[5]

FD 模型大鼠每天予半夏泻心汤水煎液（含生药 1g/ml）33ml/（kg·d）灌胃给药，持续 14 天。模

型组大鼠胃 Cajal 间质细胞的超微结构发生明显改变，线粒体等细胞器明显减少，半夏泻心汤组 Cajal 间质细胞的超微结构基本恢复正常，线粒体等细胞器明显增加。推测对 Cajal 间质细胞超微结构的影响可能是半夏泻心汤治疗功能性消化不良的作用机制之一。[6]

（2）修复胃黏膜 慢性胃炎合并幽门螺杆菌感染模型大鼠，分别予半夏泻心汤低、高剂量（3.9g/kg、7.8g/kg）灌胃，每日 1 次，持续 4 周。半夏泻心汤大剂量组显著增加大鼠胃黏液层磷脂和氨基己糖含量，与阴性对照组比较有非常显著性差异（$P < 0.01$），小剂量组能增加大鼠胃黏液层磷脂含量，与阴性对照组比较有显著性差异（$P < 0.05$）。半夏泻心汤有增加胃黏液层磷脂和氨基己糖含量的作用，对胃黏膜屏障有一定的保护作用。[7]

HP 相关性胃炎模型大鼠予半夏泻心汤（含生药 1g/ml）灌胃 8.80g/kg，每日 1 次，持续 8 天。半夏泻心汤可通过降低一氧化氮（NO）、白细胞介素 8（IL-8）等来减轻胃黏膜的炎症反应，升高 IL-2 来提高机体免疫功能，实现对胃黏膜的保护和修复[8]。

胃溃疡模型大鼠予半夏泻心汤以高、低浓度（2.14g/ml、1.07g/ml）灌胃 10ml/kg，每日 1 次，持续 7 天。与模型组比较，各治疗组大鼠血清 ET-1 含量明显降低，NO 含量明显升高，差异均有统计学意义（$P < 0.05$ 或 $P < 0.01$）；各治疗组大鼠血清 ET-1 含量比较，差异均无统计学意义（$P > 0.05$）；半夏泻心汤高剂量组大鼠血清 NO 含量明显高于半夏泻心汤低剂量组，差异均有统计学意义（$P < 0.05$）。半夏泻心汤能明显改善胃溃疡大鼠胃黏膜的病理形态。半夏泻心汤可通过调节血管舒缩因子 NO 及 ET-1 的含量，从而达到保护胃黏膜、促进胃黏膜修复的目的。[9]

（3）保护肠道黏膜 溃疡性结肠炎（UC）模型小鼠予半夏泻心汤（含生药 1g/ml）4.5g/kg、9.0g/kg 灌胃给药，于造模后第 3 天开始灌胃，每日 1 次，持续 21 天。与正常对照组比较，模型组 DAI、CMDI、HS、MPO 活性、DLA 和 DAO 水平、L/M 值明显升高，结肠长度 ZO-1 和 Occludin 表达明显降低；与模型组比较，半夏泻心汤 4.5g/kg 组、半夏泻心汤 9.0g/kg 组 DAI、CMDI、HS、MPO 活性、D-LA 和 DAO 水平、L/M 值明显降低，结肠长度 ZO-1 和 Occludin 表达明显升高。推测半夏泻心汤可能通过升高 ZO-1 和 Occludin 表达，从而保护溃疡性结肠炎小鼠肠道黏膜的屏障功能。[10]

糖尿病胃轻瘫模型大鼠分别予半夏泻心汤高、中、低剂量（10.2g/kg、5.1g/kg、2.55g/kg）灌胃给药，持续 4 周。发现，与正常组相比，模型组大鼠肠推进率显著降低，空腹血糖、胃残留、血清 D-木糖水平明显升高；肠道形态结构明显损伤，致病菌明显增多，益生菌明显减少，IgG、IL-6、IL-8、TNF-α、CD8 水平明显升高，slgA、IL-10 显著降低；与模型组比较，半夏泻心汤各剂量组均能改善肠道微生态环境，促进益生菌的增殖，减少致病菌水平，调节免疫蛋白 IgG、slgA 及 CD8 表达，降低致炎因子，上调抗炎因子水平。半夏泻心汤能改善糖尿病胃轻瘫大鼠胃肠动力障碍，降低血糖，降低肠黏膜通透性；上调抗炎因子水平，促进益生菌生成，抑制有害菌群，减少肠道菌群对肠黏膜屏障损伤，调控肠道黏膜免疫应答。[11]

脾虚便秘模型小鼠予半夏泻心汤（含生药 1g/ml）灌胃给药 7.8g/kg，每日 2 次，白天间隔 8h，持续 6 天。半夏泻心汤组、枳术汤组、模型组所有肠道菌群数量均明显多于正常组（$P < 0.05$），半夏泻心汤组肠道菌群数量均少于模型组（$P < 0.05$）。半夏泻心汤能有效调节脾虚便秘小鼠紊乱的肠道菌群，改善炎症症状，恢复小肠绒毛的完整性，使黏膜隐窝深度变浅。[12]

（4）抗胃癌前病变（PLGC） PLGC 模型大鼠在造模处理基础上，每天 2 次灌服半夏泻心汤 2ml（含生药 1.5g）/100g 体质量进行干预。分别于造模中期第 10 周，造模结束期第 20 周，各组随机抽取 5 只大鼠，处死后取标本进行指标检测。启动子 PTEN，造模加中药干预组较模型组表达高，但仍低于空白组；调控器 PI3K/Akt/mTOR 信号通路，PI3K、Akt、mTOR 的表达造模加中药干预组较模型组低，但仍高于空白组；效应子 HIF-1α 及其下游基因，造模加中药干预组较模型组表达低，但仍高于空白组；上述结果差异均有统计学意义（$P < 0.05$）。中药半夏泻心汤通过影响 PLGC 大鼠胃黏膜组织微环境变化的 3 个关键环节，即 PI3K/Akt/mTOR 信号通路中的启动子、调控器及效应子，从而影响并阻断 PLGC 的发生发展。[13]

PLGC 模型大鼠予半夏泻心汤 3g/ml 灌胃给药，每日 1 次，持续 8 周。给药后，观察组大鼠体重高于对照组，差异有统计学意义（$P < 0.05$）；对照组大鼠腺体显著萎缩，局部腺上皮出现增生，同时伴随炎性细胞浸润，胃小凹结构模糊、排列发生紊乱，产生淋巴滤泡，有杯状细胞；观察组大鼠机体黏膜没有发现萎缩现象，伴随有少许炎性细胞浸润。观察组大鼠表皮生长因子受体（EGFR）、B 细胞淋巴瘤 -2（Bcl-2）蛋白表达量及表达率均低于对照组，差异有统计学意义（$P < 0.05$）。半夏泻心汤经过调整 EGFR、Bcl-2 蛋白表达，诱使"病态"细胞凋亡，使细胞增殖和凋亡平衡恢复，从而起到逆转 PLGC

作用。[14]

PLGC 模型大鼠予半夏泻心汤 2ml 灌胃给药，半夏泻心汤浓缩为高、中、低浓度（22.9g/kg、13.75g/kg、6.785g/kg），每日 2 次，给药 16 周。中药干预后，NF-κB：模型中药组比模型组表达低，高剂量组、中剂量组及低剂量组均比模型对照组表达低，高剂量组、中剂量组明显。STAT3：模型中药组比模型组表达低，高剂量组、中剂量组及低剂量组均比模型对照组表达低，高剂量组、中剂量组、低剂量组间差异无统计学意义。IL-1β：模型中药组比模型组表达低，高剂量组、中剂量组及低剂量组均比模型对照组表达低，中剂量组明显。TNF-α：模型中药组比模型组表达低，高剂量组、中剂量组及低剂量组均比模型对照组表达低，低剂量组明显。Bcl-2：模型中药组比模型组表达低，高剂量组、中剂量组比模型对照组表达低，高剂量组明显；C-MYC：模型中药组比模型组表达低，高剂量组、中剂量组比模型对照组表达低，高剂量组明显；p21：模型中药组比模型组表达高，高剂量组、中剂量组比模型对照组表达高，高剂量组明显。中药半夏泻心汤通过抑制 PLGC 大鼠胃黏膜组织 NF-κB/STAT3 信号通路中的炎性因子、癌因子，促进抑癌因子的表达，从而影响阻断 PLGC 的发生发展。[15]

（5）降血糖　2 型糖尿病（T2DM）模型大鼠予半夏泻心汤 5.4g/（kg·d）灌胃给药，共灌胃 8 周。模型组大鼠血清葡萄糖（FBG）、总胆固醇（TC）、甘油三酯（TG）、游离脂肪酸（FFA）、空腹胰岛素（FINS）、胰岛素抵抗指数（HOMA-IR）、肿瘤坏死因子-α（TNF-α）、IL-6 均显著升高，胰岛素敏感指数（ISI）、脂联素（ADPN）降低；半夏泻心汤干预后各指标明显改善，差异有统计学意义（$P < 0.01$）；Western-blot 结果显示，相比模型组，半夏泻心汤组大鼠肝脏 TNF-α、IL-6 下降，而 ADPN、PI3K、葡萄糖转运蛋白（GLUT4）水平上升，差异有统计学意义（$P < 0.01$）。半夏泻心汤可以有效改善 T2DM 模型大鼠血糖、血脂代谢紊乱，调节 TNF-α、IL-6、ADPN 水平，改善胰岛素抵抗（IR）[16]。

糖尿病模型大鼠分别以不同浓度的半夏泻心汤去滓再煎［（含生药 1g/ml）高、中、低剂量（10.2g/kg、5.1g/kg、2.55g/kg）］、普通煎煮方法（剂量同去滓再煎组）干预，每日 1 次，持续 2 周。半夏泻心汤各剂量组大鼠糖脂代谢与模型组比较出现不同程度下降，差异具有统计学意义（$P < 0.01$），降低程度与半夏泻心汤剂量成正比。半夏泻心汤去滓再煎各组与普通煎煮同浓度各组比较，改善血糖、血脂代谢效应更显著，差异具有统计学意义（$P < 0.05$）。半夏泻心汤通过辛开苦降共调改善糖尿病大鼠糖脂代谢

异常，其煎煮方法去滓再煎对效应的发挥起着重要的影响[17]。

（6）改善学习记忆　衰老模型大鼠分别予半夏泻心汤（含生 1g/ml）高、中、低剂量（10ml/kg、5ml/kg、2.5ml/kg）灌胃给药，每日 1 次，持续 6 周。与老龄对照组比较，在训练后 24h、48h 和 96h，各剂量半夏泻心汤给药组均能明显缩短老龄大鼠逃避潜伏期。大鼠海马区组织 HE 染色显示，与老龄对照组相比，半夏泻心汤高剂量组海马神经元损伤有所改善，但 BXT 中剂量组和低剂量组未见明显改善；免疫组化结果显示半夏泻心汤高剂量组与老龄对照组相比，其椎体细胞染色数量多，排列紧密度好，细胞颜色较深。结果表明，半夏泻心汤能改善老龄大鼠学习记忆能力，尤其是高剂量半夏泻心汤改善效果最为明显，可能与增加老龄模型大鼠海马 CHRM1、DRD2、HTR1a、ADRA2a mRNA 的表达有关[18]。

衰老模型大鼠予半夏泻心汤（含生药 1g/ml）10g/kg、5g/kg、2.5g/kg 灌胃给药，每日 1 次，持续 6 周。半夏泻心汤可明显缩短逃避潜伏期；10g/kg 组可明显提高海马内 Ach 含量和 ChAT 活性；10g/kg 和 5g/kg 给药组可抑制海马内 TchE 的活性升高；半夏泻心汤给药组可明显上调脑组织胆碱能受体 M1 的表达。半夏泻心汤对衰老模型大鼠胆碱能酶系及其受体表达有显著影响[19]。

（7）增强免疫功能　半夏泻心汤分别以 20g/kg，10g/kg 灌胃 Balb/c 小鼠，每日 1 次，持续 7 天。于灌药后第 3 天，开始每天腹腔注射 0.5% 新鲜鸡红细胞悬液 0.5ml/只。结果表明，半夏泻心汤可以增加小鼠脾脏指数，提高抗体生成滴度和吞噬能力，提示对机体免疫功能具有明显的增强作用，且主要表现在体液免疫方面[20]。

2. 网络药理学

运用整合药理学平台（TCMIP）的中药数据库，得到治疗慢性萎缩性胃炎（CAG）临床效果确切的经典方剂半夏泻心汤的化学成分及对应药物靶标，通过 Human Phenotype Ontology 数据库得到 CAG 的疾病靶标并将其导入 TCMIP，TCMIP 基于蛋白质相互作用网络（PPI）数据库构建靶点相互作用网络，进而得到半夏泻心汤治疗 CAG 候选靶标，最后对候选靶标进行 GO 功能分析和 KEGG 通路富集分析，并结合文献研究得出半夏泻心汤治疗 CAG 可能的生物途径和过程。结果得到复方中存在的 420 个化学成分，预测出 1228 个药物作用的预测靶点，并构建了中药靶点相互作用网络及相应的 GO、KEGG 富集分析结果；将得到的 5 个疾病靶标与中药预测的作

用靶标结合,预测得到半夏泻心汤治疗 CAG 的候选靶标,并构建得到"半夏泻心汤所含中药 – 候选靶标分子网络"及"半夏泻心汤 – 候选靶标 –CAG 相关分子网络"。推测半夏泻心汤治疗 CAG 的作用机制可能与白介素、环氧化酶 –2、MAPK 级联激活、ERK 蛋白磷酸化等生物学途径有关[21]。

3. 制剂研究

(1)提取工艺 以 HPLC 法测定的黄芩苷、盐酸小檗碱的含量以及收膏率为评价指标,采用单因素考察和正交试验设计相结合的方法,优选出最佳的提取工艺。结果表明,半夏泻心汤辛开苦降组药物最佳提取工艺为药材加入 10 倍量的 65% 乙醇,回流提取 3 次,每次 2h。色谱条件为:色谱柱为 Diamonsil C18(250mm × 4.6mm,5μm);流动相:乙腈 –0.4% 磷酸水(25:75);柱温:35℃;流速:1ml/min;进样体积:5μl;检测波长:270nm。

取 3 倍量半夏泻心汤 15 剂,分为 5 组,分别是未浸泡、浸泡 20、40、60、120min,采用水煎煮回流的方法提取药液,通过出膏率和方剂中代表性成分黄芩苷含量两项指标进行评价。结果:通过单因素方差分析方法,分析出膏率和黄芩苷的含量,表明黄芩苷含量在浸泡 20、40、60min 与不浸泡相比,无显著性差异($P < 0.05$);浸泡 120min 与不浸泡相比有显著性差异($P < 0.05$)。不同浸泡时间对出膏率没有明显影响($P > 0.05$)。结果表明,黄芩苷含量与中药汤剂浸泡时间有关,出膏率与浸泡时间无显著相关[22]。

(2)配伍研究 半夏泻心汤中半夏、干姜等辛味药物出现 2 次,黄芩、黄连、人参等苦味药物出现 3 次,人参、甘草、大枣等甘类药物出现 3 次,黄连、黄芩等寒性药物出现 2 次,干姜等热性药物出现 1 次,半夏、人参、大枣等温性药物出现 3 次,甘草等平性药物出现 1 次。可见,半夏泻心汤方的味以甘味为主,而性以温性为主。半夏泻心汤为中焦虚寒证基础上伴有的实热内滞,因此,对于中焦虚寒证应用甘味和温热性的药物来治疗,对于伴随症的不同,应"观其脉证,知犯何逆,随证治之",不能片面地认为哪个性味重要[23]。

设定四气五味指数,对中药剂量进行标准化处理,即计算相对剂量;对相对剂量与四气五味指数进行加权处理,得到四气五味的作用度。半夏泻心汤中的四气量化:偏热性中药作用度为 163.2,偏寒性中药作用度为 –79.6;②五味量化:酸占 0、苦占 30.56%、甘占 37.62%、辛占 31.82%、咸占 0。得出半夏泻心汤偏于热性,且较平和;五味以甘、辛、苦为主[24]。

半夏泻心汤以泻心消痞为主要治法,由黄芩、黄连、干姜、半夏组成,干姜、半夏辛开,黄芩、黄连苦降,辛开苦降以泻心消痞。提示治疗中焦痞满之证,在调气消痞的常规治法之外,还有一种"舍性存用"的变法用药思维[25]。

采用高效液相色谱法,测定黄芩单煎液和半夏泻心汤复方合煎液中黄芩苷的煎出量。黄芩苷在 0.125~0.941μg 线性关系良好,黄芩单煎液和半夏泻心汤复方合煎液中黄芩苷的平均回收率分别为 99.66% 和 98.84%,随着黄芩剂量的减少,黄芩苷的煎出量有所降低。色谱条件为:Diamonsil C18(250mm × 4.6mm,5μm)色谱柱,以甲醇 –0.4% 磷酸水溶液(53:47)为流动相,流速为 1.0ml/min,检测波长 280nm[26]。

(3)成分分析 半夏泻心汤水煎液中总共鉴定出 74 个对复方贡献较大的成分,包括黄芩苷、木蝴蝶素 A–7–O– 葡糖醛酸苷,粘毛黄芩素 I 的葡萄糖苷、白杨素的阿拉伯糖和葡萄糖碳苷、麦角甾苷异构体、羟基木蝴蝶素 A 的葡糖醛酸苷或羟基汉黄芩苷、黄芩苷及其异构体、甘草苷及其异构体、甘草素的二葡萄糖苷、甘草素的芹菜糖葡萄糖苷、麦角甾苷、焦地黄苯乙醇苷 D 或天人草苷 A、木兰花碱、酸枣碱等。色谱条件为:Acquity UPLC BEH C18(100mm × 2.1mm ID,1.7μm)色谱柱,预柱为 Aquity UPLC BEH C18 保护柱(5mm × 2.1mm ID,1.7μm),流动相 A:0.2% 甲酸水溶液,流动相 B:乙腈。梯度洗脱,洗脱程序为 0~0.5min:5%B;0.5~1.5min:5%~10%B;1.5~3.0min:10%~14%B;3.0~4.5min:14%B;4.5~8.0min:14%~16.5%B;8.0~10.0min:16.5%~18.5%B;10.0~13.0min:18.5%~24%B;13.0~15.5min:24%~50%B;15.5~17.5min:50%~100%B;17.5~20min:100%B;20~25min:100%~5%B。柱温:40℃;流速:0.5ml/min,进样量 5μl。质谱条件为:采用电喷雾电离离子源(ESI),准确质量数用亮氨酸脑啡肽作校正液。正离子模式检测:m/z100~1500,毛细管电压为 3.0kV,锥孔电压为 40kV,离子源温度为 120℃,脱溶剂温度为 450℃,脱溶剂气体流速为 800L/h,锥孔气流量 30L/h,碰撞能量 15~40eV。负离子模式检测:m/z100~1500,毛细管电压为 2.5kV,锥孔电压为 40kV,离子源温度为 120℃,脱溶剂温度为 450℃,脱溶剂气体流速为 800L/h^{-1},锥孔气流量 30L/h,碰撞能量 15~40eV[27]。

(4)含量测定 采用 HPLC 同时测定半夏泻心汤中的芦丁、黄芩苷、千层纸素 A–7–O–β–D– 葡萄糖醛酸苷、汉黄芩苷、黄芩素、盐酸药根碱、大黄素、汉黄芩素等 8 种化学成分含量。半夏泻心汤中的芦丁、黄芩苷、千层纸素 A–7–O–β–D– 葡萄糖醛酸苷、汉黄芩苷、黄芩素、盐酸药根碱、大黄素、汉黄芩素 8 种成分的线性范围分别为 12.06~200μg/ml、12.25~190μg/ml、5.25~80μg/ml、3.06~50μg/ml、1.93~30.8μg/ml、0.98~15.6μg/ml、0.72~11.52μg/ml、1.23~19.6μg/ml。平均回收率在 95%~104% 之间。半夏泻心汤样品中 8 种成分含量分别为 2298.6 ± 2.12、3644.2 ± 120.45、1179 ± 34.07、717.9 ± 2.65、61.1 ± 3.37、48.8 ± 2.66、48.07 ± 1.50、2.78 ± 0.24μg/ml。色谱条件为：色谱柱为 ZORBAX Extend-C18 柱（250mm × 4.6mm，5μm）；流动相采用乙腈和 0.05% 三乙胺水溶液（pH 2.1），梯度洗脱；流速为 1ml/min；检测波长 280nm；柱温 30℃[28]。采用 HPLC 测定半夏泻心汤中盐酸小檗碱含量，3 批样品中盐酸小檗碱的含量分别为 3.69mg/g、3.90mg/g、3.70mg/g。平均回收率为 100.62%，RSD=0.84%。色谱条件为：水 - 乙腈（1:1）1000ml 加入 KH_2PO_4 3.4g 为流动相，检测波长 345nm[29]。

（5）有效组分制备　采用高效液相色谱法测定大鼠血中半夏泻心汤小檗碱含量，色谱条件为：流动相为甲醇 - 水 - 三乙胺（50:50:0.5），用冰醋酸调至 pH 为 6.8，使用前用超声脱气 20min；流速：1ml/min；压力：65kgf/cm²；温度：室温；检测波长：345nm；灵敏度：0.01；进样量：20μl。半夏泻心汤对大鼠胃排空有明显的促进作用（$P < 0.01$）；相关分析表明，大鼠血中半夏泻心汤小檗碱含量与半夏泻心汤对大鼠胃排空作用之间存在着正相关（r = 0.68，$P < 0.05$），提示小檗碱可能是半夏泻心汤促进胃运动的物质基础之一[30]。

设置正常大鼠、阿托品致胃肠动力障碍大鼠、慢性水浸束缚致胃肠动力障碍大鼠分别灌胃给予蒸馏水、多潘立酮（0.01g/kg）、半夏泻心汤（2g/kg）、辛开药液（1.5g/kg）、苦降药液（1.5g/kg）、甘补药液（1.5g/kg），连续 4 天，通过测定大鼠胃残留率、小肠推进率筛选半夏泻心汤调节胃肠动力的有效药物组分；灌胃蒸馏水、多潘立酮（0.01g/kg）、半夏泻心汤醇沉药液（2g/kg）、半夏泻心汤醇沉水溶药液（2g/kg）、苦降醇沉药液（1.5g/kg）、苦降醇沉水溶药液（1.5g/kg），同法筛选其有效部位。结果显示与正常大鼠比较，两种模型大鼠，胃残留率明显上升，小肠推进率明显下降，且均有统计学意义（$P<0.05$，$P<0.01$）；在给予不同药液后，两项指标均有不同程度的变化，其中半夏泻心汤能降低阿托品模型大鼠胃残留率，半夏泻心汤醇沉药液、苦降药液和苦降醇沉药液能降低正常大鼠和两种模型大鼠的胃残留率，以上变化均具有统计学意义（$P<0.05$，$P<0.01$）。结果表明，半夏泻心汤有调节胃肠动力的作用，其有效药物组分主要为苦降药

组，其有效部位为苦降药的醇沉部位[31]。

用大孔吸附树脂法（洗脱溶剂分别为水，30% 乙醇，70% 乙醇）获得半夏泻心汤水煎液的 3 个分离部位；取健康 Wistar 大鼠 48 只，雌雄各半，随机分为 6 组，每组 8 只，分别为正常组，模型组，水煎液组（半夏泻心汤水煎液），水洗脱液组（以下简称蒸馏水组），30% 乙醇洗脱液组（以下简称 30% 组），70% 乙醇洗脱液组（以下简称 70% 组），除正常组外，按 5mg/kg 的剂量以无水乙醇灌胃建立急性胃炎的实验动物模型，另取健康的成年 Wistar 大鼠 60 只，雌雄各半，随机分为 6 组，每组 10 只，分组同上，除正常组外，其余 5 组采用综合造模法来建立大鼠慢性胃炎的模型，对比各分离部位对实验性急、慢性胃炎的治疗作用。结果显示 70% 乙醇洗脱液对胃炎的疗效较好，胃黏膜表面呈淡粉色且较光滑，无明显的溃疡点，溃疡抑制率与模型组比较有显著性差异（$P < 0.05$）。采用 HPLC 法对 70% 乙醇分离部位中的盐酸小檗碱、黄芩苷进行了含量测定。半夏泻心汤的药效活性物质大多存在于大孔吸附树脂 70% 乙醇洗脱部位，其治疗胃炎的活性成分与生物碱、黄酮类有关[32]。

4. 药代动力学研究

半夏泻心汤灌胃给药连续 7 天，空白组同一时间灌服等体积生理盐水，第 8 天大鼠尾静脉注射 20mg/kg 盐酸伊立替康注射液。LC-ESI-MS/MS 方法测定 CPT-11 及其代谢物（SN-38 和 SN-38G）。用 Phoenix Win Nonlin 6.0 软件拟合计算 C_{max}、$t_{1/2}$、AUC_{0-t} 值、$AUC_{0-\infty}$ 值、V 值和 Cl 值等主要药动学参数，SPSS16.0 软件包进行统计分析。结果表明同单用 CPT-11 相比，半夏泻心汤和 CPT-11 合用组：CPT-11 的 C_{max} 显著增加（1.4 倍，$P < 0.05$）；而 AUC_{0-t} 和 $AUC_{0-\infty}$ 延长，$t_{1/2}$ 缩短，但无统计学意义。CPT-11 的代谢产物 SN-38 的 AUC_{0-t} 和 $AUC_{0-\infty}$ 显著减少（1.4 倍，$P < 0.05$）；C_{max} 减少，$t_{1/2}$ 缩短。CPT-11 的代谢产物 SN-38G 的 C_{max}、$t_{1/2}$、AUC_{0-t} 和 $AUC_{0-\infty}$ 均减少。结论：半夏泻心汤可以改变 CPT-11 的药代动力学参数，从而降低血浆中 SN-38 的含量，同时也会增加 CPT-11 的生物利用度。提示，改变 CPT-11 的药动学性质，可能是半夏泻心汤防治 CPT-11 所致延迟性腹泻的作用机制之一。LC-MS/MS 条件：色谱条件：研究表明易挥发且酸性强的甲酸 - 甲酸铵作为水相。采用色谱柱 Waters Symmetry C18（150mm × 2.1mm，3.5μm）；流动相为甲醇（0.1% 甲酸）-5mmol/L 甲酸铵水溶液（pH =3.0），梯度洗脱：0min，30% 甲醇；0.5min，100% 甲醇；6min，100% 甲醇；6.5min，30% 甲醇；12min，30% 甲醇。流速

为 0.2ml/min，柱温 30℃，进样量 10μl。质谱条件：Ion Source（离子源）：Turbo Spray（电喷雾）；电离方式：ESI（＋）；扫描范围 m/z：100~1000amu；Source Temperature（离子源温度）：350℃；NEB（雾化气）：8.00L/min；CUR（气帘气）：10.00L/min；IS（喷雾电压）：5500.0V；GS1（源内气体 1）：60.0psi；GS2（源内气体 2）：60.0psi；CXP：3.0V。[33]

将实验分为半夏泻心汤组及苦降药组，两组大鼠分别灌胃[34]给予两组药物水提醇沉液，于给药前（0h）及给药后 0.083、0.167、0.25、0.333、0.5、0.75、1、1.5、2、3、4、6、9、24h 股静脉采血，ELISA 法测 Cajal 间质细胞（ICC）中 KIT 蛋白、Ca^{2+} 及 ATP 酶的水平，同时采用液质联用（HPLC–MS）法检测血清中黄芩苷、黄芩素、小檗碱、巴马汀的浓度，采用 Winnonlin 软件进行药动学（PK）–药效学（PD）结合模型合。结果半夏泻心汤及其苦降药组均能下调 ICC 中 Ca^{2+} 浓度及上调 ICC 中 ATP 酶的水平；且对 ICC 内 KIT 蛋白水平无显著影响。半夏泻心汤及其苦降药组降低 Ca^{2+} 浓度的效应中巴马汀以有滞后时间三房室 -Sigmoid ImaxPK–PD 模型连接，小檗碱、黄芩素以有滞后时间二房室 -Sigmoid Imax PK–PD 模型连接。半夏泻心汤及其苦降药组上调 ATP 酶的效应中巴马汀以有滞后时间三房室 -Sigmoid Emax PK–PD 模型连接，小檗碱、黄芩素以有滞后时间二房室 -Sigmoid Emax PK–PD 模型连接。结论半夏泻心汤及其苦降药组促进胃肠动力的作用可能与其降低 ICC 内 Ca^{2+} 浓度、上调细胞 ATP 酶水平有关。ICC 内 Ca^{2+} 浓度的降低、ATP 酶水平的上调可能与半夏泻心汤及其苦降药组中巴马汀、小檗碱、黄芩素有关。半夏泻心汤在 PK 和 PD 方面均优于苦降药组，体现出全方的配伍优势。[34]

5. 临床应用

（1）功能性消化不良（FD）　45 例 FD 患者予半夏泻心汤加减治疗，药方组成：黄芩、大枣、姜半夏、干姜各 10g，党参 15g，黄连、炙甘草各 6g；腹痛者加川楝子、木香各 8g，炒白芍 10g；脘腹嗳气、胀满者加厚朴、枳实各 10g，茯苓 15g；情绪焦虑者加佛手、郁金各 10g，柴胡 8g；嘈杂反酸者加海螵蛸 20g；舌苔厚者加白术、砂仁各 10g，薏苡仁 15g；纳差者加炒麦芽 15g，石菖蒲、鸡内金各 10g。煎药前中药需放在凉水中浸泡 30min，并煎取 3 次，共取药汁 300ml，每次 100ml，每日 3 次，于三餐前 20min 口服。2 周为一个疗程，持续治疗 3 个疗程。总有效率为 95.56% 高于对照组（马来酸曲美布汀分散片）的 82.22%（χ^2=4.050，P = 0.044）。[35]

半夏泻心汤加减治疗 FD，予半夏泻心汤加减治疗。药方组成：法夏 12g，党参 15g，干姜 9g，黄芩 9g，黄连 9g，大枣 10g，炙甘草 6g。加减：腹胀、嗳气者加枳壳、柿蒂；便秘者，加火麻仁、郁李仁；情绪焦虑者，加素馨花、醋柴胡；腹痛者，加延胡索、郁金；舌苔厚腻者，加藿香、茯苓、救必应等。用煎药机常规煎制，每剂药煎成 300ml，均分为 2 份，分 2 次温服，每日 1 剂。总有效率为 95.5%[36]。

（2）Hp 相关消化性溃疡　55 例 Hp 相关消化性溃疡在对照组（质子泵抑制剂三联疗法）治疗的基础上采用半夏泻心汤加味治疗，药方组成：半夏 12g，黄芩 9g，干姜 9g，人参 9g，炙甘草 9g，黄连 3g，大枣 12 枚，桂枝 9g，当归 10g；每日 1 剂，常规水煎煮，分早晚 2 次服用，两组疗程均为 4 周。治疗后 Hp 根除率为 90.91%[37]。

（3）慢性胃溃疡　70 例慢性胃溃疡患者采用常规西药三联疗法的基础上加用半夏泻心汤，餐前口服奥美拉唑肠溶片，20mg/d，每日 2 次。餐后口服阿莫西林胶囊剂量为 0.5g/ 次，每日 2 次，克拉霉素片，剂量为 0.25g/ 次，每日 2 次。药方组成：半夏 15g，黄芩、干姜、党参各 9g，黄连、炙甘草各 6g，大枣 15g。上述中药水煎取汁，每天 1 剂，早晚两次餐前温服，每次 200ml。根据患者病情，总疗程为 4~8 周，结果显示其溃疡疼痛强度 VAS 评分和幽门螺杆菌感染的改善情况较为显著，复发率为 10.87%[38]。

（4）溃疡性结肠炎　半夏泻心汤加减配合中药保留灌肠治疗 50 例溃疡性结肠炎效果优于西医治疗，药方组成：黄芩 10g、干姜 5g、黄连 5g、党参 20g、制半夏 10g、制大黄 5g、炙甘草 10g；腹痛者加白芍、当归、木香各 5g；脾肾阳虚者加补骨脂 5g、巴戟天 10g；泄泻甚者加马齿苋 5g、炒薏苡仁 5g；久泻不止者加葛根、升麻各 5g，黄芪 10g；食滞者加麦芽、神曲、炒山楂各 5g。水煎服，每天 1 剂，分早晚 2 次服用，共治疗 8 周，治疗总有效率为 95.00%[39]。

（4）胆汁反流性胃炎　以多潘立酮片治疗，10mg/ 次，3 次 /d，餐前 30min 服用；铝碳酸镁片，1.0g/ 次，3 次 /d，饭后嚼服；奥美拉唑（常州四药制药有限公司，国药准字 H10950086），20mg，1 次 /d，晨起服用。8 周为 1 个疗程，治疗 2 个疗程。半夏泻心汤加减治疗 40 例胆汁反流性胃炎患者，半夏泻心汤加减方为：代赭石 15g；半夏、旋覆花各 12g；黄芩、党参、大枣各 10g；炙甘草、干姜 9g；黄连 5g。有淤滞者加 15g 丹参，反酸明显者加 20g 乌贼骨、30g 煅瓦楞子；嗳气吞酸者加 3g 吴茱萸，1 剂 /d。总有效率为 95.56%[40]。

（5）慢性胃炎　加味半夏泻心汤治疗 40 例慢性

萎缩性胃炎患者，可有效改善患者临床症状，加味半夏泻心汤，药方组成：半夏15g，黄芩、黄连、党参、瓦楞子、大贝母（捣碎）、葛根各10g，甘草、干姜各6g。水煎，每天1剂，早晚分服，治疗1月，总有效率92.5%[41]。

（6）化疗后消化道反应　半夏泻心汤合四君子汤治疗26例化疗后消化道反应患者，从化疗第1天开始至化疗结束后1周予半夏泻心汤合四君子汤加减。药方组成：党参20g，白术、茯苓各15g，法半夏、黄芩各10g，黄连6g，生姜5g，炙甘草6g。随症加减：恶心呕吐明显加代赭石30g，旋覆花10g（包煎）；纳谷不香者加焦三仙各15g，根据舌苔脉象酌情加入砂仁6g（后下）；便秘者加生白术、麻子仁各10g；腹胀明显加入厚朴、莱菔子各10g；出现腹泻则加炒白术30g；腹痛明显加白芍15g，炙甘草加至10g，水煎至药液300ml，分为两次口服，一日1剂，化疗出现的恶心、呕吐等消化道副作用得到有效的缓解[42]。半夏泻心汤联合足三里穴位注射可防治化疗致胃肠道反应，改善肺癌化疗后消化道反应，每次化疗药前15min静脉注射格拉斯琼3mg，化疗药结束时肌内注射甲氧氯普胺10mg；化疗期间重复给药；化疗后第7天对每组患者总体疗效及治疗前后临床症状变化进行观察，此基础上予半夏泻心汤口服，药方组成：半夏9g，黄芩6g，干姜6g，党参6g，炙甘草6，黄连3g，旋覆花10g，煅牡蛎10g，苍术6g，大枣12g，一日1剂，早晚分服，每次服150ml；同时进行双侧足三里穴位注射，艾迪注射液2ml，每穴注射1ml/次。治疗后无呕吐和每日呕吐1~2次的有效率为100%。能缓解化疗出现的恶心、呕吐等消化道毒副作用。[43]

（7）糖尿病　将220例糖尿病胃轻瘫患者按辨证分为脾胃虚弱型、肝郁脾虚型、胃阴亏虚型、痰瘀阻络型、痰湿中阻型5型论治，在半夏泻心汤的基础上分型加减用药治疗。半夏泻心汤组方为半夏、人参、黄芩、黄连各10g，干姜、炙甘草各6g，大枣3枚。脾胃虚弱型加黄芪15g，茯苓、白术各10g；肝郁脾虚型加枳实、香附、白芍、陈皮各10g，黄芪15g；胃阴亏虚型去干姜，加沙参、麦冬各10g，熟地15g；痰瘀阻络型加桃仁、红花、丹参、半夏、厚朴各10g；痰湿中阻型加藿香、苍术、厚朴各10g。每剂煎药2次，共取汁300ml，每日2次。连续服用4周后评价疗效。半夏泻心汤加减对不同证候糖尿病胃轻瘫患者疗效显著，具有积极的临床意义[44]。

32例糖尿病非酒精性脂肪肝患者在对照组（利拉鲁肽）基础上联合半夏泻心汤治疗，由葛根、麦冬、制半夏各12g，党参、黄芩各15g，黄连、甘

草、干姜各6g组成基础方。为阴虚甚者在基础方中增加生地黄和北沙参；为血瘀甚者在基础方中增加赤芍、丹参及红花；为脾肾两虚者增加熟地黄、五味子以及黄芪进行治疗。药材以水煎煮，一天1剂，分早晚用药。持续用药，并进行为期4周的观察。观察组患者的空腹血糖、餐后2h血糖以及TG、TC、LDL-C、ALT、AST均明显较对照组低，其HDL-C则明显高于对照组（$P < 0.05$）。[45]

（8）反流性咽炎　将48例反流性咽炎患者随机分为2组，对照组行咽炎常规治疗，治疗组采用半夏泻心汤加减进行论治，姜半夏10g、黄连10g、黄芩10g、干姜10g、吴茱萸3g、厚朴10g、枳实10g、柴胡10g、玄参12g、桔梗10g、胖大海10g、冬凌草10g。水煎服，每次120ml，日服2次。口干口苦，加炒栀子6g、熟大黄5g；泛酸烧心明显者，加海螵蛸10g、煅牡蛎30g、煅瓦楞子30g；瘀血内阻，加延胡索10g、丹参20g、当归10g；咽干不欲饮，加木蝴蝶10g、北沙参12g；腹部胀满，加紫苏梗15g、紫苏叶15g；脾虚明显，加茯苓12g、白术10g、党参10g。结果显示观察组治疗总有效率优于对照组，差异有统计学意义，表明半夏泻心汤加减治疗反流性咽炎具有良好的临床效果[45]。

（9）胃食管反流病　选取胃食管反流病患者100例，随机分为2组。对照组接受泮托拉唑+伊托必利片治疗，研究组接受泮托拉唑+伊托必利片+中药半夏泻心汤+腹针治疗。结果显示研究组和对照组总有效率分别为94%、68%，差异有统计学意义（$P < 0.05$）；表明半夏泻心汤联合腹针能明显改善胃食管反流病患者临床症状。采用半夏泻心汤联合四逆散辨治胃食管反流病60例，有效率为96.67%[47, 48]。

（10）小儿消化不良　选取西医药物治疗，具体为：枸橼酸莫沙必利分散片口服，4次/d，一次1片。在此基础上加用半夏泻心汤加减治疗28例小儿消化不良患儿，药方组成：半夏、黄芪、干姜、炙甘草各10g，黄连4g，加入4枚大枣。根据不同患者的情况不同进行加减，如呕吐及嗳气较严重，可以加入枇杷叶、代赭石，水煎服，若患儿寒象较严重，可加用附子和白芷，若患儿热象较严重，可加入贝母、生地，对于血淤患儿可适当加入丹参和丹皮，加水煎服，每天两次，14天为一个疗程，对两组患儿的临床治疗效果进行对比分析[49]。

（11）粘连性肠梗阻　选择120例术后粘连性肠梗阻患者，随机分为2组。用奥曲肽进行基础治疗，用法：首先0.1mg，皮下注射，再以0.3mg加入5%葡萄糖氯化钠500ml中，持续12h静脉连续泵入，2次/天，连用5日。在此基础上，加用半夏泻心汤。

药方组成：半夏15g，黄芩、干姜、人参、炙甘草各9g，黄连3g，大枣4枚。加减法：腹痛明显加川楝子9g、延胡索9g、白芍6g；呕吐明显加竹茹9g、生姜9g；腹胀明显加莱菔子30g，厚朴15g，陈皮9g；便秘明显去大枣，加麻子仁30g。煎服法：1剂/天，分2次水煎，取汁250~300ml，分2次口服，连续用5天。每组治疗5天，治疗过程中严密观察病情变化，如有手术指征及时手术治疗。结果观察组与对照组总有效率分别为91.67%、76.67%，差异有统计学意义（$P < 0.05$），表明半夏泻心汤结合西药治疗粘连性肠梗阻疗效显著[50]。

（12）慢性胆囊炎　60例随机分为联合组和对照组各30例，联合组给予半夏泻心汤合逍遥散治疗，对照组给予消炎利胆片治疗。联合组给予半夏泻心汤合逍遥散。药方组成：半夏15g，茯苓15g，白芍15g，白术15g，黄芩10g，薄荷10g，当归10g，甘草10g，干姜10g，柴胡12g，党参12g，黄连3g，大枣3枚。上腹疼痛明显、腹胀加香附10g，川楝子10g，青皮9g；小便黄加金钱草15g，龙胆草15g；血瘀加郁金10g；双目干涩加生地15g，枸杞子15g；多梦加首乌藤15g，酸枣仁15g；泥沙样结石加鸡内金15g，金钱草15g；食欲不振加焦三仙各20g煎煮取300ml药汁，分早晚2次温服。总有效率联合组明显优于对照组（$P < 0.05$），复发率联合组明显低于对照组（$P < 0.05$）[51]。

（13）慢性咳嗽　选取126例慢性咳嗽患者并分为对照组和观察组各63例，对照组采用复方甘草口服液治疗，观察组采用半夏泻心汤化裁治疗。药方组成：陈皮、紫菀、苏梗、党参、百部、白前、半夏各10g，桔梗、炙甘草、黄连各6g，黄芩、干姜各5g，制吴茱萸3g。若患者为阴虚，则加麦冬10g、太子参6g；若患者为腑气不通，则加厚朴6g、枳实5g、大黄6g；若患者为痰湿，则加苍术、橘红各6g；若患者为咳嗽严重，则加杏仁10g、浙贝母8g，枇杷叶、款冬花各6g。上述药材以水煎服，一日1剂，早晚各半。对患者持续治疗2周。观察组患者的治疗总有效率为95.2%高于对照组的81.0%（$P < 0.05$）；同时与对照组相比，观察组患者的症状改善时间明显缩短（$P < 0.05$）[52]。

（14）脓毒症胃肠功能障碍　40例脓毒症胃肠功能障碍患者在常规治疗基础上加服半夏泻心汤加减：半夏12g，干姜9g，黄芩12g，黄连9g，人参30g，炙甘草9g，大枣4枚。水煎取汁300ml，早晚温服，疗程为2周。2组服药14天后，观察组总有效率为77.50%，高于对照组的55.00%（$P < 0.05$）[53]。

（15）慢性泄泻　取慢性泄泻患者40例，随机分为治疗组和对照组。对照组给予常规西药对症治疗，金双歧口服，每次5g，每日3次，连续服用7日；甲硝唑片，每次0.3g，每日2次，连续服用5天后停药。治疗组在对照组的基础上加用半夏泻心汤治疗，药方组成：半夏20g，黄芩5g，党参15g，大枣15g，白芍8g，当归10g，干姜10g，川黄连10g。大便有泡沫黏液者加白头翁、马齿苋；身乏肢冷者加茯苓、玫瑰花；腹痛便血者加仙鹤草、防风。日1剂，水煎服，每日3次，每次150ml，7天为1个疗程。结果显示有效率治疗组为90.0%，对照组为70.0%，差异有统计学意义（$P < 0.01$）；复发率治疗组为10%，对照组为30%，治疗组优于对照组（$P < 0.01$）。结果表明半夏泻心汤联合西药治疗慢性泄泻疗效确切，减少复发[54]。

（16）口腔溃疡　采用半夏泻心汤治疗63例复发性口腔溃疡患者，药方组成：半夏10g，黄芩10g，干姜5~10g，党参15g，黄连3~10g，生甘草6g，大枣5枚。随证加减：心火明显如口干、小便黄赤、舌尖红，加竹叶、莲子心、知母、白茅根；肝火明显如口干苦、头痛耳鸣，加龙胆草、夏枯草、菊花；血瘀加红花、丹参；腹胀加砂仁、厚朴、枳壳；便秘加栀子、大黄；便溏加白术、薏苡仁、茯苓；情志不畅，心烦易怒，加柴胡、郁金。发作期每日1剂水煎，每次150ml，每日3次，连服7日为一疗程。2~3个月无发作者停药。1年后随访，总有效率为92.06%。[55]

（17）前庭性偏头痛（VM）　采用半夏泻心汤治疗27例VM患者，药物组成为：清半夏、黄芩、干姜、党参、甘草、黄连、柴胡、枳壳、茯苓、大枣等。早晚各一剂水煎服，7天为1个疗程，连续给药4周，16周后随访。总有效率为92.5%高于对照组（盐酸氟桂利嗪）的82.6%（$P < 0.05$）。[56]

6. 安全性

（1）急性毒性实验　对大鼠口服一次给药半夏泻心汤（8g/kg），并于给药前夜禁食，结果显示大鼠无死亡，并未观察到任何因半夏泻心汤所导致的异常临床体征及解剖学的变化，由此推测口服半夏泻心汤的LD_{50}在8g/kg以上。

（2）长期毒性实验　对大鼠口服给药半夏泻心汤，其中125mg/kg与500mg/kg组雌雄各10只，2g/kg组雌雄各16只。对照组16组，口服生理盐水。连续给药5周。结果显示，实验过程并未出现大鼠死亡，并未观察到任何因半夏泻心汤所导致的异常临床体征，该方对大鼠的摄食量及体重无影响，眼科学、血液学、病理学（器官重量、解剖学与组织学检查）并未见与半夏泻心汤有关的异常改变，由此认为，半夏泻心汤的无毒剂量为2g/kg，且无性别差异[57]。

（3）致突变作用 低剂量姜半夏即具有DNA损伤效应，其拖尾细胞百分率及尾长值均较阴性对照组有显著升高（$P < 0.01$）。剂量增加时，损伤效应愈明显，呈现出一定的剂量反应关系，即在一定剂量范围内，随剂量增加，受损淋巴细胞百分率增加，受损细胞尾长值增加。初步提示姜半夏具有一定致突变效应，临床应用于孕妇时应持慎重态度，特别在胚胎发育早期，以避免对胎儿造成不良影响[58]。

参考文献

［1］马晓颖，史丽萍，张健. 半夏泻心汤联合莫沙必利治疗功能性消化不良疗效及对患者血浆胃动素水平的影响［J］. 陕西中医，2018，39（10）：1399-1401.

［2］孙俊，王宏志，汪毅，等. 柴芍六君子汤合半夏泻心汤加减治疗肝郁脾虚证功能性消化不良的临床效果及对患者NO、AchE、GAS、5-HT含量的影响［J］. 环球中医药，2018，11（3）：444-447.

［3］董洪娟，徐晓明，余泽波. 半夏泻心汤对功能性消化不良患者胃黏膜肥大细胞及血浆胃动素的影响［J］. 海南医学，2017，28（04）：566-568.

［4］冯辉，藏莉，张德重. 半夏泻心汤对功能性消化不良患者血浆P物质和胃窦黏膜CGRP的影响［J］. 南京中医药大学学报，2015，31（04）：310-313.

［5］吴坚，张星星，沈洪. 半夏泻心汤对功能性消化不良大鼠胃排空率和胃窦组织Ghrelin的影响［J］. 四川中医，2014，32（01）：70-72.

［6］邢德刚，董艳芬，梁燕玲，等. 半夏泻心汤对功能性消化不良大鼠Cajal间质细胞超微结构的影响［J］. 广东药学院学报，2012，28（03）：336-338.

［7］吴丽芹，姜惟，姚欣，等. 半夏泻心汤对合并幽门螺杆菌感染大鼠慢性胃炎模型胃粘液层磷脂、氨基己糖的影响［J］. 中国中医药信息杂志，2001（05）：29-30.

［8］谭达全，邓冰湘，周祖怡，等. 半夏泻心汤对幽门螺杆菌相关性胃炎小鼠血清IL-2、IL-8影响的实验研究［J］. 新中医，2005，37（07）：92-93.

［9］娄淑哲，李强. 半夏泻心汤对胃溃疡大鼠胃黏膜病理形态及血管舒缩因子的影响［J］. 甘肃中医药大学学报，2018，35（06）：12-15.

［10］徐凤，毛艺纯，周淑芬，等. 半夏泻心汤对溃疡性结肠炎小鼠肠道黏膜屏障功能保护作用及ZO-1和Occludin表达的影响［J］. 中国中医基础医学杂志，2019，25（01）：44-47+51.

［11］杨旭，岳仁宋，徐萌，等. 探讨糖尿病胃轻瘫大鼠肠道菌群失衡致免疫功能失调的机制研究及半夏泻

心汤的干预作用［J］. 中药药理与临床，2019，35（02）：17-21.

［12］邓天好，刘珍，尹抗抗，等. 半夏泻心汤对脾虚便秘小鼠肠道菌群与肠黏膜的影响［J］. 中医药导报，2018，24（14）：26-29.

［13］刘嘉诚，刘洁. 基于PI3K/Akt/mTOR通路探讨半夏泻心汤对PLGC大鼠黏膜微环境的影响［J］. 湖南中医杂志，2018，34（12）：117-119.

［14］符娇文，韩平，符贵超. 半夏泻心汤对胃癌前病变大鼠胃黏膜中B细胞淋巴瘤-2与表皮生长因子受体表达影响［J］. 四川中医，2018，36（12）：50-53.

［15］李慧臻，刘琳，王兴章，等. 半夏泻心汤对胃癌前病变大鼠胃黏膜组织中的NF-κB/STAT3信号通路的影响研究［J］. 中国中西医结合消化杂志，2017，25（04）：284-288.

［16］杨维波，韩福祥. 半夏泻心汤对2型糖尿病模型大鼠的降糖作用与机制［J］. 中医药临床杂志，2019，31（05）：906-910.

［17］凌云，张洁，赵鸣芳. 半夏泻心汤去滓再煎对糖尿病大鼠糖脂代谢的影响研究［J］. 中国中医药现代远程教育，2018，16（23）：85-87.

［18］彭旭，张晓梅，何学令，等. 半夏泻心汤对衰老大鼠学习记忆能力的改善及分子机制［J］. 实验动物科学，2019，36（1）：55-61.

［19］李利民，宁楠，刘洁，等. 半夏泻心汤对衰老大鼠学习记忆能力及乙酰胆碱酯酶的影响［J］. 中药药理与临床，2015，31（04）：9-11.

［20］宋忆菊，龚传美，郝丽萍，等. 半夏泻心汤对小白鼠免疫功能和常压缺氧耐受力的影响［J］. 细胞与分子免疫学杂志，1998（04）：64-66.

［21］许爱丽，唐彬，王源，等. 应用整合药理学方法探讨半夏泻心汤治疗慢性萎缩性胃炎的作用机制［J］. 北京中医药，2019，38（05）：407-412.

［22］霍利民，黄春赋，刘莹. 不同浸泡时间对半夏泻心汤出膏率和有效成分含量的影响［J］. 山西中医，2017，33（05）：54-56.

［23］强兴，陈萌. 从四气五味谈半夏泻心汤的组方特点［J］. 河南中医，2016，36（05）：745-747.

［24］王学臣，王象鹏. 基于多维宏观量化方法的半夏泻心汤组方规律探讨［J］. 亚太传统医药，2016，12（04）：85-87.

［25］周刚. 半夏泻心汤与"舍性存用"配伍方法［J］. 河南中医，2014，34（01）：1-2.

［26］梁惠珍，高明焱，王佳佳，等. HPLC测定半夏泻心汤中不同剂量黄芩配伍前后黄芩苷的煎出量［J］. 中药与临床，2018，9（02）：11-13.

［27］闫利利，史家文，王金芳，等. 基于UPLC/Q-TOF-

MSE 方法分析半夏泻心汤的化学成分［J］. 药学学报, 2013, 48（4）: 526-531.

［28］汪健, 朱阳, 许恒, 等. HPLC 同时测定半夏泻心汤中 8 种成分［J］. 安徽科技学院学报, 2018, 32（05）: 53-57.

［29］刘杰, 魏玉明, 张文杰, 等. HPLC 测定半夏泻心汤中盐酸小檗碱的含量［J］. 辽宁中医杂志, 2004（05）: 417.

［30］刘晓霓, 司银楚, 高艳青, 等. 大鼠血中半夏泻心汤小檗碱含量与胃运动关系研究［J］. 中成药, 2004, 26（5）: 392-395.

［31］肖开春. 半夏泻心汤调节胃肠动力的物质基础及作用机理研究［D］. 西南交通大学中药学, 2013.

［32］杨志欣, 孙俊杰, 李晓阳, 等. 半夏泻心汤治疗胃炎的物质基础及 HPLC 含量测定研究［J］. 中国实验方剂学杂志, 2015, 21（20）: 131-136.

［33］史家文, 闫利利, 关焕玉, 等. LC-ESI-MS/MS 法研究半夏泻心汤对大鼠体内伊立替康药代动力学影响［J］. 中华中医药学刊, 2015, 33（09）: 2118-2123.

［34］罗太敏, 李晋奇, 杨戈, 等. 半夏泻心汤及其苦降药组促进胃肠动力的 PK-PD 研究［J］. 药物评价研究, 2015, 38（06）: 622-628.

［35］储呈海, 杨乐乐. 半夏泻心汤治疗功能性消化不良临床观察［J］. 光明中医, 2019, 34（10）: 1530-1532.

［36］任小宁, 庞鹏宇, 郭晓黎. 半夏泻心汤加减治疗功能性消化不良 65 例［J］. 福建中医药, 2016, 47（02）: 51-52.

［37］彭国强, 商建飞, 杜杰, 等. 半夏泻心汤加减治疗 Hp 相关消化性溃疡的临床分析［J］. 中国实验方剂学杂志, 2016, 22（05）: 197-201.

［38］雷夏燕. 半夏泻心汤治疗慢性胃溃疡效果分析及短期随访评价［J］. 深圳中西医结合杂志, 2016, 26（22）: 70-71.

［39］徐庆, 吕波, 朱源北. 半夏泻心汤加减配合中药保留灌肠治疗溃疡性结肠炎的临床效果探讨［J］. 中医临床研究, 2016, 8（32）: 52-53.

［40］孙学佳. 半夏泻心汤治疗胆汁反流性胃炎的疗效分析［J］. 中国继续医学教育, 2016, 8（22）: 191-192.

［41］李银华, 陈克林. 加味半夏泻心汤治疗慢性萎缩性胃炎临床观察［J］. 新中医, 2016, 48（07）: 68-69.

［42］宋媛媛. 半夏泻心汤联合四君子汤治疗化疗消化道反应的临床观察［J］. 陕西中医, 2016, 37（05）:

［43］王芳, 高音, 何生奇, 等. 半夏泻心汤联合足三里穴位注射防治肺癌化疗后呕吐［J］. 长春中医药大学学报, 2015, 31（04）: 771-773.

［44］邬小霞, 丁永胜, 张永强, 等. 半夏泻心汤加减对糖尿病胃轻瘫的疗效观察［J］. 陕西中医, 2016, 37（06）: 662-664.

［45］张永敏, 郑国军, 张菊红. 半夏泻心汤治疗糖尿病性非酒精性脂肪肝的临床研究［J］. 心理月刊, 2019, 14（03）: 165.

［46］张晓明, 许玉梅. 半夏泻心汤加减治疗反流性咽炎临床体会［J］. 基层医学论坛, 2015, 19（26）: 3678-3679.

［47］李黎. 半夏泻心汤联合腹针治疗胃食管反流病的临床疗效观察［J］. 中医临床研究, 2014, 6（23）: 27-28.

［48］李文华. 半夏泻心汤联合四逆散辨治胃食管反流病 60 例临床观察［J］. 临床医药文献电子杂志, 2017, 4（27）: 5298.

［49］甄威, 许多, 姜春梅, 等. 半夏泻心汤加减治疗小儿消化不良临床效果分析［J］. 陕西中医, 2016, 37（04）: 410-411.

［50］郭龙, 李应宏. 奥曲肽联合半夏泻心汤治疗术后粘连性肠梗阻的疗效观察［J］. 中国医药指南, 2016, 14（11）: 46-47.

［51］袁胜华. 半夏泻心汤合逍遥散治疗慢性胆囊炎疗效观察［J］. 实用中医药杂志, 2016, 32（09）: 863-864.

［52］程远魁. 半夏泻心汤化裁治疗慢性咳嗽临床疗效观察［J］. 深圳中西医结合杂志, 2015, 25（24）: 65-66.

［53］张飞虎, 孙雨菡, 孔立, 等. 半夏泻心汤加减治疗脓毒症胃肠功能障碍的临床观察［J］. 中国中医急症, 2016, 25（07）: 1367-1369.

［54］刘青. 半夏泻心汤联合西药治疗慢性泄泻 20 例［J］. 河南中医, 2015, 35（11）: 2605-2606.

［55］魏巍, 何晓明. 半夏泻心汤治疗复发性口腔溃疡 63 例体会［J］. 中国民族民间医药, 2013, 22（22）: 47.

［56］张乐, 白红, 孙莉. 半夏泻心汤治疗前庭性偏头痛 27 例［J］. 中国中医药现代远程教育, 2015, 13（12）: 19-21.

［57］同心. 半夏泻心汤口服毒性的实验研究［J］. 国外医学（中医中药分册）, 1996（01）: 46-47.

［58］王小红, 江洪, 夏明珠, 等. 姜半夏致突变性实验研究［J］. 江苏中医药, 2002（08）: 42-43.

真武汤

【出处】《伤寒论》（汉·张仲景）"①太阳病发汗，汗出不解，其人仍发热，心下悸，头眩，身𥆧动，振振欲擗地者，真武汤主之。②少阴病，二三日不已，至四五日，腹痛，小便不利，四肢沉重疼痛，自下利者，此为有水气，其人或咳，或小便利，或下利，或呕者，真武汤主之。"

【处方】茯苓、芍药、生姜（切）各三两，白术二两，附子一枚（炮，一个切四分只用一分，呕者去之，加生姜二钱半）。

【制法及用法】上五味，以水八升，煮取三升，去滓，温服七合，日三服。

【剂型】汤剂。

【同名方剂】真武汤（《奇效良方》）；真武汤（《伤寒论》）；真武汤（《删补名医方论》）；真武汤（《时方妙用》）；真武汤（《汤头歌诀》）；真武汤（《退思集类方歌注》）；真武汤（《医方考》）；真武汤（《医方论》）；真武汤（《时病论歌括新编》）；真武汤（《瘅疟指南》）；真武汤（《伤寒括要》）；真武汤（《伤寒明理论》）；真武汤（《伤寒寻源》）；真武汤（《伤寒杂病论》）；真武汤（《目经大成》）；真武汤（《冯氏锦囊秘录》）；真武汤（《医述》）；真武汤（《医宗金鉴》）；真武汤（《圆运动的古中医学》）；真武汤（《医学心悟》）。

【现代研究】

1. 药理作用

（1）增加蛋白代谢　真武汤附子低、中、高剂量 [0.52，0.92，1.52g/（kg·d）] 给肾病综合征（NS）大鼠灌胃 4 周，模型组 3 周后尿蛋白明显升高（$P < 0.01$）；附子高、中剂量组大鼠的精神、活动、毛色、摄食量等状况显著改善，24h 尿蛋白、尿素氮（BUN）、肌酐（SCr）明显降低，血清白蛋白升高（$P < 0.05$，$P < 0.05$），附子低剂量组效果不明显[1]。

（2）抑制心肌细胞肥大及纤维化　真武汤中、高剂量 [18.2，36.4g/（kg·d）] 给转基因扩张型心肌病（DCM）小鼠灌胃 30 天，与空白对照组比较模型对照组心肌肥大及心肌纤维化分子标志物肌动蛋白 α1（Acta1）、Ⅲ型胶原蛋白（Col3a1）基因及蛋白表达显著升高（$P < 0.01$），与模型对照组比较西

药组及中药高中剂量组 Acta1、Col3a1 基因及蛋白表达均显著下降（$P < 0.01$）。真武汤通过下调心肌组织中 Acta1 与 Col3a1d 的 mRNA 及蛋白表达，抑制心肌细胞肥大及纤维化过程，起到防治 DCM 的作用[2]。

（3）延缓尿毒症心肌病大鼠心室肥厚　真武汤中、高剂量 [4.5，13.5g/（kg·d）] 给尿毒症心肌病大鼠灌胃 4 周，低剂量和高剂量组 SCr、BUN、较模型组降低，左室质量指数（LVMI）及全心质量指数（HMI）在低剂量、高剂量组中下降；左心室收缩末期内径（LVESD）、左心室舒张末期内径（LVEDD）、左心室后壁收缩期厚度（LVPWS）、左心室前壁收缩末期厚度（LVAWS）、左心室前壁舒张末期厚度（LVAWD）等在高剂量组中改善较为显著，心肌组织蛋白 BNP、p-ERK1/2、p-p38 及 p-JNK 的表达下调。真武汤可降低尿毒症心肌病大鼠血浆硫酸吲哚酚（IS）水平，进而延缓 IS 对心肌肥厚作用，延缓心室重构[3]。

（4）抑制肿瘤增长　真武汤水煎药液 [每日 0.14g/（体质量）] 给肿瘤小鼠灌胃 14 天，真武汤防治后小鼠生存率 80% 显著高于模型组 53.3%，且抑制肿瘤快速增长；同时真武汤显著促进肿瘤组织 Pik3r1、Cdkn1b 基因表达上调（$P < 0.05$）、抑制 p-AKT 蛋白表达（$P < 0.05$），并显著增强肾上腺 StAR 蛋白表达（$P < 0.05$）。真武汤通过调节 PI3K-AKT-mTOR 信号通路关键分子抑制肿瘤快速增长，并通过改善肾上腺与脾脏功能延长生存期[4]。

（5）降低 cTnT^{R141W} 基因表达　真武汤 [18.2g/（kg·d）] 给 cTnT^{R141W} 转基因扩张型心肌病小鼠灌胃 30 天，真武汤可降低 cTnT^{R141W} 转基因扩张型心肌病小鼠 cTnT^{R141W} 基因表达，同时改善 cTnT^{R141W} 转基因扩张型心肌病小鼠的心脏结构及心肌细胞的超微结构[5]。

（6）下调 Galectin-3 及 HSP70 基因的表达　真武汤水煎液低、中、高剂量 [9.45，18.9，37.8g/（kg·d）] 给心力衰竭大鼠灌胃 15 天，真武汤组与西药组均可明显降低心力衰竭大鼠 BNP 水平，使半乳糖凝集素 -3（Galectin-3）及热休克蛋白 70（HSP70）表达下调，真武汤低、中、高剂量组均优于或等同于西药组，电镜观察显示真武汤组和西药组心肌超微结构均有不同程度改善，真武汤大剂量组最为显著。

真武汤调控 Galectin-3 及 HSP70 的水平可能是其治疗心力衰竭的作用机制之一[6]。

（7）抗慢性心力衰竭　真武汤低、中、高剂量 [9.45，18.9，37.8g/（kg·d）] 给慢性心力衰竭大鼠灌胃 15 天，左心室射血分数（LVEF）、左室短轴缩短率（LVFS）水平明显升高在中剂量组和高剂量组（$P < 0.01$）。与模型组相比，IL-6 和 C 型利钠肽（CNP）水平明显下降在中剂量组和高剂量组（$P < 0.05$）；高剂量组 IL-6 和 CNP 水平显著低于卡托普利组（$P < 0.05$）；各治疗组中，高剂量组降低 IL-6 和 CNP 水平最明显，并且 IL-6 和 CNP 水平有下降的趋势。真武汤能调控心衰时大鼠细胞因子及神经内分泌水平，这可能是真武汤减少心衰炎症细胞因子分泌、改善神经内分泌紊乱、干预心室重构、抑制心力衰竭的生化机制之一[7]。真武汤低、中、高剂量 [9.45，18.9，37.8g/（kg·d）] 给慢性心力衰竭大鼠灌胃 15 天，真武汤能够明显降低心力衰竭大鼠血清 STZ、白细胞介素 -3（IL-33）水平，说明真武汤通过调控 IL-33/STZL 信号通路改善心室重构，这可能是真武汤治疗心力衰竭的机制之一[8]。真武汤低、高剂量 [2.1，9.8g/（kg·d）] 给慢性心力衰竭大鼠灌胃 15 天，真武汤通过调控 MMP-9 和 TIMP-l 的水平，可能是其逆转心室重塑、治疗 CHF 的作用机制之一[9]。

（8）减少肾间质纤维化　真武汤低、中、高剂量 [7，14，28g/（kg·d）] 给肾间质纤维化大鼠灌胃 4 周，大鼠梗阻侧肾脏肿大和积水程度较轻，血肌酐、尿素氮含量较低，肾组织和血清中 NF-κB 蛋白表达均较弱。真武汤可减少间质纤维化，减轻肾组织损伤，其延缓肾间质纤维化进程的作用机制可能是通过抑制 NF-κB 的表达来实现的[10]。真武汤低、高剂量 [2.1，9.8g/（kg·d）] 给单侧结扎左肾输尿管建立肾梗阻（UUO）致肾间质纤维化大鼠灌胃 28 天，经真武汤治疗后，T-SOD 活力趋于正常，与空白对照组相比无显著差异。真武汤可上调 UUO 大鼠血清及结扎肾脏组织中超氧化物歧化酶活力，对结扎导致的组织细胞损伤也有一定的缓解作用[11]。

（9）抗肾小球肾炎　真武汤低、中、高剂量 [4.2，8.4，16.8g/（kg·d）] 给渗透泵阳离子化小牛血清白蛋白（CGN）模型大鼠灌胃 4 周。与模型组比较，真武汤各剂量组大鼠 24h 尿蛋白、肌酐（SCr）、尿素氮（BUN）、TC 和 TG 明显降低（$P < 0.01$，$P < 0.05$），总胆固醇（TP）和白蛋白（ALB）升高（$P < 0.01$，$P < 0.05$），肾小球系膜区 IgG 沉积明显减少，尤以真武汤高剂量组效果最为显著。真武汤可减轻 C-BSA 渗透泵致 CGN 大鼠的肾脏免疫病理损伤，减少尿蛋白含量、改善肾功能、降低血脂，对肾脏有保护作用[12]。

（10）增强学习记忆能力　真武汤低、中、高剂量 [8.2，16.4，32.8g/（kg·d）] 给帕金森病（PD）模型大鼠灌胃 2 天，真武汤明显延长 PD 大鼠跳台实验的错误潜伏期，显著减少错误次数，并提高 PD 大鼠在 Y 迷宫中的自主选择正确率，且有一定的剂量依赖关系。给予真武汤后模型鼠大脑皮质内多巴胺（DA）、二羟基苯乙酸（DOPAC）、5- 羟色胺（5-HT）、5- 吲哚乙酸（5-HIAA）和高香草酸（HVA）的含量明显升高，但海马内各递质含量未见显著变化。真武汤改善 PD 大鼠的学习记忆障碍作用与保护脑内多巴胺能神经系统有关[13]。

（11）下调肾脏 AQP2 蛋白的表达　真武汤 21g/（kg·d）给肾病综合征大鼠灌胃 21 天，真武汤能下调阿霉素肾病大鼠肾脏 AQP2 蛋白的表达，能下调阿霉素肾病大鼠血浆 AVP 含量。真武汤能改善阿霉素肾病大鼠水钠潴留状态，其机制可能与其调节肾脏水通道蛋白 2（AQP2）和血浆血浆精氨酸血管加压素（AVP）含量有关[14]。

（12）利尿作用　真武汤 4ml/100g，1ml/20g 分别给盐水负荷模型大鼠、小鼠灌胃，真武汤水提液一次给药即能显著增加大鼠尿量，特别是在用药后 3~5h，较对照组有显著差异，能够促进 Na⁺、Cl⁻ 的排泄，对 pH 值无影响，使得大鼠体内水液、电解质含量保持在正常水平，以维持体内水液代谢的平衡。真武汤对小鼠尿量的增加作用则更加显著，从 2h 后均较对照组显著增加。真武汤水提液对大鼠、小鼠均有显著的利尿作用[15]。

（13）抑制肾小球硬化　真武汤 4g/（kg·d）给肾小球硬化大鼠灌胃，真武汤治疗组对大鼠 24h 尿蛋白、血肌酐和尿素氮有降低作用（与对照组比较，$P < 0.01$）[16]。

2. 网络药理学

以 "茯苓"、"白术"、"芍药"、"附子"、"生姜" 为关键词检索中国中药化学成分数据库、Drugbank 数据库和《中华人民共和国药典》（2010 年版）获取中药、成分、靶点信息，并建立数据集，以 Cytoscape 软件为载体，构建中药 - 成分 - 靶点之间的复杂网络模型，并推测出药物组方与作用靶点之间的关系。经过拓扑结构参数分析和网络连接度分析，发现即芍药、茯苓、白术及其提取物的研究成果较多，而且三种药物的重复靶点较少，表明中药 - 成分 - 靶点网络具有无标度属性。经过聚类分析，发现每一种中药中都至少有一种有效成分与靶点存在作用关系，如白术中的 β- 谷甾醇能够作用于 DNA topoisomerase Ⅱ，具有明显降低血清胆固醇的功效，可以取代胆固醇作为脂质体膜材。中药-成分-靶点网络是一个多途径、多环节的小世界网络，部分节点度相对较低，且各药物的重复靶点较少，表明该网络具有无标度属性。真武汤在糖尿病肾病的治疗中存在能够作用于相关靶点的有效成分[17]。

3. 制剂分析

（1）提取工艺　采用加热回流提取方法，通过正交试验设计考察液料比、提取时间及提取次数，以芍药苷含量、苯甲酰新乌头原碱含量和出膏率为考察指标，确定真武汤最优水提取工艺。通过单因素试验优选颗粒制备中的辅料配比。芍药苷和苯甲酰新乌头原碱分别在5.45~32.70μg（r=0.9996）和3.24~16.80μg（r=0.9997）浓度范围内线性关系良好，平均回收率分别为99.62%（RSD=1.34%，n=6）和101.72%（RSD=1.74%，n=6）。最优提取工艺为：液料比1:12，回流提取2次，每次2h。颗粒最佳成型工艺为：辅料采用糊精与可溶性淀粉的混合物，最佳配比1:3，所制颗粒的粒度合格率、水分、干燥失重、溶化性和休止角分别为94.12%、4.87%、0.93%、89.23%、36.18°。优化的真武汤回流提取工艺稳定、可行，制备的颗粒成型性和溶化性较好[18]。采用微波提取方法，通过单因素实验和正交实验两者结合考察了乙醇提取浓度、提取时间、微波火力、料液比对真武汤中芍药苷得率的影响，从而优选出最优提取工艺。真武汤提取工艺最佳条件为：乙醇浓度为60%，微波时间为3min，微波火力中高火，料液比为1:10[19]。

（2）含量测定　采用薄层色谱法对茯苓、生姜、白芍、白术四味药材进行定性鉴别；采用HPLC法对白芍的有效成分芍药苷进行含量测定，并进行方法学考察。结果四味中药的薄层色谱鉴别斑点清晰，分离较好，阴性对照无干扰。HPLC测定结果显示，芍药苷的平均加样回收率为100.19（RSD=2.11%），重复性RSD为2.27%，精密度RSD为1.63%，稳定性RSD为1.79%。对5批样品进行含量测定，芍药苷的含量为4.532mg/g。所建立的方法简便准确，分离度高，专属性强，重现性好，可有效控制真武汤颗粒剂的质量，建立了可行有效的本制剂质量控制体系[20]。

4. 拆方研究

不同浓度H_2O_2作用于肾小管上皮细胞HK-2，诱导HK-2细胞氧化损伤模型，采用真武汤组含药血清、温阳组含药血清、以及利水组含药血清进行干预，分别检测各中药组对损伤细胞的增殖作用，对缺氧损伤相关基因HO-1、HIF-1α、生存素（survivin）表达的影响，以及对肾纤维化和肾小管上皮转分化相关基因转化生长因子β1（TGF-β1）、α-平滑肌肌动蛋白（SMA）、钙黏蛋白（E-c adherin）基因表达的影响。结果H_2O_2作用不同时间可造成HK-2细胞损伤明显。与模型组比较，真武汤组和利水组具有明显修复HK-2细胞生长的作用，温阳组作用不显著；真武汤组、温阳组及利水组均可上调HO-1、HIF-1α的表达，抑制survivin的表达（$P<0.05$），但三者之间差异不明显。真武汤组、温阳及利水组可降低SMA及E-cadherin的表达，温阳组可下调TGF-β1的表达，差异均有统计学意义（$P<0.05$）[21]。

5. 配伍研究

观察真武汤中附子、芍药不同配伍对大鼠肾脏炎症的干预作用，探讨"少火"、"壮火"的内涵。选用60只大鼠，除空白组外其余各组均采用尾静脉注射单克隆抗体造成大鼠肾小球肾炎模型，在此基础上按照不同干预方法随机分为空白组、模型组、缬沙坦组、高附低芍组、附芍等量组、低附高芍组。造模成功后持续灌胃给药，空白组与模型组给予等量生理盐水灌胃，干预2周后处死大鼠，分别观察其肾组织形态学改变，并检测血清炎症指标超敏c反应蛋白（hs-CRP）、肿瘤坏死因子-α（TNF-α）、白细胞介素-6（IL-6）水平。结果附芍等量组、低附高芍组及缬沙坦组皆可显著抑制大鼠肾小球系膜细胞增生及细胞外基质扩张，对hs-CRP、TNF-α、IL-6水平亦有不同程度抑制作用，其中附芍等量组效果优于低附高芍组，但仍逊于缬沙坦组，而高附低芍组反而加速疾病进展[22]。

6. 蛋白组学

应用蛋白组学方法，从方证对应的角度寻找心肾综合征（CRS）阳虚水泛证的证效关系蛋白质，并探讨心肾综合征阳虚水泛证的本质内涵。比较真武汤治疗前后CRS阳虚水泛证患者血清蛋白质指纹图谱变化，分析与温阳利水方真武汤疗效相关的CRS阳虚水泛证蛋白质指纹图谱。结果CRS阳虚水泛证患者真武汤治疗后临床症候评估、体力状况、心功能均明显改善。CRS阳虚水泛证患者与健康对照组共找出57个蛋白峰，其中37个峰差异有统计学意义，其中32个蛋白峰在CRS阳虚水泛证组呈高表达，5个蛋白峰呈低表达。CRS阳虚水泛证真武汤治疗后，有27个蛋白峰的相对强度下降，11个蛋白峰值表达相对增强。m/z分别为1903，2033，2316，2594，3089，3307，3641，2268.14，2715.08，3148.72的蛋白可能为CRS阳虚水泛证的特异蛋白。m/z分别为1903.01、2033.14、2316.20、2594.36、

3089.16、3307.51、3641.74、2268.14、2715.08、3148.72 的蛋白可能为 CRS 阳虚水泛证的血清蛋白标志物，通过调节上述蛋白峰，可能是真武汤治疗 CRS 阳虚水泛证的分子基础[23]。

7. 成分分析

真武汤全方共鉴定出 82 个成分，生姜挥发油鉴定出 51 个成分，白术挥发油鉴定出 21 个成分，生姜白术阴性样品鉴定出 10 个成分，其中真武汤全方挥发油鉴定出的成分占其挥发油样品总含量的 80.6%，生姜为 91.5%，白术为 57.5%，生姜白术阴性样品为 91.4%[24]。

8. 临床分析

（1）心衰 用真武汤对 43 例慢性心力衰竭患者进行辨证治疗，药方组成：茯苓、猪苓各 15g，白术、白芍、泽兰、桂枝各 10g，煎附子 8g，葶苈子 6g，另加甘草 3g。每日 1 剂，水煎服。治疗时间为 2 周，总有效率为 95.35%，高于对照组的 74.42%（P＜0.05）[25]。

用补阳还五汤合真武汤对 76 例老年心衰患者进行辨证治疗，药方组成：生黄芪 60g，赤芍、当归、地龙、熟附片等各 15g，川芎、红花各 10g，桃仁 20g，茯苓 50g，白芍、生白术、葶苈子、牛膝各 30g。每日 1 剂，水煎服。治疗时间为 1 个月，总有效率为 94.7%，高于对照组的 73.7%（P＜0.05）[26]。

在对照组的治疗基础上口服加味真武汤治疗阳虚水泛证顽固性心衰 60 例，药方组成：附子、白术、白芍、猪苓、桑白皮各 12g，茯苓、车前子、葶苈子各 15g，生姜、泽泻各 10g，黄芪 30g，桂枝 6g。武火煮沸，文火煎煮 30min，煎两次取汁 200ml，分早晚 2 次温服，每日 1 剂，治疗 15 天。总有效率为 83.33% 高于对照组的 78.33%（P＜0.05）[27]。

用真武汤合血府逐瘀汤对 45 例冠心病心力衰竭患者进行辨证治疗，药方组成：茯苓 15g，白芍 15g，生姜 15g，白术 15g，炮附片（先煎 30min）10g，生地黄 10g，当归 10g，川芎 10g，赤芍 10g，桔梗 10g，川牛膝 30g，柴胡 10g，枳壳 10g，炙甘草 6g，桃仁 10g，红花 10g。每日 1 剂，水煎服。总有效率为 95.56% 高于对照组的 84.44%（P＜0.05）[28]。

（2）肺心病 用真武汤合血府逐瘀汤对 100 例慢性肺源性心脏病急性期患者进行辨证治疗，药方组成：葶苈子、黄芪各 30g，牛膝、川芎、当归、赤芍以及茯苓各 15g，桔梗、枳壳、红花、桃仁、白术、白芍各 12g，柴胡、生姜以及制附子（先煎）各 10g。加减：心悸者加用炒柏子仁 12g、远志 15g；兼阴虚者加用五味子 10g，麦冬 15g。水肿者加用五加皮 15g，汉防己 15g；痰浊蒙蔽神窍者加用石菖蒲

以及远志各 15g。每日 1 剂，水煎服。治疗时间为 15 天，总有效率为 94.00%，高于对照组的 80.00%（P＜0.05）[29]。

在西医常规治疗的基础上联合参麦注射液合真武汤治疗 49 例肺心病失代偿期患者，药方组成：茯苓、白芍、生姜各 12g，白术 9g，炮附子（先煎）20g，炙甘草 10g。每日 1 剂两次，分为头煎、二煎，以清水三碗，文火煮取去渣约每次 150ml，早晚温服或插胃管鼻饲给药。14 天为 1 个疗程，连用 2 个疗程。总有效率为 97.95% 高于对照组的 87.22%（P＜0.05）[30]。

（3）狼疮性肾炎 用真武汤联合免疫抑制剂对 72 例脾肾阳虚型狼疮性肾炎患者进行辨证治疗，药方组成：熟附子 10g，白芍 15g，茯苓 15g，白术 15g，生姜 10g。加减：水肿明显者，加猪苓 15g，桂枝 10g；血瘀明显者，加川芎 10g，三七 10g；每日 1 剂，水煎服。治疗时间为 8 周，总有效率为 87.9% 高于对照组的 79.4%（P＜0.05）[31]。

用利妥昔单抗联合真武汤对 51 例狼疮性肾炎患者进行辨证治疗，药方组成：茯苓、白芍、生姜、附子各 9g，白术 6g。每日 1 剂，水煎服。治疗时间为 1 个月，总有效率为 65.4%，高于对照组的 40.0%（P＜0.05）[32]。

（5）糖尿病肾病 用真武汤对 70 例脾肾阳虚型糖尿病肾病患者进行辨证治疗，药方组成：制附片 10g，茯苓 30g，白芍 10g，白术 15g，生姜 10g。每日 1 剂，水煎服。治疗时间为 8 周，总有效率观察组为 88.57%，高于对照组的 67.14%（P＜0.05）[33]。

用真武汤合桂枝茯苓丸对 120 例水瘀互结型糖尿病肾病患者进行辨证治疗，药方组成：茯苓 20g，生姜 10g，芍药 10g，制附子 10g（先煎）、白术 10g，桂枝 10g，牡丹皮 10g，桃仁 10g。每日 1 剂，水煎服。治疗时间为 28 天，总有效率为 91.47%，高于对照组的 70.0%（P＜0.05）[34]。

（6）肾阳虚型高血压 用真武汤对 30 例肾阳虚型高血压病患者进行辨证治疗，药方组成：茯苓、白芍、生姜各 30g，白术 20g，熟附子 10g。每日 1 剂，水煎服。治疗时间为 4 周，总有效率为 86.67%，高于对照组的 53.33%（P＜0.05）[35]。

（7）阴水 采用真武汤合活络效灵丹加味治疗 57 例阴水患者，药方组成：附子 6~15g，干姜、白芍各 10g，丹参 30g，茯苓、当归、乳香、没药、白术各 15g，加黄芪 30g，牛膝 15g；随证加减：胸闷、气短加栝楼、薤白宽胸理气；咳喘加桑白皮、葶苈子泻肺平喘；寒盛加肉桂、细辛温阳散寒；湿盛加防己、薏苡仁健脾利湿；蛋白尿加菟丝子、芡实固精缩尿。1 周为 1 个疗程，2 个疗程无效者，停止使用。经过

2~4个疗程的治疗总有效率89.47%[36]。

（8）慢性结肠炎　用真武汤合六君子汤加减对86例慢性结肠炎脾肾阳虚型患者进行辨证治疗，药方组成：炮附子60g，白术30g，党参30g，芍药20g，茯苓20g，葛根20g，泽泻15g，干姜15g，建曲15g，仙鹤草15g，黄连15g，陈皮12g，败酱草6g。加减：里急后重加木香10g，槟榔6g；腹痛严重加元胡15g，川楝子6g；脓血便严重去茯苓，加大黄10g。每日1剂，水煎服。治疗时间为3个月，总有效率为96.67%，高于对照组的76.74%（P<0.05）[37]。

（9）结直肠癌腹水　用真武汤合大剂量参附注射液对18例结直肠癌腹水患者进行辨证治疗，药方组成：制附片10g，茯苓30g，白芍10g，白术15g，生姜10g。每日1剂，水煎服。治疗时间为2周，有效率及疾病稳定率均明显高于对照组，差异有统计学意义（P<0.05），能够改善症状及延长腹水无进展生存时间[38]。

（10）脾肾阳虚型癌性腹水　用真武汤联合腹腔化疗对30例脾肾阳虚型癌性腹水患者进行辨证治疗，药方组成：在对照组1个疗程的化疗基础上联合应用真武汤辨证加减治疗，方中包括白术15g、附子10g、生姜10g、白芍15g、茯苓15g。

每日1剂，水煎服。治疗时间为1个月，总有效率为60.00%，高于对照组的40.00%（P<0.05）[39]。

（11）乙肝肝硬化腹水　用真武汤对80例乙肝肝硬化腹水患者进行辨证治疗，药方组成：白术、生姜、芍药、附子、茯苓等。加减：滞者加柴胡、陈皮、川芎、香附；气虚者加黄芪、党参、山药、甘草；湿热者加黄芩、黄连、黄柏、金钱草、茵陈、栀子；血瘀者加益母草、桃仁、红花、鳖甲、牛膝等。每日1剂，水煎服。总有效率为92%，高于对照组的63.3%（P<0.05）[40]。

（12）良性前列腺增生　用真武汤配合电针对180例良性前列腺增生症患者进行辨证治疗，药方组成：制附子9g，生白芍9g，茯苓9g，生白术6g、生姜5g。每日1剂，水煎服。治疗时间为4周，总有效率为900%，高于对照组的70.0%（P<0.05）[41]。

（13）腹泻型肠易激综合征　用真武汤合柴胡疏肝散对90例腹泻型肠易激综合征患者进行辨证治疗，药方组成：茯苓、芍药、白术各15g，生姜、附子各6g。每日1剂，水煎服。平均疗程20天，总有效率为88.89%，高于对照组的68.89%（P<0.05）[42]。

（14）上呼吸道感染后久咳　采用真武汤化裁治疗上呼吸道感染124例，药物组成为：炙附子、生姜各9g，白术、白芍各12g，干姜、五味子、甘草各6g，细辛4g，杏仁、桔梗、款冬花各10g；咽痒甚者加牛蒡子、蝉蜕各9g；心悸者加桂枝、炙甘草各9g；

夜尿多频者加益智仁9g；呕吐者加吴茱萸6g，半夏9g；腹泻者，去白芍，重用干姜9g，白术15g。每日1剂，水煎服。其治愈的患者，咳嗽等症状消失最短2天，最长8天，平均5天，总有效率为95%[43]。

（15）慢性支气管炎　采用真武汤治疗35例慢性支气管炎虚寒型患者，药方组成：（先煎去麻）附子、茯苓、生姜、白芍各9g，白术6g。每日1剂，水煎服，每日3次，每次100ml，15天为1个疗程。总有效率为88.57%[44]。

（16）慢性阻塞性肺病合并Ⅱ型呼吸衰竭　用真武汤合麻杏甘石汤对60例慢性阻塞性肺病合并Ⅱ型呼吸衰竭患者进行辨证治疗，药方组成：麻黄、杏仁、制附子、白芍、以及炙甘草各9g，茯苓、白术跟生姜各12g，粳米与知母15g，石膏30g。每日1剂，水煎服。治疗时间为7天，总有效率为96.77%，高于对照组的72.58%（P<0.05）[45]。

（17）梅尼埃病　用真武汤合泽泻汤对46例梅尼埃病患者进行辨证治疗，药方组成：制附子10g、炒白术12g、茯苓12g、醋白芍12g、泽泻15g、生姜3片。加减：如眩晕剧烈，呕吐痰涎者则干姜、半夏、代赭石以温胃降逆而止呕；自汗绵绵，属表虚不固者则黄芪、党参、防风、以益气固表而止汗；心悸、气短者，则加生脉饮以益气补心而养阴生津；舌质紫暗而有瘀斑者，则加川芎、当归及红花以便于行气活血，祛瘀通络。每日1剂，水煎服。治疗时间为7天，总有效率为93.5%，高于对照组的78.3%（P<0.05）[46]。

（18）膝关节创伤性滑膜炎　用加味真武汤配合点穴法对74例膝关节创伤性滑膜炎患者进行辨证治疗，药方组成：生黄芪45g，制附子（先煎）、白术、白芍、生姜、茯苓、牛膝各10g，车前子20g。加减：气滞血瘀型加川芎、桃仁各10g，红花6g；痰湿结滞型加白芥子、泽泻、猪苓各10g。每日1剂，水煎服。治疗时间为3周，总有效率为100%，高于对照组的90.0%（P<0.05）[47]。

（19）儿童重症手足口病　用真武汤联合西药治疗对24例儿童重症手足口病患者进行辨证治疗，药方组成：附子35g，白芍、生白术、生姜各10g，茯苓15g，肉桂3g，生地15g。加减：上焦热明显，舌尖红，脉滑数有力加竹叶、通草、生甘草各5g；厌食，舌淡红，苔白厚腻，去生白术，加砂仁5g，苍术、蔻仁、神曲各10g；高热脉沉弱，加乌梅15g，干姜10g。每日1剂，水煎服。治疗时间为5天，总有效率为100%[48]。

（20）帕金森病　用真武汤联合美多巴对72例帕金森病患者进行辨证治疗，药方组成：茯苓、白芍各15g，制附子12g，白术、生姜各10g。每日

1 剂，水煎服。治疗时间为 2 个月，总有效率为 97.2%，高于对照组的 77.8%（$P<0.05$）[49]。

（21）失眠 用真武汤配合针刺对 77 例失眠患者进行辨证治疗，药方组成：制附片 6g（先煎 20min），生白术 10g，茯苓 15g，白芍 20g，生姜 5 片 -7 片。加减：脉细或尺脉大者加丹参 20~30g；腹胀满者去白芍，加枳实 20g；恶寒明显者制附片改为 15~20g，心悸胸闷者加桂枝 10g，舌苔裂纹者加麦冬 20g；口苦咽干痛加黄芩和夏枯草各 10g。每日 1 剂，水煎服。治疗时间为 14 天，总有效率为 83.12%，高于对照组的 53.15%（$P<0.05$）[50]。

参考文献

[1] 徐辉辉，李索咪，洪俊豪，等. 真武汤中不同附子剂量对肾病综合征大鼠蛋白代谢及疗效影响的研究 [J]. 新中医，2019，51（05）：53-55.

[2] 李峥，李文杰，于凯洋. 真武汤对转基因扩张型心肌病小鼠心肌 Acta1、Col3a1 基因及蛋白表达的影响 [J]. 辽宁中医杂志，2019，46（03）：642-646.

[3] 赖俊，吴英智，杭丽玮，等. 真武汤可延缓尿毒症心肌病大鼠心室肥厚 [J]. 南方医科大学学报，2019，39（01）：113-119.

[4] 钱宏梁，潘志强，王晓敏，等. 真武汤通过 PI3K-AKT-mTOR 信号通路抑制 H22 肝癌小鼠肿瘤增长的研究 [J]. 时珍国医国药，2018，29（09）：2060-2065.

[5] 李峥，李文杰，于凯洋. 真武汤对转基因扩张型心肌病小鼠心脏结构及 cTnT~（R141W）基因表达的影响 [J]. 中华中医药学刊，2018，36（01）：118-121.

[6] 杜蕊，李文杰. 真武汤对心力衰竭大鼠血清 Galectin-3 及 HSP70 水平的影响 [J]. 中华中医药学刊，2017，35（06）：1395-1398.

[7] 尚雪滢，李文杰. 真武汤对心力衰竭大鼠血清 IL-6 及 CNP 水平的影响 [J]. 辽宁中医杂志，2016，43（04）：864-866.

[8] 邹燕，李文杰，韩红. 真武汤对心力衰竭大鼠血清 ST2 及 IL-33 影响 [J]. 辽宁中医药大学学报，2016，18（05）：25-27.

[9] 刘洋，李文杰，张洪霞. 真武汤对心力衰竭大鼠血清 MMP-9 及 TIMP-1 水平的影响 [J]. 辽宁中医杂志，2015，42（06）：1346-1348.

[10] 宋立群，周波，贠捷，等. 真武汤调节肾间质纤维化大鼠 NF-κB 表达的研究 [J]. 中国临床保健杂志，2014，17（01）：68-70.

[11] 李莎莎，肖雪，韩凌，等. 真武汤对肾纤维化大鼠血清和肾脏组织中 SOD 活力、MDA 含量的影响 [J]. 中药药理与临床，2012，28（02）：19-21.

[12] 丑安，周玖瑶，周园，等. 真武汤对 C-BSA 渗透泵肾小球肾炎大鼠的治疗作用 [J]. 中药新药与临床药理，2012，23（06）：626-630.

[13] 邓继敏，李秀敏，徐长亮，等. 真武汤对帕金森病模型大鼠学习记忆能力的影响 [J]. 海峡药学，2011，23（05）：32-36.

[14] 孙香娟，常克，张娟，等. 真武汤对肾病综合征大鼠肾脏水通道蛋白 2 的影响 [J]. 天津中医药，2010，27（05）：416-417

[15] 禚君，谢人明，胡锡琴，等. 真武汤利尿作用研究 [J]. 中药药理与临床，2009，25（04）：10-11+93.

[16] 陈广涛，王惠君，李戈，等. 真武汤对肾小球硬化影响的实验研究 [J]. 光明中医，2008（08）：1074-1076.

[17] 唐丹丹，孟庆刚. 基于复杂网络的真武汤治疗糖尿病肾病的靶点作用研究 [J]. 中华中医药学刊，2018，36（02）：365-367.

[18] 刘碧好，白莉霞，卢瑞瑞，等. 真武汤颗粒剂制备工艺研究 [J]. 中国药师，2018，21（01）：6-10.

[19] 任燕，何兴会. 正交试验法优选真武汤的微波提取工艺 [J]. 中国民族民间医药，2015，24（06）：8-9.

[20] 陈忠新，李强，戴临风，等. 真武汤颗粒剂质量标准研究 [J]. 黑龙江医药，2015，28（01）：52-55.

[21] 席先蓉，刘江书，陈庆. 药味配伍对小承气汤中蒽醌类衍生物溶出率的影响 [J]. 中草药，2000（11）：26-28.

[22] 马俊杰，张以来. 真武汤中附子和芍药不同配伍对大鼠肾脏炎症的影响 [J]. 中国中医药信息杂志，2014，21（01）：43-45.

[23] 欧阳秋芳，郭鹊晖，连艳平，等. 基于真武汤药物反证的心肾综合征阳虚水泛证血清蛋白组学研究 [J]. 时珍国医国药，2016，27（10）：2555-2557.

[24] 罗国安，应旭辉，李莎莎，等. 真武汤及其组方药材挥发油成分的气相色谱-质谱比较分析 [J]. 时珍国医国药，2011，22（06）：1313-1316.

[25] 王鹿. 真武汤辅助治疗慢性心力衰竭 43 例临床观察 [J]. 中国民族民间医药，2019，28（04）：92-93+97.

[26] 刘成. 补阳还五汤合真武汤治疗老年心衰的临床观察 [J]. 世界最新医学信息文摘，2018，18（83）：169+183.

[27] 姚渭芬. 加味真武汤治疗阳虚水泛证顽固性心衰 60 例观察 [J]. 浙江中医杂志，2014，49（10）：725.

[28] 朱慧君. 真武汤合血府逐瘀汤治疗冠心病心力衰竭临床观察 [J]. 光明中医，2018，33（21）：3154-3156.

[29] 耿巍. 真武汤合血府逐瘀汤治疗慢性肺源性心脏病

急性期的临床探讨 [J]. 中国医药指南, 2018, 16
（14）：206-207.

[30] 邝巧玲. 参麦注射液合真武汤治疗肺心病失代偿
期49例 [J]. 中西医结合心脑血管病杂志, 2006
（02）：106-108.

[31] 苏保林, 陈刚毅, 汤水福. 真武汤联合免疫抑制剂治
疗脾肾阳虚型狼疮性肾炎的疗效观察 [J]. 中华中医
药杂志, 2019, 34（02）：858-861.

[32] 刘飞, 张红霞, 席春生, 等. 利妥昔单抗联合真武
汤治疗狼疮性肾炎临床观察 [J]. 新中医, 2018,
50（09）：92-94.

[33] 樊晓明. 真武汤治疗脾肾阳虚型糖尿病肾病70例
[J]. 西部中医药, 2018, 31（10）：56-58.

[34] 廖红霞, 颜日阳, 肖新李. 真武汤合桂枝茯苓丸治疗
水瘀互结型糖尿病肾病的临床研究 [J]. 云南中医中
药杂志, 2018, 39（09）：47-49.

[35] 周明, 陈华良. 真武汤治疗肾阳虚型高血压病30例
分析 [J]. 实用中西医结合临床, 2014, 14（12）：
68-69.

[36] 李小平, 廉恒丽. 真武汤合活络效灵丹加味治疗阴水57
例 [J]. 陕西中医, 2014, 35（03）：322.

[37] 赵琴. 真武汤合六君子汤加减治疗慢性结肠炎脾肾
阳虚型临床观察 [J]. 实用中医药杂志, 2018, 34
（04）：400-401.

[38] 杨志新. 真武汤合大剂量参附注射液治疗结直肠癌
腹水18例 [J]. 中国民间疗法, 2018, 26（13）：
46-48.

[39] 骆嘉华, 刘振海, 李增辉. 真武汤联合腹腔化疗治
疗脾肾阳虚型癌性腹水的临床效果 [J]. 中国当代
医药, 2018, 25（11）：145-147.

[40] 聂泽富, 范江勇, 危义兵, 等. 真武汤治疗乙肝肝
硬化腹水疗效观察 [J]. 湖北中医杂志, 2015, 37
（10）：32-33.

[41] 樊金灼, 梁冰, 朱连荣. 真武汤配合电针治疗良性
前列腺增生症的临床观察 [J]. 中华保健医学杂志,
2017, 19（01）：31-33.

[42] 徐亚民. 真武汤合柴胡疏肝散治疗腹泻型肠易激综
合征 [J]. 光明中医, 2017, 32（02）：205-206.

[43] 刘登波. 真武汤化裁治疗上呼吸道感染后久咳124
例 [J]. 吉林中医药, 2000（06）：34.

[44] 何燕. 真武汤治疗慢性支气管炎虚寒型35例疗效观
察 [J]. 中国药房, 2000（06）：273.

[45] 满国玉. 真武汤合麻杏甘石汤治疗慢性阻塞性肺病
合并Ⅱ型呼吸衰竭的研究 [J]. 中西医结合心血管
病电子杂志, 2018, 6（12）：129+132.

[46] 郑伟, 胡刚. 真武汤合泽泻汤治疗梅尼埃病46
例 [J]. 世界最新医学信息文摘, 2018, 18（69）：
180+183.

[47] 朱震宇. 加味真武汤配合点穴法治疗膝关节创伤性
滑膜炎疗效观察 [J]. 山西中医, 2017, 33（03）：
30+38.

[48] 陈波, 和杏花, 李芳. 真武汤联合西药治疗儿童重
症手足口病随机平行对照研究 [J]. 实用中医内科
杂志, 2016, 30（11）：76-79.

[49] 李雪. 真武汤联合美多巴治疗帕金森病的临床疗效
观察 [J]. 中国医药指南, 2014, 12（34）：277-
278

[50] 辛海, 张健, 张广中. 真武汤配合针刺治疗失眠的
疗效观察 [J]. 中华中医药杂志, 2018, 33（01）：
380-382.

猪苓汤

【出处】《伤寒论》（汉·张仲景）"①若脉浮发热，渴欲饮水，小便不利者，猪苓汤主之。②少阴病，下利六七日，咳而呕渴，心烦不得眠者，猪苓汤主之。"

【处方】 猪苓（去皮）、茯苓、泽泻、阿胶、滑石（碎）各一两。

【制法及用法】 上五味，以水四升，先煮四味，取二升，去滓，内阿胶烊消，温服七合，日三服。

【剂型】 汤剂。

【同名方剂】 猪苓汤（《奇效良方》）；猪苓汤（《妇人大全良方》）；猪苓汤（《删补名医方论》）；猪苓汤（《时方妙用》）；猪苓汤（《退思集类方歌注》）；猪苓汤（《医方考》）；猪苓汤（《医方论》）；猪苓汤（《伤寒括要》）；猪苓汤（《伤寒寻源》）；猪苓汤（《伤寒杂病论》）；猪苓汤（《医述》）；猪苓汤（《医宗金鉴》）；猪苓汤（《圆运动的古中医学》）。

【现代研究】

1. 药理作用

（1）利尿 采用水负荷大鼠实验模型，探讨猪

苓汤的利尿作用。结果显示，0.6g/kg 和 1.3g/kg 剂量组对水负荷大鼠总排尿量有显著的利尿作用，分别与对照组比较有显著差异（$P < 0.05$）[1]。采用大鼠禁食 18 天，使其水负荷量为 5ml 或 10ml，口饲猪苓汤，1~2h 排尿量最大，其后渐减，在用量低时初见利尿作用，在少量水负荷条件下难以呈现利尿作用，说明猪苓汤在水滞状态时服用效果较好[2]。采用阿霉素肾病大鼠模型，从 AVP、γ-ENaC 角度探讨猪苓汤可能的利尿机制。研究结果发现，注射阿霉素 28d 后，模型组血清精氨酸加压素（AVP）、γ 型上皮钠通道（γ-ENaC）高于空白组（$P < 0.05$），连续灌胃 8 周，猪苓汤组 AVP、γ-ENaC 低于模型组（$P < 0.05$）。表明猪苓汤的利尿作用可能与降低血清 AVP 含量和下调肾脏 γ-ENaC 蛋白表达有关[3]。

（2）对肾炎的治疗作用　猪苓汤能改善肾脏局部炎症，为一种有效治疗肾炎的方剂。采用兔抗鼠胸腺细胞抗体（Thy-l）大鼠肾炎模型，检测各组大鼠血液生化指标和细胞因子的活性及表达，探讨猪苓汤对原发性系膜增殖性肾炎的作用机制。结果发现，模型组的白细胞介素 1β（IL-1β）、肿瘤坏死因子 α（TNF-α）和白细胞介素 6（IL-6）水平均升高，IL-6mRNA 表达增强，与正常对照组比较有显著性差异（$P < 0.01$）；猪苓汤组能降低 IL-1β、TNF-α 和 IL-6 的水平及减弱 IL-6mRNA 的表达（$P < 0.05$ 或 $P < 0.01$）。表明猪苓汤能通过抑制细胞因子的基因表达、降低细胞因子的活性对原发性系膜增殖性肾炎起到治疗作用[4]。采用猪苓汤对抗庆大霉素所致的急性药物间质性肾炎实验表明，猪苓汤具有对抗庆大霉素所致的急性药物间质性肾炎的作用，能减少实验动物 SD 大鼠尿 N-乙酰-B-D-氨基葡萄糖苷酶（NAG），降低 24h 尿蛋白、降低血肌酐、提高肌酐清除率作用，对肾脏病理有明显的改善作用[5]。

（3）对肾功能的保护作用　猪苓汤能有效地保护肾功能，通过腹腔注射庆大霉素诱发大鼠中毒性急性肾小管坏死动物模型，探讨猪苓汤对其的治疗机制。实验显示，猪苓汤对庆大霉素诱导的急性肾小管损伤具有明显的保护作用。停止给药后，治疗组的血肌酐、尿素氮等指标恢复的速度也较模型组快（$P < 0.05$）。表明猪苓汤有明显修复肾小管上皮细胞损伤、促进再生、减少肾损伤、保护肾功能的作用[6]。

（4）抑制肾结石形成作用　猪苓汤能通过基因水平的调控及抑制肾结石大鼠草酸钙结晶而抑制尿结石的形成。以乙醛酸溶液制作大鼠肾结石模型，采用反转录聚合酶链反应（RT-PCR）技术检测肾结石大鼠骨桥蛋白（OPN）mRNA 的表达，探讨猪苓汤对 OPN 在草酸钙结晶生长和凝集过程中的作用

及抑制肾结石形成的机理。结果发现，诱石剂可使大鼠尿钙及草酸明显增加（$P < 0.05$），尿镁明显降低（$P < 0.05$）。同时，肾脏 OPN mRNA 的表达量明显增加（$P < 0.05$）；而在给予诱石剂的同时给予注射猪苓汤试剂，则尿钙增加得到抑制（$P < 0.05$）的同时，其肾脏 OPN mRNA 的表达也得到抑制（$P < 0.05$）。表明猪苓汤对乙醛酸溶液诱发的肾结石形成有抑制作用[7]。采用乙醛酸溶液制作大鼠肾结石模型，应用原子吸收分光光度计测定尿钙、镁，高锰酸钾褪色法测定尿液草酸的方法，探讨猪苓汤对肾结石大鼠草酸钙结晶形成的影响。结果表明，诱石剂可使大鼠的尿钙及草酸明显增加（$P < 0.05$），尿镁明显降低（$P < 0.05$）。而在给予诱石剂的同时注射猪苓汤，则尿钙增加得到抑制（$P < 0.05$）。表明猪苓汤可抑制肾结石大鼠草酸钙结晶的形成[8]。

（5）抑制癌细胞转移　采用血清药理学方法，以不同浓度含药血清孵育体外培养人肿瘤细胞系，通过流式细胞仪检测不同浓度血清药物组对肿瘤转移抑制基因的表达情况。猪苓汤含药血清可显著提高肺癌高转移株 PG 肿瘤转移抑制基因的表达，与正常组比较有显著性差异（$P < 0.01$），与顺铂+正常血清组相比也有显著性差异（$P < 0.05$），白血病细胞株 k562 猪苓汤含药血清对 nm23 表达影响不大，与正常组比较无显著性差异。猪苓汤对高转移肺癌的转移属性具有一定的调节作用，可抑制肿瘤转移，改善肿瘤预后[9]。

（6）其他　猪苓汤对易引起泌尿系感染的大肠杆菌和变形杆菌具有较强的抑菌作用[10]。另外，猪苓汤还具有对膀胱致癌促进剂的抑制效果[11]。

2. 临床应用

（1）肾积水　用猪苓汤加味治疗 45 例肾积水患者，药方组成：猪苓 16g，茯苓 20g，泽泻 12g，阿胶（烊化）10g，滑石 20g，车前子 16g，冬葵子 20g，木香 10g，乌药 12g。加减：合并泌尿结石者，加金钱草、海金砂、石韦、王不留行、鸡内金；尿频、尿急、尿痛者，加木通、萹蓄；大便秘结者，加大黄；尿血者，加茜草根、墨旱莲、茅根；前列腺增生者，加泽兰、益母草、桂枝等。通过 B 超复查，肾积水消失，腰痛等症状消失痊愈者 38 例，总有效率为 91.1%。有效病例中见效最快者 3 天，最慢 7 天，患者多在 2~3 周以内痊愈[12]。

（2）肾炎　用猪苓汤治疗 30 例原发性肾小球肾炎（阴虚湿热型）患者，药方组成：猪苓 10~15g，茯苓 20g，泽泻 15g，阿胶（烊化）15g，滑石（包煎）15g。加减：阴虚火旺加知母 15g，血尿甚者加白茅根 20g，蛋白尿为主酌加石韦 20g，腰痛甚者加

杜仲 20g，湿热甚者酌加通草 15g。水煎，早晚服用，30 日为 1 个疗程。经 2 个疗程治疗，患者完全缓解 11 例，基本缓解 12 例，好转 3 例，无效 14 例，总有效率为 86.7%[13]。

用猪苓汤加味联合常规疗法治疗 30 例慢性肾小球肾炎患者，药方组成：猪苓 15g，茯苓 30g，阿胶 10g，泽泻 15g，滑石 20g，黄芪 30g，芡实 15g，菟丝子 15g，生地 15g，地榆 15g，钩藤 15g，川牛膝 15g，甘草 6g。每日 1 剂，水煎。治疗 3 个月，总有效率为 86.7%，高于对照组（阿魏酸哌嗪片联合硝苯地平控释片治疗）的 60.0%（P<0.05），治疗组治疗后中医证候积分及治疗前后差值明显优于对照组（P<0.05）[14]。

（3）肾病综合征（NS） 用猪苓汤联合常规疗法治疗 30 例肾病综合征患者，在激素治疗初期，中医辨证属阴虚火旺证候阶段，以标准激素醋酸泼尼松、抗凝药双嘧达莫、降脂药辛伐他汀治疗，其中治疗组在上述治疗基础上服用猪苓汤颗粒剂。药方组成：猪苓 10g，茯苓 10g，阿胶 10g，泽泻 10g，滑石 10g。开水冲 300ml，每日 1 剂，分 2 次温服。治疗 4 周，治疗组连续 3 天尿蛋白<0.30g/24h，NS 临床表现完全消除，血浆白蛋白>35g/L，肾功能正常治愈者 20 例，总有效率 93.33%；对照组治愈者 10 例，总有效率 86.67%（P<0.05）[15]。

（4）糖尿病肾病 用猪苓汤治疗 35 例糖尿病性肾病患者，药方组成：猪苓 15g，茯苓 15g，泽泻 9g，阿胶（烊化）9g，滑石 9g，大黄 9g，丹参 15g。加减：肝肾阴虚型，加女贞子、黄芪、生地；脾肾气虚型，加太子参、山药、黄芪；气阴两虚型，加麦冬、五味子、玄参；阴阳两虚型，加附子、生地、龙牡；并发视网膜病变，加枸杞、菊花、三七；血压较高者，加怀牛膝、夏枯草、龙牡；尿中蛋白阳性者，加黄芪、芡实、茅根等。除阿胶外，余药放入 600ml 甘澜水中浸泡 30min，水煎 2 次，取汁 400ml，早晚空腹服。结果治疗达到临床控制 6 例，有效 24 例，无效 5 例，总有效率为 85%[16]。

（5）泌尿系结石 临床研究表明，猪苓汤原方使用大剂量组结石自排率相应增高，尤其是在 15g 用量组全部病例均排石[17, 18]。用猪苓汤治疗 102 例泌尿系结石患者，药方组成：猪苓、茯苓、泽泻、石膏、阿胶、鸡内金、丹参、车前草，随症加减。15 天为 1 个疗程。经 1~4 个疗程治疗后，治愈者 42 例，总有效率 81.4%[19]。

（6）泌尿系感染 用猪苓汤治疗 60 例复发性泌尿系感染患者，药方组成：猪苓 20g，茯苓 15g，泽泻 15g，阿胶（另包烊化）15g，滑石 20g，车前子 20g，白茅根 30g，白芍 20g，甘草 6g。加减：伴尿

血者，加小蓟、藕节炭、墨旱莲；尿中夹有沙石者，加金钱草、鸡内金、石韦；尿道灼热感明显者加栀子、瞿麦、萹蓄；疼痛感明显者，加琥珀粉；小便混浊者，加萆薢；伴腰膝酸软、五心烦热者，加黄柏、知母、生地；少腹坠胀者，加乌药、橘核、青皮；气短乏力者，加沉香末。经 2 周治疗，治疗组症状、体征消失，尿常规检查正常，中段尿细菌培养 3 次阴性治愈者 27 例，总有效率为 93.3%；对照组（予左氧氟沙星片治疗）治愈者 15 例，总有效率为 74.0%（P<0.01）[20]。

用猪苓汤联合苦参碱栓治疗 30 例复发性老年性阴道炎尿道炎患者，药方组成：猪苓、茯苓、滑石、泽泻、阿胶各 10g，水煎，每日 2 次，饭后 30min 服用。同时配合苦参碱栓 1 粒，睡前放入阴道深部。用药 4 周，患者阴道干涩，外阴阴道瘙痒、灼热、性交痛，尿频，尿道刺激灼热，尿痛、尿不尽等症状显著改善，停药 4 周后健康评分明显增加（P<0.05）[21]。

（7）前列腺增生症 选择前列腺增生症患者 106 例（合并肾积水 32 例，合并肾功能不全 7 例，尿潴留 62 例），其中肾阴不足型患者以猪苓汤合六味地黄汤加减煎服，阴虚火旺者酌加盐黄柏、盐知母。4 周为 1 个疗程。结果经 3 个疗程治疗，尿频、尿线细、尿滴沥、排尿困难、尿潴留症状消失，B 超或膀胱镜检前列腺恢复正常大小治愈者 43 例，总有效率达 83.02%[22]。

（8）尿道综合征 用猪苓汤治疗 36 例淋病及非淋菌性尿道炎后尿道综合征患者，药方组成：猪苓 10g，茯苓 10g，泽泻 10g，阿胶 10g，滑石 10g，黄芪 15g。加减：伴中气不足者，加山药 15g，柴胡 6g；伴肾阳不足者，加淫羊藿 15g，肉苁蓉 10g；伴心神不宁者，加生龙骨 30g，炒枣仁 15g；尿道刺痛重者，加生地黄 15g，竹叶 6g；舌质紫暗者加丹参 10g。每日 1 剂，口服 2 次。治疗 8~31 天，临床症状完全消失痊愈者 18 例，总有效率 91.7%。患者平均治疗时间为 19 天[23]。

（9）脑外伤 用猪苓汤联合常规疗法治疗 24 例颅脑损伤患者，药方组成：猪苓、泽泻、茯苓各 30g，阿胶、滑石各 10g，黄芪、丹参各 20g。每日 1 剂，水煎，分早晚 3 次服。7 天为 1 个疗程，4 个疗程后，总有效率为 87.50%，高于对照组（常规疗法）的总有效率 75.00%（P<0.05）[24]。

（10）小儿轮状病毒性肠炎 用猪苓汤治疗 82 例轮状病毒性肠炎患儿，药方组成：猪苓 8g，茯苓 15g，泽泻 8g，阿胶（烊化）6g，滑石 6g，黄连 6g，白芍 6g，车前草 20g，乌梅 15g，诃子 20g，生姜 4g，甘草 6g。每剂煎 2 次，共 200ml。小于 1 岁者，

10ml/（kg·d），每日内分 8~10 次服完；1~3 岁者，15ml/（kg·d），每日内分 8~10 次服完。对照组静滴利巴韦林、口服思密达和金双歧片。结果治疗组 72h 内疗效显著优于对照组（$P < 0.01$）[25]。

（11）小儿急性腹泻病　将治疗组 205 例患儿在对照组 179 例患儿治疗方法基础上去掉肠蠕动抑制剂、肠道分泌抑制剂，加用猪苓汤加味，药方组成：猪苓 8g，茯苓 15g，泽泻 8g，阿胶（烊化）6g，滑石 6g，黄连 6g，白芍 6g，车前草 20g，乌梅 15g，诃子 20g，生姜 4g，甘草 6g。每剂加水 300ml 煎 2 次，煎至 100ml。小于 1 岁者，10ml/（kg·d），每日内分 8~10 次服完；1~2 岁者，15ml/（kg·d），每日内分 8~10 次服完。治疗 3 天，总有效率为 94.46%，优于对照组的 85.47%（$P < 0.005$）[26]。

（12）肝硬化腹水　用猪苓汤联合西药治疗 41 例肝硬化腹水患者，药方组成：猪苓 10g，茯苓 10g，泽泻 10g，阿胶 10g，滑石 10g。加减：湿热甚者酌加茵陈、栀子；腹胀纳差者酌加焦三仙、大腹皮；有出血倾向者酌加三七、黑栀子、血余炭。水煎，早晚服用。结果示观察组临床总有效率为 90.24%，显著优于对照组 78.05%（$P < 0.05$）；观察组患者血清 ALT、AST 等肝功能指标及治疗与对照组同期比较改善显著；观察组患者腹水平均消退时间显著短于对照组。[27]

（13）渗出性中耳炎　用猪苓汤加味治疗 60 例渗出性中耳炎患儿，药方组成：猪苓、阿胶（烊化）各 10g，滑石、茯苓、黄芪、石韦、益母草、赤芍各 9g，桑白皮、葶苈子、白术、黄芩各 6g，仙鹤草 20g。每日 1 剂，分次口服。对照组采用血管收缩剂滴鼻，咽鼓管吹张，鼓膜穿刺抽液，口服醋酸泼尼松、抗生素等综合治疗。结果示治疗组显效 34 例，有效 23 例，无效 3 例，对照组显效 14 例，有效 8 例，无效 8 例[28]。

（14）干眼症　用猪苓汤联合杞菊地黄汤治疗 40 干眼症患者，患者口服杞菊地黄汤，配合猪苓汤超声雾化喷眼 1 次，每次 20min。治疗 1 个月，有效率为 91.89%，高于对照组 1（口服杞菊地黄汤）的 74.42% 和对照组 2（人工泪眼 + 维生素 A 胶囊）的 52.5%[29]。

（15）慢性羊水过多　用猪苓汤联合柴胡干姜桂枝汤治疗 40 例慢性羊水过多患者，药方组成：猪苓 30g，茯苓皮 20g，滑石 20g，泽泻 20g，阿胶 12g，柴胡 10g，黄芩 10g，生牡蛎 20g，桂枝 5g，生姜皮 5g，甘草 5g。对照组予健脾利水药：猪苓 12g，茯苓皮 20g，泽泻 12g，白术 10g，生姜皮 5g，白术 15g，大腹皮 15g，桂枝 5g，菟丝子 15g，黄芩 15g。治疗 10 天，治疗组总有效率 90%，高于对照组的 70%

（$P < 0.05$），且治疗前后羊水指数差值及临床体征改善也均优于对照组[30]。

（16）其他　以猪苓汤为主方还可治疗急性膀胱炎[31]，糖尿病神经源性膀胱[32]，尿崩症[33]，2 型糖尿病合并泌尿系感染[34]，慢性前列腺炎[35]，肾功能不全（尿毒症期）[36]，小便不利[37]，血淋[38]，中晚期膀胱癌[39]，慢性肾病蛋白尿[40]，肾移植后高度水肿[41]，小便沥痛[42]，肾盂积水[43]，乳糜尿[44]，单纯性尿路结石症[45]，急性肾小球肾炎[46]，慢性肾盂肾炎[47]，系统性红斑狼疮性肾炎[48]，紫癜性肾炎[49]，老年性癃闭[50]，肝癌癌性腹泻[51]，再障伴腹泻[52]等证属水热互结，热伤阴分所致的泌尿系多种病证。

参考文献

［1］叶祖光，戴宝强，杜贵友，等．猪苓汤合四物汤对大鼠利尿作用研究［J］．中国实验方剂学杂志，1996（02）：28-30.

［2］谢鸣．中医方剂现代研究［M］．北京：学苑出版社，1997：1435.

［3］徐文峰，何泽云，唐群，等．猪苓汤对阿霉素肾病大鼠血清 AVP 及肾脏 γ-ENaC 的影响［J］．中国实验方剂学杂志，2013，19（15）：280-284.

［4］全世建．猪苓汤对系膜增殖性肾炎作用机理研究［D］．广州中医药大学，2000.

［5］奚正隆，许庆友．猪苓汤抗急性药物间质性肾炎的实验研究［J］．中国实验方剂学杂志，1996（06）：15-17.

［6］刘宝利．猪苓汤和真武汤调节肾小管间质损伤的实验研究［D］．北京中医药大学，2006.

［7］王沙燕，石之嶙，张阮章，等．猪苓汤对肾结石大鼠 Osteopotin mRNA 表达的影响［J］．中国优生与遗传杂志 2005（10）：39-40.

［8］耿小茵，赖真，石之嶙，等．猪苓汤及泽泻对肾结石大鼠草酸钙结晶形成的影响［J］．中国中医药信息杂志，2004（06）：497-498.

［9］邵玉英，刘培民．猪苓汤含药血清对体外培养 k562 及 PG 细胞 nm23 基因表达的影响［J］．世界中西医结合杂志，2009，4（09）：627-629.

［10］李学林，王树玲，赵曦．加味猪苓汤抗菌作用的实验研究［J］．中国中医药科技，1999（05）：310-311.

［11］怡悦．汉方方剂对膀胱致癌促进剂的抑制作用：猪苓汤活性成分麦角甾醇的作用［J］．国外医学（中医中药分册），1995（05）：23.

［12］刘守洪．猪苓汤治疗肾积水 45 例［J］．山东中医杂

志，1995（08）：345-346.

[13] 陈立忠，姬艳波. 猪苓汤治疗慢性肾炎30例临证体会 [J]. 中国社区医师，1998（05）：36.

[14] 苏修辉. 猪苓汤加味治疗慢性肾小球肾炎30例疗效观察 [J]. 临床合理用药杂志，2010，3（19）：58-59.

[15] 王永超，相昌娥，张宪忠. 猪苓汤治疗肾病综合征30例 [J]. 现代中医药，2009，29（06）：17-18.

[16] 桑岚. 猪苓汤治疗糖尿病性肾病35例临床报道 [J]. 河南中医药学刊，2000（03）：34-35.

[17] 小林信之，李群. 关于肾、输尿管结石排石诱导法中猪苓汤用量的探讨 [J]. 中医药信息，1985（01）：24.

[18] 徐如堂. 猪苓汤对输尿管结石的排石效果 [J]. 国外医学（中医中药分册），1996（04）：33-34.

[19] 刘云，孙安兵. 猪苓汤加减治疗泌尿系结石102例 [J]. 现代中西医结合杂志，2009，18（19）：2312-2313.

[20] 潘和长. 猪苓汤加味治疗老年复发性泌尿系感染的临床观察 [J]. 湖北中医学院学报，2009，11（04）：50.

[21] 李淑萍. 猪苓汤联合苦参碱栓治疗复发性老年性阴道炎尿道炎30例 [J]. 陕西中医，2009，30（03）：277.

[22] 贺建国. 辨证治疗前列腺增生症106例 [J]. 河南中医，2008（04）：41.

[23] 李俊玲. 猪苓汤加味治疗淋病及非淋菌性尿道炎后尿道综合征临床观察 [J]. 河南中医学院学报，2007（06）：53-54.

[24] 张洪清. 猪苓汤治疗颅脑损伤24例临床观察 [J]. 湖南中医药大学学报，2010，30（02）：63-64.

[25] 张炜，海洋. 猪苓汤治疗小儿轮状病毒性肠炎82例 [J]. 中医儿科杂志，2008（05）：29-31.

[26] 张炜，申广生，海洋，等. 猪苓汤治疗阴虚型小儿急性腹泻病205例 [J]. 中国中医药现代远程教育，2013，11（09）：76-78.

[27] 沈杰. 猪苓汤联合西药治疗乙型肝炎后肝硬化腹水的临床疗效观察 [J]. 中国医药指南，2014，12（14）：25-26.

[28] 李雪生，王根民. 猪苓汤加味治疗渗出性中耳炎疗效观察 [J]. 辽宁中医杂志，2005（07）：692.

[29] 马春霞，段灵霞. 杞菊地黄汤合猪苓汤超声雾化喷眼治疗干眼症的临床观察 [J]. 现代中医药，2007（05）：17-18.

[30] 蔡亮. 柴胡猪苓汤治疗慢性羊水过多40例观察 [J]. 中国保健营养旬刊，2013（3）：436.

[31] 黄欣. 猪苓汤合四物汤治疗急性膀胱炎的临床效果

[J]. 国外医学（中医中药分册），1994（04）：18-19.

[32] 刘敏，兰琴. 糖尿病神经源性膀胱治验 [J]. 河南中医，2006（05）：74-75.

[33] 杨利. 邓铁涛和任继学教授应用经方举隅 [J]. 广州中医药大学学报，2004（01）：63-65.

[34] 刘臣. 猪苓汤加味治疗2型糖尿病合并泌尿系感染50例 [J]. 湖北中医杂志，2005（04）：40.

[35] 王拥军. 桃核承气汤合猪苓汤加减治疗慢性前列腺炎38例 [J]. 实用中医药杂志，2011，27（03）：162-163.

[36] 张万水，陈利国，孙冠珠，等. 临床运用猪苓汤的体会 [J]. 陕西中医，2006（02）：238-239.

[37] 李昌德. 猪苓汤治疗小便不利32例分析 [J]. 四川中医，2003（01）：45.

[38] 王玉明，彭世桢，马凌. 猪苓汤治疗血淋50例临证分析 [J]. 实用中医内科杂志，2004（03）：240.

[39] 徐萍. 猪苓汤加味结合41.8℃全身热疗治疗中晚期膀胱癌42例 [J]. 河北中医，2007（08）：720-721.

[40] 斯建中. 猪苓汤加味治疗慢性肾小球疾病蛋白尿50例 [J]. 浙江中医学院学报，1997（06）：36.

[41] 周强，逄冰，彭智平，等. 仝小林教授应用猪苓汤治疗肾移植后高度水肿验案 [J]. 中国中医急症，2012，21（10）：1580-1582.

[42] 本刊编辑部. 猪苓汤临床新用 [J]. 中国社区医师，2010，26（04）：12.

[43] 林琳，盛梅笑. 猪苓汤治肾病三则 [J]. 江西中医药，2007（08）：19.

[44] 袁晓萍. 加味猪苓汤治疗乳糜尿26例 [J]. 中医药学刊，2006（03）：529.

[45] 钱峻. 猪苓汤证治疗研究概况 [J]. 吉林中医药，1997（05）：43-44.

[46] 方松青，林丽珍. 猪苓汤加减治疗急性肾小球肾炎30例 [J]. 实用中医药杂志，2009，25（09）：608-609.

[47] 朱晓红，贾燕平. 猪苓汤加味治疗慢性肾盂肾炎60例 [J]. 中医研究，2003（04）：27-28.

[48] 林德就，温伟平，邱仁斌，等. 加味猪苓汤配合复方丹参注射液治疗系统性红斑狼疮性肾炎30例疗效观察 [J]. 新中医，2003（07）：26-27.

[49] 肖浪，鲁艳芳. 鲁艳芳教授治疗小儿血尿经验 [J]. 中医儿科杂志，2011，7（06）：9-11.

[50] 吴益仙. 猪苓汤治疗老年性癃闭60例 [J]. 四川中医，1997（04）：26.

[51] 陈曦，高蕾，赵和. 猪苓汤治疗肝癌癌性腹泻 [J]. 中国实用医药，2012，7（32）：176-177.

[52] 段赟，李雪松，开金龙，等. 夏小军教授辨治髓劳合并阳明津伤水热互结证验案 [J]. 中医研究，2013，26（02）：42-43.

小承气汤

【出处】《伤寒论》（汉·张仲景）"①阳明病脉迟，虽汗出不恶寒者，其身必重，短气，腹满而喘，有潮热者，此外欲解，可攻里也。手足濈然而汗出者，此大便已鞭也，大承气汤主之。若汗多，微发热恶寒者，外未解也，其热不潮，未可与承气汤。若腹大满不通者，可与小承气汤，微和胃气，勿令至大泄下。②下利谵语者，有燥屎也，宜小承气汤。③若不大便六七日，恐有燥屎，欲知之法，少与小承气汤，汤入腹中，转矢气者，此有燥屎也，乃可攻之。若不转矢气者，此但初头鞭，后必溏，不可攻之，攻之必胀满，不能食也，欲饮水者，与水则哕。其后发热者，大便必复鞭而少也，以小承气汤和之。不转矢气者，慎不可攻也。"

【处方】大黄四两（酒洗），厚朴二两（炙，去皮），枳实三枚（大者，炙）。

【制法及用法】上三味，以水四升，煮取一升二合，去滓，分温二服。初服汤当更衣，不尔者，尽饮之，若更衣者，勿服之。

【剂型】汤剂。

【同名方剂】小承气汤（《奇效良方》）；小承气汤（《仁术便览》）；小承气汤（《三因极一病证方论》）；小承气汤（《删补名医方论》）；小承气汤（《时方妙用》）；小承气汤（《汤头歌诀》）；小承气汤（《退思集类方歌注》）；小承气汤（《医方考》）；小承气汤（《医方论》）；小承气汤（《伤寒括要》）；小承气汤（《伤寒寻源》）；小承气汤（《目经大成》）；小承气汤（《冯氏锦囊秘录》）；小承气汤（《增订叶评伤暑全书》）；小承气汤（《医宗金鉴》）；小承气汤（《圆运动的古中医学》）；小承气汤（《儒门事亲》）；小承气汤（《医学心悟》）；小承气汤（《张氏医通》）。

【历史沿革】

1. 宋·陈无择《三因极一病证方论》卷七，小承气汤

［组成］大黄（蒸）4两，厚朴（姜制）8两，枳壳（麸炒去瓤）2两。

［制法］上剉散。每服四大钱，水盏半，煎七分，去滓，入芒硝二钱匕。

［主治］刚痉，胸满口噤，卧不着席，脚挛急，齘齿主之方。

［用法］煎镕服，得利，止后服；

［评述］由于该方煎煮过程中加入芒硝二钱匕，厚朴用量为大黄的2倍，主治也与原方不同，对比《伤寒论》可知，《三因极一病证方论》卷七[1]中所载小承气汤非《伤寒论》中小承气汤，可能为《伤寒论》中大承气汤[2]。

2. 宋·陈无择《三因极一病证方论》卷十三，小承气汤

［组成］厚朴（姜制）4两，大黄（蒸）2两，枳实（麸炒，去瓤）1两。

［制法］上为剉散，每服四大钱，水一盏半，煎七分，去滓，不以时，加减。

［主治］用来治疗支饮胸满。

［评述］此方中大黄、厚朴剂量比例为1∶2，与原方中药物剂量比例不符，且主治病证也与原方不同，故此《三因极一病证方论》卷十三[1]中所载小承气汤非《伤寒论》中小承气汤，乃《金匮要略》中的厚朴大黄汤[2]。

3. 金·张从正《儒门事亲》，小承气汤

［组成］大黄、浓朴各1两，枳实1枚[3]。

［制法］上为粗末。同时煎服。

4. 金·刘完素《黄帝素问宣明论方》，小承气汤

［组成］大黄半两，厚朴（去皮）3钱，枳实3钱。

［制法］右剉如麻豆大。

［主治］伤寒日深恐有燥屎。腹中转失，乃可攻之；不转失者，必初硬后溏，未可攻之。攻之则腹满不能食，饮水而哕，其后发热，大便后硬。若腹大满不通或阳明多汗，津液外出，肠胃燥热，大便必硬而谵语，脉滑吐下微烦，小便数，大便结或下利谵语。自得病二三日，脉弱无太阳证柴胡证，烦心，心下结，至四五日虽能食，少少与承气汤和之令小安[4]。

［用法］分作二服，水一盏，生姜3片，煎至半盏，绞汁服，未利再服。

［评述］记载为主治该方中三药剂量比值和《伤寒论》小承气汤原方比值基本相同，主治也基本相同，故可认为《黄帝素问宣明论方》卷六中所载

小承气汤基本符合原方[2]。

5. 明·佚名氏《银海精微》，小承气汤

[组成] 大黄、薄荷、杏仁、蝉蜕、甘草、羌活、天麻、当归、赤芍药、防风。

[主治] 胎风赤烂[5]。

[用法] 上水煎服。

[评述] 主治由于方中主治、药物种类以及剂量比例皆与原方小承气汤有很大差别，故可认为《银海精微》中小承气汤非《伤寒论》中小承气汤[2]。

6. 明·朱橚《普济方》，小承气汤

[组成] 大黄 5 钱，厚朴（姜制）1 两，枳壳（煨）3 钱。

[主治] 但令大便通润；主治痘疹后胃弱不能胜谷，谓之食蒸发搐。其人潮热，大便酸臭，秘泄不调，或呕吐肠痛[6]。

[用法] 同时糯米煎服。

[评述] 此方中大黄和枳实的比例为 5:1，主治也与原方相差甚远，推断《普济方》中小承气汤非原方小承气汤[2]。

7. 明·徐春甫《古今医统大全》，小承气汤

[组成] 大黄、枳实、甘草各等分。

[主治] 痘疹热甚内蕴不出，渴喘烦闷，手足心并胁下有汗，或谵语惊搐，二便秘涩者，宜用，微下之，则内毒不留，痘亦轻快，报点欲处不可服。

[用法] 为水一盏，加大枣 3 枚，煎五分，食前温服[7]。

[评述] 由于此方中无厚朴，且大黄和枳实的比例为 1:1，主治也与经方不同，推断《古今医统大全》卷九十一中所载小承气汤非《伤寒论》中小承气汤[2]。

8. 明·方贤《奇效良方》，小承气汤

[组成] 大黄 5 钱，厚朴 3 钱，枳实 2 钱。

[主治] 伤寒潮热谵语，大便六七日不通，有燥粪结滞。

[用法] 右作一服，水二盅，煎至一盅，食前服[8]。

[评述] 与原方剂量对比，两方剂量比和主治近似，故推断《奇效良方》中小承气汤基本符合原方[2]。

9. 明·张洁《仁术便览》，小承气汤

[组成] 大黄 3 钱，厚朴 2 钱，枳实 1 钱 5 分。

[主治] 主治痢疾初发，积气盛，腹痛难忍，或作胀闷，里急后重，数至圊而不能便，窘迫之甚。五日后气虚，及年老衰弱者，不宜下[9]。

[用法] 水煎，食前热服，以利为度，未利再服。

[评述] 大黄、厚朴和枳实的比例为 6:4:3，配伍比例与原方不同，推断《仁术便览》中小承气汤非《伤寒论》中小承气汤[2]。

10. 明·吴有性《温疫论》，小承气汤

[组成] 大黄 5 钱、厚朴 1 钱、枳实 1 钱。

[主治] 热邪传里，但上焦痞满者，宜小承气汤[9]。

[用法] 水、姜煎服。

[评述] 为了治疗瘟疫疾病，吴有性通过增加大黄用量，来增强其祛除热结之效，故而此方是在原方小承气汤基础上进行了创新[2]。

11. 清·吴鞠通《温病条辨集注与新论》，中焦篇九，小承气汤

[组成] 大黄 5 钱，厚朴 2 钱，枳实 1 钱（温邪恶燥，枳、朴减原方分数，极见斟酌）。

[主治] 阳明温病，下利谵语，阳阴脉实，或滑疾者[10]。

[用法] 水 8 杯，煮取 3 杯，先服 1 杯，得宿粪，止后服，不知再服。

[评述] "阳明暑温，湿气已化，热结独存，口燥咽干，渴欲饮水，面目俱赤，舌黄，脉沉实者，小承气汤各等分下之。……小承气汤方义并见前。此处不必以大黄为君，三物各算分可也"。两方中大黄、厚朴和枳实的配伍比例与原方不同，说明《温病条辨集注与新论》中小承气汤与《伤寒论》中小承气汤不同[2]。

12. 清·程国彭《医学心悟》，小承气汤

[组成] 大黄（酒洗）3 钱，浓朴 1 钱，枳实 1 钱 5 分。

[主治] 邪传少阴，口燥咽干而渴，或目不明，宜急下之[11]。

[用法] 水煎服。

[评述] 此方药味间配伍比例与原方不同，主治病证也不同，故认为《医学心悟》中小承气汤非《伤寒论》中小承气汤[2]。

13.《方剂学》，小承气汤

[组成] 大黄（酒洗）12g，厚朴（去皮，炙）6g，枳实（大者，炙）9g。

[主治] 阳明热结轻证。大便不通，潮热谵语，脘腹痞满，舌苔老黄，脉滑而疾；或热积肠胃之痢疾初起，腹中胀痛，里急后重者，亦可用之[12]。

[用法] 水煎服。

[评述] 从《方剂学》所载小承气汤的处方、

药味之间剂量之比及主治可知,其与《伤寒论》中小承气汤原方相符[2]。

【现代研究】

1. 药理作用

（1）抗菌 体外抗菌试验证实,小承气汤原液及浓缩液对大肠埃希菌与葡萄球菌均有抗菌作用,小承气汤浓缩液对葡萄球菌抗菌作用尤为明显[13]。

（2）保肝 小承气汤对四氯化碳肝损伤大鼠肝脏有修复保护作用。小承气汤组与肝损伤组比较,肝小叶损伤区缩小,肝细胞脂肪滴减少,RNA增多,糖原增加,SDH等酶(琥珀酸脱氢酶,线粒体标志酶)活性增强。电镜观察,小承气汤组粗面内质网排列密集,线粒体结构恢复正常,数量增加。其作用机制,可能是通过阻止内质网线粒体的损伤,促进蛋白质合成及提高细胞有氧代谢,从而促进细胞的修复,恢复肝脏功能[14]。

（3）降低血管通透性 小鼠尾静脉注入^{125}I-白蛋白,测定小鼠腹腔液中的放射性活性表明,小承气汤能降低血管通透性,抑制异物从血循环渗出,减少异物进入腹腔的数量[15]。

（4）泻下作用 采用清醒小鼠墨汁法观察比较小承气汤方及拆方各组方对小鼠首次排黑便时间及黑便数的影响,研究表明全方泻下作用较为缓和而持久,说明全方配伍后可发挥最佳疗效的合理[16]。

（5）促进胃蠕动 采用Magnus实验装置,用BL-410生物信号记录系统记录胃平滑肌的活动曲线,待活动稳定后记录5min作为对照,然后观察药物对其作用40min曲线变化并与对照组比较。结果显示给予小承气汤煎剂后,胃底条平滑肌的张力明显升高,与给药前比较差异显著（$P<0.01$或$P<0.05$）。与多潘立酮组比较有显著性差异（$P<0.01$或$P<0.05$）;大承气汤增加胃底平滑肌张力作用,升高率约为多潘立酮的5.82倍,是小承气汤的2.07倍;而小承气汤升高胃张力作用约为多潘立酮的2.81倍。小承气汤有促进胃底平滑肌的运动作用,加速胃排空过程[17]。

（6）抗炎作用 采用一种基于肠道细菌代谢分析方法来筛选小承气汤中起抗炎作用的活性物质成分群,发现小承气汤中有14种成分与小承气汤的抗炎作用有关,且通过细胞基础实验证明这14种成分构成的抗炎作用活性物质成分群具有与小承气汤几乎一样的抗炎作用[18]。

（7）"肺病肠治"作用 建立大鼠的慢性支气管炎模型,给予小承气汤干预后,大鼠肺及肠组织病理损伤程度减轻,大鼠肺组织TGF-β1、Smad3表达及肠组织TGF-β1、Smad3表达明显降低（$P<0.05$）[19, 20]。

2. 制剂研究

（1）提取工艺 以大黄酸、芦荟大黄素和辛弗林为评价指标,进行了药液比、煎煮次数、煎煮时间三因素的单因素考察;以指标性成分提取率的加权计算结果为指标,采用Box-Behnken响应面法优化上述三个因素。小承气汤的最佳提取工艺条件为药液比1:10、煎煮次数3次、煎煮时间1.0h,实测值与预测值偏差为1.15%[21]。

（2）含量测定 小承气汤中番泻苷A的HPLC含量测定方法,采用Sinochrom C18柱（250mm×4.6mm）,流动相:乙腈–水–冰醋酸（60:35:5）,流速:1.0ml/min,检测波长:340nm。番泻苷A在0.2~1.0μg范围内与峰面积呈良好的线性关系,回归方程为$Y=124.72X+6.5$（$r=0.9995$）[22]。采用HPLC测定小承气汤中多种成分（橙皮苷、肉桂酸、大黄酸、芦荟大黄素、川陈皮素、和厚朴酚、大黄素、厚朴酚、大黄酚和大黄素甲醚）的含量,建立了能有效评价小承气汤质量的方法。采用Apollo C18柱（150mm×4.6mm,5μm）,1.1%醋酸水溶液–乙腈梯度洗脱,洗脱程序:0min（83:17）、30min（70:30）、50min（45:55）、70min（13:87）、75min（83:17）,体积流量1.0ml/min,检测波长254nm。线性回归方差:橙皮苷$Y=2.4695X+0.0199$（$r=0.9999$）、肉桂酸$Y=2.9543X+0.0058$（$r=0.9999$）、大黄酸$Y=1.1764X+0.0364$（$r=0.9992$）、芦荟大黄素$Y=1.2414X-0.0022$（$r=0.9999$）、川陈皮素$Y=0.7221X+0.0071$（$r=0.9999$）、和厚朴酚$Y=1.8215X+0.0214$（$r=0.9990$）、大黄素$Y=1.8152X+0.0022$（$r=0.9995$）、厚朴酚$Y=1.7104X-0.0105$（$r=0.9994$）、大黄酚$Y=4.5748X-0.0075$（$r=0.9993$）和大黄素甲醚$Y=0.4272X-0.0023$（$r=0.9997$）,线性范围分别为20.0~80.0、6.7~30.0、57.6~153.6、18.6~37.1、1.7~139.2、3.1~65.4、8.8~35.2、2.9~73.0、2.0~10.0、10.8~43.2μg/ml;回收率分别为98.5%、98.9%、99.3%、99.1%、97.8%、98.6%、99.1%、98.7%、99.6%、98.9%,日内和日间精密度分别小于2.0%和2.1%[23]。小承气汤中橙皮苷和肉桂酸的HPLC同时测定的方法,采用Apollo C18柱（250mm×4.6mm,5μm）,流动相为乙腈和0.011%冰乙酸水溶液,梯度洗脱,时间40min,流速1ml/min,检测波长为283nm。结果:橙皮苷和肉桂酸的线性范围分别为0.20~0.80μg和0.05~0.33μg,精密度为0.24%和0.16%,平均回收率分别为96.3%和101.9%[24]。

（3）用药规律 用薄层色谱–紫外分光光度法测定大黄及大黄与不同药物配伍组成水煎液中游离蒽醌及结合型蒽醌的含量。与大黄水煎液相比合煎方中结合型大黄酸及游离大黄素含量变化不显著，不同配伍组水煎液中游离蒽醌、结合型蒽醌含量变化均极显著（$P<0.02$，$P<0.02$，$P<0.001$）。药味不同配伍对小承气汤中蒽醌类衍生物溶出率较大[25]。

3. 成分分析

采用 HPLC-MS 对四种承气汤（大承气汤，小承气汤，调胃承气汤，桃核承气汤）化学成分进行了分析，其中在小承气汤中检测到并定量的成分有和厚朴酚、厚朴酚、大黄酸、柚皮苷、香峰草苷、大黄素 -8-O-P-D- 葡萄糖苷、芸香柚皮苷、圣草次苷[26]。采用高效液相对小承气汤中没食子酸、大黄酸、芦荟大黄素、芸香柚皮苷、橙皮苷、大黄素、番泻苷 A、番泻苷 B、大黄酚、厚朴酚、大黄素甲醚、肉桂酸、和厚朴酚、柚皮苷、新橙皮苷、橙皮素、柚皮素与川陈皮素 18 个成分进行了含量测定[27]。对小承气汤中总蒽醌和结合蒽醌进行了含量测定[28]。对小承气汤挥发油部分和汤剂部分化学成分进行了分离鉴定，挥发油部分鉴定出 67 个成分，汤剂中分离鉴定出大黄酚、和厚朴酚、p- 谷留醇、反式 - 肉桂酸、芦荟大黄素、2,5- 二甲基 -7- 轻基 - 色原酮、大黄素甲醚、厚朴酚、大黄素、3，8- 二羟基 -1- 甲基蒽醌 -2- 羟基酸、大黄酸、橙皮素、柚皮素、没食子酸、大黄酚 -8-O-P-D- 葡萄糖苷、大黄素甲醚 -8-O-P-D- 葡萄糖苷、大黄素 -8-O-P-D- 葡萄糖苷、橙皮苷、新橙皮苷、柚皮苷 20 个成分[29]。

4. 临床应用

（1）胃炎 萎缩性胃炎患者 400 例，采用随机数字表的方法分为两组，每组 200 例，对照组患者给予常用西药治疗，包括奥美拉唑胶囊、阿莫西林胶囊、克拉霉素、枸橼酸铋钾等药物，观察组给予香砂六君子汤合小承气汤加减治疗，经过 3 个月的治疗后，观察组患者的临床有效率为 93.0%，显著高于对照组患者 73.5%，差异具有统计学意义（$P<0.05$）；经过 3 个月的治疗，观察组患者转阴率 88.00%，显著高于对照组患者 59.33%，差异具有统计学意义（$P<0.05$）；随访患者 6 个月，观察组患者复发率为 4.5%，显著低于对照组患者 29.0%，差异具有统计学意义（$P<0.05$）[30]。应用加味小承气汤，药方组成：制大黄、枳实、厚朴、九香虫、槟榔、青皮、木香、炙甘草，治疗胆汁返流性胃炎 106 例，基本治愈 84 例，好转 14 例，有效率 92%。小承气汤能迅速缓解症状，改善消化道内环境，促进炎症吸收[31]。

（2）肝炎 重型肝炎患者 62 例，随机分对照组 32 例和治疗组 30 例。两组均给予西医综合药物治疗，治疗组加用加味小承气汤灌肠，药方组成：生大黄 20g，枳实 15g，厚朴 15g，蒲公英 30g，生地 30g，赤芍 30g，栀子 20g，丹参 15g。疗程二周。治疗组疗效显著，LPS、TNF-α 水平与对照组比较显著降低（$P<0.01$）。以西医综合治疗为基础加用加味小承气汤灌肠治疗对重型肝炎内毒素血症具有显著疗效，其机理可能是灌肠法直接将药物作用于肠道，在结肠内吸附大量毒素排出体外，快速改变肠道环境，达到清除内毒素，减轻内毒素血症的作用[32]。

（3）胃肠功能障碍 156 例重症腹部外科术后胃肠功能障碍患者，对照组予以常规西医综合对症治疗，观察组在此基础上予以小承气汤加味灌肠联合电针治疗，小承气汤加味灌肠方组：黄芪 20g，大黄 12g（酒洗），炙厚朴、炙枳实各 10g，木香、陈皮各 8g，甘草 3g，上述诸药加水 300ml，煎浓汁 100ml，待药剂凉至 37℃左右后常规保留灌肠 20min，每日 1 剂，待患者排便 ≥ 3 次 /d 后，可中止治疗 1 天，并改为隔日灌肠治疗，疗程为 7 天。观察组肠鸣音恢复时间、首次排气时间、首次排便时间、腹胀及腹痛缓解时间均明显短于对照组（$P<0.05$）。2 组治疗后胃肠功能障碍评分均明显降低（$P<0.05$），观察组治疗后的胃肠功能障碍评分及血清二胺氧化酶（DAO）水平明显低于对照组（$P<0.05$）。对照组治疗后 DAO 未见明显变化（$P>0.05$）。观察组术后相关并发症发生率明显低于对照组（$P<0.05$）[33]。

（4）肠梗阻 选取腹部手术后早期炎性肠梗阻患者 92 例，根据随机数表法将其分为观察组和对照组各 46 例，对照组予以肠梗阻导管治疗，观察组在对照组基础上联合加味小承气汤治疗，两组患者均连续治疗 5 天，比较两组临床治疗效果。结果显示观察组总有效率为 3.48%（43/46），明显高于对照组的 71.74%（33/46），差异有统计学意义（$\chi^2=21.846$，$P<0.05$）；观察组患者肠鸣音消失时间、首次排便时间、首次排气时间均明显短于对照组，差异均有统计学意义（$P<0.05$）。结论：加味小承气汤联合导管治疗腹部手术后早期炎性肠梗阻患者的临床效果优于单纯导管治疗的效果[34]。

选取 50 例腹腔手术后粘连性肠梗阻患者作为研究对象，随机分为中医治疗组与西医保守治疗组，各 25 例。两组均给予基础治疗，在此基础上中医治疗组采用中医治疗，药方组成：大黄 12g，厚朴 12g，枳实 12g。湿热重者加用：柴胡、黄芩、黄连、白芍以清热利湿；脾胃虚弱者加用砂仁、白术、陈皮、茯苓以健脾益胃；寒湿者减大黄用量至 6g，加用干姜、甘草及附子以温阳除湿；气阴虚者加用枸杞子、当归、麦冬、沙参以益气生津；气滞血瘀者加用川芎、陈皮、柴胡、桃仁、红花以活血祛瘀、行气消滞；不能进食者，先予留置胃管持续胃肠减压 3h 后，将中药汤剂注入胃管后夹闭胃管，密切观察患者病情，是否呕吐。或将口服汤剂药量增致 3 倍行保留灌肠。以上汤剂分次口服，每日 2 剂，200ml/ 次，每剂分 4 次口服，疗程约 7~10 天。西医保守治疗组采用西医保守治疗，观察两组治疗效果及复发等情况。结果所有患者均于出院后 3、6 个月及 1 年回访，回访成功率为 100%。所有患者无一例因肠梗阻导致死亡，未明显影响生活质量。中医治疗组患者中无一例治疗无效，西医保守治疗组患者中累计 4 例治疗无效，最终通过开腹手术治疗成功；中医治疗组患者腹部立位片改善情况、腹胀腹痛缓解情况均明显优于西医保守治疗组，差异具有统计学意义（$P < 0.05$）；中医治疗组患者肛门排气时间（2.5 ± 2.2）日明显短于西医保守治疗组的（4.6 ± 2.1）日，差异具有统计学意义（$P < 0.05$）。随访观察中医治疗组患者出院后 1 年内再次发生粘连性肠梗阻 1 例（4.0%）少于西医保守治疗组的 5 例（20.0%），但差异无统计学意义（$P > 0.05$）[35]。

（5）中毒性肠麻痹 选取 86 例慢性、慢加亚急或亚急性肝衰竭的患者，随机分为治疗组 46 例对照组 40 例。治疗组在常规治疗基础上予中药汤剂 100 毫升进行结肠高位保留灌肠，治疗组在常规治疗基础上予食醋溶液进行结肠高位保留灌肠。结果显示治疗组的疗效明显优于对照组（$P < 0.05$）。小承气汤加减治疗肝病合并中毒性肠麻痹疗效明显[36]。

（6）Ⅱ型呼吸衰竭 80 例Ⅱ型呼级衰竭患者，对照组 40 例予西医常规联合无创正压通气治疗；治疗组 40 例在对照组基础上联合小承气汤加减灌肠治疗。与本组治疗前比较，2 组治疗后心率及呼吸频率均明显减少（$P < 0.05$），p（O_2）、pH 值及 SaO_2 水平均明显增加（$P < 0.05$），p（CO_2）水平均明显降低（$P < 0.05$），但 2 组治疗后各指标组间比较差异无统计学意义（$P > 0.05$）；治疗组正压通气时间（32.34 ± 4.96）h，并发症发生率 22.5%，对照组正压通气时间（35.26 ± 5.37）h，并发症发生率 57.5%，治疗组正压通气时间短于对照组（$P < 0.05$），并发症发生率低于对照组（$P < 0.05$）[37]。

（7）疗老年人脑心综合征 选择各种颅脑疾患，同时继发心功能和心电图异常的老年病例，分为治疗组、对照组各 40 例，其中治疗组在西医常规治疗基础上加服中药加味小承气汤，对照组则采用常规治疗，10 天为 1 个疗程。药物组成：大黄 6g（后下），川厚朴 10g，枳实 10g，黄连 6g，玄参 10g，生地 12g，麦冬 12g，葛根 12g。煎服，每日 1 剂，1 日 2 次。2 组均 10 天为 1 个疗程，1 个疗程后统计疗效。治疗组总有效率为 90.0% 高于对照组 72.5%，差异有统计学意义（$P < 0.05$）。加味小承气汤治疗老年

人脑心综合征有较好疗效[38]。

（8）便秘 选取 100 例产后便秘患者，随机分为对照组与治疗组各 50 例，治疗组用小承气汤穴位贴敷神阙穴，对照组用麻仁丸口服，两组均 10 天为一疗程。治疗组总有效率 94.0%，对照组总有效率 74.0%，两组比较差异有统计学意义（$P < 0.05$），小承气汤穴位贴敷可治疗产后便秘[39]。

选取 96 例中风后便秘患者，使用随机数字表法对 96 例中风后便秘患者进行分组。西药组 48 例，应用常规西药治疗，中药组 48 例，应用小承气汤配合中药穴位贴敷治疗。研究对比两组中风后便秘患者的临床疗效、便秘症状评分情况及不良反应发生率。中药组患者的总有效率 93.75%，高于西药组的 72.92%，差异有统计学意义（$P < 0.05$）；中药组患者治疗后排便困难程度、粪便性状、排便频度、腹胀程度的评分分别为（0.89 ± 0.23）、（0.57 ± 0.22）、（0.87 ± 0.26）、（0.78 ± 0.30）分，明显低于西药组，差异均有统计学意义（$P < 0.05$）；中药组不良反应发生率 2.08%，低于西药组的 18.75%，差异有统计学意义（$P < 0.05$）[40]。

选取燥热内结证的便秘患者 42 例，予小承气汤树脂膏贴敷肚脐（神阙穴）进行治疗，3 贴树脂膏为 1 疗程，连续观察治疗 3 天；以其贴敷树脂膏治疗前作为对照，详细记录治疗前、后的各项症状及证候积分，观察和记录治疗过程中的不良反应，分析评定临床疗效。治疗后总有效率为 90.48%。与治疗前比较，便秘临床症状积分，中医证候积分均明显改善，差异具有统计学意义（$P < 0.01$）[41]。

（9）尿潴留 选取 98 例进行药物治疗的产后尿潴留产妇作为研究对象，根据治疗方法不同分为研究组（50 例）与对照组（48 例）。研究组产妇使用小承气汤联合酚妥拉明进行治疗，对照组产妇则采取新斯的明进行治疗，比较两组产妇临床疗效和用药后的阴道流血增加及血压升高等不良反应情况。研究组产妇总有效率为 96.00%（48/50），明显高于对照组的 70.83%（34/48），差异具有统计学意义（$P < 0.05$）。研究组产妇中阴道流血增加例数较对照组略多，但差异无统计学意义（$P > 0.05$）；研究组产妇中血压升高例数显著多于对照组，差异具有统计学意义（$P < 0.05$）[42]。

（10）腹胀 选取 60 例行腹腔镜胆囊切除术的患者，将其随机分为对照组和观察组，对照组给予围手术期常规护理，观察组在围手术期常规护理基础上加用小承气汤穴位敷贴。比较两组患者中医护理操作前、术后 12h、24h 血清胃动素水平，术后肠鸣音恢复时间，首次肛门排气时间，术后 24h、48h、72h 胃肠功能恢复评分及腹胀评分。观察组术

后12h、24h血清胃动素水平高于对照组（*P*<0.05），术后肠鸣音恢复时间、首次肛门排气时间均短于对照组（*P*<0.05），胃肠功能恢复评分、腹胀评分低于对照组（*P*<0.05）[43]。

（11）重型颅脑损伤术后肺部感染　将67例重型颅脑损伤术后肺部感染患者随机分为治疗组（34例）和对照组（33例）。两组均给予西医常规治疗，治疗组加服小承气汤加减，药方组成：生大黄5g，枳实10g，厚朴10g。辨证加减：如痰涎壅盛，加鱼腥草30g，天竺黄15g，浙贝母15g，淡竹茹20g；如喘促较盛，加黄芩10g，葶苈子15g，桑白皮15g。每日1剂，水煎，分早晚2次鼻饲，疗程为7天。两组疗程均为7天，观察临床疗效，比较相关生化指标，包括白细胞计数（WBC）、超敏C反应蛋白（CRP）、降钙素原（PCT）以及临床肺部感染评分（CPIS评分）的变化情况。治疗组、对照组临床总有效率分别为93.33%和70.00%；组间临床疗效比较，差异有统计学意义，治疗组优于对照组（*P*<0.05）。组间治疗3天后比较，PCT水平差异有统计学意义（*P*<0.05）；组间治疗7天后比较，WBC、CRP、PCT及CPIS评分水平差异有统计学意义（*P*<0.05）[44]。

（12）肝性脑病　选取分析60例经颈静脉肝内门体分流术（TIPS）术后并发肝性脑病患者，随机分为对照组（30例）和观察组（30例），对照组对于TIPS术患者给予纠正电解质失衡、控制感染等支持性护理措施，针对性的给予静脉滴注支链氨基酸，观察组在对照组治疗护理基础上在TIPS术后即采用小承气汤保留灌肠。观察两组临床效果。两组患者术前血氨、谷丙转氨酶、白蛋白、总胆红素和术后白蛋白比较，差异均无统计学意义（*P*>0.05），术后观察组血氨、谷丙转氨酶、总胆红素和肝性脑病发生率均优于对照组，差异均有统计学意义（*P*<0.05）。小承气汤保留灌肠可以有效的预防TIPS术后肝性脑病的发生率，提高患者预后水平[45]。

（13）肠鸣音　选取300例妇产科术后肠鸣音患者随机分为两组，治疗组在常规对症处理的基础上应用加味小承气汤治疗，方药组成：党参20g，黄芪20g，陈皮15g，半夏15g，大黄10g，厚朴15g，枳实15g，砂仁15g，炙甘草6g。对照组仅用常规对症处理。治疗组排气时间、开始排便时间、体温恢复正常时间及腹胀消失时间与对照组进行比较，差异有统计学意义（*P*<0.05）。加味小承气汤治疗术后腹胀，促进肠蠕动，促进患者早排气，对妇产科术后肠鸣音恢复有较好的临床疗效[46]。

（14）口腔溃疡　选取112例口腔溃疡患者，给予化裁小承气汤治疗，药方组成：生大黄1~2~3g，枳壳5~7~9g，厚朴1~3~5g，木香1~3~5g。用法：上药为1剂。分小剂、中剂、大剂。6岁以下用小剂，6~14岁用中剂，14岁以上用大剂。每日1剂，每1剂水煎2次，每次煎药30min左右。小剂口服每次30~50ml，中剂每次口服50~70ml，大剂每次口服80~100ml。日服3次，每8h服用1次。6剂为1个疗程。痊愈89例，显效15例，好转6例，无效2例，总有效率98%[47]。

（15）鼻衄　选取鼻衄患者104例，给予化裁化承气汤治疗，药方组成：生大黄1~2~3g，枳壳5~7~9g，厚朴1~3~5g，木香1~3~5g。用法：上药为1剂，分小剂、中剂、大剂。6岁以下用小剂，6~14岁用中剂，14岁以上用大剂。小剂口服每次30~50ml，中剂每次50~70ml，大剂每次80~100ml。日服3次，每8h服用1次，3剂为一疗程。全愈85例，显效15例，好转2例，无效2例，总有效率98%[48]。

（16）小儿紫癜　选取小儿紫癜患者30例，给予内服小承气汤加减，药方组成：川朴、枳实、黄芩、地榆炭、生地炭各10g，大黄8g，赤芍9g，丹皮、柏子炭各12g，生石膏15g，每日1剂，煎3次，取浓汁。6岁内患儿每日1剂，煎取2仙各20g，继服7剂。症状基本消失再拟连续运用上方10剂，3月后复查肝功黄疸指数6μmol/L，转氨酶指数10μmol/L，凡登白试验阴性，病告痊愈总有效率96%[49]。

（17）其他　小承气汤还可用于治疗术后肠粘连伴腹泻，小儿多动症，肝昏迷合并肾衰，暴哑，水肿，颅内血肿，哮喘，病毒性肝炎。

参考文献

［1］陈言. 三因极一病证方论［M］. 人民卫生出版社，1957：220.

［2］李焙仪，孟岩，陈欢，等. 小承气汤的研究概况［J］. 中国实验方剂学杂志：1-9.

［3］金·张从正. 儒门事亲［M］. 鲁兆麟，点校. 沈阳：辽宁科学技术出版社，1997：92.

［4］金·刘完素. 黄帝素问宣明论方［M］. 北京：中国中医药出版社，2007：60.

［5］明·佚名氏. 银海精微［M］. 郑金生，整理. 北京：人民卫生出版社，2006：70-71.

［6］明·朱橚.《普济方》（第九册）［M］. 北京：人民卫生出版社，1959：1333.

［7］明·徐春甫. 古今医统大全（下册）［M］. 北京：人民卫生出版社，2002：1036.

［8］明·方贤. 奇效良方（上册）［M］. 北京：商务印书馆，1959：134-135.

［9］明·张洁. 仁术便览［M］. 北京：人民卫生出版社，

1985: 131.

[10] 明·吴有性. 温疫论 [M]. 郭丽娜, 编译. 南京: 江苏凤凰科学技术出版社, 2017: 55.

[11] 清·吴鞠通. 温病条辨集注与新论 [M]. 李顺保, 编注. 北京: 学苑出版社, 2004: 242-272.

[12] 邓中甲. 方剂学 [M]. 北京: 中国中医药出版社, 2003: 61.

[13] 刘国声. 中药方剂的抗菌作用 [J]. 中医杂志, 1955 (10): 36-38.

[14] 罗灼玲, 徐应培, 李文, 等. 小承气汤对大鼠肝脏作用的实验研究 [J]. 中药新药与临床药理, 1992 (04): 11-14.

[15] 孙爱贞王惠芳郭瑞新罗梅初李兰娣. 从大承气汤对血管通透性双向调节探索中药复方的作用 [J]. 中成药研究, 1983 (10): 28-29.

[16] 胡晓静. 小承气汤配伍机制、药效物质基础及质量控制研究 [D]. 沈阳药科大学, 2006.

[17] 张启荣, 袁杰, 李莉. 大承气汤与小承气汤对兔胃底条平滑肌运动的影响 [J]. 时珍国医国药, 2009, 20 (07): 1672-1673.

[18] XING-YAN L, LI L I, XUE-QING L I, et al. Identification of active compound combination contributing to anti-inflammatory activity of Xiao-Cheng-Qi Decoction via human intestinal bacterial metabolism [J]. Chinese Journal of Natural Medicines, 2018, 16 (07): 513-524.

[19] 谭蔡麟. 基于 TGF-β1/Smad3 与 EGF 信号通路探讨小承气汤对模型大鼠"慢性支气管炎"的药物干预机制 [D]. 成都中医药大学, 2014.

[20] 康玉华, 杨宇, 王宝家, 等. 小承气汤对烟熏法诱导慢性支气管炎模型大鼠 TGF-β1/Smad3 信号通路的影响 [J]. 中华中医药杂志, 2015, 30 (10): 3644-3647.

[21] 施理画. Box-Behnken 响应面法用于小承气汤的煎煮工艺优化 [J]. 中国药师, 2018, 21 (05): 813-817.

[22] 裴刚, 郭锦明. RP-HPLC 测定小承气汤中番泻苷 A 的含量 [J]. 中国民族民间医药, 2008 (02): 14-15.

[23] 李康, 周海涛, 王媛媛. 小承气汤的质量控制研究 [J]. 中草药, 2011, 42 (05): 905-908.

[24] 周海涛, 李康, 丘汾, 等. 小承气汤中橙皮苷和肉桂酸的含量测定 [J]. 中华中医药杂志, 2011, 26 (07): 1597-1599.

[25] 席先蓉刘江书陈庆. 药味配伍对小承气汤中蒽醌类衍生物溶出率的影响 [J]. 中草药, 2000 (11): 26-28.

[26] 温学逊. 承气汤类方化学物质组成的分析研究 [D]. 浙江大学, 2015.

[27] 陈立. 小承气汤类方物质基础、药效学和药代动力学比较研究 [D]. 中国中医科学院, 2015.

[28] 孙冬梅, 饶梅冰, 熊红, 等. 大黄不同煎煮时间对小承气汤中结合型蒽醌含量的影响 [J]. 江西中医学院学报, 2011, 23 (05): 53-55.

[29] 范妙璇. 复方小承气汤化学成分及指纹图谱研究 [D]. 中国中医科学院, 2008.

[30] 骆彩英. 香砂六君子汤合小承气汤加减治疗萎缩性胃炎临床观察 [J]. 深圳中西医结合杂志, 2018, 28 (20): 48-49.

[31] 李斯文王云. 加味小承气汤治疗胆汁反流性胃炎 106 例疗效观察 [J]. 云南中医学院学报, 1999 (02): 39-40.

[32] 潘端伟, 袁年. 加味小承气汤灌肠治疗重型肝炎内毒素血症疗效观察 [J]. 内蒙古中医药, 2011, 30 (24): 9.

[33] 顾晶星, 王彦, 陈勇, 等. 小承气汤加味灌肠联合电针干预对重症腹部外科术后患者胃肠功能障碍的影响 [J]. 现代中西医结合杂志, 2019, 28 (07): 740-743.

[34] 张留龙. 加味小承气汤联合导管治疗腹部手术后早期炎性肠梗阻患者的临床效果观察 [J]. 中国民康医学, 2018, 30 (17): 59-61.

[35] 余晖. 小承气汤加减治疗腹腔手术后粘连性肠梗阻疗效观察 [J]. 中国实用医药, 2019, 14 (03): 125-127.

[36] 徐济群. 小承气汤加味治疗中毒性肠麻痹 [J]. 中医杂志, 1984 (09): 42-43.

[37] 杨炜, 顾贤栋. 小承气汤加减灌肠联合无创正压通气治疗Ⅱ型呼吸衰竭疗效观察 [J]. 河北中医, 2019, 41 (03): 402-405.

[38] 牛豫洁, 蒙定水. 加味小承气汤治疗老年人脑心综合征 40 例疗效观察 [J]. 云南中医中药杂志, 2010, 31 (07): 43-44.

[39] 彭凤. 小承气汤穴位贴敷治疗产后便秘临床研究 [J]. 实用中医药杂志, 2018, 34 (08): 996.

[40] 胡时友. 小承气汤配合中药穴位贴敷治疗中风后便秘的临床效果 [J]. 中外医学研究, 2018, 16 (02): 139-141.

[41] 何燕珊, 区嘉琪, 闫福平, 等. 小承气汤树脂膏外用治疗热结便秘的疗效观察 [J]. 深圳中西医结合杂志, 2017, 27 (19): 51-53.

[42] 傅岚, 周勤仙, 金艳梅. 小承气汤联合酚妥拉明治疗产后尿潴留的效果观察 [J]. 中国现代药物应用, 2017, 11 (22): 183-184.

［43］刘璇，丁宁. 小承气汤穴位敷贴减少腹腔镜胆囊切除术后腹胀的效果观察［J］. 实用临床护理学电子杂志，2017，2（43）：78-79.

［44］吴燕，王真，吴力，等. 小承气汤加减对重型颅脑损伤术后肺部感染影响的临床观察［J］. 上海中医药杂志，2016，50（07）：44-46.

［45］孙春田，孙奕纯，苏惠霞. 小承气汤保留灌肠防治 TIPS 术后并发肝性脑病的护理观察［J］. 中国实用医药，2015，10（09）：214-216.

［46］王淑敏，郭焱. 加味小承气汤在妇产科术后的疗效观察［J］. 中国实用医药，2013，8（14）：166-167.

［47］贾应莲，张力，朱学礼. 化裁小承气汤治疗复发性口腔溃疡 112 例疗效观察［J］. 宁夏医科大学学报，2009，31（05）：690-691.

［48］张力，贾应莲，李继芳，等. 化裁小承气汤治疗鼻衄 104 例疗效观察［J］. 宁夏医学杂志，2006（04）：308.

［49］宋忠信党冯涛. 小承气汤治疗小儿紫癜 30 例［J］. 陕西中医，2002（11）：995-996.

甘草泻心汤

【出处】《伤寒杂病论》（东汉·张仲景）"伤寒中风，医反下之，其人下利日数十行，谷不化，腹中雷鸣，心下痞鞭而满，干呕心烦不得安，医见心下痞，谓病不尽，复下之，其痞益甚，此非结热，但以胃中虚，客气上逆，故使鞭也，属甘草泻心汤。"

【处方】甘草四两（炙），黄芩三两，干姜三两，大枣十二枚（擘），半夏半升（洗），黄连一两。

【制法及用法】上六味，以水一斗，煮取六升，去滓，再煎取三升，温服一升，日三服。

【剂型】汤剂。

【同名方剂】甘草泻心汤（《太平圣惠方》卷十）；甘草泻心汤《删补名医方论》；甘草泻心汤（《奇效良方》）；甘草泻心汤（《医方考》）；甘草泻心汤《删补名医方论》。

【历史沿革】

1. 东汉·张仲景《伤寒杂病论》，甘草泻心汤

［组成］甘草（炙）12g，黄芩9g，干姜9g，半夏（洗）9g，大枣（擘）12枚，黄连3g。

［功能主治］益气和胃，消痞止呕。治伤寒中风，医反下之，以致胃气虚弱，其人下利日数十行，完谷不化，腹中雷鸣，心下痞硬而满，干呕，心烦不得安。

［用法用量］上六味，以水2升，煮取1.2升，去滓，再煎取600ml。温服200ml，一日3次。

2. 北宋·王怀隐、王祐等奉敕《太平圣惠方》卷十，甘草泻心汤

［组成］甘草（炙微赤，锉）1两，黄芩0.5两，黄连（去须）0.5两，干姜（炮裂，锉）0.5两，半夏（汤洗，去滑）0.5两，木通（锉）0.5两。

［主治］治伤寒中风之后，日数多，腹中雷鸣，心下痞坚而满，干呕而烦，非是结热，是胃中虚气上逆。

［用法用量］每服三钱，以水一中盏，加大枣二枚，煎至五分，去滓温服，日3~4次。

3. 明·方贤著《奇效良方》，甘草泻心汤

［组成］甘草（炙）3钱，干姜（炮）3钱，黄芪1.5钱，黄连1.5钱，人参1.5钱，半夏1.5钱。

［主治］治伤寒，医反下之，并自利，心下痞硬，干呕，心烦不安。

［用法用量］上作一服，水二盅，生姜三片，红枣三枚，煎至一盅，不拘时服。

4. 明·吴昆《医方考》，甘草泻心汤

［组成］半夏（制）0.5升，黄芩（炒）、干姜、人参（去芦）、甘草各3两，黄连（去毛）1两。

［主治］治伤寒下之早，胸满而不痛者为痞，此方主之。

［用法用量］上六味，以水一斗，煮取六升，去滓再煎，取三升，温服一升，日三服。

5. 清·吴谦《删补名医方论》，甘草泻心汤

［组成］甘草4两，黄芩3两，黄连1两，干姜3两，半夏0.5升（洗），大枣12枚（擘）。

［主治］治伤寒中风，医反下之，其人下利，日数十行，谷不化，腹中雷鸣，心下痞硬而满，干呕心烦不得安。

［用法用量］上六味，以水一斗，煮取六升，去滓再煎，取三升，温服一升，日三服。

【现代研究】

1. 药理作用

（1）调节胃黏液分泌 以胃黏液分泌量为药理学指标，对泻心汤类方进行组方药量变化研究，认为甘草泻心汤能降低正常大鼠胃黏液分泌量，与胃黏液分泌量关联度最大是方剂中的黄连，可以显著降低其分泌量，其次为半夏、大枣和甘草的交互项，可增加胃黏液分泌量。另以药味为考察因子，以药味剂量为考察水平，按均匀设计对药味及剂量进行分组，测定本方配伍对正常大鼠胃黏液分泌的影响。结果显示，随半夏、黄芩、黄连剂量的增加，大鼠胃黏液分泌抑制作用增强；随党参、干姜剂量的增加，大鼠胃黏液分泌促进作用增强。可见每味药物在不同复方中的贡献是不同的，通过改变单味药物的剂量，可以促进和调节甘草泻心汤促胃黏液分泌作用的效应[1]。

（2）抗胃溃疡 甘草泻心汤有显著抗溃疡的作用，对大鼠表皮生长因子（EGF）和前列腺素（PGE_2）有影响。将大鼠随机分为五组：正常组、模型组、西咪替丁组、甘草泻心汤高剂量组、低剂量组。大鼠灌胃治疗 10 天，禁食不禁水 24h 后，给予腹腔麻醉，依次进行心脏采血，离心后取上清液。采血后剖腹取胃并采集胃液，离心后取上清液，放置 −20℃保存备用。观察甘草泻心汤对乙酸所致消化性溃疡大鼠表皮生长因子、前列腺素、胃蛋白酶、胃泌素、胃液量的影响。甘草泻心汤高剂量组、低剂量组及西咪替丁组与正常组相比，EGF均升高，故具有统计学意义（$P < 0.05$）；甘草泻心汤高剂量组、低剂量组及西咪替丁组与模型组相比，表皮生长因子（EGF）均升高，故具有统计学意义（$P < 0.05$）；甘草泻心汤低剂量组与西咪替丁组相比（$P > 0.05$）；西咪替丁组与模型组相比，PGE_2含量明显升高（$P < 0.05$）；甘草泻心汤高剂量组、低剂量组与模型组相比，PGE_2含量明显升高（$P < 0.05$），所以差异有统计学意义；甘草泻心汤高剂量组、低剂量组与西咪替丁组相比（$P > 0.05$），故无统计学意义；甘草泻心汤高剂量组、西咪替丁组与模型组相比，胃蛋白酶活力明显下降（$P < 0.05$），差异有统计学意义；甘草泻心汤低剂量组、西咪替丁组与模型组相比，胃蛋白酶活力明显下降（$P < 0.05$），差异有统计学意义；西咪替丁组与模型组相比，血清胃泌素含量显著降低（$P < 0.01$），差异有统计学意义；甘草泻心汤高剂量组、低剂量组与模型组相比，血清胃泌素含量明显降低（$P < 0.05$），故有统计学意义；甘草泻心汤高剂量组、低剂量组与西咪替丁组相比（$P > 0.05$），

无统计学意义；西咪替丁组与模型组相比，胃液量显著下降（$P < 0.01$），差异有显著性；甘草泻心汤高剂量组、低剂量组与模型组相比，胃液量明显下降（$P < 0.05$），差异具有统计学意义。甘草泻心汤可以有效减少乙酸型胃溃疡大鼠的胃黏膜损伤，其机制可能与升高表皮生长因子和前列腺素、降低胃蛋白酶活性、抑制胃泌素分泌等途径有关[2]。

（3）增强肝脏代谢 用甘草泻心汤配成100%、50% 煎液对昆明种小白鼠灌胃，实验表明该方能缩短 CCl_4 致肝损小鼠戊巴比妥钠入睡时间，降低 CCl_4 和对乙酰氨基酚致肝损后的谷丙转氨酶、碱性磷酸酶活性和甘油三酯水平。其机制可能与它激活或促进肝微粒药酶生成，增强肝脏转化毒物或药物的功能有关[3]。

（4）增强机体免疫机能和提高抗缺氧能力 用甘草泻心汤煎液对BALc/b 小鼠灌胃，甘草泻心汤能显著提高小鼠的体液免疫、细胞免疫和非特异性免疫机能，并显著延长常压缺氧状态小鼠的存活时间。甘草泻心汤治疗消化道疾病中起"补中益气"、"扶正祛邪"的药理基础[4]。

（5）抗复发性口腔溃疡 将40只SD 大鼠分为随机分为 4 组：用于处死制备抗原10 只，健康对照组 10 只，盐水治疗组 10 只，中药治疗组 10 只。口腔溃疡建模成功后24h 内按分组分别给大鼠用药，盐水组采用生理盐水灌胃，中药组采用甘草泻心汤灌胃，药方组成：黄连 6g，黄芩 12g，干姜 9g，甘草 12g，半夏 9g，大枣 10g，加 500ml 水煎 15min。剂量为 100ml/kg，每天 2 次，连续给药 20 天。

检测 10 只口腔溃疡模型大鼠中药治疗前后外周血 T 淋巴细胞亚群变化，并与 10 只盐水治疗组及 10 只健康对照组进行比较。20 只实验SD 大鼠免疫注射后于第 21 天个别大鼠口腔黏膜开始出现局部充血，至第 29 天个别大鼠口腔黏膜开始出现溃疡，并逐渐增多，部位涉及有牙龈、舌、颊、口底等部位，至第 40 天所有大鼠均出现口腔溃疡，但大小不等、数目不同、部位不一。用中药灌胃后 3 天开始溃疡数目逐渐减少、直径减小，10 天后溃疡痊愈[5]。

将 Wister 大鼠 48 只随机分为 6 组：正常组、模型组、左旋咪唑组、甘草泻心汤配方颗粒剂高、中、低剂量组，每组 8 只，雌雄各半。模型建立后各组开始灌胃给药，甘草泻心汤配方颗粒剂的制备：取配方颗粒生甘草 2.5g，黄芩 1g，黄连 1.5g，干姜 2g，法半夏 1.5g，党参 2g，砂仁 4g，蒲黄 2g，炙甘草 5g（相当于中药饮片生甘草 15g，黄芩 9g，黄连 9g，干姜 6g，法半夏 9g，党参 12g，砂仁 12g，蒲黄 12g，炙甘草 15g），分别充分溶解于无菌蒸馏水 66、125、200ml 中，制成甘草泻心汤配方颗粒

剂高、中、低浓度药液备用。每天 1 次，连续 20 天。甘草泻心汤配方颗粒剂高、中、低组剂量分别为 12、6、3g/kg，相当于人临床等效剂量的 7、3.5、1.75 倍；左旋咪唑组 17.5mg/kg，相当于人临床等效剂量的 7 倍；正常组和模型组以 10ml/kg 剂量注射生理盐水。连续给药 20 天后，热板法检测大鼠痛阈，酶联免疫吸附法（ELISA）检测大鼠血清肿瘤坏死因子 -α（TNF-α）、白细胞介素 -8（IL-8）的含量，流式细胞仪测定大鼠外周血 T 淋巴细胞亚群。与正常组比较，模型组大鼠痛阈下降，血清 TNF-α，IL-8 含量升高，外周血 T 淋巴细胞亚群 CD_4^+ 细胞数下降 CD_8^+ 细胞数上升，CD_4^+/CD_8^+ 下降（$P < 0.01$）。与模型组比较，甘草泻心汤配方颗粒剂高、中、低剂量组均可提高大鼠痛阈：（4.1±0.7），（9.2±2.0），（8.5±1.4）s，降低血清 TNF-α 含量（182.4±11.6），（37.8±9.0），（42.7±4.6）ng/L，降低血清 IL-8 含量（870.0±42.2），（303.7±31.7），（331.8±18.6）ng/L，升高 CD_4^+ 细胞（37.4±3.6）%，（48.0±1.5）%，（48.1±4.4）%，降低 CD_8^+ 细胞数（32.1±3.6）%，（26.3±2.7）%，（26.8±1.2）%，提高 CD_4^+/CD_8^+（1.2±0.1），（1.8±0.3），（1.8±0.2），（$P < 0.01$）[6]。

Wistar 大鼠 40 只，分为正常对照（等容生理盐水）组、模型（等容生理盐水）组、左旋咪唑（17.5mg/kg）组、甘草泻心汤（12g/kg）组、甘草泻心汤配方颗粒（12g/kg）组。灌胃给药，每天 1 次，连续 20 天。甘草泻心汤的制备：生甘草 15g、黄芩 9g、黄连 9g、干姜 6g、法半夏 9g、炙甘草 15g、党参 12g、砂仁 12g、蒲黄 12g，加入蒸馏水 500ml 浸泡 1h，煎煮 2 次，每次 30min，两液混合后用纱布滤过，加热浓缩至 66ml，即为甘草泻心汤。甘草泻心汤配方颗粒溶液的制备：取相当饮片剂量的配方颗粒生甘草 2.5g、黄芩 1g、黄连 1.5g、干姜 2g、法半夏 1.5g、炙甘草 5g、党参 2g、砂仁 4g、蒲黄 2g，充分溶解于 66ml 无菌蒸馏水中，即得甘草泻心汤配方颗粒溶液。酶联免疫吸附法检测大鼠血清 TNF-α、IL-8 的含量；流式细胞仪测定大鼠外周血 T 淋巴细胞亚群；热板法检测大鼠痛阈值。与正常对照组比较，模型组大鼠血清 TNF-α、IL-8 含量增加，CD_4^+T 细胞减少，CD_8^+T 细胞增加，CD_4^+/CD_8^+ 比值降低，痛阈值降低，差异有统计学意义（$P < 0.01$）。与模型组比较，甘草泻心汤组、甘草泻心汤配方颗粒组大鼠血清 TNF-α、IL-8 含量减少，$CD4^+$T 细胞增加，CD_8^+T 细胞减少，CD_4^+/CD_8^+ 比值升高，痛阈值升高，差异有统计学意义（$P < 0.01$），且甘草泻心汤组与甘草泻心汤配方颗粒组比较差异无统计学意义（$P > 0.05$）[7]。

（6）抗溃疡性结肠炎　甘草泻心汤可以降低

IL-8 的含量，截断 NF-kB 的激活途径，并促进反应性大量生成的 I-κB 与 NF-kB 的结合，使其重新生成二聚体复合物，从而抑制 NF-kB 的活性，进而控制炎症反应，达到治疗 UC 的作用。将 90 只 Wistar 大鼠随机分为正常对照组、模型组、柳氮磺胺吡啶（SASP）组、泻心汤大剂量灌胃组、泻心汤中剂量灌胃组、泻心汤小剂量灌胃组、泻心汤大剂量灌肠组、泻心汤中剂量灌肠组、泻心汤小剂量灌肠组，每组 10 只大鼠。除正常对照组外，均采用 2，4- 二硝基氯苯合冰醋酸复合法建立大鼠模型。除正常对照组外，其余各组在造模第三天后开始每天给药一次。给药 14 天后，对大鼠进行疾病活动指数（DAI）、结肠组织大体损伤程度（CMDI）、组织损伤指数（TDI）评分，检测血清 IL-8 含量，及结肠组织中 I-κB 表达水平。与正常对照组相比，模型组 DAI、CMDI、TDI 均升高，有统计学意义（$P < 0.05$），与模型组相比，各治疗组 DAI、CMDI 均降低，有统计学意义（$P < 0.05$），各治疗组之间差异无统计学意义（$P > 0.05$）。与正常对照组相比，模型组 IL-8 含量明显升高，有统计学意义（$P < 0.01$），与模型组相比，各治疗组 IL-8 含量明显降低，有统计学意义（$P < 0.01$），SASP 组与其他中药治疗组无统计学意义（$P > 0.05$），泻心汤各灌胃组、泻心汤大剂量灌肠组之间差异无统计学意义（$P > 0.05$），与泻心汤中剂量灌肠组、泻心汤小剂量灌肠组差异有统计学意义（$P < 0.05$），泻心汤中剂量灌肠组、泻心汤小剂量灌肠组之间差异无统计学意义（$P > 0.05$）。泻心汤中剂量灌肠组、泻心汤小剂量灌肠组治疗效果优于其余中药治疗组（$P < 0.05$）。与正常对照组相比，模型组结肠黏膜 I-κB 表达水平明显升高，有统计学意义（$P < 0.01$），与模型组相比，各治疗组 I-κB 表达水平明显降低，有统计学意义（$P < 0.01$），泻心汤中剂量灌肠组、泻心汤小剂量灌肠组治疗效果优于 SASP 组及泻心汤大剂量灌胃组（$P < 0.05$）[8]。

甘草泻心汤和柳氮磺胺吡啶缓解大鼠溃疡性结肠炎的症状，减轻结肠黏膜损伤，促进溃疡愈合，但不能证明甘草泻心汤治疗效果优于柳氮磺胺吡啶。从血清 IL-10 的浓度及 NF-kB P65 阳性表达，表明甘草泻心汤的用量与治疗效果有一定的关系，剂量越大疗效越佳，将 90 只 Wistar 大鼠适应性饲养一周后，随机分为泻心灌胃大剂量组、泻心灌胃中剂量组、泻心灌胃小剂量组、泻心灌肠大剂量组、泻心灌肠中剂量组、泻心灌肠小剂量组、西药组、模型组、正常对照组，共 9 组，每组 10 只。正常对照组自由饮食。模型组以蒸馏水灌胃 4ml/ 只，西药组以柳氮磺胺吡啶灌胃 0.45g/kg，每日 1 次。泻心汤小剂量组以甘草泻心汤药液 1ml/100g 分别灌胃、灌肠，每日1次。泻心汤中剂量组以甘草泻心汤药液2ml/100g分别灌胃、灌肠，每日分2次。泻心汤大剂量组以甘草泻心汤药液3ml/100g分别灌胃、灌肠，每日分2次。在灌药观察14天后，进行疾病活动指数、大体损伤、组织学评分，检测血清中IL-10浓度及结肠黏膜组织NF-kBp65的阳性表达。从药效学上，模型组与正常对照组，有显著性差异（$P < 0.01$）；各给药组之间，差异无统计学意义（$P > 0.05$）。模型组血清IL-10含量明显下降，与正常对照组比较有显著性差异（$P < 0.01$），各给药组大鼠血清的IL-10浓度有明显的升高，与模型组比较有显著性差异（$P < 0.01$），西药组与大剂量泻心汤组有统计学意义（$P < 0.05$）。模型组NF-kB表达明显升高，与正常对照组比较有显著性差异（$P < 0.01$），且大多数NF-kB的阳性染色以胞核为主；各给药组NF-kB p65阳性表达明显降低，与模型组比较，有显著性差异（$P < 0.01$）；西药组与大剂量泻心汤组有统计学意义（$P < 0.05$）[9]。

甘草泻心汤通过抑制NF-κB为中心的炎症通路，促进抑炎因子的分泌，来缓解溃疡性结肠炎症状。选用Wistar大鼠90只，随机分为正常对照组、模型组、柳氮磺胺吡啶组、甘草泻心汤灌胃、灌肠组。造模后第3天，开始给药，连续14天。正常对照组予常规饮食；模型组以蒸馏水灌胃4ml/只；柳氮磺胺吡啶组以柳氮磺胺吡啶灌胃0.45g/kg，每日1次；泻心灌胃小剂量组与泻心灌肠小剂量组每天每公斤10g，分别以甘草泻心汤药液1ml/100g灌胃、灌肠，药方组成：炙甘草12g，干姜9g，半夏9g，黄芩9g，黄连3g，人参9g，大枣6g，每日1次；泻心灌胃中剂量组与泻心灌肠中剂量组每天每公斤20g，分别以甘草泻心汤药液1ml/100g灌胃、灌肠，每日2次；泻心灌胃大剂量组与泻心灌肠大剂量组每天每公斤30g，分别以甘草泻心汤药液1.5ml/100g灌胃、灌肠，每日2次。每日2次给药间隔时间为6h。以上各组灌胃灌肠药液液体温度为30℃左右，各组保留灌肠大鼠直肠给药后悬尾倒立1min。在选用2，4-二硝基氯苯和醋酸复合法建立大鼠溃疡性结肠炎模型，采用免疫组化法分析结肠黏膜组织NF-κB p65的表达，ELISA法测定血清IL-10的浓度。甘草泻心汤可明显减少模型大鼠组织NF-κB p65的表达，提高血清IL-10浓度[10]。

甘草泻心汤降低结肠组织中IL-6水平，抑制IL-6/STAT3信号转导通路，降低STAT3表达。甘草泻心汤对TNBS溃疡性结肠炎模型大鼠的治疗安全有效。将60只SD大鼠随机分为空白组、模型组、美沙拉嗪组，甘草泻心汤低、中、高剂量组6组。甘草泻心汤药方组成：炙甘草12g，半夏9g，干姜9g，

黄连3g，黄芩9g，党参9g，大枣6g。以三硝基苯磺酸（TNBS）/乙醇法造模后分别以生理盐水、美沙拉嗪及甘草泻心汤各剂量灌胃。14天后检测血清ALT、AST、BUN及Cr含量，HE染色观察结肠组织结构改变，免疫组化分析结肠组织IL-6、STAT3及磷酸化STAT3的蛋白表达，以qPCR法检测结肠组织IL-6及STAT3的mRNA表达。与空白组比较，模型组血清AST含量明显升高（$P < 0.01$），而ALT、BUN、Cr无明显变化（$P > 0.05$），结肠组织病理评分明显增加（$P < 0.01$），结肠组织IL-6和STAT3的蛋白和mRNA表达均明显增高（$P < 0.01$），且STAT3活化明显增加（$P < 0.01$）。与模型组比较，甘草泻心汤各剂量组血清AST含量明显降低（$P < 0.01$），美沙拉嗪组及甘草泻心汤中剂量组结肠组织病理评分明显降低（$P < 0.01$），结肠组织IL-6、STAT3和磷酸化STAT3的蛋白表达明显降低（$P < 0.01$），IL-6和STAT3的mRNA表达明显降低（$P < 0.01$）[11]。

将60只SD大鼠随机分为6组：空白组，造模组，美沙拉嗪组，低、中、高剂量甘草泻心汤组。以TNBS/乙醇法造模后分别以生理盐水、美沙拉嗪及甘草泻心汤各剂量灌胃。甘草泻心汤按经方配伍，每剂含生药57g，药方组成：炙甘草12g，半夏9g，干姜9g，黄连3g，黄芩9g，党参9g，大枣6g。观察大鼠排便情况及体重变化，14天后检测血清二胺氧化酶、D-乳酸、细菌内毒素含量，分析结肠组织Claudin-1蛋白及mRNA的表达。造模后出现体重下降及粪便污染肛周皮毛现象；与空白组比较，血清D-乳酸及细菌内毒素含量均明显增加（$P < 0.01$）；结肠组织Claudin-1蛋白和mRNA的表达均明显降低（$P < 0.01$）。与造模组比较，美沙拉嗪组及甘草泻心汤中剂量组粪便污染肛周皮毛时间明显缩短（$P < 0.01$）、体重明显增加（$P < 0.01$）；血清D-乳酸及细菌内毒素含量均明显降低（$P < 0.01$）；结肠组织Claudin-1蛋白和mRNA表达均明显增高（$P < 0.01$）[12]。

2. 拆方研究

采用均匀设计法对甘草泻心汤进行拆方，测定各配比组方对正常组、肠运动抑制模型组、肠运动亢进模型组小鼠小肠推进率的影响，应用药味与药效学指标的BP神经网络建立药味与药效的非线性影射模型，分析甘草泻心汤中各药味在全方背景下的量效关系。结果：半夏对小鼠肠运动亢进模型肠运动及小鼠肠运动抑制模型的肠运动均具有拮抗作用，且随剂量增加拮抗作用增强；黄芩剂量小于6g时，对小鼠肠运动抑制、亢进及正常模型，均具有抑制作用，且随剂量增加而增强；黄连对于小鼠肠运动

抑制、亢进及正常模型肠运动均具有抑制作用；党参对小鼠肠运动抑制模型肠运动具有促进作用，且随剂量的增加作用增强；干姜对小鼠肠运动抑制、亢进模型肠运动均具有拮抗作用，且随剂量增加拮抗作用增强；大枣剂量小于 15g 时，对于小鼠肠运动亢进模型肠运动均具有拮抗作用，且随剂量增加拮抗作用增强；甘草对小鼠肠运动抑制模型具有促进作用，且随剂量增加拮抗作用增强；生姜对小鼠肠运动亢进模型肠运动具有轻微的促进作用，对正常小鼠肠运动的促进作用，对抑制模型肠运动具有促进作用，剂量小于 15g 时，随剂量增加作用增强，剂量大于 15g 时，随剂量增加作用减弱。全方背景下的半夏药效学作用与甘草泻心汤主治具有一致性，提示半夏可能为甘草泻心汤之君药，该研究为复方君药的确立提供了新的思路及方法[13]。

3. 提取工艺研究

参照传统汤剂建立基准汤剂后，按照国家药品标准要求，并结合中药自身药效物质基础复杂多样和整体成分发挥作用的特点，建立指纹图谱整体控制结合多指标成分含量测定的质量表征方法，对标准颗粒的质量控制提供了技术支撑。甘草泻心汤出自《伤寒论》，由甘草、半夏、黄芩、黄连、人参、干姜、大枣七味中药组成。作者建立了该汤剂中甘草苷、黄芩苷和人参皂苷 Rb_1 的含量测定方法，对其进行了方法学确证，并完成了不同批次甘草泻心汤中上述三种成分转移率的计算。本文首次建立了遵循原方、原剂量、原煎煮方法的橘皮竹茹汤基准汤剂的制备方法和橘皮竹茹汤中等极性部位的指纹图谱，结合实验室已有的成熟技术建立了橘皮竹茹汤多糖部位指纹图谱，较好地表征了橘皮竹茹汤的物质基础；为测定橘皮竹茹汤中各指标成分含量，建立了不同方法，并完成方法学确证研究；制备并测定了十批不同产地药材随机组合的基准煎剂样品的出膏率、指纹图谱相似度和指标成分含量，并计算指标成分转移率。同时，建立了甘草泻心汤中部分指标成分的含量测定方法，对其进行了方法学确证，并完成了不同批次甘草泻心汤中指标成分转移率的计算[14]。

4. 方证研究

通过历代文献的收集，整理《伤寒杂病论》原文与历代医家对甘草泻心汤应用与批注，分析、总结甘草泻心汤的所主之证、君药、煎服方法的特殊性，以及现代临床应用规律。历代各医家对甘草泻心汤证均有各自独到的见解，甘草泻心汤所主之证为"痞、硬、满、下利、腹鸣、干呕、心烦不得安"等，均为胃虚夹邪之证。甘草泻心汤为治疗寒热错杂之痞症方证之一，方证为中焦虚弱，故重用甘草为君药以建中州。本方煎服法为去滓重煎，属于和解剂的特殊煎法。本方现代可用于白塞氏综合征、复发性口腔溃疡等辨证属甘草泻心汤证者。甘草泻心汤不仅仅局限于《伤寒杂病论》的条文所主之证，甘草泻心汤及其加减方已广泛应用于现代临床[15]。

4. 临床应用

（1）口腔溃疡 该药方加减治疗放化疗所致口腔溃疡患者 80 例，将患者分别为对照组与观察组，每组各 40 例。对照组中肺癌、肝癌、胃癌、乳腺癌分别为 16 例、10 例、8 例与 6 例。观察组中肺癌、肝癌、胃癌、乳腺癌分别为 15 例、11 例、9 例与 5 例。对照组给予生理盐水含漱：取 100ml 生理盐水含漱，每天 4 次，每次 5~10min，再漱口后需禁食 0.5h，持续 7 天。观察组给予加味甘草泻心汤治疗。药方组成：甘草 20g，黄芩 12g，党参 12g，红枣 12g，黄连 6g，干姜 6g，制半夏 6g，地榆 15g，紫草 9g。开水煎制为 100ml 进行漱口，每天 4 次，每次 5~10min，再漱口后需禁食 0.5h，持续 7 天。比对观察组与对照组的治疗有效率，前者优于后者，$P < 0.05$[16]。

该药方加减治疗和化学药物治疗并发口腔溃疡 94 例。将患者随机分为对照组和观察组，每组 47 例。对照组男 28 例，女 19 例。对照组采用西药治疗，包含维生素 B_2，口服，每次 5~10mg，每日 2~3 次。醋酸地塞米松口腔贴片，外用，每次 1 片贴于患处，每日 2~3 次。疗程 7 天。观察组采用甘草泻心汤加减治疗。药方组成：甘草片 8g，清半夏 10g，黄连片 5g，党参片 14g，干姜 5g，大枣 10g，黄芩片 10g。随症加减：疼痛强烈者加珍珠母 15g；口腔溃疡反复发作者加黄柏 6g，砂仁 3g。每日 1 剂，水煎服。早晚各服用 1 次，治疗 7 天。观察组患者的治疗总有效率明显高于对照组（$P < 0.05$）[17]。

采用甘草泻心汤治疗复发性口腔溃疡患者 68 例，药方组成：甘草 15g、清半夏 10g、黄连 10g、黄芩 12g、干姜 5g、人参 12g、大枣 10 枚，临证化裁，每日 1 剂，水煎服，7 天为 1 个疗程。治愈 59 例，占 86.7%，好转 7 例，占 10.3%，无效 2 例，占 2.9%[18]。

该药方治疗复发性阿弗他溃疡 120 例。将患者随机分为两组，治疗组和对照组各 60 例。治疗组采用甘草泻心汤治疗，药方组成：黄连 6g，黄芩 12g，干姜 9g，甘草 12g，半夏 9g，大枣 10g。水煎服，每日 2 剂天，15 天为 1 个疗程。对照组局部涂擦复方西瓜霜，药方组成：西瓜霜、黄连、黄芩、黄柏、川贝母、冰片、薄荷脑、朱砂等。每日 3 次，连用 15 日为 1 个疗程，观察疗效。治疗组总有效率为

95.0%，对照组为56.37%，治疗组治疗效果优于对照组[19]。

该药方治疗复发性口腔溃疡患者58例，全部病例均表现为反复发作口腔溃疡，轻者每1~2个月发作1次，重者每周发作。发作时舌边、两颊黏膜多处出现细小斑点或浅溃疡，触痛明显。58例患者均采用甘草泻心汤加减治疗。炙甘草12g，干姜5g，半夏、黄芩、党参各9g，川连6g，大枣6枚，每日1剂，水煎服2次，早晚各1次。连续观察7~21天。观察患者临床效果，显效45例，有效9例，无效4例，总有效率93.10%[20]。

该药方治疗复发性口腔溃疡184例。将患者随机分为对照组和研究组，每组各92例。研究组采用甘草泻心汤治疗，黄连6g，黄芩12g，干姜9g，甘草12g，半夏9g，大枣10g。水煎服，每天2剂。对照组患者采用口服维生素 B_2 进行治疗，每次服用10mg，且外敷冰硼散。每天3次。研究组有效率为86.9%，对照组有效率为65.2%，两组有效率比较，差异有统计学意义（$P < 0.05$）[20]。

该药方加减治疗复发性阿弗他溃疡103例。将患者随机分为治疗组51例，对照组52例。治疗组予以甘草泻心汤口服治疗。药方组成：炙甘草6g，生甘草6g，党参10g，黄连6g，黄芩9g，半夏10g，干姜6g，大枣5枚。阴虚火旺型加用阿胶9g，麦冬9g，生地12g；气虚不固型加黄芪30g，薏苡仁30g；心胃火旺型加金银花9g，板蓝根9g。每日1剂，水煎取汁。早晚温服，7剂为1个疗程，连服4个疗程。对照组给予口服维生素 B_{12} 片，每次20mg，每日3次；维生素C片，每次300mg，每日3次。同时加用锡类散外敷创面，每日2~3次，连用28天。各组病例停药后随访1年。治疗组有效率为96.08%，对照组有效率为63.46%，表明治疗组对复发性阿弗他溃疡的治疗效果明显优于对照组[21]。

该药方加减治疗复发性阿弗它溃疡93例，其中伴发生殖器黏膜溃疡者3例。将患者随机分为治疗组48例和对照组45例，治疗组给予甘草泻心汤加减汤剂，药方组成：甘草15~20g，黄芩6~10g，黄连3~6g，半夏6~10g，党参10~15g，炮干姜5~10g，大枣5~10g。阳虚甚者加制附片6~15g、肉桂3~6g；阴虚者去干姜加五味子6g、知母10~15g、麦冬20~30g。每日1剂，水煎，早晚分服，治疗2周。对照组给予善存片，每日1片，疗程同治疗组。治疗组有3例患者失访，痊愈15例，显效19例，有效7例，无效4例，治愈率33.33%，总有效率91.11%；对照组有5例患者失访，痊愈3例，显效10例，有效16例，无效11例，治愈率7.50%，总有效率72.50%。两组治愈率和总有效率比较差异均

有显著性（$P < 0.01$）[22]。

该药方治疗复发性口腔溃疡者患者80例。将患者随机分为治疗组和对照组各40例，治疗组予以甘草泻心汤治疗，药方组成：炙甘草6g，生甘草6g，党参10g，黄连6g，黄芩9g，半夏10g，干姜6g，大枣5枚。每日1剂，水煎取汁，早晚温服，连服10天。间歇期将上述中药（一日剂量）粉碎成细末，分3天冲服，每日3次，再巩固治疗1个月。随访1年。对照组给予口服维生素 B_{12} 片，每次20mg，每日3次；维生素C片，每次300mg，每日3次。同时加用冰硼散外敷创面，每日2~3次，连用10天。间歇期服用上述口服药1个月以巩固疗效。随访1年。比较两组间临床效果，治疗组治愈28例（70%），显效9例（22.5%），无效3例（7.5%），总有效率37例（92.5%）；对照组治愈14例（35%），显效8例（20%），无效18例（45%），总有效率22例（55%）。治疗组疗效优于对照组，（$P < 0.01$）[23]。

该药方治疗复发性口腔溃疡63例，将患者随机分为对照组31例，治疗组32例，对照组采用常规的西药进行治疗，包括：维生素C片，口服，每次100mg，每日3次；维生素 B_2，口服，每次10mg，每日3次；醋酸地塞米松口腔贴片，外用，每次1片粘贴患处，每日1~2次，溃疡愈合后停药，连续治疗2周。治疗组服用甘草泻心汤加减汤药，药方组成：炙甘草12g，生甘草12g，法半夏12g，黄芩12g，黄连6g，党参15g，大枣15g，绵茵陈30g，石斛15g，麦冬15g，干姜10g，天冬15g，山药30g。服药方法：用水煎服，每次200ml，每日2次，分早晚2次服用，溃疡愈合后停药，连续服用2周。在服用中药的过程中，宜清淡饮食，忌食辛辣刺激性和生冷的食物。治疗后，两组溃疡面积和溃疡疼痛指数（VAS）均较前明显改善（$P < 0.05$），且治疗组较对照组改善更明显（$P < 0.05$），治疗组溃疡愈合时间和溃疡疼痛时间都较对照组短（$P < 0.05$）。对照组有效率为48.4%，治疗组有效率为78.1%，两组有效率比较，差异有统计学意义（$P < 0.05$）[24]。

该药方加味联合康复新液治疗口腔溃疡患者120例。随机将其分为观察组与对照组，其中观察组男36例，女24例，对照组男32例，女28例。对照组服用康复新液，10ml/次，3次/天，连续服用14天。观察组在此基础上服用加味甘草泻心汤，药方组成：炙甘草12g，党参12g，黄芪8g，干姜6g，黄连6g，半夏6g，大枣3枚；辨证加减：风热甚者加连翘8g、金银花8g，湿热甚者加苦参12g，脾虚甚者加苍术8g，胃阴虚甚者加麦冬6g、玉竹6g，血瘀者加当归10g、玄参8g。以上药物加入500ml，清水煎煮，分早晚两次温服，每日1剂，1周为1个

疗程，连续服用2个疗程。观察组、对照组治疗有效率分别为91.67%、73.33%，差异具有统计学意义（P＜0.05）；T细胞亚群检查结果显示：两组治疗前后CD_3^+均无显著变化，而CD_4^+水平均显著上升，CD_8^+均显著下降，CD_4^+/CD_8^+比值显著上升，且观察组各指标上升或下降幅度均优于对照组，差异具有统计学意义（P＜0.05）[25]。

该药方加味治疗口腔溃疡患者48例。将患者随机分为对照组和治疗组，每组各24例。对照组给予维生素C及维生素B_2口服治疗。维生素C，每次300mg，每天3次；维生素B_2，每次10mg，每天3次；外敷冰硼散于患者口腔创面，每天连续敷2次。治疗组给予甘草泻心汤加味治疗，药方组成：炙甘草10g，生甘草5g，黄芩8g，半夏10g，黄连5g，人参10g，干姜10g，大枣10g，治疗过程中，观察患者临床症状改善情况，如果疼痛严重则加入珍珠母10g；若反复发作则加入砂仁2g，黄柏5g。以上药物水煎服，每日1剂，每天早晚温服，每次150ml。两组患者疗程均为1个月。治疗组有效率95.8%，对照组有效率70.8%，治疗组优于对照组（P＜0.05）；治疗组治疗后症状积分优于对照组（P＜0.05）；治疗组平均愈合时间优于对照组（P＜0.05）；两组患者不良反应比较，差异无统计学意义（P＞0.05）[26]。

用甘草泻心汤治疗艾滋病难治性口腔溃疡患者60例，将患者分为研究组与对照组各30例，对照组给予常规治疗，患者服用维生素C，300mg/次，3次/天；口服维生素B_2，100mg/次，3次/天，并将云南白药涂抹于患处。研究组采用甘草泻心汤治疗，药方组成：生甘草25g、当归15g、党参15g、白及15g、黄芩12g、黄芪18g、黄连9g、半夏12g、肉桂3g、干姜6g。对于反复发作的患者加用砂仁3g、黄柏6g；伴腹胀、纳差的患者可加生白术18g、枳实12g；口苦、便秘的患者可酌情加用栀子10g、大黄9g，去除基本方中的干姜；便溏或腹泻的患者可增加芡实25g、车前子30g（包煎）。疮面周围有明显红肿的患者可加用连翘15g、蒲公英25g。两组以2周为1疗程，连续使用两个疗程。比较两组临床效果。研究组治疗显效18例，有效10例，总有效率93.33%。对照组显效13例，有效8例，对照组总有效率70.0%，对比差异明显（P＜0.05）[27]。

该药方治疗艾滋病合并难治性口腔溃疡患者25例，其中艾滋病经血传播12例，性传播2例，母婴传播1例；口腔溃疡病程最短2月，最长4月；口腔单个溃疡6例，多发溃疡19例，所有病例中医辨证均属脾胃虚弱、气血亏虚、湿毒内蕴、虚火上炎。根据临床辨证结果，治疗采用健脾和中、益气养血、燥湿解毒、引火归元之法，给予甘草泻心汤

加味：生甘草25g，黄连9g，黄芩12g，半夏12g，干姜6g，党参15g，黄芪18g，当归15g，肉桂3g，白及15g。口苦、便秘者去干姜加制大黄9g、栀子10g；疮面周围红肿明显者加蒲公英25g、连翘15g；纳差、腹胀者加枳实12g、生白术18g；便溏或腹泻者加车前子30g（包煎）、芡实25g。2周为1个疗程，连续治疗2个疗程。25例患者中，溃疡治愈22例，好转3例，全部有效，其中2周治愈9例，4周治愈13例[28]。

该药方联合益艾康胶囊治疗艾滋病口腔溃疡100例。将患者随机分为治疗组60例，对照组40例。服用益艾康胶囊（人参、黄芪、茯苓、当归、白术、白芍、黄芩等），每次5粒，每日3次。30天会诊1次，根据服药反应及感染情况可调整为汤剂，随症加减，配合甘草泻心汤（甘草2g，制半夏20g，黄芩10g，黄连10g等），每日1剂，水煎，早、晚饭后服（女性月经期停服），7天为1个疗程。治疗组60例中，有效34例，显效20例，无效6例，有效率90%；对照组40例中，有效24例，无效16例，有效率60%。经过统计学处理治疗组疗效明显优于对照组（P＜0.05）[29]。

（2）口腔扁平苔藓　甘草泻心汤联合他克莫司治疗口腔扁平苔藓患者96例，将患者随机分为对照组和试验组，各48例。对照组采用0.03%他克莫司软膏局部治疗，外用涂抹，每日4次，治疗4周。试验组在对照组基础上给予甘草泻心汤，药用炙甘草15g，黄芩12g，黄连10g，党参12g，干姜10g，半夏10g，大枣12枚。每天1剂，水煎2次，取汁200ml，早晚各服用1次。4周为1个疗程，连续治疗1个疗效后评价疗效。试验组治疗有效率为95.83%，明显高于对照组的75.00%，差异有统计学意义（P＜0.05）。试验组复发2例，复发率为4.17%；对照组复发8例，复发率为16.67%；差异有统计学意义（P＜0.05）[30]。

（3）疱疹性龈口炎　甘草泻心汤合清胃散治疗疱疹性龈口炎湿热蕴毒证300例，将患者分为治疗组和对照组各150例，治疗组给予甘草泻心汤合清胃散加味方煎服，药方组成：甘草20~25g，黄连3g，黄芩6~9g，干姜3~5g，党参6~9g，大枣20~30g（大枣每个5g），法半夏6~9g，升麻6~10g。伴发热加柴胡10~15g，便秘加生地黄10~15g（剂量视年龄大小及病情选择），水煎服，去渣重煎，每剂煎100~150ml，分3~5次服完，每日1剂，连服6剂。对照组给予阿昔洛韦片、康复新液口服，2组均治疗6天，分别记录用药期间患儿症状、体征改善情况。治疗组、对照组总有效率均为100%，痊愈率分别为66.7%（100/150）、50%（75/150），2组间临床疗

效比较，差异有统计学意义（$P < 0.05$）；在完全退热时间、疱疹、溃疡愈合时间、疼痛流涎消失时间方面，治疗组明显短于对照组，差异有统计学意义（$P < 0.05$）；在进食进水恢复时间方面，治疗组明显短于对照组，差异有统计学意义（$P < 0.05$）[31]。

（4）小儿口疮　用甘草泻心汤加减治疗小儿口疮 34 例，其中鹅口疮 18 例，溃疡性口炎 11 例，疱疹性口炎 5 例。其共同临床表现有：口腔黏膜、舌、牙龈溃破，有时延续至咽部，灼热疼痛，进食不利，舌质红，苔黄，脉数。或有大便秘结，或有小便黄赤。治疗方法：运用甘草泻心汤加减，每日 1 剂，水煎服。炙甘草 20~30g，黄连 3g，黄芩 6~9g，干姜 3~5g，党参 10g，半夏 6g，高热者加生石膏（先煎）30g，咽部破溃者加桔梗 10g，大便秘结者加生大黄（后下）5~10g，小便赤黄者加滑石 15g，阴虚火旺者去干姜加沙参、知母各 10g，3 天为 1 疗程。观察临床效果，3 剂热退，溃疡愈合者 18 例，占 53%，6 剂痊愈者 11 例，占 32%，5 例需要配合其他治疗方法，视为无效，占 15%，总治愈率 85%[32]。

该药方加减治疗小儿口腔黏膜病 62 例。其中疱疹性口腔炎 34 例，溃疡性口腔炎（即以溃疡为主要表现的口腔炎）19 例，手足口病 8 例；伴有发热 34 例，流涎 8 例，拒食 36 例；并发上呼吸道感染 18 例，支气管炎 4 例，支气管肺炎、牙龈炎化脓性扁桃体炎、脓疱疮各 1 例。用甘草泻心汤加味治疗，药方组成：甘草 15~20g，黄连 1.5~3g，黄芩 6~9g，干姜 2~5g，党参 6~9g，大枣 6~9g，半夏 6~9g，苦参 6~8g，石膏 30~40g，升麻 6~10g。伴发热加柴胡 10~12g，便秘加生地 12~20g（剂量视年龄大小及病情选择），每日 1 剂，水煎分 2~3 次服完，连服 2~5 剂。62 例患儿除 1 例合并化脓性扁桃体炎、牙龈炎结合西药治疗外，其余均治愈，占 98.4%。其中疱疹性口腔炎 1 天治愈 4 例，2 天治愈 17 例，3 天治愈 7 例，4 天治愈 4 例，5 天治愈 2 例。溃疡性口腔炎 1 天治愈 3 例，2 天治愈 7 例，3 天治愈 5 例，4 天治愈 3 例，5 天治愈 1 例。手足口病 1 天治愈 2 例，2 天治愈 4 例，3 天治愈 2 例，皮疹均于第 2 天消退缩小，仅留少许印痕，无继续出疹现象。其中合并支气管炎 4 例，支气管肺炎 1 例患儿服本方 2~3 剂口疮均治愈。治疗期间所有患儿均未出现明显不适及副反应[33]。

小儿口腔黏膜病患儿 88 例，其中疱疹性口腔炎患儿 52 例、溃疡性口腔炎患儿 36 例；伴高热 39 例、流涎 38 例、拒食 33 例、便秘 15 例。将患者分为 2 组（Ⅰ、Ⅱ），每组 44 例，Ⅰ组患儿采用甘草泻心汤治疗，药方组成：甘草 20g，黄连 2g，干姜 5g，半夏 6g，苦参 6g，党参 9g，大枣 9g，黄芩

9g、升麻 10g、石膏 30g。若患儿伴发热，则加入柴胡 10g，如患儿便秘，则加入生地 15g。此汤方剂量应视患儿年龄的大小及其病情酌情调配，每日水煎 1 剂，分 2 次服用，连服 3~7 剂。Ⅱ组患儿采用常规漱口液治疗，每天 3~6 次漱口。年龄小的患儿可由家长辅用棉棒蘸取漱口液轻轻擦拭患处。经持续治疗 7 天后，诊疗Ⅰ组患儿中仅有 1 例患儿因同时合并牙龈炎和化脓性扁桃体炎致病情严重而需结合应用西药治疗外，其甘草泻心汤治疗的总有效率为 97.73%（43/44），而诊疗Ⅱ组患儿的总有效率为 84.09%（37/44），两组差异水平 $P < 0.05$；并在此治疗期间，两组所有患儿均无发生明显的药物副反应情况[34]。

（5）白塞病综合征　甘草泻心汤内服联合苦参汤熏蒸白塞综合征患者 35 例，予甘草泻心汤内服、苦参汤熏蒸联合疗法。①甘草泻心汤药方组成：生甘草 45g，党参 30g，法半夏、黄芩各 12g，干姜 9g，黄连 6g，大枣 12 枚。水煎服，每日 1 剂，取汁 400ml，早晚 2 次分服，2 周为 1 疗程。②苦参汤（苦参 60g）水煎，局部熏蒸，每日 1 剂，每日 1 次，每次熏蒸 6min，2 周为 1 疗程。另外，要求患者在治疗期间均不得使用对本病有治疗作用的其他药物，调整膳食结构，忌食膏粱厚味及辛辣刺激性食物，限烟限酒，每天坚持适当运动。采取自身前后对照临床疗效进行分析。临床治愈 9 例（占 25.7%），显效 13 例（占 37.1%），有效 8 例（占 22.9%），无效 5 例（占 14.3%），总有效率为 85.7%。黏膜溃疡、皮肤病变及针刺试验较治疗前均有明显改善，差异有统计学意义（$P < 0.01$）[35]。

该药方治疗白塞病口腔溃疡 2 例。例 1，药方组成：生甘草、黄芩、干姜、半夏、党参各 20g，黄连 5g，茯苓、白豆蔻各 15g，淡竹叶 10g。每日 1 剂，水煎服。7 天为一个疗程。患者服用后，症状明显改善，口腔黏膜处的溃疡基本愈合，腹胀减轻，进食量逐渐增加，舌苔恢复正常颜色，大便恢复正常。继续服用甘草泻心汤加减，甘草减为 10g，去除赤小豆，每日 2 剂。又服用 7 剂后，患者主次症状已全部消失，完全恢复正常，到目前为止并无复发。例 2，予甘草泻心汤加减方治疗，药方组成：半夏、生甘草、党参、黄芩各 20g，干姜、黄连各 5g，赤小豆、苍术各 15g。每日 2 剂，水煎服。患者服用 7 剂后，病情明显好转，进食量增加，口腔溃疡也有缓解。出院后，患者继续服用该药方，并且开始由每日 2 剂减为每日 1 剂，坚持服用半年后，患者体表处红斑丘疹消失，口腔溃疡与生殖器溃疡愈合，并无复发，消化道溃疡也已愈合，上腹部疼痛消失，到目前为止痊愈无再复发[36]。

（6）幽门螺杆菌性胃溃疡　用甘草泻心汤治疗幽门螺杆菌相关性胃溃疡患者 80 例，随机分为对照组和中药组各 40 例，对照组给予泮托拉唑四联疗法，泮托拉唑 40mg+ 枸橼酸铋钾 220mg+ 阿莫西林 1000mg+ 克拉霉素 500mg，每日两次，10 天为 1 疗程。中药组在对照组基础上，加服中药甘草泻心汤加减，药方组成：炙甘草 12g，干姜 9g，黄连 3g，黄芩 9g，党参 9g，佛手 6g，清半夏 9g，大枣 4 枚，水煎留汁 400ml，分早晚两次温服，每日 1 剂，10 剂为 1 个疗程。治疗期间各组不得再服用其他与治疗胃肠道疾病相关的药物，告诫患者清淡饮食，忌辛辣肥甘厚味，戒烟酒。观察两组的临床症状改善和远期复发情况。在症状改善方面，中药组在胃脘疼痛、嗳气反酸、胸胁满闷改善方面优于对照组（$P < 0.05$），两组在体倦乏力、情绪烦躁、饮食减少症状改善方面疗效差异无统计学意义（$P > 0.05$）；胃镜疗效中药组优于对照组（$P < 0.05$），中药组的远期复发率明显低于对照组；幽门螺杆菌根除率及半年复发率均优于对照组[37]。

该药方治疗幽门螺杆菌相关性胃溃疡患者 62 例，随机分为观察组和对照组各 31 例。观察组患者采用甘草泻心汤联合四联疗法进行治疗，药方组成：大枣 4 枚，清半夏 9g，黄连 6g，干姜 9g，党参 9g，黄芩 9g，炙甘草 12g，白及 12g，用水煎煮服 400ml，每日 1 剂，早晚分 2 次温服，连续服用 10 天为 1 个疗程。四联疗法的治疗方法与对照组相同。治后，观察组患者幽门螺杆菌清除率为 83.87%。所有患者经检查均符合幽门螺杆菌根除率（26/31），高于对照组患者的 61.29%（19/31），差异具有统计学意义（$P < 0.05$）[38]。

该药方治疗幽门螺杆菌（HP）感染慢性荨麻疹患者 70 例，将患者随机分为治疗组和对照组各 35 例，2 组均给予胶态次枸橼酸铋 120mg，阿莫西林 500mg，均每日 4 次，甲硝唑 400mg，每日 3 次，2 周为 1 疗程。1 疗程停抗 Hp 治疗。其中治疗组给予甘草泻心汤加减，药方组成：炙甘草、黄芩、半夏、防风、白术、白芍、当归、乌梅、浮萍各 10g，黄连 5g，生黄芪 30g，蝉衣 6g。每日煎 1 剂，分 2 次口服。若风团苍白色加干姜 5g；若口粘，不欲饮水，胸脘痞闷，可加藿香、厚朴、苍术各 10g；若湿热互结，舌苔黄腻加蒲公英 20g；大便秘结加大黄 5g；泛酸者加象贝母 10g、瓦楞子（先煎）30g；舌质偏淡者加太子参 10g，仙鹤草 15g；舌质偏红加麦冬、女贞子各 10g；舌红且干着加麦冬、石斛各 10g。对照组给予依巴斯汀 10mg，每天 1 次口服。2 组均治疗 4 周。4 周各随访 1 次，观察疗效、记录症状评分、评判疗效指数和不良反应。4 周后治疗组与对照组总有效率

分别为 42.86% 和 22.86%，2 组比较差异有统计学意义（$P < 0.05$）[39]。

（7）反流性咽喉炎　甘草泻心汤合半夏厚朴汤加味治疗反流性咽喉炎的患者 114 例，将患者分为治疗组、对照组各 57 例。对照组予质子泵抑制剂（PPI）艾司奥美拉唑肠溶片，每日 40mg，早餐前及晚餐前 30min 各服 20mg，连续服用 8 周。治疗组予甘草泻心汤合半夏厚朴汤加味，药方组成：炙甘草 12g，黄芩 9g，黄连 3g，大枣 12 枚，半夏 12g，干姜 6g，党参 12g，茯苓 12g，柴胡 12g，生姜 12g，厚朴 9g，紫苏叶 6g。每日 1 剂，以水煎取汤药 150ml，早餐和晚餐后 30min 至 1h 各服 1 次，温服，注意汤液勿过凉过热，服用时将汤液含于口咽，缓缓吞咽，连续服用 8 周。比较 2 组患者临床疗效以及治疗前、治疗 8 周后、停药 8 周及 24 周后的反流症状指数（RSI）及反流体征评分（RFS）变化。治疗组总有效率为 89.5%，明显高于对照组的 64.9%（$P < 0.05$）。2 组患者治疗后 RSI、RFS 评分均明显低于治疗前（$P < 0.05$），且治疗组评分明显低于对照组（$P < 0.05$）；停药 8 周后及 24 周后治疗组的 RSI、RFS 评分均较本组治疗后无明显差异，但明显低于同期对照组（$P < 0.05$）；对照组停药后 RSI、RFS 评分逐渐回升[40]。

（8）阴虚痰瘀结滞型咽炎　甘草泻心汤治疗阴虚痰瘀结滞型咽炎 98 例，将患者随机分为对照组和治疗组各 49 例。对照组采用胖大海含化片加多潘立酮治疗。对照组给予胖大海含化片，2 片 / 次，每天 3 次。多潘立酮饭前口服，1 片 / 次，每天 3 次。治疗组给予甘草泻心汤加减治疗，药方组成：生甘草 10g，炙甘草 10g，黄芩 1g，清半夏 10g，黄连 6g，党参 15g，干姜 15g，桔梗 10g，木蝴蝶 6g，当归 6g，川芎 6g，浙贝母 10g，沙参 15g，芦根 15g，射干 10g，陈皮 10g，枳实 10g，生姜 10g，大枣 3 枚。水煎煮取汁 100ml，饭后 2h 服用，每日 1 剂，早晚 2 次分服。两组均治疗 14 天。治疗组总有效率为 87.4%，对照组总有效率 65.3%[41]。

（9）反流性食管炎　甘草泻心汤联合西药治疗反流性食管炎患者 62 例，将患者随机分为对照组 30 例和治疗组 32 例。对照组予雷贝拉唑肠溶片口服 10mg，每天 2 次；枸橼酸莫沙比利片口服 5mg，每天 3 次。治疗组在对照组治疗的基础上加服甘草泻心汤颗粒剂，药方组成：炙甘草颗粒 12g，半夏颗粒 9g，黄芩颗粒 6g，干姜 6g，黄连 3g，厚朴颗粒 6g，蒲公英颗粒 15g，吴茱萸 3g，大枣 4 枚。每日 1 剂，分早晚服用。8 周为 1 个疗程，1 个疗程结束后 1 周内复查胃镜，比较 2 组疗效。治疗组治愈 17 例，有效 13 例，无效 2 例，总有效率 93.75%；对照组分别

为 8、13、9 例，总有效率 70.00%，2 组总有效率比较，差异有统计学意义（$P < 0.05$）[42]。

该药方治疗反流性食管炎患者 72 例，将患者随机分为治疗组和对照组各 36 例。对照组给予奥美拉唑肠溶胶囊，20mg/次，每天 1 次，餐前口服；多潘立酮，10mg/次，每天 3 次，餐前口服。治疗组在对照组的基础上给予甘草泻心汤。药方组成：清半夏 30g，黄芩 10g，黄连 3g，干姜 12g，党参 12g，炙甘草 30g，大枣 5 枚。加减：偏寒者，加大干姜用量，可加至 15g；偏热者，干姜用 6~10g，黄连加至 6g，余不变。水煎煮取汁 150ml，按以上方法再次煎煮，将两次药汁混合在一起，分两次服用，每次 150ml，每日 2 次，餐前 30min 温服。用药期间禁用白糖、蜂蜜、水果、冷饮。两组均以 1 个月为 1 个疗程。随访 2 个月，治疗组有效 34 例中复发 3 例，复发率占 8.82%；对照组有效 26 例中复发 5 例，复发率占 19.2%[43]。

（10）胆汁反流性胃炎 胆汁反流性胃炎原发性肝郁脾虚型胆汁反流性胃炎患者 64 例，将患者随机分为治疗组与对照组各 32 例。治疗组给予加味甘草泻心汤治疗，药方组成：炙甘草 12g，炒柴胡 10g，姜半夏 10g，黄芩 10g，黄连 5g，干姜 5g，党参 15g，佛手 10g，炒白芍 10g，大枣 6g，厚朴 10g，郁金 10g，每天 1 剂，分早晚 2 次水煎服，每次 400ml 水煎至 150ml，饭后 1h 口服，治疗 6 周为 1 个疗程。对照组给予口服铝碳酸镁 0.5g/次，每天 3 次；潘立酮 10mg/次，每日 3 次，治疗 6 周为 1 个疗程。治疗后，治疗组总有效率为 93.75%，明显高于对照组的 75.00%，差异具有统计学意义（$P < 0.05$）。治疗前，两组胃黏膜炎症程度比较差异无统计学意义（$P > 0.05$）；治疗后，两组患者胃黏膜炎症程度均明显改善，且治疗组改善情况明显优于对照组，差异均具有统计学意义（$P < 0.05$）[44]。

（11）胃炎 甘草泻心汤治疗慢性胃炎患者 31 例。临床症状：心下痞硬而满，腹中雷鸣，下利，甚至完谷不化，干呕心烦不得眠，纳呆，越下利心下痞满越重，经电子胃镜检查为慢性胃炎，B 超排除肝胆胰疾病。甘草泻心汤为基本方，甘草 15g，大枣 6 枚，半夏 10g，干姜 10g，黄芩 9g，黄连 6g，每天 1 剂，水煎服，每次 150ml，每日 3 次，15 天为一疗程，加减：呕吐严重者加白术、生姜和胃止呕，腹泻严重加重干姜用量，胃脘部灼热感明显，酌加黄连、黄芩量或蒲公英，湿邪明显加茯苓、薏苡仁，胃阴虚者加石斛、山药。临床治愈 14 例，显效 8 例，有效 6 例，无效 3 例，总有效率 90.3%[45]。

甘草泻心汤治疗慢性萎缩性胃炎 120 例，将患者分为治疗组 62 例和对照组 58 例，治疗组服用甘

草泻心汤治疗，药方组成：甘草 10g，法半夏 12g，黄芩 15g，黄连 10g，党参 30g，黄芪 30g，山药 15g，柴胡 15g。加减：胃脘胀痛、嗳气、嘈杂、泛酸等肝胃不和者加延胡索 30g，吴茱萸 6g，煅瓦楞子 30g；胃脘隐痛、痞满、纳呆、腹泻、乏力等脾胃虚弱者加干姜 10g，白术 20g，茯苓 30g；胃脘灼痛、口苦口臭、渴不欲饮等脾胃湿热证者加栀子 15g，吴茱萸 6g；口干舌燥、大便干燥等胃阴不足者加沙参 30g，石斛 15g，麦冬 20g；胃脘痛有定处，或黑血便等胃络瘀血者加三七 10g，丹参 15g。每日 1 剂，水煎分 3 次饭后 1h 服。对照组用阿莫西林 1.0g，克拉霉素 0.5g，每天 2 次，服用 2 周，多潘立酮 10mg，每天 3 次，饭前 30min 服用，服用 4~6 周。30 天为 1 个疗程，3 个疗程后观察疗效。治疗组症状、体征方面有效率为 87.1%，对照组为 65.52%；治疗组在改善慢性炎症、腺体萎缩、肠化生、不典型增生（四者总积分）上总有效率为 90.32%，对照组为 68.97%，两组比较疗效显著（$P < 0.01$）[46]。

甘草泻心汤治疗急性胃肠炎 200 例，所有患者均有发病急骤，泄泻水样便、腹胀、腹痛、肠鸣等临床表现，部分患者兼有呕吐、发热、脱水等症状。采用甘草泻心汤：甘草、半夏、干姜、黄芩、黄连、人参等量，每日 1 剂，水煎温服。经辨证湿偏盛者增半夏用量；寒偏盛者增干姜用量；热偏盛者增黄连用量；偏虚者增人参用量（均用党参）；呕吐甚者加生姜；兼表证发热者去党参加藿香或桂枝。服药期间慎饮食、薄滋味，禁食生冷油腻之物；以泄泻停止，腹胀、腹痛解除为痊愈。其中服 1 剂痊愈者 67 例，服 2 剂痊愈者 95 例，服 3 剂痊愈者 30 例。另 8 例因服药期间贪食生冷油腻，服药 3 剂无效，改为中西医结合治疗，治愈率为 96%[47]。

（12）胃肠神经官能症 治疗胃肠神经官能症患者 140 例，将患者随机分为对照组和观察组各 70 例。对照组采用常规治疗，包括：肠易激综合征患者服用 0.42g 双歧三联活菌胶囊，每天 3 次，4 周为 1 个疗程；功能性消化不良患者口服 10mg，多潘立酮片和 H_2 受体阻滞剂。观察组在常规治疗基础上加用甘草泻心汤，药方组成：炙甘草 12g，黄芩 9g，党参 15g，干姜 9g，黄连 3g，半夏 10g，大枣 5 枚。加减：伴纳差者，加陈皮 10g，鸡内金 20g；兼呕吐者，加生姜 9g，干姜减为 3g；心烦不寐较重者，加远志 10g，炒枣仁 10g；腹泻者，加茯苓 20g；便秘者，加大黄 6g。每日 1 剂，水煎 2 次，早晚分服。7 剂为 1 个疗程，服用 2~5 个疗程。观察比较两组患者的临床治疗效果，同时对治疗前后两组患者的汉密尔顿抑郁量表（HAMD）评分进行统计学处理。治疗前，两组患者的 HAMD 评分差异无统计学意义

（P＞0.05）；治疗后，观察组 HAMD 评分明显低于对照组，差异具有统计学意义（P＜0.05）。观察组总有效率明显高于对照组，差异具有统计学意义（P＜0.05）[48]。

该药方治疗胃肠神经官能症 39 例，均用甘草泻心汤加味治疗，药方组成：炙甘草、半夏、黄芩各 10g，干姜、黄连各 6g，人参 5g，大枣 7 枚。加味：伴嗳气者，加木香 6g；便秘者，加大黄（后下）6g；心烦不寐较重者，加远志、炒枣仁各 10g。每日 1 剂，水煎 2 次早晚分服。7 剂为 1 疗程，共治疗 2~5 个疗程。治愈 9 例（自觉症状完全消失，随访半年未复发），有效 20 例（自觉症状基本消失，或完全消失但半年内有复发）[49]。

（13）胃脘颤动症 患者神情哀顿，面略萎黄，肌肤欠润，胃脘部前后颤动，痞胀，不思饮食，烦躁不安。舌前部红，苔薄腻微黄，脉滑略数。胸腹平软，胃脘部按之略有压痛，但未触及包块及颤动。证属胃气虚弱，寒热互结，脾胃升降失司，气机壅塞中焦。治宜寒温并用、开痞散结、益气和胃。用甘草泻心汤加味治疗，药方组成：甘草、半夏、香附各 12g，干姜、黄芩各 9g，黄连 6g，大枣 15g，竹茹 18g，党参 30g。水煎服。2 剂后，病去大半。继以原方服用 4 剂，随访 1 年，病未在发[50]。

（14）结肠炎 甘草泻心汤联合西药治疗溃疡性结肠炎 30 例。将患者随机分为观察组、对照组各 30 例，对照组给予口服西药柳氮磺胺吡啶肠溶片，治疗，1g/ 次，4 次 / 日；观察组在对照组的基础上加服甘草泻心汤。药方组成：炙甘草 2g，干姜 9g，半夏 9g，黄芩 9g，黄连 3g，党参 9g，大枣 6g。每日 1 剂，水煎 2 次，分 2 次服用。随症加减：伴发热者，加金银花 10g，葛根 9g；畏寒怕冷者，加干姜 6g；腹痛较甚者，加徐长卿 10g，延胡索 15g；里急后重者，加槟榔 6g，炒枳壳 9g；大便白冻黏液较多者，加薏苡仁 15g，苍术 9g；便脓血较多者，加败酱草 15g，槐角 6g，秦皮 9g；排便不畅、便夹脓血者，加制大黄 12g；久泻气陷者，加柴胡 6g，炙升麻 6g，荷叶 6g；大便血明显者，加槐花 6g，地榆 12g，紫草 6g，仙鹤草 15g；久泻不止者，加赤石脂 12g，诃子 6g，石榴皮 6g。观察两组患者治疗 3 个月后的临床疗效，记录患者治疗前后中医症候积分、结肠镜检结果变化，比较两组之间疗效差异。中医症候疗效观察组总有效率 93.33%，对照组总有效率 73.33%；结肠镜检结果改变观察组总有效率 90.00%，对照组总有效率 73.33%。两组均具有统计学差异，比较有统计学意义（P＜0.05）[51]。

该药方治疗溃疡性结肠炎患者 77 例，将患者随机分为实验组 39 例和对照组 38 例。所有患者均

根据实际情况予以复方黄柏液加温至 37~38℃保留灌肠，并调整酸碱平衡、制定饮食计划，配合戒烟酒、按时作息等日常生活干预。对照组患者给予美沙拉嗪，口服，每天服用 4g，4 周为 1 个疗程。实验组患者加用甘草泻心汤治疗，药方组成：炙甘草 12g，黄芩、半夏、党参、干姜各 9g，黄连 3g，大枣 3 颗；并根据患者症状随症加减，其中脓血多者加败酱草 15g，槐角 6g；腹痛甚者加延胡索、徐长卿各 10g；大便白冻而黏液多者加薏苡仁 15g，苍术 9g；里急后重者加炒枳壳 9g，槟榔 6g。每天 1 剂，水煎 2 次，混合煎至 400ml，每天分早晚 2 次口服，4 周为 1 个疗程。比较两组中医证候积分、肝功能相关指标、致炎因子、治疗疗效及安全性。两组治疗前主要中医证候积分及总积分比较无统计学意义（P＞0.05），治疗后腹泻、腹痛、黏液血便、里急后重及总积分均明显降低，但实验组降低幅度显著较对照组大，差异有统计学意义（P＜0.05）。两组治疗前血清肝功能指标、致炎因子水平比较无统计学意义（P＞0.05），治疗后血清谷丙转氨酶（ALT）、谷草转氨酶（AST）、胆红素（TBIL）、肿瘤坏死因子 -α（TNF-α）、C 反应蛋白（CRP）水平均明显降低，其中实验组 TNF-α、CRP 水平幅度显著较对照组大，差异有统计学意义（P＜0.05）。2 个疗程后，实验组有效率 89.74% 较对照组的 71.05% 明显高，差异有显著性（P＜0.05）。两组不良反应发生率比较无统计学意义（P＞0.05）[52]。

该药方治疗溃疡性结肠炎患者 114 例，将患者分为对照组和观察组各 57 例。对照组给予常规柳氮磺吡啶肠溶片治疗口服，1g/ 次，3 次 /d，共治疗 4 周。观察组在此基础上联合甘草泻心汤加减治疗，药方组成：炙甘草 12g，制半夏 12g，大枣 12 枚，黄芩 9g，人参 9g，干姜 9g，黄连 3g。随症加减：腹痛较甚者加延胡索 15g，徐长卿 10g；里急后重者加炒枳壳 9g，槟榔 6g；大便白冻、黏液较多者加薏苡仁 15g，苍术 9g；脓血较多者加败酱草 15g，槐角 6g。加水煎煮取，去渣后再煎取 600ml，温服 200ml/ 次，每天 3 次。观察组在此基础上联合甘草泻心汤加减治疗。对比两组治疗前后炎症因子指标肿瘤坏死因子 -α（TNF-α）、白细胞介素 -6（IL-6）、IL-17 水平，并统计临床疗效及不良反应发生率。结果治疗前，两组 TNF-α、IL-6、IL-17 水平差异无统计学意义（P＞0.05）；经治疗，观察组各炎症因子指标水平均低于对照组，且治疗总有效率为 96.49%，高于对照组的 84.21%，差异均有统计学意义（P＜0.05）；观察组不良反应发生率 7.02% 与对照组 5.26% 比较，差异无统计学意义（P＞0.05）[53]。

该药方治疗放射性肠炎患者 69 例，将患者随

机分为治疗组 36 例和对照组 33 例，治疗组给予口服中药甘草泻心汤加味治疗，药方组成：炙甘草 12g，黄芩 6g，黄连 3g，党参 15g，法半夏 12g，炮姜 6g，生地黄 15g，白及片 10g，仙鹤草 30g，生地黄 20g，大砂仁（后下）3g，大枣 7 枚。热重者酌加清热药（如黄芩、黄连）药量，寒重者酌加温中药（如炮姜）药量。每日 1 剂。早、晚各 1 煎，连服 14 天后评价疗效。对照组给予口服氧氟沙星、蒙脱石散治疗，给予氧氟沙星 200mg，每日 2 次，口服；蒙脱石散 3g，每日 3 次，口服。连续治疗 14 天为 1 个疗程。治疗组 36 例患者中治愈 22 例，好转 14 例，未愈 0 例，有效率为 100.00%，对照组 33 例患者中治愈 9 例，好转 13 例，未愈 11 例，有效率为 66.67%。治疗组有效率优于对照组，差异有统计学意义（$P < 0.05$）[54]。

该药方治疗慢性结肠炎患者 124 例。均有反复发作的腹痛伴腹胀、腹泻。经纤维结肠镜检查，均排除其他器质性病变。甘草泻心汤加减，药方组成：炙甘草、法半夏各 12g，干姜、大枣各 10g，黄连 5g，党参、白芍各 20g，水煎服，每天 1 剂，一般服 4~6 周。124 例中，治愈 84 例，占 67.8%；有效 24 例，占 19.2%，无效 16 例，占 12.9%[55]。

该药方治疗慢性结肠炎患者 120 例，将患者分为治疗组和对照组各 60 例。对照组给予西药美沙拉嗪胶囊治疗，每次 1 粒，每天 3 次，3 个月为 1 个疗程。治疗组给予甘草泻心汤，药方组成：炙甘草 12g，黄芩 9g，半夏 12g，大枣 10g，黄连 6g，干姜 9g，党参 15g。治疗组治愈 25 例，显效 17 例，有效 2 例，无效 2 例，总有效率 96.67%。对照组治愈 21 例，显效 14 例，有效 15 例，无效 9 例，总有效率 85.00%[56]。

（15）肠道易激综合征 甘草泻心汤加减治疗肠道易激综合征 23 例，药方组成：炙甘草、法半夏各 12g，干姜、大枣各 10g，黄连 5g，党参、白芍各 20g。水煎服，每天 1 剂，一般服 4 至 6 周。23 例中，治愈 15 例，占 65%；有效 6 例，占 26%；无效 2 例，占 9%[57]。

（16）倾倒综合征 甘草泻心汤治疗倾倒综合征患者 16 例，其中胃小弯前壁溃疡病 2 例，胃癌 14 例。首次手术：远端胃切除、胃十二指肠吻合术 2 例；远端胃切除、胃空肠吻合术 14 例，其中结肠前吻合术 6 例，结肠后吻合术 8 例。所有病例都发生在胃大部切除术后 1~2 周患者恢复进食时，大多数发生在术后第一次进食。所有患者均采用甘草泻心汤治疗。药方组成：甘草 12g，黄芩 9g，干姜 9g，半夏 9g，大枣 6 枚，黄连 3g，人参 10g。每日 1 剂，浓煎 200ml，分 2 次服，30 天为 1 个疗程。服药期间宜少食多餐，少食碳水化合物，增加蛋白及脂肪类食物摄入量，进食后躺卧 0.5h，空腹和餐间多饮水。经过治疗，16 例患者全部治愈，临床症状基本消失，总有效率为 100%[58]。

（17）肿瘤患者消化道反应 甘草泻心汤治疗消化道反应的肿瘤患者 70 例。均予以甘草泻心汤治疗，药方组成：清半夏 30g，黄芩 10g，黄连 3g，干姜 10g，党参 20g，甘草 30g。每日 1 剂，水煎 2 次，每次取汁 250ml。分 2 次温服。7 天为 1 疗程。70 例患者中显效 23 例，有效 32 例，无效 15 例，有效率为 78.5%[59]。

（18）慢性湿疹 甘草泻心汤治疗慢性湿疹患者 180 例。将患者分为对照组和治疗组各 90 例。治疗组内服甘草泻心汤，药方组成：炙甘草、半夏各 24g，黄芩、党参、大枣各 20g，干姜 18g，黄连 6g。随症加减：剧痒加白鲜皮、乌梢蛇各 20g；皮损肥厚粗糙加桃仁 10g，红花 12g；纳差腹胀加枳壳 12g。外涂：苦参、凌霄花开水冲泡后调糊，1 次 / 天，2 周为 1 个疗程，疗程间隔 3 天，3 个疗程停药观察。对照组内服当归饮子（当归、川芎、熟地、白芍、荆芥、防风、甘草、白蒺藜、黄芪、制首乌），疗程、外用药同治疗组。治疗组治愈 48 例，好转 36 例，未愈 6 例，总有效率 93.33%。对照组治愈 33 例，好转 40 例，未愈 17 例，总有效率 81.12%。两组总有效率比较，差异性显著（$P < 0.05$）[60]。

（19）功能性消化不良 用甘草泻心汤治疗寒热错杂型功能性消化不良患者 86 例。将患者分为甘草泻心汤治疗组与西沙比利对照组，在改善生活环境，调节心理状态的基础上，治疗组服用甘草泻心汤，药方组成：甘草 9g（炙），黄芩 9g，干姜 9g，半夏 9g（洗），大枣 12 枚（擘），黄连 3g。每天 1 剂，水煎 2 次，分早晚服用，治疗周期为 3 周。对照组患者口服西沙比利片 10mg，每天 3 次。对 2 组疗效进行比较。治疗组总有效率（90.7%），明显高于对照组（72.1%），存在显著差别（$P < 0.05$）[61]。

（20）小儿病毒性腹泻 用甘草泻心汤治疗 5~24 个月病毒性腹泻患儿 80 例。其中伴上呼吸道感染症状者 65 例、伴呕吐者 38 例；便质如蛋花汤样者 66 例、如米泔水样者 5 例、如水样者 9 例。辅以甘草泻心汤治疗。药方组成：炙甘草 6g，黄芩 4g，半夏 3g，黄连 3g，干姜 4g，党参 6g，大枣 2 枚，每剂加水 200ml，煎煮至 80ml，分 1~2 天服下。服药 0.5h 后，用手揉搓腹部 2min，揉长强穴、大肠俞、脾俞各 1min。经治疗 1 天后，总有效 35 例（43.75%），其中显效 5 例（6.25%）；服药 2 天后，总有效 72 例（90%），其中显效 48 例（60%）；服药 3 天后，总有效 80 例（100%），其中显效 78 例（97.5%）[62]。

（21）糖尿病并皮肤瘙痒症　例1，甘草泻心汤加减治疗，药方组成：法半夏、黑枣、升麻、防风各10g，干姜、黄连、黄芩各6g，茯苓、白术各15g，黄精、甘草各20g。每天1剂，水煎服。服上药7剂后，患者皮肤瘙痒症状消失，无心烦、呕逆，睡眠渐佳。守方继服7剂以善后，随访至今未再复发。例2，药方组成：法半夏、黑枣、升麻、防风各10g，干姜、黄连、黄芩各6g，茯苓、白术各15g，酒黄精、甘草各20g。每天1剂，水煎服。服上药7剂后，患者皮肤瘙痒症状缓解，肤色转至正常，无腹胀，无心烦、失眠，精神转佳。守方继服7剂以善后，随访至今未再复发[63]。

（22）索拉非尼不良反应　甘草泻心汤治疗索拉非尼不良反应患者60例，索拉非尼最常见的不良反应，主要表现为麻木、感觉迟钝、疼痛、肿胀，重者出现润性脱屑、溃疡。60名患者均有明确病理结果确诊。将患者随机分为对照组及治疗组各30人。对照组服用索拉非尼片，400mg，每日2次，空腹或伴低脂、中脂饮食服用。治疗组从第1次服用索拉非尼开始，加用甘草泻心汤。药方组成：炙甘草30g，法半夏30g，黄芩10g，黄连6g，党参15g，生姜6g，大枣5枚。先煎半夏30min，之后再煎余药，每天2次，200ml/次，连用1个月。对照组发生Ⅰ级手足综合征反应7例，Ⅱ级9例，Ⅲ级6例。治疗组Ⅰ级10例、Ⅱ级4例、Ⅲ级3例。两组差别明显（$P < 0.05$）[64]。

（23）复发性生殖器疱疹　治疗复发性HSV患者80例，患者临床表现为局部皮疹红斑，簇集成群的丘疹或水疱、糜烂渗出、溃疡等，主要分布在前后二阴及臀部，大腿等下部，反复发作。将患者随机分为中药组和对照组各40例。中药组给予口服甘草泻心汤治疗，药方组成：炙甘草、党参各15g，黄芩、大枣各10g，半夏6g，黄连5g及干姜3g，水煎服，每日2次。并随证进行加减。对照组口服泛昔洛韦片，250mg，每日3次。2组在治疗期间均不再服用或外擦其他治疗本病的药物。2组均治疗3个月，随访3个月，结果中药组痊愈有效患者31例，无效9例；未复发患者13例；减少19例，不变5例，增多3例。对照组分别为20、20、7、13、14及6例。中药组痊愈有效率及未复发率均明显高于对照组。PCR检测HSY-DNA阳性率2组均较治疗前明显降低[65]。

（24）失眠症　治疗患有失眠症的散打运动员8例，其中重度3例，中度2例，轻度3例。入选者均排除听力、视力障碍，无神经系统疾病和精神疾患。甘草泻心汤治疗，药方组成：炙甘草10g，半夏6g，黄芩6g，干姜6g，党参10g，黄连3g，大枣4枚，水煎取汁，分2次服。一个疗程为10天。对失眠症患者自觉睡眠情况，P3，CNV的影响入选散打运动员甘草泻心汤治疗，连续10天后，自觉睡眠得到改善（$P < 0.05$）。根据治疗前后P3潜伏期、CNV波幅、平均反应时间的变化说明甘草泻心汤治疗有改善认知能力的作用[66]。

参考文献

[1] 高艳青，司银楚，尚景盛，等. 三种泻心汤及其类方不同配伍对正常大鼠胃黏液成分的影响[J]. 中成药，2005，27（1）：69-74.

[2] 刘洋. 甘草泻心汤对胃溃疡模型大鼠EGF、PGE2的影响[D]. 延边大学，2016.

[3] 赵江宁，龚传美，宋忆菊，等. 甘草泻心汤对实验性肝损伤的保护作用[J]. 中药药理与临床，1998，14（5）：13-14.

[4] 张守峰，郝莉萍，龚传美，等. 甘草泻心汤对小鼠的免疫机能和常压缺氧耐受力的影响[J]. 中药药理与临床，1997，13（2）：12-13.

[5] 胡渝芳，张永忠. 甘草泻心汤灌胃对大鼠RAU模型外周血T淋巴细胞亚群的影响[J]. 辽宁医学杂志，2008，22（3）115-116.

[6] 王金凤，刘文辉，荆雪宁，等. 甘草泻心汤配方颗粒剂对复发性口腔溃疡模型大鼠的作用[J]. 中国实验方剂学杂志，2014，20（11）：143-146.

[7] 王金凤，刘文辉，荆雪宁，等. 甘草泻心汤与其配方颗粒对复发性口腔溃疡模型大鼠的药效学比较[J]. 中国药房，2014，25（31）：2884-2286.

[8] 宁屹. 甘草泻心汤对溃疡性结肠炎大鼠IL-8、I-κB的影响[D]. 福建中医药大学，2014.

[9] 曾毅龙. 甘草泻心汤对溃疡性结肠炎大鼠IL-10、NF-κB的影响[D]. 福建中医药大学，2014.

[10] 陈少芳，高展翔，黄海. 甘草泻心汤对溃疡性结肠炎大鼠NFF-κB、IL-10表达的影响[J]. 福建中医药大学学报，2014，24（4）：39-41.

[11] 陈浩，徐速，颜帅，等. 基于1L-6/STAT3信号通路研究甘草泻心汤治疗溃疡性结肠炎的作用机制[J]. 南京中医药大学学报，2017，33（6）：627-632.

[12] 陈浩，徐佳佳，王国庆，等. 基于肠道屏障功能研究甘草泻心汤治疗溃疡性结肠炎的作用机制[J]. 时珍国医国药，2018，29（10）：2378-2380.

[13] 宋小莉，牛欣，韩涛. 基于神经网络的甘草泻心汤君药确立的实验研究[J]. 辽宁中医药大学学报，2011，13（8）：88-89.

[14] 曹泽峰. 橘皮竹茹汤及甘草泻心汤质量表征方法研究[D]. 中国人民解放军军事医学科学院，2017.

［15］王程燕，陈赐慧，邢凤玲. 甘草泻心汤方证浅析. 浙江中医药大学学报，2015，39（11：）801–805.

［16］赵京锋. 加味甘草泻心汤治疗放化疗所致口腔溃疡的价值探讨［J］. 全科口腔医学电子杂志，2019，6（11）：73.

［17］贾磊. 甘草泻心汤加减治疗化学药物治疗并发口腔溃疡47例［J］. 中国民间疗法，2018，26（4）：32–33.

［18］庞秀清，王秀茹，孙越超. 甘草泻心汤治疗复发性口腔溃疡68例［J］. 内蒙古中医药，2013，2：9.

［19］李延凤，甘草泻心汤治疗复发性阿弗他溃疡60例疗效观察［J］. 实用中医内科杂志，2010，24（4）：86.

［20］王磊，张义旋. 甘草泻心汤治疗复发性口腔溃疡58例［J］. 中国社区医师（医学专业），2012，30（14）：200.

［21］张连东，裴新军. 甘草泻心汤加减治疗复发性阿弗他溃疡临床观察［J］. 辽宁中医药大学学报，2012，14（5）：27–28.

［22］窦海忠，王太元. 甘草泻心汤加减治疗复发性阿弗他溃疡疗效观察［J］. 四川中医，2011，29（12）：99.

［23］乔新梅，赵金岭. 甘草泻心汤治疗复发性口腔溃疡临床体会［J］. 中国中医急症，2009，18（10）：1711.

［24］王艳丽，梁宏正. 甘草泻心汤治疗岭南地区复发性口腔溃疡32例临床观察［J］. 中国民族民间医药，2019，28（4）：94–97.

［25］梁璐. 加味甘草泻心汤联合康复新液治疗口腔溃疡［J］. 深圳中西医结合杂志，2019，29（1）：58–59.

［26］邓旭霞，吕翔. 加味甘草泻心汤治疗口腔溃疡48例［J］. 河南中医，2016，36（12）：2063–2065.

［27］邓江玲，李梅，王淑娟，等. 甘草泻心汤应用于艾滋病难治性口腔溃疡治疗的疗效［J］. 临床医药文献杂志，2017，4（50）：9822–9823临床医药文献杂志.

［28］党中勤. 甘草泻心汤治疗艾滋病难治性口腔溃疡25例［J］. 中国中医基础医学杂志，2013，19（5）：584

［29］靳华，李长坡，张明利. 益艾康胶囊合甘草泻心汤治疗艾滋病口腔溃疡临床观察［J］. 中医学报，2010，3（25）：383–384.

［30］曹小丽. 甘草泻心汤联合他克莫司治疗口腔扁平苔藓患者的效果［J］. 医疗装备，2018，31（14）：120–121.

［31］杨东新，王波，苏海浩，等. 甘草泻心汤合清胃散治疗疱疹性龈口炎湿热蕴毒证临床观察［J］. 中国中医药现代远程教育，2018，16（12）：116–118.

［32］高余武. 甘草泻心汤治疗小儿口疮34例［J］. 辽宁中医杂志，2003，30（11）：943.

［33］郑明. 甘草泻心汤治疗小儿口腔黏膜病62例疗效观察［J］. 中国中西医结合儿科学，2010，2（5）：443–444.

［34］王秀丽. 探讨甘草泻心汤治疗小儿口腔黏膜病的临床观察［J］. 临床医药文献杂志，2017，4（6）：992–993.

［35］胡瑞，张涛. 甘草泻心汤内服联合苦参汤熏蒸治疗白塞综合征的临床观察［J］. 新疆中医药，2017，35（3）：25–27.

［36］朴勇洙，赵文甲，韩隆胤，等. 甘草泻心汤治疗白塞氏病口腔溃疡2例［J］. 山西中医，2016，32（3）：18.

［37］吕恩基，李铁. 甘草泻心汤加减治疗幽门螺杆菌相关性胃溃疡80例的临床观察［J］. 哈尔滨医药，2018，38（6）：570–571

［38］谷圣青，邵亮. 甘草泻心汤联合四联疗法治疗幽门螺杆菌相关性胃溃疡的临床研究［J］. 中国农村卫生，2017，4（8）：43，45.

［39］陈伟炳，范华云，闫小兵. 甘草泻心汤治疗HP感染慢性荨麻疹35例临床观察［J］. 云南中医中药杂志，2019，40（4）：49–50.

［40］蔡玮，付文洋，丁盼，等. 甘草泻心汤合半夏厚朴汤加味治疗反流性咽喉炎57例临床研究［J］. 江苏中医药，2019，51（2）：49–51.

［41］李士科，王刚，冯艳. 甘草泻心汤加减治疗肺阴虚痰瘀结滞型咽炎的临床分析［J］. 中医临床研究，2016，8（15）：17–18.

［42］李晓军. 雷贝拉唑和莫沙比利联合甘草泻心汤治疗反流性食管炎32例［J］. 中国中西医结合消化杂志，2009，17（5）：338–339.

［43］范爱香. 甘草泻心汤治疗反流性食管炎36例［J］. 中医研究，2009，22（12）：19–20.

［44］徐训贞. 加味甘草泻心汤治疗肝郁脾虚型胆汁反流性胃炎疗效观察. 中国实用医药，2018，13（10）：121–123

［45］路英，王文耀. 甘草泻心汤治疗慢性胃炎31例［J］. 中医临床研究，2012，4（7）：108.

［46］苏修辉. 甘草泻心汤加减治疗慢性萎缩性胃炎62例临床观察［J］. 长春中医药大学学报，2009，25（6）：859–860.

［47］朱豫珊. 甘草泻心汤治疗急性胃肠炎200例［J］. 湖北中医学院学报，2002，4（3）：51–52.

［48］石玉玲. 甘草泻心汤加减治疗胃肠神经官能症的临床观察［J］. 中医临床研究，2015，7（1）：94–95

［49］张丽，徐承德. 甘草泻心汤治疗胃肠神经官能症［J］. 浙江中医杂志，2006，41（4）：190.

［50］赵宇川. 甘草泻心汤治愈胃脘颤动案［J］. 四川中

医，1991，5：24.

[51] 陈丽明．甘草泻心汤联合西药治疗溃疡性结肠炎30例[J]．江西中医药，2019，3（5）：49-50.

[52] 赵红莉，闫燕，杨会，等．甘草泻心汤联合美沙拉嗪治疗对溃疡性结肠炎（寒热错杂证）患者中医证候积分、肝功能指标及不良反应的影响[J]．四川中医，2019，37（2）：113-115.

[53] 郭书伟．甘草泻心汤加减治疗溃疡性结肠炎患者57例[J]．光明中医，2017，32（7）：992-994

[54] 陈妍，李伟兵．甘草泻心汤治疗放射性肠炎36例[J]．河南中医，2016，36（7）：1129-1130.

[55] 李福章．甘草泻心汤加减治疗慢性结肠炎124例[J]．光明中医，2006，21（11）：86.

[56] 陈文洲．甘草泻心汤治疗慢性结肠炎临床观察[J]．湖北中医杂志，2016，38（12）：45-46

[57] 万志成．甘草泻心汤加减治疗肠道易激综合征23例[J]．新中医，1994，9：25.

[58] 孙维俭．甘草泻心汤治疗早期倾倒综合征16例[J]．河南中医，2013，32（12）：1595-1596.

[59] 李勇，程璐．甘草泻心汤治疗肿瘤化疗后消化道反应临床观察[J]．中医学报，2012，9（27）：1091-1093.

[60] 吴积华，李征．甘草泻心汤治疗慢性湿疹90例临床观察[J]．中医临床研究，2014，6（4）：125-127.

[61] 易跃华．甘草泻心汤治疗寒热错杂型功能性消化不良临床疗效观察[J]．中外医疗，2011，1：112-113.

[62] 单鹏翼．甘草泻心汤治疗小儿病毒性腹泻应用体会[J]．中国实用乡村医生杂志，2004，11（5）：32-33.

[63] 谭宏韬，蔡文就．蔡文就教授运用甘草泻心汤治疗糖尿病并皮肤瘙痒症验案2则[J]．新中医，2012，44（8）：229-230.

[64] 魏征，蔡小平，张俊萍．甘草泻心汤治疗索拉非尼化疗后手足皮肤反应[J]．中国老年学杂志，2016，36（3）：1218-1219.

[65] 覃永健，胡赛．经方甘草泻心汤治疗复发性生殖器疱疹的疗效观察[J]．中国康复，2011，26（6）：437-438.

[66] 胡斌．甘草泻心汤治疗运动员赛前失眠[J]．中国实验方剂学杂志，2011，17（13）：243-244.

黄连汤

【出处】《伤寒杂病论》（东汉·张仲景）"伤寒胸中有热，胃中有邪气，腹中痛，欲呕吐者，黄连汤主之。"

【处方】黄连三两，甘草三两（炙），干姜三两，桂枝三两（去皮），人参二两，半夏半升（洗），大枣十二枚（擘）。

【制法及用法】上七味，以水一斗，煮取六升，去滓，温服，昼三服夜二服。

【剂型】汤剂。

【同名方剂】黄连汤（《伤寒保命集》）；黄连汤（《摘星楼治痘全书》）。

【历史沿革】

1. 东汉·张仲景《伤寒杂病论》，黄连汤

[组成] 黄连三两，甘草三两（炙），干姜三两，桂枝三两（去皮），人参二两，半夏半升（洗），大枣十二枚（擘）。

[主治] 治胸中有热，胃中有寒，阴阳痞塞，升降失常，心下痞满，腹痛欲吐。

[用法用量] 上以水一斗，煮取六升，去滓温服，昼三次，夜两次。

2. 元·张璧《伤寒保命集》卷上，黄连汤

[组成] 甘草七钱半，黄连七钱半，干姜七钱半，人参七钱半，大枣三枚。

[主治] 太阳经伤寒传里，胸中有热，胃有邪气，腹中痛，欲呕吐。

[用法用量] 每服五钱，水煎服。

3. 明代·朱麟《摘星楼治痘全书》卷十四，黄连汤

[组成] 黄连、甘草、干姜、桔梗、半夏、人参各等分。

[主治] 治痘疮，热攻腹痛，欲呕吐者。

[用法用量] 水煎服。

【现代研究】

1. 药理作用

（1）抗炎 将60只健康SD大鼠随机分成2组，正常组10只和慢性非萎缩性胃炎（CNAG）造模组50只。造模组采用化学刺激结合饥饱失常诱导 CNAG 大鼠模型，造模成功后将其随机分为 5 个组，分别为模型组、荆花胃康丸治疗组、黄连汤高、中、低剂量组每组 8 只。荆花胃康丸治疗组（0.04g/kg）、黄连汤高、中、低剂量组（11.00、5.48、2.74g/kg）空白组及模型组给予同剂量 0.9% 氯化钠注射液连续灌胃 4 周后收集样本。苏木素 - 伊红（HE）染色观察胃黏膜组织形态改变，酶联免疫吸附测定（ELISA）检测大鼠血清白介素 -6（IL-6）、白细胞介素 -1β（IL-1β）、白细胞介素 -8（IL-8）含量，免疫组化法（IHC）检测核转录因子-κB（NF-κB）及其抑制蛋白受体（IκBα）、蛋白表达，实时定量荧光聚合酶链式反应（PCR）检测 IκBα、NF-κB mRNA 表达。与正常组比较，模型组大鼠胃组织黏膜受损，可见大量炎细胞浸润，血清炎性因子显著升高，胃组织 IκBα mRNA、蛋白表达降低，NF-κB mRNA、蛋白表达升高（$P < 0.01$）；与模型组比较，各治疗组大鼠胃黏膜组织炎症均有不同程度的改善，血清炎性因子下降，胃组织 IκBα mRNA 表达上调，IκBα 蛋白增高，NF-κB mRNA 表达下调，NF-κB 蛋白降低，其中以荆花胃康丸治疗组及黄连汤高剂量组改善最明显（$P < 0.01$，$P < 0.05$）。表明黄连汤能够有效改善 CNAG 大鼠胃黏膜损伤程度，降低血清炎性因子，其作用机制与上调 IκBα mRNA，增加胃黏膜 IκBα 蛋白表达，下调 NF-κB mRNA，降低 NF-κB 蛋白表达有关[1]。

（2）抗胃溃疡 大鼠经 48h 禁食后，黄连汤、西咪替丁或蒸馏水（加 1% 吐温 60）灌胃给药，1h 后灌服无水乙醇 1ml/ 只，1h 后将大鼠断头处死，剖腹，结扎幽门，胃内注入 1% 甲醛液 10ml，结扎贲门，摘出整胃并置于 1% 甲醛液中固定 10min 以上。沿胃大弯切开整胃，观察胃黏膜损伤情况，并测定损伤长度（mm）。无水乙醇灌胃后 1h，腺胃区黏膜有多发性条索状及点状损伤，黄连汤及西咪替丁对胃黏膜损伤有明显的保护作用。结果表明黄连汤 1g/kg 及 2g/kg 灌胃对溃疡指数具有明显的抑制作用（$P < 0.01$），抑制率分别为 43.4% 及 77.4%[2]。

（3）抑菌 黄连汤经水提醇沉后，减压浓缩，制成含生药 176g/L 的黄连汤水提醇沉浓缩物原液。用 PBS 将原液倍比稀释成 88、88×2^{-1}、88×2^{-2}……88×2^{-9}g/L 等 11 个梯度浓度的药液。用纸片扩散法和液体倍比稀释法研究浓缩物完全抑菌时的最小抑菌浓度和不完全抑菌时的亚抑菌浓度；取 88g/L 和 88×2^{-3}g/L 浓缩物浓度组药液分别作用 17h 和 3、6、17h 后的鸭疫里默氏菌（RA），用透射电镜观察菌体形态的变化。纸片扩散法和液体倍比稀释法测定的 EcCrd 完全抑制 RA 时的最小浓度均为 88×2^{-2}g/L，不完全抑菌时亚抑菌浓度为 88×2^{-3}g/L；88×2^{-1}g/L

以上稀释度浓缩物基本无抑菌活性；50μl 的 88g/L 浓度组的浓缩物作用 RA 17h 后，RA 菌体浓缩，变小，最终死亡；50μl 的 88×2^{-3}g/L 浓度组的浓缩物作用 RA 3、6、17h 后，RA 菌体长度变长，细胞壁变薄，菌内颜色变浅，皱褶减少，纹理不均匀，菌体干瘪、折叠、弯曲，最终死亡。提示黄连汤水提醇沉浓缩物可能通过破坏 RA 外膜结构来抑制细菌增殖[3]。

2. 网络药理学研究

利用中药整合药理学平台预测黄连汤治疗胃炎的主要活性成分和作用靶点，构建黄连汤成分靶标 - 疾病靶标网络，筛选关键节点进行通路富集分析，探索黄连汤多成分 - 多靶点 - 多通路治疗胃炎的可能作用机制。结果黄连汤预测的 175 个活性成分与胃炎相关的 538 个关键靶标相互作用，通过趋化因子、雌激素和 T 细胞受体等信号通路参与幽门螺旋杆菌感染浸润、胃黏膜损伤、胃黏膜萎缩等胃炎发生与发展过程中病理环节的调控。表明该研究初步揭示了黄连汤治疗胃炎的潜在活性成分及其可能的作用机制[4]。

3. 制剂研究

（1）有效组分制备 将黄连汤处方中的药材（大枣除外）在 60℃ 烘箱烘 2h，分别研细。煎煮方法：①合煎法：按黄连汤处方称取各种药材，加药材总重 3 倍量的水煎煮 1h，滤过，再加药材总重 2 倍量的水煎煮 30min，滤过，合并两次滤液，在水浴上浓缩近干，甲醇溶解后转移至 10ml 量瓶中，加甲醇至刻度，得供试品溶液（Ⅰ）；②分煎法：按黄连汤处方比例，将黄连与其他药材分别煎煮，按①方法，得两份浓缩液，测定前用甲醇溶解，合并转移定容于 10ml 量瓶中，制得供试品溶液（Ⅱ）；③黄连单煎：仅取与供试品Ⅰ、Ⅱ中相当量的黄连，按①项下的方法，制得供试品溶液（Ⅲ）。准确吸取盐酸小檗碱对照品溶液 0.4、0.6、1.0、2.0、4.0、6.0μl 点样，展开，扫描测定，峰面积与点样量线性方程为：$Y \times 10^{-4}=0.217+2.299X$，$r=0.9994$（$n=3$），线性范围 0.1~1.6μg。精密度和稳定性考察结果是同板 1.77%，异板 3.25%（$n=5$）。5h 内稳定加样回收率 98.37%（RSD=1.02%）。黄连汤供试品Ⅰ、供试品Ⅱ、供试品Ⅲ中小檗碱含量测定（$n=5$）结果，平均含量分别为 0.384% ± 0.006%、0.532% ± 0.013%、0.865% ± 0.024%，RSD 分别为 1.47%、2.45%、2.72%。说明小檗碱和甘草酸共存时，提取过程中易形成絮状沉淀，而且沉淀检出量与时间成正比。黄连汤中黄连为君药，甘草为臣药。结果显示黄连单煎小檗碱含量最高，分煎后合并小檗碱含量次之，合煎小檗碱含量最低，可考虑改进原煎煮工艺[5]。

（2）含量测定　同时测定苏叶黄连汤中木犀草素、芹菜素、迷迭香酸、盐酸小檗碱和盐酸巴马汀 5 种成分的 HPLC 方法。采用 Agilent Hypersil BDS-C18 色谱柱（4.6mm×250mm，5μm）；流动相为乙腈（C）-0.2% 磷酸水溶液（三乙胺调节 pH=4）（A），梯度洗脱；流速 1.0ml/min；检测波长 345nm；柱温 35℃。5 种成分分离度良好，阴性无干扰，木犀草素、芹菜素、迷迭香酸、盐酸小檗碱和盐酸巴马汀的质量浓度分别在 0.13~4.20μg/ml（r=0.9998）、0.05~1.50μg/ml（r=0.9997）、8.75~280.00μg/ml（r=0.9995）、28.75~920.00μg/ml（r=0.9997）和 1.63~52.00μg/ml（r=0.9995）范围内与峰面积呈良好的线性关系；精密度、重复性良好，RSD 均小于 3%；在室温条件下 24h 内稳定；平均加样回收率在 99.41%~102.81% 之间（RSD 为 0.27%~2.88%）。所建立的方法操作简单，重复性好，可用于苏叶黄连汤中 5 种成分的同时测定[6]。

UHPLC-MS/MS 同时测定黄连汤中小檗碱、巴马汀、6-姜酚、肉桂酸、腺苷及人参皂苷 Rb$_1$ 的含量，为黄连汤水煎液的质量控制提供借鉴。采用 Waters ACQUITY UPLC HSS T3（100mm×2.1mm，1.8μm，Waters）液相色谱柱；流动相 0.1% 乙酸水溶液（A）-甲醇（B），梯度洗脱；柱温箱温度为 35℃，样品盘设为 4℃，进样体积为 1μl；使用装备 AJS-ESI 离子源的 Agilent 6460 三重四极杆质谱仪，以多反应监测（MRM）模式进行质谱分析。结果小檗碱、巴马汀、6-姜酚、肉桂酸、腺苷、人参皂苷 Rb$_1$ 线性范围分别为 1.22~2500nmol/L（r=0.9992）、0.61~1250nmol/L（r=0.9994）、97.7~12500nmol/L（r=0.9979）、6.1~25000nmol/L（r=0.9994）、4.88~2500nmol/L（r=0.9988）、97.7~2500nmol/L（r=0.9983）；精密度、稳定性、重复性试验的 RSD 均小于 3.37%；6 种成分平均含量分别为 1702.84、444.71、37.07、60.08、22.05、137.94mg/L[7]。

建立黄连汤制炉甘石的鉴别及含量测定方法。采用理化、薄层色谱法对黄连汤制炉甘石进行鉴别；采用滴定法对黄连汤制炉甘石中氧化锌进行含量测定。结果采用理化及 TLC 可鉴别黄连汤制炉甘石，采用改进后的氧化锌含量测定方法可测定其氧化锌的含量。表明此理化、薄层色谱法及含量测定方法，可作为黄连汤制炉甘石鉴别及氧化锌含量测定方法[8-9]。

4. 临床应用

（1）慢性胃炎　40 例慢性胃炎患者，给予黄连汤加味：黄连、炙甘草、干姜、吴茱萸、桂枝各 6g，法半夏、厚朴、枳壳各 10g，党参 20g，大枣 5 枚。

胃痛明显加川楝子、香附、延胡索；嗳气频作，加代赭石、丁香、旋覆花；大便秘结，加全瓜蒌、大黄；胃酸多，加煅瓦楞子、乌贼骨；便溏明显，加火炭母、山楂；嘈杂，加扁豆、炒山药；溃疡、胃黏膜出血者，加白芍、三七末；气虚，加五指毛桃、炒白术；阴虚，加沙参、麦冬。每日 1 剂，水煎，煎 2 次混合后分早、晚服，每次 150ml。治疗最短者 3 个月，最长者达半年，近期治愈 16 例，占 40%；显效 13 例，占 32.5%；有效 8 例，占 20%；无效 3 例，占 7.5%；总有效率 92.5%[10]。

慢性胃炎患者共 60 例，其中男 20 例，女 40 例，随机分为两组。30 例患者选择黄连汤汤剂治疗，作为实验组，中药黄连汤：黄连、枳实、陈皮、竹茹各 10g，茯苓 15g，甘草 5g，半夏 9g，水煎服，每日 1 剂，每天 3 次，1 周为 1 个疗程，根据患者症状表现进行辨证加减。另 30 例患者则选择奥美拉唑、阿莫西林加克拉霉素治疗，作为对照组。经过 4 周治疗后，实验组的总有效率 93.33% 明显优于对照组的总有效率 76.67%，差异具有统计学意义（P<0.05）[11]。

（2）萎缩性胃炎　86 例萎缩性胃炎患者，治疗采用黄连汤合黄芪建中汤加减：党参、黄芪、干姜、黄连、姜半夏、茯苓、陈皮、白术、炙甘草为基本方；胃酸减少，加茱萸肉、生山楂；大便溏泄，改干姜为炮姜；胃黏膜糜烂，加蒲公英、紫花地丁，或连翘、银花；气滞腹胀，加厚朴、枳壳；胃痛，加香附、生白芍；胃黏膜充血，加丹参；伴出血，加侧柏炭、藕节炭；暮食朝吐有胃潴留者，加旋覆花、代赭石；血虚甚者，加当归。每日 1 剂，分早、晚水煎服。15 剂为 1 个疗程。治疗结果 86 例中，痊愈 24 例，显效 37 例，有效 21 例，无效 4 例，总有效率 95.3%[12]。

54 例萎缩性胃炎患者，治疗方法采用黄连汤加减治疗，组成：黄连 5g，干姜、桂枝、法半夏、炙甘草各 10g，党参 30g，大枣 7 枚。加减：脾胃虚弱者，去黄连，加白术、茯苓、山药；胃气壅滞者，加苏梗、佛手、香附；肝胃不和者，加柴胡、白芍、枳壳、郁金等；湿热中阻，加厚朴、藿香；胃热内壅者，加栀子、黄芩；瘀血阻滞者，加川楝子、延胡索、五灵脂；寒热错杂者，加荜澄茄、吴茱萸等。每日 1 剂，水煎服。30 天为 1 个疗程，连续治疗 2 个疗程。治疗结果 54 例患者中，显效 20 例，有效 29 例，无效 4 例，恶化 1 例，总有效率达 90.7%[13]。

（3）胆汁反流性胃炎　128 例胆汁反流性胃炎患者，治疗方法采用黄连汤组方：黄连 10g，半夏 10g，炙甘草 6g，干姜 6g，桂枝 6g，党参 15g，大枣 10 枚。水煎，每日 1 剂，分两次服。20 剂为 1 个疗程，以

2 个疗程为限，疗程间隔一周。随证化裁：痞胀甚者，加香附、枳实、厚朴以理气消痞；呕吐吞酸甚者，加旋覆花、代赭石、神曲以降逆和胃；疼痛甚者，加川楝子、延胡索、生蒲黄、五灵脂以行气活血止痛。治疗结果治愈 61 例（占 47.65%），好转 49 例（占 38.28%），无效 18 例（占 14.06%），总有效率为 85.93%[14]。

60 例胆汁反流性胃炎患者，随机分为治疗组（30 例）和对照组（30 例）。治疗组予以黄连汤合左金丸加味口服，方药组成：黄连 6g，法半夏 10g，生姜 6g，吴茱萸 6g，桂枝 6g，白参 10g，大枣 4 枚，甘草 6g。临症加减：反酸、嗳气重，加旋覆花、郁金各 10g；胸痛烧心甚，加浙贝母 10g、煅瓦楞子 30g；口苦、呕吐苦水，加竹茹 10g、枇杷叶 10g；上腹胀满甚，去白参，加佛手、陈皮各 10g。一煎加水 400ml 取汁 150ml，二煎加水 300ml 取汁 150ml 两煎混合。每日 1 剂，分 3 次口服。对照组给予奥美拉唑每天 20mg，每晚睡前服；西沙比利每次 10mg，每天 3 次，饭前服。均以 4 周为 1 个疗程，连续治疗观察 2 个疗程。治疗结果，两组患者中医证候疗效比较中治疗组总有效率 100%，对照组总有效率 93.33%[15]。

（4）慢性浅表性胃炎 慢性浅表性胃炎患者 25 例，其中单纯型 12 例，合并各种上消化道疾患（如胃窦炎、十二指肠球部炎症、慢性痘疮样胃炎、胃黏膜轻度糜烂、食道下端炎症等）13 例。治疗方法方剂组成：黄连 10g，炙甘草 10g，干姜 6g，桂枝 4g，太子参 20g，半夏 10g，大枣 6 枚。每日 1 剂，1 周为 1 个疗程，所需疗程可根据病情而定，最短 1 个疗程，最长 5 个疗程，平均为 3 个疗程。治疗后，19 例临床治愈，6 例显效[16]。

92 例慢性浅表性胃炎患者，随机分为治疗组和观察组。治疗组男 27 例，女 21 例。对照组男 24 例，女 20 例。治疗方法中治疗组采用黄连汤，组成：黄连、干姜、桂枝、甘草各 10g，党参、半夏各 12g，大枣 10g。根据辨证施治的原则，视其寒热虚实，灵活运用黄连汤药物配伍之剂量。热证为之者，应用黄连；寒证为主者，应用干姜、桂枝；脾虚明显者，应用党参、大枣；痞满为主者，应用半夏。每日 1 剂，水煎服。4 周为 1 个疗程。对照组常规量服用西咪替丁、甲硝唑，胃脘痞满者加服多潘立酮，4 周为 1 个疗程。治疗组 48 例中，经治 1 个疗程，痊愈 34 例（70.8%），显效 6 例（12.5%），有效 8 例（16.7%）；对照组 44 例中，痊愈 33 例（75.0%），显效 7 例（15.9%），有效 4 例（9.1%）。两组疗效比较，治疗结果接近，无明显差异（$P > 0.05$）[17]。

（5）胃痛 患者 50 例，男 24 例，女 26 例。诊断均由胃镜证实，其中胃窦炎合并十二指肠球部溃疡 13 例，单纯性胃窦炎 12 例，单纯性溃疡 10 例，萎缩性胃炎 4 例，胃溃疡伴萎缩性胃窦炎 3 例，胃溃疡并出血 3 例，胃窦炎伴食道炎 1 例，胃窦炎伴胃下垂 2 例，胃癌术后 2 例。治法：中医辨证属于热错杂、气机失调者，用黄连汤（黄连 9g，制半夏 9g，桂枝 6g，干姜 4g，人参 6g，甘草 6g，大枣 5 枚）为主方，随症加减。伴脘闷纳呆、食积不化者，加神曲、麦芽等消食化积；气滞痞满者，加乌药、木香理气除痞；吞酸嘈杂者，加乌贼骨、煅瓦楞子和胃制酸；肝胃郁热偏盛者，加川楝子、黄芩理气清热；表寒肢冷甚者，重用桂枝、生姜散寒发表；其他可随症加减治之。痊愈 6 例（12%），显效 24 例（48%），有效 16 例（32%），无效 4 例（8%），本组总有效率为 92%[18]。

患者 60 例，诊断均由胃镜证实，其中胃窦炎合并十二指肠球部溃疡 13 例，单纯性溃疡 17 例，萎缩性胃炎 5 例，溃疡伴萎缩性胃窦炎 3 例，溃疡出血 3 例，胃窦炎伴食道炎 2 例，胃窦炎伴胃下垂 3 例。治疗方法按照中医辨证属于寒热错杂，气机失调者，用黄连汤（黄连 9g，制半夏 9g，干姜 4g，甘草 6g，大枣 5 枚）为主方。随症加减，伴脘闷纳呆，食积不化者，加神曲、麦芽等消食化积；气滞痞满者，加乌药、木香理气除痞；吞酸嘈杂者加海螵蛸、煅瓦楞子和胃制酸；肝胃郁热偏盛者加川楝子、黄芩理气清热；表寒肢冷甚者，重用桂枝、生姜散寒发表。主方诸药水煎，每日 1 剂，30 天后观察疗效。疗效观察痊愈 9 例，占 15%；有效 18 例，占 30%；无效 4 例，占 7%。总有效率为 93%[19]。

（6）消化性溃疡 溃疡患者 100 例，随机分为治疗组和对照组各 50 例。治疗组中，男 31 例，女 19 例，服用黄连汤加减。基本方：黄连 5g，干姜、桂枝、法半夏、炙甘草各 10g，党参 30g，大枣 7 枚。加减：脾胃虚弱者，去黄连，加白术、茯苓、山药；胃气壅滞者，加紫苏梗、佛手、香附、大腹皮；肝胃不和者，加柴胡、白芍、枳壳、郁金等；湿热中阻者，加厚朴、藿香；胃热内壅者，加黄芩、栀子、槟榔等；瘀血阻络者，加川楝子、延胡索、五灵脂；寒热错杂者，加荜澄茄、吴茱萸等。每日 1 剂，水煎取汁 300ml，分早、晚 2 次温服。对照组中，男 39 例，女 11 例，采用口服奥克三联疗法：口服奥美拉唑，每次 20mg，每日 2 次；克拉霉素每次 0.25g，每日 3 次；甲硝唑每次 0.4g，每日 3 次。每 30 天为 1 个疗程，连续治疗 2 个疗程。结果治疗组治愈率（72%）明显高于对照组（46%），差异有统计学意义（$\chi^2 = 6.986$，$P < 0.01$）；但总有效率治疗组 94%，对照组为 84%[20]。

68 例消化性溃疡患者，以黄连汤合左金丸为基本方剂，根据症状酌情加减治疗。基本方为：半夏 9g、桂枝 9g、黄连 9g、小红参 9g、干姜 9g、大枣 3 枚、甘草 9g、吴茱萸 6g。气滞腹胀者，加川朴 10g、炒莱菔子 10g、枳壳 10g；食少纳呆者，加焦三仙各 10g、鸡内金 10g；瘀血刺痛者，加蒲黄 10g、五灵脂 10g；嗳气频繁者，加代赭石 20g、降香 6g、公丁香 6g，恶心呕吐者，加白蔻仁 6g；有出血者，加侧柏叶 10g、地榆炭 10g；便秘者，加大黄 6g、枳实 10g。每日 1 剂，水煎服，分 2 次服用，1 周为 1 个疗程，一般可用 2~3 个疗程。结果痊愈共 47 例，有效共 17 例，无效共 4 例，总有效率为 94.1%[21]。

随机将 100 例患者分为治疗组和对照组，各 50 例，治疗组服用黄连汤加减，基本方：黄连 5g，干姜、桂枝、法半夏、炙甘草各 10g，党参 30g，大枣 7 枚。加减：脾胃虚弱者，去黄连，加白术、茯苓、山药；胃气壅滞者，加紫苏梗、佛手、香附、大腹皮；肝胃不和者，加柴胡、白芍、枳壳、郁金等；湿热中阻者，加厚朴、藿香；胃热内壅者，加黄芩、栀子、槟榔等；瘀血阻络者，加川楝子、延胡索、五灵脂；寒热错杂者，加荜澄茄、吴茱萸等。每日 1 剂，水煎服。每 30 天为 1 个疗程，连续治疗 2 个疗程。对照组口服果胶铋胶囊，每次 2 粒，每日 3 次；口服多潘立酮，每次 10mg，每日 3 次。30 天为 1 个疗程，连续治疗 2 个疗程。结果两组临床症状均有明显改善，除泛酸、黑便外，治疗组其他症状的改善优于对照组，差异有显著性意义（P<0.05）；两组胃镜下胃黏膜改善情况总有效率治疗组为 94%，对照组为 72%，两组比较，差异有显著性意义（P<0.05）[22]。

（7）幽门螺杆菌感染 100 例患者经过胃黏膜和胃镜检查确认幽门螺杆菌感染并发胃溃疡，随机分为两组各 50 例。治疗组男 25 例，女 25 例；对照组男 26 例，女 24 例。治疗方法两组均用阿莫西林 1000mg、克拉霉素 500mg、奥美拉唑 20mg，每日 2 次口服，2 周为 1 个疗程。治疗组合用黄连汤：黄连 10g，茯苓 15g，枳实 10g，陈皮 10g，竹茹 10g，半夏 9g，甘草 5g。根据症状加减，水煎服，每日 2 次，2 周为 1 个疗程。结果总有效率治疗组 96.0%，对照组 80.0%，两组比较差异有统计学意义（P<0.05）。治疗组复发率明显低于对照组（P<0.05）[23]。

幽门螺杆菌感染相关性胃溃疡患者 60 例，随机分为治疗组和对照组。治疗组和对照组比例为 1:1。治疗方法中对照组：奥美拉唑 20mg，每晚 1 次口服；阿莫西林 1.0g，每日 2 次口服；替硝唑片 0.5g，每日 2 次，早、晚餐后口服；枸橼酸铋钾胶囊每日 2 次口服。治疗组在上述治疗的基础上给予黄连汤，处方：

黄连 6g、甘草 6g、干姜 6g、桂枝 6g、党参 10g、半夏 9g、大枣 12 枚。周身乏力明显，加炙黄芪 15g；腹痛明显，加芍药 12g。每日 1 剂，水煎分 2 次服。两组疗程均均为 4 周。幽门螺杆菌感染转阴情况：治疗组转阴 26 例，占 86.7%，对照组转阴 22 例，占 73.3%，两组比较具有显著性差异（P<0.05）[24]。

（8）反流性食管炎 反流性食管炎患者共 70 例，随机法分为治疗组 38 例和对照组 32 例。治疗组男 23 例，女 15 例；对照组男 19 例，女 13 例。治疗方法中对照组：泮托拉唑肠溶胶囊 40mg，每天 1 次；多潘立酮片 10mg，每天 3 次。治疗组：在对照组基础上给予加减黄连汤：炒黄连 8g，炮姜 9g，黄芩 9g，吴茱萸 6g，桂枝 9g，太子参 18g，醋半夏 12g，薏苡仁 30g，鸡内金 15g，赤芍 12g，生麦芽 18g，桔梗 9g，炒枳壳 9g，九香虫 6g，甘草 6g。加减：胸脘灼热，加淡豆豉 10g、炒栀子（冲）10g；胸脘刺痛，加川芎 12g；胃脘隐痛喜温按，减黄连量至 4g，加乌药 12g；胸闷，加薤白 15g、瓜蒌壳 10g、川芎 15g；口渴思饮，去醋半夏，加天花粉 18g、沙参 15g；渴喜热饮，黄芩、黄连的量减半，炮姜改为干姜，加砂仁 6g；大便干结、思冷饮，去炮姜、桂枝，加生石膏 60g（轧细，先煎 0.5h）、知母 12g、生地黄 30g；久病乏力、自汗、口干不思饮，加黄芪 24g、当归 12g；便溏，加炒白术 15g、怀山药 18g。前述药物以冷水 1200ml，浸泡 0.5h，煮取 500ml，为 1 日量，作 3 服，每日 1 剂，每周 5~7 剂。治疗组和对照组均治疗 4 周。结果治疗组临床总有效率 97%（胃镜观察 95%），对照组临床总有效率为 78%（胃镜观察 75%），两组比较均有统计学差异（P<0.05）[25]。

（9）慢性结肠炎 慢性结肠炎患者 108 例，采用黄连汤为基本方治疗：药用黄连、干姜、半夏、人参、炙甘草各 10g，大枣 12 枚。随症加减：湿热内蕴型加白头翁、大黄、木香、黄柏各 10g，金银花 20g，白芍 12g；肝脾不合型加柴胡 10g，香附 10g，白芍 12g，白术、茯苓各 15g；脾虚湿困型加黄芪 40g，茯苓 10g，白术 10g；脾肾阳虚型加补骨脂 20g，肉豆蔻 20g，吴茱萸 4g，五味子 15g，附子 10g；气滞血瘀型加延胡索 20g，红花 10g，三七 3g，白术 15g，茯苓 10g。结果治愈 42 例占 38.9%，好转 60 例占 55.6%，无效 6 例占 5.5%[26]。

患者，女，30 岁，确诊为慢性结肠炎，服用复方新诺明等未见效。治以方用黄连汤：黄连、人参各 12g，干姜、桂枝、半夏、炙甘草各 9g，红枣 3 枚，水煎服，每日 1 剂，分 2 次温服。3 剂尽，肠鸣音减弱，腹泻次数减少加诃子、鹿角霜各 5g，水煎服，继服 3 剂；剂尽，大便恢复正常，肠鸣音消失，腹痛止，舌质红润无苔，脉象和缓，继服前方3剂，以巩固疗效。随访来复发[27]。

（10）出血性肠炎 患者28例，男21例，女7例，临床上以急骤发病的腹痛、腹泻、呕吐、发热、便血和严重中毒为特征。治疗方法以药方：黄连、大黄各5g，黄柏、栀子、丹皮各12g，黄芩15g，生地榆、白及各30g。临床加减：出血量多者，加三七10g（冲服）、阿胶15g（烊化冲服）；高烧，加银花20g、蒲公英30g；腹痛者，加白芍30g、甘草12g。传统煎煮方法熬制，液量浓缩至200ml左右，每日分3次冷服。服5剂后统计疗效。治疗结果痊愈19例，好转7例，无效2例。总有效率92.9%[28]。

（11）胆囊炎伴胆石 患者，女，54岁，胸闷胁痛，B超示胆囊炎伴胆石症。治以方药：黄连6g，姜半夏9g，甘草6g，干姜6g，桂枝9g，太子参12g，姜竹茹12g，大枣12枚。水煎服，每日1剂。7剂立效，再进巩固[29]。

（12）小儿肠系膜淋巴结炎 小儿肠系膜淋巴结炎患儿96例中，男50例、女46例，治疗以黄连汤（黄连9g，制半夏9g，桂枝6g，干姜4g，人参6g，甘草6g，大枣5枚）为主方，伴脘腹胀满、食积不化者，加山楂、麦芽消食化积；吞酸嘈杂者，加海螵蛸、瓦楞子制酸和胃；肝胃郁热偏盛者，加川楝子、黄芩理气清热；表寒肢冷甚者，重用桂枝、生姜散寒发表；每日1剂，每5天为1个疗程，根据病情治疗1~2个疗程。结果痊愈73例，显效13例，有效8例，无效2例，总有效率98%[30]。

（13）腹痛腹泻 将103例患者分为两组，治疗组53例，男23例，女30例；对照组50例，男29例，女21例。治疗方法中治疗组：采用痛泻要方联合黄连汤治疗。处方：炒白术15g，炒白芍12g，炒陈皮9g，防风12g，黄连5g，干姜5g，桂枝5g，人参3g，半夏9g，大枣4枚，甘草6g。每日1剂，水煎2次，早晚2次分服。对照组：硝苯地平片，每次10mg，每天3次；葡萄糖酸钙片，每次1g，每天3次；谷维素片，每次20mg，每天3次；维生素B$_1$片，每次10mg，每天3次；诺氟沙星胶囊，每次0.2g，每天3次，均口服。两组均6周为1个疗程，治疗1个疗程停药2周后评定疗效。结果治疗组治愈47例，有效5例，无效1例，治愈率88.7%，总有效率98.1%；对照组治愈26例，有效5例，无效19例，治愈率52.0%，总有效率62.0%。两组治愈率、总有效率比较，经χ^2检验，差异均有非常显著性意义（$\chi^2=21.44$，$P<0.01$）[31]。

（14）小儿腹泻 重型腹泻并发腹胀肠麻痹患者23例，方药及用法：木香、厚朴、大腹皮、槟榔片、枳壳、莱菔子、大黄各12g，玄明粉10g，黄连15g。加水1500ml，文火煎，浓缩至250ml，凉温即可，每剂煎1次。12个月内婴儿每次投10ml；12个月至16个月每次投150ml；16个月至24个月每次投200ml。均以鼻饲法给药，服药后6h肠鸣不恢复、不排气、腹胀肠麻痹不解除者，再按原方药服用。结果23例婴儿均获治愈，用药最少1剂，4~6h见效。最多2剂，12h内见效[32]。

（15）心脏病

①病毒性心肌炎 患者，男，15岁，诊为病毒性心肌炎。服用盐酸吗啉胍片、强力银翘片、复方丹参片等无效，转中医治疗。拟黄连汤治疗：黄连10g、桂枝10g、干姜10g、姜半夏10g、炙甘草10g、生晒参6g、大枣12枚，水煎服，每日1剂。10剂后症状减轻，又30剂临床症状消失[33]。

②房性期前收缩 患者，男，32岁，频发房性期前收缩。拟黄连汤加香薷治疗：黄连10g、桂枝10g、干姜10g、半夏10g、炙甘草10g、白糖参10g、大枣4枚、香薷10g，水煎服，每日1剂。2剂后恶心、腹痛停止。去香薷，再服5剂结代脉消失，心电图正常。随访1年未复发[33]。

③心功不全 患者，男，60岁，心肌供血不足。拟黄连汤加黄芪治疗：黄连10g、干姜10g、高丽参10g、黄芪60g、半夏10g、炙甘草6g、桂枝10g、大枣10枚，水煎服，每日1剂。服20剂后下肢浮肿消失，去黄芪，改高丽参为每剂6g，又服20剂，诸症痊愈[33]。

④心律失常 患者，女，64岁，患冠心病史。辨证属上热下寒证，予黄连汤原方服用：黄连15g，桂枝6g，干姜10g，人参10g，甘草6g，半夏10g，大枣3枚。服药4剂，症状大减，期前收缩明显减少，口疮愈合，大便正常。原方继服5剂，查24h动态心电图，窦性心律，24h共8个房性期前收缩。患者饮食、二便及睡眠较前均有所改善，并以原方3日1剂巩固疗效[34]。

（16）宫颈炎 急性宫颈炎患者78例分为两组，对照组患者39例，治疗组39例患者。治疗方法中对照组给予500mg阿奇霉素加入5%葡萄糖注射液，静脉滴注，每日1次；治疗组在此基础上加服黄连汤，药物组成：黄连18g，黄芪18g，当归12g，白及12g，地榆12g，泽兰9g，两面针9g，仙鹤草9g。水煎，每日1剂，取汁350ml，分早晚两次温服。两组疗程均为7天。结果治疗组治疗后总有效率为93.55%，明显高于对照组的77.42%（$P<0.05$）[35]。

急性宫颈炎患者120例随机平均分成2组，实验组60例，对照组60例。对照组给予西药阿奇霉素400mg静脉滴注，并加入20%葡萄糖注射液进行治疗，每天2次，治疗时间为2周。实验组给予西药阿奇霉素 400mg 静脉滴注，并加入 20% 葡萄糖注射液进行治疗并在此治疗的基础上加用黄连汤治疗，每天 2 次。治疗时间为 2 周。黄连汤的组成成分：黄芪 20g，当归 20g，黄连 20g，两面针 10g，蒲公英 9g，每日分早晚两次口服。两组患者均以 10 天为 1 个疗程。结果实验组有效率是 91.67%，对照组有效率是 83.33%，差异有统计学意义（$P < 0.05$）[36]。

（17）失眠 将 80 例失眠患者随机分为实验组和对照组，分别采用加味黄连汤联合耳穴贴压治疗（实验组）及常规阿普唑仑治疗（对照组）。对照组患者采用传统西药治疗方式每晚睡前口服 0.4mg 阿普唑仑片，治疗 30 天。实验组采用加味黄连汤和耳穴贴压联合治疗方式，加味黄连汤的组成：桂枝、白术、龙骨各 15g，干姜、白芍、法半夏、茯苓、首乌藤各 12g，黄连、石菖蒲、远志各 10g，炙甘草 8g，砂仁 6g。用法：上述各药水煎服，每天 1 剂，早、晚分服。耳穴贴压方法：取神门、皮质下、内分泌、心、肾等耳穴，经耳廓消毒后贴敷王不留行籽在穴位上，给予轻轻地按压，使耳"得气"（即"有发热、胀痛感"）。患者每日自行按压 4 次，每次每穴 1min，3 天后摘除，然后贴压对侧耳穴，交替进行，10 次为 1 个疗程，共 30 天。治疗后，实验组患者疗效的总有效率 95% 高于对照组 80%，差异具有统计学意义（$P < 0.05$）[37]。

共 47 例失眠患者中，26 例接受黄连汤配合耳穴贴压治疗（观察组），采用加味黄连汤和耳穴贴压治疗，加味黄连汤组成：桂枝 15g，干姜 12g，白术 15g，白芍 12g，黄连 10g，石菖蒲 10g，法半夏 12g，砂仁 6g（后下），茯苓 12g，首乌藤 12g，远志 10g，炙甘草 8g，龙骨 15g（先煎），牡蛎 15g（先煎）。便溏者加怀山药，经期失眠明显血块多者去白芍加赤芍；纳差减牡蛎加神曲、麦芽。用法用量：上述各药水煎服，每日 1 剂，早晚分服。耳穴贴压：取神门、心、肾、皮质下、内分泌等耳穴，将王不留行籽放在 0.5cm×0.5cm 医用脱敏胶布中央，经耳廓局部消毒后贴敷在穴位上并给予轻轻按压，使耳有热、胀痛感（即"得气"），嘱患者每日自行按压 3~5 次，每次每穴 1min 左右，3 天后去掉，再贴压对侧耳穴，如此左右交替进行，10 次为 1 个疗程。21 例采用常规西药治疗（对照组），采用阿普唑仑片治疗，用法用量：0.4mg，每晚睡前口服。结果对照组总有效率 61.9%，观察组 88.5%，组间比较差异有统计学意义（$P < 0.05$）。对照组 PSQI 评分在睡眠质量、睡眠效率两个维度的评分较治疗前比较差异有统计学意义（$P < 0.05$），观察组在睡眠质量、睡眠时间、睡眠效率、日间功能四个维度的评分较治疗前差异有统计学意义（$P < 0.05$）；观察组治疗后

PSQI 总分及睡眠质量、睡眠效率两个维度的评分较对照组改善更明显，组间比较差异有统计学意义（$P < 0.05$）[38]。

（18）神经性呕吐 患者，女，42 岁，反复呕吐，诊断为"神经性呕吐"。辨证为上热寒，胃失和降。治以清上温下，和中降逆。方用黄连汤加味：川黄连 6g、干姜 6g、法半夏 12g、炙甘草 6g、党参 15g、桂枝 6g、大枣 5 枚、瓜蒌壳 10g、白术 10g、栀子 6g。服上方 3 剂，呕吐止，再进 5 剂，诸症悉除，继服上方加减 15 剂，随访未曾复发[39]。

（19）口腔溃疡 用黄连汤治疗 30 例复发性阿弗他溃疡患者，药用：黄连 10g，桂枝 10g，肉桂 5g，清半夏 15g，干姜 15g，党参 15g，炙甘草 10g，生甘草 10g，大枣 3 枚。舌尖红且舌中部见有裂纹者加生地黄；腹部有振水音者加茯苓、白术；少腹急结，舌质偏暗，大便不爽者加桃仁、大黄；神疲乏力且易感冒，脉右大于左者加黄芪；食少纳呆、舌苔厚腻者加焦神曲、焦麦芽、焦山楂。每日 1 剂，水煎 600ml，分早、中、晚 3 次空腹温服。忌食生冷、油腻、辛辣刺激性食物，15 天为 1 个疗程。治疗 1 周后，30 例患者的溃疡面积与充血面积均缩小，且疼痛有所缓减，疗效显著。痊愈 20 例（66.67%），显效 7 例（23.33%），有效 2 例（6.67%），无效 1 例（3.33%），总有效率为 96.67%[40]。

（20）舌痛 28 例舌痛患者，男性 7 例，女性 21 例。舌痛的部位：舌边缘痛者 20 例，全舌或舌中央痛者 8 例。对上述患者给予黄连汤提取剂（每次 7.5g，每日 3 次，饭前服）连续治疗 2 个月以上，其间不并用其他疗法。结果显效 9 例，有效 15 例，不变 4 例，无恶化病例。其中合并口腔干燥的 16 例患者中，有效以上者 14 例（88%），无口腔干燥的 12 例患者中，有效以上者 10 例（83%）。奏效时间显效例中 8 例在 6 周内，1 例为 7 周；有效例中 10 例在 6 周内，5 例为 6 周以上，其奏效时间有晚于显效例的倾向[41]。

5. 安全性

小鼠 20 只，雌雄各半，实验前禁食 12h，自由饮水。以最大浓度（20%）最大容量（0.045ml/g 体重）的黄连汤悬浮液（27g 黄连汤粉 /kg）给小鼠灌胃，24h 内分 3 次给予，口服黄连汤后小鼠活动均见减少，1h 左右恢复正常活动。观察 7 天，小鼠活动、进食、饮水均正常，无一死亡，未见异常反应。实验结果表明小鼠口服黄连汤 27g/（kg·d）未见明显毒副反应，此量为最大耐受量，相当于黄连汤临床用量的 400 倍[2]。

参考文献

[1] 罗光芝,韩成恩,韩晓春,等.基于和法探讨黄连汤治疗慢性非萎缩性胃炎的机制[J].中国实验方剂学杂志,2019,5:36-42.

[2] 秦彩玲,刘君英,程志铭.黄连汤对实验性胃黏膜损伤的保护作用及镇吐作用的研究[J].中国中药杂志,1994,19(7):427-428.

[3] 张先福,韦强,鲍国连,等.黄连汤对鸭疫里默氏菌的抑菌作用及对菌体形态的影响[J].畜牧兽医学报,2010,41(4):489-494.

[4] 吴智春,于华芸,张成博,等.基于中药整合药理学平台分析黄连汤治疗胃炎的作用机制[J].中国实验方剂学杂志,2019,25(4):57-62.

[5] 石娟,宋晓涛,王利,等.TLC探讨煎煮方法对黄连汤中小檗碱含量的影响[J].西北药学杂志,2000,15(6):248.

[6] 柳慧芸,吴巧凤.HPLC法同时测定苏叶黄连汤中5种成分的含量分析[J].中华中医药学刊,2019,37(2):318-321.

[7] 罗光芝,韩晓春,于婉晨,等.黄连汤中6种成分含量的UHPLC-MS/MS同时测定[J].时珍国医国药,2019,30(5):1119-1121.

[8] 吴晓平.黄连汤制炉甘石的鉴别及含量测定方法[J].中医临床研究,2016,8(28):31-32.

[9] 毕建云,顾正位,靳光乾,等.黄连汤制炉甘石的鉴别及氧化锌含量测定[J].西部中医药,2013,26(9):29-30.

[10] 刘丰晓.黄连汤治疗慢性胃炎40例[J].中国中医药,2010,8(6):37.

[11] 胡心康.黄连汤加减辨证治疗慢性胃炎[J].中医临床研究,2017,9(4):110-111.

[12] 何晓燕,严宇仙.黄连汤合黄芪建中汤加减治疗萎缩性胃炎86例[J].中国中医药科技,2014,21(1):6.

[13] 杨光成.黄连汤治疗慢性萎缩性胃炎54例[J].福建中医药,2007,38(3):35-36.

[14] 吴美雄.黄连汤治疗胆汁反流性胃炎128例[J].建医药杂志,1995,17(4):34.

[15] 王如茂.黄连汤合左金丸加味治疗胆汁反流性胃炎30例[J].中国中医药信息杂志,2008,15(6):75-76.

[16] 苏敏.黄连汤治疗慢性浅表性胃炎25例临床疗效观察[J].黑龙江中医药,1993,7:12.

[17] 赵庆新,梁宝慈,卢燕许.黄连汤治疗幽门螺杆菌相关性慢性浅表性胃炎48例[J].河南中医药学刊,2000,15(4):28-29.

[18] 王凤菊.黄连汤治胃痛50例临床观察[J].中国社区医师,2003,23(19):417.

[19] 冯文萍.黄连汤加减应用治胃痛60例临床分析[J].河南中医学院学报,2006,21(127):44-45.

[20] 林益泉.黄连汤加减治疗消化性溃疡50例的疗效观察[J].广西医学,2006,28(9):1474-1475.

[21] 陈天良.黄连汤合左金丸治疗消化性溃疡68例临床分析[J].基层医学论坛,2011,15(5):436-437.

[22] 蔡柏.黄连汤加减治疗消化性溃疡50例疗效观察[J].新中医,2004,36(1):14-15.

[23] 周敬蓉.黄连汤联合西药治疗幽门螺杆菌感染并发胃溃疡效果观察[J].实用中医药杂志,2015,31(1):37-38.

[24] 佟丽,刘雅峰.黄连汤根除HP的研究[J].中国美容医学,2012,21(12):404-405.

[25] 李垚,郑玉.加减黄连汤治疗反流性食管炎38例临床观察[J].中国实验方剂学杂志,2010,16(6):262-263.

[26] 吴国发.黄连汤治疗慢性结肠炎108例疗效观察[J].实用中医内科杂志,2007,21(9):59.

[27] 宫殿升.黄连汤治疗五更泻[J].吉林中医药,1986,4(27):24.

[28] 王仕芹.黄连汤治疗急性出血性坏死性肠炎28例[J].实用中医药杂志,2000,16(11)14-15.

[29] 何任.运用黄连汤治疗胁痛案[J].光明中医,2012,27(2):240.

[30] 于成山.黄连汤治疗小儿肠系膜淋巴结炎96例报告[J].山东医药,2007,47(10):28.

[31] 李新民.痛泻要方联合黄连汤治疗腹痛腹泻型肠易激综合征疗效观察[J].中国乡村医药杂志,2006,13(11):52.

[32] 张茵州,徐德凤,刘宝凡,等.行气整肠黄连汤治疗婴儿腹泻并发肠麻痹[J].辽宁中医杂志,1987,3(27):25.

[33] 王战和.黄连汤在心脏病治疗中的运用体会[J].中原医刊,1997,24(6):41-42.

[34] 于慧卿,霍玉芳.黄连汤治疗冠心病心律失常1例[J].河北中医,1996,18(5)34-35.

[35] 楼月芳.黄连汤联合阿奇霉素治疗急性宫颈炎临床疗效分析[J].中国中医急症,2014,23(7):1333-1334.

[36] 银梅.黄连汤联合阿奇霉素治疗急性宫颈炎的临床疗效分析[J].实用妇科内分泌杂志,2017,4(20):95-96.

[37] 李卫东.加味黄连汤结合耳穴贴压治疗失眠的疗效

观察 [J]. 临床研究, 2018, 26 (5): 8-9.

[38] 潘嫦敏. 加味黄连汤结合耳穴贴压治疗失眠的疗效观察 [J]. 临床研究, 2015, 12 (7): 38-39.

[39] 刘加祥. 黄连汤治疗神经性呕吐的体会 [J]. 湖南中医药导报, 2002, 8 (11): 666.

[40] 郝进华, 武德卿. 黄连汤治疗复发性阿弗他溃疡 30 例 [J]. 中国中医药远程教育, 2014, 12 (24): 55-57.

[41] 熊杰. 黄连汤治疗无器质性病变的舌痛的效果 [J]. 日本东洋医学杂志, 1994, 45 (2): 401-405.

当归四逆汤

【出处】《伤寒杂病论》(东汉·张仲景) ①手足厥寒, 脉细欲绝者, 当归四逆汤主之。②下利脉大者, 虚也, 以强下之故也。设脉浮革, 因尔肠鸣者, 属当归四逆汤。

【处方】当归三两, 桂枝三两(去皮), 芍药三两, 细辛三两, 甘草二两(炙), 通草二两, 大枣二十五枚(擘)。

【制法及用法】上七味, 以水八升, 煮取三升, 去滓, 温服一升, 日三服。

【剂型】汤剂。

【同名方剂】当归四逆汤(《卫生宝鉴》卷十八);当归四逆汤(《伤寒括要》);当归四逆汤(《奇效良方》);当归四逆汤(《删补名医方论》);当归四逆汤(《时方妙用》);当归四逆汤(《退思集类方歌注》);当归四逆汤(《冯氏锦囊秘录》);当归四逆汤(《医宗金鉴》);当归四逆汤(《圆运动的古中医学》);当归四逆汤(《重订通俗伤寒杂病论》)。

【历史沿革】

1. 东汉·张仲景《伤寒杂病论》, 当归四逆汤

[组成] 当归 9g, 桂枝(去皮) 9g, 芍药 9g, 细辛 9g, 甘草(炙) 6g, 通草 6g, 大枣 25 枚。

[功能主治] 养血散寒, 温经通脉。主厥阴伤寒, 血脉凝涩, 手足厥寒, 脉细欲绝;或肠鸣腹痛, 下利不止;或阴颓疝气, 睾丸掣痛, 牵引少腹。

[用法用量] 上药以水 800ml, 煮取 300ml, 去滓, 分两次温服。

2. 元·罗天益《卫生宝鉴》卷十八, 当归四逆汤

[组成] 当归尾 2.1g, 附子(炮)、官桂、茴香(炒)、柴胡各 1.5g, 芍药 1.2g, 茯苓、延胡索、川楝子各 0.9g, 泽泻(酒煮) 0.6g。

[主治] 主治疝气, 脐腹冷痛, 牵引腰胯。

[用法用量] 用水 350ml, 煎至 150ml, 去滓, 空腹时温服。

3. 明·李中梓《伤寒括要》, 当归四逆汤

[组成] 当归、桂枝、芍药、细辛、甘草、通草、大枣各等分。

[主治] 治手足厥寒, 脉细欲绝, 手足厥寒者, 阳气外虚不能温于四末。

4. 明·方贤《奇效良方》, 当归四逆汤

[组成] 当归、桂枝、芍药、细辛各二钱半。通草、甘草各一钱半。

[主治] 治手足厥寒, 脉细欲绝者。

[用法用量] 水二盅, 红枣一枚, 煎至一盅, 不拘时服。

5. 清·吴谦《删补名医方论》, 当归四逆汤

[组成] 当归三两, 桂枝三两, 芍药三两, 细辛二两, 通草二两, 甘草(炙)二两, 大枣(擘)二十五枚。

[主治] 治手足厥冷, 脉细欲绝者。若其人内有久寒, 加吴茱萸、生姜。

[用法用量] 上七味, 以水八升, 煮取三升, 去滓, 温服一升, 日三服。

6. 清·陈念祖《时方妙用》, 当归四逆汤

[组成] 当归三钱, 桂枝、白芍各二钱, 甘草(炙)、木通各一钱半, 细辛一钱, 红枣五枚。

[用法用量] 水三杯, 煎八分, 温服。寒气盛者, 加吴茱萸、生姜各二钱, 老黄酒半杯, 同煎服。

7. 清·王泰林《退思集类方歌注》, 当归四逆汤

[组成] 当归、桂枝、芍药、细辛各三两, 甘草、木通各二两, 大枣二十五枚。

[主治] 治手足厥寒, 脉细欲绝者;并治寒入营络, 腰股腿足痛甚良。

[用法用量] 水八升, 煮取。

8. 清·冯楚瞻《冯氏锦囊秘录》，当归四逆汤

［组成］当归、桂枝、白芍、细辛各三钱，大枣三枚，甘草（炙）、通草各二钱。

［主治］治感寒手足厥冷，脉细欲绝者。

［用法用量］水煎服。此厥阴经药也。

9. 清·吴谦《医宗金鉴》，当归四逆汤

［组成］当归三两，桂枝三两，芍药三两，细辛二两，通草二两，甘草（炙）二两，大枣（擘）二十五枚。

［主治］治手足厥冷，脉细欲绝者。

［用法用量］上七味，以水八升，煮取三升，去滓，温服一升，日三服。

10. 清·彭子益《圆运动的古中医学》，当归四逆汤

［组成］当归、桂枝、芍药、细辛、通草、炙草、大枣各等分。

［主治］治不下利，不汗出，仅四肢厥冷脉细，无内寒阳亡的关系，只是血脉不充，木气不润，中虚而经气不达耳。

11. 清·俞根初《重订通俗伤寒杂病论》，当归四逆汤

［组成］全当归三钱，桂枝尖五分，北细辛三分（蜜炙），鲜葱白一个（切寸），生白芍三钱，清炙草五分，绛通草一钱，陈绍酒一瓢（冲）。

［主治］滋阴通脉。主手足厥寒，脉细欲绝。

【现代研究】

1. 药理作用

（1）改善原发性痛经 运用当归四逆汤作为基础方，进行随症加减，治疗原发性痛经。SPF级Wistar健康未孕雌性大鼠60只，随机分成空白对照组、模型组、中药高剂量组、中药中剂量组、中药低剂量组、西药组，每组各10只，所有大鼠自由取食（给予常规饲料）和饮水，中药组：将当归四逆汤（桂枝10g，白芍10g，大枣10g，炙甘草3g，细辛6g，当归15g，通草10g），灌胃给药，连续10天；西药组：于造模后，将芬必得以0.9%氯化钠注射液配制为125mg/100ml悬浊液，0.8ml/只灌胃给药，连续10天，每天1次；空白对照组、模型组不予任何治疗。正常对照组与中药各剂量组、西药组、模型组之间大鼠子宫 PGE_2、$PGF_{2\alpha}$ 含量有差异显著（$P<0.01$），提示造模后大鼠子宫 PGE_2、$PGF_{2\alpha}$ 含量与未经造模的大鼠有明显不同。中药各剂量组、西药组均可降低大鼠子宫内膜中 $PGF_{2\alpha}$ 含量，并增加大鼠子宫内膜中 PGE_2 含量，与模型对照组比较，具

有显著性差异（$P<0.05$或0.01）。中药高剂量组和西药组效果优于中药中、低剂量组（$P<0.05$）。中药高剂量组与西药组相比，有显著差异（$P<0.05$），提示中药高剂量组的效果优于西药组[1]。

（2）防止动脉硬化闭塞症（ASO） 当归四逆汤调节寒凝血瘀型家兔下丘脑功能及其相关神经递质水平，选取日本大耳白兔50只，喂养1周后按照随机数字表法分为空白对照组，模型组，当归四逆汤提取液高剂量组、中剂量组、低剂量组，每组各10只。当归四逆汤组给药处方为当归、桂枝、芍药、细辛、甘草、通草、大枣组成；采用酶联免疫法检测家兔血清中ANP的含量。与空白组比较，模型组ANP含量明显降低，差异有统计学意义（$P<0.01$）；与模型组比较，当归四逆汤三个治疗组ANP含量明显升高，差异有统计学意义（$P<0.01$），其中高剂量组含量升高最为明显，中剂量组次之，低剂量组变化差异最小；与高剂量组比较，中剂量组、低剂量组ANP含量差异有统计学差异（$P<0.01$）；与中剂量组比较，低剂量组ANP含量差异有统计学差异（$P<0.01$）[2]。

当归四逆汤调节寒凝血瘀型家兔下丘脑功能及其相关神经递质水平，防止动脉硬化闭塞症（ASO）。将50只日本纯种大白兔，随机分成正常组、模型组、当归四逆汤低剂量组、中剂量组和高剂量组，每组10只。喂养方法：正常组每只喂普通饲料，每天100g；其余各组每只喂高脂、高胆固醇饲料，每天100g，连续喂养6周后开始灌胃给药。当归四逆汤灌胃，药方组成：当归9g，桂枝9g，芍药9g，细辛3g，甘草6g，通草6g，大枣5枚等。通过酶联免疫法观察，脑激活区集中在家兔下丘脑部位及附近，正常组、当归四逆汤中剂量组和当归四逆汤低剂量组均有激活，模型组和当归四逆汤高剂量组无激活，正常组与模型组有差异，低剂量、中剂量与高剂量有差异。模型组较正常组下丘脑中5-HT、NPY水平明显升高，CGRP明显降低；与模型组比，当归四逆汤中、高剂量组下丘脑5-HT和NPY的水平明显下降，当归四逆汤低剂量组5-HT明显下降，NPY无明显差异，三个给药组CGRP的水平显著升高[3]。

（3）改善皮肤硬化 当归四逆汤使小鼠的皮肤硬化得到改善，对其皮肤组织中的CTGF，TGF-β含量有降低作用。选8周龄小鼠60只，实验前剃去小鼠背部中央区被毛，并随机分为6组，每组12只，分别为正常对照组（正常组）、模型对照组（模型组）、当归四逆汤高剂量组（以下简称高剂量组）、当归四逆汤中剂量组（以下简称中剂量组）、当归四逆汤低剂量组（以下简称低剂量组）。模型组和观察组小鼠背部皮内注射博来霉

素（BLM）溶液，每天 1 次，连续 3 周。正常组小鼠用磷酸盐缓冲液（PBS）做背部皮内注射。造模成功后，各组按 20ml/kg 容量灌胃，药方组成：当归 9g，桂枝 9g，白芍 9g，细辛 9g，甘草 6g，通草 6g，大枣 4 枚等组成，连续 3 周。当归四逆汤高、中、低剂量组给药。正常组和模型组给等容量 0.9% 氯化钠注射液。结果当归四逆汤高、中、低剂量组均能减轻 BLM 致硬皮病小鼠的真皮厚度：高、中剂量组分别为（25.22±2.35）、（29.13±2.03）μm，$P < 0.01$；低剂量组为（29.95±2.85）μm，$P < 0.05$；高、中剂量组能降低硬皮病小鼠皮肤纤维化指数，分别为（86615±8403）、（103174±18439），$P < 0.01$；皮肤组织中 CTGF 分别为（160.2±35.7）、（109.5±28.6）ng/L，$P < 0.01$；TGF-β 的含量分别为（48.48±4.95）、（63.30±7.32）ng/L，$P < 0.01$，而且存在明显的量效关系[4]。

（4）预防慢性神经毒性 当归四逆汤预防奥沙利铂慢性神经毒性，减缓大鼠机械疼痛阈值，其机制可能与下调 TRPs 通道蛋白表达。使用奥沙利铂腹腔注射造成慢性神经毒性大鼠模型，将 60 只大鼠分空白组、模型组及当归四逆汤高、中、低剂量组。通过大鼠疼痛行为学、机械疼痛阈值测定检测当归四逆汤对奥沙利铂神经毒性的缓解作用，并通过 RT-PCR、Western blot 观察大鼠背根神经节 TRPs（TRPV1、TRPA1、TRPM8）mRNA 及蛋白表达水平变化。结果大鼠行为学测定显示，与空白组比较，模型组和当归四逆汤低、中剂量组机械疼痛阈值下降（$P < 0.05$），而高剂量组未出现明显的下降（$P > 0.05$）。与空白组比较，其余各组大鼠背根神经节 TRPV1、TRPA1、TRPM8 蛋白表达量显著增加（$P < 0.01$）。与模型组比较，当归四逆汤低剂量组可降低 TRPM8 蛋白表达（$P < 0.05$），中剂量组可降低 TRPA1（$P < 0.01$）、TRPM8（$P < 0.01$）、TRPV1（$P < 0.05$）蛋白表达，高剂量组明显降低三者蛋白表达量（$P < 0.01$）。与空白组比较，其余各组大鼠背根神经节 TRPV1、TRPA1、TRPM8 mRNA 表达显著增加（$P < 0.01$）。与模型组比较，当归四逆汤各剂量组均可显著下调三者表达（$P < 0.01$）[5]。

（5）改善慢性盆腔炎 当归四逆汤有治疗慢性盆腔炎的作用，可改善慢性盆腔炎大鼠血流动力学状况，调节粘连相关免疫分子 ICAM-1、FGF-2 的表达。采用苯酚胶浆法复制大鼠慢性盆腔炎模型，随机分为正常组，假手术组，模型组，当归四逆汤高、中、低剂量组。造模 7 天后，各治疗组灌胃给药 14 天，观察血液流变学指标、子宫内膜病理形态学变化，免疫组化法检测大鼠子宫组织细胞间黏附分子 -1（ICAM-1）、纤维细胞生长因子 -2

（FGF-2）水平。当归四逆汤能明显改善模型大鼠血液流变学指标和子宫内膜病理形态；与假手术组比较，模型组大鼠子宫组织 ICAM-1、FGF-2 表达显著升高（$P < 0.01$）；经当归四逆汤治疗后，大鼠子宫组织 ICAM-1、FGF-2 水平明显降低（$P < 0.05$ 或 $P < 0.01$）[6]。

（6）保护心肌细胞 采用雄性 Wistar 大鼠 50 只，腹腔注射垂体后叶素（30U/kg）造成急性心肌缺血损伤模型，观察各组大鼠注射垂体后叶素前 10min，及注射 5、15、30min 后的心率、Ⅱ 导联心电图变化，并检测血清乳酸脱氢酶（LDH）、磷酸肌酸激酶（CPK）活性。注射垂体后叶素 5min 后，当归四逆汤（药物组成：当归 12g，桂枝 9g，芍药 9g，细辛 3g，通草 6g，炙甘草 6g，大枣 5g）高、低剂量组及阳性对照组心率均高于模型组，但差异均无统计学意义（$P > 0.05$）；注射垂体后叶素 15、30min 后，当归四逆汤高、低剂量组及阳性对照组心率均高于模型组（$P < 0.01$ 或 $P < 0.05$）。注射垂体后叶素后，各组大鼠心电图均出现不同程度的波形改变，主要表现为 ST 段向上偏移，T 波高耸，心律失常等。当归四逆汤高、低剂量组及阳性对照组 ST 段、T 波变异性程度均低于模型组。模型组乳酸脱氢酶（LDH）、肌酸磷酸激酶（CPK）活性均高于空白对照组（$P < 0.01$），当归四逆汤高、低剂量组及阳性对照组 LDH、CPK 活性均明显低于模型组，差异均有统计学意义（$P < 0.05$ 或 $P < 0.01$）[7]。

采用雄性 Wistar 大鼠 50 只大鼠随机分为 5 组，每组 10 只，分别灌服蒸馏水（空白对照组、模型组）、当归四逆汤生药 5g/kg（当归四逆汤低剂量组）、当归四逆汤生药 10g/kg（当归四逆汤高剂量组）、复方丹参滴丸 0.081g/kg（阳性对照组）。实验开始后，当归四逆汤高、低剂量组及阳性对照组灌胃给予相应药物，正常对照组和模型组均按体质量给予同体积蒸馏水，每天 1 次，连续 5 天。腹腔注射垂体后叶素（30U/kg），造成急性心肌缺血损伤模型；药物干预后，观察心尖部心肌组织病理学改变，并检测超氧化物歧化酶（SOD）和丙二醛（MDA）活性。在光镜下显示，空白对照组心肌纤维排列整齐，心肌细胞核位于心肌纤维的中央，胞浆着色均匀；模型组心肌纤维排列轻度紊乱，呈波浪状改变，部分心肌细胞核出现溶解；当归四逆汤高、低剂量组及阳性对照组心肌纤维排列较整齐，细胞结构未见明显病理改变。模型组 SOD 活性明显低于空白对照组（$P < 0.01$），MDA 含量明显高于空白对照组（$P < 0.01$）；当归四逆汤高、低剂量组及阳性对照组 SOD 活性均明显高于模型组（$P < 0.05$ 或 $P < 0.01$），MDA 含量均明显低于模型组，差异均有统计学意义

（$P < 0.05$ 或 $P < 0.01$）。当归四逆汤低剂量组 SOD 活性及 MDA 含量均高于当归四逆汤高剂量组，但差异均无统计学意义（$P > 0.01$）[8]。

采用当归四逆汤中芍药苷、阿魏酸、甘草酸、肉桂酸 4 种有效成分的不同组合及含量干预心肌缺血再灌注模型大鼠，观察其血清中内皮型一氧化氮（NO）、内皮素（ET）、过氧化物歧化酶（SOD）、丙二醛（MDA）的变化，优选对大鼠心肌缺血再灌注血管内皮保护的最佳配比。将上述 4 种单体按无、低、中、高剂量 4 个水平进行正交设计配伍，连续灌胃 SD 大鼠 4 天，第 4 天灌胃 30min 后，结扎大鼠冠状动脉左前降支（LAD）30min，开放结扎复灌 120min，造成心肌缺血再灌注模型，取大鼠血清分别检测血清中 NO、ET、SOD 及 MDA 含量。甘草酸 50mg/kg，阿魏酸 400mg/kg，芍药苷 100mg/kg，肉桂酸 400mg/kg 组合对大鼠心肌缺血再灌注血管内皮细胞发挥了较强的保护作用[9]。

SD 大鼠 32 只，分为 4 组［正常组，缺血再灌注（IR，Ischemia-Reperfusion）组，缺血再灌注加药物（IR+药）组，缺血再灌注加药物加阻断剂（IR+药+L-NAME）组］，每组 8 只。实时荧光定量 PCR 方法分析各组心肌组织 iNOS mRNA、eNOS mRNA 表达的变化，各组大鼠血清中 CK-MB、NO 的水平变化。正常组未经缺血再灌注处理：IR 组 SD 大鼠心肌缺血 30min 再灌注，120min 后取材；IR+药组于实验前 30min 灌胃，灌胃剂量为甘草酸 50mg/kg、阿魏酸 400mg/kg、芍药苷 100mg/kg、肉桂酸 400mg/kg，再灌注 120min 取材；IR+药+L-NAME 组于实验前 30min 灌胃，灌胃剂量为甘草酸 50mg/kg、阿魏酸 400mg/kg、芍药苷 100mg/kg、肉桂酸 400mg/kg，并于再灌注前 15min 给予 L-NAME 30mg/kg，再灌注 120min 取材。药物组 NO 水平增高（$P < 0.01$），CK-MB 量下降（$P < 0.05$），eNOS 表达量升高（$P < 0.01$），iNOS 表达量下降（$P < 0.01$）[10]。

（7）抑制糖尿病周围神经病变　Wistar 大鼠 40 只，造模 3 天后将造模成功的大鼠随机分为模型组、中药组、西药组，每组 10 只。另取 10 只健康大鼠设为正常组。模型组、正常组大鼠给予 0.9% 氯化钠注射液灌胃；中药组大鼠给予熬制的当归四逆汤，灌胃，7.44g/（kg·d），西药组给予氨基胍 100mg/（kg·d）灌胃，干预 8 周。每天称量体重及监测血糖。与正常组相比，其余各组体重明显减轻（$P < 0.01$），血糖均明显升高（$P < 0.01$）；与模型组及西药组相比，中药组体重增加、血糖明显降低（$P < 0.05$）。当归四逆汤能提高糖尿病大鼠的坐骨神经传导速度，改善坐骨神经的形态结构，说明当归四逆汤能对 DPN 具有明显的抑制作用。此外，

糖尿病大鼠坐骨神经中 AGEs 和 RAGE 含量明显升高，应用当归四逆汤后坐骨神经内 AGEs 含量明显降低，其受体 RAGE 的 mRNA 表达也明显下调，说明当归四逆汤减少了 AGEs 的生成和 RAGE 的表达。因此，当归四逆汤对 DPN 的抑制作用可能是通过调节 AGEs/RAGE 轴实现的[11]。

将 Wistar 大鼠 40 只，采用链脲佐菌素（STZ）复制糖尿病大鼠模型，造模 3 天后将模型鼠随机分为 3 组，每组 10 只，即模型组、中药组、西药组。另取 10 只正常大鼠设为正常组。模型组、正常组大鼠给予 0.9% 氯化钠注射液灌胃；中药组大鼠给予熬制的当归四逆汤 7.44g/（kg·d）灌胃，西药组以 100mg/（kg·d）灌胃，氨基双胍灌胃，每天称量体重及监测血糖。观察当归四逆汤对大鼠糖尿病周围神经病变（DPN）的防治作用，干预 8 周后检测糖尿病大鼠坐骨神经传导速度、乙二醛酶 Ⅰ（GLO Ⅰ）活性、mRNA 及蛋白表达水平。与模型组相比，中药组大鼠坐骨神经传导速度、结构明显有改善，GLO Ⅰ 活性增强、蛋白及 mRNA 表达均上调（$P < 0.05$）[12]。

采用链脲佐菌素（STZ）腹腔注射，进行糖尿病大鼠周围神经病变 DPN 大鼠造模。将成模后的 48 只大鼠随机分为空白组、当归四逆汤高剂量组、当归四逆汤低剂量组、二甲双胍组各 12 只，空白组取 12 只同批血糖值在正常范围内的大鼠。观察当归四逆汤对糖尿病大鼠随机血糖、坐骨神经传导速度、NF-κb 蛋白和 mRNA 的影响。当归四逆汤组与模型组比较可明显降低 DPN 大鼠血糖含量，提高坐骨神经传导速度，并通过降低 NF-κb 蛋白和 mRNA 表达水平，抑制 DPN 的发生发展[13]。

2. 方证研究

《伤寒杂病论》中当归四逆汤叙证过于简略，而此方经历了数千年的研究和临床验证，集中了历代医家学方用方的经验智慧，梳理其方证规律，探讨其方证本质，对于指导临床实践和开发，十分必要。按文献性质不同分为方论、方剂、医案、临床观察、药理实验研究类文献。采用文义解读及数据统计方法，对该方方证进行探讨：通过对比分析方论、方剂类文献，归纳古代运用当归四逆汤的方证特点，包括方源、本草考证、病机、基本功效、适应证等；通过医案类、临床观察类文献的统计数据分析揭示当归四逆汤方证规律，包括现代拓展应用的疾病谱、症状、体质、药量、剂型、药物加减等；药理实验类文献研究印证并补充了当归四逆汤的方证；对方中组成药物进行探讨，如方中有无姜附的问题、通草的毒性问题、桂枝炮制中的去皮问题等。

研究结果：①本草考证：方中通草即今之木通；桂枝乃今之肉桂；芍药乃指白芍。②基本病机：营卫不和（不足），寒凝脉道。③功效：散寒通脉，调和（补）营卫，镇痛消炎，活血化瘀，解痉缓急。④疾病谱：以雷诺病为主的皮肤科疾病；以痛经为主的妇产科疾病；以肩周炎为主的骨科疾病；以血栓闭塞性脉管炎为主的外科疾病；以冠心病为主的循环系统疾病和以神经炎为主的精神神经系统疾病。⑤典型指征：肢冷、疼痛、恶寒、面白无华。⑥舌脉：舌淡苔薄白、脉沉细。⑦一般情况：a. 性别：男女均可发病，女性患者略多。b. 年龄：发病年龄以 21~60 岁的成年人居多，占 83.5%。c. 季节：发病与季节有明显的关系，主要集中在秋冬两季。d. 体质：形体消瘦。⑧原方核心方为当归、桂枝、芍药、大枣。⑨常随证加用黄芪、生姜、吴茱萸。总之，营卫不和（不足）的体质，受到寒冷刺激，寒凝血瘀，脉道不通，是当归四逆汤方证的病机演变过程。祛寒通脉，调和（补）营卫为基本功效，兼有镇痛消炎、活血化瘀、解痉缓急作用。抓住这个病机和功效特点，可加减应用于以厥阴病证为主的多系统疾病[14]。

古今医家根据张仲景方证理论以及从《宋本伤寒论》与《桂本伤寒论》进行系统论述当归四逆汤的文献极少。因此，对于填补当归四逆汤空白之处和提升临床指导意义具有重大必要性。本文主要目的体现在以下几方面：总结当归四逆汤方证的要点和运用规律；扩大临床治疗范围以及提高疗效；分析岭南地区（包括香港）人群的体质变化，以便推动和发挥当归四逆汤在岭南地区广泛临床运用以及改善偏阳虚体质的患者。研究方法：本课题综合运用古今文献调查，中医学术研究和医案研究等研究方法，通过整理《宋本伤寒论》与《桂本伤寒论》有关条文，参阅《神农本草经辑注》《本经疏证》《张仲景 50 味药证》《中医十大类方》等著作，对当归四逆汤药证和方证作出归纳和分析；并结合《黄帝内经》和《伤寒杂病论》有关体质进行论述；而且对古今医家的临床医案加以分析；以及配合本文作者在菩提堂中医诊所之真实可靠的临床验案加以证明；最后探讨岭南地区人群在当今时代偏向于"阳气不通或亏损"的体质状态。发掘这些现象后与当归四逆汤方证的临床指导思想作出紧密联系。主要内容：第一，当归四逆汤经典条文分析。对《宋本伤寒论》和《桂本伤寒论》条文逐句剖析，并对其用药差异进行探讨。第二，当归四逆汤文献分析。对古今与现当代医家之医论与医案进行分析；再结合菩提堂医案临床实录加以佐证。第三，方证体质概论。透过《黄帝内经》与《伤寒杂病论》关于体

质论述，证明方证体质学说之根源所在。第四，当归四逆汤方证研究。首先对药证内涵进行阐释。再探讨桂枝是否为肉桂；通草是否为木通；芍药是否为白芍还是赤芍；原方是否含有附子以及药量使用问题进行深层次梳理。此外，本文从方证与病机，疾病谱，方证鉴别和配伍规律展开讨论。第五，探讨当归四逆汤有关问题。探讨当归四逆汤在岭南地区广泛运用；探讨当归四逆汤对于岭南地区的影响；最后探讨"通阴阳气"临床理念相关问题。研究结果主要是以下五点：①当归四逆汤方证病机：营卫不和，气虚血瘀，血虚寒凝。②当归四逆汤主要功效：调和营卫，通阳化瘀，温补散寒。③典型主证：手足厥寒，脉细欲绝。兼证：胃脘部或小腹或腰部长期冰凉。④体质特点：a. 面色：大多面色青紫或苍白或萎黄，无光泽；b. 四肢温度：四肢偏凉或冰冷，手指尖或脚趾尖为甚，颜色暗红甚至青紫，遇冷更甚，甲色、唇色、面色、耳廓较苍白。c. 身体疼痛：头痛、牙痛、胸痛、背痛、关节冷痛、痛经等，其痛多为刺痛、绞痛、牵扯痛等，疼痛呈慢性化；d. 脉象：微细或细弱或细弦，一般多见缓，甚至沉迟。e. 舌象：大多偏淡红或暗红或有瘀斑，舌苔大多偏薄白或白腻。⑤易发疾病族谱：当归四逆汤方证能广泛应用在古今疾病谱。研究结论：人体出现"阴阳气不相顺接"形成诸多慢性病。岭南地区气候虽然炎热偏湿，但是许多岭南地区的人有长期饮食冰冷和过长时间身处在冷气环境下工作，在这种影响因素下导致五脏阳气不通和阴气与阳气不相顺接，因而出现众多慢性病。此外，当归四逆汤广泛适用于岭南地区。根据时代变迁因素，岭南人群体质转变，导致"阴阳气不相顺接"。因此，运用当归四逆汤能有效治疗该范畴的慢性病。最后，当归四逆汤方证研究过程中对本人收获的还有以下三方面：第一，疾病谱虽然随着时代不断增加，但是人体出现的症状几乎与古代是一样的。因而熟记《伤寒杂病论》条文对于抓住特征性症状从而运用方证有极大帮助。第二，张仲景除了重视病机辨证之外，同样重视方证思维，为后学者审证处方至少提供了两套思路。第三，重视"通阴阳气"理念以及重视疏通血气对于五脏通畅的重要性[15]。

3. 基于数据挖掘技术的当归四逆汤方证研究

当归四逆汤出自《伤寒杂病论》，是治疗血虚寒凝型厥逆证的专方。本方由桂枝汤变化而来，组方严谨，用药精简，疗效突出，临床应用广泛，受到历代医家的推崇。本文拟通过数据挖掘和文献研究，探讨当归四逆汤的方证理论，分析与总结古今医家对当归四逆汤的应用与发挥，以期进一步发掘

当归四逆汤的方证辨治，为更好地发挥古代经方在现代临床中的作用、提高中医临床疗效提供一定的思路。当归四逆汤是治疗血虚寒凝型厥逆证的专方。方由桂枝汤变化而来，组方严谨，用药精简，疗效突出，临床应用广泛，受到历代医家的推崇。现代研究通过数据挖掘和文献研究，探讨当归四逆汤的方证理论，分析与总结古今医家对当归四逆汤的应用与发挥，以期进一步发掘当归四逆汤的方证辨治，为更好地发挥古代经方在现代临床中的作用、提高中医临床疗效提供一定的思路。研究主要分为四部分：

（1）文献综述　通过收集整理近数十年关于当归四逆汤的临床报道及最新实验研究成果，全面掌握此方的现代临床运用范围及主治病证。在此基础上，整体把握本方的药理研究现况及发展进程，以期为临床应用提供指导思路。

（2）当归四逆汤方证理论研究，共分四小节论述：首先指明当归四逆汤出处，并对相关条文进行补充论述。其次，对当归四逆汤方证的理论研究进行整理，本节基于历代文献及中医基础理论，从多方面、多角度对本方的组成药物，方证之病因、病机、病位及症状等进行研究与分析，得出了当归四逆汤的主要病位在足厥阴肝经，主要病机为阴阳不相顺接。同时对《伤寒杂病论》中的寒厥、热厥、气厥、水厥、蛔厥等厥逆证进行归纳分析，以期为临床的类证鉴别提供指导。最后，笔者针对痛经的中医分型进行整理探讨，运用历代医家之注解进行分析及研究，并证明出当归四逆汤对血虚寒凝型痛经具有良好的治疗效果，其方证与此类病证间具有密切联系。

（3）基于数据分析当归四逆汤的现代医案研究：收集并整理近60年来运用当归四逆汤的临床个案报道，运用SPSS 20.0软件建立相应的统计数据库，对案例中所涉及的中西医病名、症状、舌苔、脉象、药物剂量等信息进行数据整理，并对收集数据的频次及百分率等进行比较。结果纳入27篇文献，共67例病案。经统计发现，现代临床上主要将当归四逆汤用于肢体经络病证，如痹证、冻结肩、腰痛等的治疗；其次还较多用于妇科病证如痛经、闭经和崩漏三种疾病的治疗；通过描述性统计分析可知，当归四逆汤的临床运用指征为手足不温、恶寒、乏力、面色苍白、舌淡红、苔白、脉沉细；临床常用剂量为：当归15g，桂枝10g，白芍12g，细辛3g，木通10g，甘草6g，大枣10g。

（4）对于自1995年至2017年10月所发表关于当归四逆汤及其加减方治疗痛经的随机对照试验进行系统评价和Meta分析，为相关临床用药提供循证医学证据。本研究共纳入了13项，总计涵盖1087例患者的随机对照试验。分析结果显示：运用当归四逆汤进行治疗后，可明显提高本病的治愈率与总有效率、降低复发率。由分析结果可知，当归四逆汤用治寒凝血瘀型原发性痛经可有效提高总有效率、治愈率，降低复发率，疗效显著。

综上所述，本研究通过文献综述、理论探讨、医案统计及循证医学等四个方面，对当归四逆汤的方证及辨证论治规律进行较为深入的探讨与整理，在总结以往经验的基础上，试图为深入理解当归四逆汤方证机制并扩展其临床应用范围提供一定的参考[16]。

4. 药动学研究

（1）芍药苷体内代谢　建立大鼠血浆中芍药苷浓度测定的LC-MS法，考察大鼠灌胃当归四逆汤后，芍药苷在大鼠体内的药代动力学特征。色谱柱为Symmetry C18（500mm×4.6mm，5μm），柱温为30℃，流动相为0.1%甲酸水溶液–0.1%甲酸乙腈溶液梯度洗脱，流速为0.35ml/min。质谱条件：电喷雾离子源（ESI），选择性离子检测（SIM），负离子模式。5只雄性SD大鼠按照10g/kg的剂量灌胃当归四逆汤，药代动力学参数采用WinNonlin软件计算。药时曲线下面积（AUC）为（58431.9±6321.3）μg·min/L，最大血药浓度（C_{max}）为（382.2±96.5）μg/L，达峰时间（T_{max}）为（30.0±0.0）min，半衰期（$t_{1/2}$）为（76.8±13.5）min。建立的大鼠血浆中芍药苷浓度测定的LC-MS方法准确、简单、灵敏度高、专属性好，适用于大鼠体内芍药苷药代动力学的研究[17]。

（2）阿魏酸体内代谢　当归四逆汤（当归、白芍、桂枝、细辛、甘草、通草和大枣）口服后大鼠血清中阿魏酸血药浓度及药代动力学。用SD大鼠按20g/kg灌胃给予当归四逆汤水煎液后，在7个时间点取血清，利用HPLC方法，色谱条件：色谱柱Capcell PAK C18 size（250mm×4.6mm），TYPE MG Ⅱ 5μm，柱温20℃。梯度洗脱，流速为1.0ml/min，检测波长有230nm、275nm、254nm、320nm，进样量10μl。通过外标法测定阿魏酸血药浓度。结果当归四逆汤水煎剂经正丁醇萃取后，经高效液相色谱法测定发现在检测波长320nm图谱上存在阿魏酸峰，大鼠口服当归四逆汤水煎剂后阿魏酸有效成分在大鼠体内的药时过程符合一室模型（根据最小AIC准则）权重$1/C^2$，C_{max}7.988 771mg/L，AUC 7861.507 80mg·min/L，总体表现为口服后吸收快，消除慢[18]。

（3）肉桂酸及甘草酸体内代谢　将SD大鼠35只，随机分成7组，每组5只，雌雄各半，并于灌胃当归四逆汤后分析血清中肉桂酸、甘草酸血药浓度及药代动力学参数。利用高效液相色谱（HPLC）法测定大鼠血清中肉桂酸、甘草酸血药浓度，色谱条件：色谱柱：Capcell PAK C18 size（250mm×4.6mm），TYPE MG Ⅱ 5μm，柱温 20℃。梯度洗脱，流速为 1.0ml/min，检测波长 254nm，进样量 10μl。计算药代动力学参数。结果表明大鼠口服当归四逆汤后，其中肉桂酸在大鼠体内的药时过程符合一室模型，口服吸收快，消除也比较快。而甘草酸在大鼠体内的药时过程符合一室模型，口服吸收较快，但消除比较慢[19]。

5. 制剂研究

（1）提取工艺研究　根据 SBE 法原理，在饮片粉碎粒度、提取温度、加水量、离心、浓缩等条件相同的情况下，确定考察的主要因素及水平。采用均匀设计优选当归四逆汤提取工艺，取当归、桂枝、白芍、细辛、通草、大枣、制甘草 7 味饮片分别粉碎，过 20 目筛，按处方比例称取粗粉（当归 12g，桂枝 9g，白芍 9g，细辛 3g，通草 6g，炙甘草 6g，大枣 6g），共 9 份，每份 51g，混匀，常压加热回流提取 3 次，提取温度 60℃±0.5℃，加水量分别为粗粉质量的 10、8、8 倍量，水煎 pH 及提取时间参照正交设计表，提取液用 4 层纱布加 100 目筛分别滤过，离心（3000r/min，10min），合并滤过液，减压浓缩，与提取加水相同 pH 的缓冲液稀释至 102ml，得 1~9 号受试物（每 1ml 相当于原饮片 0.5g），备用。用 KM 小鼠 100 只，进行分组及给药。末次给药 1h 后，每只小鼠分别腹腔注射 0.6% 的冰醋酸溶液 0.2ml，观察并记录 15min 内小鼠扭体次数。采用小鼠耳肿胀及扭体反应试验的药效学指标和干浸膏得率综合评价制备工艺。当归四逆汤最佳提取工艺为：提取温度 60℃±0.5℃，提取 3 次，加水量分别为 10、8、8 倍量；提取用水 pH 依次为 3.0、7.5、8.5；煎煮时间依次为 100、50、25min[20]。

（2）含量测定　通过薄层色谱（TLC）法、高相液相（HPLC）法结合指纹图谱，建立当归四逆汤颗粒质量标准。TLC 法定性鉴别当归、甘草、白芍，TLC 斑点清晰，分离度好，专属性强，阴性无干扰。HPLC 法测定芍药苷含量，并建立 10 批样品指纹图谱，色谱条件：Thermo Scientific C18 色谱柱（4.6mm×250mm，5μm）；柱温室温；流动相 0.05% 磷酸（A）- 乙腈（B），梯度洗脱（0~26min，5%~54%B；30min，100%B；50min，100%B）；体积流量 0.8ml/min；检测波长 232nm；进样量 10μl。芍药苷在 4.56~228.08μg/ml 范围内线性关系良好（r=0.9999），平均加样回收率 99.76%，RSD1.97%。10 批样品指纹图谱相似度良好（≥0.9663）[21]。

6. 成分分析

用高效液相色谱（HPLC）法同时测定当归四逆汤（当归、桂枝、芍药、通草等）中 3 种有效成分：甘草苷、细辛脂素和桂皮醛。色谱条件：Symmetry Shield C18 色谱柱（250mm×4.6mm，5.0μm）；0.05% 磷酸溶液 - 乙腈为流动相，梯度洗脱；体积流量 1.0ml/min；检测波长分别为甘草苷 237nm、细辛脂素和桂皮醛 287nm；柱温 35℃。甘草苷、细辛脂素和桂皮醛分别在 4.042~40.42μg/ml、0.1960~19.60μg/ml 和 10.08~100.8μg/ml 范围内线性关系良好（$r \geq 0.9998$），平均回收率在 96.7%~97.0% 之间[22]。

用高效液相色谱（HPLC）法同时测定当归四逆汤中 4 种有效成分的含量。方法采用 Hypersil ODS 色谱柱（250mm×4.6mm，5μm），以乙腈 -1.4% 的冰醋酸水溶液进行线性梯度洗脱，流速：1.0ml/min，检测波长：275nm，进样量：10μl。结果阿魏酸的线性为 0.86~20.64mg/L（r=0.9992），平均回收率 96.2%，RSD 为 1.5%；芍药苷的线性为 20~200mg/L（r=0.9993），平均回收率 97.3%，RSD 为 1.0%；肉桂酸的线性为 2.1~27.3mg/L（r=0.9995），平均回收率 94.0%，RSD 为 1.2%；甘草酸的线性为 2.14~29.96mg/L（r=0.9997），平均回收率 98.1%，RSD 为 2.0%。仪器与方法精密度均小于 2.0%[23]。

7. 代谢组学研究

（1）抗凝血作用　采用 ^{1}H-NMR 代谢组学技术研究当归四逆汤抗凝血作用机制以及对小鼠血浆内源性代谢产物的影响。当归四逆汤灌胃给药 1 周后，观察当归四逆汤对小鼠凝血酶时间的影响，并采用 ^{1}H-NMR 技术分析小鼠血浆代谢指纹图谱，采用主成分分析（principal component analysis，PCA）和正交偏最小二乘法判别分析（orthogonal partial least squares-discrimination analysis，OPLS-DA），研究给药组与正常组之间的代谢物组差异，筛选与抗凝血作用相关的潜在生物标志物。连续当归四逆汤灌胃给药 1 周后，能显著延长小鼠凝血酶时间（$P < 0.05$）。代谢组学结果显示空白组和复方组能明显区分，与空白组比较，复方组内源性代谢产物肉碱、苯丙氨酸和异丁酸显著上调（$P < 0.01$），赖氨酸、组氨酸和胆固醇显著下调（$P < 0.05$）。肉碱、苯丙氨酸、组氨酸和胆固醇为当归四逆汤抗凝过程中潜在代谢标志物，当归四逆汤可能通过调节脂质代谢、能量代谢和氨基酸代谢影响血小板聚集功能和组织因子、纤维蛋白酶的表达来发挥抗凝作用[24]。

当归四逆汤是《伤寒杂病论》的经典名方，由当归、桂枝、白芍、通草、细辛、甘草、大枣 7 味中药组成，具有温经散寒、养血通脉的功效。现代药理活性研究表明当归四逆汤具有抗凝血药效。然而，该复方与抗凝血药效相关的化学成分研究未见文献报道，本论文运用高效液相色谱（HPLC）和核磁共振（^{1}H-NMR）等分析技术，采用组效关系研究思路初步锁定当归四逆汤与抗凝血药效相关的化学成分群，结合代谢组学的研究模式，探讨当归四逆汤抗凝血作用机制，并为其他中药复方研究提供参考。采用 HPLC 技术对当归四逆汤、缺味复方及单味药材进行图谱采集。以小鼠凝血酶时间为指标，对当归四逆汤及缺味复方的凝血酶时间进行测定。采用正交投影偏最小二乘法（Orthogonal Partial Least Squares，OPLS），对当归四逆汤 HPLC 图谱数据和凝血酶时间药效数据之间的内在联系进行组效分析，根据变异权重参数值（Variable importance in projection，VIP）来辨识对活性贡献较显著的活性成分群，对贡献较大的 17 个色谱峰进行了复方药材来源的归属，其中，有 5 个峰来自于当归，5 个峰来自于桂枝，4 个峰来自于甘草，4 个峰来自于白芍。并初步鉴定了其中 6 个成分，分别为甘草苷、甘草酸、阿魏酸、异甘草苷、芍药苷、肉桂酸。同时，采用均匀设计得到当归四逆汤各药材不同配比的 16 种组方，和原方共同进行 HPLC 图谱采集和小鼠凝血酶时间的测定，采用夹角余弦方法计算 16 个样品中 17 个贡献较大的色谱峰与原方的相似度，结果显示其范围为 0.65~0.99；对于药效贡献较大的 17 个色谱峰，在选择不同峰数量作为相似度计算参数的标准下，采用皮尔逊相关分析（Pearson correlation）对 16 个样品与复方的相似度和 16 个样品与复方的凝血酶时间差值的倒数（相差百分率 /1）进行相关性分析，以考察不同峰数量对药效的代表性，当峰数为 17 时，其相关系数（R）为 0.821，表明两变量具有高度的相关性。因此，17 个色谱峰可作为当归四逆汤与抗凝血药效相关的特征峰。该研究建立了一种寻找药效化学活性成分的分析方法。采用 ^{1}H-NMR 技术分析当归四逆汤给药后小鼠血浆的代谢变化，结合数据库和已有文献鉴定了 9 种潜在的生物标记物，分别为异丁酸、肉碱、酪氨酸、苯丙氨酸、甘油、赖氨酸、异亮氨酸、组氨酸和胆固醇。与空白组相比，复方组中异丁酸、肉碱、苯丙氨酸、甘油、组氨酸和胆固醇 6 种潜在生物标记物具有显著性差异，采用 Metaboanalyst 进行代谢通路归属，发现 6 种潜在生物标记物分别涉及苯丙氨酸代谢、组氨酸代谢、甘油和胆固醇代谢等通路；因此，在当归四逆汤延长凝血酶时间的过程中，推测苯丙氨酸代谢、组氨酸代谢、甘油和胆固醇代谢等通路均参与了起效作用过程[25]。

（2）干预类风湿关节炎　采用代谢组学研究技术对类风湿关节炎大鼠进行尿液核磁共振分析，通过筛选潜在生物标志物并对比与治疗组之间水平的变化，评价当归四逆汤对类风湿关节炎的干预作用；采用网络药理学的研究方法，构建中药复方 – 活性成分 – 作用靶点 – 疾病网络图，从而找到当归四逆汤干预类风湿关节炎可能的潜在作用靶点，进一步阐释当归四逆汤干预类风湿关节炎的作用机制；对代谢组学和网络药理学的研究结果进行整合，旨在从代谢层面和基于计算机模拟技术的基因层面阐述当归四逆汤干预类风湿关节炎的分子机制，并对结果进行初步验证。

采用方法：①建立牛二型天然胶原诱导的关节炎大鼠疾病模型，将雌性 SD 大鼠 32 只，随机分为空白对照组（$n=8$）和造模组（$n=24$）。适应 1 周后，给予模型组尾部注射 400μl 等体积混合的牛二型天然胶原混合弗氏不完全佐剂溶液，制备胶原蛋白诱导的类风湿关节炎大鼠模型（CIA），空白组注射 0.9% 氯化钠注射液。7 天后模型组再次注射 100μl 等体积混合的牛二型天然胶原弗氏不完全佐剂溶液，空白组注射等体积的 0.9% 氯化钠注射液。于造模第 20 天开始灌胃给药，分成空白组、模型组、阳性对照组和当归四逆汤给药治疗组，给药 3 周。②通过探讨体重、足跖厚度变化以及关节组织病理学检查结果评价造模结果，讨论当归四逆汤的干预作用。③对疾病模型进行更深入的分析，采用基于核磁共振的代谢组学分析技术，结合多元统计分析，在代谢层面寻找模型组和空白组尿液代谢物质差异，并分析其差异物质与类风湿关节炎可能存在的关系，旨在发现与治疗类风湿关节炎疾病相关的潜在生物标志物；进一步表征当归四逆汤对模型大鼠尿液内源性代谢产物的变化规律，发现当归四逆汤干预类风湿关节炎的代谢通路，阐述当归四逆汤干预类风湿关节炎的分子机制。④对当归四逆汤七味药材：当归、桂枝、细辛、大枣、白芍、通草和甘草进行化学成分统计，并筛选其有效成分，根据有效成分预测其可能作用的靶点。⑤通过数据库查询类风湿关节炎疾病的相关基因靶点。⑥使用网络可视化软件 Cytoscape 3.2.1 建立当归四逆汤 – 化学成分 – 靶点 – 疾病的关系网络，找到二者相互关联的基因靶点。⑦对相关基因进行富集分析，确定当归四逆汤主要干预的信号通路，初步预测当归四逆汤对类风湿关节炎的干预机制。⑧对代谢组学和网络药理学的研究结果进行整合，讨论当归四逆汤对类风湿关节炎的具体干预机制。⑨检测血清生化指标肿瘤坏死因子（TNF-α）变化，对研究结果进行初步验证。

结果：①胶原诱导的关节炎大鼠尿液中找到 7

个潜在的生物标志物，其中丙酮、琥珀酸和丙酮酸的水平升高，牛磺酸、尿素、甜菜碱和马尿酸的水平降低。判断其主要扰动了氨基酸和肠道微生物代谢、能量代谢和脂质代谢。②当归四逆汤对胶原诱导的关节炎大鼠尿液中丙酮、琥珀酸和丙酮酸有下调作用，对牛磺酸、尿素、甜菜碱和马尿酸有上调作用。主要通过回调牛磺酸和亚牛磺酸代谢，精氨酸和脯氨酸代谢，肠道微生物代谢，丙酮酸代谢，TCA 循环，糖酵解和糖异生以及脂质代谢发挥作用。本论文的研究结果为后期类风湿关节炎的治疗和深入研究中药对疾病的作用机制提供新的思路。③经过网络药理学研究，在当归四逆汤中共统计有效成分 138 个。与类风湿关节炎相关的疾病基因共 185 个。用 Cytoscape 软件进行当归四逆汤 - 化学成分 - 靶点 - 疾病网络构建，共发现 19 个相关基因靶点。④对基因靶点进行富集分析，共富集到 13 条信号通路，其中肿瘤坏死因子信号通路富集得分最高，推测其可能为当归四逆汤干预类风湿关节炎的主要信号通路。⑤整合代谢组学和网络药理学的研究结果发现，当归四逆汤主要通过调控氨基酸代谢、能量代谢和脂质代谢紊乱发挥作用。其中，当归四逆汤可调控肿瘤坏死因子信号通路紊乱使牛磺酸和亚牛磺酸代谢通路中的 GAD1、GGT1、GAD2 基因的表达趋于正常。

结论：①当归四逆汤能改善胶原诱导的关节炎大鼠血清生化指标、体重和足跖病变以及关节病理学改变，对类风湿关节炎疾病具有积极的干预作用。②胶原诱导的关节炎大鼠模型可引起大鼠尿液代谢轮廓显著变化，明显扰动氨基酸和肠道微生物代谢、能量代谢和脂质代谢，当归四逆汤对这些受扰动的代谢通路具有回调作用。③经过网络药理学研究发现当归四逆汤可通过干预类风湿关节炎疾病中的肿瘤坏死因子信号通路发挥作用[26]。

8. 拆方研究

比较关木通及当归四逆汤各拆方组中马兜铃酸 A 的变化趋势，探讨中药配伍对马兜铃酸 A 含量的影响。根据当归四逆汤原方方中（当归 12g，桂枝 9g，白芍 9g，细辛 3g，关木通 6g，大枣 8 枚，炙甘草 6g），按原方比例，分以下 6 组：①关木通组：关木通 6g；②全方组：当归 12g，桂枝 9g，白芍 9g，细辛 3g，关木通 6g，大枣 8 枚，炙甘草 6g；③关木通 + 补气补血组：关木通 6g，当归 12g，白芍 9g；④关木通 + 散寒组：关木通 6g，桂枝 9g，细辛 3g；⑤关木通 + 甘草组：关木通 3g，生甘草 6g；⑥阴性对照组：当归 12g，桂枝 9g，白芍 9g，细辛 3g，大枣 8 枚，炙甘草 6g。取供试样品，加水 400ml，浸泡 30min，煎煮

60min，用纱布过滤。药渣再加水 100ml，煎煮 30min，纱布过滤。合并 2 次滤液浓缩至 50ml，吸取 10ml，用 6mol/L 盐酸调至 pH=2，转移至分液漏斗中，用乙醚萃取 4 次（10ml，5ml×3）；合并萃取液，水浴蒸干，用甲醇溶解，定容于 10ml 量瓶中。通过 0.45μm 的微孔滤膜滤过，即得；采用反相高效液相色谱（RP-HPLC）法，色谱条件：检测波长：237nm；柱温：室温（25℃）；流动相：甲醇 - 水 - 三氯甲烷 - 三乙胺（100∶50∶3∶0.15）；流速 1ml/min，进样量 20μl。测定各组中马兜铃酸 A 的含量。结果发现与关木通组相比，当归四逆汤全方中马兜铃酸 A 含量最低；关木通 + 补血组马兜铃酸 A 含量也有明显降低[27]。

9. 谱效关系研究

对当归四逆汤化学成分谱和延长小鼠凝血酶时间的药效进行谱效分析，寻找与当归四逆汤延长小鼠凝血酶时间药效显著相关的药效成分群。采用正交投影偏最小二乘法（OPLS）对当归四逆汤 HPLC 图谱数据和凝血酶时间药效数据之间的内在联系进行谱效分析，色谱条件：色谱柱：Eclipse XD clipse XDB-C18（5μm，4.6mm×250mm）；流动相：乙腈 - 0.1% 甲酸梯度洗脱，柱温：30℃，流速：1.0ml/min，检测波长：254nm，进样量 20μl。根据变异权重参数值（VIP）来辨识显著活性成分，并通过高效液相色谱法对相应的活性成分进行单味药材的归属及鉴定。确定了 17 个对延长凝血酶时间贡献较大的色谱峰，有 6 个峰来自于当归，6 个峰来自于桂枝，5 个峰来自于甘草，5 个峰来自于白芍，当归四逆汤中的当归、桂枝、白芍、甘草对延长凝血酶时间贡献较大。从 17 个色谱峰中鉴定出 6 个成分，分别为阿魏酸、肉桂酸、芍药苷、甘草酸、甘草苷、异甘草苷[28]。

10. 临床应用

（1）糖尿病周围神经病变（DPN）　将 78 例患者随机分为对照组和观察组各 39 例，在此基础上予以甲钴胺片治疗，观察组在对照组基础上给予当归四逆汤治疗，药方组成：当归 12g，芍药、桂枝各 9g，通草、炙甘草各 6g，细辛 3g，大枣 8 枚；水煎煮；每天 1 剂，分 2 次于早晚温服；随症加减：兼有水饮呕逆者，加生姜 9g，吴茱萸 6g；下肢（尤以足疼痛更甚者），加木瓜 6g，牛膝 5g，川断续、鸡血藤各 10g；男子睾丸掣痛、寒疝、肢冷脉弦、少腹冷痛或妇女经期腹痛者，加香附、乌药各 6g，茴香、高良姜各 10g。两组均以 4 周为疗程。为提高 DPN 患者用药依从性，治疗前对两组患者应予以针对性的健康教育。用药期间嘱每位患者保证良好的生活习惯，禁止烟酒，禁食辛辣油腻之物，保持情绪稳定。记录比较两组中医证候疗效、治疗前后多伦多临床

评分系统（Toronto Clinical Scoring System，TCSS）评分、血清氧化－抗氧化水平变化神经传导速度及血清 AEGs、Cys-C、Hcy 水平变化情况，并评价两组用药安全性。治疗 4 周后，观察组总有效率为 89.7% 明显高于对照组的 71.8%（P＜0.05）。与本组治疗前对比，两组治疗 4 周后腓总神经与正中神经的感觉神经传导速度（Sensory Nerve Conduction Velocity，SNCV）与运动神经传导速度（Motor Nerve Conduction Velocity，MNCV）值均显著提高（P＜0.01）；且观察组治疗 4 周后神经传导速度的改善效果均显著优于对照组同期（P＜0.01）。两组治疗 4 周后 TCSS 评分及血清 AEGs、Cys-C、Hcy 水平均显著低于治疗前（P＜0.01）；且与对照组同期相比，观察组治疗 4 周后 TCSS 评分及血清 AEGs、Cys-C、Hcy 水平的改善效果均更为显著（P＜0.01）。两组均未出现明显不良反应[29]。

该药方治疗糖尿病周围神经病变患者 60 例。将患者分为对照组与治疗组各 30 例，两组均口服甲钴胺作为基础治疗，500μg/ 次，每天 3 次，疗程 4 周。治疗组加用当归四逆汤治疗，药方组成：当归 15g，桂枝 15g，白芍 12g，细辛 5g，通草 10g，大枣 15g，甘草 5g。每日 1 剂，水煎取汁，早晚分服。治疗 4 周后，观察并比较两组患者的总体疗效、周围神经传导速度及踝肱指数的改善情况。治疗组总有效率 90.0% 显著高于对照组 63.3%（P＜0.05），且其神经传导速度、踝肱指数改善优于对照组，差异有统计学意义（P＜0.05）[30]。

该药方治疗糖尿病周围神经病变 40 例，将患者分为对照组和观察组各 20 例。两组患者均接受糖尿病基础治疗。观察组予当归四逆汤加减，药物组成：当归 15g，白芍 15g，桂枝 10g，细辛 5g，通草 10g，制乳香 10g，制没药 10g，大枣 10g，甘草 10g。每剂 200ml，每日 1 剂，早晚分服。同时取患者合谷、曲池、血海、足三里、三阴交、太溪，每天针刺 1 次，每次 30min，提插捻转，每 5min 行针 1 次，两侧穴位交替治疗，疗程均为 8 周。对照组在基础治疗上，予静脉滴注 0.9% 氯化钠注射液 250ml、α- 硫辛酸 0.6g，每日 1 次，疗程均为 8 周。观察治疗前后患者中医证候积分、多伦多临床评分系统（TCSS）评分及腓总神经运动神经传导速度（MNCV）、腓肠神经感觉神经传导速度（SNCV）变化。治疗后，两组中医证候积分及 TCSS 评分较前有改善（P＜0.01），并且观察组改善程度优于对照组（P＜0.05，P＜0.01）；两组患者 MNCV、SNCV 均较治疗前改善（P＜0.01），治疗后进行组间比较，差异则无统计学意义（P＞0.05）[31]。

该药方联合周围神经松解术治疗糖尿病周围神经病变（DPN）的患者 134 例，将患者分成对照组和观察组，每组 67 例。两组患者均给予常规西药治疗，继续服用原有降糖药或注射胰岛素，将血糖控制在规定范围内。并联合给予 α- 硫辛酸治疗，将 20ml α- 硫辛酸注射液加入 250ml 0.9% 氯化钠注射液中静脉滴注，每日 1 次。对照组在此基础上联合给予周围神经松解术治疗，观察组在对照组基础上联合给予当归四逆汤治疗，药方组成：当归、鸡血藤各 20g，桂枝、细辛、通草、白芍、地龙、甘草各 10g，黄芪 30g，大枣 3 枚。每日 1 剂，水煎服，分早、晚 2 次温服。两组患者连续用药 4 周。对比两组临床疗效以及治疗前后多伦多临床神经病变评分（TCSS）、腓总神经传导速度［运动神经传导速度（MNCV）、感觉神经传导速度（SNCV）］情况。观察组总有效率为 97.01%，与对照组的 88.06% 对比明显升高（P＜0.05）。两组患者治疗后 TCSS 各项评分均较治疗前显著下降（P＜0.01），观察组下降较对照组更明显（P＜0.01）。两组患者治疗后 MNCV 与 SNCV 均较治疗前显著上升（P＜0.01），观察组上升较对照组更明显（P＜0.01）[32-35]。

该药方治疗糖尿病周围神经病变患者 80 例。将患者随机分为对照组和实验组各 40 例。对照组采用口服甲钴胺治疗，实验组 40 例采用当归四逆汤治疗，药方组成：当归 20g，桂枝 15g，细辛 5g，白芍 12g，黄芪 30g，鸡血藤 15g，地龙 15g，通草 10g，大枣 10 枚，炙甘草 15g，水煎服，早晚各 1 次。两组均 15 天为 1 个疗程，治疗 4 个疗程。治疗前检测胫运动神经传导速度（MCV）和感觉神经传导速度（SCV）。治疗结束后，通过观察两组患者临床疗效、TCSS 评分、神经传导速度，判断两组的治疗效果。结果表明：①对两组患者治疗后的临床疗效进行比较显示，两组临床疗效均有所提高，对照组总有效率为 67.50%，实验组总有效率为 85.00%，实验组的总有效率明显高于对照组，结果具有显著性差异，有统计学意义（P＜0.05）；②两组患者治疗后 TCSS 评分均有所好转，实验组明显优于对照组，差异性比较明显，具有统计学意义（P＜0.05）；③实验组和对照组治疗后 MCV、SCV 均较治疗前明显提高，实验组明显优于对照组，差异性比较明显，具有统计学意义（P＜0.05）[36-39]。

（2）糖尿病下肢血管病变（LEADDP）　该药方合补阳还五汤加减治疗糖尿病下肢血管病变患者 111 例，将患者随机分为对照组 55 例与治疗组 56 例。对照组患者采用常规药物，患者控制血糖、低脂饮食，忌烟并避免接触二手烟，并给予前列地尔 10μg+0.9% 氯化钠溶液 100ml，静脉滴注，每天 1 次；丹参川芎嗪注射液静脉滴注给药，每天 1 次。治疗组患者在对照组基础上采用当归四逆汤联合补阳还五汤加减治疗，基本方为黄芪 50g，当归尾 12g，赤芍 12g，川芎、地龙、桃仁各 10g，鸡血藤 30g，红花 12g，通草 15g，细辛 3g，川牛膝 15g，白芍 12g，对于伴腰酸者，加杜仲、桑寄生各 15g；伴口干者加葛根、玄参各 15~25g；伴红肿者加忍冬藤 20g，水煎温服，每天 1 剂，两组患者均连续治疗 2 周。比较两组患者的临床疗效及治疗前后临床症状评分、血管改善情况（血流连续性、血管壁光滑性、血流波形）及足背动脉血流量，并观察两组患者治疗期间不良反应发生情况。结果：治疗组患者临床疗效优于对照组（$P < 0.05$）。治疗前，两组患者临床症状评分比较，差异无统计学意义（$P > 0.05$）；治疗后，治疗组患者临床症状评分低于对照组（$P < 0.05$）。治疗前，两组患者血流连续性、血管壁光滑性、血流波形评分及足背动脉血流量比较，差异无统计学意义（$P > 0.05$）；治疗后，治疗组患者血流连续性、血管壁光滑性、血流波形评分高于对照组，足背动脉血流量大于对照组（$P < 0.05$）。两组患者均未出现明显不良反应[40, 41]。

（3）糖尿病下肢动脉硬化闭塞症（DLASO） 该药方联合路路通注射液治疗糖尿病下肢动脉硬化闭塞症（DLASO）患者 40 例。将患者分为治疗组与对照组，治疗组静脉注射路路通注射液 500mg，每天 1 次，15 天为 1 个疗程，间隔 3~5 天进行第 2 个疗程，连用 2 个疗程，同时内服当归四逆汤（当归 15g，白芍 10g，桂枝 6g，细辛 3g，通草 10g，生地 15g，天花粉 15g，西洋参 6g，鸡血藤 30g）每日 1 剂，水煎 300ml，分 2 次温服。对照组注射前列腺素 E_1 注射液 100mg，每天 1 次，15 天为 1 个疗程，间隔 3~5 天进行第 2 个疗程，连用 2 个疗程；合并溃疡感染者，用抗生素及局部换药。两组均选用普通或中效胰岛素控制血糖达标（FGB < 8.0mmol/L，PGB < 10.0mmol/L）。观察治疗前后临床症状、血液流变学、下肢动脉超声多普勒血流动力学指标。两组均有改善高黏状态及下肢动脉超声多普勒血流动力学指标的作用；治疗组有调节血脂的作用；治疗组在改善临床症状方面优于对照组[42, 43]。

（4）肩周炎 当归四逆汤配合小针刀治疗肩周炎 78 例患者，随机分为治疗组与对照组各 39 例，小针刀治疗配合当归四逆汤口服。药方组成：当归 12g，桂枝 9g，赤芍 9g，细辛 3g，通草 6g，大枣 8 枚，炙甘草 6g。辨证加减：颈项强痛者加葛根 20g；手指麻木者加海桐皮 15g；风寒邪较重者加羌活 10g，防风 10g。每日 1 剂，水煎服，分两次服用。治疗 28 天。嘱患者注意保暖。观察治疗后效果，治疗组 39 例，治愈 11 例，显效 13 例，有效 11 例，无效 4 例，总有效率 89.74%；对照组 39 例，治愈 6 例，显效 6 例，有效 17 例，无效 10 例，总有效率 74.36%。当归四逆汤配合小针刀治疗肩周炎的临床疗效确切，治疗组总有效率高于对照组，差异比较有统计学意义（$P < 0.05$）[44]。

该药方治疗肩周炎患者 150 例。将患者随机分为 3 组，当归四逆汤组 50 例予当归四逆汤治疗，药方组成：当归 15g，桂枝 6g，白芍 20g，通草 4g，细辛 4g，甘草 8g，大枣 15g。寒痛者加制川乌头、制草乌头、干姜；血瘀疼痛者加三棱、丹参、川芎；血虚者加何首乌、当归、黄芪；筋挛者加木瓜、伸筋草，加大白芍剂量；阴虚有热者去桂枝，加桑枝、地龙、葛根；病久三角肌萎缩者加制马钱子（冲服）0.3g；肩臂麻木者加鸡血藤、羌活、蚂蚁。每日 1 剂，水煎 2 次取汁 300ml，分早、晚 2 次服。葛根汤组 50 例予葛根汤治疗，药方组成：葛根 30g，桂枝 15g，白芍 15g，生姜 15g，大枣 15g，甘草 10g。风寒湿盛者加细辛、苍术、威灵仙；气血亏虚者加黄芪、党参、熟地黄、淫羊藿、山茱萸；痰湿重者加半夏、胆南星、芥子；疼痛重者加乳香、没药、全蝎；关节红肿热痛者加大血藤、蒲公英；伴有晨僵者加穿山龙、萆薢；游走性关节疼痛者加蜈蚣、地龙、乌梢蛇。女性在孕期和经期禁止服用。每日 1 剂，水煎 2 次取汁 300ml，分早、晚 2 次服。双氯芬酸二乙胺乳胶剂组 50 例予双氯芬酸二乙胺乳胶剂治疗，并辅以适当推拿治疗，3 组均 10 天为 1 个疗程，治疗 3 个疗程后比较 3 组疼痛疗效，观察 3 组视觉模拟评分法（VAS）评分、肩关节功能评分变化。当归四逆汤组总有效率高于葛根汤组、双氯芬酸二乙胺乳胶剂组（$P < 0.05$），当归四逆汤组疗效优于葛根汤组、双氯芬酸二乙胺乳胶剂组。葛根汤组与双氯芬酸二乙胺乳胶剂组总有效率比较差异无统计学意义（$P > 0.05$），2 组疗效相当。治疗后当归四逆汤组 VAS 评分低于葛根汤组、双氯芬酸二乙胺乳胶剂组（$P < 0.05$），葛根汤组与双氯芬酸二乙胺乳胶剂组 VAS 评分比较差异无统计学意义（$P > 0.05$）。3 组治疗后肩关节功能评分均较本组治疗前升高（$P < 0.05$），且当归四逆汤组肩关节功能评分中的肩关节内旋、摸背、摸耳和总评分升高更明显，优于其他 2 组（$P < 0.05$）。葛根汤组与双氯芬酸二乙胺乳胶剂组肩关节功能评分比较差异无统计学意义（$P > 0.05$），2 组肩关节功能改善相当[45]。

该药方治疗 680 例肩关节周围炎患者，将患者分为观察组和对照各 340 例，对照组（双氯芬酸二乙胺乳胶剂）：采用 0.9% 氯化钠注射液对患处进行适当清洗，然后再在患处涂抹 2~4ml，每天应用 3~4 次。观察组（当归四逆汤）药方组成：大枣 15g，甘草 8g，细辛 4g，通草 4g，白芍 20g，桂枝 6g，当归 15g。在此基础上，要根据患者的实际病情，对其进行加减治疗，具体为：寒痛者在基础方上加干姜、制草乌头、制川乌头；肩臂麻木者在基础方上加蚂蚁、羌活、鸡血藤；病久三角肌萎缩者在基础方上给予患者 0.3g 制马钱子冲服；阴虚有热者在基础方上去除桂枝，加葛根、地龙、桑枝；筋挛者在基础方上加伸筋草、木瓜；血瘀疼痛者在基础方上加川芎、丹参、三棱。将以上所有药物加水煎煮，取药汁 300ml，患者每天服用 1 剂，分成早晚 2 次口服。在以上治疗基础上，两组患者还要接受辅助治疗，主要为推拿，采用穴位按压、抖筋、顿筋、转肩等手法，每种手法持续应用 3~5min，每隔 1~2min，患者进行 1 次放松，对患者双侧合谷、曲池、云门、肩井等穴位进行按摩。观察组临床治疗总有效率为 98.53%，高于对照组的 76.47%，差异有统计学意义（$P < 0.05$）。观察组治疗后 VAS 评分为（1.02 ± 0.22）分，低于对照组（5.28 ± 1.68）分（$P < 0.05$）[46]。

该药方治疗肩关节周围炎的 100 例患者。将患者随机分为对照组和治疗组各 50 例，对照组实施双氯芬酸二乙胺乳胶剂治疗，治疗组实施当归四逆汤治疗方法，药方组成：大枣、当归各 15g，细辛、通草各 4g，甘草 8g，白芍 20g。对于寒痛患者在以上药方基础上增加制草乌头、制川乌头及干姜；对于血瘀疼痛患者在以上药方基础上加丹参、川芎及三棱；血虚患者加黄芪、何首乌；肩臂麻木患者加蚂蚁、鸡血藤。每日用水煎服 2 次，一日 1 剂服用 300ml，于早晚分别服用。两组患者均持续 3 个疗程的治疗，一个疗程为 10 天。观察两组患者治疗后的疼痛评分、肩关节功能标准和治疗疗效。治疗结束后，治疗组患者的疼痛评分、治疗疗效较之对照组，差异显著（$P < 0.05$）；且治疗组患者的肩关节功能标准在治疗前后，改善情况显著优于对照组患者（$P < 0.05$）[47]。

该药方治疗肩周炎患者 96 例，将患者分成对照组和观察组各 48 例，对照组应用常规西药治疗，观察组应用当归四逆汤治疗，药方组成：当归 15g，黄芪 20g，桂枝 10g，白芍 15g，通草 10g，细辛 5g，大枣 5 枚，甘草 10g。伴手指麻木者，加用乌梢蛇 5g，全蝎 5g；伴固定疼痛者，加用姜黄 10g，丹参 5g；伴颈项强痛者，加用葛根 5g；伴风邪盛者加用防风 10g，威灵仙 5g。以清水煎服，每日 1 剂，以 20 天为 1 个疗程。并通过推拿手法，对患者肩部软组织采用按、揉、捏等手法进行放松治疗，并且，一手握住患肢腕部，进行前屈、外展、内收、后伸、环转等被动动作，另一手通过拇指对肩部病损组织进行按揉 15min，理顺肌筋，1 次/天，以治

疗 10 次为 1 个疗程。两组均是连续治疗 3 个疗程。对比两组肩周炎患者的 VAS 评分和临床疗效。治疗前两组肩周炎患者的 VAS 评分比较，差异无统计学意义（$P > 0.05$）；治疗后观察组的 VAS 评分低于对照组，临床疗效高于对照组，差异有统计学意义（$P < 0.05$）[48]。

（5）偏头痛 治疗偏头疼患者 98 例。将患者随机分为治疗组和对照组各 49 例。治疗组应用当归四逆汤，药方组成：白芍、桂枝、当归各 9g，通草、炙甘草、细辛各 6g，大枣 5 枚。水煎服，每天 1 次；对照组口服盐酸氟桂利嗪胶囊，每次 10mg，每天 1 次。治疗 1 个月后，分析两组疗效，治疗组的总有效率为 89.80%，相比于对照组的 73.47%，差异具统计学意义（$P < 0.05$）[49]。

该药方治疗偏头痛患者 76 例。将患者随机分成两组各 38 例，治疗组给予当归四逆汤治疗，治疗组：给予当归四逆汤，药方组成：当归 9g，桂枝 9g，白芍 9g，细辛 6g，炙甘草 6g，通草 6g，大枣 5 枚。每天 1 次，分 2 次水煎，早晚各服用 1 次，连续服用 1 个月。对照组给予盐酸氟桂利嗪胶囊口服，每天睡前 1 次，每次 10mg，连续服用 1 个月。观察治疗前后大脑动脉血流速、偏头痛症状及头疼程度情况。治疗后两组 ACA、MCA 及 PCA 的血流速度明显下降、头疼症状和头疼程度改善，与治疗前比较差异有统计学意义（$P < 0.05$）。治疗后治疗组各项指标改善程度均优于对照组（$P < 0.05$）[50]。

（6）痛经 治疗痛经患者 26 例。拟温经散寒，养血通络，当归四逆汤加减治之，药方组成：当归、桂枝、赤芍、大枣、细辛、炙甘草、通草。气血虚严重者加黄芪；手足逆冷加附子、干姜；月经量多者加炮姜炭、血余炭、艾叶炭；少腹冷痛重者加乌药、小茴香、延胡索、五灵脂；腰痛重者加肾四味（菟丝子、枸杞子、淫羊藿、补骨脂）。经前 1 周开始服用至经期，2~3 个月经周期为 1 个疗程。26 例患者中，治愈 18 例，占 69.2%，好转 7 例，占 26.9%，无效 1 例，占 3.9%，总有效率 96.1%[51]。

该药方治疗原发性痛经患者 100 例，将患者平均分为两组。对照组给予元胡止痛片治疗，试验组则采用当归四逆汤与艾灸联合治疗，药方组成：当归 15g，桂枝 12g，白芍 20g，细辛 9g，通草 30g，大枣 9g，甘草 9g，若患者为中度痛经，则加川楝子、延胡索；若患者存在乳房胀痛，则加香附、郁金；若患者经血夹血块，则加蒲黄、五灵脂；若患者腰骶疼痛，则加杜仲、狗脊；若患者存在恶心呕吐，则加法半夏。艾灸治疗时，将艾条或艾绒点燃，在多孔艾灸盒中放置，置于患者的关元穴、脐部，每天实施 1 次治疗，每次时间为 30min。以上治疗均在患者

月经前5天开始实施，连续用药至患者月经第2天。两组原发性痛经患者均接受以上治疗时间为3个月。分析两组治疗效果。试验组患者的总有效率（94%）显著高于对照组总有效率（62%）（P＜0.05）；两组均未发生不良反应[52]。

该药方治疗原发性痛经患者76例。将患者分成治疗组（40例）和对照组（36例）。治疗组给予当归四逆汤治疗，当归12g，桂枝9g，芍药9g，细辛3g，通草6g，大枣8枚，炙甘草6g。每日1剂，早晚分服。对照组于月经来潮出现腹痛症状时开始服用颠茄片，每次5mg，每8h服药1次，直至症状缓解。连续治疗3个月经周期。治疗组总有效率90%，对照组总有效率33.3%。2组疗效相互比较具有显著性差异（P＜0.01）[53]。

该药方治疗寒湿凝滞型痛经患者94例。将患者随机分为观察组与对照组各47例，对照组患者经期出现腹痛症状时，给予颠茄片，口服5mg，每8h服药1次，直至症状缓解。持续治疗3个月后观察疗效。观察组患者经期前1周开始给予当归四逆汤。药方组成：当归12g，芍药9g，桂枝9g，香附9g，小茴香6g，大枣8枚，细辛3g，乌药10g，通草6g，甘草片6g。伴有恶心者，加吴茱萸；伴乳房肿胀者，加枳壳、柴胡；伴有呕吐者，加半夏、生姜；伴腰膝酸痛者，加续断片、桑寄生；冷痛严重者，加艾叶；血块多者，加蒲黄、干益母草；便溏者，加鸡内金、木香；冷汗淋漓、四肢冰冷及疼痛晕厥者，加巴戟天、附片。每日1剂，分2次服用。持续治疗3个月观察疗效，观察组治疗总有效率为91.49%，对照组74.47%，观察组疗效明显高于对照组（$\chi^2 = 71.62$，P＜0.05）[54]。

该药方治疗痛经患者120例。将患者随机分为观察组（当归四逆汤加减治疗组）和对照组（吲哚美辛片治疗组）各60例，连续治疗3个月经周期后比较临床疗效。对照组患者给予吲哚美辛片25mg口服，于每次月经前1周开始服用，每日3次，直至月经结束。观察组患者给予加味当归四逆汤治疗，药方组成：当归15g，桂枝15g，白芍12g，细辛3g，炙甘草6g，通草12g，大枣12枚，益母草15g，川芎12g，香附6g。上方水煎服，每日1剂，分早晚2次服用，于每次月经前1周开始服用，直至月经开始。2组患者均连续治疗3个月经周期后观察治疗效果。观察组治愈37例，显效12例，总有效率为81.7%；对照组治愈16例，显效15例，总有效率为51.7%。2组患者总有效率比较有统计学差异（χ^2=21.465，P＜0.01），2组患者在治疗过程中均未出现明显不良反应[55]。

（7）子宫内膜异位 治疗寒凝血瘀型子宫内膜异位症患者136例。将患者分为观察组和对照组各68例，对照组患者予以孕三烯酮胶囊口服治疗，观察组患者在对照组患者治疗基础上加以当归四逆汤治疗，对比分析两组患者的临床疗效。观察组总有效率为91.18%，其中无效6例，有效18例，显效26例，痊愈18例；对照组总有效率为76.47%，其中无效16例，有效20例，显效20例，痊愈12例；两组比较，P＜0.05，差异具有统计学意义[56]。

（8）雷诺病 治疗患者36例，病程最长10年，最短2年。临床表现为阵发性四肢末端（手指为主）发白与发绀，麻木或疼痛，发作由寒冷诱发，无其他引起血管痉挛发作疾病的证据。治宜温经散寒，活血通络。方用当归四逆汤加味，药方组成：当归12g，桂枝9g，白芍20g，细辛3g，炙甘草15g，木通10g，大枣8枚，川芎12g，红花10g，白芷10g，地龙10g，生姜10g，赤芍10g。每天1剂，水煎2次，分早晚温服。服10剂后症状减轻，发作次数减少，服20剂后症状消失。继服10剂巩固疗效，随访1年未复发。治愈（服药后症状消失、随访1年未复发）30例，好转（服药后症状减轻）5例，无效（服药后症状无改善）1例，总有效率97.2%[57]。

该药方联合超微针刀治疗雷诺病患者。取超微针刀，在养老穴，豌豆骨处进行松解治疗，切割与腕横韧带垂直，每个点治疗2~3刀，1次/天，6次为1个疗程。以当归四逆汤内服，药物组成：当归12g、桂枝9g、芍药9g、细辛3g、通草6g、大枣8枚、炙甘草6g。1剂/天，水煎分服。依照此法治疗1周后，患者手指麻木感减弱，在洗手后手指发白、发凉的程度与疼痛减轻，能握拳但无力，易出汗，四肢冰凉程度有所减弱，身体乏力没有减轻。按照此方法再治疗1周，其中超微针刀治疗点加入旋前圆肌（双侧）。1周后，患者手指无麻木感，疼痛减轻甚至无感觉，只有在受凉后才有轻微疼痛，手指发白、发凉次数减少，身体乏力有好转，精神良好。依照此法继续治疗1周后，患者所有症状减轻，精神良好。超微针刀结合当归四逆汤治疗是内外兼治的方法，超微针刀解除血管的卡压现象，恢复末端小血管的血供[58]。

（9）痤疮 例1：患者因学习压力，面部较油腻，皮损处按压疼痛，伴瘙痒，症状反复发作，秋冬季节加重，平素大便不成形，2~3次/天，伴手脚冰凉，畏寒，月经后期5天左右，曾服用中药治疗，症状无明显缓解，现症见面部及胸背部密集型红色丘疹，伴脓头，口唇色淡，舌质淡白，舌下血管青紫，脉沉细。辨证为寒凝血瘀，方用当归四逆汤以散寒温阳化瘀，加用活血和散结软坚的药物，具体方药如下：当归、桂枝、连翘、桔梗、浙贝母、皂角刺各 10g，白芍 15g，细辛 3g，通草 6g，炙甘草 6g，益母草 20g，干姜 6g，大枣 3 枚，服 14 剂后复诊，手脚发凉症状减轻，无新发皮疹，但面部仍油腻，原方基础上加蛇舌草 30g，泽泻 10g 继服 7 剂后痊愈。例 2：患者面部红色丘疹，质硬，有结节，额头部散在粉刺，伴瘙痒，无疼痛，前胸及后背部未见皮疹，平素易感冒，冬季手脚冰凉，经期小腹冷痛，有暗红色血块，大便稀糊状，1 次 / 天，症见面部红色丘疹，质硬，有结节，额部白头粉刺，面色黄，舌淡苔白，脉沉细。辨证为脾胃虚寒，方予当归四逆汤加减以温阳散寒，加用和胃益气及散结软坚的药物。药方组成：当归、桂枝、干姜、桔梗、桃仁、红花各 10g，白芍 20g，细辛 3g，通草 6g，炙甘草 6g，黄芪 20g，党参 20g，连翘 15g，干姜 10g，大枣 3 枚，服 7 剂后复诊，新出皮疹量减少，质硬，手脚仍发凉，原方基础上黄芪、党参加量到 30g，同时加皂角刺 10g，浙贝母 10g，牡蛎 30g，继服 14 剂后，手脚发凉症状明显减轻，且无新出丘疹，再服 7 剂后痊愈[59]。

（10）冻疮　治疗冻疮患者 240 例。治疗组 120 例：第 1 年冬天发病者 12 例，连续 2~5 年冬天发病者 68 例，连续超过 5 年冬天发病者 40 例；红肿范围直径小于 2cm 者 8 例，2~8cm 者 96 例，大于 8cm 者 16 例；红肿数目 1~15 个，平均 7.36 个，有皮损者 8 例。对照组 120 例，第 1 年冬天发病者 11 例，连续 2~5 年冬天发病者 71 例，连续超过 5 年冬天发病者 38 例；红肿范围小于 2cm 者 7 例，2~8cm 者 96 例，大于 8cm 者 15 例，红肿数目 1~16 个，平均 7.28 个，有皮损者 7 例。用当归四逆汤加减，药方组成：细辛 5g，大枣 20g，当归 20g，桂枝 15g，甘草 10g，通草 8g，白芍 15g，赤芍 15g，生姜 15g，桃仁 12g。水煎服，每日 1 剂，分 3 次服，连用 2 周观察疗效。对照组用冻疮膏外用，连用两周观察疗效。均嘱患者注意保温，加强锻炼，经常揉搓患部，有皮损者，根据情况加用抗生素及皮损伤口的清洁，防止感染。治疗组 120 例，治愈 99 例，有效 15 例，无效 6 例，第 2 年复发 23 例；对照组 120 例，退出 2 例，治愈 61 例，有效 18 例，无效 39 例，第 2 年复发 38 例。治疗组治愈率 82.50%，总有效率 95.00%，复发率 23.23%；对照组治愈率 51.69%，总有效率 66.39%，复发率 62.23%。两组比较，治疗组疗效明显优于对照组，差异有统计学意义（P < 0.05），提示当归四逆汤治疗冻疮疗效显著[60-62]。

（11）荨麻疹　治疗荨麻疹患者 200 例。采用当归四逆汤加减治疗。药方组成：桂枝 10g，细辛 5~15g，当归 10~20g，白芍 10~20g，川木通 6~10g，大枣 15~30g，炙甘草 6~15g，鸡血藤 15~30g，红

浮萍 12~20g，荆芥 12~15g，防风 12~20g，蝉蜕 6~12g。若大便秘结者加生何首乌 15~30g，炒火麻仁 20~50g，生莱菔子 12~30g；纳呆者加炒鸡内金 15~30g，甘松 6~15g；失眠少寐者加首乌藤 15~30g，珍珠母 15~30g，石决明 15~30g；皮疹色红者加紫草 5~15g，牡丹皮 5~12g；若舌下脉纹粗略紫者加黄芪 20~50g，淫羊藿 20~30g；舌边尖有瘀斑瘀点者加桃仁 10~20g，红花 10~20g；苔滑腻者加苍术 6~15g，佩兰 5~15g。水煎服，每剂药加水 800~3000ml，煎至 600~2400ml，去渣，每次取药汁 50~200ml，温服，根据年龄、季节调整药量。每天服 4 次，每 3 天 1 剂。服药期间，禁食辛辣燥烈、生冷、黏滑、油腻、酒酪、五荤、臭秽之品。连服 1~6 周后统计疗效。治疗患者中，痊愈 177 例，占 88.5%；显效 16 例，占 8.0%；有效 7 例，占 3.5%。总有效率 100%[63]。

该药方荨麻疹患者 72 例，随机分为观察组和对照组各 36 例。对照组采用常规西医方案治疗，观察组在对照组的基础上加用当归四逆汤治疗。以当归 12g，桂枝及芍药各 9g，通草及炙甘草各 6g，细辛 3g，大枣 8 枚，每天 1 剂，水煎服，煎至 400ml，早晚各服 1 次。2 组患者均连续治疗 4 周。比较 2 组患者的临床疗效、治疗前后的变态反应指标。观察组总有效率为 100.00% 高于对照组的 91.67%。当归四逆汤治疗荨麻疹疗效较好，且对变态反应的调控作用较好，在荨麻疹患者中的应用价值较高[64]。

将 90 例住院患者随机分为两组。对照组 45 例咪唑斯汀 10mg/ 次，每天 1 次，口服。治疗组 45 例当归四逆汤（当归、桂枝各 20g，白芍 15g，细辛、通草各 8g，白术、茯苓各 6g，大枣 4 枚），水煎 400ml，每天 1 剂，每天 2 次；咪唑斯汀治疗同对照组。连续治疗 4 周为 1 个疗程。观测临床症状、皮损计分、不良反应。治疗 1 个疗程（4 周），判定疗效。治疗组痊愈 24 例，显效 11 例，有效 8 例，无效 2 例，总有效率 95.56%；对照组痊愈 13 例，显效 10 例，有效 12 例，无效 10 例，总有效率 77.78%；治疗组疗效优于对照组（P < 0.05）。不良反应发生率两组无显著差异（P > 0.05）[65]。

（12）皲裂　患者 54 例，其中手足皲裂 36 例，单纯掌指皲裂 18 例；二度皲裂 12 例，三度皲裂 42 例；冬春季发病 38 例，秋季发病 15 例，仅 1 例发生在夏季；本组 54 例中有不同程度的"手足不温" 51 例，"细象脉" 49 例。应用当归四逆汤随症加减内服治疗。原方剂由当归、桂枝、白芍、细辛、通草（今之木通）、大枣、炙甘草 7 味药组成。水煎取 450ml 左右，分早午晚温服。以皲裂于用药后出现愈合迹象并于短期内迅速愈合者为治愈；用药达 15 剂以上无明显愈合迹象者为无效，54 例中治愈 50

例，无效 3 例，终止治疗 1 例。治愈率为 93%。平均连续用药为 9 剂，疗效突出疗程短，且突破了仅用外治法和难治愈的观点，说明皲裂的发生有其内在因素，而当归四逆汤能够调整这种内在主要因素的变化，使之趋向于正常而使皲裂愈合[66]。

（13）淤积性溃疡　患者病理诊断为：淤积性溃疡。舌暗红，苔黄腻，脉弦。双下肢结痂处经黄连膏（组分：黄连、当归、黄柏和姜黄等）包敷 3 天清痂后出现明显溃疡。予以左氧氟沙星 0.5g 及丹参川芎嗪 10ml 静脉滴注，红光治疗、氦氖激光等治疗。1 周后双下肢红肿较前好转，但溃疡未见明显变化。因患者平素四肢末端畏寒，溃疡颜色暗红伴疼痛及渗液，舌暗红，苔黄腻，脉弦，且患者儿时患"小儿麻痹症"，属先天不足，脾肾亏虚，加之饮食不节，寒湿热蕴结中下焦，久之气血凝滞，经络不通，故致小腿出现红斑、溃疡，伴疼痛。应予清热化湿、凉血活血、通络止痛治疗，方用当归四逆汤合四妙散加减，药方组成：当归 10g，桂枝 12g，细辛 3g，川木通 10g，麸炒苍术 15g，关黄柏 10g，川牛膝 30g，绵萆薢 15g，益母草 20g，毛冬青 20g，紫草 10g，忍冬藤 20g，茯苓 30g，泽泻 20g，麸炒白术 15g，盐车前子 20g，生黄芪 30g，每日 1 剂，水煎服，分 2 次服。服用 10 剂后患者双小腿及双足背散在米粒至蚕豆大小溃疡，基底可见新生肉芽。畏寒肢冷、下肢困重乏力症状较前减轻。鉴于患者水肿消退，皮疹干燥，遂前方基础上减少化湿凉血之药，加强益气生肌、活血通络治疗。药方加减如下：去车前子、毛冬青，细辛加量至 5g，生黄芪加量至 60g，加用丹参 20g，路路通 10g，穿山甲 2g，12 剂，每日 1 剂，水煎服，分 2 次服。皮疹处继续予黄连膏换药治疗，3 周后溃疡明显变浅，面积缩小，治疗 4 周后溃疡基本愈合。随访 3 个月，溃疡完全愈合，皮疹未见复发[67]。

（14）颈椎骨质增生　治疗神经根型颈椎病患者 50 例，将患者分为观察组和对照组各 25 例，对照组接受穴位注射治疗，观察组在对照组基础上加用当归四逆汤治疗，熟地黄 20g，赤芍、桂枝各 15g，当归 12g，炙甘草 10g；随症加减：四肢发凉者加干姜、熟附子，肩酸背痛者加乳香、没药、全蝎，肢体麻木者加羌活、地龙，颈部活动受限者加葛根。每日 1 剂，水煎 2 次，每次煎至 150ml，两次药汁混匀后分 2 次温服，连续治疗 4 周。治疗期间两组患者均配合颈部功能锻炼。比较两组临床疗效及治疗前后 VAS 评分。疗程结束时观察组总有效率明显高于对照组，差异有统计学意义（$P < 0.05$）；两组患者治疗后 VAS 评分均较治疗前有显著下降（$P < 0.05$），且观察组 VAS 评分明显低于对照组，差异有统计学

意义（$P < 0.05$）[68]。

（15）颈动脉粥样硬化症　治疗颈动脉粥样硬化症患者 80 例。将患者随机分为对照组和治疗组各 40 例，两组患者均采用常规方法降血压、降血糖，并每天给予阿托伐他汀片 20mg 用来降血脂。对于治疗组患者另外需口服中药制剂当归四逆汤（当归 12g，桂枝 9g，白芍 9g，细辛 3g，甘草 6g，通草 6g，大枣 8 枚），每次 500ml，每日 1 次，30 天为 1 个疗程，连续服用 2 个疗程。两组除针对高血压、高血糖和突发急性病症患者给予相应对症处理治疗外均不使用与本病无关的其他药物。两组均治疗 2 个月，比较两组治疗前后颈动脉粥样硬化的分级积分和 Crouse 积分。治疗组总有效率为 95.0%，对照组为 90.0%，两组比较有统计学意义（$P < 0.05$）[69]。

（16）多动腿综合征　治疗多动腿（不宁腿）患者 45 例，其中 35 例为门诊患者，10 例为住院患者。男性 26 例，女性 19 例，其中糖尿病 4 例，类风湿关节炎 1 例，贫血患者 1 例，病程 3 天~3 年。患者均以小腿深部难以形容的酸麻、肿胀、紧缩、似疼非疼的不适、间有触电感觉、蚁行感、针刺感等，夜间尤甚，须拍打、捏掐、活动腿甚至下床行走方能缓解。神经系统检查无阳性体征。基本方为当归四逆汤：细辛、当归、芍药各 9g，木通、炙甘草各 6g，大枣 5 枚。糖尿病伴阴虚火旺者去细辛、木通，加石斛 9g；类风湿关节炎关节疼痛者加独活 9g、牛膝 12g；不寐者加远志 9g、酸枣仁 15g；贫血者加黄芪 15g。均可加木瓜 9g、鸡血藤 15g。每日 1 剂，分两次水煎服。服药 3~15 天后，临床症状消失，且无复发为治愈 42 例；临床症状消失或明显减轻，但有复发好转 3 例；治愈率 93.3%[70]。

（17）下肢血栓闭塞性脉管炎　患者 1 例，证属阳虚寒凝毒盛。治则：温经散寒，养血通脉，解毒止痛，予当归四逆汤合四妙勇安汤：当归 15g，桂枝 10g，赤芍 10g，细辛 3g，通草 6g，甘草 6g，桃仁 10g，三七 3g（冲服），玄参 20g，金银花 20g，茯苓 15g，白术 15g，鹿角霜 20g，川牛膝 20g。疮口处理：药渣热敷疮口。治疗 2 个月后药方对症，病情有好转，麻木冷痛均减轻，病变皮肤已不甚紫黑，左下肢小腿内侧病变面积减小至 13cm×7cm，皮温正常，溃疡面积减小至 3cm×4cm，无分泌物。右下肢小腿内侧皮肤病变面积减小至 8cm×6cm，皮温正常。继续服用 6 个月后病情明显好转，下肢无麻木冷痛感，脉象较前有力。小腿内侧病变皮肤颜色逐渐转变苍黄色，皮温正常，溃疡已愈合。2 个月后随访上述症状均未出现，精神佳，纳可，二便调，嘱患者饮食均衡，平素注意保暖，绝对戒烟，避免外伤，适当运动，巩固治疗。患者为阳虚寒凝毒盛，患者素

体阳虚，失于温煦，阳虚寒凝，以致经络闭塞不通、气血瘀滞，肌肤失养，久而久之，正虚邪盛，瘀邪化热，热壅肉腐，局部组织出现溃烂、坏死[71]。

（18）慢性萎缩性胃炎　治疗脾胃虚寒型慢性非萎缩性胃炎患者200例，将患者随机分为对照组和观察组各100例，对照组给予奥美拉唑肠溶胶囊联合多潘立酮治疗，观察组给予当归四逆汤治疗，药方组成：当归、白芍、桂枝各15g，甘草、通草各10g，细辛5g，大枣12枚，用水煎至300ml，分早晚2次饭前温服，每日1剂，每周6剂，4周为1个疗程。比较两组治疗前后的中医症状学疗效积分及疗效评价。结果两组治疗后各项中医症状学疗效积分均明显低于治疗前；观察组治疗后的各项中医症状学疗效积分均明显低于对照组同期积分，观察组的总有效率明显高于对照组，且差异有统计学意义（$P < 0.05$）[72-73]。

（19）慢性盆腔痛　治疗慢性盆腔痛患者，其中确诊为慢性盆腔炎引起31例，盆腔子宫内膜异位症引起12例，盆腔瘀血引起3例，排除盆腔器质性病变考虑由心理神经因素引起2例。主诉以全下腹慢性疼痛为主要表现者25例，以一侧下腹疼痛为主要表现者10例，以肛门坠胀，腰骶胀痛为主要表现者13例。予当归四逆汤治疗，药方组成：当归12g，桂枝、芍药各9g，细辛3g，大枣8枚，通草、炙甘草各6g，水煎服，每日1剂，30天为1个疗程。治愈4例，有效39例，无效5例，总有效率89.6%。慢性盆腔炎引起31例中，痊愈2例，有效27例，有效率93.5%；盆腔子宫内膜异位症引起12例中，痊愈1例，有效10例，有效率91.6%；盆腔瘀血引起3例中，中有效1例，无效2例；心因性痊愈1例，有效1例[74]。

（20）膝关节炎　治疗膝关节炎患者120例，其中双膝48例，单膝72例。将患者随机分为治疗组和观察组各60例，治疗组给予当归四逆汤，药方组成：当归9g，桂枝9g，通草9g，细辛9g，白芍9g，炙甘草9g，大枣9g，怀牛膝10g，徐长卿18g，黑老虎30g，生姜4片。水煎服，每日1剂，饭后1h服用。对照组给予追风透骨丸，一次6g，一日2次，早晚服用。以上治疗以15天为1个疗程，比较两组疗效，治疗组60例患者，显效35例，有效20例，无效5例，总有效率91.67%。对照组患者60例，显效21例，有效27例，无效12例，总有效率80.00%[75]。

（21）慢性肺源性心脏病　该药方加味治疗慢性肺源性心脏病57例。将患者随机分为治疗组30例，对照组27例，两组均予以常规西药常规治疗（持续性低流量吸氧、抗感染、解痉、化痰、抗炎、保护胃黏膜等治疗），治疗组加用加味当归四逆汤口服，每日1剂，每日3次，疗程为14天。治疗组咳嗽、咳痰、气喘、食欲不振、乏力、双下肢水肿、肺部啰音改善优于对照组；治疗组总有效率高于对照组，治疗组PaO₂改善优于对照组，$P < 0.05$[76]。

（22）腰椎间盘突出　治疗腰椎间盘突出症患者98例，依据随机分配原则分为联合组和对照组，每组49例。对照组给予中药外敷治疗，即将朱砂、雄黄、樟脑、丁香各20g和附子30g研磨至粉末状，并加适量生姜水充分混合制成外敷糊，用勺子将外敷糊均匀敷于腰部疼痛部位，完毕后采用医用纱布固定，外敷6h，每天1次，7天为1个疗程，每个疗程结束后停用1~2天以减轻对皮肤的刺激，共2个疗程。联合组为细辛3g，通草、炙甘草各6g，桂枝、白芍各9g，当归12g，大枣8枚，加500ml水煎煮40~50min至剩汤药200ml，口服，每次100ml，每天2次，持续4周。采用日本骨科协会腰部功能评分法（JOA）评估患者治疗前后腰部功能，采用视觉模拟评分法（VAS）评估患者治疗前后腰部疼痛情况，统计分析所有患者的临床疗效和预后水平。结果：联合组和对照组患者治疗有效率分别为91.84%和75.51%，前者明显高于后者，差异有统计学意义（$P < 0.05$）；联合组治疗后JOA得分明显高于对照组，联合组VAS得分明显低于对照组，差异有统计学意义（$P < 0.05$）[77]。

（23）腰痛　治疗顽固性腰痛患者58例。将患者随机分为针药组（30例）、针刺组（28例）。两组患者针刺治疗时选取的穴位相同，主穴均为十七椎、腰阳关、肾俞、大肠俞、环跳、阳陵泉。配穴：合谷、三阴交、委中、悬钟、太冲。针药组患者采用当归四逆汤合一贯煎加减配合针刺，药方组成：当归30g，桂枝18g，白芍15g，细辛6g，通草6g，甘草6g，北沙参12g，麦冬9g，生地黄9g，川楝子9g，鸡血藤30g，伸筋草15g，茯苓9g。疼痛甚者加延胡索15g；不寐者加首乌藤18g；盗汗、自汗加浮小麦24g、黄芪30g。每日1剂，水煎取汁300ml，分早晚2次温服。4周为1个疗程。针刺组患者仅采用普通针刺。两组患者针刺治疗均隔日治疗1次，针药组中药汤剂每日1剂，4周为1个疗程，1个疗程后，比较两组患者的视觉模拟量表（VAS）评分和临床疗效。治疗后，针药组中的总有效率为86.7%，针刺组的总有效率为71.4%，针药组患者的总有效率高于针刺组，差异有统计学意义（$P < 0.05$）；针药组患者治疗后的VAS评分低于针刺组，差异有统计学意义（$P < 0.05$）[78]。

参考文献

[1] 齐峰，赵舒，崔健美，等. 当归四逆汤对原发性痛经

模型大鼠的影响［J］．江西中医药，2013，43（7）：63-65．

［2］樊凯芳，王丽婷，刘其，等．当归四逆汤对ASO寒凝血瘀型家兔血清ANP含量的影响［J］．时珍国医国药，2018，29（9）：2153-2155．

［3］樊凯芳，王欢，郝平平．当归四逆汤对ASO寒凝血瘀型家兔下丘脑区功能及相关神经递质的影响［J］．辽宁中医杂志，2018，45（1）：179-182．

［4］王振亮，宋建平，张晓艳，等．当归四逆汤对BALB/c硬皮病小鼠皮肤组织中CTGF，TGF-β含量的影响［J］．中国实验方剂学杂志，2012，18（23）：179-182．

［5］丁蓉，汪悦，卢悟广，等．当归四逆汤对奥沙利铂神经毒性大鼠背根神经节TRPs通道的影响［J］．南京中医药大学学报，2019，35（2）：189-193．

［6］岳秀永，李国利，方应权，等．当归四逆汤对慢性盆腔炎模型大鼠的实验研究［J］．中成药，2017，39（7）：1483-1486．

［7］张戟风，刘秀丽，王永利．当归四逆汤对心肌缺血大鼠心电图及心肌酶谱的影响［J］．中医药导报，2016，22（17）：17-23．

［8］张戟风，王国明，刘秀丽，等．当归四逆汤对心肌缺血大鼠心肌SOD及MDA表达的影响［J］．中医药导报，2017，23（2）：21-24．

［9］钱国强，赵国平．当归四逆汤四种有效成分对心肌缺血-再灌注损伤模型大鼠血管内皮细胞保护的最佳配比研究［J］．中药材，2011，34（4）：580-584．

［10］钱国强，蔡川，梁雪冰．当归四逆汤有效成分组合对大鼠缺血再灌注模型中iNOS、eNOS表达相关性的实验研究［J］．中成药，2011，33（6）：1039-1041．

［11］周晓晶，李欣，柳烨惠，等．当归四逆汤对大鼠DPN抑制作用及AGEs/RAGE的调节［J］．中国老年学杂志，2018，38（22）：5522-2254．

［12］周晓晶，李晶，于江波，等．当归四逆汤对大鼠糖尿病周围神经病变的防治作用及对乙二醛酶I的影响［J］．中国老年学杂志，2018，38（21）：5302-5304．

［13］程思宇，周晓晶，李欣，等．基于NF-κb信号通路探究当归四逆汤对糖尿病大鼠周围神经病变保护作用机制［J］．长春中医药大学学报，2019，35（1）：128-131．

［14］彭霞．当归四逆汤方证研究［D］．广州：暨南大学，2013．

［15］余健楚．当归四逆汤方证研究［D］．南京：南京中医药大学，2015．

［16］朴书仪．基于数据挖掘技术的当归四逆汤方证研究［D］．北京：北京中医药大学，2018．

［17］徐东江，唐菱，刘霞，等．LC-MS法研究当归四逆汤中芍药苷在大鼠体内的药动学［J］．精细与专用化学品，2017，25（4）：21-24

［18］高宇勤，赵国平，江仁望．当归四逆汤中阿魏酸在大鼠血清中含量测定及药动学研究［J］．中成药，2011，33（3）：419-422．

［19］高宇勤，吴杰，江仁望，等．当归四逆汤中肉桂酸及甘草酸在大鼠血清中含量测定及药动学研究［J］．中药材，2011，34（3）：408-412．

［20］程小平，吴国泰，徐强松，等．当归四逆汤半仿生提取工艺［J］．中国实验方剂学杂志，2012，18（7）：58-60．

［21］罗倩，任一杰，张启立，等．当归四逆汤颗粒质量标准的研究［J］．中药材，2011，34（3）：408-412．

［22］陈瑛，付正丰，方应权，等．HPLC法同时测定当归四逆汤中3种有效成分［J］．中成药，2016，38（2）：325-328．

［23］赵欣，谷艳，宋欣鑫，等．HPLC法同时测定当归四逆汤中4种有效成分的含量［J］．沈阳药科大学学报，2008，25（3）：200-203．

［24］郑华，秦霞，宋慧，等．基于^{1}H-NMR的当归四逆汤抗凝血作用的代谢组学研究［J］．中国中药杂志，2015，40（20）：4088-4093．

［25］秦霞．基于组效关系和代谢组学的当归四逆汤抗凝成分及起效机制研究［D］．南宁：广西医科大学，2015．

［26］程邦．基于代谢组学和网络药理学的当归四逆汤干预类风湿关节炎疾病的机制研究［D］．南宁：广西医科大学，2018．

［27］阮叶萍，胡秀敏，赵燕敏．拆方研究当归四逆汤中马兜铃酸A含量的影响［J］．中华中医药学刊，2012，30（3）：549-551．

［28］秦霞，郑华，阮俊翔．基于正交投影偏最小二乘法的当归四逆汤谱效关系研究［J］．广西医科大学学报，2015，32（3）：357-361．

［29］吴美娟，杜非洲，张红，等．当归四逆汤对糖尿病周围神经病变神经传导速度及AEGs、Cys-C、Hcy水平的影响［J］．世界科学技术—中医药现代化，2018，20（9）：1673-1678．

［30］陈威妮，刘志龙，段素静，等．当归四逆汤对糖尿病周围神经病变患者神经传导速度和踝肱指数的影响［J］．湖南中医药大学学报，2016，36（7）：62-64．

［31］李金花，陈叶．当归四逆汤联合针灸治疗糖尿病周围神经病变20例［J］．江西中医药，2018，11（49）：52-54．

［32］常月辉，张强，赵香君．当归四逆汤联合周围神经松解术治疗糖尿病周围神经病变患者临床研究［J］．世界中西医结合杂志，2018，13（5）：687-690.

［33］王焕从，赵军强．当归四逆汤加减联合 α-硫辛酸治疗糖尿病周围神经病变疗效观察［J］．现代中西医结合杂志，2015，24（23）：2575-2577.

［34］徐庆怀，赵奇煌，谢庆鑫，等．周围神经松解术配合中医辨证治疗糖尿病周围神经病的临床研究［J］．临床和实验医学杂志，2014，13（12）：1016-1019.

［35］李子华，邱忠朋，吕茶．周围神经松解术治疗糖尿病性周围神经病变的临床应用［J］．中国实用神经疾病杂志，2015，18（4）：92-93.

［36］丁伟，陈韦，李京．当归四逆汤治疗寒凝血瘀型糖尿病周围神经病变临床研究［J］．辽宁中医药大学学报，2016，18（9）：123-125.

［37］张福明．当归四逆汤治疗糖尿病周围神经病变40例［J］．福建中医药，2014，45（4）：15-17.

［38］甘大文．当归四逆汤中药熏蒸治疗糖尿病周围神经病变40例临床观察［J］．保健医学研究与实践，2014，11（4）：42-44.

［39］郑青海．当归四逆汤联合甲钴胺治疗糖尿病周围神经病变疗效观察［J］．实用中医药杂志，2015，31（10）：934-935.

［40］宋跃朋．当归四逆汤合补阳还五汤加减治疗糖尿病下肢血管病变的临床疗效［J］．临床合理用药，2018，11（100）：110-111.

［41］张雪英，齐卫平．当归四逆汤为主治疗糖尿病下肢血管病变30例临床观察［J］．浙江中医杂志，2012，47（8）：564-564

［42］汪艳娟，王行宽，陈丽萍．当归四逆汤合路路通注射液治疗糖尿病下肢动脉硬化闭塞症的临床观察［J］．中国中医基础医学杂志，2004，10（1）：60-62.

［43］李长辉．当归四逆汤联合前列地尔注射液治疗糖尿病下肢动脉硬化闭塞症30例［J］．湖南中医杂志，2014，30（6）：62-63.

［44］王薇．当归四逆汤配合小针刀治疗肩周炎的临床观察［J］．中国民间疗法，2018，26（3）：37-38.

［45］王永伏，吕大鹏，孙国锋．当归四逆汤治疗肩关节周围炎50例临床观察［J］．河北中医 2015，37（12）：1839-1842.

［46］李宗清．当归四逆汤治疗肩关节周围炎680例临床观察［J］．双足与保健，2017，10（20）：172-173.

［47］梁驰．当归四逆汤治疗肩关节周围炎的临床疗效［J］．黑龙江中医药，2017，3：19-20.

［48］梁士友．当归四逆汤治疗肩周炎的效果及VAS评分评价［J］．中医中药，2019，17（7）：166-167.

［49］蔡美奎．当归四逆汤治疗偏头痛的临床疗效观察［J］．世界最新医学信息文摘，2018，18（39）：2019，17（7）：153，157.

［50］苏军岭．当归四逆汤治疗偏头痛疗效观察［J］．实用中医药杂志，2017，33（5）：479-480.

［51］祝占英，郭艳秋．当归四逆汤治疗虚寒痛经26例体会［J］．内蒙古中医药，2013，13（40）：114.

［52］周少澎．当归四逆汤配合艾灸对原发性痛经的疗效与安全性评价［J］．中国处方药，2019，17（4）：98-99.

［53］卞莹，张喆，覃庆锋．当归四逆汤治疗寒湿凝滞型痛经40例［J］．中国中医药现代远程教育，2017，15（10）：91-93.

［54］王素丽．当归四逆汤治疗寒湿凝滞型痛经的临床观察［J］．中国民间疗法，2018，26（12）：22-24.

［55］李宗梅．当归四逆汤治疗痛经60例［J］．中国中医药现代远程教育，2012，10（13）：41-42.

［56］杨盈．当归四逆汤治疗寒凝血瘀型子宫内膜异位症的疗效观察［J］．中国医药指南，2018，16（25）：179-180.

［57］杨永勤，李凤．当归四逆汤加味治疗雷诺病36例［J］．实用中医药杂志，2009（12）：802.

［58］张世斌，孟婷婷．超微针刀结合当归四逆汤治疗雷诺病验案1则［J］．亚太传统医药，2016，12（8）：100.

［59］贺欢，闫小宁．当归四逆汤治疗痤疮临床体会［J］．实用妇科内分泌杂志，2017，4（30）：55.

［60］郭虎军．当归四逆汤治疗冻疮120例［J］．中医杂志，2010，51，增刊：88.

［61］罗良设．加味当归四逆汤治疗冻疮70例临床观察［J］．中国社区医师，医学专业，2013（9）：225-225.

［62］房立峰．当归四逆汤治疗手脚冻伤［J］．中国伤残医学，2003，21（10）：475.

［63］侯树德，陈德强．当归四逆汤化裁治疗荨麻疹200例［J］．湖南中医杂志，2012，28（5）：70-71.

［64］戴晖，张丽芬，蒙凤贞．当归四逆汤治疗荨麻疹的疗效及对变态反应的调控作用观察［J］．临床合理用药，2019，12（4A）：110-111.

［65］曾育林，刘燕妮．当归四逆汤联合咪唑斯汀治疗血虚寒凝慢性荨麻疹随机平行对照研究［J］．实用中医内科杂志，2018，32（3）：30-33.

［66］郭丕春．当归四逆汤治疗皲裂54例［J］．时珍国医国药，2005，16（12）：1286.

［67］吴卓璇，戴明，曾宪玉，等．当归四逆汤合四妙散治疗淤积性溃疡1例［J］．中国皮肤性病学杂志，2015，29（7）：732-734.

[68] 刘辉军. 当归四逆汤联合穴位注射治疗神经根型颈椎病近期疗效观察 [J]. 实用中西医结合临床, 2017, 17 (11): 130-131.

[69] 王宇光. 中药当归四逆汤治疗颈动脉粥样硬化症40例 [J]. 航空航天医学杂志, 2013, 24 (9): 1130-1131.

[70] 武宏. 当归四逆汤治疗不宁腿综合征45例 [J]. 四川中医, 2006, 24 (10): 45-46.

[71] 曹莹, 郑刚. 当归四逆汤合四妙勇安汤治疗下肢血栓闭塞性脉管炎1例 [J]. 心血管外科杂志 (电子版), 2018, 7 (1): 48-49.

[72] 张存福. 当归四逆汤运用在临床治疗脾胃虚寒型慢性非萎缩性胃炎患者的疗效评价 [J]. 双足与保健, 2017, 18: 172-173.

[73] 尚福林. 当归四逆汤治疗慢性非萎缩性胃炎的临床观察 [J]. 光明中医, 2018, 33 (13): 1843-1845.

[74] 卢丽芳. 当归四逆汤治疗慢性盆腔痛48例 [J]. 陕西中医, 2011年, 32 (3): 274-275.

[75] 赵风歧. 当归四逆汤治疗膝骨性关节炎的临床研究 [J]. 中国中医药现代远程教育, 2013, 11 (10): 76-77.

[76] 陈安凤, 谈勇. 加味当归四逆汤治疗慢性肺源性心脏病30例疗效观察 [J]. 陕西中医药大学学报, 2016, 39 (2): 35-37.

[77] 刘剑锋. 当归四逆汤治疗腰椎间盘突出症患者的疗效及对预后的影响 [J]. 临床医药实践, 2017, 26 (4): 317-319.

[78] 王延玲. 当归四逆汤合一贯煎配合针刺治疗顽固性腰痛的效果 [J]. 中国当代医药, 2018, 25 (34): 164-166.

附子汤

【出处】《伤寒杂病论》(东汉·张仲景)"少阴病, 得之一二日, 口中和, 其背恶寒者, 当灸之, 附子汤主之。"

【处方】附子二枚 (炮, 去皮, 破八片), 茯苓三两, 人参二两, 白术四两, 芍药三两。

【制法及用法】上五味, 以水八升, 煮取三升, 去滓, 温服一升, 日三服。

【剂型】汤剂。

【同名方剂】附子汤 (《备急千金要方》卷七); 附子汤 (《圣济总录》卷八); 附子汤 (《太平圣惠方》卷九); 附子汤 (《鸡峰普济方》卷十四); 附子汤 (《奇效良方》)。

【历史沿革】

1. 汉·张仲景《伤寒杂病论》, 附子汤

[组成] 附子 (炮) 15g, 茯苓9g, 人参6g, 白术12g, 芍药9g。

[功能主治] 温经助阳, 祛寒除湿。治少阴阳虚, 寒湿内侵, 背恶寒, 身体骨节疼痛, 口中和, 手足寒, 脉沉者。

[用法用量] 上五味, 以水600ml, 煮取300ml, 去滓, 温服100ml, 日三服。

2. 唐·孙思邈《备急千金要方》卷七, 附子汤

[组成] 附子三枚, 芍药三两, 桂心三两, 甘草三两, 茯苓三两, 人参三两, 白术四两。

[主治] 治风湿寒痹, 骨节疼痛, 皮肤不仁, 肌肉重着, 四肢缓纵。

[用法用量] 上味药。以水八升, 煮取三升, 分三服。

3. 宋·太医院《圣济总录》卷八, 附子汤

[组成] 附子 (炮裂, 去皮脐) 二两, 桂 (去粗皮) 二两, 白术二两, 甘草 (炙) 一两。

[主治] 治中风, 四肢挛急, 不得屈伸, 身体沉重, 行步艰难, 骨节烦疼。

[用法用量] 每服三钱匕, 水一盏, 加大枣二枚 (擘破), 生姜三片, 同煎至七分, 去滓, 稍热服, 不拘时候。如有汗出为效。

4. 宋·王怀隐《太平圣惠方》卷九, 附子汤

[组成] 附子 (炮裂, 去皮脐) 一两, 赤茯苓半两, 赤芍药半两, 人参 (去芦头) 半两, 白术半两, 桂心半两。

[主治] 治伤寒因下后, 脾胃虚冷, 腹胁胀满。

[用法用量] 每服五钱, 以水一大盏, 加生姜半分, 大枣三枚, 煎至五分, 去滓温服, 不拘时候。

5. 宋·《鸡峰普济方》卷十四, 附子汤

[组成] 白术二两, 苍术二两, 芍药一两, 茯苓二两, 甘草一两, 附子一两。

[主治] 泄泻不已。

[用法用量] 每服五钱, 水二盏, 煎至一盏,

去滓温服。

6. 明·方贤着《奇效良方》，附子汤

[组成] 附子（生，去皮脐）半两，人参半两，茴香（炒）一分，茯苓一分，山药一分，甘草（炙）三分，干姜（炮）三分。

[主治] 治房室忽中风，恶风多汗，汗出粘衣，口干上渎，不能劳事，身体尽痛，名曰内风。

[用法用量] 每服四大钱，水二盏，生姜三片，盐少许，煎至七分，去滓，食前服。

【现代研究】

1. 药理作用

（1）增强坐骨神经阈刺激　附子汤能够提高蟾蜍离体坐骨神经阈刺激，延长不应期，取蟾蜍15只，制备蟾蜍的坐骨神经干标本，游离后均置于林格液中稳定25min，待其生理指标稳定后随机分成阈刺激、不应期、传导速度3组，每组10条，引导神经干动作电位，分别测其正常时与加药后的阈刺激、不应期、传导速度的变化。结果附子汤与对照组比有显著性差异（$P < 0.05$，$P < 0.01$）；可减慢传导速度，但无显著性差异。附子汤对蟾蜍坐骨神经动作电位的抑制作用与提高阈刺激、延长不应期相关[1]。

（2）改善心功能、减轻心衰症状　附子汤通过抑制肾素 – 血管生成素 – 醛固酮系统（RAAS）的活性，下调慢性心衰大鼠神经细胞因子的含量，调节神经内分泌，改善心室重构，从而改善心功能、减轻心衰症状。将122只SD大鼠雌雄各半适应性饲养1周后，多普勒超声测定心功能，对心功能各项指标进行主成分分析和聚类分析，聚为一类的大鼠建立慢性心衰模型，离散的大鼠不再进行造模手术。将心功能指标聚为一类的115只大鼠随机分为空白组10只，假手术组12只，造模组93只。采用腹主动脉缩窄法制作心力衰竭大鼠模型，手术8周后以左心室舒张末期内径（LVIDd）、左心室收缩末期内径（LVIDs）、左心室射血分数（LVEF）、左室短轴缩短率（FS）、心电图和血清中BNP表达为慢性心力衰竭指标，造模成功后随机分为假手术组，模型组，附子汤水煎液高剂量组，附子汤70%乙醇总提物低、中、高剂量组，阳性药卡托普利组。给药4周，取血清进行ELISA检测。附子汤70%乙醇总提物可明显降低慢性心衰大鼠BNP、NT-proBNP、IL-6、TNF-α、Ang- Ⅱ、ALD、CK、ET-1、LDH、PRA、CRP的含量。70%乙醇总提物中、高剂量组对于慢性心衰大鼠心功能的改善显著优于附子汤水煎液高剂量组[2]。

将90只SD大鼠随机分为假手术组15只和模型组75只，采用腹主动脉缩窄法制作心力衰竭大鼠模型，8周后将存活的60只模型组大鼠随机分为模型组，附子汤高、中、低剂量组，卡托普利组，每组各12只，各组分别予相应的药物灌胃，假手术组合模型组以等量蒸馏水灌胃，每天1次，连续8周，观察超声心动图、心室重构指标、肾素（PRA）、血管紧张素Ⅱ（Ang Ⅱ）、醛固酮（ALD）变化。与假手术组比较，模型组左心室舒张末内径（LVEDD）、左心室收缩末内径（LVESD）升高，左心室射血分数（LVEF）、每搏输出量（SV）降低，差异有显著性意义（$P < 0.05$）。与模型组比较，附子汤高、中、低剂量组和卡托普利组LVEDD、LVESD降低，LVEF、SV增高，差异有显著性意义（$P < 0.05$），附子汤高、中、低剂量组和卡托普利组各项指标组间比较，差异无显著性意义（$P > 0.05$）。与假手术组比较，模型组CI、LVWI增高，差异有显著性意义（$P < 0.05$），提示发生了心室重构。与模型组比较，附子汤高、中、低剂量组合卡托普利组CI、LVWI降低，差异有显著性意义（$P < 0.05$），附子汤高、中、低剂量组和卡托普利组各项指标组间比较，差异无显著性意义（$P > 0.05$）。与假手术组比较，模型组PRA、Ang Ⅱ、ALD含量增高，差异有显著性意义（$P < 0.05$），提示RAAS系统激活。与模型组比较，附子汤高、中、低剂量组和卡托普利组PRA、Ang Ⅱ、ALD含量降低，差异有显著性意义（$P < 0.05$），附子汤高、中、低剂量组和卡托普利组各项指标组间比较，差异无显著性意义（$P > 0.05$）[3-5]。

（3）抑制血小板聚集　附子汤主要通过降低血浆血栓素 B_2（TXB_2）的水平，而使6- 酮 – 前列腺素 F_{1a}（$6-K-PGF_{1a}$）/ 血栓素 B_2（TXB_2）的值明显升高（$P < 0.05$），因而该方具有抑制血小板聚集的作用。拆方研究证明，这一作用主要来自方中芍药。方中人参、附子相配，可明显提高 $6-K-PGF_{1a}$ 的水平，但同时也大幅度增加了 TXB_2 的量，两者的比值反而低于对照组。提示方中附子、人参相伍可能具有促血栓形成的倾向。芍药的加入可以改变这一趋势。以党参代替人参后，全方作用没有明显变化，说明配伍后，党参与人参对该项指标显示相似的效应。作为方中主药，单味附子对 $6-K-PGF_{1a}$、TXB_2 及其比值的影响均不明显，配伍其他药物后，作用才明显提高[6]。

（4）提高红细胞膜流动性　应用荧光偏振技术观察附子汤及其拆方对正常小白鼠红细胞膜流动性的影响。结果表明连续给药8天后，附子汤治疗组与对照组相比，附子汤可以明显提高红细胞膜流动性，原方五味药的配伍效应显著优于其他拆方组。方中附子、人参、白芍的作用较为突出。以党参加

量取代方中人参后，与原方无明显差异，提示配伍后党参与人参对该指标具有相似效应[7]。

（5）次声损伤的防护作用 研究附子汤对在8Hz、130dB的次声暴露下小鼠大脑过氧化水平的影响效果。将60只BALB/c小鼠分为次声高剂量用药组，次声中剂量用药组，次声低剂量用药组，次声对照组与正常对照。15天后测试小鼠大脑微结构的变化，谷胱甘肽过氧化物酶（GSH-PX）、超氧化物歧化酶（SOD）的活性以及丙二醛（MDA）的含量。次声对照组与正常对照组相比，GSH-PX活力和MDA含量明显升高（$P < 0.05$），SOD活力略有提高。三组次声用药组与次声对照组相比，GSH-PX与SOD活力明显提高（$P < 0.05$），MDA含量明显降低（$P < 0.05$）。结果表明，在8Hz、130dB的次声暴露下可以导致小鼠脑皮质脂质的过氧化，附子汤可以提升小鼠身体内部的GSH-PX及SOD活力，从而可以清除过量的体内自由基，使得MDA的含量减少，降低了机体的不良反应[8]。

（6）改善关节炎（AA） 将48只雄性BALB/c小鼠随机分为正常组，模型组，甘草附子汤组（7.8g/kg），雷公藤多苷组（10mg/kg）。采用佐剂诱导关节炎（adjuvant arthritis，AA）小鼠模型，模型成功后，治疗组小鼠给予相应给药灌胃18天，每天1次，正常组和模型组小鼠灌胃等体积0.9%氯化钠注射液。采用足肿胀法评价药物治疗作用；苏木素-伊红（HE）染色观察各组踝关节组织病理变化；Vimentin免疫组化法检测滑膜组织成纤维样增殖；免疫荧光法检测肿瘤坏死-α（TNF-α）表达水平以及蛋白免疫印迹法（Western blot）检测滑膜组织中细胞周期蛋白D1（CyclinD1），增殖细胞核抗原（PCNA），p53和p21蛋白表达。与正常组比较，模型组足肿胀度增加，滑膜增生和骨侵蚀明显，滑膜组织成纤维样细胞增殖率升高（$P < 0.05$）；滑膜组织中TNF-α、CyclinD1、PCNA蛋白表达明显升高（$P < 0.05$）；p53和p21蛋白表达降低（$P < 0.05$）。与模型组比较，甘草附子汤组小鼠足肿胀，滑膜增生和骨侵蚀有所改善，滑膜组织成纤维样细胞增殖率降低（$P < 0.05$）；滑膜组织中TNF-α水平、CyclinD1、PCNA蛋白表达显著降低，而p53和p21蛋白表达升高（$P < 0.05$）[9]。

（7）抑制吗啡依赖动物戒断综合征 通过复制吗啡依赖大鼠模型，观察附子汤对吗啡依赖大鼠戒断症状的抑制作用，统计戒断症状并予以评分；通过比较各组大鼠戒断后不同时间体重变化，观察附子汤对大鼠戒断后体重恢复的影响；计算并比较各组大鼠肾上腺指数，观察附子汤对大鼠戒断后肾上腺萎缩的影响；采用高效液相色谱法测定大鼠下丘脑及肾上腺内去甲肾上腺素（NE）、多巴胺（DA）、

5-羟色胺（5-HT）含量，观察附子汤对吗啡依赖大鼠中枢神经系统单胺类神经递质的影响；取大鼠后肢骨骼肌制成单细胞悬液，采用Ca²⁺荧光指示剂Fluo-3-Am作为细胞内荧光探针，通过流式细胞仪测定各组大鼠骨骼肌细胞内游离Ca²⁺浓度，观察附子汤对吗啡成瘾大鼠骨骼肌细胞内Ca²⁺浓度的影响。附子汤能够减轻纳洛酮催促的吗啡成瘾大鼠戒断症状；促进催瘾后体重恢复；抑制戒断后肾上腺萎缩；降低戒断后骤增的单胺类神经递质含量；抑制成瘾戒断后骨骼肌细胞内游离Ca²⁺浓度异常增高，使之趋向正常。结论：①附子汤对吗啡依赖大鼠戒断症状有一定治疗作用，其机制可能在于抑制中枢神经系统单胺类神经递质释放；②各组大鼠后肢骨骼肌细胞内Ca²⁺浓度变化表明成瘾大鼠脱瘾程度与其戒断期骤然升高的细胞内游离Ca²⁺浓度成反比趋势；附子汤改善吗啡成瘾戒断抽搐等症状的机制与维持和调节细胞内游离Ca²⁺浓度有关；③各组成瘾大鼠在停止使用吗啡后其肾上腺指数降低，表明吗啡成瘾戒断期与肾阳虚存在密切的内在联系；附子汤对其有改善趋势[10]。

2. 方证研究

附子汤出自《伤寒杂病论》，全方由附子、人参、芍药、白术、茯苓组成。方证研究通过附子汤文献回顾，临床调研（门九章教授门诊病案收集），临床验证，整理分析对附子汤进行方证研究，并运用统计学方法确定其方证的宏观指标，总结附子汤的理论基础，揭示其临床方证规律，从而更好地指导临床治疗。收集2012年6月至2013年6月中门诊运用附子汤的病例，分别统计患者性别、年龄、主证、主病、兼症、舌脉、药物加减等，对相关信息采取频数统计、黄金优选法、聚类分析等统计方法进行处理分析，最终确立附子汤的方证规律。结果表明：①附子汤的主要患者年龄在41~50岁，男女比例为1:4.1；②附子汤病例中痞满（19.58%），月经不调（12.59%），痹证（11.1%）出现频数较高；③附子汤的临床适用范围非常广泛，其适应证几乎涵盖了所有系统的疾病，其中以消化系统、风湿免疫系统及妇科疾病（包括产后疾病）多见，分别占到病例总数的31%、26%、15%；④附子汤临床应用的主要辨证依据为恶寒、骨节痛、背恶寒、手足寒，而腰困、纳差、胃脘不适、疲乏、睡眠差可以作为参考辨证依据；⑤所有加减药物为：怀牛膝、远志、防风、干姜、芡实、黄芪、钩藤、桂枝、山药、车前子、片姜黄、薏苡仁、白茅根、茜草、五味子。因此可知，附子汤广泛运用于中老年群体，以调节人体免疫为主；附子汤以阳虚恶寒，伴脾阳不足症

状为主要表现；附子汤的主要舌象为舌暗苔白，脉象主要为沉脉；附子汤临床应用中常用加减药物为怀牛膝、芡实、远志；确定附子汤证后，若出现有睡眠差、夜尿多、尿频、阳痿早泄时均可以配伍怀牛膝，见有睡眠差一症时可以考虑配伍怀牛膝、远志；伴泄泻、带下症状时往往配伍芡实，疗效显著，其中带下证必配芡实，以求兴运阳气，除湿止带。鼻塞流涕一症可配伍防风；浮肿可考虑利尿通淋药物，如车前子；若见盗汗一症加五味子；自汗可配伍黄芪；头痛可配伍怀牛膝、钩藤、活血疏肝；伴有痛经可加入干姜、桂枝，温经散寒[11]。

3. 拆方研究

附子的"心毒性"研究 以传统中医药理论为指导，从中药功效主治角度出发，进行拆方设计，将实验大鼠分为6组，每组10只，即空白对照组、阳性对照组、附子汤原方组、拆方1组（温阳益气方组；附子、人参）、拆方2组（温阳祛湿方组；附子、白术、茯苓）、拆方3组（温阳益阴方组；附子、白芍）。观察附子汤原方及不同拆方对大鼠心肌脂质过氧化物（SOD 和 MDA）、内皮素（ET）水平的影响。①附子汤原方及不同拆方对大鼠心肌脂质过氧化物的影响：原方组、拆方1组、拆方2组、拆方3组、阳性对照组心肌组织匀浆总 SOD 活力明显高于空白对照组，尤以原方组为著（$P < 0.01$），拆方1组、拆方2组 SOD 活性也较高（$P < 0.05$）；原方组心肌组织匀浆 MDA 含量明显低于空白对照组和阳性对照组（$P < 0.01$），与各拆方组比较亦存在明显差异（$P < 0.05$），而各拆方组之间则无显著性差异。②附子汤原方及不同拆方对大鼠心肌 ET 水平的影响：原方组、拆方1组、拆方2组和拆方3组 ET 值均低于空白对照组与阳性对照组，尤以拆方3组为著，但无统计学差异。这种趋势说明单纯配伍白芍最有助于机体调控 ET 水平，其次是原方人参、白术、茯苓、白芍四味药物同用来减制附子毒性，再者是白术、茯苓的配伍，而单纯应用人参效果不佳。结论：附子累积用药可触发自由基的产生，引发链式脂质过氧化反应，配伍人参、白术、茯苓、白芍能够不同程度减轻自由基引发的氧化应激损伤[12]。

4. 配伍研究

镇痛抗炎配伍研究 将附子汤按附子不同配伍药对进行拆方分组，运用热板法、扭体法、福尔马林（甲醛）致痛法，考察附子汤以及方中附子不同配伍的镇痛作用；以腹腔毛细血管通透性变化和二甲苯所致耳廓肿胀度和抑制率为指标，分析附子汤以及各配伍组的抗炎作用；检测扭体小鼠血清超氧

化物歧化酶（SOD）活力、丙二醛（MDA）含量，运用方差分析统计学处理方法进行数据处理。全方及各配伍组均能使热板小鼠痛阈延长，乙酸刺激所致的小鼠扭体反应次数减少及潜伏期延长，升高血清超氧化物歧化酶（SOD）活力、降低血清丙二醛（MDA）含量；各给药组都能不同程度的抑制甲醛致痛的 II 相反应，抑制乙酸所致的小鼠腹腔毛细血管通透性增高及二甲苯所引起的耳廓肿胀。全方组药效最好，经统计检验，同模型组比较，均有显著性差异（$P < 0.05$）。①附子汤有明显的镇痛和抗炎作用。②附子配人参和附子配白芍两组药对有较好的镇痛作用。③附子汤及其不同配伍的镇痛作用与提高机体抗氧化系统能力，减少自由基对机体的损伤有关[13]。

5. 方剂研究

真武汤和附子汤是临床的常用方剂，两者组方相似，从药味看，仅一药之差；从剂量看，白术、附子加量。虽然都针对阳虚寒湿，但其加减目的尚未明晰。收集《伤寒杂病论》中有明确药物组成的方剂，不同剂量、炮制方法的同种药物需分为不同的对象处理。运用双层频权剪叉算法，计算每个药物的功效权值，进而计算真武汤和附子汤的功效权值以及判定强度级别，最终得出治疗两者各自的特点。收录 112 首方剂，区分用量与炮制方法后，共有中药 234 种。根据《中药学》（第 2 版）、《中药大辞典》（第 2 版）、《名老中医用药心得》《长沙药解》，收集每种药物的功效，功效收集需包括正面功效，以及负面功效，如滋阴有生湿之弊，故生湿也需收录。信息录入由双人同时进行，直到双人录入信息完全一致，最终共录入功效 96 种。真武汤 III 级功效有祛风、利水、消肿、化饮、化痰；II 级功效有健脾、温胃；I 级功效有补脾、温脾、补肝、燥湿、止痛、固表、温阳、安神、散寒、止汗；负 I 级功效有清胃、滋阴、生津；负 II 级功效有润燥、清热。真武汤偏温散，其势向外，并调和脾、胃、肝等脏腑。附子汤 III 级功效有健脾、养血、化痰、安神、消肿、化饮；II 级功效有补脾、补阳、温阳、利水、止汗；I 级功效有燥湿、化湿、止痛、温脾、益胃、温胃、补肝、补气；负 I 级功效有润燥、发汗；负 II 级功效有清热。附子汤偏温补，其势向内，具有较好的安神之功[14]。

6. 成分分析

建立 HPLC 法测定附子汤中苯甲酰乌头原碱、苯甲酰新乌头原碱、苯甲酰次乌头原碱含量的方法，同时建立 10 批附子汤的指纹图谱。应用高效液相色谱法，色谱条件：Waters XTerra MS C18

色谱柱（150mm×4.6mm，5μm），XTerra MS C18保护柱（20mm×4.6mm，5μm），流动相：乙腈（A）-0.1mol/L乙酸铵溶液（pH=6.97）（B）；梯度洗脱；流速：1ml/min；检测波长：235nm；进样量：10μl；检测温度：室温。采用梯度洗脱方法，对附子汤中单酯型生物碱进行了含量测定，同时建立了附子汤高效液相色谱指纹图谱方法。采用国家药典委员会颁布的中药色谱指纹图谱相似度评价软件，对10批附子汤样品的指纹图谱进行相似度评价。在范围内，含量呈良好线性关系。指纹图谱相似度均在0.9以上[15]。

7. 应用规律研究

通过对附子汤相关文献及统计数据的研究，探讨出附子汤的临床应用规律，为附子汤在临床上准确应用提供更多的理论依据，从而指导本方的临床应用。方法：搜集历代医家对附子汤的论述，对附子汤的病机、配伍意义、治病范围进行初步探讨；搜集医案，根据医案纳入标准和排除原则，将搜集的资料输入EXCEL表格，建立数据库，运用统计学软件，进行数据分析。利用分析出的结果与相关文献资料分析附子汤的病机、功效及应用规律。附子汤证的病机为阳气虚弱，寒湿内盛。主要功效是温阳补虚，散寒除湿。附子汤应用于临床的主要症状指标：形寒、身体痛、神疲乏力、四肢逆冷、食欲不振；主要兼症包括便溏、骨节痛、汗出。常见舌象：舌淡苔白。附子汤证的脉象运用指征主要为沉脉，其次为细脉，相兼脉以沉细脉为多见。本方治疗的疾病主要以风湿免疫系统疾病为主，其次为循环系统疾病。本方加味药主要以补虚药、活血化瘀药、解表药、祛风湿药、温里药为主。结论：本研究从现代统计学的角度介入，总结分析了附子汤在临床各科疾病中的临证使用规律，同时从药理实验文献角度对附子汤的药效及其机制进行探讨，使其临床应用有了新的依据与提示。同时揭示了附子汤临床应用的整体规律，对其临床准确应用具有指导意义[16]。

8. 药效学质量评价

本课题通过正交设计优化附子汤的提取方法，确定其含量测定及指纹图谱研究方法，结合药效学的研究结果对附子汤进行质量评价，为其质量控制提供参考。采用腹主动脉缩窄制备慢性心力衰竭模型大鼠，造模成功的大鼠给予附子汤灌胃后，测定大鼠的各项生理生化指标，分析附子汤药效作用。通过UPLC/MS技术，鉴定附子汤中的化学成分，为进一步阐明附子汤治疗慢性心力衰竭的药效物质基础提供依据。方法：①采用HPLC-UV法测定附子汤醇提液中苯甲酰新乌头原碱、苯甲酰乌头原碱、苯

甲酰次乌头原碱含量，色谱条件：Waters XTerra MS C18色谱柱（150mm×4.6mm，5μm），流动相A为乙腈，B为0.1mol/L乙酸铵溶液（pH=6.97），流速1ml/min，梯度洗脱（0~15min，5%~34%A；15~30min，34%~37%A；30~32min，37%~65%A）；检测波长235nm；进样量10μl；检测温度30℃。采用正交设计优化附子汤的提取技术并进一步建立其指纹图谱。色谱条件：BDS HYPERSIL C18色谱柱（250mm×4.6mm，5μm），流动相A为乙腈，B为0.04mol/L乙酸铵溶液（pH=10），流速1ml/min，梯度洗脱（0~15min，10%~27%A；15~50min，27%~60%A；50~60min，60%A）；检测波长240nm；进样量10μl；检测温度30℃。②将122只大鼠（雌雄各半）适应性饲养1周，排除心功能异常大鼠后剩余115只，随机分为空白组10只，假手术组12只，模型组93只，采用腹主动脉缩窄法制作慢性心力衰竭大鼠模型。8周后，通过对大鼠一般情况观察，超声检查以及心电图检测的检测结果对大鼠进行心功能判别，以保证实验所采用的大鼠具有代表性。将剩余82只大鼠随机分为8组，即假手术组（10只）、附子汤醇提低剂量组（10只）、中剂量组（11只）、高剂量组（11只）、模型组（11只）、卡托普利组（10只）、附子汤水提高剂量组（10只）、空白组（9只），分别按剂量给药4周，观察大鼠一般情况，进行心电图检测和超声检查并采用酶联免疫吸附法测定TNF-α、BNP、IL-6、ALD、Ang-Ⅱ、NT-pro BNP、CK、LDH、ET-1、PRA及CRP含量。③采用超高效液相色谱-质谱（UPLC/MS）联用技术对附子汤的化学成分进行分析。色谱柱为ACQUITY UPLC BEH C18（100mm×2.1mm，1.7μm），流动相A为乙腈，B为0.1%甲酸水，梯度洗脱（0~5min，10%~20%A；5~30min，20%~80%A；30~33min，80%A）；流速0.3ml/min；检测温度30℃。质谱离子化模式：HESI；正、负离子扫描模式（ESI+，ESI-）；喷雾电压3.5kV；鞘气流速40arb；辅助气流速5arb；毛细管温度320℃；扫描范围（m/z）：100~1500。

结果：①建立HPLC同时测定附子汤醇提液中苯甲酰新乌头原碱、苯甲酰乌头原碱、苯甲酰次乌头原碱含量的方法，苯甲酰新乌头原碱回归方程$y=6609.2x-8.6951$；苯甲酰乌头原碱回归方程$y=10481x-21.324$；苯甲酰次乌头原碱回归方程$y=5988.4x+8.0685$，相关系数均在0.9990以上。最佳附子汤提取工艺为：乙醇体积分数为70%、提取时间2h、提取2次、固液比为1:10。通过中药色谱指纹图谱相似度评价系统软件，计算附子汤样品指纹图谱的相似度。结果10批附子汤样品指纹图谱与对照指纹图谱的相似度均高于0.91。②通过观察

大鼠一般情况，超声检查以及心电图检测并通过数据分析，排除心功能不在正常值范围内的大鼠，剩余82只大鼠可用于药效学研究，其中模型组大鼠均有明显病理改变。通过比较空白组，模型组，假手术组及附子汤醇提低、中、高剂量组，附子汤水煎液组和卡托普利组的各项生理生化指标可认为：附子汤水煎液，附子汤醇提高、中、低剂量和卡托普利均可使大鼠心功能出现好转；卡托普利组与附子汤醇提高剂量组大鼠病理改善程度最优，附子汤醇提中剂量组大鼠病理改善程度次之，附子汤醇提低剂量组与附子汤水煎液组大鼠病理改善程度不明显。③通过对附子汤的一级和二级质谱分析同时结合特征碎片信息以及质谱化学键断裂规律，并通过对比相关文献和对照品数据，从附子汤中推断出42个化学成分。结论：本课题建立了HPLC测定附子汤提取液中苯甲酰新乌头原碱、苯甲酰乌头原碱、苯甲酰次乌头原碱3个成分含量的方法。采用该方法对不同药店购买的10批附子汤进行了测定，均未测得双酯型生物碱，苯甲酰新乌头碱、苯甲酰乌头原碱和苯甲酰次乌头原碱的总量均不少于0.010%。表明附子汤可以安全有效地应用于临床治疗当中。通过正交试验确定附子汤提取工艺，建立了附子汤的指纹图谱，相似度结果表明不同批次间附子汤中化学成分的种类及相对含量均一，为深入研究附子汤活性成分及全面评价附子汤制剂的质量提供了有效手段；本研究通过缩窄肾上腹主动脉手术成功制备慢性心力衰竭模型，用于研究附子汤治疗慢性心力衰竭的疗效和作用机制。药效学研究显示出附子汤对腹主动脉缩窄诱发的压力负荷型慢性心力衰竭病程有一定的延缓作用，能够有效阻止心力衰竭程度的加重，可以对心力衰竭的临床用药做出指导；采用UPLC/Q Exactive Focus对附子汤中的化学成分进行初步分离及结构鉴定，推测了附子汤中42个化合物，表现出质谱技术在化合物鉴定工作的优势，为附子汤的药效物质基础研究提供了更为快速有效的手段[17]。

9.临床应用

（1）腰椎间盘突出症 附子汤并阳和汤治疗腰椎间盘突出症53例。用《伤寒杂病论》中附子汤和《外科全生集》阳和汤加减治疗患者53例，其中21例为腰椎间盘突出，32例为腰间盘膨出。突出方向：左后外侧21例，右后外侧19例，后侧中央13例；男性39例，女性14例；临床症见腰痛、单侧坐骨神经痛、咳嗽、喷嚏等均可加重。疼痛剧烈时向大腿和小腿后侧放射直至足内侧。夜间重于白天，活动后加重。患者予以附子汤并阳和汤加减治疗，药方组成：黑附子18g，茯苓20g，白芍15g，炒白术

12g，太子参20g，麻黄6g，熟地黄20g，炮姜15g，肉桂10g，鹿角胶10g（烊），三七6g（冲），细辛10g，炒杜仲12g，怀牛膝20g，补骨脂12g，骨碎补、白芥子各30g。每剂药凉水浸泡20min，煎3遍，混匀分3次饭前服用，每10天为1个疗程。1~2个疗程后观察疗效。服药期间，嘱卧硬板床避寒冷。治愈16例，显效24例，好转12例，无效1例。总有效率为98.1%[18]。

附子汤合独活寄生汤加减能有效缓解腰椎间盘突出症所引起的症状，改善生活质量。筛选患者70例，脱落6例，最终有效病例64例：其中男29例，女35例，年龄21~58岁，平均年龄41.59岁。随机分为对照组31例，治疗组33例。对照组予以美洛昔康7.5mg口服治疗。治疗组予以美洛昔康及附子汤合独活寄生汤加减治疗，药方组成：制附子、独活、桂枝、防风、桑寄生、杜仲、川牛膝、白术各10g，茯苓15g，白芍30g，人参6g，生甘草5g。疼痛剧烈者加制川乌6g，制草乌6g；以下肢麻木为主者加全蝎3g，蜈蚣3g；下肢重着甚者加防己10g，泽泻10g。水煎服，每日1剂，分2次温服。两组患者治疗观察时间均为2周，随访2个月。对照组31例，治愈2例，显效10例，有效14例，无效5例，有效率达83.87%；治疗组33例，治愈4例，显效15例，有效10例，无效4例，有效率达87.88%[19]。

（2）慢性心力衰竭合并低血压 附子汤治疗慢性心力衰竭合并低血压状态患者238例。将患者随机分为对照组119例与治疗组119例，对照组119例患者中，男性患者70例，女性49例，其中缺血性心肌病45例，扩张型心肌病30例，高血压性心脏病44例；治疗组119例患者，男性66例，女性53例，缺血性心肌病43例，扩张型心肌病27例，高血压性心脏病49例，两组均进行一般治疗，针对原发病治疗及利尿、补液及血管活性药物应用，高血压患者停用所有降压药物；治疗组在常规治疗的基础予以附子汤治疗，每次1剂，用50ml温开水冲服，每日3次，直至停用血管活性药物、停止补液后患者自身血压能维持在90/50mmHg以上。观察两组患者治疗前后血压变化情况，两组患者治疗后大多数病情均能得到好转，对照组死亡率为17.65%，治疗组死亡率为10.08%，差异有统计学意义（$P < 0.05$），降低住院期间死亡率方面治疗组优于对照组。对照组停用血管活性药物时间（118±73.2）h，平均住院天数为（8.1±7.6）天；治疗组患者停用血管活性药物时间（70±69.3）h，平均住院天数为（6.5±4.4）天，两组患者停用血管活性药物时间、平均住院时间均有显著差异（$t=3.722$，$t=4.413$；$P < 0.05$），治疗组停用血管活性药物时间、

平均住院时间均较显著。附子汤对慢性心力衰竭合并低血压状态患者，能更快停用血管活性药物、降低住院期间死亡率并缩短住院时间[20]。

（3）膝关节置换术后康复　附子汤辅助治疗膝关节置换术患者126例，随机分为观察组与对照组，各63例。两组均于术后给予氟比洛芬酯注射液静脉滴注，每日2次，治疗5天；于48h内用毛巾包裹冰袋于关节前、内侧进行持续冰敷。观察组在常规治疗的基础上予以附子汤治疗，药方组成：炮附子（先煎）、茯苓、当归、杜仲、续断、川牛膝各15g，白术12g，白芍、炙甘草各10g，水煎服，每日1剂，早晚分服，连服5日。治疗后评估术侧膝关节肿胀、疼痛情况。观察组关节肿胀消退有效率92.1%和疼痛缓解有效率90.5%明显高于对照组77.8%、76.2%。附子汤于膝关节置换术后，可明显减轻局部肿痛程度，有利于膝关节早期恢复[21]。

（4）顽痹　附子汤加减治疗痹症患者160例。患者予以附子汤加减治疗。药方组成：制附子15g，茯苓15g，人参12g，白术15g，白芍12g。痛痹者加细辛20g，桂枝25g，并根据情况可重用制附子至60g；行痹者加防风18g，羌活、独活各15g，丹参18g，红花15g；着痹者加蚕沙12g，薏苡仁18g，木瓜15g。均停用其他中西药物，每日服上方1剂，早晚2次水煎温服，每服20剂为1个疗程。痊愈84例，好转66例，无效10例，总有效率93.8%。中医确诊为痹症的患者90例，随机将90例患者分为对照组和观察组各45例，对照组予以西医常规止痛治疗，观察组予以附子汤辨证加减治疗，对比观察两组治疗后的效果及不良反应。结果观察组治疗有效41例，有效率91.1%，对照组治疗有效32例，有效率为71.1%，观察组的治疗有效率优于对照组；观察组无不良反应发生，对照组不良反应发生率为6.67%，两组间差异明显$P > 0.05$[22]。

（5）类风湿关节炎　附子汤加味治疗风湿性关节炎1例。患者患类风湿关节炎10余年，经中西药治疗及针灸理疗均无显效，详询发病之由，因居处潮湿，又下水田劳作，10年前出现四肢大小关节对称性肿痛，现已变形，畏寒喜暖，肢体沉重，寒暑无间，遇阴雨则更重，面色苍白，微肿，身着厚衣，手足不温，食欲一般，大便溏，小便浅黄，舌淡红苔白，脉缓沉，辨为脾肾阳虚、寒湿内侵关节肌肉，治法当以温经扶阳、健脾燥湿为主，兼参通络之品，患者予以附子汤加味治疗，药方组成：制附片12g，红参12g，焦白术20g，茯苓30g，桑寄生、鸡血藤、狗脊、杜仲、续断、制乳没、独活、防风各15g，厚朴、白芍、法半夏各10g，全蝎6g，服15剂，疼痛、畏寒略减，将独活、防风减量，继服

3个月余，诸症悉减，以后略调整，巩固治疗，至12个月，RF、CRP恢复正常，平日注重防寒、防水，已能正常劳动[23]。

（6）膝骨关节炎寒湿痹阻　附子汤治疗轻中度膝骨关节炎寒湿痹阻证100例。将患者分为治疗组与对照组，治疗组52例，对照组48例。对照组行口服常规药物治疗，每次服用600mg芬必得胶囊，每日2次，连续治疗1个月；观察组予以附子汤治疗，药方组成：白芍9g、茯苓9g、人参6g、白术12g、附子12g，水煎剂，取汁200ml，每日1剂，分早晚2次服用，连续治疗1个月。对比医治前，2组医治后WOMAC指数与VAS评分均降低，且观察组下降幅度优于对照组，比较差异具有统计学意义（$P < 0.05$）；医治后与对照组比较，观察组生活质量情况显著更优，比较差异具有统计学意义（$P < 0.05$）。轻中度膝骨关节炎寒湿痹阻证患者予附子汤治疗，可有效缓解其疼痛症状，并改善患者膝关节功能及生活质量，临床应用的价值较高[24]。

（7）糖尿病周围神经病变　加味附子汤治疗糖尿病周围神经病变120例。将患者分为试验组和对照组，每组60例。所有患者均参照糖尿病治疗指南进行基础治疗，如控制饮食，适当锻炼，实时监测血糖控制，同时采用降糖，调节血脂、血压，抗血小板聚集及营养神经等治疗，并采用精蛋白生物合成预混人胰岛素注射液每日早、晚餐前30min皮下注射，联合口服二甲双胍，每日0.5~1.5g，以控制血糖；口服甲钴胺500μg，每日3次，以营养神经。试验组在上述治疗基础上予以加味附子汤治疗，药方组成：炮附子15g，芍药12g，茯苓12g，白术15g，人参6g，川芎10g，全蝎4g，加水煎至400ml，分早晚2次服用，30天为1个疗程。治疗前后，两组患者均接受肌电图检查。另外，抽取清晨空腹静脉血进行空腹血糖（FPG）和糖化血红蛋白（HbAlc）检测。加味附子汤在不影响DNP患者血糖水平的情况下，可有效提高临床疗效及神经运动传导速度。试验组患者的显效率和总有效率高于对照组（$P < 0.05$），试验组患者治疗后的腓总神经运动传导速度较治疗前显著升高，且显著高于对照组患者治疗后的腓总神经运动传导速度。两组患者治疗前后的空腹血糖和糖化血红蛋白水平无显著差异，两组患者安全性相似。临床表明加味附子汤治疗糖尿病周围神经病变患者疗效显著[25、26]。

（8）感冒咳嗽　附子汤治疗外感风寒1例。患者咳嗽胸闷20余天，近5天来加重，头晕胀痛，全身恶寒，脊背发凉，鼻塞流涕，声音重浊，肢冷酸楚，倦怠乏力，食欲不振。曾在某医院诊断为右中下肺炎。药石频投，效不明显。查舌苔薄白根厚，

脉细数无力。辨属阳气虚弱，卫外不固，风寒侵袭而致肺气不宣。治宜温阳解表，宣肺化痰。患者予以附子汤治疗，药方组成：制附子10g，党参12g，白术10g，茯苓10g，黄芪20g，防风10g，杏仁10g，桔梗10g，莱菔子10g。每日1剂，水煎服。共6剂。服后微微汗出，咳嗽胸闷、头晕胀痛、全身恶寒、脊背发凉、肢冷酸楚等症已基本消失，流涕减少，惟倦怠乏力、食欲不振。病邪虽祛，虚象仍存。原方加黄芪30g，砂仁6g，继进6剂，诸症悉解。随访2年，未再复发[27]。

（9）头痛、眩晕 加减附子汤治疗头痛患者1例。患高血压而头眩数年，近期加剧，经中西药治疗未效。诊见头痛目眩，形体胖，颜面淡黄，脸、面、肢、干轻度浮肿，常感冒，自汗出，身软乏力，肢体强痛，舌淡胖苔薄白，脉虚大。血压180/118。患者予以附子汤加减治疗，药方组成：附片20g（先煮）、防风10g、羌活6g、党参20g、黄芪30g、白术20g，茯苓20g，白芍15g，钩藤20g（后下），杜仲12g，牡蛎20g（先煮），水煎服。两剂后浮肿消除，头痛眩减。6剂后诸症消退。继前法调理半个月，血压稳定在（156~130）/（90~106）之间而停药，1年后访无恙[28]。

（10）肥胖症 附子汤合三仁汤治疗肥胖症60例，男20例，女40例，所有患者符合肥胖诊断标准。将60人随即分成两组，服附子汤及三仁汤为治疗组，30例，其中男12例，女18例；拔罐治疗减肥组30例，其中男8例，女22例。治疗组予以中药附子汤合三仁汤治疗，药方组成：附子10g，生白术30g，茯苓20g，党参10g，滑石18g，通草6g，白豆蔻6g，淡竹叶6g，厚朴10g，生薏苡仁18g，半夏10g，泽泻10g，荷叶10g，黄芪30g，每日1剂以200ml开水冲服。1个月为1个疗程，共2个疗程。对照组饮食控制加运动疗法（二组均晚饭后快步走1h），拔罐治疗1个月为1个疗程，共2个疗程。附子汤合三仁汤治疗组比单纯应用拔罐对照组效果显著，治疗组显效20例、有效9例，无效1例，总有效率为96.7%；对照组显效8例，有效14例，无效8例，总有效率为73.3%，$P < 0.01$[29]。

（11）寒湿瘀阻证非特异性下腰痛 附子汤合芍药甘草汤加味离子导入治疗寒湿瘀阻证非特异性下腰痛176例。176例患者分为对照组和观察组各88例。对照组中初发46例，复发42例；疼痛程度为轻度34例，中度54例。观察组中初发42例，复发46例；疼痛程度为轻度37例，中度51例。对照组采用①腰腿痛丸，10粒/次，每日2次，内服。②电针疗法，治疗方法选择腰阳关、肾俞、环跳、阳陵泉、委中、悬钟、承山、腰夹脊、阿是穴等，每

次选择3~5个穴位，常规消毒，直刺，环跳穴进针2.5~3寸，余穴进行1~1.2寸，行相应补、泻或平补平泻手法，得气后接G-6805电针仪，通6V直流电，可输出连续波，频率为20~30kHz，以患者能耐受为宜；留针30min，每日1次，5次/周。观察组在离子导入+电针基础上予以芍药甘草汤加味治疗，药方组成：黑附片15g（先煎），天南星10g，茯苓10g，人参10g，白术12g，白芍30g，川芎15g，甘草6g，红花10g，威灵仙20g，延胡索15g。煎煮2次，每次60min，混合药液至350ml备用；使用时采用棉垫浸泡药汁10min，稍拧干后放置于腰夹脊穴、阿是穴，接FK-998A型电脑中频治疗仪，局部产生麻感、刺痛感，电流量以患者耐受为宜；每次30min，每日1次，5次/周；电针刺穴位同对照组。两组疗程均为4周。两组患者试验完成情况比较，对照组剔除3例，脱落3例，终止1例，完成81例；观察组剔除2例，脱落3例，终止0例，完成83例。观察组临床总改善率为95.18%，高于对照组的83.95%，组间比较差异有统计学意义（$P < 0.05$）[30]。

（12）先兆流产和习惯性流产 附子汤加减治疗先兆和习惯性流产53例。患者予以附子汤加减治疗。药方组成：制附子、当归、炙甘草各10g，苦参、黄芪、煅龙骨、煅牡蛎30g，菟丝子、白术各15g，川续断12g。随症加减。水煎3次合并药液，早晚分服，每3~5天1剂。自妊娠1个月开始服用至流产月份度过后即可停药。治疗结果：52例有效，1例无效；有效率为98.1%。其中习惯性流产40例，有效率为97.5%；先兆流产13例，有效率为100%[31]。

（13）骨转移癌疼痛 附子汤结合羟考酮缓释片治疗骨转移癌疼痛60例。观察组共30例，对照组共30例。对照组给予羟考酮缓释片（奥司康定），从服用10mg或20mg开始，每隔12h按时服用1次。观察组在对照组治疗基础上予以附子汤治疗，药方组成：炮附子15g（先煎）、茯苓20g、太子参15g、白术12g、芍药9g。1剂药煎200ml，每日2次，每次服用100ml。两组治疗期间停用其他镇痛药物，均治疗7天为1个疗程，共治疗2个疗程后进行疼痛强度评估以及进行体力状况评估。对照组完全缓解9例，部分缓解13例，轻度缓解3例，无效5例；观察组完全缓解16例，部分缓解12例，轻度缓解1例，无效1例，观察组临床总改善率为93.33%，高于对照组的73.33%[32]。

（14）阳虚滑胎 附子汤治疗阳虚滑胎11例。所有患者予附子汤治疗，药方组成：熟附片8g（先煎），黄芪、党参、白术、云苓、枳壳、杜仲各10g，砂仁、炙甘草各5g，红枣10枚。若腹痛加枳壳、砂仁；腰痛加杜仲、桑寄生；阴道流血加阿胶、艾叶。

受妊 2 个月开始服用，视病情可先连服 3~4 剂，待临床症状缓解后可 5~10 天 1 剂，服至临床症状完全消失停药。最多服 25 剂，最少服 10 剂，但熟附片应先煎 30min 再同余药同煎。经治疗足月顺产 10 胎，流产 1 胎[33]。

（15）紫癜性肾炎　附子汤治疗紫癜性肾炎 1 例。患者，女性，15 岁。于半年前感冒发热 4 天后，四肢皮肤对称性出现针尖至绿豆大小出血点，以双下肢为主，高出皮肤，无瘙痒，未波及躯干皮肤，无腹痛、黑便等症。此次就诊患者面色㿠白，主诉畏寒，易疲劳，食欲差，腰部不适，舌淡苔薄白水滑，脉缓细而无力。查体：咽部无充血，扁桃体不大，心肺及腹部检查未见异常。余给患者用补肾温阳、健脾益气。患者予以附子汤加减治疗，药方组成：制附子 12g，肉桂 2g，炙黄芪 15g，红参 10g，桂枝 10g，茯苓 15g，白术 10g，白芍 8g，炙甘草 5g。5 剂，水煎服，每次 150ml，每日 3 次，口服。二诊，畏寒及疲劳感有所减轻，舌淡苔薄白而润。脉缓细无力。尿常规示：蛋白 +~+ +，红细胞 5~8 个 /HP。上方加山药 30g，菟丝子 15g，5 剂。三诊，患者已无腰部不适感，仍有轻微畏寒、疲劳感。尿常规未见异常。上方附子改为 5g，继用 5 剂，同时口服自制的温阳补肾、健脾益气的红日再造丸 9g，每日 2 次，及活血化瘀的通脉活络丸 9g，每日 2 次。四诊时，患者仍自觉怕冷、易疲劳，复查尿常规阴性。给予红日再造丸，每次 1 粒，每日 3 次，口服；通脉活络丸 1 丸，每日 1 次。半年后患者无畏寒、疲劳感，尿常规阴性，即停服红日再造丸与通脉活络丸。随访至今，未再复发[34]。

（16）妊娠腹痛　加味附子汤治疗妊娠腹痛 1 例。患者怀孕 6 个多月，腹痛已半月余，经本院妇产科检查，胎无异常，用青霉素及止痛剂数日无效，转中医诊治。就诊腹冷痛，下坠感，夜间尤甚，按之痛减，恶寒身倦，纳差腹胀，面色苍白，小便清，舌苔白滑，脉沉弱。方用胶艾汤去生地黄，加苏梗、乌药连服 2 剂不效。患者予以附子汤加味治疗，药方组成：附子、茯苓、桂枝各 10g，党参、白术、白芍、当归各 15g。先服 1 剂，痛减，再服 1 剂痛减[35]。

（17）变应性鼻炎　加味附子汤治疗变应性鼻炎 150 例。150 例变应性鼻炎患者中，设中药组 84 例，其中男性 40 例，女性 44 例；西药对照组 66 例，其中男性 30 例，女性 36 例；平均年龄 35 岁。两组患者均有变应性鼻炎的典型症状：鼻痒、鼻塞、喷嚏、鼻分泌物增多。鼻腔检查：黏膜色泽淡白，或苍白，甚至灰白；水肿程度不一，分泌物呈水样。中药组予以加味附子汤治疗，药方组成：淡附片（先煎）、桂枝、白芍、茯苓、白术各 10g，银柴胡、防风、五味子、乌梅各 12g，生黄芪 50g，党参 15g。若见鼻黏膜苍白（甚至灰白），或见腰酸肢冷，肾阳亏损者加淫羊藿、补骨脂各 10g。每日 1 剂，分 2 次煎服。20 天为 1 个疗程。西药组给予特非那丁口服，60mg/ 次，每日 2 次。局部用呋喃西林麻黄素加地塞米松针剂滴鼻，每日 4 次。10 日 1 个疗程。经治疗后，两组症状、体征大多均有不同程度好转（有效率无明显差异），但中药组显效率 35.5%，明显大于西药组 13.5%（P ＜ 0.05）[36]。

（18）老年增生性脊柱炎　加味附子汤治疗老年增生性脊柱炎 45 例。45 例中男 25 例，女 20 例；所有患者均有不同程度的持续性腰痛，活动加重，腰脊僵硬，运动受限。X 线摄片示腰椎骨质增生，椎间隙变窄。患者予以加味附子汤治疗，药方组成：制附子 10g（文火先煎 30min），党参 15g，白芍 30g，白术 15g，茯苓 15g，当归 10g，丹参 15g，三七 10g，杜仲 15g，牛膝 15g。文火水煎 2 次，早晚分服。药物加减：腰痛甚，尺脉小紧者，加细辛 3g、威灵仙 10g；腰部有冷感加干姜 10g、炙甘草 10g；腰部重坠，舌苔厚腻，加防己 15g、薏苡仁 30g；病程长，舌有瘀斑，加乌梢蛇 15g、土鳖虫 10g。10 天为 1 个疗程。视病情连服 1~3 个疗程。舌红脉数，口干苦，阴虚有火者禁服。治疗结果，显效（症状、体征消失，腰部活动正常）20 例；好转（症状、体征减轻，腰部活动好转）21 例；无效（症状、体征、腰部活动均无改善）4 例[37]。

（19）乳癖　桂枝去芍药加麻辛附子汤加减治疗乳癖 72 例。所有 72 例患者主要表现是乳房胀痛，多随月经周期变化，乳房可扪及大小不一颗粒状或条索状呈放射排列团块，质不硬，有压痛，肿块边界清，以外上象限多见，与深部组织无粘连，腋窝淋巴结无肿大，B 超、钼靶照相及穿刺细胞学诊断均为乳腺增生，排除乳腺癌。患者予以桂枝去芍加麻辛附子汤治疗。药方组成：生麻黄 10g，制附子 10g，细辛 3g，桂枝 25g，炙甘草 15g，生姜 15g，大枣 15g。药物加减：双侧结节者加鹿角 20g；怕冷、手脚凉者加干姜 20g；面色暗、苔白腻加茯苓 20g，白术 1g；有痰者加桔梗 20g；情绪易低落者加合欢皮 20g。每日 1 剂，1 个月为 1 个疗程，可连服 2 个疗程。72 例乳癖患者经治疗后临床治愈 18 例，占 25.0%；显效 27 例，占 37.5%；有效 24 例，占 33.3%；无效 3 例，占 4.2%；有效率为 95.8%[38]。

参考文献

［1］汪瑶，谢伟英，沈洁波．附子汤对蟾蜍坐骨神经动作电位的影响［J］．辽宁中医药大学学报，2012，14

（2）：192-193.

[2] 黄惠刚，朱奔奔，黄波. 附子汤对慢性充血性心力衰竭模型大鼠 BNP、IL-6 水平的影响 [J]. 陕西中医，2009，30（6）：745-746.

[3] 李庆. 附子汤对慢性心力衰竭大鼠心室重构及肾素血管紧张素醛固酮系统的影响 [J]. 新中医，2015，47（1）：222-224.

[4] 侯晓亮，洪健康，肖雪云，等. 附子汤对慢性心力衰竭患者心功能及血浆 NT-pro-BNP 的影响 [J]. 新中医，2013，45（12）：32-34.

[5] 王瑞，闫玺镁，王艳，等. 基于慢性心衰大鼠模型的附子汤药效学作用评价及机制探讨 [J]. 中华中医药学刊，2019，37（4）：788-792.

[6] 韩涛，滕佳琳，王树荣，等. 附子汤对小鼠 6- 酮 - 前列腺素 F_{1a}、血栓素 B_2 的影响 [J]. 中成药，1993，15（4）：31-32.

[7] 韩涛，滕佳琳，叶向荣，等. 附子汤对小鼠红细胞膜流动性的影响 [J]. 山东中医学院学报，1991，15（5）：42-45.

[8] 邱燕祥. 附子汤对次声损伤的防护作用 [J]. 中国医药指南，2012，10（5）：222-223.

[9] 蔡悦，张博，郭静. 甘草附子汤对佐剂性关节炎小鼠滑膜成纤维样细胞增殖的影响 [J]. 中国实验方剂学杂，2019，25（11）：29-33.

[10] 于丽秋. 附子汤对吗啡类依赖动物戒断综合征治疗作用机制的探讨 [D]. 济南：山东中医药大学，2007.

[11] 李瑾. 附子汤方证经验研究 [D]. 晋中：山西中医学院，2014.

[12] 王洪海.《伤寒论》附子汤复方环境下附子心毒性研究 [J]. 微循环学杂志，2011，21（2）：94

[13] 唐林. 附子汤及其配伍镇痛抗炎的实验研究 [D]. 沈阳：辽宁中医药大学，2008.

[14] 邓志远，刘敏，罗广波. 定性定量分析真武汤和附子汤的异同 [J]. 时珍国医国药，2017，28（11）：2784-2786.

[15] 张强，巨博雅，韩素芹. 附子汤中单酯型生物碱含量测定及指纹图谱研究 [J]. 辽宁中医药大学学报，2017，19（9）：55-59.

[16] 唐忠. 超基于数据分析的附子汤应用规律研究 [D]. 济南：山东中医药大学，2017.

[17] 张强. 附子汤质量评价及治疗慢性心衰药效学研究. [D]. 晋中：山西中医药大学，2017.

[18] 刘效军，马海玲. 附子汤并阳和汤治疗腰椎间盘突出症的疗效观察 [J]. 内蒙古中医药，2005：8.

[19] 朱心玮，李宇卫，俞鹏飞，等. 附子汤合独活寄生汤加减治疗寒湿型腰椎间盘突出症 [J]. 中国中医骨伤科杂志，2013，21（5）：32-34.

[20] 周雨，黄爱玲，聂谦. 附子汤对慢性心力衰竭合并低血压状态患者疗效的随机对照观察 [J]. 实用妇科内分泌杂志，2017，4（29）：13-14.

[21] 高麟超. 附子汤辅助治疗膝关节置换术后局部肿痛效果观察 [J]. 中国乡村医药，2018，25（5）：28-29.

[22] 陈保平. 附子汤加减治疗顽痹 160 例 [J]. 现代中西医结合杂志，2009，18（31）：3856-3857.

[23] 黄彦德，田瑞曼，谢忠礼. 附子汤加味治疗风湿性关节炎临床观察 [J]. 中医学报，2010，25（419）：752-753.

[24] 周奇. 附子汤治疗轻中度膝骨关节炎寒湿痹阻证的疗效分析 [J]. 临床医药文献杂志，2017，4（28）：5498-5500.

[25] 龚又明，王建兵，谭毅，等. 加味附子汤治疗糖尿病周围神经病变患者的疗效及其对血糖水平的影响 [J]. 实用临床医药杂志，2013，17（15）：11-13.

[26] 刘华珍，徐子亮. 加味附子汤治疗糖尿病周围神经病变临床研究 [J]. 中国中医急症，2013，22（1）：51-53.

[27] 陈明心. 附子汤治疗外感风寒 1 例报告 [J]. 中国中西医结合杂志，1999，19（3）：182.

[28] 田齐武. 加减附子汤治验五则 [J]. 湖北中医杂志，1983，1（1）：28-30.

[29] 姚雪靖. 附子汤合三仁汤治疗肥胖症疗效观察 [J]. 世界最新医学信息文摘，2018，18（48）：148-149.

[30] 刘宜军，杨勇，孙丽敏，等. 附子汤合芍药甘草汤加味离子导入治疗寒湿痹阻证非特异性下腰痛 [J]. 中国实验方剂学杂志，2017，23（20）：195-200.

[31] 刘玉海，唐元祥. 附子汤加减治疗先兆和习惯性流产 35 例临床观察 [J]. 四川中医，1992，10（12）：45.

[32] 黄东彬，管静. 附子汤结合羟考酮缓释片治疗骨转移癌疼痛疗效观察 [J]. 内蒙古中医药，2016，2（92）：90-91.

[33] 陈才明. 附子汤治疗阳虚滑胎 [J]. 时珍国药研究，1995，6（4）：8.

[34] 张林军，杨森. 附子汤治疗紫癜性肾炎 1 例 [J]. 局解手术学杂志，2004，13（4）：221-222.

[35] 何季橙. 加味附子汤临床应用举隅 [J]. 中国中医药现代远程教育，2009，7（5）：46-47.

[36] 周景伟. 加味附子汤治疗变应性鼻炎的疗效观察 [J]. 浙江省余姚市中医医院，2001，1（10）：26.

[37] 陈熹. 加味附子汤治疗老年增生性脊柱炎 45 例 [J]. 河南中医，2004，24（7）：42.

[38] 臧云彩，谢秋利，王玉娟，等. 桂枝去芍药加麻辛附子汤加减治疗乳癖 72 例 [J]. 中医学报，2018，8（33）：1567-1570.

桂枝芍药知母汤

【出处】《金匮要略方论》（东汉·张仲景）"诸肢节疼痛，身体尪羸，脚肿如脱，头眩短气，温温欲吐，桂枝芍药知母汤主之。"

【处方】桂枝四两，芍药三两，甘草二两，麻黄二两，生姜五两，白术五两，知母四两，防风四两，附子二两（炮）。

【制法及用法】上九味，以水七升，煮取二升，温服七合，日三服。

【剂型】汤剂。

【同名方剂】桂枝芍药知母汤（《金匮悬解》）；桂枝芍药知母汤（《退思集方歌注》）；桂枝芍药知母汤（《圆运动的古中医》）；桂枝芍药知母汤（《医宗金鉴》）。

【历史沿革】

1. 东汉·张仲景《金匮要略方论》，桂枝芍药知母汤

［组成］桂枝四两，芍药三两，甘草二两，麻黄二两，生姜五两，白术五两，知母四两，防风四两，附子二枚（炮）。

［功能主治］通阳行痹，祛风逐湿，和营止痛。清热，散寒，通络，活血，补虚。主诸肢节疼痛，身体尪羸，脚肿如脱，头眩短气，温温欲吐。风毒肿痛，憎寒壮热，渴而脉数；痘疮将欲成脓而不能十分贯脓，或过期不结痂。

［用法用量］上九味，以水七升，煮取二升，每次温服七合，日三服。

2. 清·王泰林《退思集方歌注》，桂枝芍药知母汤

［组成］桂枝四两，芍药三两，甘草、麻黄各二两，附子二枚，防风、知母各四两，白术、生姜各五两。

［功能主治］治诸节疼痛，身体尪羸，脚肿如脱，头眩短气，温温欲吐。

3. 清·吴谦《医宗金鉴》，桂枝芍药知母汤

［组成］桂枝四两，芍药三两，甘草二两，麻黄二两，生姜五两，白术五两，知母四两，防风二两，附子（炮）二枚。

［功能主治］跌阳脉浮而滑，滑则谷气实，浮则汗自出。

［用法用量］上九味，以水七升，煮取二升，温服七合，日三服。

4. 清·黄元御《金匮悬解》，桂枝芍药知母汤

［组成］桂枝四两，芍药三两，麻黄二两，防风四两，甘草二两，白术二两，生姜五两，知母四两，附子二两（炮）。

［功能主治］跌阳脉浮而滑，滑则谷气实，浮则自汗出。少阴脉浮而弱，弱则血不足，浮则为风，风血相抟，即疼痛如掣。

［用法用量］上九味，以水七升，煮取二升，温服七合，日三服。

5. 彭子益《圆运动的古中医》，桂枝芍药知母汤

［组成］桂枝四钱，白芍三钱，麻黄二钱，防风四钱，生姜五钱，炙甘草二钱，白术四钱，知母四钱，附子二钱。

［功能主治］治诸肢节疼痛，身体尪羸。脚痛如脱，头眩短气，温温欲吐者。

【现代研究】

1. 药理作用

（1）抗炎 取雄性大鼠 60 只，随机分为 4 组，每组 15 只。随机选出 15 只为正常组，其余 45 只大鼠左后足、颈、背等 5 个部位行皮内注射，总量 0.5ml，含 1mg BC Ⅱ型胶原。第 21 天同法 0.3ml 加强注射。正常组给予等容积蒸馏水；模型组给予等容量蒸馏水；桂枝芍药知母汤组给予桂枝芍药知母汤中药方剂（桂枝、白术、白芍、知母等）每千克体重含 15g 生药；雷公藤多苷片组给予雷公藤多苷片 3mg/kg 体重。均灌胃给药，给药体积为 5ml/kg 体重，于造模后第 10 天开始给药，连续给药 20 天。实验发现，桂枝芍药知母汤治疗 Ⅱ型胶原关节炎大鼠，能明显降低 CIA 大鼠的关节炎症，缓解关节肿胀程度，减轻大鼠足趾炎症，显著抑制关节滑膜细胞增生和炎性细胞浸润，从而减轻关节滑膜炎症反应，阻止关节内和关节周围组织破坏。表明桂枝芍药知母汤对 RA 活动期干预的可能作用机制是阻断关节滑膜细胞增生，抑制炎性细胞浸润，从而减轻关节滑膜炎症反应，阻止关节内和关节周围组织破坏，从而保护关节，减少关节的损失[1]。

将雄性大鼠 40 只，随机分为 4 组，即空白对照组（A 组）、模型对照组（B 组）、秋水仙碱对照组（C 组）、桂枝芍药知母汤组（D 组）。在受试大鼠右侧踝关节腔内注入尿酸钠溶液，形成痛风模型；A 组以同样方法注射 0.2ml 0.9% 氯化钠注射液；C 组、D 组分别在造模前灌胃秋水仙碱、桂枝芍药知母汤，A 组、B 组分别灌胃等剂量 0.9% 氯化钠注射液。于造模后 72h 断尾采血，抽取关节液，观察各组血清 IL-1、IL-4 含量及关节液中 WBC 的变化。结果桂枝芍药知母汤组大鼠血清中 IL-1 含量明显低于模型对照组（$P < 0.01$）、秋水仙碱组（$P < 0.05$），血清中 IL-4 的含量明显高于模型对照组（$P < 0.01$）、秋水仙碱组（$P < 0.05$），且关节液中 WBC 渗出明显低于模型对照组（$P < 0.05$），但与秋水仙碱组比较差异无统计学意义（$P > 0.05$）。表明桂枝芍药知母汤可能是通过抑制 IL-1 及促进 IL-4 的表达来达到抑制急性痛风性关节炎炎症的目的[2]。

建立 II 型胶原诱导（CIA）动物模型，随机分为模型组、雷公藤多苷片组和桂枝芍药知母汤高、中、低剂量组，另取 10 只正常大鼠作为空白对照组，分别给药后观察各组大鼠关节评分和肿胀度、病理改变评分，并比较各组大鼠滑膜上清液中 IL-1、IL-6 及 IL-17 的表达。结果模型组大鼠关节评分、左右足体积、造模足关节肿胀度、踝关节病理改变评分均明显高于空白对照组；治疗 16 天，桂枝芍药知母汤各剂量组大鼠上述指标均明显低于模型组（$P < 0.01$）。模型组大鼠滑膜上清液中 IL-1、IL-6 及 IL-17 的表达均明显高于空白对照组（$P < 0.01$），治疗后桂枝芍药知母汤中、高剂量组大鼠上述指标明显低于模型组（$P < 0.01$ 或 $P < 0.05$）。表明桂枝芍药知母汤可通过调节炎性细胞因子的表达而明显缓解 CIA 模型动物的各种炎症反应[3]。

以尿酸钠混悬液诱导大鼠巨噬细胞制备痛风性关节炎巨噬细胞模型，以桂枝芍药知母汤含药血清进行干预，ELISA 法检测白细胞介素 -1β（IL-1β）、IL-6、肿瘤坏死因子 -α（TNF-α）、钙结合蛋白 S100A8 的表达，DNA- 蛋白质互作 ELISA（DPI-ELISA）方法检测核因子 -κB（NF-κB）活性；Western-Blot 法检测髓性分化因子 -88（MyD88）信号衔接蛋白、核因子 κB 酶抑制剂 -β（IKK-β）、核因子 κB 抑制蛋白 α 亚基（IκB-α）表达水平；逆转录 PCR 检测 Toll 样受体 -2（TLR-2）、TLR-4 mRNA 的表达。结果尿酸钠混悬液诱导巨噬细胞造模 2h 后，模型细胞对照组 IL-1β、IL-6、IL-8、TNF-α、S100A8 含量，NF-κB 活性，MyD88、IKK-β 蛋白表达及 TLR-2、TLR-4 mRNA 表达较正常细胞对照组显著增高（$P < 0.05$），IκB-α 表达较正常细胞对照

组显著降低（$P < 0.05$）；与模型细胞对照组比较，桂枝芍药知母汤各剂量组细胞表达 TLR-2、TLR-4 mRNA 水平显著降低（$P < 0.05$）；在不加受体抑制剂的实验中，桂枝芍药知母汤各剂量组 IL-1β、IL-6、IL-8、TNF-α 含量，MyD88、IKK-β 蛋白表达水平显著降低（$P < 0.05$），高剂量组 NF-κB 活性显著降低（$P < 0.05$），高剂量组 S100A8、IκB-α 表达水平显著升高（$P < 0.05$）。表明桂枝芍药知母汤抗炎作用机制与降低 TLR-2、TLR-4 mRNA 表达，抑制 MyD88、IKK-β 蛋白表达，增加 S100A8、IκB-α 蛋白表达水平，抑制 NF-κB 激活，进而降低 Toll-MyD88 信号通路相关炎性因子表达密切有关[4]。

健康雄性大鼠 30 只，按体质量分为 5 组，每组 6 只，GD 高、中、低剂量组（16、8、4g/kg）、秋水仙碱阳性对照组（3×10^{-4}g/kg）均灌胃给药，正常组给予等容积蒸馏水，每天 1 次，连续给药 7 天。SD 雄性大鼠 20 只，提取分离大鼠中性粒细胞，接种培养。细胞试验分为 2 个实验组（不加受体抑制剂、加 NALP3 受体抑制剂），每个实验组均含 6 个组，正常对照组加入正常大鼠血清，模型对照组，高、中、低剂量组，秋水仙碱组全部滴加 200mg/L 的尿酸钠混悬液造模，同时滴加含药血清，置于 CO_2 细胞培养箱中，孵育 12h 取出。酶联免疫吸附实验（ELISA）法测定炎性因子白细胞介素 -1β（IL-1β）、IL-6、肿瘤坏死因子 -α（TNF-α）的表达，DNA- 蛋白质互作 ELISA（DPI-ELISA）方法检测核因子 -κB（NF-κB）活性；蛋白印迹法检测凋亡相关斑点样蛋白（ASC）、胱天蛋白酶 -12（Caspase-12）信号衔接蛋白表达水平；反转录聚合酶链反应（RT-PCR）观测 NLRP3 炎性体 mRNA 的表达。结果细胞造模 12h 后，与正常组比较，模型组大鼠中性粒细胞 IL-1β、IL-6、TNF-α、NF-κB、ASC（除了加 NALP3 受体抑制剂组）、NALP3 mRNA 表达水平明显升高（$P < 0.05$），Caspase-12 表达水平明显降低（$P < 0.05$）；与模型组比较，给药各组 IL-1β、IL-6、TNF-α、NALP3 mRNA 及 GD 中、高剂量组 NF-κB、ASC 表达均明显降低（$P < 0.05$），GD 高、中剂量组 Caspase-12 表达明显升高（$P < 0.05$），而秋水仙碱组 Caspase-12 表达无明显变化。表明 GD 抗炎作用机制可能与降低中性粒细胞 NLRP3、ASC 表达，抑制 IL-1β 分化成熟及 NF-κB 活化，降低 NLRP3 炎性体信号通路炎性因子表达有关。与秋水仙碱不同的是，GD 能够增加 Caspase-12 表达，负反馈抑制 NLRP3 炎性体信号通路炎性因子表达，提示 GD 治疗痛风性关节炎新的抗炎机制。在加入 NALP3 受体抑制剂下，GD 仍然能够降低模型大鼠中性粒细胞中 TNF-α、NF-κB 表达，提示 GD 可以通过另外信号通路发挥抗炎作

用。并且通过酶联免疫吸附实验（ELISA）法测定炎性因子白介素 -1β（IL-1β）、白介素 -6（IL-6）、肿瘤坏死因子 -α（TNF-α）的表达，DNA- 蛋白质互作 ELISA（DPI-ELISA）方法检测核因子 -κB（NF-κB）活性；Western 免疫印迹检测凋亡相关斑点样蛋白（ASC）、半胱天冬酶 -12（Csapase-12）信号衔接蛋白表达水平；逆转录 PCR（RT-PCR）观测 NLRP3 炎性体 mRNA 的表达。结果细胞造模 12h 后与正常组比较，实验模型组大鼠巨噬细胞 IL-1β、IL-6、TNF-α、NF-κB、ASC、NALP3 mRNA 表达水平明显升高，Csapase-12 表达水平明显降低；与模型组比较，给药各组 IL-1β、IL-6、TNF-α、NALP3 mRNA 及 GD 中、高剂量组 NF-κB、ASC 表达均明显降低，GD 高剂量组 Csapase-12 表达明显升高，而秋水仙碱组 Csapase-12 表达无明显增加。表明 GD 抗炎作用机制可能与降低巨噬细胞 NLRP3 和 ASC 表达、抑制 IL-1β 分化成熟及 NF-κB 活化、降低 NLRP3 炎性体信号通路炎性因子表达有关。与秋水仙碱不同的是，GD 能够增加 Capase-12 表达，负反馈抑制 NLRP3 炎性体信号通路炎性因子表达，提示 GD 治疗 GA 新的抗炎机制。在加入 NALP3 受体抑制剂下，GD 仍能降低模型大鼠巨噬细胞中 TNF-α、NF-κB 表达，提示 GD 可以通过另外信号通路发挥抗炎作用[5]。

（2）抗免疫 将 6~8 周龄雄性大鼠 60 只，以弗氏完全佐剂诱导产生免疫性关节炎模型，用不同剂量桂枝芍药知母汤（20.6、10.3g/kg）给模型动物灌胃用药，观察用药后动物血清 TNF-α 水平与致炎对侧膝关节滑膜组织 Bcl-2 表达。结果桂枝芍药知母汤用药 4 周后，可明显使关节指数减小（$P<0.05$ 或 $P<0.01$）；模型大鼠血清 TNF-α 水平降低（$P<0.01$）；免疫组化染色镜检显示，大鼠膝关节滑膜组织 Bcl-2 阳性细胞数减少、阳性细胞着色强度减弱（$P<0.05$ 或 $P<0.01$），桂枝芍药知母汤 20.6g/kg 剂量时的疗效与甲氨蝶呤相当。实验表明桂枝芍药知母汤对免疫性关节炎大鼠有治疗作用，其机制可能与抑制 TNF-α 分泌，降低 Bcl-2 表达有关[6]。

（3）抗风湿 采用牛 II 型胶原诱导的关节炎模型（CIA），灌胃给药 21 天后观察大鼠体重变化、足肿胀度；并采用 ELISA 法测定大鼠滑膜和血清中的白细胞介素 -4（IL-4）水平，小鼠巨噬细胞 NO-2 释放法测定大鼠滑膜和血清中 γ 干扰素（IFN-γ）活性。结果桂枝芍药知母汤能改善 CIA 大鼠体重变化，降低原发性和继发性足肿胀度，下调 CIA 大鼠滑膜和血清 IFN-γ、IL-4 水平；CIA 大鼠滑膜中 IFN-γ、IL-4 水平均升高，血清中以 IFN-γ 升高为主。表明桂枝芍药知母汤抗风湿作用，可能通过下调 CIA 大鼠滑膜和血清 IFN-γ、IL-4 水平，从而调节 Th1/Th2

平衡[7]。

采用 II 型胶原蛋白诱导类风湿关节炎大鼠模型，灌胃给药 30 天后用原位杂交技术检测踝关节局部的 OPG/RANKL 水平。结果桂枝芍药知母汤能降低 CIA 踝关节组织 RANKL、OPG 表达水平。表明桂枝芍药知母汤可以抑制 CIA 模型鼠关节 RANKL mRNA 的表达水平，提高 OPG mRNA 的表达水平，降低 RANKL/OPG 的比值，可能通过抑制了破骨细胞的分化与活化，从而可能缓解或阻止关节的损伤破坏[8]。

利用乙酸溶解 II 型胶原蛋白及弗氏完全佐剂混合，诱导大鼠佐剂性关节炎模型，以"桂枝芍药知母汤浓缩液"为干预药物，行体内、体外双重实验，观察滑膜细胞凋亡及其形态改变情况，应用 SP 法检测 Fas 抗原、Bcl-2 蛋白、p53 蛋白。结果体内、体外实验组的作用均优于对照组（$P<0.05$），两实验中实验组细胞凋亡增加，Bcl-2、p53 表达下降，Fas 表达上调，与对照组及正常组对比差异有统计学意义（$P<0.05$）。表明桂枝芍药知母汤浓缩液可明显减轻类风湿关节炎大鼠滑膜增殖的病理改变，并可使体内、体外实验组 RA 大鼠 Bcl-2、p53 表达下降，Fas 表达上调[9]。

以 II 型胶原（C II）诱导的免疫性关节炎（CIA）大鼠为类风湿关节炎（RA）动物模型，通过测量其关节肿胀程度、关节炎指数观察桂枝芍药知母汤高、中剂量组的治疗效果；采用 ELISA 法测定大鼠血清中肿瘤坏死因子 -α（TNF-α）活性，小鼠胸腺细胞法检测血清中白细胞介素 -1β（IL-1β）活性，探讨其作用机制。结果桂枝芍药知母汤高、中剂量组均可使大鼠踝关节肿胀程度和关节炎指数明显减少，与模型组比较差异显著（$P<0.01$）；同时发现模型组大鼠血清 TNF-α 含量及 IL-1β 活性明显升高，治疗组起下调作用，接近正常组水平，与模型组比较差异显著（$P<0.01$）。表明 TNF-α、IL-1β 异常增高，与 RA 发病密切相关。桂枝芍药知母汤可以降低 CIA 大鼠血清中异常增高的 TNF-α、IL-1β 浓度，从而抑制或控制类风湿关节炎病情发展[10]。

采用 HLA-DR4 转基因小鼠 CIA 动物模型，评价造模后桂枝芍药知母汤早期给药对 C 反应蛋白（CRP）、白细胞介素 -2（IL-2）的影响。结果与模型组比较，该方能明显降低 RA 转基因小鼠的 CRP、IL-2（$P<0.05$）；同时 RA 转基因阴性鼠中药组与转基因阳性鼠中药组比较，CRP 明显降低（$P<0.05$）。表明桂枝芍药知母汤有改善 RA 的病情和症状，抑制 IL-2 和 CRP 分泌的作用，这可能是桂枝芍药知母汤治疗 RA 取得良好疗效的机制之一。同时评价造模后桂枝芍药知母汤早期给药对 T 淋巴细胞增殖的影响，结果与模型组比较，该方能明显抑制 RA 转基因小鼠

T淋巴细胞增殖（$P<0.05$ 或 $P<0.01$）。表明桂枝芍药知母汤有改善RA的病情和症状，抑制T淋巴细胞增殖作用，这可能是本方治疗类风湿关节炎取得良好疗效的机制之一[11]。

SD大鼠随机分为6组，即空白对照组、模型对照组、地塞米松组和桂枝芍药知母汤高、中、低剂量组。除空白对照组注射0.1ml 0.9%氯化钠注射液外，模型组及给药组注射0.1ml弗氏完全佐剂，造模后每隔3天观察大鼠足肿胀度，第15天开始各组给予相应药物，第45天处死取血清ELISA法检测IL-6、RF、anti-CCP，致炎侧踝关节进行病理检测。与空白对照组比较，模型对照组大鼠关节肿胀度在各个时间段均显著增大（$P<0.001$）；与模型组相比，桂枝芍药知母汤高、中、低剂量组大鼠关节肿度在给药后显著下降（$P<0.05$）。与空白对照组比较，模型组IL-6、RF、anti-CCP均明显升高，具有极显著的统计学意义（$P<0.001$）；与模型组比较，桂枝芍药知母汤高、中、低剂量组IL-6、RF、anti-CCP含量均降低，具有显著的统计学意义（$P<0.05$）。与空白组比较，模型组炎性细胞浸润、滑膜组织增生、纤维组织增生、巨噬细胞增生、骨质侵蚀水平均明显升高，具有显著的统计学意义（$P<0.01$）；与模型组比较，给药组病理改善明显（$P<0.05$）。桂枝芍药知母汤作为一种治疗类风湿关节炎经典方剂，可显著改善关节炎大鼠血清IL-6、RF、anti-CCP水平[12]。

（4）抗痛风　将40只大鼠随机分为4组，空白对照组、模型对照组、秋水仙碱对照组、桂枝芍药知母汤组各10只，在受试大鼠右侧踝关节腔内注入尿酸钠溶液，形成痛风性关节炎模型；空白对照组以同样方法注射0.2ml 0.9%氯化钠注射液；秋水仙碱对照组、桂枝芍药知母汤组分别在造模前予秋水仙碱、桂枝芍药知母汤灌胃，空白对照组、模型对照组分别以等剂量0.9%氯化钠注射液灌胃。于造模3天后断尾采血，抽取关节液，观察各组血清白细胞介素-6（IL-6）、肿瘤坏死因子-α（TNF-α）含量的变化。结果与空白对照组比较，模型对照组血清IL-6、TNF-α升高（$P<0.01$）；与模型对照组比较，桂枝芍药知母汤组血清IL-6、TNF-α含量降低（$P<0.01$）；与秋水仙碱对照组比较，桂枝芍药知母汤组血清IL-6、TNF-α含量降低（$P<0.05$）。表明桂枝芍药知母汤可能是通过抑制IL-6、TNF-α的表达来抑制急性痛风性关节炎[13]。

踝关节注射法造模，雄性SD大鼠随机分为空白组，模型组，桂枝芍药知母汤高[2g/（kg·d）]、中[1mg/（kg·d）]、低[0.5mg/（kg·d）]剂量组，秋水仙碱组[0.1mg/（kg·d）]，痛风舒组[0.3mg/（kg·d）]。

在受试大鼠右侧踝关节腔内注入尿酸钠（每只0.01g）溶液，形成痛风模型。空白组以同样方法注射空白溶剂。造模12h后给药，连续给药5天后腹主动脉取血，取大鼠踝关节做病理切片，比较各组大鼠关节体积，观察各组血清中炎性介质前列腺素（PGE_2）和白三烯（LTB_4）的含量。结果桂枝芍药知母汤组大鼠踝关节体积变小，血清中PGE_2和LTB_4的含量明显低于模型对照组。表明桂枝芍药知母汤可抑制炎症因子PGE_2和LTB_4，并对大鼠急性痛风性关节炎有显著疗效[14]。

180只雄性SD大鼠随机分配到3个实验，分别为关节滑膜免疫组化实验、酶联免疫吸附测定（ELISA）实验、蛋白质免疫印迹（Western blot）实验。各实验取大鼠60只，按体重随机分为6组，每组10只，分别为模型组，正常组，桂枝芍药知母汤高、中、低剂量组（16、8、4g/kg），秋水仙碱阳性药组（$3×10^{-4}$g/kg）。实验组均灌胃给药，正常组、模型组给予等容积的蒸馏水，每天1次，连续给药7天。第5天罐胃前，大鼠足踝关节注射尿酸钠悬液诱导痛风性关节炎。取大鼠关节滑膜组织，免疫组化检测Nod样受体蛋白3（NLRP3）炎性体的表达，Image-Pro Plus6.0图像分析系统测定平均积分吸光度（IA），Western blot检测凋亡相关斑点样蛋白（ASC），半胱氨酸天冬氨酸酶-1（Caspase-1）信号衔接蛋白表达，ELISA测定炎性因子白细胞介素-1β（IL-1β）、白细胞介素-6（IL-6）、肿瘤坏死因子-α（TNF-α）、核因子-κB（NF-κB）表达水平。结果造模72h后，与正常组比较，模型组大鼠关节滑膜组织中NLRP3、ASC、Caspase-1、IL-1β、IL-6、TNF-α、NF-κB表达明显升高（$P<0.05$），Caspase-12表达明显降低（$P<0.05$）；与模型组比较，GT高、中剂量组NLRP3、ASC，GT各剂量组Caspase-1表达水平均显著降低（$P<0.05$），Caspase-12表达明显升高（$P<0.05$），GT各组IL-1β、IL-6、TNF-α、NF-κB表达均明显降低（$P<0.05$）。表明桂枝芍药知母汤治疗痛风性关节炎的作用机制可能与降低NLRP3、ASC、Caspase-1表达，抑制IL-1β分化成熟及NF-κB活化，降低NLRP3炎性体信号通路炎性因子表达有关[15]。

180只雄性SD大鼠随机分配到3个实验，分别为关节滑膜免疫组织化学技术（IHC）实验、酶联免疫吸附测定（ELISA）实验、蛋白质免疫印迹实验。各实验取大鼠60只，按体重随机分为6组，每组10只，分别为模型组，正常组，GD高、中、低剂量组（16、8、4g/kg），秋水仙碱阳性药组（$3×10^{-4}$g/kg）。实验组均灌胃给药，正常组、模型组给予等容积的蒸馏水，每天1次，连续给药7d。第

5 天灌胃前，大鼠足踝关节注射尿酸钠悬液诱导 GA。取大鼠关节滑膜组织，IHC 检测受体 Toll 样受体 -2（TLR-2）、TLR-4 的表达，Image-Pro Plus 6.0 图像分析系统测定平均积分吸光度 IA，ELISA 测定环氧化酶 -2（COX-2）、转化生长因子 -β1（TGF-β1）表达，Western blot 检测 MyD88、核因子 κB 酶抑制剂 -β（IKK-β），核因子 κB 抑制蛋白 -α（IκB-α），过氧化物酶体增殖物激活受体 -γ（PPAR-γ）表达水平。结果造模 72h 后，与正常组比较，GA 模型大鼠关节滑膜组织中 TLR-2、TLR-4 平均 IA、MyD88、IKK-β 蛋白及 COX-2 表达水平明显增高（$P < 0.05$）；与模型组比较，GD 中、高剂量组 TLR-2、TLR-4 平均 IA、MyD88、IKK-β 蛋白及 COX-2 含量表达均明显低于模型组（$P < 0.05$）；而 TGF-β1 含量及 IκB-α、PPAR-γ 蛋白表达水平明显增高（$P < 0.05$）；GD 各剂量组 IKK-β 蛋白无明显变化。表明 GD 治疗 GA 的作用机制可能与降低 TLR-2、TLR-4 受体及 MyD88 蛋白表达，增加 PPAR-γ、IκB-α 表达，抑制 NF-κB 活化，降低 Toll-MyD88 信号通路炎性因子表达有关[16]。

将患者随机分为两组，均予以低嘌呤饮食、多饮水，禁止饮酒、停用利尿剂和糖皮质激素等药物治疗，并口服秋水仙碱；观察组在此基础上加用桂枝芍药知母汤加减口服。疗程均为 2 周。比较两组疗效及血浆 IL-1、IL-6、TNF-α 水平变化。结果观察组总有效率明显高于对照组，其血浆 IL-1、IL-6、TNF-α 水平下降幅度较对照组更明显。表明桂枝芍药知母汤治疗急性痛风性关节炎的疗效确切，能明显改善患者的临床症状，作用机制与改善局部炎症反应有关[17]。

2. 网络药理学研究

（1）抗风湿　收集桂枝芍药知母汤（GSZD）所含中药的 509 个化学成分，并预测获得 718 个候选靶标。基于 GSZD 候选靶标与已知类风湿关节炎（RA）治疗靶标之间的相互作用信息，建立"GSZD 候选靶标 - 已知 RA 治疗靶标"互作网络，通过 hub 节点的节点连接度、节点紧密度和节点介度中位数卡值筛选，获得 45 个关键网络靶标。GO 功能和 KEGG 通路富集分析的结果表明，GSZD 缓解 RA 关键网络靶标主要参与代谢类通路、免疫 - 炎症调节通路、骨破坏相关通路和血管新生相关通路。表明 GSZD 抗 RA 作用可能是通过逆转炎症 - 免疫系统的失衡、调节机体代谢、缓解骨破坏和抑制血管新生而实现[18]。

（2）抗炎　通过中药系统药理学数据库和分析平台对桂枝芍药知母汤可能的活性成分和靶点进行筛选和预测，检索 TTD、Drug Bank、OMIM、GAD、Pharm GKB 等数据库与骨性关节炎相关的作用靶点，结合生物信息学手段，经大规模数据分析，得到桂枝芍药知母汤和骨性关节炎相关基因构成的分子网络和信号通路，采用 Clue Go 信号通路富集分析其可能的分子机制，用 Cytoscape 软件构建"成分 - 靶点 - 疾病"可视化交互网络图。结果在中药系统药理学数据库和分析平台中检索出桂枝芍药知母汤 1016 个相关成分，根据 OB 和 DL 参数筛选出 172 个入血活性成分并预测出 160 个可能的靶点；同时在上述疾病基因相关数据库检索出 168 个与骨性关节炎发生、发展密切相关的已知靶点，应用网络拓扑分析筛选出 183 个关键基因，Clue GO 富集分析结果显示，桂枝芍药知母汤作用于骨性关节炎的关键节点涉及的信号通路主要被富集在关节软骨生长、修复和代谢、细胞增殖、分化、凋亡和抵抗氧化应激、炎症等 99 条信号通路。桂枝芍药知母汤通过多靶点、多途径、相互协调、相互影响来治疗 OA，主要体现在促进关节软骨生长、修复和代谢、参与细胞增殖、分化、凋亡和抵抗氧化应激、抗炎和调节全身其他免疫系统来干预关节软骨 - 骨的动态平衡，充分体现了中药复方在治疗疾病的整体性和系统性特点。基于网络药理学研究桂枝芍药知母汤治疗骨性关节炎的分子机制对于阐明其科学内涵具有重要意义，为后期实验研究提供依据，也为研究中药复方治病注重配伍、多层次、多靶点等特点提供新思路[19]。

3. 制剂研究

桂枝芍药知母汤采用 70% 乙醇提取得到提取物，采用 HPLC 法测定含量。色谱条件：采用 Zorbax SB-C18（4.6mm×250mm，5μm）色谱柱，以乙腈 -0.01% 甲酸水为流动相，梯度洗脱，流速 1.0ml/min，检测波长 220nm（6-姜辣素、白术内酯Ⅲ、白术内酯Ⅰ）、275nm（白术内酯Ⅱ）、370nm（异甘草素），柱温 30℃。结果：异甘草素、6-姜辣素、白术内酯Ⅲ、白术内酯Ⅰ、白术内酯Ⅱ进样量分别在 0.0132~0.264μg（$r=0.9998$），0.1640~3.280μg（$r=0.9999$），0.0511~1.022μg（$r=0.9999$），0.0516~1.032μg（$r=0.9999$），0.0296~0.592μg（$r=0.9999$）范围内与色谱峰面积呈良好的线性关系；加样回收率（$n=6$）均在 96.2%~103.3%，RSD 均小于 3%。异甘草素、6-姜辣素、白术内酯Ⅲ、白术内酯Ⅰ和白术内酯Ⅱ含量分别为 0.0644、1.158、0.3191、0.2472、0.1605mg/g[20]。

采用 Zorbax Extend-C18（150mm×4.6mm，5μm）色谱柱，流动相为乙腈 - 水梯度洗脱，体积流量为 1.0ml/min，检测波长为 230nm，柱温为 25℃。结果：没食子酸、芒果苷、芍药苷、苯甲酸和肉桂酸进样量分别在 0.052~0.52μg（$r=0.9998$），0.078~0.78μg （r = 0.9998）、0.336~3.36μg（r = 0.9999）、0.0296~0.296μg（r = 0.9998）、0.0206~0.206μg（r = 0.9999）线性关系良好；平均回收率（RSD）分别为99.73%（1.63%）、99.33%（1.02%）、100.2%（1.79%）、98.96%（1.02%）和99.64%（1.62%）[21]。

采用HPLC法，Zorbax SB-C18色谱柱（4.6mm×250mm，5μm），流动相乙腈 -0.01% 甲酸水梯度洗脱，流速1.0ml/min，检测波长250nm（芒果苷）、237nm（芍药苷、升麻素苷、甘草酸铵）、280nm（甘草苷、5-O-甲基维斯阿米醇苷）、355nm（异甘草苷），柱温30℃。结果：芒果苷、芍药苷、升麻素苷、甘草苷和5-O-甲基维斯阿米醇苷、异甘草苷、甘草酸铵进样量分别在0.2648~2.648μg（r = 0.9999）、0.81~8.10μg（r = 0.9998）、0.2304~2.304μg（r = 0.9999）、0.173~1.73μg（r = 0.9999）、0.115~1.15μg（r = 0.9998）、0.0284~0.284μg（r = 0.9998）、0.2524~2.524μg（r = 0.9999），与色谱峰面积呈良好的线性关系；加样回收率均在97.41%~102.0%，RSD均小于3.0%[22]。

采用Shimadsu GL-science C18色谱柱（4.6mm×250mm，5μm）进行检测，以0.1%甲酸乙腈（A）-0.1%甲酸水（B）为流动相，梯度洗脱（0~5min，1%A；5~10min，1%~2%A；10~25min，2%~10%A；25~35min，10%A；35~40min，10%~12%A；40~45min，12%；45~55min，12%~18%A；55~60min，18%~20%A；60~70min，20%~30%A；70~95min，30%~45%A；95~105min，45%A），流速1.0ml/min，检测波长254nm，柱温32℃，进样量20μl。测定10批桂枝芍药知母汤物质基准样品，利用中药色谱相似度评价系统建立经典名方桂枝芍药知母汤物质基准的HPLC指纹图谱；1,1-二苯基 -2-三硝基苯肼（DPPH）法研究其清除自由基的活性，并通过pearson双变量相关分析研究谱效关系。建立桂枝芍药知母汤物质基准指纹图谱共有模式，标定26个共有峰，相似度在0.929~0.998。采用对照品比对法指认了其中8个色谱峰：没食子酸、芒果苷、芍药苷、甘草苷、升麻素苷、5-O-甲基维斯阿米醇苷、肉桂酸、甘草酸铵。其中14（芍药苷）、20、12（芒果苷）、13、23（肉桂酸）号共有峰含量变化与自由基清除活性呈负相关[23]。

4. 临床应用

（1）类风湿关节炎 类风湿关节炎患者48例，随机分为两组。治疗组25例，男11例，女14例；对照组23例，男8例，女15例。治疗组：给予桂枝芍药知母汤治疗，组方：桂枝20g，芍药15g，甘草、麻黄各10g，生姜、白术各25g，知母、防风各

20g，炮附子10g（先煎）。每日1剂，水煎温服，每天2次。以1个月为1个疗程，治疗3个疗程后观察疗效。加减法：掣痛难以屈伸、得热则减者，倍加附子、麻黄；身体滞重、关节沉着肿胀、天阴增剧者，加羌活、防己、威灵仙；久病体虚者加黄芪、党参、鸡血藤；四肢肌肉萎缩加石楠藤。对照组：给予雷公藤多苷片每次20mg，每天3次；美洛昔康片每次7.5mg，每天2次。以1个月为1个疗程，治疗3个疗程后观察疗效。两组患者临床治疗疗效比较：对两组患者进行观察分析，治疗组进行桂枝芍药知母汤加减治疗后总有效率为96%，明显高于对照组的86.09%，二者之间的差异有统计学意义（P < 0.05），两组均能显著改善患者主要症状及体征（P < 0.05）。对于晨僵时间、关节疼痛指数、功能障碍指数、ESR等指标治疗组治疗效果显著优于对照组（P < 0.05）[24]。

选取类风湿关节炎患者96例，随机分成对照组和研究组，每组48例。对照组患者给予西医治疗，即洛索洛芬 + 甲氨蝶呤 + 叶酸片。具体用法：洛索洛芬60mg，口服，每日3次；甲氨蝶呤10mg，口服，每周1次；叶酸片10mg，口服，每周1次。研究组患者给予中药治疗（桂枝芍药知母汤）联合西医治疗，具体的处方：生姜、白术各15g，桂枝、麻黄、知母、防风各12g，炮附子10g，芍药9g，甘草6g。同时根据患者的不同症状和关节严重程度可以适当地增加薏苡仁、酸枣仁、附子的量以及金银花和连翘等。加水煎服，每天服用3次，每次70ml。两组患者均以1个月为治疗疗程，持续治疗4个月。西医治疗同上法。结果临床治疗效果方面，研究组为93.75%，显著高于对照组的77.08%；研究组的生活质量评分明显优于对照组（P < 0.05）[25]。

类风湿关节炎患者104例随机平均分组：观察组52例和对照组52例患者。对照组采用常规西医疗法对患者进行临床诊疗，具体方法为：给予患者口服塞来昔布治疗，每天2次，每次0.1~0.2g，服用1个月；口服来氟米特片治疗，每天1次，每次50mg，连用3天后，减少药量至每天20mg。同时，给予其常规的抗炎、抗感染等辅助治疗，连续用药4个月。观察组采用桂枝芍药知母汤对患者进行临床诊疗，主要方法为：给予患者中药桂枝芍药知母汤，药方包括：白术15g、生姜15g、知母12g、桂枝12g、防风12g、麻黄12g、炮附子10g、芍药9g、甘草6g。对于苔厚、午后潮热的患者，可加适量薏苡仁；对不寐严重患者可加适量酸枣仁；对下肢关节严重肿痛患者，可加适量防己、独活；对上肢关节严重肿痛患者，可加适量姜黄、羌活。用水煎服，每天2次，分早晚各服用1次，连续用药4

个月。结果临床对比统计显示，观察组患者在关节临床指标、治疗总有效率（96.15%）、生活质量评分（68.03±15.8）以及不良反应率（0）方面均明显优于对照组患者（82.69%，63.14±15.3，11.54%），组间对比结果的差异有统计学意义（P<0.05）[26]。

将70例类风湿关节炎患者随机分为对照组和治疗组。治疗方法对照组：口服来氟米特，每天1次，每次20mg。治疗组：在对照组治疗的基础上加中药桂枝芍药知母汤治疗，药用：桂枝15g、芍药12g、白术15g、知母12g、制附子10g、麻黄5g、炙甘草10g、生姜15g。加减：热重者加石膏30g；寒重者重用附子；阴虚者加熟地黄20g；气虚者加黄芪30g；胃纳差者加陈皮10g、神曲15g；痛甚者加姜黄10g、海桐皮10g；关节肿甚加萆薢15g、防己10g、生薏苡仁20g。连续服药3周。治疗组总有效率为87.5%，临床缓解率为20%，显效率为32.5%，有效率为35%，无效率为12.5%。对照组总有效率为80%，临床缓解率为20%，显效率为33.3%，无效为20%。治疗组总有效率明显高于对照组，差异显著性（P<0.05），两组患者治疗后症状、体征较治疗前自身比较均有明显改善。治疗组缓解疼痛度及关节压痛度疗效与对照组比较有显著性差异，优于对照组（P<0.05）；对于缓解关节肿胀度及晨僵两组比较存在差异（P<0.05）。治疗组和对照组对血沉、类风湿因子有明显下降，差异有显著性意义（P<0.05）[27]。

类风湿关节炎患者80例随机分为治疗组与对照组，各40例。对照组采用西医疗法进行治疗，口服美洛昔康分散片，服用剂量为每天15mg，每天2次（每次7.5mg）。甲氨蝶呤片，服用剂量为每天5mg，每周2次。治疗组在对照组的方法上加用桂枝芍药知母汤进行治疗，药方为：桂枝10g、炙麻黄10g、知母10g、防风10g、白术10g、生姜10g、炙甘草8g、附子10g、白芍20g。用水煎服，28天为1个疗程，服用方法为：每天3次。共3个疗程。治疗有效率97.5%明显高于对照组67.5%，差异有统计学意义（P<0.05）[28]。

66例类风湿关节炎患者随机分为两组，对照组33例，实验组33例。对照组用西药常规治疗：甲氨蝶呤5~10mg，每天1次，每周1~2次口服；雷公藤多苷片1~1.5mg/（kg·d），分3次饭后服用。实验组用桂枝芍药知母汤治疗：知母12g，炒薏苡仁15g，炒白术12g，制附子9g，炙甘草6g，桂枝12g，炒白芍9g，炙麻黄6g，防风12g，生姜9g。发热加黄柏8g；内热阴虚加生地黄10g；湿盛加防己9g、泽泻12g。水煎，每日1剂，分2次服用，30天为1个疗程。结果总有效率实验组96.97%，对照组75.76%，

两组比较差异有统计学意义（P<0.05）。实验组较对照组晨僵时间更短、疼痛评分更低、肿胀关节数、压痛关节数更少（P<0.05）。实验组治疗后C反应蛋白、类风湿因子、血沉指标均明显低于对照组（P<0.05）。两组总有效率比较差异有统计学意义（χ^2=5.108，P=0.024）[29]。

136例患者随机分为治疗组和对照组。治疗组给予桂枝芍药知母汤治疗，组方：桂枝30g，白芍24g，生甘草、麻黄各15g，生姜、白术各40g，知母、防风、附子各30g（先煮2h）。每日1剂，每日3次，水煎温服。对照组给予塞来昔布胶囊每次100mg，每日2次，口服；同时服用甲氨蝶呤片每次5mg、每日1次、每周2次，治疗。两组均在每年的6月中旬至9月中旬连续服药观察治疗12周。结果：治疗组、对照组治疗的总有效率分别为98.5%、89.7%，两组比较差异有显著性[30]。

（2）痛风性关节炎 100例患者随机分为治疗组与对照组各50例。治疗组予桂枝芍药知母汤加减治疗，处方：桂枝12g，知母12g，防风8g，芍药9g，麻黄6g，炮附子（先煎）10g，白术12g，生姜8g，甘草6g。关节红肿热痛者，倍加芍药、甘草、知母、减附子；气虚者加黄芪；关节重着、遇阴雨天气加剧者，倍加白术；脉细涩兼阴虚者减麻黄、附子，加玄参、麦冬、生地黄；关节发热、口渴者，加石膏、薏苡仁。每日1剂，水煎400ml，每次200ml，每天2次内服。对照组口服秋水仙碱，每次0.5mg，每天2次。两组均以治疗7天为1个疗程，治疗4个疗程后统计疗效。结果治疗组血尿酸（273.98±31.56）平均水平明显低于对照组（489.98±48.36）（P<0.05）；且疼痛改善、关节红肿消退情况明显优于对照组（P<0.01）[31]。

痛风性关节炎患者68例，随机分成实验组和对照组各34例。对照组给予口服塞来昔布胶囊，每天1次，每次0.2g，连续口服药物1个月。实验组患者在对照组的基础上给予桂枝芍药知母汤，组成：苏叶15g、茯苓15g、炙甘草10g、桂枝15g、防风12g、白芍15g、制附片8g、知母18g、生姜15g、白术15g，按照中药常规熬制方法，每日1剂，早晚各1次，连续治疗1个月。结果实验组患者的治疗有效率为97.05%，明显高于对照组的76.47%，组间差异有统计学意义（P<0.05）；实验组患者的血尿酸水平明显低于对照组，组间差异有统计学意义（P<0.05）；实验组患者的血沉和C反应蛋白水平均明显低于对照组，组间差异有统计学意义（P<0.05）[32]。

46例痛风患者，急性期均给予对症治疗，缓解期给予桂枝芍药知母汤治疗。基本处方：桂枝20g，

芍药 15g，知母 10g，麻黄 10g，生姜 10g，白术 15g，防风 10g，甘草 6g，附子 15g（先煎 30min）。随症加减：风气胜者即关节疼痛、移走不定、上下左右，或红或肿，此处关节疼痛将止、别处关节疼痛又起者加羌活 10g，独活 10g；寒气胜者即寒气凝结，阳气受阻，四肢挛急，关节浮肿、冷痛加细辛 3g，肉桂 10g；湿气胜者即四肢缓弱无力，关节肿痛，肌肉麻木不已加薏苡仁 25g，苍术 10g，黄柏 10g，土茯苓 15g，萆薢 1g；热气胜者即关节红肿热痛、剧痛不可触加生石膏 15g，黄柏 10g，制乳香 20g，制没药 20g。用法：每日 1 剂，水煎早晚服。每 5 剂为 1 个疗程，连服 4~6 个疗程。结果经治疗后显效 35 例，好转 7 例，无效 4 例，有效率 91%[33]。

急性痛风性关节炎患者 90 例，随机分为治疗组和对照组，各 45 例。治疗组予桂枝芍药知母汤加味口服，药物组成：桂枝 9g，炒白芍 15g，知母 12g，炙麻黄 6g，炒白术 9g，防风 9g，制附子 9g（先煎），炒薏苡仁 30g，炙甘草 6g，生姜 6g。湿热盛者加生石膏 15g，黄柏 8g，金银花 15g，连翘 12g，土茯苓 12g；血分盛者加生地黄 12g，牡丹皮 12g，丹参 12g，牛膝 15g；热毒炽盛伤及阴分者加玄参 10g，麦冬 10g；寒湿化热者加秦艽 12g，威灵仙 15g，防己 9g。对照组予秋水仙碱，初始剂量为每小时 0.5mg，直到症状缓解，或出现恶心、呕吐、腹泻等胃肠道副反应时停用，最大剂量每天 6mg，若用到最大剂量症状无明显改善时，应及时停药。症状缓解后继续予 0.5mg，每天 2 次，持续 3 天。然后改洛索洛芬钠胶囊 60mg，每天 3 次。两组均以 7 天为 1 个疗程，治疗 2 个疗程后观察疗效。结果治疗组有效率 95.56%，对照组有效率 84.44%，差异有统计学意义（P < 0.05）。两组理化检查差异也有统计学意义（P < 0.05）[34]。

40 例患者随机分为中医组和对照组（各 20 例）。对照组予以患者秋水仙碱 0.5mg，口服，每天 2 次，连服 3 天，总疗程 4 周。治疗组给予桂枝芍药知母汤煎剂，组成如下：桂枝 12g，芍药 9g，麻黄 12g，生姜 15g，白术 15g，知母 12g，防风 12g，制附子 10g，甘草 5g。每次用量为 250ml，口服，每日 2 次，总疗程 4 周。两组总疗效进行对比，桂枝芍药知母汤组优于对照组，疗效明显有统计学意义（P < 0.05）[35]。

（3）风湿性关节炎 风湿性关节炎患者 80 例，随机分为观察组 40 例和对照组 40 例。治疗方法对照组：给予西医治疗，主要包含禁食、胃肠减压，按照 1 天出入量，给予基础补液量，增加显性试水量、引流量与消化排出量，等于每日补液量。选择脂肪乳氨基酸作为基础补液，添加 35ml 氯化钾注

射液、450ml 氯化钠注射液，进行静脉滴注，每天 1 次。若疼痛剧烈，可选择 90mg 盐酸哌替啶进行泵入，每天 1 次。选择 250mg 左氧氟沙星与 1g 甲硝唑进行静脉滴注，每天 1 次。观察组：处方：黄芪 30g，桂枝 10g，制附子 10g，芍药 15g，当归 12g，防风 10g，羌活 10g，知母 10g，乌梢蛇 5g，青风藤 15g，薏苡仁 30g，麻黄 6g，炙甘草 6g，每日 1 剂。在患者服药期间，每日 2 次推拿进行辅助治疗。两组患者经过治疗，观察组显效 25 例，显效率为 62.5%；有效 14 例，有效率 35.0%；无效 1 例，无效率 2.5%；治疗总有效率为 97.5%。对照组显效 14 例，显效率为 35.0%；有效 15 例，有效率 37.5%；无效 11 例，无效率 27.5%；治疗总有效率为 72.5%。观察组效果比对照组明显更优，两组对比存在显著性差异（P < 0.05）[36]。

（4）坐骨神经痛 坐骨神经痛患者 35 例，其中男 19 例、女 16 例。治疗方法采用桂枝芍药知母汤加味，方剂：桂枝 12g、白芍 12g、知母 12g、白术 15g、防风 12g、麻黄 6g、附子 10g（先煎）、甘草 6g、川牛膝 12g、鸡血藤 20g。病久难愈者另用全蝎 3g、蜈蚣 3 条，分 2 次冲服。每日 1 剂，水煎服，连服半个月为 1 个疗程。结果治愈 21 例、好转 10 例、无效 4 例。疗程最短的 10 天、最长的 1 个月[37]。

本组 300 例中，男 190 例，女 110 例；用桂枝芍药知母汤加味。药用：桂枝 45g，生白芍 80g，黑附片 30~60g，知母、苍术、白术、麻黄、防风、干姜、甘草各 15g，川牛膝、小青皮各 30g。若痛重倍附片量；行走吊痛感白芍加至 100g；瘀重加刘寄奴 30g。每日 1 剂，煎前水泡 2h，每次水开后，慢火煎 30min，2 煎药混合分 3 次温服。结果治愈：痛、酸、重、木消失，能参加一般重体力劳动，经半年以上随访无复发 264 例占 88%；显效：痛、酸、重、木基本消失，但劳累后稍有轻度酸痛感觉 30 例占 10%；无效：诸症无改善 6 例占 2%；总有效率为 98%[38]。

60 例患者中，男 36 例，女例 24。治疗组：30 例患者均采用桂枝芍药知母汤加减结合针刺治疗。药物组成桂枝、白术、知母、防风、白芍、黑附子、麻黄、甘草、生姜、独活、牛膝、细辛、透骨草、鸡血尾，每日 1 剂，水煎，分早晚两次服，10 天为 1 个疗程，服用 2 个疗程。疼痛剧烈、遇寒痛甚者加制川乌先煎；重浊沉重者加防己、木瓜、薏苡芒；游走串痛者加威灵仙、红花；气虚明显者加黄芪；拘挛掣痛不可屈伸者加全蝎、乌梢蛇。针刺治疗：取气海俞、大肠俞、环跳、秩边、委中、阳陵泉、三阴交。腰痛明显者配肾俞；髋部痛者配居髎；向下肢外侧放射者配绝骨、足临泣；向下肢后侧放

射者配殷门、承山。操作方法各穴均用直刺法，行提插捻转，待得气并气过病所。10 天为 1 个疗程，治疗 2 个疗程。对照组针刺治疗取穴气海俞、大肠俞、环跳、秩边、承扶、委中、阳陵泉、三阴交。腰痛明显者配肾俞。髋部痛者配居髎；向下肢外侧放射者配绝骨、足临泣；向下肢后侧放射者配殷门、承山。操作方法各穴均用直刺法，行提插捻转，待得气并气过病所。10 天为 1 个疗程，治疗 2 个疗程。结果两组患者治疗后疗效比较，治疗组总有效率 90% 明显大于对照组 66.67%，经检验 $P < 0.05$，有显著性差异[39]。

（5）强直性脊柱炎 128 例强直性脊柱炎患者随机分为中药组和西药组，中药组患者 76 例，西组患者 52 例。西药组口服甲氨蝶呤，每周 1 次，每次 8.0mg；口服柳氮磺吡啶，每天 2 次，每次 1g。中药组患者给予桂枝芍药知母汤加减疗法进行治疗，中药组成：芍药 20g，知母、防风、白术、桂枝各 10g，生姜、制附片、麻黄、甘草各 6g。加减疗法：患者偏寒，制附片增加至 10g；患者偏热则增加土茯苓、秦艽各 10g；患者偏湿，增加苍术、黄柏各 10g，薏苡仁 30g；患者偏痛，加蛴虫、地龙各 6g，制没药、制乳香各 10g，水煎，每日 1 剂、温服。结果中药组 VAS 评分、晨僵改善情况优于西药组；中药组患者认为疗效确切（好转 + 很好）占到 78.9% 优于西药组的 57.7%（$P < 0.05$）[40]。

（6）银屑病 关节型银屑病 46 例，男性 32 例，女性 14 例。治疗方法基本方：桂枝 6g，白芍 12g，知母 10g，白术 12g，防风 10g，桑寄生 15g，秦艽 10g，青风藤 30g，甘草 10g。加减：病在上肢者加桑枝 20g，病在下肢者加牛膝 10g；关节疼痛较剧者加制乳香、没药各 10g；肿胀明显者加防己 12g，苍术 12g；关节屈伸不利者加伸筋草、络石藤各 20g；热盛加生石膏 30g，黄柏 10g；伴腰膝疼痛者加杜仲、川续断各 10g；有月经不调者加仙茅、淫羊藿各 10g；气虚者加黄芪 10~30g，党参 10~30g；血虚者加当归 10g，鸡血藤 15g。治疗结果临床治愈 5 例，好转 34 例，未愈 7 例[41]。

将 56 例寒热错杂型银屑病关节炎患者随机分为治疗组和对照组，每组 28 例。对照组予美洛昔康加甲氨蝶呤口服治疗，治疗组在对照组的基础上加桂枝芍药知母汤加减治疗。对照组常规给予口服美洛昔康片，每次 7.5mg，每日 2 次；甲氨蝶呤片，每次 10mg，每周 1 次。治疗组在对照组的基础上加桂枝芍药知母汤加减治疗，药物组成：桂枝 10g、芍药 10g、知母 12g、白术 15g、生姜 15g、防风 12g、麻黄 10g、制附子（先煎）9g、甘草 6g。寒重者加细辛；热重者加忍冬藤；湿重者加薏苡仁；兼

阴虚者加生地黄；兼气虚者加黄芪；兼血瘀者加川芎。每次 100ml，每日 2 次，早、晚饭后服用。2 组均以 8 周为 1 个疗程。结果治疗组显效 8 例，进步 11 例，有效 5 例，无效 4 例，总有效率为 85.71%；对照组显效 7 例，进步 8 例，有效 5 例，无效 7 例，总有效率为 74.07%。2 组比较，差异有统计学意义（$P < 0.05$）[42]。

（7）肺部真菌感染 患者 65 例，随即分为试验组 33 例、对照组 32 例，试验组用桂枝芍药知母汤加味煎服，对照组用伊曲康唑胶囊口服。试验组：加服中药协定处方，由桂枝芍药知母汤加五味子、细辛等组成：桂枝 15g，白芍 30g，知母 18g，麻黄 15g，制附片 20g（先煎 30min），白术 18g，生姜 15g，甘草 6g，防风 20g，五味子 10g，细辛 10g。每日 1 剂，煎服。加减法：气喘痰多加莱菔子 12g，白芥子 10g；咳嗽痰黄加百部 20g，黄芩 15g；腹泻加儿茶 12g；水肿加茯苓 45g，车前子 15g；心力衰竭加人参 10g，麦冬 12g，葶苈子 15g；兼夹瘀血加丹参 15g，三七 6g（冲服），红花 10g。1 剂中药煎煮 3 袋，每袋 200ml，1 次服 1 袋。对照组：加服伊曲康唑胶囊，用法：0.2g，每天 1 次口服。结果：①真菌转阴率：试验组 75.8%，对照组 83.9%；②临床积分改善情况：试验组与对照组疗效分别为缓解 19、14 例，显效 13、15 例，有效 1、3 例[43]。

（8）膝关节骨性关节炎 将 60 例膝关节骨性关节炎患者随机分为两组：治疗组 30 例和对照组 30 例。对照组硬膜外麻醉下行膝关节镜下关节清理术，治疗组关节镜下清理术配合桂枝芍药知母汤内服进行对照观察。以桂枝芍药知母汤为基本方加减：桂枝 10g，白芍 10g，知母 10g，白术 15g，附片 14g（先煎 30min），麻黄 6g，防风 10g，炙甘草 6g，豨莶草 30g，青风藤 30g，牛膝 12g，杜仲 15g，独活 12g，秦艽 12g，乳香 15g，没药 15g。疼痛甚者加全蝎 6g，乌梢蛇 25g，细辛 6g；肿胀沉重者加防己 15g，木瓜 20g，薏苡仁 30g；瘀血重加红花 10g，桃仁 10g，土鳖虫 8g。每日 1 剂，水煎分早晚两次服，药渣另煮后熏洗关节。15 天为 1 个疗程。治疗组总有效率为 93.4%，对照组总有效率为 73.3%，两组比较，差异有统计学意义（$P < 0.05$）；治疗后膝关节功能指标积分治疗组与对照组比较，差异亦有统计学意义，治疗组优于对照组（$P < 0.05$）[44]。

患者，男，73 岁，因左膝关节疼痛，活动受限，治以处方：桂枝 15g，芍药 20g，知母 10g，炙甘草 10g，麻黄 8g，白术 25g，防风 10g，制附子 12g，生乳香 10g，生没药 10g，生石膏 30g。7 剂，水煎服。1 周后复诊，膝痛好转大半，行平路时已无不适，但上下楼梯时仍有疼痛，但其程度较前也有减轻。效

不更方，加熟地黄 30g，生牡蛎 30g，骨碎补 30g，补骨脂 30g，7 剂。1 周后上下楼梯时已无疼痛[45]。

（9）股骨头坏死 创伤性股骨头坏死患者共 42 例，其中男 30 例，女 12 例。治疗方法以桂枝芍药知母汤为基础方加减，桂枝 15g、白芍 15g、甘草 13g、麻黄 10g、生姜 20 片、白术 20g、知母 18g、防风 18g、黑附子 10g，加人参、黄芪、丹参、乳香、没药、牛膝。疼痛重者加细辛 10g、附子 15g；舌苔厚白腻、脉浮滑者加半夏、陈皮、苍术、厚朴；舌质红绛、舌苔无或少、脉浮弱细者加干地黄、竹叶、天冬、玉竹。水煎服每日 1 剂，煎 2 次，每次煎 30min，分 2 次早晚服。待疼痛缓解后改为散剂，每天 3 次，每次 4g，分早、中、晚服。结果：临床前期 5 例中，优 4 例，良 1 例；Ⅰ 期 15 例中，优 10 例，良 3 例，可 2 例；Ⅱ 期 14 例中，优 8 例，良 3 例，可 3 例；Ⅲ～Ⅳ 期 5 例中，良 1 例，可 2 例，差 2 例[46]。

（10）梨状肌综合征 本组 96 例，男 58 例，女 38 例。治疗方法：以祛风散寒、渗湿通络、补益肝肾法，用桂枝芍药知母汤加味为基本方：桂枝 10g、麻黄 8g、附片 10g、白芍 12g、白术 12g、知母 10g、甘草 3g、防风 6g、桑寄生 15g、续断 15g、牛膝 12g、威灵仙 15g。加减法：有外伤史者，加三七末 10g；气虚者，加黄芪 15g；血虚者，加当归 15g；阴虚者，加熟地黄 20g；阳虚者，加鹿角胶 15g；患肢伸屈不利者，加柴胡 10g。治疗结果：治愈 57 例，好转 32 例，未愈 7 例，总有效率为 92.7%，服药时间最短 5 天，最长 35 天；症状缓解时间最短 3 天，最长 9 天[47]。

（11）红斑性肢痛症 将 40 例确诊病例随机分为两组，治疗组 20 例采用桂枝芍药知母汤加减，每日 1 剂，水煎早晚分服，7 天为 1 个疗程。对照组 20 例采用：①阿司匹林 0.5～1.0g，每天 3 次；②麻黄素片 25mg，每天 3 次；③维生素 B_1 20mg，每天 3 次，同时，每日将患肢浸入温水中，并逐渐提高水温，直至患肢轻微不适时的温度为止，进行热敏疗法，7 天为 1 个疗程。结果：治疗组临床痊愈 17 例，有效 3 例，2 个疗程临床痊愈 3 例，最少服 2 剂，疼痛消失，最多服 14 剂，平均 4.5 剂。对照组临床痊愈 13 例，有效 5 例，服药 1 个疗程临床痊愈 3 例，2 个疗程痊愈 10 例，平均治愈天数 11.5 天。治愈率治疗组为 85.0%，对照组为 72.2%，差别显著（$P < 0.05$）[48]。

（12）颞下颌关节紊乱综合征 患者 60 例，按随机对照原则分为针药组和针灸组，每组 30 例。针药组男 12 例，女 18 例。针灸组男 14 例，女 16 例。使用针灸针规格：0.3mm×40mm。取下关、颊车、合谷等穴位。中药材方药组成：制附子 10g、白术 15g、知母 20g、麻黄 9g、防风 10g、桂枝 10g、芍药 20g、生甘草 10g、生姜 10g。湿甚者加苍术 10g、薏苡仁 30g；关节活动障碍、僵硬明显者加制草乌 10g、制川乌 10g；瘀血明显者加川芎 10g、延胡索 15g；久病反复迁延不愈而入络者加僵蚕 10g、全蝎 6g、三七粉 10g。针灸组用 0.3mm×40mm 毫针行针灸治疗。针药组在针灸治疗的基础上加服上述中药组方，每日 1 剂，每天 3 次，餐前 0.5h 服针药组总有效率 83.33%，其中痊愈率 30%；针灸组总有效率 63.33%，痊愈率 13.33%[49]。

本组 38 例患者，其中男 21 例，女 17 例。针刺取下关、颊车、内庭、合谷、阿是穴，用泻法。每日针刺 1 次，10 次为 1 个疗程。口服桂枝芍药知母汤加味：桂枝 10g、炒白芍 10g、知母 10g、麻黄 10g、甘草 6g、白术 12g、防风 12g、炮附子 6g、生姜 5g、穿山甲 10g、威灵仙 15g、鸡血藤 15g。寒盛者加制川乌、全蝎；湿盛者加苍术、茯苓；夹瘀者加乳香、川芎；气虚者加黄芪；血虚者加当归；寒湿化热者加石膏、黄柏。每日 1 剂，水煎服。经上述治疗 2～20 天后 36 例痊愈，关节疼痛消失，活动弹响消失，关节功能正常；2 例好转，关节疼痛及弹响均明显好转；无 1 例无效[50]。

（13）糖尿病足 患者 42 例，随机分为两组，治疗组 20 例，对照组 22 例。治疗组在一般治疗基础上，加用桂枝芍药知母汤加减治疗：桂枝、知母、防风各 12g，芍药、白术、生姜各 15g，麻黄、制附子、甘草各 6g。气阴不足加黄芪、天花粉、麦冬等；瘀血明显加地龙、炮山甲、生山楂等；湿盛加薏苡仁、牛膝、独活等。用法：水煎服每日 1 剂，3 周为 1 个疗程，服药 2～4 个疗程。治疗组临床治愈 12 例，显效 7 例，无效 1 例，总有效率为 95%；对照组相应为 10、6、6 例，72.7%。两组总有效率比较差异显著（$P < 0.05$），治疗组疗效明显优于对照组[51]。

（14）肩周炎 患者 121 例，其中男 75 例，女 46 例。治疗方法治以祛风除湿、通阳行痹，方药选用桂枝芍药知母汤（桂枝 9g、白芍 20g、知母 15g、麻黄 9g、熟附子 9g、防风 10g、白术 15g、生姜 10g、甘草 9g）为基本方；病程较长，痛有定处，舌质瘀黯加白花蛇 1 条（约 30g）、蜈蚣 2 条、全蝎 6g、穿山甲 15g；血虚者加当归、川芎各 10g；气虚者加党参、黄芪各 20g；风甚者加羌活、秦艽、姜黄各 10g；湿盛者加苍术 10g、薏苡仁 30g；阴虚者加山茱萸 10g、熟地黄 15g；阳虚者加肉桂 6g、干姜 10g；肌肉酸痛者加葛根 30g，甚者可用 60g。每日 1 剂，水煎早晚分服。同时配合患侧局部照射治疗，每天 1 次，每次 0.5h，最长不超过 40min，疗程 10～50 天。

治愈 93 例（76.9%），有效 20 例（16.5%），无效 8 例（6.6%），总有效率 83.5%。疗程最短为 10 天，最长为 50 天，多数为 30~40 天，其中症状缓解时间最短 3 天，最长 10 天[52]。

（15）腱鞘炎　患者 21 例，男 6 例，女 15 例。治疗方法全部给予桂枝芍药知母汤加味治疗，另以红花油或活络油涂擦患处，每日 3 次。基本方：桂枝 12g，赤芍 9g，麻黄 9g，白术 15g，知母 12g，防风 10g，附子 6g（先煎），羌活 12g，姜黄 12g，甘草 6g，每日 1 剂，水煎服。7 天 1 个疗程，以 1 个疗程为限。若湿热重加薏苡仁 30g，虎杖 10g；瘀血疼痛明显加延胡索 10g，三七 10g；便秘加大黄 10g；寒湿明显加威灵仙 10g，细辛 3g。治疗结果患处肿痛消失，屈伸功能良好，可用力活动无障碍为痊愈；肿痛消失但不能用力持物者为有效。结果 19 例治愈，2 例有效，治愈率 90.5%。有 14 例随访 1 年无复发[53]。

（16）腰椎间盘突出症　患者 37 例，男 21 例，女 16 例。以桂枝芍药知母汤加减治疗：药用桂枝 12g，白芍 30g，麻黄 6g，防风 12g，知母 10g，制附片 10g（先煎），白术 10g，甘草 10g，狗脊 15g，威灵仙 18g，木瓜 15g，鸡血藤 20g。每日 1 剂，水煎分 3 次服，15 天为 1 个疗程。偏寒者，附片加至 15g，另加细辛 5g；偏热者，加入石膏 30g，附片减至 6g；偏于湿者，加薏苡仁 30g，苍术 15g；疼痛剧烈者，加乳香 10g，没药 10g，并嘱患者卧床休息。骨盆牵引：每天 2 次，每次 30~45min，牵引重量根据患者体重选择 20~40kg 调整，以患者能够忍受为度。经过 2 个疗程治疗，治愈 18 例，占 48.7%；好转 13 例，占 35.1%；无效 6 例，占 16.2%。总有效率 83.8%[54]。

患者 50 例，男 32 例，女 18 例，随机分为观察组和对照组各 25 例。治疗方法对照组患者取侧卧位，体表定位棘突正中线、椎间隙横线、患侧髂峰连线、穿刺点及穿刺方向。观察组在对照组基础上，术后第 1 天开始口服桂枝芍药知母汤加味治疗：桂枝、附子（先煎）、防风各 10g，炒白芍 20g，知母 12g，麻黄 5g，甘草 8g，生白术 30g，生姜 3g。加味：兼血瘀加牡丹皮、赤芍、桃仁；疼痛甚加川乌、乌梢蛇、生地黄；寒湿甚加独活、威灵仙、苍术；湿热甚加秦艽、防己、薏苡仁；肝肾不足加牛膝、桑寄生、杜仲、狗脊等补肾强筋之品。每日 1 剂，连续服 4 周。结果观察组复发 1 例，复发率 4%；对照组复发 5 例，复发率 20%，有显著性差异（P<0.05）[55]。

（17）慢性腰腿痛　患者 120 例随机分为治疗组 60 例和对照组 60 例，治疗组针刺治疗，取穴：腰阳关、命门（双）、大肠俞（双）、阿是穴、环跳（患

侧）、委中（患侧）、阳陵泉（患侧）。每天治疗 1 次，5 次为 1 个疗程，1 个疗程后休息 2 天再进行下 1 个疗程，治疗 2 个疗程。中药治疗用桂枝芍药知母汤（桂枝 10g、白芍 20g、知母 10g、麻黄 6g、制附片 5g、白术 10g、防风 10g、生姜 10g、甘草 10g）。每日 1 剂，水煎分 2 次服，12 天（剂）为 1 个疗程。在治疗过程中不再使用消炎镇痛的中西药。对照组仅服用桂枝芍药知母汤，方法同治疗组。结果两组治疗后总有效率比较，治疗组总有效率 98.33% 大于对照组 65.00%（P<0.05）[56]。

（18）慢性膝关节滑膜炎　患者 48 例中男性 16 例，女性 32 例。治疗方法方药组成：桂枝、芍药、知母、防风各 12~18g，麻黄、生姜、制附片、甘草各 10~15g，白术 15~20g；肿胀明显者加汉防己、独活、泽兰各 15~20g；有脾肾阳虚症状者加川续断、牛膝、狗脊各 15~20g。每日 1 剂，水煎分 2 次服，20 天为 1 个疗程。本组经治疗临床治愈 34 例，好转 10 例，无效 4 例，总有效率 91.7%[57]。

（19）肌纤维疼痛综合征　34 例患者，男 11 例，女 23 例。采用桂枝芍药知母汤治疗。处方：桂枝 24g，芍药 18g，甘草 12g，麻黄 12g，生姜 12g，白术 30g，知母 24g，防风 24g，附子 12g。用法：上 9 味，以开水 700ml，煮取 210ml，每次温服 70ml，每天 3 次。1 天 1 剂，7 天为 1 个疗程。治疗结果：疗程最短者 7 天，最长者 30 天，平均 13.8 天。显效 11 例，有效 18 例，无效 5 例，总有效率 85.29%[58]。

（20）膝关节积液　患者 38 例中，女 21 例，男 17 例。治疗方法基本方：桂枝 8g，芍药、知母、防风各 10g，附子、生麻黄、甘草各 3g，白术 12g，生姜 3 片。热象明显可加用石膏 15~20g，生地黄 10~15g，木通 5~10g；寒象明显或疼痛较重可加制川乌 10g。每剂两煎，各取汁 150ml，分早晚两次服用，每日 1 剂。治疗期间忌食生冷，患膝制动。治疗结果：治愈 32 例，有效 5 例，无效 1 例，总有效率为 97.4%，平均治愈时间 4.8 天[59]。

（21）膝骨关节炎　膝关节骨性关节炎患者 70 例，随机分为对照组与实验组。对照组患者服用布洛芬缓释胶囊 0.3g，每天 3 次治疗，10 天为 1 个疗程，服用 1 个疗程。实验组则在服用桂枝芍药知母汤加减（桂枝 12g，芍药 9g，甘草 6g，麻黄 12g，生姜 15g，白术 15g，知母 12g，防风 12g，制附子 10g）基础上加上针刺患侧血海、足三里、犊鼻、梁丘、阳陵泉、膝阳关。连续治疗 10 天。结果所有患者的评分均较治疗前有差异（P<0.05），但实验组较对照组改善明显。尤其是 Lysholm 评分及 WOMAC 评分，实验组较对照组有明显差异（P<0.01）[60]。

（22）膝关节滑膜炎　患者 60 例中，男性 24 例，

女性 36 例。治疗方法以桂枝芍药知母汤为基础方加减：桂枝、生白芍、甘草、麻黄、生姜、生白术、知母、防风、（炮）附子。水煎服，温服每天 3 次。加减：寒重者加细辛，且加大制附子用量，减小知母用量；湿热重者减小麻黄、生姜、附子，桂枝用量，并酌加生石膏、汉防己、忍冬藤等清热祛湿之品；瘀血者加桃红、红花。结果服药 2 周，关节肿胀疼痛完全消失者 42 例，占 70%；明显改善 15 例，占 25%；无效 3 例，占 5%[61]。

（23）肩周炎　患者 31 例，男 12 例，女 19 例。治疗方法予桂枝芍药知母汤治疗，药物组成：桂枝 15g，白芍 15g，知母 16g，白术 15g，防风 12g，麻黄 10g，附子 12g，生姜 5 片。疼痛遇寒增重，得热则舒，寒邪为著者，生姜易干姜，加羌活、细辛；疼痛剧烈，痛如针刺，且日轻夜重，属瘀血为患者，选加丹参、红花、制没药、制乳香、延胡索、鸡血藤等。每日 1 剂，水煎分 2 次温服。15 日为 1 个疗程。结果治愈 28 例，占 90.3%；好转 3 例，占 9.7%。有效率 100%[62]。

102 例肩周炎患者，随机分为观察组和对照组，每组 51 例。对照组给予桂枝芍药知母汤加味（桂枝芍药知母汤组成：桂枝 9g，麻黄 9g，附子 9g，白术 15g，防风 10g，赤芍 10g，知母 15g，甘草 9g。结合中医辨证酌加祛风湿止痛药威灵仙、羌活，活血化瘀药桃仁、红花，舒筋止痉药全蝎，解肌散邪、养筋缓急药葛根）进行治疗，每日 1 剂，水煎，早晚分服。观察组在对照组基础上给予简易浮针进行治疗，桂枝芍药知母汤加味服用方法同对照组，简易浮针治疗方法为每日 1 次，两组均治疗 1 个月。结果观察组治疗 1 个月后治愈率和总有效率分别为 25.5% 和 94.1%，显著高于对照组的 7.8% 和 74.5%[63]。

（24）糖尿病合并干燥综合征　患者，女，59 岁，有糖尿病史，诊断为干燥综合征。以中医治疗，方药：桂枝 30g，生麻黄 10g，干姜 10g，桃仁 20g，白芍 30g，制附子（先煎）10g，黄芩 15g，预知子 20g，赤芍 30g，甘草 10g，秦艽 20g，知母 20g，苍术 10g，络石藤 30g。7 剂，水煎服。复查，症状好转，舌淡、苔微黄，脉沉细，原方去生麻黄，加浙贝母 20g，穿山甲 20g，再进 14 剂。三查，关节痛显缓，肢节仍痛，舌淡，苔白略浊，脉弦滑，故原方加百合 20g，制附子 15g，更进 14 剂。四查，晨僵等诸症续缓，仍活动时略病，语多气短，偶咳嗽咳痰，痰中带血，舌淡，苔薄白，脉细，故原方去知母、苍术，加生黄芪 15g，桔梗 12g，继进 14 剂。五查，述诸症消失[64]。

（25）糖尿病周围神经病变　患者 60 例，随机分为治疗组与对照组各 30 例。对照组给予甲钴胺片治疗，每次 1 片（0.5mg），每天 3 次；实验组在给予甲钴胺片的基础上加用桂枝芍药知母汤口服。药物组成：桂枝 15g，赤芍 15g，知母 9g，白术 15g，炮附子 9g（先煎），麻黄 6g，细辛 3g，防风 9g，全蝎 3g，生姜 9g，炙甘草 6g。气虚明显者加党参 15g；阳虚明显者加细辛 3g；血虚明显者加当归 12g；阴虚明显者加天冬 9g；血瘀明显者加鸡血藤 15g。服用方法：水煎服，每日 1 剂，共取汁 400ml，分早晚 2 次，饭后 30min 服用。两组均以 2 周为 1 个疗程，疗程间休息 2 天，治疗 2 个疗程后进行疗效判定。结果治疗组总有效率 93.3%，对照组总有效率 73.4%，两组总有效率比较，差异有统计学意义（$P < 0.05$）[65]。

（26）复发性口腔溃疡　患者，男性，40 岁，有乙肝小三阳病史，患有自身免疫相关性口腔溃疡。药用如下：桂枝 6g，炒白芍 15g，知母 6g，附子 6g，炙麻黄 5g，防风 10g，甘草 3g，姜半夏 9g，矮地茶 15g，六月雪 15g，凤尾草 10g，炒白术 10g，水煎服。7 剂后，疮口面积明显缩小，续予原方 7 剂加白及收敛生肌[66]。

（27）落枕　患者，女，32 岁，中医辨证为风寒湿合而为痹。处方：桂枝 10g，麻黄 6g，白芍 15g，附子 10g，白术 10g，防风 10g，羌活 10g，葛根 15g，甘草 5g。每日 1 剂，水煎服。共进 6 剂，诸症消除[67]。

（28）慢性特发性心包积液　患者，男，70 岁，诊断为：慢性特发性心包积液。以桂枝芍药知母汤加味治疗：桂枝 12g，白芍 24g，茯苓 24g，白术 15g，知母 30g，炙麻黄 6g，生甘草 6g，防己 20g，泽泻 30g，薏苡仁 24g，白扁豆 24g，制附片 5g。3 剂水煎服，两日 1 剂。再上方去甘草，加红藤 30g、泽兰 12g，3 剂。续服 5 剂后心脏多普勒示心包积液消失。随访半年无复发[68]。

（29）风湿性多肌痛并巨细胞动脉炎　患者，男，65 岁，诊为"风湿性多肌痛并巨细胞动脉炎"。治以祛风通络，散寒除湿，养阴清热，予桂枝芍药知母汤加味，处方：桂枝 12g，麻黄 10g，防风 10g，附片 3g，菊花 30g，知母 15g，生芍药 18g，白术 15g，生甘草 6g，生姜 5 大片。7 剂，每日 1 剂，水煎，分 2 次服。在上方基础上继续治疗 2 个月余，痊愈。随访半年未复发[69]。

参考文献

[1] 陈华，何晓瑾，徐桂华. 桂枝芍药知母汤对 II 型胶原关节炎大鼠踝关节组织病理改变的影响 [J]. 中国中医基础医学杂志，2012，18（5）：555-559.

［2］肖碧跃，赵国荣，曾序求，等. 桂枝芍药知母汤对大鼠急性痛风性关节炎细胞因子 IL-1、IL-4 的影响［J］. 中医药导报，2011，17（12）：16-18.

［3］胡雨峰，俞晶华，奚飞飞. 桂枝芍药知母汤对 CIA 大鼠关节炎的作用及其机制研究［J］. 江苏中医药，2015，47（11）：76-78，82.

［4］王永辉，房树标，李艳彦，等. 桂枝芍药知母汤对尿酸钠诱导的大鼠巨噬细胞 Toll-MyD88 信号通路炎性信号表达的影响［J］. 中医学报，2017，32（228）：784-788.

［5］房树标，王永辉，李艳彦，等. 基于 NLRP3 炎性体信号通路研究桂枝芍药知母汤对尿酸钠诱导大鼠巨噬细胞炎性信号表达的影响［J］. 中国中医基础医学杂志，2016，22（4）：472-476.

［6］余方流，董群. 桂枝芍药知母汤对免疫性关节炎大鼠 TNF 与 Bcl2 表达的影响［J］. 中药材，2008，31（12）：1852-1855.

［7］陈小军，顾立刚，赵慧. 桂枝芍药知母汤对 Ⅱ 型胶原诱导性关节炎大鼠 IFN-γ 及 IL-4 水平的影响［J］. 北京中医药大学学报，2007，30（9）：618-620.

［8］虞佳乐，张杰. 桂枝芍药知母汤对 Ⅱ 型胶原蛋白诱导关节炎大鼠 RANKL/OPG 水平的影响［J］. 辽宁中医药大学学报，2013，15（6）：24-25.

［9］余阗，卿茂盛，肖伟. 桂枝芍药知母汤对类风湿关节炎滑膜细胞凋亡的基因调控的实验研究［J］. 当代医学，2010，16（2）：18-20.

［10］赵慧，顾立刚，陈小军，等. 桂枝芍药知母汤对 Ⅱ 型胶原诱导性关节炎大鼠血清肿瘤坏死因子-α、白细胞介素 1β 活性的影响［J］. 中国中医药信息杂志，2005，12（11）：27-29.

［11］张琦，吴轰，江泳，等. 桂枝芍药知母汤对转基因小鼠胶原诱导性关节炎 CRP、IL-2 的影响［J］. 中医杂志，2005，46（11）：854-856.

［12］巨少华，胡勇，陈欢，等. 桂枝芍药知母汤对佐剂性关节炎大鼠模型 IL-6、anti-CCP、RF 的影响研究［J］. 中华中医药学会中药实验药理分会 2014 年学术年会，2014，08，07.

［13］李雅，肖碧跃，赵国荣. 桂枝芍药知母汤对急性痛风性关节炎大鼠 IL-6、TNF-α 表达的影响［J］. 新中医，2013，45（11）：131-132.

［14］武士杰，周然，王永辉. 桂枝芍药知母汤对急性痛风性关节炎大鼠抗炎作用机制的探讨［J］. 光明中医，2015，30（1）：37-40.

［15］房树标，王永辉，李艳彦. 基于 NLRP3 炎性体信号通路研究桂枝芍药知母汤治疗痛风性关节炎的作用机制［J］. 中国实验方剂学杂志，2016，22（9）：92-95.

［16］王永辉，房树标，李艳彦，等. 基于 Toll-MyD88 信号通路研究桂枝芍药知母汤治疗痛风性关节炎的作用机制［J］. 中国实验方剂学杂志，2016，22（21）：121-126.

［17］胡阳广，罗丽飞. 桂枝芍药知母汤对急性痛风性关节炎患者血浆炎症因子的影响［J］. 中国中医急症，2013，22（2）：286-287.

［18］谢健，谭丽雯，江福能，等. 桂枝芍药知母汤缓解类风湿关节炎的网络调控机制研究［J］. 广东药科大学学报，2019，7：3.

［19］夏聪敏，许波，李刚. 基于网络药理学探讨桂枝芍药知母汤治疗骨性关节炎的分子机制［J］. 中华中医药学刊，2018，36（11）：2681-2684

［20］董运茁，宋志前，易小烈，等. 波长切换法测定桂枝芍药知母汤提取物中 5 个脂溶性成分的含量［J］. 药物分析杂志，2015，35（7）：1185-1190.

［21］王淳，宋志前，夏磊，等. HPLC 法测定桂枝芍药知母汤中 5 种有效成分［J］. 中草药，2014，45（21）：3105-3108.

［22］董运茁，宋志前，刘振丽，等. HPLC 同时测定桂枝芍药知母汤中 7 个有效成分的含量［J］. 中国实验方剂学杂志，2015，21（17）：28-31.

［23］覃艺，曾海蓉，王琳，等. 经方桂枝芍药知母汤物质基准的 HPLC 指纹图谱及清除 DPPH 谱效关系的研究［J］. 中国中药杂志，2019，4：3042-3048.

［24］花明，尹志秀. 桂枝芍药知母汤治疗类风湿关节炎 48 例［J］. 中国民间疗法，2015，23（12）：46-47.

［25］曾权，王朝凤，朱宏. 桂枝芍药知母汤治疗类风湿关节炎 96 例临床观察［J］. 中医临床研究，2018，10（32）：77-78.

［26］李树东，王艳. 桂枝芍药知母汤治疗类风湿关节炎临床研究［J］. 中外医疗，2011，25：147-148.

［27］潘茂才. 桂枝芍药知母汤治疗类风湿关节炎 70 例临床观察［J］. 甘肃科技，2014，30（24）：140-142.

［28］霍文岗，王香玲，武占成，等. 桂枝芍药知母汤治疗类风湿关节炎的效果研究［J］. 中西医结合心血管病杂志，2019，7（2）：136.

［29］杨连玉. 桂枝芍药知母汤治疗类风湿关节炎活动期临床观察［J］. 实用中医药杂志，2018，34（10）：1150-1151.

［30］杜建国，周海核. 桂枝芍药知母汤冬病夏治类风湿关节炎寒热错杂证 68 例临床观察［J］. 河北中医药学报，2013，28（2）：25-26.

［31］石爱伟. 桂枝芍药知母汤治疗痛风性关节炎 50 例［J］. 湖南中医杂志，2012，28（5）：84，89.

［32］罗文. 桂枝芍药知母汤治疗痛风性关节炎临床研究［J］. 中医药理论，2017，（5）：177，179.

［33］王兰.桂枝芍药知母汤治疗痛风临床观察［J］.中医学报,2011,26（8）:997-998.

［34］何力.桂枝芍药知母汤加味治疗急性痛风性关节炎45例疗效观察［J］.四川中医,2015,33（2）:103-104.

［35］肖丽萍,肖璐,曾伟刚.桂枝芍药知母汤联合中医护理治疗痛风性关节炎的临床研究［J］.井冈山大学学报,2018,39（5）:98-102.

［36］张金钟.桂枝芍药知母汤配合推拿在风湿性关节炎患者中的应用效果及安全性研究［J］.中西医结合心血管病杂志,2017,5（25）:151-152.

［37］裴海泉,胡梦月.桂枝芍药知母汤加味治疗坐骨神经痛35例［J］.临床经验荟萃,2004,11（1）:33.

［38］邱志济,邱江峰,邱江东.桂枝芍药知母汤加味治原发性坐骨神经痛300例［J］.临床经验荟萃,1997,24（12）:550.

［39］邢越,邢锐,张璃,等.桂枝芍药知母汤结合针刺治疗坐骨神经痛30例临床观察［J］.黑龙江中医药,2011,（6）:46-47.

［40］陈倩倩,郭小龙.桂枝芍药知母汤加减在强直性脊柱炎中的应用［J］.陕西中医,2017,38,（10）:1426-1427.

［41］崔亚丽.桂枝芍药知母汤治疗关节型银屑病46例［J］.黑龙江中医药,2011,10,15:38.

［42］周定华,周正球,吴炅,等.桂枝芍药知母汤加减联合常规西药治疗寒热错杂型银屑病关节炎28例临床观察［J］.风湿病与关节炎,2019,8（4）:16-19.

［43］许勇,曹晓玲,周兴林,等.桂枝芍药知母汤加味治疗老年肺部真菌感染33例临床研究［J］.四川中医,2010,28（11）:72-74.

［44］陈志冲.关节镜清理术联合桂枝芍药知母汤治疗膝关节骨性关节炎30例［J］.中医药导报,2011,17（10）:50-51.

［45］马云飞.桂枝芍药知母汤治疗膝关节骨性关节炎［J］.河南中医,2011,31（11）:1227.

［46］臧新开,臧红亚.桂枝芍药知母汤加味治疗股骨头坏死［J］.现代中西医结合杂志,2002,11（17）:1695-1696.

［47］张慧英.桂枝芍药知母汤加减治梨状肌综合征96例［J］.江西中医药,2001,32（2）:14.

［48］张太华.桂枝芍药知母汤加减治疗红斑性肢痛症20例［J］.河南中医,2010,30（6）:539-540.

［49］杨硕,张羽,刑衮若愚,等.桂枝芍药知母汤加减配合针灸治疗颞下颌关节紊乱综合征［J］.中国地方病防治杂志,2016,31（12）:1304-1305.

［50］侯洪妍,蔡英奇.桂枝芍药知母汤配合针刺治疗颞下颌关节紊乱综合征38例［J］.中国民间疗法,2001,9（7）:15-16.

［51］张长喜.桂枝芍药知母汤加减治疗糖尿病足20例［J］.江西中医药,2010,41（3）:63.

［52］叶志光,张丽红,翁洁贤,等.桂枝芍药知母汤结合局部TDP照射治疗肩周炎121例［J］.中国中医药科技,2009,16（3）:203.

［53］叶志强.桂枝芍药知母汤治疗腱鞘炎21例［J］.中国乡村医药杂志,2007,14（3）:57.

［54］张盖.桂枝芍药知母汤治疗腰椎间盘突出症37例［J］.实用中医内科杂志,2006,20（3）:291-292.

［55］边俊,颜夏卫,胡松峰.经皮椎间孔镜技术合桂枝芍药知母汤治疗腰椎间盘突出症25例［J］.浙江中医杂志,2017,52（4）:273.

［56］何庭槐,陈丹.针刺配合桂枝芍药知母汤治疗慢性腰腿痛60例临床观察［J］.实用中西医结合临床,2013,13（4）:30-31.

［57］李复伟,孙美娥.桂枝芍药知母汤加味治疗慢性膝关节滑膜炎48例［J］.中国民间疗法,2001,9（5）:51.

［58］陈宇,周金福,金勇.桂枝芍药知母汤治疗肌纤维疼痛综合征34例疗效观察［J］.云南中医中药杂志,2008,29（3）:26-27.

［59］仲跻高.桂枝芍药知母汤治疗膝关节积液38例［J］.四川中医,2000,18（12）:40.

［60］李凤,林洁,郑昌岳,等.针刺联合桂枝芍药知母汤治疗膝骨关节炎35例［J］.光明中医,2014,32（23）:3447-3449.

［61］陈晖.重用桂枝芍药知母汤加减治疗膝关节滑膜炎［J］.临床医药文献杂志,2014,1（9）:1546.

［62］李忠超.桂枝芍药知母汤治疗肩关节周围炎31例［J］.河北中医,2002,32（9）:662.

［63］刘玉.简易浮针疗法联合桂枝芍药知母汤加味治疗肩周炎的临床疗效观察［J］.中医临床研究,2017,9（11）:25-27.

［64］廉洁.桂枝芍药知母汤治疗糖尿病合并干燥综合征1则［J］.河南中医,2014,34（10）:1884-1885.

［65］汪艳茹.桂枝芍药知母汤改善糖尿病周围神经病变感觉异常效果分析［J］.糖尿病新世界,2017,24:166-167.

［66］蒋昭昭,董飞侠.董飞侠主任医师运用桂枝芍药知母汤治疗风湿免疫疾病经验［J］.中国现代医生,2018,56（24）:132-135.

［67］李国中.桂枝芍药知母汤新用［J］.江西中医药,2001,32（1）:32.

［68］许勇,石笋.桂枝芍药知母汤临床新用［J］.四川中医,2005,23（10）:109-110.

［69］余建华.桂枝芍药知母汤临证新用举隅［J］.光明中医,2010,25（9）:1701.

黄芪桂枝五物汤

【出处】《金匮要略方论》（东汉·张仲景）"血痹，阴阳俱微，寸口关上微，尺中小紧，外证身体不仁，如风痹状，黄芪桂枝五物汤主之。"

【处方】黄芪三两，芍药三两，桂枝三两，生姜六两，大枣十二枚。

【制法及用法】上五味，以水六升，煮取二升，温服七合，日三服。

【剂型】汤剂。

【同名方剂】黄芪桂枝五物汤（《伤寒杂病论》）；黄芪桂枝五物汤（《金匮悬解》）。

【历史沿革】

1. 东汉·张仲景《伤寒杂病论》，黄芪桂枝五物汤

［组成］黄芪三两，桂枝三两，芍药三两，生姜六两，大枣十二枚

［用法用量］上五味，以水六升，煮取二升，温服七合，日三服。

2. 东汉·张仲景《金匮要略方论》卷上，黄芪桂枝五物汤

［组成］黄芪9g，芍药9g，桂枝9g，生姜18g，大枣12枚。

［功能主治］补气通阳，养血除痹。治血痹，脉寸口关上微，尺中小紧，外证身体不仁，如风痹状。

［用法用量］上五味，以水1.2升，煮取400ml，分三次温服。

3. 东汉·张仲景《金匮要略方论》，黄芪桂枝五物汤

［组成］黄芪三两，芍药三两，桂枝三两，生姜六两，大枣十二枚。

［功能主治］调养荣卫，祛风散邪。主血痹。阴阳俱微，寸口关上微，尺中小紧，外证身体不仁，如风痹状。

4. 清·黄元御《金匮悬解》，黄芪桂枝五物汤

［组成］黄芪三两、桂枝三两、芍药三两，生姜六两，大枣十二枚。

［用法用量］上五味，以水六升，煮取二升，温服七合，日三服。

【现代研究】

1. 药理作用

（1）周围神经毒性 健康雌性Wistar大鼠78只，喂养1周后，称重，随机分为正常组14只、模型组16只、治疗组16只、预防组16只、防治组16只。正常组及模型组予0.9%氯化钠注射液灌胃每日1ml/次；上述处理用药7天。治疗组予以0.9%氯化钠注射液灌胃每日1ml/次，共6天。用药第7天造模，造模后6h，治疗组予以黄芪桂枝五物汤煎剂5ml/kg灌胃，持续3天，防治组于第8天起予以黄芪桂枝五物汤煎剂5ml/kg灌胃，持续2天；正常组、模型组及预防组不予处理。中药处方由黄芪15g，桂枝12g，白芍15g，生姜6g，大枣10g组成。结果表明，模型组大鼠在造模后72h可见大多数的有髓神经纤维髓鞘板层增厚、结构分层变性溶解，脱髓鞘及部分轴突萎缩、变性；而经黄芪桂枝五物汤干预的治疗组及预防组、防治组大鼠坐骨神经纤维髓鞘致密均匀、结构完整，形态基本同正常组[1]。

将120只健康雌性Wistar大鼠随机分成正常组（n=21）、模型组（n=24）、治疗组（n=24）、预防组（n=27）、防治组（n=24），造模前，预防组和防治组予以黄芪桂枝五物汤煎剂（5ml/kg）灌胃，正常组及模型组予0.9%NaCl溶液灌胃（1ml/次），每日1次，均处理7天。治疗组予以0.9%NaCl溶液灌胃（1ml/次），每日1次，共6天。用药第7天造模，造模后6h，治疗组予以黄芪桂枝五物汤煎剂（5ml/kg）灌胃，黄芪桂枝五物汤由黄芪15g、桂枝12g、白芍15g、生姜6g、大枣10g组成，持续3天；防治组于第8天起予黄芪桂枝五物汤煎剂（5ml/kg）灌胃，持续2天；正常组、模型组及预防组不予处理。进行造模，除正常组外其余各组予以腹腔注射奥沙利铂（5ml/kg）造模。按不同分组用药干预治疗10天，分别观察造模后24、48、72h大鼠的一般情况并利用神经电生理仪检测坐骨神经传导速度、潜伏期、波幅等。与正常组比较，造模后24h，各组间大鼠神经传导速度、潜伏期无明显差异（P＞0.05）；造模后48h，模型组大鼠坐骨神经传导速度减慢、潜伏期延长，差异有统计学意义（P＜0.05）；造模后72h，模型组及治疗组大鼠神经传导速度减慢、潜伏

期延长，差异有统计学意义（$P < 0.05$）。与模型组比较，造模后72h，预防组及防治组的传导速度明显变快、潜伏期变短，且有显著差异（$P < 0.05$）。与预防组比较，造模后72h模型组与治疗组大鼠神经传导速度明显减慢、潜伏期延长，且有显著差异（$P < 0.05$）[2]。

（2）化疗致周围神经损伤 将55只Wistar大鼠随机分为空白组、模型组、甲钴胺组和黄芪桂枝五物汤低、高剂量组，每组11只。除空白组，其余各组采用多次腹腔注射奥沙利铂的方式建立大鼠周围神经损伤模型，黄芪桂枝五物汤低、高剂量组分别采用黄芪桂枝五物汤每天4.85g/kg、19.40g/kg灌胃，连续50天；甲钴胺组腹腔注射甲钴胺注射液104μg/kg，每周2次；模型组给予黄芪桂枝五物汤低、高剂量组等体积的0.9%氯化钠注射液灌胃，连续50天；空白组每周2次等体积腹腔注射5%葡萄糖及灌胃等体积0.9%氯化钠注射液。分别于给药第1、10、13、20、27、34、42、48天进行大鼠机械性缩足阈值及大鼠尾部热痛觉潜伏期测试。给药结束后，处死大鼠，荧光定量PCR（qRT-PCR）检测L4-6脊髓NR2B mRNA水平的影响，免疫组织化学法检测L5背根神经节（DRG）中pNF-H的表达。第13天后各时间点，模型组的大鼠机械性缩足阈值与空白组比较明显下降（$P < 0.05$）；黄芪桂枝五物汤低、高剂量组、甲钴胺组与模型组比较明显增高（$P < 0.05$）；第42、48天，黄芪桂枝五物汤低、高剂量组与甲钴胺组比较机械性缩足阈值差异有统计学意义（$P < 0.05$）；各组大鼠不同时间点热辐射甩尾反应时间比较差异均无统计学意义（$P > 0.05$）；与空白组比较，模型组NR2B mRNA水平升高（$P < 0.01$），黄芪桂枝五物汤低、高剂量组大鼠NR2B mRNA水平较模型组降低（$P < 0.01$）；黄芪桂枝五物汤低、高剂量组pNF-H阳性细胞数量较多，胞体肥大，染色加深，呈多角形或圆形[3]。

（3）坐骨神经痛 大鼠坐骨神经结扎所致的慢性缩窄性损伤模型（chronic constriction injury of the sciatic nerve，CCI）是神经病理性疼痛模型之一，主要包括自发痛（spontaneous pain）、痛觉过敏（hyperalgasia）和触诱发痛（allodynia）。CCI模型是神经病理性疼痛和炎症性疼痛的结合，由于轴突损伤引起异位放电，以及结扎处炎症细胞释放的炎症介质刺激产生的异位敏感性提高所致，该疼痛与人体外周神经损伤诱发的慢性神经病理性疼痛症状相似。CCI大鼠表现自发性疼痛（如轻到中度的自残，自卫，过度的舔爪以及损伤同侧后肢的跛行，负重能力降低等）、冷痛觉超敏、触痛觉超敏、伤害性热、机械性痛觉过敏，疼痛行为可持续2个月以上。将SD大鼠随机分为正

常组、模型组和低、中、高剂量给药组（$n = 6$）。基于预实验结果以及人用剂量的换算，低、中、高剂量给药组分别灌胃给予相当于原药量1.5、3、6g/kg。造模（Day0）结束后第二天（Day1）开始给药，正常组及模型组予0.9%氯化钠注射液灌胃；早晚一次，直至实验结束。以机械性疼痛刺激试验，热敏试验和神经传导速率试验考察治疗效果。黄芪桂枝五物汤3周左右，能够有效地治疗CCI所致大鼠的神经疼痛，恢复神经传导速率[4]。

（4）骨关节炎血管新生 黄芪桂枝五物汤对阳虚寒凝骨关节炎（osteoarthritis，OA）模型大鼠血管内皮生长因子（VEGF）及相关因子的影响。将60只SPF级SD大鼠随机分为正常组，模型组，塞来昔布组（20.82mg/kg），黄芪桂枝五物汤低、中、高剂量组（3.24、6.48、12.96g/kg）。除正常组外，其余各组通过冷固法复合寒冷环境刺激42天，复制OA模型。造模后，给药组分别灌胃相应药物，正常组和模型组给同等剂量蒸馏水，每天1次，连续28天。末次给药24天后，酶联免疫吸附测定（ELISA）检测血清中VEGF、前列腺素E2（PGE2）、转化生长因子β1（TGF-β1）水平；免疫组化染色检测左膝关节滑膜和软骨内VEGF表达；实时荧光定量聚合酶链式反应（Real-time PCR）检测右膝关节滑膜白细胞介素-17（IL-17）和VEGF mRNA表达。与正常组比较，模型组血清、软骨和滑膜组织中VEGF表达均显著性升高（$P < 0.01$），同时，血清中PGE2和TGF-β1，滑膜组织IL-17水平均显著升高（$P < 0.01$）；与模型组比较，各用药组血清、软骨和滑膜组织中VEGF表达均显著性降低（$P < 0.05$），同时，血清中PGE2和TGF-β1水平，滑膜组织中IL-17水平亦显著降低（$P < 0.05$）；各用药组间比较，黄芪桂枝五物汤高剂量组膝关节滑膜组织IL-17较塞来昔布组升高（$P < 0.05$），黄芪桂枝五物汤中、高剂量组VEGF较塞来昔布组显著升高（$P < 0.01$），其余各组间比较均无显著性差异。黄芪桂枝五物汤可能通过减轻骨关节炎大鼠血管新生相关细胞因子PGE2和TGF-β1等的表达而作用于VEGF，从而抑制膝骨关节处血管新生，减轻软骨损伤[5]。

（5）气虚冻伤 将30只Wistar大鼠随机分为正常对照组、气虚冻伤模型组、黄芪桂枝五物汤组3组，每组10只。采用气虚模型（过度疲劳＋饮食失节法）复加冻伤模型（低温乙醇和水混合浸泡法）制备大鼠气虚冻伤模型。造模后第2天，黄芪桂枝五物汤组给予灌胃，正常对照组和气虚冻伤模型组给予等量蒸馏水，每日2次。连续给药3天后，测定各组大鼠血流变、TXB2、6-k-PGF1α的变化。结果表明气虚冻伤模型造模3天存在血栓易形成状态，

黄芪桂枝五物汤对气虚冻伤有一定的作用，其机制可能为通过对血循环的影响而达到益气活血疗伤的目的[6]。

（6）肩周炎 用持续冰敷加机械劳损的方法造模，选择健康家兔54只，随机分成3组，正常组、模型组、实验组。正常组：常规饲养，模型组：造模结束后常规饲养；实验组：造模结束后灌服黄芪桂枝五物汤液，并常规饲养。以上各组分别在造模后第7、14、21天分批处死，在其肩部瘢痕匀浆中检测羟脯氨酸及总蛋白的含量。结果模型组和实验组造模后第7、14、21天检测的羟脯氨酸和总蛋白的含量均高于正常组，且模型组均高于实验组。黄芪桂枝五物汤能降低肩周炎兔模型肩部瘢痕肌肉匀浆中羟脯氨酸及总蛋白的含量，为黄芪桂枝五物汤临床治疗肩周炎提供理论及实验依据[7]。

2. 方证规律研究

收集临床使用黄芪桂枝五物汤的医案，对其主治疾病系统、症状、药物常用剂量、加味药情况进行统计分析。共纳入医案85则。主治疾病以神经系统、骨科、内分泌和代谢疾病为主；体质类型常见于中老年人，面色黄暗或暗红，多见面浮肿，体胖，容易汗出，食欲好，腹部松软，容易下肢浮肿；主症有疲倦乏力，汗多，容易头晕耳鸣，心慌，肢体麻木疼痛，腰背酸痛，舌质偏暗淡或暗红，脉多呈虚象，以脉弱、脉弦、脉缓为主；常用剂量：生黄芪30g，桂（桂枝＋肉桂）15g，芍药（赤芍＋白芍）15g，干姜10g，大枣20g；常见的加味药为葛根、川芎、怀牛膝；常见的合方为四味健步汤、桂枝茯苓丸。黄芪桂枝五物汤主治疾病以神经系统、骨科、内分泌和代谢等疾病为主；患者或其家族多具有心脑血管、糖尿病等基础疾病；该方体质类型多见于中老年人[8]。

在"体质－疾病谱－主症"模式下，通过对黄芪桂枝五物汤个案的搜集整理分析与数据挖掘，从文献角度探讨该方的方证规律。结果显示该方证体质及体貌特征为神疲乏力、畏寒、少气懒言、面色无华或萎黄等；所治疾病以神经炎、产后病、雷诺病、颈椎病、荨麻疹为主；证属营卫气血亏虚，经脉痹阻证；阳气不足，气虚血滞证和寒凝血滞证；主症有疼痛、肢体麻木、肿胀、汗出、头晕头昏等；脉象多见沉细或细而无力、沉而无力；舌象多见舌苔薄白或白，舌质淡或淡红、淡白。方中黄芪的常用剂量高于其他药物，黄芪、大枣最大量明显高于其他药物，主要加味有当归、甘草、鸡血藤、川芎等。黄芪桂枝五物汤以上体质体貌、主症特征的疾病为主治，以原方为基础在活血化瘀、补虚、解表、

祛风湿、平肝息风等方向相应增味[9]。

比较补阳还五汤和黄芪桂枝五物汤与缺血性脑卒中气虚血瘀证"方证"之间关联性大小，确立与缺血性脑卒中气虚血瘀证密切关联的方剂。建立缺血性脑卒中气虚血瘀证大鼠模型，观察补阳还五汤和黄芪桂枝五物汤对模型大鼠糖、脂代谢、血液流变学及脑细胞凋亡的影响。模型大鼠存在明显的糖、脂代谢异常、血液流变学异常及脑细胞凋亡，补阳还五汤与黄芪桂枝五物汤均能改善上述异常状态，与黄芪桂枝五物汤组比较，补阳还五汤组各指标均更接近假手术组，效果要优于黄芪桂枝五物汤。补阳还五汤和黄芪桂枝五物汤与脑卒中气虚血瘀证都有相关性，但补阳还五汤与缺血性脑卒中气虚血瘀证之间具有更大的关联性[10]。

3. 配伍研究

（1）糖尿病配伍规律研究 黄芪桂枝五物汤治疗糖尿病小鼠的配伍规律。采用高脂饲料喂养，并通过注射链脲佐菌素（STZ）构建小鼠糖尿病模型，根据L16（215）设计实验，观察黄芪桂枝五物汤各味药材对糖尿病小鼠血糖值、血清甘油三酯（TG）和胆固醇（TC）的影响，并分析其交互作用。实验发现：单用君药黄芪可降低小鼠血糖、血清 TG 和 TC 含量。黄芪、桂枝君臣配伍具有降低血糖、血清 TG 和 TC 的协同作用，黄芪、芍药君臣配伍可协同降低小鼠血糖值，黄芪、生姜君佐配伍对降低小鼠血清 TG 含量也具有协同作用。黄芪桂枝五物汤以黄芪为君药，配以臣药桂枝、芍药，辅以佐使药生姜、大枣治疗糖尿病的配伍规律具有其内在的科学内涵[11]。

（2）配伍对黄芪皂苷含量研究 黄芪桂枝五物汤中桂枝、白芍、大枣、生姜与黄芪不同配伍的共煎水提液中，各因素对黄芪中黄芪皂苷提取率影响，应用正交设计法对影响因素进行考察，以不同配伍中去除黄芪为对照，采用紫外－可见分光光度法测定含量。黄芪与各药配伍混煎时，黄芪皂苷提取率大多比黄芪单煎高。如：黄芪＋白芍＋大枣、黄芪＋白芍＋生姜、黄芪＋白芍；少数与单煎时黄芪皂苷提取率相当。如：黄芪＋生姜＋大枣、黄芪＋桂枝＋大枣。对正交表直观分析表明：白芍、大枣、生姜、桂枝对黄芪皂苷煎出率的影响依次减小。两两交互作用中，生姜＋大枣对黄芪皂苷提取率影响最大；其次，白芍＋大枣、白芍＋生姜、白芍＋桂枝；桂枝＋大枣、桂枝＋生姜影响效果最小。结果从单因素角度考虑，白芍对黄芪皂苷提取率影响最大，其次为大枣、桂枝。因素交互作用中，生姜和大枣的协同作用对黄芪皂苷提取率影响最大，其次为白芍和桂枝、白芍和生姜、白芍和大枣。统计分

析表明，仅生姜和大枣的协同作用对黄芪皂苷提取有显著影响（$P < 0.05$）[12]。

（3）配伍对总黄酮含量研究　黄芪桂枝五物汤中桂枝、白芍、大枣、生姜与黄芪不同配伍的超声提取液中，各因素对黄芪中总黄酮含量的影响，采用正交设计法对影响因素进行考察，以不同配伍中去除黄芪为对照，采用超声波法提取，紫外-可见分光光度法测定总黄酮含量。黄芪与各药材配伍混合超声时，总黄酮提取率大多比黄芪单独超声高。如：黄芪+桂枝+生姜、黄芪+白芍+生姜、黄芪+生姜+大枣+桂枝。少数与黄芪单独超声相当，如：黄芪+生姜+大枣。白芍、生姜、桂枝、大枣对黄酮提取率的影响大小次序为生姜>桂枝>大枣>白芍。两两交互作用中，生姜+桂枝对总黄酮的提取率影响最大，其次为白芍+生姜、白芍+大枣。大枣+生姜、桂枝+白芍的影响效果相当。仅白芍+桂枝对黄酮的提取率有显著影响（$P < 0.05$）[13]。

（4）配伍对皂苷含量研究　黄芪桂枝五物汤中各单味药对黄芪总皂苷含量的影响，采用均匀设计法设置5因素11水平，考察黄芪总皂苷的含量，用计算机处理数据，多元回归分析实验结果。各单味药对总皂苷贡献大小分别为黄芪（61.5%），白芍（6.68%），大枣（2.63%），干姜（2.09%），桂枝（0.446%）。这一数据表明复方配伍后，虽然黄芪对黄芪总皂苷的贡献最大，但其他各味药对黄芪总皂苷的含量也产生不同程度的影响，导致黄芪桂枝五物汤中黄芪总皂苷煎出量明显降低。[14]

（5）剂量配比对多糖含量研究　黄芪桂枝五物汤主要活性成分为多糖类、黄酮类、皂苷类、氨基酸、微量元素等。多糖是理想的免疫增强剂，它能促进T细胞、B细胞、NK细胞等免疫细胞的功能，还能促进白介素、干扰素、肿瘤坏死因子等细胞因子的产生，具有抗肿瘤、抗衰老、抗感染、抗凝血多种药理作用。黄芪、白芍、大枣中均含有一定量的多糖成分。对其不同配伍的组合中多糖含量进行测定，比较黄芪桂枝五物汤几种不同配伍多糖含量的差异。采用均匀设计法设置5个因素11个水平考察总多糖的含量。通过计算机处理，多元回归分析实验结果。各单味药对总多糖含量贡献大小分别为大枣（20.0%），白芍（12.1%），黄芪（10.2%），桂枝（6.25%），干姜（0.183%）。多糖提取量并不与药物总量成正比，而存在一个最佳剂量配比[15]。

（6）剂量配比对总黄酮含量研究　黄酮类广泛存在于自然界，是多种中草药的有效成分之一。国内外学者对其进行了大量研究，证实黄酮类化合物具有抗炎、抗氧化、抗肿瘤、调节心血管等多种生物活性。黄芪、大枣、生姜、白芍中均含有一定量

的黄酮成分。通过对黄芪桂枝五物汤中黄芪、桂枝、白芍、大枣、生姜不同剂量配比中的总黄酮含量测定，分析不同剂量配比中总黄酮含量差异。采用均匀设计法设置5因素11水平，考察总黄酮的含量，用计算机处理数据，多元回归分析实验结果。各单味药对总黄酮含量贡献大小分别为黄芪（51.8%）、生姜（0.967%）、大枣（0.689%）、桂枝（0.381%）、白芍（0.185%）。黄芪桂枝五物汤原处方的剂量是合理的，总黄酮含量受到黄芪的影响最大[16]。

（7）剂量配伍对白芍总苷含量研究　中药白芍是毛茛科植物芍药，经去皮水煮后加工的干燥根，其主要有效活性成分为单萜苷类化合物，芍药苷、羟基芍药苷、芍药花苷、芍药内酯苷、苯甲酰芍药苷等统称为白芍总苷（TGP）。本实验采用均匀设计法对黄芪桂枝五物汤中药味和药量进行组合，比较不同配伍组合白芍总皂苷含量变化差异，以确定最佳剂量比。考察黄芪桂枝五物汤中黄芪、桂枝、大枣、生姜与白芍不同配伍的共煎醇提液中，各因素对白芍总苷含量的影响。为探讨中药复方化学成分相互作用的一般规律提供实验依据。用均匀设计法设置5个因素11个水平考察白芍总苷含量，通过计算机处理，多元回归分析实验结果。各单味药对白芍总苷含量贡献大小分别为白芍（75.5%），生姜（10.2%），黄芪（6.81%），桂枝（2.68%），大枣（2.6%）。复方配伍使白芍中白芍总苷的含量下降24.5%，从单因素角度考虑，生姜对其影响最大占10.2%[17]。

（8）分煎、合煎对多糖含量研究　采取水煎醇沉提取方法，对黄芪桂枝五物汤及各单味药材中多糖成分含量进行测定。采用硫酸-苯酚法（PSM），在490nm测定多糖含量，显色反应在4.5h内稳定。煎剂中多糖含量分别为黄芪35mg/g，桂枝0mg/g，白芍20.4mg/g，生姜0mg/g，大枣30.5mg/g。黄芪+桂枝+白芍+生姜+大枣合煎多糖含量为1150.76mg/g；单煎得到的多糖等于各单味药多糖之和：黄芪+桂枝+白芍+生姜+大枣含量为1658.66mg/g。黄芪桂枝五物汤中多糖的含量可因不同配伍发生变化，5种药合煎比单煎多糖含量减少[18]。

4. 提取工艺研究

通过正交试验，分别称取黄芪9g，桂枝9g，白芍9g，生姜18g，大枣25g，共6份，置烧杯中，各加10倍量水没过药材，盖上封口膜。分别浸泡1、30、45、60、75、90min后用4层纱布过滤药材，测量水的体积，计算各时间点药材的吸水率，利用高效液相色谱法分别测定不同的提取工艺后黄芪桂枝五物汤中的毛蕊异黄酮葡萄糖苷和芍药苷的含量，

以毛蕊异黄酮葡萄糖苷、芍药苷、出膏率、浸出物为考察指标，优选最佳提取工艺。优选出的最佳工艺为黄芪桂枝五物汤加 8 倍水量，浸泡 75min，回流提取 1.5h，药渣加 6 倍量水，回流提取 1h。该提取工艺条件可行、稳定，符合生产实际要求[19]。

分别称取黄芪 9g，桂枝 9g，白芍 9g，生姜 18g，大枣 4 枚置于 1000ml 圆底烧瓶中。用碳酸钠调节 pH 值，提取 2 次后，合并滤液。在 3600r/min，离心 20min，取上清液，用旋蒸仪浓缩到 50ml，搅拌下加入 95% 乙醇，静置 1h，离心。沉淀加水溶解后，再加入定量乙醇至浓度为 80%。冰箱静置过夜后，取沉淀用无水乙醇和丙酮交替洗。干燥成粉状，称重。选取温度、提取溶液 pH 值、提取溶剂乙醇浓度 3 个因素进行实验。用紫外 - 可见分光光度法苯酚 - 硫酸法测定总多糖含量，用加权法综合评价总多糖提取工艺，处方中提取总多糖的最佳工艺：在 90℃ 提取溶液 pH 值为 9，料液比为 1:10，提取 2 次，每次提取 90min，醇沉浓度为 80%[20]。

黄芪桂枝五物汤是由黄芪、桂枝、白芍、生姜、大枣 5 味中药组成，黄芪中含有黄芪甲苷、槲皮素、异鼠李素、鼠李果素等，具有抗血小板聚集作用，对血小板聚集具有明显的解聚作用。白芍含量较多的是芍药苷，具有解热镇痛、抗炎、免疫调节、抑制血小板聚集、抗血栓形成等作用。通过用高效液相色谱法分别测定黄芪桂枝五物汤中黄芪甲苷、芍药苷含量。色谱条件 Extend-C18 色谱柱（4.6mm×250mm，5μm），流动相：乙腈 - 水（32:68），Alltech 蒸发光散射检测器，漂移温度 100℃，载气流速 2.7L/min，进样量 10μl，流速 0.8ml/min，柱温 35℃。以黄芪甲苷、芍药苷和干浸膏的含量为考察指标，通过正交试验法优选最佳提取工艺。优选得到的工艺为药材加 10 倍水量浸泡 0.5h，煎煮 3 次，每次煎煮 1.5h[21]。

正交试验优选黄芪桂枝五物汤提取工艺。采用正交实验法，以黄芪甲苷、芍药苷和出膏率为综合评分指标，以溶剂量、提取时间、提取次数为考察因素，各设置 3 个水平，对黄芪桂枝五物汤提取工艺进行优化。用高效液相法检测黄芪甲苷、芍药苷的含量，色谱条件：黄芪甲苷条件：Welchrom-C18 色谱柱（200mm×4.6mm，5μm）；蒸发光散射检测器检测；漂移管温度 75℃；喷雾管温度 40℃；气体流量 1.5L/min；输出压力 0.5MPa；理论板数按黄芪甲苷峰计算应不低 4000；流动相：乙腈 - 水（32:68）；流速 1.0ml/min；柱温：室温；进样量 20ul。芍药苷条件：色谱柱：Welchrom-C18 色谱柱（200mm×4.6mm，5μm）；流动相：乙腈 -0.1% 磷酸溶液（14:86）；检测波长 230nm；流速 1.0ml/min；柱温：室温；进样

量 20μl；理论板数按芍药苷峰计算应不低于 4000。黄芪桂枝五物汤的最佳提取工艺条件为 10 倍水量，提取 2 次，每次 1h 为最优工艺[22]。

5. 成分分析

黄芪含有多种活性成分，包括黄芪多糖、黄芪皂苷、黄芪黄酮类等，其中以含量最高的黄芪甲苷的研究较为系统，对缺血造成的心、脑损伤具有保护性作用，同时具有抗病毒、降血糖、免疫调节等活性。桂枝中主要活性物质为挥发油类、有机酸类、多糖类、香豆素类及鞣质类成分，其中肉桂酸能够扩张血管、促进发汗，还具有抗菌、升高白细胞、利胆、抗突变、诱导人肺癌细胞恶性表型逆转和抗侵袭等药理作用。白芍含量较多的是活性物质芍药苷，具有解热镇痛、抗炎、免疫调节、抑制血小板聚集、抗血栓形成等作用。黄芪桂枝五物汤中黄芪甲苷含量采用 HPLC-ELSD 法进行测定，色谱条件为：Welchrom-C18 色谱柱（200mm×4.6mm，5μm），以乙腈 - 水（32:68）为流动相，流速为 1ml/min，柱温 25℃；ELSD 参数：漂移管温度 75℃，喷雾管温度 40℃，气体流量 1.5L/min，输出压力 0.5MPa。结果：黄芪甲苷在 0.03~1.22mg/ml 范围内呈良好的线性关系（r=0.9995），平均回收率为 99.8%，精密度 RSD 为 2.1%（n=6）。黄芪桂枝五物汤中黄芪甲苷含量测定的方法，具有分离效果好、灵敏、准确等优点，可用于该产品的质量控制[23]。

用高效液相色谱法测定黄芪桂枝五物汤不同配伍情况下黄芪甲苷的溶出量，色谱条件为色谱柱：Hypersil ODSC18 柱（4.6mm×250mm，5μm），流动相：甲醇 - 水（20:80）；检测波长：201nm；流速：1.0ml/min。不同配伍组黄芪甲苷的溶出量也不同，全方组为 0.079%，黄桂组、黄姜组、黄白组、黄枣组、黄芪组分别为 0.079%、0.069%、0.061%、0.055%、0.062%。方中不同药味与黄芪配伍后，对黄芪甲苷的煎出量有不同程度的影响[24]。

以黄芪桂枝五物汤主要有效成分黄芪甲苷、芍药苷和肉桂酸的含量为检测指标，采用 LC-MS 同时测定，色谱柱为 Hypersil Gold C18 柱（150mm×2.1mm，1.9μm），流动相由甲醇（A）和 0.1% 甲酸水（B）组成，梯度洗脱条件：0~3min，5%，3~6min，5%~20%A，6~10min，20%~50%A，10~15min，50%~95%A，15~17min，95%A，流速为 0.2ml/min。HESI 离子源，喷雾电压 3.5kV，雾化温度为 300℃，离子传输管温度为 350℃，鞘气流速 35arb，辅助气流速 10arb，采用负离子扫描模式。通过这一方法能对黄芪甲苷、芍药苷和肉桂酸 3 种活性化合物同时进行快速、灵敏、准确的含量测定，建立质量控制方法，

综合评价黄芪桂枝五物汤的质量[25]。

采用超快速液相色谱法同时测定黄芪桂枝五物汤（黄芪、桂枝、白芍、生姜、大枣）中毛蕊异黄酮苷、芍药苷、芍药内酯苷和桂皮酸的含量，采用 Shim-Pack XR-ODS 色谱柱（75mm×3.0mm，2.2μm）；流动相为 0.1% 磷酸水溶液（A）–乙腈（B），梯度洗脱（0~5min，10%B → 20%B；5~10min，20%B → 25%B；10~15min，25%B → 35%B；15~18min，35%B → 43%B），平衡时间为 5min；流速为 0.4ml/min；柱温为 35℃；检测波长分别为 232nm（毛蕊异黄酮苷、芍药苷、芍药内酯苷）和 290nm（桂皮酸）；进样量为 5μl。测定结果为：毛蕊异黄酮苷、芍药苷、芍药内酯苷和桂皮酸质量浓度分别在 1~50μg/ml（r=0.9997）、10~500μg/ml（r=0.9998）、2.5~125μg/ml（r=0.9998）和 5~250μg/ml（r=0.9997）范围内与峰面积呈良好的线性关系；平均回收率分别为 96.9%、99.4%、98.5% 和 98.9%。6 批样品中上述 4 个成分的含量范围分别为 0.185~0.221、18.80~23.49、4.00~4.92、0.644~0.681mg/ml[26]。

6. 临床应用

（1）糖尿病周围神经病变 观察患者 90 例，分为对照组和观察组。对照组 45 例，采用常规西药进行治疗，其中包括维生素 B_1 片，甲钴胺分散片治疗 4 周，为 1 个疗程，共治疗 2 个疗程。观察组 45 例，接受黄芪桂枝五物汤与针灸联合治疗。黄芪桂枝五物汤药方：鸡血藤、黄芪各 40g，当归、丹参、白芍各 20g，桂枝、生姜、大枣各 10g，甘草 6g。根据患者辨证分型加减治疗，针对上肢麻木剧烈患者可加怀牛膝 10g，桑枝 15g；针对下肢麻木剧烈患者则加杜仲、独活各 10g，文火煎煮以上药方，每日 1 剂，分早晚 2 次服用。针灸治疗：取关元、足三里、三阴交、曲池、肾俞、胰俞、脾俞、血海，针对上肢麻木剧烈患者加合谷穴，针对下肢麻木剧烈患者加太溪与委中，使用平补平泻的手法施针，在得气后留针 25min，每天 1 次。治疗 4 周为 1 个疗程，共治疗 2 个疗程。两组患者治疗后，疗效达到显效及有效的各为 33 例、44 例，在总有效率比较上观察组 97.78% 高于对照组 73.33%[27]。

该药方联合甲钴胺片治疗糖尿病周围神经病变患者 84 例，将患者随机分成联合组和对照组，均为 42 例；两组糖尿病均常规西药治疗，对照组加用甲钴胺片，联合组应用黄芪桂枝五物汤联合甲钴胺片，药方组成：黄芪 35g，白芍、天花粉、鸡血藤、丝瓜络各 15g，红花、桂枝、桃仁、没药、牛膝、乳香各 10g，生姜、甘草各 6g；大枣 10 枚，水煎取汁 200ml，分早晚服用，每日 1 剂。两组连续治疗 4 周

后。观察疗效，联合组总有效率为 95.2%，高于对照组的 78.8%（$P < 0.05$），联合组患者的神经传导速度改善幅度优于对照组（$P < 0.05$），用药中两组均未出现严重不良反应[28]。

该药方加减糖尿病周围神经病患者 60 例，将患者随机分为两组各 30 例。两组均给予降糖药物或胰岛素治疗，将空腹血糖控制在 4.4~7.8mmol/L，在此基础上，治疗组加用加味黄芪桂枝五物汤随症加减治疗。药方组成：黄芪、怀牛膝各 30g，桂枝 9g，当归、麦冬、玄参、金银花各 15g，赤芍、川芎各 10g，红花、甘草各 6g。加减：气虚者加潞党参、怀山药；肝肾阴虚者加生地黄、山萸肉、金毛狗脊；血虚甚者加制首乌、鸡血藤。每日 1 剂，水煎分 2 次口服。对照组给予依帕司他、甲钴胺片口服治疗。两组均以 30 天为 1 个疗程。治疗后采用密歇根糖尿病神经病变计分法（MDNS）来评定疗效。治疗组总有效率 93.3%，优于对照组的 76.7%，差异具有统计学意义（$\chi^2=4.27$，$P < 0.05$）[29]。

该药方联合弥可保治疗 2 型糖尿病末梢神经病变患者 70 例。将患者随机分为观察组与对照组，每组 35 例，对照组在常规降糖治疗基础上，给予弥可保 0.5mg/ 次，口服，每日 3 次；观察组在对照组治疗基础上，加用黄芪桂枝五物汤，药方组成：黄芪 9g，桂枝 9g，芍药 9g，生姜 18g，大枣 4 枚，每日 1 剂，常规水煎煮取汁 150ml，分早晚 2 次服用。两组均连续用药 8 周，治疗结束后评定疗效。观察组 MCV 和 SCV 均显著高于对照组（$P < 0.05$）；观察组临床总有效率为 91.43%，显著高于对照组的 68.57%（$P < 0.05$）[30]。

（2）化疗药物致神经损伤 该药方联合温针灸治疗化疗药物导致的神经病变患者 100 例，将患者随机分为 4 组，每组 25 例。分别为黄芪桂枝五物汤组、温针灸组、黄芪桂枝五物汤联合温针灸组及观察组。治疗后各组患者的运动神经传导速度（MNCV）较治疗前均有所下降，其中以观察组下降最为明显，其次为黄芪桂枝五物汤组与温针灸组，P 均 < 0.05；黄芪桂枝五物汤联合温针灸组的 MNCV 在治疗后与治疗前比较差异无统计学意义，$P > 0.05$；治疗后各组患者的感觉神经传导速度（SNCV）较治疗前均有所下降，其中以观察组下降最为明显，其次为黄芪桂枝五物汤组与温针灸组，P 均 < 0.05；黄芪桂枝五物汤联合温针灸组的 MNCV 在治疗后与治疗前比较差异无统计学意义，$P > 0.05$；各组治疗后神经毒性分级以观察组出现严重神经毒性病例数最多，其次为黄芪桂枝五物汤组及温针灸组，以黄芪桂枝五物汤联合温针灸组出现严重神经毒性的病例数最少，组间比较（除黄芪桂

五物汤组及温针灸组比较无差异外）均有明显差异（$P<0.05$）[31]。

该药方治疗61例胃癌或结肠癌、直肠癌患者，随机分为两组，治疗组30例，其中胃癌7例，结肠癌11例，直肠癌12例；管状腺癌11例，乳头状腺癌7例，黏液腺癌7例，印戒细胞癌5例；高分化癌6例，中分化癌13例，低分化癌7例，未分化癌4例；高危Ⅱ期10例，Ⅲ期12例，Ⅳ期8例。在应用mFOLFOX4方案：包括四氢亚叶酸钙，200mg/m²，静脉滴注2h（第1、2天）；5-氟尿嘧啶，2.0g/m²，持续静脉滴注48h（采用便携式百氏泵）；奥沙利铂，85mg/m²，静脉滴注3h（第1天）。化疗前3天开始口服黄芪桂枝五物汤（黄芪、桂枝、白芍、生姜、大枣），连服10天，对照组31，其中胃癌8例，结肠癌12例，直肠癌11例；管状腺癌12例，乳头状腺癌5例，黏液腺癌6例，印戒细胞癌8例；高分化癌7例，中分化癌11例，低分化癌7例，未分化癌6例；高危Ⅱ期11例，Ⅲ期13例，Ⅳ期7例。给予mFOLFOX4方案治疗。观察两组急性神经毒性发生情况，治疗前后神经生长因子（NGF）水平下降值及下降幅度。结果：治疗组急性神经毒性总发生率为26.67%，而对照组为51.61%，两组相比，治疗组具有明显优势（$P<0.05$），且两组治疗前后NGF水平差值及NGF水平下降幅度存在显著性差异（$P<0.05$）[32]。

该药方联合逆针灸治疗恶性肿瘤患者化疗后周围神经损伤缓则96例，将患者随机分为对照组和观察组各48例。对照组的48例患者给予甲钴胺治疗，观察组的48例患者给予黄芪桂枝五物汤联合逆针灸进行治疗，药方组成：黄芪30g，白芍15g，生姜10g，大枣5枚，当归20g，川芎15g，桂枝15g，鸡血藤15g。将该方组加水煎汁，每日1剂，每剂分早晚两次服用，连续服用7天，以21天为1个疗程，持续治疗2个疗程。对比两组患者的临床中医证候疗效、周围神经毒性分级和免疫功能。观察组患者的周围神经毒性分级和免疫功能均显著优于对照组，$P<0.05$，差异具有统计学意义[33]。

（3）神经根型颈椎病　观察患者300例，发病时间0.5~1年80例，1~3年150例，3年以上70例。均确诊为单纯神经根型者182例，混合型者90例，伴有胸廓出口综合征、肩周炎、网球肘、肱二头肌腱鞘炎者28例。中药内服：以温经通络、养血活血之黄芪桂枝五物汤加味。药方组成：黄芪15g，芍药10g，桂枝10g，生姜10g，大枣5枚，当归10g，川芎10g，桃仁10g，红花5g，姜黄10g。每日1剂，煎2次饭后分服。对于混合型颈椎病可根据证型配合加减运用，或合蠲痹汤（颈型），或合韦氏颈痛方

（椎动脉型）等，对于兼有肩周炎等证者可改用黄芪桂枝五物汤加羌活、秦艽、防风、威灵仙、姜黄等。治疗时间最短7天，最长60天，治愈246例，占82%；好转54例，占18%[34]。

（4）癌症转移　该药方联合治疗脊椎转移癌患者30例，随机分为对照组和观察组，每组15例。对照组采用Co60-γ射线远距离外照射治疗，常规放疗2Gy/次，每天1次，每周5次，4~5周总剂量40~50Gy。观察组在对照组治疗的基础上加用黄芪桂枝五物汤治疗，药方组成：黄芪50~100g，桂枝12g，白芍10g，生姜10g，大枣10g。辨证加减：瘀血阻滞者，加桃仁10g，红花10g，川芎10g，鸡血藤15g，全蝎6g，炮山甲3g；痰湿重者，加法半夏12g，胆南星10g，茯苓10g，陈皮6g；气血亏虚较甚者，加党参15g，当归15g，熟地黄15g，菟丝子15g，杜仲15g，牛膝10g。上述药物水煎取汁450ml，放疗期间每天1剂，每天3次温服，每次150ml。对照组疼痛缓解率86.67%，观察组疼痛缓解率93.33%，两组比较差异无统计学意义（$P>0.05$）；观察组治疗后KPS评分优于对照组（$P<0.05$）；对照组不良反应发生率为73.3%，观察组不良反应发生率为20.0%，观察组优于对照组（$P<0.05$）[35]。

（5）脑梗死恢复期　该药方加味治疗脑梗死恢复期患者50例，随机分为治疗组和对照组各25例，治疗组予以加味黄芪桂枝五物汤联合丹参注射液治疗。加味黄芪桂枝五物汤，药方组成：黄芪15g，桂枝6g，赤芍6g，僵蚕5g，胆南星（制）10g，红花5g，生姜6g，大枣10g。每日1剂，水煎，分2次温服。复方丹参注射液40ml加入5%葡萄糖注射液250ml静脉滴注，每天1次。对照组采用阿司匹林联合复方丹参注射液治疗。用阿司匹林肠溶片100mg/次，每日1次，口服；复方丹参注射液40ml加入5%葡萄糖注射液250ml静脉滴注，每日1次。两组疗程均为4周，加味黄芪桂枝五物汤治疗脑梗死有较好的疗效。治疗组总有效率为84.0%，对照组为72.0%[36]。

（6）白细胞减少症　从事放射工作和放疗致白细胞减少者4例，化疗致白细胞减少者7例，药物致白细胞减少者14例，不明原因致白细胞减少者103例。128例经治疗后，显效（症状消失，白细胞计数较治疗前增加1.5×10^9~2×10^9/L）79例，占61.7%；有效（症状消失，白细胞计数较治疗前增加，大于0.5×10^9/L，但小于1.5×10^9/L，总数大于4×10^9/L，停药后观察4个月仍不低于4×10^9/L者）37例，占28.9%；无效（经治疗4个疗程，症状部分消失，白细胞总数上升值不足0.5×10^9/L）12例，占9.4%。总有效率为90.6%[37]。

（7）桡神经损伤 治疗60例桡神经损伤患者，将患者随机分为治疗组和对照组各30例。两组均在术后当天开始服药，治疗组采用加味黄芪桂枝五物汤加甲钴胺片治疗，药方组成：黄芪20g，赤芍12g，桂枝10g，生姜10g，大枣10枚，蜈蚣2条，全蝎6g，甘草5g。150ml/剂，每天1剂。对照组只用甲钴胺片。两组患者分别于治疗后第3、6、9个月各随访1次，观察神经支配区肌电生理学变化、感觉和运动恢复情况；并分别于术后6个月采取患者血、尿、便常规检查及肝、肾功能检查和术前对比，评价该药对周围神经损伤患者的临床疗效及其安全性。治疗组和对照组在治疗3个月后，患肢的感觉、运动恢复情况和肌电生理学检查结果比较差异无统计学意义（P＞0.05）；治疗6、9个月后，观察治疗组患者的患肢感觉、运动恢复，以及电生理学检查结果，均明显优于对照组，差异有统计学意义（P＜0.05）。而患者治疗前后的肝、肾功能，血、尿、便常规比较，均无异常变化；治疗过程中无胃肠道、过敏及心跳加快等不良反应[38]。

（8）末梢神经炎 该药方加减治疗末梢神经炎患者136例，药方组成：黄芪60g，当归15g，桂枝12g，白芍12g，生姜9g，大枣3枚，水煎早晚分服，每日1剂。阳虚者加制附片12g；疼痛重者加乳香9g，制没药9g；病久不愈，血痹络阻者加土鳖虫12g，全蝎12g。136例中痊愈98例，痊愈率为72.1%，基本痊愈26例，占19.2%，好转11例，占8%，无效1例，占0.7%[39]。

（9）瘫痪 治疗瘫痪患者12例，其中脑血栓形成半身不遂者9例，格林-巴里综合征1例，急性脊髓炎1例，四肢瘫痪病因不明者1例。伴高血压者6例，语言不利者3例，9例脑血栓形成患者均有程度不同面瘫。患者从发病到就诊时病程最短者1天，最长者3年。黄芪60g，桂枝10g，赤芍、白芍各10g，当归尾15g，桃仁10g，红花10g，地龙10g，川芎10g，生姜9g，大枣10g。每日1剂，煎汁150ml，分3次服，疗程15天~3个月。语言不利者加菖蒲9~15g，远志6~9g；血压高者倍地龙，加牛膝10~20g；心律不齐者加延胡索6~9g、炙甘草5~9g，大便秘结者加番泻叶3~5g；小便失禁者加熟地黄15~20g，山萸肉10~15g；瘫痪以下肢为主者加牛膝10~15g，杜仲9~15g；瘫痪日久者加党参10~20g。12例患者中，肌力恢复正常者3例，肌力提高2级以上者6例，肌力提高1级者2例，无改善者1例。语言不利改善者2例，血压降低并保持正常者5例，面瘫有不同程度改善者7例[40]。

（10）类风湿关节炎 治疗患者共86例，随机分成对照组和观察组各43例。两组均给予西药治疗，

双氯芬酸钠缓释片和甲氨蝶呤片，口服，每周1次。观察组加用黄芪桂枝五物汤治疗，处方为黄芪15g，桂枝10g，丹参10g，白芍10g，川芎10g，当归10g，片姜黄10g，莪术10g，全蝎10g，三棱15g，三七15g，蜈蚣2条，大枣6枚。每日1剂，水煎取汁300ml，早晚分服。两组均连续治疗3个月。黄芪桂枝五物汤辅治类风湿关节炎可改善症状，提高疗效[41]。

该药方联合膝关节镜清理术治疗关节炎患者68例。将患者随机分为研究组34例，黄芪桂枝五物汤联合膝关节镜清理术，药方组成：生姜、乳香、没药各6g，桂枝、独活、牛膝、防己各10g，黄芪、白芍各30g；甘草5g，威灵仙15g，大枣2枚。如果患者关节肿胀程度明显且小便赤黄，则需加入黄柏10g，知母10g，苍术6g；如果患者属于关节肿胀疼痛灼热，则需加入石膏15~30g，连翘30g，知母10g，蒲公英10g；如果患者出现下肢萎软或腰困痛，则需加入狗脊10g，川续断10g，杜仲10g，桑寄生30g；如果患者属于下肢麻木，则需加入木瓜10g，地龙10g，全蝎3g。用水煎至取汁400ml，每天1剂，早晚各服1次，空腹服用。患者均治疗2~3周，结合其病情恢复情况适当增减药量。住院期间嘱患者遵医嘱按时、按量服药，不能擅自更改药物剂量；嘱其每天适当进行膝关节锻炼，并对其进行按摩以起到舒缓筋骨、活络筋脉的作用；同时需做好保暖措施，促进患者病情早日康复。对照组34例，单纯膝关节镜清理术治疗。比较两组的治疗效果。治疗后，研究组患膝膝关节内外侧间隙变化小于对照组（P＜0.05）。治疗后，两组VAS评分均降低，Lysholm评分均升高，且研究组均优于对照组（P＜0.05）。研究组患者的患肢肿胀率明显低于对照组（P＜0.05）。研究组的治疗总有效率明显高于对照组（P＜0.05）[42]。

该药方加减合刺五加注射液治疗风湿寒性关节痛患者37例，加减方：黄芪20g，桂枝、白芍、牛膝、续断、杜仲、木瓜各10g，当归、鸡血藤各15g，大枣5枚。寒重加淫羊藿15g，细辛3g；乏力纳差加党参15g，炒白术10g，砂仁6g；局部有肿胀加防己10g，薏苡仁20g；血虚加生地黄10g。每日1剂，水煎服，早晚各1次，每次250ml；同时每天静脉滴注刺五加注射液60ml，15天为1个疗程。2~3个疗程后评定疗效。治愈25例，好转10例，无效2例，总有效率95%[43]。

该药方加减治疗类风湿关节炎88例，将患者随机分成治疗组58例，治疗组：口服黄芪桂枝五物汤加减治疗，药方组成：黄芪30g，当归10g，桂枝10g，川芎10g，羌活10g，独活10g，制川乌10g，

细辛 6g，穿山甲 15g，全蝎 6g，蜈蚣 2 条，鸡血藤 30g，海风藤 30g，络石藤 30g。若上肢关节疼痛为主者加桑枝 30g，青风藤 30g；下肢关节疼痛为主者，加寄生 30g，杜仲 15g，牛膝 30g，川续断 15g。每日早、中、晚 3 次饭后服，1 个月为 1 个疗程，同时配合雷公藤多苷片 20mg，每日 3 次。对照组 30 例，对照组：采用口服雷公藤多苷片，每次 20mg，每日 3 次，饭后服，以上两组 2 个疗程后统计结果。治疗组临床治愈 29 例，显效 16 例，有效 9 例，无效 4 例，总有效率 93%。对照组：临床治愈 11 例，显效 7 例，有效 6 例，无效 6 例，总有效率 80%[44]。

（11）肩周炎 该药方联合手法治疗肩周炎患者 82 例。将患者随机分为对照组与研究组各 41 例。对照组采取回医理筋手法，研究组采取回医理筋手法 + 黄芪桂枝五物汤，药方组成：大枣 5g，生姜 15g，桂枝 10g，芍药 15g，黄芪 30g。气血亏虚者加鸡血藤 30g，党参 15g；痰湿重者加法半夏 10g，制天南星 8g；瘀血重者加没药 15g，乳香 15g；畏风寒者加羌活 10g，川乌 3g，细辛 5g。以水煎煮，每日 1 剂，收汁 400ml，早晚分 2 次服用。2 组均治疗 14 天。统计 2 组临床疗效、治疗前及疗程结束后中医证候（患肢发麻、肩部怕冷、活动受限、肩部疼痛）积分、疼痛程度（VAS）分值。研究组总有效率 92.68% 高于对照组 73.17%（$P < 0.05$）；治疗前 2 组患肢发麻、肩部怕冷、活动受限、肩部疼痛积分无显著差异（$P > 0.05$），疗程结束后 2 组患肢发麻、肩部怕冷、活动受限、肩部疼痛积分较治疗前降低，且研究组低于对照组（$P < 0.05$）；治疗前 2 组 VAS 评分无显著差异（$P > 0.05$），疗程结束后 2 组 VAS 评分较治疗前降低，且研究组低于对照组（$P < 0.05$）[45]。

该药方合二仙汤治疗肩周炎患者 78 例，将患者随机分为对照组和观察组，每组各 39 例。对照组肩周炎患者中，左肩 16 例，右肩 13 例，双肩 10 例。观察组肩周炎患者中，左肩 15 例，右肩 12 例，双肩 12 例。对照组患者以黄芪桂枝五物汤治疗，药方组成：桂枝 9g，仙茅、淫羊藿、巴戟天、黄柏、知母各 10g，炒白芍、当归、木瓜各 15g，生黄芪、桑枝各 30g。以上中药材以水煎服，取汁 300ml，每日 1 剂，每日服用 2 次，4 周为 1 个疗程，进行第 3 次煎服时使用毛巾蘸药热敷肩关节。观察组患者以黄芪桂枝五物汤联合二仙汤治疗，其中黄芪桂枝五物汤治疗方法同对照组，二仙汤治疗，药方组成：仙茅、淫羊藿、巴戟天、鹿角胶、当归、桑枝、桂枝、防风各 10g，姜黄、甘草各 6g；以上药材以水煎服，取汁 300ml，每日分 2 次服用，1 周为 1 个疗程，共治疗 4 周。期间可依据患者症状，增加益母草、桑

寄生、杜仲各 9g，以此补肾调经；增加枸杞子 9g、白菊花 6g。以上两组患者的治疗时间共 4 周，并于治疗后 2 个月进行肩周炎疼痛、复发等情况进行随访，观察组患者疼痛评分低于对照组，治疗有效率高于对照组，复发率低于对照组，差异有统计学意义（$P < 0.05$）[46]。

该药方结合水针治疗肩周炎患者 69 例，将患者分治疗组 38 例，用当归注射液 4ml 加 α- 糜蛋白酶注射液 4mg（0.9% 氯化钠注射液 2ml 溶解）加 1% 普鲁卡因注射液（先做皮试）10ml，以上作为一侧量。嘱患者作向前内收、外展、旋后和上举伸臂等动作，找出痛点做上记号（一般 2~4 处），局部消毒后，将上述药物分别由浅入深注入压痛点（粘连处）。如找不到准确位置，也可在肩髎、臑俞、肩髃等穴位和三角肌下端附着点处分别注入上述药物。水针疗法 3~5 天 1 次（双侧肩周炎 3 天 1 次），每侧注射 3 次，为 1 个疗程。同时服用中药加味黄芪桂枝五物汤：黄芪 30g，桑枝 20g，威灵仙 12~15g，地龙、桃仁、当归、防风各 10g，桂枝、白芍、姜黄、红花、川芎各 6~10g，羌活 6g，生姜 4 片，红枣 6 个，每日 1 剂水煎服。加减法：疼痛剧加乳香、没药；气虚甚加党参；湿重加苍术。视病情服 5~15 剂，治疗期间加强患肢锻炼如摸墙、举臂、内收摸对侧肩、外展旋后等动作，或由家属协助按摩和被动运动。对照组 31 例用泼尼松龙 1ml（25mg）加 1% 普鲁卡因注射液 10ml，痛点注射 3~5 天 1 次，每侧注 3 次为 1 个疗程，外贴麝香镇痛膏，口服伸筋丹 1 天 3 次，每次 4 粒。功能锻炼同治疗组。治疗组治愈 21 例，有效 16 例，无效 1 例，总有效率 97.37%，注射 1 次治愈 4 例，2 次治愈 12 例，3 次治愈 5 例。对照组治愈 8 例，有效 11 例，无效 12 例，总有效率 61.29%。治疗组疗效优于对照组（$P < 0.01$）[47]。

（12）坐骨神经痛 治疗患者 54 例，以黄芪桂枝五物汤合乌头汤化裁治疗。药方组成：黄芪 30~60g，桂枝 10g，白芍 21g，制川乌 6~12g（先煎），制草乌 6~12g（先煎），五加皮 15g，川续断 15g，牛膝 12g，当归 12g，威灵仙 15g，甘草 6g，生姜 3 片，大枣 4 枚。每日 1 剂，水煎，分 2 次服。加减变化：气虚明显者重用黄芪；血虚者重用当归、白芍；阳虚者加附子；肾虚者重用川续断、五加皮或加杜仲；局部发冷，疼痛剧烈者重用川乌、草乌；拘挛掣痛屈伸不利者重用白芍、甘草，加川木瓜；下肢沉困重著，酸痛不适，湿邪明显者加防己、川芎；痛程日久，顽痛不已者加全蝎、蜈蚣；局部麻木者重用当归，加鸡血藤。结果痊愈 40 例（74%），显效 11 例（20.4%），无效 3 例（5.6%），总有效率达 94.4%[48]。

（13）肩手综合征 治疗脑卒中后肩手综合征患者 80 例，随机分为治疗组和对照组。观察组 40 例，男 22 例，女 18 例；对照组 40 例，男 19 例，女 21 例。对照组给予常规康复训练治疗，治疗组在康复训练基础上口服黄芪桂枝五物汤加味治疗，药方组成：黄芪 30g，桂枝 15g，赤芍 20g，红花 12g，川芎 10g，地龙 15g，僵蚕 15g，桑枝 30g，青风藤 15g，伸筋草 30g，桔梗 10g，生姜 3 片，大枣 5 枚，生甘草 6g。将以上药物浸泡 30min 后用水常规煎煮，去渣取汁，每日 1 剂，分 2 次于饭后 30min 服用。连续治疗 4 周为 1 个疗程，共治疗 2 个疗程，1 周进行 1 次辨证加减。治疗组总有效率 92.5%，对照组总有效率 70.0%，治疗组明显高于对照组，两组比较，差异具有统计学意义（$P < 0.05$）；治疗后，治疗组 VAS 评分较治疗前显著降低（$P < 0.05$），且低于对照组（$P < 0.05$）；两组 Fugl-Meyer 评分均较治疗前显著增加（$P < 0.05$），且治疗组 Fugl-Meyer 评分高于对照组（$P < 0.05$）[49]。

（14）急性播散性脑脊髓炎 该药方与补中益气汤治疗急性播散性脑脊髓炎患者 70 例，将患者随机分成两组，每组 35 例，对照组予以常规西医治疗，观察组在对照组基础上加用黄芪桂枝五物汤合补中益气汤治疗，黄芪 30g，桂枝 10g，生姜 20g，芍药 10g，大枣 2 枚，人参 15g，白术 10g，炙甘草 15g，当归 10g，陈皮 10g，柴胡 10g，7 天为 1 个疗程，共 2~3 个疗程。比较两组治疗后临床效果方面差异性，采用 SPSS 16.0 进行分析。结果：患者治疗后并发症发生率对照组为 37.14%，观察组为 5.72%；两组患者肢体麻木、乏力、行走困难、膀胱功能障碍、四肢瘫痪、共济失调等治疗改善率比较，差异均有统计学意义（$P < 0.05$）[50]。

（15）老年眩晕 该药方治疗老年眩晕患者 50 例，其中 50~60 岁者 25 例，60~65 岁者 10 例，65~70 岁者 9 例，70 岁以上者 6 例。患者中高血压病眩晕 12 例，颈椎病眩晕 16 例，脑动脉硬化供血不足 21 例，低颅压 1 例。病程最长者达 5 年，短者 7 天。运用黄芪桂枝五物汤加味治疗。药方组成：桂枝、炒白芍各 15g，生黄芪 30g，川芎 10g，桃仁 6g，何首乌 20g，大枣 5 枚，生姜 3 片。头痛者加天麻 15g，息风止痛；心悸气短者加酸枣仁、太子参、生龙牡各 15g，以益气养心、镇惊安神；肢体麻木者加威灵仙 20g、葛根 15g 以通络止痛。每日 1 剂，分 3 次服，连服 1 个疗程，1 个疗程为 4 周。50 例中基本治愈 19 例，占 38%，显效 16 例，占 32%，有效 13 例，占 26%，无效 2 例，占 4%，总有效率为 96%[51]。

（16）肢体麻木症 该药方加味治疗肢体麻木

患者 32 例，加味黄芪桂枝五物汤治疗，药方组成：黄芪 50g，桂枝 15g，白芍 15g，生姜 15g，大枣 6 枚，路路通 15g，桃仁 15g，鸡血藤 15g，川芎 15g。加减：头晕、乏力、心悸、间断麻木、手指屈伸不利、脉微等气虚较重者加人参、白术，重用黄芪。肢端发凉、苍白掣强、持续麻木，此为阳虚阴盛，加附子、肉桂。肢端枯燥，劳累后麻木加重者宜加当归、熟地黄。有抑郁不舒，气壅胸胁而致胁肋胀痛者可去黄芪加香附、柴胡、枳壳。如麻木持久伴肢端紫暗而有刺痛，手指活动不利，浅感觉消失，肢体掐之不痛，日轻夜重，此为瘀血或死血，加丹参、红花、赤芍。麻木日久、脉滑者，加陈皮、半夏、云苓、苍术。加引经药：上肢麻木、手指拘急加桑枝、姜黄。下肢麻木加牛膝以活血通络。蚁行感加全蝎、僵蚕。32 例中，经治疗后，痊愈 12 例，基本治愈 9 例，好转 10 例，无效 1 例，其中以半年以内麻木者疗效最好[52-53]。

（17）腰椎间盘突出症 治疗 70 例患者，随机分为实验组和对照组。对照组 35 例，采用椎间孔镜＋单纯西药治疗；实验组 35 例，在对照组治疗基础上加服黄芪桂枝五物汤 4 周。观察比较 2 组患者围手术期观察指标，并采用 Oswestry 功能障碍指数（ODI）对 2 组患者术前、术后 3 天和术后 1、3、12 个月的日常生活能力进行评定。实验组使用镇痛药物例数 9 例，明显少于对照组的 34 例，差异有统计学意义（$P < 0.05$），住院费用实验组略多于对照组，但差异无统计学意义（$P > 0.05$），术后卧床时间、住院费用比较，差异无统计学意义（$P > 0.05$）。治疗前 2 组 ODI 指数比较，差异无统计学意义（$P > 0.05$），2 组术后 3 天、1 个月比较，差异均有统计学意义（$P < 0.05$），2 组术后 6 个月、12 个月比较，差异无统计学意义（$P > 0.05$）[54]。

（18）产后尿潴留 治疗初产妇 35 例，年龄 21~29 岁，正常分娩者 6 例，第二产程延长者 20 例，经胎头吸引者 5 例，产钳助产 3 例，剖腹产 1 例，均表现为小便完全不通。时间最长者 6 天，最短者 1 天。用黄芪桂枝五物汤化裁，药方组成：黄芪 30g，桂枝 10g，当归 10g，炒白芍 10g，生姜 6g，茯苓 10g，桔梗 10g，通草 10g，炙甘草 5g。每日 1 剂，水煎 2 次，取 400ml，分 3 次服。产后便秘、腑气不通者加大黄 6~10g 通腑浊而利气机，气虚甚者加人参 10~15g 以扶助元气，偏阳虚有寒者重用桂枝加高良姜 10g。温阳散寒以助气化，低热、恶露腥臭者加黄柏 10g，车前子 10g 以清利下焦湿热。本组 35 例中，服药 1 剂而愈者 20 例，服药 2 剂而愈者 10 例，服药 3 剂而愈者 5 例，总有效率 100%[55]。

（19）多汗症 治疗多汗症患者 100 例，将患者分为治疗组与对照组各50例，两组均为住院患者，多汗症均为使用药物所引起，治疗组给予口服黄芪桂枝五物汤，对照组给予口服复合维生素B溶液。治疗组痊愈30例，好转18例，无效2例，有效率为96.0%；对照组痊愈6例，好转8例，无效36例，有效率为28.0%，两组有效率有显著差异（P＜0.01）[56]。

（20）慢性腰肌劳损 治疗慢性腰肌劳损患者200例。采用抽签法随机分为试验组和常规组，入组后均对两组患者实施中医推拿治疗，在推拿治疗的基础上给予试验组患者黄芪桂枝五物汤加减治疗。试验组患者的临床治疗总有效率与常规组患者比较差异有统计学意义（92.0% VS 81.0%；P＜0.05）。治疗前两组患者的Oswestry功能障碍指数问卷表（ODI）评分[（36.9±4.1）VS（37.2±3.8）]、疼痛视觉模拟评分（VAS）[（5.3±1.1）VS（5.1±1.4）]、生活质量评价量表（SF-36）评分[（43.1±5.9）VS（42.8±6.5）]比较差异无统计学意义（P＞0.05）；治疗后试验组患者的ODI评分[（15.1±2.6）VS（26.9±3.1）]、VAS评分[（1.9±0.5）VS（3.2±0.9）]均较常规组患者低，SF-36评分[（66.9±3.1）VS（57.2±3.6）]较常规组患者高，两组上述指标比较存在的差异有统计学意义（P＜0.05）[57]。

（21）不安腿综合征 患者24例，病程：最短者2个月，最长者6年。患者均有下肢小腿深部肌肉酸、胀、重的感觉，有时酸痒似爬虫，一般于夜间休息时发作，白天很少出现，发时用手按摩或叩打或起身行走即可减轻，用黄芪桂枝五物汤加减，药方组成：黄芪30g，桂枝、白芍、羌活、当归、姜黄各10g，鸡血藤、丹参、路路通各15g，丝瓜络6g，葛根20g，甘草3g，生姜3片，大枣5枚。风寒湿盛型以疼痛为主者加麻黄5g，制草乌、制川乌各8g，细辛3g，防风、独活各10g，五加皮15g。痰湿阻络型去甘草、大枣，加半夏、白术、茯苓、藿香、陈皮各10g。气滞血瘀型加桃仁、红花、延胡索各10g，川芎15g，细辛3g。肝肾不足型加桑寄生15g，杜仲、枸杞子各10g。气血亏虚型加党参15g，熟地黄10g。眩晕、头痛为主者加天麻、白蒺藜各10g，钩藤15g，藁本6g。四肢麻木为主者加威灵仙、平地木、木瓜各10g，全蝎5g，蜈蚣1条。关节活动不利者加薏苡仁30g，土茯苓15g。夜不能寐者加酸枣仁、远志各10g，淡竹叶6g。水煎服，早晚各1次。10天为1个疗程，1~3个疗程观察疗效。300例颈椎病患者治疗后疗效：优190例，良95例，差15例，优良率95%[58]。

（22）哺乳期血痹 加味治疗哺乳期血痹100例，足月顺产者96例，剖宫产4例；哺乳期第2个月发病者16例，第3个月发病者34例，第4个月发病

者50例；体力劳动者16例，脑力劳动者84例。产后哺乳期间出现不同程度的肢体麻木感和上肢痹痛，部分并有肘关节疼痛、屈伸不利，但关节无红肿发热，部分有手指发紫，活动不灵活，或面色白，指甲淡白，或有头晕眼花，心悸，失眠，伴头发脱落明显增多，脉沉迟或结涩等症状。随哺乳期延长而症状越加重。实验室检查个别血沉增加，但抗"O"、类风湿因子阴性。以黄芪桂枝五物汤治疗。药方组成：生黄芪，桂枝各15g，白芍10g，生姜3片，大枣5枚。水煎2次共约500ml，分2次内服。治疗15天为1个疗程，最多治疗3个疗程统计结果。随症加味：气虚自汗、面色白、少气乏力者重用生黄芪至60g，加当归10g；血虚心悸、头晕眼花、失眠多梦者，加熟地黄15g，当归、川芎各10g；形寒肢冷、手指发紫者，夏日生黄芪用至50g，加麻黄5g，熟地黄20g，冬日加生麻黄8~10g，熟附子10g。痊愈（症状体征完全消失）34例，显效（肢体麻木感消失，双上肢痹痛改善，脱发减少）62例，无效（症状体征无改善）4例，总有效率为96%。其中治疗1个疗程痊愈者18例，治疗2个疗程痊愈者11例，治疗3个疗程痊愈者5例[59]。

（23）带下病 患者1年前行人流术后，渐觉白带量增多，状如鸡子清，淋漓不断，伴腰酸，小腹冷痛，喜按，夜尿频数，倦怠乏力，舌质淡润，苔薄白，脉沉细无力，证属脾肾阳虚，阴寒内盛，冲任不固，带脉失约，而致带下淋漓，治疗当以温阳益气，补肾健脾，固涩止带。方以黄芪桂枝五物汤加味，药方组成：黄芪20g，海螵蛸30g，白芍15g，桂枝10g，大枣12g，生姜10g，白术10g，制附子10g，菟丝子10g，益智仁10g，补骨脂10g，杜仲10g，服药7剂后，白带量大减，效不更方，以固疗效，继服10剂，白带尽除，余证全消[60]。

（24）荨麻疹 治疗慢性荨麻疹175例，随机分成两组。A组（治疗组）90例，B组（对照组）85例，A组用黄芪桂枝五物汤随症加减。热甚者（口干欲饮，皮疹鲜红，舌质红，苔薄黄，脉数等）加银花、连翘、生槐花、水牛角等。风甚者（皮疹淡红、风团样稍有水肿，并时隐时现1日之中有数变，舌质红，苔薄，脉浮数）加荆芥、防风、羌活等；湿热甚者（口干不欲饮或饮水不多，皮疹鲜红不易消退，舌质红，苔黄腻，脉滑数等）加六一散、黄柏、苍术等；血瘀甚者（风疹暗红，舌质紫暗，苔薄，脉弦涩等）加当归、紫草、丹参等。每日1剂，分早晚口服，7天为1个疗程，连续治疗2个疗程。B组口服西替利嗪10mg，每日1次，亦口服2周后观察。A组痊愈52例，显效20例，有效12例，无效6例，痊愈率57.8%，总有效率93.3%；未见有明显不良

反应及副作用。B 组痊愈 28 例，显效 18 例，有效 34 例，无效 5 例，痊愈率 32.9%，总有效率 94.1% 治疗期间有 8 例有嗜睡或头痛未经处理，停药后症状消失。经统计学处理，A、B 两组总有效率无明显差异（$P > 0.05$），但 A 组治愈率明显高于对照组中（$P < 0.01$）有非常显著性差异[61]。

（25）产后身痛 治疗血虚外感型产后身痛患者 60 例，将患者随机分为对照组 28 例和治疗组 32 例。对照组单用加味黄芪桂枝五物汤治疗，药方组成：黄芪 18g，当归 15g，桂枝 12g，秦艽 12g，防风 15g，独活 12g，羌活 12g，熟地黄 12g，丹参 12g，白芍 12g，炮姜 6g，怀牛膝 15g，川芎 6g，大枣 12g，炙甘草 6g。加水 300ml，煎汁 100ml，再复煎取汁 100ml，2 次药汁混合，分早晚 2 次服。自初伏第 1 天至末伏最后 1 天，共 38 天，每天 1 剂，每伏为 1 个疗程。治疗组在对照组基础上加三伏贴治疗，药方组成：延胡索 24g，细辛 6g，麻黄 12g，吴茱萸 24g，桂枝 12g，附子 6g，白芥子 6g，独活 12g，秦艽 12g。制作：上述诸药加工成细末，混匀，加入清凉膏调匀，平摊于 6cm×7cm 的敷贴上，平摊面积 1cm×1cm。取主穴：命门、肾俞、大肠俞；配穴：上肢、肩部关节疼痛者加肩髃、肩井；腹部冷痛者加关元、气海；腰骶、下肢关节疼痛者加足三里、阳陵泉。时间：头伏、中伏、末伏第 1 天，贴敷后 6h 取下。操作方法：暴露皮肤常规消毒，鲜生姜去皮取汁，用生姜汁擦拭穴位皮肤，刺激皮肤，皮肤出现潮红，毛孔张开后行穴位贴敷。

治疗组疗效比较，治疗组总有效率为 96.9%，对照组为 75.0%，组间比较，差异有统计学意义（$P < 0.05$）[62]。

7. 安全性评价

（1）化疗药物周围神经毒性 中医学理论中的"血瘀"学说理论与奥沙利铂引起的周围神经毒性。计算机检索中国生物医学文献数据库（CBM）、中国期刊全文数据库（CNKI）、万方数据在线知识服务平台、中文科技期刊全文数据库（VIP）以及 Cochrane Library、Medcine、EMBase 英文数据库，按照纳入和排除标准筛选文献和提取资料后，采用 Rev Man 5.0 软件进行统计分析。①共纳入 6 个随机对照实验研究，368 例患者。Meta 分析结果显示化疗时使用黄芪桂枝五物汤的试验组对比常规治疗组或甲钴胺片治疗组在神经毒性的发生率、严重神经毒性的发生率及感觉神经传导速度（SNCV）等方面具有统计学差异。②安全性分析纳入黄芪桂枝五物汤治疗奥沙利铂引起的外周神经毒性的所有类型的临床研究，结果未发现严重的不良事件（ADR/AE）[63]。

（2）糖尿病周围神经病变（DPN） 系统评价黄芪桂枝五物汤治疗糖尿病周围神经病变（DPN）的疗效与安全性。计算机检索 Cochrane 图书馆临床对照试验资料库、PubMed、EMbase、中国期刊全文数据库、中国生物医学文献数据库、中文科技期刊数据库、中华医学会数字化期刊库，由 2 名评价者按纳入与排除标准独立选择试验、评价质量并交叉核对，而后对同质研究采用 RevMan 5.0 软件进行 Meta 分析。共纳入 15 个 RCT 文献，包括 1346 例 DPN 患者。Meta 分析结果显示，黄芪桂枝五物汤 + 西药 / 空白组改善 DPN 症状及体征的总有效率优于西药 / 空白组 [RR = 1.43，95%CI（1.22，1.68），$P < 0.00$]；对 DPN 腓总感觉、腓总运动、正中感觉、正中运动神经传导速度的改善亦优于西药 / 空白组。缺乏对黄芪桂枝五物汤不良反应及长期副作用的报道。黄芪桂枝五物汤对 DPN 的疗效优于空白组或西药组，值得临床推广应用，但其不良反应需要关注[64]。

系统评价黄芪桂枝五物汤治疗糖尿病周围神经病变的有效性及安全性。通过计算机检索 Medline、EMBase、Ovid、Cochrane 数据库和中国生物医学文献数据库、维普中文科技期刊数据库、中国知网和万方数据库，筛选黄芪桂枝五物汤治疗糖尿病周围神经病变的随机对照试验；同时手工检索杂志刊登的相关文献。文献入选标准：在常规治疗的基础上，试验组采用黄芪桂枝五物汤治疗，对照组采用安慰剂或空白对照。采用总有效率作为结局指标。对文献进行质量评价，纳入合格文献，采用 RevMan5.0 软件进行 Meta 分析。共纳入文献 22 篇，包括 1450 例患者。Meta 分析结果显示：黄芪桂枝五物汤治疗组可有效治疗糖尿病周围神经病变 [OR = 4.73，95%CI 为（3.62，6.17）]；总有效率优于维生素 B 族药物，且比较差异有统计学意义 [OR = 4.33，95%CI 为（2.13，8.83）]；黄芪桂枝五物汤治疗总有效率优于甲钴胺，且比较差异有统计学意义 [OR = 3.76，95%CI 为（2.49，5.67）]。结论黄芪桂枝五物汤可安全有效地用于治疗糖尿病周围神经病变[65]。

（3）类风湿关节炎 Meta 法分析黄芪桂枝五物汤治疗类风湿关节炎的临床疗效。计算机检索中国知网（CNKI）、万方（WANFANG）、维普（VIP）、中国生物医学文献数据库（CBM）、Pumbed、Medline 等数据库，以黄芪桂枝五物汤加减联合常规西药治疗类风湿关节炎随机对照试验（RCT）为研究对象，提取文献资料及评估偏倚风险，并采用 RevMan 5.3 软件进行 RCT 的定向合成。共纳入 11 个 RCT 研究，总样本量为 935 例，其中试验组 475 例，对照组 460 例。Meta 分析结果显示，黄芪桂枝五物汤联合西药能提高疗效［RR=1.30，95%CI=（1.22，1.39），*P* < 0.00001］，且黄芪桂枝五物汤联合西药改善晨僵时间［WMD = −1.02，95%CI =（−1.99，−0.05），*P*=0.04］、C反应蛋白［WMD=−0.61，95%CI=（−0.99，−0.24），*P*=0.001］、类风湿因子［WMD = −0.19，95%CI=（−0.37，−0.00），*P*= 0.05］均优于常规西药组，但2组红细胞沉降率［WMD=−0.16，95%CI=（−0.80，0.47），*P*= 0.61］差异无统计学意义。5篇文献提及不良反应，其余6篇未提及。黄芪桂枝五物汤联合西药治疗类风湿关节炎比单用西药有更好的疗效，且不良反应显著降低[66]。

（4）小鼠急性毒性研究　黄芪桂枝五物汤毒性较小，在临床拟用剂量下比较安全。将20只小鼠随机分为2组，每组10只，黄芪桂枝五物汤（浸膏）小鼠灌胃最大给药浓度、最大给药容积设计给药剂量，将1.27g/ml的黄芪桂枝五物汤（浸膏）按比例稀释，配制成最大质量浓度为0.6g/ml的药液，最大给药体积按小鼠可承受的给药体积（40ml/kg）给药。2次间隔6h给予黄芪桂枝五物汤（浸膏）。空白组灌胃等量蒸馏水。连续给药14天，结果显示从给药当日直至试验结束，小鼠状态良好，活动和饮食均表现正常，且毛顺光亮，粪便成形，全部小鼠存活，未能测出该受试物 LD_{50} 值，提示该受试物毒性很低[67]。

（5）大鼠长期毒性研究　黄芪桂枝五物汤（浸膏）长期用药对大鼠所产生的毒性反应。清洁级 SD 大鼠160只，每组40只，雌雄各半，连续给药13周，试验期间对大鼠的外观、行为、体质量以及摄食等各项指标进行观察检测，并分别于给药结束和恢复期结束进行血液学、血液生化学以及病理组织学检查。在黄芪桂枝五物汤（浸膏）给药期间、给药结束后以及恢复期，大鼠体质量、摄食、血液学、血液生化学和病理组织学等均未见毒理学意义的异常改变。结论在本实验条件下，黄芪桂枝五物汤（浸膏）24.0g/（kg·d）（相当于临床拟用日剂量109倍）为无毒反应剂量，表明该药物具有相当大的安全范围[68]。

参考文献

［1］马伊磊，叶伟成，周荣耀. 黄芪桂枝五物汤对奥沙利铂周围神经毒性大鼠病理形态的影响［J］. 中医杂志，2011，52（增刊）：173-174.

［2］马伊磊，周荣耀，叶伟成，等. 黄芪桂枝五物汤对奥沙利铂周围神经毒性大鼠神经传导速度的影响［J］. 上海中医药杂志，2011，45（1）：75-78.

［3］霍介格，胡莹，杨杰，等. 黄芪桂枝五物汤对化疗致大鼠周围神经损伤的作用［J］. 中医杂志，2012，53（23）：2031-2034.

［4］韦平，徐丹婷，陈宇峰，等. 黄芪桂枝五物汤抗大鼠坐骨神经痛的药效学研究［J］. 科学技术与工程，2016，16（19）：170-173.

［5］赵乐，李艳彦，王永辉，等. 黄芪桂枝五物汤对骨关节炎大鼠血管新生的作用［J］. 中国实验方剂学杂志，2019，25（3）：87-93.

［6］白赟，李艳彦，高丽，等. 黄芪桂枝五物汤对气虚冻伤模型大鼠的作用及其机制研究［J］. 山西中医学院学报，2010，11（3）：22-25.

［7］董琪，昝强. 黄芪桂枝五物汤对肩周炎兔模型羟脯氨酸与总蛋白含量测定的实验研究［J］. 陕西中医，2015，36（8）：1081-1082.

［8］李杰辉，雒晓东. 基于黄煌医案的黄芪桂枝五物汤方证研究［J］. 中医杂志，2017，58（3）：217-219.

［9］刘晓丽，周美启，李锋刚，等. 基于"体质－疾病谱－主症"模式的黄芪桂枝五物汤方证规范化文献研究［J］. 成都中医药大学学报，2013，36（2）：106-110.

［10］胡小勤，曾学文，杨宏宝. 益气活血类方剂补阳还五汤、黄芪桂枝五物汤与缺血性脑卒中气虚血瘀证"方证相关"的比较研究［J］. 辽宁中医杂志，2012，39（10）：1930-1932.

［11］高厚明，陈建平，刘志承. 黄芪桂枝五物汤治疗糖尿病配伍规律的研究［J］. 中医药通报，2018，17（3）：65-68.

［12］娄桂芹，边洪荣，李胜兵，等. 黄芪桂枝五物汤中黄芪不同配伍对黄芪皂苷含量变化的影响［J］. 时珍国医国药，2007，18（8）：1946-1947.

［13］娄桂芹，边洪荣，张艳，等. 黄芪桂枝五物汤中黄芪不同配伍对总黄酮含量的影响［J］. 中药材，2009，32（8）：1298-1299.

［14］朱丽华，史国友，张庆波，等. 黄芪桂枝五物汤不同剂量配伍对皂苷含量的影响［J］. 中国煤炭工业医学杂志，2014，17（9）：1499-1501.

［15］边洪荣，娄桂芹，张庆波. 黄芪桂枝五物汤不同剂量配比多糖含量测定［J］. 中药材，2007，30（6）：729-731.

［16］娄桂芹，边洪荣，张艳，等. 均匀设计黄芪桂枝五物汤不同剂量配比总黄酮含量的比较研究［J］. 中药材，2010，32（8）：279-281.

［17］李姝臻，边洪荣，刘晓龙. 均匀设计黄芪桂枝五物汤中不同剂量配伍白芍总苷含量变化比较的研究［J］. 贵阳中医学院学报，2013，34（4）：297-299.

［18］边洪荣，潘海宇，黄木土，等. 黄芪桂枝五物汤及单味药材中多糖成分的含量测定［J］. 华北煤炭医

学院学报,2006,8(2):149-150.

[19] 尹蕊,施璐,韩兆莹,等.黄芪桂枝五物汤的提取工艺研究[J].中医药学报,2014,42(3):76-78.

[20] 南帆,谭稳博,李泽民,等.探究黄芪桂枝五物汤中多糖的最佳提取工艺[J].海峡药学,2016,28(2):50-51.

[21] 陈永祥,孙耀志,高松,等.正交试验优选黄芪桂枝五物汤的水提取工艺[J].中国实验方剂学杂志,2012,18(2):56-58.

[22] 孙学惠,陈宇峰,吴琼,等.正交试验优选黄芪桂枝五物汤提取工艺研究[J].山西医药杂志,2013,42(5):486-488.

[23] 孙学惠,樊蓉,陈宇峰,等.HPLC-ELSD法测定黄芪桂枝五物汤中黄芪甲苷的含量[J].西北药学杂志,2013,28(5):461-462.

[24] 施旭光,许晓峰,朱伟,等.HPLC测定黄芪桂枝五物汤及方中药对的黄芪甲苷含量[J].中国实验方剂学杂志,2006,12(2):20-22.

[25] 熊德庆.LC-MS测定黄芪桂枝五物汤中3种活性成分的含量[J].贵州医药,2018,42(11):1396-1397.

[26] 关皎,张颖,刘爽爽,等.UFLC法同时测定黄芪桂枝五物汤中4个活性成分的含量[J].药物分析杂志,2018,38(10):1683-1688.

[27] 白国梁,庞莹.黄芪桂枝五物汤联合针灸治疗糖尿病周围神经病变疗效探究[J].药品评价,2019,16(6):33-35.

[28] 彭书玲.黄芪桂枝五物汤联合甲钴胺治疗糖尿病周围神经病变效果分析[J].实用糖尿病杂志,2017,13(6):16-17.

[29] 徐长青,付小燕.加味黄芪桂枝五物汤治疗糖尿病周围神经病变临床观察[J].山西中医,2019,35(3):44.

[30] 张育辉,蔡芳芳.黄芪桂枝五物汤联合弥可保治疗2型糖尿病末梢神经病变的临床分析[J].内蒙古中医药,2019,38(20):47-48.

[31] 苏碧莹,黄海福.黄芪桂枝五物汤联合温针灸治疗奥沙利铂神经毒性的临床观察[J].中国中医药现代远程教育,2018,16(18):81-83.

[32] 王泳,杨建伟,黄争荣,等.黄芪桂枝五物汤防治奥沙利铂所致急性神经毒性的临床观察[J].广西中医药,2018,41(5):20-24.

[33] 李曼曼.黄芪桂枝五物汤联合逆针灸对恶性肿瘤患者化疗后周围神经毒性和免疫功能的影响[J].数理医药学杂志,2019,32(4):588-590.

[34] 舒谦.黄芪桂枝五物汤配合手法治疗神经根型颈椎

病300例[J].中医药研究,2000,16(4):19.

[35] 唐倩,伍瑾林,李修元.黄芪桂枝五物汤联合放疗治疗脊椎转移癌临床研究[J].河南中医,2017,37(6):965-967.

[36] 曾洪伟.加味黄芪桂枝五物汤治疗脑梗死恢复期25例临床观察[J].中医药导报,2007,13(4):22-23.

[37] 李济民.黄芪桂枝五物汤治疗白细胞减少症128例[J].国医论坛,2000,15(4):9.

[38] 程真真,唐洪涛,田涛涛.加味黄芪桂枝五物汤治疗桡神经损伤的临床研究[J].中国中医骨伤科杂志,2013,21(5):25-27.

[39] 刘玉霞,栗兰海,杨建宇.黄芪桂枝五物汤治疗末梢神经炎136例[J].河南实用神经疾病杂志,2000,3(6):56-57.

[40] 达南,达生.补阳还五汤合黄芪桂枝五物汤治瘫12例[J].河北中医,1989,11(5):6-7.

[41] 刘志队,史丽璞,郇稳,等.黄芪桂枝五物汤辅治类风湿关节炎疗效观察[J].实用中医药杂志,2019,35(3):315-316.

[42] 侯凯,张钦.黄芪桂枝五物汤联合膝关节镜清理术治疗早中期膝骨性关节炎的临床效果[J].临床医学研究与实践,2019,4:101-103.

[43] 霍涌波.黄芪桂枝五物汤配合刺五加注射液治疗风湿寒性关节痛37例[J].陕西中医,2006,27(3):310-311.

[44] 王成福,张红梅.黄芪桂枝五物汤治疗类风湿关节炎58例[J].实用中医内科杂志,2004,18(5):434.

[45] 张颖娟,杨润.黄芪桂枝五物汤联合回医理筋手法治疗肩周炎临床观察[J].光明中医,2019,34(7):1064-1066.

[46] 王素霞.黄芪桂枝五物汤联合二仙汤治疗肩周炎临床观察[J].数理医药学杂志,2019,32(4):582-583.

[47] 盛鸿烈,何超,吴玉红.水针配合黄芪桂枝五物汤治疗肩周炎[J].浙江中西医结合杂志,1999,9(5):334-335.

[48] 许建功.黄芪桂枝五物汤合乌头汤化裁治疗坐骨神经痛54例临床观察[J].河南中医,1984,1:27-28.

[49] 马勇,王华伟,杨盼盼,等.黄芪桂枝五物汤联合康复训练治疗脑卒中后肩手综合征80例[J].中国中医药现代远程教育,2016,14(4):76-78.

[50] 林任,陈丽丽,梅杰.黄芪桂枝五物汤与补中益气汤治疗急性播散性脑脊髓炎的临床研究[J].中华医院感染学杂志,2014,24(16):4028-4029.

[51] 曾雪筠. 黄芪桂枝五物汤治疗老年眩晕 50 例 [J]. 安徽中医临床杂志, 1994, 6 (1): 8-9.

[52] 王宇明. 加味黄芪桂枝五物汤治疗肢体麻木症 32 例疗效分析 [J]. 中国社区医师·医学专业半月刊, 2008, 22 (10): 138.

[53] 常万生. 黄芪桂枝五物汤治疗肢端麻木 [J]. 临床荟萃, 1994, 9 (19): 892.

[54] 胡炜, 刘岩路, 王荣. 经皮椎间孔镜配合黄芪桂枝五物汤治疗腰椎间盘突出症临床研究 [J]. 新中医, 2015, 47 (9): 125-127.

[55] 李廷元, 孙海洋, 肖霞. 黄芪桂枝五物汤治疗产后尿潴留 35 例 [J]. 河北中医, 1992, 14 (5): 36.

[56] 何丽元. 黄芪桂枝五物汤治疗药物性多汗症 [J]. 右江医学, 1995, 23 (2): 76.

[57] 赵彦松. 黄芪桂枝五物汤治疗慢性腰肌劳损 100 例疗效分析 [J]. 中外医疗, 2016, 12: 118-127.

[58] 姜志昂. 加味黄芪桂枝五物汤治疗不安腿综合征 24 例 [J]. 吉林中医药, 2000, 5: 45.

[59] 梁天贤. 黄芪桂枝五物汤治哺乳期血痹 100 例疗效观察 [J]. 新中医, 1999, 31 (4): 19, 34.

[60] 杨孟菲, 孙桂琴, 何荣俭. 黄芪桂枝五物汤治疗带下症 [J]. 现代中西医结合杂志, 1999, 8 (9): 1479.

[61] 王均. 黄芪桂枝五物汤治疗慢性荨麻疹 90 例 [J]. 实用中医药杂志, 2000, 16 (11): 21.

[62] 李筠, 崔艳青. 三伏贴合加味黄芪桂枝五物汤治疗血虚外感型产后身痛 32 例 [J]. 湖南中医杂志, 2019, 35 (1): 70-71.

[63] 田君, 姚学权, 吴晓宇, 等. 黄芪桂枝五物汤防治奥沙利铂的周围神经毒性的系统评价及 Meta 分析 [J]. 中国实验方剂学杂志, 2013, 19 (22): 325-330.

[64] 黄勇, 顾静, 李应东. 黄芪桂枝五物汤干预糖尿病周围神经病变临床 RCT 文献的 Meta 分析 [J]. 甘肃中医学院学报, 2013, 30 (2): 65-68.

[65] 张敬, 史国兵, 徐博, 等. 黄芪桂枝五物汤治疗糖尿病周围神经病变的 Meta 分析 [J]. 沈阳药科大学学报, 2014, 31 (8): 643-653.

[66] 蒋总, 唐芳, 马武. 开黄芪桂枝五物汤治疗类风湿关节炎临床疗效的 Meta 分析 [J]. 风湿病与关节炎, 2019, 8 (5): 33-38.

[67] 张晓丹, 贾绍华. 黄芪桂枝五物汤对小鼠的急性毒性研究 [J]. 药物评价研究, 2011, 34 (2): 89-91.

[68] 贾绍华, 曲海洋, 赵明春, 等. 黄芪桂枝五物汤对大鼠的长期毒性研究 [J]. 药物评价研究, 2011, 34 (4): 262-266.

半夏厚朴汤

【出处】《金匮要略方论》（东汉·张仲景）"妇人咽中如有炙脔，半夏厚朴汤主之。"

【处方】半夏一升，厚朴三两，茯苓四两，生姜五两，干苏叶二两。

【制法及用法】上五味，以水七升，煮取四升，分温四服，日三夜一服。

【剂型】汤剂。

【同名方剂】半夏厚朴汤（《金匮要略》卷下）；半夏厚朴汤（《医宗金鉴》）。

【历史沿革】

1. 东汉·张仲景《金匮要略方论》卷下，半夏厚朴汤

[组成] 半夏一升，厚朴三两，茯苓四两，生姜五两，干苏叶二两。

[功能主治] 行气开郁，降逆化痰。主妇人咽中如有炙脔；喜、怒、悲、思、忧、恐、惊之气结成痰涎，状如破絮，或如梅核，在咽喉之间，咳不出，咽不下，此七气所为也；或中脘痞满，气不舒快，或痰涎壅盛，上气喘急，或因痰饮中结，呕逆恶心。

2. 清·吴谦《医宗金鉴》，半夏厚朴汤

[组成] 半夏一升，厚朴三两，茯苓四两，生姜五两，干苏叶二两。

[功能主治] 妇人脏躁，喜悲伤欲哭，象如神灵所作，数欠伸，甘麦大枣汤主之。

[用法用量] 上五味，以水七升，煮取四升，分温四服，日三夜一服。

【现代研究】

1. 药理作用

（1）抗慢性抑郁症 研究半夏厚朴汤醇提物对大鼠慢性抑郁模型（CMS）的影响。正常空白组 7 只和模型组 14 只。以 1% 蔗糖水摄入量作为指标，慢性给予各种低强度复合刺激，造成大鼠慢性抑郁模型。按试剂盒酶法测定血脂；采用乳酸脱氢酶（LDH）释放法测定脾细胞内自然杀伤细胞活性；采用邻苯三酚自氧化法测定红细胞内超氧化物歧化酶活性；按试剂盒显色法测定血清和组织中一氧化氮合酶活性；采用硫代巴比妥酸法测定心脏中丙二醛含量。在大鼠 CMS 模型中半夏厚朴汤醇提物可增加动物蔗糖摄入量；增加其脾脏自然杀伤细胞活性；升高血清中高密度脂蛋白（HDL-C）水平（$P < 0.05$）。降低甘油三酯水平（$P < 0.001$）；降低血红细胞内超氧化物歧化酶活性及血清和肝组织中一氧化氮合酶活性；同时抑制组织中脂质过氧化程度，降低心肌组织中丙二醛含量。这些结果提示半夏厚朴汤醇提物可通过改变抑郁状态下生化指标异常而达到抗抑郁目的[1]。

（2）抗化疗呕吐　以家兔为模型，以顺铂为造模药物，将实验分为两部分。首先将 30 只家兔随机分为空白组、模型组、阳性组和半夏厚朴汤高、低剂量组，给药后观察各组呕吐的潜伏期及 4h 内呕吐次数；其次，用酶免试剂盒检测 EGF 及 Gas。半夏厚朴汤高、低剂量组能有效延长顺铂所致呕吐的潜伏时间（$P < 0.05$）；高剂量组能有效降低呕吐次数（$P < 0.05$）；半夏厚朴汤高、低剂量组能降低外周血中 Gas 的含量（$P < 0.05$）；半夏厚朴汤高剂量组能升高外周血中 EGF 的含量（$P < 0.01$）。半夏厚朴汤能促进胃肠排空，对胃肠黏膜起到了一定的保护作用。其止呕作用可能与抑制胃肠分泌胃泌素及促进表皮生长因子表达有关[2]。

（3）改善慢性束缚应激症　将 60 只小鼠随机分为正常对照组、模型组及半夏厚朴汤高、中、低剂量组，每组 12 只。用特制束缚桶束缚小鼠 17 天，每天 6h，制备慢性束缚应激小鼠模型；每天造模前 1h 进行灌胃，半夏厚朴汤高、中、低剂量组分别灌胃半夏厚朴汤药液，空白组、模型组给予等量 0.9% 氯化钠注射液灌胃，连续给药 18 天。第 18 天灌胃结束后采用旷场实验和悬尾实验测定小鼠行为学改变，断头取出全脑，采用酶联免疫法测定小鼠不同脑区神经递质含量。与对照组相比，模型组行为学指标（包括 6min 内不动时间、直立次数、修饰次数、穿格次数）及神经递质（5-HT、NE）含量均存在显著变化，差异具有统计学意义（$P < 0.01$），表明模型建立成功。高剂量组各项指标与模型组相比，差异无统计学意义（$P > 0.05$）；中剂量组 6min 内不动时间、穿格次数、NE 含量与模型组相比差异有统计学意义（$P < 0.05$）；直立次数、修饰次数、5-HT 含量与模型组差异无统计学意义（$P > 0.05$）。低剂量组各项指标均较模型组有显著改善，差异有统计学

意义（$P < 0.05$）。半夏厚朴汤具有改善慢性束缚引起的小鼠行为学异常及下调脑内单胺类神经递质含量变化的作用[3-8]。

（4）改善失眠　选择小鼠 200 只，将 100 只小鼠分为四组，分别为空白对照组、低剂量组、中剂量组、高剂量组，每组 25 只，分别给予同体积蒸馏水与不同剂量的半夏厚朴汤，展开睡眠潜伏时间及睡眠持续时间对比。其二为自主活动影响实验，将其他 100 只小鼠分为四组，分别为空白对照组、低剂量组、中剂量组、高剂量组，每组 25 只，分别给予同体积蒸馏水与不同剂量的半夏厚朴汤，在用药前后测定小鼠的活动次数。结果半夏厚朴汤给药的三组小鼠在睡眠潜伏时间方面与空白对照组相比，差异无统计学意义（$P > 0.05$）；低剂量组小鼠睡眠维持时间与空白对照组相比，差异无统计学意义（$P > 0.05$），中剂量组及高剂量组睡眠持续时间均明显长于空白对照组（$P < 0.05$），且随着剂量增加，小鼠睡眠持续时间延长得更为明显（$P < 0.05$）。在给药前各组小鼠活动次数组间差异无统计学意义（$P > 0.05$）；给药后低剂量组、中剂量组、高剂量组活动次数均明显少于空白对照组（$P < 0.05$），且随着剂量增加，小鼠活动次数减少得更为明显（$P < 0.05$）。动物实验显示，半夏厚朴汤有镇静、催眠的效果，对于失眠症有一定治疗效果[9, 10]。

（5）促进胃肠排空　选择昆明种小鼠 60 只为模型，将小鼠适应性饲养 1 周后，随机分成 6 组，空白组、多潘立酮组、半夏厚朴汤组、顺铂组、多潘立酮合顺铂组、半夏厚朴汤合顺铂组，每组 10 只。给药 7 天后，采用营养性半固体黑色糊同时测定小鼠胃排空及小肠推进。与空白组比较，半夏厚朴汤组和多潘立酮组胃残留率明显降低（$P < 0.05$），小肠推进率明显增加（$P < 0.05$），而两组间无显著差异（$P > 0.05$）；与顺铂组比较，半夏厚朴汤合顺铂组及多潘立酮合顺铂组胃残留率显著降低（$P < 0.01$），小肠推进率显著增加（$P < 0.01$），而两组间无显著差异（$P > 0.05$）。半夏厚朴汤能够拮抗顺铂对小鼠胃肠排空的抑制作用，且与多潘立酮作用相当[11, 12]。

2. 代谢组学研究

（1）镇静催眠代谢组学研究　将 18 只大鼠随机分组，每组 6 只。每组分别为空白组（0.9% 氯化钠注射液，5ml），阳性对照组（茚地普隆，5mg/kg）、半夏厚朴汤组（500mg/kg），浸膏干粉加 0.9% 氯化钠注射液配成溶液，每天灌胃给药 1 次（各组给药体积相同），共 14 天。观察给予半夏厚朴汤提取物后对戊巴比妥钠诱导大鼠睡眠实验中，大鼠体内小分子代谢物的变化并对其机制进行探讨。通过采集

大鼠尿液和血清进行核磁数据检测，利用主成分分析法（principal component analysis，PCA）对大鼠尿液和血清内源性小分子代谢产物进行分析处理。并运用 Simca-p17.0（Umet-rics，Umea，Sweden）和 Chenomx NMR Suite 7.1（Chenomx，Inc.，Edmonton，Alberta，Canada）软件对核磁共振氢谱和相关代谢产物进行鉴定和分类。结果表明，半夏厚朴汤组和苘地普隆组与空白组区别明显，载荷图中显示最大变异代谢物，发现 10 个代谢物质在组间存在显著性差异。实验证明，半夏厚朴汤组和苘地普隆组均可延长戊巴比妥钠诱导大鼠睡眠时间，且半夏厚朴汤与戊巴比妥钠有协同作用。经过代谢物差异性对比，推测半夏厚朴汤对戊巴比妥钠诱导大鼠睡眠实验机制可能是通过调节谷氨酰胺、磷酸肌酸、2- 酮戊二酸的含量，减轻脑内神经兴奋性从而起到调节睡眠的作用[13]。

（2）抗抑郁　观察给予半夏厚朴汤水煎剂后大鼠尿样代谢物组的变化；将 15 只 SD 大鼠随机分为给药组、模型组和空白组，每组 5 只。大鼠单笼饲养，除正常对照组外，其余两组均实施造模程序，造模时间为 24 天。给药组灌胃给予半夏厚朴汤水提物，对大鼠尿样内源性小分子代谢产物进行检测和分类处理。结果：相对于模型组的参与能量代谢的柠檬酸、乳酸、2- 酮戊二酸含量减少以及马尿酸、肌酐酸水平升高，给药组在一定程度上可以逆转这种异常改变。结合大鼠体重和行为学结果，表明半夏厚朴汤具有抗抑郁作用[14]。

3. 方源研究

（1）治疗梅核气方证研究　半夏厚朴汤最早记载于《金匮要略方论》，治疗妇人气郁痰阻之梅核气。结合文献分析认为，方中半夏剂量"一升"应折合为后世的"五两"；后世将此方推广用于七情郁结、中上二焦寒痰停饮所致胸闷脘痞、喘咳气逆、食少嗳气等证候，甚至可以加减变化用于下焦证候治疗。并进一步探讨了该方的剂型和服药方法变化、方中基础药物的选择变化、方剂配伍药物的加减变化等问题[15]。

（2）半夏厚朴汤加减化裁方证研究　以《张仲景方方族》为主要依据，结合相关医籍文献，提取相关方剂，分析其组方与主治的特点，总结衍化规律。研究发现，半夏厚朴汤及其方族通过历代的发展，在保持生姜、半夏、厚朴、茯苓、干苏叶的基本结构配伍的同时，通过加减化裁适应了临床灵活的需要[16]。

（3）半夏厚朴汤方临床应用方证研究　从《金匮要略》《素问》等经典中，对半夏厚朴汤方证前提、

"炙脔"症状、咽喉经脉循环交会，半夏厚朴汤出自《金匮要略·妇人杂病脉证并治第二十二》："妇人咽中如有炙脔，半夏厚朴汤主之。"后世认为仲景对该病之症状予以"炙脔"二字之精辟描述后即给出汤证，却未阐述其病机，而以偏概全，拘泥于"梅核气"的治疗，沿用至今仍然多用于慢性咽炎、瘾病、郁证等治疗，甚至定格了半夏厚朴汤教科书的功效。后通过辨证及临床观察总结半夏厚朴汤方不仅用于慢性咽炎、瘾病、郁证等治疗疗效较好，在心血管疾病应用同样可取得较好疗效，临床可运用于多系统病证，全在于辨证论治[17]。

4. 配伍研究

（1）对肝脏、肾脏蛋白表达的影响　将小鼠随机分为半夏组、厚朴组、半夏厚朴配伍药对组、复方的原方剂量组和高剂量组，分别给予水提取物。采用常规生化、RT-PCR 和 Western blotting 等检测方法，分别测定各组动物肝脏微粒体 Cyp2e1 和 Cyp3a11 亚型的活性及其 mRNA 和蛋白表达，以及肾脏有机阴离子转运子 OAT1 和 OAT3、有机阳离子转运子 OCT1 和 OCT2 的 mRNA 和蛋白表达。结果君药半夏增加了小鼠肝脏 Cyp2e1 和 Cyp3a11 活性和表达。半夏和厚朴均可提高肾脏 OAT1、OAT3、OCT1、OCT2 的 mRNA 和蛋白表达。半夏厚朴药对及复方则使之恢复至正常，复方的协同作用优于君臣配伍药对，且原方剂量组的作用强于高剂量组。结论：半夏厚朴配伍及复方协同改善了半夏对肝脏 Cyp2e1 活性和表达的激活作用，避免了肝脏过氧化和中毒等损伤以达到减毒目的；同时它们逆转了单味半夏对肝脏 Cyp3a11 活性与表达的增加，弥补药物在肝脏代谢太快的不足。并平衡君药半夏、臣药厚朴单独使用所引起肾脏 OAT1、OAT3、OCT1、OCT2mRNA 或蛋白的表达增加以达到增效目的。为半夏厚朴汤增效减毒的组方合理性及临床半夏厚朴君臣配伍发挥相须相使的疗效提供了重要的药理学依据[18]。

（2）配伍对有效成分的影响　用紫外谱线组图谱法分析半夏厚朴汤及其不同配伍水煎液的环己烷、三氯甲烷和正丁醇 3 种有机溶剂萃取液各紫外吸收峰形、数目及峰值等。紫外 - 可见分光光度计扫描 190~600nm 波段扫描，狭缝 1nm，扫描速率 200nm/cm。紫外谱线组图谱在一定程度上可反映出半夏厚朴汤及相关配伍的化学成分总体效应。在煎煮过程中，厚朴所具有特殊不饱和结构及性质的物质如和厚朴酚、厚朴酚可能与其他中药如半夏生物碱、茯苓三萜类羧酸、紫苏叶和生姜某些挥发性物质如迷迭香酸、咖啡酸、6- 姜酚等生成其他结构的物质或产生"共挥发"作用，从而影响厚朴及其相关配伍样品紫

外吸收值变化[19]。

（3）配伍对挥发油的影响　利用气相色谱－质谱（GC-MS）法分离检测复方半夏厚朴汤、厚朴、紫苏叶、生姜、厚朴与紫苏叶、厚朴与生姜、紫苏叶与生姜样品挥发油成分，分离出数目不同的挥发性成分，其中复方半夏厚朴汤为54个、厚朴为44个、紫苏叶为15个、生姜为53个、厚朴与紫苏叶配伍为26个、厚朴与生姜配伍为51个、紫苏叶与生姜配伍为75个。气相条件HP59规格（30m×0.25mm，0.25μm）；样口温度：260℃；进样方式：分流进样；分流比：200∶1；进样量：2μl；恒流，流速：1ml/min；程序升温80℃以2℃/min速率升温至200℃后再以20℃/min速率升温至260℃并保持10min；质谱接口温度：290℃。质谱条件：离子源温度：230℃；四极杆温度：150℃；电子能量：70eV；溶剂延迟：2.5min；扫描质量范围：50~550amu[20]。

（4）配伍对和厚朴酚、厚朴酚的影响　采用高效液相色谱法测定半夏厚朴汤及其君臣佐使相关配伍水煎液中和厚朴酚、厚朴酚的含量。佐以茯苓后提高了君臣配伍中和厚朴酚、厚朴酚含量，佐以生姜则降低君臣配伍中和厚朴酚、厚朴酚含量。色谱条件：色谱柱：HiQsil C18分析柱（4.6mm×250mm，5μm）及ODS-3保护柱（4.6mm×10mm，5μm）；流动相：甲醇－水（78∶22）；流速：1.0ml/min；柱温：35℃；紫外检测波长：294nm；进样量：10μl。在此色谱条件下，和厚朴酚、厚朴酚两峰达到基线分离，峰形较好，理论板数均不低于5000。不含厚朴的半夏厚朴汤阴性供试品无干扰使以紫苏叶未显著影响君臣配伍中和厚朴酚、厚朴酚含量。而在半夏厚朴汤全方君臣佐使配伍中缺少佐药、使药之一时，其和厚朴酚、厚朴酚含量却明显降低[21]。

5. 制剂研究

（1）分合煎含量变化　采用HPLC法分析半夏厚朴汤合煎液和分煎液样品中厚朴酚的含量变化，本试验选择色谱条件Diamonisl C18柱（4.6mm×200mm，5μm），流动相甲醇－水（78∶22），流速1ml/min，检测波长为294nm，柱温25℃。本试验表明在相同条件下半夏厚朴汤中厚朴酚的含量在分煎、合煎过程中无其他因素影响[22]。

（2）先煎后下含量变化　采用HPLC法对半夏厚朴汤中的厚朴酚、和厚朴酚进行了测定，对影响厚朴后下煎煮的因素如加水量、浸泡时间、煎煮时间进行了探讨。色谱条件：Kromasil C18柱（4.6mm×200mm，5μm）；流动相甲醇－水（75∶25）；柱温为室温；流速1ml/min；检测波长为294nm。结果表明

煎煮时间对厚朴酚、和厚朴酚的浸出率有显著性的影响，提示厚朴在汤剂中后下煎煮以10min为宜[23]。

（3）机械工艺参数研究　通过正交实验设计，用自动煎药机煎煮半夏厚朴汤，通过单因素考察进行浸泡时间、煎煮时间、煎煮温度三个因素水平的初选，再采用正交试验优选半夏厚朴汤的机器加压煎煮的最佳工艺，用高效液相色谱法（HPLC）测定药液中和厚朴酚的含量及浸出物的含量。最终确定半夏厚朴汤的机器煎煮最佳工艺为浸泡30min、煎煮温度115℃、煎煮时间20min[24]。

6. 临床应用

（1）慢性阻塞性肺疾病　治疗痰湿阻肺型急性期患者70例，将患者分成对照组及观察组各35例，对照组给予一般基础治疗：祛痰、解除气道痉挛、抗感染、维持电解质平衡等，观察组在对照组治疗基础上加用半夏厚朴汤，每日1剂，早晚温服。结果：①两组患者临床症状改善程度具有差异，且差异具有统计学意义（P＜0.05），提示治疗组症候方面的疗效优于对照组；②治疗组及对照组治疗后的肺功能指标相较于治疗前有改善，差异有统计学意义（P＜0.05）；治疗组患者接受治疗后肺功能指标值均高于对照组患者，差异有统计学意义（P＜0.05）；③两组的RDW、HMGBI、TNF-α均较治疗前减低，差异有统计学意义（P＜0.05），且治疗组治疗后3个值的下降幅度大于对照组，差异有统计学意义（P＜0.05）。半夏厚朴汤可有效治疗急性期痰湿阻肺型COPD，其作用机制可能与减少体内炎症反应有关[25]。

半夏厚朴汤治疗痰湿阻肺型慢性阻塞性肺疾病（COPD）急性期患者70例。将患者随机分为对照组及观察组各35例。对照组给予一般基础治疗：祛痰、解除气道痉挛、抗感染、维持电解质平衡等，观察组在对照组治疗基础上加用半夏厚朴汤，法半夏12g，白术10g，茯苓15g，厚朴、陈皮、白芥子、紫苏子、枳壳各9g，生姜6g，每日1剂，每次先浸泡30min，之后加入1000ml温水中煎煮至100~150ml，早晚饭后温服，各1次。治疗前后比较两组患者临床症状、肺功能评估以及血细胞分布宽度RDW、HMGB1、TNF-α表达水平的变化。①两组患者临床症状改善程度具有差异，且差异具有统计学意义（P＜0.05），提示治疗组症候方面的疗效优于对照组；②治疗组及对照组治疗后的肺功能指标相较于治疗前有改善，差异有统计学意义（P＜0.05）；治疗组患者接受治疗后的肺功能指标值均高于对照组患者，差异有统计学意义（P＜0.05）；③两组的RDW、HMGB1、TNF-α均较治疗前减低，差异有统计学意义（P＜0.05），

且治疗组治疗后 3 个值的下降幅度大于对照组，差异有统计学意义（$P < 0.05$）[26]。

（2）咽喉部黏膜修复　将行微波术后患儿 123 例随机分为观察组 62 例和对照组 61 例。两组均给予抗感染，补充维生素及对症支持治疗。观察组：微波热凝术后，给予半夏厚朴汤加减口服治疗，药物组成：半夏、茯苓、玄参、麦冬各 12g，厚朴 10g，苏叶 6g，生姜 9g，甘草 3g，每剂水煎至 150ml，每日 1 剂，分 2~3 次服，疗程 7 天。对照组：微波热凝术后，不加用中药口服。术后第 3、5、7、10 天观察组与对照组疗效比较差异均有统计学意义（$P < 0.05$），观察组疗效高于对照组。半夏厚朴汤对咽喉部微波术后黏膜修复的疗效明显[27]。

（3）肿瘤化疗性呕吐　观察 50 例患者，随机分为治疗组 26 例，对照组 24 例，进行观察。均经病理学证实为恶性肿瘤，其中鼻咽癌 15 例，食道癌 6 例，乳腺癌 5 例，肺癌 17 例，肠癌 7 例；治疗组半夏厚朴汤（药用：法半夏、厚朴、生姜、苏叶、茯苓各 20g）以 500ml 水煎成 200ml，每日分 2 次服用，每次 100ml，于早上化疗用药前 30min 及化疗用药开始后 6h 服用，连服 5 天。对照组以甲氧氯普胺吐灵 20mg 肌内注射，每日 2 次，首次在化疗用药前 15min，第 2 次在化疗用药开始后 6h 肌内注射。结果显示：治疗组在控制呕吐方面达到了对照组的疗效（$P > 0.05$），在恶心持续时间方面显著地短于对照组（$P < 0.05$）。服用该中药煎剂未出现明显的毒副反应。因此，该方剂对于防治化疗所致的轻、中度呕吐具有较好的作用[28]。

（4）甲状腺结节　观察甲状腺结节患者 70 例，采用双盲法随机分为两组，对照组中男 13 例，女 22 例，病程 1~7 年；观察组中男 14 例，女 21 例，病程 1~6 年。对照组给予患者左甲状腺素片，口服，每次 25~50μg，每天 1 次。观察组在对照组治疗基础上加用半夏厚朴汤加减治疗：取半夏、厚朴、茯苓、紫苏梗、昆布、红花、白芥子、川芎各 15g，黄芩 20g，海藻、栀子各 12g，生姜 3 片，水煎煮为 200ml，分早晚 2 次饮服，每天 1 剂。两组患者均每月对甲状腺功能进行 1 次复查，根据复查结果对左甲状腺素片剂量进行调整，均持续治疗 6 个月。结果治疗甲状腺结节采用半夏厚朴汤加减能够有效提高临床治疗效果，可使患者甲状腺结节直径减小、症状改善[29]。

（5）咳嗽　观察患者 52 例，其中男性 22 例，女性 30 例，病程最短 1 周，最长 2 年。大多用过抗生素和止咳药。均采用半夏厚朴汤加减治疗，组成：半夏 12g，厚朴 10g，茯苓 15g，苏子 10g，橘皮 10g，杏仁 10g，桔梗 10g，炙甘草 6g，生姜 10g。加

减：表证明显者，加苏叶 10g；咽嘶哑者，加木蝴蝶 10g，麦冬 15g；夜间咳著、咳时尿失禁者，加炙淫羊藿 10g，补骨脂 10g；热象明显、吐黄痰者，加生石膏 30g。上药水煎服，每日一剂，早晚服。治疗后显效 40 例，有效 10 例，无效 2 例，总有效率 96%。多数患者服药 6~12 剂见效或治愈。2 例患者因心脏病加重入院治疗而停服中药[30]。

（6）分泌性中耳炎　治疗 73 例分泌性中耳炎患者，一共 104 耳，其中男性患者 43 例，女性患者 30 例。按照治疗方法分为对照组（36 例，51 耳）和治疗组（37 例，53 耳），对照组给予呋喃西林麻黄素滴鼻液，口服头孢克洛胶囊；治疗组：在对照组常规西医治疗的基础上，联合予以中医半夏厚朴汤加味治疗。药方组成：远志、菖蒲、生姜各 15g，茯苓、紫苏梗各 30g，半夏 9g，甘草、厚朴各 10g。以上药材加水煎熬后分 2 次服用。儿童用量减半。两组患者均连续治疗 7 天，治疗结束后，对两组患者的临床疗效进行评估和分析。在常规治疗的基础上，联合予以半夏厚朴汤对分泌性中耳炎患者进行治疗可以获得较好的疗效，显著改善患者的临床症状[31]。

（7）肝郁脾虚证胃痛　将 90 例肝郁脾虚证胃痛患者平均分为观察组及对照组，每组各 45 例，对照组予多潘立酮口服，1 片/次，每日 3 次，奥美拉唑 20mg 口服，晚饭前服用；观察组则给予半夏厚朴汤加减，具体整方如下：半夏 15g、厚朴 12g、茯苓 12g、紫苏叶 12g、陈皮 12g、枳实 12g、党参 12g、炒白术 12g、延胡索 9g、郁金 12g、香附 12g、生姜 9g，并根据具体病情适时加减，如胃阴亏虚者加生地黄、麦冬、玄参；胃脘虚寒者加干姜；反酸、呃逆者加海螵蛸；胃脘胀满纳差者加焦三仙、鸡内金。水煎两遍，取液 300ml，早晚各温服 150ml，连续治疗 2 周后分析其临床效果。结果对照组临床治疗有效率仅为 82.2%，明显低于观察组 91.1%，两者差异具有统计学意义（$P < 0.05$）；在复发率方面，随访 3 个月显示，观察组复发率为 11.1%，明显低于对照组（20.0%），差异亦具有统计学意义。半夏厚朴汤治疗肝郁脾虚证胃痛临床疗效显著，可明显改善患者病情，预防复发。半夏厚朴汤加减治疗肝郁脾虚证胃痛不仅可有效改善患者的临床症状，同时可有效降低其复发情况，临床疗效确切[32]。

（8）更年期综合征　用半夏厚朴汤治疗女性更年期综合征 36 例，年龄 41~58 岁，病程最长 3 年、最短 3 个月。均不能正常工作。辨证属肝肾阴虚型，表现为月经紊乱、腰膝酸软、烘热汗出、胸闷忧虑、心烦失眠、舌红少苔、脉细弦。方剂组成：半夏 12g，厚朴 9g，茯苓 12g，生姜 9g，苏叶 6g，随症加

减，服用方法：每日1剂，水煎分2次服。20天为1个疗程。嘱患者放松心情，解除顾虑，适当参加文体活动，部分进行心理指导。痊愈25例，显效9例，无效2例，总有效率94.4%[33]。

（9）咳嗽变异性哮喘 治疗92例变异性哮喘患者，其中46例为对照组，用沙美特罗替卡松粉吸入剂治疗；另46例为观察组，用半夏厚朴汤联合沙美特罗替卡松粉吸入剂治疗，半夏厚朴汤组成：半夏、茯苓各12g，厚朴9g，生姜15g，紫苏叶6g；用法：水煮400ml，每天1剂，冷至常温分4次服用，日间3次，夜间1次；联合沙美特罗替卡松粉吸入剂治疗。对照组治愈率为60.87%，总有效率为80.43%；观察组治愈率为91.30%，总有效率为93.48%，两组对比差异有统计学意义（P<0.05）[34-35]。

（10）慢性咽炎 治疗慢性咽炎患者142例，半夏厚朴汤组71例（男39例、女32例），对照组71例（男40例、女31例）。患者临床表现：咽喉部各种不适，干燥、疼痛、异物感，痰少黏稠，喜清嗓，反复发作，病程迁延。检查：咽部黏膜慢性充血，肥厚，侧索增粗，喉底滤泡增生。半夏厚朴汤组：以半夏厚朴汤为基础方，药用：半夏12g，厚朴15g，茯苓5g，生姜9g，苏叶12g，桔梗12g，败酱草15g，甘草6g。阴虚型加竹叶、麦冬、木蝴蝶、西青果；郁热型加葛根、天花粉、赤芍、黄芩；气虚型加黄芪、白术、茯苓；气郁型加贝母、柴胡、牡蛎、白芍、绿萼梅。水煎服，每天1剂，分上、下午温服，10天为1个疗程。疗程结束可配合超声雾化吸入，庆大霉素8万IU，地塞米松5mg，鱼腥草注射液10ml，0.9%氯化钠注射液20ml，每天1~2次，每次30min。治疗期间禁烟酒辛辣，每周为1个疗程。对照组：口服冬凌草片，每次4片，每天3次，水冲服，也可配合超声雾化，每天1~2次，每次30min。采用半夏厚朴汤治疗慢性咽炎，患者症状、体征改善较好，总有效率为92%，而对照组为73%，2组疗效比较有显著差异（P<0.05）。半夏厚朴汤组较对照组治疗更有利于慢性咽炎症状和体征的改善[36-38]。

（11）梅核气 用半夏厚朴汤在纤维喉镜下治疗梅核气100例，女69例，男31例；病程最长12年，最短2个月。纤维喉镜检查有急慢性咽炎26例，自主神经紊乱3例。予半夏厚朴汤加减治疗，药用：半夏20g，厚朴15g，山豆根20g，茯苓20g，生姜10g，苏叶20g。每剂药水煎3次，取汁250ml，3日2剂，分3次口服。治愈64例，有效33例，无效3例，结果表明以半夏厚朴汤在纤维喉镜下治疗梅核气100例疗效显著[39-40]。

（12）食管裂孔疝 治疗12例患者，其中男9例，女3例。吐酸及胃痛病史最长3个月，最短20天。合并胃溃疡者4例。全部服用半夏厚朴汤加味：半夏14g，厚朴、苏梗、川贝各12g，茯苓、杏仁、生姜、枳壳各15g，白豆蔻10g，制香附、薏苡仁各20g，通草8g。每日1剂，水煎，早、中、晚分服。10天为1个疗程。临床治愈1~3个疗程，症状完全消失，2年内未复发为8例，占66.7%；症状明显减轻为2例，占16.7%；无效为2例，占16.7%。总有效率为83.4%[41]。

（13）胃食管反流病 将120例确诊为胃食管反流病的患者，随机分为治疗组68例和对照组52例，治疗组用半夏泻心汤为基方临床加减治疗，药用：清半夏、厚朴各12g，茯苓20g，紫苏梗、山药、党参各10g，陈皮、黄连、炙甘草各6g，生姜3g。肝气郁滞、两胁胀满者，加柴胡、大腹皮、枳壳；脾胃阴虚加麦冬、生地黄、天花粉；湿热中阻加黄芩、黄柏、栀子；虚寒中阻加高良姜、吴茱萸、肉桂；瘀血内阻加沉香、生蒲黄、当归、川芎；胸骨后灼热感、胃灼热明显者，加瓦楞子、白及；恶心呕吐者，加柿蒂、竹茹、旋覆花；口苦便秘者，加大黄、郁李仁等。每日1剂，水煎服。对照组采用雷贝拉唑口服。疗程4周。结果治疗组治愈46例，显效12例，有效8例，无效2例，总有效率为97.1%；对照组治愈19例，显效9例，有效11例，无效13例，总有效率为75.0%。两组治愈率、总有效率比较差异有统计学意义（P<0.05）[42]。

（14）胃食管反流性咳嗽 将80例患者根据治疗方式分组，40例对照组接受西药治疗，餐前口服莫沙必利，每天3次，每次5mg；口服奥美拉唑，每天2次，每次20mg。40例研究组接受半夏厚朴汤治疗，药方组成：生姜3片、款冬花10g、紫苏叶10g、法半夏10g、瓜蒌皮15g、茯苓15g、厚朴15g、煅瓦楞子30g。加水煎熬后取药汁300ml，每天2次，每天1剂，餐前口服。两组患者均持续治疗3个月。观察比较两组患者治疗效果。研究组治疗总有效率92.50%，高于对照组62.50%，组间数据差异具有统计学意义（P<0.05）。比较两组患者中医症状积分，治疗前，组间数据无明显差异（P>0.05）；治疗后，研究组均低于对照组，组间数据差异具有统计学意义（P<0.05）[43-44]。

（15）小儿肠系膜淋巴结炎 将52例肠系膜淋巴结炎患儿随机分为两组。对照组26例患者急性期予常规禁食，静脉输液及抗生素治疗；治疗组26例患儿在常规治疗基础上加用半夏厚朴汤加减，药方组成：半夏、厚朴、茯苓、生姜、苏叶。临证加减，发热重用苏叶，加荆芥、防风；大便秘结加火麻仁、瓜蒌仁；纳差加神曲；咳嗽加杏仁、浙贝母；腹痛加陈皮、枳壳。14天为1个疗程。观察腹痛情况及淋巴结大小，14天后治疗组临床症状改善优于对照组，差异有统计学意义（$P < 0.05$）。治疗组肠系膜淋巴结恢复正常大小的数目多于对照组，差异有统计学意义（$P < 0.05$）[45]。

参考文献

［1］李建梅，杨澄，张伟云，等.半夏厚朴汤醇提物对大鼠慢性抑郁模型的影响［J］.中国中药杂志，2003，28（1）：55-59.

［2］黄仕文，袁冬平，吴颢昕，等.半夏厚朴汤对化疗呕吐家兔外周血中 EGF 及 Gas 的影响［J］.浙江中医药大学学报，2010，34（1）：60-61.

［3］肖艺，彭旭秀，刘慧萍，等.半夏厚朴汤对慢性束缚应激小鼠行为学和神经递质含量的影响［J］.湖南中医杂志，2015，31（9）：147-149.

［4］吕昊哲，李庆.半夏厚朴汤对慢性应激抑郁模型大鼠脑源性神经营养因子（BDNF）的影响［J］.中医药信息，2008，25（4）：49-50.

［5］程林江，兰敬昀，于涛，等.半夏厚朴汤对慢性应激抑郁模型大鼠下丘脑-垂体-肾上腺轴的影响［J］.中医药信息，2009，26（4）：45-46.

［6］秦中朋.半夏厚朴汤对抑郁症型大鼠的治疗作用研究［J］.中国中医药现代远程教育，2017，15（5）：131-133，145.

［7］马占强，李瑞鹏，李月碧，等.半夏厚朴汤抗抑郁作用——改善脑内氧化应激水平［J］.药学与临床研究，2014，22（3）：205-208.

［8］傅强，马世平，瞿融.半夏厚朴汤抗抑郁作用研究——对未预知的长期应激刺激抑郁模型的作用［J］.中国天然药物，2005，3（2）：112-115.

［9］王丽岩，罗志宏，张玉兰.半夏厚朴汤对失眠症治疗作用的实验观察［J］.中国处方药，2018，16（1）：33-34.

［10］章军，刘惠玲，邱孟.半夏厚朴汤对失眠症治疗作用的实验研究［J］.中国中医药，2010，8（9）：88-89.

［11］王璐璐，李思洵，张兴德.半夏厚朴汤对顺铂作用后小鼠胃肠排空的影响［J］.山西中医，2015，31（6）：56-57.

［12］张卫卫，孙思予，李岩.半夏厚朴汤对小鼠胃排空及小肠推进功能的影响［J］.中国中西医结合杂志，1998，18（6）：134-136.

［13］沈淑洁，郭春华，刘少磊，等.基于 H-NMR 技术的半夏厚朴汤镇静催眠代谢组学研究［J］.中国中药杂志，2016，41（8）：1511-1515.

［14］李晶晶，林森，郭春华，等.半夏厚朴汤抗抑郁的代谢组学研究［J］.科学技术与工程，2014，14（28）：22-26.

［15］张金良，柳亚平.半夏厚朴汤方源探析［J］.陕西中医学院学报，2015，38（1）：79-81.

［16］朱坚.半夏厚朴汤方族浅析［J］.江西中医药大学学报，2015，27（4）：12-14.

［17］王可文，余天泰.余天泰教授半夏厚朴汤方证应用辨析［J］.中国中医药现代远程教育，2015，13（14）：33-34.

［18］王抚梦，卢燕，孔令东.半夏厚朴汤及君臣配伍对小鼠肝脏 CYP450 和肾脏离子转运子的影响［J］.中国中药杂志，2011，36（1）：60-65.

［19］徐群，欧阳臻，汪水娟，等.紫外谱线组图谱法研究半夏厚朴汤配伍的化学成分变化［J］.中药材，2008，31（12）：1830-1832.

［20］徐群，武露凌，王彩萍，等.气相色谱-质谱联用技术研究半夏厚朴汤配伍对挥发油成分的影响［J］.中国实验方剂学杂志，2009，15（2）：5-10.

［21］徐群，欧阳臻，常钰，等.半夏厚朴汤君臣佐使配伍对和厚朴酚与厚朴酚含量的影响［J］.中国实验方剂学杂志，2008，14（10）：1-3.

［22］冯华，王祥培，聂明华，等.HPLC 测定半夏厚朴汤不同煎液中厚朴酚［J］.中国实验方剂学杂志，2011，17（10）：82-84.

［23］刘春海，杨永华.正交试验优选半夏厚朴汤厚朴后下的实验研究［J］.中国医药学报，2003，18（2）：106-107.

［24］陈爱娟，蒋斌，朱慧，等.半夏厚朴汤的机器煎煮工艺研究［J］.当代医学，2015，21（32）：3-6.

［25］杨娟，倪岚，张元兵.半夏厚朴汤的应用探究［J］.江西中医药，2018，3（49）：78-80.

［26］李彬，白辉辉.半夏厚朴汤对痰湿阻肺型慢性阻塞性肺疾病急性期肺功能及微观指标的影响［J］.陕西中医，2019，40（4）466-468.

［27］陈丁丁，彭昌.半夏厚朴汤对咽喉部微波术后黏膜修复的疗效观察［J］.中国中西医结合儿科学，2011，3（4）：330-331.

［28］梁耀君，胡冀.半夏厚朴汤防治肿瘤化疗所致恶心呕吐26例——附对照组24例［J］.辽宁中医杂志，1999，26（4）：161-162.

［29］王红梅.半夏厚朴汤加减治疗甲状腺结节的临床疗效分析［J］.内蒙古医学杂志，2018，50（10）：1209-1210.

［30］方典美.半夏厚朴汤治咳嗽52例［J］.光明中医，2011，26（8）：1578-1579.

［31］刘鲜妮，张瑞永，蔺晓玲.半夏厚朴汤治疗分泌性中耳炎的临床观察［J］.陕西中医，2016，37（5）：

598-599.

[32] 孔伟光，段迎喜．半夏厚朴汤治疗肝郁脾虚证胃痛［J］．世界最新医学信息文摘，2018，18（78）：167-168．

[33] 刘丽明．半夏厚朴汤治疗更年期综合征的应用体会［J］．中国实用医药，2010，5（25）：152-153．

[34] 盛梅．半夏厚朴汤治疗咳嗽变异性哮喘的临床疗效分析［J］．世界联合医学，2018，4（3）：69-71．

[35] 程娜娜，侯宇辉．半夏厚朴汤治疗咳嗽变异性哮喘的临床研究［J］．中医临床研究，2016，8（23）：40-42．

[36] 闻克银．半夏厚朴汤治疗慢性咽炎71例［J］．中国中医药现代远程教育，2013，11（22）：111-112．

[37] 陈术红，臧传国．半夏厚朴汤治疗慢性咽炎36例［J］．中国民间疗法，2004，12（1）：54．

[38] 章莹．半夏厚朴汤治疗慢性咽炎的临床价值分析［J］．现代医学与健康研究，2018，2（5）：153-154．

[39] 王金光．半夏厚朴汤治疗梅核气36例［J］．中医研究，2001，14（5）：62．

[40] 刘伟．半夏厚朴汤治疗梅核气100例［J］．实用中医内科杂志，2008，22（6）：91．

[41] 方家逸．半夏厚朴汤治疗食管裂孔病12例［J］．国医论坛，2000，15（1）：10．

[42] 贾宁，李杨．半夏厚朴汤治疗胃食管反流病疗效观察［J］．山西中医，2016，32（3）：19-20．

[43] 顾景辉，王道坤．半夏厚朴汤治疗胃食管反流性咳嗽的临床疗效观察［J］．中国处方药，2018，16（6）：109-110．

[44] 车彦贞．半夏厚朴汤治疗胃食管反流咳嗽临床观察［J］．中国民族民间医药，2017，26（20）：89-90．

[45] 胡迎春，汪宇．半夏厚朴汤治疗小儿肠系膜淋巴结炎26例［J］．长江大学学报（自然版），2013，10（24）：25-26．

瓜蒌薤白半夏汤

【出处】《金匮要略方论》（东汉·张仲景）"胸痹不得卧，心痛彻背者，瓜蒌薤白半夏汤主之。"

【处方】瓜蒌实一枚，薤白三两，半夏半斤，白酒一斗。

【制法及用法】上四味，同煮，取四升，温服一升，日三服。

【剂型】汤剂。

【同名方剂】栝楼薤白半夏汤（《金匮要略方论》卷上）。

【历史沿革】

东汉·张仲景《金匮要略方论》卷上，栝楼薤白半夏汤

［组成］栝楼实一枚（捣），薤白三两，半夏半斤，白酒一斗。

［主治］胸痹不得卧，心痛彻背者。

［注意］忌羊肉、饧。

【现代研究】

1. 药理作用

（1）抑制白细胞介素8、肿瘤坏死因子-α的生成 瓜蒌薤白半夏汤能抑制白细胞介素8（IL-8）、肿瘤坏死因子α（TNF-α）的生成与释放，阻止慢性阻塞性肺疾病（COPD）气道炎症中性粒细胞的聚集，减轻气道的慢性炎症反应，因而对COPD气道炎症有较好的治疗作用。将清洁级健康雄性Wister大鼠50只，分为对照组（A组）、COPD模型组（B组）、瓜蒌薤白半夏汤高剂量组（C组）、瓜蒌薤白半夏汤低剂量组（D组）、泼尼松组（E组），每组雄性大鼠各10只。造模成功后连续灌胃15天，每日2次。瓜蒌薤白半夏汤高剂量组灌胃药物为：瓜蒌薤白半夏汤水煎液，药方组成：瓜蒌一枚（70g）、薤白三两（47g）、半夏半升（40g）、白酒一斗（2000ml）。泼尼松组一次性胃管内注入泼尼松3.72mg/kg（5mg溶于10ml无菌0.9%氯化钠注射液中），正常对照组及模型组则胃饲等量的0.9%氯化钠注射液。采用ELISA法测定血清和BALF中IL-8、TNF-α的浓度。实验显示，模型组组血清和BALF中IL-8、TNF-α均有不同程度增高，模型组血清及BALF中IL-8、TNF-α浓度均比正常对照组高，差异均有显著性意义（$P < 0.01$）。瓜蒌薤白半夏汤高剂量组、低剂量组血清及BALF中IL-8、TNF-α浓度虽高于正常对照组（$P < 0.01$或$P < 0.05$），但显著低于模型组（$P < 0.01$），且高剂量血清TNF-α浓度与泼尼松组相比差异有显著性（$P < 0.05$）。泼尼松组血清IL-8浓度低于模型组（$P < 0.05$）；而瓜蒌薤白半夏汤高剂量组、低剂

量组血清 IL-8 浓度虽比泼尼松组低，但差异无显著性意义（$P > 0.05$）[1]。

（2）保护心肌细胞 瓜蒌薤白半夏汤可以调节血管内皮细胞产生一氧化氮（NO）和血浆内皮素（ET），防止心肌损伤。将 SD 系大鼠 50 只，随机分为假手术组、模型组、瓜蒌薤白半夏汤低剂量组和高剂量组，阳性对照组，每组 10 只大鼠，雌雄各半。灌胃给药，每天 1 次，药方组成：瓜蒌 30g，薤白 15g，半夏 10g，白酒 30ml，连续 14 天。通过结扎大鼠冠状动脉左前降支造成心肌缺血模型，造模后 1h 采血检测 NO 和 ET 的水平，及血清心肌酶（CK）和肌酸激酶同工酶（CK-MB）的含量。急性心肌缺血模型组 ET、CK 和 CK-MB 明显升高，NO 明显下降，与假手术组比较，差异有显著性意义（$P < 0.01$）；瓜蒌薤白半夏汤组可以对抗 ET 的升高，以及 CK 和 CK-MB 的升高，提高 NO 的水平，与模型组比较，差异有显著性或非常显著性意义（$P < 0.05$，$P < 0.01$）[2]。

瓜蒌薤白半夏汤有保护心肌细胞，减轻炎症的作用。将 SD 大鼠 80 只进行结扎左冠状动脉前降支术，术后存活大鼠分为心肌梗死模型组和瓜蒌薤白半夏汤组，每批次每组 10 只。心肌梗死模型组给予 0.9% 氯化钠注射液 2ml/ 次，每天 1 次，瓜蒌薤白半夏汤组给予浓煎中药（药方组成：瓜蒌实 12g，薤白 9g，半夏 9g）2ml/ 次，每天 1 次灌胃。分别干预 1、5、10、15 天共 4 个批次。每批次大鼠均在干预结束后第 2 天取血、处死。检测肌酸激酶同工酶（CK-MB），肌钙蛋白 I（CTn I），脑钠肽（BNP），超敏 C 反应蛋白（hsCRP）。心肌梗死造模成功后，模型组大鼠的 CK-MB、CTn I 均较高，且随着时间的推移，下降缓慢。与模型组大鼠相比，心肌梗死后给予瓜蒌薤白半夏汤干预 1、5、10、15 天 4 批次大鼠的 CK-MB、CTn I 均显著性下降（$P < 0.01$），且随着时间的推移 CTn I 下降显著。同时瓜蒌薤白半夏汤组大鼠 hsCRP 在 1、5、10、15 天均显著低于心肌梗死模型组（$P < 0.01$）；同样该组大鼠 BNP 也较心肌梗死模型组显著降低（$P < 0.01$）[3]。

瓜蒌薤白半夏汤可通过上调 B 细胞淋巴瘤 2（Bcl-2）、下调免抗人单克隆抗体（Bax）蛋白表达抑制心肌缺血再灌注损伤大鼠心肌细胞凋亡的发生。将 3 个月龄 48 只 SD 大鼠随机分为假手术组、模型组、缺血预处理组（IPC）、瓜蒌薤白半夏汤预处理组 4 组，每组 8 只。瓜蒌薤白半夏汤预处理组连续灌胃给药，处方：瓜蒌 30g，薤白 15g，半夏 10g，白酒 30ml。假手术组和模型组给等量 0.9% 氯化钠注射液，末次灌胃后 1h，结扎大鼠冠状动脉左前降支造成心肌缺血再灌注损伤模型，各组动物至实验时限心肌缺血 30min、再灌注 90min 后，取出心脏。采

用末段探针标记（TUNEL）检测心肌细胞凋亡，免疫组化方法检测心肌 Bcl-2、Bax 蛋白表达。与假手术组对照，模型组细胞凋亡率及 Bax 表达水平均明显升高、Bcl-2 表达水平降低，组间比较差异有统计学意义（$P < 0.01$）；瓜蒌薤白半夏能有效降低 Bax 表达、升高 Bcl-2 表达水平，抑制细胞凋亡的发生，与模型组比较，差异有统计学意义（$P < 0.01$）[4]。

（3）改善心功能 瓜蒌薤白半夏汤能够有效改善扩张型心肌病 DCM 患者心功能，降低血清 I 型前胶原羧基端肽（P I CP）和血清 III 型前胶原羧基端肽（P III NP）水平。将 98 例 DCM 患者随机分为观察组和对照组各 49 例，所有患者均给予 β 受体阻滞剂、血管紧张素转换酶抑制剂、醛固酮拮抗剂以及利尿剂等抗心力衰竭治疗。对照组给予曲美他嗪，口服，20mg/ 次，每天 3 次，持续治疗 12 周。观察组在对照组治疗基础上给予瓜蒌薤白半夏汤治疗，药方组成：瓜蒌 15g，半夏 15g，薤白 12g，黄酒 20ml，每日 1 剂，水煎分早晚 2 次温服，持续治疗 12 周。观察两组临床疗效及治疗前后左心室舒张末期内径（LVEDd）、心排血量（CO）、左心室射血分数（LVEF）以及血清 PICP、P III NP 水平。观察组总有效率显著高于对照组（$P < 0.05$）；治疗后两组 LVEDd 和血清 P I CP 和 P III NP 水平均显著低于治疗前（$P < 0.05$），CO、LVEF 均显著高于治疗前（$P < 0.05$），且观察组各指标改善情况显著优于对照组（$P < 0.05$）[5]。

（4）降脂 瓜蒌薤白半夏汤对 2 型糖尿病（T2DM）合并急性心肌缺血（AMI）大鼠内皮祖细胞（EPCs）有调节作用。将 168 只 Wistar 大鼠随机分为 3 组：对照组、模型组和瓜蒌薤白半夏汤组，每组再分为 7 个亚组。首先通过灌胃高脂乳剂造成大鼠高脂血症模型，然后腹腔注射链脲佐菌素制备大鼠 2 型糖尿病（T2DM）模型。T2DM 造模成功后，各组大鼠连续给药 7 天。第 7 天给药 30min 后，实施冠状动脉结扎手术，对照组实施假手术。手术后各组大鼠继续灌服瓜蒌薤白半夏汤（药方组成：瓜蒌 240g，薤白 900g，半夏 120g，黄酒 250ml）或 0.9% 氯化钠注射液。第 1~7 亚组的大鼠分别于急性心肌缺血（AMI）后的第 1~7 天处死。AMI 后连续 7 天内，检测并比较各组大鼠每毫升外周血中循环内皮祖细胞（CEPCs）含量、血浆中血管内皮生长因子（VEGF）、一氧化氮合成酶（eNOS）和一氧化氮（NO）含量变化。发现模型组大鼠 CEPCs 浓度 AMI 后前 3 天急剧升高，第 4 天达到峰值，随即显著下降；其 VEGF、eNOS、NO 血浆含量从第 3 天起显著升高，第 4~6 天显著下降（$P < 0.05$ 或 $P < 0.01$）；而瓜蒌薤白半夏汤组大鼠 AMI 后 1~7 天内，CEPCs

数量前 4 天升高幅度和模型组相似，但达到峰值后仍一直维持在较高水平，下降幅度很小。其血浆中 VEGF、eNOS、NO 含量一直大幅度上升，从第 3 天起即显著高于同时期模型组（$P < 0.05$ 或 $P < 0.01$）[6]。

（5）调节缺氧性肺动脉高压血 将 60 只 Wistar 雄性大鼠，随机分为 6 组，每组 10 只。即正常对照组、对照组、瓜蒌薤白半夏汤注射液防治组（简称瓜蒌薤白半夏组）、瓜蒌注射液防治组、薤白注射液防治组、半夏注射液防治组。除正常对照组不缺氧外，其余各组建立常压缺氧性大鼠肺动脉高压模型，共缺氧 3 周，从缺氧开始时用药，除不缺氧组外其余各组药物按 0.5g/kg 腹腔注射，每日 2 次，3 周后，采血并剥取肺组织。在大鼠常压缺氧性肺动脉高压时，血浆中一氧化氮（NO）水平降低、血小板激活因子（PAF）的含量升高（$P < 0.01$），瓜蒌薤白半夏汤能明显升高 NO 和降低 PAF 的含量（$P < 0.01$），使大鼠肺小动脉管壁增厚、管腔狭窄程度显著减轻[7]。

（6）减轻动脉粥样硬化病变 瓜蒌薤白半夏汤可降低粥样硬化病变动脉壁硫酸软骨素蛋白聚糖、硫酸皮肤素蛋白聚糖含量，从而减轻动脉粥样硬化病变。将 30 只 3 个月龄新西兰兔随机分为正常组、模型组、治疗组。模型组和治疗组均给予高脂饮食造成动脉粥样硬化模型；治疗组同时给予瓜蒌薤白半夏汤灌胃，药方组成：全瓜蒌 30g、薤白 15g、半夏 15g。6 周后检测血脂，正常组血胆固醇和低密度脂蛋白含量分别为（13.43 ± 3.12）mmol/L、（8.53 ± 1.37）mmol/L，动脉壁蛋白聚糖组分硫酸软骨素、硫酸皮肤素含量分别为（21.93 ± 1.82）mg/g、（15.56 ± 1.61）mg/g；与正常组比较，模型组表现为典型的动脉粥样硬化病理变化，血总胆固醇和低密度脂蛋白含量明显升高，分别为（23.63 ± 4.31）mmol/L、（15.63 ± 1.27）mmol/L（$P < 0.01$），动脉壁蛋白聚糖组分硫酸软骨素、硫酸皮肤素含量明显升高，分别为（31.23 ± 1.41）mg/g、（19.36 ± 1.64）mg/g（$P < 0.01$ 或 $P < 0.05$）；与模型组比较，治疗组动脉粥样硬化灶病变程度明显减轻，动脉壁蛋白聚糖组分硫酸软骨素、硫酸皮肤素含量明显降低，分别为（22.33 ± 1.58）mg/g、（14.36 ± 1.71）mg/g（$P < 0.01$ 或 $P < 0.05$），但血胆固醇和低密度脂蛋白无明显降低，分别为（20.54 ± 3.59）mmol/L、（14.53 ± 1.32）mmol/L[8]。

瓜蒌薤白半夏汤对 Apo-E$^{-/-}$ 小鼠动脉粥样硬化模型（AS）C 反应蛋白（CRP）、白介素 6（IL-6）、肿瘤坏死因子 α（TNF-α）、细胞间黏附分子 1（ICAM-1）和血管细胞黏附分子 1（VCAM-1）表达有影响。以高脂饲料饲喂雄性 Apo-E$^{-/-}$ 小鼠建立 AS 模型，将 AS 模型小鼠随机分为模型对照组（MS）、辛伐他汀组（XFTT）、瓜蒌薤白半夏汤

（GXBD）高、低剂量组，选取 SPF 雄性小鼠作为正常对照组，每组 10 只，连续灌胃（ig）给药 8 周。末次给药 24h 后，检测血清总胆固醇（TC）、甘油三酯（TG）、低密度脂蛋白（LDL-C）、高密度脂蛋白（HDL-C）及血清 CRP、IL-6、TNF-α 水平，HE 染色观察主动脉组织病理学变化；Western-Blot 法检测主动脉 VCAM-1 和 ICAM-1 蛋白表达水平。模型组小鼠 TC、TG、LDL-C、HDL-C 及血清 CRP、IL-6、TNF-α 显著高于正常对照组（$P < 0.05$），主动脉 VCAM-1、ICAM-1 蛋白表达显著高于正常对照组（$P < 0.05$），模型组小鼠主动脉出现明显粥样硬化斑块；GXBD 各组和辛伐他汀组小鼠血脂及血清 CRP、IL-6、TNF-α 水平显著低于模型组（$P < 0.05$），主动脉组织 VCAM-1、ICAM-1 蛋白表达水平显著低于模型组（$P < 0.05$），且主动脉组织粥样硬化病变明显减轻[9]。

2. 成分分析

瓜蒌薤白半夏汤具有调血脂，抗冠心病心绞痛的药理作用。采用超高效液相色谱－四极杆飞行时间质谱（UPLC-Q-TOF/MS）对瓜蒌薤白半夏汤的化学成分进行初步分析。本实验共指认出瓜蒌薤白半夏汤中 28 种主要化学成分，其中包括 5 种核苷类、10 种生物碱类、3 种黄酮类、3 种氨基酸类及 7 种其他类化合物。在复方中共鉴定出 5 种核苷类化合物，它们分别为次黄嘌呤、鸟嘌呤、鸟苷、腺苷、腺嘌呤；鉴定出缬氨酸、苏氨酸、苯丙氨酸等 3 种氨基酸成分；鉴定出美迪紫檀素、香叶木素和水黄皮素 3 种黄酮类成分；鉴定出的生物碱类主要来源于清半夏。通过数据搜索与文献比对，在复方提取物中共推断出包括掌叶半夏戊、掌叶半夏丁、胡芦巴碱、麻黄碱、去甲哈尔满碱、哈尔满碱、肉叶芸香碱、巴豆碱 A、烟酰胺、3- 羟基 -2- 甲基吡啶共 10 种生物碱类物质[10]。

3. 临床应用

（1）不稳定型心绞痛 用瓜蒌薤白半夏汤治疗不稳定型心绞痛患者 76 例，将患者随机分为观察组和对照组各 38 例。对照组患者采用规范化西药治疗，观察组在对照组治疗基础上使用瓜蒌薤白半夏汤治疗，药方组成：薤白 6g，全瓜蒌 30g，法半夏 12g，黄酒 40ml。每次 1 剂，每日 2 次。两组患者治疗周期均为 2 周。对比两组患者临床症状改善情况、炎症反应以及不良反应发生情况。结果观察组患者治疗效果明显优于对照组，差异有统计学意义（$P < 0.05$）。治疗前后两组患者 TIMP-1 水平比较，差异无统计学意义（$P > 0.05$）；两组患者治疗后 MMP-9 水平较治疗前明显下降，且观察组低于对

照组，差异有统计学意义（$P < 0.05$）[11]。

该药方加减治疗冠心病不稳定型心绞痛患者 90 例。将患者随机分为对照组和观察组，每组各 45 例。对照组给予常规治疗，硝酸异山梨酯，舌下给药，预防心绞痛，一次 5~10mg，一日 2~3 次，一日总量 10~30mg。观察组在对照组基础上用瓜蒌薤白半夏汤加减，药方组成：人参 9g，制半夏 9g，柴胡 10g，延胡索 10g，郁金 12g，桂枝 12g，丹参 15g，薤白 15g，白芍 20g，瓜蒌 25g，葛根 25g 等组成。以水煎服，分 3 次服用。观察对比 2 组疗效及不良反应发生率。观察组治疗总有效率 43 例（95.56%）高于对照组 35 例（77.78%），不良反应发生率（2.22%）低于对照组（20.00%），差异有统计学意义（$P < 0.05$）[12]。

（2）冠心病心绞痛 瓜蒌薤白半夏汤合温胆汤治疗冠心病心绞痛 240 例。将患者随机分为对照组和治疗组，每组各 120 例。对照组男 76 例，女 44 例；两组患者均给予冠心病二级预防治疗，主要包括：阿司匹林抗血小板聚集黏附，硝酸甘油舒张冠状动脉改善侧支循环，他汀类药物稳定动脉粥样硬化斑块等。在接受二级预防治疗的基础上，对照组给予硝酸酯类药物治疗，具体包括：静脉滴注硝酸甘油、口服硝酸异山梨酯片、酒石酸美托洛尔、肠溶阿司匹林、血管紧张素转化酶抑制剂及各类降脂类药物。此外，合并糖尿病、高血压患者接受降糖、降压治疗。治疗组在对照组治疗的基础上加用瓜蒌薤白半夏汤合温胆汤治疗，药方组成：丹参、瓜蒌各 30g，陈皮、当归、茯苓各 15g，薤白 10g，竹茹、清半夏、枳实各 9g。每日 1 剂，水煎服。两组患者均以 30 天为 1 个疗程，共治疗 3 个疗程。两组心绞痛疗效比较，治疗组有效率为 86.67%，对照组有效率为 65.83%，治疗组优于对照组（$P < 0.05$）；两组心电图疗效比较，治疗组有效率为 71.67%，对照组有效率为 45.00%，治疗组优于对照组（$P < 0.05$）[13]。

该药方加减治疗冠心病心绞痛患者 82 例，将患者随机分为对照组和治疗组，对照组 40 例，合并高血压病 20 例，高脂血症 27 例，糖尿病 10 例。给予硝酸异山梨酯片 10mg/ 次，每天 3 次；美托洛尔片 12.5mg/ 次，每天 2 次；阿司匹林肠溶片 100mg/ 次，每天 1 次。治疗组 42 例，合并高血压病 19 例，高脂血症 30 例，糖尿病 11 例。治疗组患者在对照组基础上服用瓜蒌薤白半夏汤加味：全瓜蒌 10g，薤白 10g，法半夏 10g，丹参 10g，川芎 10g，三七 10g，红花 10g，水蛭 10g。每天 1 剂，水煎分 2 次口服。两组患者疗程均为 2 周，治疗前后 1、2 周检查心电图，治疗前后检查血常规、尿常规、肝肾功能、血脂分析、电解质等临床安全性指标，2 周治疗结束后。治疗组临床总有效率 88.1%，对照组临床总有效

率 72.5%，治疗组明显优于对照组（$P < 0.05$）[14]。

该药方结合血府逐瘀汤治疗冠心病心绞痛患者 96 例。将患者随机分为对照组和实验组各 48 例，对照组予以单硝酸异山梨酯缓释片治疗，口服给药，20mg/ 次，每天 1 次。实验组予以瓜蒌薤白半夏汤结合血府逐瘀汤进行治疗，药方组成：瓜蒌 15g，薤白 10g，清半夏 9g，当归 10g，生地黄 10g，桃仁 12g，红花 10g，赤芍 10g，枳壳 6g，甘草 6g，柴胡 6g，川芎 6g，桔梗 6g，牛膝 9g。加水煎煮后取汁服用，每日 1 剂，每天 2 次，1 个治疗周期为 30 天，治疗过程中一旦患者出现心绞痛症状，需要及时予以硝酸甘油片 0.5mg 舌下含化治疗。对 2 组患者心绞痛次数、持续时间以及硝酸甘油用量等相关临床指标进行观察和记录，对照组的治疗总有效率与实验组的治疗总有效率进行比较，实验组优于对照组，2 组比较有统计学差异（$P < 0.05$）；实验组心绞痛持续时间、发作次数、硝酸甘油使用量均比对照组显著减少，组间有统计学差异（$P < 0.05$）[15]。

该药方加减治疗冠心病心绞痛患者 30 例。药方组成，瓜蒌 25g，薤白 25g，半夏 15g，丹参 15g，红花 15g，香橼 15g，枳壳 15g，甘草 10g。上药水煎 200ml，每日 1 剂，每日 2 次，治疗 1 个月。服药期间停服其他西药。治疗后患者的临床症状如胸闷、胸痛、气短及乏力等症状均有改善，心绞痛发作次数减少，心电图缺血好转，其中显效 3 例，有效 25 例，无效 2 例，有效率 93.3%[16]。

该药方加减治疗冠心病心绞痛患者 86 例，将患者随机分成中药组和对照组。对照组予以常规治疗，主要包括降血脂、降血压以及降糖等对症支持治疗。中药组在对照组的基础上予以加味瓜蒌薤白半夏汤治疗，药方组成：瓜蒌、葛根各 5g，炙甘草、三七各 6g，陈皮 9g，郁金、桂枝、柴胡、半夏、延胡索各 10g，丹参、薤白各 15g。加水煎煮，每日 1 剂，分早晚各服用 1 次，持续治疗 30 天。比较两组在临床疗效，治疗前后两组心绞痛发作频率以及持续时间，治疗前后血脂水平变化情况，心血管不良事件发生情况方面的差异。中药组总有效率相比对照组较高，差异有统计学意义（$P < 0.05$）。治疗后中药组心绞痛发作频率以及持续时间相比对照组较低，差异均有统计学意义（$P < 0.05$）。中药组心血管不良事件发生率相比对照组较低，差异有统计学意义（$P < 0.05$）[17]。

（3）顽固性心绞痛 瓜蒌薤白半夏汤辅助治疗顽固性心绞痛 76 例。平均分为 A 组与 B 组。A 组给予血管紧张素转化酶抑制剂、氢氯吡格雷、阿司匹林或血管紧张素 II 受体阻滞剂、抗凝药物、他汀类药物及 β 受体阻滞剂治疗。B 组在 A 组治疗基础上

给予瓜蒌薤白半夏汤服用，药方组成：薤白15g，全瓜蒌25g，葛根25g，丹参15g，白芍20g，柴胡10g，延胡索10g，郁金10g，人参10g，桂枝10g，半夏10g。每日1剂，混合以水煎服，取药汁150ml，早晚服用，75ml/次。两组均连续治疗2周。A组显效17例（44.7%），有效14例（36.8%），无效7例（18.4%），总有效率为81.6%；B组显效21例（55.3%），有效16例（42.1%），无效1例（2.6%），总有效率为97.4%。A组总有效率明显低于B组，差异有统计学意义（χ^2=5.0294，P=0.0249）[18]。

该药方加减治疗反复心绞痛发作患者84例。将患者分成观察组和对照组各42例。对照组患者予以硝酸甘油片0.5mg舌下含服；观察组患者在对照组治疗基础上加以瓜蒌薤白半夏汤辅助治疗，药方组成：全瓜蒌15g，生半夏20g，薤白15g，每日1剂，早晚各服用1次，两组患者的治疗周期均为2周。采用西雅图心绞痛量表（SAQ量表）评价两组患者的心绞痛情况，观察组的SAQ量表评分明显高于对照组，P<0.05。观察组总有效率为90.48%，其中无效4例，有效5例，显效17例，临床痊愈16例；对照组总有效率为78.57%，其中无效9例，有效6例，显效16例，临床痊愈11例；两组比较，P<0.05[19]。

该药方加减治疗顽固性心绞痛气虚血瘀证患者60例。将患者随机分为对照组和治疗组，各30例，对照组给予西医常规综合治疗，给予包括阿司匹林和氢氯吡格雷、血管紧张素转化酶抑制剂或血管紧张素Ⅱ受体阻断剂、β受体阻滞剂、他汀类药物、抗凝药物。治疗组在服用常规西药治疗基础上加用瓜蒌薤白半夏汤，药方组成：全瓜蒌15g，薤白15g，生半夏20g。用米醋与水各半同煎，每日1剂，分2次服用。两组疗程均为2周。并比较治疗前后两组临床疗效、运动耐力评分和西雅图心绞痛量表评分。治疗组临床疗效优于对照组，差异有统计学意义（P<0.05）。两组治疗后运动耐力评分较治疗前明显改善（P<0.05），且治疗组较对照组明显改善（P<0.05）。治疗后两组患者治疗满意程度和疾病认知程度差异均无统计学意义（P>0.05），但治疗组躯体活动受限程度、心绞痛稳定状态和心绞痛发作频率与对照组比较差异有统计学意义（P<0.05）[20]。

（4）动脉粥样硬化性心绞痛　治疗将100例冠状动脉粥样硬化性心脏病心绞痛患者，将患者随机分为对照组和观察组，每组50例。对照组患者采用西医常规治疗：阿司匹林100mg，每天1次；瑞舒伐他汀20mg，氯吡格雷75mg，每晚1次；美托洛尔12.5mg，每天2次；单硝酸异山梨酯20mg，每天2次；观察组患者采用西医常规治疗联合瓜蒌薤白半夏汤（瓜蒌15g，薤白15g，半夏15g，枳实10g，丹

参15g，黄芪15g，陈皮10g，茯苓20g，当归15g，大枣5个，生姜3片）治疗，4周为1个疗程。观察两组患者治疗前后血清中趋化因子CXC配体5（chemokine CXC ligand 5，CXCL5）的含量、中医证候评分和不良反应发生情况，并评价心绞痛疗效和心电图疗效。两组患者经过治疗后，血清CXCL5含量均减低，观察组CXCL5含量低于对照组，差异有统计学意义（P<0.05）；两组患者经过治疗中医证候评分均减低，观察组评分低于对照组，差异有统计学意义（P<0.05）；观察组心绞痛有效率为94%，高于对照组的78%，差异有统计学意义（P<0.05）；观察组心电图有效率为88%，高于对照组的72%，差异有统计学意义（P<0.05）[21]。

（5）胸痹心痛　瓜蒌薤白半夏汤治疗胸痹心痛60例。其中男性43例，女性17例，有陈旧性心肌梗死18例，合并心律失常者3例，心功能不全5例。西医诊断为劳身性心绞痛16例，自发性心绞痛24例，混合性心绞痛20例。均以瓜蒌薤白半夏汤加味治疗。药方组成：全瓜蒌25g，薤白15g，半夏15g，枳实10g，厚朴15g，降香6g，丹参30g，桂枝10g，川芎10g，郁金10g。水煎服，每日1剂，10天为1个疗程。伴心悸、失眠、恐惧者，加石菖蒲、枣仁；胸闷、气短、乏力者，加黄芪、党参；畏寒肢冷、下肢水肿者，加附子、干姜。治疗3个疗程后，临床治愈34例，显效15例，有效5例，无效6例，总有效率90%[22]。

该药方治疗胸痹患者140例，随机分为对照组和观察组各70例。对照组给予西医治疗，单硝酸异山梨酯，每日清晨服药1片，严重者服药2片，用水吞服，不可嚼碎；阿司匹林缓释片，每次1片，每天3次；辛伐他汀片，每次10mg，每天1次；盐酸维拉帕米片，每次2片，每天3次。观察组在此基础上联合中医瓜蒌薤白半夏汤治疗，药方组成：全瓜蒌12g，半夏10g，薤白12g，郁金8g，丹参12g、葛根15g、枳实8g。患者伴有心悸者加用石菖蒲8g；伴有胸闷、乏力者加用黄芪10g，丹参10g；伴有血瘀者加用桃仁8g，川芎8g，红花6g。加水煎服，每次服用250ml，每天2次。观察组和对照组的治疗疗程都为2个月。观察组患者的治疗有效率为97.14%，明显高于对照组的85.71%；观察组患者的心电图改善率为95.71%，明显高于对照组的84.28%（P<0.05）[23]。

该药方治疗胸痹心痛患者120例，将患者分为对照组、观察组各60例。对照组接受常规药物治疗，给予硝酸异山梨酯片，每次40mg，每天1次，阿司匹林肠溶片，每次100mg，每天1次，复方丹参滴丸，素丸每丸25mg或薄膜衣丸每丸27mg，每

次10粒,每天3次。根据患者的具体病情,加用钙通道拮抗剂、β-受体阻滞剂,若有心绞痛发作,可舌下含服硝酸甘油片。连续用药治疗14天。观察组在对照组基础上采用加味瓜蒌薤白半夏汤治疗,药方组成:枳实10g,葛根15g,郁金10g,丹参15g,半夏10g,薤白12g,全瓜蒌15g。之后根据患者的具体症状,调整上述组方;血压升高,可加石决明15g,钩藤15g;气虚者可加人参10g,黄芪15g;严重胸痛患者可加延胡索10g;若合并心悸不寐者,可加远志10g,茯苓15g,酸枣仁20g;若频繁胸痛发作、有口干舌燥等阴分不足者,可加五味子10g,麦冬15g;腹胀纳差者,可增加厚朴10g,枳壳15g。上述中药每天1剂,用水煎煮,每次取汁300ml,每天2次,早晚服用。连续治疗14天。观察组心电图有效率为78.3%,优于对照组53.3%,差异具有统计学意义(P<0.05);观察组临床治疗总有效率为93.3%,优于对照组有效率81.7%,差异具有统计学意义(P<0.05)[24]。

(6)痰湿痹阻型胸痹 瓜蒌薤白半夏汤治疗痰湿痹阻型胸痹患者1例。药方组成:益母草、沙参、麦冬、丹参各20g,瓜蒌皮、山药、郁金、川芎、赤芍、白芍、山茱萸各15g,半夏、薤白、石菖蒲、地龙、丹皮各12g,沉香10g。每日1剂,水煎服。二诊:症状明显缓解。心电图示:心肌缺血。前方去沙参、白芍、山茱萸,加桃红15g、三七粉3g(冲服),以加大活血之力,再服5剂。三诊:症状消失。心电图示:心率76次/分,律齐。以通心络胶囊口服[25]。

(7)痰瘀互结型冠心病 用瓜蒌薤白半夏汤合血府逐瘀汤治疗痰瘀互结型冠心病心绞痛患者90例。将患者随机分为治疗组和对照组各45例,对照组患者给予常规西医治疗,阿司匹林肠溶片(口服,1.0g/次,每天1次),阿托伐他汀钙片(口服,20mg/次,每天1次),单硝酸异山梨酯片(20mg/次,每天2次)。治疗组患者在常规西药治疗的基础上给予瓜蒌薤白半夏汤合血府逐瘀汤加减,药方组成:瓜蒌皮15g、薤白12g、法半夏15g、当归15g、赤芍15g、柴胡10g、红花10g、川芎10g、丹参30g、炒枳壳10g、石菖蒲15g、川牛膝30g、桃仁10g、茯苓15g、陈皮12g、炙甘草10g,每日1剂,以水煎服,分早晚2次温服,两组患者均持续用药2周为1个疗程。加减:心阳虚者加桂枝、制附子;阴虚者加生地黄、白芍;痰热者加黄连。比较两组患者治疗效果以及治疗前后心绞痛发作情况、伴随症状、心电图改善情况。经过治疗,治疗组患者临床疗效明显优于对照组,心绞痛发作次数显著少于对照组,差异具有统计学意义(P<0.05)[26]。

(8)痰瘀阻络型缺血性中风急性期 用瓜蒌薤白半夏汤加减治疗痰瘀阻络型缺血性中风急性期患者136例。将患者随机分为对照组和观察组各68例。对照组其中颈动脉系统梗死41例,椎基底动脉梗死27例;一侧基底节梗死21例,多发性梗死17例,大面积梗死20例,其他10例。给予常规西药治疗,合理饮食和休息基础上予抗血小板聚集,保护脑细胞,神经营养剂及对症处理,采用阿司匹林肠溶片100mg抗血小板聚集,每日1次;胞磷胆碱钠0.5g静脉滴注,每日1次;依达拉奉注射液20ml静脉滴注,每日1次营养神经治疗。观察组中颈动脉系统梗死40例,椎基底动脉梗死28例;一侧基底节梗死20例,多发性梗死18例,大面积梗死19例,其他11例。观察组在对照组基础上予瓜蒌薤白半夏汤加减治疗,药方组成:瓜蒌30g,薤白10g,半夏10g,水蛭10g,土鳖虫6g,厚朴10g,茯苓10g,地龙10g,桃仁15g,红花15g。兼热者加石膏10g,黄芩15g;祛痰加胆南星12g;血虚者加熟地黄24g,鸡血藤30g。每日1剂,取汁200ml分早晚2次服完。两组均连续治疗3周。比较两组患者治疗前后神经功能缺损评分、临床症状并发症发生率及纤维蛋白原(FIB)、同型半胱氨酸(Hcy)、丙氨酸氨基转移酶(ALT)及血红蛋白(HGB)变化情况。对照组有效率为82.35%,观察组有效率为94.12%,两组患者临床疗效比较,差异具有统计学意义(P<0.05)。两组患者治疗后NHISS、ADL评分和Hcy、FIB水平较治疗前下降,QLI评分升高,观察组治疗后上述指标较对照组改善显著,差异均有统计学意义(P<0.05)。两组治疗后临床症状并发症发生率较治疗前显著下降,且观察组低于对照组,差异具有统计学意义(P<0.05)。两组治疗前后ALT、HGB比较,差异无统计学意义(P>0.05),FIB、Hcy治疗后较治疗前显著下降,观察组治疗后FIB、Hcy低于对照组,差异均有统计学意义(P<0.05)[27]。

该药方加减治疗痰瘀阻络型缺血性中风急性60例。将患者分成两组各30例,对照组给予常规西药治疗,常规给以抗血小板聚集、调脂稳定斑块,同时予以清除自由基、改善脑代谢、预防并发症等治疗;观察组则在给予对照组治疗基础上,联合瓜蒌薤白半夏汤加减治疗。药方组成:瓜蒌15g,薤白15g,法半夏15g,香附15g,胆南星10g,石菖蒲10g,白术10g,茯苓10g,酒大黄6g。每日1剂,分2次服用。兼有头晕头痛者,加天麻10g、白蒺藜10g;兼有血虚者,加鸡血藤20g;兼痰热之象,加竹茹10g。水煎服,每日2次,每日1剂,治疗2周左右。观察组痰瘀阻络型缺血性中风急性期治疗转归效果高于对照组,观察组的有效率

94.12%，对照组有效率 90.91%，两组比较，差异有统计学意义（$P < 0.05$）；两组患者 NIHSS 评分及 ADL 评分对比，观察组优于对照组，差异有统计学意义（$P < 0.05$）[28]。

（9）急性冠脉综合征 用瓜蒌薤白半夏汤治疗急性冠脉综合征患者 1 例。患者常出现胸闷气喘症状，劳累后症状加重，伴有气促，稍有呼吸困难，双下肢乏力等症状，查心电图：ST 段压低。长期口服阿司匹林肠溶片、瑞舒伐他汀。1 年后胸闷症状加重，胸痛，乏力短气，神疲倦怠，休息后无好转，服用速效救心丸后未得明显好转，无咳嗽咳痰，无恶心呕吐，无端坐呼吸，无恶寒发热。血压 170/90mmHg。医诊方予瓜蒌薤白半夏汤加减，药方组成：全瓜蒌 18g、薤白 12g、半夏 12g、黄芪 30g、太子参 15g、丹参 30g、檀香 6g、砂仁 6g、山药 12g、茯神 30g、白术 15g、远志 9g、桂枝 9g、炙甘草 6g、枸杞子 15g、生山楂 15g。服药 7 剂后，患者胸闷胸痛等症状较前明显减轻，发作频率较前减少，气促、呼吸困难症状明显减轻，劳累后仍会出现胸闷气促，休息后患者症状明显缓解，患者精神状态转好，生活质量提升[29]。

（10）肺心病 瓜蒌薤白半夏汤合三子养亲汤加减中西医结合治疗肺心病急性加重期患者 206 例，治疗组患者 109 例，采用中西医结合治疗方案：中医治疗给予瓜蒌薤白半夏汤合三子养亲汤加减，药方组成：瓜蒌 15~30g、薤白 15~20g、半夏 15~20g、紫苏 15~20g、莱菔子 15~20g、芥子 10g、苦杏仁 10g、桔梗 20~30g、白术 20g、茯苓 20g、陈皮 12~15g、丹参 20g、甘草 6~10g。苔白厚腻，可改白术为苍术，大便溏泄减量或去全瓜蒌；痰变黄，喘息甚可加桑白皮 20g、葶苈子 20~30g、地龙 20g；合并肺脾气虚者在前方基础上加党参 30g，鸡内金 12~30g。联合常规西药治疗。对照组 97 例患者，采用西医常规治疗。2 组均治疗 12~14 天。观察 2 组患者综合疗效评定、主要症状、体征、血气分析结果等。治疗组疗效均优于对照组，在第 90 天以及第 180 天时显示，两组中西医联合治疗组的患者死亡率明显低于西医治疗组，并存在差异有统计学意义（$P < 0.05$）。西医治疗组的死亡率在 14 天时两组无明显差异（$P > 0.05$），这表明采用中西医联合治疗能够降低患者的死亡率[30]。

该药方联合痰热清注射液治疗慢性肺心病急性发作期 108 例。将患者分为对照组 53 例和观察组 55 例。对照组采用西医综合治疗措施，包括注射用硫酸头孢匹罗，2g/ 次，静脉注射，每日 1 次；盐酸氨溴索颗粒，口服，30mg/ 次，每日 3 次；昔萘沙美特罗气雾剂，每次吸入两揿（2×25）μg，每日 2

次。观察组在对照组治疗的基础上加用瓜蒌薤白半夏汤内服，药方组成：瓜蒌 20g，薤白 10g，法半夏 15g，胆南星 15g，桔梗 20g，桑白皮 15g，鱼腥草 30g，金银花 30g，黄芩 15g，炒枳壳 15g，海浮石 30g，冬瓜仁 30g，苦杏仁 10g。随症加减变化，喘息甚者加葶苈子、地龙各 10g；血瘀者加川芎 10g，桃仁 15g；便秘甚者加大黄 3~6g（后下）；胸闷者加青皮、郁金各 10g；神志异常者加石菖蒲、远志各 10g，每日 1 剂，常规水煎 2 次，分 2 次服用。痰热清注射液，30ml/ 次，静脉滴注，每日 1 次。两组疗程均为 14 天。治疗前后进行纽约心脏病协会（NYHA）分级和主要症状、体征评分；检测治疗前后用力肺活量（FVC），1s 用力呼气量（FEV_1），呼气流量峰值（PEF），动脉血氧分压（PaO_2）和血氧饱和度（SaO_2）；检测治疗前后超敏 C 反应蛋白（hs-CRP）和 N 末端脑钠肽前体（NT-proBNP）水平。治疗后观察组心功能总有效率为 90.91%，对照组为 77.36%，观察组高于对照组，但差异无统计学意义；治疗后观察组综合临床疗效总有效率为 89.09%，对照组为 69.81%，观察组高于对照组（$P < 0.05$）；治疗后两组 FVC、FEV_1、PEF、PaO_2 和 SaO_2 均比治疗前有所增加（$P < 0.01$），观察组 PEF、PaO_2 和 SaO_2 高于对照组（$P < 0.05$），两组间 FVC 和 FEV_1 差异无统计学意义；治疗后两组咳嗽、咳痰、气喘、胸闷和肺部啰音评分均比治疗前明显下降（$P < 0.01$），观察组除气喘其他症状、体征评分低于对照组（$P < 0.01$）；治疗后观察组 hs-CRP 和 NT-proBNP 水平低于对照组（$P < 0.01$）[31]。

该药方治疗肺心病急性发作期 93 例。将患者随机分为治疗组 56 例和对照组 37 例。两组患者采用同一种基础给药方案，包括控制呼吸道感染，改善呼吸功能，控制心力衰竭，营养支持，控制酸碱紊乱、电解质平衡等并发症。治疗组患者在西医基础给药方案治疗的基础上加用瓜蒌薤白半夏汤治疗，药方组成：瓜蒌皮 30g、瓜蒌子 30g、薤白 15g、法半夏 15g，水煎煮，口服，每天 3 次，每次 1 剂。1 个疗程为 14 天。通过评价治疗前、第 14 天的综合疗效、FEV_1（%）、FEV_1/FEV、$PaCO_2$、PaO_2、CAT 评分、mMRC 评分、NT-ProBNP 的变化来评价治疗效果。治疗后两组患者各指标均有明显改善，治疗前后组内比较差异有显著统计学意义（$P < 0.01$）；治疗组疗效优于对照组，组间比较差异有统计学意义（$P < 0.05$）[32]。

瓜蒌薤白半夏汤治疗慢性肺源性心脏病急性发作期患者 93 例，将患者随机分为观察组 47 例和对照组 46 例。对照组患者采用常规西医治疗，包括持续低流量吸氧、给予小剂量强心苷或者利尿剂、纠正电解质紊乱、纠正酸碱平衡、抗炎、平喘等。观察组在对照组基础上结合瓜蒌薤白半夏汤治疗，组方包括：瓜蒌 20g、薤白 20g、半夏 20g、桔梗 10g、桑白皮 10g、胆南星 10g、金银花 10g、鱼腥草 10g、苦杏仁 10g，取诸药水煎，每次服用 150ml，每日 1 剂，分早晚 2 次服用。两组疗程均为 2 周。瓜蒌薤白半夏汤治疗的患者治疗后血浆黏度、纤维蛋白原和 ET-1 低于常规治疗患者（$P < 0.05$），故而提示瓜蒌薤白半夏汤可通过降低血浆黏度、纤维蛋白原和 ET-1 水平，改善患者血液流变学和血管内皮功能[33]。

（11）心律失常　瓜蒌薤白半夏汤治疗心律失常患者 50 例，其中病态窦房结综合征 5 例，冠心病心动过缓 12 例，心肌炎心动过缓 6 例，冠心病频发室性期前收缩 12 例，慢性心功能不全频发室性期前收缩 5 例，心肌病频发室性期前收缩 2 例，高心病房颤 5 例，风心病房颤 2 例，无器质性心脏病房颤 1 例；中医辨证为心气虚证 9 例，心血虚证 2 例，心血瘀阻证 16 例，心阳虚证 18 例，水饮凌心证 5 例。瓜蒌薤白半夏汤基本方为瓜蒌、薤白、制半夏、白酒适量。辨证用药：心气虚证减制半夏，加黄芪、人参、桂枝、丹参、苦参、川芎、炙甘草、炒酸枣仁、五味子；心血虚证减制半夏，加阿胶、太子参、麦冬、桂圆肉、柴胡、柏子仁、白术、炙甘草；心阳虚证加桂枝、制附子、人参、丹参、红花、茯苓、龙骨、牡蛎、炙甘草；心血瘀阻证加丹参、红花、桃仁、赤芍、川芎、柴胡、降香、合欢皮、首乌藤；水饮凌心证加桂枝、白术、茯苓、生甘草、炙麻黄、杏仁、紫苏子、葶苈子、丹参、制远志、红花、大枣。每日 1 剂，水煎分 3 次温服。治疗 1 个月后统计疗效。50 例中治愈 30 例（60%），好转 15 例（30%），无效 5 例（10%），总有效率 90%[34]。

（12）糖尿病伴高脂血症　瓜蒌薤白半夏汤治疗 2 型糖尿病伴高脂血症患者 90 例，将患者随机分为对照组和研究组各 45 例。对照组采用盐酸二甲双胍和阿托伐他汀进行常规治疗，研究组在对照组的治疗基础上接受清化消瘀方联合瓜蒌薤白半夏汤治疗。每日 1 次。12 周为 1 个疗程，1 个疗程后可根据患者血糖和血脂指标调节用药。研究组在对照组治疗基础上给予清化消瘀方合瓜蒌薤白半夏汤治疗。药方组成：泽泻、生山楂、黄芪和何首乌各 30g，瓜蒌 20g，炒白术、党参、马齿苋和半夏各 15g，茯苓、陈皮、桃仁、黄芩、川芎、虎杖、甘草、青蒿和丹参各 10g，薤白 12g，酒大黄 5g。水煎煮，每日 1 剂，分早晚 2 次服用。12 周为 1 个疗程，1 个疗程后可根据患者血糖和血脂指标调节西药用量，并再次辨证调整组方。两组均采用相同

的饮食和运动干预，限制糖类和脂质的摄入。观察两组临床疗效，比较两组治疗前后血糖、血脂及氧化指标变化。研究组治疗总有效率明显高于对照组（$P < 0.05$）；治疗前，两组血糖、血脂及氧化指标比较均无显著性差异（$P > 0.05$）；治疗后，研究组 FBG、TG、HbA1c、TC、LDL-C、MDA 和 2hPG 值明显低于对照组，HDL-C、APO-A1 和 GSH-Px 值明显高于对照组（$P < 0.05$）[35]。

（13）胸肋损伤　瓜蒌薤白半夏汤加减治疗胸肋损伤 78 例。中医辨证属气滞血瘀、痰饮阻滞型 42 例，气血两伤、痰浊内阻型 36 例。以行气豁痰，化瘀止痛为主要治疗原则。用瓜蒌薤白半夏汤加减为基础方，药方组成：瓜蒌 30g、薤白 15g、半夏 12g、白芥子 10g、桃仁 15g、红花 15g、柴胡 12g、儿茶 10g、硼砂 6g、穿山甲 12g、三七 15g。临证加减：气滞血瘀、痰饮阻滞型加香附 15g；气血两伤、痰浊内阻型加乳香 10g、没药 10g；两日 1 剂，硼砂、三七、穿山甲共为细末，其余水煎 600~800ml，每日 3 次兑上三味粉末冲服。外治：止痛消炎膏，贴敷，外用宽绷带适度包扎，每天换药 1 次。78 例患者中，属气滞血瘀、痰饮阻滞型治疗 2 周痊愈者 30 例，3 周痊愈者 12 例；属气血两伤、痰浊内阻型 3 周治痊愈者 26 例，4~5 周痊愈者 10 例，全部痊愈[36]。

（14）乳腺增生症　用瓜蒌薤白半夏汤加味结合甲睾酮治疗乳腺增生症 206 例。将患者随机分为两组，对照组 84 例，治疗组 122 例。其中单侧 75 例，双侧 131 例。对难以明确诊断的患者做活体组织学检查，以排除乳腺癌等恶性肿瘤的可能。对照组：舌下含服甲睾酮，每次 10mg，每日 2 次，连用 3~6 天，每月服用 3~6 天。加服 5% 碘化钾溶液 5ml，每日 3 次；维生素 E，每次 0.1g，每日 2 次。治疗组：在上述西药治疗的基础上同时服用中药。选用瓜蒌薤白半夏汤加味，药方组成：瓜蒌皮、薤白各 30g，半夏 9g，桂枝 12g，桔梗 6g，浙贝母、柴胡各 15g。加味：月经前加枳壳、当归各 10g，厚朴、川芎各 9g；月经后加制首乌、赤芍各 12g，女贞子 9g。每日 1 剂。水煎服，分 2 次服用。两组均以 1 个月为 1 个疗程，治疗 3 个疗程后观察疗效。经过治疗，结果显示治疗组的总有效率达到 72.1%，与对照组比较，有显著性差异（$P < 0.05$）[37]。

（15）老年肺癌、食管癌　用瓜蒌薤白半夏汤加味联合化疗治疗老年肺癌、食管癌 26 例。患者中非小细胞肺癌 19 例，食管癌 7 例。用化疗结合瓜蒌薤白半夏汤加味治疗：紫杉醇 90mg/m²（平均 150mg）+ 5% 葡萄糖注射液 500ml，静脉滴注，3~5h，第 1、8 天。预处理：地塞米松 5mg，于紫杉醇前 15min 静脉注射；苯海拉明 20mg，于紫杉醇前 15min 肌内注

射；西咪替丁 0.4g，静脉注射，每日 2 次，第 1、8 天。PDD（顺铂）6mg/m²（平均 10mg），第 1~8 天，PDD 前静脉注射地塞米松 5mg，肌内注射甲氧氯普胺 10mg。药方组成：全瓜蒌 30g，薤白、杏仁、夏枯草各 15g，生半夏、生南星各 9g，桂枝、苏子、重楼各 12g，生姜、大枣为引。水煎取汁 400ml，分 3 次口服，每日 1 剂。28 天为 1 周期，2 周期后评价疗效。治疗肺癌 CR+PR 为 12 例，有效率 60%，食管癌 CR+PR 为 5 例，有效率 70%。主要毒性反应为骨髓抑制 Ⅱ~Ⅲ度，胃肠道反应 Ⅰ~Ⅱ度[38]。

（16）痰热蕴肺型慢性阻塞性肺疾病　瓜蒌薤白半夏汤加味治疗痰热蕴肺型慢阻肺患者 132 例。将患者随机分为试验组和对照组，每组各 66 例。对照组给予常规西药治疗，包括：头孢哌酮他唑巴坦钠，静脉滴注，每日 2 次；雾化吸入复方异丙托溴铵溶液，每次 1 支，每日 3~4 次，7 天为 1 个疗程，共治疗 2 个疗程。试验组在对照组基础上加用加味瓜蒌薤白半夏汤治疗，药方组成：瓜蒌 15g，薤白 10g，半夏 12g，茯苓 28g，苦杏仁 15g，麻黄 10g，陈皮 15g，甘草 6g。伴发热明显者加金银花、连翘各 15g；伴气虚者加黄芪、党参各 15g；痰鸣喘息者加葶苈子、射干各 10g；痰黄胶黏加海蛤壳、浙贝母、玄明粉各 10g；大便干燥者加芒硝 10g；口舌干燥者加天花粉、芦根各 15g。每日 1 剂，用清水 500ml 煎取 300ml，分 2 次温服，7 天为 1 个疗效，共治疗 2 个疗程。观察 2 组患者治疗前后肺功能指标、炎症因子、凝血功能指标的变化情况，并评价 2 组临床疗效。治疗 2 周后，试验组总有效率为 74.24%，对照组为 45.45%，试验组疗效明显优于对照组（P < 0.01）。治疗后，2 组患者的肺功能指标、炎症因子、凝血功能指标均较治疗前明显改善（P < 0.01），且除凝血酶时间（TT）外，试验组对各项肺功能指标、炎症因子、凝血功能指标的改善作用均优于对照组，差异均有统计学意义（P < 0.01）[39]。

（17）支气管哮喘　用瓜蒌薤白半夏汤加味治疗支气管哮喘患者 60 例。其中并发肺气肿 15 例，肺心病 7 例。用瓜蒌薤白半夏汤加味。药方组成：全瓜蒌（打碎）、桑白皮各 15g，薤白 9g，法半夏、陈皮、炙紫菀、款冬花、杏仁、苏子各 10g，甘草 5g。恶寒加川桂枝 10g，生姜 5g；痰鸣息涌不得卧加葶苈子、广地龙各 15g；便秘加制大黄 10g，玄明粉（冲）3g；痰黄黏稠难出加知母 10g，鱼腥草 15g。每日 1 剂，分 2 次口服。10 天为 1 个疗程，2 个疗程后统计疗效。痊愈 18 例（30.0%），有效 41 例（68.3%），无效 1 例（1.7%），总有效率 98.3%[40]。

（18）慢性胃炎　用瓜蒌薤白半夏汤随症加减治疗慢性胃炎。药方组成：全瓜蒌、薤白、法半夏各 10g，紫丹参、绿萼梅、蒲公英各 15g。胃脘痞满胀闷加陈枳壳、制香附、甘松等；胃脘疼痛较甚加炒延胡索、九香虫行气活血止痛；食欲不振加神曲、焦山楂以助运化；苔腻多有痰湿内阻，宜合用二陈汤。患者辨证为肝胃不和之证，治以疏肝理气，降逆和胃，予瓜蒌薤白半夏汤加减，药方组成：全瓜蒌、薤白、法半夏、炒枳壳、甘松各 10g，茯苓 12g，炒延胡索、佛手柑各 10g，紫丹参 12g，九香虫、沉香曲各 10g，煅瓦楞子 12g，蒲公英 15g，炙枇杷叶 12g，服用 7 剂后，诸证均减轻，续服 14 剂，诸证痊愈。患者辨证为湿热郁阻阳明胃炎，药方组成：全瓜蒌、薤白、法半夏、炒陈枳壳各 10g，蒲公英、绿萼梅各 15g，紫丹参 12g，砂仁、佩兰、炒白术、甘松各 10g。服用 7 剂后，诸证好转，继续服用 7 剂，即获痊愈。患者辨证为湿阻中焦，胃气失和，取化湿和胃之治，药方组成：薤白、全瓜蒌、法半夏、陈皮各 10g，蒲公英 15g，制川厚朴、佛手柑、九香虫、炒延胡索、沉香曲、甘松、茯苓、炙枇杷叶各 10g，绿萼梅 15g，青橘叶 10 片。服用 7 剂后，仍有胃痛，但较前为轻，脘胀闷、恶心呕吐亦未再发作，遂减炒延胡索、制川厚朴、九香虫，续服 7 剂，并嘱饮食相关事项，随访 3 个月，未有反复[41]。

参考文献

［1］张炳填，易亚乔，李鑫辉，等. 瓜蒌薤白半夏汤对 COPD 大鼠 IL-8、TNF-α 水平影响的实验研究［J］. 湖南中医杂志，2006，22（5）：79-80.

［2］张炳填，李鑫辉. 瓜蒌薤白半夏汤对急性心肌缺血大鼠血管内皮细胞保护作用的实验研究［J］. 新中医，2007，39（3）：104-106.

［3］周菁，张焱，张倩. 瓜蒌薤白半夏汤对心肌梗死后大鼠的心肌保护作用研究［J］. 辽宁中医杂志，2016，43（2）：410-414.

［4］晋红宾，段雪涛，张炳填，等. 瓜蒌薤白半夏汤对大鼠缺血再灌注心肌细胞凋亡及 Bcl-2、Bax 蛋白表达影响［J］. 湖南中医药大学学报，2012，32（1）：13-15.

［5］劳彩光. 瓜蒌薤白半夏汤对扩张型心肌病患者心功能及血清 P I CP、P Ⅲ NP 的影响［J］. 现代中西医结合杂志，2018，27（5）：544-546.

［6］郑梦梦，赵启韬，周继栋，等. 瓜蒌薤白半夏汤促进 2 型糖尿病合并急性心肌缺血大鼠内皮祖细胞动员的作用及其机制［J］. 暨南大学学报（自然科学与医学版），2018，39（5）：436-448.

［7］郭书文，王国华. 瓜蒌薤白半夏汤制剂对缺氧性肺动脉高压血 NO、PAF 的影响［J］. 北京中医药大学学报，2001，24（2）：37-38，57.

［8］王剑，黄水清，徐志伟．瓜蒌薤白半夏汤对兔动脉粥样硬化模型主动脉蛋白聚糖的作用［J］．中国动脉硬化杂志，2008，16（4）：290-292.

［9］郭建恩，高飞，胡亚涛，等．瓜蒌薤白半夏汤对动脉粥样硬化小鼠炎症因子、ICAM-1、VCAM-1 表达的影响［J］．暨南大学学报（自然科学与医学版），2017，38（3）：234-239.

［10］王宇卿，黄涵．UPLC-Q-TOF/MS 法分析瓜蒌薤白半夏汤中主要化学成分［J］．中国医院药学杂志，2018，38（19）：2017-2020.

［11］弓永莉．瓜蒌薤白半夏汤对不稳定型心绞痛患者症状及炎症反应的影响［J］．亚太传统医药，2018，14（6）：196-197.

［12］王玉强．冠心病不稳定型心绞痛给予瓜蒌薤白半夏汤加减治疗的效果分析［J］．中西医结合心血管病杂志，2018，6（1）：148.

［13］朱玉婕，孙振祥．瓜蒌薤白半夏汤合温胆汤治疗冠心病心绞痛 120 例［J］．河南中医，2015，35（12）：2930-2932.

［14］黄晓凡．瓜蒌薤白半夏汤加味治疗冠心病心绞痛的临床观察［J］．北方药学，2015，12（8）：25.

［15］柴松波．瓜蒌薤白半夏汤结合血府逐瘀汤治疗冠心病心绞痛临床观察［J］．光明中医，2018，33（24）：3673-3675.

［16］乔文军．瓜蒌薤白半夏汤治疗冠心病心绞痛 30 例观察［J］．实用中医内科杂志，2007，21（7）：60.

［17］高秀娟．加味瓜蒌薤白半夏汤对冠心病心绞痛患者的疗效及用药安全性分析［J］．临床医药文献杂志，2019，6（17）：163-164.

［18］王建军．瓜蒌薤白半夏汤辅助治疗顽固性心绞痛的疗效观察［J］．中西医结合心血管病杂志，2017，5（26）：126.

［19］赵士羽．瓜蒌薤白半夏汤辅助治疗反复心绞痛发作的临床观察［J］．中医中药，2018，16（33）：174.

［20］李新，赵灿灿，潘栋．瓜蒌薤白半夏汤辅助治疗顽固性心绞痛的疗效观察［J］．中西医结合心脑血管病杂志，2017，15（1）：86-88.

［21］周宏伟，孟建宏，张红鸽，等．瓜蒌薤白半夏汤治疗冠状动脉粥样硬化性心脏病心绞痛疗效观察［J］．中医学报，2018，10（33）：2012-2015.

［22］谭忠玉．瓜蒌薤白半夏汤治疗胸痹心痛 60 例临床观察［J］．中外医学研究，2011，9（28）：65.

［23］李红柳．瓜蒌薤白半夏汤治疗胸痹的临床疗效分析［J］．中国医药指南，2018，16（35）：174-175.

［24］纪永胜．加味瓜蒌薤白半夏汤治疗胸痹心痛 60 例临床观察［J］．中国民族民间医药，2016，25（23）：107-109.

［25］孟祥慧．浅述瓜蒌薤白半夏汤治疗痰湿痹阻型胸痹［J］．临床医药文献杂志，2018，5（14）：163.

［26］张红新．瓜蒌薤白半夏汤合血府逐瘀汤治疗痰瘀互结型冠心病 45 例临床研究［J］．亚太传统医药，2017，13（16）：150-151.

［27］赵丽敏．瓜蒌薤白半夏汤加减治疗痰瘀阻络型缺血性中风急性期 68 例［J］．河南中医，2018，38（4）：514-517.

［28］赵小敏．瓜蒌薤白半夏汤加减治疗痰瘀阻络型缺血性中风急性期临床效果观察［J］．中西医结合心血管病杂志，2018，6（32）：12-13.

［29］解婉莹，方邦江．方邦江教授运用瓜蒌薤白半夏汤治疗急性冠脉综合征经验［J］．临床医药文献杂志，2018，5（37）：164-165.

［30］周明贵．瓜蒌薤白半夏汤加减治疗肺心病急性加重期临床研究［J］．中国卫生产业，2013，31（22）：180-181.

［31］杨文斌，李勇，张波．瓜蒌薤白半夏汤联合痰热清注射液治疗慢性肺心病急性发作期 55 例［J］．中国实验方剂学杂志，2015，21（15）：180-183.

［32］王知兵，赵文．瓜蒌薤白半夏汤治疗肺心病急性发作期疗效观察［J］．亚太传统医药，2016，12（9）：141-143.

［33］柴树人，杜学宏，周晓青．瓜蒌薤白半夏汤治疗慢性肺源性心脏病急性发作期患者临床疗效观察［J］．全科医学临床与教育，2017，15（5）：519-524.

［34］王英．瓜蒌薤白半夏汤治疗心律失常 50 例［J］．中国中医急症，2005，14（4）：369-370.

［35］谢久彬．清化消瘀方联合瓜蒌薤白半夏汤对糖尿病伴高脂血症的疗效［J］．实用中西医结合临床，2018，18（12）：24-26.

［36］张树国．瓜蒌薤白半夏汤加减治疗胸肋损伤 78 例［J］．内蒙古中医药，2009，5（15）：131.

［37］陈美琴．瓜蒌薤白半夏汤加味结合甲睾酮治疗乳腺增生症 122 例［J］．浙江中医杂志，2011，46（3）：175.

［38］杨亚琴，王玲玲，李艳丽．瓜蒌薤白半夏汤加味联合化疗治疗老年肺癌、食管癌 26 例［J］．四川中医，2004，22（7）：43-44.

［39］黄楚燕，梁宏宇．自拟加味瓜蒌薤白半夏汤对痰热蕴肺型慢性阻塞性肺疾病急性加重期患者炎症因子及凝血功能的影响［J］．广州中医药大学学报，2019，36（2）：181-185.

［40］严华．瓜蒌薤白半夏汤加味治疗支气管哮喘 60 例［J］．实用中医药杂志，2005，21（6）：344.

［41］景珩，郗峦．王键以瓜蒌薤白半夏汤论治慢性胃炎经验［J］．辽宁中医学院学报，2002，4（2）：137.

苓桂术甘汤

【出处】《金匮要略方论》（东汉·张仲景）"①心下有痰饮，胸胁支满，目眩，苓桂术甘汤主之。②夫短气有微饮，当从小便去之，苓桂术甘汤主之。"

【处方】茯苓四两，桂枝、白术各三两，甘草二两。

【制法及用法】上四味，以水六升，煮取三升，分温三服。

【剂型】汤剂。

【同名方剂】苓桂术甘汤（《退思集类方歌注》）；苓桂术甘汤（《医宗金鉴》）；苓桂术甘汤（《圆运动的古中医学》）。

【现代研究】

1. 药理作用

（1）改善慢性心力衰竭（CHF） 取 30 只健康大鼠，腹主动脉缩窄法建立慢性心力衰竭大鼠模型，另取 10 只行假手术。2 周后将模型大鼠随机分为苓桂术甘汤组、肾气丸组、模型组，并开始给予中药灌胃，持续 4 周，假手术组与模型组以纯净水灌胃。4 周后，检测各组大鼠动脉血气、肺功能、血流动力学参数。结果与假手术组比较，模型组大鼠 FVC、FEV_1/FVC 均降低（$P < 0.05$），动脉血 PaO_2、pH、SaO_2 均降低（$P < 0.05$），$PaCO_2$ 升高（$P < 0.05$），+dp/dt_{max}、HR 明显降低（$P < 0.05$），LVEDP 明显升高（$P < 0.05$）。与模型组比较，肾气丸组、苓桂术甘汤组大鼠 FVC 均升高（$P < 0.05$），动脉血 pH、PaO_2、SaO_2 均升高（$P < 0.05$），$PaCO_2$ 降低（$P < 0.05$）；苓桂术甘汤组 +dp/dt_{max}、HR 明显升高（$P < 0.05$），LVEDP 明显降低（$P < 0.05$）；肾气丸组 LVSP、HR、+dp/dt_{max} 明显升高（$P < 0.05$）。苓桂术甘汤组与肾气丸组大鼠动脉血气、血流动力学参数、肺功能比较（$P > 0.05$）。苓桂术甘汤和肾气丸均可改善 CHF 模型大鼠的心功能[1]。

（2）改善急性心肌梗死 采用冠状动脉结扎法复制急性心肌梗死大鼠模型，造模 2 周后将模型大鼠随机分为假手术组，模型组，卡托普利组，苓桂术甘汤低、中、高剂量组。连续给药 4 周，观察各组大鼠血流动力学参数的变化，采用 ELISA 法检测血清 BNP 含量。结果连续给药 4 周后，各组大鼠血流动力学各项指标显著改善，苓桂术甘汤低、中、高剂量组大鼠 LVSP、+dp/dt_{max} 和 −dp/dt_{max} 均显著上升，LVEdp 显著下降，大鼠血清 BNP 含量显著降低（$P < 0.01$ 或 $P < 0.05$）。苓桂术甘汤对急性心肌梗死后心室重构大鼠心脏舒缩性能具有显著的改善作用[2]。

用冠状动脉结扎法复制急性心肌梗死模型，造模 2 周后，将模型大鼠随机分为模型组，苓桂术甘汤小、中、大剂量组（2.1、4.2、8.4g 生药/kg）和卡托普利组（4.375mg/kg），另设假手术组，连续灌胃处理 4 周，分别采用 RT-PCR、Western blot 及 ELISA 检测大鼠心肌组织 TNF-α mRNA 表达、心肌组织 TNF-α 和血清 TNF-α 量。模型组心肌组织 TNF-α、TNF-α mRNA 表达、血清 TNF-α 量均显著升高，与假手术组比较差异性显著（$P < 0.01$）；苓桂术甘汤各剂量组及卡托普利组模型大鼠心肌组织 TNF-α、TNF-α mRNA 表达与血清 TNF-α 量均明显降低，与模型组比较有显著性差异（$P < 0.01$ 或 $P < 0.05$）[3]。

（3）抑制慢性充血性心力衰竭 观察苓桂术甘汤对慢性心力衰竭模型大鼠心肌组织肿瘤坏死因子-α（TNF-α）蛋白及 mRNA 表达、血清核因子-κB（NF-κB）、白细胞介素-1β（IL-1β）水平的影响，探讨苓桂术甘汤防治慢性心衰的作用机制。采用冠状动脉结扎法制备慢性心衰大鼠模型，造模 4 周后将模型大鼠随机分为模型组，卡托普利（4.375mg/kg）阳性对照组，苓桂术甘汤低、中、高剂量（生药 2.1、4.2、8.4g/kg）组，另设假手术组，每天给药 1 次，连续给药 4 周。Western blotting、RT-PCR 法分别检测各组大鼠心肌组织 TNF-α 蛋白及 mRNA 的表达，ELISA 法检测血清中 NF-κB、IL-1β 水平。与假手术组相比，模型组大鼠心肌组织 TNF-α 蛋白及 mRNA 表达增强，血清 NF-κB、IL-1β 水平显著升高（$P < 0.01$）；与模型组相比，苓桂术甘汤及卡托普利均能显著抑制模型大鼠心肌组织 TNF-α 蛋白及 mRNA 表达、降低模型大鼠血清 NF-κB、IL-1β 水平（$P < 0.05$、0.01）[4]。

选用大耳白兔 10 只，雌雄各半，实验前将实验动物常规喂养 1 周，随机分为 5 组、每组 2 只。正常空白对照组、对照组、苓桂术甘汤大剂量组、苓桂术甘汤小剂量组、心宝对照组。2~5 组兔为造模组。各组均喂饲法给药 15 天。空白组、盐水组均予0.9% 氯化钠注射液 10ml 喂饲 2 次 / 天。各药物组分别用 0.9% 氯化钠注射液稀释至 20ml，分两次等量喂饲。造模组采用家兔耳缘静脉注射盐酸阿霉素造模法：按每次 1mg/kg 由耳缘静脉注射由等量 0.9% 氯化钠注射液稀释的盐酸阿霉素，2 周 1 次，共注射 4 次，8 周后造模结束。空白对照组用等量 0.9% 氯化钠注射液由耳缘静脉注射，2 周 1 次，共注射 4 次，持续 8 周。观察造模组及空白组动物脱毛、蜷卧、体重增加、反应迟钝等症状和体征，记录心率、心电图等变化。治疗结束后，每只兔予 25% 乌拉坦 1g/kg 腹腔内注射，待麻醉后，迅速剖开胸腔行心脏采血，注入相应预冷试管中，适当温度下保存待测。苓桂术甘汤大、小剂量组及心宝组均明显降低兔的体重，减慢心率，降低血浆心钠素水平。尤其以大剂量组效果显著。苓桂术甘汤能改善充血性心衰及心脏的内分泌功能[5]。

（4）增强心肌细胞活力　建立 H_2O_2 诱导的心肌细胞氧化应激损伤模型，将心肌细胞随机分为正常对照组、H_2O_2 模型组、空白大鼠血清（20%）组、苓桂术甘汤含药血清（5%、10%、20%）组，用苓桂术甘汤含药血清（5%、10%、20%），分别预处理心肌细胞 12h 后，加入 100μmol/L H_2O_2 继续培养 6h，用 MTT 法测定心肌细胞存活率，比色法检测乳酸脱氢酶（LDH）、超氧化物歧化酶（SOD）、谷胱甘肽过氧化酶（GSH-Px）活性及丙二醛（MDA）水平，用荧光核染色法观察细胞凋亡形态学变化，流式细胞术（Annexin V-FITC/PI）检测细胞凋亡率，荧光探针法测定氧自由基水平。与正常组比较，模型组心肌细胞活力明显降低（$P < 0.05$），氧自由基 LDH 活性及 MDA 水平均显著升高（$P < 0.05$），SOD 及 GSH-Px 活性均显著降低（$P < 0.05$），细胞凋亡率明显升高（$P < 0.05$）；与模型组比较，苓桂术甘汤含药血清组心肌细胞活力明显升高（$P < 0.05$），GSH-Px、SOD 活性均显著升高（$P < 0.05$），LDH 活性、氧自由基和 MDA 水平均显著降低（$P < 0.05$），细胞凋亡率明显降低（$P < 0.05$）[6]。

（5）保护心肌细胞　采用差速贴壁法和化学抑制法分离大鼠原代心肌细胞，分别设正常对照组、模型组、正常血清对照组、苓桂术甘汤含药血清（5%、10%、20%）组。通过脂多糖诱导复制心肌细胞损伤模型，检测含药血清预处理后心肌细胞 NF-κBp65、IKK-β、IκB-α 和 p-IκBα 蛋白表达，NF-κBp65 核移位情况，TNF-α、IL-1β 和 IL-6 的含量变化。与正常对照组比较，模型组和正常血清对照组心肌细胞 NF-κBp65、p-IκBα 和心肌细胞核内 NF-κBp65 蛋白表达增加（$P < 0.01$），心肌细胞 IKK-β、

IκB-α 蛋白表达降低（$P < 0.01$），细胞上清液 IL-1β、IL-6 和 TNF-α 含量升高（$P < 0.01$）；与模型组比较，苓桂术甘汤 5%、10%、20% 浓度含药血清组心肌细胞 NF-κBp65、p-IκBα 和心肌细胞核内 NF-κBp65 蛋白表达降低（$P < 0.05$），心肌细胞 IKK-β、IκB-α 蛋白表达增加（$P < 0.05$），细胞上清液 IL-1β、IL-6 和 TNF-α 含量降低（$P < 0.05$），且干预效应与苓桂术甘汤含药血清呈浓度依赖趋势[7]。

（6）改善心肌缺血　将 40 只健康家兔随机分成 5 组，结扎左冠状动脉前降支制备心肌缺血再灌注损伤模型，再灌注 3h 后采血并检测血清中 NO 和 NOS 含量，取左心室心肌组织做病理切片。各组 NO 及 NOS 含量比较，假手术组与空白组间无统计学差异（$P < 0.05$）；模型组 NO 及 NOS 含量明显下降，较假手术组具有统计学差异（$P < 0.01$）；高剂量组、低剂量组分别与模型组比较，NO 及 NOS 含量均显著升高，具有统计学差异（$P < 0.01$），且病理结果显示，高剂量组疗效优于低剂量组[8]。

（7）改善气道黏液高分泌　将 SPF 级雄性大鼠 60 只，随机分为正常组、模型组、苓桂术甘汤组、苓桂组、苓桂术甘汤去苓桂组，每组 12 只。采用丙烯醛雾化吸入复制气道黏液高分泌模型，观察大鼠肺泡灌洗液（BALF）中黏液高分泌刺激因子的水平、肺组织中 EGFR mRNA 表达的变化及肺组织病理变化。苓桂术甘汤组、苓桂组和苓桂术甘汤去苓桂组大鼠 BALF 中 IL-1β、IL-13 含量低于模型组（$P < 0.05$）；苓桂术甘汤组大鼠 BALF 中 EGF 含量低于模型组（$P < 0.05$），肺组织 EGFR mRNA 相对表达量低于模型组；给药组大鼠肺组织病理改变程度低于模型组。苓桂术甘汤原方、苓桂和苓桂术甘汤去苓桂能改善模型大鼠气道黏液高分泌的症状，降低淋巴因子及表皮生长因子水平，下调表皮生长因子配体（EGFR）mRNA 表达。实验结果证明苓桂术甘汤原方调节细胞因子作用效果优于苓桂和苓桂术甘汤去苓桂[9]。

（8）抗瘦素基因缺陷肝损伤　将雌性 C57 小鼠和瘦素基因缺陷（ob/ob）小鼠随机分为正常组，模型组，苓桂术甘汤高、低剂量组和阳性药组，每组各 8 只。苓桂术甘汤能够抑制 ob/ob 小鼠体质量和肝脏指数的增加，改善肝脏脂质沉积程度，上调肝组织法尼醇 X 受体（Farnesoid Xreceptor，FXR），肝纤维细胞生长因子 15（FGF15）和小异源二聚体伴侣（SHP）蛋白表达。苓桂术甘汤可以增加肝组织 FXR 蛋白及其下游 FGF15 和 SHP 蛋白表达，从而诱发 ob/ob 小鼠的体质量减轻。苓桂术甘汤抗瘦素基因缺陷模型小鼠的肝损伤，其作用机制可能与其干预肝 FXR/FGF15/SHP 途径有关[10]。

2. 方组学研究

苓桂术甘汤（Linggui Zhugan Decoction，LGZGD）出自汉代张仲景《伤寒杂病论》，由茯苓、桂枝、白术、甘草4味中药组成，主治心下有停饮、胸胁支满、眩晕及心下逆满、气上冲胸、起则头眩、脉沉紧之阳虚饮停证，是益气温阳、健脾化饮的经典名方，切中慢性心力衰竭（chronic heart failure，CHF）病机特点，临床疗效显著。而CHF的病理生理基础是急性心肌梗死（acute myocardial infarction，AMI）造成心肌缺血性损伤后，神经激素系统被激活导致机体发生代偿性改变，加重了心肌损伤和心功能恶化。实验运用反向分子对接软件MOE（Molecule Operating Environment），将苓桂术甘汤水提物中的特征性主要化学成分甘草苷、甘草素、桂皮酸、桂皮醛、甘草酸、白术内酯ⅡD与AMPK/SIRT1/NF-κB炎症信号通路中的关键靶点AMPK、SIRT1、IKKβ靶点进行分子对接，分子模拟对接结果显示，甘草苷与AMPK靶点的结合能力高于自身配体，甘草素和甘草酸与AMPK靶点的结合能力略低于自身配体；甘草苷、甘草素、桂皮酸和甘草酸与SIRT1靶点的结合能力高于自身配体，白术内酯Ⅲ与SIRT1靶点的结合能力和自身配体相当；甘草苷、甘草酸与IKKβ靶点的结合能力高于自身配体，甘草素与IKKβ靶点的结合能力略低于自身配体。分子对接技术预测苓桂术甘汤可能作用于AMPK/SIRT1/NF-κB炎症信号通路，为揭示苓桂术甘汤防治慢性心力衰竭的抗炎作用机制提供理论依据[11]。

3. 网络药理学

（1）干预治疗心力衰竭　根据网络药理学方法寻找苓桂术甘汤治疗心血管疾病的潜在靶点。方法：从在线的中医药生物信息学分析网站（BATMAN-TCM）筛查和预见苓桂术甘汤干预心力衰竭的可能的有效成分及其作用于心力衰竭的靶点。使用Cytoscape软件建立苓桂术甘汤以及其中所含的单味药针对心力衰竭的靶点-成分网络图。采取韦恩图（Venny2.1）进一步研究苓桂术甘汤中茯苓及甘草治疗心力衰竭的机制。从结果里发现苓桂术甘汤在治疗心力衰竭方面有79个活性成分，有18个靶点与心力衰竭是相关的，且检索到的靶点和有效成分有紧密的关系，找到的18个靶点主要是：ACE、ADRA2A、ADRA2B等。甘草在苓桂术甘汤中的靶点数最多，占全方治疗心力衰竭总靶点数的94.4%。苓桂术甘汤改善心力衰竭的机制可能与降低AngⅡ、抑制RAS的活性、调节交感神经系统等具有相关性，其中甘草在治疗心力衰竭方面是苓桂术甘汤中最突出药物[12]。

（2）治疗慢性心力衰竭　根据药物ADME特性，借助TCMSP平台遴选苓桂术甘汤中的活性成分和作用靶点，构建成分-靶点网络；基于TTD、Genecards数据库遴选慢性心力衰竭相关的靶点，结合String数据库构建成分靶点-疾病靶点蛋白互作全局网络，并通过生物信息学手段对重叠靶点进行GO注释及通路分析。本研究共获得50个活性成分，对应76个靶点，包括与慢性心力衰竭相关的20个重叠靶点；共富集出38个GO注释条目，经Bonferroni校正P值均<0.01，经Kappa算法分为类固醇激素受体激活、调节心率、调控血压、负调节血压4大类别；获得13条信号通路，经Bonferroni校正P值均<0.05，经Kappa算法分为单胺类G蛋白偶联受体、一氧化氮的调节作用、核受体、叶酸代谢4大类别[13]。

4. 药理量效关系研究

探讨苓桂术甘汤治疗过敏性鼻炎的中药剂量最佳配伍组合，及苓桂术甘汤中药物、药对对疗效的影响情况。根据正交设计确定苓桂术甘汤4个药物2种药量层次的配伍组合8种。将40只大鼠进行过敏性鼻炎造模后随机分成A、B、C、D、E、F、G、H8组，每组对应1种苓桂术甘汤配合组合进行灌胃治疗10天，记录动物治疗前后症状体征评分、IL-2、IL-4、cAMP、cGMP、嗜酸细胞和肥大细胞计数。8组动物在治疗前后自身的症状评分比较有差异；用药后各组间症状评分比较有差异；总效能比较中，最好的配伍组合是A组，其次是G组和H组。桂枝与白术相互作用、桂枝与茯苓的相互作用、炙甘草的不同水平对疗效影响显著[14]。

5. 临床应用

（1）心血管疾病　冠心病绞痛，将冠心病心绞痛80例分为两组，对照组40例予单硝酸异山梨酯口服，治疗组40例予苓桂术甘汤合辛芎二黄汤治疗，结果治疗组症状改善明显，心电图恢复大致正常；心力衰竭，对符合要求的36篇苓桂术甘汤治疗充血性心力衰竭的文献进行Mata分析，发现苓桂术甘汤联合西药治疗充血性心力衰竭相比单用西药治疗有更好的临床疗效，且不良反应少；心律失常，将86例冠心病心律失常患者随机平均分为治疗组与对照组，两组均用美托洛尔治疗，治疗组加用苓桂术甘汤。治疗组总有效率显著高于对照组（$P<0.05$）[15]。

（2）慢性心力衰竭　将120例慢性心力衰竭患者随机分为对照组和治疗组，每组60例，所有患者均给予常规西医标准治疗，治疗组加服苓桂术甘汤治疗，治疗2周后，观察两组患者治疗前后的B型利钠肽（BNP）、左室射血分数（LVEF）、血钾、Lee

氏积分等情况。治疗组患者治疗后的BNP下降程度、LVEF提高程度均明显优于对照组；对血钾提高程度明显优于对照组；治疗后Lee氏积分的降低程度与对照组相当，且均低于治疗前，总体说明苓桂术甘汤联合西药治疗可明显改善患者的临床症状、提高疗效和减轻电解质紊乱[16]。

该药方加减治疗慢性心力衰竭患者92例，随机分为参照组和研究组各46例，参照组采取常规药物疗法，研究组在常规药物疗法基础上加用苓桂术甘汤加减口服。药方组成：茯苓30g、桂枝10g、白术10g、附子先煎15g、干姜10g、猪苓10g、泽泻15g、车前子10g、桑白皮10g、甘草5g。血瘀重者加丹参30g、红花10g、当归10g，阴虚者加生地黄15g、麦冬10g、山萸肉15g，痰湿者加瓜蒌15g、薤白12g，气虚者加炙黄芪30g、人参15g。所有药物水煎服，每日1副水煎服，分两次早晚服用。两组患者均连续治疗2周，2周后进行治疗效果评价。对比两组患者的临床治疗总有效率及左室舒张末期内径（LVEDd）、左室射血分数（LVEF）、B型利钠肽（BNP）、心输出量（CO）、每搏输出量（SV）与心脏指数（CI）。结果 治疗干预前两组患者的LVEDd、LVEF、BNP、CO、SV、CI检测结果无明显统计学差异，差异无统计学意义（$P > 0.05$），治疗干预后研究组的LVEDd、LVEF、BNP、CO、SV、CI检测结果优于参照组。研究组的治疗总有效率高于对照组（91.30%VS76.09%），两组相比差异有统计学意义（$P < 0.05$）[17-18]。

（3）慢性肺心病右心衰 该药方加味治疗慢性肺心病右心衰患者76例，对照组（常规西药）：嘱咐患者注意卧床休息，并且采用扩血管、利尿、强心以及抗感染等药物进行治疗。观察组（加味苓桂术甘汤+西药）：西药治疗方法与对照组一样，加味苓桂术甘汤，药方组成：甘草6g，熟大黄8g，麻黄8g，桔梗10g，陈皮10g，大腹皮10g，川芎10g，丹参30g，黄芪30g，茯苓30g，葶苈子15g，白术15g，桂枝15g。在基础药方的基础上，将患者的实际症状作为依据，对其进行加减治疗，如果患者发绀较重，则在基础方上加泽兰20g；如果患者气虚咳喘无力，则在基础方上加人参10g；如果患者腹胀纳差，则在基础方上加厚朴15g；如果患者痰多咳痰不爽，则在基础方上加莱菔子、枳实、半夏；如果患者阳虚严重，则在基础方上加细辛5g、附子8g。将以上药物加水煎煮，患者分成三次温服，每天服用一剂。观察组的治疗总有效率为94.73%，显著高于对照组为73.68%[19-20]。

（4）缓慢型心律失常 将84例患者分两组各42例。常规治疗组采用心宝丸和阿托品进行治疗，中西医治疗组在常规治疗组基础上给予苓桂术甘汤合生脉饮加减治疗。药方组成：黄芪20g，麦冬15g，桂枝、丹参、石菖蒲各10g，北五味子、炙甘草各6g。畏寒肢冷和面色苍白者加附子6g，细辛3g；心悸者加炒酸枣仁、柏子仁各15g。比较两组缓慢型心律失常治疗总有效率；药物起效时间、心电图正常时间、出院时间；干预前后患者心律失常症状评分、每分钟心搏、室性期前收缩次数、LVEF；两组治疗过程不良反应发生率和治疗前后血尿常规、肝肾功能的改变；治疗前后生活质量水平的变化。中西医治疗组缓慢型心律失常治疗总有效率高于常规治疗组，$P < 0.05$；中西医治疗组药物起效时间、心电图正常时间、出院时间短于常规治疗组，$P < 0.05$；干预前两组心律失常症状评分、每分钟心搏、室性期前收缩次数、LVEF相近，$P > 0.05$；干预后中西医治疗组心律失常症状评分、每分钟心搏、室性期前收缩次数、LVEF优于常规治疗组，$P < 0.05$。两组治疗过程不良反应发生率均比较轻微，无显著差异，且两组治疗前后血尿常规、肝肾功能无明显改变，$P > 0.05$；干预前两组生活质量水平相近，$P > 0.05$；干预后中西医治疗组生活质量水平优于常规治疗组，$P < 0.05$[21]。

（5）变应性鼻炎 将86例变应性鼻炎患者随机分为观察组和对照组，每组43例。对照组43例给予西替利嗪治疗，观察组43例给予苓桂术甘汤治疗。观察两组患者治疗前后症状体征评分、血清炎症因子［包括血清免疫球蛋白E（serum immunoglobulin E，IgE）、C反应蛋白（C-reactionprotein，CRP）以及白细胞介素-4（Interleukin-4，IL-4）］水平、不良反应情况和两组患者临床疗效。治疗后两组患者的症状体征得分明显降低，且观察组的改变程度明显超过对照组，差异有统计学意义（$P < 0.05$）；两组治疗后血清炎症细胞因子IgE、CRP以及IL-4水平较治疗前均明显降低，且观察组降低幅度明显大于对照组，差异有统计学意义（$P < 0.05$）；经治疗后观察组有效率为90.7%，对照组有效率为60.5%，两组比较，差异有统计学意义（$P < 0.05$）；观察组在治疗过程中出现不良反应3例，主要表现为腹痛、头晕；对照组出现不良反应11例，主要表现为局部红斑、瘙痒、恶心呕吐、腹痛腹泻、乏力等，两组不良反应比较，差异有统计学意义（$P < 0.05$）。苓桂术甘汤治疗变应性鼻炎临床疗效显著，能有效降低患者血清炎症因子水平，且不良反应较少[22]。

（6）椎基底动脉供血不足性眩晕 治疗86例老年椎基底动脉供血不足性眩晕患者，随机分为观察组和对照组，每组各43例。其中对照组患者给予西医常规治疗，观察组患者在常规治疗基础上给予加味苓桂术甘汤治疗。观察比较2组患者临床疗效和治疗前后椎基底动脉平均血流速度。观察组治疗总有效率为93.02%，显著高于对照组的76.74%（P＜0.05）。治疗前2组患者基底动脉（BA）、左椎动脉（LVA）和右椎动脉（RVA）的平均血流速度比较均无明显差异（P＞0.05）；经治疗后，2组患者BA、LVA和RVA的平均血流速度均有所升高，且观察组的升高程度大于对照组（P＜0.05）。加味苓桂术甘汤辅助常规治疗老年椎基底动脉供血不足性眩晕患者可明显提高治疗有效率，提高患者血流速度[23-24]。

（7）慢性胃炎 观察92例慢性胃炎患者，随机分为对照组与观察组，各46例。对照组采用常规西药治疗，服用艾司奥美拉唑镁肠溶片、枸橼酸铋钾片、多潘立酮；观察组在对照组基础上采用苓桂术甘汤治疗，药方组成：太子参20g，茯苓15g，桂枝20g，白术30g，甘草6g，生姜9g，厚朴12g，半夏10g，陈皮10g，枳实9g，砂仁6g，乌贼骨15g。两组均治疗4周后评价疗效。观察组治疗有效率为93.48%，明显高于对照组78.26%，差异具有统计学意义（P＜0.05）；治疗后，观察组胃脘疼痛、食欲不振、便溏、反酸嗳气等中医证候积分明显低于对照组，差异具有统计学意义（P＜0.05）；观察组MTL、SS水平明显高于对照组，而GAS水平明显低于对照组，差异具有统计学意义（P＜0.05）。充分证明苓桂术甘汤在脾胃病治疗中的应用价值确切，能有效治疗慢性胃炎，改善胃肠动力，缓解症状，值得临床使用[25]。

（8）肥胖症 对100例精神病患者在使用精神药物治疗后出现肥胖者，在原抗精神病药物治疗基础上，将其随机分成两组，口服苓桂术甘汤合剂为治疗组，主要由茯苓12g，桂枝6g，白术10g，苍术10g，泽泻10g，荷叶10g，远志10g，菖蒲10g，番泻叶10g，法半夏9g等组成，每天口服2次，每次30ml。对照组为空白组，单用抗精神药物，不加任何泻药。两组在原抗精神病药剂量不变的基础上进行全程8周治疗。两组患者于治疗前及治疗后第2、4、6、8周末分别用简明精神病量表（BPPS）、副反应量表（TESS）及测体重给予评分，同时治疗前、治疗后8周末进行血常规、肝功能、血脂、血糖检查。治疗组显效4例（8%），有效32例（64%），无效14例（28%），总有效率72%。对照组显效0例，有效7例（14%），无效43例（86%），总有效率14%。两组间比较差异有显著性（P＜0.01），表明治疗组的疗效优于对照组[26]。

（9）梅尼埃病 治疗梅尼埃病患者60例，随机分为治疗组及对照组，每组各30例。对照组采用甲

磺酸倍他司汀及甲泼尼龙治疗，治疗组在对照组的基础上增加苓桂术甘汤治疗，药物组成：茯苓20g、桂枝15g、白术15g、甘草10g，水煎2遍，取药液300ml，口服100ml，3次/天。分析两组治疗效果。治疗组临床总有效率为93.3%，对照组总有效率为67.7%。苓桂术甘汤作为我国传统医学中治疗痰饮病的代表方剂之一，在梅尼埃病的治疗上具有确切的临床效果，值得临床医师推广[27]。

（10）肾功能不全 观察32例慢性肾功能不全的患者，随机分为甲、乙两组，甲组14例，其中有不同的原发病：慢性肾小球肾炎8例，慢性肾盂肾炎3例，糖尿病肾病2例，肾结石1例，有9例是高血压合并症患者，5例发生过感染，病程在7个月~6年；乙组患者18例，其中有不同的原发病：慢性肾小球肾炎11例，慢性肾盂肾炎3例，糖尿病肾病2例，肾结石1例，紫癜性肾炎1例，有10例高血压合并症患者，9例发生过感染，病程4个月~5年。甲、乙两组患者都给予低蛋白饮食，口服盐酸贝那普利把血压控制在理想水平，如果血压难以控制的患者可加服硝苯地平，对于有感染的患者给予抗感染治疗，及时纠正水电解质的紊乱等。乙组患者在以上治疗的基础上加服苓桂术甘汤治疗，每天煎1剂药，分两次服完，6个月为1个疗程。降压、低蛋白饮食联合苓桂术甘汤治疗慢性肾功能不全，其疗效有显著的提高[28]。

（11）寒湿腰痛 运用苓桂术甘汤加味内服，局部俞穴贴敷治疗寒湿腰痛60例，其中伴有腰椎骨质增生症49例。对照组30例，其中伴有腰椎骨质增生症23例。治疗组内服苓桂术甘汤加味：云苓、白术、薏苡仁各30g，炒杜仲、川断续、怀牛膝、狗脊各15g，细辛、制附片各10g，桂枝、甘草各6g。每日1剂，水煎2次取汁600ml，分3次温服。10剂为1个疗程，间隔3天再行下1个疗程，2~3个疗程停药观察。随症加减：疼痛较剧者加醋延胡索30g，郁金15g；病程较久者加全蝎10g、蜈蚣2条；身困乏力，腰腿软弱者加黄芪30g、鸡血藤15g。贴敷药膏：白芥子、肉桂各30g，乳香、没药各10g。每次贴2~3h，10天贴1次，疗程与内服中药同步。随症加减：伴腰椎骨质增生症者加威灵仙30g，腿痛者加贴环跳、足三里等穴。西药：萘普生胶囊，每次0.2g，每日3次，口服。2周后疼痛缓解时停服。治疗组痊愈36例，好转21例，无效3例。总有效率95%。对照组痊愈12例，有效11例，无效7例。总有效率76.67%。2组总有效率差异显著（P＜0.01）[29]。

（12）盆腔炎 观察86例盆腔炎患者，其中43例患者接受常规西药治疗，作为对照组，43例

患者采用苓桂术甘汤加减治疗，作为观察组，该药处方为茯苓25g、薏苡仁25g、败酱草25g、车前子15g、白术15g、泽泻8g、桂枝8g、苍术5g、甘草5g。对于腹痛严重患者加用延胡索15g、乳香10g、香附10g、五灵脂10g；对于带下色黄者加用白茅根15g、黄柏10g；对于气虚患者加以使用黄芪15g、党参15g；对于腰骶酸痛明显者加用狗脊10g、杜仲10g；对于怕冷患者加用乌药10g、小茴香8g；对于下腹严重疼痛者加用三七10g、皂角15g。每天1剂，每剂煎2次，共加水煎熬至450ml，分为早、中、晚三次服用。每10天1个疗程，下次月经干净后再治疗10天，连续治疗3个疗程。观察比较两组患者临床应用效果。结果观察组患者临床治疗总有效率为88.37%，显著高于对照组（$P < 0.05$）；观察组不良反应发生率为9.30%，显著低于对照组（$P < 0.05$）。采用苓桂术甘汤加减治疗盆腔炎，能够有效改善患者临床病症，减少不良反应的发生，值得进一步完善并推广使用[30]。

参考文献

[1] 路琼琼，韩军，曾百惠，等. 基于慢性心衰大鼠模型的苓桂术甘汤和肾气丸"同病异治"作用比较研究[J]. 中华中医药学刊，2019，37（1）：73-75.

[2] 龚晓燕，王靓，黄金玲. 苓桂术甘汤对急性心梗后心室重构模型大鼠心功能及血清BNP的影响[J]. 云南中医学院学报，2014，37（1）：1-3.

[3] 王靓，侯晓燕，黄金玲. 苓桂术甘汤对急性心肌梗死后心室重构模型大鼠TNF-α的影响[J]. 中成药，2013，35（4）：835-838.

[4] 王靓，侯晓燕，黄金玲. 苓桂术甘汤对慢性心衰模型大鼠心肌组织TNF-α及血清NF-κB和IL-1β的影响[J]. 中草药，2013，44（5）：586-589.

[5] 耿小茜，李小球，蒋红玉，等. 苓桂术甘汤对实验性兔心力衰竭心钠素的影响[J]. 湖南中医药导报，2004，10（3）：77-78.

[6] 丁婉雪，葛瑞瑞，黄金玲，等. 苓桂术甘汤含药血清对过氧化氢诱导的乳鼠原代心肌细胞氧化应激损伤及细胞凋亡的影响[J]. 安徽中医药大学学报，2019，38（2）：61-66.

[7] 施慧，王靓，黄金玲苓，等. 苓桂术甘汤含药血清对脂多糖诱导大鼠心肌细胞IKK/IκB/NF-κB信号通路蛋白表达的影响[J]. 中国中西医结合杂志，2017，37（10）：1215-1219.

[8] 韩宇博，田苗，郭维毅. 苓桂术甘汤预防性给药对心肌缺血再灌注损伤NO、NOS含量的影响[J]. 中医药信息，2014，31（5）：84-86.

[9] 许宗颖，石少华，于瀚. 苓桂术甘汤对气道黏液高分泌大鼠IL-1β、IL-13、EGF及EGFR基因mRNA表达的影响[J]. 中医药导报，2019，25（5）：43-50.

[10] 刘立萍，李然，张立德. 苓桂术甘汤对瘦素基因缺陷ob/ob小鼠肝FXR/FGF15/SHP途径的影响[J]. 中国实验方剂学杂志，2018，24（22）：107-111.

[11] 周鹏，杨建澳，许继公，等. 基于分子对接技术预测苓桂术甘汤防治慢性心力衰竭的作用机制[J]. 云南中医学院学报，2018，41（4）：82-87.

[12] 谢璇，王青，苏聪平，等. 基于网络药理学的有关苓桂术甘汤干预治疗心力衰竭的作用机制[J]. 世界中医药，2019，14（5）：1110-1113.

[13] 朱梓铭，张因彪，郑景辉，等. 基于网络药理学探究苓桂术甘汤治疗慢性心力衰竭的作用机制[J]. 临床心血管病杂志，2019，35（2）：154-161.

[14] 徐慧贤，李妙编，阮岩. 基于正交设计探讨苓桂术甘汤治疗过敏性鼻炎的量效关系[J]. 四川中医，2019，37（4）：36-41.

[15] 孙繁雨，陆进辉. 苓桂术甘汤在心血管疾病的应用[J]. 实用中医内科杂志，2012，26（16）：65-67.

[16] 周鹏，黄金玲. 苓桂术甘汤防治慢性心力衰竭的临床应用及药理作用研究进展[J]. 时珍国医国药，2018，29（9）：2231-2233.

[17] 周冠进. 苓桂术甘汤加减治疗慢性心力衰竭的疗效分析[J]. 中西医结合心血病杂志，2018，6（25）：139-141.

[18] 张雨田. 苓桂术甘汤治疗慢性心力衰竭的临床观察[J]. 中西医结合心脑血管病杂志，2013，11（6）：661-662.

[19] 孙江顺. 加味苓桂术甘汤结合西药对慢性肺心病右心衰治疗的临床观察[J]. 中西医结合心血管病杂志，2016，4（34）：183.

[20] 孙彦龙. 加味苓桂术甘汤结合西药对慢性肺心病右心衰治疗的效果观察[J]. 世界最新医学信息文摘，2018，18（19）：133.

[21] 朱清科. 苓桂术甘汤合生脉饮加减治疗缓慢型心律失常的临床观察[J]. 光明中医，2017，32（18）：2664-2666.

[22] 罗恬，王乃平. 苓桂术甘汤治疗变应性鼻炎临床研究[J]. 中医学报，2016，8（31）：1206-1208.

[23] 曾学文，周庆营. 加味苓桂术甘汤辅助治疗老年椎基底动脉供血不足性眩晕的临床观察[J]. 云南中医中药杂志，2019，40（4）：45-46.

[24] 杜自亮. 苓桂术甘汤治疗痰饮型眩晕病的临床效果[J]. 药品评价，2016，13（1）：40-41，45.

[25] 路伟伟. 苓桂术甘汤在脾胃病治疗中的应用价值[J]. 深圳中西医结合杂志，2019，29（2）：51-52.

［26］丁国安，余国汉，张教东，等. 苓桂术甘汤合剂治疗精神药物所致肥胖症50例临床观察［J］. 中医杂志，2003，44（6）：441-442.

［27］马梽轩，孙海波，任晓楠. 苓桂术甘汤治疗痰浊中阻型梅尼埃病的临床观察［J］. 中国医学文摘耳鼻咽喉科学，2018，33（6）：469-470，487.

［28］柳素珍. 苓桂术甘汤治疗慢性肾功能不全疗效分析［J］. 中医临床研究，2013，5（9）：75-76.

［29］张兴华，刘天骥. 苓桂术甘汤配贴敷治疗寒湿腰痛60例［J］. 福建中医药，1998，29（6）：30.

［30］黄霞. 苓桂术甘汤加减治疗盆腔炎的效果研究［J］. 实用妇科内分泌杂志，2019，6（5）：52-53.

泽泻汤

【出处】《金匮要略方论》："心下有支饮，其人苦冒眩，泽泻汤主之。"

【处方】泽泻五两，白术二两。

【制法及用法】上二味，以水二升，煮取一升，分温再服。

【剂型】汤剂。

【同名方剂】泽泻汤（《王乐善方》）。

【历史沿革】

1. 东汉·张仲景《金匮要略方论》卷中，泽泻汤

［组成］泽泻15g，白术6g。

［主治］治水停心下，清阳不升，浊阴上犯，头目昏眩。现用于耳源性眩晕。

［用法用量］上药二味，以水300ml，煮取150ml，分温再服。

2. 当代·王乐善《王乐善方》，泽泻汤

［组成］泽泻40g，白术20g。

［主治］蠲饮利湿。主素有痰饮内停，清阳不得上升所致。（梅尼埃病）

［用法用量］水煎服，每日1剂，日服2次。

【现代研究】

1. 药理作用

（1）改善耳蜗膜迷路积水 观察清洁级健康白色红目豚鼠40只，雌雄各半，随机法分成4组：正常对照组、模型组、泽泻汤水煎液组、泽泻汤超临界萃取液组，每组10只。除正常对照组正常饲养外，其余3组采用醋酸去氨加压素复制膜迷路积水模型，以豚鼠颞骨切片耳蜗蜗管面积和蜗管加前庭阶面积之和的比值为药效学的主要指标，研究泽泻汤不同提取方式的作用。实验显示，模型组与正常对照组比较有显著性差异（$P < 0.01$）；模型组与泽泻汤超临界萃取液组比较有显著性差异（$P < 0.01$），与泽泻汤水煎液组比较有显著性差异（$P < 0.05$）；泽泻汤超临界萃取液组与泽泻汤水煎液组比较有显著性差异（$P < 0.05$）。泽泻汤采用超临界萃取方式进行提取对膜迷路积水模型有较好的作用[1-7]。

（2）降血脂 将40只SD大鼠随机分为正常对照组、高脂血症组、高脂血症+泽泻汤A组（A组，泽泻：白术=5:2）、高脂血症+泽泻汤B组（B组，泽泻：白术=1:1），高脂血症+泽泻汤C组（C组，泽泻：白术=2:5）。正常组喂普通饲料，其余4组采用高脂饮食饲喂法建立高脂血症大鼠模型，造模20天后检测各组大鼠血脂水平，并提取大鼠腹腔巨噬细胞，之后用脂多糖（LPS）继续培养24h，结束后用ELISA法检测各组巨噬细胞分泌的TNF-α、IL-6的含量。实验显示，与正常对照组比较，高脂血症组大鼠血清TC、TG、LDL-C明显上升（$P < 0.05$），说明建立模型成功；A组、B组、C组的TC、LDL-C的水平均显著低于高脂血症组（$P < 0.05$），A组、B组降脂幅度优于C组（$P < 0.05$），且以A组降脂幅度更优于B组（$P < 0.05$）。与正常对照组比较，高脂血症组TNF-α、IL-6表达均增加显著（$P < 0.05$）；与高脂血症组比较，A组、B组、C组TNF-α、IL-6表达均明显下降（$P < 0.05$）；A组、B组TNF-α、IL-6表达均明显小于C组（$P < 0.05$）；且以A组下降更为显著（$P < 0.05$）。不同配伍的泽泻汤都有显著的降血脂及抑制TNF-α、IL-6表达的作用，其中泽泻、白术按照5:2比例配伍降血脂及抑制TNF-α、IL-6表达的效果最明显[8-10]。

（3）改善痰浊型眩晕 采用高脂饲料喂养及颈部注射硬化剂建立痰浊眩晕模型，按照均匀设计原则将48只家兔分为正常组、模型组、泽泻汤和盐酸氟桂利嗪组，每组8只，3个泽泻汤配比组分别按5:2（泽泻50g，白术20g）、1:1（泽泻20g，白术20g）、1:1（泽泻35g，白术35g）组方连续给药2周，

10周后分别观察舌苔、眼震持续时间及颈动脉血流动力学。实验显示，模型组比正常组体重明显增加（$P < 0.01$），出现厚腻舌苔，眼震持续时间明显变长（$P < 0.01$）。与模型组相比，配比2组血清总胆固醇（TC），低密度脂蛋白胆固醇（LDL-C）水平下降（$P < 0.05$），甘油三酯（TG）水平有更为明显的差异（$P < 0.01$）；配比1、3组TG，TC，LDL-C水平均有极显著差异（$P < 0.01$）。与配比2组相比，配比1、3组TG，LDL-C水平有统计学差异（$P < 0.05$，$P < 0.01$）。配比3组左侧椎动脉（LVA）的收缩期血流速度（Vs）、舒张期血流速度（Vd）、平均血流速度（Vm）较模型组加快（$P < 0.05$），其右侧椎动脉（RVA）的Vs、Vd和Vm较模型组明显加快（$P < 0.01$），基底动脉（BA）的Vs、Vd、Vm较模型组有明显加快（$P < 0.05$或0.01）。与盐酸氟桂利嗪组比较，配比3组实验动物RVA、BA的Vd有明显加快现象（$P < 0.05$）。泽泻汤不同配比均能调节血脂代谢，改善眩晕模型的眼震症状，其中1:1（泽泻35g、白术35g）配比能获得优于其他配比组和盐酸氟桂利嗪组的疗效[11]。

（4）调节代谢综合征　用高糖高脂饲料喂饲建立MS鼠。将23只MS大鼠分盐水、泽泻汤、盐酸西布曲明3组，盐水组8只、西药（盐酸西布曲明）组7只、中药（泽泻汤）组8只。盐酸西布曲明胶囊用蒸馏水配制成20mg/100ml。中药白术200g，泽泻100g按常规方法煎煮浓缩至250ml，即每毫升含生药1.2g。三组动物每日定时分别给相应药物和0.9%氯化钠注射液灌胃，剂量为0.5ml/100g体重，每日1次，连续4周后，测体重、血糖、甘油三酯（TG），放免法检测血浆NPY；免疫组化法检测下丘脑NPY及其Y1R表达。与盐水组相比，泽泻汤组大鼠体重、血糖、TG、血浆NPY水平、下丘脑NPY及Y1R表达的平均光密度均显著降低（$P < 0.05$）。泽泻汤对MS大鼠有良好的治疗作用，其机制可能与抑制下丘脑NPY及其Y1R表达有关[12-13]。

（5）利尿作用　将健康清洁级SD大鼠按20ml/kg 0.9%氯化钠注射液灌胃后，置入代谢笼内，禁食不禁水，收集2h尿液，尿量达灌胃量的40%以上者为合格动物。筛选出合格动物70只，根据尿量并参考体重，随机均衡分为7组，每组10只，分别为空白组、氢氯噻嗪组（氢噻组）、泽泻配伍白术3:1组（A组）、2:1组（B组）、1:1组（C组）、1:2组（D组）及1:3组（E组）。采用代谢笼法观察大鼠尿量并用ELISA法检测尿液AQP2浓度的变化。与空白组相比，氢噻组及泽泻汤3:1与2:1配比组动物排尿潜伏期、5h总尿量的变化显著，尿液AQP2含量下降明显（$P < 0.05$）。泽泻、白术3:1与2:1配比组利尿与调节尿液AQP2含量效应优于其他组，与传统配伍比例接近[14]。

（6）抗肝硬化　选取符合纳入标准的100例肝硬化门静脉高压患者分为治疗组和对照组各50例，两组均采用常规治疗，治疗组加用泽泻汤，治疗3个月。3个月后，治疗组患者的门静脉血管内径、脾静脉血管内径、静脉血流量、脾静脉血流量均低于对照组（$P < 0.05$），泽泻组的门静脉血流速度、脾静脉血流速度均高于对照组（$P < 0.05$）；泽泻组患者的血清HA、PC Ⅲ、LN、Ⅳ-C均低于对照组（$P < 0.05$）；泽泻组患者的总有效率92%高于对照组的76%（$P < 0.05$）。结果表明：泽泻汤辅助治疗肝硬化门静脉高压能够显著改善患者的肝脾血流动力学、降低纤维化指标[15]。

（7）改善巨噬细胞泡沫化脂质沉淀　采用Ox-LD（50mg/L）处理大鼠腹腔巨噬细胞24h，采用20%泽泻汤血清干预后，油红O染色观察细胞内脂质沉积情况；采用酶联免疫吸附（ELISA）法测定各组IL-1β表达情况。相比于空白组的巨噬细胞，模型组巨噬细胞内脂质沉积增加明显，实验组巨噬细胞内脂质沉积显著减少，IL-1β呈低水平表达（$P < 0.01$）。结果表明，泽泻汤能改善巨噬细胞泡沫化过程的脂质沉积，其作用机制可能是通过下调IL-1β的表达来实现的[16-18]。

（8）降血压　昆明SPF级小鼠40只雌雄各半，喂养1周后，所有小鼠每天测血压训练1次，待动物适应环境、血压稳定后，随机分为5组：空白对照组，泽泻汤Ⅰ、Ⅱ、Ⅲ、Ⅳ剂量组，每组8只，按1ml/100g容积腹腔注射给药。泽泻汤Ⅰ、Ⅱ、Ⅲ、Ⅳ 4个剂量组分别按45、90、180、360mg（生药）/kg给药，分别相当于临床用量的2.25、4.5、9、18倍，空白对照组给予等量蒸馏水。采用清醒状态下小鼠尾动脉间接测压法，分别测定泽泻汤Ⅰ、Ⅱ、Ⅲ、Ⅳ 4个剂量组腹腔注射给药前后不同时间点的血压和心率。泽泻汤Ⅱ、Ⅲ、Ⅳ 3个剂量组（给药量依次为90、180、360mg/kg）对正常血压小鼠具有显著降压作用（$P < 0.05$）。泽泻汤的降压效果与剂量之间在给药10min和30min时呈现出较好的量效相关性。同时还观察到泽泻汤Ⅳ剂量组（给药量为360mg/kg）具有一定的减慢心率作用。结果表明，泽泻汤对正常血压小鼠有降压作用，并有一定的药物量效关系，同时具有一定的减缓心率作用[19]。

（9）改善心肌缺血再灌注损伤　将30只Wistar大鼠随机分成假手术组、模型组、泽泻汤组，每组10只。结扎冠状动脉左前降支30min，再灌注60min，复制心肌缺血再灌注损伤模型，模型组、假手术组灌胃给予等体积0.9%氯化钠注射液；泽泻汤组灌胃给予泽泻汤水提物 1.57g/kg。每日 1 次，连续 14 天。经 BL-420S 型生物功能实验系统监测各组大鼠心电图 ST 段的变化和平均动脉压（MBP）、左心室收缩压（LVSP）、左心室内压最大上升速率（+dp/dt$_{max}$）、左心室内压最大下降速率（−dp/dt$_{max}$）和心率（HR）。与模型组相比，泽泻汤组能有效降低心肌缺血再灌注大鼠心电图 ST 段抬高的程度，减轻 MBP、LVSP、+dp/dt$_{max}$、−dp/dt$_{max}$ 和 HR 的损伤性变化。结果表明，泽泻汤能够有效改善心肌缺血再灌注损伤大鼠的心电图和血流动力学指标，对其产生一定的保护作用[20]。

（10）平滑肌的迁移作用 体外 ox-LDL（50mg/L）诱导 VSMCs，建立 VSMCs 迁移的动脉粥样硬化（AS）的大鼠平滑肌细胞模型，采用 20% 泽泻汤含药血清干预后，采用划痕实验测定 VSMCs 迁移，采用 Westernblot 检测 MMP-2、MMP-9 蛋白表达情况。VSMCs 在 ox-LDL 的刺激下，其迁移能力与对照组比较有明显提升；加入泽泻汤含药血清后，细胞迁移距离变短，其迁移能力受到抑制。ox-LDL 组 MMP-2、MMP-9 蛋白表达较对照组明显增强，而泽泻汤血清干预后 MMP-2、MMP-9 蛋白表达较 ox-LDL 组则明显受到抑制。结果表明，泽泻汤可抑制 ox-LDL 诱导的 VSMCs 迁移和 MMP-2、MMP-9 蛋白表达，提示泽泻汤抑制 VSMCs 迁移的作用机制可能与影响 MMP-2 和 MMP-9 的表达有关[21-22]。

（11）抗氧化作用 SPF 级雄性 Wistar 大鼠 60 只，每只约 160g，大鼠分笼饲养，每笼 10 只，自由进食饮水，自然光照，温度 23~25℃，湿度 40%~60%，适应环境 3 天后，进行正式实验。喂饲大鼠高脂饲料的同时灌胃泽泻汤总提物及其两个部位，连续 30 天，测定大鼠血清总胆固醇（TC）、甘油三酯（TG）、高密度脂蛋白-胆固醇（HDL-C）和丙二醛（MDA）的含量以及超氧化物歧化酶（SOD）的活力，计算脏器指数、低密度脂蛋白胆固醇（LDL-C）、动脉硬化指数（AI）和血清 HDL/TC 比值，并观察肝脏病理切片。泽泻汤总提物及其两个部位均能显著降低高脂血症模型大鼠血清中 TC、TG、LDL-C 含量及 AI 值（$P < 0.05$ 或 $P < 0.01$），明显升高血清 HDL/TC 比值、HDL-C 含量（$P < 0.05$ 或 $P < 0.01$），其中 100% 乙醇部位降低 TC 作用最强；只有泽泻汤总提物和 100% 部位能显著升高大鼠血清 SOD 活力、显著降低 MDA 含量（$P < 0.05$ 或 $P < 0.01$），其中 100% 乙醇部位降低 MDA 含量作用强于总提物。结果表明，泽泻汤及其两个部位均有预防性降血脂作用，100% 乙醇部位降低 TC 和 MDA 作用最强。抗氧化作用的有效部位为泽泻汤总提物和 100% 乙醇部位[23]。

2. 网络药理学研究

借助 Cytoscape 3.5.1 软件构建泽泻汤活性成分-作用靶点网络，借助 STRING 平台构建靶蛋白互作网络，通过生物学信息注释数据库（DAVID）对靶点 GO 生物过程及 KEGG 信号通路进行分析。结果表明，从泽泻汤中筛选出 10 个活性成分，作用于 136 个高血压相关靶点，涉及 7 个主要信号通路，参与 10 个主要生物过程。泽泻汤通过作用于醛固酮调节钠吸收、肾素血管紧张素（RAS）系统，NO 信号转导等信号通路及生物过程发挥降压作用[24]。

3. 成分分析

泽泻中含有的化学成分以萜类化合物为主，其中所含的三萜类化合物为其降血脂的活性部位，白术的化学成分较为复杂，现已知主要含有挥发油成分、内酯类成分、苷类、多糖类成分以及氨基酸等。白术的主要有效成分为挥发油，其含量约为 1.4%。白术中的苷类成分主要是倍半萜糖苷和黄酮苷，目前已发现的苷类成分有：从白术甲醇提取物的水溶性部位分离得到 9 个苷类化合物以及从白术上部分的 30% 和 60% 甲醇提取物中分离出的 5 个黄酮苷，另外还发现一种核苷：尿苷。白术中得到的多糖主要是由半乳糖、鼠李糖、阿拉伯糖、甘露糖组成的白术多糖 PSAM-1 和由木糖、阿拉伯糖、半乳糖组成的白术多糖 PSAM-2。白术中分离纯化出由葡萄糖、半乳糖、鼠李糖、甘露糖组成的水溶性多糖 AMP。白术中也含有多种氨基酸和微量元素，迄今为止，从白术中测定出了 Asp 等 17 种氨基酸，其中有 7 种是人体必需氨基酸。用不同的方法测出了白术中丰富的微量元素 Ca、Mg、Mn、Fe 等[25]。

4. 临床应用

（1）晕车 治疗严重晕车患者 60 例，将患者随机分为治疗组和对照组，各 30 例，两组的症状效果（10 次观察结果合而统计）比较，治疗组和对照组对晕车症状中眩晕症状改善的总有效率分别为 75.7% 和 18.7%，治疗组明显优于对照组，泽泻汤对眩晕症状的有效率是 75.7%；对呕吐症状的有效率是 71%。因此泽泻汤对晕车症状的治疗是可以肯定的。另外有一些辅助疗法，如穴位按压、转移注意力等对眩晕症状的改善作用也较好[26]。

（2）分泌性中耳炎 通气散合泽泻汤加减治疗分泌性中耳炎患者 114 例，随机分为 A、B 两组，各 57 例。A 组患者接受常规治疗，B 组在常规治疗基础上予以通气散合泽泻汤加减治疗，药方组成：柴胡、香附、川芎、泽泻、白术各 10g，石菖蒲 6g，两组患者治疗前后均行听力检查，比较检查结果，统计两组患者治疗总有效率。治疗后 B 组患者纯音气导听阈和气骨导差水平均高于 A 组。B 组治疗总有效率（96.49%）高于 A 组（84.21%）[27]。

（3）慢性脑供血不足眩晕　泽泻汤对慢性脑供血不足眩晕患者 80 例，慢性脑供血不足眩晕患者分为观察组与对照组，每组 40 例，对照组采用常规西医治疗，观察组在常规西医治疗的基础上予以泽泻汤治疗，药方组成：川芎、熟地黄、天麻、钩藤各 10g，党参、丹参各 12g，炒白芍、怀牛膝各15g，当归、葛根各 20g，黄芪 30g。药方加减：对于伴有呕吐症状的患者可在方中加用清半夏 9g，赭石 20g；对于伴有失眠症状的患者可在方中加用合欢花 15g，炒酸枣仁 15g，对于伴有耳鸣症状的患者可在方中加用煅牡蛎、磁石各 30g。上述诸药用水煎服，取汁 600ml，分 3 次服用，一次 200ml，连续用药 15 天。两组患者用药期间均不可食用油腻、辛辣及生冷食物。观察组患者治疗总有效率为92.5%，明显高于对照组的 75.0%，治疗后观察组患者 TG、TC、HDL、LDL 等血脂指标均明显优于对照组；且治疗后观察组患者中医证候积分明显优于对照组（$P < 0.05$）[28]。

（4）内耳眩晕症　泽泻汤合苓桂术甘汤加味治疗内耳眩晕症患者 56 例，主要表现为眩晕突然发作，多呈旋转性，感觉周围物体或自身在旋转，严重时常伴有恶心、呕吐、面色苍白、汗出，并可出现水平性或水平兼旋转性眼震，病侧耳内有闭塞或饱胀感，患者发作时闭目卧床，不敢翻身或转动头部，体位变动时眩晕加重，并兼有耳鸣、耳聋等症。患者予以泽泻汤合苓桂术甘汤加味治疗。药方组成：泽泻 15g，白术 12g，云苓 18g，桂枝 9g，甘草 9g，半夏 12g，陈皮 12g，生姜 9g，生龙骨、生牡蛎各18g（先煎），水煎内服，每日 1 剂，分 2 次饭前服用，7 天为 1 个疗程。痊愈 31 例，显效 16 例，进步6 例，无效 3 例，总有效为 94%[29]。

（5）过敏性鼻炎　泽泻汤加减治疗过敏性鼻炎100 例，患者予以泽泻汤加减治疗，药方组成：泽泻 60g，白术 30g，天麻 12g，山药、黄芪各 30g，苍术、苍耳子、辛夷各 10g，细辛 3g，乌梅、五味子各15g，甘草 3g。上药加水淹没药物浸泡 2h，然后煎15~20min，煎煮时间过长则会影响药效。服首剂时要少量频服，以防呕吐，每剂药宜早晚空腹服。治疗期间低盐饮食，禁油腻辛辣食物。治愈 90 例，显效 10 例[30]。

（6）椎动脉型颈椎病　泽泻汤加减治疗椎动脉型颈椎病患者 124 例，患者均有发作性眩晕，视物旋转，或有倾倒感，或强迫体位，伴恶心呕吐，或视觉障碍，或一过性无力坠地发作，均有 TCD 检查示基底动脉供血不足，血液流变学检查均示全血黏度增高，颈椎 X 片有颈椎生理弯曲变直或反弓，MRI 示椎动脉孔狭窄，颅脑 CT 排除脑梗死、脑出血和颅内肿瘤。患者予以泽泻汤加减治疗，药方组成：黄芪 30g、葛根 30g、当归 15g、川芎 15g、赤芍15g、天麻 15g、白术 15g、泽泻 30g、全蝎 6g。药方加减：痰瘀交阻型加半夏 15g、制南星 9g、茯苓 15g。气滞血瘀型加怀牛膝 12g、水蛭 6g（研末服）。气虚血瘀型加太子参 30g、熟首乌 15g。疗程15 天，治疗期间原发病给予对症治疗。显效 98 例，占 79%；有效 18 例，占 14.5%；无效 8 例，占 6.5%；总有效率为 93.5%[31]。

（7）突发性耳聋　泽泻汤结合电针治疗突发性耳聋患者 60 例，将患者随机分成两组，治疗组 30例，予以口服泽泻汤联合电针治疗，药方组成：泽泻 60g，白术 25g。以水 600ml，煎取 300ml，每日1 剂，分 3 次温服，5 天为 1 个疗程，共服用 3 个疗程；电针疗法：取穴为耳门、听宫、听会、翳风（上述穴位均为患侧），风池、天柱、中渚、侠溪（上述穴位均为双侧），每日 1 次，5 天为 1 个疗程，共治疗 3 个疗程。对照组 30 例采用电针治疗，疗程15 天，观察治疗前后纯音听阈测定值及疗效。总有效率治疗组为 40.0%，对照组为 23.3%；两组纯音听阈测定 250Hz、500Hz 及平均频率比较，差异有统计学意义（$P < 0.05$），在 1000Hz、4000Hz 比较，差异无统计学意义（$P > 0.05$）[32]。

（8）高血压　泽泻汤联合半夏白术天麻汤治疗高血压患者 62 例，对照组 31 例，应用常规治疗方式治疗，使用硝苯地平缓释片、马来酸依那普利片，口服，每日 2 次，持续给药 4 周；试验组 31 例，予以泽泻汤联合半夏白术汤治疗，药方组成：白术25g，泽泻 25g，半夏 12g，茯苓 12g，钩藤 15g，陈皮 10g，天麻 10g，珍珠母 10g，甘草 6g，混合后清水熬煮，收汁 200ml，每日 1 剂，分早晚 2 次服用，持续给药 4 周。两组患者均配合饮食和运动指导，叮嘱患者低盐、低脂肪饮食，切忌暴饮暴食，同时配合适量运动，以散步、慢跑、太极等为主。试验组临床总有效率 93.55%，显著较对照组 74.19% 高（$P < 0.05$），具统计学差异；试验组治疗前 2 周，全血高切黏度、全血低切黏度与对照组相比存在差异（$P > 0.05$），不具统计学差异；治疗 4 周后，两组上述指标降低，且试验组较低（$P < 0.05$），具统计学差异。在高血压患者治疗中，泽泻汤联合半夏白术汤临床效果更为突出，确保患者血样稳定，并可改善血液流变学指标，促进患者病情稳定[33]。

（9）小儿腹泻　白术泽泻汤为主治疗小儿腹泻30 例，患者予以白术泽泻汤治疗，药方组成：白术

10g，泽泻 9g，山药 20g，木香 6g，延胡索、甘草各6g。伤食型加焦三仙各 10g；风寒型加紫苏 9g；湿热型加银花、六一散各 10g；脾虚久泻者加党参、云苓 10g；脾肾阳虚者加附子 3g、肉蔻 10g；伴呕吐者加陈皮 9g、半夏 6g。水煎服，每日 1 剂，分 3 次服。痊愈 24 例，显效 4 例，有效 2 例[34]。

（10）眩晕痰浊上蒙 半夏白术天麻汤合泽泻汤治疗眩晕痰浊上蒙证 68 例，将患者分为对照组和治疗组各 34 例。对照组中合并高血压者 13 例，冠心病 10 例，糖尿病 8 例，颈椎病 17 例。治疗组中合并高血压 15 例，冠心病 8 例，糖尿病 9 例，颈椎病 15 例。对照组患者采用盐酸氟桂利嗪 5mg/次，每日 2 次，强力定眩片每次 1.4g，每日 3 次，川芎嗪注射液（盐酸川芎嗪 80mg 与氯化钠 0.9g）100ml 静脉点滴，每日 1 次。治疗组在对照组的基础上予以半夏白术天麻汤合泽泻汤加味治疗，药方组成：姜半夏 15g，天麻 10g，白茯苓 30g，炒白术 6g，泽泻 8g，丹参 15g，浙贝母 6g，旋覆花 12g，竹茹 10g，白芍 30g，陈皮 8g，甘草 6g。随症加减，脘腹胀闷者加入枳壳 15g，白蔻仁 10g；痰热中阻者加入胆南星 6g，黄芩 15g，呕吐甚者加入代赭石 8g；胸闷甚者加入薤白 8g，瓜蒌 10g；乏力甚者加入党参 15g，黄芪 20g；耳鸣甚者加入石菖蒲 15g；失眠甚者加入珍珠母 30g。水煎服，每日 1 剂，两组均连续治疗 1 周。治疗组主要症状改善明显优于对照组，证候积分降低程度低于对照组；治疗组有效率为 97.1%，对照组有效率为 85.3%（P < 0.05）；治疗组患者的血液流变改善更为明显，差异有统计学意义（P < 0.05）[35]。

（11）梅尼埃病 柴陈泽泻汤治疗梅尼埃病 87 例，将患者随机分为治疗组和对照组。其中治疗组 43 例，对照组 44 例。对照组所有患者根据病情予以甲磺酸倍他司汀 6mg，口服，每日 3 次以改善微循环，并配以减轻水肿、镇静、止呕等对症治疗。治疗组在对照组治疗基础上予以柴陈泽泻汤加味治疗，柴陈泽泻汤为小柴胡汤加二陈汤加泽泻汤，并重用泽泻用量。药方组成：柴胡 12g，法半夏 10g，党参 15g，甘草 6g，黄芩 10g，生姜 10g，大枣 5 个，陈皮 10g，茯苓 15g，泽泻 30~50g，白术 15g。随症加减：若患者失眠多梦加龙骨、牡蛎各 30g；眩晕甚者加天麻 10g；恶心呕吐甚者加旋覆花 10g、代赭石 10g。水煎服，每日 1 剂，早晚分服。两组均连续治疗 3 周并随访 1 年。治疗组治愈率为 79.1%，总有效率为 93.0%；对照组分别为 61.4% 及 86.4%[36]。

当归芍药散合泽泻汤治疗梅尼埃病 90 例。患者予以当归芍药散合泽泻汤治疗，药方组成：当归 15g，白芍 20g，茯苓 15g，白术 12g，泽泻 60g，川芎 10g，葛根 20g，半夏 12g，甘草 12g。每日 1 剂，水煎 2 次，每次取汁 250ml，分 2 次温服。3~5 天为 1 个疗程，治疗 2 个疗程后判定疗效。治愈 67 例，好转 16 例，未愈 7 例，有效率占 92.2%。其中 43 例在 1 个疗程内治愈，12 例在 2 个疗程内治愈，13 例在 2 个疗程内好转。随访 2 个月，11 例复发后再服当归芍药散，7 例痊愈[37-38]。

（12）化疗后腹泻 车前泽泻汤治疗化疗后腹泻 31 例，其中 22 例为手术后患者，乳腺癌 6 例、胃癌 10 例、大肠癌 5 例、食管癌 5 例、肝癌 2 例、肺癌 3 例。患者予以车前泽泻汤治疗，药方组成：车前子 10~20g（另包），泽泻、茯苓各 10g，党参、白术、苍术各 15g，山药 12g，白花蛇舌草 30g，甘草 3g，每日 1 剂，水煎服。伴纳少腹胀者加焦山楂、神曲、焦麦芽各 10g；伴脾肾阳虚者加补骨脂 12g，杜仲、菟丝子各 10g；伴恶心呕吐剧烈者，加姜半夏 12g，竹茹 6g，旋覆花 10g（另包），或服药前咀嚼生姜直至口舌发麻再服药；伴骨髓抑制出现的白细胞、血小板、红细胞或血红蛋白减少者加用阿胶（烊化）、水牛角（冲服）各 10g，当归 12g。2 剂痊愈者 6 例，3 剂痊愈者 9 例，4 剂痊愈者 11 例，5 剂痊愈者 2 例[39]。

（13）慢性鼻窦炎 黄芪菖蒲泽泻汤治疗慢性鼻窦炎 160 例。治疗组 86 例，其中，单侧上颌窦炎 48 例，双侧上颌窦炎 26 例，合并筛窦炎、额窦炎、蝶窦炎者 12 例。对照组使用广谱抗生素常规口服治疗 1 周，1% 呋喃西林麻黄素或 1% 麻黄素可的松滴鼻剂滴鼻每日 2 次，治疗 1 周。庆大霉素 8 万单位，地塞米松 5mg，糜蛋白酶 4000U，0.9% 氯化钠注射液 40ml，鼻部雾化吸入治疗每日 2 次，每次 20min，10 天为 1 个疗程。治疗组予以黄芪菖蒲泽泻汤治疗，药方组成：黄芪 20g，泽泻 15g，白术、菖蒲、藿香、辛夷、白芷、茯苓、桑白皮、桔梗、川芎各 10g，甘草 6g，细辛 3g。药方加减：兼风寒者加荆芥、防风各 10g，苏梗 15g；兼风热者加银花、牛蒡子、薄荷各 10g（后下）；兼湿热者加黄连 6g，鱼腥草 20g，龙胆草 10g；头痛较剧者加藁本、蔓荆子各 10g；纳差大便溏脾虚者加苍术、鸡内金各 10g。每日 1 剂，10 天为 1 个疗程，鼻塞严重者用滴鼻剂治疗，治疗期间停服所有抗生素。治疗组 86 例，显效 45 例，有效 30 例，无效 11 例，总有效 87.21%；对照组 74 例，显效 36 例，有效 23 例，无效 15 例，总有效率 79.73%。经统计方法采用 χ^2 检验（P < 0.05）[40]。

（14）椎基底动脉供血不足 加味柴陈泽泻汤治疗椎基底动脉供血不足 95 例，将病患随机分为治疗组 50 例，对照组 45 例。对照组予以阿司匹林肠溶片 100mg，每日 1 次口服；盐酸氟桂利嗪 5mg，睡前口服；胞二磷胆碱 0.5g，维生素 B₆ 200mg，山莨菪碱 10mg，加入葡萄糖或 0.9% 氯化钠注射液中静脉滴注，每日 1 次，14 日为 1 个疗程。治疗组予以柴陈泽泻汤加味治疗，药方组成：柴胡、法半夏、陈皮、天麻、菊花 10g，黄芩 6~10g，党参 12~15g，甘草 3~5g，茯苓 15g，白术 10~15g，钩藤（后下）12g，葛根 30~60g，丹参 20g，川芎 30~45g。水煎分服，14 剂为 1 个疗程。治疗组痊愈 16 例，显效 18 例，有效 12 例，无效 4 例。对照组痊愈 11 例，显效 13 例，有效 10 例，无效 11 例[41]。

（15）痰浊中阻型眩晕　用苓桂术甘汤合泽泻汤治疗痰浊中阻型眩晕 120 例，将患者随机分为治疗组 60 例和对照组 60 例。对照组采用常规西医治疗，予以口服氟桂利嗪胶囊 5mg，每日 2 次；胞二磷胆碱注射液 0.5g 加入 5% 葡萄糖注射液 250ml 中静脉滴注，每日 1 次。丹参注射液 20ml，加入 5% 葡萄糖注射液 250ml 中静脉滴注，每日 1 次。另根据病情需要给予止吐药等对症支持治疗。治疗组在对照组基础上予以中药苓桂术甘汤合泽泻汤治疗。药方组成：茯苓 12g，桂枝 9g，白术 6g，甘草 6g，泽泻 15g。每日 1 剂，水煎取汁 300ml，分 3 次在餐后 30min 温服。治疗组痊愈 30 例，显效 16 例，有效 12 例，无效 2 例。对照组痊愈 10 例，显效 12 例，有效 30 例，无效 8 例。治疗组总有效率 96.6%，对照组总有效率 86.6%[42]。

（16）下肢亚急性湿疹　牡蛎泽泻汤治疗下肢亚急性湿疹 67 例，将患者分为治疗组 35 例和对照组 32 例。对照组予以地氯雷他定分散片 5mg，每日 1 次，口服。患处予以复方硝酸益康唑软膏外用，剂量、方法同治疗组。治疗组予以牡蛎泽泻汤治疗，药方组成：生牡蛎 30g，泽泻 15g，海藻 10g，葶苈子 10g，赤芍 15g，丹参 15g，徐长卿 10g，天花粉 15g，甘草 6g。每日 1 剂，水煎分 2 次服，另将第 3 煎药液于患处冷湿敷后，予以复方硝酸益康唑软膏适量，早晚各 1 次患处外涂。治疗组痊愈 14 例，显效 16 例，有效 5 例，无效 0 例。对照组痊愈 5 例，显效 14 例，有效 11 例，无效 2 例。治疗组总有效率 85.71%，对照组总有效率 59.38%[43]。

（17）耳蜗前庭疾患　小柴胡汤合泽泻汤治疗耳蜗前庭疾患 48 例，所有病例发作时均有典型的眩晕、恶心、呕吐表现，伴耳鸣 25 例，听力减退 14 例。患者予以小柴胡汤合泽泻汤加味治疗，药方组成：柴胡、党参各 15g，黄芩、半夏、泽泻、白术、钩藤各 12g，仙鹤草 30g，川芎、生姜、大枣各 10g，甘草 6g。气虚加黄芪 15g；血虚加当归、白芍各 15g；血瘀加丹参 20g；肝阳上亢加石决明 10g，僵蚕 15g；夹湿加藿香 10g，石菖蒲 15g，每日 1 剂，水煎服。

服药期间，宜避风寒，避免劳累和精神紧张。治疗 1 个月显效率 21%，有效率 52%，好转 23%，无效 4%。治疗 2 个月后显效率 58%，有效率 35%，好转 4%，无效 2%[44]。

（18）非酒精性脂肪性肝炎　泽泻汤治疗非酒精性脂肪性肝炎 100 例，将患者随机分为 2 组。治疗组 52 例，对照组 48 例。对照组予以水飞蓟宾胶囊 3 片，每日 3 次，口服。治疗组予以异功泽泻汤治疗。药方组成：山楂 20g，黄芪、党参、丹参、白术（炒）、茯苓各 15g，陈皮、泽泻、香附各 10g，甘草 6g。胁痛明显加郁金、白芍；腹胀明显加厚朴、藿香；黄疸明显加茵陈、猪苓。每日 1 剂，水煎服。治疗组痊愈 8 例，显效 21 例，有效 18 例，无效 5 例。对照组痊愈 5 例，显效 14 例，有效 16 例，无效 13 例。治疗组总有效率 90.4%，对照组总有效率 72.9%[45]。

（19）急性黄疸型肝炎　茵陈泽泻汤治疗急性黄疸型肝炎 128 例。全部病例肝功能检查均异常，尿胆红素均阳性。患者予以茵陈泽泻汤基本方治疗。药方组成：茵陈 40~100g，大黄 5~15g，泽泻 20~30g，虎杖 15g，丹参 15g，板蓝根 30g，白茅根 30g，车前子 15g，生山楂 30g，金钱草 30g。呕吐加竹茹；脾虚加茯苓；谷丙转氨酶较高加五味子；乙型肝炎表面抗原阳性加白花蛇舌草、半枝莲。小儿酌减，水煎服，每日 1 剂。痊愈 124 例（其中 15 日痊愈 70 例，16~20 日痊愈 36 例，20~30 日痊愈 18 例），有效 4 例，总有效率为 100%[46]。

（20）特发性水肿　泽泻汤合五皮散治疗特发性水肿 30 例患者。患者予以泽泻汤合五皮散加减治疗，药方组成：泽泻 15~30g，白术 10~15g，茯苓皮 10~15g，大腹皮 10~15g，陈皮 10~15g，桑白皮 10~15g，生姜皮 6~10g；腰膝酸冷者，加巴戟天 10~15g，补骨脂 10~15g；腹胀或纳食不化者，以五加皮易桑白皮或加薏苡仁 20~30g，炒谷芽、麦芽各 15g，炒鸡内金 10~15g；心烦少寐并脉细偏数者，加阿胶 10g（烊服），黄连 6~10g。每日 1 剂，水煎 2 次合并后上、下午分服。经泽泻汤合五皮散治疗，总有效率 96.7%，治愈率 76.7%，服药四周内见效率 86.7%。可见泽泻汤与五皮散联合使用，对特发性水肿有较好的治疗效果。从发病年龄段看，46~60 岁者占 53.3%，61~75 岁者占 10%[47]。

（21）良性阵发性位置性眩晕　泽泻汤联合手法复位治疗良性阵发性位置性眩晕 137 例。在手法复位基础上予以泽泻汤加减治疗。药方组成：泽泻 50g、白术 20g、茯苓 15g、法半夏 15g、陈皮 9g、生姜 9g。每日 1 剂，水煎 2 次，取汁 400ml，每服 200ml，分 2 次温服。7 天为 1 个疗程。治愈 89 例，好转40例，未愈8例，总有效率94.16%。其中有120例进行随访（失访9例），随访期为3个月，117例无复发，另3例患者复发后再用泽泻汤联合手法复位治疗仍然有效[48]。

参考文献

［1］马少丹，阮时宝，宿廷敏，等.《金匮》泽泻汤不同提取方式对膜迷路积水模型影响的研究［J］.中医临床研究，2016，8（11）：4-6.

［2］苑述刚，阮时宝，王敏娟，等.《金匮》泽泻汤对梅尼埃病豚鼠模型膜迷路积水的影响［J］.中医临床研究，2011，3（13）：5-7.

［3］马少丹，阮时宝，宿廷敏，等.《金匮要略》泽泻汤超临界萃取物对膜迷路积水模型影响的研究［J］.中华中医药学刊，2016，34（9）：2076-2078.

［4］罗炽琼，李倩，张琦.苓桂术甘汤合泽泻汤对膜迷路积水豚鼠前庭膜AQP2表达的影响［J］.中华中医药杂志（原中国医药学报），2015，30（2）：578-580.

［5］边秀娟，苑述刚，阮时宝，等.泽泻汤对梅尼埃病豚鼠模型膜迷路积水的治疗作用及其机制研究［J］.中医临床研究，2014，6（22）：1-4.

［6］苑述刚，边秀娟，潘丽，等.泽泻汤及拆方对豚鼠膜迷路积水模型的影响［J］.福建中医药大学学报，2014，24（3）：37-40.

［7］张世霞，吴晋英，李俊莲，等.泽泻汤组分不同配比对豚鼠膜迷路积水影响的比较［J］.山西中医学院学报，2013，14（2）：30-31.

［8］林高城，陈云欢，杨莉惠，等.不同比例配伍泽泻汤对高脂血症大鼠血脂代谢及炎症因子影响［J］.中医诊疗标准前研究，2015，9（19）：112-114.

［9］柳冬月，顾施健，吴娟，等.泽泻汤对高脂血症小鼠降血脂作用有效部位的实验研究［J］.中国药师，2010，13（6）：763-766.

［10］韩雪，段思明，张睦清，等.泽泻汤对高脂血症大鼠的脂代谢及脂质过氧化的影响研究［J］.亚太传统医药，2018，14（6）：25-27.

［11］王艳梅，武红莉，程先宽，等.不同配比泽泻汤治疗痰浊型眩晕的量效关系研究［J］.中国实验方剂学杂志，2013，19（5）：233-237.

［12］吴智春，王浩，王志宏，等.泽泻汤对代谢综合征大鼠血清瘦素、血浆神经肽Y影响的研究［J］.时珍国医国药，2010，21（12）：3128-3129.

［13］吴智春，王浩，王志宏，等.泽泻汤对代谢综合征大鼠神经肽及其Y_1受体的影响［J］.中国老年学杂志，2010，30（12）：3680-3684.

［14］陈学习，赵晓梅，吴赞，等.泽泻汤不同配比对水负荷大鼠尿量及尿液水通道蛋白2影响的实验研究［J］.基础研究，2009，47（31）：23-24.

［15］韩晓颖，王劲松，李小芬，等.泽泻汤对肝硬化门静脉高压PCⅢ、LN表达水平及血流动力学变化分析［J］.中医药信息，2017，34（4）：71-74.

［16］林高城，陈云欢，杨莉惠，等.泽泻汤对巨噬细胞泡沫化脂质沉积及其IL-1β表达的影响［J］.中国医学创新，2017，14（35）：25-27.

［17］薛偕华，魏伟，陈彤，等.泽泻汤对巨噬细胞泡沫化脂质沉积及其LXRα和ABCA1表达的影响［J］.中国动脉硬化杂志，2013，21（11）：971-976.

［18］陈彤，魏伟，邹愉龙，等.泽泻汤对巨噬细胞源性泡沫细胞MMP-9表达的影响及其与ERK通路的相关性［J］.Chin J Arterioscler，2013，21（10）：876-880.

［19］顾施健，吴娟，柳冬月，等.泽泻汤对小鼠血压作用的实验研究［J］.时珍国医国药，2010，21（2）：272-273.

［20］乐智勇，秦晓林，方念伯，等.泽泻汤对心肌缺血再灌注损伤大鼠血流动力学的影响［J］.湖北中医药大学学报，2012，14（5）：3-5.

［21］汪玉成，薛偕华.泽泻汤对血管平滑肌细胞迁移及相关因子MMP-2和MMP-9表达的影响［J］.亚太传统医药，2016，12（4）：13-16.

［22］魏伟，陈彤，汪玉成，等.泽泻汤对ox-LDL诱导血管平滑肌细胞MMPs/TIMPs表达的影响［J］.医学理论与实践，2017，30（21）：3140-3143.

［23］付涛，姜淋洁，陈桂林，等.泽泻汤降血脂及抗氧化作用有效部位的研究［J］.时珍国医国药，2012，23（2）：266-268.

［24］周域，刘志强，张小丁，等.泽泻汤治疗高血压药理机制的网络分析［J］.中国医院药学杂志，2019，39（1）：47-52.

［25］邱美榕，马少丹，阮时宝.泽泻汤组成药物化学成分的研究现状［J］.中国中医药现代远程教育，2013，11（22）：119-120.

［26］王华，薛丽君，刘运.《金匮要略》泽泻汤治疗晕车症［J］.中国中医药现代远程教育，2011，9（7）：4.

［27］刘宇东.通气散合泽泻汤加减治疗分泌性中耳炎的临床效果分泌性中耳炎［J］.河南医学研究，2018，27（24）：4519-4520.

［28］刘锋.泽泻汤对慢性脑供血不足眩晕的治疗效果观察［J］.光明中医，2016，31（23）：3429-3431.

［29］何随奇.泽泻汤合苓桂术甘汤加味治疗内耳眩晕症56例［J］.现代医药卫生，2007，23（20）：3098.

［30］徐振华，王晓梅.泽泻汤加减治疗过敏性鼻炎［J］.云南中医中药杂志，1997，18（2）：19.

［31］蔺卓华．泽泻汤加减治疗椎动脉型颈椎病［J］．医药论坛杂志，2009，30（2）：91-92.

［32］李一凡，赵菁菁，薛斌，等．泽泻汤结合电针治疗突发性耳聋 60 例临床观察［J］．中医药导报，2016，22（23）：73-75.

［33］于志媛，王晓燕，段立鸣，等．泽泻汤联合半夏白术天麻汤治疗高血压的效果观察及有效率影响评价［J］．黑龙江医药科学，2019，42（2）：196-197.

［34］郭兴旺．白术泽泻汤为主治疗小儿腹泻 30 例［J］．四川中医，1997，15（10）：45.

［35］吴波，程晓明，聂水波，等．半夏白术天麻汤合泽泻汤治疗眩晕痰浊上蒙证 34 例［J］．河南中医，2016，36（5）：812-813.

［36］文志南，谭凤．柴陈泽泻汤治疗梅尼埃病 43 例临床观察［J］．中医药导报，2011，17（12）：51-52.

［37］李伟峰，程璐，吕雁．当归芍药散合泽泻汤治疗梅尼埃病 90 例［J］．中医研究，2012，25（6）：46-47.

［38］郑伟，胡刚．真武汤合泽泻汤治疗梅尼埃病 46 例［J］．World Latest Medicine Information（Electronic Version），2018，18（69）：180-183.

［39］纪东世，张燕军，李燕雪．车前泽泻汤治疗化疗后腹泻 31 例［J］．陕西中医学院学报，2006，29（5）：34.

［40］谢洁．黄芪菖蒲泽泻汤治疗慢性鼻窦炎 86 例［J］．陕西中医，2007，28（12）：1633-1634.

［41］邵卫荣，范琴舒，张燕利，等．加味柴陈泽泻汤治疗椎 - 基底动脉供血不足 50 例临床观察［J］．浙江中医杂志，2008，43（5）：278.

［42］谭秀芬．加用苓桂术甘汤合泽泻汤治疗痰浊中阻型眩晕 60 例［J］．广西中医药，2015，38（2）：60-61.

［43］王力军，王子雄．牡蛎泽泻汤治疗下肢亚急性湿疹临床观察［J］．河北中医，2010，32（11）：1638-1639.

［44］朱晓红．小柴胡汤合泽泻汤治疗耳蜗前庭疾患 48 例［J］．辽宁中医杂志，2003，30（7）：545.

［45］李金海．异功泽泻汤治疗非酒精性脂肪性肝炎 52 例［J］．河北中医，2012，34（6）：833-834.

［46］高贤．茵陈泽泻汤治疗急性黄疸型肝炎 128 例［J］．河北中医，2002，24（3）：170.

［47］邹嘉玉．泽泻汤合五皮散治疗特发性水肿 30 例［J］．中国临床药理学与治疗学，2000，5（3）：264-265.

［48］谢小晓．泽泻汤联合手法复位治疗良性阵发性位置性眩晕 137 例［J］．医学理论与实践，2016，29（7）：885-886.

百合地黄汤

【出处】《金匮要略》（汉·张仲景）"百合病，不经吐、下、发汗，病形如初者，百合地黄汤主之。"

【处方】百合七枚（擘），生地黄汁一升。

【制法及用法】以水洗百合，渍一宿，当白沫出，去其水，更以泉水二升，煎取一升，去滓；生地黄汁，煎取一升五合，分温再服。中病，勿更服，大便当如漆。

【剂型】汤剂。

【同名方剂】百合地黄汤（《备急千金要方》）；百合地黄汤（《退思集类方歌注》）；百合地黄汤（《伤寒括要》）；百合地黄汤（《伤寒杂病论》）；百合地黄汤（《医宗金鉴》）；百合地黄汤（《圆运动的古中医学》）。

【历史沿革】

1. 汉·张仲景《金匮要略》，百合地黄汤

［组成］百合七枚（擘），生地黄汁一升。

［功能主治］百合病之心肺阴虚内热证。症见神志恍惚，意欲饮食复不能食，时而欲食，时而恶食；沉默寡言，欲卧不能卧，欲行不能行，如有神灵；如寒无寒，如热无热，口苦，小便赤，舌红少苔，脉微细。

［用法用量］以上水洗百合，渍一宿，当白沫出，去其水，更以泉水二升，煎取一升，去滓，生地黄汁，煎取一升五合，分温再服。中病，勿更服。大便当如漆。

2. 唐·孙思邈《备急千金药方》，百合地黄汤

［组成］百合、地黄。

［主治］治百合病始不经发汗吐下，其病如初者方；治百合病经月不解变成渴者方；治百合病变而发热者方；治百合病变腹中满痛者方。

［用法用量］以百合七枚擘，渍一宿去汁，以泉水二升煮取一升，纳生地黄汁一升，复煎取一升半，分再服。

3. 清·王泰林《退思集类方歌注》，百合地黄汤

［组成］百合（七枚），生地黄汁（一升）。

［主治］治百合病。

［用法用量］先以水洗百合，渍一宿，当白沫出，去其水，更以泉水二升。

4. 明·李中梓《伤寒括要》，百合地黄汤

［组成］百合、生地黄汁。

［主治］主百合病，不经汗吐下者。

［用法用量］水煎服。

5. 汉·张仲景《伤寒杂病论》，百合地黄汤

［组成］百合七枚（擘），生地黄汁一升。

［功能主治］百合病之心肺阴虚内热证。症见神志恍惚，意欲饮食复不能食，时而欲食，时而恶食；沉默寡言，欲卧不能卧，欲行不能行，如有神灵；如寒无寒，如热无热，口苦，小便赤，舌红少苔，脉微细。

［用法用量］以上水洗百合，渍一宿，当白沫出，去其水，更以泉水二升，煎取一升，去滓，生地黄汁，煎取一升五合，分温再服。中病，勿更服。大便当如漆。

6. 清·吴谦《医宗金鉴》，百合地黄汤

［组成］百合（擘）七枚，生地黄汁一升。

［主治］百合病。

［用法用量］上以水洗百合，渍一宿，当白沫出，去其水，更以泉水二升，煎取一升，去滓，生地黄汁，煎取一升五合，分温再服，中病勿更服。大便常如漆。

7. 现代·彭子益《圆运动的古中医学》，百合地黄汤

［组成］百合一两，地黄汁三钱。

［功能主治］治百合病。不经吐下发汗，病形如初者；吐下发汗，可以解除内热；今不经吐下发汗，病形如初；内热瘀塞，地黄涤荡瘀热；百合清百脉之热也。

［用法用量］水煎服。

【现代研究】

1. 药理作用

（1）镇静催眠

①百合地黄汤提取物依次用石油醚、二氯甲烷、乙酸乙酯和水饱和正丁醇萃取，分离得不同萃取部位，以果蝇失眠模型筛选镇静催眠有效部位，并研究各有效部位对果蝇脑部单胺类神经递质的影响。与空白组相比，模型组果蝇总睡眠时间显著缩

短（$P<0.01$）；与模型组相比，百合地黄汤全方低、中、高剂量组果蝇总睡眠时间明显延长（$P<0.05$），石油醚部位低剂量组、二氯甲烷部位中剂量组、乙酸乙酯部位中剂量组以及水饱和正丁醇部位低剂量组果蝇总睡眠时间明显延长（$P<0.05$）；各有效部位组果蝇脑部多巴胺（DA）及其代谢物高香草酸（HVA）含量降低，5-羟色胺（5-HT）及其代谢物5-羟吲哚乙酸（5-HIAA）含量升高。百合地黄汤提取物的石油醚、二氯甲烷、乙酸乙酯以及水饱和正丁醇部位均有镇静催眠作用，推测各有效部位的镇静催眠作用可能与调节脑部单胺类神经递质水平相关[1]。

②百合地黄汤低、中、高剂量组（0.125g/ml，0.25g/ml，0.5g/ml）以20ml/（kg·d）的剂量给采用SPS法造模后的雄性SD大鼠灌胃，2周后采用高架十字迷宫（EPM）进行行为学评定，并用ELISA法检测大鼠海马5-HT水平。模型组大鼠进入开臂次数、停留时间、海马组织5-HT水平均明显低于正常组；通过不同剂量百合地黄汤及氟西汀治疗后模型大鼠进入开臂次数、停留时间、海马5-HT水平明显提高，且高剂量百合地黄汤组明显优于氟西汀对照组（$P<0.05$）。表明百合地黄汤对应激障碍（PTSD）大鼠具有较好的干预治疗作用，上调海马5-HT水平可能是机制之一[2]。

③百合地黄汤低、中、高剂量组（0.125g/ml，0.25g/ml，0.5g/ml）以20ml/（kg·d）的剂量给采用SPS法造模后的雄性SD大鼠灌胃，2周后各组大鼠采用旷场实验（OF）进行行为学评定，并用免疫印迹法检测大鼠海马GR/MR水平。模型组大鼠各行为学指标及GR/MR表达水平与正常组均存在显著性差异（$P<0.01$）；中、高剂量百合地黄汤及氟西汀可增加模型大鼠的水平活动距离和直立、修饰次数，降低呆滞次数和排便量；尤其是高剂量百合地黄汤与氟西汀相比能显著增加直立（$P<0.05$）、修饰（$P<0.01$）行为；不同剂量百合地黄汤及氟西汀均能显著下调海马GR表达，上调MR表达，且各组无明显差异。表明调节海马GR/MR的表达可能是百合地黄汤对PTSD大鼠的干预治疗机制之一[3]。

（2）抗抑郁

①以百合地黄汤（生药27.4g/kg和生药54.8g/kg）灌胃给予抑郁模型小鼠14天，显著降低了小鼠强迫游泳和悬尾实验行为绝望的不动时间，且给予生药54.8g/kg能够抑制利血平诱导的小鼠眼睑下垂，同时，增强小鼠脑中的5-羟色胺（5-HT）和去甲肾上腺素（NE）水平，降低5-HIAA、5-HT值（5-HIAA为5-HT代谢产物），表明百合地黄汤的抗抑郁作用至少部分是通过中枢单胺能神经递质系统介导的[4]。百合地黄汤50%水醇液洗脱部位组分可以显著缩短

悬尾实验及强迫游泳实验中小鼠的不动时间，具有显著的抗抑郁作用，其抗抑郁效果可以与目前抗抑郁药盐酸氟西汀相当[5]。另外，该活性部位能明显升高造模后抑郁大鼠大脑皮层、下丘脑、海马和纹状体的多巴胺（DA）和5-HT含量，表明该活性部位抗抑郁疗效机制可能与中枢单胺类神经递质的调节作用有关[6]。通过小鼠悬尾、小鼠利血平拮抗、小鼠强迫游泳实验研究百合有效部位的抗抑郁作用，实验显示百合皂苷可能为百合地黄汤中抗抑郁的主要有效部位[7]。

②采用百合地黄汤组对慢性温和不可预知性应激（CUMS）加孤养复制大鼠抑郁模型治疗，用强迫游泳实验检测大鼠行为学变化，用酶联免疫检测试剂盒测定大鼠海马内单胺类神经递质及单胺氧化酶含量，与空白组比较，模型组大鼠强迫游泳不动时间显著延长，大鼠脑海马内单胺类神经递质去甲肾上腺素（NE）、5-羟色胺（5-HT）、多巴胺（DA）明显升高，单胺氧化酶活性明显降低，百合地黄汤对CUMS抑郁模型大鼠具有抗抑郁作用，其机制与抑制单胺氧化酶活性，从而升高大鼠的单胺类神经递质含量有关[8]。

③采用慢性温和不可预知性应激（CUMS）结合孤养建立抑郁动物模型，灌服百合地黄汤21天，观察体质量变化，检测血清皮质醇（CORT）、促肾上腺皮质激素（ACTH）浓度。与模型组比较，百合地黄汤高、低剂量组能明显降低小鼠血清中CORT、ACTH的浓度（$P < 0.05$）。表明百合地黄汤有很好的抗抑郁作用，其机制可能与调节HPA轴功能紊乱有关[9]。

④采用百合地黄汤对慢性应激刺激（CUMS）和独立隔离喂养相结合的方法建立抑郁大鼠模型灌胃，模型组与空白对照组正常饲养，其余组在造模的基础上给予相应干预，与空白对照组对比，模型组旷场实验总分降低，强迫游泳不动时间延长，血清抗炎因子IL-10和海马神经递质DA含量明显下降（$P < 0.01$），与模型组对比，百合地黄汤低剂量组、高剂量组旷场实验总分升高，强迫游泳不动时间缩短，血清抗炎因子IL-10和海马神经递质DA含量显著增加（$P < 0.01$）。实验表明百合地黄汤抗抑郁症模型大鼠的抑郁状态，能够有效干预血清中抗炎因子IL-10和海马神经递质DA[10]。

（3）抗焦虑 百合地黄汤高、中、低剂量组给雄性小鼠连续灌胃给药14天后，进行小鼠高架十字迷宫实验和开场实验的行为测试，用酶联免疫吸附法测定小鼠脑内γ-氨基丁酸（GABA）、谷氨酸（GLU）的含量，和空白对照组比较，百合地黄汤高剂量组能增加小鼠在高架十字迷宫实验中进入开臂内运动时间和次数百分率，提高小鼠在开场试验中进入中央区的次数（$P < 0.01 \sim 0.05$），表现出一定的抗焦虑作用；同时显示和空白对照组比较，百合地黄汤中、高剂量组小鼠脑组织内GABA含量增加、GLU的含量降低（$P < 0.01 \sim 0.05$）。实验表明百合地黄汤具有一定的抗焦虑作用，抗焦虑作用可能与提高小鼠脑内GABA含量、降低GLU的含量相关[11]。

（4）抗失眠 采用腹腔注射对氯苯丙氨酸（PCPA，0.4g/kg）复制失眠模型大鼠，将造模成功的大鼠随机分为模型组、地西泮组（0.92mg/kg）、百合地黄汤高剂量组（28g/kg）和百合地黄汤低剂量组（7g/kg），另设空白组，连续给药7天。结果百合地黄汤可以降低失眠模型大鼠的中央格停留时间、修饰次数和粪便颗粒数（$P < 0.05$），缩短睡眠潜伏期并延长睡眠持续时间（$P < 0.05$），大脑皮层、脑干和海马中5-HT含量明显升高（$P < 0.05$），大鼠皮层中DA含量显著降低（$P < 0.05$）；与模型组相比，$P < 0.05$。表明百合地黄汤可改善失眠模型大鼠行为学和睡眠，对DA和5-HT的调节作用可能是其治疗失眠的作用机制[12]。

（5）改善心理亚健康 阴虚型心理亚健康受试者血浆样本，采用代谢组学结合多元统计分析建立内源性代谢物的分析方法，对阴虚型心理亚健康受试者血浆样本进行实验，结果表明，百合地黄汤治疗后，受试组血浆内谷氨酰胺、氧化三甲胺、苯丙氨酸显著回调，而柠檬酸盐、酪氨酸和N-乙酰糖蛋白趋于正常水平。百合地黄汤干预证明了生物标志物组与心理亚健康病理机制之间的高度相关性[13]。

2. 网络药理学研究

采用Cytoscape软件构建百合地黄汤活性成分-靶点-疾病网络，通过ClueGO插件对靶点的基因功能以及涉及的代谢通路进行分析。结果显示在百合地黄汤中筛选出11个活性成分，共涉及神经和免疫等21个靶点，且活性成分与预测的靶点有较好的相互作用，预测的21个靶点主要参与GABA信号转导、cAMP信号通路以及单胺转运等相关生物过程。表明百合地黄汤可能通过调控G-蛋白偶联受体活性和单胺类神经递质的表达发挥干预心理亚健康的作用，体现中药多成分、多靶点、多途径的作用特点，为阐释百合地黄汤干预心理亚健康的作用机制提供科学依据[14]。

3. 成分分析

百合地黄汤按照古方采用新鲜百合及地黄进行制备得到的煎液中，主要以多糖、糖苷类化合物为主，多糖类主要是低聚多糖类化合物，如毛蕊花糖、水苏糖；糖苷类化合物中主要包括地黄中的环烯醚萜苷类化合物，如地黄苷 A、地黄苷 D；百合中的酚酸糖苷类化合物，如王百合苷 A、王百合苷 B 等[16]。通过对 MS、MS/MS 质谱信息进行比对分析，并根据保留行为结合数据库及相关文献报道进行结构鉴定，共鉴定了 32 种成分，所有化合物的结构类型分为以下几类：苯丙素苷类、酚酸糖苷类、百合皂苷类、环烯醚萜苷类、多糖类等[15]。通过对质谱信息进行比对分析，并根据保留行为结合数据库进行结构鉴定，共鉴定了 20 种挥发性成分，主要为酮类、醛类、酚类等成分[15]。

4. 组分筛选

选用小鼠行为绝望模型评价百合地黄汤醇提取物及其 4 个不同极性部位的抗抑郁作用。百合地黄汤提取物（BH1-4）全方以 70% 乙醇回流提取 2 次，合并提取液，减压回收乙醇，浸膏得率为 13.6%。取 BH 热水溶解后，依次用石油醚、乙酸乙酯、正丁醇萃取 3 次，减压浓缩各萃取液和水液，浸膏得率分别为 8.1%（BH1）、3.7%（BH2）、22.6%（BH3）和 65.5%（BH4）。百合地黄汤醇提取物及各部位溶解在水中或分散在少量聚山梨酯 80 中制备成溶液。给药剂量以生药量计 20g/kg；盐酸氟西汀用 0.3% 羧甲基纤维素钠溶液配成混悬液。取 105 只雄性 ICR 小鼠，适应性饲养 3 天，按体重随机分为 7 组，即空白对照组、盐酸氟西汀组（26mg/kg）、BH 组（2720mg/kg）、BH1 组（220mg/kg）、BH2 组（100mg/kg）、BH3 组（615mg/kg）和 BH4 组（1782mg/kg）。各组连续给药 15 天，每天 4 次，对照组灌胃 0.9% 氯化钠注射液 0.02ml/g。实验结果表明百合地黄汤醇提取物及其 4 个不同极性部位均不同程度地缩短绝望模型中小鼠悬尾和强迫游泳的不动时间，其中以百合地黄汤醇提取物（$P < 0.01$）和正丁醇部位（$P < 0.001$）最为显著。说明百合地黄汤具有抗抑郁作用，活性成分主要分布在正丁醇部位[16]。

对比两种百合地黄汤提取物的抗抑郁作用并探讨其作用机制，百合地黄汤中百合和生地黄用量比例为 4:3。百合地黄汤水煎液（BST）全方用水煎煮 2 次，每次 1h，合并提取液，减压浓缩为 1g/ml 生药溶液；百合地黄汤醇提液（BCT）全方分别以 700ml/L 乙醇回流提取 2 次，合并提取液，减压回收至无醇，制成 1ml 含 1g 生药溶液。取实验小鼠 80 只，随机分为正常对照组，丙米嗪组，BST 组和 BCT 组的高、中、低剂量（24g/kg，12g/kg，6g/kg）组共 8 组，每组 10 只。BST 组和 BCT 组的高、中、低剂量（24g/kg，12g/kg，6g/kg）组分别灌胃相应药物，丙米嗪组给以 1g/L 盐酸丙米嗪溶液 0.02ml/g，正常对照组给以 0.9% 氯化钠注射液 20μl/g，上午 8 时灌胃给药，每天 1 次。

给药第 8 天 30min 后开始小鼠自主活动实验，用程控自主活动箱测定小鼠放入自主活动区后 5min 内的活动次数。以小鼠强迫游泳法、悬尾实验制造抑郁模型，观察百合地黄汤水提物和醇提物对小鼠自主活动、强迫游泳不动时间、悬尾不动时间以及对利血平化小鼠脑单胺递质去甲肾上腺素（NA）、5- 羟色胺（5-HT）、多巴胺（DA）的影响。结果百合地黄汤可明显缩短小鼠强迫游泳不动时间、悬尾不动时间，提高利血平化小鼠 NA、DA、5-HT 含量，且醇提液效果优于水煎液。实验表明百合地黄汤醇提物抗抑郁作用优于水提物，其可能是通过改变中枢单胺递质含量来实现抗抑郁作用的[17]。

5. 临床应用

（1）各类抑郁症

①抑郁症：用百合地黄汤加味联合氟西汀胶囊治疗 34 例抑郁症患者，药方组成：百合 20g，生地黄 20g，龙骨 30g，牡蛎 30g，合欢皮 15g，首乌藤 15g，茯神 10g，郁金 10g，龙胆草 6g。每天 1 剂，每剂沸水 250ml 冲后温服，早、中、晚服用，疗程 6 周。氟西汀胶囊，首次 10mg，每天 1 次；第 4 天起 20mg，每天 1 次，连服 6 周。治疗过程发现治疗组疗效优于对照组（口服氟西汀胶囊）（$P < 0.05$），且治疗组起效快，4 周时对比存在显著性差异（$P < 0.05$），焦虑躯体化因子、睡眠因子分下降明显（$P < 0.01$）[18]。

②阈下抑郁症：用百合地黄汤治疗 48 例阴虚型阈下抑郁患者，药物组成：百合 30g，生地黄 20g。煎汁、浓缩后，每袋 100ml，每晚睡前 30min 左右口服 1 袋。总疗程为 4 周，总有效率 95.8%，痊显率 79.2%[19]。

③脑卒后抑郁症：用百合地黄汤联合常规疗法治疗 44 例脑卒中后抑郁症患者，药方组成：生地黄、郁金、远志、百合、柴胡、合欢皮、香附各 15g。每天 1 剂，分早晚 2 次服用。治疗 8 周，治疗组治疗效果高于对照组（常规帕罗西汀、神经保护剂治疗）（$P < 0.05$）；治疗组药物不良反应发生率和对照组无显著差异（$P > 0.05$）。干预前两组 HAMD 评分、NHISS 评分、QOL-100 评分相近（$P > 0.05$）；干预后中西医组 HAMD 评分、NHISS 评分、QOL-100 评分优于对照组（$P < 0.05$）[20]。

④更年期抑郁症：用百合地黄汤联合氟哌噻吨美利曲辛片治疗 43 例更年期抑郁症患者，药物组成：百合 30g，生地黄 30g，煅龙骨 20g，煅牡蛎 20g，当归 10g，合欢皮 20g，柴胡 10g，首乌藤 20g，茯神 15g，郁金 15g，知母 6g。水煎服，每天 1 剂，分 2 次温服。连续治疗 6 周，治疗组临床总有效率为 90.7%，明显高于对照组（口服氟哌噻吨美

利曲辛片）的81.4%，提示治疗组汉密尔顿抑郁评分（HAMD）及匹兹堡睡眠质量评分均优于对照组（$P<0.05$）；疗程结束，两组血清5-HT和NE水平较治疗前均显著升高，而治疗组升高幅度较对照组更显著（$P<0.05$）；两组血清E_2水平均较治疗前升高（$P<0.05$），组间比较，差异无统计学意义（$P>0.05$）[21]。

（2）失眠症

①失眠症患者共120例，随机分为两组，其中治疗组和对照组各为60例，对照组患者给予地西泮（每次5~10mg）同时给予己烯雌酚（每次0.5mg）；治疗组患者给予针刺治疗，同时在针刺治疗过程中加服百合地黄汤加味中药，药方组成：生地黄30g，龙骨、白芍各20g，丹参、麦冬、合欢花、酸枣仁、枸杞子各15g，茯苓12g，知母、百合、川芎各10g，甘草6g。偏于肾阴虚者加龟甲胶15g，女贞子12g；偏心阴虚者加首乌藤10g，五味子、远志各6g；五心烦热，潮热盗汗者，加熟地黄30g，地骨皮10g；痰火扰神型加黄连10g，陈皮9g，每天1剂，水煎，分2次服用。两组患者用药均连服3周，为1个疗程。治疗组总有效率为95.00%，对照组为76.67%，临床疗效观察组明显优于对照组，具有显著性（$P<0.05$）；两组副反应发生率有显著性差异（$P<0.05$）。针刺联合百合地黄汤加味治疗失眠症临床疗效显著，效果明显优于单纯西药治疗[22]。

②将192例不寐的患者随机分为两组，每组96例。对照组给予口服艾司唑仑片治疗；治疗组给予加味百合地黄汤配合耳穴埋豆。结果治疗组能明显降低中医临床症状积分（$P<0.05$），尤其入睡时间、总睡眠时间、睡眠深度等症状改善，差异表现尤为显著。治疗组的总有效率是96.9%，而对照组的总有效率为89.6%。说明加味百合地黄汤配合耳穴埋豆在治疗围绝经期不寐方面能明显改善患者入睡时间、总睡眠时间、睡眠深度等症状[23]。

③采用百合地黄汤加味治疗60例阴虚不寐患者，中药组给予加味百合地黄汤，每天1剂；西药组服用右佐匹克隆2mg，每晚睡前服，2周后观察比较两组的疗效。结果两组治疗前后的匹兹堡睡眠质量评分显示两种药物对失眠均有缓解作用（$P<0.05$），但日间活动评分中药组好于西药组（$P<0.05$）。表明百合地黄汤对阴虚型不寐患者有较好的疗效，且可以提高日间活动功能[24]。

④将168例患者采用随机分为百合地黄汤加味组65例，阿普唑仑组55例，安慰剂组48例，治疗12周。结果百合地黄汤加味组的总有效率为90.77%，显效率83.08%；阿普唑仑组分别为74.55%和45.45%；安慰剂组分别是37.50%和0；百合地黄汤加味组显效率高于阿普唑仑组（$P<0.01$）[25]。

（3）亚健康

①将50例阴虚型心理亚健康受试者随机分为谷维素对照组和百合地黄汤治疗组，治疗组：百合30g，生地黄20g（中药颗粒剂），冲服，每天1剂，早晚分服，饭前30min服用。对照组：谷维素20mg，每天3次，饭后30min服用。服药时间为2周。百合地黄汤组在治疗2周后，临床证候观察评定与治疗前相比明显下降（$P<0.05$），PSQI也明显下降（$P<0.05$），SCL-90治疗前后对比也明显下降（$P<0.05$），中药治疗组恢复速度优于西药对照组[26]。

②将阴虚型心理亚健康状态患者按2:1比例随机分为治疗组和对照组，治疗组给予中药免煎颗粒治疗：百合20g，生地黄20g，温水冲服，每天2次。对照组：谷维素每次20mg，每天3次。4周为1个疗程。结果在心理亚健康状态症状发生率方面，治疗组在精神不振、疲乏无力、失眠多梦、抑郁寡欢、焦躁不安及急躁易怒等症状的发生率优于对照组（$P<0.05$）；阴虚症状中，治疗组在失眠多梦、便秘便干、疲劳乏力、烦躁易怒的症状发生率较对照组下降（$P<0.05$）；治疗组在躯体化、强迫症状、人际敏感、特别是焦虑、抑郁方面有明显疗效（$P<0.05$）[27]。

（4）梦游症　患者，男，汉族，67岁，患梦游症，用百合地黄汤加味治疗，药物组成：百合、生地黄各20g，知母、白芍、茯苓、沙参、麦冬、炙甘草各10g，川黄连8g，远志6g，生石决明、珍珠母各30g。药后感心悸口苦，小便赤，略有好转，减麦冬、沙参，加阿胶、鸡子黄再服，1年后无复发[28]。

（5）肺气肿和肺心病　患者52例，其中男48例、女4例，患肺心病和慢性支气管炎。治疗方法采用百合地黄汤加减，处方：生地黄12g，知母15g，百合15g，麦冬12g，玉竹18g，白芍15g，女贞子12g，紫菀3g，百部15g，茅根11g，地骨皮15g，桑白皮15g，甘草3g。消化欠佳者加神曲、砂仁、麦芽；痰黏稠者可加竹茹、半夏；药物治疗期间戒烟、酒，连服30剂后咳嗽大减，获效后巩固治疗1个月。治疗疗程10~180天。治愈9例、好转38例、无效5例，总有效率90.4%[29]。

（6）更年期综合征　60例妇女更年期综合征患者，治以百合地黄汤加味：百合、生龙骨、生牡蛎各30g，生地黄15g，淫羊藿、巴戟天、五味子各10g，丹参12g。水煎30min，分早晚2次服用，隔天1剂。如病情较严重者可口服维生素E 100mg，每天3次，谷维素20mg，每天2次，待病情稳定后逐渐减量，1个月为1个疗程。治疗结果显效48例，有效7例，无效5例。总有效率为91.7%[30]。

（7）慢性浅表性胃炎 治疗组 37 例中，男性 20 例，女性 17 例；对照组 28 例中，男性 17 例，女 11 例。治疗组以中药基本方用百合地黄汤加味：百合 10g、生地黄 10g、沙参 10g、麦冬 10g、玉竹 10g、白芍 10g、石斛 10g、甘草 5g。气滞者加枳实 10g，木香 6g；寒热挟杂者加左金丸；热象者加黄连 10g，蒲公英 90g；寒象者加吴茱萸 10g；湿盛者加四苓散；食滞者加焦三仙；有气虚者加四君子汤。每天 2 次。对照组以雷尼替丁 1.5g，盐酸小檗碱片 0.2g 口服，每天 2 次。全部病例连续用药 3 个月为 1 个疗程。结果治疗组 37 例中，临床治愈 17 例，显效 13 例，有效 4 例，无效 3 例，总有效率为 91.9%。对照组 28 例中，临床治愈 7 例，显效 3 例，有效 9 例，无效 9 例，总有效率为 67.85%[31]。

（8）调节内分泌及免疫系统功能 更年期综合征女性 172 例，随机分为实验组与对照组，每组各 86 例，其中对照组予以尼尔雌醇片治疗，实验组在对照组的基础上加以百合地黄汤治疗。经治疗后，两组患者的症状均有所改善，且实验组总有效率明显高于对照组（$P < 0.05$）；两组患者的免疫功能有所提高，实验组明显优于对照组（$P < 0.05$）；两组患者的血清性激素水平均有所改善，且实验组明显优于对照组，差异有统计学意义（$P < 0.05$）。实验表明雌激素联合百合地黄汤能够调节更年期综合征妇女的生殖内分泌及免疫系统功能[32]。

（9）血虚风燥型老年性皮肤瘙痒 26 例血虚风燥型老年性皮肤瘙痒患者，男 17 例，女 9 例，治疗方法用百合地黄汤加味：百合 25g，生地黄 30g，凌霄花 15g，防风 10g，牡丹皮 15g，首乌藤 25g，白术 10g，当归 15g，刺蒺藜 10g，鳖甲 10g。血虚甚加熟地黄、白芍；身痒更甚难以忍受加苦参、皂角刺；兼脾虚加茯苓、党参；伴失眠加酸枣仁、茯神、珍珠母；伴血瘀加川芎、赤芍，伴血热加紫草、地骨皮。每天 1 剂，水煎服，分 2 次早晚饭后服，7 天为 1 个疗程，共 4 个疗程。结果治愈 13 例，显效 7 例，有效 4 例，无效 2 例，总有效率 92.3%[33]。

（10）自主神经功能紊乱 对照组给予西医常规治疗（多潘立酮、美托洛尔、谷维素、维生素 B₁ 等），研究组在常规西医治疗基础上加用百合地黄汤（方剂组成包括百合 7 枚、生地黄汁 20ml）。治疗后，研究组获得高达 93.33% 的临床总有效率，对照组总有效率仅为 71.11%，数据对比 $P < 0.05$，提示研究组疗效优于对照组；治疗过程中研究组、对照组不良反应对比 $P > 0.05$，分别为 17.78%、11.11%，提示两组治疗安全性均较优[34]。

（11）肿瘤 昆明种小鼠，体重（20±2）g，雌雄各半。百合地黄汤方药组成：百合 24g，生地黄 18g，

浓缩至含生药 1g/ml。药物浓度分为高、中、低 3 个剂量组，剂量分别为 16.80g/（kg·d），8.40g/（kg·d），4.20g/（kg·d）（分别相当于成人剂量的 24、12、6 倍）。5- 氟尿嘧啶（5-Fu）用 0.9% 氯化钠注射液配制成浓度为 2.5mg/ml，按 25mg/kg 给药。将接种 7 天生长良好的 H_{22} 瘤株，无菌条件下剥取瘤块，碾成匀浆，0.9% 氯化钠注射液调整细胞至 1×10^7 个 /ml，接种于小鼠右腋皮下 0.2ml，建立小鼠 H_{22} 荷瘤模型。24h 后随机分为 6 组：正常组、模型组、化疗组、中药高、中、低剂量治疗组，每组 10 只，正常组、模型组灌胃 0.9% 氯化钠注射液 0.5ml，化疗组腹腔注射 5-Fu，同时灌胃 0.9% 氯化钠注射液 0.5ml；中药高、中、低剂量组分别灌胃百合地黄汤 0.5ml。每天 1 次，连续给药 10 天。停药 24h 后，脱颈椎处死小鼠，测定指标。结果化疗组抑癌率 60.00%，中药高、中、低剂量治疗组抑癌率分别为 30.30%、19.39% 和 9.70%。表明百合地黄汤高剂量组对肝癌 H_{22} 荷瘤小鼠有抑瘤作用，并提示百合地黄汤抑瘤作用呈剂量依赖关系[35]。

参考文献

[1] 郑竹宏，赵仁云，丁玉婷，等. 百合地黄汤不同萃取部位的镇静催眠活性研究 [J]. 西北药学杂志，2019，34（3）：346-350.

[2] 张永华，胡霖霖. 百合地黄汤对创伤后应激障碍大鼠海马 5-HT 水平的影响 [J]. 中华中医药学刊，2013，31（12）：2672-2674.

[3] 胡霖霖，张永华，苏玉刚. 百合地黄汤对创伤后应激障碍大鼠行为学及海马 GR/MR 表达的影响 [J]. 中国中医药科技，2014，21（2）：135-137.

[4] Chen M L, Gao J, He X R, et al. Involvement of the cerebral monoamine neurotransmitters system in antidepressant-like effects of a Chinese herbal decoction, baihe dihuang tang, in mice model [J]. Evid-Based Compl Alternat Med, 2012, 2012（4）：419257.

[5] 张萍，赵铮蓉，吴月国，等. 百合地黄汤抗抑郁有效部位及其制备方法和应用：中国，CN102973783A [P]. 2013-03-20.

[6] 张萍，赵铮蓉，吴月国，等. 百合地黄汤活性部位对大鼠抑郁模型行为学及脑内单胺类神经递质的影响 [J]. 中华中医药学刊，2013，31（8）：1759-1761.

[7] 郭秋平. 百合的质量研究及抗抑郁作用探讨 [D]. 广州：广州中医药大学，2009.

[8] 薛剑，李冀. 百合地黄汤对抑郁模型大鼠行为及海马内单胺类神经递质和单胺氧化酶含量的影响 [J]. 中医药学报，2018，46（1）：109-111.

[9] 管家齐,孙燕,陈海伟. 百合地黄汤对小鼠抑郁症模型的影响 [J]. 中华中医药杂志, 2013, 28 (6): 1875-1877.

[10] 王海兰,周湘乐,谭婷,等. 百合地黄汤对抑郁症大鼠血清 IL-10 和海马 DA 的影响 [J]. 湖南中医药大学学报, 2018, 38 (11): 1326-1330.

[11] 方欢乐,韩宁娟,李晓明,等. 百合地黄汤抗焦虑作用的研究 [J]. 海南医学院学报, 2019, 25 (05): 326-329.

[12] 郑竹宏,赵仁云,丁玉婷,等. 百合地黄汤对失眠模型大鼠行为学及不同脑区单胺类神经递质的影响 [J]. 世界科学技术 – 中医药现代化, 2019, 21 (3): 529-533.

[13] Tian J S, Xia X T, Wu Y F, et al. Discovery, screening and evaluation of a plasma biomarker panel for subjects with psychological suboptimal health state using1H–NMR–based metabolomics profiles [J]. Sci Rep, 2016, 6: 33820.

[14] 赵蕾,武嫣斐,高耀,等. 基于网络药理学的百合地黄汤干预心理亚健康作用机制研究 [J]. 药学学报, 2017, 52 (1): 99-105.

[15] 丁腾,孙宇宏,杜霞,等. 经典名方百合地黄汤的化学成分与网络药理学研究 [J]. 中草药, 2019, 50 (8): 1848-1856.

[16] 张萍,赵铮蓉,吴月国. 百合地黄汤抗抑郁活性部位的筛选 [J]. 中国新药杂志, 2010, 19 (21): 1973-1975.

[17] 蒋征奎,李晓. 百合地黄汤水提物和醇提物的抗抑郁作用对比 [J]. 中医研究, 2015, 28 (8): 55-75.

[18] 李丽娜,高凌云. 百合地黄汤加味治疗抑郁症 34 例 [J]. 河南中医, 2014, 34 (5): 503-504.

[19] 强亚,武嫣斐. 百合地黄汤治疗阈下抑郁 48 例临床观察 [J]. 中西医结合心脑血管病杂志, 2015, 13 (2): 256-257.

[20] 张芳. 百合地黄汤治疗脑卒中后抑郁症的分析 [J]. 中国医药指南, 2019, 17 (7): 159-160.

[21] 郭利红,姚华强,康震. 百合地黄汤治疗更年期抑郁症的临床疗效及对神经内分泌系统的影响 [J]. 中医药导报, 2016, 22 (8): 70-72.

[22] 王亚渭. 针刺联合百合地黄汤加味治疗失眠临床研究 [J]. 陕西中医学院学报, 2015, 38 (4): 50-51.

[23] 张金鑫,段圣刚,贾娜,等. 加味百合地黄汤配合耳穴埋豆治疗围绝经期不寐 96 例 [J]. 中医临床研究. 2018, 10 (22): 59-60.

[24] 王亚渭. 百合地黄汤加减治疗阴虚型不寐的疗效分析 [J]. 陕西中医学院学报, 2015, 38 (4): 50-51.

[25] 张忠,于翔,李子全,等. 百合地黄汤治疗阴虚火旺型失眠临床观察 [J]. 光明中医, 2019, 34 (10): 1509-1511.

[26] 王分,武嫣斐. 百合地黄汤治疗阴虚型心理亚健康 50 例 [J]. 光明中医, 2014, 29 (12): 2558-2559.

[27] 占明. 百合地黄汤治疗阴虚型心理亚健康状态人群 100 例临床研究 [J]. 云南中医学院学报, 2014, 37 (6): 52-55.

[28] 何艳. 百合地黄汤加减治疗梦游症 [J]. 新疆中医药, 2008, 26 (5): 81.

[29] 何新民. 百合地黄汤加减治疗肺气肿和肺心病 52 例 [J]. 职业卫生与病伤, 2005, 20 (4): 272.

[30] 李运兰. 百合地黄汤加味治疗更年期综合征 60 例 [J]. 新中医, 2001, 33 (1): 63-64.

[31] 胡联中,刘旺兴. 百合地黄汤加味治疗慢性浅表性胃炎 37 例 [J]. 湖南中医杂志, 2001, 17 (1): 38-39.

[32] 周欣,李健,王正琴,等. 百合地黄汤对更年期女性内分泌及免疫功能的调节研究 [J]. 现代生物医学进展, 2015, 15 (25): 4908-4911.

[33] 刘晨,郑海艳. 加味百合地黄汤治疗血虚风燥型老年性皮肤瘙痒证 26 例 [J]. 实用中医药杂志, 2015, 31 (2): 101-102.

[34] 王艳敏. 百合地黄汤治疗自主神经功能紊乱临床疗效观察 [J]. 光明中医, 2016, 31 (22): 3294-3295.

[35] 包素珍,郑小伟,宋红,等. 百合地黄汤对肝癌 H_{22} 荷瘤小鼠抑瘤作用的实验研究 [J]. 中国中医药科技, 2006, 13 (5): 332.

枳实薤白桂枝汤

【出处】《金匮要略》(汉·张仲景)"胸痹心中痞,留气结在胸,胸满,胁下逆抢心,枳实薤白桂枝汤主之。"

【处方】枳实四枚,厚朴四两,薤白半斤,桂枝一两,瓜蒌实一枚(捣)。

【制法及用法】上五味,以水五升,先煮枳实、厚朴，取二升，去滓，内诸药，煮数沸，分温三服。

【剂型】汤剂。

【同名方剂】枳实薤白桂枝汤（《备急千金药方》）；枳实薤白桂枝汤（《退思集类方歌注》）；枳实薤白桂枝汤（《圆运动的古中医学》）。

【历史沿革】

1. 汉·张仲景《金匮要略》，枳实薤白桂枝汤

［组成］枳实四枚（12g），厚朴四两（12g），薤白半升（9g），桂枝一两（3g），瓜蒌一枚。

［功能主治］胸阳不振痰气互结之胸痹。胸满而痛，甚或胸痛彻背，喘息咳嗽，短气，气从胁下冲逆，上攻心胸，或者寒伤阳明太阴证，舌苔白腻，脉沉弦或紧。

［用法用量］以水五升，先煮枳实、厚朴，取二升，去滓，内诸药，煮数沸，分三次温服（现代用法：水煎服）。

2. 清·孙思邈《备急千金药方》，枳实薤白桂枝汤

［组成］枳实（四枚）、薤白（一斤）、桂枝（一两）、厚朴（三两）、瓜蒌（一枚）。

［主治］治胸痹心中痞气，气结在胸，胸满胁下逆抢心方。

［用法用量］以水五升，先煮枳实、厚朴，取二升，去滓，内诸药，煮数沸，分三次温服（现代用法：水煎服）。上五味咀，以水七升煮取二升，半分再服，仲景方用厚朴四两，薤白半斤，水五升煮取二升，分三服。

3. 清·王泰林《退思集类方歌注》，枳实薤白桂枝汤

［组成］枳实、厚朴（各四两）、薤白（半升）、桂枝（一两）、瓜蒌（一枚捣）。

［主治］治胸痹心中痞气，气结在胸，胸满，胁下逆抢心。

［用法用量］以水五升，先煮枳、朴。

4. 现代·彭子益《圆运动的古中医学》，枳实薤白桂枝汤

［组成］枳实二钱，薤白八钱，厚朴四钱，瓜蒌四钱，桂枝一钱。

［主治］治胸痹肋下气逆抢心者。

［用法用量］水煎服。

【现代研究】

1. 药理作用

（1）改善心肌缺血 以复方丹参片为阳性对照组，将枳实薤白桂枝汤分为高、中、低三种剂量为

治疗组对大鼠进行连续 7 天灌胃，并采用异丙肾上腺素（ISO）建立心肌缺血模型，检测大鼠心电图 ST 段变化，发现与模型组相比，各剂量对心电图 ST 段均有降低作用，且高剂量组改变最明显；通过对大鼠血清心肌酶指标监测发现，各治疗组乳酸脱氢酶（LDH）、肌酸激酶（CK）、谷草转氨酶（AST）活性均比模型组低，且各指标改变程度呈剂量依赖性改变；通过 756PC 分光光度计测量超氧化物歧化酶（SOD）、丙二醛（MDA）、谷胱甘肽过氧化物酶（GSH-Px）活性发现，与正常组和模型组相比，治疗组 GSH-Px、SOD 明显升高，MDA 含量显著降低，表明枳实薤白桂枝汤颗粒可能通过清除氧自由基，增强机体抗氧化而改善心肌缺血状态，起到心肌保护作用[1]。通过探讨枳实薤白桂枝汤对由外源性内皮素 -1（ET-1）诱导家兔冠状动脉痉挛而致心肌缺血的干预作用；与模型组比较，枳实薤白桂枝汤低剂量、等效剂量、高剂量组及法舒地尔组均可不同程度降低家兔心电图 T 波增高百分比，降低心肌组织损伤程度，枳实薤白桂枝汤可干预由 ET-1 诱发家兔冠状动脉痉挛引起心肌缺血变化，对心肌可能具有保护作用[2]。

（2）对心肌缺血再灌注损伤的作用 通过结扎大鼠冠状动脉左前降支（LAD）建立心肌缺血再灌注模型，对治疗组大鼠以 4ml/kg 剂量灌服枳实薤白桂枝汤进行预处理，用 1% 的 TTC 磷酸缓冲液对心肌切片染色 5min，发现实验组大鼠心肌梗死范围远低于模型组，提示枳实薤白桂枝汤能抑制心肌梗死，抵抗心脏缺血再灌注损伤；且显微镜观察已被 HE 染色的大鼠病理组织发现，枳实薤白桂枝汤组心肌组织肿胀明显比模型组减轻，炎性细胞浸润减少；通过检查 LDH、氢化氮合酶（NOS）活性发现，治疗组还具有保护作用，且此作用可能与增强 LDH 及 NOS 表达活性有关[3]。通过设备对家兔离体心脏进行停氧灌注 20min，再缺氧灌注 30min，同时加入低、中、高剂量枳实薤白桂枝汤提取液，分别记录缺氧前后各时间冠脉流量和心肌含水百分比，得出各剂量组冠脉流量明显增多，心肌含水百分比升高，表明该药能改善心肌缺氧再灌注损伤[4]。此外，就枳实薤白桂枝汤对心肌缺血再灌注损伤具有保护作用与线粒体敏感性钾通道（MitoKATP）相关性进行了探讨，发现在给予家兔枳实薤白桂枝汤灌胃基础上再给予选择性 MitoKATP 阻滞剂 5- 羟喹酸盐（5-HD）后，该保护作用得到了抑制，表明其作用可能与 MitoKATP 通道有关[5]。

（3）减轻心肌过氧化损伤 加减枳实薤白桂枝汤对大鼠心肌缺血再灌注过氧化损伤的保护作用，将 60 只 SD 大鼠随机分为假手术组、模型组、枳实

薤白桂枝汤组（4.59g/kg）和加减枳实薤白桂枝汤组（6.48g/kg），使用对应剂量的药物预处理大鼠，假手术对照组和模型对照组给予蒸馏水，14天后采用冠状动脉结扎缺血30min再灌注120min的方法，建立心肌缺血再灌注模型，假手术组开胸不结扎。伊文斯蓝-TTC双染色法测定心肌梗死面积，HE染色观察组织形态学变化，Elisa检测血清中一氧化氮（NO）、丙二醛（MDA）、超氧化物歧化酶（SOD）的含量及心肌组织中MDA、SOD的含量，Western blot检测心肌组织中Akt、p-Akt、eNOS、p-eNOS、cGK1蛋白的含量；免疫组化检测心肌组织p-eNOS蛋白的表达。结果与假手术组相比，模型组的心脏梗死面积增大，心肌组织形态紊乱，血清及心肌组织中MDA的含量升高，SOD、NO的含量降低，心肌组织中p-Akt、p-eNOS、cGK1蛋白的含量降低；与模型组相比，枳实薤白桂枝汤（4.59g/kg）和加减枳实薤白桂枝汤（6.48g/kg）预处理组的心脏梗死面积减小，组织形态学改变较小，血清及心肌组织中MDA的含量降低，SOD、NO的含量升高，心肌组织中p-Akt、p-eNOS、cGK1蛋白的含量升高。实验表明加减枳实薤白桂枝汤能减轻缺血再灌注出现的心肌梗死，减轻心肌过氧化损伤，其机制可能与磷脂酰肌醇-3-激酶/丝氨酸-苏氨酸激酶/内皮型一氧化氮合酶（PI3K-Akt-eNOS）上调一氧化氮/cGMP/蛋白激酶（NO/cGMP/PKG）信号通路有关[6]。

（4）促进粥样斑块稳定　将不稳定型心绞痛（UA）患者划分为对照组和治疗组，每组各30例。酶联免疫标记（ELISA）测定血清基质金属蛋白酶9（MMP-9），基质金属蛋白酶抑制剂1（TIMP-1）水平，实时荧光定量PCR技术进行相对定量检测MMP-9、TIMP-1基因表达，比较两组MMP-9，TIMP-1水平及其基因表达的变化。两组患者症候积分较治疗前均有改善（P<0.05），且治疗组优于对照组（P<0.05）。两组患者MMP-9、TIMP-1水平较治疗前均有改善（P<0.05），且治疗组优于对照组（P<0.05）。两组患者MMP-9、TIMP-1 mRAN较治疗前均有改善（P<0.05），MMP-9、TIMP-1 mRAN比较，治疗组优于对照组（P<0.05）。实验表明在规范化治疗的基础上加用枳实薤白桂枝汤可进一步改善患者MMP-9、TIMP-1水平及其基因表达，促进粥样斑块的稳定性[7]。

（5）降血脂　通过观察枳实薤白桂枝汤对高脂血症大鼠血脂及血管内皮功能的影响发现枳实薤白桂枝汤可明显降低高脂血症大鼠总胆固醇、低密度脂蛋白和低密度脂蛋白含量，提高血清一氧化氮水平，对内皮素的释放没有明显影响，枳实薤白桂枝汤具有降血脂及部分改善血管内皮功能的作用[8]。

（6）抗氧化　通过观察枳实薤白桂枝汤对高脂血症大鼠血液流变学及抗氧化作用的影响，发现模型组大鼠高剪切量200s⁻¹、低剪切量5s⁻¹下的全血黏度和血浆黏度均升高，血清丙二醛水平升高，超氧化物歧化酶水平显著降低；与模型组相比枳实薤白桂枝汤高剂量组大鼠高剪切量、低剪切量下的全血黏度与血浆黏度降低；血清丙二醛水平降低，超氧化物歧化酶水平升高[9]。

（7）改善血液凝聚　在枳实薤白桂枝汤颗粒对心肌缺血影响机制研究中发现与正常组、模型组比较，高、中、低剂量组血浆黏度、纤维蛋白原均明显下降，表明该方具有改善血液凝聚状态的作用[1]。

2. 制剂研究

（1）有效组分制备　以柚皮苷、橙皮苷、辛弗林、厚朴酚、和厚朴酚的含量、浸膏率为考察指标，采用正交试验法对枳实薤白桂枝汤颗粒的提取工艺进行优选，最佳工艺为药材加22倍量水，煎煮1次，提取3h，确定的工艺合理，有效成分提出率高[10]。

（2）含量测定　采用薄层色谱法对枳实薤白桂枝汤颗粒剂中的药味进行薄层鉴别；以柚皮苷为指标，采用高效液相色谱法对制剂中的枳实进行含量测定。柚皮苷在15.12~151.2μg/ml（r=0.9998）范围内有良好的线性关系，平均回收率101.13%，RSD为1.53%（n=9），方法的稳定性、精密度、重复性和重现性均较好。制定的标准准确、简便，可以较好地控制枳实薤白桂枝汤颗粒剂的质量[11,12]。

3. 临床应用

（1）稳定型心绞痛　用枳实薤白桂枝汤治疗30例不稳定型心绞痛（UA），心绞痛治疗组有效率为93.3%，对照组有效率为76.7%，两组比较有统计学差异（P<0.05）；两组患者心绞痛发作情况较治疗前均有改善（P<0.05），且治疗组优于对照组（P<0.05）；两组中医证候疗效，治疗组总有效率90%，明显优于对照组的73.3%，具有统计差异。治疗后患者Hcy的水平，治疗组显著下降（P<0.05），对照组有一定下降趋势（P>0.05），两组间比较有明显差异（P<0.05）；治疗后患者hs-CRP的水平，两组内及组间有统计差异（P<0.05）；实验表明在西医常规治疗的基础上加用枳实薤白桂枝汤可进一步改善UA患者的临床症状，降低Hcy与hs-CRP的水平[13]。

用枳实薤白桂枝汤加减治疗37例阳虚气结证不稳定型心绞痛患者，对照组35例予常规西医治疗，治疗组37例在对照组的基础上予枳实薤白桂枝汤辅助治疗，疗程为4周，比较治疗前后两组影像学及血流动力学的变化。治疗后治疗组的全血比黏度、纤维蛋白原、红细胞比容、血小板聚积率均低于对照组（$P < 0.05$），治疗后治疗组 FMD 高于对照组（$P < 0.05$），NMD 低于对照组（$P < 0.05$），实验表明枳实薤白桂枝汤能明显改善患者的血黏度、减少血小板的聚集，改善血管的舒张功能，对于不稳定心绞痛的治疗有较好临床疗效[14]。

用枳实薤白桂枝汤加味联合西药治疗 45 例不稳定性心绞痛患者，另外 45 例单纯西药治疗为对照组，两组连续给药 15 天，观察心脏血流动力学改变，并检测心电图，发现治疗组心痛症状改善，有效率高达 93.3%，优于对照组，且两组比较具有显著性差异（$P < 0.05$）；心电图改变及血流动力学变化均优于对照组，有统计学意义（$P < 0.05$）[15]。

枳实薤白桂枝汤治疗不稳定型心绞痛的临床疗效及对心电图、基质金属蛋白酶 -9（MMP-9）水平的影响：将 UA 患者随机分为两组，对照组给予西医常规治疗，治疗组加用枳实薤白桂枝汤。疗程均为 4 周。观察两组心绞痛发作情况、心电图 ST-T 变化、MMP-9 水平变化。结果治疗组疗效明显优于对照组，两组心电图 NST、MMP-9 较治疗前均有明显改善，治疗组优于对照组。实验表明在西医常规治疗的基础上加用枳实薤白桂枝汤在改善心电图缺血性 ST-T 改变，减轻心绞痛症状等方面较单用西药效果明显[16]。

（2）冠心病心绞痛　将 114 例冠心病心绞痛患者随机分为治疗组和对照组各 57 例，对照组患者采用常规西医治疗，治疗组患者在对照组的基础上加用加减枳实薤白桂枝汤治疗，比较两组患者的治疗效果。治疗后，治疗组患者总有效率为 89.47%，显著高于对照组的 75.44%，组间临床疗效比较差异具有统计学意义（$P < 0.05$）。治疗组患者治疗后总胆固醇（TC）、甘油三酯（TG）、低密度脂蛋白胆固醇（LDL-C）水平均明显低于对照组，高密度脂蛋白胆固醇（HDL-C）水平明显高于对照组，差异均具有统计学意义（$P < 0.05$）。实验表明加减枳实薤白桂枝汤治疗冠心病心绞痛临床疗效显著，可有效缓解心肌缺血、缺氧，减轻疼痛[17]。

（3）冠心病　将 103 例冠心病患者随机分为对照组和实验组。对照组 52 例患者采用西医治疗，实验组 51 例患者在此基础上加用四妙勇安汤合枳实薤白桂枝汤治疗。连续用药 12 周，对比两组临床疗效和不良反应发生率。与对照组对比，实验组总有效率较高，且实验组不良反应发生率较低，组间比较差异具有统计学意义（$P < 0.05$）[18]。

（4）冠心病合并高脂血症　冠心病合并高脂血症患者 145 例，随机分为 2 组，对照组 72 例，观察组 73 例。两组患者均给予基础药物治疗，观察组另加服枳实薤白桂枝汤。治疗后与对照组比较，观察组血清内皮素 -1（ET-1）、总胆固醇（TC）、甘油三酯（TG）和低密度脂蛋白胆固醇（LDL-C）显著降低（$P < 0.05$），一氧化氮（NO）、高密度脂蛋白胆固醇（HDL-C）显著升高（$P < 0.05$）。观察组总有效率显著高于对照组（$P < 0.05$）。枳实薤白桂枝汤可治疗冠心病合并高脂血症，并能修复内皮功能及改善脂代谢[19]。

（5）心室期前收缩　24 病例，男 14 例，女 10 例，治疗方法：瓜蒌 15g、薤白 15g、半夏 10g、桂枝 15g、厚朴 10g、丹参 30g、褚实子 12g、生龙齿 30g、枳实 10g、五味子 9g、炙甘草 15g，每日 1 剂，水煎 2 次服。气虚乏力者加党参、黄芪；血虚者加当归；大便稀者加云苓、白术；表邪重咳喘者加杏仁、前胡、桔梗；食欲欠佳者加砂仁、内金；头晕者加天麻；口干者加太子参、葛根、石斛、麦冬；少寐者加首乌藤、炒枣仁、珍珠母、远志。结果治愈 15 例，显效 6 例，有效 2 例，无效 1 例[20]。

（6）窦性心动过缓　44 例窦性心动过缓患者设置为阳性对照组，西药治疗连续 4 周，同时以给予另外 44 例患者服用枳实薤白桂枝汤设为实验组，观察两组服药前后的临床表现及相应的心电图改变，发现实验组对心动过缓的治疗有效率为 95.5%，大于对照组的 67.4%，实验组效果更好[21]。

（7）心肌梗死　将尿激酶溶栓结合枳实薤白桂枝汤用于治疗 102 例急性心肌梗死患者，治疗组血管再通率为 68.82%，4 周后死亡率、出血率、心力衰竭发生率、严重心律失常率及休克率均降低，两组存在显著性差异，表明该联合疗法在治疗急性心肌梗死方面具有很大优势[22]。

（8）慢性心包炎　患者，男，44 岁，诊断为慢性心包炎，治以枳实薤白桂枝汤加味：枳实 10g，薤白 10g，桂枝 10g，厚朴 10g，瓜蒌 20g，川芎 10g，五灵脂 10g，元胡 15g，茯苓 20g，每日 1 剂，水煎 2 次，服药 7 剂症状明显好转，继予原方调治 2 月余，诸症消失，痊愈[23]。

（9）原发性高血压病合并女性更年期综合征　将 90 例患者按简单随机的方法分为治疗组和对照组各 45 例，均以常规降压治疗，治疗组给予枳实薤白桂枝汤颗粒剂，对照组给予谷维素片，治疗周期为 4 周。两组治疗前后评分均有所下降，其中治疗组较对照组下降更加明显（$P < 0.05$），治疗组在改善头晕、心悸、胸闷气短、食少纳呆、恶心呕吐等中医证候方面较对照组有效（$P < 0.05$），对洪热汗出、头痛、急躁易怒、失眠、多梦、手足肢冷等中医证候较对照组无明显效果。实验表明枳实薤白桂枝汤治疗原发性高血压病合并女性更年期综合征具有良

好效果[24]。

（10）肺栓塞　用枳实薤白桂枝汤治疗38例肺栓塞患者，对照组给予低分子肝素5000U皮下注射治疗，每12h一次，连用7天；治疗组加用枳实薤白桂枝汤治疗，连续治疗15天。治疗组PaO$_2$、PaCO$_2$水平较治疗前及对照组升高明显，差异有统计学意义（$P<0.05$）；治疗组凝血酶原时间（PT）、APTT、凝血酶时间（TT）较治疗前及对照组均有所升高，组间比较差异有统计学意义（$P<0.05$）；治疗组BNP、TNF-α水平降低程度明显优于对照组，差异有统计学意义（$P<0.05$）；治疗组的有效率为92.1%，高于对照组的有效率71.1%，差异有统计学意义（$P<0.05$）。枳实薤白桂枝汤联合低分子肝素治疗肺栓塞疗效确切，利于改善动脉血气，抗凝作用突出[25, 26]。

（11）胸痹　采用枳实薤白桂枝汤加减治疗43例胸痹患者，西药组采用常规西药治疗和综合组采用常规西药治疗＋枳实薤白桂枝汤加减治疗，比较两组治疗效果。治疗后，两组胸痛、胸闷、心悸气短、疲乏、畏寒及腰膝酸软评分均降低，且综合组低于西药组（$P<0.05$），综合组的治疗总有效率高于西药组（$P<0.05$）[27]。

采用枳实薤白桂枝汤加减治疗30例胸痹患者，对照组患者采用地奥心血康治疗，观察组患者采用枳实薤白桂枝汤加减治疗，分析探究两种治疗方法的临床效果。观察组经中医治疗有明显改善，总有效率为73%，对气滞饮停、阴寒内结者疗效较好，心血瘀阻型疗效低于对照组。对心电图也有一定的改善作用，总有效率为43.3%，低于对照组。枳实薤白桂枝汤加减治疗胸痹气滞饮停、阴寒内结型、心血瘀阻型有较好疗效，心电图示与地奥心血康疗效等同[28]。

（12）慢性支气管炎　采用枳实薤白桂枝汤配合人参汤治疗慢性支气管炎迁延期30例，对照组给予金匮肾气丸，治疗组在临床症状如咳嗽、咯痰等改善方面优于对照组（$P<0.01$），且有降低感冒复发次数、提高超氧化物歧化酶、免疫球蛋白等功效，表明该组方配伍有止咳平喘、降气化痰、提高免疫功能等作用[29]。

（13）功能性消化不良　治疗100例功能性消化不良患者，实验组给予枳实薤白桂枝汤内服治疗，对照组给予多潘立酮，结果实验组患者的主要症状单项疗效总有效率为68%，高于对照组的46%，具有统计学意义（$P<0.05$）；实验组主要症状综合疗效总有效率高于对照组，说明枳实薤白桂枝汤加减对功能性消化不良治疗效果甚好[30]。

（14）反流性食管炎　将63例气滞痰阻型反流性食管炎（RE）患者随机分为治疗组32例（给予枳实薤白桂枝汤加味治疗）与对照组31例（口服奥美拉唑＋多潘立酮），以8周为1疗程，发现治疗组在临床症状、内镜下食管炎症状改善等方面均优于对照组，表明枳实薤白桂枝汤加味方能有效治疗RE[31]。

患者，男，42岁，胃痛，腹胀，胸满，恶心呕吐，大便溏不爽，不欲食，曾服胃友、甲氧氯普胺，肌内注射解痉止痛药，效不佳，服中药治疗，药方组成：枳实10g，姜川朴12g，薤白15g，桂枝9g，瓜蒌12g（捣）。用1剂后，胃疼减，呕吐止，3剂诸症消除，纳食转佳[32]。

（15）胆道蛔虫病　采用枳实薤白桂枝汤加减治疗22病例胆道蛔虫病患者，药方组成：枳实、厚朴、薤白、桂枝、全瓜蒌、生大黄、乌梅、槟榔等治疗。痛甚者，加木香、延胡素、川楝子增强理气止痛；呕吐甚者，加法夏、砂仁和胃降逆；发热压痛明显者，加连翘、虎杖、郁金清热解毒利胆止痛；便秘不爽，大黄剂量增至15g。22例经枳实薤白桂枝汤加减治疗均告痊愈，疗程最短2天，最长3天，平均为2.5天左右[33]。

参考文献

[1] 李文钰. 枳实薤白颗粒对心肌缺血的作用及机制初步探讨 [D]. 哈尔滨：黑龙江中医药大学，2015.

[2] 苟玉东，徐双，姜晓旭，等. 枳实薤白桂枝汤对冠状动脉痉挛致家兔心肌缺血的干预作用 [J]. 河南中医，2018，38（1）：62-66.

[3] 曹凤华. 枳实薤白桂枝汤预处理对大鼠心肌缺血再灌注损伤的保护作用 [D]. 长春：长春中医药大学，2014.

[4] 赵楠. 枳实薤白桂枝汤提取液对家兔离体灌流心脏缺氧影响的实验研究 [D]. 哈尔滨：黑龙江中医药大学，2015.

[5] 苟玉东，徐双，姜晓旭，等. MitoKATP与枳实薤白桂枝汤保护家兔心肌缺血再灌注损伤机制相关性研究 [J]. 河北中医，2016，38（12）：1836-1841.

[6] 徐萍，石月萍. 加减枳实薤白桂枝汤对大鼠心肌缺血再灌注过氧化损伤的影响 [J]. 中药药理与临床，2017，33（3）：13-17.

[7] 戴飞，陆曙，苏伟，等. 枳实薤白桂枝汤对不稳定型心绞痛患者MMP-9-TIMP-1的影响 [J]. 中国实验方剂学杂志，2013，19（14）：307-310.

[8] 夏寒星，张业. 枳实薤白桂枝汤对高脂血症大鼠血脂及血管内皮功能的影响 [J]. 中国实验方剂学杂志，2012，18（10）：224-226.

[9] 夏寒星, 张业. 枳实薤白桂枝汤对高脂血症大鼠血液流变学指标及抗氧化作用的影响 [J]. 中国实验方剂学杂志, 2012, 18 (11): 170-172.

[10] 盛华刚. 枳实薤白桂枝汤颗粒提取工艺研究 [J]. 山东中医药大学学报, 2011, 35 (6): 559-561.

[11] 丛中笑, 盛华刚, 林桂涛. 经方枳实薤白桂枝汤颗粒剂标准研究 [J]. 山东中医杂志, 2017, 36 (3): 241-244.

[12] 盛华刚. HPLC 测定枳实薤白桂枝汤颗粒中柚皮苷的含量 [J]. 食品与药品, 2013, 15 (2): 126-128.

[13] 朱德建, 陆曙. 枳实薤白桂枝汤对不稳定型心绞痛患者 Hcy 及 hs-CRP 影响 [J]. 辽宁中医药大学学报, 2018, 20 (6): 209-212.

[14] 历飞, 邢燕. 枳实薤白桂枝汤对阳虚气结型不稳定型心绞痛患者影像学及血液流变学的影响 [J]. 中医药导报, 2017, 23 (19): 92-94.

[15] 王宇光, 贾艳彩. 加味枳实薤白桂枝汤配合西药治疗不稳定性心绞痛 45 例临床观察 [J]. 中医临床研究, 2013, 5 (10): 35-36.

[16] 魏慧渊, 陈浩, 苏伟, 等. 枳实薤白桂枝汤治疗不稳定型心绞痛 30 例 [J]. 中国中医急症, 2011, 20 (3): 462-463.

[17] 吴书奎. 加减枳实薤白桂枝汤治疗冠心病心绞痛临床研究 [J]. 亚太传统医药, 2015, 11 (24): 120-121.

[18] 何学春. 四妙勇安汤合枳实薤白桂枝汤治疗冠心病临床疗效分析 [J]. 亚太传统医药, 2014, 10 (14): 108-109.

[19] 刘宇, 邵金博, 郭立中. 枳实薤白桂枝汤治疗冠心病合并高脂血症的疗效及对内皮功能和脂代谢的影响 [J]. 中药材, 2018, 41 (2): 476-478.

[20] 杜萍格, 吴瑞格. 枳实薤白桂枝汤加减治疗室早 24 例 [J]. 河北中西医结合杂志, 1999, 8 (4): 597.

[21] 王金锁. 枳实薤白桂枝汤治疗窦性心动过缓 45 例疗效观察 [J]. 实用全科医学, 2005, 3 (1): 86.

[22] 高鲜会, 席孟杰. 尿激酶结合枳实薤白桂枝汤治疗急性心肌梗死 102 例 [J]. 医药论坛杂志, 2004, 25 (17): 66-67.

[23] 刘永生. 枳实薤白桂枝汤临床应用举例 [J]. 四川中医, 2014, 32 (6): 143-144.

[24] 谢冰昕, 李树斌, 张博, 等. 枳实薤白桂枝汤治疗原发性高血压病合并女性更年期综合征临床疗效观察 [J]. 四川中医, 2018, 36 (5): 137-140.

[25] 贾臻, 任小清, 任杰. 枳实薤白桂枝汤联合低分子肝素治疗肺栓塞临床研究 [J]. 河南中医, 2017, 37 (2): 210-212.

[26] 王燕青. 中华中医药学会血栓病分会第四次学术研讨会暨广东省中医药学会血栓病专业委员会首届学术研讨会论文集 [G]. 广州: 中华中医药学会血栓病分会, 2010.

[27] 王博. 枳实薤白桂枝汤加减治疗胸阳不振、气机阻滞型胸痹的效果 [J]. 中医中药, 2019, 2: 113-114.

[28] 任德承. 枳实薤白桂枝汤加减治疗胸痹的临床观察 [J]. 中医中药, 2019, 19 (2): 144.

[29] 奚肇庆, 曹世宏, 韩树人, 等. 枳实薤白桂枝汤合人参治疗慢性支气管炎 30 例临床观察 [J]. 南京中医药大学学报, 1996, 12 (4): 20-21.

[30] 张长喜. 枳实薤白桂枝汤治疗功能性消化不良 50 例 [J]. 中国中医药现代远程教育, 2015, 13 (20): 45-46.

[31] 顾庆华, 黄栋. 枳实薤白桂枝汤加味治疗气滞痰阻型反流性食管炎临床观察 [J]. 中国中医急症, 2012, 21 (1): 140-141.

[32] 晏士慧. 枳实薤白桂枝汤治疗胃脘痛 [J]. 河南中医, 1993, 13 (4): 164-165.

[33] 奚肇庆, 曹世宏, 韩树人, 等. 枳实薤白桂枝汤加减治疗胆道蛔虫病 22 例 [J]. 江西中医药, 1995 增刊: 124.

大建中汤

【出处】《金匮要略》(汉·张仲景)"心胸中大寒痛, 呕不能饮食, 腹中寒, 上冲皮起, 出见有头足, 上下痛而不可触近, 大建中汤主之。"

【处方】 蜀椒二合 (去汗), 干姜四两, 人参二两。

【制法及用法】 上三味, 以水四升, 煮取二升, 去滓, 内胶饴一升, 微火煮取一升半, 分温再服; 如一炊顷, 可饮粥二升, 后更服。当一日食糜, 温覆之。

【剂型】 汤剂。

【同名方剂】 大建中汤 (《金匮要略》); 大建中汤 (《备急千金药方》); 大建中汤 (《医方考》); 大

建中汤(《退思集类方歌注》);大建中汤(《医方论》);大建中汤(《伤寒杂病论》);大建中汤(《目经大成》)。

【历史沿革】

1.汉·张仲景《金匮要略》《伤寒杂病论》,大建中汤

[组成]蜀椒 3g,干姜 12g,人参 6g。

[功能主治]中阳衰弱,阴寒内盛之脘腹剧痛证。心胸中大寒痛,呕不能食,腹中寒,上冲皮起,出见有头足,上下痛而不可触近,手足厥冷,舌质淡,苔白滑,脉沉伏而迟。

[用法用量]上三味,以水四升,煮取二升,去渣,内饴糖(30g),微火煮取一升半,分温再服,如一炊顷,可饮粥二升,后更服,当一日食糜,温覆之。

2.唐·孙思邈《备急千金药方》,大建中汤

[组成]川椒(二合),干姜(四两),人参(二两),胶饴(一升)。

[主治]治心胸中大寒大痛,呕不能饮食,饮食下咽自知偏从一面,下流有声,决决然;若腹中寒气上冲皮起,出见有头足上下而痛,其头不可触近方。

[用法用量]上四味,以水四升,煮取二升,去滓,纳饴,微火煮令得一升半,分三服。服汤如一炊顷,可饮粥二升许,更服,当一日食糜,更服之。

3.清·王泰林《退思集类方歌注》,大建中汤

[组成]蜀椒(二合炒去汗),干姜(四两),人参(二两)。

[主治]治心胸中大寒痛,呕不能饮食,腹中满,上冲皮起,出见有头足,上下痛而不可。

[用法用量]水四升,煮取二升,去滓,纳胶饴一升。

4.清·王泰林《医方考》,大建中汤

[组成]蜀椒(二合炒去汗),干姜(四两),人参(二两)。

[主治]治心胸中大寒痛,呕不能饮食,腹中满,上冲皮起,出见有头足,上下痛而不可。

[用法用量]水四升,煮取二升,去滓,纳胶饴一升。

5.清·费伯雄《医方论》,大建中汤

[组成]蜀椒二合,干姜四两,人参二两。

[功能]祛寒气。

[用法用量]煎,去滓,内饴糖一升,微煎温服。

6.清·黄庭镜《目经大成》,大建中汤

[组成]椒,干姜,人参,饴糖。

[功能]风痛不敢触,服攻散之剂加甚者,与此方。

[用法用量]煎服。

【现代研究】

1.药理作用

(1)促进胃蠕动 24 名健康男性志愿者,除服用大建中汤外,在实验的 7 天中不接受任何药物和胃肠动力药。该方与安慰剂均每次 7.5g,早餐后 2h 口服,药后 15、30、45、60、90、120 和 180min 分别取前臂静脉血 10ml 进行酶免疫测定。大建中汤(每次 7.5g)口服能显著提高药后 60~90min 血浆促胃动素水平;该方及安慰剂均能使胃泌素水平短暂升高,分别为(25.9±1.4)、(23.5±1.3)pg/mg;该方不能改变促生长素抑制素水平(每日约 5.7pg)。以上表明,大建中汤的药理作用与人血浆中促胃动素 IS 水平的变化密切相关[1]。

6 名健康男性志愿者,年龄 23~29 岁,体重 56~65kg,口服 7.5g 大建中汤或安慰剂,2 周后再服 1 次。给药后分别于 30、60、90、120 和 180min 取静脉血,采用酶免疫测定法测定血中血管活性肠肽(VIP)和 5-HT 水平。结果:大建中汤能显著增加人血浆中 VIP 在药后 30min、60~90min 和 120min 的含量(35~5.5ng/L),而对照组仅为 1.0ng/L,在此阶段所有志愿者均感腹部发热,说明改善腹部寒冷感与大建中汤促进 VIP 的释放有关;大建中汤能显著增加药后 30min 和 60min 血浆中 5-HT 的水平,分别为 0.69426±0.04161、0.89205±0.0456μmol/L,而对照组中血浆 5-HT 水平稳定不变,约为 0.5757μmol/L。因此,大建中汤能刺激 VIP 免疫活性物质的分泌,是由于或至少部分由于 5-HT 水平增高所致,VIP 免疫活性物质的增加可以改善腹部虚寒[2]。

(2)镇痛 将 SD 大鼠 60 只雌雄各半,体重 200g±20g,随机分为 6 组即正常组、脾阳虚模型组、灌服大建中汤的大、中、小剂量组和吲哚美辛组,每组 10 只。药物组成:①造模用番泻叶水浸液:将番泻叶按 1:1 比例与水混合,于恒温水浴箱中 70℃浸泡 24h,将浸得液 3 层纱布过滤后置 4℃冰箱保存备用;②治疗用大建中汤:按比例(蜀椒、干姜、人参、饴糖为 1:2:1:5)分别制成大(含生药 1.5g/ml)、中(含生药 0.75g/ml)、小(含生药 0.375g/ml)剂量。造模结束后第 2 天,分别给予相应汤剂灌服 7 天,处死前 3 天行同样处理后除正常组外,给予 20% 冰醋酸 10μg/ 只腹腔注射,取样检测。大建中汤大、中、小剂量组与模型组比较有显著性差异，能显著降低脾阳虚大鼠血清中 5-HT、5-HTP、5-HIAA 含量，大、中、小剂量组之间有量效关系，且大建中汤大剂量组与吲哚美辛组之间的疗效比较无显著差异。说明大建中汤能够降低血浆中与疼痛刺激相关的神经递质 5-HT、5-HTP、5-HIAA 含量，从而达到镇痛作用[3]。

将 SD 大鼠 40 只随机分为正常组、模型组、大建中汤大、小剂量组各 10 只，采用综合造模法制备脾虚动物模型，根据实验分组以灌胃形式进行给药，各组大鼠连续给药 15 天后，断颈处死大鼠并立即取脑组织。大建中汤制备：蜀椒（炒去汗）：干姜：人参：饴糖（烊化）=1:2:1:5，分别制成高剂量（含生药 1.5g/ml）、低剂量（含生药 0.375g/ml）两种浓度水煎液。用 RT-PCR 法分析检测脑组织 CaMK II mRNA 表达的变化。与正常对照组相比，脾阳虚模型组大鼠大脑 CaMK II mRNA 表达明显增加，具有显著统计学意义（$P < 0.01$）；大建中汤高剂量组 CaMK II 表达与模型组相比明显下降，具有显著性差异（$P < 0.01$）。表明大建中汤可抑制脾阳虚疼痛大鼠大脑中 CaMK II 的表达，并可能通过此抑制作用来达到治疗疼痛的目的[4]。

将 SD 大鼠 40 只随机分为正常组，模型组，大建中汤高、低剂量组（剂量分别为含生药 1.5g/ml、0.375g/ml）各 10 只，采用综合造模法复制脾虚动物模型，根据实验分组以灌胃形式连续给药 15 天后，断颈处死大鼠并立即取脑组织。采用 Real-time PCR 法检测脑组织 COX-2 mRNA、CaMK II mRNA 表达的变化以及免疫组织化学法检测 COX-2 蛋白表达变化。与正常组比较，脾阳虚模型组大鼠大脑 COX-2 mRNA 及蛋白表达显著增加（$P < 0.01$），CaMK II mRNA 表达显著降低（$P < 0.01$）；大建中汤高、低剂量组 COX-2 mRNA 与蛋白表达较模型组显著下降（$P < 0.01$），CaMK II mRNA 表达较模型组显著升高（$P < 0.01$）。表明大建中汤可通过抑制脾阳虚疼痛大鼠脑组织中 CaMK II mRNA 及蛋白表达，提高 CaMK II mRNA 表达来达到治疗疼痛的目的[5]。

健康成年清洁级 SD 雄性大鼠 28 只，体质量 200~220g，随机分为 4 组：正常对照组、模型组、大建中汤治疗组（高剂量组、低剂量组），每组 7 只。采用饮食失节伤脾气，劳倦过度伤脾气及苦寒泻下伤脾阳的方法，建立脾阳虚模型。每天 1 次，连续 15 天灌胃。采用免疫组织化学染色法对下丘脑 Bcl-2 和 Bax 进行染色，观察下丘脑组织 Bcl-2 和 Bax 表达的变化。结果与正常对照组相比，脾阳虚模型组大鼠 Bcl-2 表达减少而 Bax 表达增加，差异具有有统计学意义（$P < 0.01$）；与模型组相比，大建中汤能显著增加脾阳虚大鼠下丘脑 Bcl-2 蛋白的表达（$P < 0.01$），减少 Bax 蛋白的表达（$P < 0.01$）。表明脾阳虚症能使下丘脑组织 Bcl-2 表达下降，Bax 表达增加，而大建中汤能上调脾阳虚症动物下丘 Bcl-2 的表达及下调 Bax 的表达，但其作用机制可能涉及多方面因素[6]。

（3）抗癌 将 SD 大鼠随机分为正常对照组、模型对照组、西药对照组及大建中汤高、低剂量组，每组 10 只，对除正常对照组外的其余组别大鼠进行脾阳虚胃癌模型制备后，空白对照组给予 0.9% 氯化钠注射液 10ml/kg 灌胃，模型对照组给予番泻叶水浸液 10ml/kg，大建中汤高、低剂量组分别给予大建中汤水煎剂 10.8g/kg、5.4g/kg 灌胃，西药对照组给予环磷酰胺水溶液 2ml/200g 灌胃，均每天 1 次，于末次给药后处死动物，取胃黏膜异常处胃组织 2 块，液氮速冻，待测。结果与正常对照组比较，模型对照组大鼠胃组织中的环氧化酶-2（COX-2）、核转录因子-κB（NF-κB）mRNA 的含量明显升高（$P > 0.01$）；与模型对照组比较，大建中汤高、低剂量组及西药对照组大鼠胃组织中的 COX-2、NF-κB mRNA 的含量明显降低（$P > 0.01$ 或 $P > 0.05$），大建中汤高剂量组含量优于低剂量组（$P < 0.05$）。表明大建中汤可能通过调节 COX-2、NF-κB 的含量从而改善脾阳虚胃癌大鼠的症状[7]。

取 SD 大鼠 50 只，随机分为 5 组，即空白对照组、模型对照组、大建中汤高剂量组、大建中汤低剂量组和西药对照组，每组 10 只。空白对照组给予生理盐水 10ml/kg，每天 1 次；模型对照组给予番泻叶水浸液 10ml/kg，每天 1 次；大建中汤高剂量组、大建中汤低剂量组分别给予 10.8g/kg 和 5.4g/kg，每天 1 次；西药对照组给予环磷酰胺 2ml/200g，每天 1 次。各组灌胃 15 天后处死，取出异常胃组织，甲醛溶液固定，石蜡包埋，切片。免疫组化检测各组 COX-2、NF-κB 蛋白的表达。与空白对照组比较，模型对照组大鼠胃组织 COX-2、NF-κB 蛋白的含量明显升高（$P < 0.01$）；与模型对照组比较，大建中汤高剂量组、大建中汤低剂量组、西药对照组大鼠 COX-2、NF-κB 蛋白的含量明显降低（$P < 0.01$ 或 $P < 0.05$）。表明大建中汤可调节胃组织 COX-2、NF-κB 蛋白的水平，从而改善脾阳虚胃癌大鼠的症状[8]。

将健康 SD 大鼠随机分为正常组（A）、模型组（B）、大建中汤高、低剂量组（C、D 组，给药剂量为生药 10.8、5.4g/kg）、西药对照组（E 组，给药剂量为 0.019g/kg）。A 组予生理盐水，每天 1 次；B、C、D、E 组予番泻叶水浸液灌胃、N-甲基-N'-硝基-N-亚硝基胍（MNNG）储存液自由饮用，并使其饮食失节、疲劳过度复制脾阳虚胃癌动物模型。5个月后，B组予生理盐水，每天1次；C、D组予大建中汤，每天1次；E组予环磷酰胺，每天1次。15天后，处死大鼠。应用逆转录聚合酶链式反应（RT-PCR）法，检测大鼠 ERK1、ERK2、MMP-9 mRNA 的表达量。结果模型组 ERK1、ERK2、MMP-9 mRNA 的表达量明显高于正常组，差异有统计学意义（$P < 0.05$）；大建中汤高、低剂量组、西药组中的 ERK1、ERK2、MMP-9 mRNA 的量明显低于模型组，差异有统计学意义（$P < 0.05$）。表明大建中汤可通过调节 ERK1/2 信号通路调控 MMP-9 的表达[9]。

（4）抗炎　将 SD 大鼠，随机分为正常对照组、模型组、枸橼酸铋钾对照组、大建中汤（高、中、低剂量）组，每组10只。实验大鼠模型复制参考如氏造模方法略加改进，造模各组大鼠复制脾阳虚胃炎模型。从造模第91天开始分别给予各组大鼠相应药物灌服30天。具体为：正常对照组，灌服生理盐水 7ml/（kg·d）；造模型组，灌服生理盐水 7ml/（kg·d）；大建中汤高、中、低剂量治疗组，分别灌服大建中汤 0.75、1.5、3.0g/（kg·d）；受试药对照组，灌服枸橼酸铋钾胶囊 0.0162g/（kg·d），实验结束后，取样检测。结果与正常对照组相比，模型组大鼠受体相关激酶 -4（IRAK-4）mRNA 和血清中白细胞介素 -6（IL-6）、肿瘤坏死因子 -α（TNF-α）的水平升高，胃黏膜显示腺萎缩、浸润；与模型组比较，大建中汤高剂量组、中剂量组 IRAK-4 mRNA 和血清中 IL-6、TNF-α 均降低，差异有统计学意义；大建中汤低剂量组血清中 IL-6、TNF-α 差异亦显著；大建中汤低剂量组 IRAK-4 mRNA 无明显差异。表明大建中汤高剂量组、中剂量组均对脾阳虚胃炎有显著治疗作用，大建中汤降低 IRAK-4、IL-6 及 TNF-α 可能是治疗胃炎的机制之一。

（5）恢复胃肠功能　大建中汤方中花椒有收缩平滑肌、增加肠道血流作用，与干姜配伍可促进上消化道运动。药理实验研究大建中汤中蜀椒和干姜对消化道有强烈的刺激作用，这种收缩作用可采用阿托品和 5- 羟色胺 3 型受体拮抗药进行抑制，表明本方是通过刺激肠道壁内的胆碱激动性神经和 5- 羟色胺神经来发挥作用的[11]。研究发现大建中汤通过扩张脾阳虚模型大鼠肠系膜微血管，增加毛细血管对胃肠组织的灌注，从而改善大鼠肠系膜微循环功能，且存在明显量效关系[12]；研究还发现，脾阳虚模型大鼠体内 TXB$_2$-6-Keto-PGFlα 调节系统失调，本方通过降低血浆中 TXB$_2$ 含量，使其收缩血管和促进血小板聚集作用减弱；升高血浆 6-Keto-PGFlα 含量，使舒张血管和抑制血小板聚集功能加强，从而改善胃肠系统微循环灌注[13]。

现代药理研究认为大建中汤能通过调节血浆 VIP、MTL 以改善粘连性肠梗阻大鼠胃肠动力[14]，有利于胃肠道运动功能的恢复，为临床证实大建中汤预防及治疗术后粘连性肠梗阻提供实验前期基础。研究还发现大建中汤具有双向调节肠管活动和局部麻醉的作用，还可以改善微循环，动物实验发现其对脾阳虚大鼠肠系膜微循环功能具有改善作用[15]。

2. 制剂研究

（1）提取工艺　采用正交试验设计法，以出粉率和人参皂苷的含量为指标，对影响大建中汤喷雾干燥过程的因素进行考察，最佳工艺经过验证，其工艺参数为：浸膏相对密度 1.08，进风温度 140℃，流速 8ml/min，辅料用量 3%，该工艺合理，稳定性好[16]。

（2）含量测定　采用薄层色谱法对大建中汤颗粒中的人参进行定性鉴别，并采用高效液相色谱法对人参中的人参皂苷 Rg$_1$、Re、Rb$_1$ 进行含量测定，鉴别项下的阴性对照无干扰，专属性强。每袋大建中汤颗粒中含人参皂苷 Rg$_1$、Re、Rb$_1$ 不低于 4.00mg、27.00mg、35.00mg[17]。

采用正交试验优选法，以挥发油的提取量为考察指标，优选挥发油最佳提取工艺条件；以挥发油包合率为考察指标，优选挥发油最佳包合工艺条件；并采用 GC-MS 技术对包合前后挥发油的化学成分进行了分析、比较。挥发油最佳提取工艺为，药材加入 10 倍量水，浸泡 0.5h，提取 8h；包合最佳工艺为，采用饱和水溶液法，挥发油与 β-CD 的投料比 1∶10，包合温度 50℃，包合时间 3h；经 GC-MS 分析，包合前后挥发油主要成分基本一致[18]。

3. 临床应用

（1）冠心病　患者，女，48 岁，诊为：冠心病。多年来虽常服西药，病情尚未得到控制。治宜回阳救逆，益气活血化瘀。药用：红参 50g、干姜 25g、花椒 15g、炙甘草 10g、制附子 15g、三七 15g。干姜配附子回阳救逆之效，守原方合失笑散，调制月余，诸证基本控制[19]。

（2）胆绞痛　患者，男，56 岁，诊为：胆结石、胆绞痛。方用大建中汤加味：党参 15g、干姜 25g、花椒 25g、甘草 25g、硝石 25g、鸡内金 15g、蒲黄 15g、五灵脂 15g。1 剂止痛，2 剂能食，18 剂痊愈[19]。

（3）胰腺炎　患者，女，46 岁，诊为：慢性胰腺炎。治宜温中散寒止痛：党参 15g、干姜 25g、花椒 15g、甘草 30g、苍术 15g、藿香 15g、鸡内金 10g、蒲黄 20g、五灵脂 15g。服 1 剂疼痛缓解，7 剂疼痛完全消失而愈[19]。

（4）胆道蛔虫合并胆系感染 患者，女，76岁，诊为：胆道蛔虫，合并胆系感染。治宜温脏和中，安蛔止痛。大建中汤化裁：党参15g、干姜25g、制附子10g、乌梅50g、芜荑15g、花椒15g、甘草25g。1剂痛减，3剂能进食，8剂痊愈[19]。

（5）十二指肠球部溃疡 患者，男，56岁，诊为：十二指肠球部溃疡。宜温中健脾，益气摄血。药用：党参35g、花椒15g、甘草50g、炮姜15g、三七10g、白及25g、海蛸20g、黄芪20g、升麻10g。3剂痛减，且能进糜粥少许。继守原方加减青皮、苍术、吴茱萸、制附子、生蒲黄、五灵脂等，调治40余日痊愈[19]。

（6）肠梗阻 患者，女，34岁，诊为：急性肠梗阻。治以大建中汤：川椒、红参各10g，干姜15g，饴糖30g。服1剂后，腹中雷鸣，泻下清稀便，腹痛大减，连进3剂，痊愈[20]。

患者，男，50岁，诊为：肠梗阻。宜行胃肠减压，治以大建中汤：川椒20g，干姜、人参各10g，蜜30g烊化。水煎取汁，浓缩为60ml，加蜜烊化后为90ml，每次30ml，每日3次。第2天，肛门排气，腹胀消失。第5天，症状消失[21]。

（7）胃炎 用大建中汤去饴糖加厚朴、白芍、黄芪等共十二味组成协定处方，辨证加减，治疗慢性浅表性胃炎80例，治愈58例，好转20例，无效2例，其中服药最少6剂，最多20剂[22]。

（8）便秘 动脉疾病引起肠缺血致使肠管运动功能低下而发病的难治性便秘患者5例，经其他药物治疗无效时开始给予大建中汤（10g/d）治疗，服药后便秘均有所减轻，服药20~59天（平均38.8天）后排便次数正常而停药，患者由排便次数从每天0.4次增至每天1.6次[23]。

（9）调理胃肠功能 腹部手术后患者165例，随机分为观察组86例和对照组79例，两组患者术后均给予常规治疗以及常规护理方案。对照组在常规治疗和护理基础上给予多潘立酮片，每天3次，每次1片；观察组患者在对照组基础上给予大建中汤治疗，组方：生姜15g、人参6g、蜀椒3g、饴糖15g。胃脘疼痛者加白芍12g、炙甘草6g；呕吐患者加半夏6g；出血患者加三七12g、白及6g；腹胀患者加陈皮12g、香附6g、砂仁6g；血瘀患者加丹参12g、当归9g。两组患者均连续治疗5天为1个疗程。结果观察组患者术后肠鸣音恢复时间、胃肠减压时间以及自然排气时间均显著低于对照组，差异有统计学意义（P < 0.05）；治疗后两组患者血浆MOT水平显著升高（P < 0.05），且观察组患者血浆MOT水平显著高于对照组（P < 0.05）；两组患者T细胞亚群均明显改善（P < 0.05），且观察组改

善程度显著优于对照（P < 0.05）；患者术后肠粘连发生率显著低于对照组（P < 0.05）。表明大建中汤加减对腹部手术患者胃功能有明显的促进作用，可调整患者术后的应激状态，保持患者内环境的稳定，提高患者机体免疫功能，从而促进患者术后胃肠功能的紊乱，有助于患者术后康复以及提高患者生命质量[24]。

（10）妇科 采用大建中汤浓缩颗粒治疗下痢并寒凝痛经1例，其间患者并未服用镇痛剂，治疗2个月后疲乏、冷感及腹痛症状消失[25]。治疗1例妊娠60天，恶心呕吐7天的患者，先后予以茯苓甘草汤合小半夏汤、橘皮汤加味及半夏泻心汤加味治疗，呕吐消失，但见口淡恶心，胃脘隐痛，舌淡红苔薄白，脉细滑，后予以温中散寒，缓中补虚，方用大建中汤合芍药甘草附子汤加味，调治半月而愈[26]。妇产科做剖腹手术后至排气前的腹部状态，可见严重的腹部痞满、绞痛、肠蠕动不稳、恶心、呕吐、停止排气和排便，遂对28例经剖腹产术后的产妇立即予以大建中汤，证实大建中汤可促进剖腹产术后排气[27]。

（11）男科 大建中汤用于治疗证属脾肾阳虚的男科疾病，用大建中汤加橘核10g、吴茱萸5g、小茴香6g等，治疗12例鞘膜积液，服15剂后痊愈7例，30剂后痊愈4例，好转1例[28]。用大建中汤加淫羊藿、巴戟天、蜈蚣等以温中散寒、温壮肾阳，治疗80例非器质性病变阳痿患者，治愈65例，好转15例，平均服药12剂[29]。

（12）儿科 大建中汤主治脾胃虚寒且能治蛔，用于治疗儿科虚弱性消化道疾病。64例小儿功能性便秘，治疗组34例予以大建中汤加味随证加减，每日1剂，对照组30例予以乳果糖口服液，两组均以7天为1个疗程，平均治疗4个疗程，结果两者疗效无显著差异，但治疗组复发率明显少于对照组，且存在显著性差异[30]。用神术散合大建中汤随证加减治疗小儿蛔虫病113例，显效82例，有效27例，无效4例，总有效率为96.5%，其中服药1剂腹痛消除，排出蛔虫者67例，占病例总数的59%[31]。

（13）骨科 骨科患者出现腹部胀满37例，诊时可见腹部膨隆鼓胀，其均予以大建中汤提取剂7.5~15g/d，平均给药4.7周，取得一定的疗效，表明给予骨科长期卧床患者大建中汤，对腹部胀满等症状有效[32]。

（14）眩晕呕吐 内耳性眩晕患者1例，目瞑欲睡，睁眼则如坐舟船，胸中寒痛，动则呕吐清水，下利清稀，舌淡苔白腻，脉沉细无力，证属中阳虚弱，痰湿中阻，清阳不升，治以大建中汤加石菖蒲、半夏各10g、茯苓15g，3剂后眩晕呕吐大减[33]。

参考文献

［1］刘素. 大建中汤对人血浆 3 种脑肠肽的影响［J］. 国外医学中医中药分册，2010，22（5）：294-295.

［2］左凤. 大建中汤对人血浆中 SHT 和血管活性肠肽水平的影响［J］. 国外医学中医中药分册，2001，23（3）：171-172.

［3］陈继婷，郭维，杨毅. 大建中汤对脾阳虚大鼠血清神经递质影响的实验研究［J］. 浙江中医杂志，2007，42（5）：300-301.

［4］武静，黄顺. 大建中汤对脾阳虚大鼠脑组织 COX-2mRNA 表达的影响［J］. 陕西中医药大学学报，2016，39（1）：94-96.

［5］武静，黄顺. 大建中汤对脾阳虚腹痛大鼠 CaMK II mRNA 的影响［J］. 江西中医药，2015，46（392）：23-25.

［6］蒋鹤飞，武静，陈继婷，等. Bcl-2 和 Bax 在脾阳虚大鼠下丘脑组织中的表达和大建中汤的干预作用［J］. 时珍国医国药，2012，23（11）：2716-2717.

［7］何海军，曾琳，康继红，等. Cox-2、NF-κB 在脾阳虚胃癌大鼠胃组织的表达及大建中汤的干预作用研究［J］. 湖南中医杂志，2018，34（4）：141-144.

［8］王俊霞，陈继婷，龚小雪. 大建中汤对脾阳虚胃癌大鼠环氧化酶 -2 和核转录因子 -κB 的影响［J］. 河南中医，2016，36（2）：227-229.

［9］何海军，王俊霞，杨毅，等. 大建中汤介导 ERK1/2 信号通路调控脾阳虚胃癌动物模型 MMP-9 的表达［J］. 中国民族民间医药，2017，26（22）：24-27.

［10］武静，杨莎莎，陈继婷，等. 大建中汤治疗大鼠脾阳虚胃炎的机制［J］. 解剖学杂志，2018，41（2）：156-159.

［11］沈桢巍，雷撼，高鹏飞. 日本汉方大建中汤在消化道外科领域的基础与临床研究进展［J］. 世界中西医结合杂志，2011，6（3）：261-264.

［12］陈学习，陈继婷，翟信长. 大建中汤对脾阳虚大鼠肠系膜微循环功能的影响［J］. 辽宁中医杂志，2002，29（10）：632-633.

［13］陈学习，陈继婷，翟信长. 大建中汤对脾阳虚大鼠 TXB₂ 及 6-Keto-PGF₁ₐ 的影响［J］. 江苏中医药，2003，24（2）：49-50.

［14］陈学习，陈清阳. 大建中汤对粘连性肠梗阻大鼠血浆血管活性肠肽、胃动素的影响［J］. 陕西中医学院学报，2014，37（4）：85-87.

［15］杜学俊. 大建中汤治疗脾胃阳虚腹痛临床疗效观察［J］. 医学信息，2017，30（24）：85-86.

［16］左静静，李响，赵明伟，等. 大建中汤喷雾干燥工艺研究［J］. 中医学报，2014，29（2）：242-243.

［17］李响，孙耀志，高松，等. 大建中汤颗粒质量标准研究［J］. 中医学报，2013，18（12）：1867-1869.

［18］张海鸣，鲁丽宽，彭娟，等. 大建中汤制备工艺中挥发油提取及 β- 环糊精包合工艺的研究［J］. 时珍国医国药，2018，29（9）：2158-2161.

［19］马秀英. 大建中汤临床应用浅识［J］. 实用中医内科杂志，2005，19（5）：423-424.

［20］金素娟，柳育泉. 大建中汤治疗肠梗阻［J］. 浙江中医杂志，2000，35（10）：422.

［21］段化瑞，李华安. 大建中汤治疗胃肠手术后肠梗阻［J］. 新疆中医药，1996，1：63.

［22］董品军，路康新. 大建中汤加味治疗慢性浅表性胃炎 80 例［J］. 四川中医，2002，20（6）：45.

［23］张丽娟. 大建中汤对动脉疾病所致缺血性便秘的效果［J］. 国外医学·中医中药分册，2005，27（3）：173.

［24］陈锡钧，洪健，曾碧城. 大建中汤对腹部手术后患者胃肠功能调理的效果观察［J］. 世界中医药，2018，13（6）：1469-1471，1476.

［25］武岛英人，兴津宽，条原明德. 大建中汤治愈痛经 1 例［J］. 日本东洋医学杂志，1999，49（6）：164.

［26］马大正. 经方治疗妊娠恶阻临床举隅［J］. 湖南中医杂志，2007，23（4）：68-70.

［27］莫慰言译. 大建中汤用于妇产科剖腹术［J］. 宁夏医学杂志，1986，6：381.

［28］孙兰荣. 大建中汤治疗鞘膜积液［J］. 河南中医，2001，21（3）：9.

［29］朱树宽. 加味大建中汤治疗阳痿 80 例［J］. 河北中医，1999，21（1）：43.

［30］李芳. 大建中汤加味治疗小儿功能性便秘 34 例［J］. 浙江中医药大学学报，2009，33（3）：359-360.

［31］关俭. 中药加减治疗小儿蛔虫病 113 例［J］. 湖北中医杂志，2000，22（4）：37.

［32］日冲甚生. 大建中汤在骨科的使用经验［J］. 国外医学·中医中药分册，1996，18（1）：21-22.

［33］梅和平. 眩晕辨治举隅［J］. 浙江中医杂志，2009，44（10）：758.

橘皮竹茹汤

【出处】《金匮要略》（汉·张仲景）"哕逆者，橘皮竹茹汤主之。"

【处方】橘皮二升，竹茹二升，大枣三十枚，生姜半斤，甘草五两，人参一两。

【制法及用法】上六味，以水一斗，煮取三升，温服一升，日三服。

【剂型】汤剂。

【同名方剂】橘皮竹茹汤（《金匮要略》）；橘皮竹茹汤（《伤寒杂病论》）；橘皮竹茹汤（《妇人大全良方》）；橘皮竹茹汤（《三因极—病证方论》）；橘皮竹茹汤（《仁术便览》）；橘皮竹茹汤（《医方考》）；橘皮竹茹汤（《医方论》）；橘皮竹茹汤（《医宗金鉴》）。

【历史沿革】

1. 汉·张仲景《金匮要略》《伤寒杂病论》，橘皮竹茹汤

［组成］橘皮 15g，竹茹 15g，大枣 5 枚，生姜 9g，甘草 6g，人参 3g。

［主治］胃虚有热之呃逆。呃逆或干呕，虚烦少气，口干，舌红嫩，脉虚数。

［用法用量］上六味，以水一斗，煮取三升，温服一升，日三服。

2. 宋·陈自明《妇人大全良方》，橘皮竹茹汤

［组成］橘皮（二两）、竹茹（一升）、甘草（二两）、人参（半两）、半夏（一两，汤洗）。

［主治］治哕逆。

［用法用量］上咀，每服四钱。水二盏，生姜六片，枣一枚，煎至七分，去滓温服。

3. 南宋·陈言《三因极—病证方论》，橘皮竹茹汤

［组成］橘皮（二两）、人参（一两）、甘草（炙，半两）。

［主治］治咳逆呕哕，胃中虚冷，每一哕至八九声相连，收气不回，至于惊人。

［用法用量］上为锉散。每服四钱，水一盏半，竹茹一小块，姜五片，枣二个，煎七分，去滓，不以时服。

4. 明·张洁《仁术便览》，橘皮竹茹汤

［组成］橘皮（一两）、竹茹（一两半）、甘草

（炙，二两）、大枣（二十个）、生姜（半两）、人参（半两）。

［主治］治吐利后胃热咳逆。

［用法用量］上水十碗，煎至三碗，作三次，热服。

5. 明·吴昆《医方考》，橘皮竹茹汤

［组成］橘皮、竹茹（各一升）、人参、生姜（各半两）、甘草（炙，二两）、枣（三十个）。

［主治］病后，呃逆不已，脉来虚大者，此方主之。

［用法用量］煎服。

6. 清·费伯雄《医方论》，橘皮竹茹汤

［组成］橘皮、竹茹、人参、甘草、半夏、麦冬、茯苓、枇杷叶。

［主治］此则治痰火之呃，而不可以治胃寒之呃；若误用之，则轻者增剧。

［用法用量］水煎服。

7. 清·吴谦《医宗金鉴》，橘皮竹茹汤

［组成］橘皮二斤，竹茹二升，大枣三十枚，生姜半斤，甘草五两，人参一两。

［主治］呃逆。

［用法用量］六味，以水一斗，煮取三升，温服一升，日三服。

【现代研究】

1. 药理作用

降逆止呕　研究发现橘皮竹茹汤治疗汁反流性胃炎（BRG）的机制为：减轻胃黏膜充血水肿及炎细胞浸润；升高血清胃泌素（GAS），通过影响激素分泌，加强胃黏膜营养和防御机能；促进胃肠推进运动，加快食物排空，减轻胃黏膜损伤；降低胃液 pH 值，增加胃蛋白酶活性，促进胃黏膜的修复[1, 2]。另研究橘皮竹茹汤对胆汁反流胃炎大鼠模型的防治作用及对胃泌素、PGE_2 含量的影响时发现橘皮竹茹汤组大鼠胃黏膜 PGE_2 水平较模型组明显升高（$P < 0.01$），说明橘皮竹茹汤可提高胆汁反流性胃炎大鼠 PGE_2 水平，而且和西药组相比较，也有显著优势（$P < 0.01$）[3]。

2. 制剂研究

采用高效液相色谱法测定10批橘皮竹茹汤中人参皂苷 Rb$_1$ 的含量，每批汤剂中各单味药均为不同批次药材；用 Phenomenex Luna C18 色谱柱，以乙腈 -0.1% 磷酸水溶液为流动相梯度洗脱，检测波长203nm，柱温30℃，流速为1.0ml/min；人参皂苷 Rb$_1$ 在 5~500μg/ml 范围内线性关系良好，平均回收率为95.5%，RSD 为 1.77%[4]。

3. 临床应用

（1）化疗相关性呕吐　橘皮竹茹汤治疗30例大肠癌术后化疗相关性呕吐，治疗组30例予托烷司琼5mg化疗前静推并且口服橘皮竹茹汤，每日1剂，连用7天为1个疗程。治疗后两组呕吐程度临床疗效对比 $P < 0.05$，有统计学意义；两组中医症状临床疗效对比 $P < 0.01$，有统计显著学意义；恶心呕吐、脘闷、纳呆、口淡不渴、体倦乏力症状对比均 $P < 0.05$，有统计学意义。实验表明橘皮竹茹汤能在一定程度上减轻大肠癌术后化疗相关性呕吐的临床症状[5]。

（2）妊娠恶阻　22例女性妊娠呕吐患者，年龄24~35岁，治疗方法：先给予西医补液治疗，合并有代谢性酸中毒者，静脉滴注碳酸氢钠溶液；再服用橘皮竹茹汤加减方：橘皮10g、竹茹10g、砂仁6g、苏梗10g、半夏10g、茯苓15g、沙参10g、白芍15g、芦根10g、生姜5g。五心烦热，舌红口干者加玉竹10g、麦冬15g、五味子10g；胸胁满闷、急躁心烦者加苏叶10g、黄连6g；胸胁满闷呕吐痰涎者加藿香10g、厚朴10g；呕吐物带血加藕节10g、煅牡蛎15g。用法：浓煎，每日1剂，早晚分服，呕吐较剧者可少量频服。结果患者全部治愈，恶心呕吐厌食症状消失，治愈时间最短4天，最长10天，平均6天[6]。

（3）儿麻术后恶心呕吐　36例儿麻术后恶心呕吐患者，女32例，男4例，采用中药橘皮竹茹汤治疗，有较为显著的治疗效果。药物组成：橘皮9g、竹茹12g、大枣5枚、生姜9g、甘草6g、人参3g，水煎，每日3服。治疗结果显效14例，有效21例，无效1例[7]。

（4）肝炎顽固性呕吐　8例重症肝炎患者，对症止呕用加味橘皮竹茹汤药方：橘皮、竹茹各10g，人参、甘草、枇杷叶、半夏、麦冬、茯苓各10g，另加生姜5片，大枣5枚，柿蒂10g。剧呕、反酸明显加龙骨、牡蛎各10g。治疗前除1例未服其他止呕药物外，其余均使用过维生素B、山莨菪碱、异丙嗪、多潘立酮或甲氧氯普胺等无效而改用橘皮竹茹汤，有效率100%。除1例症状缓解外，其余7例服药1~8剂后均呕吐完全停止，痊愈率87.5%[8]。

（5）中晚期癌症呃逆　将患者随机分为两组，其中济生橘皮竹茹汤为治疗组23例，男20例，女3例；对照组27例，男23例，女4例。两组均采用对症、支持、免疫及中医中药治疗。治疗组方药：橘皮、竹茹、党参、茯苓、麦冬各15g，半夏9g，枇杷叶12g，大枣6枚，生姜6g，甘草6g。肝癌者酌加柴胡9g，绵茵陈、郁金各15g；肺癌者加桑白皮、黄芩各15g；胃癌者加败酱草、鱼腥草各15g；食管癌者加郁金15g，丹参9g。乏力明显者加黄芪20g；腹胀者加厚朴12g；食欲下降者加麦谷芽各15g，山药15g。每日1剂，水煎250ml，分早、中、晚各服1次。对照组口服山莨菪碱10mg，每天3次。服药10天后，治疗组有效率82.61%，对照组有效率48.1%，治疗组疗效显著高于对照组（$P < 0.05$）[9]。

（6）小儿呕吐　患儿，男，7岁，反复恶心呕吐10天，伴纳呆，治以益胃清热，健脾止呕。处方：陈皮2g，竹茹3g，太子参10g，生甘草3g，茯苓6g，麦冬4.5g，山药8g，薏苡仁10g，麦芽8g，谷芽8g，生山楂6g，神曲5g，厚朴3g，腊梅花3g。3剂，水煎服。复诊：恶心呕吐、纳呆症状均明显好转，上方加生白术5g，3剂，痊愈[10]。

（7）反流性食管炎　橘皮竹茹汤加减治疗48例胃虚有热、痰气交杂型反流性食管炎，治疗组予橘皮竹茹汤加减治疗，对照组予泮托拉唑胶囊加多潘立酮片口服治疗，疗程12周。治疗组总有效率为95.80%，对照组总有效率79.17%；治疗组胃镜下总有效率72.92%，对照组总有效率为60.41%，内镜下疗效差异无统计学意义（$P > 0.05$）。治疗组在改善临床症状，预防停药复发方面明显优于对照组（$P < 0.05$）。表明橘皮竹茹汤加减治疗反流性食管炎疗效明显优于西药组[11]。

（8）反流性胃炎　橘皮竹茹汤合左金丸加减治疗胆汁反流性胃炎，予橘皮、竹茹、黄连、吴茱萸、党参、生姜等药物，对照组38例予枸橼酸莫沙必利和铝碳酸镁片口服。疗程4周。治疗组临床总有效率为94.29%，对照组总有效率73.33%；治疗组胃镜下总有效率77.14%，对照组总有效率60%，胃镜下疗效差异无统计学意义（$P > 0.05$）。治疗组在改善临床症状方面明显优于对照组（$P < 0.05$）。表明橘皮竹茹汤合左金丸加减治疗胆汁反流性胃炎临床疗效优于西药组[12]。

（9）胆汁反流性胃炎　70例患者，随机分为两组，治疗组35例予橘皮、竹茹、党参、生姜、柴胡、半夏、白芍等药物，对照组35例予铝碳酸镁片口服。两组疗程均为4周。结果治疗组30例，痊愈3例，显效14例，好转11例，无效2例，总有效

93.3%。对照组 28 例，痊愈 1 例，显效 7 例，好转 14 例，无效 6 例，总有效率 78.6%。治疗组显效率、有效率均优于对照组。两组疗效差异有统计学意义（$P < 0.05$）。表明加味橘皮竹茹汤具有降逆和胃、清热理气的功效[13]。

（10）胃轻瘫　患者，女，57 岁，有糖尿病史一直用胰岛素（诺和锐 30）治疗，血糖控制尚可。橘皮竹茹汤加味以健脾和胃、理气通腑，附方如下：橘皮 10g，竹茹 10g，生姜 5g，炙甘草 6g，人参 10g，紫苏叶 10g，厚朴 10g，麦冬 10g，枳实 10g，大黄 6g（后下），炒麦芽 15g，水煎服，每日 1 剂。患者服药 1 周后症状缓解，上方减大黄，继续服药。半月后改为香砂六君子汤以健脾理气、健胃消食服药半月，症状未再发作[14]。

（11）糖尿病胃轻瘫　82 例糖尿病胃轻瘫患者，随机分为 2 组，治疗组 42 例，对照组 40 例。采用橘皮竹茹汤加减治疗，药物组成：橘皮 12g，竹茹 12g，大枣 5 枚、生姜 9g，甘草 6g，人参 3g。加减：胁肋胀满，嗳气频频，舌红苔黄，脉弦者减人参，加柴胡 12g，郁金 12g，黄芩 12g；头晕目眩，大便不爽，舌淡脉沉者减竹茹，加枳实 12g，瓜蒌 30g，半夏 12g；体倦懒言，喜温喜按，舌淡苔白，脉沉细者减竹茹，加黄芪 12g，白术 12g，升麻 9g。每日 1 剂，水煎 2 次取汁 400ml，分 2 次饭前 30min 口服。对照组予多潘立酮 10mg，每天 3 次，饭前 30min 口服。30 日为 1 个疗程。结果治疗组显效 21 例，有效 18 例，无效 3 例，总有效率 92.86%；对照组显效 15 例，有效 14 例，无效 11 例，总有效率 72.50%。2 组总有效率比较有显著性差异（$P < 0.05$）[15]。

橘皮竹茹汤辨证加减联合甲钴胺穴位注射医治 50 糖尿病胃轻瘫患者，对照组 70 例用莫沙必利胶囊治疗，研究组 50 例用橘皮竹茹汤辨证加减合和甲钴胺穴位注射治疗。研究组患者的治疗总有效率 84.0%，显著高于对照组有效率 45.7%（$P < 0.001$）[16]。

（12）肿瘤化疗后消化道反应　将 58 例恶性肿瘤患者，随机分为两组，治疗组 30 例，对照组 28 例。治疗组给予橘皮竹茹汤结合西医常规治疗：5% 葡萄糖注射液 250ml，维生素 B_6 200mg，每日静脉滴注；甲氧氯普胺 10mg，肌内注射；5% 葡萄糖注射液 20ml，格雷司琼 3mg，化疗前后静脉推注；维生素 B_6 片 20mg，甲氧氯普胺片 10mg，每天 3 次，口服。橘皮竹茹汤为主方加减：橘皮 10g，陈皮 10g，淡竹茹 30g，半夏 10g，三棱 10g，莪术 10g，黄芪 30g（或者人参 3g），大枣 7 枚，生姜 3 片，甘草 10g。每日 1 剂。水煎浓汁，少量多次分服。10 剂为 1 疗程。临床随证加减：脾胃湿热，脉滑数，舌质红，苔黄腻者，加黄连、黄柏、生白术等；脾胃

气滞，胃脘胀痛，脉沉弦，舌质暗，苔厚腻者，加木香、炒枳壳等；隐津亏虚，口干咽痛，脉细弱无力，舌光少苔者加西洋参、麦冬、玄参等；胃热内蕴，口苦，脉滑数，舌质红，苔黄厚者，加生石膏、知母、黄芩等；脾胃气虚，腹泻清稀便，舌质淡红，苔薄白者，加山药、炒白术等；脾胃虚寒，呕吐清水，舌质淡嫩，苔白腻者，加吴茱萸、砂仁、丁香、柿蒂等；心阴气虚，心悸自汗、盗汗者，加龙骨、牡蛎、五味子、酸枣仁等。对照组：只给予应用上述西医常规治疗，不加用中药，疗程相同，1~2 个疗程后评价疗效。结果治疗组总有效率 28 例；对照组总有效率 18 例。两组显效率及总有效率经统计学处理，有显著差异性（$P < 0.05$）[17]。

（13）慢性肾功能衰竭　47 例慢性肾功能衰竭患者随机分为两组：加味济生橘皮竹茹汤治疗组和多潘立酮对照组。加味济生橘皮竹茹汤组成：广陈皮 20g，淡竹茹 20g，赤茯苓 15g，炙枇杷叶 15g，麦门冬 20g，党参 15g，炙甘草 10g，焦三仙 30g，半夏曲 20g，干荷梗 12g，法半夏 10g，生姜 15g。加水煎取 200ml，每剂药煎 2 次，早晚各服 200ml。1 周为 1 个疗程，连续治疗两个疗程。对照组多潘立酮每片 10mg，每日 3 餐前 30min 服 1 片，1 周为 1 个疗程，连续治疗 2 个疗程。两组患者治疗前后消化系统症状减少率中明显治疗组高于对照组。两组间疗效对比均有显著意义（$P < 0.001$）[18]。

（14）心律失常　20 例心律失常患者，男性 9 例，女性 11 例，治疗方以橘皮竹茹汤加减组成：橘皮 20g，竹茹、石菖蒲、瓜蒌各 30g，厚朴、白术各 15g，甘草 10g。水煎服，每日 1 剂，每日 2 次，每次 150ml。连续服用 2 周。西药治疗给予美西律，每次 100mg，每日 3 次口服，连续服用 7 天后，改为每次 100mg，每日 2 次，至第 14 天。结果治愈 13 例，好转 7 例[19]。

（15）百日咳　患者，男，5 岁，阵挛性咳嗽，服多种中西药无效，诊断为百日咳。治以橘皮竹茹汤加味：橘皮 6g，竹茹、党参、杏仁、葶苈子各 10g，生姜 2 片，大枣 5 枚，甘草 3g。服 6 剂后，痉咳缓解，惟出汗较多，口干多饮。原方去葶苈子、党参，加桑叶、沙参各 10g。续服 3 剂，诸症悉失，复查血象正常[20]。

参考文献

[1] 阮勇. 橘皮竹茹汤治疗胆汁反流性胃炎机制的实验研究 [D]. 广西中医学院，2010.

[2] 付蕾. 橘皮竹茹汤对胆汁反流性胃炎大鼠胃黏膜 PGE_2 的影响 [D]：广西中医学院，2011.

［3］姚春，姚凡，赵晓芳，等. 橘皮竹茹汤对胆汁反流胃炎大鼠模型的防治作用及对胃泌素、PGE$_2$ 含量的影响［J］. 时珍国医国药，2014，25（1）：44-46.

［4］曹泽峰，高松，孙磊，等. 橘皮竹茹汤中人参皂苷 Rb$_1$ 的 HPLC 含量测定方法［J］. 国际药学研究杂志，201，44（6）：647-650.

［5］曹一波. 橘皮竹茹汤治疗大肠癌术后化疗相关性呕吐临床研究［D］. 贵阳中医学院，2016.

［6］李莉. 橘皮竹茹汤加减治疗妊娠恶阻［J］. 内蒙古中医药，2008，1：11.

［7］李树春，韩大为，秦油河. 橘皮竹茹汤在儿麻术后恶心呕吐的应用［J］. 小儿麻弃研究，1992，9（4）：238.

［8］易任德. 橘皮竹茹汤治疗重症肝炎顽固性呕吐 8 例观察［J］. 实用中医药杂志，1997，4：6-7.

［9］赖义勤，吴丹红，陈家俊. 济生橘皮竹茹汤治疗中晚期癌症呃逆 23 例［J］. 福建中医学院学报，2003，13（2）：15-16.

［10］毛伟松. 橘皮竹茹汤临床应用举隅［J］. 中医儿科杂志，2012，8（4）：22-23.

［11］杨晋芳. 橘皮竹茹汤加减治疗反流性食管炎 48 例疗效观察［J］. 云南中医中药杂志，2011，21（7）：43.

［12］尚赵君. 橘皮竹茹汤合左金九加减治疗胆汁反流性胃炎的临床研究［J］. 内蒙古中医药，2017，5：22-23.

［13］姚春，陈国忠，李桂贤，等. 加味橘皮竹茹汤治疗胆汁反流性胃炎 35 例［J］. 陕西中医，2009，30（1）：34-36.

［14］马丽娟. 橘皮竹茹汤治疗胃轻瘫的理论探讨［J］. 中国中医药现代远程教育，2017，15（18）：57-59.

［15］胡艳丽，王桐玲. 橘皮竹茹汤加减治疗糖尿病胃轻瘫 42 例［J］. 河北中医，2005，27（11）：848.

［16］何玉兰. 橘皮竹茹汤辨证加减联合甲钴胺穴位注射治疗糖尿病胃轻瘫的疗效［J］. 齐齐哈尔医学院学报，2017，38（7）：815-816.

［17］贾淑丽. 橘皮竹茹汤治疗肿瘤化疗的消化反应 58 例疗效观察［J］. 中医临床研究，2011，3（13）：47-48.

［18］张胜荣. 加味济生橘皮竹茹汤治疗慢性肾功能衰竭的疗效观察［J］. 中国临床医生，2000，28（9）：36-37.

［19］孙凯军，李秉治，任红. 橘皮竹茹汤加减治疗心律失常 20 例［J］. 中医药学报，1999，1：11.

［20］姜润林. 橘皮竹茹汤治疗百日咳［J］. 四川中医，1989，11：8-9.

麦门冬汤

【出处】《金匮要略》（汉·张仲景）"大逆上气，咽喉不利，止逆下气者，麦门冬汤主之。"

【处方】麦门冬七升，半夏一升，人参二两，甘草二两，粳米三合，大枣十二枚。

【制法及用法】上六味，以水一斗二升，煮取六升，温服一升，日三夜一服。

【剂型】汤剂。

【同名方剂】麦门冬汤（《金匮要略》）；麦门冬汤（《备急千金药方》）；麦门冬汤（《妇人大全良方》）；麦门冬汤（《医述》）；麦门冬汤（《医宗金鉴》）；麦门冬汤（《圆运动的古中医学》）。

【历史沿革】

1. 汉·张仲景《金匮要略》，麦门冬汤

［组成］麦冬 42g，半夏 6g，甘草 6g，人参 9g，粳米 3g，大枣 4 枚。

［功能主治］①虚热肺痿。咳嗽气喘，咽喉不利，咯痰不爽，或咳唾涎沫，口干咽燥，手足心热，舌红少苔，脉虚数。②胃阴不足证。呕吐，纳少，呃逆，口渴咽干，舌红少苔，脉虚数。

［用法用量］上六味，以水一斗二升，煮取六升，温服一升，日三夜一服。现代用法：水煎服。

2. 唐·孙思邈《备急千金药方》，麦门冬汤

［组成］麦冬汁（三升），半夏（一升），粳米（二合），人参（三两），甘草（三两），大枣（二十枚）。

［功能主治］下气止逆。治大逆上气，咽喉不利方。

［用法用量］上六味以水一斗二升，煮取六升，去滓，分四服，日三夜一。

3. 宋·陈自明《妇人大全良方》，麦门冬汤

［组成］人参、石膏（各一两），前胡、黄芩（各三分），葛根、麦冬（各半两）。

[主治] 妊妇伤寒，壮热呕逆，头疼，不思饮食，胎气不安。

[用法用量] 上咀，每服五钱。水一盏半，生姜四片，枣二个，淡竹茹一分，煎至八分，去滓温服。

4. 元·程杏轩《医述》，麦门冬汤

[组成] 麦冬、人参、甘草、大枣、粳米。

[功能] 利咽下气。

[用法用量] 水煎服。

5. 清·吴谦《医宗金鉴》，麦门冬汤

[组成] 麦冬七升，半夏一升，人参三两，甘草二两，粳米三合，大枣十二枚。

[功能] 利咽下气。

[用法用量] 上六味，以水一斗二升，煮取六升，温服一升，日三，夜一服。

6. 现代·彭子益《圆运动的古中医学》，麦门冬汤

[组成] 麦冬六钱，人参三钱，半夏六钱，炙甘草三钱，粳米四钱，大枣六钱。

[主治] 治火逆上气，咽喉不利者。

[用法用量] 水煎服。

【现代研究】

1. 药理作用

（1）抗肿瘤 以含 10% 胎牛血清的 RPMI 1640 培养液于 37℃、5%CO_2 培养箱中培养 A549 细胞至对数生长期；选取麦门冬汤方药，组成：麦门冬 42g，半夏 6g，人参 9g，甘草 6g，粳米 3g，大枣 4 枚，水煎醇沉法将其制备成 25g/L 含药培养液；异环磷酰胺，1g/支，制备成 2.5g/L 含药培养液。采用噻唑蓝（MTT）法检测麦门冬汤（0.25、2.5、25g/L）作用 24、48、72h 后的人肺腺癌 A549 细胞（2×10^4 个/ml）活性；吖啶橙/EB 双荧光染色观察麦门冬汤各剂量作用 48h 后 A549 细胞凋亡形态学改变；流式细胞术分析麦门冬汤作用 48h 后 A549 细胞凋亡率；Western Blot 检测麦门冬汤对凋亡相关蛋白表皮生长因子受体（EGFR）、信号转导子和转录激活子 3（STAT3）表达的影响。结果各剂量麦门冬汤能够抑制 A549 细胞活性，诱导其发生凋亡形态学改变，且 A549 细胞凋亡率与麦门冬汤剂量呈正相关（$P < 0.01$）；Western Blot 检测表明低、中剂量麦门冬汤可使 EGFR、STAT3 表达下降。表明麦门冬汤可诱导 A549 细胞凋亡，其作用机制可能与下调 EGFR、STAT3 蛋白表达相关[1]。

选取对数生长期 A549 细胞（2×10 个/ml），倒置显微镜下观察麦门冬汤（0.25、2.5、25g/L）作用 24、48、72h 后 A549 细胞的形态学变化；4,6-二脒基吲哚荧光染色观察麦门冬汤（2.5、25g/L）作用 48h 后 A549 细胞的凋亡；流式细胞术结合 PI 染色法分析麦门冬汤（2.5g/L）作用 48h 后 A549 细胞的周期；实时荧光定量 RT-PCR 技术对 A549 凋亡细胞 EGFR、STAT3 基因表达进行半定量。结果麦门冬汤个剂量组均可抑制 A549 细胞生长，使其发生不同程度的形态学改变；0.25、2.5g/L 麦门冬汤作用 A549 细胞 48h 后，荧光显微镜下可见细胞核变形、染色质聚集、边缘化等凋亡形态学特征，流式检测显示细胞被抑制于 G_0/G_1，G_2/M 期，RT-PCR 结果提示细胞中 EGFR、STAT3 基因的表达量明显降低（$P < 0.01$）。表明麦门冬汤可抑制非小细胞肺癌 A549 细胞生长，诱导其凋亡，并将其阻滞于 G_0/G_1，G_2/M 期，这可能与麦门冬汤下调 EGFR、STAT3 基因表达有关[2]。

用小鼠 H_{22} 荷瘤模型来观察麦门冬汤高、中、低各剂量组对 H_{22} 荷瘤动物的抑瘤率、体重变化、脾指数的影响。麦门冬汤方药组成：麦门冬 70g，半夏 10g，人参 6g，甘草 6g，粳米 5g，大枣 4 枚提取浓缩至含生药 1g/ml。药物浓度分为高、中、低 3 个剂量，分别为 41.76，20.88，10.44g/（kg·d），分别相当于成人剂量的 24、12、6 倍。5-氟尿嘧啶（5-Fu）用生理盐水配制成浓度为 2.5mg/ml。将 H_{22} 瘤株（1×10^7/ml）接种于小鼠右腋皮下 0.2ml/只，建立小鼠 H_{22} 荷瘤模型。24h 后随机分为 6 组：正常组，模型组，化疗组，中药高、中、低剂量治疗组。每组 10 只。正常组、模型组灌胃生理盐水 0.5ml；化疗组腹腔注射 5-Fu（2.5ml/kg），同时灌胃生理盐水 0.5ml；中药高、中、低剂量治疗组分别灌胃麦门冬汤 0.5ml。每天 1 次，连续给药 10 天。停药 24h 后，脱颈椎处死小鼠，取样检测。结果：麦门冬汤各组对荷瘤小鼠体重的影响，与正常组比较无统计学意义（$P > 0.05$）；化疗组体重与各组比较，则显著下降（$P < 0.01$）；麦门冬汤高剂量（含生药 1.67g/ml）对 H_{22} 荷瘤小鼠有显著的抑瘤作用（$P < 0.01$）；麦门冬汤各剂量组都能增加脾脏重量，并提高脾指数（$P < 0.01$）。表明麦门冬汤对 H_{22} 荷瘤小鼠有抑瘤作用，并能提高其免疫机能[3]。

（2）抗肺纤维化 将 48 只普通级健康大鼠用平阳霉素复制肺纤维化模型大鼠后，分为正常对照组、模型对照组、麦门冬汤组和泼尼松对照组。麦门冬汤剂量 1.2g/kg，从第 14 天开始按 15ml/kg 体重灌胃，造模 28 天后处死，测定、比较各组大鼠血清和支气管肺泡灌洗液（BALF）中超氧化物歧化酶（SOD）活性及丙二醛（MDA）含量。结果模型组大鼠血清及 BALF 中 SOD 活性低于正常对照组、MDA 含量高于正常对照组，麦门冬汤组 SOD 活性均高于模型

组，MDA 含量均低于模型组；大鼠 BALF 中 SOD 活性、MDA 含量与血清 SOD 活性、MDA 含量呈正相关。表明麦门冬汤有抑制模型大鼠肺及血清中 SOD 活性下降及 MDA 含量增高的作用，且血清 SOD 活性和 MDA 含量可间接反映肺部脂质过氧化与抗氧化水平[4]。

将普通级大鼠分为正常对照组、模型对照组、麦门冬汤组，每组 13 只，正常饲养 3 天后，除正常对照组正常饲养不作任何处理外，模型对照组及麦门冬汤组造模。从造模后第 14 天开始，麦门冬汤组灌胃药液（麦冬、制半夏、生甘草、生晒参比例为 42：6：6：9，计算动物每日用药量为麦冬 6g/kg、半夏 0.84g/kg、甘草 0.54g/kg、生晒参 0.54g/kg，用蒸馏水配制药液后按 0.015ml/g 体重灌胃给药）0.015ml/g 体重，模型对照组灌入等量蒸馏水。每天 1 次给药，1 周后复查动物体质量调整给药量，各组于造模后第 28 天处死，检测肺组织及海马中多巴胺（DA）、去甲肾上腺素（NE）、5- 羟色胺（5-HT）。结果各组肺及海马 NE 值由大到小为模型对照组＞正常对照组＞麦门冬汤组，麦门冬汤组与模型对照组对比，差别有统计学意义（P＜0.05）。各组肺及海马 DA 值由大到小为模型对照组＞正常对照组＞麦门冬汤组，模型对照组与麦门冬汤组对比，差别有统计学意义（P＜0.05）。各组肺 5-HT 值由大到小为模型对照组＞麦门冬汤组＞正常对照组；各组海马 5-HT 值由大到小为模型对照组＞正常对照组＞麦门冬汤组；模型对照组的两指标与正常对照组、麦门冬汤组对比，差别均有统计学意义（P＜0.05）。表明麦门冬汤能减少模型大鼠肺及海马中 NE、DA 及 5-HT 的量[5]。

（3）预防放射性肺损伤 将 72 只健康成年清洁级雌性大鼠随机分为空白对照组、模型组及中药组，每组各 24 只。中药组予麦门冬汤汤剂（药物组成：麦门冬 60g，半夏 9g，人参 6g，甘草 4g，大枣 3 枚，粳米 6g，煎煮，醇沉、浓缩成含生药 0.8g/ml）每日 2ml/200g 灌胃给药，空白对照组及模型组予等容积蒸馏水灌胃，连续 1 周。1 周后模型组及中药组大鼠麻醉后，用钴[60]放射治疗机照射右侧胸部，每周 2 次，连续照射 5 周。空白对照组大鼠麻醉后不进行照射。照射期间各组大鼠继续给药至照射结束。于照射后第 5、12、26 周末测量 NF-κB 及 IL-1 表达情况。结果模型组照射后第 5、12、26 周 NF-κB 及 IL-1 蛋白表达均较空白对照组同期明显升高（P＜0.01）；中药组照射后第 5、12、26 周末 NF-κB 及 IL-1 蛋白表达均较模型组同期降低（P＜0.01，P＜0.05）。表明麦门冬汤可下调肺组织 NF-κB 及 IL-1 蛋白表达，具有较好的防放射性肺损伤作用[6]。

将 72 只健康成年清洁级雌性大鼠随机分为空白对照组（A 组）24 只，单纯照射组（B 组）24 只，照射加中药组（C 组）24 只，A、B 两组以蒸馏水 2ml/200g 灌胃 1 周后，C 组以每日 2ml/200g（1.6g/200g）灌胃服用中药（麦门冬 60g，半夏 9g，人参 6g，甘草 4g，大枣 3 枚，粳米 6g 煎煮，醇沉、浓缩成含生药 0.8g/ml）1 周，开始钴[60]照射，照射期间，每周测体重 1 次，至照射结束。分别在完成 10 次照射后（第 5 周），以及在照射开始后的第 12、26 周，检测大鼠检测 3 组大鼠肺组织 TGF-β、TNF-α 表达。TGF-β 蛋白表达：B 组大鼠 TGF-β 的表达于照射第 5 周时达到高峰；在各时间点，A、C 组大鼠 TGF-β 表达均低于 B 组（P＜0.01）。TNF-α 表达：B 组大鼠肺组织 TNF-α 的表达在第 5 周时达到高峰，C 组在第 5 周时明显抑制了 TNF-α 表达，在第 5 周、12 周、26 周，C 组大鼠 TNF-α 表达均明显低于 B 组（P＜0.01）。表明中药麦门冬汤具有较好的预防放射性肺损伤功效，其作用机制与阻抑肺组织 TGF-β、TNF-α 表达有关[7]。

（4）抗炎 麦门冬汤治疗伴有严重咳嗽的气管炎和咽炎功效明确，具有止咳、抑制呼吸道高敏性、促进黏液纤毛运动及肺泡表面活性物质分泌的作用。其作用机制表明，该方对基因表达具有调节作用，可增加 β1 肾上腺素能受体的基因表达，并且这种作用是通过 cAMP 依赖信号系统的激活起效；该方增加肺泡 II 型细胞 cAMP 的含量可能是既对 cAMP 生成有刺激作用又对 cAMP 降解有抑制作用，并且不同组分之间的协同效应是该方剂的主要作用[8]。

（5）抗过敏 将雄性鹌鹑用乌拉坦麻醉后分离气管，作一 4mm×3mm 切口，45min 后直接在气管黏膜表面喷入中性细胞弹性蛋白酶（HNE）和 DNA 的磷酸盐缓冲液及空白 PBS 液。受试药物在造模前 30min 经口给药，收集样品，检测结果。结果：给予 300、1000mg/kg 麦门冬汤后可抑制 HNE、DNA 对气管黏膜纤毛转运速率（MCTV）的减慢作用。HNE 也使气管灌洗液中 DNA、岩藻糖、蛋白质含量升高，1g/kg 麦门冬汤对其有抑制作用。单用麦门冬汤时 ASF 中蛋白质含量较正常对照组明显下降，而 DNA、岩藻糖含量无变化。实验表明麦门冬汤可能通过抑制 HNE 所致的黏蛋白分泌过多以及降低气道表面液体流动性（减少蛋白质、DNA 等含量）来提高 MCTV，从而改善阻塞性肺部疾病[9]。

用豚鼠实验证实，臭氧可导致豚鼠明显的呼吸道过敏和血管通透性增加，麦门冬汤 400mg/kg 口服对呼吸道过敏有明显的抑制作用，但对中性粒细胞浸润和血管通透性增加完全无影响，其改善作用可能是由炎症介质游离等所致[10]。

（6）抗胃溃疡 将大鼠 54 只，随机分为 5 组，即正常对照组（正常组）、模型对照组（模型组）、丹白麦门冬汤小剂量组（丹小组）、丹白麦门冬汤大剂量组（丹大组）、维酶素对照组（维酶素组），除正常组 10 只外，其余各组，每组 11 只。丹白麦门冬汤由麦门冬汤加丹参、白及等组成，按人和动物用量折算公式制备成丹白麦门冬汤大、小剂量两种（每 1ml 含生药 1.36g 和 0.68g）。从实验第 9 周开始，正常组和模型组大鼠均灌服 0.9% 的生理盐水，每天每只 2ml；其余分别灌服小剂量丹白麦门冬汤，大剂量丹白麦门冬汤、酶素混悬液，每天每只 2ml。共治疗 5 周，取样，观察各组大鼠各项指标。结果模型对照组大鼠血清胃泌素（GAS）及前列腺素 E2（PGE2）含量均较正常组为低，而丹大组、丹小组的 GAS 及 PGE2 含量均高于模型对照组，尤其以丹大组明显（$P < 0.01$）。表明丹白麦门冬汤能够明显促进模型大鼠血清胃泌素和前列腺素 E2 的分泌，从而促进胃酸及胃蛋白酶原的分泌，以及增强胃黏膜的防御机能，可能是该方治疗慢性萎缩性胃炎的机理之一[11]。同时通过各组胃黏膜大体病理观察、胃黏膜组织形态学观察、胃黏膜腺管长度比较，丹大组较模型组及维酶素组有明显改善。表明丹白麦门冬汤能够明显改善模型大鼠胃黏膜的炎症、萎缩性病变，对 CAG 大鼠有明显的治疗作用[12]。

用 SD 大鼠 75 只，雌雄各半，体重 180~220g，状态良好，随机分为 5 组，即 A 组，正常组；B 组，模型组；C 组，麦冬与半夏 7:1 麦门冬汤组（大麦组）；D 组，麦冬与半夏 3:1 麦门冬汤组（小麦组）；E 组，维酶素对照组（维酶组），每组 15 只。7:1 麦门冬汤水煎液：药物由麦冬 70g，人参 6g，法半夏 10g，甘草 9g，大枣 3 枚，粳米 6g 等组成；3:1 麦门冬汤水煎液：药物由麦冬 30g，人参 6g，法半夏 10g，甘草 9g，大枣 3 枚，粳米 6g 组成。以上两种煎液按人和动物用量折算公式制备成每 ml 含生药 0.36g 的水煎液。维酶素混悬液：将维酶素研为细末，按人和动物用量折算公式制成 20% 维酶素混悬液（含药量为 0.04g/ml）。从实验第 9 周开始，正常组和模型组大鼠均灌服 0.9% 的生理盐水，每天每只 2ml；大麦组、小麦组、维酶素组大鼠分别灌服 7:1 麦门冬汤、3:1 麦门冬汤、维酶素混悬液，每天每只 2ml，全部大鼠共治疗 5 周，取样，观察各组大鼠的病理形态学。大麦组与模型组相比，则胃黏膜病变明显改善（$P < 0.01$），维酶素对照组病变改善程度基本接近小麦组，表明麦门冬汤麦冬与半夏 7:1 比例能够明显促进模型大鼠病理形态的改变，是该方治疗 CAG 的机制之一[13]。

（7）促进胃排空 将 40 只大鼠随机分为：A 组（空白对照组）、B 组（多潘立酮组）、C 组（中药小剂量组）、D 组（中药大剂量组）。加减麦门冬汤（麦门冬：沙参：山药：丹参：半夏：鸡内金：生甘草为 3:2:1:1:1:1:1），按比例加水制成煎液并浓缩，使其浓度为每 1ml 含生药 2.4g。空白对照组：每日用蒸馏水 1ml 灌胃；中药小剂量组：每日用药汁 1ml 灌胃（10g/kg）；中药大剂量组：用药汁 2ml 灌胃（20g/kg）；多潘立酮组每日用多潘立酮 1ml（10mg/kg）灌胃共灌药 28 天。用药 4 周后，用放射性核素法检测其胃的排空率。结果 B、C、D 组的 30min，60min 胃排空率分别为（55.13 ± 6.81）%、（73.24 ± 17.52）%、（58.65 ± 15.13）%、（60.77 ± 19.37）%、（58.15 ± 9.42）%、（67.82 ± 6.76）%，均明显高于 A 组：（33.16 ± 15.64）%、（48.47 ± 12.35）%，（$P < 0.01$）。表明加减麦门冬汤对大鼠胃排空有促进作用[14]。同时加减麦门冬汤亦可促进食管癌、贲门癌术后患者的胃排空率比服药前明显加快，治疗后症状明显缓解，症状平均积分明显降低[15]。

（8）抗免疫 选 8 周龄小鼠 60 只，并随机分为 5 组，每组 12 只，分别为正常对照组（正常组）、模型对照组（模型组）、麦门冬汤大剂量组、麦门冬汤中剂量组、麦门冬汤小剂量组。麦门冬汤（由麦门冬、半夏、人参、甘草、粳米、大枣等组成）用凉水 1000ml 浸泡 30min，大火煎开后改为小火，再煎煮 30min 后过滤，而后加水再煎如上法，浓缩至用药量。3 周造模成功后开始灌胃给药，容量 0.2ml/10g 体重，每天 1 次，连续 3 周。给药量以 20g 小鼠和 70kg 成人按照体表面积折算（系数 0.0026），其中大、中、小剂量组分别是成人用量的 5、3、1 倍，即 34.729g/kg、17.369g/kg、8.689g/kg。正常组和模型组给予等容量生理盐水。眼球采血，用流式细胞仪采用单平台操作法检测 CD_4^+、CD_8^+T 细胞。结果麦门冬汤小剂量组 CD_4^+T 细胞的含量高于模型组（$P < 0.01$）；大、中剂量组 CD_8^+T 细胞含量高于模型组（分别为 $P < 0.01$ 和 $P < 0.05$）。中、小剂量组腹腔巨噬细胞活力均高于模型组（$P < 0.01$）。表明麦门冬汤能提高 CD_4^+、CD_8^+T 细胞水平，提高模型小鼠腹腔巨噬细胞的活力，这可能是麦门冬汤对 SSc 模型小鼠发挥作用的机制之一[16]。

（9）增效化疗药物 复制移植性 S180 小鼠模型，灌服加味麦门冬汤（麦冬 70g，半夏 10g，人参 6g，甘草 6g，粳米 5g，大枣 4 枚，药物浓度分别为 48、24、12g/kg 等高、中、低 3 个剂量，分别相当于成人剂量的 24、12、6 倍）高、中、低剂量并同时腹腔注射环磷酰胺 25mg/kg（CTX），用药 11 天。第 12 天小鼠眼球取血，取样，免疫组化 SABC 法检测肿瘤组织中 NF-κBp65 的表达。结果加味麦门冬汤高、中剂量加 CTX 组增效率（Q 值）均大于 0.85，具有增效作用；高剂量加 CTX 组小鼠血清 IL-2 含量与 CTX 组比较差异有显著性（$P<0.05$）；高剂量加 CTX 组可明显下调瘤组织中 NF-κBp65 的表达（与 CTX 组比较 $P<0.05$）。表明加味麦门冬汤能提高血清 IL-2 含量，增强机体抗瘤能力和下调肿瘤组织中 NF-κBp65 的表达，促进瘤细胞凋亡可能为加味麦门冬汤对 CTX 增效作用的机制之一[17]。

2. 临床应用

（1）咳嗽

①持续咳嗽　采用麦门冬汤治疗 13 例感冒后持续咳嗽，对照组给予镇咳新药右美沙芬和观察组给予麦门冬汤。1 周后两组的咳嗽都明显减轻，麦门冬汤组在服药后的第1、2天咳嗽次数明显减少，并且在麦门冬汤有效的病例中高龄患者的疗效更好[18]。

②喉源性咳嗽　应用麦门冬汤治疗 52 例喉源性咳嗽，均以麦门冬汤加味为主治疗。随证加减，热象明显者加连翘、黄芩；肺气不足者加黄芪、诃子；大便不畅加当归、厚朴；食欲减少加神曲、内金；病程长者加青果、五味子、诃子。1 周症状消失、1 个月未复发者为治愈 38 例占 73%；1 周症状消失、1 个月复发者为好转 9 例占 18%；1 周后咳嗽未消失为无效 5 例 9%。总有效率为 91%[19]。

③感染后咳嗽　应用麦门冬汤加减治疗 38 例感染后咳嗽，西药对照组 31 例。加减麦门冬汤，组成：麦门冬 15g，半夏、杏仁各 10g，苏叶 5g，茯苓、党参各 12g，陈皮 6g，甘草 3g。阳虚者加防风、羌活、生姜；阴虚甚者加北沙参、玉竹；胃纳欠佳者加神曲、麦芽；兼见肝火郁结者加柴胡、薄荷、枳壳、黛蛤散。每日 1 剂，早晚 2 次分服，连服 10 天以上。对照组治疗措施为予化痰片 2 片，每天 2 次；复方甘草片 2 片，每天 2 次或复方甘草合剂 15ml，每天 3 次。治疗组总有效率 89.5%。对照组总有效率 41.9%。两组的总有效率比较在统计学上显著性差异（$P<0.05$）[20]。

90 例患者分为治疗组和对照组各 45 例，治疗组给予加味麦门冬汤：麦冬 30g，沙参 30g，制半夏 9g，桃仁 12g，杏仁 9g，紫菀 12g，防风 12g，炙甘草 6g；加减：咳嗽甚而影响睡眠者，加五味子 9g，诃子 9g；咽痒者，加威灵仙 15g，蝉蜕 9g；胸骨后不适者，加瓜蒌 12g，薤白 12g；胃部不适加茯苓 30g，陈皮 6g。每日 1 剂，水煎分早晚两次服用。对照组：给予盐酸西替利嗪片，每次 10mg，每天 1 次。两组均以 2 周为 1 个疗程。结果治疗组治愈 35 例（77.8%），有效 7 例（15.6%），无效 3 例（6.6%），总有效率为 93.3%；对照组治愈 26 例（57.8%），有效 12 例（26.7%），无效 7 例（15.5%），总有效率

为 84.4%。两组临床总有效率比较差异有统计学意义（$\chi^2=4.014$，$P=0.045$）[21]。

④干咳　应用麦门冬汤治疗 30 例血管紧张素转换酶抑制剂致干咳副反应，并与喷托维林治疗进行对照观察。治疗组基本方：麦门冬 20g，半夏 6g，甘草 10g，粳米 12g，人参 12g，大枣 5 枚。随症加减：咽干加沙参 10g，玉竹 10g；咽痒加防风 10g。每日 1 剂，文火煎煮 2 次取汁，分早晚服用。对照组：喷托维林 25mg，每日 3 次，口服。两组均 10 日为 1 个疗程，3 个疗程后评定疗效。结果治疗组总有效率 80.0% 大于对照组 33.3%（$P<0.01$）[22]。

⑤多汗咳嗽　应用麦门冬汤加味治疗 26 例小儿退热后多汗咳嗽。麦门冬汤药方组成：麦冬 25g，太子参 12g，法半夏 6g，粳米 45g，大枣 8 枚，甘草 12g，生姜 2~3 片。先用武火煎煮粳米、大枣及生姜，水开后改用文火煎煮约 30min，再加入余药煎煮约 15min，取 300ml，每次服 100ml，每天 3 次。症状消失 15 例，症状明显减轻 9 例，症状减轻 2 例。收效最短时间为 1 天，最长为 5 天，平均 4 天[23]。

⑥食管癌术后反流性咳嗽　将 56 例患者随机分为治疗组和对照组各 28 例，对照组口服奥美拉唑 20mg，每天 2 次；口服多潘立酮 10mg，每天 2 次；咳嗽较重者口服复方甘草片每次 3~4 片，每天 3 次，或口服急支糖浆 15~20ml，每天 3 次。治疗组采用麦门冬汤加减治疗，基本方药：麦门冬 30g，法半夏 15g，太子参 30g，粳米 15g，大枣 15g，炙甘草 6g。咳嗽较甚者加五味子 20g；伴腹胀者加大腹皮、柴胡各 15g；恶心、呕吐者加生姜 5 片；呃逆甚者加旋覆花 15g；泛酸甚者加乌贼骨 10g，瓦楞子 10g。水煎服，每日 1 剂，分 3 次服用，每次 150~200ml，7 天为 1 个疗程。结果总有效率治疗组为 92.8%，对照组为 71.4%，两组比较，差异有统计学意义（$P<0.05$）。复发率治疗组为 7.7%，对照组为 30.0%，两组比较，差异有统计学意义（$P<0.05$）[24]。

（2）支气管哮喘　应用麦门冬汤治疗 49 例支气管哮喘伴有干咳，其中 43 例每日服用麦门汤剂 9g，6 例每日服用汤剂 4.5g，每天 3 次，于餐前或两餐之间服用，服药 4 周以上。结果显示对 34 例患者（69.4%）有镇咳效果，其中男性 13 例（92.9%），女性 21 例（60%），男性有效率高于女性[25]。

（3）咳嗽变异性哮喘　患者，女，37 岁，反复咳喘。用麦门冬汤加减：麦门冬 15g，法半夏 15g，生姜 3 片，北沙参 15g，炙麻黄 10g，桑白皮 20g，枳壳 30g，青皮 20g，紫苏子 15g，旋覆花 20g，苦杏仁 15g，前胡 20g，辛夷 20g，防风 15g，荆芥 15g，甘草 6g。共 7 剂，每日 1 剂，水煎服。4 剂后患者咳嗽明显减轻，痰质变稀易咯，仍觉鼻痒但已无清

涕流出，无夜间憋醒，舌质红苔薄白，脉沉细。继续予前方化裁，加用南沙参补气以扶正。再服 7 剂后痊愈[26]。

（4）咳痰困难　应用麦门冬汤治疗 10 例老年慢性呼吸系统疾病患者咳痰困难，与应用溴己新治疗的患者 10 例对照。麦门冬汤组中明显改善 2 例，中度改善 4 例，轻度改善 1 例，不变 2 例，恶化 1 例，中度改善以上者占 60%；溴己新组，中度改善 1 例，轻度改善 2 例，不变 6 例，中度改善以上者占 11.1%[27]。

（5）肺结核　应用麦门冬汤结合短程化疗治疗 62 例肺结核，与对照组 51 例（单纯应用化疗）相对比。采用麦门冬汤加 2SIRP/4IR（S 为链霉素，I 为异烟肼，R 为利福平，P 为吡嗪酰胺，"2" 为 2 个月 1 疗程，"4" 为 4 个月 1 个疗程）方案。麦门冬汤药物组成：麦门冬 20g、党参 10g、半夏 5g、粳米 15g、大枣 10g、甘草 3g，另加丹参 15g、百合 10g、桔梗 5g；咯血丝痰加藕节 10g，生地 10g；气血亏虚者党参加至 40g。水煎，两煎混合后分两次口服，早晚空腹各 1 次，每日 1 剂。对照组用 2SIRP/4IR 方案，短程化疗药物剂量为 "S"：0.75g 肌内注射，每天 1 次；"I"：0.3g 口服，每天 1 次；"R"：体重小于 55kg 者 0.45g 口服，每天 1 次；大于 55kg 者 0.6g 口服，每天 1 次；"P"：1.5g 口服，每天 1 次。结果治疗组治愈 56 例（90.3%），好转 6 例（9.7%）；对照组治愈 32 例（62.7%），好转 19 例（37.3%）[28]。

（6）肺不张　28 例肺不张患者，麦门冬汤基本方：麦门冬 60g，半夏 12g，人参 9g，甘草 6g，粳米 8g，大枣 3 枚。如火盛，出现虚烦、咳呛、呕逆者，则去大枣，加竹茹、竹叶各 10g，生石膏 20g，枇杷叶 10g；如咳吐浊黏痰，口干欲饮，加天花粉、知母、川贝母各 12g；津伤甚者加沙参、玉竹各 9g；潮热加银柴胡、地骨皮各 9g。每日 1 剂，水煎服分 2 次温服，10 天为 1 疗程。3 个疗程后，显效 12 例，好转 15 例，无效 1 例，总有效率 96.4%[29]。

（7）慢性阻塞性肺气肿　患者，男，61 岁，诊为慢性支气管炎、慢性阻塞性肺气肿。治以养阴润肺，止咳下气。用麦门冬汤加味：麦门冬 30g，北沙参 15g，法半夏 15g，银花 15g，连翘 15g，陈皮 10g，枳壳 15g，厚朴 15g，紫菀 10g，款冬花 10g，甘草 3g。服 3 剂后大便通畅，咳喘减轻。再服 6 剂咳平喘止[30]。

（8）慢性咽炎　将 123 例患者随机分为两组，对照组 60 例采用呋喃西林溶液漱口，急性起病用复方碘甘油涂抹咽部；治疗组 63 例采用麦门冬汤（麦门冬 30g，炙甘草、半夏各 10g，人参 6g，胆南星 10g，黄芩 6g，去核大枣 12 枚；咽痛加玄参、金银花各 12g；异物感明显加苏梗、马勃 10g；恶心加竹茹 6g；咽干较重加石斛、天花粉 10g），每日 1 剂，水煎 200ml，早晚口服。连续治疗 10 天为 1 个疗程。结果治疗组痊愈 37 例，有效 22 例，无效 3 例，总有效率 96.32%；对照组痊愈 21 例，有效 25 例，无效 14 例，总有效率 76.67%。治疗组疗效优于对照组（P<0.05）[31]。

（9）慢性支气管炎　将 74 例本病患者随机分为两组，治疗组予以麦门冬汤加减治疗；对照组予盐酸氨溴索口服液治疗。治疗组方药组成：麦门冬 20g，半夏 12g，党参 12g，甘草 8g，粳米 8g，大枣 3 枚。临证加减：痰中带血者加白茅根；潮热者加青蒿、鳖甲；盗汗者加生牡蛎、浮小麦；手足心热者加知母、黄柏；咽痛者加玄参、马勃；咳嗽剧烈者加紫菀、百部。每日 1 剂，水煎服，用水 500ml 煎至 200ml。每次 100ml，每天 2 次，饭前 10min 口服。10 天为 1 个疗程，连服 2 个疗程。对照组予盐酸氨溴索口服液治疗，每次 10ml，每天 3 次。疗程同治疗组。结果治疗组总有效率为 92.11%；对照组总有效率为 69.44%。两组比较，差异有统计学意义（P<0.05）[32]。

（10）特发性肺纤维化　将 60 例特发性肺纤维化患者随机分为两组，治疗组与对照组各 30 例，对照组予以西医常规治疗；治疗组予以口服加味麦门冬汤协同西医常规治疗。对照组：泼尼松口服，起始剂量每天 0.5mg 服用 4 周，再每天 0.25mg 服用 8 周，继之减至每天 0.125mg，疗程为 1 个月。治疗组：在对照组治疗的基础上同时口服麦门冬汤加味进行治疗，组方：麦冬 3g，清半夏 5g，人参 15g，炙甘草 15g，粳米 20g，大枣 3 枚，黄芪 30g，五味子 15g，山萸肉 15g，蛤蚧 15g，川芎 15g，地龙 10g。每剂煎至 300ml。服用方法：每次 100ml，每天 3 次，早餐前、午、晚餐后，疗程为 1 个月。结果治疗组和对照组治疗后症状较治疗前均有显著改善（P<0.05），治疗组改善患者症状方面显著优于对照组（P<0.05）；治疗组与对照组治疗后肺功能与治疗前比较有显著性改善（P<0.05），两组治疗后组间比较，无显著差异性（P>0.05）；说明两组均能提高肺功能，疗效相当[33]。

（11）功能性消化不良　随机将 70 例患者分成两组，治疗组采用麦门冬汤加减治疗 35 例，对照组 35 例采用多潘立酮片治疗。治疗组予麦门冬汤加减，基础方：麦冬 15g，半夏 10g，人参 10g，生甘草 10g，大枣 10g，水红子 10g。加减：脾虚者加用白术 15g，茯苓 10g；肝郁者加用柴胡 10g，白芍 15g；肝肾阴虚者加用熟地 10g，枸杞子 15g。每日 1 剂，取煎汁 300ml，每天 2 次早晚分服。对照组用西药治疗，多潘立酮片 10mg，每天 3 次，口服。同为 28 天 1 个疗程。治疗组 35 例，治疗后痊愈 15 例，显效为 8 例，有效为 9 例，无效为 3 例，总有效率 91.4%；对照组 35 例，治疗后痊愈 9 例，显效为 6 例，有效为 8 例，无效为 12 例，总有效率 65.7%。两组治疗后总有效率相比较，有显著性差异（$P < 0.01$），治疗组明显优于对照组[34]。

（12）慢性萎缩性胃炎　将 92 例慢性萎缩性胃炎患者随机分为两组，对照组给予摩罗丹每次 15g，每日 2 次，口服。治疗组给予麦门冬汤加味治疗，麦门冬汤药物组成：半夏 20g，麦冬 20g，党参 20g，粳米 10g，大枣 20g，甘草 20g。脾气虚较甚者加黄芪 15~30g；肝气郁结者加郁金 10g、柴胡 10g；疼痛甚者加白芍 12g；反酸者加海螵蛸 10g；便秘者加火麻仁 10g、郁李仁 10g。每日 1 剂，分早晚 2 次服用。两组均连续治疗 1 个月。结果治疗组总有效率为 100.00%，对照组为 86.36%，比较差异有高度统计意义（$P < 0.01$）；治疗后主要临床症状积分及胃黏膜病理积分均较同组治疗前显著降低（$P < 0.05$），但治疗组降低程度更为显著（$P < 0.05$）[35]。

（13）胃阴亏虚型慢性胃炎　运用麦门冬汤加味治疗 156 例胃阴亏虚型慢性胃炎，对照组：雷米替丁每次 150mg，替硝唑片每次 0.3g，阿莫西林胶囊每次 1.0g。治疗组：麦门冬汤加减（麦冬、半夏、人参、粳米、生甘草、公英、红藤、大枣）。胃痛加丹参、元胡；胃阴虚明显者加玉竹、石斛、沙参；腹胀明显可加槟榔、厚朴、枳壳；湿浊加菖蒲、茯苓、苍术；食积加鸡内金；食积化热加黄连、大黄、黄芩。每日 1 剂，水煎服，每天 3 次。4 周为 1 疗程。结果治疗组总有效率 91.02%；对照组总有效率 77.5%，两组比较有显著差异（$P < 0.01$）[36]。

（14）慢性浅表性胃炎　用麦门冬汤加减治疗慢性浅表性胃炎，以麦冬 10~30g，党参 10g，半夏 10g，北沙参 15g，白芍 15g，山药 15g，当归 10g，麦芽 15g，生姜 3 片，大枣 3 个，炙甘草 10g，粳米 15g。水煎服，每日 1 剂，分两次服。结果显示，患者均在服药后疼痛消失或显著减轻，复查胃镜均比治疗前好转[37]。

（15）中枢性呃逆　患者，男，63 岁，患中枢性呃逆。给予麦门冬汤加减：麦冬、党参、乌梅、石斛、旋覆花、川牛膝、枇杷叶各 10g，代赭石 15g，红花、制半夏、柿蒂、炙甘草各 5g。每日 1 剂。3 剂后呃逆发作时声音减轻，时间约 10~20min，夜间患者已能入睡。共服 6 剂后夜间基本未发作，白天时有轻度呃逆[38]。

（16）对化疗后减毒增效　对 19 例中晚期非小细胞肺癌随机分为治疗组（中西医结合组）和对照

组（西医组）。其中治疗组 10 例，对照组 9 例，两组均给予 EP 方案全身化疗，治疗组加服麦门冬汤并随症加减。麦门冬汤加减，药用：法半夏 30g，麦冬 60g，人参 10g，炙甘草 10g，大枣 10g，粳米 10g。辨证加减：气虚甚者加黄芪 20g；血虚加当归 10g，鸡血藤 30g；咯血加仙鹤草 30g，合欢皮 30g；发热加生石膏 30g，知母 10g；胸痛加三七粉 6g，郁金 10g，徐长卿 10g，赤芍 10g；每日 1 剂，加水煎成约 600ml，分 3 次口服。EP 方案化疗：1~5 天，每天顺铂 20~30mg，静滴；1~14 天，依托泊苷每天 50mg，口服，$d_{1~14}$。对照组采用西医化疗，其化疗方案与治疗组完全相同。连续观察 3 个化疗周期后比较两组治疗前后的不同。结果治疗组客观有效率为 70%，明显优于对照组的 44.44%，有显著差异（$P < 0.05$）；治疗组的消化道毒性、血液学毒性分别为 50%、50%，均明显低于对照组的 77.77%、66.66%[39]。

参考文献

[1] 蒋时红，孙超龙，刘燕，等．麦门冬汤诱导人肺腺癌 A549 细胞凋亡作用及其机制[J]．中华中医药杂志，2015，30（4）：1236-1238.

[2] 孙超龙，张文娴，刘燕，等．麦门冬汤对非小细胞肺癌 A549 细胞凋亡、周期、表皮生长因子受体及 STAT3 基因表达的影响[J]．中国实验方剂学杂志，2014，20（11）：110-114.

[3] 包素珍，郑小伟，宋红，等．麦门冬汤的抑瘤作用[J]．中医研究，2005，18（8）：9-10.

[4] 张瑞，宋建平，李瑞琴，等．麦门冬汤对肺纤维化大鼠形成阶段的影响[J]．中华中医药学刊，2012，30（9）：2022-2024.

[5] 杨美凤，谢忠礼，宋建平．麦门冬汤对大鼠肺纤维化形成阶段肺及海马 DA、NE、5-HT 的干预作用[J]．中医研究，2012，25（6）：73-75.

[6] 刘建军，康国强，白秀丽，等．麦门冬汤对大鼠放射性肺损伤的预防作用研究[J]．世界中西医结合杂志，2012，7（4）：302-304.

[7] 刘建军，康国强，白秀丽 等．麦门冬汤对放射性肺损伤大鼠肺组织核转录因子 κB 及白细胞介素 -1 表达的影响[J]．河北中医，2012，34（9）：1401-1403.

[8] 史青，聂淑琴．麦门冬汤治疗呼吸道炎症的分子药理机制研究[J]．国外医学中医中药分册，2002，24（4）：213-214.

[9] 孙备．麦门冬汤对气道清除及分泌的影响[J]．国外医学中医中药分册，2000，22（2）：101.

[10] 同心．麦门冬汤对呼吸道过敏的药理作用新发现

[J]. 国外医学中医中药分册, 2001, 23 (2): 124.

[11] 毛万姮, 李红平, 邹学正. 丹白麦门冬汤对慢性萎缩性胃炎大鼠 GAS、PGE2 的影响 [J]. 中医药信息, 2006, 23 (4): 50-51.

[12] 李红平, 毛万姬, 邹学正. 丹白麦门冬汤对慢性萎缩性胃炎大鼠胃黏膜病理形态学的影响 [J]. 陕西中医, 2007, 28 (2): 243-245.

[13] 赵静, 王兰青, 王岩莉, 等. 麦门冬汤麦冬半夏不同比例对慢性萎缩性胃炎模型大鼠胃黏膜病理形态的影响 [J]. 中国民族民间医药, 2010, 16: 53-54.

[14] 李晶, 刘亚娴, 王建方, 等. 加减麦门冬汤对大鼠胃排空的影响 [J]. 中国自然医学杂志, 2000, 2 (1): 5-7.

[15] 李晶, 刘亚娴, 李英, 等. 加减麦门冬汤对食管癌、贲门癌术后患者胃排空的影响 [J]. 河北医科大学学报, 2002, 23 (4): 233-235.

[16] 王振亮, 宋建平, 邓伟, 等. 麦门冬汤对 BALB/C 硬皮病小鼠 CD_4^+、CD_8^+T 细胞及腹腔巨噬细胞活力的影响 [J]. 国医论坛, 2013, 28 (6): 59-61.

[17] 赵雯红, 郑小伟. 加味麦门冬汤对肿瘤化疗药物环磷酰胺增效作用的实验研究 [J]. 中华中医药学刊, 2007, 25 (5): 1010-1012.

[18] 藤森胜也. 含有麦门冬汤等多种药物并用疗法治疗感冒后综合征的慢性咳嗽 [J]. 日本东洋医学杂志, 1997, 47 (6): 153.

[19] 刘朝芳. 麦门冬汤治疗喉源性咳嗽临床观察 [J]. 光明中医, 2001, 16 (94): 44-45.

[20] 吴学苏. 加减麦门冬汤治疗感染后咳嗽 38 例 [J]. 陕西中医, 2003, 24 (10): 868-869.

[21] 迟文, 陈贞. 加味麦门冬汤治疗感冒后咳嗽疗效观察 [J]. 北京中医药, 2012, 31 (6): 446-447.

[22] 黄敏. 麦门冬汤治疗血管紧张素转换酶抑制剂致干咳副反应 30 例 [J]. 河北中医, 2004, 26 (3): 199.

[23] 刘斌. 麦门冬汤治疗小儿退热后多汗咳嗽 26 例 [J]. 广西中医药, 1997, 20 (1): 222.

[24] 施义, 景海波. 麦门冬汤加减治疗食管癌术后反流性咳嗽 28 例临床观察 [J]. 湖南中医药杂志, 2013,

29 (6): 42-44.

[25] 玉木利和. 麦门冬汤对支气管哮喘的镇咳作用及其有效成分分析 [J]. 东京氏科大学杂志, 1999, 57 (1): 23, 30.

[26] 冯莎, 李慧. 麦门冬汤治疗咳嗽变异性哮喘临床体会 [J]. 中医临床研究, 2013, 5 (7): 87-88.

[27] 佐藤和彦. 麦门冬汤治疗老年慢性呼吸系统疾病患者咯痰困难的效果与溴己新比较 [J]. 日本东洋医学杂志, 1993, 43 (5): 33.

[28] 赵郴, 彭庚如, 罗佩湖, 等. 麦门冬汤结合短程化疗治疗肺结核 62 例总结 [J]. 湖南中医杂志, 2000, 16 (6): 16.

[29] 孟旭升, 张瑞霞. 麦门冬汤治疗肺不张 28 例 [J]. 陕西中医, 2008, 29 (12): 1583.

[30] 张建忠. 麦门冬汤治疗慢性阻塞性肺气肿临床体会 [J]. 实用中医药杂志, 2008, 24 (9): 597.

[31] 李先锋. 麦门冬汤治疗慢性咽炎随机平行对照研究 [J]. 实用中医内科杂志, 2014, 28 (3): 32-33.

[32] 罗明. 麦门冬汤加减治疗慢性支气管炎临床缓解期肺阴亏耗证 38 例临床观察 [J]. 中医药导报, 2013, 19 (11): 107-108.

[33] 于龙. 麦门冬汤治疗特发性肺纤维化 30 例 [J]. 中医药导报, 2015, 13 (6): 55-56.

[34] 马春. 麦门冬汤加减治疗功能性消化不良 35 例临床研究 [J]. 中国医药指南, 2013, 11 (4): 284-285.

[35] 董仲. 麦门冬汤加味治疗慢性萎缩性胃炎 48 例临床观察 [J]. 北方药学, 2012, 29 (1): 30-31.

[36] 赵琦, 何鲜萍, 游绍伟. 麦门冬汤加味治疗胃阴亏虚型慢性胃炎 156 例临床观察 [J]. 中国现代药物应用, 2008, 2 (11): 63-64.

[37] 赵学魁. 麦门冬汤加减治疗慢性浅表性胃炎的体会 [J]. 上海中医药杂志, 2004, 38 (4): 19.

[38] 裴磊. 麦门冬汤加减治疗中枢性呃逆体会 [J]. 浙江中医杂志, 2012, 12: 900.

[39] 夏克春, 曾永蕾, 郝皖蓉, 等. 麦门冬汤联合 EP 方案治疗中晚期非小细胞肺癌临床研究 [J]. 辽宁中医杂志, 2015, 42 (9): 1705-1706.

甘姜苓术汤

【出处】《金匮要略》(汉·张仲景)"肾著之病, 其人身体重, 腰中冷, 如坐水中, 形如水状, 反不渴, 小便自利, 饮食如故, 病属下焦。身劳汗出, 衣里冷湿, 久久得之, 腰以下冷痛, 腹重如带五千钱, 甘姜苓术汤主之。"

【处方】甘草、白术各二两, 干姜、茯苓各四两。

【制法及用法】上四味，以水五升，煮取三升，分温三服。

【剂型】汤剂。

【同名方剂】肾着汤（《圣济总录》）；肾着汤（《汤头歌诀》）；肾着汤（《三因极-病症方论》）；肾着汤（《备急千金要方》）；肾着汤（《医方考》）；肾着汤（《妇人大全良方》）。

【历史沿革】

1. 甘姜苓术汤（《金匮要略》）

甘姜苓术汤始见于《金匮要略》，因其为"肾着"病之主方，故又名肾着汤。"肾着"之病虽属下焦，然其论治实在脾肺。

2. 肾着汤（《圣济总录》）

[组成] 甘草（炙二两）、干姜（炮三两）、茯苓（去黑皮）、白术（各四两）。

[主治] 治肾着，身体重，腰中冷痛。

[用法用量] 上四味，咀如麻豆大，每服半两，用水一盏半，煎取一盏，去滓温服，不拘时，腰腹温暖为度。

3. 肾着汤（《汤头歌诀》）

[组成] 干姜、茯苓各四两，炙甘草、白术（炒）各二两。

[主治] 伤湿身痛与腰冷。

4. 肾着汤（《三因极-病症方论》）

[组成] 茯苓、白术各120g，干姜（炮）、甘草各60g，（炙）杏仁（去皮、尖，炒）90g。

[主治] 治疗妊娠腰脚冷肿。

[用法用量] 上锉为散，每服12g，用水400ml，煎至300ml，去滓，食前服。

5. 肾着汤（《备急千金要方》）

[组成] 甘草（二两）、干姜（三两）、茯苓、白术（各四两）。

[用法用量] 上四味，以水五升，煮取三升，分三服。腰中即温。

6. 肾着汤（《医方考》）

[组成] 干姜、茯苓（各四钱），炙甘草、白术（炒，各二钱）。

7. 肾着汤（《妇人大全良方》）

[组成] 茯苓、白术（各四两），干姜、甘草（各二两），杏仁（三两）。

[主治] 治妊娠腰脚肿。

[用法用量] 上五味，每服四钱。水一盏半，煎至七分，食前服。

【现代研究】

1. 药理作用

（1）抗炎　将70例患者按随机数字表法分为针药组和中药组两组，每组35例。针药组予针刺和肾着汤加减方治疗，中药组予甘姜苓术汤加减方治疗。两组均以7天为1个疗程，治疗2个疗程。针药组的总有效率91.43%，高于对照组的74.29%（$P < 0.05$）；治疗后两组血清白介素-6（IL-6）、肿瘤坏死因子-α（TNF-α）较本组治疗前均下降（$P < 0.05$），组间比较针药组的改善优于中药组（$P < 0.05$）。实验表明针药结合治疗寒湿证腰椎间盘突出症具有较好的临床疗效，并能减轻患者疼痛，其作用机制可能与降低患者血清IL-6、TNF-α水平进而抑制炎症反应有关[1]。

（2）调节生理功能　将45只SPF级昆明小鼠适应性饲养1周后按体重随机分为3组：正常对照组、外感寒湿组和药物组。加味甘姜苓术汤改善了模型组小鼠体重下降、肠道菌群失调、小肠炎性反应、组织结构紊乱、水液代谢障碍、免疫系统紊乱的状况，对Toll样受体4/核因子-κB信号通路的抑制作用，可能是加味甘姜苓术汤治疗外感寒湿的重要机制之一[2]。

2. 制剂研究

甘姜苓术汤水煎煮法提取多糖的最佳工艺，用水提醇沉法提取甘姜苓术汤中的总多糖，用苯酚-浓硫酸法显色测定多糖的含量，在实验中将煎煮次数、煎煮时间、料液比作为单因素，以水煎煮液中总多糖的含量为评价指标，通过正交试验$L^9(3^4)$确定甘姜苓术汤中总多糖的最佳提取条件。结果最佳水提工艺条件为煎煮3次，料液比为1:12，每次煎煮30min。并且测得该方中总多糖的平均含量为43.70mg/g。该方法易于操作、稳定可行，可用于甘姜苓术汤中总多糖的提取工艺研究[3]。

3. 临床应用

（1）腰痛　采用甘姜苓术汤加味治疗50例腰痛患者，药方组成：甘草20g，干姜10g，茯苓20g，炒白术60g。加减：伤湿身重，腹痛腰冷不渴者，加附片6g、桂枝6g、炙麻黄6g、乌药20g、炙延胡索10g；妊娠腰脚肿痛患者，加附片6g、桂枝6g、炙麻黄6g、牛膝10g、炒杜仲20g、乌药20g、炙延胡索10g。每日1剂，用水煎服，分3次服完，1周为1个疗程。将药渣装入布袋内，热敷腰部，每天2次，1周为1个疗程，经两次疗程治疗，总有效率为96%[4]。

采用甘姜苓术汤治疗 100 例腰痛患者,药方组成:甘草 15g,干姜 12g,茯苓 15g,炒白术 60g。湿邪偏胜、腰痛以重痛为主者加苍术 15g;寒邪偏胜、腰痛以冷痛为主者加川附子 10g;寒凝瘀血、腰痛以刺痛为主且痛有定处、白天轻夜晚重者加红花、桃仁各 10g;腰痛以酸软为主者加牛膝、杜仲各 15g;关节游走性疼痛者加独活、川芎各 9g;小便短赤、苔白厚滑腻者加苍术、黄柏、牛膝各 12g,薏苡仁 24g。水煎口服,每日 1 剂,7 天为 1 个疗程,连服 2 个疗程,在此基础上,将药渣装入布袋中热敷患者腰部,每天 2 次,7 天为 1 个疗程,连敷 2 个疗程。对照组采用中药穴位热敷治疗,药方:川乌、草乌各 10g,附片 12g,独活 30g,当归、牛膝各 15g,细辛 6g。每天 1 次,每次敷 15~20min,7 天为 1 个疗程,连敷 2 个疗程,具有统计学意义（P＜0.05）[5]。

80 例腰痛患者随机分为治疗组 40 例,对照组 40 例,治疗组从脾论治采用甘姜苓术汤加减治疗;对照组采用尼美舒利分散片治疗。两组均 7 天为 1 个疗程,3 个疗程评定疗效。治疗组总有效率为 92.5%,对照组总有效率 75.0%,两组比较差异有统计学意义（P＜0.05）,说明肾着汤治寒湿腰痛疗效显著[6]。

（2）腰椎间盘脱出 采用甘姜苓术汤治疗 30 例腰椎间盘脱出患者,对照组用电子牵引床牵引,每天 1 次,每次 0.5h,10 天为 1 个疗程。治疗组在牵引同时,加服中药甘姜苓术汤,药方组成:干姜 40g,白术 30g,茯苓 30g,炙甘草 30g。苔腻者加苍术 30g;下肢麻木者加薏苡仁 30g;下肢疼痛者加青风藤 30g、木瓜 30g。每日 1 剂,水煎后分 3 次服,10 天为 1 个疗程。治疗组总有效率 100%,对照组总有效率 100%。两组显效率比较有显著性差异（P＜0.01）[7]。

用甘姜苓术汤治疗 60 例腰椎间盘突出症患者,药方组成:干姜 6g,茯苓 12g,苍白术 10g,甘草 5g,细辛 3g。每日 1 剂,水煎,分早晚 2 次饭后温服。7 天为 1 个疗程,治疗 1~3 个疗程。寒偏盛者加桂枝、肉桂、制草乌;湿偏重者加川乌、独活;关节游走疼痛者加防风、川芎、独活;伴有脾虚者加党参、黄芪;肾阳虚者加狗脊、补骨脂;兼气血亏虚者加黄芪、熟地、何首乌;有外伤史者加红花、三七;腰痛剧烈者加生薏苡仁、泽兰;夜间疼痛加剧者加制乳香、制没药、延胡索;伴下肢麻木者加黄芪、天麻;腰部酸软无力者加桑寄生、杜仲、五加皮、胡桃肉;腰部空痛者加骨碎补。治疗总有效率 96.7%[8]。

（3）膝骨关节炎 患者,男,57 岁,双膝肢关节肿痛、全身肌肉疼痛,兼见手足发凉,畏寒怕冷,有大汗出,大便溏薄且频数,性功能减退,舌淡红,苔白腻,脉沉细。中医诊断:痹证,辨为阳虚不温、寒湿阻证。以温阳散寒,益气固表为治法,用甘姜苓术汤合防己黄芪汤方减,药方组成:干姜 12g,白术 24g,防己 6g,黄芪 10g,川乌 6g,红参 10g,茯苓 12g,清半夏 12g,炙甘草 6g。6 剂,每日 1 剂,每天分 3 次服;治疗 3 个月,诸症悉除[9]。

患者,女,32 岁,中医诊断:痹症。辨证为寒凝经络,痹阻关节证,以温经散寒除湿为治法。方用甘姜苓术汤加味:干姜 12g,独活 10g,白术 8g,桑寄生 10g,炙甘草 8g,桂枝 6g,茯苓 12g。水煎服。服药前或后服饮 3ml 白酒,共服药 8 剂。同时配合艾灸治疗,艾灸 7 次,诸症悉除[10]。

患者,男,35 岁,左膝关节肿大,重着疲楚难耐,按之柔软,如有积液,左腿屈伸不利,大便时塘,小便频且数,舌淡,苔白腻,脉沉细。中医诊断:鹤膝风,治以温经散寒除湿法,给予甘姜苓术汤加减。药方组成:茯苓 20g,甘草 10g,牛膝 30g,白术 20g,干姜 15g。另给予七香散（即山奈、乳香、白芷、丁香、甘松、肉桂、木香各等分研末）撒膏上贴敷。5 剂后,肿痛减,左腿屈伸好转,二便已调,脉稍有力,苔白腻减退,前方加鸡血藤 30g,连服 10 剂,诸症悉除。又服 10 剂后,随访 1 年未发[11]。

（4）寒湿型第三腰椎横突综合征 用甘姜苓术汤治疗 96 例寒湿型第三腰椎横突综合征患者,药方组成:药用干姜 30g,白术 15g,茯苓 30g,生甘草 10g。腰膝酸软者加桑寄生 15g,杜仲 15g,狗脊 15g,萆薢 15g;伴腹泻、舌淡胖者加苍术 15g,炒薏苡仁 30g;女性患者伴带下清稀者加芡实 15g,白果 15g;疼痛日久表现为刺痛较剧者加乳香 10g,没药 10g。每日 1 剂,分 2 次温服,5 天为 1 个疗程,连服 1~3 个疗程。96 例患者最多连服 4 个疗程,最短 2 剂,平均 10 剂。治愈 83 例,好转 11 例,未愈 2 例。治疗前疼痛视觉模拟评分法评分为 6.56±1.08 分,治疗后为 1.82±0.89 分;治疗后评分法评分较治疗前明显改善,差异有统计学意义（P＜0.05）[12]。

（5）慢性盆腔炎性痛经 采用甘姜苓术汤加减治疗 35 例慢性盆腔炎性痛经患者,试验组采用甘姜苓术汤加减治疗方案,对照组采取痛经丸治疗方案,研究两组临床有效统计率。试验组临床有效统计率比较于对照组有所提升,显示指标分析的统计学意义（P＜0.05）。对慢性盆腔炎性痛经患者实施甘姜苓术汤加减治疗展现较优效果[13]。

（6）类风湿关节炎 患者,女,48 岁,患类风湿关节炎 3 年余,药方组成:白术 30g,干姜 20g,茯苓 30g,桂枝 10g,桑枝 10g,黄芪 30g,党参 30g,肉桂 10g,制附子 10g,狗脊 20g,片姜黄 10g,木瓜

20g，路路通 20g，全蝎 10g，蜈蚣 3 条，薏米 30g。连服 10 剂，并注意饮食忌宜。服完 10 付后疼痛及手足肿胀的症状减轻；继续服用 15 付后，其疼痛消失，饮食恢复正常[14]。

（7）泌尿系结石　本组 13 例，确诊为肾盂肾盏结石（6 块）6 例，输尿管结石 5 例，肾及输尿管结石（4 块）2 例。肾着汤加味方：生甘草 6g，干姜 6g，白茯苓 15g，炒白术 10g，川草薢 10g，木通 6g，滑石粉 30g（包煎），延胡索 15g（打碎），黄芪 25g，白茅根 45g。结石活动期及输尿管结石加金钱草、海金沙、王不留行；血尿加茜草、仙鹤草、蒲黄炭；腰痛甚者加香附、乌药。每日 1 剂，水煎 2 次，取药汁 30ml，口服。经服肾着汤加味方后腰腹疼痛缓解，排出混浊尿液，或有给石排出。治愈 10 例，有效率 76.92%[15]。

（8）泌尿系感染　患者，女，反复发作泌尿系感染数年。西医诊断：泌尿系感染。中医诊断：冷淋。初诊给予干姜苓白术汤加减：炙甘草 10g，干姜 10g，茯苓 20g，白术 20g，菟丝子 30g，乌药 10g，小茴香 10g，马齿苋 30g，生黄芪 20g，巴戟天 20g，秦皮 20g，仙茅 10g，炒麦芽 30g，川木通 10g，佩兰 20g，六一散 10g。7 剂，水煎服，每日 1 剂。二诊拟前方去佩兰、六一散、川木通，加入石韦 30g、野菊花 20g、防风 10g、赤芍 20g。7 剂，服法同前。三诊处方：鹿角霜 20g，生黄芪 20g，仙灵脾 20g，仙茅 20g，巴戟天 20g，菟丝子 20g，炙甘草 10g，干姜 10g，茯苓 20g，白术 20g，炙黄芪 20g，肉桂 6g，木香 10g，小茴香 10g，乌药 10g，马齿苋 30g，服方 6 剂后诸症悉除，排尿无不适，尿常规正常[16]。

（9）胃炎　胃炎患者 311 例，治疗方：益母草 30g，茯苓 15g，甘草 6g，红花 10g，干姜 10g，延胡索 10g，白术 10g。恶心口淡，呕吐涎水者加藿香 15g，砂仁 10g；疼痛攻窜胁肋或掣背，嗳气吞酸，脉见沉弦，谓肝气郁结，犯及脾胃者加柴胡 10g，制香附 15g；口苦干涩，或臭气燥烈，舌质红，脉沉稍数者去干姜加生石膏 50g，淡竹叶 10g，黄连 10g；伴溃疡者，疲久不消，积而不散，舌质紫黯者加丹参、海螵蛸各 15g，白及 10g，龙骨 20g；胃下垂者为中气下陷，升举无力者加黄芪 20g，党参 15g，升麻 6g。每日 1 剂，水煎分早晚温服，若疼痛严重者，可配合针灸治疗，取中脘、天枢、足三里等穴。结果痊愈 213 例，有效 67 例，无效 31 例。治愈率为 74.2%，总有效率 90%[17]。

（10）肠功能紊乱　患者，男，西医内科诊为肠功能紊乱，屡服西药无效。治以肾着汤加味：炒白术 20g，茯苓 15g，干姜 10g，杭白芍 15g，木香 6g，焦山楂 20g，甘草 5g。水煎服，每日 1 剂，早晚分 2

次服。5 剂后，病告痊愈[18]。

（11）羊水过多　肾着汤加减治疗孕妇羊水过多[19]。例一：女，24 岁，羊水过多，肾着汤加减治疗：肾着汤去香附、黄芩，加党参、黄芪 3 剂；三餐饭后每次饮 1 小碗白糖开水。7 剂后，羊水恢复正常。例二：女，25 岁，羊水过多，经肾着汤加减（黄芪、党参、苍白术、云苓、腹皮、当归、白芍、泽泻、陈皮、羌活、木香）9 剂治疗，配合炖鲫鱼汤同服。1 个月后，恢复正常。

（12）其他　在临证时，随证加减，用以治疗以中阳不足为主症的病症，如身半汗出、腰臀冷证、双足不温等方面可取得比较满意的疗效[20]；应用甘姜苓术汤治疗眩晕、泄泻、带下、鹤膝风等症，疗效显著[21]；用该方加味辨证治疗泄泻、水肿、眩晕、带下等病症亦获得满意效果[22]；甘姜苓术汤亦可治疗半身出汗[23]；此外，肾着汤尚治疗肾积水 1 例[24]。

3. 安全性

通过灌胃给予大鼠 90 天甘姜苓术汤颗粒稠膏样品，研究本品所产生的长期毒性反应及其程度。整个试验期间大鼠整体状况较好，体重正常增加，体重和摄食量各剂量组与对照组比较无显著性差异；脏器系数各剂量组与对照组比较无显著性差异；血液学指标、血清生化学、血清电解质各剂量组与对照组比较也无显著性差异；表明大鼠 90 天长期毒性试验对大鼠无毒性损伤及延迟性毒性反应[25]。

参考文献

[1] 曹越，章薇.针药结合对寒湿证腰椎间盘突出症患者血清 IL-6 和 TNF-α 的影响[J].针灸临床杂志，2016，32（1）：8-10.

[2] 李蓉.基于小鼠外感寒湿模型探讨外感寒湿伤脾机制的理论及实验研究[D].湖北中医药大学，2016.

[3] 刘晓芳，梁惠珍，闫江娜，等.甘姜苓术汤中总多糖的提取工艺研究[J].山东化工，2019，48（5）：6-8.

[4] 谭峻峰.肾着汤治疗腰痛病症 50 例疗效观察[J].中田民族民间医药，2011，18：44.

[5] 曹建建，黄再庆，刘正风.肾着汤治疗腰痛 100 例疗效观察[J].现代诊断与治疗，2016，25（5）：990-991.

[6] 王慧丽，职玉娟.从脾论治寒湿腰痛 40 例[J].中国中医药现代远程教育，2016，14（11）：89-90.

[7] 李俊英，高喜源.肾着汤缓解腰椎间盘脱出疼痛 60 例[J].现代中西医结合杂志，2010，19（4）：458.

［8］高俊盛，永华，吕正祥，等. 张曦主任中医师运用肾
着汤治疗寒湿性腰椎间盘突出症60例疗效总结［J］.
国医论坛，2008，23（1）：7-8.

［9］王付. 甘姜苓术汤方证探索与实践［J］. 中华中医药
杂志，2016，31（2）：535-538.

［10］姚传平. 肾着汤验案两则［J］. 四川中医，1984
（5）：36.

［11］李加保. 干姜苓术汤临证新用［J］. 医药世界，2006
（7）：184-185.

［12］原涟靖. 经方肾着汤治疗寒湿型第三腰椎横突综
合征［J］. 河南医学研究，2016，25（6）：1091-
1092.

［13］李其香，黄宗菊. 甘姜苓术汤加减治疗慢性盆腔炎
性痛经疗效观察［J］. 实用中医药杂志，2018，34
（08）：892-893.

［14］贾向阳，周全. 肾着汤在治疗类风湿关节炎方面的
临床价值分析［J］. 当代医药论丛，2014，12（2）：
138.

［15］高学功. 肾着汤治疗泌尿系结石例观察［J］. 河北
中医，1991，13（1）：2.

［16］倪珊珊. 王耀光运用甘姜苓术汤治疗冷淋1例［J］.
江西中医药（明医心鉴），2013：14.

［17］王海江. 加味肾着汤治疗胃炎311例观察［J］. 河
北中医，1991，13（4）：2.

［18］于洪钧. 肾着汤治肠功能紊乱［J］. 实用中医内科
杂志，1989，3（4）：48.

［19］叶文贞. 肾着汤炖螂鱼治羊水过多［J］. 福建中医
药，1991，22（6）：40-41.

［20］徐永红. 甘姜苓术汤的临床运用心得［J］. 江西中
医药，2001，32（6）：30.

［21］袁银忠. 肾着汤临床新用［J］. 河南中医，2004，
24（7）：14.

［22］翟凤荣，王云光. 甘姜苓术汤临床应用举隅［J］. 中
国中医药信息杂志，2006，13（3）：83.

［23］翟海定. 甘姜苓术汤治疗半身出汗［J］. 陕西中医，
1984：26.

［24］李璇，刘春芳. 肾着汤治疗肾积水1例［J］. 实用
中医药杂志，2018，24（2）：262.

［25］解利艳. 肾着汤颗粒的制备工艺、质量标准研究及
长期毒性研究［D］. 湖北中医药大学，2013.

厚朴七物汤

【出处】《金匮要略》（汉·张仲景）"病腹满，发热十日，脉浮而数，饮食如故，厚朴七物汤主之。"

【处方】厚朴半斤，甘草、大黄各三两，大枣十枚，枳实五枚，桂枝二两，生姜五两。

【制法及用法】上七味，以水一斗，煮取四升，温服八合，日三服。呕者，加半夏5合；下利，去大黄；寒多者，加生姜至半斤。

【注意】忌海藻、菘菜、生葱、羊肉、饧。

【剂型】汤剂。

【同名方剂】厚朴七物汤方《伤寒杂病论》、厚朴七物汤方《医宗金鉴》、厚朴七物汤《圆运动的古中医学》。

【历史沿革】

1. 厚朴七物汤《伤寒杂病论》

［组成］厚朴半斤，甘草三两，大黄三两，枳实五枚，桂枝二两，生姜五两，大枣十枚。

［用法用量］以水一斗，煮取四升，去滓，温服八合，日三服。阳明病，腹中切痛，雷鸣，逆满，呕吐者，此虚寒也，附子粳米汤主之。

2. 厚朴七物汤方《医宗金鉴》

［组成］厚朴半斤，甘草三两，大黄二两，大枣十枚，枳实五枚，桂枝二两，生姜五两。

［用法用量］以水一斗，煮取四升，温服八合，日三服。呕者加半夏五合；下利去大黄；寒多者，加生姜至半斤。

3. 厚朴七物汤《圆运动的古中医学》

［组成］厚朴八钱，枳实二钱，大黄二钱，桂枝二钱，甘草二钱，大枣五钱，生姜五钱。

［主治］治腹满痛，发热脉浮数，饮食如故者。

【现代研究】

1. 药理作用

抑制胃液分泌 厚朴七物汤分别给各大鼠灌药0.1ml/10g（按照体重给药，相当于桂枝去芍药汤组4.95g/kg，厚朴三汤组5.25g/kg，厚朴七物汤Ⅰ组9.92g/kg，厚朴七物汤Ⅱ组9.92g/kg，用药剂量相当于成人临床有效剂量的7倍），空白对照组给予等体积的生理盐水，连续灌胃7天，每天1次，末次给药

后禁食 24h，不禁水。实验结果与空白对照组比较 $P < 0.05$，与空白对照组比较 $P < 0.01$，厚朴三物汤组比较 $P < 0.05$。表明厚朴七物汤能减少大鼠胃液分泌，降低胃液酸度和胃蛋白酶含量，且桂枝去芍药汤与厚朴三物汤合方后，在保护胃黏膜方面，桂枝去芍药汤对厚朴三物汤产生了"增效"作用；桂枝去芍药汤与厚朴三物汤相合组成的厚朴七物汤，"先合后煎"的效果要优于"先煎后合"[1]。

2. 制剂研究

采用正交试验法设计厚朴七物汤水提取工艺，以出膏率、含浸出物百分量和厚朴酚与和厚朴酚，及含大黄总蒽醌量为测定指标，考察加水量，提取次数和回流时间三个因素参数，确定最佳提取工艺条件；结果表明，厚朴七物汤最佳提取工艺为回流提取 3 次，第 1 次加水 10 倍量提取 1.5h，第 2 次加水 8 倍量提取 1.4h，第 3 次加水 6 倍量提取 0.5h[2]。

3. 临床应用

（1）反流性食管炎　厚朴七物汤治疗 120 例胃反流性食管炎患者。对照组口服抑酸制剂，雷贝拉唑肠溶胶囊 20mg，每天 1 次；莫沙必利片 5mg，每天 3 次，口服。治疗组应用厚朴七物汤加减，处方组成：厚朴 24g，生姜 24g，炙甘草 9g，枳实 9g，砂仁 6g，桂枝 6g，麦芽 30g，焦山楂 30g，郁金 12g，海螵蛸 15g，瓦楞子 12g，太子参 15g，丹参 10g。每日 1 剂，早晚空腹口服。疗程均为 1 个月。治疗结果临床疗效比较为：治疗组总有效率 88.3%，对照组总有效率 81.6%；患者胃镜结果比较为：治疗组总有效率 85.0%，对照组总有效率 78.3%。实验结果表明厚朴七物汤加减治疗胃反流性食管炎疗效优于莫沙必利、雷贝拉唑组[3]。

（2）腹部术后早期炎性肠梗阻　厚朴七物汤治疗 64 例腹部术后早期炎性肠梗阻患者。两组患者均行常规治疗，治疗组在此基础上，以加味厚朴七物汤：厚朴 18g，枳实 12g，酒大黄 10g，桂枝 12g，当归 15g，蒲黄 15g，五灵脂 12g，白芍 30g，生甘草 10g，生姜 6g，大枣 5 枚。水煎，分 2 次由胃管内注入，注药前尽量抽尽胃液，注入后夹管 2~3h，6~8h 后重复给药 1 次。两组临床疗效比较：治疗组总有效率 96.88%；对照组总有效率 90.32%；两组临床治愈时间比较：治疗组，5~7 天 12 例、7~14 天 26 例、14~30 天 13 例；对照组，5~7 天 3 例、7~14 天 7 例、14~30 天 8 例[4]。

（3）功能性消化不良　厚朴七物汤治疗 62 例功能性消化不良患者。治疗组以厚朴七物汤，药方组成：厚朴、生姜各 25g，炙甘草、大黄、枳实各 10g，大枣 10 枚，桂枝 6g。加减：呕加半夏；便溏去大黄；

热滞重生姜减半；气虚加新开河参；腹胀甚加香苏散；泛酸加左金丸；夹瘀加失笑散。每日 1 剂，水煎，分 2 次饭前 30min 服；大便畅，腹胀减，纳食增后上方剂量减半，连服至 2 周为 1 疗程。对照组口服多潘立酮，每次 10mg，每天 3 次，饭前 30min 服，2 周为 1 疗程。治疗组总有效率 95.16%，对照组总有效率 88.71%，2 组总有效率比较，差异无显著性意义（$P > 0.05$）[5]。

（4）急性胰腺炎　厚朴七物汤治疗 36 例急性胰腺炎患者。对照组采用醋酸奥曲肽注射液，首剂 0.15mg 加入 10% 葡萄糖注射液 20ml 静脉缓慢注射，继而每小时 30μg 持续静脉滴注，并由葡萄糖和中长链脂肪乳剂提供肠外营养。治疗组予厚朴七物汤加减联合肠内营养（含低脂和水解蛋白的百普力制剂）交替输注治疗。药方组成：厚朴 15g，甘草 10g，大黄（后下）10g，枳实 10g，黄芩 10g，黄连 10g，丹参 10g，白花蛇舌草 15g，半枝莲 12g，木香 10g，槟榔 10g，赤芍 12g，延胡索 10g，白芍 10g。水煎，先抽空胃液，再经鼻肠管注入汤剂 100ml 后夹闭鼻肠管 60min，继以持续泵入肠内营养液。每 8h 1 次，每天 3 次。疗程均为 5 天 1 个疗程，2 个疗程后统计疗效。治疗组总有效率 94.4%，对照组 36 例总有效率 75.0%。两组总有效率比较差异有统计学意义（$P < 0.05$），治疗组疗效优于对照组[6]。

（5）胃痛　厚朴七物汤加减治疗 53 例胃痛患者。厚朴七物汤药方组成：厚朴 15g，大黄 18g，桂枝 12g，枳实 15g，甘草 6g，生姜 3 片，大枣 3 个。水煎服，每日 1 剂。胃疼痛剧烈者加陈皮 15g，青皮 12g，白芍 30g，玄明粉 18g（另包冲服）；呕吐者加半夏 12g，竹茹 15g。结果 53 组病例用上述方法治疗后，除 2 例中断治疗外，其余 51 例全部治愈，经 X 线或纤维胃镜复查正常。其中服药 2 剂治愈 15 例，服药 6 剂治愈 18 例，服药 9 剂治愈 10 例，服药 12~15 剂治愈 8 例，治愈率 96.2%，总有效率 100%[7]。

参考文献

[1] 王昌儒. 基于厚朴七物汤及其母方对大鼠胃分泌功能的影响探讨合方的思想[J]. 环球中医药，2013，6（08）：593-595.

[2] 张文娟，王一，方芳，等. 正交试验优化厚朴七物汤水提取工艺[J]. 哈尔滨商业大学学报（自然科学版），2016，32（4）：421-425.

[3] 王学勤. 厚朴七物汤加减治疗胃反流性食管炎 60 例疗效观察[J]. 云南中医中药杂志，2016，37（12）：62-63.

[4] 李广林. 加味厚朴七物汤治疗腹部术后早期炎性肠梗

阻64例［J］.陕西中医学院学报,2011,34（02）:
52-53.

［5］李孔就,李孔益.厚朴七物汤加减治疗功能性消化不
良62例［J］.新中医,2002（09）:62-63.

［6］刘亚辉.厚朴七物汤联合肠内营养支持治疗急性胰

腺炎36例临床观察［J］.河北中医,2013,35（6）:
856-857.

［7］郭春华,赵远勋.厚朴七物汤治疗胃疼53例临床分
析［J］.新乡医学院学报,1992,9（3）:237-238.

厚朴麻黄汤

【出处】《金匮要略》（汉·张仲景）"咳而脉浮者,厚朴麻黄汤主之。"

【处方】厚朴五两,麻黄四两,石膏如鸡子大,杏仁半升,半夏半升,干姜二两,细辛二两,小麦一升,五味子半升。

【制法及用法】上九味,以水一斗二升,先煮小麦熟,去滓,内诸药,煮取三升,温服一升,日三服。

【剂型】汤剂。

【同名方剂】厚朴麻黄汤（《金匮要略》）;厚朴麻黄汤（《伤寒杂病论》）;厚朴麻黄汤（《医宗金鉴》）。

【历史沿革】

1.汉·张仲景《金匮要略》《伤寒杂病论》,厚朴麻黄汤

［组成］厚朴五两,麻黄四两,石膏如鸡子大,杏仁半升,半夏半升,干姜二两,细辛二两,小麦一升,五味子半升。

［功能主治］咳而脉浮者。证见咳嗽喘逆,胸满烦躁,咽喉不利,痰声漉漉,苔白滑。

［用法用量］上药,以水3碗,先煮麻黄,去沫,纳诸药煎取大半碗,温服,早晚各一次。

2.清·吴谦《医宗金鉴》,厚朴麻黄汤

［组成］厚朴五两,麻黄四两,石膏如鸡子大,杏仁半升,半夏半升,干姜二两,细辛二两,小麦一升,五味子半升。

［功能主治］咳而脉浮者。证见咳嗽喘逆,胸满烦躁,咽喉不利,痰声漉漉,苔白滑。

［用法用量］上九味,以水一斗二升,先煮小麦熟,去滓,内诸药,煮取三升,温服一升,日三服。

【现代研究】

1.药理作用

抗炎 厚朴麻黄汤能明显改善支气管哮喘大鼠

的整体状态、减少支气管和肺组织中炎症浸润及气道痉挛,从组织结构上减轻支气管哮喘的程度[1]。哮喘模型SD大鼠予厚朴麻黄汤（厚朴15g,麻黄12g,生石膏、小麦各30g,杏仁、半夏各9g,干姜、细辛、五味子各6g;以上浓缩成含生药1.2g/ml的药液）,按照12ml/kg的剂量灌胃给药,发现给药干预后,炎症细胞均较哮喘模型组有所下降;可以明显降低模型大鼠肺泡灌洗液（BALF）中一氧化氮（NO）、内皮缩血管肽-1（ET-1）的水平;肺组织炎性细胞浸润明显减轻。提示厚朴麻黄汤可能是通过抑制肺泡灌洗液中NO、ET-1的合成和释放,减少支气管和肺组织中炎症浸润,从而减轻哮喘气道炎症,达到降低气道高反应性的效果[2]。

厚朴麻黄汤能够明显改善哮喘模型小鼠气道炎症的反应程度,能够降低哮喘模型小鼠血清白细胞介素-13（IL-13）水平,升高血清干扰素-γ（INF-γ）水平,调节Th1、Th2的失衡,达到治疗哮喘的目的[3]。厚朴麻黄汤可以显著降低哮喘小鼠血清白细胞介素-4（IL-4）水平,升高血清白细胞介素-1（IL-12）水平。可通过降低血清IL-4水平、升高血清IL-12水平,调节Th1、Th2比值的失衡,从而达到治疗哮喘的目的[4]。哮喘模型小鼠治疗组分别给予厚朴麻黄汤（厚朴15g,麻黄12g,生石膏、小麦30g,杏仁、半夏各9g,干姜、细辛、五味子各6g）以低中高剂量（16、32、64g/kg）进行干预,发现各剂量组可不同程度地减轻哮喘小鼠的肺组织病理学改变;血清免疫球蛋白E（IgE）、IL-4、IL-13及半胱氨酰白三烯（CysLTs）水平均降低。提示厚朴麻黄汤能够减轻哮喘小鼠肺组织病理学改变,降低血清IgE、IL-4、IL-13及CysLTs水平,抑制炎症因子产生,从而减轻气道炎症[5]。

2.临床应用

（1）慢性支气管炎 厚朴麻黄汤治疗54例慢性支气管炎患者,药方组成:厚朴、麻黄、杏仁、石膏、半夏各10g,小麦15g,干姜6g,甘草、细辛各

5g。风寒束肺加紫菀、荆芥、百部各10g；风燥伤肺加沙参10g；痰湿壅肺加茯苓10g；风热伤肺加桑叶、芦根各10g。每日1剂，持续治疗2周。总有效率为94.44%，高于对照组（盐酸左氧氟沙星、氨茶碱）的81.48%，不良反应发生率9.26%，低于对照组的5.56%[6]。

采用厚朴麻黄汤治疗65例慢性支气管炎患者，对照组（左氧氟沙星、氨溴酸及氨茶碱）基础上给予厚朴麻黄汤加减，药方组成：厚朴、杏仁、生石膏各15g，麻黄12g，甘草、小麦、紫菀、半夏、白芍各10g，白前、细辛各5g，五味子3g。痰多加用苏子、砂仁各10g；痰寒减生石膏，加用桂枝6g，干姜10g；咳嗽严重加枇杷叶、川贝母各12g；脾虚加白术、党参各10g；气急加莱菔子10g，白芥子12g。每日1剂，持续治疗2周。结果提示厚朴麻黄汤可以有效改善患者血清炎症因子水平，总有效率92.31%，高于对照组的80.00%，不良反应发生率为3.08%高于对照组的1.54%[7]。

38例慢性支气管炎患者口服厚朴麻黄汤加减（厚朴、杏仁、生石膏各15g，炙麻黄、紫菀、半夏、甘草、白芍各10g，干姜及细辛各6g，五味子3g）治疗，7天为1个疗程。总有效率为94.74%，高于对照组（盐酸左氧氟沙星、氨茶碱）的72.5%[8]。

（2）慢性支气管炎合并肺气肿　采用厚朴麻黄汤治疗39例慢性支气管炎合并肺气肿患者，在常规治疗（抗感染、止咳平喘救治）基础上使用厚朴麻黄汤，药方组成：厚朴、杏仁各15g，半夏、五味子各12g，麻黄、细辛、干姜各10g，石膏50g，小麦20g；若为风寒束肺者，可加用紫菀、荆芥、百部各10g；若为风热伤胃者，可加用沙参、梨皮10g。每日1剂。治疗组总有效率为97.44%，高于对照组的84.61%[9]。

采用厚朴麻黄汤治疗45例慢性支气管炎合并肺气肿患者，在对照组（盐酸氨溴索注射液及氨茶碱注射液）治疗基础上加用厚朴麻黄汤，药方组成：石膏20g，麻黄15g，小麦、细辛、厚朴、杏仁、五味子、半夏各10g，甘草8g；若脾虚加入党参、白术；若外寒内热加入黄芩；若咳嗽加枇杷叶。每日1剂，连续治疗30天。治疗组总有效率为95.56%，高于对照组的78.13%[10, 11]。

（3）支气管哮喘　采用厚朴麻黄汤加减治疗64例支气管哮喘急性发作患者，在对照组（抗炎解痉平喘药及氧疗，合并肺部感染者应用抗生素）基础上加用厚朴麻黄汤加减，药方组成：厚朴、小麦各15g，麻黄、杏仁、半夏9g，生石膏21g，干姜、五味子各6g，细辛3g。每日1剂，14天为

1个疗程，治疗组总有效率90.63%，高于对照组的65.63%[12]。

采用厚朴麻黄汤治疗126例支气管哮喘患者，厚朴麻黄汤药方组成：厚朴、麻黄、干姜、细辛、五味子、半夏、杏仁、生石膏。每日1剂，10天为1个疗程。治疗组总有效率89.68%，高于对照组（桂龙咳喘宁胶囊）的76.19%[13]。

采用厚朴麻黄汤治疗40例老年支气管哮喘患者，在对照组（匹多莫德口服液、沙美特罗替卡松气雾剂）治疗的基础上联用中药厚朴麻黄汤（厚朴、麻黄、杏仁、半夏各10g，生石膏25g，干姜、五味子各6g，细辛3g，小麦30g）。每日1剂，持续治疗4周为1个疗程。治疗组总有效率87.5%，高于对照组的60.0%[14]。

（4）肺胀　运用厚朴麻黄汤加减治疗30例"肺胀"患者，药方组成：厚朴、麻黄、石膏、杏仁、半夏、干姜、细辛、五味子、小麦。加减：咳嗽气喘、咯黄痰或白稠痰，属痰热者，去干姜、细辛，加竹沥、桑白皮；干咳少痰、舌红、脉沉细，属阴虚者，去干姜、细辛，加沙参、麦冬、地骨皮；咳喘上气，胸闷气憋，加沉香，乏力，脉弱，面目浮肿，加黄芪、防己；口唇爪甲发绀，加丹参、川芎、红花；腰膝酸软，脉沉细、舌淡嫩，属上盛下虚，加胡桃肉、虫草。水煎分服，6剂后症状基本消失，治疗总有效率93.33%[15]。

（5）肺心病　患者，男，53岁，诊为：慢性支气管炎、肺气肿，以"肺心病"治疗。治以蠲饮清热，止咳平喘，宁心保肺，方取厚朴麻黄汤加味治之。药方组成：炙麻黄10g、厚朴10g、生石膏30g、炒杏仁10g、姜半夏10g、干姜6g、五味子6g、细辛5g、小麦30g、百部10g、全瓜蒌15g。5剂，水煎服。服用5剂后，咳喘略平稳，烦躁气促减轻。上方加葶苈子12g，继服10剂，已能平卧，脉略有根，两肺啰音减少。后以上方加倍制成蜜丸，每丸9g，每日3次，每次1丸，温开水送服，调理。三个月后随访，病情稳定，咳痰喘明显减轻，未再做其他治疗[16]。

（6）其他　用厚朴麻黄汤加减治疗鸡呼吸道疾病25923例，药方组成：厚朴15g、麻黄9g、石膏24g、杏仁9g、半夏12g、干姜6g、细辛3g、五味子6g、浮小麦9g，可供200羽20日龄内的雏鸡。加减：寒甚者重用干姜，稍减石膏；风寒所致者加辛夷、桔梗；热甚者加瓜蒌、黄芩，减少干姜；风热所致者加柴胡、前胡适量。治愈率为98.7%，有效率为9.21%[17]。

参考文献

［1］刘秀剑. 厚朴麻黄汤对哮喘大鼠一氧化氮、内皮素1与肥大细胞脱颗粒的影响［D］. 辽宁中医药大学：2009.

［2］张川林，陈志斌，李希，等. 厚朴麻黄汤对哮喘大鼠气道炎症的影响［J］. 广西中医药，2016，39（01）：66-68.

［3］刘瑞. 厚朴麻黄汤对哮喘小鼠肺组织病理及血清IL-13、INF-γ影响的实验研究［D］. 河南中医学院：2016.

［4］李彬. 厚朴麻黄汤对哮喘小鼠肺组织病理及血清IL-4、IL-12影响［D］. 河南中医学院：2015.

［5］孟泳，崔应麟，李彬. 厚朴麻黄汤对哮喘小鼠血清IgE、IL-4、IL-13及半胱氨酰白三烯水平的影响［J］. 郑州大学学报（医学版），2017，52（02）：193-196.

［6］苏涛. 厚朴麻黄汤治疗慢性支气管炎临床观察［J］. 实用中医药杂志，2018，34（08）：902-903.

［7］吴亚莉，高骊民. 厚朴麻黄汤加减治疗慢性支气管炎的效果和安全性［J］. 临床医学研究与实践，2018，3（15）：116-117.

［8］刘昌贤. 厚朴麻黄汤化裁治疗慢性支气管炎的临床疗效［J］. 内蒙古中医药，2017，36（12）：39-40.

［9］孙潇芳. 厚朴麻黄汤对慢性支气管炎合并肺气肿的治疗效果［J］. 中外女性健康研究，2019（01）：108-109.

［10］唐荣成，黄琼慧. 厚朴麻黄汤治疗慢性支气管炎合并肺气肿的临床疗效探析［J］. 当代医药论丛，2018，16（16）：174-175.

［11］韩萍. 厚朴麻黄汤治疗慢性支气管炎合并肺气肿38例临床观察［J］. 黑龙江中医药，2018，47（01）：31-32.

［12］张川林，李希，严桂珍. 厚朴麻黄汤治疗支气管哮喘急性发作64例［J］. 福建中医药，2016，47（01）：65-66.

［13］李建军，庞志勇. 厚朴麻黄汤治疗支气管哮喘126例［J］. 中医研究，2007（10）：42-43.

［14］朱文忠，任宝中，韩亚利. 厚朴麻黄汤治疗老年支气管哮喘临床研究［J］. 河南中医，2015，35（08）：1755-1757.

［15］何长义. 厚朴麻黄汤加减疗肺胀［J］. 浙江中医杂志，1996，06，17.

［16］毛德西. 厚朴麻黄汤治疗肺心病［S］. 中国中医药报，2018，6，28：004.

［17］戴蔼夫，吴任华. 加减厚朴麻黄汤治疗鸡呼吸道病［J］. 中兽医医药杂志，1991，3：45.

当归建中汤

【出处】《千金翼方》（唐·孙思邈）"治产后虚羸不足，腹中㽱痛不止，吸吸少气，或若小腹拘急挛痛引腰背，不能饮食，产后一月，日得服四五剂为善，令人强壮内补方。"

【处方】当归四两，桂心三两，甘草二两（炙），芍药六两，生姜三两，大枣十二枚（擘）。

【制法及用法】上六味，㕮咀，以水一斗，煮取三升，分为三服，一日令尽。

【剂型】汤剂。

【同名方剂】当归建中汤（《千金翼方》）；当归建中汤（《经方实验录》）；当归建中汤（《三因极一病证方论》）；当归建中汤（《太平惠民和剂局方》）；当归建中汤（《得效》）。

【历史沿革】

1. 唐·孙思邈《千金翼方》，当归建中汤

［组成］当归四两，桂枝三两，白芍六两，生姜三两，甘草二两，大枣十二枚。

［主治］血滞身疼及劳伤虚羸腹痛，呼吸少气，小腹拘急连腰背，时自汗出，不思饮食。

［用法用量］上六味，以水一斗，煮取三升，分为三服，一日令尽。若大虚，加饴糖六两（30g）作汤成，内之于火上暖，令饴糖消。若去血过多，崩伤内衄不止，加地黄六两，阿胶二两，合八味，汤成内阿胶。若无生姜，以干姜代之。

2. 清·曹颖甫《经方实验录》，当归建中汤

［组成］全当归（四钱）、川桂枝（三钱）、赤白芍（各三钱）、生甘草（钱半）、生姜（三片）、红枣（七枚）、饴糖（二两冲服）。

[功能] 月事将行，必先腹痛，脉左三部虚，此血亏。

[用法用量] 煎服。

3. 南宋·陈言《三因极一病证方论》，当归建中汤

[组成] 当归（四两）、桂心（三两）、白芍（六两）、甘草（炙，二钱）。

[主治] 治产后劳伤，虚羸不足，腹中痛，吸吸少气，小腹拘急，痛连腰背，时自汗出，不思饮食。

[用法用量] 上锉散。每服四大钱，水一盏半，姜三片，枣二枚，煎七分，去滓，入饴糖一块，再煎消服。崩伤内衄，加阿胶、地黄煎。

4. 宋·太平惠民和剂局《太平惠民和剂局方》，当归建中汤

[组成] 当归（四两）、肉桂（去粗皮，三两）、甘草（炙，二两）、白芍（六两）。

[主治] 治妇人一切血气虚损，及产后劳伤，虚羸不足，腹中痛，吸吸少气，少腰背，时自汗出，不思饮食。

[用法用量] 上为粗散。每服三钱，水一盏半，姜五片，大枣一枚，擘碎，同煎至一盏，去渣，热服，空心，食前。产讫直至盈月，每日三服，令人丁壮。

5. 元·危亦林《得效》，当归建中汤

[组成] 当归二两，桂心一两半，白芍二两，黄芪一两半。

[主治] 血滞身疼及劳伤虚羸腹痛，呼吸少气，小腹拘急连腰背，时自汗出，不思饮食。

[用法用量] 上锉散。

【现代研究】

1. 药理作用

抑制胃酸分泌：当归建中汤（2g/ml）对小鼠应激性胃溃疡模型、大鼠幽门结扎性溃疡模型、小鼠利血平溃疡模型进行灌胃，应激性胃溃疡模型灌胃 1 天，其余模型灌胃 3 天。与空白组及阳性药甲氰咪胍对比，当归建中汤对大鼠幽门结扎性溃疡、小鼠利血平溃疡有显著的抑制作用，对小鼠应激性胃溃疡无抑制作用。通过探究当归建中汤对胃液分泌的影响，发现当归建中汤抗胃溃疡可能与其直接抑制胃酸分泌有关[1]。

2. 制剂研究

采用 HPLC 同时测定当归建中汤中阿魏酸、桂皮醛的含量：采用 Dikma C18（250mm×4.6mm，5μm）色谱柱为固定相，以乙腈–0.5% 醋酸水溶液为流动相进行梯度洗脱，流速为 1.0ml/min，检测波长为 325nm，进样量 20μl，阿魏酸在 3.684~36.84mg/L 线性关系良好，r=0.9996，平均回收率为 100.47%（n=6），RSD 为 1.54%；桂皮醛在 38.56~385.6mg/L 线性关系良好，r=0.9997，平均回收率为 100.52%（n=6），RSD 为 1.75%，仪器与方法精密度均小于 2.0%[2]。

3. 临床应用

（1）剖宫产手术康复治疗　用当归建中汤治疗 50 例剖宫产手术患者，治疗组药物组成：当归 12g，桂心 9g，芍药 18g，生姜 9g，大枣 6g，炙甘草 6g，酒制大黄 5g，术前 1 天煎服当归建中汤（不含大黄）100ml，术前 6h 服用 100ml，术后 6h 少量间断饮水，12h 后服用当归建中汤 100ml，并少量多次进食。对照组采用西医常规疗法。结果患者产后平均出血量、恶露持续时间均低于对照组，术中失血 200~400ml、术后排气时间平均 13.5h、留置尿管平均 16h、恶露量平均 120ml、产褥病率下降，证明当归建中汤可加速剖宫产手术患者的康复时间[3]。

（2）慢性低血压　用当归建中汤加减治疗 43 例慢性低血压患者。在原方的基础上增加党参 12g，玉竹 10g，陈皮 6g，枳实 10g；气虚明显者，加黄芪 20g；气阴两虚，舌红少苔者，加北沙参、太子参各 15g；腰酸腿软，肢冷重者，加续断 10g，肉桂 3g。每日 1 剂，分 2 次服用。治疗一段时间，总有效率为 97.6%[4]。

参考文献

[1] 张仲一，高岚，胡觉民，等. 当归建中汤抗胃溃疡的实验研究 [J]. 天津中医学院学报，2004（03）：134-135.

[3] 徐文杰，沈雪梅. HPLC 同时测定当归建中汤中阿魏酸和桂皮醛的含量 [J]. 内蒙古中医药，2014，33（11）：40-41.

[3] 董宇. 当归建中汤在剖宫产手术康复治疗中的作用 [J]. 长春中医药大学学报，2011，27（04）：649.

[4] 付伟，荣磊. 当归建中汤加减治疗慢性低血压 [J]. 哈尔滨医药，2005（01）：44.

温脾汤

【出处】《备急千金要方》(唐·孙思邈)"治下久赤白连年不止,及霍乱,脾胃冷,实不消。"

【处方】大黄四两,人参、甘草、干姜各二两,附子一枚(大者)。

【制法及用法】上五味,㕮咀,以水八升煮取二升半,分三服。临熟下大黄。

【剂型】汤剂。

【同名方剂】温脾汤(《备急千金药方》);温脾汤(《普济本事方》)温脾汤(《删补名医方论》);温脾汤(《时方歌括》);温脾汤(《退思集类方歌注》);温脾汤(《医宗金鉴》)。

【历史沿革】

1. 唐·孙思邈《备急千金药方》,温脾汤

[组成]附子、大黄、芒硝、当归、干姜、人参、甘草。

[功能主治]阳虚寒积证。腹痛便秘,脐下绞结,绕脐不止,手足不温,苔白不渴,脉沉弦而迟。

[用法用量]上七味,以水七升,煮取三升,分服,一日三次(现代方法:水煎服)。

2. 宋·许叔微《普济本事方》,温脾汤

[组成]厚朴(去粗皮,姜制)、干姜(炮)、甘草、桂心(去皮,不见火)、附子(生,去皮脐,各半两)、大黄(生,四钱,碎切,汤一盏渍半日,搦去滓,煎汤时,和滓下)。

[主治]治痼冷在肠胃间,连年腹痛泄泻,休作无时,服诸热药不效,宜先取去,然后调治易瘥,不可畏虚以养病也。

[用法用量]上细锉,水二升半,煎八合后,下大黄汁再煎六合,服,自夜至晓令尽,不快,食前更以干姜丸佐之。

3. 清·吴谦《删补名医方论》,温脾汤

[组成]厚朴二两,干姜二两,甘草二两,桂心二两,附子二两,大黄四钱。

[主治]主治锢冷在肠胃间,泄泻腹痛,宜先取去,然后调治,不可谓虚以养病也。

[用法用量]上咀,取一两,水二盅,煎六分,顿服。

4. 清·陈念祖《时方歌括》,温脾汤

[组成]附子、干姜、甘草、桂心、厚朴各二钱,大黄四分。

[主治]主治锢冷在肠胃间泄泻腹痛。宜先取去,然后调治,不可畏虚以养病也。

[用法用量]水煎服。

5. 清·王泰林《退思集类方歌注》,温脾汤

[组成]厚朴、桂心、附子、干姜、甘草各半两,大黄四钱。

[主治]治痼冷在肠胃间,泄泻腹痛。

[用法用量]㕮咀,取一两,水二盅,煎六分,顿服。

6. 清·吴谦《医宗金鉴》,温脾汤

[组成]厚朴二两,干姜二两,甘草二两,桂心二两,附子二两,大黄四钱。

[主治]主治锢冷在肠胃间,泄泻腹痛,宜先取去,然后调治,不可谓虚以养病也。

[用法用量]㕮咀,取一两,水二盅,煎六分,顿服。

【现代研究】

1. 药理作用

(1)抑制脂多糖(LPS)诱导肾小球系膜细胞增殖 用温脾汤(每1ml约含生药2.1g)按成人临床用量的5倍、10倍、20倍分别给大鼠灌胃,每天2次连续灌胃3天,于末次灌胃前8h禁食不禁水,30min后处死动物腹腔静脉取血,分离血清,用不同浓度的LSP诱导大鼠系膜原代细胞增殖,以酶标仪和流式细胞仪检测细胞增殖和细胞周期情况,结果加入温脾汤药理血清后,可见药理血清对LPS诱导的MC增殖具有不同程度的抑制作用,各时相点均以大剂量含药血清抑制效果最为明显。研究表明,温脾汤药物血清能够增加系膜细胞G_1期细胞百分数,降低S期细胞百分数,表明药物作用可使细胞分裂停滞在S期[1]。

(2)降低肾纤维化NF-κB蛋白表达 用温脾汤按11.7g/kg(相当于成人临床用量的20倍)灌胃5/6肾切除大鼠,用药3个月,用免疫组化染色检测大

鼠残余肾脏中核转录因子 κBp65（NF-κBp65）和核转录因子 κB 抑制蛋白 α（IκBα）的表达，结合血清肌酐、尿素氮、24h 蛋白尿等肾功能指标及肾脏病理情况，温脾汤可上调 IκBα 的表达，抑制 NF-κBp65 的过度活化，能减轻 5/6 肾切除对大鼠肾功能的损伤，这一作用与其能降低肾组织 NF-κB 表达的异常增强有关[2]。

温脾汤药物血清对大鼠原代培养系膜细胞核转录因子 NF-κB 及其抑制因子 IκBα 表达的影响：应用荧光标记和激光共聚焦扫描显微镜技术，研究温脾汤药物血清对 LPS 刺激引起的 NF-κB 活化的影响；应用 Westernblot 方法研究温脾汤药物血清对 LPS 刺激引起的 IκBα 降解的影响。LPS 刺激 10h 后，NF-κB 的活性达到最高峰，且最高荧光强度位于细胞核内；大剂量药物血清明显抑制 NF-κB 的活性增强；IκBα 在 LPS 刺激后迅速降解，又在 1~2h 内迅速恢复近正常水平；大剂量药物血清能明显抑制 IκBα 的降解。温脾汤通过抑制 LPS 诱导的 IκBα 降解，使 NF-κB 与 IκBα 结合成复合物而减少解离，阻止系膜细胞 NF-κB 的活化[3]。

（3）对腺嘌呤导致大鼠慢性肾衰竭的保护作用　将 SD 大鼠随机分为正常组、假手术组、模型组、尿毒清组及温脾汤小、中、大剂量组。尿毒清组及温脾汤小、中、大剂量组，用 200mg/kg 腺嘌呤水溶液及尿毒清、温脾汤不同剂量灌胃，共 4 周。在第 2 周和第 4 周时留取每组大鼠的 24h 尿液、称重，第 4 周处死大鼠，取血、留取肾组织。测定尿、血钙、磷及血肌酐（SCr）、血尿素氮（BUN），进行统计学处理。结果温脾汤组对慢性肾衰竭大鼠的尿、血钙、磷及血 SCr、BUN 有不同程度改善，疗效明显优于模型组。实验表明温脾汤对腺嘌呤导致的大鼠慢性肾衰竭有一定的保护作用[4]。

用温脾汤按 10mg/kg 剂量灌胃受到腺嘌呤诱导的肾衰模型大鼠，连续给药 20 天，后测量大鼠肾 C- 甲基异硫氰酰酸（C-PROXYL）的衰变率、组织匀浆上清液中谷胱甘肽（GSH）和二硫化谷胱甘肽（GSSG）、肾组织中的超氧化物歧化酶（SOD）、过氧化氢酶及谷胱甘肽过氧化物酶（GSH-Px）的活性；血清及肾组织中的硫代巴比妥酸（TBA）反应物，结果温脾汤能显著改变 C-PROXYL 的衰变率、有效抑制 GSH 氧化，使氧化物 GSSG 的水平降低，SOD 降低，减弱 GSH-Px 的活性，肾和血浆中的 TBA 反应物显减少[5]。

（4）减少肾小球细胞凋亡　用温脾汤按 400mg/（kg·d）剂量对 5/6 肾切除大鼠灌胃，连续 56 天，检测肾小球病理变化，结果温脾汤能改善大鼠的蛋白尿、细胞外基质沉积，以及肾小球细胞增殖；肾小球内凋亡小体和 DNA 碎片减少；肾小球内表达凋亡抑制基因 B 细胞淋巴瘤 -2 的细胞数高于对照组，而表达凋亡促进基因兔抗人单克隆抗体的细胞数低于对照组，说明温脾汤可以抑制肾小球细胞凋亡，改善肾小球硬化，延缓慢性肾衰竭进展[6]。

（5）改善慢性肾衰脂代谢　用温脾汤每日灌服 5/6 肾切除所致慢性肾衰大鼠，按温脾汤制剂 2.5ml（每 1ml 含生药 2.1g）剂量连续 3 个月，后观察总胆固醇（TC）、甘油三酯（TG）、高密度脂蛋白胆固醇（HDLC）和低密度脂蛋白胆固醇（LDLC）指标的变化，结果温脾汤能使，TC、TG 和 LDLC 明显降低，而 HDLC 明显升高，说明温脾汤对肾切除所致慢性肾衰大鼠的脂代谢紊乱有明显的改善作用[7]。

（6）清除过氧化亚硝酸阴离子　对 Wisatr 系雄性大鼠（5 周龄）给予温脾汤提取物，共给药 30 天。结扎肾动静脉，50min 后尾静脉注射 LPS（5mg/kg），10min 后再灌注，6h 后用于实验。培养细胞实验：肾上皮细胞（LLC-PK₁）中添加诱导过氧化亚硝酸阴离子（ONOO⁻）的物质 SIN-1 与温脾汤提取物，培养 24h。用光学显微镜观察培养基中 ONOO⁻ 及细胞 DNA 片段化的程度和形态学的变化。结果：缺血 - 再灌注以及给予 LPS 组大鼠血中产生 ONOO⁻，BUN、Cr 水平也显著增加。温脾汤提取物组这些参数明显降低。培养细胞实验：加入 SIN-1 后培养基中 ONOO⁻ 虽然增加，但添加温脾汤提取物对此有抑制作用，DN 片段化的程度以及组织损害减轻。结果表明温脾汤具有清除 ONOO⁻、保护肾脏的作用[8]。

（7）增加脑缺血 SOD 含量和降低 MDA 含量　温脾汤按 0.4、2.0、10.0ml/（kg·d）剂量灌胃脑缺血小鼠，连续 8 天，后测定脑组织中 SOD 和 MDA 含量，结果温脾汤显著增加小鼠脑组织 SOD 含量和使 MDA 含量下降，可用于保护缺血脑组织[9]。

2. 制剂研究

（1）温脾汤中诸药的不同组合及煎法对乌头碱含量的影响　以温脾汤为基础，配伍成不同组方，采用不同的提取工艺，应用紫外分光光度法测定乌头碱的含量。结果附子与干姜配伍能提高乌头碱含量，附子与大黄、甘草配伍能降低乌头碱含量，人参与附子配伍对乌头碱含量没有影响。实验结果表明在温脾汤中，大黄、甘草能佐制附子的毒性，干姜能增强附子的功效[10]。

（2）温脾汤附子先煎、大黄后下的研究　采用 HPLC 法测定温脾汤中乌头碱及大黄游离蒽醌的含量：结果附子先煎 30min，乌头碱的含量能达到安全限量；大黄先浸泡 30min 并于汤剂煎好前 10min 加入，大黄游离蒽醌的含量最高；实验结果表明温脾汤中附子应先煎、而大黄宜后下[11]。

（3）温脾汤颗粒剂质量标准研究 建立温脾汤颗粒剂的质量标准：采用薄层色谱法对制剂中大黄、人参、当归进行鉴别；采用高效液相色谱法测定处方大黄中的大黄素与大黄酚，并进行方法学考察；采用薄层色谱法均能检出大黄、人参、当归的特征斑点，分离度好；高效液相色谱法测出大黄素0.0105~0.1048μg，r=1.0000，大黄酚0.0201~0.2013μg，r=1.0000 在范围内呈良好的线性关系，大黄素与大黄酚的平均回收率分别为99.09% 和98.81%，RSD分别为1.29% 和0.25%。建立的质量标准方法简便、重现性好，可用于温脾汤颗粒剂的质量控制[12]。

3. 成分分析

温脾汤提取物由大黄15g、人参3g、附子9g、干姜3g、甘草5g制备，经Sephadex L-20柱色谱得Fr l-7。Fr 5、6显示强抗氧化活性及自由基清除活性，这些组分经M CI-gel CH P20P分离，再将得到的组分中活性最强的Fr-1及6-l上Sephadex L-20柱分离。各组分经TLC进行成分鉴定，活性成分l-7后经NMR光谱进行结构鉴定，分别为儿茶精、表儿茶精3-O-榕酸盐、原花青素B-2、原花青素B-2-3,3′-二-O-桔酸盐、1, 2, 6-三-O-桔酰-p-D-葡萄糖、白葵芦醇4′-O-p-D-葡糖-吡喃糖苷、白黎芦醇4′-O-p-D-（6′-O-桔酰）-吡喃葡糖苷。化合物8在氯化铁、香草醛硫酸试剂下显色，根据TLC及柱色谱鉴定为高分子原花色素。以抗氧化活性及自由基清除活性为指标分离温脾汤提取物的结果表明，活性成分均为大黄的鞣质类成分。已经确认口服时具有改善尿毒症作用的物质是活性强的原花青素-2-3, 3′-二-O-倍酸盐与（-）-表儿茶精3-O-榕酸盐[13]。

4. 配伍研究

方中附子与甘草、大黄配伍时，乌头碱含量降低可能是由于甘草中甘草酸和大黄中的鞣酸与附子中乌头碱生成复盐的结果；而附子与干姜配伍时，乌头碱含量增高，可能是由于干姜中所含高分子化合物对乌头碱的增溶和保护作用；增溶可促进乌头碱的提取，保护作用可避免乌头碱的水解。实验中各配方的单煎混合液和合煎液中乌头碱含量并不相等，说明中药汤剂在制备过程中，各配伍药材所含化学成分之间在共热条件下发生了复杂的理化反应，这种复杂的理化反应正是乌头碱含量发生变化的主要原因[14]。

5. 临床应用

（1）肾衰 采用温脾汤治疗32例肾衰患者，药方组成：大黄（后下）10g，附片、干姜各6g，甘草3~6g，红参6~9g。尿少加猪苓、茯苓各10~15g；口渴加生地黄、麦冬各6~9g；食欲不振加炒白术10~12g，陈皮6g。水煎，分2次服，每日1剂，10天为1疗程。经1~3个疗程治疗，肾功能恢复正常24例，肾功能有一项恢复正常者6例，肾功能无改善者2例，总有效率为93.8%[15]。

采用温脾汤治疗30例慢性肾衰患者，药方组成：大黄10g，人参10g，甘草10g，干姜10g，附子20g，冬虫夏草3g。夹湿浊者加陈皮10g，砂仁10g；瘀血者加丹参10g，红花10g；热毒者加白花蛇舌草15g，土茯苓15g。每日1剂，水煎，早晚温服。对照组用卡托普利12.5~25mg，每天3次，口服，两组均未加用必需氨基酸，1个月为1个疗程，两组均观察1~2个疗程。结果温脾汤组总有效率93.3%，对照组总有效率56.7%（P<0.01）[16]。

用温脾汤加减、真武汤加减治疗分别治疗31例患者，温脾汤加减治疗，方剂组成：丹参、蒲公英、制大黄、黄芪各18g，制附子、牡蛎各30g，甘草20g。随症加减，胃气上逆加竹茹、制半夏各15g，枳实10g；肾虚者加枸杞、女贞子各15g，山萸肉20g；下肢肿胀甚者加薏苡仁、猪苓各15g，山药15g。水煎，早晚分服，每日1剂；真武汤治疗，方剂组成：茯苓、白术、菟丝子、白芍、制大黄、丹参、益母草各15g，太子参、枸杞子、山药各30g，炮附子8g，生姜6g，紫苏叶10g。随症加减，胃气上逆者加竹茹、制半夏各15g，枳实10g；下肢肿胀者加薏苡仁、猪苓各15g，黄芪20g；肾虚者加女贞子15g，山萸肉20g，水煎，早晚分服，每日1剂，两组均为3个月。结果真武汤治疗率93.8%，高于温脾汤治疗率83.9%[17]。

用温脾汤治疗30例慢性肾衰脾肾阳虚证患者，药方组成：大黄10g、人参10g、甘草10g、干姜10g、附子10g。随症加减以消除瘀血，湿浊、热毒等，2周为1疗程，一般用2疗程。测量治疗前、后肾动脉收缩期峰值血流速度（Sr），RI指数和血流峰速加速度。治疗后的Sr、RI均较治疗前有显著改善，尿素氮、血肌酐等较治疗前均有显著改善[18]。

（2）糖尿病肾病 温脾汤加减治疗糖尿病肾病肾功能衰竭的临床效果，31例糖尿病肾病肾功能衰竭患者，采用随机数表抽样法分为对照组（1例）和观察组（16例）。对照组给予常规治疗，观察组在常规治疗的基础上给予温脾汤加减治疗，对两组患者治疗后的24h尿蛋白定量（24h UPQ）、尿素氮（BUN）和血肌酐（Scr）进行观察对比。观察组患者的24h UPQ、BUN和Scr均明显低于对照组，差异有统计学意义（P<0.05）。表明针对糖尿病肾病肾功

能衰竭患者给予温脾汤加减治疗可明显改善患者肾功能，并抑制24h尿蛋白含量[19]。

（3）肾脏病 采用温脾汤治疗慢性肾脏病3、4期患者，对照组：常规治疗措施。试验组：在常规治疗基础上加服温脾汤（大黄15g，人参3g，附子9g，干姜3g，甘草5g），每日1剂，水煎2次，早晚温服。观察8周。与对照组相比，试验组患者血BUN、SCr下降，Hb显著上升，中医症候明显改善，同时不良反应轻微，两组间比较，差异有统计学意义（$P < 0.05$）。实验表明温脾汤对肾脏病3、4期脾肾阳虚瘀浊互结证疾病有良好的降低血清尿毒素、改善贫血、改善中医症候的作用[20]。

（4）肾功能不全 采用温脾汤治疗29例慢性肾功能不全患者，药方组成：人参5~10g，干姜6g，附片（先煎）10g，生大黄（后下）5~10g，木瓜10g，黑大豆30g，川芎10g，泽兰叶20~30g。1个月为1个疗程，连用3个疗程。治疗结果29例中显效11例，有效16例，无效2例，总有效率93.1%[21]。

（5）糖尿病肾病尿毒症 采用温脾汤治疗31例糖尿病肾病尿毒症患者56例，治疗组用温脾汤加减作结肠透析，取制附子、大黄、蒲公英各18g，牡蛎36g，甘草9g，水煎，每晚1次灌肠，每次保留50min以上。对照组作胃肠透析，以氧化淀粉30g，每天1次口服。此外，两组均用西医药常规治疗。以上两组分别在治疗2周、4周后检测肾功能，与治疗前比较，经T检验$P < 0.05$，说明两组药物均有明显疗效；治疗组与对照组均作治疗后的组间对比，经T检验$P < 0.05$，又有显著性差异，说明治疗组疗效优于对照组[22]。

（6）维持性血液透析营养不良 用加减温脾汤治疗30例维持性血液透析营养不良患者，在透析的基础上给予加味温脾汤治疗，药方组成：大黄、人参、附子、干姜、甘草、黄芪、肉苁蓉、枳实、白术，加工为蜜丸，每丸9g，含生药0.45g，每次1丸，每日2次口服，3个月为1疗程。治疗组治疗后主要症状积分，主观综合营养评估（SGA）分级好转（$P < 0.01$）；治疗组与对照组治疗后比较，血红蛋白、血清白蛋白、血清前白蛋白、血清胆固醇、补体C3均显著升高（$P < 0.01$），C反应蛋白较对照组显著下降（$P < 0.05$）[23]。

（7）老年慢性腹泻 用温脾汤合参苓白术散治疗30例老年慢性腹泻患者，药方组成：制附子9g，干姜9g，人参9g，甘草6g，大黄6g，莲子肉9g，薏苡仁9g，砂仁9g，桔梗9g，白扁豆9g，茯苓12g，白术12g，山药12g。久泻伤阴者加石斛9g，白芍9g；腹胀者加厚朴9g，大腹皮9g；腹痛者加延胡索9g，炒白芍9g，沉香9g；滑泻不止者加罂粟壳

9g；恶寒甚者加肉桂6g。将上述诸药水煎服，早晚分次温服，10天为1个疗程。治愈22例，好转6例，无效2例，有效率93.3%[24]。

（8）脾肾阳虚型便秘 用温脾汤合热敏灸治疗45例老年脾肾阳虚型便秘患者，温脾汤煎服，药方组成：大黄10g，熟附子15g，当归10g，党参15g，干姜10g，芒硝10g，炙甘草15g。水煎服，早晚饭后30min服，每日1剂，共服14天。热敏灸，选取天枢、关元、大肠俞、次髎、上巨虚穴区进行穴位热敏探查，每次选取上述1~2组穴位，标记热敏穴位，行双点温和灸，自觉热感深透至腹腔及灸点周围扩散，灸至热敏灸感消失（约20~30min），每天1次，7天为1个疗程，连续治疗3个疗程。结果治疗前后排便间隔时间、排便困难、排便不尽、粪便性状积分比较，疗效明显优于对照组，总有效率86.6%[25]。

（9）单纯性便秘 用温脾汤合天枢穴针刺治疗30例单纯性便秘患者，患者每日早晚餐后30min口服中药温脾汤，每日1剂。治疗期间联合天枢穴针刺辅助治疗。天枢穴针刺：患者取仰卧位，全身放松，对穴位进行常规消毒。选用30mm×40mm毫针，直刺双侧天枢25mm；再针刺双侧足运感区，沿头皮15°~35°斜刺帽状腱膜进针约30mm，得气后保持大于200t/min频率捻转留针40min，每天1次，1周6次，持续2周为1个疗程。治疗后排便性状、排便通畅情况及排便评分均优于对照组；治疗后生存质量及治疗总有效率高于对照组；便秘缓解时间短于对照组，停药后复发率小于对照组。研究组总有效率为96.66%，高于对照组的80.00%，组间差异有意义（$P < 0.05$）[26]。

（10）甲状腺良性肿瘤术后便秘 患者因甲状腺良性肿瘤手术后大便秘结就诊，诊见：面色青白，手足不温，喜热怕冷，大便干，排出困难，小便清长，舌淡、苔白，脉沉迟。服用麻子仁丸及增液承气汤效果不佳。应以温润通便为治，方以温脾汤加减。处方：大黄（泡服）、肉苁蓉、制附子各10g，党参、火麻仁各15g，干姜、甘草各6g。5剂，每日1剂，水煎服。药后大便通畅，手足渐温，面色好转，喜热怕冷减轻，续上方5剂，症状基本消失。再易附子理中丸口服，每次9g，每天2次，1月而愈[27]。

（11）透析患者便秘 采用低频超声透入温脾汤治疗45例透析便秘患者。每日上午卯时（早晨7点）养大肠经时，给予患者进行超声药物透入治疗，选择改良便秘贴片（温脾汤：大黄6g，芒硝3g，当归10g，淡附片3g，干姜6g，党参10g，炙甘草6g），选穴左侧大横及右侧天枢穴。观察患者皮肤

完好无红肿、破损及皮肤过敏史，使用弹力绷带妥善固定耦合电极贴片，治疗20min，持续2周，透析当日暂停。在临床有效率方面，观察组与对照组分别为97.78%和82.22%，两组差异显著（$P<0.05$），在中医证候积分的改善方面，观察组优于对照组（$P<0.05$），在生活质量评分方面，观察组优于对照组（$P<0.05$），且两组患者均未出现严重的不良反应[28]。

（12）慢性铅中毒便秘　患者，男，48岁，有慢性铅中毒病史，诊为：慢性铅中毒并便秘。方选温脾汤，药用：大黄12g（后下），党参、附片（先煎）各10g，干姜、芒硝（溶化、冲服）各6g。将上药水煎温服。药后大便得下，量不多，呈灰黑色，腹痛旋缓解[29]。

（13）婴幼儿急性膨胀、便秘　因腹部手术后、黄疸性肝炎用寒凉药所致急性膨胀、便闭，8个月至7岁婴幼儿36例，服用方法均采用温脾汤加减，先煎附子约5min，后纳诸药，各等分水煎2~10ml，一次或分次频服。方剂组成为：大黄、附子、干姜、甘草，脾虚明显者酌加四君子汤、大腹皮等。用药为1~2剂。治愈率为86.1%[30]。

（14）单纯性动力不全性肠梗阻　用温脾汤治疗32例单纯性动力不全性肠梗阻患者，西医基础治疗，如胃肠减压、补液、纠正酸碱平衡失调、抗感染、灌肠等方法保守治疗7天。在上述基础上给予温脾汤，药方组成：大黄15g，当归9g，干姜9g，附子6g，人参6g，芒硝6g，甘草6g，水煎，每日1剂。大便通后，减芒硝。治疗组总有效率为96.88%，高于对照组的总有效率为34.62%[31]。

（15）结肠炎　用温脾汤治疗41例慢性结肠炎患者，药方组成：生大黄9g，党参15g，炮姜6g，制附片10g，甘草6g。若腹部胀满者加厚朴12g，脘胀者加砂仁4.5g，木香9g，痛者加炒延胡索12g；便带黏液量多者加荆芥炭15g，年老体弱者药量酌减。水煎服，每日1剂，早晚分服，服药期间停用其他药物，30天为1疗程，全部患者均服药1个疗程之后评定标准。治疗组临床治愈28例，好转12例，无效1例，总有效率为97%[32]。

用温脾汤治疗27例慢性溃疡性结肠炎患者，药方组成：制附子、干姜各12g，桂心9g，甘草、厚朴、白术、白芍、车前各6g，生大黄1.2g，灶心土30g。加味法：湿热偏重者加白头翁、秦皮；肝气乘脾者加陈皮、柴胡；脾肾阳虚者加吴茱萸、五味子。经服药后临床症状消失，粪检正常，纤维结肠镜或钡剂灌肠X线检查已恢复正常评为痊愈者2例，占81%。22例中，服药最少者21剂，服药最多者42剂。随访1年，均无复发。经服药后临床症状缓

解，粪检正常，纤维结肠镜或钡灌肠X线检查报告明显减轻或有轻度炎症评为好转者5例，占19%[33]。

（16）肠易激综合征　用温脾汤合痛泻要方加减治疗32例肠易激综合征患者，药方组成：白术、党参各15g，当归10g，干姜3g，制附子6g，生大黄（后下）6g，白芍20g，陈皮10g，防风12g，甘草6g。水煎服，每日1剂。随症加减：湿盛者加茯苓10g、藿香10g、佩兰10g；血瘀者加丹参15g、川芎10g、赤芍10g；肝郁者加柴胡12g、香附10g、木香10g；肾阳偏虚加补骨脂15g、肉桂3g；阳明腑实者减姜附加芒硝（后下）6g、枳实10g；久泻难止者减大黄加煨诃子6g、肉豆蔻10g；中气下陷加炙黄芪15g、升麻10g；腹痛明显加延胡索10g、小茴香10g；腹胀明显加莱菔子15g、枳壳10g、大腹皮10g；里急后重者加白头翁10g、秦皮10g、槟榔6g；食滞胃肠者加焦山楂、焦神曲各10g。水煎，早晚分次温服。每日1剂，两周为1个疗程，治疗4周。结果临床总有效率达90.62%[34]。

（17）直肠癌术后吻合口漏　用温脾汤加减治疗36例直肠癌术后吻合口漏患者，甲组患者采用的是常规方式进行治疗，包括抗感染和抗炎治疗等，按照治疗流程要求进行。乙组采用的是温脾汤加减法进行治疗以附子、干姜、人参、甘草。乙组和甲组的总有效率分别是91.7%和72.2%（$\chi^2=6.9$，$P=0.008$）。乙组的总有效率明显高于甲组（$P<0.05$）。在该次研究中对两组患者的复发概率进行分析，乙组中2例患者存在复发的现象，发生概率为5.7%，甲组中4例患者存在复发的现象，复发概率为11.4%，乙组复发概率低于甲组（$\chi^2=7.6$，$P=0.008$），数据资料对比差异有统计学意义（$P<0.05$）[35]。

（18）慢性阻塞性肺疾病合并胃肠功能障碍　用温脾汤治疗慢性阻塞性肺疾病（COPD）合并胃肠功能障碍患者，对照组患者口服多潘立酮治疗，观察组在对照组基础上加用温脾汤加味治疗。比较两组患者的肺功能指标、胃肠功能评分、肠鸣音次数及炎性因子表达水平。治疗后观察组患者第1秒用力肺活量（FEV1）和第1秒用力肺活量占用力肺活量的比值（FEV1/FVC）指标水平优于对照组，差异具统计学意义（$P<0.05$）；治疗后两组患者各项得分均得到优化，且观察组胃肠能障碍评分与中医证候评分均优于对照组，差异具有统计学意义（$P<0.05$），治疗后两组炎性因子水平均优于治疗前，且观察组优于对照组，差异具有统计学义（$P<0.05$）。温脾汤加味能够改善COPD合并胃肠功能障碍患者的胃肠功能、肺功能状态并减轻炎症反应程度[36]。

（19）胆道蛔虫症　应用加味温脾汤治疗胆道蛔虫症63例，方药组成：人参10g，附子10g，干姜

10g，甘草10g，当归15g，朴硝10g，大黄15g，乌梅25g，槟榔15g。每剂煎取20ml，用前加温，遵医嘱口服。5岁每服50ml，6~10岁每服70ml，11~14岁每服100ml，每日服3次。63例中第1次服药疼痛缓解59例，其中5~10分痛解15例，11~30分痛解42例，31~60分痛解2例，有4例服药后疼痛仍不见减轻。服药痛解后，继续服药3天，疼痛伴呕吐者同时针刺内关穴。结果疗效满意[37]。

（20）直肠癌术后吻合口漏　温脾汤加减治疗直肠癌术后吻合口漏，72例直肠癌术后吻合口漏患者，结合治疗方式的差异分为甲组和乙组，每组36例患者，两组患者的基本资料对比差异无统计学意义（$P > 0.05$）。分别给予常规方式和温脾汤加减方式进行治疗。对两组患者的总有效率进行分析，乙组和甲组的总有效率分别是91.7%和72.2%（$\chi^2=6.9$，$P=0.008$）。乙组的总有效率明显高于甲组（$P < 0.05$）[38]。

（21）肝癌介入术后腹痛　温脾汤对治疗原发性肝癌肝动脉灌注化疗栓塞术（TACE）术后以及原发性肝癌肝动脉灌注化疗栓塞和部分脾栓塞术（PSE）术后出现腹痛的治疗效果，33例77人次肝癌介入（单纯TACE或者TACE+PSE）术后腹痛患者，分成治疗组（n=46）和对照组（n=31）。治疗组采用消炎痛栓塞肛和中药温脾汤为基本方随证加减口服治疗，连用5天。对照组采用消炎痛栓塞肛，连用5天。结果两组腹痛缓解程度和缓解持续时间比较差异，有显著性意义，表明中药温脾汤随证化裁可以减轻肝癌患者介入术后出现的腹痛[39]。

（22）小儿脑膜炎后期呕吐不止　患儿为小儿脑膜炎，给予温脾汤加减处方：制附片3g，干姜2g，党参3g，生大黄9g，半夏9g，砂仁2g，甘草3g。2剂，开水煎，少量多次频服。二诊：服药1剂，呕吐即止，能进少许食物，2剂服完，解大便1次，质稍干。于上方去附片，续进2剂。三诊：欲食但不欲饮水，3日未便，仍不言语，舌淡红中有少许黑腻苔，脉缓弱，处方：党参10g，干姜3g，半夏3g，大黄10g，郁金9g，石菖蒲9g，远志6g，天竺黄9g，甘草3g，2剂。四诊：药后便通，黑苔见退，上方去干姜、半夏、大黄，加茯苓9g、白术9g，3付。五诊：食欲好，大便正常，日1行，能自行起坐，下床行走，开始说话，语声低微，家长发现患儿听力下降，请耳科会诊，诊为"脑膜炎后遗症-神经性儿聋（双侧）"，舌淡红苔薄白，脉细，夜间略热不欲衣被，遂予耳聋左慈丸改汤剂，叠进月余后，听力明显恢复[40]。

（23）痔疮　用温脾汤内服联合内扎外凝法治疗46例痔疮患者，在术前3天严格控制含渣食物的摄入量，并在术前1日服泻下药剂温脾汤（大黄、当归、干姜、附子、人参、芒硝、甘草），术前清洁灌肠；内痔、外痔患者均取侧卧位，麻醉方法为肛周局部浸润麻醉；混合痔患者取截石位，麻醉方法为腰麻；缝扎后采用微波治疗仪去除患者的痔核；极点的选择因人而异；去除标准为电极周围组织发生蛋白变性且颜色变浅发白或淡黄；治疗后患者注意休息，避免坐位；饮食宜清淡，一周内尽量避免含渣食物的摄入。治疗组总有效率97.8%，优于对照组73.9%[41]。

（24）老年性痴呆　用温脾汤联合盐酸多奈哌齐片治疗30例脾肾阳虚型老年性痴呆患者，西医组30例，盐酸多奈哌齐片治疗。两组疗程均为3个月。治疗后两组患者MMSE评分均显著升高，ADL评分和中医症状积分均显著降低，血清炎症细胞因子均显著下降，差异均有统计学意义（$P < 0.05$）。而中西医结合组MMSE评分、ADL评分、中医症状积分改善情况及炎症细胞因子下降水平均显著优于西医组，差异均有统计学意义（$P < 0.05$）。临床证候疗效上，中西医结合组的疗效要显著优于西医组，差异有统计学意义（$P < 0.05$）[42]。

（25）阑尾炎　患者，女，19岁，患有阑尾炎，服中药治疗，温脾汤加减：党参10g、干姜10g、制附子10g（先煎）、大黄10g（后下）、白芍12g、炙甘草6g，水煎50ml，两次分服。复诊，腹痛十去八九，但腹胀加剧，大便仍未解。原方去白芍续服，午后大便一次，量多，腹胀痛消。继服2日，治愈[43]。

参考文献

[1] 李彧，张华敏，李健，等. 温脾汤对LPS诱导的体外培养系膜细胞增殖影响的研究[J]. 中国中医基础医学杂志，2005（2）：125-127.

[2] 李彧，李健，牛建昭，等. 温脾汤对大鼠残余肾组织中核转录因子-κB·IκB表达的影响[J]. 北京中医药大学学报，2007，30（4）：239-241.

[3] 李彧，牛建昭，吕青，等. 温脾汤药物血清对体外培养的大鼠系膜细胞核转录因子-κB活化的影响[J]. 解剖学报，2003，34（3）：294-297，311.

[4] 赵宗江，魏晨，杨美娟，等. 温脾汤对腺嘌呤性慢性肾衰竭大鼠肾功能的保护作用[J]. 山东中医药大学学报，2005，29（6）：461-464.

[5] 田琳. 温脾汤对腺嘌呤诱导肾衰大鼠体内自由基增多的抑制作用[J]. 国际中医中药杂志，2003，25（1）：35-36.

[6] 汪洋，章洁，万毅刚. 温脾汤延缓慢性肾衰竭进展的机制[J]. 中国中药杂志，2006，34（17）：1473-

1476.

[7] 贺红莉，张喆，牛建昭，等．温脾汤治疗大鼠慢性肾衰脂代谢变化的实验研究［J］．中华中医药学刊，2004，22（7）：1237-1238.

[8] 柳东泳．温脾汤清除过氧化亚硝酸阴离子的作用［M］．国外医学中医中药分册，2003，25（4）：246.

[9] 吴思思，戴伟娟．温脾汤对小鼠缺血脑组织SOD和MDA的影响［J］．中国现代药物应用，2014，8（1）：25-26.

[10] 成明建，冯冠英，黄齐慧，等．温脾汤中诸药不同组合及煎法对乌头碱含量的影响［J］．黑龙江医药，2005，18（4）：249.

[11] 刘春海，杨永华，王实强．温脾汤附子先煎、大黄后下的研究［J］．中草药，2003，34（6）：514-516.

[12] 贾丽娜，汪祥，汪涛，等．温脾汤颗粒剂质量标准研究［J］．安徽医药，2014，18（11）：2058-2061.

[13] 田中隆，怡悦．温脾汤抗氧化及清除自由基的活性成分［M］．国外医学中医中药分册，1998，15（5）：440-411.

[14] 成明建，冯冠英，黄齐，等．温脾汤中诸药不同组合及煎法对乌头碱含量的影响［J］．黑龙江医药，2005，18（4）.

[15] 王德秀．温脾汤治疗化疗性肾衰32例［J］．安徽中医学院学报，1994，13（3）：26.

[16] 朴家强，李仁善，王金萍．加味温脾汤治疗慢性肾衰30例疗效观察［J］．黑龙江中医药，1995，4：7-8.

[17] 佚名．真武汤对比温脾汤加减治疗慢性肾功能衰竭临床观察［J］．内蒙古中医药，2018，37（09）：25-26.

[18] 韩家强，李仁善．温脾汤治疗慢性肾衰脾肾阳虚证对肾血流动力学的影响［J］．黑龙江中医药，2001（1）：11-12.

[19] 何光荣，谭常志．温脾汤加减治疗糖尿病肾病肾功能衰竭16例效果观察［J］．内蒙古中医药，2017，4（28）：28.

[20] 秦铭．温脾汤治疗慢性肾脏病3、4期临床研究［J］．吉林医学，2010，31（16）：2408-2410.

[21] 赵馥，赵国仁．温脾汤治疗慢性肾功能不全［J］．浙江中西医结合杂志，2007，17（9）：531-532.

[22] 章其春，鲍晓辉，张自正．温脾汤加减灌肠治疗糖尿病肾病尿毒症31例［J］．浙江中医杂志，2003，05，26.

[23] 孔令新，杨东明．加减温脾汤治疗维持性血液透析患者营养不良的临床观察［J］．中医药信息，2008（3）：43-45.

[24] 张梅香．温脾汤合参苓白术散治疗老年慢性腹泻30例［J］．光明中医，2012，27（5）：908-909.

[25] 潘慧人，黄深荣，邹铭斐．温脾汤合热敏灸治疗老年脾肾阳虚型便秘体会［J］．四川中医，2015（6）：102-103.

[26] 闫菲，龚金晖．温脾汤合天枢穴针刺治疗单纯性便秘临床观察60例［J］．心理月刊，2019，14（03）：155.

[27] 石青．温脾汤加减治疗甲状腺良性肿瘤术后便秘验案3则［J］．新中医，2008（12）：113-113.

[28] 申正日．低频超声透入温脾汤对透析患者便秘的影响［J］．中国妇幼健康研究，2017，28（S2）：148-149.

[29] 刘福生．温脾汤治疗慢性铅中毒便秘验案［J］．新疆中医药，2008（03）：95.

[30] 刘宪锋，王秀英．温脾汤治疗婴幼儿急性腹胀、便闭36例［J］．光明中医，2006，21（5）：52-53.

[31] 陶秀良，李国成，罗树星，等．温脾汤治疗单纯性动力不全性肠梗阻32例［J］．中国中西医结合消化杂志，2010，18（4）：269-270.

[32] 居来提，王玲．温脾汤治疗慢性结肠炎41例［J］．实用中医内科杂志，2003，17（2）：101-102.

[33] 张润民．温脾汤加减治疗慢性溃疡性结肠炎27例［J］．湖南中医杂志，1991，3：39-40.

[34] 吴刚．温脾汤合痛泻要方加减治疗肠易激综合征32例［J］．内蒙古中医药，2012，31（18）：5.

[35] 陈琪．分析温脾汤加减治疗直肠癌术后吻合口漏的方法［J］．系统医学，2018，3（07）：135-136，139.

[36] 冯祥兴，曾凡鹏，植冠光，等．温脾汤治疗慢性阻塞性肺疾病胃肠功能障碍［J］．深圳中西医结合杂志，2019，29（6）：52-54.

[37] 李桂云．加味温脾汤治疗胆道蛔虫症63例介绍［J］．辽宁中医杂志，1982，6：8.

[38] 陈琪．分析温脾汤加减治疗直肠癌术后吻合口漏的方法［J］．系统医学，2018，3（7）：135-136，139.

[39] 洪仲思，叶晓燕，丁立，等．温脾汤治疗肝癌介入术后腹痛的疗效分析［J］．中西医结合肝病杂志，2008，18（4）：221-222.

[40] 张丽娟．温脾汤治疗小儿脑膜炎后期呕吐不止治验［J］．中国社区医师（医学专业），2011，13（13）：219.

[41] 张王孝．温脾汤内服联合内扎外凝法治疗痔的临床观察［J］．陕西中医，2016，37（1）：87-88.

[42] 李鹏．温脾汤治疗脾肾阳虚型老年性痴呆的临床疗效观察［D］．浙江中医药大学，2018.

[43] 李存德．温脾汤治愈阑尾炎［J］．医学文选，1991，4：6.

温胆汤

【出处】《备急千金要方》（唐·孙思邈）"治大病后，虚烦不得眠，此胆寒故也，宜服温胆汤。"

【处方】半夏、竹茹、枳实各二两，橘皮三两，生姜四两，甘草一两。

【制法及用法】右六味，㕮咀，以水八升煮取二升，分三服。

【剂型】汤剂。

【同名方剂】温胆汤（《备急千金要方》）；温胆汤（《三因极一病证方论》）；温胆汤（《医方考》）；温胆汤（《删补名医方论》）；温胆汤（《医方论》）；温胆汤（《医宗金鉴》）。

【历史沿革】

1. 唐·孙思邈《备急千金要方》，温胆汤

［组成］半夏、竹茹、枳实各二两，橘皮三两，生姜四两，甘草一两。

［主治］大病后虚烦不得眠。

［用法用量］上六味㕮咀，以水八升煮取二升，分三服。

2. 宋·陈言《三因极一病证方论》，温胆汤

［组成］半夏（汤洗七次）、竹茹、枳实（麸炒，去瓤）各二两，陈皮三两，甘草（炙）一两，茯苓一两半。

［主治］大病后虚烦不得眠。

［用法用量］上为锉散。每服四大钱，水一盏半，姜五片，枣一枚，煎七分，去滓，食前服。

3. 明·吴昆《医方考》，温胆汤

［组成］竹茹、枳实（麸炒）、半夏（制）、甘草各二两，陈皮（去白）、生姜各四两。

［主治］胆热呕痰，气逆吐苦，梦中惊悸。

4. 清·吴谦《医宗金鉴·删补名医方论》，温胆汤

［组成］竹茹、枳实、半夏、甘草、陈皮、茯苓、生姜。

［主治］热呕吐苦，虚烦，惊悸不眠，痰气上逆。

［用法用量］水煎服。

5. 清·费伯雄《医方论》，温胆汤

［组成］陈皮（去白）、半夏（姜制）、茯苓、甘草、枳实（麸炒）、竹茹。

［用法用量］加姜煎。

【现代研究】

1. 药理作用

（1）抗抑郁　温胆汤组对帕金森病（PD）模型大鼠灌胃给予 12g/（kg·d）温胆汤 2 周。温胆汤组成：甘草 5g，陈皮 6g，竹茹、枳壳、茯苓、半夏各 10g。与假手术组相比，模型大鼠蔗糖消耗量显著减少，强迫游泳不动时间明显延长，内侧前额叶皮层内多巴胺、5- 羟色胺和去甲肾上腺素含量显著减少，纹状体内多巴胺含量明显减少。经温胆汤灌胃治疗 2 周后，大鼠蔗糖消耗量显著增加，强迫游泳的不动时间显著缩短，内侧前额叶皮层中多巴胺、5- 羟色胺和去甲肾上腺素含量明显增加。研究显示温胆汤可以改善帕金森病（PD）伴发的抑郁样行为，其机制可能与对内侧前额叶皮层内单胺类神经递质的调节有关[1]。

（2）改善精神分裂　温胆汤高、中、低剂量组［40、20、10g/（kg·d）］对精神分裂症模型大鼠灌胃给药 21 天。温胆汤组成：半夏（汤洗 7 次），竹茹、枳实（麸炒，去瓤）各 6g，陈皮 9g，甘草（炙）3g，茯苓 4.5g，加生姜 5 片，大枣 1 枚。与正常组比较，模型组大鼠刻板行为评分显著升高（$P < 0.01$），海马组织磷脂酰肌醇 3 激酶（PI3K）、蛋白激酶 B（Akt）、糖原合成酶激酶 3β（GSK3β）蛋白和 mRNA 表达水平显著下降（$P < 0.01$）。与模型组比较，温胆汤给药组能明显降低大鼠刻板行为评分（$P < 0.05$），升高海马组织 PI3K，Akt，GSK3β 蛋白和 mRNA 表达水平（$P < 0.05$，$P < 0.01$）。研究显示温胆汤具有治疗精神分裂症的作用，其机制可能与改善精神分裂症模型鼠刻板行为、升高其海马组织 PI3K，Akt，GSK3β 的表达，调控 PI3K/Akt/GSK3 信号通路有关[2]。

温胆汤高、中、低剂量组（40、20、10g/kg）以 20ml/kg 的剂量对精神分裂症模型大鼠灌胃，每日 1 次，共 21 天。温胆汤组成：半夏 6g，茯苓 4.5g，竹茹 6g，枳实 6g，陈皮 9g，炙甘草 3g，生姜 3 片，红枣 2 粒。与正常组比较，模型组大鼠在造模后第 2 天、第 3 天定位航行实验平均逃避潜伏期明显延长，

空间探索实验穿越原平台位置次数和原平台位置所在象限停留时间减少；海马组织 NRG1 活性表达和神经调节蛋白 NRG1、ErbB4 蛋白表达水平显著升高。与模型组比较，温胆汤 40、20、10g/kg 组均能降低定位航行实验平均逃避潜伏期，温胆汤 40、20g/kg 组明显降低海马组织 NRG1 活性表达，温胆汤 40、20、10g/kg 组能降低 NRG1、ErbB4 蛋白表达水平；温胆汤 40、20g/kg 组增加空间探索实验穿越原平台位置次数和原平台位置所在象限停留时间。研究显示温胆汤具有改善大鼠的学习记忆功能，从而防治精神分裂症的作用，其机制可能与降低精神分裂症易感基因 NRG1 及其受体 ErbB4 蛋白的表达有关[3]。

（3）脑保护作用 西药组灌胃给予地西泮（0.5mg/kg），温胆汤高、中、低剂量组以 2、1、0.5ml/100g 剂量灌胃 7 天。西药组及温胆汤高、中、低剂量组失眠大鼠的焦虑行为较空白模型组减少；温胆汤高、中、低剂量组大鼠海马区 c-fos 和 c-jun 含量较空白模型组降低（$P < 0.05$）。研究显示温胆汤高、中、低剂量和地西泮均具有一定的抗焦虑作用，其机制可能与抑制脑组织 c-fos 和 c-jun 的表达上调，而发挥脑保护作用有关[4]。

（4）改善肥胖 温胆汤药液以 15g/kg 的剂量对肥胖痰湿证大鼠灌胃 6 周。温胆汤组成：陈皮 10g，半夏 10g，茯苓 10g，炙甘草 3g，竹茹 10g，枳实 10g，生姜 5 片，大枣 1 枚。温胆汤干预可降低肥胖大鼠肥胖率、体质量和 Lee 指数（$P < 0.05$），改善血脂水平（$P < 0.05$），调整 T 淋巴细胞 CD_3^+、CD_4^+、CD_8^+ 及 CD_4^+/CD_8^+ 比值的表达，有效调节肿瘤坏死因子 -α（TNF-α）、白细胞介素 -6（IL-6）、白细胞介素 -17（IL-17）和白细胞介素 -22（IL-22）等相关炎症细胞因子的表达（$P < 0.05$）。研究显示胆汤改善肥胖效果明显，其机制可能与调控机体免疫机制有关[5]。

温胆汤干预组以 15g/kg 的剂量给肥胖痰湿证大鼠灌胃，每日 1 次，共 6 周。温胆汤组成：陈皮 10g，半夏 10g，茯苓 10g，炙甘草 3g，竹茹 10g，枳实 10g，生姜 5 片，大枣 1 枚。与模型组比较，温胆汤干预组大鼠体质量和 Lee 指数显著下降（$P < 0.05$，$P < 0.01$），血脂水平显著变化（$P < 0.01$），相关炎性因子（TNF-α，IL-6，IL-17 和 IL-22）的水平显著下降（$P < 0.01$），下丘脑组织中 STAT3 mRNA 和蛋白的表达显著下降（$P < 0.01$）。研究显示温胆汤可改善肥胖大鼠痰湿病理状态，其机制可能与调节 JAK2/STAT3 信号通路有关[6]。

（5）降脂 温胆汤组以 15g/（kg·d）的剂量给高脂饮食诱导肥胖大鼠灌胃 6 周。温胆汤组成：陈皮 10g，法半夏 10g，茯苓 10g，炙甘草 3g，竹茹 10g，

枳实 10g，生姜 5 片，大枣 1 枚。与模型组比较，温胆汤组 Lee 指数、体重、血脂水平（除 HDL-C 外）、下丘脑 STAT3 mRNA 和蛋白表达明显降低，SOCS3 mRNA 和蛋白表达则显著升高（$P < 0.01$）。模型组肥胖率为 26.36%，温胆汤组肥胖率为 1.06%。研究显示温胆汤具有良好的降脂作用，其机制可能与通过调节 JAK2/STAT3 信号通路而调控机体瘦素水平有关[7]。

（6）改善代谢综合征（MS） 温胆汤组 16g/（kg·d）给 MS 大鼠灌胃 4 周。温胆汤组成：生姜 12g，法半夏 15g，陈皮 10g，竹茹 10g，枳壳 10g，炙甘草 6g。与模型组比较，温胆汤组第 12 周末的体重、血压、血脂、FBG 及 NF-κB、TNF-α、IL-6 的水平均明显降低（$P < 0.05$）。研究显示温胆汤具有治疗 MS 的作用，其机制可能与通过抑制 NF-κB、TNF-α、IL-6 的表达而延缓 MS 的进展有关[8]。

（7）纠正因持续光照所致的褪黑素含量下降和生物钟基因表达紊乱 正常组（于每天早上 6 点开灯照明，晚上 18 点关灯黑暗）；黑暗组（24h 持续黑暗）；模型组（24h 持续光照）；温胆汤组（用温胆汤 5.03g/kg 干预 24h 持续光照下小鼠）；褪黑素组（用褪黑素 2.86mg/kg 干预 24h 持续光照下小鼠）。于晚 18 点（模拟褪黑素夜间开始出现分泌高峰的时间点）分别灌胃给予中药和褪黑素水溶液，共 12 周。温胆汤：陈皮 18g，清半夏 9g，茯苓 12g，炙甘草 12g，竹茹 10g，枳实 10g，生姜 6g，大枣 10g。血清褪黑素水平方面：正常组小鼠在 ZT18 含量最高（$P < 0.05$）；黑暗组小鼠在 CT0 低于 CT18 和 CT12 时含量（$P < 0.05$）；模型组小鼠 4 个时间点的含量并无差异（$P > 0.05$），温胆汤组血清褪黑素的含量 ZT0 和 ZT6 均低于 ZT18（均 $P < 0.05$）；褪黑素组血清褪黑素含量 ZT0、ZT6、ZT12 均低 ZT18（均 $P < 0.05$）。小鼠下丘脑 SCN Clock mRNA 表达水平方面：正常组小鼠下丘脑 SCN Clock mRNA 表达水平 ZT18 低于 ZT6（$P < 0.05$）；黑暗组小鼠 4 个时间点没有差别（$P > 0.05$）；模型组小鼠 ZT0 低于 ZT6 和 ZT18（均 $P < 0.05$），ZT12 低于 ZT6 和 ZT18（均 $P < 0.05$）；温胆汤组和褪黑素组小鼠均 ZT18 低于 ZT6（均 $P < 0.05$）。研究显示温胆汤能够在一定程度上纠正因持续光照所致的褪黑素含量下降和生物钟基因表达紊乱[9]。

2. 成分分析

通过对温胆汤汤剂、颗粒剂 2 种制剂的正丁醇萃取液建立 HPLC-DAD 指纹图谱，确定了 10 个共有峰，根据对照品保留时间，指认了其中的 4 个共有峰分别为甘草苷、柚皮苷、橙皮苷、甘草酸铵，

各图谱共有峰相对保留时间和相对峰面积 RSD 均小于 2%，无显著性差异，说明不同工艺的温胆汤成分谱之间存在较好的相关性[10]。

温胆汤中各药味配伍对活性成分的影响可能体现在物理与化学变化两个层面。文献研究表明，陈皮、竹茹共煎时橙皮苷的溶出率低于陈皮单煎时，而生姜、陈皮配伍后橙皮苷的量较单味药煎煮时显著增高。通过比较枳实 - 陈皮药对配伍前后挥发性成分的变化，发现药对中有 11 种成分在单味药中未能检出，证明配伍后改变了原药物的组成，也提示中药复方通过配伍的调整可实现对不同成分组成的调控。另外，在陈皮中能测出而在药对中消失的成分有 11 种，在枳实中测出而在药对中消失的成分有 16 种，其中有 1 种成分为枳实、陈皮所共有但未在药对中检测到，该结论暗示枳实 - 陈皮药对的药理、药效作用可能来源于单味药配伍后形成的新活性化合物群。还有研究显示，枳实 - 生姜药对中的挥发油组分主要来于单味药生姜，且单味药枳实和生姜中的部分挥发油在药对中并未检测到，表明二者的成分或存在形式在配伍中可能发生了变化。甘草片与法半夏配伍后的水煎液中甘草酸含量明显低于甘草片单独水煎液；生姜 - 半夏合煎液中的 6- 姜酚、6- 姜醇含量明显高于二者单煎液，并且生半夏与生姜同煎后，可明显减少半夏的辣味，这与生姜可降低生半夏毒性的传统理解相一致，间接证明了温胆汤中生姜 - 半夏配伍的合理性。综上所述，方中各单味药配伍使用后化学成分的含量和种类均有不同程度的改变。这些变化可能引起活性成分群组成结构的变化，这或许是全方配伍后功效传递的化学物质基础与作用路径[11]。

3. 临床应用

（1）高血压 用半夏白术天麻汤合温胆汤治疗 50 例高血压患者。对照组早晚温水服用 20mg 硝苯地平缓释片 3 个月。观察组接受半夏白术天麻汤合温胆汤治疗：茯苓 15g，陈皮 12g，枳实 10g，竹茹 10g，半夏 10g，天麻 10g。加减：存在热象症状的患者，添加连翘 10g，黄连 3g；存在痰阻症状患者，添加牛膝 15g，丹参 30g；存在风象症状者，添加钩藤 10g，罗布麻 10g，白蒺藜 10g；存在痰湿盛的患者，添加薏苡仁 15g，车前子 10g，白蔻仁 10g。清水煎服，早晚温水服用 450ml 的药汁 3 个月。观察组血压控制情况明显高于对照组（P < 0.05）[12]。

用半夏白术天麻汤合温胆汤治疗原发性高血压患者 42 例。对照组每天口服氨氯地平（5mg）、依那普利（10mg）1 次。观察组在对照组基础上，加用半夏白术天麻汤合温胆汤治疗：竹茹 10g，茯苓

15g，半夏 10g，陈皮 12g，枳实 10g，白术 10g，天麻 10g，甘草 6g。加减：风象明显者，加钩藤 10g，白蒺藜 10g；瘀阻甚者，加当归 10g，赤芍 10g；头晕严重者，加钩藤 10g，石决明 6g。每天 1 剂，以水煎煮至 400ml，早晚分服，12 周后观察疗效。观察组治疗总有效率为 95.24%，高于对照组的 80.95%（P < 0.05）；治疗后，2 组收缩压、舒张压水平较治疗前均下降，且观察组下降幅度大于对照组（P < 0.01）；2 组不良反应发生率比较，差异无统计学意义（P > 0.05）[13]。

用半夏白术天麻汤合温胆汤治疗高血压合并高脂血症患者 44 例。对照组服用硝苯地平缓释片（10mg/ 片）2 片 / 次，2 次 /d，血脂康胶囊 2 粒 / 次，2 次 /d，同时给予对症支持治疗。治疗组在对照组治疗基础上使用半夏白术天麻汤合温胆汤治疗：钩藤 15g，茯苓、远志、红花、丹参、郁金、炙甘草各 12g，半夏、天麻、白术、地龙、竹茹各 9g，陈皮 6g。清水煎服，每日 1 剂，分早晚 2 次饭前服用，连续用药 3 个月。治疗后两组患者血压和血脂指标均得到明显改善，且治疗组改善较对照组明显（P < 0.05）[14]。

半夏白术天麻汤联合温胆汤治疗痰湿壅盛型高血压患者 44 例。对照组每天给予硝苯地平缓释片（10mg）2 次，7d 为 1 个疗程，连续治疗 4 个疗程。试验组在对照组给药基础上给予半夏白术天麻汤联合温胆汤治疗：半夏 4.5g，白术 9g，茯苓 3g，天麻 3g，陈皮 3g，甘草 1.5g，生姜 2 片，大枣 3 枚（上述半夏白术天麻汤药物组方选自《医学心悟》），半夏 60g，竹茹 60g，枳实 60g，陈皮 90g，甘草 30g，茯苓 45g（上述温胆汤药物组方选自《三因极一病证方论》）。加减：若患者头晕、头痛剧烈，可适当增加石决明、钩藤；若患者肢体不自主颤动，可增加羚羊角、牡蛎、龙骨等药物。每日 1 剂，所有药物置入水中浸泡 30min 后水煎制成 400ml 汤剂，早晚各温服 200ml，连续治疗 4 个疗程。试验组患者治疗 6 个月后血压、血脂控制效果明显优于对照组，试验组患者眩晕、失眠、头重如裹等症状积分明显低于对照组，试验组患者疾病控制率为 95.5%，高于对照组的 84.1%，数据差异均有统计学意义（P < 0.05）[15]。

（2）冠心病、心绞痛 用瓜蒌薤白半夏汤合温胆汤治疗冠心病心绞痛患者 45 例。对照组予以硝酸甘油注射液（5mg/ml）静脉滴注，每日 1 次；单硝酸异山梨酯缓释片每日晨服 1 片（40mg）；阿司匹林肠溶片（规格：100mg/ 片）每日口服 1 次，每次 3 片，次日改为 6 片，疗程 1 月。观察组在对照组给药基础上予以瓜蒌薤白半夏汤合温胆汤：枳实

9g，清半夏 9g，竹茹 9g，薤白 10g，茯苓 15g，当归 15g，陈皮 15g，瓜蒌 30g，丹参 30g。水煎服，每日 1 剂，分为 2 次服用，疗程 1 个月。与对照组治疗效果（75.6%）比较，观察组（95.6%）较高，优势突出，$P < 0.05$；与对照组心绞痛发作频率、持续时间比较，观察组较低，优势突出，$P < 0.05$；与对照组硝酸甘油用量比较，观察组较低，优势突出，$P < 0.05$[16]。

用加味温胆汤治疗冠心病劳累性心绞痛患者 60 例。对照组餐后服用地奥心血康胶囊 2 粒/次，3 次/d，为期 2 周治疗。观察组地奥心血康胶囊＋加味温胆汤。加味温胆汤：瓜蒌壳、川芎、茯苓各 15g，丹参 20g，枳壳、党参、陈皮、法半夏、三七各 10g，黄连 2g，橘红 5g。每日 1 剂，分 2 次服用，治疗 2 周。观察组患者总有效率 98.33%，明显高于对照组的 78.33%，差异有统计学意义（$P < 0.05$）；观察组患者疼痛程度评分、心绞痛发作次数与病症持续时间明显少于对照组，差异有统计学意义（$P < 0.05$）；观察组患者硝酸甘油停减率明显高于对照组，差异有统计学意义（$P < 0.05$）[17]。

用加味温胆汤治疗老年冠心病经皮冠状动脉介入术（PCI）后患者 68 例。对照组患者 PCI 术后均给予常规西医治疗：低分子肝素钙注射液 4000IU/次，2 次/d；阿司匹林肠溶片 100mg/次，1 次/d；硫酸氢氯吡格雷片 75mg/次，1 次/d；阿托伐他汀钙片 20mg/次，1 次/d。观察组在此基础上联合加味温胆汤治疗，组方：瓜蒌、丹参各 20g，党参、竹茹、茯苓各 15g，半夏、陈皮、川芎各 10g。水煎服，1 剂/d，分早晚 2 次温服，连续治疗 6 个月。对照组临床治疗总有效率为 70.15%，显著低于观察组的 88.24%（$P < 0.05$）；治疗 3~6 个月后 2 组 SAQ 评分均较治疗前显著升高，且观察组高于对照组（$P < 0.05$）；治疗 3~6 个月后 2 组 PCI、HA、PC Ⅲ 及 LN 水平均较治疗前显著下降，且观察组低于对照组（$P < 0.05$ 或 $P < 0.01$）；治疗 3~6 个月后 2 组 LVED 均较治疗前显著减小，LVEF、CO 和 SV 均较治疗前显著升高，2 组间差异有统计学意义（$P < 0.05$ 或 $P < 0.01$）[18]。

（3）焦虑症 对照组每天晨时口服帕罗西汀 1 次，每次 20mg。观察组在对照组基础上加用温胆汤加减方进行治疗，处方：半夏 9g，竹茹 10g，茯苓 10g，枳实 10g，陈皮 10g，合欢皮 30g，首乌藤 30g，珍珠母 30g，生龙齿 30g，远志 10g，郁金 10g，香附 10g，柴胡 10g，栀子 10g，黄芩 10g。每日 1 剂，早晚 2 次温服。观察组 HAMA 量表积分总有效率为 97.5%，中医症状总有效率为 95.0%，分别高于对照组的 82.1%、79.5%，有统计学意义（$P < 0.05$）。观察组不良反应发生率低于对照组（$P < 0.05$）[19]。

（4）失眠 用黄连温胆汤加味治疗痰热内扰型失眠患者 30 例。治疗组予以黄连温胆汤加味治疗：法半夏 10g，陈皮 6g，茯苓 10g，枳实 10g，竹茹 10g，钩藤（后下）10g，酸枣仁 15g，首乌藤 15g，五味子 6g，合欢皮 10g，柏子仁 10g，甘草 6g。加减：心悸惊惕不安者，可加入远志、石菖蒲、青龙齿、珍珠母、磁石之类以安神定志；饮食停滞，胃中不和者，合用秫米、神曲、焦山楂、莱菔子消导和中；心火炽盛者，加黄连、山栀。每日 1 剂，水煎取 300ml，早晚分次温服。对照组予以佐匹克隆胶囊治疗，疗程为 4 周。治疗组临床总有效率为 93.3%，对照组为 76.7%。且该疗法可显著缩短入睡时间，减少觉醒次数，增加睡眠时间，伴随症状缓解，优于对照组[20]。

用针刺联合加味温胆汤治疗痰热扰心型失眠患者 32 例。对照组每晚睡前 30min 口服艾司唑仑片（1mg/次，1 次/d，疗程 3 周）。观察组在对照组治疗方法的基础上给予加味温胆汤治疗，组方：清半夏 25g，酸枣仁（炒）、首乌藤各 20g，竹茹、枳实、陈皮、黄连各 15g，茯苓、甘草各 10g，肉桂 5g。每日 1 剂，早晚 2 次饭后温服，疗程 3 周。并给予针刺（0.25mm × 40.00mm 毫针）治疗，主穴取三阴交（补法）、足三里、支沟、神门（泻法），辨证加丰隆（泻法）、四神聪、百会（平补平泻法），深度 12.5~20.00mm，留针 30min，留针期间行针 1 次。每日针刺 1 次，连续针刺 6 天，休息 1 天，疗程 3 周。观察组治疗后总有效率显著高于对照组，差异有统计学意义（$P < 0.05$）。与治疗前比较，两组治疗后睡眠潜伏期均显著降低（$P < 0.05$），入眠效率和总睡眠时间均显著升高，差异有统计学意义（$P < 0.05$），且观察组治疗后上述睡眠指标改善状况均显著优于对照组，差异有统计学意义（$P < 0.05$）；两组治疗后入睡时间、睡眠时间、睡眠效率、睡眠障碍、日间功能评分均较治疗前显著降低，差异有统计学意义（$P < 0.05$），且观察组治疗后上述 PSQI 指标评分均显著低于对照组，差异有统计学意义（$P < 0.05$）[21]。

用参芍片联合温胆汤治疗心胆气虚型失眠患者 50 例。实验组：温胆汤＋参芍片，对照组：温胆汤＋安慰剂。温胆汤药物组成：清半夏 10g，竹茹 6g，炒枳实 10g，陈皮 10g，茯苓 15g，甘草 10g。实验组、对照组第 4 周的有效率分别为 96%、84%，差异有统计学意义（$P < 0.05$）。实验组 4 周的 PSQI 评分及中医症状评分均明显低于对照组，差异有统计学意义（$P < 0.05$），提示治疗组优于对照组[22]。

（5）中风 用加味温胆汤治疗痰瘀阻络型中风恢复期患者 23 例。常规组患者采取血小板聚集、脑保护剂、神经细胞营养剂等药物治疗，观察组在此基础上早晚服用加味温胆汤治疗4周，药物组成：半夏、竹茹、枳实各15g，陈皮、丹参、石菖蒲、川芎、当归各10g，远志12g，茯苓20g。常规组临床疗效为73.9%，观察组为91.3%，差异显著（P＜0.05）；治疗后神经功能缺损情况均获得改善，观察组优于常规组（P＜0.05）[23]。

用通络开窍针法配合温胆汤加减治疗中风后吞咽障碍患者42例。对照组在西医常规治疗中风基础上给予吞咽功能训练，每次30min，每日2次，连续治疗3周。观察组在对照组治疗基础上给予温胆汤加减联合通络开窍针法治疗。温胆汤加减药物组成：丹参20g，半夏、竹茹、钩藤、茯苓、枳壳各15g，僵蚕10g，陈皮8g，全蝎、甘草各6g，田七5g。随证适当加减：气虚者加黄芪10g，党参8g；便秘者加大黄、枳实各6g；热象明显者加胆南星、山栀子各8g；气郁者加郁金8g，香附6g。每日1剂，早晚2次服用，1周为1个疗程，连续治疗3个疗程。通络开窍针法处方：廉泉、外金津、外玉液、风池（双）、翳风（双）、完骨（双）。针刺手法为平补平泻法，得气后留针30min，每日1次，连续治疗5天后，休息2天，连续治疗3周。观察组治疗后总有效率为90.5%，显著高于对照组的71.4%（P＜0.05）；2组治疗后SSA评分均显著降低（P均＜0.05），洼田饮水试验评分、咽喉期评分、口腔期评分、误咽程度评分、SWALQOL评分均显著升高（P均＜0.05），且观察组上述评分改善情况均明显优于对照组（P均＜0.05）[24]。

（6）抑郁症　用温胆汤加减联合氟西汀治疗中风后抑郁症患者26例。全部患者均接受抗血小板聚集、调脂稳定斑块、改善脑循环等常规治疗。对照组给予氟西汀治疗，每次20mg，每早1次。治疗组给予温胆汤加减联合氟西汀治疗，温胆汤加减药物组成：半夏10g，橘红10g，茯苓10g，枳实10g，竹茹10g，生姜10g，川芎20g，郁金15g，甘草5g。加减：肢体瘫痪较重者，加全蝎、地龙、土鳖虫、细辛等；健忘、痰盛者，加石菖蒲、远志、益智仁、山药等；体虚者，加黄芪、党参、当归、枸杞子等；睡眠差者，加合欢皮、首乌藤、五味子等；肝风盛者，加天麻、钩藤、菊花等。两组患者均以20天为1个疗程，共治疗2个疗程。两组患者临床疗效比较，差异有统计学意义（P＜0.05）。两组患者汉密尔顿抑郁量表（HAMD）评分比较，差异有统计学意义（P＜0.05）[25]。

用温胆汤加减联合氟哌噻吨美利曲辛片治疗脑卒中后抑郁（PSD）患者33例。对照组于早晨、中午各口服氟哌噻吨美利曲辛片（规格：0.5mg：

10mg）1片，治疗4周。治疗组氟哌噻吨美利曲辛片+温胆汤，组方：半夏60g，竹茹60g，枳实60g，陈皮90g，甘草（炙）30g，茯苓45g。加减：半身不遂者加鸡血藤、木瓜、地龙；心中懊恼者加栀子、豆豉；口苦者加黄连；便秘者加生白术、槟榔；失眠者加生龙骨、生牡蛎、首乌藤；纳差者加神曲、山楂、炒麦芽。每日1剂，早晚两次服用，治疗4周。两组汉密尔顿抑郁量表（HAMD）评分均降低，且治疗组低于对照组（P＜0.05）。治疗后，两组Barthel指数评分均升高，且治疗组高于对照组（P＜0.05）[26]。

（7）老年性脑动脉硬化症　用温胆汤合天麻钩藤汤加减治疗老年性脑动脉硬化症患者49例。对照组每天口服尼莫地平3次，每次40mg；藻酸双酯钠每天3次，每次100mg；阿司匹林每天1次，每次50mg，连续治疗8周。观察组在上述治疗基础上给予温胆汤合天麻钩藤汤治疗，药方组成：黄芪30g，钩藤15g，天麻10g，菊花15g，枸杞子15g，枳壳6g，竹茹6g，半夏10g，云苓15g，怀山药20g，菟丝子30g，甘草5g。加减：阴虚患者增加太子参15g；胸闷痹浊患者增加瓜蒌10g，薤白10g；心烦失眠患者增加柏子仁6g，酸枣仁15g；头痛患者增加白芷10g。每天1剂，早晚两次服用，连续治疗8周。观察组治疗有效率97.96%，显著高于对照组85.71%，差异有统计学意义（P＜0.05）[27]。

（8）精神分裂症　用加味温胆汤治疗痰湿内阻型慢性精神分裂症患者42例。对照组口服奥氮平片开始剂量5mg/d，每日1次，每周增加给药剂量5mg，最大剂量20mg/d；观察组在对照组基础上结合自拟加味温胆汤，组方：法半夏9g，茯苓9g，陈皮5g，枳实9g，竹茹9g，远志9g，香附9g，白芍9g，郁金9g，甘草6g。每日1剂，分早晚2次温服，治疗6周。观察组治疗总有效率为90.48%，高于对照组的71.43%（P＜0.05）；与治疗前比较，2组治疗后PANSS评分降低而LOTCA评分增加（P＜0.05）；观察组治疗后PANSS评分低于对照组而LOTCA评分高于对照组，差异有统计学意义（P＜0.05）；2组治疗后HAMA评分和HAMD评分降低，差异有统计学意义（P＜0.05）；观察组治疗后HAMA评分和HAMD评分低于对照组，差异有统计学意义（P＜0.05）；2组治疗后血清Hcy水平降低而SOD水平增加，差异有统计学意义（P＜0.05）；观察组治疗后血清Hcy水平低于对照组而SOD水平高于对照组（t=9.002、14.957，P＜0.05）；观察组不良反应发生率（11.90%）低于对照组（33.33%），差异有统计学意义（P＜0.05）[28]。

用温胆汤联合齐拉西酮治疗精神分裂症抑郁症

状患者 43 例。对照组给予齐拉西酮，根据病情需要将剂量控制在 20~160mg/d，疗程为 6 周。观察组给予温胆汤联合齐拉西酮综合治疗。温胆汤：生竹茹 12g，陈皮 9g，龙胆草 9g，远志 6g，酸枣仁 12g，半夏 12g，茯苓 12g，枳实 6g，胆南星 6g，石菖蒲 15g，甘草 5g。加减：便秘者加火麻仁 10g，郁李仁 10g；肝郁气滞者加柴胡 6g，黄芪 30g；心火亢盛者加黄连 6g；血瘀阻滞者加红花 6g，丹参 12g；易怒及头痛者加钩藤 10g，石决明 15g。每日 1 剂，分两次服，疗程为 6 周。治疗 6 周后，观察组总有效率明显优于对照组，差异具有统计学意义（$\chi^2 = 4.27$，$P < 0.05$）；治疗 4 周后，CDSS 及 PANSS 评分均降低趋势明显，且观察组降低更为显著，两组差异具有统计学意义（$P < 0.05$），并且时间因素对 CDSS 及 PANSS 评分的差异具有统计学意义（$P < 0.05$）[29]。

用温胆汤治疗 II 型精神分裂症患者 36 例。治疗组早晚口服温胆汤 12 周，药方组成：陈皮 10g，半夏 10g，甘草 6g，茯苓 30g，竹茹 10g，枳实 10g，生姜 6g，酸枣仁 10g。对照组口服氨磺必利，起始剂量 100mg/d，中午顿服，第 2 周酌情增到 300mg/d，最大剂量不超过 300mg/d。治疗组有效率为 70.0%，对照组有效率为 71.9%，两组差异无统计学意义（$P > 0.05$）。两组 PANSS 总分及各因子分，在治疗 12 周末均有降低，差异有统计学意义（$P < 0.05$）；两组治疗后 PANSS 总分及各因子分比较，差异无统计学意义（$P > 0.05$）。治疗组出现失眠 7 例，视物模糊 4 例，口干 3 例，对照组出现锥体外系反应 6 例，失眠 8 例，体重增加 6 例，视物模糊 5 例，便秘 3 例，口干 4 例，失眠 3 例，心电图异常 3 例，两组比较，锥体外系反应和体重增加的差异有统计学意义（$P < 0.05$）[30]。

（9）反流性食管炎 用加味温胆汤治疗反流性食管炎 45 例。治疗组给予加味温胆汤，药方组成：黄连、炒竹茹、枳实、白芍、柴胡、黄芩、郁金各 12g，砂仁、茯苓、白及、白术各 10g，甘草 6g，蒲公英 30g。加减：便秘者加大黄 6g；纳差者加山楂、神曲各 30g；嗳气频泛酸多者加肉豆蔻、乌贼骨、煅瓦楞子各 20g；呕逆噫气、腹胀甚者加旋覆花、厚朴、郁金各 15g。每日 1 剂，早晚饭前 2 次口服。对照组给予多潘立酮 10~20mg，硫糖铝 1g，谷维素 20mg，每日 3 次，餐前 15~30min，温开水送服。4 周为 1 个疗程，共治疗 2 个疗程。治疗组总有效率 95.6%，对照组 82.2%，差异有统计学意义（$P < 0.05$）。临床所见胃脘痛、上腹饱胀、嗳气呃逆、口苦泛酸、烧心、饥饿嘈杂、烧心以及胸痛等症状有显著性的改善或消除，其疗效优于西药对照组[31]。

（10）慢性胃炎 用奥美拉唑胶囊联合温胆汤加减治疗慢性胃炎患者 20 例。对照组奥美拉唑 40mg/d 治疗 4 周；治疗组在对照组常规治疗基础上加温胆汤：黄连 10g，黄芩 10g，枳壳 9g，茯苓 15g，法半夏 9g，全瓜蒌 10g，浙贝母 12g，陈皮 10g，竹茹 6g。加减：寒痰者可加厚朴、山萸肉；热痰者加蒲公英、瓜蒌；痰湿互结加生牡蛎；久病入络加九香虫、地龙、炮穿山甲；久病入血加失笑散、丹参、当归、赤芍、红花、莪术；胃脘胀满可加佛手、绿萼梅、香橼、麦芽。治疗组总有效率达 95%，对照组总有效 65%，治疗组优于对照组（$P < 0.05$）[32]。

（11）慢性胆囊炎 用温胆汤治疗慢性胆囊炎患者 50 例。对照组服用消炎利胆片 6 片 / 次，3 次 /d。治疗组服用温胆汤：半夏 15g，黄芩、白芍各 10g，陈皮 12g，枳壳 15g，茯苓 10g，甘草、柴胡各 15g。加减：腹痛、腹胀加香附、青皮各 10g；泥沙样结石加鸡内金、金钱草各 15g；嗳气频作加郁金、川楝子各 15g。3 次 /d，治疗 4 周。治疗组临床痊愈 8 例，显效 17 例，有效 18 例，无效 7 例，总有效率 86.00%。对照组临床痊愈 0 例，显效 14 例，有效 22 例，无效 14 例，总有效率 72.00%。治疗组疗效优于对照组（$P < 0.05$）[33]。

（12）2 型糖尿病 用温胆汤治疗 2 型糖尿病患者 64 例。对照组每次服用盐酸二甲双胍 500mg，每天 3 次；阿卡波糖每次 50mg，每天 3 次。观察组在此基础上用温胆汤加减，组方：半夏 15g，竹茹 10g，枳实 15g，陈皮 10g，茯苓 15g，党参 20g，黄芩 10g，黄连 3g，炙甘草 6g。加减：血瘀者加红花 10g，丹参 10g；肝郁者加白芍 15g，薄荷 10g；脾虚便溏者加白术 10g，黄芪 20g。日 1 剂，分 3 次餐前口服，4 周为 1 个疗程，连续治疗 2 个疗程。观察组治疗总有效率为 95.31%，高于对照组 81.25%（$P < 0.05$）；观察组治疗后空腹血糖（FBG）、餐后 2h 血糖（2h PG）、糖化血红蛋白（HbA1c）、空腹血胰岛素（FINS）、餐后 2h 胰岛素（2h INS），均优于对照组（$P < 0.05$）；观察组治疗后全血黏度、血浆黏度、红细胞压积，均低于对照组（$P < 0.05$）[34]。

用温胆汤加减联合西药治疗初发 2 型糖尿病（T2DM）合并非酒精性脂肪性肝病（NAFLD）患者 48 例。对照组每次口服沙格列汀 5mg，每天 1 次。研究组在对照组基础上联合温胆汤加减治疗，方剂组成：法半夏 20g，枳实 12g，陈皮 15g，山楂 15g，竹茹 15g，丹参 15g，泽泻 10g，茯苓 10g，甘草 6g，生姜 5 片，大枣 1 枚。加减：气虚乏力者加黄芪、白术；肝区胀痛加川楝子、延胡索；腹胀加厚朴、香附。每剂分早晚 2 次温服。30 天为 1 个疗程，共治疗 3 个疗程。治疗后，研究组患者的临床疗效总有效率为 93.75%，对照组患者的临床疗效总有效率为 70.83%，研究组患者的总有效率明显高于对照组患者，对比存在明显差异（$P < 0.05$）。治疗后，两组患者肝功能、血脂、血糖等生化指标水平均明显低于治疗前，对比存在明显差异（$P < 0.05$）；治疗后，研究组肝功能、血脂、血糖等生化指标水平均明显低于对照组，对比存在明显差异（$P < 0.05$）。研究组患者的不良反应发生率为 14.58%，对照组患者的不良反应发生率为 10.42%，研究组的不良反应发生率高于对照组患者，但无明显差异（$P > 0.05$）[35]。

（13）慢性肾衰竭　用加减温胆汤治疗早中期慢性肾衰竭患者 30 例。对照组接受常规基础治疗 3 个月。治疗组在对照组的基础之上进行加减温胆汤治疗，方剂组成为：白茯苓、益母草、崩大碗各 30g，党参、丹参各 20g，竹茹、苏叶各 15g，半夏、石菖蒲各 12g，枳实、僵蚕、陈皮、桃仁、生姜各 10g，红花 6g。加减：阴阳两虚加黄芪 30g，太子参 25g，山药 10g；肝肾阴虚加桑寄生 15g，牛膝 15g，女贞子 18g，墨旱莲 18g；脾肾阳虚加黄芪 30g，党参 25g，肉桂 6g。每日 1 剂，早晚 2 次口服，治疗 3 个月。就临床治疗效果而言，治疗组总有效率达到了 96.67%，对照组总有效率达到了 80.00%，两组临床疗效对比存在统计学意义（$P < 0.05$）。就生化指标而言，治疗组血清肌酐（Scr）、血尿素氮（BUN）、内生肌酐清除率（Ccr）等各项指标改善情况显著优于对照组，存在统计学意义（$P < 0.05$）[36]。

（14）其他　温胆汤在临床上还被用于其他多种疾病，如心律失常、冠状动脉粥样硬化性心脏病、更年期失眠、代谢综合征失眠、胃食管反流性病、痰湿内阻型眩晕、肺结核并发肺部真菌感染等。

4. 安全性

将 300 例高血压患者按照数字随机表法分为研究组和对照组，每组各 150 例。研究组患者使用温胆汤联合半夏白术天麻汤治疗，对照组患者使用盐酸贝那普利片治疗，对比两组患者的治疗效果和不良反应。期间出现的不良反应有恶心、疲倦和肠胃不适。对照组患者的治疗总有效率为 85.33%，不良反应发生率为 16.67%，研究组患者的治疗总有效率为 97.33%，不良反应发生率为 3.33%，数据对比均存在统计学意义，$P < 0.05$。结果表明，使用温胆汤联合半夏白术天麻汤治疗高血压疾病，不仅能够提高治疗效果，还能减少长期使用西药产生的不良反应[37]。

计算机检索中国期刊全文数据库（CNKI）、万方数字化期刊全文数据库（Wanfang data）、维普中文科技期刊数据库（VIP）、Pubmed、Annual Reviews、

SpecialSci 等数据库温胆汤联合抗精神病药物治疗精神分裂症（SZ）的临床随机对照试验，应用 Jadad 评分法和 Cochrane 手册 5.1 标准对纳入文献进行质量评价，采用 Review Manager 5.2 软件进行 Meta 分析。Meta 分析显示，试验组治疗 SZ 较对照组能提高有效率、痊愈率［OR=2.56，95%CI（1.72，3.82），$P < 0.00001$、［OR=1.89，95%CI（1.40，2.54），$P < 0.00001$］，降低阳性与阴性症状量表（PANSS）评分、锥体外系不良反应发生率［MD=-9.70，95%CI（-12.34，-7.03），$P < 0.00001$］、［OR=0.29，95%CI（0.18，0.46），$P < 0.00001$］。结果表明，温胆汤联合抗精神病药物治疗 SZ 较单纯抗精神病药物有更好的临床疗效和安全性，但仍需高质量的临床随机对照试验进一步证实[38]。

参考文献

［1］王默然，付雨农，崔志伟，等. 温胆汤对帕金森病模型大鼠抑郁样行为及脑内单胺类神经递质的影响［J］. 西安交通大学学报（医学版），2017，38（04）：606-610.

［2］朱金华，徐义勇，万红娇，等. 温胆汤对精神分裂症模型大鼠海马组织 PI3K，Akt 和 GSK3β 的影响［J］. 中国实验方剂学杂志，2019，25（01）：101-106.

［3］万红娇，何欢，刘圣徽，等. 温胆汤对精神分裂症模型大鼠海马组织 NRG1、ErbB4 蛋白表达的影响［J］. 中药药理与临床，2016，32（03）：12-16.

［4］张慧，冯卫星，张焕超. 温胆汤对焦虑性失眠大鼠即刻早期基因表达的影响［J］. 陕西中医，2016，37（07）：931-933.

［5］喻松仁，舒晴，白洋，等. 温胆汤对肥胖痰湿证免疫及炎症细胞因子表达的影响［J］. 中华中医药学刊，2019，37（02）：378-381.

［6］喻松仁，舒晴，白洋，等. 温胆汤对肥胖痰湿证大鼠相关炎症因子及 JAK2/STAT3 通路关键分子 STAT3 表达的影响［J］. 中国实验方剂学杂志，2019，25（06）：39-44.

［7］喻松仁，白洋，王河宝，等. 温胆汤对肥胖大鼠血清瘦素及下丘脑 STAT3 和 SOCS3 表达的影响［J］. 中医杂志，2019，60（03）：232-236.

［8］林黄健，钟胜，蔡鑫桂，等. 温胆汤对代谢综合征大鼠炎症介质表达的影响［J］. 广州中医药大学学报，2018，35（04）：664-668.

［9］杨阳，张明泉，蒲晓田，等. 不同光制下小鼠下丘脑视交叉上核 Clock mRNA 昼夜表达特点及温胆汤的干预作用［J］. 北京中医药大学学报，2017，40（08）：641-645.

［10］邵珠德，刘元涛，李敏，等. 温胆汤两种现代制剂与

传统汤剂化学指纹图谱的对比研究 [J]. 中国医院药学杂志, 2016, 36 (02): 102-106.

[11] 高喜梅, 贾萌, 池玉梅, 等. 温胆汤治疗神经系统疾病的物质基础及作用机制研究进展 [J]. 中国实验方剂学杂志, 2019, 25 (10): 188-196.

[12] 吴静南. 半夏白术天麻汤合温胆汤治疗 50 例高血压的疗效观察 [J]. 名医, 2018 (6): 143.

[13] 王昌吉. 半夏白术天麻汤合温胆汤对原发性高血压患者血压水平的影响 [J]. 临床合理用药杂志, 2019, 12 (02): 1-2.

[14] 王天培. 半夏白术天麻汤合温胆汤用于高血压合并高脂血症临床治疗的效果观察 [J]. 齐齐哈尔医学院学报, 2019, 40 (01): 16-17.

[15] 王荣宏. 半夏白术天麻汤联合温胆汤治疗痰湿壅盛型高血压 44 例临床分析 [J]. 中外医学研究, 2018, 16 (29): 41-42.

[16] 韩丽. 瓜蒌薤白半夏汤合温胆汤治疗冠心病心绞痛的临床观察 [J]. 光明中医, 2018, 33 (05): 653-655.

[17] 方学杰. 加味温胆汤治疗冠心病劳累性心绞痛临床观察 [J]. 光明中医, 2019, 34 (07): 982-984.

[18] 解光辉, 张燕, 吕志峰. 加味温胆汤对老年冠心病 PCI 术后患者心肌纤维化和心功能的影响 [J]. 世界中医药, 2018, 13 (04): 878-881.

[19] 赵欣, 杨婷. 温胆汤加减治疗焦虑症临床观察 [J]. 四川中医, 2015, 33 (12): 124-125.

[20] 王辉, 孙明辉, 祁雪艳, 等. 温胆汤治疗痰热内扰型失眠的临床疗效 [J]. 中医临床研究, 2018, 10 (16): 108-109.

[21] 李静. 针刺联合加味温胆汤治疗痰热扰心型失眠的临床研究 [J]. 中国医药导报, 2018, 15 (24): 141-144.

[22] 关慧泉, 刘艳骄. 参芍片联合温胆汤治疗心胆气虚型失眠症的临床观察 [J]. 临床和实验医学杂志, 2018, 17 (14): 1535-1538.

[23] 王瑞链. 加味温胆汤治疗痰瘀阻络型中风恢复期的临床分析 [J]. 名医, 2019 (02): 267.

[24] 肖文昊, 戴汉斌. 通络开窍针法配合温胆汤加减治疗中风后吞咽障碍的研究 [J]. 现代中西医结合杂志, 2019, 28 (14): 1564-1567.

[25] 何保军, 朱盼龙. 温胆汤加减联合氟西汀治疗中风后抑郁症疗效观察 [J]. 中医学报, 2018, 33 (08): 1548-1551.

[26] 张婷, 张洪磊. 温胆汤加减联合氟哌噻吨美利曲辛片治疗脑卒中后抑郁的疗效 [J]. 临床医学研究与实践, 2018, 3 (23): 122-123.

[27] 蒲文林. 温胆汤合天麻钩藤汤加减治疗老年性脑动脉硬化症临床效果观察 [J]. 现代医学与健康研究电子杂志, 2018, 2 (13): 162-164.

[28] 黄俊东, 于林, 朱志敏. 加味温胆汤治疗痰湿内阻型慢性精神分裂症的临床效果 [J]. 世界中医药, 2018, 13 (07): 1677-1680.

[29] 刘芙蓉, 郑冬冬, 李祎鋆. 温胆汤联合齐拉西酮治疗精神分裂症抑郁症状的临床疗效观察 [J]. 中国健康心理学杂志, 2014 (8): 1158-1160.

[30] 张明瑞, 秦巧英, 陈国华, 等. 温胆汤治疗 II 型精神分裂症的临床研究 [J]. 中医药导报, 2018, 24 (03): 83-85.

[31] 钟利国, 高俊美. 加味温胆汤治疗胆汁反流性胃炎临床观察 [J]. 湖北中医杂志, 2017, 39 (06): 33-34.

[32] 祝晶. 温胆汤加减治疗慢性胃炎临床观察 [J]. 光明中医, 2016, 31 (04): 533-534.

[33] 关力, 李国信. 温胆汤治疗慢性胆囊炎随机平行对照研究 [J]. 实用中医内科杂志, 2015, 29 (12): 42-44.

[34] 于吉超. 温胆汤对 2 型糖尿病患者血糖的影响 [J]. 临床合理用药杂志, 2017, 10 (26): 55-56.

[35] 王永笛, 宋振河, 迟海燕, 等. 温胆汤加减联合西药治疗初发 2 型糖尿病合并非酒精性脂肪性肝病临床研究 [J]. 四川中医, 2018, 36 (06): 98-100.

[36] 杨敬伟. 加减温胆汤用于早中期慢性肾衰竭临床治疗价值分析 [J]. 临床医药文献电子杂志, 2017, 4 (A0): 19759-19760.

[37] 刘英, 朱红梅. 高血压治疗中应用温胆汤联合半夏白术天麻汤的实际效果及不良反应分析 [J]. 中国医药指南, 2018, 16 (23): 185-186.

[38] 徐义勇, 田真真, 易悝钱, 等. 温胆汤联合抗精神病药物治疗精神分裂症疗效与安全性的 Meta 分析 [J]. 中华中医药学刊, 2017, 35 (10): 2536-2540.

小续命汤

【出处】《备急千金要方》(唐·孙思邈)"治卒中风欲死, 身体缓急, 口目不正, 舌强不能语, 奄奄忽忽, 神情闷乱, 诸风服之皆验, 不令人虚方。"

【处方】麻黄、防己、人参、黄芩、桂心、甘草、芍药、川芎、杏仁各一两，附子一枚，防风一两半，生姜五两。

【制法及用法】右十二味，咬咀，以水一斗二升，先煮麻黄三沸，去沫，内诸药，煮取三升。分三服，甚良。不瘥，更合三、四剂，必佳。

【剂型】汤剂。

【同名方剂】小续命汤（《奇效良方》），小续命汤（《宋·太平惠民和剂局方》）。

【历史沿革】

1. 明·方贤著《奇效良方》，小续命汤

［组成］麻黄（去节，一钱），人参（去芦，一钱），黄芩（一钱），芍药（一钱），甘草（炙，一钱），川芎，杏仁（去皮尖，麸炒，一钱），防己（一钱），肉桂（七分），防风（一钱半），附子（炮，去皮脐，二钱）。

［主治］治中风半身不遂，口眼㖞斜，手足战掉，言语謇涩。

［用法用量］作一服，用水二盏，生姜三片，煎至一盏，食远服。中风无汗恶寒，倍加麻黄、防风、杏仁；中风有汗恶风，加桂枝；中风身热无汗，不恶寒，加石膏、知母；中风身热有汗，不恶风，加葛根；中风无汗身凉，倍加附子，加干姜；中风有汗无热，倍加附子，加桂枝。

2.《宋·太平惠民和剂局方》，小续命汤

［组成］防己、肉桂（去粗皮）、黄芩、杏仁（去皮尖，炒黄）、芍药（白者）、甘草、川芎、麻黄（去根节）、人参（去芦）各一两，防风（去芦）一两半，附子（炮，去皮脐）半两。

［主治］治卒暴中风，不省人事，渐觉半身不遂，口眼㖞斜，手足战掉，语言謇涩，肢体麻痹，神情气乱，头目眩重，痰涎并多，筋脉拘挛，不能屈伸，骨节烦疼，不得转侧，及治诸风，服之皆验。若治脚气缓弱，久服得差。久病风人，每遇天色阴晦，节候变更，宜预服之，以防暗系。

［用法用量］每服三钱，水一盏半，生姜五片，煎取一盏，去滓，稍热服。食前，加枣一枚尤好。

【现代研究】

1. 药理作用

（1）抗脂多糖（LPS）诱导的神经炎症　体外实验应用 200ng/ml 的 LPS 处理 BV2 小胶质细胞 24h 以诱导炎症反应。体内实验应用 5mg/kg LPS 诱导小鼠炎症反应。结果发现，在体外细胞上，小续命汤显著降低 LPS 诱导的 BV2 细胞上清液中一氧化氮（NO）、白介素 -1β（IL-1β）、白介素 -6（IL-6）和肿瘤坏死因子 -α（TNF-α）的水平增高，抑制 LPS 诱导的 BV2 细胞中炎症蛋白 TLR4 和 MyD88 的表达。在小鼠脑皮层组织中，小续命汤提取物显著抑制 LPS 诱导的小胶质细胞活化，降低 LPS 诱导的炎症因子和趋化因子 IL-1β、IL-6、TNF-α 和 MCP-1 的水平增高，抑制 LPS 诱导的 TLR4 和 MyD88 蛋白的表达[1]。

（2）神经保护作用　12 只急性脑缺血再灌注损伤模型大鼠被予浓度为 1g/ml 的小续命汤每日 60g/kg。结果表明，小续命汤可改善大鼠神经功能缺损评分，减轻神经细胞的缺血再灌注损伤，上调脑缺血半暗带皮层 Hsp60、Mitofilin 蛋白的表达，从而发挥神经保护作用[2]。

（3）抑制缺血性脑损伤　缺血性脑损伤模型大鼠予小续命汤低、中、高剂量（每日 3ml、6ml、12ml）灌胃给药，小续命汤按《备急千金要方》所载药物剂量比例，取常用量，然后煎煮浓缩至 1∶1（即每 1ml 药液含生药 1g）的混悬液。造模后 3h 开始给药，每日 3 次，连续 10 天。结果表明，给药后血浆一氧化氮（NO）含量和一氧化氮合酶（NOS）活力明显下降，与模型组相比差异显著（$P < 0.01$），中药复方小续命汤可降低急性脑梗死大鼠血浆 NO 含量和 NOS 的活力，从而抑制缺血性脑损伤[3]。

（4）局灶性脑缺血的保护作用　局灶性脑缺血模型大鼠被予小续命汤低、中、高剂量（0.075g/kg、0.15g/kg、0.30g/kg）灌胃给药。造模前灌胃小续命汤有效成分 5 日，每天 1 次，术后 2, 6, 20, 24, 47h 灌胃给药 5 次。造模后 48h 处死动物，结果表明，小续命汤有效成分组可显著改善神经症状障碍，延长倾斜板停留时间，减少脑梗死体积，改善局灶性脑缺血引起的脑组织中丙二醛（MDA）含量升高、超氧化物歧化酶（SOD）活性降低及一氧化氮合酶（NOS）活性增高，但对谷胱甘肽过氧化物酶无显著影响。推测小续命汤有效成分组对局灶性脑缺血具有保护作用，其作用机制可能与调节脑内氧化 - 抗氧化平衡及降低 iNOS 活性有关[4]。

（5）改善慢性脑缺血导致的脑线粒体损伤　慢性脑缺血模型大鼠分别灌胃给予小续命汤有效成分（按小续命汤组方比例取 12 味药材，合计共 21kg，乙醇提取获得浸膏 5.25kg，石油醚萃取获得中间层沉淀 725g，水层加到 HP-20 大孔树脂，40% 乙醇洗脱获得洗脱物 264g，合并沉淀和 40% 乙醇洗脱物得到小续命汤有效成分 989g）低、中、高剂量（0.05、0.15、0.50g/kg），每日 1 次。结果表明，慢性脑缺血大鼠脑线粒体呼吸功能显著降低，表现为磷氧比值和氧化磷酸化效率显著降低；慢性脑缺血大鼠脑线粒体膜电位显著下降，肿胀度显著增高，细胞色素 C 释放增加，Bcl-2/Bax 比率下降。小续命汤有效成分组治疗可改善慢性脑缺血引起的大鼠脑线粒体结构和功能的损伤，推测这可能是小续命汤抗慢性脑缺血作用的机制之一[5]。

（6）降低神经功能缺损 52例急性格林巴利综合征患者予小续命汤联合免疫球蛋白治疗，治疗2周，能明显增强患者生活活动能力，降低神经功能缺损程度，改善脑脊液（CSF）蛋白含量[6]。

（7）改善认知功能 建立阿尔茨海默病模型的APP/PS1双转基因小鼠给予小续命汤灌胃给药90天（13g/kg），药物组成为：麻黄、桂枝、甘草、红参、川芎、附子各3g，苦杏仁、白芍、生姜各9g，黄芩、防己、防风各6g。采用Morris水迷宫法检测小鼠学习记忆能力，免疫组化染色观察3组小鼠大脑海马区Aβ、GFAP蛋白的表达，结果表明小续命汤改善APP/PS1基因鼠的认知功能可能与减少大脑海马区Aβ沉积、降低星形胶质细胞的活化有关[7]。

慢性脑缺血模型大鼠分别灌胃给予小续命汤有效成分低、中、高剂量（0.05、0.15、0.50g/kg），每日1次，结果表明，各剂量小续命汤有效成分可显著改善慢性脑缺血导致的脑部损伤，改善慢性脑缺血引起的神经元数目减少及形态和分布的异常；低剂量和中剂量小续命汤有效成分可显著减轻慢性脑缺血引起的脑白质病变（$P < 0.05$，$P < 0.01$）；高、中、低剂量小续命汤有效成分均可降低星形胶质细胞的活化[8]。

（8）调节血脂 小续命汤煎剂9g/kg连续给药2周，可以显著降低高脂血症大鼠TC、TG、LDL-C、Apo-B$_{100}$，提高HDL-C、Apo-A$_1$、Apo a/b比值，表明本方具有调节血脂的作用[9]。

（9）抗衰老，抗氧化作用 第1天大鼠双侧脑室注射1次Rotenone（20μg/kg）或NS（20μl/kg），以后每天腹腔注射1次D-半乳糖D-galactose或NS（2.5ml/kg），连续45d。然后给药组复方"小续命汤"有效成分组-1（GEC-1），复方"小续命汤"有效成分组-2（GEC-2）及阳性药组（吡拉西坦PPA）连续灌胃给药20天。各组动物游泳总距离无明显差异，而在目标象限中的停留时间及在目标象限中的搜索距离有差异，与模型组相比，GEC组及阳性药PPA组动物在目标象限中的有效停留时间及有效搜索距离均显著增多。各组动物脑中AchE、ChAT活性无显著性差异，这说明D-半乳糖衰老大鼠脑中胆碱能神经递质无明显变化，结果表明，中药复方"小续命汤"GEC可改善D-半乳糖引起的衰老效应，其作用机制可能与抗氧化有关[10]。

2. 网络药理学研究

采用分子对接和网络药理学等生物信息学方法，构建中药经典复方小续命汤"成分－血管舒缩G蛋白偶联受体（GPCR）靶点"网络，结果表明，复方小续命汤大多数化学成分作用于不同的血管舒缩相关GPCR靶点，少数有效成分可同时作用于多个GPCR靶点，并形成协同效应达到舒张血管的效果[11]。

3. 体内药动学研究

采用HPLC-MS联用技术，对小续命汤中防己诺林碱与粉防己碱单体给药与小续命汤有效成分组给药两种情况下两个化合物的药动学参数进行对比研究。色谱条件：ZorbaxSB-C18色谱柱（2.1mm×150mm，3.5μm），柱温25℃，流速0.2ml/min，进样量20μl。梯度洗脱：A为0.05%甲酸-0.05%乙二胺水溶液，B为甲醇；0~15min，B（40%）；15~25min，B（40%~95%）。质谱条件：离子源为ESI，喷雾电压4500V，毛细管温度350℃；离子扫描范围为：小檗胺 m/z 609~380，防己诺林碱 m/z 609~367，粉防己碱 m/z 623~381。与有效成分组给药相比，单体给药防己诺林碱与粉防己碱的 T_{max} 显著延长，其余参数没有大的差异。有效成分组中其他成分减慢了二者在体内的吸收速度，与单体给药相比，有效成分组给药时防己诺林碱与粉防己碱的生物利用度不变[12]。

4. 体内代谢研究

采用高效液相－质谱联用法（HPLC-FTICRMS和HPLC/LTQ-MSn）对小续命汤有效成分组和总提物中的化学成分及大鼠灌胃小续命汤有效成分组和总提物后血浆、尿、粪和组织脏器中的成分及代谢物进行分析鉴定。色谱条件为：色谱柱：HYPERSIL C18（250mm×4.6mm，5μm）。流动相：A（乙腈），B（0.4%冰醋酸水溶液）梯度洗脱。柱温：30℃；流速：0.8ml/min。质谱条件为：ESI离子源，采用正离子检测模式；扫描范围（m/z）100~1500；喷雾电压：3.5kV；毛细管温度300℃；毛细管电压40V；鞘气流速35arb；辅助气流速10arb；扫尾气流速：5arb；Tube lens：120V；进入质谱仪前进行分流，分流比为3:1。在小续命汤有效成分组和总提物中均检测出14种成分，且完全相同，分别为8种黄酮类成分（黄芩苷，甘草素，千层纸素A苷，汉黄芩苷，黄芩素，汉黄芩素，白杨素和千层纸素A），3种色原酮类成分（升麻苷，升麻素和5-O-甲基维斯阿米醇苷），2种三萜类成分（甘草酸和甘草次酸）和1种单萜类成分（芍药苷）。在灌胃小续命汤有效成分组的大鼠血浆中检测到11种成分，其中包括新发现的5-O-甲基维斯阿米醇，它是由5-O-甲基维斯阿米醇苷脱去一分子葡萄糖醛酸所形成的代谢物；在尿中检测到14种成分；在粪中检测到9种成分。在灌胃小续命汤总提物的大鼠血浆中检测到 10 种成分；在尿中检测到 14 种成分；在粪中检测到 8 种成分。分别灌胃小续命汤有效成分组及总提物在大鼠体内出现的成分基本相同，说明有效成分组与小续命汤复方能够吸收进入体内的主要药效成分种类差别不大。对大鼠分别灌胃小续命汤有效成分组及总提物，组织脏器中共检出了 15 种成分，且完全相同。大鼠灌胃小续命汤有效成分组及总提物后，组织分布的总体特征是相似的，但后者个别组织脏器中检出的成分要略微多于前者。同时，从检出成分在各个时间点的分布情况来看，总体上后者检出成分的分布要广于前者。另外，采用主成分分析法对代谢物在大鼠体内各个靶器官的分布情况进行了研究。采用 HPLC-MS/MS 方法测定大鼠灌胃小续命汤有效成分组后甘草素、千层纸素 A 苷和汉黄芩苷在血浆中的浓度，并进行了三者的药代动力学研究。样品前处理采用固相萃取，内标物选用淫羊藿苷。色谱柱：Waters Symmetry C18（100mm × 2.1mm，3.5μm）；流动相：乙腈（A）-0.2% 冰醋酸水溶液（B）；洗脱程序：乙腈（A）-0.2% 冰醋酸水溶液（B）=30∶70，恒度洗脱 10min；流速：0.3ml/min；柱温：30℃；进样体积为 10μl。检测器为带有 ESI 离子源的三重四极杆质谱检测器，采用 MRM 监测模式。甘草素、千层纸素 A 苷和汉黄芩苷在血浆中线性范围分别为（2.55~2.04）× 10^3ng/ml，（1.88~1.50）× 10^3ng/ml 和（2.50~2.00）× 10^3ng/ml；标准曲线的线性良好，线性相关系数大于 0.99。血浆中 3 种有效成分低、中、高 3 个浓度的方法回收率 92.6%~113.4% 之间，最低定量浓度均低于 2.55ng/ml。血浆样品中 3 种被测物的日间和日内精密度（RSD）均小于 9.4%。根据大鼠灌胃小续命汤有效成分组后千层纸素 A 苷、汉黄芩苷和甘草素的药时曲线特征，发现三者有相似之处，均在 5min 和 960min 出现双峰现象，提示这三种成分均可能存在肝肠循环和体内代谢转化现象。在体内的吸收情况，汉黄芩苷在大鼠体内浓度最高，而甘草素的浓度较低，相差了 3 个数量级。而在小续命汤有效成分组中，三种化合物的含量差别不大，说明机体对三种化合物的吸收存在明显的选择性[13]。

5. 制剂研究

（1）提取工艺　以芍药苷、阿魏酸、防己生物碱的提取率以及醇提物的浸膏得率为综合评价指标，选取加醇量、提取次数、提取时间、乙醇体积分数为考察因素，采用正交试验法优选小续命汤的乙醇回流提取工艺。结果表明，最佳回流提取工艺为 10 倍量的 70% 乙醇，回流提取 3 次，每次 1.5h[14]。

（2）有效组分的制备　药材混合后粉碎，用石油醚（60~90℃）加热回流提取 3 次，残渣用乙醇加热回流提取 3 次，合并提取液，减压回收溶剂，得乙醇提取物并上硅胶柱。用不同比例的三氯甲烷 - 甲醇 - 水混合溶剂洗脱，收集不同洗脱部分，共 140 份，分别减压回收溶剂。然后用一系列体外活性实验确定有效成分所在的份数并合并，得到抗脑缺血有效成分组[15]。

按小续命汤组方比例，每批取麻黄（生）、桂枝、川芎、红参、炙甘草、白附子各 1kg，芍药、炒杏仁、干姜各 3kg，黄芩、防己、防风各 2kg，合计共 21kg 药材。提取前均按要求稍粉碎，分别加 5 倍量、4 倍量、3 倍量 80% 乙醇回流提取 3 次，第 1 次 2.5h，第 2、3 次各为 1.5h，滤过，合并滤液，减压浓缩至相对密度约为 1.27（70℃）的清膏（5.25kg）。取上述清膏，加 0.6 倍纯净水稀释，搅拌，分别加入 3、2、2L 石油醚 60~90℃振摇萃取 3 次，萃取过程中有沉淀析出，过滤得 725g。水层（约 6L）通过 HP-20 大孔树脂，加 40L 水洗脱，水液弃去，后加 40L 40% 乙醇洗脱，收集洗脱液 40L，减压回收溶剂，真空干燥，共得 40% 洗脱物 263.5g。合并上述沉淀和 40% 乙醇洗脱物，经活性分析，得到小续命汤有效成分组，其中抗脑缺血有效成分主要集中在 40% 乙醇洗脱部分[4]。

药材混合后粉碎，用石油醚（60~90℃）加热回流提取 3 次，合并提取液并上硅胶柱。用不同比例的石油醚 - 乙醚 - 丙酮混合溶剂洗脱，根据高通量筛选结果，有效成分被混合制成有效成分组分[16]。

制备小续命汤水提醇沉上清液取物，然后用三氯甲烷萃取（三氯甲烷 - 水提去醇沉物为 1∶3，V/V）充分混合静置 24h 后，回收三氯甲烷溶解物，利用旋转蒸发仪进行浓缩，得小续命汤三氯甲烷提取物。小续命汤三氯甲烷提取物经硅胶柱色谱，洗脱溶剂分别选用石油醚，石油醚 - 二氯甲烷（1∶10），二氯甲烷 - 甲醇（50∶1 和 20∶1），室温条件下梯度洗脱后，浓缩干燥，分别得到 A，B，C，D，E 5 个组分，因 A 组分难溶于 DMSO，难于做细胞筛选，去除，B，C，D，E 组分供细胞筛选使用。B 组分在浓度为 2.5~100μg/ml 时可能促进 PC12 细胞的增长；C、D、E 组分当浓度 > 25μg/ml 时对 HEK293 和 PC12 细胞均有抑制作用[17]。

（3）含量测定　采用 ODS 色谱柱，以水 - 甲酸 - 乙二胺（流动相 A，体积比为 100∶0.1∶0.1）和甲醇 - 甲酸（流动相 B，体积比为 100∶0.05）为流动相，采用梯度洗脱，流速 1ml/min，检测波长 240nm。在上述色谱条件下，可分离测定中药复方小续命汤抗阿尔茨海默病有效成分组中的 6 种成分。6 种成分均具有良好的线性，其回收率分别为芍药苷 99.1%，升麻苷 99.6%，黄芩苷 98.4%，5-O- 甲基维斯阿米醇苷 99.9%，防己诺林碱 99.6%，粉防己碱 102.0%；相对标准偏差（RSD）分别为 1.3%，1.4%，0.4%，0.8%，0.2%，1.4%[18]。

6. 成分分析

采用动态轴向压缩柱色谱对小续命汤有效成分组进行分离，通过光谱分析确定化合物的结构，从小续命汤有效成分组中分离得到 12 个化合物，分别鉴定为正二十八烷酸、正十六烷醇、千层纸素 A、汉黄芩素、黄芩素、粉防己碱、防己诺林碱、汉黄芩苷、黄芩苷、芍药苷、苦杏仁苷、甘露醇[19]。

通过 HPLC-MS/MS 分析小续命汤抗脑缺血有效成分组成分，条件为：SB-C18 色谱柱（150mm×2.1mm，5μm）；柱温 25℃，流速 0.2ml/min。进样量 5μl。流动相采用梯度洗脱。质谱正离子采集模式下：A 相为 0.1% 甲酸、0.1% 乙二胺水溶液，B 相为 0.05% 甲酸甲醇溶液。正负离子同时采集模式下：A 相为 10mmol/L 乙酸铵溶液，B 相为甲醇。梯度为 0~15min，B（20%）；15~100min，B（20%~70%）；100~120min，B（70%~95%）。质谱离子源为 ESI，雾化气压力 30psi，干燥气流量 8L/min，干燥温度 350℃，质谱扫描质量范围 50~1200。采用全扫描一级质谱（full scan）和选择离子全扫描二级质谱（full scan MS/MS）两种方式同时测定。共鉴定出 16 个成分，分别为麻黄碱、苦杏仁苷、N- 甲基麻黄碱、芍药苷、甘草苷、轮环藤酚碱、升麻苷、升麻素、异芒柄花苷、甘草素、5-O- 甲基维斯阿米醇苷、5-O- 甲基维斯阿米醇、防己诺林碱、亥茅酚苷、粉防己碱、汉黄芩素[15]。

采用 GC 和 GC-MS 法对中药复方小续命汤中的脂溶性成分（石油醚总提取物）进行了分离鉴定。GC 条件为：DB-WAX 毛细管柱（30m×0.25mm×0.25μm）；程序升温，初始温度为 160℃（2min），以每分钟 6℃升高至 220℃，保持 30min；进口温度 250℃；氢火焰离子化检测器温度 250℃；进样量 1μl；分流比 1∶10。GC-MS 条件为：VF-23ms 毛细管柱（30m×0.25mm×0.25μm）；程序升温，初始温度为 60℃（2min），以每分钟 3℃升高至 220℃，保持 5min；进口温度 220℃；进样量 1μl；分流比 1∶5；电子轰击电离源 70eV；离子扫描范围 40~650m/z。共分离出 100 多种成分，并鉴定了其中的大多数成分[16]。

7. 临床应用

（1）急性脑梗死（ACI）　30 例 ACI 患者在西医治疗基础上加用小续命汤加减治疗，药方组成：麻黄、桂枝、附子各 9g，党参、防己、炒白芍、杏仁、防风、黄芩各 10g，川芎、甘草各 6g，生姜 15g。加减：上肢瘫痪者加羌活、桑枝各 9g；下肢瘫痪者加独活、川牛膝各 12g；头晕明显者、肢体抽搐者加天麻、钩藤各 12g；便秘者加虎杖 12g；语言障碍者加石菖蒲 15g。水煎，鼻饲，每次 100ml，每日 2 次，持续治疗 14 日，总有效率 86.67%，高于对照组的 70.00%（P<0.05）[20]。

40 例溶栓时间窗外急性脑梗死患者采用阿替普酶联合小续命汤治疗，药方组成：党参 15g，附子、甘草各 6g，麻黄、川芎各 9g，桂枝、防己、赤芍、杏仁、防风、黄芩、生姜各 12g。每剂煎成 2 包，每包 150ml，口服或鼻饲，每次 100ml，每日 2 次，持续治疗 14 天，梗死中心及其周围区域组织灌注情况得到明显改善，且治疗后改善程度优于对照组（选用抗凝、抗血小板、调节血脂、调控血压及调节血糖等疗法，同时用阿替普酶）（P<0.05）；观察组 Vp、Vm 均升高，血清 NSE 水平、NIHSS 评分均较治疗后降低（P<0.05）；且治疗后于对照组（P<0.05）[21]。

（2）中风　39 例风痰阻络型中风患者在常规西医疗的基础上予小续命汤加减治疗，药方组成：麻黄、桂枝、甘草、川芎各 20g，防风 30g，杏仁、黄芩、制附片、生姜各 15g，人参 10g。加减：大便不利、烦躁不安减制附片、桂枝，加竹沥 10g；恶心呕逆加半夏 10g；周身疼痛加羌活 10g；惊吓失眠加羚羊角 5g。水煎，每日 1 剂，分早晚 2 次服用，7 天为一疗程，治疗 3 个疗程，治疗后中医各证候评分观察组低于对照组（P<0.05）[22]。

30 例中风（急性期）患者在对照组（卒中单元模式治疗）基础上加用小续命汤治疗，药物组成为：附子 20~50g，麻黄、党参、防己、杏仁、川芎、白芍、甘草各 10g，桂枝、黄芩各 6g，防风 15g，生姜 5 片。如患者未出现中毒表现如口唇麻木、呕吐，量可逐渐递增，水煎成 200ml，温服，早晚各服 1 次，连续 2 周，总有效率为 96.67%，高于对照组的 93.33%（P<0.05）[23]。

（3）缺血性脑卒中　70 例气虚血瘀型缺血性脑卒中患者在对照组（抗血小板、降压、降糖、营养神经以及对症治疗等）治疗的基础上采用针刺联合小续命汤治疗，药方组成：麻黄、防己、生甘草、白芍各 15g，川芎、桂枝、黄芩、防风、杏仁、炮附片、党参各 10g，大枣 3 枚，生姜 3 片。水煎至 400ml，每天治疗 2 次，持续治疗 14 日，美国国立卫生院神经功能缺损评分（NIHSS）及日常生活活动能力评分（ADL）评分均较治疗前降低，且优于对照组（P<0.05）；凝血酶原时（PT）、活化部分凝血活酶时间（APTT）、凝血酶时间（TT）、纤维蛋白原（FIB）及血小板计数（PLT）均升高，且优于对照组

$(P<0.05)^{[24]}$。

（4）后循环缺血性眩晕　36例后循环缺血性眩晕患者在对照组（氟桂利嗪胶囊）基础上加用小续命汤治疗，药物组成为：炙麻黄、生姜各6g，防风、川芎各12g，防己、杏仁、附子、党参、桂枝、赤芍、黄芩、甘草各10g，随证加减。每日1剂，水煎成200ml，分2次口服，1周为1个疗程，持续治疗2个疗程，总有效率为94.44%，对照组患者的总有效率为69.44%（$P<0.05$）[25]。

（5）急性期风寒型面瘫　25例急性期风寒型面瘫患者采用针刺联合小续命汤加减治疗，药物组成为：麻黄、桂枝、川芎、防风、杏仁、大枣、白术、天麻各10g，白芷、白芍各12g，细辛5g，全蝎3g，甘草6g。每天1剂，取药汁煎，早晚各服100ml，时间间隔8h，1周为1个疗程，持续治疗4周，总有效率为92.0%，高于对照组的88.0%（$P<0.05$）[26]。

（6）周围型面神经麻痹　28例周围型面神经麻痹采用常规治疗（维生素B_1 200mg，维生素B_{12} 0.5mg口服，每日3次，共2周；泼尼松初始剂量每次30mg，每日1次，晨服，逐渐减量至每次5mg，共用7d；阿昔洛韦每次0.2g，每日5次，口服，共用7d）联合小续命汤治疗，药物组成为：防风、杏仁、川芎、白芍、防己、大枣各10g，桂枝、炙甘草各6g，麻黄5g，党参20g，制附子12g，黄芩9g。开水500ml冲泡，每日早晚各服250ml，持续治疗14天，患者的May积分都显著提高，瞬目反射R1潜伏期显著缩短，面神经电图相关指标均显著改善，治疗组改善更显著，临床疗效优于对照组（常规治疗联合牵正散治疗）[27]。

（7）老年咳嗽变异性哮喘　60例老年咳嗽变异性哮喘患者予小续命汤口服配合背俞穴针刺治疗，药方组成：麻黄、防己各3g，人参、甘草、川芎、附片各5g，黄芩、桂枝、白芍、生姜各10g，杏仁9g，防风15g，其中麻黄、防己、杏仁、附片均已炮制。每日1剂，早饭前、晚饭后30min服用，28天为1个疗程，治疗后治疗组及对照组（复方甘草片）均能显著降低患者的咳嗽症状积分（$P<0.01$），但治疗组优于对照组（$P<0.05$）[28]。

（8）持续性变应性鼻炎　采用小续命汤加减治疗中重度持续性变应性鼻炎257例，药方组成：麻黄、防己、党参、黄芩、桂枝、甘草、芍药、川芎、杏仁各一两，炮附子一枚，防风一两半，生姜五两。上十二味咀，以水一斗二升，先煮麻黄三沸去沫，纳诸药，煮取三升，分三服；并增加药物羌活、细辛、通草、葶苈子以加强针对性；同时根据患者的体质及兼症的不同分成五个加减方：阳气亏虚者加黄芪、当归；气阴两虚者加麦冬、五味子；

心肾不交者加知母、酸枣仁、茯神；肺经伏热者加生石膏；痰湿内胜者加薏苡仁、茯苓。坚持治疗并随访3年后，脱落144例，保留完整病例113例统计，其显效49例，有效61例，无效3例，总有效率97.3%[29]。

（9）其他　用小续命汤加减还可治疗猪产后风湿瘫痪[30]。

参考文献

［1］Cheng Xiao, Yang Huan, Yang Yinglin, etc. Xiao-Xu-Ming decoction extract alleviates LPS-induced neuroinflammation associated with down-regulating TLR4/MyD88 signaling pathway in vitro and in vivo［J］. Journal of Chinese Pharmaceutical Sciences, 2019, 28（02）: 88-99.

［2］兰瑞，张勇，马云枝，等. 小续命汤对急性脑缺血再灌注线粒体相关蛋白Hsp60、Mitofilin表达的影响［J］. 新中医，2018，50（10）：9-13.

［3］王晋平，唐农. 小续命汤对急性缺血性中风模型大鼠血浆一氧化氮和一氧化氮合酶的影响［J］. 深圳中西医结合杂志，2009，19（01）：13-15.

［4］王月华，贺晓丽，杨海光，等. 小续命汤有效成分组对局灶性脑缺血大鼠的作用［J］. 中国药学杂志，2012，47（03）：194-198.

［5］王月华，贺晓丽，李晓秀，等. 小续命汤有效成分组对慢性脑缺血大鼠脑线粒体的保护作用［J］. 中西医结合学报，2012，10（05）：569-576.

［6］沈露，张金武，虞冬辉. 小续命汤联合免疫球蛋白对急性格林巴利综合征患者生活活动能力、神经功能缺损程度及CSF蛋白含量的影响［J］. 中国中医急症，2018，27（07）：1190-1193.

［7］毛敬洁，陈亚萍，林如辉，等. 小续命汤对APP/PS1转基因鼠海马区Aβ、GFAP蛋白的影响及其行为学分析［J］. 康复学报，2016，26（04）：28-33.

［8］王月华，贺晓丽，杨海光，等. 小续命汤有效成分对慢性脑缺血大鼠学习记忆能力及病理损伤的影响［J］. 中西医结合学报，2012，10（01）：91-99.

［9］关建红，王世民，杨文珍. 小续命汤对大鼠高脂血症的影响［J］. 中药药理与临床，1996（03）：13-14.

［10］王月华，杜冠华. 复方"小续命汤"有效成分组对试验性衰老大鼠的作用［J］. 中成药，2006，28（01）：67-71.

［11］卢文升，李莉，申艳佳，等. 基于血管舒缩相关GPCR靶点的小续命汤网络药理学研究［J］. 中国中药杂志，2018，43（23）：4698-4708.

［12］李忠红，樊夏雷，蔡美明，等. 小续命汤有效成分组中防己诺林碱和粉防己碱在大鼠体内药动学研究

［J］. 中国中药杂志, 2009, 34（23）: 3110-3113.

［13］王亦琳. 中药复方小续命汤有效成分组在大鼠体内代谢研究［D］. 中国协和医科大学, 2010.

［14］王仁杰, 周恩丽, 李森, 等. 多指标正交试验法优选小续命汤醇提药材的乙醇提取工艺［J］. 世界科学技术 – 中医药现代化, 2015, 17（09）: 1795-1800.

［15］李忠红, 倪坤仪, 杜冠华. 高效液相色谱 – 质谱法鉴定中药复方小续命汤有效成分组中醇溶性成分［J］. 分析化学, 2007, 25（02）: 233-239.

［16］李忠红, 倪坤仪, 廖学威, 等. GC 和 GC-MS 法对小续命汤石油醚总提取物成分及有效成分的快速鉴定［J］. 药物分析杂志, 2006, 26（05）: 577-584.

［17］杨树平, 孙丽荣, 朱心红. 小续命汤三氯甲烷提取物的极性分离及其活性组分的筛选［J］. 数理医药学杂志, 2011, 24（01）: 23-24.

［18］李忠红, 倪坤仪, 杜冠华. 中药复方小续命汤抗阿尔茨海默病有效成分组中6种有效成分的同时测定［J］. 色谱, 2007, 25（01）: 80-83.

［19］张桥, 沈娟, 赵祎武, 等. 小续命汤有效成分组化学成分研究［J］. 世界科学技术 – 中医药现代化, 2015, 17（03）: 583-586.

［20］李欣, 荆安庆. 小续命汤治疗急性脑梗死患者的临床观察［J］. 中国中医急症, 2018, 27（07）: 1251-1253.

［21］刘建东, 秦合伟. 阿替普酶联合小续命汤治疗溶栓时间窗外急性脑梗死疗效观察［J］. 实用中医药杂志, 2018, 34（02）: 183-185.

［22］安龙武. 小续命汤加减辅治中风风痰阻络型临床观察［J］. 实用中医药杂志, 2019, 35（02）: 181.

［23］任珍, 谭涛, 林旭明, 等. 小续命汤治疗中风病（急性期）的临床观察［J］. 湖北中医杂志, 2018, 40（04）: 30-32.

［24］葛蜜成. 针刺联合小续命汤治疗气虚血瘀型缺血性脑卒中70例［J］. 浙江中医杂志, 2018, 53（01）: 39.

［25］许程燕, 吕江华, 蒙燕颖. 小续命汤加减治疗后循环缺血性眩晕36例临床观察［J］. 深圳中西医结合杂志, 2017, 27（18）: 50-51.

［26］何可旺, 陈翼, 吴清明. 针刺配合小续命汤加减治疗急性期风寒型面瘫25例疗效观察［J］. 湖南中医杂志, 2018, 34（04）: 89-90.

［27］宋曦, 李雯, 赖海燕. 小续命汤对周围型面神经麻痹疗效及神经电生理干预［J］. 中医药临床杂志, 2017, 29（10）: 1741-1744.

［28］李淑玲, 马春, 杨丽华. 小续命汤配合针刺背俞穴治疗老年咳嗽变异性哮喘的临床研究［J］. 中国中医药现代远程教育, 2017, 15（24）: 41-43.

［29］张金梅, 马俊华, 谯凤英. 小续命汤治疗中重度持续性变应性鼻炎临床疗效观察［J］. 四川中医, 2014, 32（04）: 132-133.

［30］文儒林, 张永泰. 小续命汤加减治疗母猪产后风湿瘫痪［J］. 中兽医医药杂志, 1999（01）: 22-23.

开心散

【出处】《备急千金要方》（唐·孙思邈）"开心散, 主好忘方。"

【处方】远志、人参各四分, 茯苓二两, 菖蒲一两。

【制法及用法】上四味治下筛, 饮服方寸匕, 日三。

【剂型】散剂。

【现代研究】

1. 药理作用

（1）抗抑郁 基于临床水平蛋白质组学发现参志苓（开心散的中药成药制剂）抗抑郁的生物学途径与血小板活化、脂质代谢和免疫应答有关。与健康对照组相比, 抑郁患者组有31种蛋白质呈显著性差异表达（＞1.5 或＜0.67 倍, $P < 0.05$）, 其中有12种蛋白质在参志苓给药8周后表现出反转表达趋势, 组间差异具有显著性, 其通路富集于血小板活化、补体和凝血级联等, VWF, SERPINA1, APOC3 和 A2M 表达水平经验证与蛋白质谱一致。参志苓对多种诱导剂引起血小板聚集的抑制作用依次为凝血酶＞ADP＞胶原＞花生四烯酸, 参志苓 150mg/L 可显著降低凝血酶诱导血小板胞浆内 Ca^{2+} 水平。推测其参与了对抑郁患者心血管功能的调节作用, 可能成为治疗双心疾病的潜在优选药物[1]。

按人参 – 远志 – 石菖蒲 – 茯苓为 3:2:2:3 的配伍比例制备开心散, 然后利用大孔树脂制备不同浓度乙醇洗脱组分。将不同洗脱组分按低剂量（3g/kg, 以生药量计算）与高剂量（10g/kg, 以生药量计算）

给小鼠灌胃 7 天后,进行悬尾与强迫游泳测试。结果发现,开心散各效用部位均能显著缩短小鼠悬尾与强迫游泳不动时间,显示出明显的抗抑郁作用。其 70% 乙醇洗脱部位抗抑郁效用最强,该部位还能通过 cAMP 信号通路上调 C6 细胞中 NGF 与 BDNF 的表达。10% 乙醇洗脱部位促 PC12 细胞分化的能力最强。人参皂苷是促进神经营养因子表达的主要效用成分[2]。

抑郁症模型大鼠于造模第 2 周开始予开心散 1.785g/kg 灌服,每日 1 次,药物制备方法为:人参 222g,茯苓 222g,石菖蒲 148g,远志 148g。人参用 60% 乙醇回流,加热回流提取 4 次,每次 1h,合并提取液并过滤备用,人参药渣备用;石菖蒲加水 6 倍浸泡 12h,提取挥发油 8h,所得挥发油加入乙醇制成 50% 油醇溶液备用;石菖蒲药渣、人参药渣与茯苓、远志等 2 味药加水 7.4L,提取 3 次,每次 1h,合并药液,浓缩,加 50% 乙醇,冷藏过夜,滤过。滤液与人参提取液合并,回收乙醇,浓缩,减压干燥。给药前按人参 - 茯苓 - 远志 - 石菖蒲为 3:3:2:2 加入石菖蒲挥发油。1g 干粉相当于 4.83 生药。给药 4 周后,冰上快速取三组大鼠海马组织。采用同位素标记的 iTRAQ 技术结合质谱定量蛋白质组方法分析鉴定海马组织蛋白,统计分析显示开心散下调抑郁模型组大鼠上调 7 个蛋白,开心散组上调抑郁模型组大鼠下调的 26 个蛋白,这些差异蛋白参与谷氨酸信号转导,细胞骨架构建[3]。

体外酶反应体系和神经胶质细胞 C6 中分别观察不同浓度的开心散(0.31g/L,0.625g/L,1.25g/L,2.5g/L,5g/L,10g/L)对单胺氧化酶 -A(MAO-A)和单胺氧化酶 -B(MAO-B)活性的影响,结果显示,10g/L 的开心散在酶反应体系中能显著降低 MAO-A 和 MAO-B 的活性;在 C6 细胞中,0.625g/L~10g/L 的开心散对 MAO-A 的活性没有显著影响,但对 MAO-B 的活性有较明显的抑制作用,且呈浓度依赖关系。同时,动物实验结果发现,开心散作用 1、2、3 周对正常大鼠脑内 MAO-A 和 MAO-B 均没有显著地影响;338mg/kg 剂量给药 2 周和 3 周后,慢性不可预见性中等强度应激模型(CMS)大鼠脑内 MAO-A 活性较模型组均有所降低($P < 0.05$),而开心散作用 1、2、3 周对 MAO-B 没有显著地影响[4]。

给药前按人参 - 茯苓 - 远志 - 石菖蒲为 3:3:2:2 进行配比制成水溶液,动物给药浓度为 500mg/(kg·d)(1.25ml/ml)制备开心散含药血清(500mg/kg)。开心散含药血清能够显著提高皮质酮损伤细胞的存活率,而给予 PI3K 相关通路的抑制剂后,开心散保护作用被逆转,Western Blotting 结果显示给予开心散含药血清能够逆转皮质酮损伤后 PI3K 及蛋白激酶 B

(protein kinase B,AKT)1/2 蛋白表达下降的趋势。开心散含药血清对皮质酮所致的 CTXTNA2 细胞损伤具有明显保护作用,其保护机制可能与 PI3K 信号通路有关[5]。

抑郁症模型大鼠予开心散低、中、高剂量 [65mg/(kg·d),130mg/(kg·d),260mg/(kg·d)] 于每日造模后 30min 灌胃给药,造模 21 天。开心散各剂量组均可提高大鼠血浆褪黑素(MT)浓度($P < 0.05$),而以中剂量组最高;且中剂量组大鼠芳香烷胺 -N- 乙酰转移酶(AANAT),羟基吲哚 -氧 -甲基转移酶(HIOMT)mRNA 水平、AANAT 活性均明显升高($P < 0.05$),但 HIOMT 活性未见增高。提示开心散可提高大鼠抑郁症模型松果腺 AANAT 的活性,调控 MT 的生物合成[6]。

40 例抑郁症患者予开心散治疗,药物组成为:石菖蒲、远志各 12g,人参、茯苓各 18g。每日 1 剂,水煎分 2 次服,持续治疗 6 周,治疗组在治疗 2 周、4 周时对血浆褪黑素的影响优于西药氟西汀组($P < 0.05$),6 周时两组间无明显差异。调控血浆褪黑素水平可能是开心散治疗抑郁症的机制之一[7]。

(2)抗痴呆,改善学习记忆 多发梗死性痴呆模型大鼠予开心散低、高剂量(1.06g/kg、2.12g/kg)灌胃给药。剂量比例根据《备急千金要方》开心散确定,药材 5~6 倍量的蒸馏水浸泡 1h 后煎煮 3 次,每次煎煮 1.5h,合并煎液,过滤,80℃浓缩至浓度为 0.6g/ml,持续灌胃 45 天。与模型组比较,开心散可以显著缩短模型大鼠逃避潜伏期、增加穿越平台次数、增加开场实验大鼠站立次数、延长运动时间、缩短静止时间,改善海马 CA1 区神经细胞损伤,显著提高脑组织 ATP/AMP、降低脑组织 GABA 含量和血清 iNOS 含量,具有显著的统计学意义($P < 0.05$)。开心散改善多发梗死性痴呆大鼠学习记忆功能及运动行为异常的作用,其机制与降低脑组织 GABA 和血清 iNOS 含量,提高脑组织 ATP/AMP,改善脑组织能量供应有关[8]。

快速老化痴呆模型(SAMP8)小鼠予开心散低、高剂量(9.75g/kg、39g/kg)灌胃给药,药物以水为基本溶剂,将各药煮沸,浓缩 100% 浓度(相当于生药 1g/ml),每日 1 次,持续 8 周。与模型组比较,开心散高剂量组和低剂量组脑组织 5- 羟色胺(5-HT)、5- 羟吲哚乙酸(5-HIAA)、去甲肾上腺素(NE)、多巴胺(DA)含量显著升高($P < 0.01$),血浆 5-HT、5-HIAA、NE、DA 含量显著降低($P < 0.01$),海马 mtDNA 表达水平显著升高($P < 0.05$),脑组织 Bcl-2/Bax 表达比率显著升高($P < 0.05$)。开心散可以通过改善快速老化痴呆模型小鼠单胺类神经递质的含量,调整神经递质的不平衡状态,进而改善阿尔

茨海默病（AD）的行为和精神症状[9]。开心散还能明显改善SAMP8小鼠的学习记忆能力，修复神经元损伤，提高小鼠海马mtDNA表达水平，提高脑组织Bcl-2/Bax表达比率，这可能是开心散提高学习记忆能力的重要机制之一[10]。对SAMP8小鼠的其他研究显示，开心散低剂量组、高剂量组小鼠脑组织TNF-α、IL-8和β-APP含量较模型组明显降低（$P < 0.01$），血清TNF-α、IL-8和β-APP浓度明显升高（$P < 0.01$）。提示开心散可以通过抑制脑内免疫炎症反应，降低脑内β-APP含量，以减少神经毒素的产生释放，起到神经保护作用，同时还可以通过升高血清炎症因子的水平，调节体液免疫应答，这可能是开心散改善动物模型学习记忆能力的可能机制之一[11]。

将开心散（茯苓30g，人参、远志、石菖蒲各15g）加水煮沸浓缩后，制成药粉（1g药粉含生药7.3g），按体表面积比值折算，以1.6g/kg、2.4g/kg及3.6g/kg分别溶于15ml液体中制成开心散低、中、高剂量药液。开心散低、中、高剂量分别灌胃予AD模型大鼠，每日1次，持续给药4周。自定位航行实验第2天开始，开心散各剂量组逃避潜伏期均显著缩短，高剂量组下降趋势明显快于中、低剂量组，差异有统计学意义（$P < 0.05$）；第2象限时间百分比及穿越次数变化中，开心散各剂量组均有提高，但开心散高剂量组提高幅度较中、低剂量组显著，差异有统计学意义（$P < 0.05$）；低剂量组与中剂量组相比无显著差异（$P > 0.05$）[12]。

AD患者APP/PS1转基因小鼠予开心散低、高剂量［1.5g/（kg·d）、3g/（kg·d）］灌胃给药，每日1次，连续3个月。开心散可明显提高模型组小鼠场兴奋性突触后电位（fEPSP）斜率；开心散低剂量组可以增加海马CA1区大脑皮层PSD-95阳性细胞的平均光密度；开心散高剂量组能增加大脑皮层PSD-95阳性细胞的平均光密度。开心散能促进APP/PS1转基因小鼠LTP形成，增强突触可塑性，可能与调节PSD-95蛋白表达有关[13]。

100例血管性痴呆（VD）患者在针对基础病进行对症治疗的同时予开心散治疗，药物组成为：人参、远志、茯苓各20g，石菖蒲10g。每日1剂，水煎至400ml，分2次温服，1个月为1个疗程。治疗后智能状况、血浆ICAM-1值及血清Livin值均较同组治疗前有所改善；治疗组MMSE积分明显高于对照组（常规基础治疗），有统计学差异（$P < 0.05$）。开心散对VD患者有明显的治疗作用，对血浆ICAM-1的影响是其可能的作用机制[14]，对血清Livin也有正面的影响[15]。

（3）减轻细胞损伤 SD大鼠灌胃给予开心散低、中、高剂量（0.58g/kg、1.16g/kg、2.32g/kg），连续7天，每天2次，第8天末次给药后1h腹主动脉取血，制备开心散含药血清。采用不同浓度的开心散含药血清加入SH-SY5Y细胞孵育2h后，加入Aβ25-35（10μmol/L），共同培养24h。结果发现，开心散含药血清可以明显抑制Aβ25-35所致细胞凋亡，提高细胞存活率，降低活性氧表达及提高线粒体膜电位（$P < 0.01$）。推测开心散含药血清能减轻Aβ25-35所致的细胞损伤，可能与保护线粒体，减少细胞凋亡有关[16]。

（4）促进睡眠 失眠模型大鼠予开心散低、中、高剂量（2g/kg、4g/kg、8g/kg）灌胃给药，药物组成为：人参、茯苓各30g，远志、石菖蒲各20g，混合后水煎提取并过滤浓缩成2.0g/mg生药，连续灌胃7天后，开心散低剂量组仅能延长REMS期，对其他睡眠时相无明显影响；开心散中、高剂量组可缩短失眠大鼠W期，延长其SWS1、SWS2、REMS、TST各期，且差异有统计学意义（$P < 0.05$）。开心散具有显著的促睡眠效应，主要通过延长SWS2和REMS期来实现[17]。

（5）抗疲劳 观察开心散低、中、高剂量（125mg/kg、250mg/kg、500mg/kg）给药之后，小鼠转轮疲劳模型上运动力竭小鼠被电击的次数和对肝糖原、肌糖原、肌乳酸含量和血清中SOD活力和MDA含量的影响，持续给药4周，每周5天疲劳实验，休息2天。开心散能明显降低转轮疲劳小鼠力竭运动电击次数，减慢肝糖原和肌糖原的分解及降低肌肉中乳酸浓度。提示开心散具有明显的耐缺氧作用，可通过增强机体抗氧化应激能力、调节能量储备和降低肌肉中乳酸浓度等方面发挥抗疲劳作用[18]。

2. 网络药理学研究

利用中药整合药理学平台V1.0收集开心散所含4味中药的相关活性成分及潜在靶点，并搜索阿尔茨海默病疾病靶标，对其节点（hubs）进行基因本体数据库和京都基因与基因组百科全书数据库富集分析。发现，开心散的250个化合物中有2877个靶点与阿尔茨海默病相互关联。其中线粒体三功能酶α亚基（HADHA），羟基酰基辅酶A脱氢酶（HADH），甾醇-4-α-羧酸盐3-脱氢酶（NSDHL）等关键靶标主要通过调控嘌呤代谢、核苷酸代谢、亨廷顿病、阿尔茨海默病、神经退行性疾病、氧化磷酸化以及内分泌与代谢性疾病等生物过程，在细胞质、线粒体、三磷酸腺苷结合、线粒体基质等分子反应中发挥其药理作用[19]。

利用中药系统药理学分析平台（TCMSP）和

TTD 数据库查找阿尔茨海默病的靶标蛋白，取两种方法交集得到的靶蛋白确定为阿尔茨海默病的靶蛋白；基于 ADME 算法筛选开心散药效成分并利用反向药效团匹配方法进行开心散靶点预测，运用 Uniprot 数据库查询靶蛋白对应的基因名称，并选择人源蛋白最终得到开心散调控的阿尔茨海默病靶蛋白；运用 Cytoscape 3.5.1 软件构建开心散活性成分 – 阿尔茨海默病靶标网络并进行网络拓扑学分析；通过 STRING 数据库和 DAVID 数据库对靶点进行基因本体（Gene Ontology，GO）富集分析及基因组百科全书（Kyoto Encyclopedia of Genes and Genomes，KEGG）通路分析。通过 Discovery Studio 分子对接软件对网络药理学分析结果进行验证。研究得到开心散中满足类药性、口服生物利用度和入血的药效成分有 31 个，与阿尔茨海默病相关的靶点有 8 个。GO 条目 31 个，其中生物过程条目 13 个，分子功能条目 7 个，细胞组成条目 11 个。KEGG 通路 5 条，包括钙信号通路和 PI3K-Akt 信号通路等。Discovery Studio 分子对接结果表明，开心散活性成分与重要靶点结合活性较好，且阳性药与靶点的结合有很高的评分[20]。

采用 TCMID、Batman-TCM、TCM database@Taiwan 分别获取开心散的成分和靶点，通过 TTD、Pharm Gkb、CTD、Genecard、OMIM、DrugBank 筛选抑郁症相关的蛋白，构建蛋白相互作用网络（PPI），通过 Cytoscape 的 Network Analyzer 工具进行靶点的拓朴属性分析，运用其插件 ClusterViz 的 MCODE 算法进行聚类分析，DAVID 通路进行生物过程和通路富集分析。网络分析结果表明开心散可能通过 INS、AKT1、TP53、IL6、CREB1 等关键蛋白，神经活性配体 – 受体相互作用、cAMP 信号通路、5-羟色胺能神经突触、Calcium 信号通路和胆碱能突触、CCND1、PRKACA、GCLM、GCLC 蛋白所在的 Oxytocin 信号通路等发挥抗抑郁的作用[21]。

3. 代谢组学研究

按原方比例，即人参：茯苓：远志：石菖蒲为 3：3：2：2，称取药材粗粉，混匀。用 6 倍量 70% 乙醇加热回流提取 2 次，每次 2h，合并滤液，浓缩，并用冷冻干燥法干燥，得疏松粉末，溶于蒸馏水中，配制成生药浓度为 0.54g/ml 的开心散灌胃溶液，以 10ml/kg 的剂量灌胃治疗 AD 模型大鼠，分别于实验第 10、40、55、85 天，进行 6 天的 Morris 水迷宫实验，并于行为学实验后进行尿液、血液的采集。应用 UPLC-MS 技术和 MSE 质谱数据采集模式，对开心散口服给药后的血中移行成分进行表征及鉴定，色谱分析条件：色谱柱为 ACQUITY UPLCTM HSS T3 column（100mm×2.1mm ID，1.8μm）；流动相：A

为 0.1% 甲酸乙腈溶液，B 为 0.1% 甲酸水溶液；柱温预设 45℃；流速 0.4ml/min；进样体积为 2μl；梯度洗脱程序为 0~2.5min，1%~11%A；2.5~4.5min，11%~21%A；4.5~7.0min，21%~40%A；7.0~8.5min，40%~99%A；10.5~10.6min，99%~1%A；再平衡 1.5min 后采集下一样品。质谱分析条件：电喷雾离子源（ESI）；正负离子扫描模式；脱溶剂气流量：800L/h；脱溶剂气温度：450℃；离子源温度：110℃；锥孔电压：20.0V；毛细管电压：3.0kV；锁定质量溶液：采用 Lockspray 校正系统进行在线质量校正，亮氨酸 – 脑啡肽（Leueine-Enkephalin，[M+H]$^+$=556.2771，[M-H]$^-$=554.2771），溶液浓度为 1ng/ml，流速为 5μl/min；质量扫描范围：m/z 50~1000Da，扫描时间 0.2s；工作站：MassLynx V4.1 工作站。利用 PCMS 手段，构建复方药效物质基础与内源性生物标记物的数理模型，发掘开心散防治老年痴呆症不同阶段的效应物质。AD 造模过程第 15 天尿液中共鉴定出 35 个潜在的生物标记物，开心散对其中 31 个具有调节作用；AD 造模过程第 45 天尿液中共鉴定出 48 个潜在的生物标记物，开心散对其中 34 个具有调节作用；AD 造模过程第 60 日尿液中共鉴定出 40 个潜在的生物标记物，开心散对其中 29 个具有调节作用；AD 造模过程第 90 天尿液中共鉴定出 42 个潜在的生物标记物，开心散对其中 22 个具有调节作用。利用 UNIFI 软件结合中药数据库，发现开心散入血的原型成分以及药物代谢产物。确认了 AD 大鼠口服开心散后血中移行 46 个成分原型成分，其中 14 个来源于人参的人参皂苷类成分，13 个来源于茯苓的三萜酸类成分，18 个来源于远志的寡糖酯类和呫吨酮类成分，1 个来源于石菖蒲。以及 20 个代谢产物，其中 1 个来源于人参，14 个来源于远志，5 个来源于茯苓[22]。

按 5.4g/kg 体重灌服开心散 -60% 乙醇提取物（KXS-60%E）药粉（用蒸馏水按 1.08g/ml 浓度配置，超声混匀）30min 后眼眶取血，获得含药血清。利用超高效液相色谱 – 飞行时间质谱联用技术（UHPLC-TOF/MS），鉴定灌服 KXS-60%E 后大鼠血中的远志糖酯类化合物及来源于远志糖酯类成分的代谢产物。色谱条件为：色谱柱 ACQUITY UPLCTM BEH C18 column（50mm×2.1mm ID，1.7μm）；流速 0.4ml/min；流动相 A：0.1% 甲酸 – 水溶液，B：0.1% 甲酸 – 乙腈溶液。梯度洗脱：0~5min，5%~30%A；5~12min，30%~50%A；12~15min，50%~80%A；15~16min，80%~100%A；柱温：40℃；进样体积：2μl；质谱条件为：电喷雾离子源（ESI），采用正负离子扫描检测；毛细管电压为 1000V；样本锥孔电压为 40V；离子源温度为 100℃；脱溶剂温度为 350℃；

脱溶剂气流量扫描为 700L/h，锥孔气流量为 10L/h；微通道板电压为 2300V，扫描时间为 0.3s；准确质量校正采用亮氨酸 – 脑啡肽（leucine-enkephalin，［M+H］⁺ m/z 556.2771），浓度为 1.0ng/ml，校正溶液进样速度为 30μl/min，校正频率为 15s；扫描方式为全扫描，质量扫描范围 m/z100~2000。鉴定了灌服 KXS-60%E 后大鼠血中的 14 个远志糖酯类化合物及 4 个来源于远志糖酯类成分的代谢产物。以上研究结果表明，远志糖酯类化合物及其代谢产物是 KXS-60%E 的主要血中移行成分，原型及代谢产物可能是开心散防治 AD 的潜在的药效物质基础[23]。

按原处方比例称取药材，加 12 倍量 60% 乙醇回流提取 2 次，提取时间分别为 2h，1.5h，合并提取液，过 16 层纱布，滤液减压回收后干燥（80℃水浴浓缩至稠膏，干燥箱 80℃干燥至恒重），粉碎过80 目筛。雄性 Wistar 大鼠按 5.4g/kg 灌服 KXS-60%E 药粉，给药 30min 后眼球取血制备含药血清。利用超高效液相色谱 – 飞行时间质谱联用技术（UHPLC-TOF/MS）进行远志皂苷类成分的结构鉴定，方法同上。鉴定了大鼠口服 KXS-60%E 后血中的 5 个原型皂苷成分及 4 个代谢产物，这些成分可能是 KXS-60%E 潜在的活性成分及直接药效物质基础[24]。

取 SD 大鼠，按照 1.5ml/kg 分别灌胃给予开心散及其各单味药水提物，分离含药血清，进行 HPLC 指纹图谱研究。药物制备为：开心散处方比例（茯苓：人参：石菖蒲：远志 =2:1:1:1）将药材混合，加水煎煮 2 次，浓缩成相当于生药量 2.5g/ml 浸膏，做灌胃用。各单味药按全方比例同法制备成浸膏，做灌胃用，浓度分别为茯苓相当于生药量 1g/ml，人参、远志、石菖蒲均为相当于生药量 0.5g/ml。大鼠开心散含药血清中显示出 24 个入血成分，其中 14 个为原型成分，10 个为代谢产物，15 个峰来源于远志，7 个峰来源于石菖蒲，2 个峰来源于远志和石菖蒲，其中原型成分有来源于远志的西伯利亚远志糖 A5，西伯利亚远志糖 A6，远志酮Ⅲ和 3,6′ – 二芥子酰基蔗糖及来源于石菖蒲的 β- 细辛醚。色谱条件为：色谱柱为艾杰尔 Venusil MP ODS-C18（250mm×4.6mm，5μm）；流速：1.0ml/min；柱温：30℃；检测波长：190~400nm；采集时间：100min；流动相：乙腈（A）–0.1% 磷酸（B）梯度洗脱。0~10min，11%~16%（A）；10~20min，16%~22%（A）；20~25min，22%~23%（A）；25~34min，23%~28%（A）；34~45min，28%（A）；45~55min，28%~33%（A）；55~60min，33%~39%（A）；60~75min，39%~42%（A）；75~85min，42%~55%（A）；85~92min，55%~70%（A）；92~100min，70%（A）[25]。

4. 制剂研究

（1）制备工艺　10g 开心散可以提炼出 2.1g 全浸膏粉，为了提高疗效，减少患者用量，将全浸膏粉和辅料的比例设置为 1:1，利用其制作软材，制作出的颗粒剂给患者服用，每天只需要服用 4.2g。将微晶纤维素、糊精和可溶性淀粉的比例确定为 2:1:2，润湿剂选用浓度为 90% 的乙醇，乙醇量以药粉的 0.24 倍为最佳，在生产过程中，将临界相对湿度控制为 50% 以下，保证产品质量[26]。

（2）有效组分制备　分别取用人参、远志、石菖蒲、茯苓药材，按 3:2:2:3 的比例组合成 100g，加入 1000ml 水，回流提取 2h，滤过。再加入 800ml水，继续回流提取 2h，滤过。合并两次煎液，减压浓缩制得 1g/ml 的水提浓缩液。缓慢加入乙醇进行醇沉，使醇浓度达 70%。离心取上清液，滤过沉淀。将上清液中乙醇回收，提取物上 D101 大孔吸附树脂，依次用水、10% 乙醇、30% 乙醇、50% 乙醇、70% 乙醇、90% 乙醇进行梯度洗脱，获得相应洗脱部位。其中 70% 乙醇洗脱部位抗抑郁效用最强，该部位还能通过 cAMP 信号通路上调 C6 细胞中 NGF与 BDNF 的表达。10% 乙醇洗脱部位促 PC12 细胞分化的能力最强[2]。

利用超高效液相色谱 – 飞行时间质谱联用技术（UHPLC-TOF/MS），鉴定了开心散 60% 乙醇提取物（KXS-60%E）中远志糖酯类和皂苷类成分。色谱条件为：色谱柱 ACQUITY UPLCTM BEH C18 column（50mm×2.1mm ID，1.7μm）；流速 0.4ml/min；流动相：A（0.1% 甲酸 – 水溶液），B（0.1% 甲酸 – 乙腈溶液）。梯度洗脱：0~5min，5%~30%A；5~12min，30%~50%A；12~15min，50%~80%A；15~16min，80%~100%A；柱温：40℃；进样体积：2μl。质谱条件为：电喷雾离子源（ESI），采用正负离子扫描检测；毛细管电压为 1000V；样本锥孔电压为 40V；离子源温度为 100℃；脱溶剂温度为 350℃；脱溶剂气流量扫描为 700L/h，锥孔气流量为 10L/h；微通道板电压为 2300V，扫描时间为 0.3s；准确质量校正采用亮氨酸 – 脑啡肽（leucine-enkephalin，［M+H］⁺ m/z 556.2771），浓度为 1.0ng/ml，校正溶液进样速度为 30μl/min，校正频率为 15s；扫描方式为全扫描，质量扫描范围 m/z100~2000。在 KXS-60%E 色谱峰中，鉴定了全部 20 个远志糖酯类成分[23]和 14 个远志皂苷类成分[24]。

（3）含量测定　采用 HPLC-ELSD 分析方法测定开心散中 tenuifoliside A，1-O-（E）-benzoyl-［3-O-（E）-alphatolluyl］-β-D-fructofuranosy-（2-1）-［β-Dglucop-yranosyl-（1-2）］-α-D-glucopyranoside

（以下简称寡糖酯2），人参皂苷 Rb$_{13}$ 的含量。条件为：Agilent HC C18色谱柱（4.6mm×250mm，5μm），柱温25℃，流动相乙腈-0.65%乙酸铵水溶液进行梯度洗脱，流速为1.0ml/min，漂移管温度115℃，载气流量3.2L/min，气体为空气。测得3种成分平均回收率分别为98.36%，99.58%和98.97%和百分含量分别为0.999%、1.670%、0.579%[27]。

采用HPLC测定开心散中人参皂苷 Rg$_1$ 的含量，色谱条件为十八烷基硅烷键合硅胶为填充剂；乙腈-水（21∶79）为流动相；检测波长为203nm；进样量10μl。人参皂苷 Rg$_1$ 在0.406~3.654μg范围内线性关系良好。加样回收率为99.4%，RSD=1.63，3批样品的平均含量分别为0.556、0.545、0.573mg/ml[28]。

5. 临床应用

（1）阿尔茨海默病 52例阿尔茨海默病患者予开心散联合盐酸多奈哌齐片治疗，药物组成：远志、人参、茯苓各5g，石菖蒲2.5g。每日1剂，打成粉末混匀过80目筛，温开水冲服。持续治疗24周，总有效率为80.77%，高于对照组（盐酸多奈哌齐片）的61.54%（P<0.05）[29]。

（2）抑郁症 40例轻、中度抑郁症患者予开心散治疗，药物组成：石菖蒲、远志各12g，人参、茯苓各18g。每日1剂，水煎分2次服，持续治疗8周。在治疗2周、4周时，治疗组的HAMD减分疗效优于对照组（氟西汀）（P<0.05），而两组在治疗6周、8周时HAMD减分疗效相当；在治疗8周时治疗组的临床控制率优于对照组（P<0.05）。治疗组对焦虑躯体化因子、睡眠障碍因子的减分值优于对照组，差异有统计学意义（P<0.05）[30]。

（3）慢性心力衰竭 合并抑郁症30例慢性心力衰竭合并抑郁症患者在对照组常规西医治疗基础上予开心散治疗，药物组成：生晒参10g，菖蒲8g，远志10g，茯苓15g。每日1剂，常规水煎服，取300ml左右，分3次口服，治疗28天。治疗后，中医证候疗效方面：试验组和对照组治疗后，症状均有所改善，试验组疗效明显优于对照组（P<0.05）；改善抑郁症状方面：两组治疗后（SDS）评分均较治疗前减低，试验组减低程度明显优于对照组，差异具有统计学意义（P<0.05）；改善心衰症状及理化指标方面：两组治疗后NT-pro BNP数值及明尼苏达心衰生活质量调查表评分均较治疗前降低，试验组减低程度明显优于对照组，差异具有统计学意义（P<0.05）[31]。

（4）冠心病 23例冠心病心绞痛痰浊瘀阻证患者对照组的常规治疗（异山梨酯片，阿司匹林）的基础上予开心散治疗，药物组成：半夏、红花、僵蚕、姜黄各5g，瓜蒌、黄芩、葛根各22g，干地龙、桂枝、薤白各10g，冰片5g，参三七、红参各16g。以上研末、烘干，温开水服用（冰片另冲），每次8g，每日2次，4周为一个疗程。治疗后，开心散能够有效减少冠心病患者心绞痛发作频率，还能改善冠心病患者血液流变学变化，且优于对照组，差异有统计学意义（P<0.05）[32]。

（5）老年焦虑症 用开心散联合西药（代力新）治疗41例老年焦虑症患者，药物组成：人参、茯苓、石菖蒲、远志四味中药按3∶3∶2∶2比例组成，每次15g，每日2次。总有效率为92.7%高于单用开心散的60.0%（P<0.05）以及单用西药的69.1%，一年后随访，代力新组复发率为60%；开心散组复发率45.5%（P<0.05），中西药治疗组复发率26.3%[33]。

参考文献

[1] 陈超, 胡园, 董宪喆, 等. 基于比较蛋白质组学研究参志苓片（开心散方）治疗抑郁症的分子调控机制[J]. 中国药理学与毒理学杂志, 2018, 32（09）: 729.

[2] 曹程, 肖钧元, 刘梦秋, 等. 中药复方开心散调控神经营养因子抗抑郁物质基础与作用机制研究[J]. 世界科学技术-中医药现代化, 2018, 20（06）: 847-855.

[3] 刘旭, 张天艺, 刘屏, 等. 基于iTRAQ技术的经开心散治疗抑郁大鼠海马组织中的差异蛋白分析[J]. 时珍国医国药, 2017, 28（11）: 2576-2578.

[4] 王石, 董宪喆, 谭潇, 等. 开心散对单胺氧化酶活性的影响[J]. 中国中药杂志, 2016, 41（10）: 1898-1902.

[5] 温智林, 王真真, 贺文彬, 等. 开心散含药血清对皮质酮所致CTX TNA2细胞损伤的保护作用[J]. 神经药理学报, 2014, 4（06）: 1-5.

[6] 蔡川, 钱国强, 赵国平, 等. 开心散对大鼠抑郁症模型内源性褪黑素生物合成的调控研究[J]. 中国中药杂志, 2012, 37（11）: 1638-1641.

[7] 包祖晓, 赵国平, 孙伟. 开心散对抑郁症患者血浆褪黑素的影响[J]. 中医药学报, 2011, 39（03）: 53-54.

[8] 代渊, 申重阳, 付颖, 等. 开心散对多发梗死性痴呆大鼠学习记忆功能及ATP/AMP的影响[J]. 世界科学技术-中医药现代化, 2018, 20（12）: 2180-2184.

[9] 师冉, 宗鑫, 滕佳林, 等. 开心散对SAMP8小鼠神经递质的影响[J]. 中国老年学杂志, 2017, 37（21）: 5249-5251.

[10] 师冉, 季旭明, 滕佳林, 等. 开心散改善SAMP8小鼠mtDNA表达及对凋亡相关基因的影响[J]. 山东

中医药大学学报，2017，41（04）：368-371.

［11］师冉，季旭明，董丽雪，王成岗，滕佳林. 开心散对快速老化痴呆小鼠SAMP8炎症因子及β-APP影响随机平行对照研究［J］. 实用中医内科杂志，2013，27（13）：101-104.

［12］徐飞，蒋希成. 开心散对阿尔茨海默病大鼠学习记忆能力的影响［J］. 中医临床研究，2017，9（10）：44-46.

［13］狄亚琪，桑旭星，方芳. 开心散对APP/PS1转基因小鼠在体LTP和PSD-95表达的影响［J］. 中成药，2017，39（03）：471-475.

［14］刘彦廷，蔡忠明，陈应柱.《千金要方》"开心散"对血管性痴呆患者血浆ICAM-1影响研究［J］. 中医药临床杂志，2015，27（10）：1423-1425.

［15］刘彦廷，蔡忠明，陈应柱. 开心散治疗血管性痴呆疗效观察及对血清Livin的影响［J］. 山西中医，2015，31（08）：14-16.

［16］张景泉，桑旭星，姜艳艳，等. 开心散含药血清对β-淀粉样蛋白致SH-SY5Y细胞损伤的影响［J］. 中医药信息，2017，34（06）：27-31.

［17］徐亚吉，张旭，郭文杰，等. 开心散对失眠模型大鼠睡眠周期的影响［J］. 医药导报，2013，32（09）：1124-1126.

［18］曹寅，胡园，赵海霞，等. 开心散对缺氧和力竭运动小鼠的抗氧化及抗疲劳作用研究［J］. 解放军药学学报，2011，27（04）：307-310.

［19］毕婷婷，战丽彬，张栎婧. 基于中药整合药理学平台探究开心散治疗AD的物质基础与作用机制［J］. 中国实验方剂学杂志，2019，25（16）：135-141.

［20］时悦，姚璎珈，蔺莹，等. 基于网络药理学的开心散治疗阿尔茨海默病的作用机制分析［J］. 药学学报，2018，53（09）：1458-1466.

［21］高耀，吴丹，田俊生，等. 逍遥散和开心散"同病异治"抑郁症的网络药理学作用机制研究［J］. 中草药，2018，49（15）：3483-3492.

［22］初航，卢盛文，孔玲，等. 基于中医方证代谢组学的开心散干预老年痴呆症大鼠的效应物质动态分析［J］. 世界科学技术 - 中医药现代化，2016，18（10）：1653-1669.

［23］汪娜，Hassan AHMAD，贾永明，等. UHPLC-MS法鉴定大鼠灌服开心散后血中远志糖酯类化合物及其代谢产物［J］. 药学学报，2017，52（10）：1592-1598.

［24］Reeju Maharjan，Chiranjivi Thapa，汪娜，等. 开心散乙醇提取物中远志皂苷的入血成分及体内代谢产物分析［J］. 中国实验方剂学杂志，2017，23（19）：118-123.

［25］巴寅颖，刘洋，姜艳艳，等. 开心散血清HPLC特征图谱研究［J］. 北京中医药大学学报，2011，34（06）：409-412.

［26］方玺. 开心散生产工艺改进研究：第二届医师进修峰会暨中医药产业发展论坛学术会议［C］. 中国北京，2018.

［27］张静，穆丽华，赵润清，等. 高效液相色谱法同时测定开心散提取物中3种主要成分的含量［J］. 中国实验方剂学杂志，2016，22（04）：65-68.

［28］王莹，孙玉红. HPLC法测定开心散中人参皂苷Rg1的含量［J］. 中国现代药物应用，2010，4（23）：123-124.

［29］林丹霞，陈振. 开心散联合盐酸多奈哌齐片对阿尔茨海默病的初步临床研究［J］. 中医临床研究，2018，10（23）：73-75.

［30］包祖晓，赵国平，孙伟，等. 开心散治疗轻、中度抑郁症临床观察［J］. 中华中医药学刊，2011，29（05）：987-988.

［31］王太吉. 开心散治疗慢性心力衰竭合并抑郁症（心脾两虚证）的临床疗效观察［D］. 辽宁中医药大学，2017.

［32］王云龙，黄健. 开心散治疗冠心病心绞痛痰浊瘀阻证46例效果分析［J］. 中西医结合心血管病电子杂志，2017，5（01）：86.

［33］温苹，刘明，范越. 开心散合用代力新治疗老年焦虑症的临床观察［J］. 中医药学报，2015，43（01）：111-112.

槐花散

【出处】《普济本事方》（宋·许叔微）"治肠风脏毒，槐花散。"

【处方】槐花（炒），柏叶（烂杵焙），荆芥穗，枳壳（去穰细切，麸炒黄）。

【制法及用法】右修事了，方秤等分，细末，用清米饮调下二钱，空心食前服。

【剂型】散剂。

【同名方剂】槐花散（《洁古家珍》）；槐花

散（《普济本事方》）；槐花散（《医方考》）；槐花散
（《疡科选粹》卷五）；槐花散（《汤头歌诀》）；槐花
散（《医方论》）；槐花散（《金鉴》卷四十）。

【历史沿革】

1. 金·张元素《洁古家珍》，槐花散

［组成］青皮、槐花、荆芥穗各等分。

［主治］治血痢久不止，腹中不痛，不里急后重。

［用法用量］水煎，空心热服。

2. 宋·许叔微《普济本事方》卷五，槐花散

［组成］槐花（炒），柏叶（烂杵，焙），荆芥穗，枳壳（去瓤，细切，麸炒黄）。

［功能主治］清肠止血，疏风下气。治肠风，脏毒，痔疮便血，血色鲜红或紫暗，证属湿热内蕴者。

［用法用量］用清米饮调下 6g，空腹时服。

［用药禁忌］便血日久，见有气虚或阴虚者，非本方所宜。

3. 明·吴昆《医方考》，槐花散

［组成］槐花（炒），侧柏叶，荆芥穗，枳壳（麸炒）等分。

［主治］肠风、脏毒下血，此方主之。

［用法用量］共为末，每服三钱，空心下。

4. 明·陈文治《疡科选粹》卷五，槐花散

［组成］槐花、荆芥、枳壳、艾叶。

［主治］痔漏，或肛门肠肿流脓血，其痛如割不可忍，及肠风下血。

［用法用量］上以水煎，入白矾量许，先熏后洗。

5. 清·汪昂《汤头歌诀》，槐花散

［组成］槐花、侧柏（叶），黑荆（芥），枳壳。

［主治］治肠风，宽肠凉血逐风功。

［用法用量］为末等分米饮下。

6. 清·费伯雄《医方论》，槐花散

［组成］槐花（炒），侧柏叶（杵），荆芥（炒黑），枳壳（炒）。

［用法用量］等分为末，每三钱米饮下。

7. 清·吴谦等《医宗金鉴》卷四十，槐花散

［组成］炒槐花、炒侧柏叶、醋炒枳壳、川黄连、炒荆芥穗。

［主治］肠风、脏毒便血。热伤阴络，热与风合为肠风，下血多清；热与湿合为脏毒，下血多浊。

［用法用量］乌梅汤调服。

【现代研究】

1. 药理作用

抑菌作用：槐花散水提物（浓度为生药 1g/ml），采用混合法进行体外抑菌实验，结果表明槐花散对金黄色葡萄球菌抑制能力效果最好（MIC=0.016g/ml），同时对各种有害病菌均有不同程度抑制作用（MIC 从 0.0625~0.25g/ml）[1]。

2. 制剂研究

（1）纯化工艺　采用 10 倍量 65% 乙醇提取 1h，再用 8 倍量 65% 乙醇提取 2 次，每次 1h，得到槐花散总黄酮。用 AB-8 大孔树脂对槐花散总黄酮进行纯化，上样药液浓度为 1.5mg/ml，上样体积为 2BV，先用 4BV 水洗，再用 3BV65% 乙醇洗脱，树脂径高比为 1:9。制备 3 份样品，总黄酮洗脱率分别为 86.4%、84.4%、85.2%[2]。

（2）炮制研究　将生品、炒品（原方）、炭品方从鞣质、总黄酮、微量元素测定及抑菌作用等方面进行比较，结果表明，从体外抑菌作用和鞣质含量来看，原方比生品方强，且三方在薄层定性后表明其成分无变化。总黄酮含量生品＞原方＞炭品方，鞣质含量原方＞生品＞炭品方，Ca 含量，炭品方＞生品方＞原方，Cu、Fe、Cr 含量生品方＞原方＞炭品方，Zn、Mn、Co 含量原方＞生品方＞炭品方，Ni、Se 含量生品方＞炭品方＞原方。部分说明了本方的炮制机理[3]。

（3）成分分析　槐花散主要含黄酮类化合物，如芦丁、槲皮苷、槲皮素、木犀草素、芹菜素、柚皮苷、新橙皮苷等[2]。还含有人体必需的微量元素 Cu、Zn、Fe、Mn、Cr、Co、Ni、Ca、Se，其中 Ca 含量最高，另外还含有挥发油和鞣质等成分[1]。

（4）含量测定　采用高效液相色谱法测定槐花散中芦丁的含量，以 Hypersil-C18 为色谱柱，流动相为甲醇–水–冰醋酸（40:57.5:2.5），检测波长 254nm。在 12.1~1210.0μg/ml 间有良好线性关系，相关系数为 0.9999，精密度（RSD）1.54%，高、低浓度回收率分别为 100.18%、99.20%[4]。

采用高效液相色谱分析比较 GNG 中药抽出机煎煮法与常压直火煎煮法制备的槐花散汤剂中芦丁含量的差异，前者药液中芦丁浓度为（3094.4±206.5）μg/ml，后者药液中芦丁浓度为（2064.8±184.5）μg/ml，两者有显著性差异[5]。

（5）质量控制　采用薄层色谱法鉴定槐花散中的芦丁，硅胶 G 薄层板，展开剂为乙酸乙酯–甲酸–水（8:1:1），显色剂三氯化铝试液，紫外光灯（365nm）下检视。供试品色谱中，在与对照品色谱相应的位置上，显污绿色的荧光斑点，阴性无干扰。采

用高效液相色谱法测定芦丁的含量。选用十八烷基硅烷键合硅胶为填充剂（4.6mm×150mm，5μm）；以甲醇－1%冰醋酸（40：60）为流动相；流速1.0ml/min；检测波长257nm；测得三批槐花散中芦丁的含量分别为1.58%，1.59%，1.68%[6]。

3. 临床应用

（1）内痔出血　62例Ⅰ期内痔出血患者予槐花散治疗，药物组成：槐花、侧柏叶各12g，荆芥、枳壳各6g。每日1剂，分3次服用，1周为1个疗程。Ⅰ期内痔出血患者总有效率为100.0%，高于槐角丸组的87.1%（P<0.05）；Ⅰ期内痔出血患者并发症发生率6.5%，低于槐角丸组19.4%（P<0.05）[7]。

槐花散联合马应龙麝香痔疮栓治疗42例Ⅰ、Ⅱ期内痔出血患者，对照组马应龙麝香痔疮栓1枚放置肛门中，每天1次。治疗组在对照组治疗基础上加槐花散加减治疗。药物组成：槐花、侧柏叶各12g，荆芥、枳壳各6g。加减：出血较重者加三七、地榆各10g；伴便秘者加火麻仁20g、大黄6g。每天1剂，水煎，温服，治疗1周。总有效率为90.48%，高于对照组为76.74%（P<0.05）。治疗组有1例出现肠胃不适，1例出现肛门不适；对照组有1例出现肛门不适。2组均未见其他明显不良反应[8]。

槐花散超微饮片治疗54例Ⅰ期内痔出血患者，36例Ⅱ期内痔出血患者，超微组由槐花、侧柏叶、荆芥、枳壳四味中药超微饮片组成，每味中药超微饮片均10g，一次100ml开水1剂冲服，分早中晚3次，治疗1周。汤剂组由槐花、侧柏叶、荆芥、枳壳四味中药普通饮片组成，每味中药普通饮片均10g，加水浓煎成100ml溶液，一次口服100ml溶液，分早中晚3次，治疗1周。停药后第1个30天内观察疗效，治愈比较：超微组的治愈率为73.33%，高于汤剂组的53.33%，差异有显著性（P<0.05）；复发比较：超微组的复发率为6.06%，低于汤剂组的45.83%，差异有非常显著性（P<0.01）；两组用药后不良反应无显著性差异（P>0.05）[9]。

（2）溃疡性结肠炎　仙方活命饮合槐花散加减治疗31例溃疡性结肠炎（UC）患者，两组均给予内科基础治疗。治疗组加用仙方活命饮合槐花散加减治疗，处方：金银花30g，当归、乳香、陈皮、白芷、防风、穿山甲、皂角刺、贝母、侧柏叶、炒荆芥、枳壳各10g，赤芍药、天花粉各12g，槐花20g，丹皮15g。加减：热甚者加黄柏12g；脓血便较多者加赤石脂18g；里急后重明显者加白芍10g；腹痛甚者加茴香10g。每天1剂，水煎取汁450ml，分3次口服。对照组加用美沙拉嗪肠溶片治疗，每次0.8g，每天3次。两组均治疗8周后，Sutherland疾病活动

指数积分均优于治疗前，且治疗组的改善程度优于对照组（P<0.05）；总有效率治疗组为90.32%，对照组为77.42%，差异有统计学意义（P<0.05）；治疗组完全缓解的患者半年复发率为9.1%，明显低于对照组的20%（P<0.05）[10]。

（3）放射性肠炎　加味槐花散联合亮菌混合液保留灌肠治疗40例放射性肠炎患者，治疗组采用加味槐花散联合亮菌混合液保留灌肠治疗，对照组采用亮菌混合液保留灌肠治疗，2周为1疗程，治疗组总有效率90%，对照组总有效率70%，两组比较，有统计学差异（P<0.05），治疗组和对照组在治疗前后各症状积分及累计积分均有明显下降（P<0.05），腹痛、便血、里急后重、大便性状及频数等均较前有明显好转。两组比较，治疗组的症状积分下降较对照组显著，治疗组优于对照组。两组卡氏评分在治疗后均有升高，治疗组治疗后卡氏评分较对照组上升明显。两组在治疗过程中均未见明显不良反应[11]。

（4）幼儿肛裂　129例幼儿肛裂患者分别予槐角丸、槐花散、化痔栓治疗，槐角丸组43例：槐角10g，地榆、当归、防风、黄芩、枳壳各5g。每日1剂，水煎分3次服。槐花散组43例：槐花、侧柏叶各12g，荆芥、枳壳各6g。每日1剂，水煎分3次服。化痔栓组43例：化痔栓（1.4g/粒），每日1次，每次1/3~1/2粒，便后纳入肛内。5日为1个疗程，疗程间隔2日，2个疗程后统计疗效，总有效率槐角丸组100%，槐角散组83.72%，优于化痔栓组67.44%，结果表明，槐角丸更适合治疗肛痛为主证的肛裂，槐花散更适用排便无痛的内痔出血[12]。

（5）皮肤病　槐花散加减治疗15例过敏性紫癜患者，药物组成：槐花30g，侧柏叶、生地各20g，枳壳、丹皮、赤芍各15g，小蓟25g。加减：实火者加双花、连翘；阴虚血热者加沙参、元参、墨旱莲；脾虚者加党参、白术、黄芪；血瘀者加桃仁、红花；胃肠道出血者加白及、地榆；腹痛者加当归、香橼；关节肿痛者加鸡血藤、桑枝、威灵仙。每日1剂，水煎内服。最少服药10剂，最多28剂，平均16剂，临床治愈（紫斑全部消退，症状消失）12例；显效（紫斑大部消退，或偶有少数紫斑出现，症状消失）2例；中途停止治疗者1例[13]。

（6）其他　槐花散还用于皮肤病的治疗。采用槐花散治疗皮肤病两则。①银屑病：方选槐花散加味（槐花、玄参、白鲜皮各15g，生地20g，荆芥、侧柏叶、丹皮、蝉衣、牛蒡子、紫草、甘草各10g），服药5剂皮损渐退，色泽变淡，又5剂后皮损完全消退而愈。②过敏性紫斑：方用槐花散加减〔槐花、板蓝根各15g，生地20g，石膏30g，侧柏叶、

玄参、大黄（后下），白芍、丹皮、知母、栀子各
10g，甘草6g]，服药3剂，斑块渐退，大便通，患
处渗液减少，边缘处结痂，原方减石膏、知母、栀
子，加丹参、红花各10g，再3剂后症状基本控制，
改用西药四环素，维生素C内服，外涂龙胆紫治疗
两周病愈[14]。

参考文献

［1］甄汉深，陈国佩，刘峰. 槐花散质量的实验研究［J］.
中国中药杂志，1995，20（04）：221-223.
［2］陈建真，季忆，陈彬. 槐花散总黄酮大孔树脂分离
纯化的工艺研究［J］. 中华中医药杂志，2015，30
（07）：2607-2609.
［3］陈国佩，甄汉深，王艳宁. 槐花散的炮制研究［J］.
中药材，1995，18（03）：133-136.
［4］姚国新，张晓燕，朱美艳，等. 高效液相色谱法测
定槐花散中芦丁的含量［J］. 医药导报，2003，22
（02）：115-116.
［5］张晓燕，姚国新，刘英，等. 高效液相色谱分析制
备槐花散时温度对芦丁含量的影响［J］. 时珍国医国
药，2002，13（03）：136-137.
［6］巨福星，丁兴莉，张蕾，等. 槐花散质量标准研究
［J］. 中兽医医药杂志，2018，37（06）：58-61.
［7］那云朗，富羽翔，苏震宇，等. 槐花散与槐角丸治疗
Ⅰ期内痔出血疗效对比探讨［J］. 中外医疗，2015，
34（15）：152-153.
［8］赵丹，杨赛，宾东华. 槐花散联合马应龙麝香痔疮栓
治疗Ⅰ、Ⅱ期内痔出血42例疗效观察［J］. 湖南中医
杂志，2019，35（04）：59-60.
［9］鲁龙生，罗敏，何永恒. 槐花散超微饮片治疗Ⅰ、Ⅱ
期内痔出血疗效性观察［J］. 中国中医药现代远程教
育，2010，8（15）：7-8.
［10］罗芬，原相军，占煜，等. 仙方活命饮合槐花散加
减治疗溃疡性结肠炎31例疗效观察［J］. 湖南中医
杂志，2014，30（01）：39-41.
［11］李霞林. 加味槐花散联合亮菌混合液保留灌肠治疗放
射性肠炎的临床观察［D］. 安徽中医药大学，2016.
［12］祝普凡. 槐角丸与槐花散治疗幼儿肛裂42例疗效观
察［J］. 河北中医，2007，29（3）：238.
［13］阎喜久. 槐花散加减治疗过敏性紫癜15例［J］. 吉
林中医药，1987（06）：22.
［14］郭玉波. 槐花散治皮肤病二例［J］. 四川中医，1987
（05）：41.

竹茹汤

【出处】《普济本事方》（宋·许叔微）"治胃热
呕吐，竹茹汤。"

【处方】干葛三两，甘草三分（炙），半夏三分
（姜汁半盏，浆水一升煮耗半）。

【制法及用法】右粗末，每服五钱，水二盏，生
姜三片，竹茹一弹大，枣一个，同煎至一盏，去滓
温服。

【剂型】煮散。

辛夷散

【出处】《严氏济生方》（宋·严用和）"治肺虚，
风寒湿热之气加之，鼻内壅塞，涕出不已，或气息
不通，或不闻香臭。"

【处方】辛夷仁、细辛（洗去土、叶）、藁本
（去芦）、升麻、川芎、木通（去节）、防风（去芦）、
羌活（去芦）、甘草（炙）、白芷各等分。

【制法及用法】右为细末，每服二钱。食后茶清
调服。

【剂型】散剂。

【现代研究】

1. 临床应用

（1）急慢性鼻窦炎 采用辛夷散加减治疗141
例急慢性鼻窦炎患者，药方组成：辛夷15g，苍耳
子15g，薄荷20g（后下），蔓荆子15g，藁本15g，
银花15g，川芎10g，连翘15g，鱼腥草20g，白芷

15g，柴胡 15g，黄芩 15g，甘草 10g。加减：体弱者加黄芪 50g，浓涕量多、喷嚏、臭味、头痛及鼻痒、鼻涕分泌物多者属湿热内蕴，加地肤子 20g，苍术 15g，蒲公英 20g。每日 1 剂，分 2 次口服，15 天为 1 个疗程，经治疗 1~4 个疗程，并随访 3~6 个月后，痊愈 89 例，显效 40 例，好转 8 例，无效 4 例，总有效率 97.16%[1]。

（2）急慢性鼻炎　采用辛夷散加减治疗 86 例急慢性鼻炎患者，药方组成：辛夷 300g，细辛 20g，薄荷、白芷、川芎各 100g，苍耳子、桔梗各 150g，防风 120g，甘草 30g。加减：外感风寒者，加麻黄、藁本各 100g；外感风热者，加银花 150g，连翘 100g，疏风清热；肺脾气虚，邪滞鼻窍者，配以黄芪 200g，白术 150g；邪毒久留，气滞血瘀者，配以红花、桃仁各 100g；头痛者，加钩藤、蔓荆子各 100g。先将有效成分为挥发油的药物如辛夷等置蒸馏锅中提取蒸馏液备用。其余药物则煎煮 3 次后，合并煎液，滤过，滤液浓缩至适量，加入蔗糖煮沸使其溶解滤过，待冷，然后加入最先提取的蒸馏液，静置 48h，取上层清液加新煮沸过的水，搅匀灌装即可。口服，每次 25ml，每天 2~3 次。服用时，用倍量的热开水稀释，患者先嗅溢出的药气，然后再服用。20 天为 1 疗程，疗程最长 6 个疗程，最短 1/4 疗程，平均 2.5 个疗程。总有效 91.86%[2]。

（3）变态反应性鼻炎　采用辛夷散加减治疗 47 例变态反应性鼻炎急性发作患者，药方组成：制附子 6~18g，炮姜 9~12g，桂枝 6~9g，山茱萸 6~12g，细辛 3~4.5g，辛夷 9g，苍耳子 12g，泽泻 12g，桔梗 12g，蝉蜕 6g，地龙 15g，茯苓 9~15g，甘草 3~4.5g。每日 1 剂，5 天为 1 疗程。经 1 疗程治疗后，总有效率为 94%[3]。

（4）小儿过敏性鼻炎　采用三伏贴配合辛夷散治疗 30 例小儿过敏性鼻炎患者。辛夷散加减制成中药免煎颗粒，药方组成：辛夷 5g，苍耳子 5g，桑白皮 5g，黄芪 5g，白术 5g，防风 5g，细辛 2g，藿

香 5g，白芷 3g，葛根 7g，川芎 3g，金银花 5g，黄芩 5g，藁本 5g。每日 1 剂，温开水 100ml 溶化，早晚温服。外敷三伏贴，药方组成：生白芥子 5g，元胡 10g，细辛 5g，麻黄 5g，牵牛子 5g，肉桂 5g。上 6 味，生姜汁调和，制成花生米大小，贴敷于穴位治疗 60 例过敏性鼻炎患儿。选穴：天突、肺俞、大椎、定喘、膈俞、脾俞、肾俞。三伏天给药，每一伏第一天贴敷。试验组有效率 96.7%，高于对照组 83.3%[4]。

（5）儿童鼻窦炎　采用辛夷散加减治疗 80 例儿童鼻窦炎患者，并与口服乙酰螺旋霉素治疗 80 例进行对照观察。药方组成：辛夷 12g，苍子 6g，香白芷 10g，薄荷叶（后下）、黄连各 3g。随症加减：头巅顶痛加藁本；后枕痛加葛根；颞侧痛加柴胡、蔓荆子；脓涕多加米仁、鱼腥草、野菊花、鹅不食草；鼻甲肿胀瘀紫加川芎、丹参；热象明显加黄芩、银花；口苦、咽干加天花粉、芦根。每日 1 剂。对照组采用乙酰螺旋霉素片 0.1g，每日 3 次。两组均治疗 10 天为 1 疗程。两组患者鼻腔局部均滴 0.5% 的呋麻滴鼻剂，每日 3 次。治疗 4 个疗程后，治疗组总有效率 95%；对照组总有效率 77.5%，两组总有效率比较，有显著性差异（$P < 0.05$）[5]。

参考文献

［1］潘存勇，庄晓．加味辛夷散治疗急慢性鼻窦炎 141 例临床观察［J］．中外医疗，2010，29（30）：112.

［2］周洁，庄诚，张丹．加味辛夷散治疗急慢性鼻炎 86 例临床观察［J］．浙江中医杂志，2005（08）：348.

［3］郑沙湿．辛夷散加减治疗变态反应性鼻炎急性发作［J］．浙江中医学院学报，1996（03）：26.

［4］兰亚娟，张可训，相里小萌．三伏贴配合辛夷散治疗小儿过敏性鼻炎 30 例疗效观察［J］．临床医学研究与实践，2016，1（15）：109.

［5］汪月红，徐盈，程志娟，等．辛夷散治疗儿童鼻窦炎 80 例临床观察［J］．浙江中医杂志，2008（01）：42.

当归饮子

【出处】《严氏济生方》（宋·严用和）"治心血凝滞，内蕴风热，发见皮肤，遍身疮疥，或肿或痒，或脓水浸淫，或发赤疹瘟瘟。"

【处方】当归（去芦）、白芍药、川芎、生地黄（洗）、白蒺藜（炒，去尖）、防风（去芦）、荆芥

穗各一两，何首乌、黄芪（去芦），甘草（炙）各半两。

【制法及用法】右咬咀，每服四钱，水一盏半，姜五片，煎至八分，去滓温服。不拘时候。

【剂型】煮散。

【同名方剂】当归饮子（《严氏济生方》卷六）；当归饮子（《重订严氏济生方》）。

【历史沿革】

宋·严用和《严氏济生方》卷六，当归饮子

[组成] 当归（去芦）1两，白芍药1两，川芎1两，生地黄（洗）1两，白蒺藜（炒，去尖）1两，防风1两，荆芥穗1两，何首乌半两，黄芪（去芦）半两，甘草（炙）半两。

[功能主治] 心血凝滞，内蕴风热，皮肤遍身疮疥，或肿或痒，或脓水浸淫，或发赤疹。

[用法用量] 每服4钱，水1盏半，加生姜5片，煎至8分，去滓温服，不拘时候。

【现代研究】

1. 药理作用

（1）抗过敏　当归饮子方高、中、低剂量（60、30、15g/kg）组对气血两虚迟发型超敏反应模型小鼠灌胃给药12天。当归饮子组成：当归、川芎、生地、黄芪、鸡血藤、白芍各15g，僵蚕、刺蒺藜、制首乌、蝉蜕各9g，另加地肤子12g，防风18g。氯雷他定组给予小鼠1.66mg/kg氯雷他定生理盐水溶液，每天1次。结果与模型组比较，氯雷他定组及当归饮子3个剂量组耳肿胀度均明显降低（$P < 0.01$），同时当归饮子高、中剂量组耳肿胀度降低优于氯雷他定组（$P < 0.05$）。用药各组耳廓肿胀度抑制率从高至低依次为：当归饮子高剂量组67.3%，当归饮子中剂量组56.0%，当归饮子低剂量组48.1%，氯雷他定组47.3%。与模型组比较，氯雷他定组及当归饮子3个剂量组IgE水平均有降低，其中氯雷他定组和当归饮子高剂量组最明显（$P < 0.05$，$P < 0.01$）。其机制可能与降低血清中IgE水平有关[1]。

对荨麻疹大鼠连续灌胃给予当归饮子提取浓缩液高、中、低剂量组（36、18、9g/kg）3周，每天1次。与模型组比较，当归饮子高、中、低剂量组大鼠血清Calcineurin、PIP2、IP3含量均有显著降低（$P < 0.05$）。肥大细胞脱颗粒百分数均有显著降低（$P < 0.05$），肥大细胞脱颗粒抑制率均有显著增大（$P < 0.05$）。皮肤肥大细胞脱颗粒区域均有显著减少（$P < 0.05$）。皮肤PIP2、IP3和PKC mRNA表达均有显著降低（$P < 0.05$）。其机制可能与当归饮子可下调PIP2/IP3/DAG信号通路关键因子而降低肥大细胞脱颗粒发生率有关[2]。

当归饮子高、低剂量组（2、1g/ml）、开瑞坦组对被动皮肤过敏反应的小白鼠分别灌胃给药。当归饮子高、低剂量组和开瑞坦组对小白鼠被动皮肤过敏反应均有抑制作用（$P < 0.001$）；当归饮子高剂量组和开瑞坦组的抑制作用强于当归饮子低剂量组（$P < 0.001$）；当归饮子高剂量组与开瑞坦组的作用无显著性差异（$P > 0.05$）。其机制可能与抑制Ⅰ型变态反应有关[3]。

（2）抗炎　当归饮子方高、中、低剂量（18、12、6g/ml）组对慢性荨麻疹小鼠灌胃给药14天，每日1次。当归饮子组成：当归15g，川芎15g，白芍10g，生地黄15g，制首乌9g，黄芪15g，防风18g，地肤子12g，刺蒺藜9g，僵蚕9g，蝉衣9g，鸡血藤15g。结果与模型组比较，氯雷他定组及当归饮子高剂量组均可显著降低血清IL-17及IL-23（$P < 0.01$）；与氯雷他定组比较，当归饮子高、中、低剂量组无统计学差异[4]。

当归饮子高、低剂量组（2、1g/ml）、咪唑斯汀组、孟鲁司特组、氯雷他定组、地塞米松组对致敏小鼠连续灌胃15天，每天1次。与空白对照组比较，当归饮子高剂量组、当归饮子低剂量组、咪唑斯汀组、地塞米松组均可显著抑制小鼠脾淋巴细胞释放LTB4（$P < 0.01$）；当归饮子高剂量组、当归饮子低剂量组、咪唑斯汀组的抑制作用明显低于地塞米松组（$P < 0.05$）；同时当归饮子高剂量组的抑制作用强于当归饮子低剂量组、咪唑斯汀组（$P < 0.05$）[5]。

（3）皮肤屏障作用　当归饮子组、甲氨蝶呤组都以0.01ml/g体重给银屑病豚鼠灌胃，每天3次，连续2周。当归饮子组成：当归20g，白芍20g，生地20g，川芎15g，防风20g，荆芥20g，何首乌20g，白蒺藜20g，黄芪25g，甘草10g。结果显示当归饮子组和甲氨蝶呤组Filaggrin、Caspase-14蛋白表达较模型对照组明显上升（$P < 0.01$），且当归饮子组较甲氨蝶呤组上升明显（$P < 0.01$）。其机制可能与增强银屑病模型豚鼠皮肤Filaggrin和Caspase-14基因及蛋白的表达有关[6]。

（4）调节免疫功能　当归饮子高、中、低剂量组（60、30、15g/kg）、氯雷他定组（1.66mg/kg氯雷他定生理盐水溶液）给气血两虚慢性荨麻疹模型小鼠连续灌胃给药10天，每天1次。当归饮子加减方（由四物汤和玉屏风散加减化裁）：当归、川芎、白芍、生地黄、制首乌、鸡血藤、防风、地肤子、白藜芦、僵蚕、蝉衣、甘草。与模型组比较，当归饮子加减方各剂量组可显著延长小鼠搔抓潜伏期（$P < 0.01$）；减少小鼠搔抓次数（$P < 0.01$）；缩短搔抓持续时间（$P < 0.01$），可显著降低血清组胺含量（$P < 0.05$）[7]。当归饮子高、中、低剂量组（60、30、15g/kg）、氯雷他定组（1.66mg/kg剂量氯雷他定生理盐水溶液）对气血两虚慢性荨麻疹模型小鼠连续灌胃给药21天，每天1次。模型组灌胃等容积生理盐水。当归饮子组方：当归15g、川芎15g、

白芍 10g、生地黄 15g、制何首乌 9g、黄芪 15g、防风 18g、地肤子 12g、白藜芦 9g、白僵蚕 9g、蝉衣 9g、鸡血藤 15g。与模型组比较，当归饮子各剂量组可显著下调致敏小鼠血管壁组织 IL-4 mRNA 表达（$P < 0.01$），升高 INF-γ mRNA 表达（$P < 0.01$）[8]。

2. 临床应用

（1）老年性皮肤瘙痒症　当归饮子联合依巴斯汀片治疗血虚风燥型老年性皮肤瘙痒症患者 46 例。对照组给予依巴斯汀片口服治疗，1 片/次，1 次/日，睡前 30min 温水送服。研究组在对照组基础上加用当归饮子治疗：当归 15g，川芎 10g，荆芥 10g，何首乌 10g，甘草 6g，防风 10g，苦参 9g，白芍 20g，黄芪 30g，生地黄 30g，白藜芦 20g。水煎，每日 1 剂，分早晚 2 次服用。两组均以 4 周为 1 个疗程，治疗 8 周。研究组有效率 82.61%，高于对照组的 63.04%，差异有统计学意义。治疗前两组各症状评分比较差异无统计学意义（$P > 0.05$）；治疗后两组各症状评分均降低，其中研究组瘙痒面积、瘙痒程度、继发性皮损评分均低于对照组，差异有统计学意义。治疗前两组血清炎症介质水平比较差异无统计学意义（$P > 0.05$）；治疗后两组血清炎症介质水平均降低，其中研究组 TNF-α、ECP、IgE 水平均低于对照组，差异有统计学意义。治疗前两组血清补体 C3、C4 水平比较差异无统计学意义（$P > 0.05$）；治疗后两组血清补体 C3、C4 水平均升高，其中研究组血清补体 C3、C4 水平高于对照组，差异有统计学意义[9]。

当归饮子加味合复方甘草酸苷片治疗老年性皮肤瘙痒症患者 100 例。对照组口服复方甘草酸苷片（25mg×2 片），3 次/日。治疗组给予当归饮子加减合复方甘草酸苷片：当归 15g，白芍 10g，熟地 15g，川芎 6g，黄芪 15g，白藜芦 10g，荆芥 6g，防风 10g，何首乌 15g，僵蚕 10g，乌梢蛇 10g，蝉蜕 6g，甘草 3g。加减：瘙痒难止加全蝎 6g；夜不安寐者加五味子 6g、灯心草 10g；大便干结加柏子仁 10g、火麻仁 10g；体质偏肾阳虚者加肉苁蓉 10g，淫羊藿 10g，葫芦巴 10g；偏肾阴虚者去黄芪加山茱萸 10g，枸杞 10g，五味子 6g；偏脾气虚者去熟地，何首乌加党参 15g，白术 10g，薏苡仁 15g；血虚甚者加鸡血藤 15g，阿胶 10g，酸枣仁 15g；苔藓化者加全蝎 6g，桃仁 10g，丹参 15g。每日 1 剂，分 2 份早晚温服。连用 2 周为 1 疗程，共治疗 4 个疗程。治疗组总有效率 100%，对照组总有效率 71%，治疗组疗效明显优于对照组，其差异具有统计学意义（$P < 0.05$）；治疗组复发率低于对照组（$P < 0.05$）[10]。

当归饮子加减治疗老年性皮肤瘙痒症患者 58

例。治疗组口服当归饮子加减汤剂：当归 15g，鸡血藤 12g，白芍 15g，苦参 10g，白鲜皮 15g，防风 15g，刺蒺藜 10g，蝉蜕 9g，何首乌 15g，首乌藤 15g，麦冬 10g，甘草 9g。每日 2 次。对照组口服肤痒颗粒：苍耳子、地肤子、川芎、红花、白英。每次 6g，每日 3 次。4 周为 1 个疗程。治疗组的痊愈率为 69.0%，总有效率达 94.8%，对照组痊愈率为 35.2%，总有效率为 77.8%。两组患者治疗后皮损积分均较治疗前明显降低，但与对照组比较当归饮子加减也有显著性差异。治疗组治疗前嗜酸性粒细胞、肿瘤坏死因子治疗前后比较均有显著性差异。结果表明，当归饮子加减能改善老年皮肤瘙痒症患者的临床症状、体征，抑制 ECP、IgE、TNF-α 等炎症介质释放[11]。

（2）特应性皮炎　当归饮子治疗特应性皮炎患者 50 例。对照组患者给予西医常规治疗，口服氯雷他定片、外用丁酸氢化可的松乳膏，2 次/日。观察组在对照组基础上加用当归饮子进行治疗：当归 15g，炒白芍 15g，炒川芎 10g，生地黄 30g，白藜芦 20g，防风 10g，荆芥 10g，何首乌 15g，黄芪 30g，炙甘草 6g。去滓温服，2 次/日。2 组患者进行为期 4 周的治疗。观察组临床总有效率为 82.00%，优于对照组的 70.00%（$P < 0.05$）；2 组患者皮肤干燥程度、皮损程度及皮肤瘙痒程度治疗后均有所改善（$P < 0.05$），观察组改善程度更为明显（$P < 0.05$）；2 组患者经过治疗后细胞因子水平 IL-6 及 TNF-α 水平指标均有所变化，IL-6 降低，TNF-α 升高，且观察组效果更加明显（$P < 0.05$）；与对照组患者生活质量评分比较，观察组增加明显（$P < 0.05$）[12]。

（3）慢性荨麻疹　麻黄连翘赤小豆汤合当归饮子加减治疗慢性荨麻疹患者 38 例。西药组口服盐酸左西替利嗪片（5mg/次，1 次/日），4 周为 1 个疗程。中药组给予患者麻黄连翘赤小豆汤合当归饮子加减治疗，处方组成：何首乌藤 15g，桑白皮 15g，白藜芦 15g，连翘 15g，生地黄 15g，茯苓皮 15g，地骨皮 15g，麻黄 5g，赤小豆 30g，黄芪 10g，防风 10g，当归 10g，大青叶 10g，赤芍 10g，炒白术 10g，蝉蜕 10g，炒栀子 10g，扁豆衣 10g，川芎 6g。加减：湿热者加地肤子 10g，苦参 5g，白鲜皮 3g；瘙痒难耐者加乌梢蛇 15g，徐长卿 10g；脾虚湿蕴者加薏苡仁 20g，党参 5g；烦躁易怒者加首乌藤 15g，酸枣仁 10g。每日 1 剂，分早晚 2 次服用，持续治疗 4 周。中药组治疗总有效率为 92.11%，显著高于西药组的 73.68%，差异具有统计学意义（$P < 0.05$）；中药组不良反应发生率为 5.26%，显著低于西药组的 21.05%，差异具有统计学意义（$P < 0.05$）；中药组复发率为 7.89%，对照组复发率为 10.53%，两组比

较差异无统计学意义（$P < 0.05$）[13]。

当归饮子加减方联合阿伐斯汀治疗慢性荨麻疹患者 37 例。联合组给予当归饮子加减方，1 剂 / 日，早晚分服；阿伐斯汀 8mg，2 次 / 日。阿伐斯汀组给予阿伐斯汀 8mg，2 次 / 日。当归饮子组给予当归饮子加减方，1 剂 / 日，早晚分服。安慰剂组给予维生素 E 胶囊（100mg，2 次 / 日），4 周为 1 个疗程。当归饮子加减方：当归 15g，白芍 30g，川芎 9g，生地黄 30g，白蒺藜 15g，防风 15g，荆芥 15g，何首乌 15g，生黄芪 30g，生甘草 6g。加减：湿热者，酌加苦参、地肤子、白鲜皮；脾虚湿蕴者，酌加党参、薏苡仁；心烦易怒，久病精神紧张，情绪抑郁者，酌加酸枣仁、首乌藤；瘙痒剧烈者，酌加徐长卿、乌梢蛇。慢性荨麻疹患者 4 周治疗有效率比较：联合组与阿伐斯汀组、当归饮子组比较差异有统计学意义（$P < 0.05$）。症状、体征总积分下降值的比较，除联合组和阿伐斯汀组在治疗后第 1 周差异无统计学意义（$P > 0.05$）外，其余各组间都有统计学意义（$P < 0.05$）[14]。

联用当归饮子与盐酸西替利嗪治疗慢性荨麻疹患者 30 例。西药组口服次盐酸西替利嗪（10mg，1 次 / 日）。中药组患者用当归饮子进行治疗（生地黄、黄芪各 30g，白蒺藜 20g，当归、白芍、何首乌各 15g，防风、川芎各 10g，炙甘草 6g），1 剂 / 日，分 2 次服下。联合组患者联合当归饮子与盐酸西替利嗪进行治疗 28 天。与中药组患者、西药组相比，联合组治疗的总有效率较高，在接受治疗后第 6 个月其病情的复发率及其皮肤风团、皮肤瘙痒的症状积分均较低，差异有统计学意义（$P < 0.05$）[15]。

（4）湿疹　穴位埋线联合当归饮子治疗慢性湿疹（血虚风燥型）患者 28 例。治疗组予以穴位埋线联合当归饮子治疗，穴位埋线主穴选取：合谷、曲池、血海、三阴交等腧穴。每 2 次穴位埋线时间间隔 14 天，进行穴位埋线治疗共 4 次。中药配方颗粒剂：当归 10g，生地黄 15g，白芍 20g，川芎 10g，制何首乌 20g，荆芥 20g，防风 10g，白蒺藜 15g，黄芪 30g，生甘草 6g。每日 1 剂，分 3 次口服。对照组单纯选用中药配方颗粒当归饮子口服，每日 1 剂，分 3 次口服，治疗 60 天。治疗组总有效率高于对照组，差异具有统计学意义（$P < 0.05$）[16]。

当归饮子外洗治疗血虚风燥湿疹患者 35 例。对照组用地氯雷他定（1 片 / 次，1 次 / 日）。治疗组用当归饮子：白芍 10g，何首乌、当归各 15g，白蒺藜、川芎各 20g，防风、荆芥各 10g，黄芪 15g，徐长卿、首乌藤各 10g，丹参 15g，鸡血藤 20g，甘草 6g。外洗患处 15min，连续治疗 4 周为 1 疗程。治疗组痊愈 9 例，显效 15 例，有效 10 例，无效 1 例，总有效率

97.14%；对照组痊愈 4 例，显效 10 例，有效 10 例，无效 11 例，总有效率 68.57%；治疗组疗效优于对照组（$P < 0.05$）[17]。

（5）银屑病　当归饮子治疗寻常型银屑病患者 51 例。两组患者均给予同样的基础治疗，包括外擦维 A 酸乳膏（每晚 1 次）、卡泊三醇乳膏（每日 2 次）。治疗组患者加服当归饮子：当归 20g，白芍 20g，生地黄 20g，川芎 15g，防风 20g，荆芥 20g，何首乌 20g，白蒺藜 20g，黄芪 25g，甘草 10g。每日 1 剂，早晚温服，4 周为 1 个疗程，共观察 4 个疗程。治疗组皮脂含量、角质层含水量、经表皮水分丢失等皮肤功能指标改善情况优于对照组（$P < 0.05$）；治疗组半年复发率为 5.9%，1 年复发率为 9.8%，对照组半年复发率为 19.6%，1 年复发率为 31.4%，治疗组均低于对照组（$P < 0.05$）[18]。

当归饮子配方颗粒治疗血虚风燥型银屑病患者 30 例。对照组外用尿素乳膏均匀涂抹于患处，每日 3 次，连续 4 周。观察组在此基础上内服当归饮子配方颗粒：当归 10g，白芍 10g，川芎 10g，生地黄 15g，白蒺藜 10g，何首乌 10g，黄芪 15g，防风 10g，荆芥 10g，甘草 6g。每日 1 剂，冲服，分早、中、晚 3 次温服，每次 100ml，连续 4 周。观察组总有效率 93.3%，对照组为 46.7%，观察组临床疗效优于对照组（$P < 0.05$）；观察组治疗后角质层含水量、皮脂含量明显高于治疗前（$P < 0.05$），pH 值明显低于治疗前（$P < 0.05$）；对照组治疗后各项指标无明显改善（$P > 0.05$）[19]。

（6）糖尿病皮肤瘙痒症　当归饮子加味治疗糖尿病皮肤瘙痒症患者 40 例。对照组口服依巴斯汀片 10mg，每晚 1 片。治疗组在瘙痒此基础上给予当归饮子加味治疗：黄芪 30g，当归 15g，制何首乌、牛膝各 15g，熟地、生地各 12g，白芍、川芎、荆芥、防风、桃仁、红花各 10g，白蒺藜 15g，甘草 6g。加减：年老体弱者重用黄芪；瘙痒甚者加蝉蜕；皮肤遍布抓痕血痂加丹皮、生地榆清热凉血；血分热甚者加紫草；血瘀兼顽固不愈者加地龙、全虫以搜风止痒；皮肤出现渗出、糜烂，加土茯苓、薏苡仁健脾利湿；若瘙痒剧烈、夜不能寐，加生龙骨、生牡蛎潜阳重镇安神止痒；津亏便秘者加火麻仁、郁李仁滋阴润肠通便。每日 1 剂，水煎分 2 次温服。2 周为 1 疗程。总有效率治疗组为 81.1%，对照组 75%，两组差异有统计学意义（$P < 0.05$）[20]。

当归饮子联合药浴洗剂治疗糖尿病皮肤瘙痒症患者 38 例。两组患者均以口服降糖药或注射胰岛素加强基础疾病的治疗，达到预定降糖目标。对照组在基础治疗的同时加西药治疗，口服氯雷他定片，10mg/ 次，每日 1 次；外涂复方醋酸地塞米松

软膏，每日 2 次。治疗组在基础治疗的同时加中药内服外洗治疗。当归饮子加味内服：生地 15g，白芍 15g，川芎 10g，防风 10g，黄芪 25g，当归 15g，制何首乌 15g，牛膝 15g，白蒺藜 15g，甘草 6g。水煎服，每天 1 剂，分 2 次服，150ml/次。同时予以自制药浴洗剂外洗瘙痒处。两组均以 14 天为 1 个疗程，治疗两个疗程。总有效率治疗组为 89.4%，对照组为 71.0%，组间比较，差异有统计学意义（$P < 0.05$）；两组中医症状积分及空腹血糖治疗前后组内比较及治疗后组间比较，差异均有统计学意义（$P < 0.05$）[21]。

（7）血虚风燥型神经性皮炎 当归饮子加味治疗血虚风燥型神经性皮炎 65 例。治疗组给予当归饮子加味：当归、白芍、川芎、生地黄、白蒺藜、防风、荆芥、丹皮各 30g，何首乌、黄芪各 15g，大黄、甘草各 6g，水蛭 3g。每日 1 剂，水煎分 2 次口服。对照组口服盐酸赛庚啶片 4mg、维生素 C 片 200mg，每日 3 次。2 周为 1 个疗程，共治疗 2 个疗程。治疗组临床治愈 18 例，显效 30 例，有效 14 例，无效 3 例，总有效率为 95.38%；对照组临床治愈 10 例，显效 38 例，有效 8 例，无效 9 例，总有效率为 86.15%。经统计学处理，两组疗效差异有显著性（$P < 0.05$）[22]。

当归饮子联合火针治疗神经性皮炎患者 32 例。治疗组当归饮子联合火针治疗。药方组成：当归 10g，白芍 20g，川芎 10g，熟地 20g，白蒺藜 15g，防风 10g，荆芥 10g，制首乌 15g，黄芪 30g，甘草 10g。加减：瘙痒明显可酌加珍珠母 30g，龙骨 30g，代赭石 15g，乌梢蛇 10g 等；眠差多梦可加酸枣仁 15g，远志 10g 等。每日 1 剂，水煎 600ml，分 3 次口服。火针：皮损局部配合火针点刺，用 75% 乙醇消毒皮损处，将火针在酒精灯的外焰处烧至通红，迅速垂直点刺皮损，深度约为 0.2~0.5cm，点刺间隙距离约 0.2~0.3cm。散刺皮损过程中如有渗液或出血，让局部自然流出后用干棉球按压止血。对照组给予西替利嗪片（10mg，每天 1 次），复方倍氯米松樟脑乳膏（每日 2 次，外用）。1 周为 1 个疗程，共治疗 4 个疗程。治疗组治疗的总有效率 93.75%，显著高于对照组的 78.12%，两组比较有显著性差异（$P < 0.05$）；治疗组无明显不良反应发生，对照组有 1 例头晕，停药后好转[23]。

（8）其他 当归饮子在临床上还被应用于其他多种疾病，如外阴白色病变、类风湿关节炎、面部激素依赖性皮炎、女性颜面再发性皮炎、过敏性紫癜肾炎、肛周瘙痒症、慢性肛周湿疹等。

3. 安全性

当归饮子高、低剂量组（5、2g/kg）对大鼠灌胃 2 周。在整个实验期间内，各组大鼠一般状况良好，外观、精神状态、活动度、生长发育、摄食饮水、粪、尿等均正常，无中毒表现和死亡。与正常对照组比较，当归饮子 2 个剂量组大鼠的心、肝、脾、肺、肾和胸腺形态、颜色、质地均正常，肉眼未观察到明显病变。经灌胃各个器官未发现特殊病理改变[24]。

参考文献

[1] 王栩芮，周策，钟振东，等. 当归饮子加减方对气血两虚模型小鼠迟发型超敏反应的影响 [J]. 中国中西医结合杂志，2016，36（03）：345-347.

[2] 郭静，肖敏，左小红，等. 基于久病入络理论的当归饮子通过调控 PIP2/IP3/DAG 信号通路对荨麻疹的防治及其机理研究 [J]. 时珍国医国药，2015，26（10）：2333-2335.

[3] 肖红丽. 当归饮子对小白鼠被动皮肤过敏反应的抑制作用 [J]. 广州中医药大学学报，2003（04）：297-298.

[4] 郭敏，彭丽，郭静. 当归饮子对慢性荨麻疹小鼠外周血清 IL-17、IL-23 水平的抑制作用 [J]. 中华中医药杂志，2017，32（09）：4121-4123.

[5] 肖红丽，林少健，查旭山. 当归饮子含药血清对致敏小鼠脾淋巴细胞释放白三烯 B4 的影响研究 [J]. 云南中医中药杂志，2008，29（11）：45-47.

[6] 文谦，黄刚，李芳梅，等. 当归饮子对银屑病模型豚鼠皮肤 Filaggrin 和 Caspase-14 基因及蛋白表达的影响 [J]. 新疆医科大学学报，2016，39（04）：418-421.

[7] 郭静，艾儒棣，段渠，等. 当归饮子加减方对气血两虚模型慢性荨麻疹小鼠全身皮肤瘙痒影响的实验研究 [J]. 辽宁中医杂志，2013，40（05）：1026-1028.

[8] 郭静，艾儒棣，段渠，等. 当归饮子治疗气血两虚型慢性荨麻疹小鼠的机理研究 [J]. 广州中医药大学学报，2013，30（06）：884-887.

[9] 王乔新，刘凤云，李春生. 当归饮子联合依巴斯汀片治疗血虚风燥型老年性皮肤瘙痒症患者临床评价 [J]. 中国皮肤性病学杂志，2018，32（12）：1438-1441.

[10] 林皆鹏. 当归饮子加味合复方甘草酸苷片治疗老年性皮肤瘙痒症 100 例 [J]. 中国民族民间医药，2017，26（01）：109-111.

[11] 喻国华. 当归饮子加减治疗老年性皮肤瘙痒症 58 例疗效观察 [J]. 中药药理与临床，2015，31（04）：211-212.

[12] 孙晓冬，游洋，刘岩，等. 当归饮子治疗特应性皮炎的疗效分析及对患者免疫功能调节作用研究 [J]. 长春中医药大学学报，2018，34（06）：1153-1156.

［13］宋军，周颖. 麻黄连翘赤小豆汤合当归饮子加减治疗慢性荨麻疹的临床价值研究［J］. 中国实用医药，2018，13（30）：148-149.

［14］张丹露，季梅，傅英华，等. 当归饮子加减方联合阿伐斯汀治疗慢性荨麻疹疗效观察［J］. 中国中西医结合皮肤性病学杂志，2016，15（03）：155-157.

［15］唐艳，李在兵. 联用当归饮子与盐酸西替利嗪治疗慢性荨麻疹的效果观察［J］. 当代医药论丛，2018，16（07）：226-227.

［16］李煜，陈岚，程宏斌，等. 穴位埋线联合当归饮子治疗慢性湿疹（血虚风燥型）的随机对照临床研究［J］. 成都中医药大学学报，2018，41（03）：46-48.

［17］卢志坚. 当归饮子外洗治疗血虚风燥湿疹随机平行对照研究［J］. 实用中医内科杂志，2017，31（01）：14-15.

［18］李芳梅，杨志波，曾宪玉. 当归饮子对寻常型银屑病患者皮肤屏障功能的影响［J］. 中医药导报，

2014，20（07）：11-13.

［19］汪海珍，黄盼，杨志波. 当归饮子配方颗粒对血虚风燥型银屑病患者皮肤屏障功能的影响［J］. 湖南中医药大学学报，2015，35（04）：41-43.

［20］张建，赵静. 当归饮子加味治疗糖尿病皮肤瘙痒症临床观察［J］. 内蒙古中医药，2013，32（36）：45-46.

［21］庄疆赢，黄娟，吴华堂. 当归饮子联合药浴洗剂治疗糖尿病皮肤瘙痒症38例临床观察［J］. 湖南中医杂志，2017，33（04）：15-16.

［22］开雁. 当归饮子加味治疗血虚风燥型神经性皮炎65例［J］. 中国实验方剂学杂志，2010，16（18）：230.

［23］黄时燕，聂巧峰，张毅. 当归饮子联合火针治疗血虚肤燥型神经性皮炎32例［J］. 四川中医，2014，32（09）：121-122.

［24］彭丽，唐诗韵，张美恒，等. 当归饮子急性毒性实验研究［J］. 辽宁中医杂志，2019，46（02）：410-412.

实脾散

【出处】《严氏济生方》（宋·严用和）"治阴水，先实脾土。"

【处方】厚朴（去皮，姜制，炒）、白术、木瓜（去瓤）、木香（不见火）、草果仁、大腹子、附子（炮，去皮脐）、白茯苓（去皮）、干姜（炮）各一两，甘草（炙）半两。

【制法及用法】上药㕮咀，每服四钱，水一盏半，生姜五片，枣子一枚，煎至七分，去滓温服，不拘时候。

【剂型】煮散。

【历史沿革】

1. 明·张洁《仁术便览》，实脾散

［组成］浓朴、白术、木瓜、大腹子、附子、木香、草果、茯苓、干姜（各一两），甘草（五分）。

［主治］治肿不烦渴，大便溏，小便少不涩。

2. 明·郑全望《瘴疟指南》，实脾散

［组成］大附子（一两），草果仁（一两），大苓子（一两，即槟榔），干姜（一两），宣木瓜（一两），甘草（一两）。

［主治］治泻后脾虚肿满。

【现代研究】

临床应用

（1）肝癌腹水　实脾散治疗肝癌腹水52例。给予中西药结合治疗，低盐饮食，休息，常规西药保肝，利尿（氢氯噻嗪50mg+螺内酯80mg，口服，每天1~3次）。配合实脾散，方药组成为厚朴、白术、木瓜、木香、草果仁、大腹子、附子、白茯苓、干姜各9g，甘草4g。用时研碎，每副药加生姜5片，大枣1枚，水煎服，日1剂，分2次温服。1周为1个疗程。治疗组总有效率59.62%，对照组总有效率29.41%，两组统计学比较有显著性差异（$P < 0.01$），两组患者治疗前后B超腹水变化比较，有显著性差异（$P < 0.01$）。结果显示实脾散配合西药治疗肝癌腹水有临床疗效，且优于单纯西医治疗组[1]。

（2）胃癌恶性腹水　加味实脾散联合顺铂腹腔灌注化疗治疗胃癌恶性腹水30例。给予单纯顺铂腹腔灌注化疗，在此基础上采用加味实脾散治疗，方药组成为：白芍、大腹皮、炒谷芽、炒麦芽各15g，茯苓、白术、干姜、制附子各10g，菟丝子、泽泻、黄芪各20g，甘草5g。每日1剂，早晚温服。治疗一个月后进行疗效评价。观察患者临床疗效、

不良反应发生率、Karnofsky功能状态评分（KPS评分）、中医证候积分及生活质量评分（QOL评分）。结果显示治疗组总有效率86.67%，显著高于对照组的63.33%，不良反应发生率16.67%，显著低于对照组的43.33%，差异有统计学意义（P<0.05）。治疗组KPS评分及QOL评分显著高于对照组，中医症状积分则较对照组明显降低，差异有统计学意义（P<0.05）[2]。

（3）顽固性腹水 加味实脾散配合中心静脉导管置管引流治疗顽固性腹水40例。加味实脾散配合经皮穿刺中心静脉导管置管引流腹水，及常规西药治疗。实脾散加味为主方，方药组成为：大枣、熟附子（先煎）、干姜、草果仁、厚朴、木香、大腹皮、木瓜、葶苈子、白芥子、泽兰、白术各10g，茯苓20g，炙甘草3g。临证加减。40例中5例肝硬化患者治愈，35例肝癌、肝转移癌患者好转[3]。

（4）老年特发性水肿 实脾散加减治疗老年特发性水肿36例。用口服实脾散加减治疗。方药组成：党参、白术、木瓜各15g，黄芪30g，茯苓、大腹皮、白茅根各20g，厚朴、白扁豆各12g，木香、草果仁各6g，益母草10g，炙甘草5g，大枣2枚。每日1剂，水煎分2次服。随症加减。治愈28例，占77.8%；有效6例，占16.7%，无效2例，占5.5%；总有效率为94.5%[4]。

（5）肺心病顽固性水肿 实脾散合五皮饮治疗肺心病顽固性水肿23例。对患者限制水、钠摄入，给予吸氧、抗感染、利尿、扩血管、强心、平喘、化痰、保持呼吸道通畅、纠正缺氧和二氧化碳潴留、水电解质紊乱、营养支持等常规治疗，所有患者给予利尿剂，同时补钾。上述基础上给予实脾散合五皮饮加味，方药组成：制附子（先煎）、白术、茯苓皮、生姜皮、桑皮各12g，干姜、草果、厚朴、大腹皮、陈皮各10g，苍术20g，木香（后下）、木瓜、升麻各6g，泽泻、赤芍、川芎各15g，丹参30g。加水500ml，用自动煎药机浓煎取汁300ml，每袋100ml，每日3次，每次1袋，饭后1h温服，两组均以1周为1个疗程，观察2个疗程。治疗组总有效率占83%，对照组占74%，治疗组疗效优于对照组（P<0.01或P<0.05）[5]。

（6）老年慢性支气管炎 加减实脾散治疗老年慢性支气管炎36例。方药组成为：厚朴、白术、白茯苓各15g，炮干姜10g，木香、制附子、草果仁、大腹子、炙甘草各6g，大枣2个，鲜生姜3片。用水熬制，患者每日服用1剂，分为早晚2次服用，需连续治疗2周。结果得出患者的治疗效果总有效率94.44%，参照组患者的治疗效果总有效率为75.00%，研究组明显高于参照组，两组数据对比，

存在显著性差异，有统计学意义（P<0.05）[6]。

（7）慢性心衰 实脾散加减治疗老年脾肾阳虚型慢性心衰54例。常规西药治疗：口服卡托普利6.25mg，每天3次，或科素亚50mg，每天1次，倍他乐克6.25~12.5mg，每天2次，呋塞米20mg，每天1次，安体舒通20~40mg，每天1次，依姆多30~60mg，每天1次，地高辛0.125g，每天1次。在此基础上口服实脾散加减：大腹皮、茯苓、泽泻各12g，白术、厚朴、桃仁各10g，炙甘草3g，木瓜30g，附子、炮姜、草豆蔻、木香各6g，黄芪、车前子各15g。水煎300ml，分早晚饭后温服，日1剂。疗程15天。治疗组心衰积分有效率为94.44%，中医证候积分有效率为92.59%，均明显优于对照组（P<0.05）[7]。

（8）大便失禁 实脾散加减治疗内科重症患者大便失禁30例。在常规治疗（机械通气、补液抗炎、留置胃管、营养液鼻饲、支持对症治疗等）基础上，加实脾散加减煎剂鼻饲。方药组成：制附子、干姜各9g，茯苓、白术各15g，木瓜、木香、厚朴、大腹皮、草果、甘草各6g，大枣2枚，鲜生姜3片。将上述药水煎，取汁200ml，分早晚2次鼻饲，7天为1疗程。1疗程后评定疗效。30例中治愈25例，好转4例，未愈1例，总有效率96.7%[8]。

（9）其他 实脾散加减还用于慢性肾炎[9]等疾病。

参考文献

［1］褚亮，袁媛，陈晓泉，等. 实脾散治疗肝癌腹水52例［J］. 现代中医药，2017，37（01）：16-18.

［2］孙艳. 加味实脾散联合顺铂腹腔灌注化疗治疗胃癌恶性腹水的临床观察［J］. 中西医结合研究，2018，10（03）：151-152.

［3］李坤买，林惠琴，许秀琴. 加味实脾散配合中心静脉导管置管引流治疗顽固性腹水40例临床观察［J］. 新中医，2012，44（12）：45-46.

［4］李惠，李巧兰. 实脾散加减治疗老年特发性水肿［J］. 山西中医，2010，26（05）：23.

［5］姜宏伟，赵鸿亮，邹丽萍. 实脾散合五皮饮治疗肺心病顽固性水肿临床体会［J］. 辽宁中医杂志，2010，37（06）：1065-1066.

［6］景鸣. 36例实脾散加减治疗老年慢性支气管炎的疗效观察［J］. 世界最新医学信息文摘，2018，18（69）：188.

［7］贾红城，孟咏梅. 实脾散加减治疗老年脾肾阳虚型慢性心衰110例［J］. 山东中医药大学学报，2012，36（06）：496-497.

[8] 陆红, 王益群. 实脾散加减治疗内科重症患者大便失禁30例 [J]. 中国中医药科技, 2016, 23 (04): 493.

[9] 陈扬桥. 实脾散加减治疗慢性肾炎 [J]. 中国乡村医药杂志, 2002, 9 (02): 45.

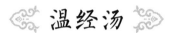

温经汤

【出处】《妇人大全良方》(宋·陈自明)"若经道不通, 绕脐寒疝痛彻, 其脉沉紧。此由寒气客于血室, 血凝不行, 结积血为气所冲, 新血与故血相搏, 所以发痛。譬如天寒地冻, 水凝成冰。宜温经汤及桂枝桃仁汤、万病丸。"

【处方】当归、川芎、芍药、桂心、牡丹皮、莪术各半两, 人参、甘草、牛膝各一两。

【制法及用法】上药㕮咀, 每服五钱。水一盏半, 煎至八分, 去滓温服。

【剂型】煮散。

【现代研究】

1. 药理作用

(1) 改善子宫功能 温经汤浓缩药液3.51g/200g大鼠灌胃给药, 每日1次。经温经汤治疗, 血清HIF-1α水平明显下降, 血清ET水平下降, 与模型组比较, 差异有统计学意义; 血清VEGF水平下降, 与模型组比较, 差异无统计学意义 ($P > 0.05$); 子宫组织中HIF-1α、ET、VEGF表达降低, 与模型组比较, 差异有统计学意义 ($P < 0.01$); 治疗组大鼠子宫组织HIF-1α mRNA、VEGF mRNA表达均下降, 与模型组相比, 差异有统计学意义 ($P < 0.01$)。结果显示温经汤可能通过调整妇科实寒证模型大鼠子宫组织局部乏氧状态, 改善子宫功能, 治疗妇科实寒证疾病[1]。

温经汤低、中、高剂量 (1.8ml/100g、3.6ml/100g、7.2ml/100g) 大鼠灌胃21天后, 低、中、高剂量组的子宫在位内膜和异位内膜中, 血管内皮生长因子 (VEGF) 阳性表达和富含半胱氨酸的酸性分泌蛋白 (SPARC) 阳性表达均有不同程度的降低, 差异均有统计学意义 ($P < 0.05$)。结果显示温经汤可能降低子宫内膜异位症 (endometriosis, EMs) 大鼠在位和异位内膜中VEGF和SPARC表达, 影响新生血管形成, 抑制异位子宫内膜的生长[2]。

(2) 对神经、内分泌系统功能的影响 温经汤给予月经病实寒证的患者服用, 每日1剂, 分2次服用, 疗程3个月。采用温经汤治疗的患者血清卵泡刺激素 (FSH)、促黄体生成素 (LH)、雌二醇 (E₂) 的改善均优于采用常规治疗的患者。说明温经汤能够促使FSH、LH、E₂的正常释放, 调节患者的内分泌紊乱, 改善临床症状。可使5-羟色胺 (5-HT) 水平降低, 提高血液流动速度, 改善了患者的血液循环, 加快5-HT的代谢。β-内啡肽 (β-EP) 水平增高, 可增强镇痛的作用, 缓解子宫缺氧的状态[3]。

温经汤每剂加水500ml浸泡1h, 煮沸后文火煎煮30min, 滤出药液, 药渣加1倍量水继续煎煮20min, 合并2次滤液。每日1剂, 分两次口服。连续服用3个月经周期后, 治疗结果显示加减温经汤可调节生殖内分泌激素水平, 显著降低患者血清sICAM-1、sVCAM-1、sE-selection水平, 从而改善月经病寒凝血瘀证患者的微循环障碍[4]。

(3) 对生殖系统功能的影响 用温经汤水煎液 (每毫升约含生药2g) 对连续16周持续光照诱导表现多囊卵巢 (PCO) 状态 (light/light, LL) 的雌性大鼠灌胃5周, 能减少不良光照环境下PCO的发生, 降低大鼠子宫卵巢的湿重, 可改善血清激素雌二醇 (E₂) 和睾酮 (T) 的水平, 明显改善卵巢动情周期。研究显示对改善雌性大鼠卵巢多囊样状态及内分泌激素水平有较好的作用[5]。

(4) 对血管、血液流变学的影响 温经汤水煎液 (1g/ml) 按每只每次4ml对大鼠进行灌胃, 每天2次, 间隔8h, 连续7天。与对照组比较, 模型组全血黏度、毛细管血浆黏度、红细胞聚集指数及红细胞压积明显升高 ($P < 0.05$ 或 $P < 0.01$), 红细胞变形指数下降 ($P < 0.05$); 而与模型组比较, 中药治疗组各项指标明显改善, 均具有统计学意义 ($P < 0.05$ 或 $P < 0.01$)。温经汤可能改善大鼠寒凝血瘀证模型血液流变学指标, 提示中药对血瘀证防治具有积极作用[6]。

温经汤水煎液 (1g/ml) 对小鼠灌胃, 连续给药7天。结果表明温经汤能明显降低血瘀动物的RBC压积、全血黏度、纤维蛋白黏度和血浆黏度。提示对小鼠急性大出血引起的"血虚"模型有一定的补血作用[7]。

（5）抗炎 将正常大鼠的垂体前叶组织进行培养，然后添加对内分泌－免疫系统有影响的当归芍药散、补中益气汤、十全大补汤和温经汤，结果显示，炎症时局部产生的趋化因子CNIC的分泌量增加，以添加温经汤后最为显著。进一步研究显示，在培养的滤泡星状细胞中添加温经汤后，CNIC分泌量呈剂量依赖性增加，添加20μg/ml的温经汤在24h时CNIC的分泌量较对照组增加了13倍，培养细胞的CNIC mRNA也同样显著增加。研究还发现温经汤中肉桂等生药对CINC的分泌有一定的促进作用[8]。

2.制剂研究

（1）提取工艺 采用高效液相色谱法测定传统煎煮方法和现代医疗机构煎煮方法所得汤剂中芍药内酯苷、芍药苷、甘草苷、甘草素、肉桂酸、甘草酸铵含量差异具有统计学意义（$P<0.05$），β-蜕皮甾酮、阿魏酸、桂皮醛、丹皮酚、总皂苷、浸膏率差异均无统计学意义（$P>0.05$）。结果表明，两种煎煮方法所得的温经汤质量存在差异，医疗机构煎煮法更具科学性[9]。

（2）含量测定 采用高效液相色谱（HPLC）法建立了同时测定以上10种活性成分含量（芍药内酯苷、芍药苷、β-蜕皮甾酮、甘草苷、阿魏酸、甘草素、肉桂酸、桂皮醛、丹皮酚和甘草酸铵）的方法。含量测定的条件如下，色谱柱：Kromasil C18（200mm×4.6mm，5μm）；流动相：乙腈（A）–0.1%磷酸水溶液（B），梯度洗脱（0~25min，14%~22% A；25~65min，22%~42% A）；流速：1.0ml/min；检测波长：0~25min为240nm（检测芍药内酯苷、芍药苷、β-蜕皮甾酮、甘草苷和阿魏酸），25~65min为275nm（检测甘草素、肉桂酸、桂皮醛、丹皮酚和甘草酸铵）；柱温：25℃；进样量：20μl。结果得出芍药内酯苷、芍药苷、β-蜕皮甾酮、甘草苷、阿魏酸、甘草素、肉桂酸、桂皮醛、丹皮酚、甘草酸铵的检测质量浓度线性范围分别为4.04~80.80、19.32~368.40、2.62~52.40、17.52~350.40、2.07~41.40、4.02~80.40、0.56~11.20、1.69~33.80、2.18~43.60、72.10~1442.00μg/ml（$r\geq0.9996$），检测限分别为0.06、0.03、0.04、0.06、0.07、0.05、0.04、0.06、0.07、0.09μg/ml，定量限分别为0.17、0.09、0.13、0.19、0.20、0.18、0.11、0.15、0.18、0.25μg/ml，精密度、重复性、稳定性（24h）试验的RSD<3.5%（n=6~7），各种成分的平均加样回收率为97.72%~100.60%（RSD为0.80%~2.49%，n=6）[10]。

3.成分分析

采用RP-HPLC-DAD法，利用Waters Xselect HSS T3色谱柱（4.6mm×250mm，5μm），以乙腈–0.1%甲酸水溶液作为流动相进行梯度洗脱，柱温25℃，流速0.8ml/min，波长254nm选取甘草酸铵为参照峰，分析10批次温经汤水煎液的HPLC指纹图谱。结果在温经汤水煎液指纹图谱中标定了39个共有峰，指认了6个共有峰。温经汤中活性成分主要为芍药内酯苷、芍药苷、β-蜕皮甾酮、甘草苷、阿魏酸、甘草素、肉桂酸、桂皮醛、丹皮酚、甘草酸铵和绿原酸等化合物[10, 11]。

4.临床应用

（1）原发性痛经 艾灸结合加味温经汤治疗原发性痛经80例，治疗组40例采用温经汤加减治疗：白芍15g，川芎10g，茯苓10g，芍药10g，肉桂6g，当归10g，牛膝15g，人参20g，牡丹皮10g，莪术10g，蒲黄（包煎）10g，五灵脂10g，甘草6g。加减：冷汗淋漓，伴晕厥者加用制附子10g，巴戟天10g；腰膝酸软者加狗脊10g，桑寄生15g；四肢冰凉、下腹冷者加吴茱萸6g，艾叶10g。1日1剂，水煎服，经前7天服药，连服3个月经周期为一个疗程。对照组于月经来潮前后痛经开始发作时开始口服布洛芬缓释胶囊治疗，每次0.3g，每日2次，饭后服，至本次痛经消失为止，连续治疗3个月经周期。研究组治疗后总有效率87.5%；对照组治疗后总有效率67.5%；统计学有显著性差异[12]。

（2）不孕 温经汤结合地屈孕酮治疗黄体功能不全所致不孕患者65例，在月经周期的第14~25天，每日口服地屈孕酮1片，于每次月经第9~14天，每日口服温经汤1剂，方药组成：人参、牛膝、甘草、肉桂各9g，当归、川芎、肉桂、莪术（醋炒）、牡丹皮各6g，水煎服，早晚分服。每月接受彩超检查是否怀孕，测定治疗前后空腹雌、孕激素水平，随访1年。治疗后，患者雌、孕激素水平较治疗前均有所上升，差异有统计学意义（$P<0.01$）[13]。

（3）输卵管囊肿 加减温经汤联合中药灌肠方法治疗输卵管囊肿41例。温经汤加减主要组成为：吴茱萸、川芎、芍药、人参、桂枝、生姜、牡丹皮、五灵脂、甘草、蒲黄、香附各10g，当归、阿胶各12g，煎汤服用。灌肠时选择的药物方剂主要为：淫羊藿15g，甘草6g，苍术10g，皂角刺10g，肉桂10g，川芎10g，瞿麦10g，茯苓15g，丹参10g，白花蛇舌草30g，当归15g，赤芍10g，路路通30g，桂枝10g，三棱10g，莪术10g，怀牛膝10g，王不留行10g。每日为患者给药一剂，浓煎2次以后分两次保留灌肠。与常规治疗组患者相比，治疗组的脓肿体积明显比常规组更小（$P < 0.05$）[14]。

（4）乳腺增生　温经汤治疗乳腺增生症 45 例。温经汤加减药物组成：吴茱萸 5g，桂枝 6g，川芎 6g，当归 10g，白芍 15g，牡丹皮 9g，生姜 5g，半夏 10g，麦冬 18g，党参 15g，阿胶 10g，炙甘草 9g，王不留行 20g，夏枯草 30g。每剂水煎 450ml，每日 3 次，每次 150ml 口服。1 个月经周期为 1 个疗程。治疗时间短为 10 天，长为 5 个疗程。45 例中，临床治愈 32 例，显效 5 例，有效 3 例，无效 5 例。总有效率 88.89%[15]。

（5）宫颈糜烂　温经汤配合液氮冷冻治疗宫颈糜烂 42 例。经液氮冷冻治疗后，予温经汤口服，1 日 1 剂，1 剂 2 次，早晚分服 100ml 煎汁，共 5 天。治疗组阴道排液量明显少于对照组（$P < 0.05$）；治疗组脱痂期痂面出血时间比对照组明显短（$P < 0.05$）；治疗组宫颈创面愈合时间比对照组明显短（$P < 0.05$）[16]。

（6）子宫内膜异位症（EMs）　60 例 EMs 患者采用温经汤治疗，药物组成为：吴茱萸、当归、芍药、川芎、桂枝、牡丹皮、生姜、甘草各 10g，党参、麦冬各 30g，阿胶 5g，姜半夏 15g，加 1L，水煮 120min，分 3 次服。总有效率为 98.33%，高于对照组（患者在月经的第 1 天始开口服孕三烯酮治疗，每周 2 次）的 71.67%（$P < 0.05$）[17]。

（7）子宫腺肌病　31 例子宫腺肌病患者予温经汤治疗，药物组成为：当归、赤芍、白芍、莪术、川牛膝各 9g，川芎 6g，肉桂 3~5g，丹皮 6~9g，党参 12g，炙甘草 8~12g。加减：少腹冷甚、腰痛如折，去丹皮、肉桂，加炒小茴香 6g，补骨脂 9g；血多、心烦、热象明显者，去肉桂，加黄芩 6~9g。经前 3~5 天开始服药，至经期结束后 1 周停药。1 个月经周期为 1 个疗程，连续治疗 3 个疗程。总有效率为 90.32%[18]。

（8）糖尿病周围神经病变　温经汤联合穴位敷贴、超短波治疗糖尿病周围神经病变（DPN）患者 52 例。温经汤主要是一种浓缩的中药配方颗粒制剂，其药物成分包括赤芍 6g，吴茱萸 9g，半夏 6g，麦冬 9g，生姜 6g，当归 6g，阿胶 6g，牡丹皮 6g，川芎 6g，桂枝 6g，甘草 6g，人参 6g，诸药以清水浸泡煎煮后取汁，每日 1 剂，一天 2 次。采用达佳 DLc—B Ⅱ 型超短波医用医疗仪进行治疗，一次 2h，每日 2 次，持续治疗 36 天。选择曼吉磁铁疼痛型的穴位敷贴，对患者的足三里、三阴交、曲池、手三里、承山等穴进行敷贴治疗，一次 2h，每日 1 次。结果显示试验组治疗后的中医证候积分、血浆黏度与血小板聚集率以及神经传导速度均优于对照组，试验组治疗有效率高于对照组，差异有统计学意义（$P < 0.05$）。说明对 DPN 患者实施温经汤、穴位敷贴与超短波联合治疗有临床效果，可改善患者临床症状，加快神经传导速度，促进血液流动[19]。

（9）慢性萎缩性胃炎　温经汤联合壮医药线点灸疗法治疗慢性萎缩性胃炎 30 例，药方组成：吴茱萸 9g，当归 9g，白芍药 12g，川芎 6g，党参 15g，桂枝 6g，阿胶（烊化）6g，牡丹皮 6g，生姜 6g，甘草 6g，半夏 6g，麦冬 6g。日 1 剂，水煎取汁 400ml，分早、晚 2 次服。壮医药线点灸疗法治疗取穴：脾俞（双侧）、胃俞（双侧）、足三里（双侧）、中脘及下脘。治疗后，萎缩性胃炎证候积分明显降低（$P < 0.01$），结果表明该药可改善患者症状，延缓萎缩进展，甚至逆转萎缩、肠上皮化生及异型增生，在萎缩性胃炎的治疗上有效果[20]。

（10）不寐　温经汤治疗女性厥阴寒闭血瘀型不寐 30 例，药方组成：吴茱萸 10g，当归 15g，川芎 10g，赤芍 15g，党参 15g，桂枝 15g，阿胶 10g（烊服），牡丹皮 15g，生姜 30g，炙甘草 15g，法半夏 15g，麦门冬 15g。每天 1 剂，疗程 4 周。温经汤治疗有效 22 例，总有效率 73.3%；温经汤治疗后患者 PSQI 量表各因子分以及总分明显下降（$P < 0.05$）；治疗 29 天，ISI 评分与治疗 8 天、治疗 22 天相较差异有统计学意义（$P < 0.05$）。温经汤能改善女性厥阴寒闭血瘀型不寐患者的主观睡眠质量，缩短入睡时间，延长睡眠时间，提高睡眠效率，改善患者的日间功能[21]。

（11）慢性盆腔炎　采用温经汤加减联合西药治疗慢性盆腔炎 41 例。给予常规西药治疗：左氧氟沙星 0.5g，1 次 / 日，甲硝唑 0.4g，3 次 / 日，10 天为一个疗程，连续用 3 个疗程。在此基础上用温经汤加减治疗，温经汤组成：当归 15g，川芎 12g，肉桂 6g，莪术 10g，牡丹皮 15g，人参 12g，牛膝 18g，甘草 6g。每剂药煎两次，煎出药汁约 150ml，分早晚空腹服用。观察组的总有效率为 90.2%，与对照组比较差异有显著性意义（$P < 0.05$）[22]。

（12）慢性前列腺炎　温经汤为主治疗慢性无菌性前列腺炎 30 例，药方组成：当归 15g，酒白芍 10g，川芎 10g，人参 20g，桂枝 10g，牡丹皮 6g，炙甘草 6g，莪术 15g，牛膝 15g。水煎煮，每日 3 次，每次 150~200ml，温后口服。痊愈者，临床症状消失，前列腺液检查，卵磷脂小体上升至正常，白细胞每高倍视野可低于 10 个；好转者，临床症状减轻，前列腺液检查，卵磷脂小体上升接近正常，白细胞每高倍视野可低于 10 个；无效者，临床症状和前列腺液检查，均与治疗前无明显改善。治疗结果：痊愈 22 例，好转 8 例，总有效率 100%，对治疗无菌性前列腺炎有疗效[23]。

参考文献

[1] 王晓松，王蓓，姚晓光，等. 温经汤对妇科实寒证模型大鼠子宫 HIF-1α、ET-1 及 VEGF 表达的影响 [J]. 时珍国医国药，2017，28（01）：15-17.

[2] 庄梦斐，郝立爽，孙兆贵，等. 温经汤对子宫内膜异位症大鼠在位和异位内膜 VEGF 及 SPARC 表达的影响 [J]. 上海中医药大学学报，2015，29（02）：64-70.

[3] 李丹，李娟，岳明明，等. 温经汤对月经病实寒证患者血清卵泡刺激素、促黄体生成素、雌二醇、黄体酮、睾酮的影响 [J]. 实用临床医药杂志，2017，21（19）：84-86.

[4] 宋瑞华. 加减温经汤对月经病寒凝血瘀证患者血清可溶性粘附分子及生殖激素的影响 [C]. 中国广东广州：2009.

[5] 贾丽娜，康学智，李亚明，等. 温经汤对持续光照雌性大鼠卵巢周期的调节作用 [J]. 中医药信息，2017，34（04）：41-44.

[6] 陆一竹，王学岭，姜智浩，等. 温经汤对寒凝血瘀证大鼠模型血液流变学指标的影响 [J]. 北京中医药，2011，30（01）：58-59.

[7] 刘强，于得海，朱红霞，等. 温经汤、艾附暖宫丸药理作用的比较研究 [J]. 中药药理与临床，1995（03）：10-11.

[8] 白宣英. 温经汤对趋化因子 CINC 的作用 [J]. 国外医学（中医中药分册），2001（03）：185.

[9] 邵长森，张珍珍，张国青，等. 温经汤不同煎煮方法比较研究 [J]. 山东中医杂志，2019，38（02）：179-184.

[10] 邵长森，张国青，韩真真，等. HPLC 法同时测定温经汤中 10 种活性成分的含量 [J]. 中国药房，2018，29（19）：2640-2643.

[11] 柴瑞平，路娟，赵颖，等. 温经汤高效液相色谱指纹图谱的建立 [J]. 药学实践杂志，2018，36（06）：503-506.

[12] 宋家欣，杜雅娟. 艾灸结合加味温经汤治疗原发性痛经的临床观察 [J]. 中外女性健康研究，2019（04）：21-22.

[13] 谢英花. 温经汤结合地屈孕酮治疗黄体功能不全致不孕效果观察 [J]. 中国乡村医药，2017，24（13）：31-32.

[14] 宋微，王鑫. 加减温经汤合灌肠方治疗输卵管囊肿临床观察 [J]. 中外女性健康研究，2019（01）：69+182.

[15] 陶勇军. 温经汤治疗乳腺增生症 45 例 [J]. 中国中医药现代远程教育，2011，9（04）：32.

[16] 梁若茹，宋俏蔚，王香桂. 温经汤配合液氮冷冻治疗宫颈糜烂 42 例 [J]. 浙江中医学院学报，2005，29（04）：32.

[17] 林娜. 温经汤治疗子宫内膜异位症的疗效观察 [J]. 临床合理用药杂志，2017，10（28）：84-85.

[18] 单润琴. 良方温经汤治疗子宫腺肌病 31 例 [J]. 中医药临床杂志，2014，26（2）：219-220.

[19] 苏宏伟. 温经汤联合穴位敷贴、超短波治疗糖尿病周围神经病变患者的临床效果 [J]. 医疗装备，2019，32（04）：92-93.

[20] 曾均. 温经汤联合壮医药线点灸疗法治疗慢性萎缩性胃炎 30 例疗效观察 [J]. 河北中医，2016，38（03）：382-384.

[21] 危兆璋，叶嬛斐. 温经汤治疗女性厥阴寒闭血瘀型不寐的临床疗效 [J]. 中国药物经济学，2014，9（S2）：79-80.

[22] 王炳辉，康志媛. 温经汤结合西药治疗慢性盆腔炎临床观察 [J]. 河南中医，2014，34（01）：117-118.

[23] 姚海滨. 温经汤为主治疗慢性无菌性前列腺炎 30 例 [J]. 实用中医内科杂志，2008，22（06）：95.

泻白散

【出处】《小儿药证直诀》（宋·钱乙）"治小儿肺盛，气急喘嗽。"

【处方】地骨皮（洗去土，焙）、桑白皮（细锉炒黄）各一两，甘草（炙）一钱。

【制法及用法】上锉散，入粳米一撮，水二小盏，煎七分，食前服。

【剂型】煮散。

【同名方剂】泻白散（《医方论》）。

【历史沿革】

清·费伯雄《医方论》，泻白散

[组成] 桑白皮、地骨皮各一钱，甘草五分，

粳米百粒。

[主治] 咳嗽喘急。

【本草考证】

地骨皮，2015 年版《中国药典》（一部）规定地骨皮为茄科植物枸杞 *Lycium chinense* 或宁夏枸杞 *L. barbarum* 的干燥根皮，《日本药局方》规定亦如此，但《香港中药材标准》只将枸杞的干燥根皮作为地骨皮药材的来源。地骨皮主要产自宁夏、甘肃、河南、山西等地，目前市面上流通的地骨皮药材多为枸杞根皮。因此建议选用枸杞根皮作为地骨皮药材。地骨皮的现代炮制方法主要为麸炒，今多使用生品，麸炒地骨皮已不常使用。《小儿药证直诀》要求使用地骨皮生品，《目录》则要求焙。地骨皮生品在使用前需对采挖的药材根部洗净、剥皮、晒干处理。晒干温度不稳定，时间较长；焙干加热温度稳定，干燥时间较短。二者处理方式的不同可能会引起药材中化学成分的变化，因此，建议就焙干与晒干对药材影响的差别进行研究，然后再选择合适的炮制方法[1]。

桑白皮，根据《中药经典名方复方制剂标准煎液的申报资料要求》，多基原的药材必须固定基原。2015 年版《中国药典》（一部）规定桑白皮是桑科植物桑 *Morus alba* 的干燥根皮，基原唯一。今多使用桑白皮生品或蜜桑白皮，《小儿药证直诀》的炮制要求为"炒、上锉散"，《目录》则要求"细锉炒黄"。"锉"同"剉"，为"切、铡、斩、剁"之义。两者区别在于是否先粉碎再炒制，中药炮制通常做法为在药材粉碎之前进行炮制，且此方法与《小儿药证直诀》要求一致，因此建议桑白皮的炮制方法采用"炒后锉散"。另外，炮制工艺不同带来的成分差异可以通过实验探究，经药效成分的差异对比，选择合适的炮制方法[1]。

甘草，2015 年版《中国药典》（一部）规定甘草药材的基原植物有 3 种，分别为乌拉尔甘草 *Glycyrrhiza uralensis*，胀果甘草 *G. inflata* 以及光果甘草 *G. glabra*，其中只有乌拉尔甘草被各国家或地区药典所收录。乌拉尔甘草主要产于我国东北、华北、西北各省区，山东、宁夏、甘肃、内蒙古等是其道地产区，分布广泛，产量高；且乌拉尔甘草的品质最好。因此建议选用乌拉尔甘草作为甘草药材。目前，常使用的甘草炮制品主要为甘草生品、炙甘草和炒甘草。《小儿药证直诀》和《目录》对泻白散药味中甘草炮制要求均为炙。炙法是最早的炮制方法之一，汉《金匮玉函经》曰："炙焦为末，蜜丸"。此后许多文献还记述了炙法的不同要求。如宋《类证活人书》曰："炙微赤"，明《普济方》曰："炙紫色""去皮炙"，

清《类证治裁》曰："炙黑"等。说明不同时期不同医籍对炙法的要求存在差异，《小儿药证直诀》中使用的"甘草炙"也不同于现在通用的"甘草蜜炙"，而应该为火炙。用蜜进行炮制在唐代即已出现，如在唐《千金翼方》中有"蜜煎甘草涂之"的记载。《小儿药证直诀》中也提及蜜炙的方法，如黄芪散中黄芪蜜炙，书中甘草的用药形式和炮制方法主要有生甘草、甘草、甘草末、甘草炙、甘草锉炒，并无蜜炙一说。结合文献，建议甘草炮制方法为甘草切厚片，加热烤至微焦或取甘草片置锅中，用文火炒至深黄色[1]。

【现代研究】

1. 药理作用

（1）抗哮喘　泻白散高、中、低剂量组（12、6、3g/kg）灌胃给药 14 天。结果表明，泻白散高、中、低剂量组小鼠血液嗜酸性粒细胞（EOS）含量降低（$P < 0.05$），EOS 百分比显著降低；各给药组血液中中性粒细胞百分比显著降低（$P < 0.05$）；泻白散各给药组均能显著调节支气管灌洗液（BALF）炎细胞（白细胞、淋巴细胞、中性粒细胞及 EOS）细胞数（$P < 0.05$）；各给药组肺部病变都有减轻趋势；泻白散各给药组 BLAF 中 IL-6 及 TNF-α 细胞因子显著性下降（$P < 0.05$）；泻白散各给药组肺组织 GATA3 显著下降，T-bet 显著升高（$P < 0.05$）。研究显示，泻白散能有效地抗哮喘，其作用机制可能是通过调节 GATA3 与 T-bet 蛋白的表达[2]。

（2）治疗急性呼吸窘迫综合征　新泻白散低、中、高剂量（分别含生药 0.654g/ml、1.308g/ml、2.616g/ml）以 10ml/kg 灌胃给药 7 天。结果表明，新泻白散中、高剂量组均能明显改善血清 PO_2 和 PCO_2、超氧化物歧化酶（SOD）活力及丙二醛（MDS）含量变化、肿瘤坏死因子-α（TNF-α）、白细胞介素 6（IL-6）含量、肺组织病理形态等各项指标，各组间存在统计学显著性差异。研究显示，新泻白散能治疗急性呼吸窘迫综合征，其作用机理可能是通过阻断或抑制 TNF-α 大量产生释放，增强体内抗自由基能力和缓解脂质过氧化来实现的[3]。

2. 制剂研究

（1）煮散制备规范

①药味用量：临床上泻白散药味组方使用量常为桑白皮和地骨皮各 30g 或 15g，甘草 3g。在泻白散处方中，各药味用量为桑白皮、地骨皮各 1 两，甘草 1 钱，粳米 1 撮；按宋代衡制，其实际用量应为桑白皮地骨皮各 41.3g，甘草 4.13g。古代 1 撮实为 3 指撮，乃拇指、食指、中指 1 小撮，量较小，一

般情况下不必细究。清代汪昂《本草备要》中提及"每服二钱，入粳米百粒煎"，对于粳米用量而言，百粒与3指撮所示用量基本吻合，约为1g，研究时可暂定泻白散粳米用量为1g。《小儿药证直诀》一般对每剂复方都有单次用药剂量要求，且多为1~3钱，在宋代《太平惠民和剂局方》煮散方剂的用量中，2~3钱/次的占69.2%，4~5钱/次的占16.9%，0.5~1钱/次的占13.9%，古代中药煮散固定波动范围为3~20g/次，常用量恒定在9~15g/次。明嘉靖年薛已所翻译注的《钱氏小儿直诀》提及："泻白散、治肺经实热咳嗽痰喘。桑根白皮炒、地骨皮各一两，甘草炙五钱。右为末、每服一二钱，入粳米百粒，水煎。"结合清代汪昂《本草备要》对泻白散"每服二钱"的注释，推测泻白散每服用量应为2钱，即8.26g。综上所述，处方药味用量应为桑白皮炒3.93g，地骨皮3.93g，甘草炙0.39g，粳米1.00g[1]。

②加水量：中华人民共和国卫生部和国家中医药管理局在2009年印发的《医疗机构中药煎药室管理规范》，在遵照传统中药煎煮方式的基础上，对中药煎煮操作进行了规范，上海、深圳等地也相继出台了中药煎煮规范文件。今加水量没过药面2~5cm即可，花草类吸水性强和滋补类等煎煮时间较长的药物可酌量加水。据统计，根及根茎类、种子果实类、枝干皮藤类饮片加水量体积通常为饮片质量的6~8倍；花叶全草类饮片则为10~12倍。《太平圣惠方》为北宋初年王怀隐等整理编成的医书，由官府于公元992年完书颁布。其明确指出宋初古今容量间的换算关系：古时1L约等于宋时1大盏，古时5合约等于宋时1中盏，古时3合约等于宋时1小盏；又1L为10合，而汉代1L为今200ml。综上所述，古时1合为今20ml，宋2小盏为今120ml[1]。

③煎煮时间：由于现代多采用饮片入药，通常需将饮片浸泡30min左右再加热煎煮，且通过采用2次煎煮的方式，第2煎加水量和煎煮时间略小于第1煎，煎煮时间根据药味功效及软硬程度的不同而进行调整，常为20~60min不等。古代计时不如现今精确，《小儿药证直诀》对方剂煎煮时间无明确的直接规范，如书中对泻白散要求为水2小盏，煎七分，即煎煮到水量为加水量的7/10适宜。对于煮散，一般武火煮沸后，文火保持微沸5~20min即可，由于煮散药材的特殊性，一般不需要2次煎煮。不过，泻白散具体的煎煮时间仍需要在遵循传统煎煮方式的前提下按现代工艺进行优选，以期达到药效最大化[1]。

（2）谱效关系：本方由桑白皮、地骨皮各30g，甘草6g组成。选择处方中3味药物构成3个因素。以原处方量的0.5，1，1.5倍量作为考察水平，以

$L_9(3^4)$正交表进行药量的加减试验，全方及各组方中药物1倍量水提取，加热至沸，并保持微沸30min，随时补水至足量。纱布过滤后，滤液浓缩至适量，加入乙醇，使含醇量达50%，静置冷藏12h，过滤回收乙醇并减压低温干燥得浸膏粉末。配成0.2g/ml（相当于3g饮片/ml），分别给药于小鼠测定其抗炎及祛痰作用，0.2ml/10g，每日2次，持续3天。测定HPLC图谱及评价祛痰、抗炎作用，并对HPLC图谱进行峰归属，运用数理统计方法将药理数据和HPLC图谱中各色谱峰面积相关联，研究谱效相关性。色谱条件如下，色谱柱：Angilent TC-C18（150mm×4.6mm，5μm）；流动相：乙腈（A）-水（B）（梯度洗脱时间及流动相比例：0min，A与B的体积比为0∶100；10min，A与B的体积比为18∶82；20min，A与B的体积比为20∶80；45min，A与B的体积比为100∶0）；检测波长：274nm；流速：0.8ml/min；柱温：室温；分析时间：45min；进样量：20μl。结果表明，桑白皮中有2个峰显示与祛痰作用和抗炎作用呈正相关，初步推断为二苯乙烯苷类成分[4]。

3. 配伍研究

搜集整理古今泻白散类方，运用无尺度复杂网络方法，以及关联规则、聚类分析和对应分析等数据挖掘方法，对泻白散类方用药配伍特点、核心方药以及药性气味相关性进行分析。无尺度复杂网络结果显示泻白散类方是以桑白皮-地骨皮-甘草为核心，与加味药物形成的复杂网络配伍关系；关联规则结果显示泻白散类方核心药物主要有桑白皮、地骨皮、甘草、黄芩、桔梗、知母、杏仁等，并形成相应药对及药组配伍；聚类分析结果表明泻白散类方是以桑白皮为核心药物，且以桑白皮-地骨皮-甘草为主要组方单位，配伍以清热化痰、益气养阴、凉血生津、培土生金等药物形成衍化系列。以上结果表明泻白散类方的核心配伍特点为清泻肺热、止咳平喘，并且以清中有润、泻中有补形成衍化系列，为临床应用泻白散类方的辨证施治提供依据[5]。

4. 临床应用

（1）慢性支气管炎 泻白散加减治疗慢性支气管炎65例，药方组成：地骨皮、桑白皮、鱼腥草、瓜蒌各15g，苏子12g，粳米20g，炙甘草6g。每日1剂，水煎分2次服。对照组予控制感染、祛痰、镇咳、解痉平喘等治疗。两组均7天为1疗程，共治疗2个疗程。治疗组总有效率89.2%；对照组总有效率为81.5%，两组比较差异有统计学意义[6]。

（2）痰热蕴肺型社区获得性肺炎 中药泻白散加减治疗痰热蕴肺型社区获得性肺炎25例，对照

组予静脉滴注左氧氟沙星 0.3g，每日 2 次，口服氨溴索 30mg，每日 3 次。治疗组西药用药与对照组相同，另外口服中药泻白散加减：桑白皮 15g，地骨皮 15g，甘草 5g，粳米 15g，黄芩 15g，芦根 15g，桔梗 15g，桃仁 15g，北杏 15g，浙贝 15g。水煎温服，每日 1 剂，分 2 次服。7 天为 1 个疗程。1 疗程后，治疗组总有效率为 92%，对照组总有效率为 72%，两组对比，治疗组的总体疗效明显优于对照组，两组差异有统计学意义；治疗组在改善患者咳嗽、发热、啰音方面有明显效果，且比对照组更有优势。治疗后治疗组退热效果优于对照组。两组的各项指标都有明显的改善，治疗组治疗后超敏 C- 反应蛋白、红细胞沉降率改善明显优于对照组，两组差异有统计学意义[7]。

（3）喉源性咳嗽　泻白散加味治疗喉源性咳嗽 30 例，药方组成：桑白皮、地骨皮各 15g，桔梗、地龙、薄荷、甘草各 10g。加减：咽痛者加连翘、牛蒡子；咳嗽有痰加陈皮、半夏；喉中有痰，吐之不出者加旋覆花、浮海石。每日 1 剂，水煎分 3 次口服。对照组 28 例予抗生素口服治疗。服药 2 周，治疗组总有效率明显优于对照组，组间存在显著性差异[8]。

（4）肝火犯肺型咳嗽　加味泻白散治疗肝火犯肺型咳嗽 30 例，药方组成：桑白皮 10g，地骨皮 10g，黄芩 10g，栀子 6g，青皮 10g，枇杷叶 12g，麦冬 10g，知母 10g，诃子 6g，甘草 6g，桔梗 10g。每日 1 剂，水煎服，早晚各 1 次。对照组每次口服先锋六号 0.5g、咳平片 10mg、急支糖浆 10ml，每日 2 次。12 日为一疗程，一般服用 1 个疗程。治疗组总有效率为 90%，对照组总有效率为 80%，组间存在显著性差异[9]。

（5）小儿毛细支气管肺炎　加味泻白散治疗小儿毛细支气管肺炎 25 例。对照组予病毒唑抗病毒治疗，并予吸氧、镇静、止咳平喘、补液、糖皮质激素等对症治疗，伴有心功能不全者，则抗心衰治疗。治疗组将抗病毒治疗改为中药泻白散加减治疗：桑白皮 5g，地骨皮 5g，瓜蒌 5g，连翘 5g，黄芩 3g，僵蚕 3g，葶苈子 3g，甘草 3g。每天 1 剂，水煎分 2~4 次服用，以上为 2 岁患儿的用量，可根据患儿年龄酌情增减药量。治疗一段时间后，治疗组总有效率为 90%，对照组总有效率为 84%，两组综合疗效比较，差异有统计学意义。两组患者的喘憋、咳嗽及哮鸣音、干湿啰音消失时间比较，治疗组均比对照组时间短，差异均有统计学意义[10]。

泻白散加减辅佐治疗小儿支气管肺炎 100 例，患者均给予抗感染、退热、止咳等治疗 5 天后，治疗组加用中药方剂泻白散加减口服，组方：麦冬 9g，

沙参 9g，地骨皮 9g，云苓 9g，川贝母 9g，枇杷叶 9g。加减：低热加银柴胡 9g，白薇 9g，生地黄 9g；咳热加白前 9g，百合 9g；痰多加天竺黄 9g，若稀白痰多加化橘红 6g，半夏 6g，生薏苡仁 9g。每日 1 剂，水煎成 1 天量，分 2 次口服。对照组不予中药，继续抗感染对症治疗。两组疗效比较，治疗组总有效率 99%，对照组总有效率 85%，2 组疗效比较有显著性差异[11]。

（6）小儿间质性肺炎　36 例小儿间质性肺炎在西医常规治疗（新青Ⅱ号，地塞米松，头孢噻肟钠）基础上，予泻白散加味：桑白皮、地骨皮各 9g，粳米、鱼腥草、赤芍、地龙、瓜蒌各 10g，川贝 5g，甘草 3g。每日 1 剂，水煎服，鲜竹沥 1 支另服。总有效率 100%，高于对照组的 96.7%[12]。

（7）婴幼儿肺炎　38 例患儿均用泻白散加味，泻肺调中方法治疗，药物组成为：桑白皮、地骨皮、怀山药各 6g，桔梗、枳壳、薄荷、陈皮、甘草各 3g，黄芩 5g。每日 1 剂，多次饮服。如患儿禀赋薄弱，表现微有发热，面白自汗或无汗，口不温饮，舌不红、苔薄白等，表寒征象尚存者，加入生黄芪 6g，防风 3g，细辛 2g；烦躁，口渴，壮热而喘，涕泪具无，面红，舌赤苔黄燥等里热亢盛者，加入生石膏 6~8g，葛根 6g，知母 4g，前胡 6g；痰多气逆舌苔白腻者，加入法半夏 4g；后期表现神倦，不规则发热，舌红少苔等气阴两伤明显者，加入人参 2g，麦冬 5g；邪陷厥阴出现神昏，抽搐者，加用安宫牛黄丸。有 3 例合并心衰患儿同时静滴庆大霉素和西地兰，高热患儿入院时，均肌内注射 1 次复方氨基比林。治疗后体温正常，症状和体征消失，神色、饮食、嬉笑如常，评为治愈者 37 例，1 例重症肺炎患者，经治疗 3 天以上，症状无缓解，并有加重表现，经加用大剂量抗生素和对症抢救措施后，转危为安，评为无效[13]。

（8）儿童感染后咳嗽阴虚肺热证　加味泻白散联合孟鲁司特钠治疗儿童感染后咳嗽阴虚肺热证 34 例。治疗组服用加味泻白散：地骨皮 3g，桑白皮 3g，百部 5g，僵蚕 5g，矮地茶 6g，麦冬 5g，南沙参 5g，浙贝母 5g，百合 6g，麦芽 10g，神曲 5g，甘草 3g。每日 1 剂，水煎服。煎前水浸泡 15~30min，煮沸 20min，每剂煎 2 遍，沉淀、过滤、取汁 120ml，60ml/ 次，分 2 次口服，共 14 剂；另加服孟鲁司特钠咀嚼片，每日 4mg，每晚睡前服用，疗程 2 周。对照组服用孟鲁司特钠咀嚼片，每日 4mg，每晚睡前服用，疗程 2 周。治疗 1 疗程后统计疗效。治疗组患儿咳嗽症状缓解及消失时间较对照组缩短，差异有统计学意义；治疗组总有效率为 91.1%，对照组总有效率为 78.1%，两组差异有统计学意义；治疗后，

治疗组的中医证候积分明显低于对照组，两组比较，差异有统计学意义[14]。

（9）小儿咳嗽变异性哮喘 泻白散加味治疗小儿咳嗽变异性哮喘64例，药方组成：生黄芪15g，桑白皮20g，地骨皮15g，黄芩10g，葶苈子10g，赤芍20g，蝉蜕10g，薄荷6g，地龙10g。加减：痰多加莱菔子、苏子；内热甚加生石膏；大便干加生大黄。煎服法：水煎取汁200ml，<1岁20ml/次，每日3次；2~5岁30ml/次，每日3次；6~14岁50ml/次，每日3次；10日为1个疗程，1个疗程后统计疗效；对照组予酮替芬，<4岁每次1mg，每日早晚各1次口服，连用9日；茶碱缓释片0.1g（仅3岁以上患儿用），每12h 1次，连用10日。治疗组总有效率96.9%，对照组总有效率85.7%，2组总有效率比较有显著性差异[15]。

（10）小儿热退后咳嗽 泻白散治疗小儿热退后咳嗽35例，药方组成：桑白皮10g，地骨皮10g，生甘草5g，粳米（可用食用大米代）1汤勺，加水100ml，煎至50ml，取汁。再煎1次，两次药液混合，1天分5~6次均匀服下，3天为1个疗程。服药期间停用一切抗生素及其他药物。对照组：给予口服复方甘草合剂，按不同年龄，不同剂量，按时服下。两组均治疗2个疗程，治疗组总有效率为91.4%，对照组总有效率为81.3%[16]。

（11）小儿支原体肺炎后久咳 泻白散加减治疗小儿支原体肺炎后久咳36例，药方组成：桑白皮6g，地骨皮6g，蜜麻黄2g，款冬花6g，白前5g，天竺黄3g，炒鸡内金6g，辛夷（包煎）5g，栀子3g，百部5g，甘草3g，麦冬5g，紫菀5g，射干5g，法半夏3g。水煎服，每天1剂，煎取药液50~150ml，分早晚2次温服。对照组孟鲁司特钠咀嚼片口服，每日4mg，每晚睡前服用。2组均以14天为1个疗程，治疗1个疗程后统计疗效。2组综合疗效比较，治疗组为100.0%，对照组为77.8%，组间差异有统计学意义。2组咳嗽缓解时间和消失时间比较，治疗组优于对照组，差异均有统计学意义[17]。

（12）小儿便秘 泻白散加味治疗小儿功能性便秘35例，药方组成：桑白皮9g，地骨皮9g，蜜麻黄3g，麦门冬8g，玄参8g，生地黄8g，火麻仁8g，枳壳8g，厚朴8g，白芍8g，甘草3g。日1剂，水煎2次取汁200ml，分2~4次服；对照组31例，予麻仁润肠丸，1~3岁1/4丸，4~6岁1/2丸，>6岁1丸，每日2次服。2周为1个疗程，1个疗程后观察疗效，治疗组疗效优于对照组，2组总有效率比较，差异有统计学意义[18]。

泻白散加味治疗小儿肺热型便秘30例，药方组成：桑白皮、地骨皮、黄芩、知母、麦冬、瓜蒌仁

各10g，玄参、火麻仁、郁李仁各15g，玄明粉、生甘草各5g。水煎服，每日3次；其中玄明粉另包冲服，大便通畅后即去之，用于解便闭之急；6个月~1岁两日1剂，每次30ml；1~3岁一日半1剂，每次50ml；3~7岁一日1剂，每次80ml；7~15岁一日1剂，每次100ml。疗程2周。对照组30例予以中成药麻仁丸口服治疗：火麻仁、苦杏仁、大黄、枳实（炒）、姜厚朴、炒白芍，辅料为蜂蜜。温开水送服，每日3次；<1岁每次1g，1~3岁每次2g，3~7岁每次3g，7~15岁每次4g。疗程2周。治疗1个疗程后统计疗效。观察组临床疗效显著高于对照组，差异有统计学意义。治疗后观察组主症中排便间隔时间与大便干结程度改善优于对照组，差异有统计学意义。治疗后观察组中医证候主症及次症量化积分均低于对照组，差异有统计学意义[19]。

（13）肋软骨炎 28例肋软骨炎患者予泻白散加味，药物组成为：桑白皮、地骨皮、连翘各15g，金银花30g，蒲公英20g，桔梗、当归、防风、三棱、莪术、元胡各12g，甘草6g。每天1剂，水煎服。本组28例，服药最少7剂，最多28剂，结果局部疼痛症状全部消失。经随访3个月~3年，未见复发[20]。

（14）痤疮 38例疤痕性痤疮患者在对照组（异维A酸软胶囊和罗红霉素分散片）治疗基础上给予泻白散：炙甘草、防风、地骨皮、桑白皮、女贞子、墨旱莲、地肤子、知母、茯苓、白鲜皮、皂角刺，内服、外敷治疗。15天为1个疗程，共治疗2个疗程。有效率为92.1%，高于对照组的65.9%（P<0.05）[21]。

（15）其他 采用泻白散加味治疗口辣患者2例，药物组成为：桑白皮、生甘草各20g，地骨皮12g，黄芩、杏仁、桔梗、枳壳各10g，瓜蒌30g，熟大黄6g。水煎服每日1剂，分早晚2次服，服3剂。二诊：服药后口中辣味较前好转，大便已通，脘腹已不胀，仍食少不香，咯少量黄痰，并兼有失眠，舌质红苔薄黄，脉弦。效不更方，上方去熟大黄加枣仁10g，服5剂。三诊：口中辣味已无，咳嗽吐白痰，食可，睡眠好转，舌脉同前，但觉身乏力。继用上方加太子参20g，去黄芩服5剂。后随访1年未复发[22]。

参考文献

［1］文旺，李莉，李德坤，等．经典名方的"遵古"研发思路探讨——以泻白散为例［J/OL］．中国实验方剂学杂志，2019．https://doi.org/10.13422/j.cnki.syfjx.20191446.html.

［2］张天柱，张景龙，樊湘泽，等．泻白散对小鼠过敏性哮喘气道炎症的作用及机制［J］．中国实验方剂学杂

志, 2014, 20 (20): 173-177.

[3] 马少丹, 游世晶, 阮时宝, 等. 新泻白散对急性呼吸窘迫综合征的作用机制实验研究 [J]. 光明中医, 2007, 22 (03): 73-75.

[4] 林立, 刘晓秋. 泻白散HPLC谱效关系初探 [J]. 中国现代中药, 2009, 11 (08): 35-37.

[5] 王鹏丽, 范玉浩, 范欣生, 等. 基于复杂网络方法的泻白散类方配伍规律研究 [J]. 中国中药杂志, 2017, 42 (09): 1787-1791.

[6] 周文德. 泻白散加减治疗慢性支气管炎疗效观察 [J]. 山西中医, 2016, 32 (08): 42.

[7] 管奕婷. 泻白散加减治疗痰热蕴肺型社区获得性肺炎疗效观察 [J]. 吉林医学, 2014, 35 (12): 2565.

[8] 陈艺娟. 泻白散加味治疗喉源性咳嗽疗效观察 [J]. 四川中医, 2008, 26 (01): 110.

[9] 范钦平. 加味泻白散治疗肝火犯肺型咳嗽30例 [J]. 中国中医药信息杂志, 2004 (08): 723.

[10] 李兰波, 王秀霞, 冉英欣, 等. 加味泻白散治疗小儿毛细支气管肺炎疗效观察 [J]. 光明中医, 2013, 28 (12): 2562-2563.

[11] 杜克玲, 王彬. 泻白散加减辅佐治疗小儿支气管肺炎的疗效分析 [J]. 现代中西医结合杂志, 2011, 20 (23): 2923-2924.

[12] 杨献民. 泻白散联合西药治疗小儿间质性肺炎36例 [J]. 陕西中医, 2009, 30 (07): 800.

[13] 侯萍. 加味泻白散泻肺调中治疗婴幼儿肺炎38例 [J]. 中国社区医师, 2002, 18 (17): 41.

[14] 李彩霞, 舒兰. 加味泻白散治疗儿童感染后咳嗽阴虚肺热证的临床观察 [J]. 中医药导报, 2015, 21 (08): 69-71.

[15] 孙彦敏, 白占青, 侯静宇. 泻白散加味治疗小儿咳嗽变异性哮喘120例疗效观察 [J]. 河北中医, 2006, 28 (07): 534.

[16] 刘凤琴, 刘凤麒. 泻白散治疗小儿热退后咳嗽35例疗效观察 [J]. 天津中医药, 2008, 25 (01): 80.

[17] 丁伊, 王孟清. 泻白散加减治疗小儿支原体肺炎后久咳36例临床观察 [J]. 湖南中医杂志, 2018, 34 (12): 55-56.

[18] 范亚丽. 泻白散加味治疗小儿功能性便秘35例疗效观察 [J]. 河北中医, 2013, 35 (10): 1499-1500.

[19] 王海俊, 周鸿雲, 赵琼, 等. 泻白散加味治疗小儿肺热型便秘临床疗效观察 [J]. 中国中西医结合儿科学, 2018, 10 (04): 330-333.

[20] 张建福. 泻白散治疗肋软骨炎28例报告 [J]. 中医正骨, 2004, 16 (10): 12.

[21] 宋贵荣, 赵莉, 徐永昌. 泻白散加减联合西药治疗疤痕性痤疮38例 [J]. 中医研究, 2015, 28 (04): 15-16.

[22] 马万千. 泻白散加味治疗口辣2例 [J]. 实用中医内科杂志, 2002, 16 (02): 89.

清心莲子饮

【出处】《太平惠民和剂局方》（宋·太平惠民和剂局）"治心中蓄积，时常烦躁，因而思虑劳力，忧愁抑郁，是致小便白浊，或有沙膜，夜梦走泄，遗沥涩痛，便赤如血；或因酒色过度，上盛下虚，心火炎上，肺金受克，口舌干燥，渐成消渴，睡卧不安，四肢倦怠，男子五淋，妇人带下赤白；及病后气不收敛，阳浮于外，五心烦热。药性温平，不冷不热，常服清心养神，秘精补虚，滋润肠胃，调顺血气。"

【处方】黄芩、麦门冬（去心）、地骨皮、车前子、甘草（炙）各半两，石莲肉（去心）、白茯苓、黄芪（蜜炙）、人参各七钱半。

【制法及用法】上药锉散。每三钱，麦门冬十粒，水一盏半，煎取八分，去滓，水中沉冷，空心，食前服。

【剂型】煮散。

【同名方剂】清心莲子饮（《仁斋直指》卷十）；清心莲子饮（《陈素庵妇科补解》卷五）；清心莲子饮（《明医杂著》卷六）；清心莲子饮《汤头歌诀》；清心莲子饮《医方考》；清心莲子饮《冯氏锦囊秘录》；清心莲子饮《冯氏锦囊秘录》；清心莲子饮《仁术便览》；清心莲子饮《正体类要》。

【历史沿革】

1. 南宋·杨士瀛《仁斋直指》卷十，清心莲子饮

[组成] 石莲肉一两，白茯苓一两，益智仁半两，远志半两（水浸，取肉，姜制，炒），麦门冬半两（去心），人参半两，石菖蒲一分，车前子一分，白术一分，泽泻一分，甘草一分（微炙）。

［主治］治心中客热烦躁，赤浊肥脂。有热，加薄荷。

［用法用量］每服三钱，加灯心一握，水煎服。

2. 明·张洁《仁术便览》，清心莲子饮

［组成］石莲肉、莲心、甘草、灯心。

［主治］治赤浊。

［用法用量］用石莲肉、莲心、甘草，炙一两为末。每服二钱，灯心煎汤调服。

3. 明·王纶所著，薛己注释并加按语《明医杂著》卷六，清心莲子饮

［组成］黄芩一钱（炒），麦门冬一钱，地骨皮一钱，车前子一钱（炒），柴胡一钱，人参一钱。

［主治］热在气分，烦躁作渴，小便赤浊淋沥，或阴虚火旺，口苦咽干，烦渴，微热者。

［用法用量］水煎服。

4. 明·吴昆《医方考》，清心莲子饮

［组成］黄芪（炙）、石莲肉、白茯苓、人参（各七分半），炙甘草、地骨皮、黄芩（炒）、车前子。

［主治］此方主劳淋者。

5. 明·薛己《正体类要》，清心莲子饮

［组成］黄芩（一钱），麦门冬、地骨皮、车前子（炒）、甘草（各一钱五分），石莲肉、茯苓、黄芪（炒）、柴胡、人参（各一钱）。

［主治］治发热口渴白浊，夜安静而昼发热等症。

6. 清·冯兆张（楚瞻）《冯氏锦囊秘录》，清心莲子饮

［组成］黄芩（炒）、麦冬、地骨皮、车前子、甘草各一钱五分，石莲肉、白茯苓、黄芪、人参各一钱。

［主治］治热在气分，夜安昼甚，口渴便浊，或口舌生疮，咽干烦躁，小便赤淋，遇劳即发。

［用法用量］水煎服。

7. 清·冯兆张（楚瞻）《冯氏锦囊秘录》，清心莲子饮

［组成］黄芩、麦冬、地骨皮、车前子、茯苓、黄芪、人参、柴胡各一钱，石莲子二钱（去心），甘草八分。

［主治］治心经蕴热作渴，小便赤色涩痛。

［用法用量］水煎温服。

8. 清·汪昂《汤头歌诀》，清心莲子饮

［组成］石莲、人参、柴胡、赤茯苓、黄芪各三钱，黄芩（酒炒）、地骨皮、麦冬、车前子、甘草（炙）各二钱。

［主治］治躁烦、消渴、崩淋。

【现代研究】

临床应用

（1）气阴两虚型功能性不射精症　用清心莲子饮加减治疗 38 例气阴两虚型功能性不射精症，药物组成：黄芩 10g，麦冬（去心）10g，地骨皮 10g，车前子 10g，甘草（炙）10g，莲肉（去心）15g，茯苓 15g，黄芪（蜜炙）15g，党参 15g。每日 1 剂，早晚温服。10 天 1 疗程，3 个疗程后，患者性功能、不射精症状评分及夫妻性生活满意度均升高，治疗组总有效率 84.21%，高于对照组（左旋多巴治疗）总有效率 73.68%（$P < 0.05$）[1]。

（2）单纯性肾性血尿　用清心莲子饮合二至丸加减治疗 30 例单纯性肾性血尿，药物组成：地骨皮 25g，黄芩 15g，生地黄 15g，麦冬 10g，炒党参 15g，生黄芪 30g，茯苓 15g，碧玉散 15g（包），白茅根 30g，女贞子 15g，墨旱莲 30g。加减：肉眼血尿者，加小蓟 30g，生茜草 10g，生蒲黄 10g；血瘀者，加刘寄奴 30g，马鞭草 20g，三七 5g；湿热者，加萹蓄 30g，荠菜花 30g。每日 1 剂，分 2 次服用。疗程 4 周后，患者尿红细胞数量降低，总有效率为 90.0%，明显高于对照组（双嘧达莫片治疗）的 63.3%（$P < 0.05$）[2]。

（3）原发性肾病综合征　用清心莲子饮加减治疗 29 例激素撤减期原发性肾病综合征膜性肾病（气阴两虚证），减人参而增加党参 15g，柴胡 6g。水肿严重者，浓煎中药至每日 200ml；兼湿热者，加薏苡仁 20g；夹瘀者，加牡丹皮 12g，当归 9g。每日 1 剂，早晚服用。治疗 8 周后，患者总有效率为 86.2%，优于对照组的 66.7%（$P < 0.05$）[3]。

（4）IgA 肾病气阴两虚证　用清心莲子饮加减治疗 30 例 IgA 肾病气阴两虚证，减人参、白茯苓而增加党参 20g，北柴胡 12g，赤茯苓 10g，伴有发热、咽痛者，加金银花、连翘；有手足心热、口干咽干者，加侧柏叶、茜草；唇舌紫暗、舌有瘀证者，加牡丹皮、当归等。煎煮，每日 1 剂。疗程 1 月后，患者尿蛋白、尿红细胞减少，总有效率 86.67%，优于对照组（盐酸贝那普利片治疗）73.33%（$P < 0.05$）[4]。

（5）尿路感染　用清心莲子饮加减治疗 60 例老年女性下尿路泌尿系感染患者，伴小腹冷痛者加附子 5g，肉桂 5g，小茴香 6g 以温肾阳；伴尿频、尿痛甚者加白茅根 30g；伴腰痛甚者加狗脊 15g；伴少腹不舒感者加砂仁 6g；伴有瘀象者加桃仁 12g，熟大黄 6g。每天 1 剂，每剂两煎，每煎 150ml，早晚空腹饮用，7 天为 1 个疗程，对比治疗组与对照组（左氧氟沙星）的临床疗效、治疗后尿白细胞计数及清洁中段尿细菌定量培养菌落数。结果治疗组总有效率为 94.3%，对照组总有效率为 83.3%（$P < 0.05$）。1 个疗程后，治疗组尿白细胞（46.8 ± 7.3）个 /μl，对照组尿白细胞（82.4 ± 12.3）个 /μl（$P < 0.05$）。治疗组清洁中段尿细菌定量培养菌落数（4 335 ± 266）CFU/ml，对照组清洁中段尿细菌定量培养菌落数（4 652 ± 245）个 /HP，（$P < 0.05$）[5]。

用清心莲子饮加减联合参柏洗液坐浴治疗 20 例复发性尿路感染，减人参而增加党参、熟地黄、生地黄、白术、凤尾草各 15g 及沙苑子 10g，莲须 5g。若尿道涩痛明显者，加瞿麦、淡竹叶各 10g，金银花 15g；口干舌燥明显者，加枸杞子、石斛各 10g；口干舌红脉细者，加女贞子、墨旱莲各 10g。早晚服用，并加用自拟参柏洗液熏洗坐浴。1 个月疗程后，治疗组总有效率 90%，优于对照组（左氧氟沙星治疗）总有效率 85%，且治疗组 6 个月内复发率亦明显低于对照组（$P < 0.05$）[6]。

（6）尿道综合征　用清心莲子饮加减治疗 60 例女性尿道综合征，减人参而增加党参 20g，远志 10g，柴胡 15g，白花蛇舌草 50g。小便失禁者，加桑螵蛸、益智仁 20g；腹胀者，加川楝子 15~25g，乌药 15~20g；尿液中有红细胞者，加三七 5~10g，小蓟 15~25g；腰部有明显疼痛者，加续断 15g，鹿角霜 30g；尿频者加覆盆子 15g，天花粉 15g。煎煮，每日 1 剂。疗程 4 周，3 个疗程后，治疗组总有效率为 90.00%，明显优于对照组（西医常规治疗）总有效率 46.67%（$P < 0.05$）[7]。

（7）淋证　运用清心莲子饮加减治疗劳淋 64 例，药方组成：黄芪 30g，党参 20g，莲子 15g，柴胡 12g，麦冬 15g，车前子 20g，地骨皮 15g，升麻 8g，白术 10g，香附 10g，陈皮 10g，萹蓄 12g，猪苓、茯苓各 12g，甘草 10g。5 剂，早晚温服。5 日后复诊，诸症减缓，仍觉腰痛，小腹胀痛，原方加乌药 15g，香附 10g，5 剂。5 日后三诊，诸症悉除，为巩固疗效，继上方加山药 15g，枸杞子 15g，再服 20 剂，并嘱其调情志，忌食辛辣刺激食品，随访半年，无复发。并与口服喹诺酮类药及静滴氧氟沙星、丁胺卡那注射液治疗的 44 例对照，结果与对照组有显著性差异（$P < 0.05$）[8]。

（8）糖尿病肾病　在西医常规治疗基础上用清心莲子饮加减治疗 30 例早期糖尿病肾病，减人参、黄芩、白茯苓而增加党参 20g，柴胡 12g，赤茯苓 10g。肾虚者，加女贞子、墨旱莲、菟丝子；阳虚者，加桂枝、附子；湿热重去黄芪、党参，加黄柏、滑石、金钱草；肝气不疏者，加柴胡、白芍；失眠者

加炒酸枣仁、首乌藤。每日 1 剂，早晚温服。疗程为 4 周，2~3 个疗程后，治疗组总有效率 83.33%，明显优于对照组（西医常规治疗）总有效率 65%（$P < 0.05$）[9]。

（9）慢性肾盂肾炎　用清心莲子饮加减治疗 25 例中老年女性反复发作性肾盂肾炎，减人参而增加党参、柴胡、蒲公英、蛇舌草、土茯苓、桂枝、荔枝草等。每日 1 剂，分两次口服。疗程为 1 个月，3 个疗程后，治疗组总有效率为 84%，优于对照组（三金片治疗）76%（$P < 0.05$）[10]。

（10）慢性肾小球肾炎　用清心莲子饮治疗 100 例慢性肾炎，减人参、茯苓而增加党参 15~30g，柴胡 15g。咽痛者，加金银花、连翘、板蓝根；浮肿明显者，加益母草、白茅根、冬瓜皮；腰膝酸软者，加杜仲、山茱萸、女贞子、墨旱莲等。煎煮，每日 1 剂。1 个月疗程后，治疗总有效率 90%[11]。

（11）气阴两虚型痛风性肾病　用清心莲子饮加减联合西医常规治疗对 50 例气阴两虚型痛风性肾病进行治疗，减黄芩而增加柴胡 6g。关节疼者，加延胡索；阴虚明显者，加女贞子、墨旱莲。每日 1 剂，早晚温服。1 疗程为 4 周，3 个疗程后，治疗组血尿酸（UA）、24h 尿蛋白定量、血肌酐（SCr）均下降，总有效率为 86.0%，优于对照组（西医常规治疗）的 73.3%（$P < 0.05$）[12]。

（12）小儿功能性遗尿症　用清心莲子饮加减配合心理疗法治疗 32 例小儿功能性遗尿症，减人参而增加党参。若心火偏旺者，加黄连、竹叶；气阴不足偏重者，加桑螵蛸、熟地黄、山茱萸。内服，每日 1 剂。1 个月疗程后，治疗组总有效率 81.3%，优于对照组（盐酸丙咪嗪治疗）总有效率 61.1%（$P < 0.05$）[13]。

（13）慢性前列腺炎　用清心莲子饮合傅青主五淋散治疗 132 例慢性前列腺炎，每日 1 剂，早晚服用。4 周疗程后，治疗组平均总 NIH-CPSI 评分（美国国立卫生研究院慢性前列腺炎症状指数）为 9.8 ± 3.6，明显低于对照组（前列倍喜胶囊治疗）14.6 ± 3.5（$P < 0.05$）[14]。

（14）冠心病心绞痛合并抑郁症（气阴两虚证）　用清心莲子饮加减方治疗 30 例冠心病心绞痛合并抑郁症，减人参而增加党参 15g，柴胡 10g，丹参 15g，赤芍 15g，早晚服用，疗程 4 周后，在中医证候的改善方面治疗组总有效率 86.7%，优于对照组（常规治疗）总有效率 63.3%（$P < 0.05$）[15]。

（15）病毒性心肌炎　用清心莲子饮加减治疗 30 例病毒性心肌炎，减人参而增加党参 12~15g。每日 1 剂，分两次服用。连续治疗 2 周后，患者体液免疫指标下降、玫瑰总花环和活性花环明显提高、心

功能参数明显改善、24h动态心电图改善，有效治疗28例[16]。

（16）经间期出血 用清心莲子饮加减治疗34例经间期出血，减人参、白茯苓而增加党参15g，柴胡5g，赤茯苓30g，黑荆芥10g，黑地榆15g，墨旱莲15g，女贞子15g。煎煮，每日1剂，分两次服用。经后7~8天开始用药，连续用药3~5天，治疗组总有效率为94.12%，优于对照组（地屈孕酮片治疗）的72.73%（P<0.05）[17]。

（17）失眠、倦怠等虚症 清心莲子饮可治疗外科手术前后因精神紧张导致的虚症，如导尿管使用导致的食欲不振、精神倦怠、失眠[18]。其加减方治疗白领阶层因劳力思虑、情志不遂、饮食不洁导致的失眠、倦怠，取得了多例较为显著的疗效[19]。

（18）其他 清心莲子饮加减还可用于治疗过敏性紫癜性肾炎、精液不液化、糖尿病神经病变、难治性声带结节、耐糖量异常等。

参考文献

[1] 韩文均，孙建明，刘鹏，等.清心莲子饮治疗气阴两虚型功能性不射精症临床疗效[J].河北中医，2019，41（01）：65-68.

[2] 安金龙，周丽娜，俞仲贤，等.清心莲子饮合二至九治疗单纯性肾性血尿30例临床研究[J].江苏中医药，2016，48（12）：23-24.

[3] 张丽香，陈东辉.清心莲子饮加味治疗激素撤减期原发性肾病综合征膜性肾病气阴两虚证临床研究[J].亚太传统医药，2017，13（15）：151-153.

[4] 朱荣宽，寇玮蔚.清心莲子饮加减治疗IgA肾病气阴两虚证60例临床观察[J].中国农村卫生，2015，（10）：87.

[5] 宫伟.清心莲子饮加减治疗老年女性下尿路泌尿系感染的疗效分析[J].内蒙古医学杂志，2014，46（01）：89-92.

[6] 姚丽娟，杨浩，王勇伟，等.清心莲子饮加减联合参柏洗液坐浴治疗复发性尿路感染20例[J].浙江中医杂志，2014，49（09）：648-649.

[7] 焦安贵.清心莲子饮加减治疗90例女性尿道综合征临床疗效观察[J].中医临床研究，2014，6（13）：95-97.

[8] 程爱英.清心莲子饮加减治疗劳淋64例[J].中国民间疗法，2010，18（10）：38.

[9] 寇玮蔚，张明飞.清心莲子饮加减治疗早期糖尿病肾病50例临床观察[J].中国伤残医学，2014，22（09）：167-168.

[10] 张雪峰，金仲达，张文军，等.清心莲子饮治疗中老年女性反复发作性肾盂肾炎临床疗效观察[J].内蒙古中医药，2011，30（22）：3-4.

[11] 刘俐，苏小静.清心莲子饮治疗慢性肾炎100例[J].陕西中医，1999，20（03）：98.

[12] 郑锐平.清心莲子饮加减治疗气阴两虚型痛风性肾病的临床观察[J].光明中医，2014，29（07）：1434-1435.

[13] 吴朝晖，杨少华.清心莲子饮为主治疗小儿功能性遗尿症[J].实用中西医结合临床，2006，（03）：64-65.

[14] 曹彦，孙美芳.傅青主五淋散、清心莲子饮治疗慢性前列腺炎临床观察[J].中华男科学杂志，2016，22（12）：1140-1142.

[15] 颜思阳.清心莲子饮加减治疗冠心病心绞痛合并抑郁症（气阴两虚证）的临床观察[D].湖南中医药大学，2018.

[16] 胡婉英，张健元，蒋梅先，等.清心莲子饮治疗30例病毒性心肌炎[J].上海中医药杂志，1990，24（01）：28-30.

[17] 吴岱忠，郑统跃，吴占光，等.清心莲子饮化裁治疗经间期出血34例临床研究[J].北方药学，2017，14（04）：110-111.

[18] 郭恒岳.清心莲子饮的临床应用[J].国外医学（中医中药分册），2004，26（01）：15-16，27.

[19] 王丽，韩德军，王莒生，等.张洪义教授应用清心莲子饮治疗白领阶层失眠[J].天津中医药，2013，30（12）：708-710.

甘露饮

【出处】《太平惠民和剂局方》（宋·太平惠民和剂局）"治丈夫、妇人、小儿胃中客热，牙宣口气，齿龈肿烂，时出脓血，目睑垂重，常欲合闭；或频饥烦，不欲饮食，及赤目肿痛，不任凉药，口舌生疮，咽喉肿痛，疮疹已发、未发，皆可服之。又疗脾胃受湿，瘀热在里，或醉饱房劳，湿热相搏，致生疸病，身面皆黄，肢体微肿，胸满气短，大便不调，小便黄涩，或时身热，并皆治之。"

【处方】 枇杷叶（刷去毛）、干熟地黄（去土）、天门冬（去心，焙）、枳壳（去瓤，麸炒）、山茵陈（去梗）、生干地黄、麦门冬（去心，焙）、石斛（去芦）、甘草（炙）、黄芩。

【制法及用法】 上药等分，为末。每服二钱，水一盏，煎至七分，去滓温服，食后，临卧。小儿一服分两服，仍量岁数加减与之。

【剂型】 煮散。

【同名方剂】 甘露饮《伤寒心要》；甘露饮（《世医得效方》卷十一）；甘露饮（《普济方》卷二九九引《如宜方》）；甘露饮（《普济方》卷三九五）；甘露饮（《古今医统大全》卷九十一）；甘露饮（《准绳·幼科》卷六）；甘露饮（《医学传灯》卷下）；甘露饮（《伤寒大白》卷一）；甘露饮《汤头歌诀》；甘露饮（《痘科金镜赋集解》卷六）；甘露饮（《灵验良方汇编》卷一）；甘露饮（《疡医大全》卷十四）；甘露饮《时方歌括》；甘露饮《玉钥·续编》；甘露饮《医方论》；甘露饮《白喉全生集》；甘露饮（《医方简义》卷二）；甘露饮《医学摘粹》；甘露饮《重订囊秘喉书》。

【历史沿革】

1. 宋·太平惠民和剂局《太平惠民和剂局方》卷六，甘露饮

［组成］枇杷叶（刷去毛）、干熟地黄（去土）、天门冬（去心，焙）、枳壳（去瓤，麸炒）、山茵陈（去梗）、生干地黄、麦门冬（去心，焙）、石斛（去芦）、甘草（炙）、黄芩，各等分。

［功能主治］清热养阴，行气利湿。治胃中客热，牙宣口臭，齿龈肿烂，时出脓血；目睑垂重，常欲合闭；或饥饿心烦，不欲饮食；目赤肿痛，不任凉药；口舌生疮，咽喉肿痛；疮疹已发未发；脾胃受湿，瘀热在里，或醉饱房劳，湿热相搏，致生黄疸，身面皆黄，肢体微肿，胸闷气短，大便不调，小便黄涩，或时身热。现用于口腔炎、咽炎、齿龈肿痛、慢性扁桃体炎属阴虚而有湿热者；亦用于眼科工业性眼灼伤、角膜实质炎。

［用法用量］每服6g，用水150ml，煎至100ml，去滓，食后临卧时温服。小儿一服分两服。

2. 金·镏洪《伤寒心要》，甘露饮

［组成］茯苓、泽泻、甘草、石膏、寒水石各60g，白术、桂枝、猪苓各15g，滑石120g。

［主治］治伤寒汗后，烦渴不止；伏暑大渴。

［用法用量］每服9g，汤调或新汲水调服，姜汤尤妙。

3. 元·危亦林《世医得效方》卷十一，甘露饮

［组成］寒水石、石膏、郁金、甘草、薄荷各等分。

［主治］潮热乍来乍去，心烦面赤，口干如疟状。

［用法用量］每服一钱，食后薄荷汤调下。

4. 明·朱橚《普济方》卷二九九引《如宜方》，甘露饮

［组成］枇杷叶、石斛、甘草（炙）、生地黄、黄芩、麦门冬（去心）各等分。

［主治］口舌生疮，牙宣心热。

［用法用量］上咀。水煎，食后服。

5. 明·朱橚《普济方》卷三九五，甘露饮

［组成］石膏一两、寒水石一两、甘草三钱。

［主治］小儿伏热吐泻，兼中暑昏迷，烦渴不止，心燥体热，头疼及伤风体热，烦渴嗜煎。

［用法用量］3岁半钱，灯心汤调下，暑热，冷水调下。

［注意］立夏后、立秋前宜用，余月不可。

6. 明·徐春甫《古今医统大全》卷九十一，甘露饮

［组成］黄芩、生地黄、天门冬、麦门冬、枇杷叶、茵陈、石斛、桔梗、甘草、枳壳各等分。

［主治］痘疮，热毒攻牙，口肿。

［用法用量］水煎，食后服。

［注意］不可吃热物。

7. 明·王肯堂《准绳·幼科》卷六，甘露饮

［组成］麦门冬（去心）一两、天门冬（去心）二两、生地黄四分、熟地黄六分、石斛（去根）五分、枇杷叶五分、山茵陈六分、枳壳六分、黄芩六分、犀角屑六分、甘草一分。

［主治］小儿牙疳。

［用法用量］水煎服。

8. 清·陈岐《医学传灯》卷下，甘露饮

［组成］天冬、麦冬、生地、熟地、茵陈、枇杷叶、黄芩、苡仁、石斛、甘草、山栀（一方无茵陈、山栀，用枳壳）。

［主治］三消。

9. 清·高世栻《伤寒大白》卷一，甘露饮

［组成］知母、麦冬、连翘、薄荷、桔梗、黄芩、玄参、滑石、石膏、甘草。

［主治］三阳热毒上冲之咽喉痛。

10. 清·汪昂《汤头歌诀》，甘露饮

[组成] 生地、熟地、黄芩、枳壳、枇杷叶、石斛、甘草、天冬、麦冬。

[用法用量] 等分煎。

11. 清·俞天池《痘科金镜赋集解》卷六，甘露饮

[组成] 人参、白茯苓、甘草、生地、麦冬、五味子、知母、花粉、葛根。

[主治] 喉舌牙疳，痘后牙疳出血，口臭口烂。

[加减] 上焦火，加生藕汁、桔梗、山栀；中焦火，加石膏、黄连；下焦火，加黄柏、熟地，去葛根。

12. 清·田间来是庵《灵验良方汇编》卷一，甘露饮

[组成] 枇杷叶（拭去毛）一钱、生地黄一钱、熟地一钱、天冬一钱、黄芩一钱、石斛一钱、山豆根一钱、犀角屑一钱、枳壳一钱、甘草五分。

[主治] 口舌生疮，咽喉肿痛，牙龈肿烂，时出脓血。

[用法用量] 水二盅，煎七分，食后服。

13. 清·顾世澄《疡医大全》卷十四，甘露饮

[组成] 犀角一钱、生甘草一钱、生地一钱、银柴胡一钱、枳壳一钱、麦门冬一钱、知母一钱、枇杷叶一钱、黄芩一钱、钗石斛一钱、茵陈一钱。

[主治] 茧唇。

[用法用量] 用淡竹叶 7 片，灯心 10 根为引，水煎服。

14. 清·陈念祖《时方歌括》，甘露饮

[组成] 天冬、麦冬、生地、熟地、枇杷叶、黄芩、枳壳、石斛、茵陈、甘草。

[主治] 治胃中湿热，便黄溺赤，口疮吐血衄血。

[用法用量] 等分煎，温服。

15. 清·方成培《玉钥·续编》，甘露饮

[组成] 大熟地三钱、大生地二钱、玉竹三钱、大麦冬（去心）二钱、天门冬（去心）一钱、马料豆二钱、炙甘草四分。

[主治] 喉白，咽干不润，咳嗽，唇燥舌干。

[用法用量] 是方得人参更妙。水煎服。

16. 清·费伯雄《医方论》，甘露饮

[组成] 生地、熟地、天冬、麦冬、石斛、茵陈、黄芩、枳壳、枇杷叶、甘草等分。

[主治] 治胃虚发热，兼有血症者。

[用法用量] 每服五钱。

17. 清·李纪方《白喉全生集》，甘露饮

[组成] 生地黄四钱、熟地三分、麦冬（去心）三钱、僵蚕二钱（姜汁炒）、银花一钱五分、天冬一钱五分、石斛一钱、枳壳一钱、粉草一钱。

[主治] 白喉虚热症，白见于关内外，色稍不润，喉内红肿，下午痛甚，口干不渴，舌苔虽黄而滑，小便略赤而长，饮食稍碍，心烦不眠。

[用法用量] 水煎服。

18. 清·王清源《医方简义》卷二，甘露饮

[组成] 大生地五钱、鲜生地六钱、天冬三钱、麦冬（去心）三钱、鲜石斛四钱、黄芩（炒）一钱、银花三钱、川贝母一钱、生甘草五分、炙甘草五分。

[功能主治] 存阴清邪，以复胃中津液。主温热病。

[用法用量] 加竹茹 1 团，姜汁炒。

19. 清·庆恕《医学摘粹》，甘露饮

[组成] 生地三钱、熟地三钱、天冬三钱、麦冬三钱、石斛三钱、甘草二钱、枳壳二钱、枇杷叶三钱。

[主治] 口糜龈烂出血；食亦，善食而瘦。

[用法用量] 水煎大半杯，温服。

20. 清·杨龙九《重订囊秘喉书》，甘露饮

[组成] 生地、熟地、天冬、麦冬、甘草、石斛、黄芩、茵陈、枳壳、枇杷叶。

[主治] 治胃热口疮吐衄。

[用法用量] 一方加犀角，水煎服。

【现代研究】

1. 药理作用

有抗肿瘤的作用。对 DMBA 诱导的金黄地鼠颊癌动物模型，分别用甘露饮高、中、低剂量（7.5、15、30g/kg）灌胃 4 周。切取肿瘤组织，用流式细胞仪检测金黄地鼠颊黏膜鳞状细胞癌细胞周期和凋亡情况：随甘露饮浓度增加，癌组织细胞周期中 G_0/G_1 期细胞分布比例升高，S 期和 G_2/M 期细胞的分布比例降低，癌细胞凋亡率较对照组逐渐增加，甘露饮通过下调凋亡基因 Bcl-2 的表达和上调 Bax 的表达来抑制癌细胞增殖，诱导癌细胞凋亡[1]。

观察肉眼肿瘤发生率、肿瘤数目及体积，肿瘤组织行 HE 染色镜下观察，用免疫组化方法检测组织中 CD86 的表达：随甘露饮浓度增加，较之对照组，癌组织中癌细胞数目减少、病损处血管密度降低、CD86 表达更高，证明甘露饮通过减少血管新生，上调免疫细胞 CD86 的表达，提高肿瘤监视功能，抑制金黄地鼠颊癌的发生发展[2]。

2. 临床应用

（1）口腔溃疡　用甘露饮联合沙利度胺治疗 43 例复发性阿弗他溃疡，每日 1 剂。连续治疗 4 周后，治疗组总有效率达 88.4%，优于对照组（沙利度胺治疗）的总有效率 74.4%[3]。

用甘露饮联合三才封髓丹治疗 43 例复发性口腔溃疡，心脾积热型加桔梗、炒白术、白茅根各 8g；阴虚火旺型加木蝴蝶、天门冬各 10g；气血亏虚型加鹿角霜 15g。每日 1 剂，分 2 次温服。疗程 7 天后，治疗组总有效率为 95.3%，优于对照组（常规西药治疗）总有效率 76.7%，且治疗组复发率明显低于对照组（P < 0.05）[4]。

（2）慢性咽炎　用甘露饮加减治疗 39 例慢性咽炎，减枇杷叶、枳壳、山茵陈而增加山豆根 10g，红花 9g，赤芍 12g，茯苓 10g，山药 20g，咽痛较甚者加射干、玉蝴蝶；咽痒者加蝉衣、地龙；咽有异物感加半夏、厚朴；咽干甚者加大麦冬、天冬。每日 1 剂，早晚分服。1 疗程 7 天，3 个疗程后，治疗组总有效率 84.62%，优于对照组（庆大霉素、糜蛋白酶、利巴韦林注射液雾化治疗）的 62.54%（P < 0.05）[5]。

（3）放射性食管炎　用甘露饮加减防治 26 例放射性食管炎，减干熟地黄、山茵陈、黄芩而增加茯苓 15g，薏苡仁 20g，白及 10g。放疗全程给药，每日服用。疗程 4~7 周，治疗组较对照组（无预防性给药，出现症状即西药治疗至症状消失）降低了放射性食管炎的严重程度，推迟了食管炎的发生时间，减少了症状持续时间，保证了治疗的持续进行，治疗组较对照组有更多患者顺利完成放疗（P < 0.05），并且改善了患者的生活质量[6]。

（4）牙宣　用甘露饮加减治疗 36 例顽固性牙宣，减枇杷叶而增加白茅根 15g，川牛膝 10g。牙龈肿痛明显者，加生石膏 45g，牡丹皮 10g；便秘者，加大黄 10g；口臭者，加茵陈至 30g；牙齿松动者，加山茱萸 10g。每日 1 剂，早晚分服。连续服用 4 周后，总有效率 86.1%[7]。

（5）口臭　用甘露饮制剂甘露清胃合剂治疗 60 例阴虚湿热型口臭，药物组成：生地黄 30g，熟地黄、天冬、麦冬、石斛各 12g，白茅根、茵陈各 15g，枳壳、甘草、川牛膝、黄芩各 10g。牙龈肿痛明显者，加生石膏 45g，牡丹皮 10g；便秘者，加大黄 10g；口臭者，加茵陈至 30g；牙齿松动者加山茱萸 10g。每次 20ml，每日 3 次。1 疗程 7 天，连续 2 个疗程后，总有效率 87%[8]。

用甘露饮加减治疗 80 例口臭，增加白茅根 10g，川牛膝 10g，每日 1 剂，另外配合藿香 10g 煎水漱口，

每日 1 剂，每日漱口 5 次（晨起、睡觉及三餐后各 1 次），每次让药液在口中保留 1~2min。1 疗程 15 天，连续 3 个疗程后，总有效率 96.25%[9]。

（6）原发性干燥综合征（pSS）　用甘露饮联合柴芩升降散加减治疗 50 例中医阴虚夹湿燥毒型 pSS 非系统受累，每日 1 剂，早晚服用。3 个月疗程后，中药组在改善淋巴结和腮腺肿大、纠正高免疫球蛋白血症、降低红细胞沉降率方面与西药组（硫酸羟氯喹治疗）的临床疗效相似，但在改善两目干燥特别是减轻乏力、皮肤干裂、口眼黏腻、舌苔厚腻方面疗效优于西药组（P < 0.05）[10]。

（7）干眼症　用甘露饮加减联合玻璃酸钠滴眼液治疗 34 例阴虚湿热型干眼症，减枳壳。痛痒甚者，加防风、蝉蜕；眼胀不舒，加柴胡、郁金；舌瘀斑、眼底血瘀者，用牡丹皮、墨旱莲；大便干燥者，加瓜蒌仁、肉苁蓉；湿热轻者，酌减黄芩、茵陈剂量；湿热偏盛者，加龙胆草、青葙子。每日 1 剂，先汤药熏蒸，后内服，分两次服用。1 个月疗程后，治疗组总有效率 88.23%，优于对照组（玻璃酸钠治疗）的 63.33%（P < 0.05）[11]。

（8）2 型糖尿病（T2DM）　用甘露饮治疗 T2DM，口渴多食肺胃热盛明显者，加石膏、知母、天花粉；多汗心悸者，加龙骨、牡蛎；乏力倦怠气虚明显者，加黄芪、党参；久病阴损及阳，肾阳不足轻者，加巴戟天、肉苁蓉，重者稍加附子、肉桂；出现湿重脾阳虚者，加苍术、木香、砂仁；久病入络出现四肢麻木疼痛或舌脉见瘀象者，加地龙、红花等，有效治疗了多例 2 型糖尿病[12]。

用甘露饮联合盐酸二甲双胍治疗 43 例湿热困脾证 T2DM，口渴较为明显者，加黄连或天花粉、葛根；胸闷心悸明显或舌质暗红者，加丹参、赤芍、生三七粉（水冲服）；心烦失眠多梦者，加远志、淡竹茹；便溏者，去生地黄，加炒白术、茯苓；肝阳上亢者，加夏枯草、川牛膝。每日 1 剂，早晚服用。连续服用 8 周后，治疗组比对照组（二甲双胍治疗）更有效地改善中医证候，降低血糖，并通过改善脂代谢异常减轻胰岛素抵抗，维持血糖水平的平稳[13]。

（9）慢性肾衰（CRF）　用甘露饮加减治疗伴有消化道症状 CRF，减熟地黄、天冬而增加化湿降浊药物如大黄、黄连、草果、紫苏、砂仁。若出现湿浊阻碍气机，脾胃升降失和之恶心、呕吐、纳差等症，加用竹茹、半夏、陈皮；如有血瘀，加桃仁、红花、赤芍；阴伤口渴者加芦根、葛根；根据病症加滋补药，有例显示该治疗效果良好[14]。该方不止局限于慢性肾衰，只要是湿热内蕴，胃阴不足者均可应用。

用甘露饮联合西药常规治疗对 43 例慢性肾衰竭进行治疗，阳虚明显者，加巴戟天 10g，菟丝子 15g；血瘀明显者，加桃仁 12g，红花 10g，益母草 20g；阴虚明显者，加枸杞子 15g，女贞子 12g，墨旱莲 15g 等。1 疗程为 1 个月，2 个疗程后，治疗组总有效率为 88.37%，优于对照组（尿毒清颗粒联合西药常规治疗）的 76.19%（$P<0.05$）[15]。

（10）脑卒中患者便秘　用甘露饮加减联合穴位贴敷防治 43 例脑卒中患者便秘，甘露饮加决明子 30g，并配合中药贴敷神阙：将大黄、芒硝等中药粉碎拌匀，用新斯的明调成糊状。30 天疗程后，治疗组无 1 例发生便秘，而对照组（酚酞片治疗）的发生率为 58.14%（$P<0.05$）[16]。

（11）复发性麦粒肿　用甘露饮治疗 82 例复发性麦粒肿，若见面色㿠白、倦怠乏力者，可加党参、黄芪、白术；红肿较甚者，可加蒲公英、野菊花、桑白皮；脓出不畅者，可加黄芪、金银花、皂角刺。每日 1 剂，早晚温服。疗程一般 5~10 天，总有效率 96.5%[17]。

（12）急性风湿性关节炎　用甘露饮加减治疗 80 例阴虚热痹型急性风湿性关节炎，减枇杷叶、干熟地黄、枳壳、山茵陈、黄芩而增加白芍 12g，秦艽 12g，丝瓜络 10g，络石藤 15g，海风藤 15g，木瓜 12g，怀牛膝 12g，薏苡仁 15g，桑枝 30g。阴虚化热较重而发热者，加生石膏 30~45g，忍冬藤 30g；兼见气阴两虚、汗出较多者，加太子参 15g，玉竹 15g，五味子 15g，甚者加山茱萸 15~30g，煅龙牡 30g；脾虚便溏者，加山药 24g，砂仁 6g；阴损及阳者，加肉桂 3~5g（后下，煎 5min）。每日 1 剂。1 疗程为 20~30 天，2~3 个疗程后，总有效率 97.5%[18]。

（13）其他　甘露饮在临床上适用于阴虚挟带湿热的证候。以甘露饮为主方辨证加减可治黄疸、痿证和脾疳等证[19]，对治湿热阳痿、慢性浅表性胃炎[20]、慢性萎缩性胃炎[21]、鼻衄[22]也有报道。

参考文献

[1] 辛江波. 甘露清凉饮对金黄地鼠颊癌细胞凋亡基因 bax/bcl-2 表达的影响 [D]. 河北医科大学，2017.

[2] 张会涛. 甘露清凉饮对金黄地鼠颊癌的抑瘤作用及其机制初探 [D]. 河北医科大学，2017.

[3] 何娜. 甘露饮和沙利度胺联合治疗复发性阿弗他溃疡的疗效评价 [J]. 海峡药学，2012，24（08）：91-92.

[4] 桑凤梅，燕飞，彭书玲. 甘露饮合三才封髓丹治疗复发性口腔溃疡疗效观察 [J]. 中医临床研究，2016，8（29）：119-120.

[5] 冯晓帅，李玉玲. 甘露饮加减治疗慢性咽炎 78 例临床观察 [J]. 内蒙古中医药，2011，30（17）：9-10.

[6] 杨琳. 甘露饮加味防治放射性食管炎的临床研究 [J]. 医学信息（上旬刊），2011，24（06）：3362-3363.

[7] 张树芳. 甘露饮加减治疗牙宣 36 例 [J]. 河北中医，2009，31（12）：1823.

[8] 曾海，郭道群，付灿鋆. 甘露清胃合剂治疗阴虚湿热型口臭 60 例 [J]. 现代中西医结合杂志，2009，18（01）：62-63.

[9] 曾海，付灿鋆. 甘露饮加味治疗口臭 80 例 [J]. 实用中医内科杂志，2005，19（05）：467.

[10] 宣磊，王景，张昊泽，等. 甘露饮合升降散治疗原发性干燥综合征 50 例分析 [J]. 医学研究杂志，2018，47（05）：126-130.

[11] 罗素芳. 甘露饮（熏蒸 + 内服）联合玻璃酸钠治疗干眼症（阴虚湿热）随机平行对照研究 [J]. 实用中医内科杂志，2018，32（03）：43-45.

[12] 赵彦. 甘露饮加减治疗 2 型糖尿病体会 [J]. 内蒙古中医药，2016，35（04）：14.

[13] 王军梅. 甘露饮加减对湿热困脾证 2 型糖尿病中医证候和糖脂代谢水平的影响 [J]. 四川中医，2015，33（12）：80-82.

[14] 王丽彦，张佩青. 张佩青教授应用甘露饮加减治疗阴虚湿热型慢性肾衰经验 [J]. 中医药学报，2015，43（06）：107-108.

[15] 李向新，王铁良. 甘露饮加减治疗慢性肾衰竭临床观察 [J]. 内蒙古中医药，2011，30（13）：3-4.

[16] 苏秋彦. 甘露饮加味配合穴位贴敷防治脑卒中患者便秘的效果观察 [J]. 湖南中医杂志，2013，29（07）：41-42.

[17] 王伟. 甘露饮加减治疗复发性麦粒肿 82 例 [J]. 中国民间疗法，2002，10（02）：48-49.

[18] 傅谦. 甘露饮加味治疗阴虚热痹 80 例疗效观察 [J]. 山西中医，1998，39（01）：9-10+56.

[19] 林上卿，陈开煌. 甘露饮临床运用四则 [J]. 北京中医，1984，33（02）：23-25.

[20] 刘龙，周生花，周计春，等. 临证运用甘露饮心悟 [J]. 中国中医药信息杂志，2013，20（05）：92-93.

[21] 廖永赛. 甘露饮治疗萎缩性胃炎 [J]. 四川中医，2011，29（12）：73-74.

[22] 陈隆晖. 甘露饮治疗鼻衄（附 16 例报告）[J]. 中国中西医结合耳鼻咽喉科杂志，1994，2（02）：76-77.

华盖散

【出处】《太平惠民和剂局方》（宋·太平惠民和剂局）"治肺感寒邪，咳嗽上气，胸膈烦满，项背拘急，声重鼻塞，头昏目眩，痰气不利，呀呷有声。"

【处方】紫苏子（炒）、赤茯苓（去皮）、桑白皮（炙）、陈皮（去白）、杏仁（去皮、尖，炒）、麻黄（去根、节）各一两，甘草（炙）半两。

【制法及用法】上七味为末。每服二钱，水一盏，煎至七分，去滓，食后温服。

【剂型】煮散。

【历史沿革】

1. 宋·王衮《博济方》卷二，华盖散

［组成］紫苏子（炒）、麻黄（去根、节）、杏仁（去皮、尖）、陈皮（去白）、桑白皮、赤茯苓（去皮）各 30g，甘草 15g（炙）。

［功能主治］宣肺化痰，止咳平喘。治肺感寒邪，咳嗽上气，胸膈烦满，项背拘急，声重鼻塞，头昏目眩，痰气不利，呀呷有声。

［用法用量］每服 6g，用水 150ml，煎至 90ml，食后温服。

2. 宋·王衮《博济方》卷三，华盖散

［组成］桑白皮一两、神曲一两（炒）、桔梗一两、人参三分、百合三分、甘草（炙）半两、杏仁（去皮尖）半两。

［主治］上喘咳嗽，兼治膈热。

［用法用量］每服一钱，水一盏，煎至六分，食后温服。

［别名］华盖汤。

3. 宋·王衮《博济方》卷三，华盖散

［组成］麻黄三两（不去节）、甘草一两、杏仁二两（汤浸，去皮尖）。

［功能主治］解表，滋润皮肤。主咳嗽。

［用法用量］每服三钱，水一盏，煎至七分，去滓服，日三次。

4. 宋·徽宗《圣济总录》卷四十九，华盖散

［组成］黄芪（锉）一两、人参一两、桑根白皮（炙，锉）一两、防风（去叉）一两、白茯苓（去黑皮）一两、甘草（炙）三分。

［主治］肺气壅热，胸膈痞闷，痰唾咳嗽。

［用法用量］每服三钱匕，生姜蜜汤调下；常服入生姜 2 片，如茶点，不拘时候。

5. 宋·徽宗《圣济总录》卷五十，华盖散

［组成］赤茯苓（去黑皮）、甜葶苈（隔纸炒）、桑根白皮（锉）各 30g，大黄 15g（湿纸裹，煨熟）。

［主治］治肺痈，气喘咳嗽，胸膈满闷，口干烦热，及吐血。

［用法用量］每服 3g，食后、临卧用生姜汤调下。

6. 宋《卫生总微》卷十五，华盖散

［组成］阿胶半两（蛤粉炒如珠子，去蛤粉）、黄芩一分、人参（去芦）一分。

［主治］唾血，吐血。

［用法用量］每服半钱，陈米饮调下，不拘时候。

7. 宋·陈言《三因极一病证方论》卷十二，华盖散

［组成］甜葶苈半两、苦葶苈半两（并用纸隔炒），茯苓、人参、细辛、干姜（炮）、桔梗（锉，炒）、杏仁（去皮尖，麸炒）、紫菀、款冬花、甘草（炙）、陈皮各一分。

［主治］肺虚，或感风寒暑湿，及劳逸、抑郁、忧思、喜怒、饮食饥饱，致脏气不平，咳唾脓血，渐成肺痿，憎寒发热，羸瘦困顿，皮肤甲错，将成劳瘵。

［用法用量］每服两钱，空心温酒盐汤调下，米饮亦得，日两次。

8. 宋·窦材《扁鹊心书》，华盖散

［组成］麻黄四两（浸，去沫）、苍术八两（米泔浸）、陈皮二两、官桂二两、杏仁二两（去皮尖）、甘草二两。

［主治］伤寒，头痛发热，拘急；感冒，鼻多清涕，声音不清；四时伤寒，瘟疫瘴气。

［用法用量］每服四钱，水一盏半，煎八分，食前热服。取汗。

9. 明·张洁《仁术便览》，华盖散

［组成］紫苏子、赤茯苓、陈皮、桑白皮、杏仁（去皮尖，另研）、麻黄各一两，甘草（五钱）水煎服。

［主治］治肺感寒邪，咳嗽声重，胸膈烦闷，头目昏眩。

［用法用量］水煎服。

10. 明·朱橚《普济方》卷一四九引《医学切问》，华盖散

［组成］苍术二两、桔梗一两、厚朴一两、杏仁五钱、陈皮五钱、乌梅五钱、麻黄二钱、甘草1两。

［主治］伤风暑湿，头目昏重，憎寒壮热，四肢疼痛，咳嗽失音，涕唾稠黏。

［用法用量］每服三钱，水一盏，加生姜3片，煎至七分，去滓温服。如发汗，加葱头。

11. 明·朱橚《普济方》卷三六八，华盖散

［组成］知母、人参、茯苓、紫苏、乌梅、杏仁、桑白皮、麻黄、甜葶苈、甘草、五味子各等分。

［主治］伤寒。

［用法用量］每服一钱，同葱白煎服。

12. 明·孙文胤《丹台玉案》卷四，华盖散

［组成］赤茯苓一钱五分、桑白皮一钱五分、橘红一钱五分、苏子一钱五分、干葛一钱、桔梗一钱、杏仁一钱、麻黄五分、生姜三片。

［主治］肺感寒邪，咳嗽声重，胸膈胀满，头目昏眩。

［用法用量］水煎，食远服。

13. 清·翟良《医学启蒙》卷四，华盖散

［组成］紫苏子（炒）一两、赤茯苓一两、陈皮一两、桑白皮一两、杏仁一两（去皮尖）、麻黄一两、枳壳五钱、生姜五钱、半夏五钱。

［主治］肺受风寒，咳嗽声重，胸膈烦滞，头目昏眩。

［用法用量］每服两钱，水一盅，煎七分，食后温服。

14. 清·刘清臣《医学集成》卷二，华盖散

［组成］麻黄、杏仁、茯苓、陈皮、桑皮、前胡、苏子、桔梗、甘草、生姜。

［主治］伤寒咳嗽。

15. 清《麻症集成》卷四，华盖散

［组成］杏仁、僵蚕、大力子、防风、甘草、苏子、瓜蒌、川贝、连翘、荆芥、前胡、炙麻黄。

［主治］肺受风痰，表实喘促标闭。

【现代研究】

1. 药理作用

体外抑菌。采用稀释法体外测定华盖散传统汤剂和颗粒汤剂对常见菌种的最低抑菌浓度和最低杀菌浓度，研究显示颗粒汤剂对金黄色葡萄球菌、伤寒杆菌、福氏痢疾杆菌的抑菌作用较传统汤剂大，颗粒汤剂对大肠杆菌有抑菌作用而传统汤剂无；两种汤剂的杀菌作用没有明显的差异，颗粒汤剂对白色葡萄球菌和福氏痢疾杆菌有杀菌作用而传统汤剂无，传统汤剂对黑曲霉菌及黄曲霉菌有杀菌作用而颗粒汤剂无[1]。

2. 制剂研究

采用经典恒温加速试验，考察40℃±2℃和相对湿度75%±5%条件下，分别于0、1、2、3、4、6月取样，观察样品6个月的稳定性。结果3个批次华盖散配方颗粒在实验条件下，稳定性研究各项检测结果无明显变化[2]。

采用HPLC法测定华盖散传统汤剂、颗粒汤剂中盐酸麻黄碱、苦杏仁苷、甘草酸、甘草苷的含量，其测定方法分别为以乙腈 –0.1% 磷酸（4:96）为流动相，207nm 为测定波长；以甲醇 – 水（23:77）为流动相，215nm 为测定波长；以甲醇 –0.2mol/L 醋酸铵 – 冰乙酸（67:33:1）为流动相，250nm 为测定波长；以乙腈 –0.5% 冰乙酸（20:80）为流动相，276nm 为测定波长。得出华盖散颗粒汤剂中该4种成分的平均含量均高于传统汤剂的平均含量，且两种汤剂之间其含量存在显著性差异[3]。

用HPLC法测定华盖散传统汤剂和颗粒汤剂中盐酸麻黄碱的含量，方法：以乙腈 –0.1% 磷酸（4:96）为流动相，1ml/min 为流速，207nm 为检测波长。结果：传统汤剂中的平均含量为 6.5011mg/ 处方，颗粒汤剂中的平均含量为 7.0901mg/ 处方，可见华盖散传统汤剂中盐酸麻黄碱的含量比颗粒汤剂中的低[1]。

用RP–HPLC法对华盖散的分煎液和合煎液中橙皮苷含量进行测定，方法为以甲醇 – 醋酸 – 水（34:4:62）为流动相，1ml/min 为流速，283nm 为检测波长。发现合煎液中橙皮苷的平均含量是分煎液中平均含量的 1.52 倍，说明各生药合煎过程发生相互作用，这有利于橙皮苷的溶出[4]。

采用高效液相色谱（HPLC）法。选用 Agilent XDB–C18 柱，流动相为甲醇 – 水（23:77），检测波长为215nm。结果苦杏仁苷的含量在传统汤剂与颗粒汤剂中有显著性差异，颗粒汤剂中平均含量大于传统汤剂中平均含量[5]。

3. 成分分析

采用 HPLC- 二极管阵列检测法建立华盖散HPLC 指纹图谱，方法为：以乙腈 -0.2% 磷酸水溶液为流动相，280nm 为检测波长，5%~50% 乙腈线性梯度洗脱，0.6ml/min 为体积流量。研究显示 12 批华盖散样品共有 26 个共有峰，其中第 4、5、10、17、18、20、21 号共有峰分别为盐酸麻黄碱、盐酸伪麻黄碱、绿原酸、甘草苷、甘草酸、柚皮芸香苷和橙皮苷；麻黄、桑白皮、陈皮、苦杏仁、甘草、紫苏子分别有 6、3、6、1、4、1 个色谱峰与复方谱共有峰匹配。各批样品指纹图谱相似度均大于 0.960[6]。

4. 临床应用

（1）咳嗽、咯痰　用华盖散加减治疗 102 例痰咳，增加半夏 12g，前胡 10g，桔梗 9g，川贝或浙贝6~9g。若痰湿蕴肺者，加苍术 12g，厚朴 15g，白芥子 10g；痰热壅肺者，加黄芩 12g，知母 12g，瓜蒌壳 10g，鱼腥草 10g；肝火犯肺者，加栀子 10g，青黛 6g，牡丹皮 10g，丝瓜络 10g；肺阴亏虚者，加沙参 15g，麦冬 15g，百合 12g；肺气亏虚者，加潞党参 15g，黄芪 15g，黄精 15g。每日 1 剂，分 3 次服用。5~7 天疗程后，治疗组总有效率为 94%，明显高于对照组（克咳敏加化痰口服液治疗）的总有效率80%[7]。

用华盖散加减联合玄麦止咳汤、地塞米松磷酸钠注射液超声雾化吸入治疗 60 例喉源性咳嗽，增加防风 10g，前胡 10g，地龙 12g，薄荷（后下）6g，射干 10g。每日 1 剂，早晚分服。1 疗程为 5 天，2 个疗程后，治疗组总有效率为 91.67%，高于对照组（氯雷他定分散片口服，地塞米松磷酸钠注射液、0.9% 氯化钠注射液超声雾化吸入）73.33%（P＜0.05）[8]。

用华盖散治疗 86 例小儿咳嗽，根据不同的咳嗽病因（外感咳嗽：风寒、风热、风燥；内伤咳嗽：痰热、痰湿、阴虚）辨证治疗，每日 1 剂。10~12 天治疗后，总有效率 96.5%[9]。

（2）支原体肺炎　在阿奇霉素治疗基础上用华盖散联合清瘟败毒饮加减治疗 45 例支原体肺炎，若邪在卫表者，咳嗽、发热、头痛、咽痛为主症，加荆芥 12g，防风 15g，射干 6g，前胡 15g；头痛、身重浊、全身发懒、寒湿甚者，加苍术 15g，藿香 12g，佩兰 12g，羌活 10g，三仁汤加减；高热、烦躁、口渴、多饮、便干、舌绛、苔黄厚者，加犀角 5g，黄芩 9g，黄连 6g，石膏 60g，知母 24g 等。治疗组 45例均有效，明显高于对照组（阿奇霉素治疗）39 例（P＜0.05），且复发率低[10]。

（3）小儿细菌性肺炎　用华盖散联合阿莫西林/ 舒巴坦钠治疗 44 例细菌性肺炎患儿，华盖散煎煮

2 次，煎液混合服用，阿莫西林/舒巴坦钠静脉滴注。疗程 7 天后，治疗组患儿咳嗽、肺部啰音、反应和痰这四项积分均明显低于对照组（阿莫西林/舒巴坦钠治疗），总有效率为 100%，高于对照组的 95.45%（P＜0.05）[11]。

（4）小儿哮喘　用华盖散加减联合西药（口服复方氨茶碱、舒喘灵）治疗 26 例小儿哮喘，减赤茯苓、紫苏子而增加荆芥 10g，桔梗 12g，白前 12g，款冬花 10g，僵蚕 10g。寒邪偏盛者，加细辛 3g，干姜 6g；风邪偏盛者，加苏叶、防风各 10g；干咳无痰者，加沙参、麦冬各 10g；纳差者，加砂仁 10g，炒白术 15g，炒麦芽 30g。每日 1 剂，早晚温服。1 疗程为 7 天，3 个疗程后，治疗组总有效率为 96.2%，高于对照组（复方氨茶碱、舒喘灵、丙酸倍氯米松气雾剂）的 65.0%（P＜0.05）[12]。

（5）咳嗽变异性哮喘　用华盖散治疗 36 例咳嗽变异性哮喘，无论寒热均可加赤芍 15g，地龙 15g，蝉蜕 6g；偏寒者，加细辛 3g，干姜 6g，桂枝 6g；偏热者，减麻黄，加鱼腥草 30g，石膏 20g，蒲公英 15g；咳剧者，加白前 10g，枇杷叶 10g，款冬花10g；痰多者，加瓜蒌皮 10g，白芥子 10g，川贝母5g；肺脾气虚者，加黄芪 20g，党参 10g，白术 10g；阴虚者，加百合 20g，生地黄 10g，知母 10g。每日 1剂，早晚温服。1 疗程为 2 周，2 个疗程后，治疗组的总有效率为 97.2%，明显高于对照组（常规西药治疗）的 86.1%（P＜0.05）[13]。

用华盖散加减治疗 60 例咳嗽变异型哮喘，减紫苏子、赤茯苓而增加荆芥 10g，款冬花 10g，僵蚕10g，桔梗 12g，白前 12g。风邪偏盛的患者，加用苏叶、防风各 10g；寒邪偏盛者，加用细辛 3g，干姜6g；干咳无痰者，加用沙参、麦冬各 10g。每日 1 剂，早晚分服。15 天疗程后，治疗组总有效率 90%，明显高于对照组（舒氟美治疗）的 70%（P＜0.05）[14]。

（6）急性支气管炎　用华盖散加减治疗 120 例急性支气管炎，减陈皮而增加桔梗 10g，紫菀 10g，东风橘 15g，芒果核 30g，苏叶 10g，鱼腥草 25g。若痰多色白者，加法半夏 10g，橘红 10g；痰多色黄质稠者，加浙贝；喘者，加地龙 10~15g，蝉蜕 10g；发热甚者，加柴胡 12g，黄芩 10g，荆芥 10g；咽痛者，加射干 10g，黄芩 10g，岗梅根 25g；鼻塞流涕者，加辛夷花 10g，苍耳子 6g；病程超过 1 周或平素体虚者，加白术 10~20g，百部 20g。每日 1 剂，早晚温服，6 日为 1 疗程。1 个疗程后，治疗组总有效率 95%，高于对照组（常规西药治疗）的 80.76%（P＜0.05）[15]。

用华盖散治疗 115 例小儿急性支气管炎，若肺热盛者加寒水石 6~10g；寒饮明显者加细辛 1~3g；

痰多者加莱菔子 5~9g；气喘、喉中哮鸣有声者加全蝎 1~3g、葶苈子 5~9g；便秘者减茯苓，加全瓜蒌 6~12g；咳嗽超过 2 周者加乌梅 6~9g。每日 1 剂，分 2~4 次服用。5 天疗程后，总有效率为 91%[16]。

（7）慢性支气管炎 在常规西医治疗基础上用华盖散加减联合扶正治本法治疗 68 例慢性支气管炎，急性加重期采用华盖散加减治疗：减紫苏子而增加紫苏叶 15g，枳壳 15g，蝉蜕 10g，重楼 10g，鱼腥草 30g，生姜 10g（与麻黄先煎 10min）。痰热偏甚者，加黄芩、栀子、浙贝母、瓜蒌；寒痰者，减重楼、鱼腥草，加干姜、细辛、五味子；湿痰者，加半夏、苍术、厚朴；食少痰多者，加三子养亲汤。每日 1 剂，每日 3 次。缓解期扶正治本法治疗：气虚者药用补肺汤、玉屏风散、六君子汤、肾气丸加减；阴虚者药用麦冬汤、沙参麦冬汤、都气丸、金水六君煎加减。1 疗程为 7 天，2 个疗程后，治疗组总有效率为 95.59%，明显高于对照组（常规西医治疗）的 80.88%（$P < 0.05$）[17]。

用华盖散加减联合鱼腥草注射液治疗 36 例慢性支气管炎急性发作，增加金银花 15~20g，连翘 15~20g，地龙 10g，浙贝母 10~15g，每日 1 剂，分 3 次服用。7 天疗程后，总有效率为 97.2%[18]。

（8）支气管肺炎 在头孢地嗪治疗基础上用华盖散合二陈汤治疗 60 例小儿支气管肺炎，每日 1 剂，分 3 次服用。1 疗程为 7 天，2 个疗程后，治疗组显效率为 90.00%，明显高于对照组（头孢地嗪治疗）为 75.00%（$P < 0.05$）[19]。

（9）慢性阻塞性肺疾病（COPD） 用华盖散加减治疗 30 例老年 COPD，减赤茯苓而增加半夏 10g，射干 10g，五味子 10g，熟地黄 10g，肉桂 5g，紫河车 10g，肉苁蓉 10g。每日 1 剂，早晚分服。1 疗程为 2 周，3 个疗程后，治疗组总有效率 90.0%，明显高于对照组（常规西药治疗）的 60.0%（$P < 0.05$）[20]。

在西药常规治疗基础上用华盖散联合桃红四物汤加减治疗 36 例 COPD，若痰热阻肺者加苇茎 30g，冬瓜仁 20g；痰浊阻肺者加苏子 12g，莱菔子 15g；肺肾阴虚者加五味子 10g，女贞子 15g；肺脾气虚者加茯苓 15g，淮山药 20g。每日 1 剂，分 2 次服用。30 天疗程后，治疗组的总有效率为 94.44%，明显高于对照组（常规西药治疗）的 75.00%（$P < 0.05$）[21]。

参考文献

[1] 胡占兴，靳凤云，武孔，等. HPLC 法测定华盖散传统汤剂与颗粒汤剂中盐酸麻黄碱的含量及体外抑菌作用的比较 [J]. 中华中医药学刊，2009，27（10）：2072-2074.

[2] 徐俊，梅新路. 华盖散配方颗粒加速稳定性研究 [J]. 科技视界，2019，（2）：148-149.

[3] 靳凤云，贺祝英，赵杨，等. HPLC 测定华盖散传统汤剂与颗粒汤剂中盐酸麻黄碱、苦杏仁苷、甘草酸、甘草苷的含量 [J]. 中成药，2008，30（01）：80-86.

[4] 张明昶，邵进明，彭小冰，等. 反相高效液相色谱法测定不同制法华盖散中橙皮苷的含量 [J]. 时珍国医国药，2010，21（01）：22-23.

[5] 赵杨，靳凤云，贺祝英，等. 华盖散传统汤剂与颗粒汤剂中苦杏仁苷的含量比较 [J]. 时珍国医国药，2008，19（5）：1036-1038.

[6] 董自亮，夏芳，官柳，等. 傅超美. 华盖散制剂 – 药材谱峰匹配指纹图谱研究 [J]. 中草药，2016，47（03）：425-429.

[7] 董辉玲. 华盖散加味治疗痰咳 102 例疗效观察 [J]. 大理医学院学报，2000，9（04）：67-68，80.

[8] 刘景，马红，黄桢，等. 加味华盖散合中西药超声雾化吸入治疗喉源性咳嗽 60 例 [J]. 光明中医，2017，32（11）：1642-1643.

[9] 张武林，杨开才. 辨证治疗小儿咳嗽 86 例 [J]. 实用中医药杂志，2011，27（12）：831-832.

[10] 舒畅. 清瘟败毒饮和华盖散治疗支原体肺炎 45 例临床研究 [J]. 内蒙古中医药，2016，35（14）：30-31.

[11] 张川琳. 华盖散联合阿莫西林/舒巴坦钠治疗小儿细菌性肺炎的疗效观察 [J]. 儿科药学杂志，2017，23（07）：26-29.

[12] 赵虹，张丽君，王翠凤. 华盖散治疗小儿哮喘临床观察 [J]. 中国中医药现代远程教育，2016，14（15）：93-95.

[13] 朱贤旬. 华盖散治疗咳嗽变异性哮喘的临床效果 [J]. 中国当代医药，2016，23（16）：140-142.

[14] 李仁堂. 华盖散加减治疗咳嗽变异型哮喘 60 例观察 [J]. 内蒙古中医药，2014，33（01）：47.

[15] 宋述财，严灿，施旭光，等. 加味华盖散治疗急性支气管炎疗效分析 [J]. 中医药学刊，2004，22（06）：1111-1112.

[16] 瞿桂凤. 华盖散治疗小儿急性支气管炎 115 例观察 [J]. 甘肃中医，1996，9（03）：29.

[17] 闵清龙. 加减华盖散合扶正治本法治疗慢性支气管炎临床研究 [J]. 亚太传统医药，2015，11（16）：87-88.

[18] 苏慧岚. 加味华盖散合鱼腥草注射液治疗慢性支气管炎急性发作 36 例 [J]. 现代中西医结合杂志，2003（03）：251.

[19] 贾宏全. 华盖散合二陈汤治疗支气管肺炎 120 例 [J].

光明中医，2011，26（05）：956-957.

[20] 邱进瑞. 华盖散加味治疗老年慢性阻塞性肺疾病 30 例[J]. 湖南中医杂志，2013，29（09）：48-49.

[21] 郭红兵，曹瑞. 桃红四物汤联合华盖散加减治疗慢性阻塞性肺疾病疗效观察[J]. 陕西中医，2015，36（07）：831-832.

三痹汤

【出处】《妇人大全良方》（宋·陈自明）"治血气凝滞，手足拘挛，风痹，气痹等疾皆疗。"

【处方】川续断、杜仲（去皮，切，姜汁炒）、防风、桂心、细辛、人参、茯苓、当归、白芍药、甘草各一两，秦艽、生地黄、川芎、川独活各半两，黄芪、川牛膝各一两。

【制法及用法】上药咬咀为末，每服五钱。水二盏，姜三片，枣一枚，煎至一盏，去滓热服，无时候，但腹稍空服。

【剂型】汤剂。

【同名方剂】三痹汤《张氏医通》；三痹汤《医方论》；三痹汤《冯氏锦囊秘录》；三痹汤（李保朝方）。

【历史沿革】

1. 清·张璐《张氏医通》，三痹汤

［组成］人参、黄芪（酒炒）、白术、当归、川芎、白芍、茯苓各3g，甘草（炙）、桂心、防己、防风、乌头（炮）各1.5g，细辛（三分，约合0.9~1g），生姜3片，红枣2枚。

［主治］治风寒湿气合病，气血凝滞，手足拘挛。

［用法用量］上药水煎，不拘时热服。

2. 清·费伯雄《医方论》，三痹汤

［组成］人参、黄芪、茯苓、甘草、当归、川芎、白芍、生地黄、杜仲（姜汁炒）、桂心、川牛膝、川续断、细辛、秦艽、川独活、防风。

［功能主治］峻补气血，而祛风、除寒、利湿之法悉寓乎其中，本末兼该，诚治痹之上策也。

［用法用量］等分，加姜枣煎。

3. 清·冯楚瞻《冯氏锦囊秘录》，三痹汤

［组成］川续断、杜仲（去皮，姜炒）、防风、桂心、人参、茯苓、生地黄、白芍药、甘草、川芎、当归、黄芪、川牛膝、川独活、细辛、秦艽（各等分）。

［主治］治血气涩滞，手足拘挛，风寒湿痹等疾。

［用法用量］加姜枣煎。

4. 李保朝方，三痹汤

［组成］防风9g，羌活9g，秦艽9g，苡米30g，当归12g，制川草乌各4.5g，甘草4.5g。

［功能主治］活血祛风，散寒除湿。主风寒湿侵袭，流注经络，气血运行失畅。

［用法用量］水煎服，每日1剂，日服2次。

【现代研究】

1. 药理作用

抗炎。大鼠随机分为空白对照组（生理盐水）、模型对照组（生理盐水）、三痹汤高剂量组（3.46g/kg）、三痹汤中剂量组（1.73g/kg），除空白组外均用弗式完全佐剂诱导佐剂性关节炎模型大鼠。造模后第8天灌胃给药，均连续给药21日。结果表明，三痹汤可明显降低佐剂性关节炎模型大鼠关节足容积、关节炎评分，改善大鼠活动受限程度、病理形态学及骨和软骨损伤程度；三痹汤可能通过减低佐剂性关节炎模型大鼠血清促炎细胞因子IL-6、IL-8、MCP-1、IL-17和升高抗炎性细胞因子IL-10含量，调节抗炎与促炎因子间失衡状态；三痹汤可能通过下调关节滑膜TNF-α、MCP-1、RANTES、IL-6、IL-8、IL-17表达，改善TGF-β分泌及活性，减轻关节肿胀及滑膜细胞增生，进而延缓关节损伤[1, 2]。

2. 临床应用

（1）类风湿关节炎　三痹汤具有补益肝肾，养血祛风，散寒止痛的功效，有明显的改善症状和体征的作用[1, 2]。采用三痹汤治疗类风湿关节炎60例。结果治疗组与对照组总有效率分别为83.3%、60.0%（$P < 0.05$）。起效时间、止痛起效时间、消肿起效时间均为治疗组优于对照组（$P < 0.05$）[3]。

将74例寒湿痹阻型类风湿关节炎（RA）患者随机均分为2组，治疗组予三痹汤加减联合来氟米特片治疗，对照组仅予来氟米特片治疗，实验结果显示治疗组总有效率91.89%、病情明显控制率

67.57%，高于对照组总有效率 75.67%、病情明显控制率 45.94%，不良反应发生率 10.81%，低于对照组 21.6%；治疗组对疼痛、肿胀、压痛、屈伸不利、晨僵、舌象及脉象各中医症状改善均优于对照组（$P < 0.05$）；且 2 组治疗后 RF、ESR 及 CRP 水平与本组治疗前比较均明显降低（$P < 0.05$），治疗组改善均优于对照组（$P < 0.05$）[4]。

对 40 例肝肾不足型类风湿关节炎患者进行研究，结果表明三痹汤加减治疗肝肾不足型类风湿关节炎 4 周后，治疗总效率 97.50%，可明显改善中医证候（关节疼痛、关节肿胀、关节压痛、屈伸不利、关节发热、晨僵时间），降低 C 反应蛋白、类风湿因子、DAS28 评分，且患者治疗后 1 个月、3 个月的住院率降低[5]。

三痹汤联合甲氨蝶呤、柳氮磺胺嘧啶治疗类风湿关节炎实验中，结果显示观察组总有效率 84.09%，对照组 60.98%，2 组比较差异有统计学意义（$P < 0.05$）；观察组症状、体征较治疗前改善明显（$P < 0.05$），各观察指标较治疗前明显降低，与对照组比较差异有统计学意义（$P < 0.05$）。因此，三痹汤联合甲氨蝶呤、柳氮磺胺嘧啶治疗类风湿关节炎疗效满意[6]。

将 61 例类风湿关节炎患者随机分为治疗组（加减三痹汤与常规西药联用）31 例，对照组（单纯西药）30 例，治疗 2 个月后比较两组临床疗效、主要症状、体征及实验室指标的变化。结果治疗组主要症状与体征的改善及疗效均明显优于对照组（$P < 0.05$ 或 $P < 0.01$），血沉类风湿因子、免疫球蛋白、C-反应蛋白、血小板下降幅度也明显优于对照组（$P < 0.05$ 或 $P < 0.01$）[7]。

（2）肩关节周围炎　对 35 例急性期肩周炎患者进行相关治疗，以三痹汤加减加用电脑骨伤愈合仪将活血安痛酒经离子定向导入治疗，总有效率为 94.28%，治疗前后疼痛 VAS 评分差异有统计学意义（$P < 0.05$）[8]。

从 56 例临床观察中发现三痹汤内服，中药熏洗加功能锻炼治疗肩关节周围炎有明显的疗效，中药内服外用合功能锻炼组总有效率为 96.4%，仅功能锻炼组总有效率为 83.3%，两组比较，差异有统计学意义（$P < 0.05$）[9]。

对 118 名肩周炎患者进行三痹汤配合综合疗法治疗，结果显示痊愈 69 例，显效 38 例，无效 11 例，总有效率 90.68%。三痹汤配合综合疗法治疗肩周炎疗效满意[10]。

对 158 名肩周炎患者用三痹汤加减配合针灸推拿治疗，结果 158 例治愈 120 例，显效 20 例，好转 12 例，无效 6 例，总有效率 96.2%[11]。针灸推拿配合三痹汤加减治疗肩周炎疗效满意。对热敏灸配合

三痹汤治疗肩周炎的疗效观察，结果表明，在对患者依法治疗 3 周后，对照组和观察组的总有效率分别为 64.62% 和 89.23%，两组比较差异有统计学意义（$P < 0.05$）。治疗后，观察组的中度疼痛例数明显少于对照组（$P < 0.01$），无疼痛例数明显高于对照组（$P < 0.01$）[12]。

（3）膝关节骨性关节炎　将 90 例膝关节骨性关节炎患者随机分为 2 组，治疗组三痹汤内服加中药熏蒸治疗，对照组口服硫酸氨基葡萄糖泡腾片加关节腔内注射玻璃酸钠注射液，结果治疗组总有效率 93.33%，高于对照组的 82.22%，2 组比较有统计学差异（$P < 0.05$），说明治疗膝关节骨性关节炎治疗组优于对照组[13]。

采用三痹汤配合针刺疗法治疗膝关节骨性关节炎患者，对比单纯采用针刺疗法治疗，临床结果表明治疗组与对照组总有效率分别为 86.7% 和 63.3%（$P < 0.05$），治疗组治疗后临床症状和体征分级量化评分均低于本组治疗前和对照组治疗后（$P < 0.05$），且两组治疗期间未见不良反应发生，说明三痹汤配合针刺疗法能显著提高膝关节骨性关节炎患者的治疗率[14]。

用加减三痹汤结合竹圈盐灸法对 43 例膝关节骨性关节炎患者进行观察治疗，治疗两周之后，总有效率治疗组为 93.02%，对照组为 76.74%，组间比较差异有统计学意义（$P < 0.05$）。两组 VAS 评分治疗前后组内比较及治疗后组间比较，差异均有统计学意义（$P < 0.05$）[15]。

临床研究发现，二活三痹汤口服联合鹿瓜多肽注射液静滴可有效改善老年膝关节骨性关节炎的症状，提高膝关节功能评分[16]。

（4）腰椎间盘突出症　对三痹汤联合针灸治疗腰椎间盘突出患者进行研究，分为对照组和中医组，对照组采用三痹汤联合常规针灸治疗，中医组采用三痹汤联合温针灸治疗，两组区别在于温针灸穴位进针后有艾条插在针柄燃烧，研究表明中医组临床疗效优于对照组（$P < 0.05$）；治疗后中医组红细胞变形指数、血细胞比容、血浆黏度、白介素 1β 低于对照组（$P < 0.05$）；治疗后中医组患者视觉模拟评分法（VAS）评分、Oswestry 功能障碍指数问卷表（ODI）指数低于对照组，日本骨科协会评估治疗分数（JOA）评分高于对照组（$P < 0.05$）[17]。

将针刺联合三痹汤治疗腰肌劳损与口服复方氯唑沙宗片治疗腰肌劳损进行比较，以总有效率和疼痛视觉模拟评分法 VAS 为指标，得出针刺联合三痹汤治疗腰肌劳损明显优于用复方氯唑沙宗片治疗的结论[18]。

另外，三痹汤联合温针灸治疗腰椎间盘突出症

做相似的研究，结果显示，应用三痹汤联合温针灸治疗腰椎间盘突出症疗效显著，其作用机制可能与降低血清TNF-α、IL-1β水平有关[19]。

"加味三痹汤"能够促进干细胞归巢和抑制椎间盘退变[20]。

（5）髌骨软骨软化症　将277例髌骨软骨软化症患者辨证分为肝肾不足型（19例）、风寒型（208例）、风湿型（48例）和湿热型（2例），在三痹汤的基础上根据不同证型加减用药。观察分析得2周后治疗有效率达79.4%，4周有效率达94.6%，6周后治愈157例、显效97例、有效15例、无效8例，总有效率达97.1%，可见三痹汤加减治疗髌骨软骨软化症有非常好的临床疗效[21]。

对三痹汤离子导入治疗髌骨软化症方面作相关研究，气滞血瘀型加桃仁、红花；湿热蕴积型苍术、黄柏；阴血亏虚型；加白芍、首乌；寒湿凝滞加制川乌、制草乌。将72例患者随机分为对照组和治疗组，对照组36例68膝患者采用玻璃酸钠膝关节内注射治疗，治疗组36例64膝患者采用NPD-4AE离子导入仪行中药三痹汤离子导入治疗，同时进行股四头肌等长收缩及膝关节半蹲功能锻炼。结果表明，对照组治愈17膝，好转38膝，未愈13膝，总有效率80.9%；治疗组治愈25膝，好转36膝，无效3膝，总有效率95.3%。两组总有效率比较差异有显著性意义（$P < 0.05$）。最终得知三痹汤加减中药离子导入治疗髌骨软骨软化症疗效较玻璃酸钠膝关节内注射佳，治疗组明显优于对照组[22]。

（6）卡培他滨相关手足综合征（HFS）　将以卡培他滨化疗为主的结肠、直肠癌患者64例随机均分为两组，对照组以卡培他滨单药或联合化疗，治疗组在对照组基础上加用三痹汤，研究发现运用三痹汤防治卡培他滨相关HFS，HFS的发生率28.12%，低于对照组56.25%，其治疗后的有效率62.50%、稳定率93.75%，高于对照组有效率32.25%、稳定率75.00%（$P < 0.05$），此外，三痹汤对提高患者卡培他滨化疗的耐受性、改善症状方面有一定的作用，但对腹泻、腹痛等消化道症状无明显的缓解作用[23]。

（7）其他　三痹汤可用于治疗属中医"痛痹"范畴的强直性脊柱炎[24]，与药枕疗法结合治疗椎动脉型颈椎病[25]，收效良好。再者，运用三痹汤加减治疗更年期妇女关节炎[26]，手指关节疼痛、麻痹不适等临床症状能得到显著改善。采用正清风痛宁缓释片联合三痹汤治疗产后痹[27]，发现三痹汤能明显改善产后痹患者的临床症状，提高疗效。此外，三痹汤在临床上还可用于治疗糖尿病周围神经病变[28]和喙突炎[29]等疾病。用三痹汤加减方对225例患者治疗冻结肩[30]，总有效率为91.56%。运用三痹汤加

减治疗中风后遗症[31]，治疗结果显示，共68例中风患者，基本痊愈22例，显效28例，有效14例，无效4例，总有效率为94.1%。此外，用三痹汤加减曾治愈15例有机磷农药中毒后遗症患者[32]。

参考文献

[1] 张春芳，纪德凤，祁永校，等. 三痹汤对佐剂性关节炎大鼠膝关节滑膜病理改变的影响及其机制研究[J]. 江苏中医药，2016，48（09）：75-78.

[2] 祁永校. 三痹汤对佐剂诱导类风湿关节炎大鼠细胞因子的影响[D]. 黑龙江中医药大学，2016.

[3] 李方，庞学丰. 三痹汤治疗类风湿关节炎30例[J]. 陕西中医，2008，29（08）：996-997.

[4] 焦爽，张春芳，杜晓伟，等. 三痹汤加减联合来氟米特片治疗寒湿痹阻型类风湿关节炎的疗效观察[J]. 河北中医，2018，40（07）：991-995.

[5] 姜昕. 三痹汤加减治疗肝肾不足型类风湿关节炎的临床观察[D]. 黑龙江中医药大学，2018.

[6] 罗明付，王芳. 三痹汤联合甲氨蝶呤、柳氮磺胺嘧啶治疗类风湿关节炎疗效观察[J]. 中华实用诊断与治疗杂志，2010，24（05）：516-517.

[7] 李松伟. 三痹汤治疗类风湿关节炎临床观察[J]. 中医药学刊，2006，24（09）：1738-1739.

[8] 雷濡萌，谢心军，张雄. 三痹汤加减合中药离子定向导入治疗肩周炎急性期35例临床观察[J]. 湖南中医杂志，2017，33（02）：75-77.

[9] 武文彬. 中药内服外洗合功能锻炼治疗肩关节周围炎56例临床观察[J]. 中医药导报，2010，16（12）：61-63.

[10] 于涛，孙力. 三痹汤配合综合疗法治疗肩周炎118例[J]. 实用中医内科杂志，2011，25（12）：67-68.

[11] 张剑钧. 针灸推拿结合三痹汤加减治疗肩周炎158例[J]. 中国民间疗法，2012，20（01）：50-51.

[12] 李伟. 热敏灸配合三痹汤治疗肩周炎的疗效观察[J]. 中国实用医药，2013，8（17）：167-168.

[13] 林涌泉，余成浩. 三痹汤加减内服联合中药熏蒸治疗膝关节骨性关节炎45例[J]. 河北中医，2015，37（08）：1198-1199.

[14] 郭敏. 三痹汤配合针刺疗法治疗膝关节骨性关节炎30例临床观察[J]. 中医临床研究，2012，4（16）：21-22.

[15] 陈建勇. 加减三痹汤结合竹圈盐灸治疗膝关节骨性关节炎43例疗效观察[J]. 湖南中医杂志，2016，32（12）：80-81.

[16] 董兵. 二活三痹汤联合鹿瓜多肽注射液治疗膝关节

骨性关节炎 51 例 [J]. 中医研究, 2014, 27 (06): 35-37.

[17] 郭美江. 三痹汤联合温针灸治疗腰椎间盘突出症的临床效果 [J]. 临床合理用药杂志, 2018, 11 (15): 120-121.

[18] 叶坪, 陈仕友. 针刺联合三痹汤治疗腰肌劳损临床观察 [J]. 实用中医药杂志, 2017, 33 (03): 241-242.

[19] 姜林峰, 姜利军. 三痹汤联合温针灸治疗腰椎间盘突出症 60 例临床观察 [J]. 新中医, 2015, 47 (06): 250-252.

[20] 邓蓉蓉, 王彦超, 席志鹏, 等. "加味三痹汤" 对大鼠骨髓间充质干细胞归巢及对椎间盘退变的影响 [J]. 中国中医骨伤科杂志, 2019, 27 (05): 14-18.

[21] 乔根宝, 许理忠, 陈锦黎, 等. 三痹汤加减治疗髌骨软骨软化症的临床观察 [J]. 上海中医药杂志, 2005, 39 (09): 30-31.

[22] 李晶, 李薇. 三痹汤离子导入治疗髌骨软化症 [J]. 四川中医, 2010, 28 (09): 86-87.

[23] 弓剑. 三痹汤防治卡培他滨相关手足综合征 32 例 [J]. 福建中医药, 2018, 49 (04): 16-17.

[24] 陈世洲, 毛国庆. 三痹汤加减治疗痹证验案 3 则 [J]. 江苏中医药, 2018, 50 (09): 49-50.

[25] 陈杰, 吴煜, 沈金明, 等. 药枕疗法结合三痹汤治疗椎动脉型颈椎病肝肾亏虚证 31 例 [J]. 浙江中医杂志, 2018, 53 (04): 266.

[26] 程志安, 胡广兵, 赵永杰, 等. 三痹汤治疗更年期妇女指关节疼痛医案 2 则 [J]. 新中医, 2017, 49 (12): 189-190.

[27] 李松伟. 三痹汤治疗产后痹 62 例 [J]. 中医研究, 2017, 30 (06): 26-29.

[28] 张文光, 许丽华, 刘斌. 三痹汤加减治疗糖尿病周围神经病变 30 例 [J]. 河南中医, 2012, 32 (10): 1325-1326.

[29] 戴慧峰. 刃针分步操作合三痹汤加减治疗喙突炎 40 例 [J]. 浙江中医药大学学报, 2015, 39 (08): 625-627.

[30] 侯春艳. 三痹汤加减治疗冻结肩 225 例 [J]. 辽宁中医杂志, 2005, 32 (12): 1268.

[31] 郭明玉. 郭鹏琪运用三痹汤加减治疗中风后遗症 68 例 [J]. 福建中医药, 2000, 30 (02): 24.

[32] 黄宏植. 三痹汤加减治疗有机磷农药中毒后遗症 15 例 [J]. 湖北中医杂志, 1989, 16 (03): 23.

升阳益胃汤

【出处】《脾胃论》（金·李东垣）"脾胃之虚，怠惰嗜卧，四肢不收，时值秋燥令行，湿热少退，体重节痛，口苦舌干，食无味，大便不调，小便频数，不嗜食，食不消。兼见肺病，洒淅恶寒，惨惨不乐，面色恶而不和，乃阳气不伸故也。当升阳益胃，名之曰升阳益胃汤。"

【处方】黄芪二两，半夏（汤洗）、人参（去芦）、甘草（炙）各一两，防风、白芍药、羌活、独活各五钱，橘皮（连穰）四钱，茯苓、泽泻、柴胡、白术各三钱，黄连二钱。

【制法及用法】上㕮咀，每服三钱，生姜五片，枣二枚，去核，水三盏，同煎至一盏，去渣，温服，早饭、午饭之间服之，禁忌如前。其药渐加至五钱止。

【剂型】汤剂。

【同名方剂】升阳益胃汤《内外伤辨惑论》；升阳益胃汤《仁术便览》；升阳益胃汤《医方考》；升阳益胃汤《汤头歌诀》；升阳益胃汤《目经大成》；升阳益胃汤《医宗金鉴》；升阳益胃汤《医方论》。

【历史沿革】

1. 金·李东垣《内外伤辨惑论》，升阳益胃汤

[组成] 黄芪（二两），半夏（洗，此一味脉涩者用）、人参（去芦）、甘草（炙，以上各一两），独活、防风（以秋旺，故以辛温泻之）、白芍药（何故秋旺用人参白术芍药之类反补肺，为脾胃虚则肺最受邪，故因时而补，易为力也）、羌活（以上各五钱），橘皮（四钱），茯苓（小便利不渴者勿用）、柴胡、泽泻（不淋勿用）、白术（以上各三钱），黄连（一钱）。

[用法用量] 上咀，每服秤三钱，水三盏，生姜五片，枣二枚，煎至一盏，去渣，温服，早饭后。或加至五钱。

2. 明·张洁《仁术便览》，升阳益胃汤

[组成] 柴胡、白术、茯苓（渴去之）、泽泻

（各三钱，去毛），羌活、独活、防风（各五钱，以秋旺，故以辛温泄之），人参、甘草、半夏（各一两），黄芪（二两），黄连（一钱），陈皮（四钱），白芍（炒，五钱）。

［主治］治脾胃虚弱，嗜卧怠惰，四肢不收。时值秋令行，湿热少退，体重节痛，口舌干涩，饮食无味，大便不调，小便频数，食不消，兼见肺病，洒洒恶寒，惨惨不乐，面色恶而不和，乃阳气不伸故也。

［用法用量］上每服三五钱，姜三片，枣二枚煎，早饭后温服。

3. 明·张洁《仁术便览》，升阳益胃汤

［组成］黄芪、人参、甘草、归身、陈皮（各一钱），升麻、柴胡、黄芩（生，各五分，夏倍用），白术（二钱半），神曲（炒，一钱），腹痛加芍药（炒，一钱），口渴加葛根（七分）。

［主治］治血崩。大补气血，滋养脾胃。

［用法用量］水煎，空心温服。

4. 明·吴昆《医方考》，升阳益胃汤

［组成］羌活、独活、防风、柴胡、白术、茯苓、黄芪、人参、半夏、甘草、陈皮、黄连、泽泻、白芍药。

［主治］湿淫于内，体重节痛，口干无味，大便不调，小便频数，饮食不消，洒淅恶寒，面色不乐者，此方主之。

5. 清·汪昂《汤头歌诀》，升阳益胃汤

［组成］黄芪二两，人参、半夏、炙甘草各一钱，羌活、独活、防风、白芍（炒）各五钱，陈皮四钱，白术、茯苓、泽泻、柴胡各三钱，黄连二钱。

［用法用量］每服三钱，加姜枣煎。

6. 清·黄庭镜《目经大成》，升阳益胃汤

［组成］人参、白术、茯苓、甘草、橘皮、半夏、黄芪、羌活、独活、防风、柴胡、黄连、白芍、泽泻。

7. 清·吴谦《医宗金鉴》，升阳益胃汤

［组成］羌活、独活、防风、柴胡、人参、白术、茯苓、甘草、黄芪、白芍、半夏、黄连、泽泻、陈皮。

［主治］治脾胃虚，怠惰嗜卧，四肢不收。时值秋燥令行，湿热方退，体重节痛，口干舌燥，饮食无味，大便不调，小便频数，食不消，兼见肺病，洒淅恶寒，惨惨不乐，面色不和。

［用法用量］水煎服。

8. 清·费伯雄《医方论》，升阳益胃汤

［组成］黄芪二两，人参、甘草（炙）、半夏一

两（脉涩者用），白芍（炒）、羌活、独活、防风五钱，陈皮四钱，白术（土炒）、茯苓、泽泻、柴胡三钱，黄连二钱。

［用法用量］姜、枣煎。

【现代研究】

1. 药理作用

（1）抗疲劳　昆明种雄性小鼠负重游泳制备疲劳模型，螺旋藻片作为阳性对照，灌胃给药 15 日，20g 小鼠灌胃量 0.4ml。结果显示：与空白对照组相比，升阳益胃汤能明显延长小鼠负重游泳运动时间，提高小鼠的运动耐力，显著降低小鼠游泳运动 10min 后血乳酸升高值（$P < 0.01$），减少血清尿素氮含量（$P < 0.05$），但对肝糖原和肌糖原含量无影响（$P > 0.05$），其作用机理可能是通过调节物质代谢，增加运动耐力；减少血乳酸的生成；增强小鼠身体对负荷的适应性，减少小鼠在大量运动负荷下的蛋白质与氨基酸的分解，从而减少血清尿素氮的产生而起到抗疲劳的作用[1]。

（2）促进胃组织黏膜修复、抗炎　采用 MNNG 复合造模法复制慢性萎缩性胃炎癌前病变（Precancerous lesions of gastric cancer，PLGC）模型大鼠。Wistar 大鼠按 10ml/kg 灌胃给药，每日 1 次，连续 6 周。分为空白组（生理盐水），造模组（生理盐水），维酶素组（0.027g/ml），升阳益胃汤高剂量组（2.655g/ml）、中剂量组（1.3275g/ml）和低剂量组（0.66375g/ml）。研究发现升阳益胃汤能够改善 PLGC 模型大鼠胃黏膜组织的病理情况，升阳益胃汤高剂量组最为明显；与空白组相比较，模型组大鼠细胞凋亡率明显减小（$P < 0.01$）；与模型组相比较，药物低剂量组细胞凋亡率明显增大（$P < 0.05$），维酶素组、药物中剂量组、高剂量组细胞凋亡率明显增大（$P < 0.01$）；对比空白组，PLGC 模型大鼠胃黏膜组织中 NF-κB、Bcl-2、c-myc 和 Cyclin-D1 的表达升高，经使用升阳益胃汤后，升阳益胃汤高、中剂量组 NF-κB、Bcl-2、c-myc 和 Cyclin-D1 的表达量及 NF-κB、Bcl-2、c-myc 和 Cyclin-D1mRNA 表达水平均明显降低（$P < 0.05$），而低剂量组效果不明显，说明升阳益胃汤可能通过下调 NF-κB、Bcl-2、c-myc 和 Cyclin-D1 蛋白及 mRNA 的表达从而减轻胃黏膜组织炎症的发生发展[2]。同样以 MNNG 为基础的复合造模法复制 PLGC 模型大鼠，用维酶素、升阳益胃汤进行干预，升阳益胃汤治疗后大鼠胃黏膜微血管密度 MVD 值、抑癌基因 P16 与野生型 P53 均明显升高，提示升阳益胃汤可能通过改善胃黏膜局部血液循环状态，升高抑癌基因 P16 与野生型 P53 的表达从而改善胃黏膜病理状态达到干预与治疗 PLGC

的目的[3]。

（3）调节免疫 采用免疫、氨水、酒精、水杨酸和去氧胆酸钠等多因素刺激造模法复制大鼠慢性萎缩性胃炎 CAG 模型，Wistar 大鼠造模第 7 周开始灌胃，每天上午 1 次，共 4 周。预防对照组给予硫糖铝 0.072g，升阳益胃汤低剂量 1.25g、中剂量 2.49g、高剂量 4.98g。研究发现，升阳益胃汤预防和治疗可以显著提高脾和胸腺指数，均可使慢性萎缩性胃炎大鼠胃组织和血清中 IL-2、IFN-γ 的分泌升高，IL-4、IL-6 分泌降低，IFN-γ/IL-4 的比值上调，从而调节 Th1/Th2 平衡，且降低大鼠胃黏膜 EGF 的表达。此外，以上均以预防中剂量组和治疗高剂量组指标表达变化最明显，且均优于硫糖铝对照组，证明各组间存在量效关系，说明升阳益胃汤可比较明显改善炎症状态，调节 T 细胞功能，促进胃组织黏膜修复，提高机体免疫调节功能[4]。

（4）止泻 用约束应激 + 番泻叶泻下 + 夹尾复合法复制肝郁脾虚型肠易激综合征（腹泻型）IBS-D 大鼠模型，Wistar 大鼠造模第 3 周按 18ml/kg 灌胃给药，给予正常对照组模型生理盐水，得舒特对照组药液 1.5g/ml，升阳益胃汤加味低剂量组药液 1g/ml、高剂量组药液 3g/ml。观察升阳益胃汤加味对腹泻型肠易激综合征的发病过程，以及预防、治疗的作用，结果显示与模型组比较，升阳益胃汤加味组和得舒特对照组均能降低血清 5-HT、血浆 VIP 等胃肠激素的含量；与各治疗组比较，升阳益胃汤加味高剂量组对 IBS-D 大鼠胃肠激素的分泌或释放有显著抑制作用；升阳益胃汤加味对 IBS-D 大鼠胃肠激素的调节作用有一定量效关系，高剂量作用更明显[5]。

2. 方药探析

对比"补中益气汤""补脾胃泻阴火升阳汤"的药物组成，可更好地明确"升阳益胃汤"的立意，升阳益胃汤在《脾胃论》中是以脾胃为核心，运用"升降沉浮补泻用药法"调整全身性气机的示范方。其立方宗旨、药物组成等与补中益气汤等有着明显区别，进一步挖掘其内涵可更好地服务于临床[6]。

3. 临床应用

（1）慢性萎缩性胃炎 选取组织病理学检查确诊为 CAG，中医辨证分型为脾胃虚弱证患者 60 例，分为治疗组及对照组，对照组给予西医临床常规治疗，治疗组在对照组基础上加用升阳益胃汤，治疗 3 个月，升阳益胃汤能有效改善临床症状，提高临床疗效，有效降低胃镜下征象积分、病理积分及中医症状积分，阻止胃黏膜病变的进一步发展，起到逆转作用；CAG 脾胃虚弱证患者与健康对照者之间共鉴定出 46 种差异蛋白，其中上调最明显的是

CXCL16、TIMP-4、NGFR，下调最明显的是 TGFβ2、TNFRSF1A、CCL₄；肿瘤坏死因子受体超家族成员 16（TNFRSF16）、金属蛋白酶组织抑制剂因子 4（TIMP-4）、趋化因子 20（CCL₂₀）、胰岛素生长因子结合蛋白 6（IGFBP-6）、趋化因子 4（CCL₄）、转化生长因子 β2（TGFβ2）这些差异蛋白有可能是升阳益胃汤治疗作用的靶点，有待进一步验证[7]。

用升阳益胃汤对 60 例脾胃虚弱型慢性萎缩性胃炎的患者进行治疗研究，研究结果显示，治疗组慢性萎缩性胃炎脾胃虚弱证候改善的总有效率明显优于对照组（$P < 0.05$）；同时治疗组可缓解、逆转胃黏膜萎缩的程度。结论：升阳益胃汤治疗脾胃虚弱型萎缩性胃炎有良好的临床疗效[8]。

（2）慢性肾衰竭脾虚湿盛型水肿 用升阳益胃汤治疗慢性肾衰竭见脾虚湿盛型的水肿患者，对比金水宝胶囊治疗，发现治疗前，两组患者血浆 B 型尿钠肽、24h 的尿蛋白定量、血浆白蛋白、血肌酐数值比较接近（$P < 0.05$）；治疗后患者血浆 B 型尿钠肽、24h 的尿蛋白定量、血浆白蛋白、血肌酐均显著改善，升阳益胃汤组改善情况比较显著，差异有统计学意义（$P < 0.05$）[9]。

（3）胃下垂、胃瘫 采用升阳益胃汤加减口服治疗胃下垂患者 30 例，脾虚下陷型：升阳益胃汤去防风、独活加升麻、当归；肝郁脾虚型：原方去羌活、独活加枳实、香附。脾肾两虚型：原方去羌活、独活加淮山药、熟地、山萸肉、干姜等。胃阴不足型：原方去防风、柴胡、法夏加生地、沙参、麦冬、玉竹。对照组 30 例以口服多潘立酮作为主要药物治疗，治疗 3 个月后，治疗组总有效率 93.3% 明显高于对照组 70.0%（$P < 0.05$），且治疗过程中及治疗后患者均无不良反应及并发症发生[10]。

对 20 例颅脑手术后胃瘫患者采取常规西医治疗上加用鼻饲升阳益胃汤 100ml，每天早晚各 1 次，治疗后 20 例患者均痊愈，且其正常胃电节律明显高于治疗前（$P < 0.01$），说明升阳益胃汤对颅脑术后胃瘫有确切的疗效[11]。

（4）腹泻 48 例食管癌术后慢性腹泻患者根据入院时间不同分为中医组（升阳益胃汤加减辨证治疗）和对照组（蒙脱石散治疗），无腹痛者，升阳益胃方将白芍去除；年龄相对较小的患者，适当减少黄连的剂量，腹痛较严重者则增加白芍的剂量。研究结果为中医组 24 例，无效 1 例，治疗总有效率为 95.8%，比照组 24 例，无效 6 例，治疗总有效率为 75%，中医组治疗总有效率明显高于对照组，差异显著（$P < 0.05$）；中医组的疾病复发率、不良反应（排便不畅、药物依赖、腹泻不可控）发生率均低于对照组患者，且胃泌素水平变化情况优于对照组患

者，差异显著（P < 0.05），说明采用升阳益胃汤加减辨证治疗食管癌术后慢性腹泻有较好的临床治疗效果，且患者用药期间的安全性高，复发率低[12]。

用升阳益胃汤加减治疗 32 例慢性腹泻患者，若见面白肢冷，喜温喜按，舌淡苔白、脉细缓之脾胃虚寒则加干姜、附子；若每因情绪变化而腹泻加重，且伴胁肋作痛，舌淡苔白、脉细弦之肝气犯脾应加香附、郁金、青皮；若每于黎明前腹痛，肠鸣即泻，泻后痛减，形寒肢冷，腰膝酸软，舌淡苔白、脉沉细之脾肾阳虚，应酌加附子、肉桂、补骨脂、肉豆蔻。1 个月为一疗程，一疗程不愈者行下一疗程，共 3 个疗程。3 个疗程后，治愈 53.1%、好转 31.3%、无效 15.6%[13]。

升阳益胃汤联合利福昔明治疗食管癌术后慢性腹泻临床疗效显著[14]，能有效改善患者的临床症状，有利于疾病治疗及术后康复，值得临床应用推广。

（5）腹泻型肠易激综合征　升阳益胃汤及其加减方联合用药常用于腹泻型肠易激综合征。对 60 例腹泻型肠易激综合征的患者运用加味升阳益胃汤进行临床治疗研究，腹痛甚者加延胡索 24g；反酸、烧心者加炒百合 20g，海螵蛸 30g；腹部胀满者加醋三棱 6g，醋莪术 6g；纳谷不香者加炒麦芽 30g，炒鸡内金 15g。采用随机数字表法，将 60 例腹泻型肠易激综合征患者分为治疗组、对照组，分别给予加味升阳益胃汤、马来酸曲美布汀片治疗，2 组治疗疗程均为 2 周，观察 2 组患者治疗前后临床症状、不良反应、血清 5- 羟色胺（5-HT）等方面的变化及疗程结束后 3 个月回访时患者的症状、体征，比较 2 组患者的治疗效果。结果显示，治疗组患者总有效率为 93.3%，高于对照组患者总有效率 83.3%（P < 0.05）；在降低血清 5-HT 含量方面，治疗组明显优于对照组；治疗组不良反应发生 2 例，对照组不良反应发生 3 例，组间不良反应发生率无明显差异（P > 0.05）；治疗结束 3 个月后随访，治疗组患者复发率低于对照组（P < 0.05）。因此，加味升阳益胃汤对腹泻型肠易激综合征患者疗效确切，能明显降低远期复发率，且安全无明显毒副作用，有很高的临床价值，值得借鉴推广[15]。

升阳益胃汤联合氟哌噻吨美利曲辛对 68 例肠易激综合征腹泻型患者进行治疗后，发现肠易激综合征腹泻型患者采用中西医结合治疗能更好提高和改善肠易激综合征临床疗效[16]。

升阳益胃汤能有效治疗肠易激综合征重叠餐后不适综合征，改善患者脾虚湿盛证候[17]。

（6）眩晕　眩晕是以头晕目眩为主要临床表现的一种常见疾病，多发于中、老年人。升阳益胃汤对临床多种眩晕均具有一定的治疗效果。以升阳益胃汤对 150 例眩晕气血不足的患者进行治疗，150 例患者经过 1~2 个疗程治疗痊愈 110 例（占 73.33%）：头晕症状消失，随访 3 个月无复发；好转 30 例（占 20.00%）：头晕症状缓解，发作频率及持续时间均较前明显减少，随访 3 个月均较前好转；无效 10 例（占 6.67%）：头晕症状无好转或加重，有效率 93.33%[18]。

用升阳益胃汤治疗气虚型后循环短暂性脑缺血发作的眩晕，用药效果确切，可促进气虚型后循环短暂性脑缺血眩晕患者的病情康复[19]。

（7）慢性荨麻疹　中医称慢性荨麻疹为"风疹""瘾疹"等，常见风寒束表、风热犯表、血虚风燥 3 种类型，其中以血虚风燥型最为常见。升阳益胃汤治疗慢性荨麻疹，临床实验将 100 例慢性荨麻疹患者随机分为观察组与参考组各 50 例，参考组采用西替利嗪治疗，观察组采用升阳益胃汤联合雷火灸治疗，比较两组治疗效果、中医症状积分、皮肤病生活质量量表（DLQI）评分、治疗期间不良反应及复发率。结果显示，观察组、参考组治疗总有效率分别为 96%、80%，比较差异具有统计学意义（P < 0.05）；两组治疗后瘙痒、风团、红斑、皮损症状积分与治疗前比较明显下降，观察组下降程度明显大于参考组（P < 0.05）；治疗后两组 DLQI 评分均明显改善，观察组改善程度明显优于参考组（P < 0.05）；观察组治疗期间红肿结节、口干、呕吐恶心、心律失常等不良反应发生率明显低于参考组（P < 0.05）；观察组半年复发率明显低于参考组（P < 0.05）[20]。

用升阳益胃汤及其加减方做了同样的研究。最终结果皆表明，升阳益胃汤加减联合雷火灸联合使用治疗荨麻疹，具有疗效确切、安全性高等优点，能够显著改善患者临床症状及体征，值得在临床上推广应用[21]。

（8）其他　用升阳益胃汤加减治疗脑鸣患者[22]，取得满意的疗效。此外，升阳益胃汤对脾肾阳虚型溃疡性结肠炎[23]、脾胃气虚型慢性疲劳综合征[24]等疾病疗效较好。升阳益胃汤多用于治疗脾胃病，而在呼吸疾病上也有一定的疗效，如慢性咳嗽、慢性阻塞性肺疾病、肺间质纤维化、慢性支气管炎、支气管扩张等[25-27]。此外，升阳益胃汤对脾胃虚弱型口腔溃疡也有相应的疗效[28]，在临床也用于治疗妇科闭经，根据具体情况稍加变化，疗效显著[29]。

参考文献

[1] 冯玉华，阎润红，段剑飞. 升阳益胃汤抗疲劳的实验研究 [J]. 中国实验方剂学杂志，2008，13（08）：

60-62.

[2] 张超. 升阳益胃汤对 PLGC 模型大鼠 NF-κB、Bcl-2、c-myc 和 Cyclin-D1 表达的影响［D］. 甘肃中医药大学，2018.

[3] 董晓峰. 升阳益胃汤对 PLGC 模型大鼠胃黏膜 P16 及野生型 P53 基因和蛋白表达的影响［D］. 甘肃中医药大学，2018.

[4] 张艺琼. 升阳益胃汤对慢性萎缩性胃炎（CAG）大鼠 Th1/Th2 平衡以及 EGF 表达的影响［D］. 甘肃中医药大学（原名：甘肃中医学院），2015.

[5] 董飞伟. 升阳益胃汤加味治疗肝郁脾虚型肠易激综合征（腹泻型）的实验研究［D］. 河南中医药大学，2016.

[6] 邵卫荣. 升阳益胃汤探析及临床应用体会［J］. 浙江中医杂志，2015，50（09）：683-684.

[7] 陈佳. 升阳益胃汤治疗脾胃虚弱证型慢性萎缩性胃炎的临床疗效及血清蛋白质组学的研究［D］. 锦州医科大学，2017.

[8] 吕小燕，苏娟萍，冯五金. 升阳益胃汤治疗脾胃虚弱型慢性萎缩性胃炎的疗效初探［J］. 中国民间疗法，2019，（09）：62-64.

[9] 程文杰. 升阳益胃汤用于慢性肾衰竭脾虚湿盛型水肿临床治疗中的疗效探析［J］. 中西医结合心血管病电子杂志，2017，5（20）：150.

[10] 彭勇. 升阳益胃汤加减治疗胃下垂的临床疗效观察［J］. 中国中西医结合消化杂志，2014，22（05）：284-285.

[11] 马善军. 升阳益胃汤治疗颅脑术后胃瘫的临床观察［J］. 中医临床研究，2017，9（13）：130-131.

[12] 韩斐. 升阳益胃汤加减治疗食管癌术后慢性腹泻的临床价值分析［J］. 光明中医，2018，33（20）：3009-3011.

[13] 吴忠景. 升阳益胃汤治疗慢性腹泻 32 例疗效观察［J］. 亚太传统医药，2010，6（03）：50-51.

[14] 朱卫敏. 升阳益胃汤联合利福昔明在食管癌术后慢性腹泻患者治疗中的应用［J］. 中国民间疗法，2018，26（11）：70-71.

[15] 梁志涛，李波，武洛洛. 加味升阳益胃汤治疗腹泻型肠易激综合征的临床观察［J］. 中国中医药现代远程教育，2018，16（21）：99-101.

[16] 邵岩峰. 升阳益胃汤联合氟哌噻吨美利曲辛治疗肠易激综合征腹泻型 68 例［J］. 中国中医药现代远程教育，2017，15（03）：96-97.

[17] 葛炎良. 升阳益胃汤治疗腹泻型肠易激综合征重叠餐后不适综合征的疗效观察［J］. 中华中医药学刊，2011，29（02）：433-435.

[18] 赵梓龙. 升阳益胃汤治疗眩晕体会［J］. 中医药信息，2018，35（04）：67-69.

[19] 刘时喜. 升阳益胃汤治疗气虚型后循环短暂性脑缺血发作眩晕的临床效果［J］. 心血管外科杂志（电子版），2017，6（03）：238-239.

[20] 陈卫杰. 升阳益胃汤联合雷火灸治疗慢性荨麻疹临床观察［J］. 中国民族民间医药，2018，27（06）：99-101.

[21] 焦俊英，孙晓岩. 升阳益胃汤加减联合雷火灸治疗慢性荨麻疹临床研究［J］. 辽宁中医药大学学报，2017，19（04）：160-162.

[22] 张婷婷，王蕾，王兴臣. 升阳益胃汤治疗脑鸣验案［J］. 浙江中医杂志，2017，52（12）：924.

[23] 刘剑，于永铎. 升阳益胃汤合理中丸治疗脾肾阳虚型溃疡性结肠炎临床研究［J］. 辽宁中医杂志，2015，42（06）：1266-1268.

[24] 刘亚光. 升阳益胃汤治疗慢性疲劳综合征（脾胃气虚型）的临床研究［D］. 河南中医学院，2015.

[25] 张立山，李德莹. 升阳益胃汤治疗呼吸疾病举隅［J］. 中华中医药杂志，2017，32（08）：3540-3542.

[26] 袁沙沙，苗青. 升阳益胃汤治疗呼吸系统疾病验案［J］. 山东中医杂志，2017，36（06）：520-521.

[27] 念小桃. 新升阳益胃汤治疗慢性咳嗽患者的临床研究［J］. 大家健康（学术版），2015，9（08）：31.

[28] 王琪，苏娟萍. 升阳益胃汤治疗脾胃虚弱型口腔溃疡 1 例［J］. 中国民间疗法，2018，26（05）：44-45.

[29] 王国才，孙玉喜. 升阳益胃汤治疗闭经治验［J］. 中医药学报，2014，42（02）：137-138.

清胃散

【出处】《兰室秘藏》（金·李东垣）"治因服补胃热药，致使上下牙疼痛不可忍，牵引头脑、满面发热，大痛。足阳明之别络入脑，喜寒恶热，乃是手足阳明经中热盛而作也。其齿喜冷恶热。"

【处方】当归身、择细黄连、生地黄（酒制）各三分、牡丹皮五分、升麻一钱。

【制法及用法】上为细末，都作一服，水一盏半，煎至一盏，去滓，待冷服之。

【剂型】煮散。

【同名方剂】清胃散《脾胃论》；清胃散《正体类要》；清胃散《外科理例》；清胃散《仁术便览》；清胃散《删补名医方论》；清胃散《冯氏锦囊秘录》；清胃散《汤头歌诀》；清胃散《目经大成》；清胃散《医学心悟》；清胃散《医宗金鉴》；清胃散《医方论》；清胃散《重订囊秘喉书》；清胃散《慈禧光绪医方选议》。

【历史沿革】

1. 金·李东垣《脾胃论》，清胃散

［组成］生地黄、当归身各 0.9g，牡丹皮 1.5g，黄连 1.8g（如质次，更加 0.6g，夏月倍之），升麻 3g。

［功能主治］清胃凉血。治胃中积热，上下牙痛不可忍，牵引头部，满面发热，其齿喜寒恶热；或牙龈红肿，溃烂出血；或唇口腮颊肿痛，口气臭热，口舌干燥，舌红苔黄，脉滑大而数。现用于三叉神经痛、口腔炎、牙周炎属于胃火上炎者。

［用法用量］上为细末，都作一服。用水 230ml，煎至 150ml，去滓冷服。

2. 明·薛己《正体类要》，清胃散

［组成］生地黄（五分）、升麻（一钱）、牡丹皮（五分）、当归（酒洗，五分）、黄连（五分）。

［主治］治血伤火盛，或胃经湿热，唇口肿痛，牙龈溃烂，或发热恶寒等症。

［用法用量］用水煎服。如痛未止，黄芩、石膏、大黄之类，皆可量加。

3. 明·汪机《外科理例》，清胃散

［组成］归身（酒拌一钱），黄连、生地黄（酒拌各一钱），牡丹皮（一钱半），升麻（二钱）。

［主治］治胃经湿热，牙齿或牙龈肿痛，或牵引头脑，或面发热。

［用法用量］水二盅，煎七分。食远服。

4. 明·张浩《仁术便览》，清胃散

［组成］归身（酒洗）、黄连、生地（酒洗，各一钱）、牡丹皮（一钱半）、升麻（二钱）、加石膏、白芷。

［主治］治胃经有热，牙齿疼痛，或牙根肿痛，或牵引头脑，或面上发热，或面肿。

5. 清·吴谦《删补名医方论》，清胃散

［组成］升麻、甘草、生地黄、川黄连、牡丹皮、当归。

［主治］治胃经湿热，齿龈肿痛，或牵引头脑，或面发热。

［用法用量］水煎服。

6. 清·冯楚瞻《冯氏锦囊秘录》，清胃散

［组成］防风、黄芩、天花粉、浓朴（姜炙）、石膏、枳壳、黄连、陈皮、甘草。

［主治］治舒舌弄舌。

［用法用量］水煎服。

7. 清·汪昂《汤头歌诀》，清胃散

［组成］升麻、黄连、当归、生地、牡丹皮、石膏。

［功能主治］平胃热，治口疮吐衄（口血、鼻血）及牙宣。

8. 清·黄庭镜《目经大成》，清胃散

［组成］升麻、当归、黄连、牡丹皮、生地黄（各等分），一方加石膏。

［主治］内睑肿实，痛牵头脑。

9. 清·程国彭《医学心悟》，清胃散

［组成］升麻（一钱）、生地（二钱）、黄连、连翘、丹皮（各一钱）。

［用法用量］水煎服。

10. 清·吴谦《医宗金鉴》，清胃散

［组成］生地、丹皮、黄连、当归、升麻、石膏（煅）。

［功能主治］清胃泻火。治小儿热蓄于胃，牙根肿如水泡，胀痛难忍，名曰重龈。

［用法用量］用灯心为引，水煎服。

11. 清·费伯雄《医方论》，清胃散

［组成］生地、丹皮、黄连、当归、升麻。

［功能］凉血解热，升阳散火。

12. 清·杨龙九《重订囊秘喉书》，清胃散

［组成］升麻、黄连、当归、生地、丹皮、石膏。

［主治］治齿龈出血，口疮牙宣等症。

［用法用量］水煎服。

13. 现代·陈可冀《慈禧光绪医方选议》，清胃散

［组成］人中白 9g，青黛 4.5g，白芷 4.5g，杭芍 4.5g，生石膏 6g，冰片 3g，牛黄 1.5g，麝香 0.3g。

［主治］治口舌生疮，咽喉肿痛。

［用法用量］共为极细末，上患处。

【现代研究】

1. 药理作用

（1）清胃热 用辛热药物附子、干姜和肉桂合

煎给小鼠灌胃建立胃热证动物模型。雄性昆明小鼠每天灌胃，正常组（生理盐水 0.1ml/10g 灌胃）、模型组（1g/ml 附子干姜肉桂水煎剂 0.1ml/10g 灌胃，5% 乙醇随意引用）和清胃散组（灌胃附子等水煎液 4~6h 后再灌 1g/ml 清胃散水煎剂 0.1ml/10g）。3 周后观察发现：模型组小鼠体温上升、排便时间延长，而清胃散组体温明显下降、排便时间缩短；模型组 cAMP 浓度较正常组显著升高，清胃散组 cAMP 下降（$P < 0.05$），模型组 SOD 显著下降，清胃散组有增高趋势（$P < 0.01$），而 MDA 在正常组和模型组之间没有显著差异，但清胃散组较模型组有降低趋势（$P < 0.05$）；清胃散组能改善胃热模型组的胃黏膜、舌黏膜以及舌苔的变化[1]。

（2）抑制疼痛 用 130 只 NIH 小鼠做镇痛实验，制备清胃散单煎和合煎的浓度为 0.91g 生药 /ml，给药体积为 20ml/kg，分别设置热板法和扭体实验，结果显示清胃散单煎、合煎、药单组与对照组在热板法中无明显差异，在扭体实验中有显著差异[2]。

2. 成分分析

清胃散的有效成分研究有以丹皮酚、盐酸小檗碱、黄芩苷、阿魏酸、盐酸巴马汀等为指标成分。采用高效液相色谱法测定清胃散传统汤剂、配方汤剂、颗粒剂和配方颗粒剂中丹皮酚的含量，气质联用技术分析清胃散处方的挥发油成分，采用 Hypersil ODS2 为色谱柱，流动相为甲醇 – 水（45∶55）；检测波长 274nm；柱温 25℃；流速：1.0ml/min；结果丹皮酚在清胃散传统汤剂中的百分含量为 0.50%，转移率为 36.91%，在配方汤剂中的百分含量为 0.53%，转移率为 38.71%，两者无明显差异，而清胃散颗粒剂与配方颗粒剂中未检出丹皮酚，说明丹皮酚在制备成颗粒剂的过程中，随水蒸气蒸馏而出，同时测得清胃散挥发油中以丹皮酚含量最高，为 88.7%，藁本内酯次之[3]。运用高效液相色谱法（流动相为乙腈：0.1mol/L 磷酸二氢钾 =25∶75，检测波长 265nm）测得清胃散君药黄连分煎混合后盐酸小檗碱含量为（2.261 ± 0.252）g/L、黄芩苷含量为（6.738 ± 0.292）g/L，高于清胃散合煎后盐酸小檗碱含量（0.732 ± 0.208）g/L、黄芩苷含量（4.325 ± 0.356）g/L，且清胃散君药黄连分煎与合煎对盐酸小檗碱和黄芩苷含量的差别均有显著性影响（$P < 0.01$）[4]。用高效液相色谱法测定，采用 Hypersil C18 色谱柱，流速：1.0ml/min，阿魏酸的流动相：乙腈 –0.04% 磷酸水溶液（17∶83），检测波长：316nm，柱温：35℃；盐酸巴马汀和盐酸小檗碱的流动相：乙腈 –0.08% 磷酸二氢钾水溶液（含 0.08% 三乙胺，7% 四氢呋喃，以磷酸调 pH 3）（30∶70），检测波长：346nm，柱温：25℃。测定

清胃散合煎液和分煎液中阿魏酸、盐酸巴马汀和盐酸小檗碱的含量，结果为清胃散分煎液中阿魏酸 0.023%、盐酸巴马汀 0.027%、盐酸小檗碱 0.390%、合煎液中阿魏酸 0.034%、盐酸巴马汀 0.010%、盐酸小檗碱 0.127%，分煎液中阿魏酸、盐酸巴马汀和盐酸小檗碱的含量分别为合煎液中相应成分含量的 0.68、2.73、3.10 倍，说明清胃散合煎有利于阿魏酸有效成分的溶出，分煎有利于盐酸巴马汀和盐酸小檗碱两个生物碱成分的溶出[5]。

3. 拆方分析

对清胃散的拆方研究表明以盐酸巴马汀、盐酸药根碱为指标，对黄连与复方中其他四味生药进行排列组方的拆方分析，黄连中盐酸巴马汀和盐酸药根碱的溶出与其他生药存在相互影响，整个复方合煎转移率最低，$P < 0.05$；而以芍药苷作为指标，对丹皮与复方中其他四味生药进行排列组方的拆方分析，各味生药对芍药苷的溶出影响较小[6]。

4. 临床应用

（1）牙髓炎、牙龈炎、牙周炎 126 例急性牙髓炎患者，对照组给予丁香油水门汀 20ml/ 瓶牙髓安抚治疗，局部用药，连续治疗 14 天。观察组于对照组基础上给予清胃散口服液（由生地黄、黄连、升麻、当归、牡丹皮组成，水煎浓缩，口服，125ml/ 次，每日 2 次，连续服用 14 天），总有效率 98.4%，显著高于对照组 88.9%（$P < 0.05$）[7]。

用清胃散内服联合含漱金银花浸泡液治疗菌斑性牙龈炎患者 150 例，治疗组先进行基础治疗包括洁治、刮治、冲洗、抛光、体积分数 1%~3% 过氧化氢液冲洗龈沟，碘制剂沟内上药。在此基础上内服清胃散，外用含漱金银花浸泡液（金银花 60g，150ml 水煎药至 100ml 而成）治疗，2 周后治疗组治愈率为 96.67%，半年随访其复发率为 4.67%[8]。

用清胃散联合头孢拉定治疗 51 例牙周炎患者，对照组 A 单用头孢拉定治疗，对照组 B 单用清胃散治疗，观察组给予清胃散联合头孢拉定治疗，组方增加白芷、金银花、石膏、细辛，煎服，取汁 300ml，每日 1 剂，分早晚两次温服。结果显示治疗组总有效率 96.07%，比对照组 A 的有效率 80.44% 和对照组 B 的有效率 75.22% 高（$P < 0.05$）[9]。

（2）口臭、胃火牙痛 用清胃散治疗胃火牙痛患者 49 例，对照组 24 名患者服用甲硝唑片，每日 2 次，每次 0.2g。治疗组在对照组治疗基础上，配合服用清胃散，组方增加石膏 30g，水煎，取汁 400ml 为一剂，每日 1 剂，早晚分服。口服一疗程，每疗程 7 天。结果显示清胃散组总有效率为 100.0%，显著高于对照组 76.0%（$P < 0.05$）[10]。

用清胃散治疗 40 例胃腑积热型口臭患者，增加石膏 20g。水煎服，每日 1 剂，分早晚 2 次口服。治疗 7 天为 1 个疗程，连服 2 个疗程。结果显示治疗后试验组总有效率为 97.5%，高于对照组为 87.5%（$P<0.01$）[11]。

（3）复发性口腔溃疡　用康复新液联合清胃散加减治疗 124 例复发性口腔溃疡患者，方剂组成：生地黄、当归各 0.9g，牡丹皮 1.5g，黄连 1.8g，升麻 3g，结果有效率为 95.16%，明显高于对照组的有效率 79.03%（$P<0.05$）[12]。

（4）过敏性紫癜　用加味清胃散治疗某过敏性紫癜患者，处方：黄连、生地各 12g，枳实、当归、升麻各 10g，石膏 20g，牡丹皮 15g，大黄 6g，芒硝（烊化）3g。3 剂，每日 1 剂，水煎，早晚分 2 次服。每次复诊均有好转，调整剂量，三诊后患者斑疹退消，五年未复发[13]。

（5）脾胃湿热型胆汁反流性胃炎　采用加味清胃散治疗脾胃湿热型胆汁反流性胃炎患者 57 例。增加甘草 6g，法半夏 9g，厚朴 9g，白芍 12g。兼食滞者加焦神曲、焦山楂、焦麦芽各 15g；腹胀明显者加大腹皮 10g；口苦口臭明显者加竹茹 12g；湿热较重者加用薏苡仁 15g。每天 1 剂，水煎取汁 400ml，分早晚 2 次服。治疗组总有效率为 89.5%[14]。

用加味清胃散治疗胆汁反流性胃炎脾胃湿热型患者 55 例。组方增加白芍 12g，法半夏 9g，厚朴 9g，甘草 6g。食滞加焦麦芽、焦山楂、焦神曲各 15g；腹胀加大腹皮 9g；口苦口臭加竹茹 12g；湿热重加薏苡仁 15g。日 1 剂，水煎后分早晚 2 次分服。治疗 30 天。结果观察组总有效率 92.73%，大于对照组总有效率 87.5%（$P<0.05$）[15]。

（6）酒渣鼻　采用加味清胃散治疗 30 例酒渣鼻患者，增加生石膏 30g，知母 10g，牛膝 15g，炙甘草 3g。每日 1 剂，分 2 次煎服。另每晚将鼻部清洗干净，用剩余煎液浸透纱布作鼻部湿敷 30min。连续治疗 1 个月。结果显示总有效率为 90%[16]。

（7）腮腺炎　采用清胃散加味治疗腮腺炎患者 12 例。增加石膏（先煎）30g，麻黄 9g，板蓝根 10g，先煎石膏 30min，再入他药，煎药用水超过药面 2cm 高，煎煮 2 次后，将药液混合均匀，分早晚服。服药 2~5 剂。结果痊愈 8 例，有效 3 例，无效 1 例，总有效率为 91.7%[17]。

（8）小儿功能性便秘　利用加味清胃散治疗小儿功能性便秘 35 例。增加白术、黄芪、火麻仁、杏仁、麦冬、玄参、枳壳、白芍、甘草。每袋 10g，每周岁每次 1g，每日 3 次。1 周为 1 个疗程，根据病情治疗 1~3 个疗程后观察疗效。结果显示观察组总有效率为 94%，对照组总有效率为 71%（$P<0.05$）[18]。

（9）面部皮质类固醇激素依赖性皮炎　用清胃散加减治疗面部皮质类固醇激素依赖性皮炎患者 163 例，用清胃散加减，增加石膏 50g，蝉衣 8g。瘙痒剧烈加白鲜皮 15g，苦参 15g；大便秘结加大黄 10g（后下）；色素沉着加红花 10g。水煎服，日 2 次。第 3 次水煎去渣过滤后，冷敷面部，每日 3 次，每次 30min，干燥脱屑时外用单纯霜。疗程为 4 周。总有效率为 97.60%[19]。

用清胃散加减治激素性皮炎患者 8 例，组方增加桃仁、黄芩、知母、石膏、土茯苓、金银花、蒲公英、紫花地丁。气虚加黄芪；心烦不寐加五味子、炒枣仁；痒甚加防风、荆芥；纳减加焦三仙、内金。每日 1 剂，水煎 2 次，共 300ml，分早晚 2 次温服。结果痊愈（毛细血管扩张消失，痒及皮肤粗糙全恢复正常者）5 例，有效（经治疗后毛细血管扩张、皮肤粗糙减轻一半者）2 例，无效（治疗前后无明显变化者）1 例[20]。

（10）疱疹性咽炎　用加味清胃散治疗疱疹性咽炎患者 192 例，增加生石膏、板蓝根、柴胡、白茅根、蝉衣。有表证者加薄荷；大便秘结者加生熟大黄。用法：水浓煎，少量频饮，日一剂。治疗结果：全部治愈（三天后疱疹全部消失、体温复常）[21]。

（11）儿童磨牙症胃热炽盛型　用清胃散加减治疗儿童磨牙症胃热炽盛型患者 43 例，组方：升麻 10g，黄连 5g，生地 5g，丹皮 5g，当归 10g，每日 1 剂，水煎 2 次，取药汁 50ml 加适量白砂糖分 2 次口服，连续用 2 周。结果显示 43 例患者中有效 29 例、好转 10 例、无效 4 例，总有效率为 90.7%[22]。

（12）功能性消化不良脾胃湿热证　用清胃散加味方治疗 60 例功能性消化不良脾胃湿热证患者，组方去当归，增加茯苓、淡竹叶、半夏、生薏苡仁、厚朴花、玫瑰花。胃脘疼痛加延胡索 15g，白芍 9g，炙甘草 6g；泛酸、烧心加海螵蛸 9g，吴茱萸 5g；腹胀明显加枳实 10g。日 1 剂，水煎 2 次，取汁 300ml，分早、晚 2 次餐后服。治疗四周后结果显示治疗组总有效率 90.0%，大于对照组总有效率 76.7%（$P<0.05$）[23]。

（13）胃十二指肠溃疡　采用清胃散加味方联合三联疗法治疗胃十二指肠溃疡的患者 37 例，增加薏苡仁、党参、白术、芦根、制香附、茯苓、甘草；用水煎服，取汁 100ml，分三次服用，一日 1 剂，连续治疗 4 周。结果研究组临床总有效率为 94.59%，大于对照组临床总有效率 78.38%（$P<0.05$）[24]。

（14）结节囊肿型痤疮　用清胃散加味治疗结节囊肿型痤疮患者 49 例，增加石膏（先煎）50g，夏枯草 30g，丹参 30g，白花蛇舌草 30g，白芷 15g，甘草 15g，每日 1 剂，水煎 3 次混匀约 300ml，早、晚饭后温服各 150ml。囊肿脓血多者加皂角刺 10g，甲珠 10g；排脓结节严重加玄参 20g，浙贝母 15g；疤痕明显者用丹参 30g；大便秘结加大黄 10g（后下），枳实 15g；月经先期加益母草 30g，香附 15g。治疗 6 周，结果痊愈 28 例，显效 14 例，好转 5 例，无效 2 例[25]。

（15）其他 急性冠周炎常见于阻生智齿，研究发现西帕依固龈液联合清胃散治疗急性冠周炎效果优于常规西医治疗，可显著缓解疼痛[26]。临床上使用清胃散辨证加减口服治疗寻常痤疮，取得一定的疗效[27]。清胃散在临床上还可用于治疗重舌以及日常口腔护理等[28-29]。

5. 安全性

用 60 只 NIH 小鼠，体重 18~20g，雌雄各半，分三组，分别是清胃散合煎、单煎、药单组，按 30ml/kg 体重给每组小鼠灌胃给药，每日 2 次，连续 7 天，观察小鼠生存状态、外观变化、摄食和饮水变化。连续观察 7 天未见有小鼠死亡，三者给药剂量均超过人用量 100 倍以上，无明显毒副作用[2]。

参考文献

[1] 孙克，张晓丹，杨铭，等. 清胃散清胃热作用的实验研究[J]. 中成药，2008，30（06）：812-815.

[2] 崔景朝，陈玉兴，周瑞玲. 清胃散单煎与合煎药理作用比较[J]. 中国医药学报，1998，13（02）：26-29.

[3] 邵进明，雷战霞，王道平，等. 清胃散不同汤剂和颗粒剂中丹皮酚的含量变化分析[J]. 中国中医药现代远程教育，2014，12（05）：156-158.

[4] 徐嘉，杨铭，严蓓华，等. 清胃散君药黄连分煎合煎对盐酸小檗碱和黄芩苷含量的影响[J]. 中国临床药学杂志，2012，21（02）：112-114.

[5] 邵进明，徐必学，曹佩雪，等. 高效液相色谱法测定清胃散不同煎液中阿魏酸等成分的含量[J]. 中国医院药学杂志，2008，28（11）：868-870.

[6] 邵进明，曹佩雪，徐必学，等. HPLC 测定清胃散拆方中的盐酸巴马汀等成分[J]. 华西药学杂志，2008，23（01）：98-100.

[7] 马晶，李晓光. 清胃散口服液配合丁香油水门汀治疗急性牙髓炎疗效及对炎症反应的影响[J]. 现代中西医结合杂志，2018，27（09）：956-959.

[8] 王芬，牛兵. 清胃散联合金银花浸泡液治疗菌斑性牙龈炎临床研究[J]. 中医学报，2016，31（08）：1216-1218.

[9] 万英明，王景云，毕铭，等. 清胃散联合头孢拉定治疗牙周病患者效果观察及对菌斑指数、牙周袋探针深度、龈沟出血指数的影响[J]. 中国现代医学杂志，2016，26（10）：71-74.

[10] 江勇. 清胃散治疗胃火牙痛 49 例临床疗效观察[J]. 环球中医药，2013，6（S2）：98-99.

[11] 罗翠芬，彭国光，冯远华. 清胃散治疗胃腑积热型口臭的临床观察[J]. 世界中西医结合杂志，2016，11（12）：1703-1705，1709.

[12] 许云. 复发性口腔溃疡患者含漱康复新液联合中药清胃散辨证加减治疗的临床分析[J]. 江西医药，2016，51（04）：358-360.

[13] 赵海银. 清胃散治疗过敏性紫癜[J]. 新中医，1992，24（06）：25.

[14] 安晓霞，王振刚. 加味清胃散治疗脾胃湿热型胆汁反流性胃炎 57 例临床观察[J]. 湖南中医杂志，2017，33（09）：64-66.

[15] 贾俊霞. 加味清胃散治疗胆汁反流性胃炎脾胃湿热型临床观察[J]. 实用中医药杂志，2018，34（09）：1028-1029.

[16] 蔡善安，黄玲妹. 加味清胃散治疗酒渣鼻 30 例疗效观察[J]. 中国中西医结合耳鼻咽喉科杂志，1999，7（01）：49.

[17] 卢志雁，王国华，黄玉云. 清胃散加味治疗腮腺炎的体会[J]. 山西医药杂志，2003，32（01）：74.

[18] 王丛礼，王芬，姜玉英，等. 清胃散治疗小儿功能性便秘 35 例疗效观察[J]. 中国中西医结合儿科学，2009，1（04）：358-359.

[19] 周治平，欧阳树，孙跃民. 清胃散加减治疗面部皮质类固醇激素依赖性皮炎疗效观察[J]. 中医临床研究，2011，3（11）：44-45.

[20] 金明洙. 清胃散加减治激素性皮炎[J]. 四川中医，2001，19（01）：55.

[21] 周炜. 加味清胃散治疗疱疹性咽炎[J]. 四川中医，1989，7（10）：15.

[22] 李树枫，张伟. 清胃散加减治疗儿童磨牙症胃热炽盛型临床疗效观察[J]. 全科口腔医学电子杂志，2018，5（21）：16-17.

[23] 杨蓓，鲁承业. 清胃散加味方治疗功能性消化不良脾胃湿热证临床观察[J]. 河北中医，2017，39（07）：1041-1043.

[24] 赵春凤. 清胃散加味方联合三联疗法治疗胃十二指肠溃疡临床研究[J]. 大家健康（学术版），2015，9（07）：148-149.

[25] 尹继钊. 清胃散加味治疗结节囊肿型痤疮 49 例[J]. 内蒙古中医药，2012，31（09）：21.

[26] 王乾锋，毛雪华. 西帕依固龈液联合清胃散治疗急性冠周炎临床观察[J]. 中国中医急症，2013，22（05）：805-806.

[27] 白爱凤，龚丽萍，严张仁. 清胃散加减治疗寻常型痤疮50例[J]. 江西中医药，2013，44（02）：36-37.

[28] 孙波. 加味清胃散治愈重舌1例[J]. 实用中医药杂志，2017，33（03）：300.

[29] 文春盈，田梅，李光，等. 清胃散口腔护理液临床应用观察[J]. 实用中医药杂志，2014，30（05）：395-396.

当归六黄汤

【出处】《兰室秘藏》（金·李东垣）"治盗汗之圣药也。"

【处方】当归、生地黄、熟地黄、黄柏、黄芩、黄连各等分，黄芪加一倍。

【制法及用法】上为粗末，每服五钱，水二盏，煎至一盏，食前服。小儿减半服之。

【剂型】汤剂。

【同名方剂】当归六黄汤《伤寒全生集》卷二；当归六黄汤《医方考》；当归六黄汤《删补名医方论》；当归六黄汤《汤头歌诀》；当归六黄汤《冯氏锦囊秘录》；当归六黄汤《医学心悟》；当归六黄汤《医宗金鉴》；当归六黄汤《目经大成》；当归六黄汤《寒温条辨》；当归六黄汤《时方歌括》；当归六黄汤《医方论》；当归六黄汤《麻症集成》。

【历史沿革】

1. 明·陶节庵《伤寒全生集》，当归六黄汤

［组成］当归、黄连、黄芩、黄柏、黄芪、生地黄、熟地黄、知母。

［主治］杂症盗汗，寸脉虚浮，尺脉数大无力，乃阴虚火动。

［用法用量］原书治上症，加白术、肉桂少许。

2. 明·吴昆《医方考》，当归六黄汤

［组成］当归、生地黄、熟地黄、黄芩、黄连、黄柏各等分、黄芪倍用。

［主治］阴虚有火，令人盗汗者。

3. 清·吴谦《删补名医方论》，当归六黄汤

［组成］当归、生地、熟地、黄芪、黄芩、黄连、黄柏，水煎服。

［主治］阴虚有火，令人盗汗。

4. 清·汪昂《汤头歌诀》，当归六黄汤

［组成］当归、黄柏、黄连、黄芩、生地黄、熟地黄等分，黄芪加倍。

［主治］治汗出。

［禁忌］胃弱气虚。

5. 清·冯楚瞻《冯氏锦囊秘录》，当归六黄汤

［组成］黄芪、当归、生地黄、熟地黄、黄芩、黄连、黄柏，水煎服。

［主治］治盗汗发热，火实阴虚之圣药。

6. 清·程国彭《医学心悟》，当归六黄汤

［组成］当归、黄芪、黄芩、黄柏、黄连、甘草。

［用法用量］各等分，水煎服。

7. 清·吴谦《医宗金鉴》，当归六黄汤

［组成］当归、生地、熟地、黄芪、黄芩、黄连、黄柏。

［主治］治阴虚有火，令人盗汗者。

［用法用量］水煎服。

8. 清·黄庭镜《目经大成》，当归六黄汤

［组成］当归、生地黄、熟地黄（各二钱），黄芪（四钱），黄连（五分），黄芩、黄柏（各一钱）。

［主治］阴虚有火，鬼门不闭，盗汗。

9. 清·杨栗山《寒温条辨》卷五，当归六黄汤

［组成］当归二钱，熟地二钱，生地一钱，黄连一钱，黄芩一钱，黄柏一钱，黄芪（生）三钱，防风一钱，麻黄根一钱，浮麦一钱。

［主治］阴虚盗汗。

［用法用量］水煎，温服。

10. 清·陈念祖《时方歌括》，当归六黄汤

［组成］生地黄、熟地黄、黄柏、黄芩、黄连、当归各等分。

［功能主治］火炎汗出六黄汤（醒而汗出曰自汗，寐而汗出曰盗汗）。倍用黄，偏走表。苦坚妙用敛浮阳。

［用法用量］水煎服。

11. 清·费伯雄《医方论》，当归六黄汤

［组成］当归、生地、熟地、黄芩、黄柏、黄连等分，黄芪加倍。

[主治] 气血平补，兼泻火。

12. 清·朱载扬《麻症集成》，当归六黄汤

[组成] 黄连、黄芩、黄柏、黄芪、地黄（生熟各半）、当归、栀子、浮小麦。

[主治] 火盛逼迫，致汗妄流。

13. 清·朱载扬《麻症集成》，当归六黄汤

[组成] 当归、黄柏、黄芩、麦冬、黄连、生地、熟地。

[主治] 火迫夺汗，血虚者。

[用法用量] 加浮小麦或旧草席化灰，同煎服。

【现代研究】

1. 药理作用

（1）降血糖、抗炎　将 50 只雄性 NOD 小鼠按随机分为模型组、阳性药组（二甲双胍）、研究药物 L 组、M 组及 H 组，培养 4 周后每组随机抽取 3 只小鼠进行 OGTT 与血清胰岛素检测，免疫组化观察小鼠胰岛 Bax、Bcl-2 的表达，余下小鼠观察至 26 周分析糖尿病的发病率，结果表明 4 周后阳性药组、M 组、H 组整体血糖水平降低且 H 组糖耐量能力最高；各组血清胰岛素水平、糖尿病发病率不完全相同，阳性药组、M 组、H 组均与模型组存在显著差异；各组胰岛炎评分存在明显差异，阳性药组、M 组、H 组中 Bax、Bax/Bcl-2 水平明显减少，且剂量越大效应越明显，而 Bcl-2 表达水平则相反，说明当归六黄汤对非肥胖型糖尿病有一定预防效果，其机制可能与减轻胰岛炎症、降低胰岛细胞 Bax 的表达、增加 Bcl-2 的表达有关[1]。

（2）抗呼吸道感染（瘀热内结型）　将 ICR 小鼠随机分为正常组、模型组、当归六黄汤组和匹多莫德组，腹腔注射 LPS 2mg/kg 建立瘀热内结证小鼠模型，连续给药 4 周后，与正常组相比，模型组小鼠表现出明显汗出、烦躁、大便干燥、舌质红紫、爪甲红紫、尾部出现明显瘀斑，其体温明显升高（$P < 0.05$），小鼠耳廓、尾部微循环 PU 值及体重明显降低（$P < 0.05$），显示了瘀热内结证的特征；与模型组比较，中药组无明显的汗出、烦躁表现，大便正常，尾部无瘀斑，体温下降（$P < 0.05$），体重升高（$P < 0.05$），中药组尾部循环 PU 值呈现升高趋势（$P < 0.05$）；与正常组比较，模型组小鼠血清中 IL-4、IL-10 水平降低，IL-12、IFN-γ 水平增高，差异有统计学意义（$P < 0.05$）；与模型组比较，中药组能显著降低 IL-4、INF-γ 水平，提高 IL-12、IL-10 水平，差异有统计学意义（$P < 0.05$），说明当归六黄汤对瘀热内结模型小鼠的表征有一定干预作用，对其 Th1/Th2 细胞因子具有调节作用，可能通过

上调 Th1 类细胞因子 IL-12 同时上调 Th2 类因子 IL-10，从而控制反复呼吸道感染的发生[2-3]。

2. 制剂研究

考察当归六黄汤分煎和合煎对其质量的影响，以阿魏酸、盐酸小檗碱和黄芩苷为指标成分，采用高效液相色谱法测量当归六黄汤分煎样品和合煎样品中 3 个指标成分的含量并进行比较，结果显示 3 个指标性成分在分煎样品中平均含量均大于合煎样品中平均含量[4]。

3. 成分分析

选择各单位药材含量高且药理活性较高的化合物作为指标性成分，用高效液相色谱法同时测定当归六黄汤中毛蕊异黄酮苷、毛蕊花糖苷、阿魏酸、黄连碱、黄芩苷、小檗碱、汉黄芩素苷、黄芩素、汉黄芩素 9 种成分的含量，对该方法进行考察，结果证明该方法准确可靠、重复性好、可靠性强[5]。对 10 批当归六黄汤汤剂样品进行分析，建立当归六黄汤的 HPLC 指纹图谱分析方法和高效液相－质谱（LC-MS）分析方法，质谱采用电喷雾离子源，正负离子模式下全扫描检测，并通过 $[M-H]^-$，$[M+H]^+$ 等离子信息推断化合物，结果建立了当归六黄汤汤剂的 HPLC 分析方法及指纹图谱，指认汤剂中绿原酸、黄柏碱、木兰花碱、格陵兰黄连碱、药根碱、非洲防己碱、表小檗碱、黄芩苷、巴马汀、小檗碱、去甲汉黄芩素、7-O-葡萄糖醛酸苷、千层纸素 A 苷、汉黄芩苷、黄芩素、senkyunolide、汉黄芩素、白杨素、calycosin 19 个主要的特征色谱峰[6]。有研究发现当归六黄汤中药配方颗粒盐酸小檗碱的含量为 360.83mg/处方，明显高于与传统汤剂中盐酸小檗碱的含量 255.15mg/处方[7]。采用苯酚－硫酸法测得当归六黄汤全方多糖含量为 17.4%（RSD 为 1.44%）平均回收率 100.4%（RSD 为 0.97%），按《中华人民共和国药典》2000 年版一部附录 47 测定当归六黄汤及组方药材水溶性浸出物含量为熟地黄＞生地黄＞当归＞复方＞黄芩＞黄芪＞黄连＞黄柏[8]。

4. 临床应用

（1）围绝经期综合征　用当归六黄汤加减治疗围绝经期综合征患者 56 例，潮热汗多者加浮小麦 30g，麻黄根 10g；夜寐不安者加酸枣仁 20g，合欢皮 10g，首乌藤 30g；四肢关节疼痛者加杜仲 10g，牛膝 10g，桑寄生 10g。上药煎煮 30min，取汁 150ml，每日 1 剂，分 2 次煎煮，温服，治疗 4 周。结果显示治疗组的总有效率为 85.71%，明显高于对照组的总有效率为 75.00%[9]。用加味当归六黄汤治疗围绝经期综合征患者 45 例，增加女贞子 15g，墨旱莲

15g，五味子 12g，炒枣仁 15g。上述药物水煎 300ml 分早晚 2 次服用，每天 1 剂。2 组连续治疗 8 周为 1 个疗程。结果显示治疗组愈显率明显高于对照组（$P < 0.05$）[10]。

（2）阴虚火旺型甲亢　用当归六黄汤加减方联合丙硫氧嘧啶治疗阴虚火旺型甲亢患者 50 例，增加白芍、玄参、鸡血藤、鳖甲。疼痛严重者加乳香、没药；颈部肿胀明显加白芥子；失眠加酸枣仁；手颤加珍珠母、木瓜；心烦易怒加龙胆草、夏枯草；突眼加夏枯草。每服中药用 500ml 冷水泡 30min，煎 30min 后取出 100ml，再加水 200ml 煎 25min 后，取出 100ml 与之前的混合服用，每次 100ml。每天 1 剂，4 周为 1 个疗程，治疗两个疗程后观察疗效。结果治疗 8 周后，观察组的治疗总有效率为 92.00%，显著高于对照组的 74.00%（$P < 0.05$）[11]。

用当归六黄汤联合甲巯咪唑治疗阴虚火旺型甲亢患者 30 例。甲状腺肿大者，加浙贝母、三棱、莪术；突眼者，加白蒺藜、夏枯草；手颤者，加白芍、钩藤、鸡血藤；心悸者，加柏子仁、生龙骨、生牡蛎。水煎口服，每日 1 剂，分早晚服用。治疗 4 周为 1 个疗程，不间断治疗 3 个疗程，结果显示治疗组总有效率 93.3%，大于对照组总有效率 80.0%[12]。

用当归六黄汤加减联合予赛治（甲巯咪唑片）治疗阴虚火旺型甲状腺功能亢进患者 25 例。处方增加玄参 15g。心慌明显者加柏子仁 6g；颈前肿大明显者加夏枯草 9g，浙贝母 6g；烦躁易怒明显者加栀子 6g；手指震颤明显者加全蝎 6g；多梦少寐明显者加炒枣仁 15g；乏力倦怠明显者加太子参 9g，余皆随证加减。水煎口服，每日 1 剂，共取汁约 400ml，分早晚 2 次，饭后 30min 服用。以 2 周为 1 个疗程，疗程间休息 2 天，治疗 2 个疗程后进行疗效判定。结果显示治疗组总有效率 92.0%，高于对照组 72.0%（$P < 0.05$）[13]。

采用当归六黄汤和甲巯咪唑治疗甲状腺功能亢进患者 64 例。甲状腺肿大加浙贝母 12g，三棱 10g，莪术 10g；失眠加酸枣仁 10g，茯神 10g；手颤加钩藤 10g，珍珠母 30g，木瓜 10g；疼痛严重加没药 15g，乳香 15g；突眼加夏枯草 12g，白蒺藜 10g；心悸加牡蛎 20g，柏子仁 20g，龙齿 20g；多食易饥加知母 10g，生石膏 30g；烦躁易怒加夏枯草 12g，龙胆草 10g。加水 1L，煎煮 30min，至药液 200ml，第 2 煎加水 500ml，煎煮 20min，至 100ml。将药液混合，两次水煎 300ml 药液，150ml/次，每日 2 次。4 周为 1 个疗程，治疗 2 个疗程并观察疗效。结果显示治疗组总有效率 95.31%，大于对照组总有效率 82.81%（$P < 0.05$）[14]。

（3）糖尿病并发症　采用当归六黄汤联合常规疗法如降糖药物治疗糖尿病皮肤瘙痒症患者 24 例，增加白鲜皮、白蒺藜、蝉蜕、白芍、丹参，津亏便秘者加瓜蒌；大便溏泄者在药方中加入薏苡仁、白术以及苍术；失眠者在药方中加入珍珠丹和生龙牡。每日 1 剂，早晚各服用 1 次，连续服用一周，结果显示治疗后治疗组患者的身体质量指数、空腹血糖、糖化血红蛋白比对照组更低[15]。

用当归六黄汤治疗糖尿病多汗症患者 35 例。汗多者，加（煅）牡蛎 30g，霜桑叶 30g；易怒阳亢者，加川牛膝 15g，白芍 15g；四肢乏力者，加党参 12g，白术 15g。水煎服，每日 1 剂，分 2 次温服。以 7 天为 1 个疗程，连续用药 2 个疗程后观察疗效。结果显示观察组有效率为 88.57%，明显高于对照组的 51.43%[16]。

用当归六黄汤加减结合常规胰岛素降糖治疗糖尿病周围神经病变证属气阴两虚兼血瘀患者 35 例。增加川芎、僵蚕、鸡血藤，每日 1 剂，分早晚 2 次服用。两组均持续治疗 1 个疗程（3 个月），比较糖尿病周围神经病变中医证候疗效，结果治疗组总有效率 68.6%，大于对照组 48.6%[17]。

此外，当归六黄汤加味治疗糖尿病合并不宁腿综合征[18]也有显著疗效。

（4）放射性肺炎　应用肾上腺皮质激素，辅以抗感染、止咳平喘化痰、吸氧及对症处理，在此基础上采用当归六黄汤治疗放射性肺炎患者 46 例，处方去黄柏、黄连，增加白术、党参、百合、莪术、茯苓。痰热盛者 8 例，加全瓜蒌 15g，川贝母 4g；便秘者 5 例，加生大黄 4g；火毒盛者 10 例，加黄连 4g，黄柏 10g；血瘀盛者 9 例，加丹参 15g，郁金 10g。7 天为 1 周期，4 周期为 1 疗程。结果显示治疗组近期疗效、胸片疗效、生存质量改善明显优于对照组（$P < 0.05$）[19]。

（5）小儿反复呼吸道感染瘀热内结证　用当归六黄汤治疗小儿反复呼吸道感染瘀热内结证患者 30 例，增加白术、辛夷、苍耳。口服配方颗粒药物，剂量可根据年龄大小适当调整，每日早晚各 1 包口服，疗程 1 个月。结果显示治疗组总有效率 93.33%、中医证候总有疗效 90.00%，明显高于对照组总有效率 86.67%、中医证候总有疗效 66.67%（$P < 0.05$）[20]。

（6）功能性低热　用当归六黄汤加减治疗功能性低热病患者 60 例，增加地骨皮、五味子、白芍，伴失眠多梦者加制远志 15g，枣仁 15g，首乌藤 30g；伴纳差乏力气虚者加白术 15g，山药 15g；伴情志不舒者加柴胡 15g，合欢皮 30g。上药加水 700ml，武火烧开，改文火煎煮 15min，左右，取汁 300ml，二煎加水 500ml，武火烧开，文火煎煮 15min 左右，取汁 300ml，两煎混合，分次温服，每日 1 剂，7 天为 1 个疗程，总疗程 14 天，6 个月后随访。结果显示治疗组有效率为 95.0%，大于对照组有效率 73.3%[21]。

（7）病毒性心肌炎快速型心律失常 用加味当归六黄汤治疗病毒性心肌炎快速型心律失常患者 36 例，增加丹参 20g，茯苓 30g，蜜炙甘草 15g。腹胀者加焦山楂 15g，炒麦芽 15g；汗多者加五味子 9g；畏寒怕冷甚者加炮附子 6g；纳差加菖蒲 15g，砂仁 6g。若胸闷胸痛加三七 15g，郁金 10g。每日 1 剂，水煎服。治疗 10 日为 1 个疗程，共治疗 3 个疗程。结果本组 36 例，治愈 24 例，显效 6 例，有效 4 例，无效 2 例，总有效率 94.44%[22]。

（8）慢性心力衰竭自汗症 在常规西药治疗基础上用当归六黄汤加减治疗慢性心力衰竭自汗症患者 40 例。汗出甚者可加浮小麦、山茱萸增强止汗作用；阴虚而实火较轻者可去黄连、黄芩，加知母；阴虚阳亢，潮热颧赤突出者加白芍、龟甲滋阴潜阳。水煎服，日 1 剂，分 3 次服用，20 天为 1 个疗程，治疗 3 个疗程。结果显示治疗组总有效率 90.0%，大于对照组总有效率 60.0%[23]。

（9）女性更年期汗证 用当归六黄汤加减治疗女性更年期汗证患者 40 例，伴烦躁多怒者，加龙胆草以清泻火热；心胸懊恼、烦闷较甚者，加栀子、淡豆豉以清热除烦；善悲欲哭者，加百合、郁金以清心安神；失眠较甚者，加酸枣仁、知母、茯神以养血安神；出汗量较多者，加浮小麦、麻黄根、煅牡蛎敛阴止汗；潮热甚者，加牡丹皮、地骨皮以清虚热；便秘口干者，加石膏、知母、麦冬以滋阴清热；少数患者同时伴有肾阳虚症状如形寒肢冷、腰酸腰凉、大便稀薄等可加仙茅、淫羊藿以温肾壮阳。每剂用适量清水浸泡 30min，武火煎至沸腾后改文火煎 20min，共煎两沸，两次共取汁约 300ml，分 2 次早晚饭后温服，每天 1 剂，服药 1 个月。结果显示总有效率为 92.5%[24]。

（10）再植术后出汗 用当归六黄汤加减治疗再植术后出汗患者 30 例。阴虚而实火较轻者，去黄连、黄芩，加知母；汗出甚者，加五味子、浮小麦、山茱萸增强止汗之功；若阴虚阳亢，潮热颧赤明显者，加地骨皮、白芍、龟甲滋阴潜阳。总有效率 90%[25]。

（11）植物神经功能紊乱所致盗汗 用当归六黄汤加味治疗植物神经功能紊乱所致盗汗患者 32 例，增加浮小麦、白芍、麻黄根、五味子、甘草。汗多者适当加重白芍、麻黄根用量，或加五倍子 10g；乏力明显属气虚者，加党参 30g，黄精 15g；潮热甚者，酌加秦艽、银柴胡、胡黄连、白薇各 10g；兼有腰膝酸软者，加山药 30g，山茱萸、枸杞子各 15g。每日 1 剂，水煎分 2 次服，7 天为 1 疗程，两组均治疗 4 周。治疗组总有效率 90.6%[26]。

（12）其他 根据现代研究当归六黄汤或当归六黄汤加减可应用于治疗阴虚内热型系统性红斑狼疮[27]、干燥综合征、皮肌炎、大动脉炎等风湿免疫性疾病[28]，失眠[29]、阴虚盗汗和结核盗汗[30-31]，小儿湿疹、老年皮肤瘙痒、血热风盛型斑秃等皮肤疾病，心悸，慢性口腔溃疡，慢性前列腺炎，人工流产后阴道出血，更年期综合征，非霍奇金淋巴瘤 B 症状阴虚内热型及减轻抗生素使用副作用等[32-34]，临床应用上有较好的疗效。另有报道当归六黄汤有抗胰岛素抵抗、脂肪肝和肝纤维化的作用[35]。

参考文献

［1］庹玲玲，刘畅，全毅红. 当归六黄汤对非肥胖性糖尿病小鼠胰岛炎和 Bax、Bcl-2 表达的影响［J］. 中国中医基础医学杂志，2018，24（08）：1089-1092.

［2］王静，崔霞，王坤，等. 瘀热内结证小鼠模型的建立及当归六黄汤对其干预的研究［J］. 湖北中医药大学学报，2016，18（03）：12-15.

［3］王静，崔霞，王坤，等. 当归六黄汤对瘀热内结模型小鼠 Th1/Th2 细胞因子的影响［J］. 世界中西医结合杂志，2016，11（04）：503-505+539.

［4］郑亚玉，梁光义，钟正灵，等. 当归六黄汤分煎样品与合煎样品中阿魏酸、盐酸小檗碱、黄芩苷含量的比较［J］. 时珍国医国药，2010，21（01）：16-18.

［5］计雅纯. 中药复方当归六黄汤质量控制研究和 XEDJ 药效学研究［D］. 华中科技大学，2016.

［6］黄明军，孙耀志，高松，等. LC-MS 分析当归六黄汤中主要成分［J］. 中国实验方剂学杂志，2016，22（09）：63-67.

［7］张丽艳，钟正灵，梁光义，等. 当归六黄汤中药配方颗粒与传统汤剂中盐酸小檗碱含量的比较［J］. 时珍国医国药，2008，19（11）：2642-2643.

［8］陈新华. 当归六黄汤多糖和水溶性浸出物含量测定［J］. 贵阳中医学院学报，2006，28（02）：62-63.

［9］张越. 当归六黄汤治疗围绝经期综合征的临床观察［J］. 北方药学，2018，15（03）：57.

［10］杨晓萍. 加味当归六黄汤治疗围绝经期综合征的疗效及对子宫内膜厚度和激素水平的影响［J］. 现代中西医结合杂志，2016，25（14）：1546-1548.

［11］李志悦，刘香春，蒲蔚荣，等. 当归六黄汤加减方治疗阴虚火旺型甲亢疗效观察［J］. 陕西中医，2017，38（07）：914-915.

［12］龚艳琳，高明松，周密，等. 当归六黄汤对阴虚火旺型甲状腺功能亢进患者胎球蛋白 A 及胰岛素抵抗的影响［J］. 湖北中医药大学学报，2019，21（02）：67-69.

［13］汪艳茹. 当归六黄汤治疗阴虚火旺型甲状腺功能亢进症临床分析［J］. 中外医疗, 2018, 37（10）: 160-162.

［14］王碧泉, 刘晓东. 当归六黄汤治疗阴虚火旺型甲状腺功能亢进症的疗效及安全性研究［J］. 中国社区医师, 2016, 32（20）: 83-84+86.

［15］邵强. 当归六黄汤治疗糖尿病皮肤瘙痒症的疗效分析［J］. 糖尿病新世界, 2017, 20（08）: 82-83.

［16］黄俊臣. 当归六黄汤治疗糖尿病多汗症临床观察［J］. 中医药临床杂志, 2015, 27（02）: 198-199.

［17］郑丽. 当归六黄汤加减治疗 DPN 气阴两虚兼血瘀证的临床观察［D］. 湖北中医药大学, 2015.

［18］于红俊, 庄克生, 孙文亮, 等. 当归六黄汤加味治疗糖尿病合并不宁腿综合征 33 例疗效观察［J］. 新中医, 2013, 45（04）: 95-97.

［19］张德元. 当归六黄汤治疗放射性肺炎 46 例［J］. 长春中医药大学学报, 2008, 24（06）: 684-685.

［20］王坤. 当归六黄汤治疗小儿反复呼吸道感染瘀热内结证的临床疗效观察［D］. 北京中医药大学, 2014.

［21］赵超, 李华明, 支献峰. 当归六黄汤治疗功能性低热疗效观察［J］. 中医药临床杂志, 2014, 26（03）: 248-249.

［22］贾爱南, 左明晏. 当归六黄汤治疗病毒性心肌炎快速型心律失常 36 例［J］. 中国中医急症, 2013, 22（04）: 635-636.

［23］刘琳. 当归六黄汤加减治疗慢性心力衰竭自汗症 40 例［J］. 社区医学杂志, 2014, 12（07）: 37-38.

［24］郭雪, 刘素荣. 当归六黄汤加减治疗女性更年期汗证 40 例［J］. 广西中医药, 2014, 37（01）: 41-42.

［25］金岩泉. 当归六黄汤加减治疗再植术后出汗 30 例［J］. 浙江中医杂志, 2017, 52（01）: 4.

［26］徐长青. 当归六黄汤加味治疗植物神经功能紊乱所致盗汗［J］. 山西中医, 2015, 31（09）: 42.

［27］刘维, 王晶. 当归六黄汤在系统性红斑狼疮中的应用体会［J］. 中国中医药信息杂志, 2012, 19（11）: 80-81.

［28］刘书珍, 张菊香, 王慎娥, 等. 当归六黄汤治疗风湿免疫性疾病举隅［J］. 中医药学报, 2013, 41（04）: 113-114.

［29］刘红娟, 王慧萍, 徐丽平. 当归六黄汤治疗失眠的临床运用［J］. 世界最新医学信息文摘, 2019, 19（34）: 154+156.

［30］陈国林. 试论当归六黄汤加减用于阴虚盗汗治疗中的临床效果［J］. 世界最新医学信息文摘, 2016, 16（69）: 195.

［31］王磊, 万丽玲. 当归六黄汤治疗结核盗汗［J］. 世界最新医学信息文摘, 2018, 18（98）: 327.

［32］陈惠清. 当归六黄汤临床应用的新进展［A］. 中华中医药学会. 中华中医药学会全科医学分会成立大会暨 2016 年学术年会论文集［C］. 中华中医药学会: 中华中医药学会全科医学分会, 2016: 8.

［33］杨雅琴, 郑丽, 全毅红. 当归六黄汤古方新用的研究进展［J］. 湖北中医药大学学报, 2015, 17（04）: 105-108.

［34］严春玲, 王辉麟, 刘普勇, 等. 当归六黄汤治疗更年期综合征的临床研究［J］. 四川中医, 2014, 32（05）: 95-97.

［35］曹慧. 当归六黄汤抗胰岛素抵抗、脂肪肝和肝纤维化的作用及机制研究［D］. 华中科技大学, 2018.

圣愈汤

【出处】《兰室秘藏》（金·李东垣）"治诸恶疮, 血出多而心烦不安, 不得睡眠, 亡血故也, 以此药主之。"

【处方】生地黄、熟地黄、川芎、人参各三分, 当归身、黄芪各五分。

【制法及用法】上㕮咀, 如麻豆大, 都作一服。水二盏, 煎至一盏, 去滓, 稍热无时服。

【剂型】汤剂。

【同名方剂】圣愈汤《脉因证治》; 圣愈汤《正体类要》; 圣愈汤《外科理例》; 圣愈汤《删补名医方论》; 圣愈汤《医宗金鉴》; 圣愈汤《时方歌括》。

【历史沿革】

1. 元·朱丹溪《脉因证治》, 圣愈汤

［组成］熟地黄 20g, 白芍 15g, 当归 12g, 川芎 9g, 人参 15g, 黄芪 12g。

［功能主治］补益气血、活血止痛, 且补而不滞, 补而不滋, 补血活血而不耗血, 以达到"正气存内, 邪不可干"。

2. 明·薛己《正体类要》，圣愈汤

[组成] 熟地黄（酒洗）、生地黄（酒洗）、人参、川芎（各一钱），当归（酒洗）、黄芩（各五分）。

[主治] 治杖疮、金疮、痈疽，脓血出多，热躁不安，或晡热作渴等症。

[用法用量] 用水煎服。

3. 明·汪机《外科理例》，圣愈汤

[组成] 地黄（酒拌蒸半日）、生地黄（酒拌）、川芎、人参（各五钱），当归（酒拌）、黄芪（盐水浸炒各一钱）。

[主治] 治疮疡脓水出多，或金疮出血，心烦不安，睡卧不宁，或五心烦热。

[用法用量] 水二盅，煎八分。食远服。

4. 清·吴谦《删补名医方论》，圣愈汤

[组成] 四物汤加人参、黄芪（一方去芍药）。

[主治] 治一切失血过多，阴亏气弱，烦热作渴，睡卧不宁等证。

[用法用量] 上水煎服。

5. 清·吴谦《医宗金鉴》，圣愈汤

[组成] 四物汤加人参、黄芪（一方去芍药），水煎服。

[主治] 治一切失血过多，阴亏气弱，烦热作渴，睡卧不宁等证。

6. 清·陈念祖《时方歌括》，圣愈汤

[组成] 四物汤加人参、黄芪。

[主治] 治一切失血，或血虚、烦渴燥热、睡卧不宁、五心烦热作渴等症。

【现代研究】

1. 药理作用

（1）调节免疫　观察圣愈汤对昆明种正常小鼠及环磷酰胺腹腔注射建立的免疫低下小鼠的免疫调节作用及其机制，正常小鼠随机分为对照组、低剂量组和高剂量组 3 组，每组 10 只，雌雄各半，而模型小鼠随机分为对照组、环磷酰胺组、环磷酰胺 + 低剂量组、环磷酰胺 + 高剂量组以及环磷酰胺 + 免煎组 5 组，小鼠均每天给药 1 次，用药第 20 及 30 天，称小鼠体重，摘眼球取血，肝素抗凝，采用免疫荧光及流式细胞术分析外周血 T 细胞亚群的改变，ELISA 法检测血浆中 IL-2 及 IL-4 的含量，并对模型小鼠分析脾指数以及脾脏和胸腺进行免疫组化分析，研究表明圣愈汤能够提高正常小鼠外周血中 T 细胞亚群的阳性百分率，主要升高的是 CD4$^+$T 细胞，血

液中细胞因子 IL-2 的水平升高，IL-4 无明显变化；圣愈汤能纠正环磷酰胺所致的免疫低下小鼠 T 细胞亚群的异常，升高血液中 IL-2 及 IL-4 的含量，从而提高机体的免疫应答能力；圣愈汤能拮抗环磷酰胺对胸腺及脾脏所造成的损伤，升高脾指数，对中枢和外周免疫器官具有保护作用[1]。

（2）对造血功能的影响　采用 ^{60}钴（^{60}Co）γ 射线照射和注射环磷酰胺、氯霉素复合的方法建立骨髓抑制小鼠模型，应用造血祖细胞培养术、免疫组织化学法、流式细胞术、酶联免疫吸附法以及半定量逆转录 - 聚合酶链反应法等技术，从造血干 / 祖细胞增殖、细胞周期、凋亡相关蛋白表达、造血生长因子、造血微环境等多方面系统研究圣愈汤的传统煎剂和配方颗粒对骨髓抑制小鼠造血功能的调控作用及其可能机制，并比较二者间的作用差异。结果显示圣愈汤传统煎剂和配方颗粒均可提高骨髓抑制小鼠外周血 WBC、RBC、Hb、PLT 数量、骨髓有核细胞数；两者均可有效提高骨髓抑制小鼠粒系、红系和巨核系体外造血祖细胞培养集落产率；两者均可改善骨髓抑制小鼠骨髓和脾脏组织形态学结构，增加骨髓造血组织面积和巨核细胞数；两者均可促使骨髓抑制小鼠骨髓细胞 G_0/G_1 期细胞向 S 期转化，S 期细胞向 G_2/M 期转化，促进骨髓细胞增殖；两者均可通过上调 Bcl-2 蛋白表达，减少 Bax 蛋白表达，而减少骨髓抑制小鼠的骨髓有核细胞凋亡；两者均可上调骨髓抑制小鼠肾脏 EPOmRNA、脾脏 TPOmRNA、骨髓细胞 EPO 和 GM-CSFmRNA 的表达，增加血清 EPO、TPO 和 GM-CSF 的含量；两者均可增强骨髓抑制小鼠骨髓基质细胞增殖和其黏附力，并促进骨髓基质中 FN、LN 的表达，以改善造血微环境；两者对骨髓抑制小鼠造血功能的重建和作用机理相似，比较无明显差异，说明圣愈汤传统煎剂和配方颗粒可能是通过调控骨髓细胞的细胞周期、促进骨髓细胞的增殖、抑制骨髓细胞的凋亡、改善骨髓造血微环境、促进造血生长因子的表达进而改善骨髓三系血细胞的造血，改善脾脏组织形态结构而促进脾脏造血，从而促进骨髓抑制小鼠造血功能的恢复[2]。

（3）对中枢系统的影响　将 98 只 SD 大鼠随机分为 A 组 22 只、B 组 22 只、C 组 54 只。B、C 组采用改良的 Feeney 法制备 TBI 模型，A 组仅开骨窗不打击。造模后 6h，C 组使用不同剂量的加味圣愈汤（0.5ml/200g，16 只；1.0ml/200g，22 只；2.0ml/200g，16 只）灌胃治疗，每日 2 次。加味圣愈汤由川芎10g，人参 10g，当归 10g，丹参 20g 等 10 种中药煎制而成。该方水煎 2 次，煎液过滤，混合后加热浓缩至 93ml，4℃保存备用。A、B 组仅给予等体积的

生理盐水灌胃。对伤后大鼠进行神经行为学观察，并采用干湿法测量脑含水量，尼氏染色光镜下观察海马细胞形态，测量脑组织损伤体积，ELISA法测定脑外伤后72h脑组织中的TNF-α、IL-1β、IL-6、IL-10。结果与B组比较，C组神经行为测试评分明显提高，脑含水量降低，海马神经细胞损伤减轻，TNF-α、IL-1β水平升高及IL-10水平下降均受到抑制（$P < 0.05$），而脑组织损伤体积和IL-6的表达未见明显改变（$P > 0.05$）。加味圣愈汤治疗脑外伤对脑组织有保护作用，其机制可能与调节脑组织中炎症相关因子的表达，从而减轻炎症反应有关[3]。

（4）其他 有研究发现圣愈汤可能对中枢M-胆碱能系统有一定影响，对组织过氧化脂质的清除有一定促进作用，还可明显延长小鼠抗疲劳、抗高温与抗寒冷的存活时间，有良好的抗氧化能力以及一定的抗有害刺激能力[4]。

2. 制剂研究

利用星点设计-效应面法优化加味圣愈汤的水提工艺，以经醇提后的药渣为原料，并以溶剂倍数、提取时间为自变量，以多糖含量及干膏收率的总评"OD"值为评价指标，拟合二次项方程，绘制三维效应面图，选取最佳提取工艺。结果最佳提取工艺为：溶剂倍数为10倍，提取2次，每次2h[5]。

3. 成分分析

采用HPLC法建立圣愈汤颗粒剂中芍药苷的含量测定方法，以岛津VP-ODS（4.6mm×250mm，5μm）为色谱柱，流动相：异丙醇-甲醇-水-醋酸（2：25：71：2），检测波长230nm，柱温30℃。结果芍药苷在0.044~0.352μg范围内，浓度与峰面积线性关系良好（$r=0.9992$），样品的平均加样回收率为98.68%，RSD为0.75%[6]。

采用水蒸气蒸馏法提取圣愈汤挥发油，运用气质联用GC-MS方法［HP-5MS弹性石英毛细管柱（30m×0.25mm，0.25μm），进样口温度24℃。程序升温为：起始70℃，保留3min后，以2℃/min速率升温到260℃，保温2min，再以10℃/min速率升温至280℃，进样量0.6μl（正己烷），载气为氢气（流量为0.9ml/min）］分析。结果圣愈汤挥发油提取初段成分中9C，11-亚油酸甲酯与邻苯酸二甲酸质量分数最高，分别为16.280%与10.530%；提取中段，镰叶芹醇与1-（2-羟基-4-甲氧苯基）乙酮为该段最高成分，其分别高达38.191%与24.767%；提取末段，最高的分别为3-亚丁基-1-（3H）异苯丙呋喃酮（39.753%）与7，9-二叔丁基-1-4，5-氧杂螺（4，5）癸烷基-6，9-二烯-2，8-二酮（16.282%）[7]。

4. 拆方研究

采用60Coγ射线照射诱发的放射损伤性血虚小鼠模型，观察比较圣愈汤及其拆方对造血功能损伤的修复作用以及调控EPO对造血功能的影响，结果圣愈汤及各拆方组能明显提高血虚小鼠血中EPO水平，熟地黄、白芍药在通过促进血虚小鼠EPO分泌、调控造血的环节上有与全方相似的作用，当归、川芎能增强熟地、白芍提高血虚小鼠EPO水平，人参、黄芪似有抑制熟地、白芍组合以及熟地、白芍与川芎、当归组合升高血中EPO水平的作用[8]。

5. 临床应用

（1）颈椎病 用圣愈汤联合益气升阳针法治疗气血两虚型椎动脉型颈椎病患者40例，增加白芍，加水煎熬，取汁液200ml，口服，早晚服用1次，日1剂。结果显示，圣愈汤联合益气升阳针法治疗效果更佳[9]。

用圣愈汤加减结合正骨手法治疗脊髓型颈椎病患者30例，去生地、熟地、人参，增加党参、丹参、赤芍、山茱萸、制胆南星、半夏、广地龙、大蜈蚣、鸡血藤、桂枝。水煎服，日1次，10天为1疗程。服药期间配合正骨手法治疗。结果显示圣愈汤加减结合正骨手法总有效率达93%，单纯正骨手法治疗总有效率70%（$P < 0.05$）[10]。

（2）妇科恶性肿瘤化疗后贫血 用圣愈汤治疗妇科恶性肿瘤化疗后贫血患者30例，200ml温水煎服，每日1剂，总有效率76.67%，明显大于对照组6.67%（$P < 0.05$）[11]。

（3）心脑血管系统 探究圣愈汤对50例高血压脑出血患者血清HMGB1、BNP、NSE水平的影响，增加丹参、没药、石菖蒲、郁金，随证加减，将药材放入冷水中浸泡，浸泡时间为30min，浸泡后，使用大火至水煮沸，再进行小火煎煮，煎煮时间为15~20min，煎煮2次，分早晚分服，每日1剂，治疗3个月为1个疗程。结果显示圣愈组治疗有效率92%，明显高于对照组68%（$P < 0.05$）[12]。

研究圣愈汤联合早期康复运动对48例缺血性脑卒中患者恢复期肢体及语言功能影响。圣愈汤用600ml水煎取200ml，分早晚分服，每日1剂，治疗3月为1个疗程。结果显示治疗组有效率91.67%，高于对照组有效率75.00%（$P < 0.05$）[13]。

（4）不孕症 用圣愈汤加减治疗排卵障碍性不孕患者60例。增加赤芍、山茱萸、枸杞。月经第5天即卵泡发育期，加黄精10g，何首乌10g，覆盆子10g；月经中期加仙茅10g，淫羊藿10g，补骨脂15g，菟丝子15g，巴戟天10g；月经中后期加香附6g，柴胡6g，泽兰10g，三棱10g，莪术10g；症见经期腰腹疼痛者加吴茱萸、肉桂、高良姜、延胡索等。水煎服，每日1剂，分2次服用。3个月经周期为1个疗程，一般治疗1~3个疗程。治疗组总有效率为90.0%。对照组总有效率81.7%（P<0.05）[14]。

用柴芍圣愈汤治疗不孕症患者354例，增加柴胡、枳壳、白芍、丹参、党参、黄芩、郁金、甘草。经期提前者去丹参加田七；肥胖者加苍术15g、莱菔子15g；腰痛加川断、狗脊，或鹿角霜；伴有盆腔炎，或输卵管阻塞者加蒲公英或鳖甲，或丹参易甲珠；带下色黄有异味者加败酱草。于月经第5天，每日1剂，连服25天为一疗程，3个疗程完毕进行统计。结果第1疗程内治愈95例，第2疗程内治愈74例，第3疗程内治愈65例，共受孕294例。原发性不孕126例中96例受孕，228例继发性不孕中198例受孕[15]。

（5）产后便秘 用圣愈汤加减治疗产后便秘患者120例。增加川芎、肉苁蓉、柏子仁、杏仁。兼见阴虚内热者加麦冬、玄参、大黄；兼见恶露不尽者加益母草、桃仁；汗多者加煅龙骨、煅牡蛎、浮小麦；兼见缺乳者加王不留行、穿山甲、漏芦。每日1剂，水煎日3服，7天为1疗程。总有效率99.2%[16]。

（6）2型糖尿病 用圣愈汤加减治疗2型糖尿病患者70例，增加丹参、穿山甲珠、天花粉、翻白草、鬼箭羽。日1剂，水煎取汁200ml，分早晚2次口服。2个月后观察疗效。通过对比治疗前后测定的空腹血糖（FPG）、餐后2h血糖（2hPG）及糖化血红蛋白（HbAlc）比较，结果显示上述三个指标均具有统计学意义（P<0.01）[17]。

（7）气血亏虚型月经过少 用加味圣愈汤治疗气血亏虚型月经过少患者30例。增加益母草、茺蔚子、甘草。煎服法：1日1剂，水煎分3次温服。于月经经净开始服用，服至下次月经来潮停药，连服3个月经周期。停药后3个月随访，判定疗效。结果显示总有效率93.33%[18]。

（8）崩漏 用圣愈汤加味治疗气血两虚型崩漏患者40例，增加升麻、益母草、艾叶炭、五灵脂、生甘草。每日1剂，水煎内服，分早晚2次饭后温服，1周为1疗程。结果显示治疗组总有效率为95%大于对照组总有效率87.5%（P<0.05）[19]。

用圣愈汤治疗女科崩漏患者32例。增加阿胶10g，白及10g，海螵蛸10g，地榆炭10g。素体阳盛或肝火内炽者，熟地改为生地，加用地骨皮、沙参；脾气虚弱、中气下陷者，黄芪加至30g；肾气不足者，加入山茱萸、杜仲、续断。每日1剂，水煎服。32例全部治愈[20]。

（9）黄褐斑 用圣愈汤和氨甲环酸治疗黄褐斑

患者168例，增加菟丝子、泽泻。偏肾阴虚者加女贞子、墨旱莲等；偏肾阳虚者加淫羊藿、鹿角霜、杜仲、续断、怀牛膝等；兼有血热者去沙参，加牡丹皮、山栀子；血虚夹瘀者酌加丹参、鸡血藤、益母草；肝郁气滞者加柴胡、陈皮、延胡索；睡眠差者加酸枣仁、茯神、首乌藤等；便秘者加瓜蒌仁、草决明等。每日1剂，分3次饭后30min服用，同时配合白天外用黄芪霜治疗。治疗1个月为1个疗程，连续3个疗程后评价疗效。结果试验组总有效率64.2%，大于对照组总有效率35.7%（P<0.01）[21]。

用圣愈汤加减治疗黄褐斑患者56例。增加一味制首乌。偏于肾阴虚者，心烦寐差，口苦咽干，腰膝酸软，舌质红，苔少或薄黄，脉弦细数，基本方中加入女贞子、墨旱莲等；偏于肾阳虚者，畏寒肢冷，足膝酸软，腰胀不适，大便溏，小便清长，舌淡，苔白，脉沉细无力，基本方中加入肉苁蓉、杜仲、续断、怀牛膝等；兼有血热者，面部发红，月经量多，舌质绛，脉滑数或弦数，基本方去南沙参，加丹皮、山栀子等凉血活血之品；血虚夹瘀者，病程多较长，斑色深，面垢不华，或兼有月经量少、经血夹块、舌质黯有瘀斑或瘀点、脉涩等，基本方中酌加入丹参、鸡血藤、益母草等补血、活血化瘀调经之品；肝郁气滞者，乳房胀痛，月经不调，痛经，舌质淡红，苔薄白，脉弦或涩，基本方中加柴胡、陈皮、延胡索等疏肝解郁，行气止痛之品。每日1剂，分3次，饭后30min服用。一般服用3个月后判定疗效。结果显示总有效率89.29%[22]。

（10）胎位不正 用圣愈汤加味治疗胎位不正患者96例，增加菟丝子、寄生、枳壳。水煎饭前服，每日1剂，3日为1个疗程。3剂服完，孕妇晚间平卧于床，可感觉到胎儿运转，但无任何不适。翌日复检胎位，胎位如已矫正，即可停止用药，如未矫正，再行第二疗程治疗。同时嘱患者适当增加营养，避免劳累过度，禁忌房事。总治愈率为95.8%[23]。

（11）颈性眩晕 用圣愈汤加味结合推拿手法治疗颈性眩晕患者30例，处方增加一味柴胡。偏于清阳不升者加升麻10g，葛根15g，蔓荆子12g，鸡血藤15g，炙甘草6g；偏于痰湿内阻者加姜半夏10g，天麻12g，炒白术10g，茯苓12g，防己12g，炙甘草6g；偏于湿热内扰者加清半夏10g，陈皮10g，竹茹12g，枳壳10g，防己12g，炙甘草6g。每天1剂，水煎服，6天一个疗程。连用两个疗程。服药期间配合推拿手法治疗。结果显示治疗组愈显率为83.33%，大于对照组66.67%（P<0.05），疗效突出[24]。

（12）经期延长 用圣愈汤加减治疗经期延长患者80例，增加香附、仙鹤草、牡丹皮、海螵蛸。气虚失于统摄，冲任不固而致经血淋漓不净者，色淡质稀，气短乏力，心悸少寐，四肢酸软，面色少华，便溏者重用人参、黄芪，去牡丹皮，加蒲黄炭、白术健脾益气止血；若正值更年期加炒续断、炒杜仲以补肾止血；若流血量多伴贫血者加阿胶、姜炭以补血养血止血；若阴虚内热，热扰冲任，见量少色红、咽干，加地骨皮、女贞子、炙龟甲、焦黄柏、茜草，去海螵蛸、党参、香附以养阴清热止血；若见色暗黑有血块，B 超提示宫腔积液加败酱草、白花蛇舌草、益母草以清热解毒，活血化瘀止血。每日 1 剂，水煎服，3 煎共取药汁 450ml，分 3 次温服，并于行经第 4 天开始服药至月经干净停药（经行时月经点滴者除外，可先调经，待经量达到正常时再服用本方），3 个月经周期为 1 个疗程。结果显示总有效率为 96.25%[25]。

（13）膝骨关节炎合并滑膜炎　用圣愈汤合五苓散加减治疗膝骨关节炎合并滑膜炎患者 41 例。增加白术、泽泻、猪苓、茯苓、桂枝。风湿热症患者加知母 10g，黄柏 10g；风寒湿症患者加附子 15g。每日 1 剂，水煎取 300ml，分早、晚两次分服。两组患者均连续治疗 30 天。结果显示中药组总有效率为97.56%，明显高于西药组的 85.37%（$P < 0.05$）[26]。

（14）带状疱疹后遗神经痛　用加味圣愈汤化裁治疗带状疱疹后遗神经痛患者 90 例，增加桃仁、红花、地龙、丹参、鸡血藤、路路通、蜈蚣、全蝎、延胡索。大便秘结加炒决明子 20g，瓜蒌仁 20g；腹胀便溏加大腹皮 15g，炒枳壳 10g，广木香 6g，砂仁6g；纳差加神曲、炒麦芽、炒谷芽各 15g，山药 30g；眠差加首乌藤 30g，珍珠母 15g（先煎）；头昏目眩加茺蔚子、蔓荆子各 15g。每日 1 剂，连服 30 天统计疗效。总有效率为 87.78%，大于对照组总有效率60%（$P < 0.05$）[27]。

（15）女性月经过多　用加减圣愈汤治疗女性月经过多 48 例，增加补骨脂、赤石脂、龙骨、地龙、牡蛎。血热者加黄连、黄芩、栀子；血瘀者加蒲黄、茜草、桃仁、益母草。每日一剂，水煎分 2 次服，于月经来潮当日开始服用，10 天为一个疗程。共服3 个月经周期后停药，观察 3 个月经周期判断疗效。结果显示总有效率达 83.4%[28]。

（16）乳腺小叶增生　用柴芍圣愈汤加减治疗乳腺小叶增生患者 168 例，增加柴胡、枳壳、郁金、甘草。痛甚者加香附、延胡索各 15g；阴虚明显者加玉竹、女贞子各 15g；痰热明显者加瓜蒌 15g，浙贝母 20g；质较坚，或久治不散者加丹参，或甲珠、鳖甲。于经净开始服用，至行经第一天止服，每月服药 24 天，24 天为 1 疗程，3 个疗程毕统计疗效。总有效率为 95.83%[29]。

（17）其他　圣愈汤在临床上也应用于治疗老

年性皮肤瘙痒、原发性肾病综合征、功能性子宫出血[30]、产后恶露不下、大便难、缺乳等产后病[31]、肾阳虚型腰椎间盘突出症[32]、中晚期癌症[33]、特发性浮肿等[34]疾病。

参考文献

［1］周立峰. 圣愈汤对小鼠免疫功能的调节作用研究［D］. 苏州大学，2008.

［2］赵菊花. 圣愈汤传统煎剂和配方颗粒对骨髓抑制小鼠造血调控的实验研究［D］. 成都中医药大学，2011.

［3］赵广伟，李永财，姜正林，等. 加味圣愈汤对创伤性脑损伤大鼠的神经保护作用及其机制探讨［J］. 山东医药，2013，53（32）：18-21+112.

［4］赵菊花，祝彼得. 圣愈汤的临床应用和实验研究新进展［J］. 辽宁中医药大学学报，2010，12（12）：208-210.

［5］杨秀梅，黄勤挽，欧小群，等. 星点设计－效应面法优化加味圣愈汤的水提工艺［J］. 中药与临床，2014，5（05）：13-15.

［6］刘倩，梁爱君，梁竹，等. HPLC 法测定圣愈汤颗粒中芍药苷的含量［J］. 解放军药学学报，2012，28（06）：531-532.

［7］徐文进，倪士峰. 复方圣愈汤挥发油成分比较及其体外抗氧化性研究［J］. 西北大学学报（自然科学版），2015，45（06）：899-904.

［8］王均宁，刘粉叶. 圣愈汤及其拆方对血虚小鼠红细胞生成素影响的实验研究［J］. 浙江中医药大学学报，2010，34（01）：39-41.

［9］郑永然，张文亚，郑淑巍，等. 圣愈汤联合益气升阳针法治疗气血两虚型椎动脉型颈椎病 40 例疗效分析［J］. 四川中医，2015，33（03）：131-133.

［10］黄怒虎. 圣愈汤加减结合正骨手法治疗脊髓型颈椎病 30 例［J］. 河南中医，2011，31（11）：1275-1276.

［11］张程成. 中药方剂圣愈汤治疗妇科恶性肿瘤化疗后贫血的临床疗效［J］. 中国现代药物应用，2017，11（15）：95-96.

［12］唐从耀，田兆华，李怀友，等. 圣愈汤对高血压脑出血患者血清 HMGB1、BNP、NSE 水平的影响［J］. 中国医药导刊，2018，20（05）：271-274.

［13］齐敬东，刘裔荣. 圣愈汤联合早期康复运动对缺血性脑卒中患者恢复期肢体及语言功能影响的研究［J］. 辽宁中医杂志，2017，44（10）：2093-2096.

［14］李景花. 圣愈汤加减治疗排卵障碍性不孕 60 例［J］. 四川中医，2014，32（09）：112-113.

［15］喻峰. 柴芍圣愈汤治疗不孕症 354 例小结［J］. 中国中医药信息杂志，2000，7（12）：70.

［16］高宏振，谷淑美．圣愈汤加减治疗产后便秘120例［J］．内蒙古中医药，2010，29（18）：6.

［17］韩洪武．圣愈汤加减治疗2型糖尿病70例［J］．河北中医，2009，31（04）：561-562.

［18］刘洁．加味圣愈汤治疗气血亏虚型月经过少30例［J］．光明中医，2014，29（04）：737-738.

［19］吴俞虹，陈少东．圣愈汤加味治疗气血两虚型崩漏40例临床观察［J］．中医药通报，2014，13（04）：54-55.

［20］刘新华．圣愈汤治疗崩漏32例［J］．中国民间疗法，2005，（02）：49-50.

［21］刘林峰．氨甲环酸联合圣愈汤治疗黄褐斑临床疗效分析［J］．四川医学，2018，39（01）：86-88.

［22］胡冰．艾儒棣教授圣愈汤加减方治疗黄褐斑56例［J］．成都中医药大学学报，2005，28（04）：32-33.

［23］彭芷美．圣愈汤加味治疗胎位不正96例初探［J］．江西中医学院学报，1994，6（02）：21.

［24］王玉龙，王平，王志红．圣愈汤加味治疗颈性眩晕30例临床观察［J］．光明中医，2014，29（02）：311-313.

［25］顾玉凤．圣愈汤加减治疗经期延长80例疗效观察［J］．云南中医中药杂志，2005，26（05）：14.

［26］曹舸飞，何思君，宋迎红，等．圣愈汤合五苓散加减治疗膝骨关节炎合并滑膜炎的临床观察［J］．实用中西医结合临床，2016，16（12）：42-43.

［27］杜长明．加味圣愈汤化裁治疗带状疱疹后遗神经痛90例［J］．中国中医药科技，2012，19（03）：246.

［28］冯力伟．加减圣愈汤治疗女性月经过多48例［J］．福建医药杂志，2003，25（04）：222.

［29］喻峰．柴芍圣愈汤加减治疗乳腺小叶增生168例［J］．湖南中医杂志，1999，15（05）：34.

［30］李旭莲．圣愈汤治疗功能性子宫出血20例观察［J］．现代中西医结合杂志，1996，5（01）：129.

［31］鲁文珍．圣愈汤治疗产后病验案举隅［J］．浙江中医杂志，2017，52（05）：381.

［32］石向东，吴耀持，陈支援，等．中药外熏内服治疗腰椎间盘突出症肾阳虚型32例临床研究［J］．江苏中医药，2013，45（11）：28-30.

［33］李阳，刘凤玲．用纯中药"圣愈汤"抑制癌症发展和晚期疼痛临床研究［A］．中华中医药学会肿瘤分会．2009年首届全国中西医肿瘤博士及中青年医师论坛论文集［C］．中华中医药学会肿瘤分会：中华中医药学会，2009：3.

［34］王华宁．圣愈汤合四苓散治疗特发性浮肿53例［J］．云南中医中药杂志，1995，16（02）：30.

乌药汤

【出处】《兰室秘藏》（金·李东垣）"治妇人血海疼痛。"

【处方】当归、甘草、木香各五钱，乌药一两，香附子二两（炒）。

【制法及用法】上咬咀，每服五钱，水二盏，去滓，温服，食前。

【剂型】汤剂。

【同名方剂】乌药汤《圣济总录》；乌药汤《卫生家宝方》；乌药汤《济阴纲目》。

【历史沿革】

1.宋·太医院《圣济总录》，乌药汤

［组成］乌药（剉焙一斤）、半夏（半斤生姜绞汁浸三宿焙干）、桂皮（去粗皮一两）、马鞭草（焙半斤）、荆芥穗、陈橘皮（去白焙干各四两）、甘草（炙剉二两）。

［主治］治瘴气。

［用法用量］上七味，粗捣筛，每服二钱匕，水一盏，入生姜五片，煎七分去滓，不拘时温服。

2.宋·朱端章《卫生家宝方》，乌药汤

［组成］沉香（二钱，剉，怀干）、天台乌药（二两，剉，去心）。

［主治］治一切冷气，呕哕腹痛。

［用法用量］上为末，每服一钱，入盐，沸汤点服。

3.明·武之望《济阴纲目》，乌药汤

［组成］乌药（二钱半），香附（二钱），当归（一钱），木香、甘草（炙，各五分）。

［主治］治血海疼痛。

［用法用量］上剉。水煎服。

4.明·武之望《济阴纲目》，加味乌药汤

［组成］乌药、缩砂、木香、玄胡索（各一两），香附（炒去毛，二两），甘草（炙，一两半）。

［主治］治妇人经水欲来，脐腹绞痛。

［用法用量］上锉细，每服七钱，生姜三片，水煎，温服。

5. 清·吴谦《医宗金鉴》，加味乌药汤

［组成］乌药、缩砂仁、木香、延胡索、香附（制）、甘草、槟榔各等分。

［主治］血气凝滞，经前腹胀痛，胀过于痛。

［用法用量］上锉细，每服七钱，加生姜三片，水煎，温服。

6. 卓雨农《中医妇科治疗学》，加减乌药汤

［组成］乌药9g，砂仁2.4g，延胡索6g，木香4.5g，槟榔3g，当归9g，白芍9g，甘草3g。

［功能主治］理气和血。主气滞所致月经先期。经行先期，虽行而不畅，或夹有血块；少妇胀痛，胀甚于痛，或连及胁肋，精神抑郁，苔薄白舌质正常或略红，脉弦涩。

［用法用量］水煎，温服。不夹血块，去延胡索；血行不畅，加川芎6g。

【现代研究】

临床应用

（1）痛经　治疗组30例口服加味乌药汤合失笑散加减（乌药、砂仁、木香、延胡索、香附、甘草、蒲黄、五灵脂、丹参、桃仁、当归、川芎、吴茱萸），月经来潮前5天开始服药至经期结束，每日1剂，1日3次，水煎服；对照组30例口服止痛化瘀片（规格0.6g/片），月经来潮前5天开始服药至经期结束，一日3次，每次3片，温水服用。连续治疗3个月经周期，治疗组总有效率94.25%，高于对照组79.08%（P＜0.05）[1]。整理分析古代痛经方剂315条，乌药汤、加味乌药汤为气滞血瘀型痛经常用方[2]。

（2）月经后期　采用乌药汤配红花逍遥颗粒治疗78例肝郁血瘀型月经不调患者（主诉月经后期及月经量少），病程6个月至2年。红花逍遥颗粒，一日3次，一次2袋，乌药汤加减通瘀煎（木香12g，香附15g，乌药、青皮、泽泻、山楂10g，炙甘草5g，胸闷严重者加川芎12g、枳壳10g，腹痛剧烈者加延胡索10g、肉苁蓉15g），水煎服，每日1剂，分2次服。月经前2周开始，连服三个疗程。治愈50例，总有效率90%[3]。乌药汤加减合当归地黄饮治疗52例卵巢储备功能下降月经后期患者。方药：当归20g，熟地黄15g，山茱萸、山药、杜仲、乌药各12g，怀牛膝、制香附、木香、鹿角片各10g，紫河车8g，甘草6g。治疗3个月经周期且随访3个月，总有效率84.6%[4]。

某36岁女性患者，月经连续三个月延后15天，就诊为气滞血瘀，给予乌药汤加减治疗：乌药15g，香附、木香各12g，当归10g，赤芍、牛膝、川芎、甘草各9g，日一剂，早晚分服。6剂服完复诊，自述月经未至，小腹胀痛稍有缓解。在前方基础上加春柴胡21g。患者服4剂后月经至，自述经色正常，小腹胀痛明显减轻，复诊时叹气情况明显好转。停药，服用逍遥丸巩固疗效，三月后随诊周期已正常[5]。

（3）经行发热　某32岁已婚妇女，半年前经行时剧烈精神刺激，后每于经行时发热，体温37.5~39℃之间，证为肝气郁结、郁而化热。加味乌药汤加减：乌药、延胡索、砂仁、香附、槟榔各10g，木香、甘草各6g，地骨皮、牡丹皮各20g。3剂后热减经停，神情怡然，胸腹胀皆除，下月经前5天再服3剂，经热未发，追访2年未复发[6]。

（4）对原发性痛经大学生心理健康的影响　给予55例气滞血瘀型痛经大学生加味乌药汤加减治疗，处方为香附10g，乌药9g，延胡索12g，木香9g，当归12g，白芍6g，川芎9g，五灵脂6g，甘草3g，均为中草药颗粒剂。经期前5日开始治疗，共3个月经周期，每日1剂，水冲200ml分2次早晚口服。嘱其不摄冷饮并保持心情愉悦，讲授有关痛经的相关知识。结果表示，痛经治疗总有效率88.98%，治疗后大学生SCL-90量表测评结果，在躯体化、焦虑、抑郁、人际关系、敌对因子得分均高于全国常模（P＞0.05）；焦虑、抑郁因子对比治疗前，差异有统计学意义（P＜0.05）[7]。

（5）坐骨神经痛　用加味乌药汤治疗58例坐骨神经痛患者，男50例，女8例，年龄45岁以上。处方：乌药、砂仁、木香、香附各10g，延胡索12g，甘草5g，偏气血虚加黄芪15g、当归10g，偏阴虚加木瓜12g、白芍10g，3剂1疗程，治疗2~3个疗程。效果为治愈40例、显效15例、无效3例，有效率95%[8]。

（6）关节痛　用乌药汤结合桂枝汤、四物汤、良附丸治疗某50岁女性患者，中医诊断为肾虚寒盛之痹证，西医诊断关节痛。处方中运用乌药汤（乌药12g、当归10g、香附12g）行气止痛、温肾散寒[9]。

（7）溃疡性结肠炎　125例溃疡性结肠炎患者，平均年龄（32.4±8.8）岁，平均病程（8.6±5.4）年。治疗组予乌药汤（乌药、全当归10g，香附9g，炙甘草、木香6g）加味（人参、黄连5g，干姜、橘核6g，川楝子10g，白芍12g），便下黏液较多加槟榔6g，日1剂，早晚2次温服。对照组60例予补脾益肠丸，每日3次，每次6g。治疗30日，治疗组总有

效率 84.62%，显著优于对照组 58.33%（ $P<0.01$ ）。对临床治愈患者随访 1 年，治疗组复发率 11.11%，低于对照组 45.45%（ $P<0.05$ ）[10]。

（8）小儿肠痉挛 观察组 48 例给予加味乌药汤和芍药甘草汤加减治疗，乌药 5g，砂仁 3g，木香 3g，延胡索 6g，香附 6g，白芍 9g，甘草 9g，干姜 5g，恶心呕吐加半夏、陈皮，腹胀痛加枳实、厚朴，大便溏加白术、泽泻，夹食滞加神曲、莱菔子，日 1 剂，分 2~3 次温服，共 6 剂。对照组根据患儿体重用颠茄合剂 0.6~1.2ml/（kg·d），鲁米那 1~2mg/（kg·d），谷维素 10~20mg/（kg·d）。每日 3 次，连续 6 天。结果，观察组总有效率 93.7% 对比对照组总有效率 84.2%， $P<0.05$ [11]。

（9）肠粘连、肠梗阻 加味乌药汤治疗 27 例手术后肠粘连患者，有血瘀者加丹参、桃仁、红花、当归，气虚者加黄芪、党参，痰湿者加半夏、陈皮、苍术、厚朴。同时，香附、延胡索注射液肌内注射作为常规应用，一日 2 次，每次各 2ml。并用庆大霉素 24 万单位 / 日与 5% 葡萄糖氯化钠注射液 1L 静脉滴往，同时配以口服复方新诺明 1g，每日 2 次。结果：显效 14 例、好转 11 例、无效 2 例[12]。

（10）脾曲综合征 脾曲综合征是指结肠在脾处的弯曲部聚积气体过多而引起腹胀、腹痛的一组症候群[13]。60 例脾曲综合征患者，男 24 例，女 36 例，均曾用阿托品、普鲁本辛等西药治疗无效。处方：加味乌药汤（乌药、延胡索、香附各 10g，砂仁 6g，木香 15g，甘草 5g）加陈皮 10g，制厚朴 10g。日 1 剂，水煎服，连服 15 日。治疗后，显效 54 例、有效 4 例，无效 2 例，总有效率 97%。随访 50 例 1~5 年，5 例复发，继续用药方显效[14]。

（11）其他 乌药汤现代有用于治疗慢性盆腔炎、慢性肝炎、乳腺增生、慢性胃炎等[15]。亦有报道，乌药汤可用于治疗子宫内膜异位症、子宫腺肌症、功能失调性子宫出血等[16]。

《济阴纲目》记载的乌药汤组方成分与《兰室秘藏》记载的乌药汤相同，用药量不同。加味乌药汤（《济阴纲目》）是在乌药汤上减去当归加砂仁、延胡索，能行气止痛，常用于治疗痛经，亦可用于因气机郁滞或兼血行不畅，脘腹胀痛而略呈寒性患者[17]。出自陈修园的百合乌药汤由百合、乌药两味中药组成[18]，一般临床上应用于脾胃病。研究表明，百合乌药汤合平胃散对浅表性胃炎疗效显著[19, 20]，配合雷贝拉唑治疗幽门螺杆菌（Hp）阴性胃溃疡有良好的效果[21]。此外，有文献报道，延胡乌药汤治疗盘肠气痛 30 例总有效率达 100%[22]，当归乌药汤治疗前列腺炎 72 例总有效率达 83.4%[23]，枳实乌药汤治疗慢性萎缩性胃炎 30 例总有效率达 77%[24]，

十四味乌药汤治疗急性腰部伤筋 40 例总有效率达 95.0%[25]。

参考文献

[1] 高靓雅. 加味乌药汤合失笑散加减治疗气滞血瘀型原发性痛经的临床疗效观察 [D]. 贵阳中医学院，2016.

[2] 郑玮琳，翁衡，梁雪芳. 基于数据挖掘的古代痛经方药运用规律研究 [J]. 时珍国医国药，2017，28（04）：1011-1015.

[3] 闫梅，李佳浍. "乌药汤配红花逍遥颗粒"治疗肝郁血瘀型月经不调的经验总结 [J]. 临床医药文献电子杂志，2016，3（39）：7875.

[4] 杨冬梅，景致英，杨海侠，等. 当归地黄饮合乌药汤加减对卵巢储备功能下降月经后期相关因素的影响 [J]. 四川中医，2014，32（03）：78-79.

[5] 时凌云. 浅论春柴胡配乌药汤治疗青年女性气滞型月经后期 [J]. 饮食保健，2018，5（41）：120-121.

[6] 马凤友. 加味乌药汤治疗月经病举偶 [J]. 福建中医药，1992，23（01）：35.

[7] 马京华，董淑梅，连萌，等. 加味乌药汤加减对原发性痛经大学生心理健康的影响 [J]. 中国妇幼保健，2016，31（06）：1310-1311.

[8] 罗舜达. 加味乌药汤治疗坐骨神经痛 [J]. 中国社区医师（医学专业），2012，14（01）：215.

[9] 王昊. 阎小萍教授诊治风湿病常用方剂撷精 [J]. 中国中医急症，2011，20（08）：1238-1239.

[10] 李志英，刘保国，蒋学忠，等. 加味乌药汤治疗溃疡性结肠炎 65 例 [J]. 江苏中医药，2006，27（05）：36-37.

[11] 陈刚，严坤. 加味乌药汤合芍药甘草汤治疗小儿肠痉挛 48 例观察 [J]. 浙江临床医学，2000，2（05）：327.

[12] 陈景明. 治疗 27 例肠粘连临床观察 [J]. 上海中医药杂志，1986，20（01）：15.

[13] 陆恒. 胃肠病患者最关心的 288 个问题 [M]. 武汉：湖北科学技术出版社，2015.

[14] 伯运宽，孙弼纲. 加味乌药汤治疗脾曲综合征 [J]. 北京中医，1984，2（02）：46-58.

[15] 李永来. 中华名方大全 [M]. 哈尔滨：黑龙江科学技术出版社，2012.

[16] 周慎. 全科医生常用方剂手册 [M]. 长沙：湖南科学技术出版社，2016.

[17] 哈小博. 漫谈加味乌药汤 [J]. 开卷有益（求医问药），2005，（2）：38.

[18] 桓娜，于俊生，刘玉萍. 乌药的中药学及临床应用

文献综述［J］.中国中医药现代远程教育，2017，15（09）：148-150.

［19］刘智衡.百合乌药汤合平胃散加减治疗浅表性胃炎34例临床疗效观察［J］.中医临床研究，2016，8（08）：64-66.

［20］徐力，胡甲龙，石濮菘.百合乌药汤合平胃散加减治疗浅表性胃炎的疗效分析［J］.双足与保健，2018，27（01）：170-171.

［21］赵艺.百合乌药汤加减配合雷贝拉唑治疗幽门螺杆菌阴性胃溃疡临床疗效观察［J］.中国中西医结合消化杂志，2017，25（06）：475-477.

［22］冯文城.延胡乌药汤治疗盘肠气痛［J］.中国民间疗法，2016，24（07）：58.

［23］李奇华.当归乌药汤治疗前列腺炎72例［C］.湖北省性学会第二届第二次学术年会论文集，中国武汉：2005.

［24］王文斌，姚建云.枳实乌药汤治疗慢性萎缩性胃炎胃节律过缓30例分析［J］.解放军保健医学杂志，2003，5（03）：178-179.

［25］李昆平.十四味乌药汤治疗急性腰部伤筋40例［J］.河北中医，2000，22（02）：118-119.

羌活胜湿汤

【出处】《内外伤辨惑论》（金·李东垣）"肩背痛不可回顾者，此手太阳气郁而不行，以风药散之。脊痛项强，腰似折，项似拔，此足太阳经不通行，以羌活胜湿汤主之。"

【处方】羌活、独活各一钱，藁本、防风、甘草（炙）、川芎各五分，蔓荆子三分。

【制法及用法】上咬咀，都作一服，水二盏，煎至一盏，去渣，温服，空心食前。

【剂型】汤剂。

【同名方剂】羌活胜湿汤《脾胃论》；羌活胜湿汤《普济方》；羌活胜湿汤《奇效良方》；羌活胜湿汤《外科理例》；羌活胜湿汤《仁术便览》；羌活胜湿汤《医方考》；羌活胜湿汤《汤头歌诀》；羌活胜湿汤《冯氏锦囊秘录》；羌活胜湿汤《目经大成》；羌活胜湿汤《医方论》；羌活胜湿汤《时病论歌括新编》。

【历史沿革】

1.金·李东垣《脾胃论》，羌活胜湿汤

［组成］羌活、独活（以上各一钱），甘草（炙）、藁本、防风（以上各五分），蔓荆子（三分），川芎（二分）。

［主治］风湿在表的痹证。头痛，身重，腰膝酸痛，难以转侧，苔白，脉浮。

［用法用量］上咬咀，都作一服，水二盏，煎至一盏，去渣，温服，食后。

2.明·朱橚《普济方》，羌活胜湿汤

［组成］羌活一钱，独活一钱，藁本、防风各半钱，蔓荆子三分，川芎二分，炙甘草五分。

［用法用量］上咬咀，都作一服，水二盏，煎至一盏，去滓，温服，食后。

3.明·朱橚《普济方》，羌活胜湿汤

［组成］炙甘草三分，黄芪七分，生甘草五分，生黄芩、酒黄芩各三分，人参、羌活、防风、藁本、独活、蔓荆子、川芎各二分，细辛、升麻、柴胡各半钱，薄荷一分。

［主治］恶寒，重添厚衣，心胸间时作烦热，头目昏愦上壅，食少减，汗出不休，兼见风邪[1]。

［用法用量］都作一服。水二盏，煎至一盏半，入细辛以下轻清四味，再上火煎至一盏，去滓，热服之。

4.明·方贤着《奇效良方》，羌活胜湿汤

［组成］羌活、独活各二钱，藁本、防风、蔓荆子、川芎各一钱，甘草（炙，半钱）。

［主治］脊痛项强，腰似折，项似拔，上冲头痛，及足太阳经不行。

［用法用量］作一服，水二盅，生姜五片，煎至一盅，食后温服。

［加减］如身重腰沉沉然，乃经中有湿热也，加黄柏一钱、附子半钱、苍术二钱。

5.明·汪机《外科理例》，羌活胜湿汤

［组成］羌活（去芦）、独活（去芦一钱）、藁本、防风（去芦半钱）、川芎（二分）、甘草（炙半分）、蔓荆子（二分）。

［用法用量］作一服，姜水煎服。

6.明·张洁《仁术便览》，羌活胜湿汤

［组成］苍术（一钱半），独活（一钱半），甘

草、川芎、藁本、蔓荆子、防风、黄芩（各一钱）。

［主治］治背恶寒，虽盛暑亦欲着绵。

［用法用量］上水二盅煎，食远服。

7. 明·吴昆《医方考》，羌活胜湿汤

［组成］羌活、独活（各一钱），藁本、炙甘草、防风、川芎（各五分），蔓荆子（三分）。

［主治］外伤于湿，一身尽痛。

8. 清·汪昂《汤头歌诀》，羌活胜湿汤

［组成］羌活、独活各一钱，川芎、甘草（炙）、藁本、防风各五分，蔓荆子三分。

［主治］湿气在表头腰重（痛），发汗升阳有异功。

9. 清·冯楚瞻《冯氏锦囊秘录》，羌活胜湿汤

［组成］羌活、独活各一钱，川芎、甘草（炙）、藁本、防风各五分，蔓荆子三分。

［主治］湿气在表头腰重（痛）。

10. 清·黄庭镜《目经大成》，羌活胜湿汤

［组成］羌活、独活、藁本、甘草、川芎、蔓荆子、黄芪、防风。

［主治］外伤于湿，头痛，一身尽痛。

11. 清·费伯雄《医方论》，羌活胜湿汤

［组成］羌活、独活一钱，川芎、藁本、防风、甘草（炙）五分，蔓荆子三分。

［主治］在表之湿。

12. 周选堂《时病论歌括新编》，羌活胜湿汤

［组成］羌活、独活、川芎、藁本、蔓荆子、防风、甘草。

［主治］湿气在表，头痛头重，或腰脊得痛，或一身尽痛，微热昏倦等。

［用法用量］煎服。

【现代研究】

1. 药理作用

（1）抗炎 羌活胜湿汤单煎（单味中药浓缩颗粒）、合煎（汤剂）均以高剂量（11.6g/kg）、中剂量（5.8g/kg）、低剂量（2.9g/kg）于 Wistar 大鼠灌胃给药。给药组每天给药 1 次，对照组给等体积蒸馏水，连续 3 天。各鼠给药 1h 后分别于右后足注射蛋清 0.05ml、1% 琼脂 0.1ml。结果表明羌活胜湿汤单煎与合煎高、中、低 3 个剂量对蛋清、琼脂所致大鼠足肿胀有明显的抑制作用，且以致炎后第 3h 抑制足肿胀作用最强（与对照组比，给药各组差异显著，$P < 0.05$）[2]。

（2）降低血管通透性 羌活胜湿汤单煎、合煎均以高剂量（23.2g/kg）、中剂量（11.6g/kg）、低剂量组（5.8g/kg）给 NIH 小鼠灌胃给药 3 天，每天 1 次。对照组给等体积蒸馏水，连续 3 天。结果对比对照组，羌活胜湿汤单煎与合煎高、中剂量组对醋酸所致小鼠腹腔毛细血管通透性增高有明显的抑制作用（$P < 0.05$）[2]。

（3）镇痛 对雌性 NIH 小鼠进行热板实验和醋酸扭体观察，羌活胜湿汤单煎剂、合煎组按高剂量（23.2g/kg）、中剂量（11.6g/kg）、低剂量（5.8g/kg）灌胃给药，对照组给等体积蒸馏水。热板实验中，与对照组相比，羌活胜湿汤单煎与合煎高剂量组对小鼠有明显的镇痛作用（$P < 0.05$），而扭体观察得，羌活胜湿汤单煎高剂量组与合煎高、中剂量组对小鼠有明显的镇痛作用（$P < 0.05$）[2]。

（4）解热 对日本大耳白兔分别灌胃给予羌活胜湿汤高剂量（5.85g/kg）、中剂量（3.90g/kg）、低剂量（1.95g/kg）汤煎剂，研究得，羌活胜湿汤血清对抑制兔单核细胞 DNA 合成，中剂量最佳，抑制率达 26.5%；对单核细胞蛋白质合成率，中剂量抑制作用最佳（抑制率 6.0%），小剂量不明显，大剂量促进蛋白质合成；对单核细胞 Ca^{2+} 内流，量效关系递减，小剂量呈抑制作用（28.0%），大剂量转为促进作用。羌活胜湿汤解热作用机制可能与抑制单核细胞内核酸和蛋白质合成、抑制 Ca^{2+} 内流有关[3]。

2. 古代文献分析

通过系统整理、分析记载羌活胜湿汤的中医古籍文献，梳理羌活胜湿汤的历史发展源流，采用文献计量学的方法，搜集中医古籍文献中羌活胜湿汤的相关数据，统计分析方剂组成、主治病证、用药剂量、制法等。共获相关古代文献有效数据 206 条，涉及中医古籍 101 种。分析后发现羌活胜湿汤最早见于金代医家李东垣所著《内外伤辨惑论》，方剂组成为羌活、独活、藁本、防风、甘草、川芎、蔓荆子 7 味药材，主要治疗腰痛、项强、头痛、肩背痛等疼痛类病证（症）。后世记载的羌活胜湿汤大多遵从《内外伤辨惑论》中的方剂组成、用量、主治，并延伸和扩展了该方的临床应用[1]。

3. 临床应用

（1）颈椎病 160 例颈型颈椎病患者，对照组采用单纯中频脉冲电疗治疗 20min，每日 1 次，每周 5 次，研究组在相同中频脉冲电疗上并用羌活胜湿汤加减治疗。处方：羌活 12g，独活、葛根 15g，藁本、川芎、防风、蔓荆子 10g，甘草 6g，颈部活动受限者加青风藤、秦艽；头痛者加天麻、姜半夏、白术；上肢麻木者加苍术、威灵仙、细辛。日 1 剂，水煎煮，每日 2 次（早、晚餐后服）。治疗 20 天后，

研究组总有效率 93.75%，明显高于对照组 81.25%（$P < 0.05$），视觉模拟 VAS、疼痛分级指数 PRI、疼痛强度 PPI 评分低于对照组（$P < 0.05$）[4]。

120 例神经根型颈椎病患者，对照组口服双氯芬酸钠缓释片，100mg/ 次，每日 1 次；观察组在对照组基础上加用羌活胜湿汤。药方：藁本、川芎、独活、升麻、苍术、葛根各 15g，羌活 12g，蔓荆子、防风、黄芪各 10g，炙甘草 6g，姜片 6 枚，三七粉 4g，疼痛严重者加延胡索、威灵仙；恶寒无汗者增加荆芥，水煎服，每日 1 剂。治疗 15 天。结果表明，治疗后，观察组的总有效率 93.33%，高于对照组 80.00%（$P < 0.05$）；两组的 VAS 评分、疾病影响程度量表（SIP）评分及总症状积分均显著降低，且观察组低于对照组（$P < 0.05$）[5]。

此外，有研究报道，羌活胜湿汤联合麦肯基治疗法[6]、羌活胜湿汤配合针刺可治疗颈型颈椎病[7]，羌活胜湿汤加减配合拔罐艾灸可治疗风寒阻络型颈椎病[8]，羌活胜湿汤加味及牵引配合中药药包热敷可治疗神经根型颈椎病[9]，皆有良好的疗效。

（2）关节炎 羌活胜湿汤合四妙散治疗痛风性关节炎患者 50 例，日 1 剂，水煎服，对比口服美洛昔康治疗，日 1 次，7.5mg/ 次。连续治疗 7 天。结果：观察组临床总有效率 96%，明显高于对照组 74%（$P < 0.05$），观察组不良反应发生率 2%，显著低于对照组 12%（$P < 0.05$）[10]。

用羌活胜湿汤加味合金黄散外敷治疗急性风湿性关节炎 24 例，处方：羌活、独活 12g，防风、藁本、川芎 10g，蔓荆子、甘草 6g，热邪偏盛者加黄柏、黄芩、知母、忍冬藤、秦艽；湿热蕴蒸者加薏苡仁、制天南星、连翘、苍术、海桐皮；气阴两虚者加白术、当归、丹参、秦艽，日 1 剂，水煎早晚分服。口服双氯芬酸钠肠溶缓释胶囊对照。治疗 1 周后，治疗组总有效率 91.67%，高于对照组 75.00%（$P < 0.05$）；治疗组 ASO 阳性率较对照组下降明显（$P < 0.05$）；治疗组 WBC、ESR、CRP 均下降明显（$P < 0.01$）[11]。

另有，用羌活胜湿汤联合黄芪桂枝五物汤加减治疗痹症 300 例疗效满意[12]，用羌活胜湿汤加减治疗膝关节滑膜炎 86 例取得显著的效果[13]，用羌活胜湿汤合萆薢渗湿汤治疗膝关节骨关节炎 29 例有一定疗效[14]，用羌活胜湿汤治疗膝关节软骨 I 级损伤 38 例总有效率为 100%[15]。

（3）肩周炎 94 例肩周炎患者，对照组患者予单独玻璃酸钠关节腔内注射约 2ml，每周 1 次，共 2 次；试验组在对照组基础上联合羌活胜湿汤治疗。药方：羌活、独活、防风、川芎、葛根各 15g，蔓荆子、藁本、甘草、防己、桂枝各 10g，制草乌 6g，

血虚血弱者加当归、白芍、熟地黄等；肾虚者加熟地黄、黄精、山药、山茱萸、女贞子等；脾虚者加白术、山药、茯苓等。日 1 剂，水煎服，早晚分服，治疗 2 周。结果：治疗组临床治疗有效率 95.74%，高于对照组 86.67%（$P < 0.05$）[16]。

羌活胜湿汤加减配合针刺治疗肩周炎 35 例，每日 1 剂，中药煎煮 3 次，前 2 次煎煮液分早晚口服，第 3 次煎煮液热敷患处，每日 4~6 次，针刺每日 2 次。治疗 14 天后，总有效率达 85.7%，VAS 评分显著降低[17]。

（4）偏头痛 31 例偏头痛患者予羌活胜湿汤合川芎茶调散治疗（川芎、白芷、荆芥、防风、薄荷、羌活、藁本、甘草各 15g，细辛 6g，蔓荆子 30g），日 1 剂，1 日 3 次，水煎煮；参照组 31 例睡前服用盐酸氟桂利嗪 1 次（10mg/ 次），头痛时服用布洛芬（0.3mg/ 次）。治疗后，观察组总有效率 93.55%，高于参照组 70.97%（$P < 0.05$）；观察组偏头痛评分低于参照组（$P < 0.05$）；观察组头痛持续时间积分低于参照组（$P < 0.05$）[18]。

羌活胜湿汤加减治疗偏头痛 45 例，组方：羌活、独活、川芎、藁本、防风、桃仁、蔓荆子、赤芍、葛根、菊花各 10g，白芷、地龙、丹参各 20g，红花、天麻、甘草各 6g，全蝎 5g，恶心呕吐者加半夏、生姜；失眠多梦者加珍珠母。每日 1 剂，水煎煮，分 2 次服用，治疗 28 天。头痛特别剧烈者给予高乌甲素肌内注射。总有效率达 95.5%[19]。

（5）头痛 羌活胜湿汤（羌活、独活各 20g，藁本、防风 15g，川芎 25g，蔓荆子、甘草 10g）治疗紧张型头痛 TIH 患者。日 1 剂，水煎取汁 200ml，早晚分服 100ml，治疗 3 个月。结果总有效率为 76.0%（46 例）[20]。与治疗前比较，治疗后血液流变学指标的改善明显优于对照组（$P < 0.05$ 或 $P < 0.01$）[21]。

用羌活胜湿汤治疗头痛 40 例，阴虚头痛加生地黄、玄参、薄荷，去羌活；前额痛加葛根、升麻；两侧痛加柴胡、龙胆草；后头痛及头顶痛加熟大黄、麦冬；气血两虚头痛加人参（或党参）、白芍；眉棱骨痛加白芷。其中，17 例患者服 8 剂而愈，13 例服 12 剂而愈，8 例服 21 剂而愈，2 例服 30 剂且配合理疗、针灸治疗而愈。随访一年，均无复发[22]。

（6）腰痛 羌活胜湿汤加减治疗 60 例腰痛患者，男 24 例，女 36 例，平均（58.3 ± 9.6）岁。处方：羌活、独活 6g，藁本、防风、炙甘草、川芎 3g，蔓荆子 2g，寒湿型合甘姜苓术汤，湿热型合四妙丸，瘀血型合用身痛逐瘀汤，肾虚型合右归丸。水煎服，日 1 剂，疗程 2 周。结果显示，对比治疗前，治疗后腰痛 VAS 评分和腰部功能 ODI 评分显著降低（$P < 0.05$），治疗总有效率达 96.33%[23]。根据体质

辨证使用羌活胜湿汤加减治疗腰痛 100 例，水煎服，日 1 剂，共 7 剂。对照患者 100 例口服腰痛宁胶囊和布洛芬缓释胶囊。结果显示，治疗组临床疗效及 VAS 评分改善均优于对照组，差异均有统计学意义（$P < 0.05$）[24]。

（7）过敏性紫癜　羌活胜湿汤加减治疗过敏性紫癜 42 例，男 18 例，女 24 例。组方：羌活 15g，独活 12g，黄芪 25g，川芎、蔓荆子、防风、藁本、荆芥各 10g，关节加细辛、桂枝；腹型用基本方加半夏、白芍；伴有发热加蝉蜕。每日 1 剂，分 2 次服，9 天为 1 疗程，1 疗程未愈者治疗 2 个疗程。总治疗效率达 100%，随访 1 年，无复发[25]。

（8）感冒　用羌活胜湿汤治疗感冒 45 例。组方：羌活、独活、藁本、防风、甘草、川芎，寒重加白芷、辛夷花、苍耳子、桔梗、白芥子；热重加薄荷、连翘、芦根、桔梗、浙贝母、白芷、射干；暑湿加藿香、苍术、佩兰、陈皮、金银花、连翘、黄连。每剂方药煎煮 2 次，合并两次药汁，分 3 次温服，150ml/ 次，每日 1 剂。治愈 44 例，好转 1 例，总有效率 100%[26]。

（9）其他　临床研究报道，羌活胜湿汤还可应用于颈肩综合征[27]、腰椎管狭窄[28]、产后身痛[29]、面神经麻痹[30]、寒湿型痛风病[31]、额窦炎[32]、功能性水肿[33]、耳聋[34]等多种病症。

4. 安全性

急性毒性 NIH 小鼠 80 只，雌雄各半，分成 2 批。羌活胜湿汤单煎、合煎组按 69.6 生药 /kg 给药，每天 2 次，放置观察小鼠生存状态、外观、摄食、饮水变化，观察 7 天。结果无死亡及各体征改变。羌活胜湿汤最大耐受量为 139.2g/kg，相当人用量的 278.4 倍[2]。

参考文献

［1］董燕，侯酉娟，李莎莎，等. 经典名方羌活胜湿汤的古代文献分析［J］. 中国实验方剂学杂志，2018，24（17）：1-5.

［2］陈玉兴，周瑞玲，崔景朝. 羌活胜湿汤单煎与合煎抗炎、镇痛作用比较研究［J］. 中国实验方剂学杂志，1999，5（01）：17-19.

［3］杨奎，沈映君，王一涛，等. 含香薷、羌活胜湿汤和九味羌活丸血清对内生致热原产生的影响［J］. 中药药理与临床，1995，6（04）：1-3.

［4］黄子亮，罗湘艳，黄海珍. 羌活胜湿汤加减结合中频脉冲电疗法治疗颈型颈椎病的临床研究［J］. 中国中医急症，2019，28（03）：461-463.

［5］张杨立. 羌活胜湿汤治疗神经根型颈椎病的效果［J］. 临床医学研究与实践，2018，3（25）：110-111.

［6］黄海珍，黄子亮，刘丽明，等. 羌活胜湿汤加减结合麦肯基疗法治疗颈型颈椎病疗效观察［J］. 中国实用医药，2018，13（08）：117-118.

［7］李新伟，谭克平，杜嘉，等. 羌活胜湿汤配合针刺治疗颈型颈椎病（风寒湿型）的疗效观察［J］. 中国现代应用药学，2017，34（06）：894-897.

［8］邓丽兴. 羌活胜湿汤加减配合拔罐艾灸治疗颈椎病的临床疗效观察［J］. 中国医药指南，2013，11（23）：694-695.

［9］邓洪，贺学军，易惠军. 中药内服外敷结合牵引治疗神经根型颈椎病 30 例［J］. 中医药导报，2012，18（10）：47-48.

［10］邓发胜. 羌活胜湿汤合四妙散治疗痛风性关节炎临床观察［J］. 深圳中西医结合杂志，2018，28（14）：58-59.

［11］马红伟，张晓平. 羌活胜湿汤加味合金黄散外敷治疗急性风湿性关节炎 24 例观察［J］. 浙江中医杂志，2017，52（01）：30-31.

［12］王俊军. 羌活胜湿汤合黄芪桂枝五物汤加减治疗痹证（附 300 例报告）［J］. 湖北科技学院学报（医学版），2014，28（02）：150.

［13］周献伟，张虹. 加减羌活胜湿汤主治膝关节创伤性滑膜炎临床观察［J］. 世界中西医结合杂志，2007，2（04）：232-233.

［14］阮志华，杨豪，张文举. 羌活胜湿汤合萆薢渗湿汤治疗膝关节骨关节炎 29 例［J］. 中国中医药现代远程教育，2014，12（09）：46.

［15］皮寅啸. 羌活胜湿汤治疗膝关节软骨Ⅰ级损伤 38 例［J］. 实用中医内科杂志，2011，25（08）：69-70.

［16］谢明玉. 羌活胜湿汤联合玻璃酸钠关节腔内注射治疗肩周炎的疗效分析［J］. 江西医药，2015，50（10）：1035-1036.

［17］杨英武，黄菲，周久明，等. 羌活胜湿汤治疗肩周炎 35 例疗效观察［J］. 数理医药学杂志，2015，28（11）：1682-1683.

［18］李艳丽. 川芎茶调散合羌活胜湿汤治疗偏头痛的疗效分析［J］. 中国农村卫生，2018，10（10）：52-53.

［19］马淑荣. 羌活胜湿汤加减治疗偏头痛 45 例［J］. 甘肃中医，2008，21（08）：29.

［20］伍志勇，陈宝田，聂玲辉，等. 求证紧张型头痛与风湿头痛全等的研究［J］. 热带医学杂志，2011，11（04）：404-407.

［21］许慧，陈宝田，张慧明. 加味头痛新Ⅰ号方治疗紧张型头痛临床疗效及对血液流变性的影响［J］. 中

国中医急症,2009,18(07):1050-1052.

[22] 汪一琦. 羌活胜湿汤加减治疗 40 例头痛的疗效观察 [J]. 江西中医药,1986,17(01):33.

[23] 林琳. 羌活胜湿汤加减治疗腰痛 60 例临床疗效观察 [J]. 中医临床研究,2019,11(01):69-70.

[24] 陈功,陈飞,彭强,等. 体质辨证指导下羌活胜湿汤合方加减治疗腰痛疗效观察 [J]. 亚太传统医药,2017,13(09):105-107.

[25] 吴雪华. 羌活胜湿汤加减治疗过敏性紫癜 42 例 [J]. 吉林中医药,2003,23(10):26-27.

[26] 付春玲,王慧玲. 羌活胜湿汤治疗感冒 45 例疗效观察 [J]. 按摩与康复医学,2015,6(18):84-85.

[27] 姚淑贤,王引玲. 加味羌活胜湿汤治疗颈肩综合症 68 例疗效观察 [J]. 山西中医学院学报,2011,12(05):31-32.

[28] 刘国录,侯占英. 羌活胜湿汤加味治疗腰椎管狭窄

症 14 例 [J]. 中国中医药现代远程教育,2010,8(02):34.

[29] 吴钊. 麻黄细辛附子汤合羌活胜湿汤加减治疗产后身痛 30 例 [J]. 光明中医,2014,29(09):1896-1897.

[30] 刘采连,陆红霞,蒋文元,等. 30 例面瘫的中医辨证治疗体会 [J]. 现代中西医结合杂志,2010,19(27):3497.

[31] 袁全兴. 辨证治疗痛风病 30 例 [J]. 陕西中医,2003,24(10):898-899.

[32] 王昭峰. 羌活胜湿汤加减治疗额窦炎 [J]. 中原医刊,1999,6(12):47-48.

[33] 黄家瑜. 羌活胜湿汤治疗功能性水肿 25 例 [J]. 浙江中医杂志,1997,36(05):206.

[34] 毛则先,谭继雪. 羌活胜湿汤治疗耳聋验案二则 [J]. 新疆中医药,1994,12(03):61.

当归补血汤

【出处】《内外伤辨惑论》(金·李东垣)"治肌热,燥热,困渴引饮,目赤面红,昼夜不息。其脉洪大而虚,重按全无。"

【处方】黄芪一两,当归二钱(酒洗)。

【制法及用法】上㕮咀,都作一服。水二盏,煎至一盏,去渣,温服,空心食前。

【剂型】汤剂。

【同名方剂】当归补血汤(《冯氏锦囊秘录》)。

【历史沿革】

1. 金·李东垣《内伤外辩惑伤》,当归补血汤

[组成] 黄芪一两、当归(酒洗)二钱。

[主治] 治肌热,燥热,困渴引饮,目赤面红,昼夜不息。

[用法用量] 上㕮咀,都作一服,水二盏,煎至一盏,去渣,温服,空心食前。

2. 清·冯兆张《冯氏锦囊秘录》当归补血汤

[组成] 黄芪(炙)一两、当归(酒洗)二钱。

[主治] 治气血虚热,面赤烦渴,脉大而虚。

[用法用量] 水煎,空心服之。

【现代研究】

1. 药理作用

(1)抗心肌梗死 用当归补血汤 1g/ml 灌胃左

冠状动脉前降支近端结扎法构建小鼠心肌梗死模型 8 周,小鼠 EF 值获得明显改善($P < 0.05$)、心肌细胞指数减少($P < 0.05$)、胶原纤维胶原含量降低($P < 0.05$)、心肌组织 miR-34a 表达降低以及 Sirt1 表达升高($P < 0.05$)。这说明当归补血汤能够有效抑制小鼠心肌梗死后心室重塑,与抑制 miR-34a、促进 Sirt1 表达有关[1]。

采用当归补血汤低(1.5g/kg)、高(5mg/kg)剂量组对皮下注射 D- 半乳糖的方式复制衰老模型大鼠灌胃 4 周,各给药组的心肌梗死面积 / 总面积比值显著降低,VEGF 蛋白相对表达强度、心肌Ⅷ因子血管密度、微血管密度及血清 VEGF、NO、NOS 水平显著升高;各给药组左室射血分数(LVEF)显著升高,左心室舒张末期内径(LVIDd)、左心室收缩末期内径(LVIDs)明显降低。这显示当归补血汤具有显著的促进衰老心肌梗死大鼠冠状动脉侧枝血管生成作用,其作用机制可能与提高 VEGF、NO 水平有关[2]。

当归补血汤低剂量(3g生药/kg)、高剂量(6g生药/kg)对行冠脉左前降支结扎术心肌梗死模型大鼠灌胃 7 天,能明显改善心脏病理学改变,抑制心肌细胞凋亡,降低凋亡指数,减少心肌细胞内 CK 和 LDH 的释放,增强心肌抗凋亡蛋白 BCL2 的表达,减少促凋亡蛋白 BAX、Caspase-3 和 Caspase-9 的表达。这显示当归补血汤可能通过调节相关凋亡蛋白

来改善冠脉结扎诱导的大鼠心肌缺血[3]。

含生药量 50mg/ml 的当归补血汤处理 H9c2 心肌细胞，再将细胞放置于缺氧条件下培养，发现经当归补血汤处理过的缺氧损伤心肌细胞凋亡率、细胞内活性氧簇（ROS）水平、Cyt C 蛋白表达水平、p53 mRNA 表达水平均明显降低，HIF-1α mRNA 水平明显升高，研究显示当归补血汤能够抑制缺氧损伤心肌细胞凋亡，其可能通过降低 p53 mRNA 表达、促进缺氧诱导因子 1α（HIF-1α）mRNA 表达等机制来减轻缺氧对心肌细胞的损伤作用[4]。

（2）抗心肌细胞肥大 5%、10%、15%、20% 当归补血汤含药血清对血管紧张素Ⅱ（AngⅡ）诱导 H9c2 心肌细胞肥大模型细胞干预 48h，10%、15% 当归补血汤含药血清可以显著减少 ANF mRNA 表达，10% 当归补血汤含药血清组心钠素（ANF）表达降低更为明显；10% 当归补血汤含药血清 TGF-β1、Smad2 蛋白表达均显著减少。这显示当归补血汤含药血清具有抗心肌细胞肥大的作用，其保护机制可能与调控心肌细胞 TGF-β1/Smad2 信号通路有关[5]。此外，10% 当归补血汤含药血清可以增加 p-Akt，Akt，eNOS 蛋白表达，这显示当归补血汤含药血清对 AngⅡ诱导心肌细胞肥大起保护作用，也可能是通过调控心肌细胞 PI3K/Akt 信号通路实现的[6]。

（3）抗细胞凋亡 采用 15%、10%、5% 含药鼠血清，作为高、中、低剂量当归补血汤含药血清对乳鼠缺氧复氧模型心肌细胞进行培养，发现当归补血汤高、中、低剂量组可以明显升高乳鼠心室肌细胞缺氧复氧模型的细胞存活率，降低心肌细胞 miR-34a 表达，升高 BCl-2 蛋白表达，减少心肌细胞凋亡明显。这说明当归补血汤能够有效抑制心肌细胞凋亡，与抑制 miR-34a 表达密切有关[7]。

当归补血汤超滤膜提取物低、中、高剂量（30，60，120mg/L）干预 Wistar 大鼠乳鼠心肌细胞 2h，在用阿霉素处理细胞 24h，发现当归补血汤超滤膜提取物干预组的心肌细胞存活数明显升高，凋亡细胞数目减少，线粒体膜电位升高，Bax、Caspase-3 表达水平下调，Bcl-2 蛋白表达水平上调（$P < 0.05$）。研究显示线粒体凋亡通路的激活是阿霉素诱导心肌细胞凋亡的机制之一，当归补血汤超滤膜提取物可调控该通路发挥心肌细胞保护作用[8]。

用 500μg/ml 当归补血汤干预缺氧 / 复氧模型 H9c2 细胞，发现当归补血汤能够显著降低复氧损伤细胞的早期凋亡率，细胞内钙离子浓度降低。肌浆网 Ca^{2+} 转运 ATP 酶（SERCA2a）和肌集钙蛋白（CASQ）mRNA 水平显著增加，增加受磷蛋白（PLB）和兰尼碱受体（RyR1）mRNA，降低 L 型钙通道（CAV1.3）mRNA 水平。研究显示 H9c2 心肌细胞缺氧 / 复氧损伤后出现明显的钙超载及肌浆网钙调节蛋白调节紊乱现象，当归补血汤能够通过升高肌浆网钙调节蛋白 SERCA2a 和 CASQ mRNA 的表达，减轻复氧后钙超载，降低复氧损伤 H9c2 心肌细胞早期凋亡率[9]。

（4）促进细胞增殖 高、中、低剂量（15、7.5、3.75g/L）当归补血汤对连二亚硫酸钠溶液建立缺氧血管内皮细胞（EA.hy926）模型进行干预 24h，发现当归补血汤能够促进正常血管内皮细胞及缺氧血管内皮细胞的增殖，其中高、中剂量当归补血汤促进缺氧血管内皮细胞增殖的幅度明显大于正常血管内皮细胞增殖的幅度。当归补血汤各剂量均能促进缺氧血管内皮细胞 VEGF、血管内皮细胞生长因子受体（VEGFR1、VEGFR2）的表达，且与剂量呈正相关，抑制缺氧血管内皮细胞可溶性血管内皮生长因子受体（sVEGFR1、sVEGFR2）的表达。研究显示当归补血汤能够促进缺氧血管内皮细胞的增殖，其机制可能与其调节 VEGF 与 VEGFR 和 sVEGFR 两种受体的结合有关[10]。

（5）保护神经组织 当归补血汤水煎液以 10g/kg 剂量对降低线栓法制成大鼠大脑中动脉缺血再灌注（MCAO）模型灌胃，1 日 2 次，连续灌胃 2 周。发现当归补血汤能增强脑缺血再灌注后海马区 NOS 阳性细胞的表达，对大鼠脑缺血再灌注后的神经组织具有一定的保护作用[11]。

以当归补血汤 3.6g/kg 灌胃降低线栓法制成大脑中动脉缺血再灌注（MCAO）模型大鼠 10 天，当归补血汤可改善脑缺血再灌注损伤大鼠的神经功能，减少脑梗死体积，减少大鼠海马 CA1 区神经元的死亡，对海马 CA1 区神经元具有保护作用[12]。

（6）促进骨髓造血 当归补血汤含药血清对环磷酰胺所致血虚模型小鼠灌胃，给予 15、7.5、3.75g/kg 当归补血汤水煎液，1 日 2 次，第 4 天腹主动脉取血，分离含药血清；将各剂量当归补血汤含药血清加入到血虚模型小鼠骨髓细胞的培养体系中，能够促进骨髓粒系、红系造血祖细胞的增殖与分化，促进骨髓有核细胞 DNA 的增殖，达到其补气生血的功效[13]。

采用 4.5、13.5、22.5、45g/kg 当归补血汤水煎剂对经 8Gy[137]Cs-γ 射线照射后的大鼠灌胃 7 天，发现当归补血汤灌胃后受体鼠脾脏指数、脾结节数、白细胞数、血小板数、血红蛋白数、8 周内存活数升高，研究显示经当归补血汤干预后，肌卫星细胞能使受体鼠早期造血功能得以重建[14]。

采用当归补血汤低、中、高剂量（0.9、1.8、3.6g/ml）对 ^{60}Co-γ 射线辐照致造血功能损伤模型小鼠灌胃 10 天，低、中、高剂量当归补血汤均可提高辐射损伤后小鼠 MCHC、BMC 及骨髓细胞 DNA 含量，促进辐照小鼠骨髓造血组织损伤的恢复，且高、中剂量当归补血汤对其造血系统的保护作用效果更明显。研究显示当归补血汤对辐射小鼠造血系统的损伤有保护和促修复作用，且与剂量相关[15]。

（7）抗肝纤维化　当归补血汤治疗四氯化碳（CCl₄）与高脂低蛋白饮食复合因素诱导肝纤维化模型 Wistar 大鼠，发现白蛋白（Alb）、SOD 活性显著提高，AST、ALT、肝组织 Hyp 含量与 NO 显著降低，血管纹理减少，窗孔数量增加。这说明当归补血汤具有抗肝纤维化及抗血管新生的作用。其机制可能与保护肝窦内皮细胞损伤、抗脂质过氧化有关，其中黄芪改善炎症、抗脂质过氧化及 NO 释放作用较为突出[16]。

（8）抗动脉粥样硬化　当归补血汤高（6g/kg）、中（3g/kg）剂量对免疫损伤结合高脂饮食法建立动脉粥样硬化模型新西兰兔进行灌胃，1 天 1 次，给药 2 周。与模型组比较，当归补血汤高、中剂量组家兔血清 VEGF 和 SDF-1 水平增高，且内皮祖细胞（EPCs）的增殖、黏附、迁移和形成小管能力均有增强。这说明当归补血汤可能通过提高循环 VEGF 和 SDF-1 水平来促进动脉粥样硬化 EPCs 的活性[17]。

（9）抗肿瘤　当归补血汤可提高阿霉素（ADM）对 S₁₈₀ 荷瘤小鼠的抑瘤率，对抗 ADM 所致外周血白细胞（WBC）、骨髓有核细胞计数、骨髓 DNA 含量和心肌 SOD 活力的降低，同时还可降低 ADM 化疗后小鼠心肌 MDA 的含量。这说明当归补血汤对化疗药物 ADM 抗 S₁₈₀ 荷瘤小鼠具有增效减毒的作用[18]。

中药当归补血汤以高中低剂量对荷瘤小鼠进行治疗，灌胃给药 12 天，每日 1 次。当归补血汤（高、中、低剂量）组的抑瘤率分别为 48%、40%、37%，生命延长率分别为 149.59%、66.12%、43.80%。这说明当归补血汤能安全有效地抑制肉瘤 S₁₈₀[19]。

（10）护肝　13.29、26.49、52.89g/kg 当归补血汤可明显降低猪血清所致免疫性肝损伤大鼠的血清 AST、ALT 含量；升高 SOD 水平，降低 MDA 的含量，明显降低 Ⅲ 型前胶原水平。当归补血汤对免疫性大鼠肝损伤模型具有一定保护作用，其作用机制可能与降低、抑制脂质过氧化反应以及抗自由基损伤有关[20]。

（11）活化巨噬细胞　当归补血汤每千克体重 13.2g 饮片灌胃小鼠后 6~60min 等不同时间的含药血清对小鼠巨噬细胞均有活化作用；当归补血汤每千克体重 13.2~33.0g 饮片分别灌胃后的含药血清对小鼠巨噬细胞均具活化作用[21]。

（12）抗衰老　当归补血汤超滤膜提取物（0~5 万、0~10 万、0~20 万分子量）对老年大鼠灌胃 10 周，当归补血汤超滤膜提取物 0~5 万、0~10 万、0~20 万

分子量组可以降低心肌组织中 LPF 含量，降低心肌组织中 mtDNA 缺失，以 0~10 万分子量效果最为显著。这说明当归补血汤超滤物具有延缓大鼠心脏衰老的作用，其发挥作用的最佳有效组分在 0~10 万分子量，其通过减少心肌组织中 mtDNA 缺失，维持细胞内线粒体正常功能发挥抗衰老作用[22]。

（13）降血糖　当归补血汤 3.57g/（kg·d）对链脲佐菌素（STZ）结合高脂高糖饮食糖尿病模型大鼠灌胃 5 周，发现当归补血汤可以增加大鼠体质量，降低空腹血糖（FPG）与空腹胰岛素（FINS）水平，降低肝脏组织和骨骼肌组织中蛋白酪氨酸磷酸酶 1B（PTP1B）的表达、升高蛋白激酶 C-ζ（PKC-ζ）的表达、升高细胞膜上葡萄糖转运蛋白 4（GLUT4）的表达[23-25]。

（14）抗氧化应激　当归补血汤低剂量 1.78g/（kg·d）和高剂量 7.14g/（kg·d）对链脲佐菌素（STZ）结合高脂高糖饮食糖尿病肾病模型大鼠灌胃 5 周，发现当归补血汤可以降低血糖、血脂、血肌酐等指标，降低肾脏 p-IRE1α、pJNK 蛋白表达；抑制肾脏组织中细胞凋亡；改善肾功能，降低肾脏 NF-κB、MCP-1 蛋白含量，降低 NF-κBp65、MCP-1 mRNA 转录活性；降低血生化相关指标和葡萄糖调节蛋白 78（GRP78）的表达；改善肾结构，降低 GRP78、蛋白激酶 R 样内质网激酶（PERK）、真核生物翻译起始因子 2α（eIF2α）的蛋白及 mRNA 表达；降低血糖、血脂、尿微量白蛋白（MAU），升高高密度脂蛋白（HDL），镜下肾脏损伤明显减轻；降低活化转录因子 6（ATF6）、生长抑制 DNA 损伤基因 153（CHOP）、Caspase-3 mRNA 和蛋白表达水平及 TUNEL 阳性细胞率显著（$P < 0.01$）[26-32]。

2. 网络药理学

通过中药系统药理学分析平台（TCMSP）和中药台湾数据库（TDT）获取当归补血汤相关活性成分的化学结构；人类基因和基因表型综合数据库（OMIM）筛选贫血相关靶点；PPI 构建当归补血汤和贫血的交互靶点；利用 Cytoscape 软件构建"化学成分-靶点-疾病"交互网络图。通过网络拓扑特征评价筛选出与当归补血汤治疗贫血方面的相关靶点；利用 Bluego 插件进行 GO（基因功能）分析，并利用 DAVID 数据库对入选靶点进行相关通路富集。结果：筛选出当归补血汤治疗贫血的 15 个蛋白靶点；通过调节细胞循环、P53 信号通路等 11 条通路来发挥治疗贫血的作用。筛选出当归补血汤治疗贫血的 15 个蛋白靶点；通过调节细胞循环、P53 信号通路等 11 条通路来发挥治疗贫血的作用[33]。

此外，通过中药系统药理学分析平台（TCMSP）

利用数据挖掘的方法构建当归补血汤药物分子–靶标数据库，并通过计算机软件 Cytoscape 构建当归补血汤药物分子–靶标网络图；寻找当归、黄芪共同分子、共同靶标及重要靶标。结果发现当归补血汤中当归含 125 个分子，192 个靶标；黄芪含 87 个分子，336 个靶标。其中当归、黄芪有 4 个共同分子和 120 个共同靶标[34]。

3. 制剂研究

（1）提取工艺 在单因素试验、析因设计、最速上升试验的基础上，以浸膏得率及阿魏酸、芍药苷、藁本内酯提取率的权重和为响应值，采用中心组合设计–响应面法优化复方当归补血汤的提取工艺。结果：最佳条件为超声提取 60min，提取溶剂为 36% 乙醇，料液比为 1 : 94[35]。

（2）煎煮方法 采用传统煎煮（传统组）和煎药机煎煮（机煎组）方法对当归补血汤进行煎煮，比较两种方法所得药液干浸膏得率和黄芪甲苷及阿魏酸含量。传统组干浸膏得率 30.56%，机煎组干浸膏得率为 33.89%；传统组黄芪甲苷含量为 0.018mg/ml，机煎组黄芪甲苷含量为 0.014mg/ml；传统组阿魏酸含量为 20.60μg/ml，机煎组阿魏酸含量为 19.54μg/ml，两组比较差异无统计学意义（$P > 0.05$）[36]。此外，通过对放血和环磷酰胺法复制气血两虚模型小鼠的灌胃比较，与空白组比较，模型组游泳时间明显减少，血黏度显著提高，血红细胞数、血红蛋白含量及免疫球蛋白含量显著减少（$P < 0.05$）；给药后，模型鼠游泳时间明显增加（$P < 0.05$），血黏度显著降低（$P < 0.05$），血红细胞数、血红蛋白及免疫球蛋白含量显著增加（$P < 0.05$）。给药组间比较差异无统计学意义（$P > 0.05$）。煎药机煎煮法所得当归补血汤能够有效改善模型鼠气血两虚症状，提高免疫力，与传统煎煮法所得药液质量相同[37]。

（3）理化参数 采用 4 种提取工艺制备当归补血汤：8 倍量水提取 1 次，每次 1h；8 倍量水提取 3 次，每次 2h；10 倍量水提取 3 次，每次 1.5h；12 倍量水提取 3 次，每次 1h。通过对复合因素所致气虚小鼠灌胃，给予当归补血汤 10g/（kg·d）的治疗，发现当归补血汤理化参数（表面张力、pH、电导率、渗透压）与其组分含量和补气药效三者的相关性较为显著[38]，同时，也可以将理化参数作为当归补血汤制备工艺与汤剂质量控制的参考指标[39]。

（4）含量测定 采用 HPLC 对当归补血汤水煎剂和配方颗粒中的黄芪甲苷含量进行测定，色谱条件：以十八烷基硅烷键合硅胶为填充剂；以乙腈–水（36:64）为流动相；用蒸发光散射检测器检测。该方法线性回归方程为：$Y = 1.1972X + 2.9258$

（$r=0.9996$），黄芪甲苷在 0.504~10.072mg/ml 范围内呈良好的线性关系，回收率为 97.3%，RSD 为 1.69%。当归补血配方颗粒汤剂中黄芪甲苷的含量（0.3315mg/ml）高于当归补血汤剂（0.0759mg/ml）[40]。此外，对当归补血颗粒不同冲化方法黄芪甲苷含量比较，当归补血配方颗粒较佳的冲化条件为：水温 80℃下保温 5min 冲服；经配伍冲化后黄芪甲苷含量（1.21mg/g）有所增加[41]。

采用 HPLC-ELSD 同时测定当归补血总苷中黄芪甲苷和黄芪皂苷 II，色谱柱 Kromail C18（4.6mm×250mm，5μm）；流动相为乙腈–水（37.5 : 62.5）；体积流量 0.8ml/min；ELSD 参数：漂移管温度 100℃；N_2 气流体积流量：2.60L/min。黄芪甲苷在 0.85~6.76μg 之间呈良好的线性关系（$r=0.9992$），平均回收率为 98.8%，RSD 为 1.50%。黄芪皂苷 II 在 1.05~8.4g 之间呈良好的线性关系（$r=0.9994$），平均回收率为 95.7%，RSD 为 2.70%。当归补血汤中黄芪甲苷的平均质量分数为 4.3%，RSD 为 1.33%，黄芪皂苷 II 的平均质量分数为 0.99%，RSD 为 2.54%[42]。

RP-HPLC 法测定当归补血总苷中阿魏酸含量。色谱条件：ODS C18 柱为固定相（150mm×4.6mm，5μm），乙腈 –1% 醋酸（17:83）为流动相，流速 1.0ml/min，检测波长为 320nm，柱温为 30℃。阿魏酸的线性范围为 3.3~26.4μg/ml（$r = 0.9998$），平均回收率为 99.6%（RSD =1.6%）。测定 5 份当归补血汤中阿魏酸含量，结果其平均含量为 2.34%，RSD 为 1.80%[43]。

采用高效液相色谱法测定当归补血汤中不同提取方法的阿魏酸的含量，色谱条件：色谱分析柱 TSICO DS-80TN（250mm×46mm）；粒度 10μm；流动相为乙腈 – 水 – 乙酸（25 : 75 : 1）；流速 0.8ml/min；柱温 35℃；检测波长 320nm；灵敏度 0.08。采用不同提取及分离方法的阿魏酸含量。甲醇提取：9.26mg/100g，RSD=1.88%；超声波提取：8.85mg/100g，RSD=1.74%；水提萃取法：7.31mg/100g，RSD=2.25%；水提柱色谱：5.99mg/100g，RSD=3.26%。阿魏酸在日光和加热条件下稳定考察：避光保存 2、6、8h 的含量为：98.55%、100.82%、100.53%；自然放置 2、6、8h 的含量为：52.01%、29.19%、23.41%；50℃加热 2、6、8h 的含量为：88.49%、89.95%、86.45%[44]。

采用 HPLC 比较当归补血汤（当归，黄芪）分煎液与合煎液中阿魏酸含量。色谱条件：色谱柱 Hypersil C18（4.6mm×250mm，5μm）；流动相为甲醇 –0.05% 乙酸（45:55）；检测波长 324nm；流速 0.6ml/min。分煎液阿魏液平均回收率为 100.86%，RSD 为 2.33%；合煎液阿魏酸平均回收率为 101.37%，RSD 为 1.52%。合煎液中阿魏酸含量高于分煎液。

通过测定，一剂当归补血汤的分煎液阿魏酸含量 1.194mg，合煎液阿魏酸含量 1.971mg[45]。

采用 HPLC–DAD/ELSD 法建立同时测定当归补血汤中三种指标性成分：阿魏酸、毛蕊异黄酮葡萄糖苷和黄芪甲苷含量的。色谱条件为，色谱柱：Agilent ZORBAX Eclipse XDB–C18，柱温：30℃；流动相 A：0.2% 甲酸溶液，B：0.2% 甲酸乙腈溶液，梯度洗脱：0~10min，15%~20%B；10~20min，20%~40%B，20~30min，40%B；流速：1ml/min；进样量为 10μl；DAD 和 ELSD 串联测定，其中 DAD 检测波长分别为 316nm 和 260nm；ELSD 参数设定为蒸发温度：30℃，雾化温度：30℃，气体流速：1.6L/min。结果阴性对照无干扰，阿魏酸、毛蕊异黄酮葡萄糖苷和黄芪甲苷的线性范围分别为 1.5~60μg/ml（r=1.0000），12.5~400μg/ml（r=0.9998）和 0.25~2.5mg/ml（r=0.9975）；其平均加样回收率分别为 103.68%、102.95% 和 98.19%。分析 3 批当归补血汤中阿魏酸、毛蕊异黄酮葡萄糖苷和黄芪甲苷的平均百分含量分别为 0.0056%、0.0172% 和 0.0113%，RSD 分别为 0.03%、0.12% 和 0.05%[46]。

（5）微囊制备　以癸二酰氯及 1，6- 己二胺为囊材，采用界面缩聚法制备当归补血汤微囊。运用正交设计，以微囊的载药量和包封率为指标，考察主要工艺参数对当归补血微囊制备的影响。优选的制备工艺条件为：囊心与囊材之比为 0.2∶1、乳化剂用量为 1.4ml、搅拌时间为 30min，优选工艺条件下评估指数均值 50.49%[47]。

（6）不同制剂高效液相特征图谱分析　当归补血汤剂、配方颗粒、口服液 3 种不同制剂的 9 批当归补血制剂采用 5% 甲醇为溶剂制备样品溶液，应用 Lab Alliance 高效液相色谱仪，Kromasil C18（4.6mm×250mm，5μm）色谱柱，UV 检测器进行测定。以甲醇 –0.4% 甲酸水溶液为流动相进行梯度洗脱，流速 1ml/min，检测波长 280nm。9 批当归补血制剂的 HPLC 特征图谱共有色谱峰特征明显，样品中共检测到 15 个共有峰，不同剂型的当归补血制剂相似度有一定差别，配方颗粒和口服液色谱峰的数目和面积均有不同程度减少，各种成分比例具有较大差异。与汤剂相比，当归补血配方颗粒和口服液在制剂过程当中，化学成分受到不同程度的损失，可能影响其临床疗效[48]。

（7）不同制剂成分差异分析　用 HPLC 建立指纹图谱，从化学成分的种类、指标性成分含量、共有峰峰面积总和、指纹图谱的相似度 4 个方面进行评价。色谱条件：色谱柱为 Agilent Zorbax SB-Aq 柱（250mm×4.6mm，5μm）；流动相为乙腈 –0.1mol/L 磷酸水溶液，梯度洗脱：0~10min，15%~18% 乙腈；

10~20min，18%~24% 乙腈；20~35min，24%~40% 乙腈；35~40min，40% 乙腈；40~45min，40%~15% 乙腈；体积流量：1.0ml/min；检测波长：260nm；柱温：25℃；进样量：10μl。结果显示：通过对当归补血汤主要色谱峰进行归属发现，其色谱峰基本均来自各单味药材，在本实验条件下，未见明显的新化学成分的产生，配方颗粒汤剂较传统汤剂有成分的消失。当归补血汤传统汤剂与配方颗粒汤剂相比，传统汤剂无论在指标成分的含量还是特征图谱中色谱峰的数量上均高于配方颗粒汤剂，两者存在一定的差异。这表明配方颗粒标识的临床当量与汤剂实际不符，应对中药配方颗粒的临床推荐当量进行校正，促进临床合理应用；同时也为国家中药配方颗粒质量的统一化管理提供科学的研究思路[49]。

（8）不同制剂中黄芪甲苷的含量对比　当归补血配方颗粒汤剂中黄芪甲苷的含量高于当归补血汤剂。按当归补血剂处方，分别制备当归补血汤剂和配方颗粒汤剂各 3 份，测定黄芪甲苷的含量。当归补血汤剂黄芪甲苷含量为 0.0770、0.0739、0.0768mg/ml，RSD 为 0.17%；配方颗粒汤剂黄芪甲苷含量为 0.3297、0.3323、0.3325mg/ml，RSD 为 0.16%。但从古代经典方的君臣佐使配伍安全性角度看，中药配方颗粒在临床应用前对其药理毒理方面需要进一步研究和探讨[40]。

（9）不同冲化方法对黄芪甲苷含量的影响　采用 HPLC–ELSD 法以当归补血配方颗粒（黄芪配方颗粒为主药）为研究对象，以黄芪甲苷为考察指标；通过正交试验，测定其在不同温度、保温不同时段条件下黄芪甲苷的含量，确定较佳的当归补血配方颗粒的冲化条件。分别以单方黄芪配方颗粒组、黄芪配方颗粒与当归配方颗粒混合冲化组、黄芪配方颗粒与当归配方颗粒分别冲化后合并组为研究对象，测定其中黄芪甲苷的含量，比较三组冲化方法下黄芪甲苷的含量。结果：当归补血配方颗粒较佳的冲化条件为，水温 80℃下保温 5min 冲服；经配伍冲化后黄芪甲苷含量有所增加，单方黄芪配方颗粒组黄芪甲苷含量 40.97mg/g，黄芪与当归颗粒混合冲化组黄芪甲苷含量 41.21mg/g，黄芪与当归颗粒分别冲化合并组黄芪甲苷含量 31.04mg/g[41]。

4. 药动学研究

通过当归补血汤含药血清对小鼠肝组织过氧化脂质生成作用的研究，发现当归补血汤含药血清对小鼠肝组织过氧化脂机质生成的抑制作用具有一定的量效关系，其量效方程为 $Y=6.65+4.72X$。与空白血清对照组比较，当归补血汤灌胃后 15~180min 后的含药血清对小鼠肝组织过氧化脂质生成作用具有显著抑制作用。根据上述不同时相当归补血汤含药血清对小鼠肝组织过氧化脂质生成的抑制率，得出药效消除方程为 $Y=1.830-0.181t$，药效吸收方程为 $Y=0.933-0.595t$，并据此计算有关当归补血汤含药血清抑制小鼠肝组织过氧化脂质生成作用的药效动力学参数。给药剂量：52.80g/kg；最低起效剂量：0.039g/kg；效应消除速率常数：0.416/h；效应消除半衰期：1.663h；效应呈现速率常数：1.371/h；效应呈现半衰期：0.505h；效应维持时间：12.310h；效应达峰时间：1.248h。结果表明，小鼠口服当归补血汤后，会比较迅速地进入血液循环，产生生理效应[50]。

采用当归补血汤对大鼠灌胃，在不同时间对血清进行 HPLC 分析发现，当归补血汤中阿魏酸在大鼠体内的药动模型为二室模型，主要药动参数如下：吸收速率常数 $k_a=（0.2791\pm0.0321）$/min，吸收相半衰期 $t_{1/2ka}=（2.4838\pm0.0633）$min，分布半衰期 $t_{1/2\alpha}=（3.4041\pm0.4325）$min，消除相半衰期 $t_{1/2\beta}=（225.2843\pm25.642）$min，血药浓度－时间曲线下面积 $AUC=（7831.389\pm1236.556）$ng·min/L。说明当归补血汤吸收快，起效迅速[51]。

采用 HPLC 法测定给予当归补血汤或当归后兔血浆中阿魏酸的血药浓度；采用 HPLC/MS/MS 法测定给予当归补血汤或黄芪后大鼠血浆中黄芪甲苷的血药浓度，并计算主要药动学参数。结果：与单用当归比较，给予当归补血汤后新西兰大耳白兔血浆中阿魏酸的药动学参数几乎没有改变；与单用黄芪比较，大鼠口服当归补血汤后血浆中黄芪甲苷的达峰时间提前一倍，达峰浓度提高一倍。当归补血汤中阿魏酸的药物达峰时间 $t_{max}（6.67\pm0.89）$min，半衰期 $t_{1/2}$ 为（69±11）min；黄芪甲苷达峰时间 t_{max} 为（2.00±0.95），半衰期 $t_{1/2}$ 为（3.95±0.89）h。结论：合用后当归增强了黄芪中黄芪甲苷在体内的活力，提前了黄芪甲苷发挥功效的进程，体现了当归臣药的辅佐之功。以上结果从药动学角度验证了当归补血汤的配伍合理性[52]。

5. 成分分析

（1）采用 GC-MS 方法对当归补血汤挥发油主要组分进行分析。气相色谱条件：DB-1 石英毛细管色谱柱（30m×0.25mm）；进样口温度 250℃，接口温度 230℃；载气为氦气，流速为 1.3ml/min；柱压为100kPa；进样量为 1.0μl；升温程序：柱温 60℃，保持 1min，然后以 3℃/min 的速率升到 220℃，保留 5min，可达到较好分离。峰面积归一法计算各化合物的相对含量。质谱条件：EI 源（70eV），双灯丝；质量范围 40~400m/z 全程扫描，扫描间歇 1.0s。当归补血汤汤剂中挥发油的主要成分为反式－藁本内酯、

正丁烯基苯酞、正丁基苯酞、顺式－藁本内酯等。当归补血汤汤剂中挥发油共有 11 个主要特征峰，与当归挥发油检出峰数基本一致。黄芪、当归共煎无特异挥发油成分产生。当归挥发油中 α- 蒎烯、罗勒烯虽然含量较高，但由于沸点低，在当归补血汤汤剂中的相对百分含量跟单味当归煎剂一样，均降低较多，且很不稳定。而正丁基苯酞、正丁烯基苯酞、反式－藁本内酯、顺式－藁本内酯等则相对保留较多，表明此四个组分的相对含量较稳定，可认为是当归补血汤汤剂中挥发油的主要特征成分。通过对当归补血汤汤剂挥发油的 GC-MS 分析，为当归补血汤的物质基础提供了部分数据[53]。

（2）采用 HPLC 分析建立当归补血汤汤剂中异黄酮与阿魏酸部位的指纹图谱。色谱条件：色谱柱为 Hypersil ODS 柱（250mm×4mm，5μm）；流动相为甲醇 -0.2% 冰醋酸（梯度洗脱）；检测波长为 254mm；流速为 1.0ml/min。当归补血汤汤剂主要有 10 个特征峰，黄芪有 9 个特征峰，当归有 3 个特征峰，其中包括毛蕊异黄酮苷峰与阿魏酸峰[54]。

（3）采用 HPLC 分析建立当归补血汤汤剂中皂苷成分的指纹图谱。色谱条件：色谱柱为 Nucleodur C18 Gravity 柱（250mm×4.6mm，5μm）；流动相为乙腈－水（梯度洗脱）；检测波长为 203nm；流速为 1ml/min。当归补血汤汤剂主要有 15 个特征峰，其中黄芪有 15 个特征峰，当归有 7 个特征峰。通过单味药材煎剂对照显示，1~7 号峰为黄芪、当归所共有，8~15 号峰为黄芪所特有，当归补血汤汤剂主要组分为黄芪煎剂与当归煎剂组分的叠加，黄芪与当归共煎未产生明显的其他特征峰[55]。

（4）用高效液相色谱法分析当归补血汤的石油醚、三氯甲烷、醋酸乙酯、正丁醇部位的特征峰在复方全方及在单味药中的归属。色谱条件：色谱柱为 Shim-Pack VP-ODS 柱（250mm×4.6mm I.D.），流动相：甲醇－水（梯度洗脱），检测波长：280nm，流速：1ml/min。复方石油醚部位的 9 个特征峰 5 个来自当归，4 个来自黄芪；三氯甲烷部位的 9 个特征峰 6 个来自黄芪，3 个来自当归；醋酸乙酯部位的 11 个特征峰，7 个同时来自当归和黄芪，1 个来自当归，3 个来自黄芪；正丁醇部位的 7 个特征峰，6 个同时来自于当归和黄芪，1 个来自黄芪。复方各部位的指纹图谱为阐明各部位的药效物质基础提供科学依据，为下一步的临床应用以及新药的开发提供参考[56]。

（5）采用 HPLC-DAD-MS 方法分析中药复方当归补血汤的化学成分。色谱条件：色谱柱为 Thermo Hypersil-Hypurity C18 柱（150mm×2.1mm，5μm），柱温：40℃。流动相：H_2O-CH_3OH（梯度洗脱），流

速为 0.2ml/min。二极管阵列扫描范围：200~370nm。质谱采用大气压化学电离（APCI+）离子源，扫描范围：100~650m/z。通过与已有的文献报道的质谱、紫外光谱和保留行为比较可以初步定性 10 个化合物。Calycosin-7-O-β-D-glycoside，（6aR，11aR）-Hydroxy-9，10-dimethoxypterocarpan-3-O-β-D-glycoside，Ononin，L-3-Hydoxy-9，10-dimethoxyl-pterocarpane，Formononetin，（3R）-7，2′-Dihydroxy-3′，4′-dimethoxyisoflavan，Sedanenolide，E-Ligustilide，Z-Ligustilide，Z-Butylidenephthalide[57]。

6. 拆方分析

（1）免疫性肝损伤　采用当归补血汤及拆方对猪血清腹腔给药方法造成大鼠免疫性肝损伤模型进行灌胃，黄芪/当归 5:1 组可明显降低猪血清所致免疫性肝损伤大鼠的血清天门冬氨酸转氨酶（AST）、丙氨酸转氨酶（ALT）含量；黄芪组、当归组及黄芪当归不同配比组均能升高超氧化物歧化酶（SOD）水平，降低脂质过氧化物丙二醛（MDA）的含量；黄芪组能明显降低透明质酸（HA）、Ⅳ型胶原水平；当归补血汤 5:1 组能明显降低Ⅲ型前胶原水平，且优于 10:1 组[20]。

（2）血管新生　采用当归补血汤及其拆方对四氯化碳（CCl₄）与高脂低蛋白饮食复合因素诱导肝纤维化模型大鼠进行灌胃，当归补血汤及其拆方组白蛋白（Alb）显著提高（$P<0.05$）、AST 显著降低（$P<0.05$）；当归补血汤及黄芪组 ALT 显著降低（$P<0.05$）；各用药组肝组织 Hyp 含量显著降低。各用药组血管纹理有不同程度的减少；窗孔数量增加。当归补血汤及其拆方组 SOD 活性显著升高（$P<0.05$），全方及拆方组 NOS 显著降低（$P<0.05$），黄芪组 MDA 显著降低（$P<0.05$），全方组及黄芪组 NO 显著降低（$P<0.05$）。这说明当归补血汤及其拆方具有抗肝纤维化及抗血管新生的作用[16]。

（3）提高骨髓 Wnt3a 蛋白及骨髓造血干细胞 Frizzled2 mRNA 表达　采用当归补血汤及其拆方对环磷酰胺所致的骨髓抑制模型小鼠进行灌胃，与正常组比较，模型组外周血白细胞、红细胞、血小板计数明显降低（$P<0.05$ 或 $P<0.01$），骨髓 Wnt3a 蛋白、骨髓造血干细胞 Frizzled2 mRNA 表达水平显著降低（$P<0.01$）；与模型组比较，当归补血汤组外周血红细胞、血小板数明显升高（$P<0.05$ 或 $P<0.01$），骨髓 Wnt3a 蛋白、骨髓造血干细胞 Frizzled2 mRNA 表达水平明显提高（$P<0.05$ 或 $P<0.01$）；黄芪组、当归组上述指标与模型组比较，差异均无显著性意义（$P>0.05$）。这说明当归补血汤具有提高骨髓 Wnt3a 蛋白及骨髓造血干细胞 Frizzled2 mRNA 表

达水平的作用[58]。

7. 配伍研究

（1）不同配伍对骨髓抑制小鼠造血调控的实验研究　当归补血汤标准汤剂、整方颗粒（黄芪/当归 =5:1、黄芪/当归 =1:1）、颗粒配方（黄芪/当归 =5:1）中，阿魏酸的含量以整方颗粒（5:1）最高，而黄芪甲苷含量以颗粒配方最高，从整方有效成分含量的比例来看，颗粒配方最接近 5:1。当归补血汤各剂型可明显提高骨髓抑制小鼠外周血、骨髓有核细胞数，与模型组相比有显著性差异（$P<0.05$）。在各剂型及组分之间，颗粒配方的作用最佳（$P<0.05$）。在体外培养中，当归补血汤标准汤剂、整方颗粒（黄芪/当归 =5:1、黄芪/当归 =1:1）、颗粒配方（黄芪/当归 =5:1）能明显增加各系造血祖细胞集落产率，颗粒配方作用最为显著。经当归补血汤标准汤剂、整方颗粒（黄芪/当归 =5:1、黄芪/当归 =1:1）、颗粒配方（黄芪/当归 =5:1）治疗后，骨髓 G_0/G_1 期细胞减少，进入增值周期的 G_2/M 期和 S 期细胞增加。以配方颗粒的作用较为显著（$P<0.05$）。当归补血汤标准汤剂、整方颗粒（黄芪/当归 =5:1、黄芪/当归 =1:1）、颗粒配方（黄芪/当归 =5:1）能明显影响骨髓基质中 TPO、EPO、GM-CSF 的含量。在对 EPO 的影响中和在对 GM-CSF 的影响中颗粒配方（5:1）的疗效要明显好于其余各组（$P<0.05$）。当归补血汤煎剂、颗粒剂均能改善骨髓抑制小鼠的造血机能，其中配方颗粒剂疗效较为突出[59]。

（2）不同配比组方抗动脉血管内皮细胞凋亡作用　不同配比的当归补血汤及黄芪、当归提取液作用于血管紧张素Ⅱ诱导的大鼠动脉内皮细胞（RAOEC）凋亡模型，观察作用前后 RAOEC 凋亡率的变化。结果：不同配比的当归补血汤作用于 Ang Ⅱ诱导的 RAOEC 凋亡细胞后，凋亡率均有不同程度下降，其中 3:1 组、5:1 组和黄芪单方组分别为（6.25±2.05）%、（8.69±0.69）% 和（7.13±1.53）%，与模型组（14.45±1.87）% 相比，差异有统计学意义（均为 $P<0.05$）。当归补血汤不同配比组方均具有抗动脉血管内皮细胞凋亡的作用，但以黄芪当归 5:1 和 3:1 配比较为显著[60]。

体外培养大鼠动脉内皮细胞株（RAOEC），通过 ANG Ⅱ诱导 RAOEC 凋亡，不同配比当归补血汤干预。结果：与 ANG Ⅱ诱导组比较，黄芪与当归配比 3:1 和 5:1 组及缬沙坦（10^{-5}mol/L）和 PD123319（10^{-5}mol/L）联合干预组能够显著降低 ANG Ⅱ诱导的内皮细胞凋亡率，3:1 及 5:1 组尚能显著下调 AT1R、FasL 和 BAX mRNA 表达水平，5:1 组还能显

著降低 AT2R mRNA 表达水平（$P < 0.05$），但 Bcl-2 mRNA 表达水平各组间均没有变化。结论：黄芪与当归不同配比水提液干预表明，黄芪与当归配比为 3:1 和 5:1 具有显著的抗 ANG Ⅱ 诱导大鼠动脉内皮细胞凋亡作用，其作用机制可能通过下调 ANG Ⅱ 特异性受体和促凋亡蛋白 FasL 和 BAX 的表达[61]。

（3）有效组分抗动脉粥样硬化配伍比例的基础研究 采用黄芪总皂苷与当归挥发油剂量组4组（用药比例分别为 1:1、2:1、3:1、5:1）、黄芪甲苷与阿魏酸剂量组4组（用药比例分别为 1:1、2:1、3:1、5:1）对以高脂饮食＋免疫损伤方法复制动脉粥样硬化模型新西兰兔进行抗动脉粥样硬化研究。结果：与空白对照组比较，模型组血清总胆固醇（TC）、甘油三酯（TG）、低密度脂蛋白胆固醇（LDL-C）及高密度脂蛋白胆固醇（HDL-C）明显增多，差异有统计学意义（$P < 0.05$），主动脉弓切片 HE 染色后电镜下观察有明显损坏。与模型组比较，各用药组血清 TC、TG、LDL-C 或 HDL-C 明显减少（$P < 0.05$），主动脉弓切片 HE 染色电镜下观察有明显的修复。其中，黄芪和当归有效组分配伍比为 3:1 和 5:1 的效果最佳。结论：黄芪总皂苷与当归挥发油、黄芪甲苷与阿魏酸可以改善模型新西兰兔的血脂，保护心血管，具有抗动脉粥样硬化的功效。但是，低剂量药效不如中、高剂量的药效[62]。

（4）不同配比对抗血虚作用的影响 选用联合化学损伤造模法建立血虚模型；按照随机分组原则将实验鼠分为空白、血虚模型、（高、中、低剂量）当归补血汤（ABSD）给药和（高、中、低剂量）有效组分配伍（AIC）给药组（包括阿魏酸、毛蕊异黄酮、芒柄花素、当归补血汤粗多糖）。用全自动血液分析仪检测小鼠外周血 RBC、WBC、血红蛋白（HGB）、红细胞压积（HCT）、血小板（PLT）变化。结果：ABSD 与 AIC 组均能显著提高小鼠外周血 RBC、WBC、HGB、HCT 数量，降低 PLT 数量，但用药后改善效果无统计学意义。结论：筛选的 AIC 可较好替代 ABSD 改善血虚小鼠的造血功能[63]。

（5）不同配比组方的抗肝纤维化作用 观察黄芪、当归不同配伍比例（5:1、1:1、1:5）的当归补血汤对大鼠肝纤维化的作用及其对肝脂质过氧化的作用特点。以四氯化碳（CCl_4）与高脂低蛋白饮食复合因素诱导大鼠肝纤维化模型，自造模之日起各药物组予灌胃 6g/kg 相应药物。干预6周后，与正常大鼠比较，模型大鼠血清丙氨酸氨基转移酶（ALT）、天冬氨酸氨基转移酶（AST）水平与总胆红素（TBIL）含量明显升高，白蛋白（Alb）含量明显降低；肝组织脂肪变性与胶原沉积明显，GST 活性增强，MDA 含量增加，SOD 活性降低。各中药配比

组均能改善模型大鼠肝组织脂肪变性与胶原病理沉积，降低肝组织 Hyp 含量提高血清 Alb 含量和 OD 活性；其中芪归 5:1 方组较其他配比组的综合疗效较佳，在改善模型大鼠肝组织脂质过氧化损伤（MDA 含量、SOD 与 GST 活性）、抑制肝脏 I 型胶原表达、改善血清肝功能（ALT 水平与 TBIL 含量）等方面优于其他两种配伍比例组。结论：黄芪当归 5:1、1:1、1:5 不同配比的当归补血汤均有良好的抗实验性大鼠肝纤维化作用，但以黄芪当归 5:1 的经典配比方剂综合效果较好[64]。

（6）不同有效组分及其配伍对肝星状细胞 TGF-β1/Smad 信号通路的调控作用 当归的有效成分阿魏酸、黄芪的有效成分黄芪甲苷单独应用及联合处理 HSC-T6 细胞 24h，结果发现：阿魏酸显著抑制 HSC-T6 细胞中 Ⅲ 型胶原蛋白和 Smad4 蛋白表达（均 $P < 0.05$），抑制 Smad3 和 Ⅱ 型 TGF-β1 受体 mRNA 表达（均 $P < 0.05$），对 Smad7 蛋白表达无显著性影响（$P > 0.05$），黄芪甲苷对这些指标均无显著性影响（均 $P > 0.05$）。与阿魏酸单独处理组比较，联合处理的作用效果无显著性提高（均 $P > 0.05$）。结论当归补血汤的有效组分阿魏酸通过 TGF-β1/Smad 信号通路抑制了肝星状细胞 Ⅲ 型胶原蛋白表达[65]。

（7）不同有效组分配伍对肝星状细胞 Ⅲ 型胶原分泌及转化生长因子 β1 受体的影响 观察当归补血汤有效组分及其配伍对大鼠肝星状细胞 HSC-T6 Ⅲ 型胶原分泌和转化生长因子 β1（TGF-β1）Ⅰ 型和 Ⅱ 型受体表达的影响。方法：当归的有效成分阿魏酸和黄芪的有效成分黄芪甲苷单独及联合处理 HSC-T6 细胞 24h，ELISA 检测培养上清液中 Ⅲ 型胶原含量，Western blot 检测 HSC-T6 细胞 Ⅰ 和 Ⅱ 型 TGF-β 受体蛋白表达，实时定量 PCR 检测 HSC-T6 细胞 Ⅰ 型 TGF-β 受体 mRNA 表达。结果：阿魏酸显著抑制了 HSC-T6 细胞培养上清液中 Ⅲ 型胶原含量，下调了 Ⅰ 和 Ⅱ 型 TGF-β 受体蛋白表达和 Ⅰ 型 TGF-β 受体 mRNA 表达（均 $P < 0.05$），黄芪甲苷对这些指标无显著性影响（均 $P > 0.05$）。与阿魏酸单独处理组的作用效果比较，联合处理组无显著性提高（均 $P > 0.05$）。结论：当归补血汤的有效组分阿魏酸抑制了肝星状细胞 Ⅲ 型胶原分泌及 TGF-β 受体表达[66]。

（8）不同比例搭配对其化学成分的影响 通过高效液相色谱法对黄芪、当归的5种不同配比进行研究，对阿魏酸、藁本内酯、黄芪甲苷、芒柄花素，含量进行分析。结果：黄芪使用比例上升时，阿魏酸同出现上升，当归及黄芪配伍可提高阿魏酸溶出；药材挥发油中成分藁本内酯与其他三种化学成分差异显著，当 1:5 配比时，其他成分含量最高，而藁

本内酯含量最低。结论：当归补血汤中主要成分阿魏酸、黄芪甲苷、芒柄花素在当归与黄芪搭配比1:5时处于最高峰，而藁本内酯含量在上述配比中含量最低[67]。

（9）不同配比对高糖作用下大鼠肾组织系膜细胞增殖的影响 采用当归补血汤不同配比及黄芪、当归单方水煎剂喂养大鼠后提取含药血清，干预高糖刺激下的肾小球系膜细胞用MTT法检测系膜细胞增殖情况。结果：高糖能明显刺激体外培养的肾小球系膜细胞增殖（$P < 0.05$），而当归补血汤不同配比组和黄芪单方组能明显抑制肾小球系膜细胞增殖（$P < 0.05$），其中原方比例作用最强（$P < 0.01$）。结论：当归补血汤能抑制高糖刺激下的肾小球系膜细胞增殖，而发挥作用的主要药物是黄芪，其立法理论在于补气，同时配伍少量当归，可使药效最佳[68]。

8. 临床应用

（1）更年期血管舒缩症状 采用当归补血汤治疗60例绝经过渡期患者，分高中低（1.5、3、6g/d）3个剂量组，每日1剂，连续用药3个月。更年期症状量表结果显示，高剂量组潮热症状与给药前相比显著减少（$P < 0.05$）。中高剂量组夜汗症状与给药前相比，有明显减少（$P < 0.01$）。更年期生存质量量表（MENQOL）评价显示，3个剂量组的血管舒缩症状均显著减少，高剂量组最为显著，可减少更年期血管舒缩症状30%~50%[69]。

（2）月经病 采用当归补血汤治疗50例月经病（月经后期、月经过少、月经过多）患者，治疗组给予当归补血汤超微粉（当归5g，黄芪20g），每日1剂，分2次冲服。对照组给予当归补血汤饮片（当归6g，黄芪30g），每日1剂，水煎，分2次口服。两组均于月经第1天开始服药，2个月。治疗组有效率为96.0%；对照组有效率为76.0%。两组对比，差别有统计学意义（$P < 0.05$）[70]。

（3）贫血 阳和汤合当归补血汤治疗68例虚寒型缺铁性贫血患者，药方组成：熟地黄20g，鹿角胶12g，姜炭10g，肉桂粉5g，麻黄5g，白芥子10g，当归10g，黄芪20g，甘草5g。随证加减：鼻衄色淡质稀者，加仙鹤草、白及；慢性上消化道出血，加海螵蛸、白及；痔疮出血色淡质稀，加地榆、槐花；妇女月经量多色淡质稀，加艾叶、当归、海螵蛸；伴见腰酸、神疲、气短、乏力，加鸡血藤、白芍、大枣、菟丝子。每日1剂，早中晚分服。1个月为1疗程，2个疗程后统计结果。68例中，痊愈55例，好转10例，无效3例，总有效率80.88%[71]。

当归补血汤联合促红细胞生成素治疗34例肾性贫血，治疗组在对照组治疗基础上加用当归补血汤免煎剂：黄芪（10g）2包、当归（10g）2包，冲服，1日2次，治疗周期为3个月。治疗组的红细胞（RBC）、血红蛋白（HGB）、血细胞比容（HCT）水平显著高于对照组，差异具有统计学意义（$P < 0.05$）。治疗组总有效率94.1%，对照组总有效率85.2%，差异具有统计学意义（$P < 0.05$）[72]。

采用加味当归补血汤治疗30例肿瘤相关性贫血患者，药方组成：龙眼肉、补骨脂、白芍、熟地黄、鸡血藤、当归各10g，大枣15g，黄芪50g。加减：心慌明显加制远志20g，乏力气虚加人参10g，头晕明显加天麻20g。水煎服用，每天早晚2次。两组患者均治疗4周。治疗后，中医组红细胞、血红蛋白、平均血红蛋白浓度均明显高于西医组（$P < 0.05$）；中医组网织红细胞及总铁结合力水平均明显低于西医组（$P < 0.05$）；中医组CD_3^+、CD_4^+、CD_4^+/CD_8^+明显高于西医组，CD_8^+明显低于西医组（$P < 0.05$）；中医组不良反应发生率为6.67%，明显低于西医组的26.67%（$P < 0.05$）[73]。

采用加味当归补血汤治疗36例慢性心衰伴贫血患者。对照组给予西医基础治疗，观察组则在对照组基础上给予加味当归补血汤。药方组成：黄芪30g，当归6g，淫羊藿12g，桑寄生12g，丹参15g，茯苓30g。水煎，分2次早晚餐后温服。两组均治疗4周。结果：治疗4周后，观察组中医证候总有效率为80.56%，对照组为55.56%，观察组疗效优于对照组（$P < 0.05$）。治疗后2组中医症状积分均较治疗前下降，观察组降低优于对照组（$P < 0.05$）。治疗后2组患者血红蛋白（Hb）明显升高，血浆脑利钠肽前体检测（NT-pro BNP）水平明显下降，6min步行距离（6MWT）明显提高（$P < 0.05$），观察组改善上述指标优于对照组（$P < 0.05$）[74]。

采用加味当归补血汤治疗31例老年患者半髋关节置换术后贫血患者。对照组给予琥珀酸亚铁（速立菲），加味治疗组给予当归补血汤治疗。当归补血汤药方组成：黄芪60g，当归、赤芍、党参各15g，川芎、水蛭、红花各12g。水煎，早晚饭前口服，1日1剂。两组治疗22天。结果：术后第22天，治疗组"面色萎黄"的总有效率为77.42%，与对照组的71.43%相近（$P > 0.05$）；治疗组"头晕眼花"（93.55% VS 66.67%）、"神疲乏力"（87.10% VS 54.76%）、"气短"（100% VS 80.96%）的总有效率均优于对照组，差异均有统计学意义（$P < 0.05$）；治疗组贫血治疗的总有效率高于对照组（93.55% VS 78.57%，$P < 0.05$）。治疗后，两组患者的Hb、红细胞压积（Hct）均有所改善，与本组T1相比，差异均有统计学意义（$P < 0.05$）；治疗组在T3、T4时Hb、

Hct 优于对照组，差异均有统计学意义（$P<0.05$）。表明加味当归补血汤在老年患者半髋关节置换术后贫血的治疗中疗效显著，适用于轻中度失血性贫血的患者[75]。

采用当归补血汤加减联合常规疗法治疗 30 例尿毒症贫血患者。对照组予常规药物治疗，治疗组在对照组用药基础上联合当归补血汤加减。药方组成：黄芪 30g，炒白术、补骨脂各 15g，鸡血藤、熟地黄各 12g，当归 10g，川芎 6g。1 日 1 剂，水煎，分 2 次服用。2 组均治疗 6 个月。结果：治疗组总有效率 86.7%，对照组总有效率 56.7%，2 组比较，差异有统计学意义（$P<0.05$）。治疗后，2 组 Hb 及 Hct 水平均较治疗前升高（$P<0.05$），治疗组 2 项指标均较对照组升高更明显（$P<0.05$）。与治疗前比较，对照组治疗后 C- 反应蛋白（CRP）、白细胞介素 -6（IL-6）及肿瘤坏死因子 -α（TNF-α）水平均无明显改变（$P<0.05$）。治疗组治疗后 3 项指标均较治疗前降低（$P<0.05$）。治疗前后 2 组血清钾（K^+）、谷丙转氨酶（ALT）水平组内及组间比较，差异均无统计学意义（$P>0.05$）[76]。

（4）更年期崩漏　当归补血汤加减治疗 30 例更年期崩漏，药方组成：黄芪 30g，当归 30g，田七粉 9g，桑叶 30g，熟地黄 20~30g。加减：气阴两虚型热象明显者加生地黄 20~30g。每日 1 剂，早晚 2 次分服，3 天为 1 个疗程，出血停止后再服 3 周巩固。30 例中有效 26 例，无效 4 例，总有效率 86.67%[77]。

（5）子宫出血　采用当归补血汤加减治疗 43 例功能失调性子宫出血患者。两组患者均按周期疗法给予口服妈富隆治疗，治疗组患者在西药治疗的基础上在月经期及月经后 1 周加服当归补血汤加减。药方组成：黄芪 30g，当归 15g，三七 10g，桑叶 10g，川芎 9g。加减：若患者存在血竭气脱，则另加阿胶 15g，人参 10g；若患者存在较重瘀血，则另加炒蒲黄 6g，五灵脂 6g。水煎，1 日 1 剂，分 2 次空腹服用，连续服用 7 天为 1 个疗程。结果：治疗组总有效率 93.55%，复发率 15%；对照组总有效率 74.19%，复发率 32.5%。治疗组总有效率明显高于对照组，两组比较有显著性差异（$P<0.05$），治疗组复发率明显低于对照组，两组比较有显著性差异（$P<0.05$）[78]。

采用加味当归补血汤治疗 45 例功能性子宫出血患者。2 组患者均给予常规西医治疗，研究组在此基础上给予加味当归补血汤治疗。药方组成：黄芪 30g，当归 10g，茜草根 20g，鹿角霜 15g，生地黄 10g，三七粉 9g，茯苓 20g，白术 10g，墨旱莲 10g。1 日 1 剂，开水溶化，早晚分服。结果：研究组治疗总有效率 90.69%，明显高于对照组的 69.77%，组间

对比差异有统计学意义（$P<0.05$）；相较于对照组，研究组完全止血时间明显缩短，组间对比差异有统计学意义（$P<0.05$）；对照组复发率为 24.44%，研究组为 2.22%，相较于对照组，研究组复发率显著降低（$P<0.05$）[79]。

（6）早期肾损害　当归补血汤合六味地黄汤治疗 120 例早期高血压肾损害患者。基础治疗口服缬沙坦胶囊，1 次 80mg，1 日 1 次；血压未达标加用硝苯地平控释片，1 次 1 片，1 日 1 次。对照组采用六味地黄汤，药方组成：熟地黄 20g，山茱萸 10g，山药 15g，泽泻 10g，牡丹皮 10g，茯苓 15g。1 日 1 剂，早晚分服；观察组采用当归补血汤合六味地黄汤，药方组成：黄芪 30g，当归 15g，熟地黄 20g，山茱萸 10g，山药 15g，泽泻 10g，牡丹皮 10g，茯苓 15g。1 日 1 剂，早晚分服。两组疗程均为 12 周。结果：观察组中医证候疗效总有效率为 89.09%，优于对照组的 77.27%，组间差异有统计学意义（χ^2=5.491，$P<0.05$）；治疗后观察组 β_2 微球蛋白（β_2-MG），胱抑素 C（CysC），尿 N- 乙酰 -β- 氨基葡萄糖苷酶（NAG），微量白蛋白（mALB）和 SCr 水平均低于对照组（$P<0.01$）；治疗后观察组 UACR 低于对照组，$eGFR_{MDRD}$ 和 $eGFR_{CKD-EPI}$ 均高于对照组（$P<0.01$）；治疗后观察组患者血清 TGF-β_1，纤溶酶原激活物抑制剂 -1（PAI-1），IL-1β 和 TNF-α 水平均低于对照组（$P<0.01$）；两组患者均未发现与中药相关不良反应[80]。

（7）慢性肾功能衰竭　大补阴丸合当归补血汤加减联合海昆肾喜胶囊治疗 50 例慢性肾功能衰竭，药物组成：生地黄 20g，龟甲 30g，知母 10g，黄柏 10g，熟地黄 10g，黄芪 60g，当归 30g，土茯苓 30g，熟大黄 10g，桑寄生 40g，党参 15g，蒲公英 15g，丹参 30g，炒白术 30g。加减：大量蛋白尿加用金樱子 30g，芡实 30g；尿少、水肿加用石韦 40g，泽泻 20g，猪苓 15g；恶心加用旋覆花 30g，竹茹 10g。同时服海昆肾喜胶囊（主要成分为褐藻多糖硫酸酯）每次 2 粒，每日 3 次，疗程 2 个月。治疗组总有效率 84%；对照组总有效率 58%，2 组总有效率比较差异有统计学意义（$P<0.05$）[81]。

参苓白术散联合当归补血汤治疗 47 例失代偿期慢性肾功能衰竭脾气虚证，药方组成：党参、猪苓、白术、山药各 15g，白扁豆 12g，莲子肉、炒薏苡仁各 9g，砂仁、桔梗各 6g，炙甘草 5g，炙黄芪 60g，当归 12g。水煎，每日 1 剂，早晚 2 次温服，疗程为 2 个月。治疗后，两组尿素氮（BUN）、血肌酐（SCr）均降低，内生肌酐清除率（Ccr）、血红蛋白（Hb）及白蛋白（ALB）均升高（$P<0.05$）；且观察组 BUN、SCr 均低于对照组，Ccr、Hb 及 ALB

均高于对照组（$P < 0.05$）。治疗后，两组中医证候积分均减少（$P < 0.05$），且观察组中医证候积分低于对照组（$P < 0.05$）。治疗后，两组总有效率差异有统计学意义（$P < 0.05$）[82]。

（8）微炎症与慢性肾小球肾炎　加味当归补血汤治疗 25 例微炎症与慢性肾小球肾炎患者。对照组采用常规的西药治疗，治疗组在对照组的基础上联合加味当归补血汤进行治疗。药方组成：黄芪 30g，当归 6g，牛膝 15g，川芎 15g。加减：湿热中阻加黄连 3g，紫苏叶 10g；肾气不固加芡实 15g，金樱子 15g；血瘀加丹参 10g，红花 3g；下焦湿热加白花蛇舌草 30g，车前草 30g。每日 1 剂，水煎服，每日 2 次。连续治疗 3 个月。结果：治疗终点发现加味当归补血汤治疗组优于西药治疗组的临床疗效，组间比较有显著性差异（$P < 0.05$）。通过统计分析微炎症主要临床指标与肾脏病本身的疗效指标如尿蛋白排泄量和肾小管损害指标等项目之间具有正相关，而且加味当归补血汤治疗组在抑制微炎症病变方面效果更加明显，组间比较同样具有显著性差异（$P < 0.05$）[83]。

（9）肾病　当归补血汤治疗 60 例糖尿病肾病，当归补血汤：黄芪 30g，当归 6g，粉末混匀，早晚各服 18g。坚持服用 2 月，其中痊愈 4 例，显效 16 例，有效 30 例，无效 10 例，总有效率 83.3%[84]。

加味当归补血汤治疗 30 例早期糖尿病肾病，药物组成：黄芪 50g，当归 10g，川芎 15g，水蛭 5g，丹参 20g，三七 10g。水煎服，每日 1 剂，分 2 次口服，连续用药 3 个月。治疗后发现当归补血汤可以降低尿清蛋白排泄率（UAER）、血内肌酐清除率（Ccr），24h 尿蛋白定量明显低于对照组[85]。

加味当归补血汤治疗 40 例糖尿病肾病。治疗组在对照组口服或注射降糖药的基础上，给予当归补血汤加减治疗，药方组成：黄芪 50g，当归、三七各 10g，川芎 15g，丹参 20g。水煎服，每日 1 剂，分 2 次温服。两组均接受 3 个月的治疗。与治疗前比较，两组外周血 CD_8^+ 明显升高（$P < 0.05$），CD_4^+/CD_8^+ 明显降低（$P < 0.05$），血清可溶性细胞间黏附分子 -1（sICAM-1）以及血内皮素 -1（ET-1）水平显著降低（$P < 0.01$），UAER、24 h 尿蛋白定量（24hPRO）显著降低（$P < 0.01$）；与对照组比较，研究组 CD_3^+、CD_8^+ 较高（$P < 0.05$），CD_4^+、CD_4^+/CD_8^+ 较低（$P < 0.05$），sICAM-1 以及 ET-1 水平较低（$P < 0.01$），UAER、24hPRO 较低（$P < 0.01$），治疗有效率较高（$P < 0.01$）[86]。

当归补血汤治疗 48 例糖尿病肾病，对照组的基础上，温服当归补血汤。方剂组成：黄芪 45g，当归 9g。每日 1 剂，水煎 2 次，后分早晚 2 次服用。持续治疗 8 周。治疗后，观察组临床有效率 89.58%，高于对照组临床有效率 75.00%，差异有显著性（$P < 0.05$）；治疗后，观察组在改善患者肾功能指标、血糖及血脂水平等方面优于同期对照组，差异有显著性（$P < 0.05$）；治疗前，2 组血清炎性因子水平比较，差异无显著性（$P > 0.05$）；治疗后，2 组超敏 C- 反应蛋白（hs-CRP）、肿瘤坏死因子 -α（TNF-α）和白介素 -6（IL-6）水平较组内治疗前均显著降低，且观察组低于同期对照组，差异有显著性（$P < 0.05$）[87]。

采用加味当归补血汤治疗 30 例 IgA 肾病患者的抑制细胞因子聚集及延缓肾脏纤维化患者。对照组仅使用基础治疗，治疗组在基础治疗的基础上加用加味当归补血汤。药方组成：黄芪 30g，当归 10g，杜仲 6g，山药 2g，川芎 10g，白花蛇舌草 30g（牛膝 15g）。辨证加减：湿热中阻加黄连 6g，紫苏叶 10g；肾气不固加桑寄生 15g，益智仁 10g；血瘀加桃仁 6g，红花 6g。2 组患者均治疗 8 周为 1 个疗程。结果：治疗组和对照组均可减少 24h 尿蛋白水平，治疗组由治疗前的（$5.78 ± 1.10$）g 下降至（$1.25 ± 0.67$）g，而对照组由（$5.25 ± 1.21$）g 下降至（$2.09 ± 0.89$）g。同时具有调节患者细胞因子和纤维化相关指标如单核细胞趋化蛋白 -1（MCP-1）、巨噬细胞移动抑制因子（MIF）、转化生长因子 -β1（TGF-β1）、透明质酸酶（HA）、层粘连蛋白（LN）、胶原Ⅳ（Col-Ⅳ）、Ⅲ型前胶原 N 端肽 P（P Ⅲ NP）等的作用疗效显著，治疗前后自身对照改善均具有统计学意义（$P < 0.05$）。2 组治疗后以上数据的组间比较，除尿液 LN 外组间比较均有统计学意义，分析其在 IgA 肾病肾脏纤维化的意义，表明治疗组的疗效优于对照组。结论中药和西药治疗均对 IgA 肾病具有较好的抑制细胞因子聚集及延缓肾脏纤维化的保护作用，配合中药加味当归补血汤治疗可以明显提高临床疗效[88]。

采用加味当归补血汤治疗 63 例肾虚血瘀性 IgA 肾病患者。对照组在基础治疗上使用科素亚 50mg/d，观察组在对照组基础上加以口服汤剂加味当归补血汤。药方组成：黄芪 30g，当归 9g，党参 12g，干姜 9g，制附子 9g，桃仁 6g，红花 6g，牛膝 9g，桑寄生 12g。水煎服，每日 1 剂，分 2 次早晚分服，5 天为 1 个疗程，疗程间休息 2 天，共服用 6 个月。结果：经治疗后，2 组 24h 尿蛋白定量、尿红细胞计数、血肌酐较治疗前明显降低（$P < 0.05$），2 组 CD_4^+/CD_8^+、血清 IgA 值均降低（$P < 0.05$），且观察组优于对照组（$P < 0.05$），2 组临床疗效进行比较，观察组总有效率 93.44%，优于对照组的 83.33%（$P < 0.05$）。随访后，2 组预后分析中 1 年肾存活率差异无统计学意

义（$P > 0.05$），3 年、5 年肾存活率观察组明显优于对照组（$P < 0.05$）[89]。

（10）心肌病 采用当归补血汤联合卡维地洛治疗 60 例心肌缺血患者。对照组患者给予卡维地洛治疗，观察组采用当归补血汤联合卡维地洛治疗。药方组成：黄芪 30g，当归 6g。每日 1 剂，水煎分 2 次服，连续治疗 3 个月为一个疗程。结果：实验结果发现，两组患者在治疗后均有好转，但观察组的总有效率 85%，明显高于对照组的 71.7%；观察组患者在心电图 ST 段压低次数、持续时间及心肌缺血总负荷下降比对照组明显；在左室舒张功能上，对照组治疗前后变化不明显，观察组下降明显[90]。

采用当归补血汤联合可调钠曲线血液透析治疗 8 例糖尿病性心肌病（DCM）患者。观察全部 8 例患者 12 周血液透析，前 4 周以恒定钠浓度透析，中间 4 周以可调钠曲线透析，后 4 周当归补血汤联合可调钠曲线透析，观察每次透析时血压、脱水量、平均动脉压、透后血糖，每次透析结束时心电图检测 Tp-Te 和校正 TDR（TDRc）。结果前、中、后 4 周透析前患者血压、每次透析脱水量和透后血糖比较，差异无统计学意义，但中、后 4 周透析中患者平均动脉压明显高于前 4 周，差异有统计学意义（$P < 0.05$）；前 4 周，患者在上机后 1.5h 易于发生透析低血压反应，中、后 4 周透析中，在透析进行 1.5h 后患者血压较前 4 周明显增加，差异有统计学意义（$P < 0.05$）；中、后 4 周透析后患者 Tp-Te、TDRc 较前 4 周明显减少，差异有统计学意义（$P < 0.05$）。中、后 4 周比较，上机后 1.5h 平均动脉压较中 4 周明显升高，Tp-Te 和 TDRc 较中 4 周明显减少，差异有统计学意义（$P < 0.01$）。结论：当归补血汤联合可调钠曲线透析能改善糖尿病患者透析低血压，减少 Tp-Te 和 TDRc，联合应用效果强于单独可调钠曲线透析治疗[91]。

（11）血管性痴呆 采用当归补血汤治疗 60 例血管性痴呆患者。两组基础用药尼莫地平片，治疗组在此基础上服用当归补血汤，对照组采用基础治疗加用六味地黄丸。当归补血汤药方组成：黄芪 50g，当归 10g。温水冲服，1 次 1 剂，每日 3 次。两组治疗周期均为 24 周。结果：经 t 检验，两组治疗后（MoCA）及 ADL 量表、P300 评分比较，差异均有统计学意义（$P < 0.05$）。并且经 t 检验分析，MoCA 量表评分中的视结构空间、延迟记忆、注意、抽象思维 4 个亚项评分，治疗后治疗组与对照组之间比较有统计学意义（$P < 0.05$），其中延迟记忆治疗后治疗组与对照组之间比较有显著统计学意义（$P < 0.05$），而命名、定向力、语言分值比较无统计学意义（$P > 0.05$）[92]。

（12）先兆性流产 自拟当归补血汤治疗 118 例先兆流产，药物组成：当归 5g，川芎 5g，菟丝子 4g，白芍 5g，羌活 3g，川贝母 4g，厚朴 3g，艾叶 4g，黄芪 3g，荆芥 4g，生姜 1 片。日 1 剂，早晚 2 次饭前空腹服，连服 3 剂。先兆流产 118 例，有效 112 例，无效 6 例，有效率 95%[93]。

（13）血栓 采用当归补血汤治疗 54 例胸外科术后患者，预防深静脉血栓的形成。对照组：采用一般运动辅助预防措施；治疗组：在对照组的基础上，同时加服当归补血汤，从手术后开始服用，每日 1 剂，水煎服，早晚分服，连续服用 10 天。结果：经过预防干预治疗后，对照组深静脉栓塞发生率为 23.64%，当归补血汤治疗组深静脉栓塞发生率为 12.96%，与对照组相比，显著降低；两组的凝血酶原时间、血小板在干预前后无明显变化，血浆浓度、全血黏度和纤维蛋白原均比干预前显著下降（$P < 0.05$），并且治疗组各指标显著低于对照组（$P > 0.05$）[94]。

（14）糖尿病视网膜病变 采用当归补血汤加减联合羟苯磺酸钙治疗 40 例糖尿病视网膜病变患者。对照组给予羟苯磺酸钙胶囊，研究组在对照组基础上再给予当归补血汤加减治疗。药方组成：黄芪 50g，当归、三七各 10g，川芎 15g，丹参 20g。水煎服，每日 1 剂，分 2 次温服。两组均接受 3 个月的治疗。结果：与治疗前比较，两组患者血清高敏 C-反应蛋白（hs-CRP）、TNF-α、细胞间黏附分子-1（ICAM-1）以及 IL-6 水平均显著降低（$P < 0.01$），血清血管内皮生长因子（VEGF）、血内皮素-1（ET-1）水平均显著降低（$P < 0.01$），血管瘤体积、视野灰度值、出血斑面积以及黄斑厚度均显著降低（$P < 0.01$），且研究组优于对照组（$P < 0.01$）；临床疗效方面研究组高于对照组（$P < 0.01$），表明当归补血汤加减联合羟苯磺酸钙对早期糖尿病视网膜病变有确切疗效，可显著减轻眼底病变，可能与降低血清炎症因子及血管内皮因子水平有关[95]。

（15）血细胞减少症 采用当归补血汤加味治疗干扰素抗慢性病毒性肝炎过程致外周血细胞减少患者。对照组予利血生治疗，治疗组予当归补血汤加味治疗。当归补血汤药方组成：黄芪 50g，当归 10g，熟地黄 18g，山药 12g，山茱萸 12g，淫羊藿 6g，大枣 12g，阿胶 12g，白芍 15g，川芎 6g，茯苓 15g，白术 15g，炙甘草 10g。加减：乏力明显者加党参 15g，五味子 15g；纳差者加生神曲 20g，生麦芽 20g；头晕明显者加天麻 10g，钩藤 9g；失眠严重者加合欢皮 12g，酸枣仁 10g；肌肉酸痛者加葛根 15g，姜黄 12g。每日 1 剂，水煎服，1 日 2 次，饭前服。结果：治疗 8 周后，治疗组血红蛋白（HGB）、白细胞（WBC）、血小板计数（PLT）均有升高，和治疗前相比较，差异有统计学意义（$P<0.05$）；对照组治疗后与治疗前相比较，WBC、HGB的升高具有统计学意义（$P<0.05$），PLT变化无统计学意义（$P>0.05$）；两组相比，治疗组WBC、HGB、PLT均较对照组升高，差异具有统计学意义（$P<0.05$），主要症状改善的人数明显优于对照组，差异具有统计学意义（$P<0.05$）[96]。

（16）白细胞减少　采用加味当归补血汤治疗21例肺鳞癌化疗后白细胞减少患者。两组患者均采取化疗治疗，在此基础上对照组患者口服利可君片、地榆升白片，实验组患者口服加味当归补血汤。当归补血汤药方组成：黄芪、阿胶、鸡血藤各30g，制何首乌、当归、枸杞子、党参各15g。加减：脾虚者加茯苓、白术各10g，甘草5g；肾虚者加淫羊藿、补骨脂各15g。每日1剂，水煎服，3周为1个疗程。两组均治疗2个疗程。结果：两组患者治疗前白细胞水平比较差异无统计学意义（$P>0.05$），经治疗后对照组患者白细胞水平下降明显（$P<0.05$），而实验组患者白细胞水平较稳定，明显高于对照组患者（$P<0.05$）。实验组治疗总有效率为90.05%，明显高于对照组的61.90%（$P<0.05$）[97]。

采用四君子加当归补血汤为基础的中药治疗132例化疗所致恶性肿瘤患者白细胞减少症患者。在对应给与化疗药治疗的同时，给予四君子加当归补血汤进行联合治疗。药方组成：黄芪50g，当归、党参、茯苓、白术、熟地黄、淫羊藿、泽泻、炙甘草各10g，补骨脂20g。加减：伴有血小板降低者加仙鹤草10g，食欲不振者加焦三仙各10g，木香6g。每日1剂，分2次服用。连续治疗7天。结果：患者的白细胞计数在服药1周后由基线的（2.23 ± 1.87）$\times10^9$/L升高到（4.18 ± 2.65）$\times10^9$/L，差异具有统计学意义（$P<0.01$）；总有效率82.56%，其中显效57例（43.18%），有效52例（39.39%），无效23例（17.42%）；分层分析显示，白细胞Ⅰ度减少者有效率93.88%，Ⅱ、Ⅲ度减少者分别为77.78%和75.86%，差异具有统计学意义（$P<0.05$）；同时发现有效率与原发疾病和化疗方案关系不密切（$P>0.05$）[98]。

（17）增强免疫　采用当归补血汤联合西药增强43例大肠癌术后患者细胞免疫功能。对照组术后给予胸腺肽α1皮下注射治疗，观察组在对照组基础上加用自拟当归补血汤治疗，2组均连续治疗1个月；结果：2组治疗后CD_3^+、CD_4^+、CD_4^+/CD_8^+、NK水平均较治疗前明显改善（$P<0.05$），且观察组改善情况显著优于对照组（$P<0.05$）；2组治疗后临床症状评分均较治疗前明显降低（$P<0.05$），且观察组改善情况优于对照组（$P<0.05$）；2组治疗后KPS评

分均较治疗前明显提高（$P<0.05$），且观察组显著高于对照组（$P<0.05$）。2组治疗期间均未出现严重的药物不良反应[99]。

（18）肝纤维化　采用当归补血汤加味治疗58例肝纤维化患者。对照组进行西药常规护肝治疗，研究组在对照组的基础上加服当归补血汤加味治疗。药方组成：黄芪60g，当归12g，丹参30g，白芍15g，党参20g，郁金10g，莪术12g，柴胡12g。水煎服，每日1剂，早晚分服。两组均治疗3个月。结果：治疗后两组患者HA、LN、IV-C和PCⅢ均有不同程度的降低，且研究组降低程度优于对照组（$P<0.01$）；治疗后两组患者丙氨酸转氨酶（ALT）、天冬氨酸转氨酶（AST）、血清总胆红素（TBIL）降低，A/G升高，与同组治疗前比较，差异显著（$P<0.01$），且研究组肝功改善程度优于对照组（$P<0.05$或$P<0.01$）；研究组乏力、纳差和腹胀症状改善程度优于对照组（$P<0.05$），差异具有统计学意义。结论：当归补血汤加味在抗纤维化、改善肝功和症状体征等方面疗效优于单纯西医常规护肝治疗[100]。

（19）肝硬化顽固性腹水　十枣汤联合当归补血汤治疗32例肝硬化顽固性腹水患者，对照组应用西医常规治疗，观察组在西医治疗基础上应用十枣汤联合当归补血汤治疗。十枣汤药方组成：大枣、芫花、甘遂、大戟等中药研磨成粉装入胶囊内，每次3~5g，口服，每天1次，早饭前30min煎服；当归补血汤成分：黄芪、当归，以水煎服，1天2次，早晚服用。十枣汤与当归补血汤交替服用，1个月为1个疗程，2组患者均治疗3个疗程。治疗3个疗程后，观察组腹围少于对照组，体质量轻于对照组，24h尿量多于对照组，血浆清蛋白数值高于对照组，K^+、Na^+、Cl^-水平高于对照组（$P<0.01$）[101]。

（20）肠道麻痹　加味当归补血汤治疗20例结直肠术后肠麻痹患者，药方组成：黄芪30g，当归12g，枳壳9g，大血藤15g。每日1次。干预期间，患者肠功能恢复后拔除胃管，则改为口服中药，每日1次，至术后第3天。术后肠鸣音、排气、排便恢复时间明显短于对照组。术后第3天，当归补血汤加味可以降低IL-6、TNF-α水平，升高IL-10水平，加味当归补血汤可促进术后肠道功能恢复，其机制可能与其调节炎症因子有关[102]。

（21）骨髓抑制　在化疗的基础上，采用六君子汤加当归补血汤防治30例化疗后骨髓抑制，六君子汤加当归补血汤：党参15g，白术15g，茯苓10g，炙甘草5g，陈皮10g，姜半夏10g，黄芪20g，当归10g。自化疗之日起，给予六君子汤加当归补血汤方剂每日1剂，分2次口服，一直口服至患者化疗两

周期结束。治疗组总有效率90%，对照组总有效率66.67%。治疗组患者临床症状改善的有效率显著高于对照组，差异有统计学意义（$P < 0.05$）[103]。

当归补血汤联合重组人粒细胞刺激因子防治30例乳腺癌患者化疗后骨髓抑制，当归补血汤方剂组成为：黄芪30g，当归6g，水煎服，每日1剂，分早晚2次口服，口服4周。2组观察周期均为3周。2组患者化疗前白细胞计数比较差异无统计学意义（$P > 0.05$）；而治疗组化疗第7、14、21天白细胞计数高于对照组（$P < 0.05$）。对照组化疗前后白细胞水平变化差异无统计学意义（$P > 0.05$）。治疗组化疗后白细胞、粒细胞、血红蛋白、血小板Ⅲ～Ⅳ度抑制情况明显轻于对照组（$P < 0.05$）。在整个治疗周期中，治疗组感染发生率为3.3%，低于对照组的26.7%（$P < 0.05$）[104]。

采用当归补血汤治疗25例骨髓抑制患者。对照组患者根据不同肿瘤疾病制定针对性的化疗方案进行常规化疗治疗，而实验组在对照组常规化疗治疗基础上增加给予当归补血汤治疗。药方组成：当归5g，黄芪25g。水煎，每日1剂，分2次服用，治疗时间为4周。结果：实验组患者Ⅲ+Ⅳ度的白细胞、血小板以及血红蛋白减少的次数明显的低于对照组患者，治疗后的白细胞计数、血小板与血红蛋白水平均好于对照组，且治疗后相关症状改善有效率88.0%，显著高于对照组的60.0%，均具有统计学意义（$P < 0.05$）[105]。

（22）发热 当归补血汤治疗14例脊柱矫形术后血虚发热，确诊血虚发热后即可服用中药，方用当归补血汤辨证加减。血虚较甚者，加熟地黄、枸杞子、制何首乌；发热较甚者，可加银柴胡、白薇。每日1剂，水煎2次，分早晚两次口服，服药时间为1周。治疗组在治疗脊柱矫形术后血虚发热的总有效率为92.9%，明显优于对照组71.4%，且治疗组在主、次症状积分改善方面亦优于对照组（$P < 0.05$）[106]。

当归补血汤加味治疗产后发热68例，其中生黄芪30g、当归身6g。加减：对于气虚者，加党参15g，大枣15g，炒白术12g；对于血虚者，加熟地黄12g，阿胶10g，砂仁3g；对伴有纳呆者，加山药15g，神曲12g，炒山楂12g；对于乳胀痛患者，加路路通12g，蒲公英20g；对于伴有便秘患者，加生何首乌15g，火麻仁12g；对于湿热患者，加广藿香12g，佩兰10g，青蒿10g。每日1剂，分2次服用，连续用药6天。与对照组相比，治疗组总有效率明显升高（97.0% VS 82.4%），治疗后白细胞计数明显减少（9.3±1.0 VS 11.4±1.1）×10⁹个，退热时间明显缩短（1.2±1.0 VS 1.8±1.1）天，差异有统计学意义

（$P < 0.05$）[107]。

当归补血汤治疗28例骨折术后血虚发热患者，两组患者术后均给予常规治疗，包括抗生素、抗凝治疗等；同时两组患者均给予口服硫酸亚铁片，1次1片，每日3次。观察组在此基础上加用当归补血汤：当归15g，黄芪30g。每日1剂，水煎，分早晚2次服用，5天为1个疗程。共服药2个疗程。两组患者的Hb、Hct均显著提升，且观察组提升水平大于对照组；两组的症状积分均有下降，且观察组下降幅度大于对照组；观察组的总有效率96.43%，高于对照组的75.00%，差异均有统计学意义（$P < 0.05$）[108]。

采用当归补血汤加味治疗76例产后发热。对照组患者应用西医治疗方法，观察组在西医治疗的基础上增加当归补血汤加味治疗，药方组成：黄芪30g，当归6g。加减：气虚者，加大枣10g，白芍10g，炒白术10g；血虚者，加砂仁3g，阿胶10g，熟地黄10g；湿热患者，加青蒿10g，佩兰10g，广藿香12g。患者并便秘则增加火麻仁、生何首乌，患者并纳呆则增加蒲公英、路路通。水煎，每日1剂，分2次服用，持续治疗6天。结果观察组患者治疗后白细胞、中性粒细胞百分比、CRP、红细胞沉降率（ESR）均低于治疗前，差异有统计学意义（$P < 0.05$）；观察组患者治疗后白细胞、中性粒细胞百分比、CRP、ESR均低于对照组，差异有统计学意义（$P < 0.05$）；观察组患者治疗后体温低于对照组，退热时间、临床症状消退时间均短于对照组，差异有统计学意义（$P < 0.05$）；观察组治疗有效率高于对照组，差异有统计学意义（$P < 0.05$）；观察组不良反应发生率低于对照组，有统计学意义（$P < 0.05$）[109]。

（23）自汗 当归补血汤加味治疗37例创伤术后自汗，药物组成：黄芪60g，当归12g，丹参12g，白术12g，茯苓12g。上药以水煎服，每天1剂，分两次服，连续给药7天。治疗组总有效率94.6%，对照组总有效率72.2%，差异均有统计学意义（$P < 0.05$）[110]。

（24）增强体质 当归补血汤加味应用于80例早期妊娠药物流产术后恢复，给予米非司酮25mg口服，每天2次，共3天，第4天早晨口服米索前列醇片600μg，同时，予以口服当归补血汤加味，药物组成：当归6g，黄芪30g，连翘10g，黄柏10g，白茅根10g，茜草根10g，熟地黄30g，益母草30g，甘草6g。每日1剂，分早晚2次服用，共5天。药物流产术后给予当归补血汤加味有助于机体的恢复，减轻不适症状，预防感染，减少药物流产术后并发症的发生[111]。

（25）下肢骨干粉碎性骨折 应力刺激联合当归

补血汤治疗 80 例下肢骨干粉碎性骨折，所有患者术后均给予常规护理换药。中药组：术后第 1 天开始口服当归补血汤，1 天 2 次；叩击组：术后 1 周给予骨应力刺激仪叩击治疗，每次 30min，每天 2 次，中间间隔 8h。联合组：当归补血汤联合骨应力刺激仪治疗。3 组均 4 周为 1 疗程，共给予 3 个疗程治疗。患者随访时间为 11~17 个月（平均 13.8 个月）。术后 1 周及 3 个月时中药组与联合组在肿痛改善方面均明显优于叩击组（$P < 0.017$）。术后 3、6 及 12 个月时，叩击组与联合组的骨痂生长及患肢负重情况均优于中药组（$P < 0.017$）。叩击组、中药组及联合组的临床愈合时间分别为（88.32 ± 3.61）天、（98.26 ± 6.24）天、（82.65 ± 3.26）天；骨折延迟愈合率分别为 7.5%、25.0%、5.0%；骨折不愈合率分别为 12.5%、7.5%、2.5%[112]。

当归补血汤联合系统康复治疗 47 例老年股骨粗隆间骨折 PFNA 术后患者，对照组采用系统康复治疗，实验组采用当归补血汤联合系统康复治疗。结果：2 组均获随访，随访时间 12~24 个月，平均 16.5 个月。2 组在切口并发症、骨折延迟愈合不愈合以及全身并发症方面差异无统计学意义（$P > 0.05$），组间下肢深静脉血栓形成差异有统计学意义（$P < 0.05$），术后第 1 个月、术后第 6 个月 Harris 评分实验组均高于对照组，差异有统计学意义（$P < 0.05$），术后第 12 个月时 2 组患者 Harris 评分差异无统计学意义（$P > 0.05$）[113]。

采用当归补血汤配合应力刺激治疗 50 例下肢骨干粉碎性骨折术后患者。2 组患者均接受内固定手术治疗，在此基础上，对照组给予应力刺激，研究组给予当归补血汤配合应力刺激。药方组成：当归 15g，白芍、木通、桂枝各 10g，细辛 5g，炙甘草 6g，大枣 5 枚。若患者有疼痛灼热症状，加用忍冬藤 30g，延胡索、知母各 10g。每日 1 剂，水煎，分早晚 2 次服用。连续治疗 3 个月。结果：研究组患者骨折延迟愈合率为 4.0%，骨折不愈合率为 2.0%，明显优于对照组的 12.0% 和 8.0%（$P < 0.05$）。研究组患者膝、踝关节功能疗效优良率为 94.0%，对照组优良率为 74.0%，2 组比较，差异有显著性意义（$P < 0.05$）。研究组患者 VAS 评分明显低于对照组（$P < 0.05$）[114]。

采用当归补血汤治疗 37 例老年粗隆间骨折股骨近端防旋髓内钉（PFNA）术后隐性失血患者。实验组采用当归补血汤治疗 1 周。药方组成：结果两组患者术后 1、3、5、7 天的血红蛋白值含量均明显小于术前水平，差异均有统计学意义（$P < 0.05$）；两组患者在术前、术后 1、3 天血红蛋白值比较，差异无统计学意义（$P > 0.05$）；术后 5、7 天，实验组患者的血红蛋白值均明显高于对照组（$P < 0.05$）。实验组骨折延迟愈合或不愈合 0 例，切口并发症 1 例，下肢深静脉血栓形成 0 例，全身并发症 2 例；对照组骨折延迟愈合或不愈合 0 例，切口并发症 2 例，下肢深静脉血栓形成 5 例，全身并发症 3 例。两组比较，下肢深静脉血栓形成例数差异有统计学意义（$P < 0.05$），其余无统计学意义（$P > 0.05$）。实验组患者术后 1、3 个月的 Harris 评分均明显高于对照组患者（$P < 0.05$）；而术后 6 个月的 Harris 评分两组比较，差异无统计学意义（$P > 0.05$），表明当归补血汤能够有效治疗 PFNA 术后老年股骨粗隆间骨折隐性失血，在预防下肢深静脉血栓形成、改善髋关节功能方面效果明显[115]。

（26）类风湿关节炎 当归补血汤合桂枝汤治联合甲氨蝶呤（MTX）治疗类风湿关节炎，治疗组给予当归补血汤合桂枝汤，每日 2 次，口服 MTX，1 次 10mg，1 周 1 次；对照组口服 MTX，1 次 10mg，1 周 1 次。1 个月为 1 疗程，两组均治疗 2 个疗程，2 个疗程后判定疗效。治疗组总有效率 93.94%；对照组总有效率 72.73%。两组治疗前后主要症状比较如下，晨僵时间（以分钟计）：治疗组为 60.7 ± 49.5，对照组为 95.6 ± 43.5（$P < 0.05$）；关节肿胀：治疗组为 2.8 ± 1.5，对照组为 6.3 ± 3.4（$P < 0.05$）；关节压痛数：治疗组为 8.6 ± 5.2，对照组为 13.4 ± 4.6（$P < 0.05$）[116]。

（27）抗感染 采用五味消毒饮合当归补血汤联合抗生素预防 80 例四肢骨折术后感染患者。所有患者均进行手术治疗，常规应用抗生素，同时于术后第 1 天开始口服五味消毒饮合当归补血汤，药方组成：金银花 12g，野菊花 12g，蒲公英 30g，天葵子 15g，紫花地丁 15g，黄芪 30g，当归 6g。在主方药物剂量不变的前提下可根据辨证结果适当增减药物。每天 1 剂，水煎，早晚饭后各服用 1 次，连用 5 天。结果：闭合性上肢骨折患者、开放性上肢骨折患者手术前后不同时点之间的白细胞数量、中性粒细胞比例、ESR、CRP、TNF-α、IL-1、IL-6 比较，差异均有统计学意义（$P < 0.01$）。术后 1 天时的白细胞数量、中性粒细胞比例、ESR、CRP、TNF-α、IL-1、IL-6 均高于术前和术后 5 天（$P < 0.05$）。开放性下肢骨折患者手术前后不同时点之间的白细胞数量、中性粒细胞比例、ESR、CRP、TNF-α、IL-1、IL-6 比较，差异均有统计学意义（$P < 0.05$）。术后 1 天时的白细胞数量、中性粒细胞比例、ESR、CRP、TNF-α、IL-1、IL-6 均高于术前和术后 5 天（$P < 0.01$）。术后所有患者均未发生感染，切口均愈合良好。开放性上肢骨折患者切口愈合时间（13.60 ± 2.80）天，开放性下肢骨折患者切

口愈合时间（14.10±1.29）天，闭合性上肢骨折患者切口愈合时间（1.80±1.511）天，闭合性下肢骨折患者切口愈合时间（13.60±1.10）天。结论：五味消毒饮合当归补血汤联合抗生素可明显改善血液炎性指标，预防四肢骨折术后感染[117]。

9. 安全性

当归补血汤小鼠微核试验和小鼠精子畸形试验未见明显异常。喂养大鼠30天试验各项指标均未见明显毒性反应。当归补血汤未显示有明显亚急性毒性和致突变性[118]。

参考文献

［1］范智文，赵一俏，凌龙，等. miR-34a 在当归补血汤抗小鼠心肌梗死后心室重塑中的表达［J］. 实用医学杂志，2017，33（18）：39-42.

［2］王嫔，李丹，田昕. 当归补血汤对衰老心肌梗死大鼠冠状动脉侧枝血管生成的影响及其机制［J］. 中药材，2016，39（07）：1651-1653.

［3］王时光，梁国庆，朱静，等. 当归补血汤对冠脉结扎致心肌梗死模型大鼠心肌细胞凋亡的保护作用［J］. 中成药，2016，38（11）：2458-2461.

［4］周春刚，李卿，汤加，等. 当归补血汤预处理对缺氧损伤大鼠心肌细胞凋亡的影响及其机制研究［J］. 江苏中医药，2015，47（07）：83-85.

［5］张永花，何建新，颜春鲁，等. 当归补血汤经 TGF-β1/Smad2 通路对 Ang Ⅱ 诱导肥大心肌细胞的保护机制研究［J］. 中药药理与临床，2018，34（02）：9-13.

［6］徐厚谦，颜春鲁，张永花，等. 当归补血汤通过 PI3K/Akt 通路对 Ang Ⅱ 诱导肥大心肌细胞的保护作用［J］. 中国实验方剂学杂志，2018，24（02）：135-139.

［7］范智文，赵一俏，凌龙，等. miR-34a 在缺氧复氧介导心肌细胞凋亡中的作用以及当归补血汤的干预效果［J］. 广东医学，2017，38（22）：3404.

［8］刘凯，许茸茸，孙少伯，等. 当归补血汤超滤物对大鼠心肌细胞线粒体凋亡通路的影响［J］. 中国老年学杂志，2016，36（13）：3115-3118.

［9］周春刚，汤加，李卿，等. 大鼠H9c2心肌细胞缺氧/复氧损伤模型肌浆网钙调控相关蛋白表达及当归补血汤的干预作用［J］. 吉林中医药，2016，36（06）：601-604.

［10］杨鹏，冯蓓，杨苗，等. 当归补血汤调控缺氧血管内皮细胞增殖及其分子机制研究［J］. 中国实验方剂学杂志，2013，19（22）：178-181.

［11］高晓兰，王强，陈彦文，等. 当归补血汤对大鼠脑缺血再灌注后海马区一氧化氮合酶表达的影响［J］. 甘肃中医学院学报，2012，29（6）：1-4.

［12］周凌云，罗亚非，曹永芬，等. 当归补血汤对局灶性脑缺血再灌注损伤后大鼠行为学及海马CA1区神经元形态学的影响［J］. 中国现代医学杂志，2012，22（35）：26-31.

［13］黄丽萍，陈耀辉，吴素芬，等. 当归补血汤含药血清对血虚小鼠骨髓造血功能的影响［J］. 中药药理与临床，2014（2）：18-20.

［14］王晓玲，汪涛，汪雅妮，等. 当归补血汤对移植肌卫星细胞 γ 射线照射小鼠早期造血重建作用的影响［J］. 时珍国医国药，2012（5）：1059-1061.

［15］冯璟，于远望. 当归补血汤对 ^{60}Co-γ 射线辐照小鼠造血功能损伤的防护作用［J］. 中医药导报，2016，22（10）：18-21.

［16］郭涛，赵志敏，杨烁慧，等. 当归补血汤及其拆方影响肝脏血管新生的药效特点及作用机制［J］. 临床肝胆病杂志，2014，30（4）：324-329.

［17］秦臻，黄水清. 当归补血汤对动脉粥样硬化兔内皮祖细胞及血清 VEGF、SDF-1 的影响［J］. 中国病理生理杂志，2012，28（2）：211-215.

［18］陈鹄汀，刘智勤，朱惠学，等. 当归补血汤对阿霉素化疗荷瘤小鼠的增效减毒作用［J］. 时珍国医国药，2012（2）：349-350.

［19］王艳杰，杨彦娟，康芯荣，等. 当归补血汤对 S_{180} 荷瘤小鼠免疫器官及 IL-2 影响的研究［J］. 中医药学报，2018，46（03）：39-42.

［20］孙丽霞，方南元，周玲玲，等. 当归补血汤及拆方对大鼠免疫性肝损伤的治疗作用［J］. 南京中医药大学学报，2014，30（2）：150-152.

［21］李兰芳，金亚宏. 当归补血汤对小鼠巨噬细胞的活化作用的研究［J］. 中国中医基础医学杂志，1998（7）：24-27.

［22］刘凯，王博文，周倩倩，等. 当归补血汤超滤物延缓大鼠心脏衰老作用及机理研究［J］. 时珍国医国药，2015，26（04）：833-835.

［23］周珍，王秀萍，张莹雯. 当归补血汤对糖尿病大鼠蛋白酪氨酸磷酸酶1B表达的影响［J］. 现代中西医结合杂志，2018，27（26）：2864-2868+2872.

［24］艾望，周珍，张曼玲，等. 当归补血汤对糖尿病大鼠肝脏、骨骼肌中 PKC-ζ 表达的影响［J］. 天津中医药，2018，35（11）：854-857.

［25］周珍，艾望，张莹雯. 当归补血汤对糖尿病大鼠肝脏、骨骼肌细胞膜上GLUT4的影响［J］. 中华中医药学刊，2018，36（11）：2795-2798.

［26］帅瑜，张思泉，沈鑫，等. 当归补血汤对糖尿病大

鼠肾组织内质网 IRE1α-JNK 通路的抑制作用 [J]. 中华中医药学刊, 2018, 36（06）: 1372-1375.

[27] 王秀萍, 小旦, 张莹雯. 当归补血汤对糖尿病大鼠肾组织 NF-κB、MCP-1 表达的影响 [J]. 天津中医药大学学报, 2016, 35（03）: 167-172.

[28] 李亚容, 张莹雯, 张曼玲, 等. 当归补血汤对糖尿病大鼠肾脏 Nrf2 及 HO-1 的影响 [J]. 中华中医药杂志, 2017, 32（09）: 3981-3984.

[29] 张曼玲, 王秀萍, 李亚容, 等. 当归补血汤对糖尿病肾病大鼠 GRP78 的影响 [J]. 中国中西医结合肾病杂志, 2016, 17（10）: 858-861+942-943.

[30] 沈鑫, 张思泉, 张莹雯, 等. 当归补血汤对糖尿病肾病大鼠 PERK 通路的影响 [J]. 天津中医药大学学报, 2018, 37（02）: 131-136.

[31] 王秀萍, 张莹雯. 当归补血汤对糖尿病肾病大鼠高密度脂蛋白及微量蛋白尿的影响 [J]. 中国中西医结合肾病杂志, 2015, 16（12）: 1044-1047.

[32] 张思泉, 张莹雯, 帅瑜, 等. 当归补血汤对糖尿病肾病大鼠肾组织 ATF6、CHOP、Caspase-3 表达的影响 [J]. 上海中医药杂志, 2018, 52（04）: 91-95.

[33] 李杨, 郝俊杰. 基于网络药理学的当归补血汤治疗贫血的作用机制研究 [J]. 大理大学学报, 2018, 3（10）: 7-12.

[34] 傅应军, 熊旺平, 韦益飞, 等. 基于数据挖掘方法的当归补血汤共同分子及作用靶标研究 [J]. 辽宁中医杂志, 2016, 43（6）: 1125-1127.

[35] 马肖, 金永新, 陈煜娟, 等. 中心组合设计-响应面法优化复方当归补血汤提取工艺 [J]. 中国中医药信息杂志, 2018, 25（09）: 71-75.

[36] 郭彩娥, 甘国兴, 李润虹, 等. 当归补血汤传统煎煮和机器煎煮的药液质量比较 [J]. 现代医院, 2014, 14（6）: 89-90.

[37] 郭彩娥, 甘国兴, 杨小催, 等. 不同煎煮法对当归补血汤药效的影响 [J]. 辽宁中医药大学学报, 2015（4）: 23-25.

[38] 李霞, 马家骅, 李楠, 等. 当归补血汤表征参数与其补气功效的关系初探 [J]. 中国实验方剂学杂志, 2012, 18（12）: 146-150.

[39] 马家骅, 李霞, 谭承佳, 等. 基于药效理化表征的当归补血汤质量控制模式初探 [J]. 中草药, 2012, 43（5）: 901-905.

[40] 朱琳. 当归补血汤剂与配方颗粒中黄芪甲苷含量对比 [J]. 临床医药文献电子杂志, 2019, 6（07）: 170-171.

[41] 刘玉红, 杨季菱, 覃芳, 等. 当归补血颗粒不同冲化方法黄芪甲苷含量比较 [J]. 河南中医, 2016, 36（7）: 1287-1289.

[42] 高建, 夏泉, 黄赵刚, 等. HPLC-ELSD 同时测定当归补血总苷中黄芪甲苷和黄芪皂苷Ⅱ [J]. 中成药, 2012, 34（02）: 268-272.

[43] 高建, 黄赵刚, 夏泉, 等. HPLC 法测定当归补血总苷中阿魏酸的含量 [J]. 安徽医学, 2012, 33（07）: 903-905.

[44] 王宏洁, 沈欣, 杨健, 等. 高效液相色谱法测定当归补血汤中阿魏酸的含量 [J]. 中国实验方剂学杂志, 1998, 4（05）: 11-12.

[45] 梁光义, 徐必学, 李霞, 等. 高效液相色谱法测定当归补血汤分煎液与合煎液中阿魏酸含量 [J]. 中成药, 2003, 25（02）: 60-62.

[46] 潘自皓, 崔梦迪, 潘立群, 等. 当归补血汤中三种指标性成分的 HPLC-DAD/ELSD 法同时测定 [J]. 时珍国医国药, 2016, 27（03）: 547-550.

[47] 黄胜, 袁志鹰, 袁莉, 等. 正交试验优选界面缩聚法制备当归补血汤微囊工艺 [J]. 湖南中医杂志, 2016（9）: 168-170.

[48] 韩继红, 王麟, 杜会茹, 等. 当归补血不同制剂高效液相特征图谱比较 [J]. 中国实验方剂学杂志, 2014, 20（9）: 71-76.

[49] 姚静, 施钧瀚, 桂新景, 等. 基于 HPLC 指纹图谱评价的当归补血汤传统汤剂与配方颗粒汤剂的成分差异分析 [J]. 中草药, 2019, 50（11）: 2567-2574.

[50] 阴赪宏, 李兰芳, 金亚宏, 等. 当归补血汤抗自由基作用的药效动力学研究 [J]. 中国实验方剂学杂志, 1999, 5（1）: 24-26.

[51] 陈国广, 孟蕾, 王永禄, 等. 当归补血汤中阿魏酸的药物动力学研究 [J]. 时珍国医国药, 2006, 17（05）: 744-745.

[52] 王文萍, 曹琦琛, 王华伟, 等. 当归补血汤不同配伍的药动学研究 [J]. 中国临床药理学与治疗学, 2009, 14（06）: 659-663.

[53] 黄月纯, 黄水清, 刘东辉, 等. 当归补血汤剂中挥发油成分的 GC-MS 分析 [J]. 中成药, 2005, 27（08）: 892-894.

[54] 黄水清, 黄月纯, 魏刚, 等. 当归补血汤 HPLC 指纹图谱研究（Ⅰ）[J]. 中药新药与临床药理, 2006（03）: 192-194.

[55] 刘东辉, 黄水清, 黄月纯, 等. 当归补血汤皂苷类成分 HPLC 指纹图谱研究 [J]. 中药材, 2006, 29（08）: 844-846.

[56] 王庆敏, 李晓宁, 王兵, 等. 当归补血汤有效部位指纹图谱归属分析 [J]. 时珍国医国药, 2008, 19（11）: 2658-2660.

[57] 王平, 梁逸曾. 基于 HPLC-DAD-MS 的当归补血汤

化学成分分析［J］. 中国实验方剂学杂志, 2010, 16（02）: 28-31.

［58］姚重华, 苏晓, 曲环汝, 等. 当归补血汤及其拆方对骨髓抑制模型小鼠Wnt蛋白及其受体的影响［J］. 云南中医学院学报, 2018, 41（03）: 1-5.

［59］严苏纯, 祝彼得, 韩英光, 等. 当归补血汤不同剂型及配伍对骨髓抑制小鼠造血调控的实验研究［J］. 中国药学杂志, 2008, 43（18）: 1386-1390.

［60］张志斌, 陆曙, 周春刚, 等. 当归补血汤不同配比组方抗动脉血管内皮细胞凋亡作用［J］. 辽宁中医杂志, 2013, 40（05）: 1031-1033.

［61］周春刚, 陆曙, 王书乐, 等. 黄芪与当归不同配比水提液对ANG Ⅱ诱导大鼠动脉内皮细胞凋亡的实验观察［J］. 中成药, 2013, 35（10）: 2253-2256.

［62］龚廷栋, 黄水清. 当归补血汤有效组分抗动脉粥样硬化配伍比例的基础研究［J］. 中药新药与临床药理, 2017, 28（04）: 468-472.

［63］李丽君, 翁嘉洛, 高分飞, 等. 当归补血汤抗血虚有效组分的探讨［J］. 汕头大学医学院学报, 2016, 29（01）: 3-6.

［64］陶艳艳, 陈园, 陈高峰, 等. 当归补血汤不同配比组方的抗肝纤维化作用［J］. 上海中医药大学学报, 2008, 22（01）: 40-44.

［65］于春磊, 邹宇, 孙晓杰, 等. 当归补血汤有效组分及其配伍对肝星状细胞TGF-β1/Smad信号通路的调控作用［J］. 世界华人消化杂志, 2017, 25（25）: 2275-2280.

［66］李晓明, 邹宇, 杨莹, 等. 当归补血汤有效组分配伍对肝星状细胞Ⅲ型胶原分泌及转化生长因子β1受体的影响［J］. 时珍国医国药, 2018, 29（04）: 783-786.

［67］魏春华. 当归补血汤中当归与黄芪不同比例搭配对其化学成分的影响［J］. 四川中医, 2015, 33（06）: 51-53.

［68］姚琼, 叶太生, 黄蓓. 当归补血汤不同配比对高糖作用下大鼠肾组织系膜细胞增殖的影响［J］. 湖北中医杂志, 2015, 37（10）: 11-13.

［69］Haines C J, 郑景辉, 卢咏文, 等. 当归补血汤治疗绝经过渡期的临床研究［J］. 实用老年医学, 2014（4）: 329-333.

［70］刘开心. 当归补血汤超微粉治疗月经病50例［J］. 中医研究, 2014, 27（7）: 33-34.

［71］廖伟平. 阳和汤合当归补血汤治疗虚寒型缺铁性贫血68例［J］. 中国中医药科技, 2011, 04（3）: 97-97.

［72］高焕, 袁捷, 程小红. 当归补血汤联合促红细胞生成素治疗肾性贫血34例［J］. 河南中医, 2014, 34

（3）: 549-550.

［73］黄志惠, 吴玉霞, 费飞. 加味当归补血汤与常规西药治疗肿瘤相关性贫血的临床对比研究［J］. 临床和实验医学杂志, 2017（8）: 787-790.

［74］房玉涛, 姚贺之, 刘桂芳. 加味当归补血汤治疗慢性心衰伴贫血疗效观察［J］. 北京中医药, 2016, 35（09）: 843-846.

［75］鲁超, 任敩, 王智耀, 等. 加味当归补血汤改善老老年患者半髋关节置换术后贫血的临床研究［J］. 中国临床研究, 2016, 29（09）: 1260-1262.

［76］段学峰, 朱冬红, 王双珠, 等. 当归补血汤加减联合常规疗法治疗尿毒症贫血临床观察［J］. 新中医, 2018, 50（05）: 98-100.

［77］黄旭春, 王泳俪, 王小云. 傅青主"加减当归补血汤"治疗更年期崩漏30例［J］. 中国药业, 2012, 21（16）: 86-87.

［78］苏淑仪, 何金木, 何强成, 等. 当归补血汤加减联合西药治疗功血86例疗效观察［J］. 齐齐哈尔医学院学报, 2014, 35（20）: 2992-2993.

［79］张丽萍. 加味当归补血汤治疗功能性子宫出血的临床观察［J］. 中国中医药现代远程教育, 2017, 15（15）: 106-108.

［80］陈小永, 王自闯, 郭存霞, 等. 当归补血汤合六味地黄汤对高血压肝肾阴虚证早期肾损害的防治［J］. 中国实验方剂学杂志, 2017, 23（09）: 190-195.

［81］晏石枝, 常峥. 大补阴丸合当归补血汤加减联合海昆肾喜胶囊治疗慢性肾功能衰竭疗效观察［J］. 山西医药杂志（下半月刊）, 2012, 41（7）: 754-755.

［82］祝智宇, 应徐燕. 参苓白术散联合当归补血汤治疗失代偿期慢性肾功能衰竭脾气虚证的疗效观察［J］. 现代实用医学, 2016（5）: 625-627.

［83］魏明刚, 孙伟, 程宗琦, 等. 加味当归补血汤抑制微炎症与慢性肾小球肾炎临床疗效的研究［J］. 中成药, 2014, 36（01）: 48-51.

［84］王小艳. 当归补血汤治疗糖尿病肾病60例［J］. 内蒙古中医药, 2012, 31（3）: 184.

［85］赵红心, 孙文森. 当归补血汤加味治疗早期糖尿病肾病疗效研究［J］. 河北中医药学报, 2014（2）: 22-23.

［86］侯小雪, 杨秀炜, 周微, 等. 加味当归补血汤对糖尿病肾病临床疗效及血清免疫因子水平影响研究［J］. 辽宁中医药大学学报, 2017（12）: 115-118.

［87］鹿伟, 李小梅. 当归补血汤治疗糖尿病肾病的临床疗效及其对炎性因子水平的影响［J］. 河北中医药学报, 2018, 33（1）: 22-25.

［88］魏明刚, 熊佩华, 孙伟, 等. 加味当归补血汤调节IgA肾病肾虚血瘀证患者细胞因子的临床研究［J］.

北京中医药大学学报，2015，38（08）：573-576.

［89］刘可先，张可训，李红，等. 加味当归补血汤对肾虚血瘀型 IgA 肾病的疗效与对免疫功能的影响［J］. 世界中医药，2017，12（12）：2923-2926+2930.

［90］崔爽. 当归补血汤联合卡维地洛治疗心肌缺血疗效观察［J］. 中药药理与临床，2017，33（02）：197-199.

［91］王琳娜，郭存霞，陈小永. 当归补血汤联合可调钠曲线血液透析对糖尿病性心肌病患者心肌跨壁复极离散度的影响［J］. 中国现代医学杂志，2015，25（23）：52-56.

［92］赵欢，杨东东，郭强，等. 基于"精-血-髓一体论"观察当归补血汤治疗血管性痴呆临床研究［J］. 陕西中医，2016，37（10）：1314-1315+1435.

［93］汪玉美，赵凤花. 自拟当归补血汤治疗先兆流产118 例临床分析［J］. 中国民族民间医药，2012，21（1）：113.

［94］孙振卿，郭强，李鹤飞，等. 当归补血汤对预防胸外科术后深静脉血栓形成的疗效观察［J］. 中华中医药学刊，2016，34（04）：912-914.

［95］邓翠，李京，汤秀珍. 当归补血汤加减对糖尿病视网膜病变的疗效及血清 ICAM-1、ET-1 水平的影响［J］. 中医药信息，2018，35（01）：90-93.

［96］何云，刘辉华. 当归补血汤加味治疗干扰素致外周血细胞减少及相关症状患者 37 例疗效观察［J］. 实用中西医结合临床，2015，15（09）：68-70.

［97］穆大成. 探究加味当归补血汤治疗肺鳞癌化疗后白细胞减少的效果［J］. 内蒙古中医药，2017，36（14）：23.

［98］范少泷，王毅峰，宋文广. 四君子加当归补血汤为基础治疗化疗后白细胞减少症的体会［J］. 山西中医学院学报，2017，18（05）：62-63+70.

［99］王倩，侯改云. 当归补血汤联合西药治疗对大肠癌术后细胞免疫功能及生存质量的影响［J］. 现代中西医结合杂志，2016，25（30）：3339-3341.

［100］王志新，张志立，李哲诚，等. 当归补血汤加味抗肝炎肝纤维化临床研究［J］. 亚太传统医药，2014，10（23）：101-103.

［101］刘世伟. 十枣汤联合当归补血汤治疗肝硬化顽固性腹水的效果观察［J］. 临床合理用药杂志，2018，11（2B）：49-50.

［102］周细秋，余奎，杨剑锋，等. 当归补血汤加味治疗结直肠术后肠麻痹临床研究［J］. 上海中医药杂志，2014（5）：48-50.

［103］赵刚，金建华，陆文斌，等. 六君子汤加当归补血汤防治化疗后骨髓抑制的疗效研究［J］. 现代生物

医学进展，2014，14（6）：1131-1134.

［104］张宇峰，付培亭，刘秀宝，等. 当归补血汤联合重组人粒细胞刺激因子防治乳腺癌化疗后骨髓抑制效果观察［J］. 临床合理用药杂志，2015（28）：8-10.

［105］杨利芳. 针对肿瘤患者应用当归补血汤对骨髓抑制的预防效果观察［J］. 世界最新医学信息文摘，2015，15（14）：99-100.

［106］宋仁谦. 当归补血汤治疗脊柱矫形术后血虚发热 14 例临床疗效观察［J］. 中国民族民间医药，2014，23（5）：77-78.

［107］陈海霞，谷晓芬. 当归补血汤加味治疗产后发热 68 例［J］. 陕西中医，2014（7）：797-798.

［108］陈水昌，林金洪. 当归补血汤在骨折术后血虚发热患者中的应用［J］. 实用中西医结合临床，2016，16（6）：23-24.

［109］李桂春. 当归补血汤加味治疗产后发热效果探讨［J］. 基层医学论坛，2016，20（27）：3836-3838.

［110］陈坚. 当归补血汤加味治疗创伤术后自汗 37 例［J］. 湖南中医杂志，2012，28（2）：56-57.

［111］盂长荣，喇建英，秦录. 当归补血汤加味应用于早期妊娠药物流产术后 80 例［J］. 河南中医，2014，34（3）.

［112］刘志强，丁真奇，郭长勇，等. 应力刺激联合当归补血汤治疗下肢骨干粉碎性骨折的临床研究［J］. 中国中医骨伤科杂志，2014（2）：21-24.

［113］邓海峰，田立杰，郑继会，等. 当归补血汤联合系统康复治疗老年股骨粗隆间骨折 PFNA 术后疗效分析［J］. 中国骨与关节损伤杂志，2015，30（S1）：89-90.

［114］戴云峰. 当归补血汤联合应力刺激治疗下肢骨干粉碎性骨折术后疗效观察［J］. 新中医，2015，47（02）：93-94.

［115］张冠英. 当归补血汤治疗老年粗隆间骨折股骨近端防旋髓内钉术后隐性失血的临床观察［J］. 中国中医急症，2016，25（05）：883-885.

［116］毛晓红. 当归补血汤合桂枝汤治疗类风湿关节炎 33 例疗效观察［J］. 中药药理与临床，2015（1）：294-295.

［117］黄晓涛，方略，谢长发，等. 五味消毒饮合当归补血汤联合抗生素预防四肢骨折术后感染的临床观察［J］. 中医正骨，2017，29（01）：31-35.

［118］盂佳，徐彩菊，郑云燕，等. 当归补血汤的毒理学安全性与改善营养性贫血作用研究［J］. 中国卫生检验杂志，2013（15）：3161-3163.

厚朴温中汤

【出处】《内外伤辨惑论》（金·李东垣）"治脾胃虚寒，心腹胀满，及秋冬客寒犯胃，时作疼痛。"

【处方】厚朴（姜制）一两、橘皮（去白）一两、甘草（炙）五钱、草豆蔻仁五钱、茯苓（去皮）五钱、木香五钱、干姜七分。

【制法及用法】上为粗散，每服五钱匕。水二盏，生姜三片，煎至一盏，去渣，温服，食前。忌一切冷物。

【剂型】汤剂。

【同名方剂】厚朴温中汤（《明医指掌》卷五）。

【历史沿革】

1. 金·李东垣《内外伤辨惑论》卷中，厚朴温中汤

［组成］厚朴（姜制）一两、橘皮（去白）一两、甘草（炙）五钱、草豆蔻仁五钱、茯苓（去皮）五钱、木香五钱、干姜七分。

［制法］上为粗末。

［功能主治］温中散寒。主脾胃虚寒，心腹胀满，及秋冬客寒犯胃，时作疼痛。脾胃着寒停食。

2. 明·皇甫中《明医指掌》卷五，厚朴温中汤

［组成］厚朴（姜炒）八分、干姜七分、甘草（炒）六分、木香五分、陈皮八分、茯苓八分。

［制法］上锉一剂。

［主治］脾胃虚冷，心腹胀满疼痛。

［用法用量］加生姜三片，大枣两个，水两盏，煎八分服。

【现代研究】

1. 制剂研究

（1）含量测定　采用反相高效液相色谱法对厚朴温中汤中山姜素、和厚朴酚、小豆蔻明和厚朴酚进行测定。色谱条件如下，色谱柱：Scienhome C18柱（250mm×4.6mm，5μm）；流动相：甲醇–0.5%醋酸水溶液（75：25）；体积流量：1.0ml/min；柱温：25℃；检测波长：294nm；进样量：10μl，按外标法计算。厚朴温中汤中山姜素、和厚朴酚、小豆蔻明与厚朴酚的测定结果：0.227mg/g、0.145mg/g、0.010mg/g、0.285mg/g[1]。

采用 HPLC 法测定厚朴温中汤不同煎液中厚朴酚、和厚朴酚的含量。色谱条件如下，色谱柱：Diamonisl C18柱，流动相为甲醇–水（70：30），流速1ml/min；检测波长为294nm，分析厚朴温中汤合煎液和分煎液样品中厚朴酚、和厚朴酚的含量变化。经过液相分析，厚朴温中汤分煎液中厚朴酚、和厚朴酚的平均含量等于合煎液中厚朴酚、和厚朴酚的平均含量。和厚朴酚在一个复方中的含量分别为合煎液 1.725mg/g，分煎液 1.728mg/g。分煎液与合煎液比较，两种煎液中厚朴酚、和厚朴酚的含量无差异性[2-3]。

（2）药动学研究　灌胃给予厚朴温中汤药液后，大鼠血浆中厚朴酚在 1.09h 左右达峰，C_{max} 约为 0.52μg/ml，AUC_{0-T} 为 2.9μg·h/ml，$t_{1/2\alpha}$ 为 0.84h，$t_{1/2\beta}$ 为 13.9h，其体内过程符合二室模型。而在药物动力学试验过程中，厚朴酚血药浓度较低，生物利用度较低[4]。

将厚朴温中汤胶囊复方给药和厚朴药材单独给药后，厚朴酚的药动学参数和行为进行了比较，平均达峰时间 T_{max} 分别为 0.432h 和 0.85h，峰浓度 C_{max} 分别为 2.534μg/ml 和 1.816μg/ml。各时间点血药浓度经软件处理，结果符合二室模型，按梯形法计算，$AUC_{0\to t}$ 值为 8.388 和 7.656μg·h/ml，$AUC_{0\to\infty}$ 值分别为 11.604 和 9.44μg·h/ml。厚朴温中胶囊组厚朴酚较之厚朴组 AUC、C_{max} 均增大，$t_{1/2\alpha}$、T_{max} 明显下降，表明复方给药增加了厚朴酚吸收入体内的血药浓度，提高了其生物利用度，缩短了达峰时间，提示该复方成分对厚朴酚有协同增效作用。该结果证明了方剂配伍可明显影响彼此在体内化学成分的药物动力学参数[5]。

2. 临床应用

（1）胃痛　用加味厚朴温中汤治疗 120 例寒湿胃痛，药方组成：厚朴 10g，陈皮 10g，木香 10g，生姜 10g，干姜 6g，茯苓 15g，草豆蔻 5g，炙甘草 5g。加减：若见畏寒肢冷，喜热喜按，舌淡脉迟等寒象明显者选加附子、吴茱萸、高良姜、肉桂；若见泛吐清水量多，舌苔白厚腻等湿邪偏重者加苍术 10g，姜半夏 10g，薏苡仁 30g；若见脘腹胀满，嗳气频频等气滞明显者加枳壳、乌药、甘松各 10g；若病程较长，恐有久病入络或见胃脘刺痛、固定不移、痛处拒按等瘀血症状者加延胡索、当归各 10g，失笑散（包）15g，三七粉（分吞）5g。每日 1 剂，分 2 次煎服，10 天一个疗程，一般 1~3 疗程，少数 5 疗程。治疗后的总有效率 90.83%[6]。

厚朴温中汤加减治疗 60 例脾胃虚寒性胃痛，方药组成：白芍 15g，厚朴 15g，陈皮 15g，茯苓 15g，桂枝 12g，草豆蔻仁 12g，炙甘草 10g，木香 6g，干姜 3g。加减：气短乏力者加黄芪 15g，党参 15g；痛甚者加丹参 12g，檀香 10g，腹胀、痞闷甚者加醋香附 15g，佛手 15g；泛吐清水甚者加炒薏苡仁 30g，炒白扁豆 20g，木瓜 12g，蚕沙 12g；腹泻甚者加藿香 12g，苍术 12g，山楂炭 20g。每日 1 剂，水煎服，早晚两次温服，4 周为 1 个疗程。60 例患者治疗后有效率为 90.0%[7]。

（2）腹痛　用厚朴温中汤加味治疗 30 例功能性再发性腹痛，组成：厚朴 10g，草豆蔻 10g，陈皮 10g，茯苓 10g，木香 10g，干姜 3g，白术 10g，焦山楂 10g，焦神曲 10g，炙甘草 3g，生姜 3 片。水煎，分 3~4 次服，每日 1 剂，7 天为一疗程，3 个疗程后观察疗效。治疗组总有效率 96.7%，高于对照组（西沙比利）总有效率 73.1%，两组比较有极显著性差异（P < 0.01）[8]。

（3）慢性胃炎　用厚朴温中汤加味治疗 43 例脾胃虚寒型慢性胃炎，药方组成：厚朴 20g，陈皮 20g，草豆蔻 15g，木香 10g，干姜 10g，甘草 6g，白术 10g，砂仁 10g，延胡索 10g，肉桂 10g，黄芪 15g。随症加减：上腹胀满不适者加藿香、枳壳；嗳气、咽部有异物感者加丁香、香附、柴胡；泛吐酸水者加海螵蛸、牡蛎、浙贝母，灶心土（煎汤代水）；纳差、乏力者加党参、神曲、焦山楂、鸡内金；胃痛剧烈者加川楝子、焦蒲黄、五灵脂；伴便溏腹泻者加山药、白扁豆、栀子；痛引两肋者加郁金、柴胡。水煎分服，每日 1 剂，连续治疗 21 天。对照组服用奥美拉唑肠溶片 20mg/ 次，每日 2 次；阿莫西林胶囊 0.5g/ 次，每日 2 次；甲硝唑片 0.4g/ 次，每日 2 次。对照组痊愈率为 21.42%，总有效率为 61.91%。2 组临床疗效比较，差异有统计学意义（P < 0.05）。幽门螺旋杆菌（Hp）转阴率观察组为 79.07%，对照组为 66.67%。2 组比较差异有统计学意义（P < 0.05）[9]。

厚朴温中汤配合穴位埋线治疗 53 例慢性胃炎，药方组成：厚朴 30g，茯苓 12g，陈皮 6g，木香 15g，草豆蔻仁 15g，干姜 10g，炙甘草 6g。治疗组患者每天 1 剂，水煎分早晚温服。中脘穴位上用羊肠线 4~5 根埋于肌层内，5~7 天后拆去丝线。对照组只早晚温服中药。两组均治疗 30 天为 1 个疗程。中药治疗组总有效率 90.5%，高于对照组的 78.9%。两组临床疗

效比较，统计学上有显著性差异（P < 0.05）[10]。

（4）功能性消化不良　用厚朴温中汤治疗 98 例功能性消化不良，组成：厚朴 12g，干姜 3g，陈皮 12g，茯苓 10g，草豆蔻 6g，木香 6g，甘草 3g，生姜 6g。腹胀甚加槟榔 10g，恶心重加半夏 10g，脾气虚加白术 10g，头身困重明显加藿香 10g。颗粒剂，每日 1 剂，分 2 次早晚饭前口服，2 周 1 个疗程。中药治疗组总有效率 92.9%，高于对照组（多潘立酮）80.0%（P < 0.05）[11]。

用厚朴温中汤加味配伍吗丁啉治疗 58 例功能性消化不良，药方组成：厚朴 12g，陈皮 10g，茯苓 12g，木香 12g，草豆蔻 6g，干姜 6g，炙甘草 5g。加味：伴脾气虚者加白术 12g；伴上腹疼痛较甚者加炒蒲黄 12g；伴腹胀者加槟榔 9g；伴泛酸者加煅瓦楞子 15g；伴恶心者加制半夏 9g；伴头身困重者加藿香 9g；伴里急后重者加苦参、苍术各 12g。上述药物水煎服日 1 剂，早晚 2 次分服。两组患者疗程均为 3 周。观察组治疗有效率明显高于对照组（94.83% VS 80.70%）；观察组腹胀感、早饱感、上腹痛及上腹灼烧感等症状评分临床症状积分均明显低于对照组；观察组血浆胃动素水平明显高于对照组（279.31 ± 60.47）VS（224.54 ± 57.62）ng/L，血浆生长抑素水平明显低于对照组（9.38 ± 4.14）VS（12.53 ± 3.79）ng/L；两组均无明显药物不良反应发生[12]。

（5）小儿肠痉挛　用厚朴温中汤加减治疗 56 例小儿肠痉挛，药方组成：厚朴 10g，炒白术 12g，乌药 6g，木香 3g，干姜 2g，香附 10g，白芍 10g，炙甘草 6g。加减法：腹痛重者加延胡索；腹胀者加莱菔子；恶心呕吐者加藿香、法半夏。常规服法温服，连服 5 天为一疗程，一个疗程后观察疗效。对照组 15 例，全部使用颠茄 4~10mg/ 次，氯丙嗪 0.5~1.0mg/ 次，连续服用 3~5 天。中药治疗组总有效率 98.21%，高于对照组 86.76%，两组有显著性差异（P < 0.05）[13]。

（6）肠易激综合征　用戊己丸合厚朴温中汤治疗 63 例腹泻型肠易激综合征，药方组成：黄连 6g，吴茱萸 6g，白芍 15g，厚朴 9g，茯苓 15g，草豆蔻 9g，木香 9g，陈皮 9g，干姜 6g，炙甘草 6g，生姜 3 片。每日 1 剂，早晚各服 1 次，疗程 1 个月。对照组 30 例，用思密达、普鲁苯辛，常规用量。中药治疗组 94.4%，对照组总有效率为 83.3%，治疗组疗效优于对照组（P < 0.05）[14]。

（7）肠梗阻　用注射新斯的明加厚朴温中汤加味治疗 40 例术后麻痹性肠梗阻，药方组成：陈皮 10g，厚朴 10g，茯苓 10g，干姜 6g，草豆蔻 20g，木香 20g，乌药 10g，佛手 10g，柴苏梗 20g。儿童酌情减量。注射新斯的明：臀大肌注射新斯的明 0.5mg，

3次/天注射，与胃管注入中药同步进行。12例患者当日出现少量排稀便，次日排气排便，腹胀明显缓解。其余28例患者在3~4次用药后出现排气排便，腹胀缓解[15]。

（8）小儿慢性肠系膜淋巴结炎 加味厚朴温中汤治疗32例小儿慢性肠系膜淋巴结炎，药方组成：厚朴10g，陈皮10g，茯苓8g，草豆蔻仁5g，木香5g，川芎6g，延胡索6g，干姜2g，炙甘草3g。水煎，分早晚2次温服，7天为1个疗程，间隔1周后继续下1个疗程，坚持服完3个疗程后停药。对照组给予双歧杆菌四联活菌片口服治疗。治疗组总有效率87.5%；对照组总有效率82.1%，两组总有效率比较，差异有统计学意义（$P < 0.05$）[16]。

（9）泄泻 用加味厚朴温中汤治疗70例寒湿泄泻，药方组成：厚朴10g，苍术10g，茯苓15g，陈皮10g，炙甘草5g，草豆蔻5g，木香5g，干姜3g，生姜2g，黄连3g。水煎服，每日2次，7天为1个疗程。对照组给予藿香正气口服液治疗。治疗组总有效率91.42%，对照组总有效率85.93%，两组疗效对比，差异无统计学意义（$P > 0.05$）[17]。

参考文献

[1] 唐倩，石珊，赵云丽，等. HPLC法测定厚朴温中汤中山姜素、和厚朴酚、小豆蔻明和厚朴酚[J]. 中草药，2009，40（10）：1581-1583.
[2] 罗红波，冯华，罗秀琼. HPLC法测定厚朴温中汤不同煎液中厚朴酚的含量[J]. 中国药事，2011，25（9）：877-879.
[3] 胡强，冯华，周勇，等. HPLC法测定厚朴温中汤不同煎液中和厚朴酚的含量[J]. 现代中药研究与实践，2011，25（06）：80-82.
[4] 唐倩. 厚朴温中汤质量控制方法及厚朴酚药动学行为研究[D]. 沈阳药科大学，2008.
[5] 丁晓菊. 厚朴温中胶囊的质量控制及有效成分厚朴酚的药动学研究[D]. 沈阳药科大学，2009.
[6] 葛友庆. 厚朴温中汤治疗寒湿胃痛120例[J]. 陕西中医，1996（4）：31-32.
[7] 王亢，史培锋. 厚朴温中汤加减治疗脾胃虚寒性胃痛60例[J]. 河南中医，2014，34（12）：2425-2425.
[8] 华美英. 厚朴温中汤加味治疗功能性再发性腹痛30例观察[J]. 实用中医药杂志，2009，25（11）：722-722.
[9] 段世锋，刘彩霞. 厚朴温中汤加味治疗脾胃虚寒型慢性胃炎43例[J]. 西部中医药，2016，29（08）：98-99.
[10] 宋贵荣，赵莉. 厚朴温中汤配合穴位埋线治疗慢性胃炎53例[J]. 中医临床研究，2014（7）：39-41.
[11] 董素云，周玉来，周芳. 厚朴温中汤治疗功能性消化不良疗效观察[J]. 实用中医药杂志，2010，26（10）：677.
[12] 唐荣伟，李德科，唐玲，等. 厚朴温中汤加味配伍吗丁啉对功能性消化不良血浆胃肠激素的影响[J]. 中国实验方剂学杂志，2015，21（13）：174-177.
[13] 孙书坤. 厚朴温中汤加减治疗小儿肠痉挛56例疗效观察[J]. 北京中医药，1998（1）：36-37.
[14] 杜国如. 戊己丸合厚朴温中汤治疗腹泻型肠易激综合征36例[J]. 吉林中医药，2006，26（8）：19-20.
[15] 刘方伶. 注射新斯的明加厚朴温中汤加味治疗术后麻痹性肠梗阻40例[J]. 河北医学，2012，18（12）：1820-1822.
[16] 王庆军. 加味厚朴温中汤治疗小儿慢性肠系膜淋巴结炎的临床观察[J]. 实用中西医结合临床，2015，15（11）：27-28.
[17] 秦莉花，李晟，陈晓阳. 加味厚朴温中汤治疗寒湿泄泻70例[J]. 中医研究，2013，26（3）：15-17.

地黄饮子

【出处】《黄帝素问宣明论方》（金·刘完素）"喑痱证，主肾虚。内夺而厥，舌喑不能言，二足废不为用。肾脉虚弱，其气厥不至，舌不仁。经云：喑痱，足不履用，音声不出者。地黄饮子主之，治喑痱，肾虚弱厥逆，语声不出，足废不用。"

【处方】熟干地黄、巴戟（去心）、山茱萸、石斛、肉苁蓉（酒浸，焙）、附子（炮）、五味子、官桂、白茯苓、麦门冬（去心）、菖蒲、远志（去心）各等分。

【制法及用法】上为末，每服三钱，水一盏半，生姜五片，枣一枚，薄荷，同煎至八分，不计时候。

【剂型】煮散。

【同名方剂】地黄饮子（《准绳·幼科》卷一），地黄饮子（《伤寒总病论》卷六），地黄饮子（《外台秘药》卷三十五引《广济方》），地黄饮子（《简明医毂》卷三）。

【历史沿革】

1. 唐·王焘《外台秘要》卷三十五引《广济方》，地黄饮子

［组成］生地黄汁三合、生姜汁三合、诃黎勒四分（末）、白蜜一匙。

［主治］小儿心腹满，吃食不下。

［用法用量］分温服之。微利尤良。

2. 宋·庞安时《伤寒总病论》卷六，地黄饮子

［组成］地黄汁一碗、藕汁一碗、生姜汁一盏。

［主治］小产后，其恶露被热蒸断不行；亦治死胎不下。

［用法用量］令和暖，分3~4次温服。微有寒，煎20沸服之。

3. 明·王肯堂《证治准绳·幼科》卷一，地黄饮子

［组成］生地黄两钱、赤芍药两钱、羌活（去芦）一钱、当归（去芦）一钱、甘草一钱。

［制法］上为极细末。

［主治］小儿生下，满身面目皆黄，状如金色；或面赤身热，眼闭不开，大便不通，小便如栀子汁，满身生疮。

4. 明·孙志宏《简明医毂》卷三，地黄饮子

［组成］生地黄、熟地黄、枸杞子、地骨皮、黄芩、天门冬、芍药、黄芪、甘草各等分。

［主治］血热所致吐血、衄血、下血、溺血。

［用法用量］每服七钱，水两盏，煎八分，去滓，空腹服。

【现代研究】

1. 方剂来源

关于本方的来源，《简明中医辞典》《中医大辞典·方剂分册》均注出《宣明论方》。现考本方，原名地黄饮，出自《圣济总录》卷五十一肾脏门。原文如下："熟地黄（焙）、巴戟天（去心）、山茱萸（炒）、肉苁蓉（酒浸，切，焙）、附子（炮裂，去皮脐）、石斛（去根）、五味子（炒）、肉桂（去粗皮）、白茯苓（去黑皮）各一两，麦门冬（去心，焙）、远志（去心）、菖蒲各半两。上一十二味，剉如麻豆，每服三钱匕，水一盏，生姜三片，枣二枚劈破，同煎至七分，去滓，食前温服。"刘完素《宣明论方》地黄饮子，即《圣济总论》地黄饮增加薄荷一味，其所治之证与《圣济总录》相同。《宣明论方》成于公

元1172年，《圣济总录》要晚50多年[1]。

现代已应用于脊髓疾病、脑血管意外、面瘫、神经衰弱、甲亢、慢性肾炎、贫血、不孕症、三叉神经痛、尿崩症、全身性瘙痒症等[2]。

2. 药理研究

（1）修复脑损伤　地黄饮子水煎液（含生药3.88g/ml）高、中、低剂量组（38.80、19.40、9.70g/kg）灌胃大脑中动脉栓塞（MCAO）模型大鼠28天，发现地黄饮子能改善MCAO大鼠模型的神经功能缺损，减小脑梗死体积，减轻脑组织病理改变，从而对脑缺血再灌注损伤大鼠起到保护作用，可能与激活Notch信号通路，上调Notch1、Jagged1、Hes1 mRNA的表达，从而促进NSCs增殖有关，从而加速或参与脑缺血后的神经再生和修复，改善神经功能缺损，同时地黄饮子也可能具有延长神经干细胞增殖分化时间的作用[3]。

地黄饮子水煎液低、高剂量（3.6、6.25g/kg）对脑缺血再灌注Wistar大鼠灌胃，连续4周，发现地黄饮子汤能修复神经损伤，高剂量地黄饮子汤可提高大鼠学习记忆能力和行为能力，减少脑梗死面积[4]。

采用地黄饮子（36g/kg）对夹闭大鼠双侧颈总动脉引起脑缺血再灌注损伤模型大鼠灌胃21天。给药后发现观察组SOD含量明显高于模型组，MDA含量明显低于模型组。观察组的学习能力和记忆能力的错误次数、潜伏期均明显少于模型组。观察组的脑梗死面积均明显小于模型组，且明显小于阳性对照组。这说明地黄饮子能够改善受损的脑细胞血液循环减少梗死面积，改善大脑的能量代谢，改善被抑制的神经细胞，修复神经功能缺损，保护受损的神经元[5]。

采用地黄饮子以36g/kg的剂量对脑缺血再灌注模型大鼠进行灌胃21天，发现正常组海马CA1区脑源性神经营养因子（BDNF）和基质细胞衍生因子（SDF1）蛋白含量均明显高于地黄饮子治疗组。地黄饮子治疗组BDNF和SDF1蛋白含量明显高于缺血组。治疗组的脑梗死面积明显低于缺血组。这说明地黄饮子治疗可以提高BDNF和SDF1蛋白水平，增加内源性保护机制和神经干细胞增殖、迁移，保护神经元的功能[6]。

采用地黄饮子汤（40ml/kg）对脑缺血再灌注模型大鼠进行灌胃21天，发现与模型组比较，地黄饮子汤使大鼠第1、2、3周Longa评分、Berderson评分明显降低，与西药组比较，实验组的第1、2、3周时Longa评分、Berderson评分明显降低，差异有统计学意义（$P < 0.05$）；与西药组比较，实验组大

鼠血清中 SOD、MDA、CAT 水平及 GSH-Px 活性比较，差异有统计学意义（$P < 0.05$）；与西药组比较，实验组的脑组织中 SOD、MDA、CAT、GSH-Px 差异有统计学意义（$P < 0.05$）。这说明地黄饮子汤能有效治疗缺血性脑中风，其机制可能是增强脑组织及血清的抗氧化能力，促进神经功能修复，改善行为能力，修复受损的神经元[7]。

采用地黄饮子高、中、低（32、16、8g/kg）剂量组对大鼠进行灌胃 7 天，再对大鼠双侧颈总动脉方法建立脑缺血再灌注模型，发现：模型组大鼠 Bax 蛋白表达升高、Bcl-2 蛋白表达降低、Caspase-3 蛋白表达升高，与假手术组有显著差异（$P < 0.05$），各药物治疗组能显著降低 Bax 蛋白表达、升高 Bcl-2 蛋白表达、降低 Caspase-3 蛋白表达，与模型组有显著差异（$P < 0.05$）。这说明地黄饮子能通过下调 Bax 蛋白、上调 Bcl-2 蛋白和下调 Caspase-3 蛋白表达，抑制脑缺血再灌注损伤后细胞凋亡，从而对脑缺血再灌注损伤起到保护作用[8]。

采用地黄饮子高、中、低剂量组（120、36、12g/kg）对脑中动脉线栓法复制脑缺血模型大鼠连续灌胃 21 天，地黄饮子能有效减轻脑水肿，减少脑梗死面积，大剂量组和中剂量组疗效较好。对大鼠 5-溴-2-脱氧尿苷（BrdU）阳性细胞的数量比较，在 CA1 区和 CA3 区、DG 区，地黄饮子高剂量组与模型组比较，有非常显著的差异。各组大鼠脑内 SDF-1 蛋白含量测定，地黄饮子高剂量组和中剂量组与模型组比较有非常显著的差异。这说明地黄饮子能促进脑缺血后大鼠神经功能恢复，减轻脑水肿，减少脑梗死面积。促进 SDF-1 蛋白含量的升高，通过 SDF-1/CXCR4 信号通路进一步促进海马区神经干细胞增殖，并迁移至缺血损伤区域分化成神经元，修复缺血区损伤[9]。

采用地黄饮子（含生药 1.0g/ml）对 MCAO 法制作 SD 大鼠脑缺血模型灌胃 7 天，发现经地黄饮子治疗后：MCAO 模型大鼠血浆皮质醇（COR）含量明显低于正常组、模型组，差异有统计学意义（$P < 0.01$），促肾上腺皮质激素（ACTH）、促肾上腺皮质激素释放激素（CRH）含量均明显高于模型组，差异有统计学意义（$P < 0.05$）；地黄饮子组较模型组脑组织的 HSP70 表达更为明显，差异有统计学意义（$P < 0.01$）；模型组 COR 含量与脑组织 HSP70 表达存在显著的正相关关系，CRH、ACTH 含量则与 HSP70 表达无明显相关性，地黄饮子组 HPA 轴各指标与脑组织 HSP70 表达无明显相关性。地黄饮子加减方可能通过纠正 HPA 轴的紊乱状态、提高大鼠脑组织 HSP70 表达等途径在脑缺血急性期发挥神经保护作用[10]。

地黄饮子血清诱导 BMSCs 移植到线栓法制成大脑中动脉缺血模型（MCAO）Wistar 大鼠，移植 7 天后，地黄饮子组 MMP-9 的表达均降低，TIMP-1 的表达明显增高。这说明地黄饮子孵育 BMSCs 可通过调节 MMP-9 与 TIMP-1 的表达，进而发挥脑保护作用[11]。

（2）抗帕金森　用地黄饮子水煎液（含生药 1.0g/ml）以 0.86ml/（100g·d）的剂量灌胃帕金森病肾虚证模型 Wistar 雄性大鼠，连续灌胃 4 周，发现地黄饮子干预组大鼠 HPA 轴功能减退、MAO、Lipo 含量降低（$P < 0.01$），黑质区多巴胺能神经元数目明显增多，胶质细胞减少。地黄饮子通过调控 HPA 轴功能，降低脑组织中 MAO、Lipo 含量，提高脑组织抗氧化能力，减缓 DA 神经递质降解速率，抑制黑质区多巴胺能神经元的损伤等，对帕金森病肾虚证模型大鼠产生疗效作用[12]。

（3）抗阿尔茨海默病　通过地黄饮子治疗阿尔茨海默病（AD）患者的临床疗效发现，简易智能量表（MMSE）评分、Notch1 信号蛋白水平均显著升高，AD 评定量表认知部分（ADAS-cog）评分、日常生活能力评估量表（ADL）评分、丙烯醛浓度、丙烯醛及解整合素-金属蛋白酶 10（ADAM10）显著上升、BACE1 显著下降，这说明地黄饮子能改善轻、中度 AD 患者的日常生活能力及认知功能，机制可能与调节 Notch1、ADAM10 及 β 类淀粉前体蛋白内切酶 1（BACE1）蛋白，降低丙烯醛浓度有关[13]。

2% 地黄饮子培养基喂养转 tau 基因 AD 模型果蝇 5 天，嗅觉记忆测试中，各组进入有纱布障碍的离心管的果蝇数目变化趋势：空白组果蝇数量变化幅度最小，其次是地黄饮子组果蝇，模型组果蝇变化幅度最大。各组进入无纱布障碍的离心管的果蝇数目变化趋势：地黄饮子组果蝇前 4h 进入离心管的数量变化速度较慢，4h 后数量变化速度明显高于其他组的果蝇；模型组果蝇进入离心管的数量整个过程比较缓慢，并且低于其他组果蝇；空白组的果蝇开始 4h 进入离心管的数量变化较快并高于地黄饮子组果蝇，4h 后数量变化减慢明显并低于地黄饮子组果蝇。与空白组比较，模型组和地黄饮子组 PI3K、AKT、dTOR mRNA 表达差异均有统计学意义（$P < 0.05$）。地黄饮子组与模型组比较，PI3K、AKT、dTOR mRNA 表达增加，差异有统计学意义（$P < 0.05$）。地黄饮子可以改善转 tau 基因果蝇的学习记忆能力，并上调转 tau 基因果蝇 PI3K、AKT、dTOR mRNA 的表达[14]。

（4）保护线粒体　0.0234g/ml［生药 4.653g/（kg·d）］地黄饮子通过对快速老化小鼠 P8 灌胃 4 周，发现地黄饮子能下调海马凋亡蛋白酶活化因子-1（Apaf-1）mRNA、半胱氨酸天冬氨酸蛋白酶 -9（Caspase-9）mRNA、半胱氨酸天冬氨酸蛋白酶 -3（Caspase-3）mRNA 的表达，这显示地黄饮子可通过对细胞凋亡的线粒体途径的影响，抑制促凋亡基因，减少神经元的丢失，从而改善学习记忆能力[15]。

地黄饮子高、中、低剂量组（3、1.5、0.75g/kg）对以侧脑室注射 β- 淀粉样蛋白$_{1-42}$（Aβ$_{1-42}$）致痴呆为阿尔茨海默病（AD）模型大鼠经灌胃 30 天后，发现地黄饮子可以显著改善 AD 大鼠学习记忆能力，与模型组比较，地黄饮子升高大鼠脑组织三磷腺苷（ATP）、二磷酸腺苷（ADP）、磷酸肌酸（PCr）、能荷（EC）水平（$P < 0.05$，$P < 0.01$），升高三羧酸循环关键酶 PDH 和 KGDH 活性（$P < 0.05$，$P < 0.01$），降低线粒体肿胀程度（$P < 0.05$，$P < 0.01$），升高线粒体膜电位（$P < 0.05$，$P < 0.01$）。地黄饮子药能通过保护线粒体结构功能，改善能量代谢，提高 AD 大鼠学习记忆能力[16]。

此外，还发现地黄饮子可显著改善 AD 大鼠学习记忆和工作记忆能力。与模型组比较，在避暗箱实验中，地黄饮子可使 AD 大鼠的停留潜伏期明显增加，而错误次数显著减少；Y 迷宫实验中，地黄饮子可显著提高 AD 大鼠自发交替反应率。地黄饮子显著增加 AD 大鼠脑组织过氧化物酶体增殖活化受体 γ 共激活因子 -1α（PGC-1α）表达量和环磷腺苷效应元件结合蛋白（CREB）磷酸化水平，显著提高脑组织线粒体呼吸链复合物Ⅰ、Ⅲ和Ⅳ活性，而对呼吸链复合物Ⅱ活性无显著作用。地黄饮子能显著降低 AD 大鼠脑组织丙二醛（MDA）含量，提高抗氧化酶类超氧化物歧化酶（SOD）和谷胱甘肽过氧化物酶（GSH-Px）活性。这说明地黄饮子通过激活 AD 大鼠 CREB/PGC-1α 信号通路，提高线粒体生物合成能力，增加线粒体呼吸链酶系活性，改善线粒体功能损伤，同时通过增强抗氧化酶系活性，提高机体抗氧化损伤的能力，从而改善 AD 大鼠学习记忆和工作记忆能力[17]。

以成人临床用药量 20 倍剂量地黄饮子对雄性 SD 大鼠连续灌胃 7 天，提取大鼠血清灭活后，制备药物血清。SH-SY5Y 细胞采用 5μmol/L Aβ$_{1-42}$ 及 0、1.25%、2.5%、5%、10%（V/V）等浓度药物血清共孵育。结果发现：地黄饮子药物血清可显著提高 Aβ$_{1-42}$ 损伤 SH-SY5Y 细胞的存活率，减少细胞凋亡，上调抗凋亡蛋白 Bcl-2 和下调促凋亡蛋白 Bax 表达，抑制 Aβ$_{1-42}$ 诱导 caspase-3 和 caspase-9 的激活，提高线粒体膜电位。这说明地黄饮子药物血清通过保护 Aβ$_{1-42}$ 导致的线粒体损伤，抑制依赖线粒体的细胞凋亡通路激活，减少细胞凋亡，提高细胞存活率[18]。

（5）抑制细胞凋亡　地黄饮子低、中、高剂量组（1.25、2.5、5g/kg）对能量代谢障碍诱导的 APP/PS1 转基因小鼠进行灌胃 7 天，发现与正常组比较，3- 硝基丙酸（3-NP）诱导的能量代谢障碍可以显著增加内质网应激（ERS）标记性蛋白 GRP78 表达量（$P < 0.01$），提高激活活性转录因子 4（ATF4），C/EBP 同源蛋白（CHOP）mRNA 水平（$P < 0.01$）和蛋白表达水平（$P < 0.01$），下调抗凋亡蛋白 B 淋巴细胞瘤 -2（Bcl-2）（$P < 0.01$）和上调促凋亡蛋白 Bax（$P < 0.01$），增加模型小鼠脑组织神经元凋亡率。与模型组比较，地黄饮子各剂量组能显著降低模型小鼠脑组织葡萄糖调节蛋白 78（GRP78）表达水平（$P < 0.05$，$P < 0.01$），ATF4、CHOP 基因 mRNA（$P < 0.05$，$P < 0.01$）及蛋白（$P < 0.05$，$P < 0.01$）水平；能够上调抗凋亡蛋白 Bcl-2（$P < 0.05$，$P < 0.01$），下调促凋亡蛋白 Bcl-2 相关 X 蛋白（Bax）（$P < 0.05$，$P < 0.01$），减少脑组织神经元凋亡。TUNEL 结果显示地黄饮子可以显著减少小鼠脑组织神经元凋亡率。地黄饮子可以抑制能量代谢障碍导致的 ERS，抑制 ATF4/CHOP 信号通路激活，调节凋亡相关蛋白，显著减少神经元凋亡[19]。与正常组比较，Morris 水迷宫实验结果显示，在定位巡航实验中，地黄饮子可以明显缩短模型小鼠的逃避潜伏期（$P < 0.05$，$P < 0.01$）；空间探索实验中，地黄饮子可以增加模型小鼠穿越目标区域的次数（$P < 0.05$，$P < 0.01$）和在目标象限的停留时间（$P < 0.01$），减少相对象限的停留时间（$P < 0.05$，$P < 0.01$）。地黄饮子可以显著降低 AMP 水平，明显升高 ATP、ADP 水平，显著提高模型小鼠脑内 EC 水平（$P < 0.05$，$P < 0.01$），抑制 PERK、eIF2α 的磷酸化（$P < 0.01$）和 BACE1 的蛋白水平（$P < 0.01$），但对 BACE1 mRNA 转录没有显著影响。地黄饮子能够减少模型小鼠脑内 Aβ 的含量（$P < 0.01$）。地黄饮子可以通过阻止能量代谢障碍导致的内质网应激通路 PERK/eIF2α 激活，抑制 BACE1 的翻译，从而减少能量代谢障碍 APP/PS1 小鼠脑内 Aβ 的累积[20]。

采用地黄饮子按人临床给药量 10 倍，对大鼠灌胃给药 7 天，取血清，制成含 1.25%、2.5%、5%、10% 地黄饮子药物血清，并对葡萄糖剥夺致能量代谢障碍 SH-SY5Y 细胞模型干预 12h，发现：与模型组比较，地黄饮子药物血清能显著提高葡萄糖剥夺 SH-SY5Y 细胞的存活率（$P < 0.01$），明显减少 PERK 和 eIF2α 磷酸化激活（$P < 0.05$，$P < 0.01$），提高 Bcl-2 水平和降低 Bax 表达量（$P < 0.05$，$P < 0.01$）。抑制能量代谢障碍 SH-SY5Y 细胞凋亡率（$P < 0.01$）。地黄饮子可以减少 PERK/eIF2α 通路的激活，抑制能量代谢障碍致内质网应激造成的细胞凋亡[21]。

采用 90g/（kg·d）地黄饮子对大鼠连续灌胃给药 3 天，取血清，制成含 5%、10%、20% 地黄饮子药物血清，并对 $A\beta_{1-42}$ 诱导的 RAGE 转染 SH-SY5Y 细胞干预 24h，发现：各给药组 $A\beta_{1-42}$ 诱导细胞活力较模型组显著增强，细胞凋亡率和 ROS 含量显著下降（$P < 0.05$ 或 $P < 0.01$），而地黄饮子中剂量组细胞活力最强，细胞凋亡率最低。地黄饮子中剂量组 $A\beta_{1-42}$ 诱导细胞 RAGE 蛋白表达较模型组显著降低（$P < 0.05$）。地黄饮子中剂量组能降低 RAGE 转染的 $A\beta_{1-42}$ 诱导 SH-SY5Y 细胞的活性氧（ROS）生成和细胞凋亡率（$P < 0.01$）。地黄饮子可能通过抑制 ROS 产生和细胞凋亡发挥抗氧化作用，进而抑制 RAGE 蛋白来防治 AD[22]。

（6）抗脊髓损伤　用低、中、高剂量浓度（0.1、1、10μmol/L）地黄饮子（CRD）含药血清处理经过骨髓间充质干细胞（BMSCs）共培养后的大鼠神经干细胞（NSCs），发现中、高浓度 CRD 含药血清在 BMSCs 与 NSCs 共培养体系中能显著提高 NSCs 存活率和 NSE、GFAP、MAP-2、MBP 活性。这显示 CRD 含药血清在 BMSCs 与 NSCs 共培养体系中能促进 NSCs 有效分化并提高 NSCs 存活率[23]。

（7）抗衰老　地黄饮子水煎液低、中、高剂量［6、12、18g/（kg·d）］对老龄 Wistar 大鼠灌胃，连续灌服 30 天。Morris 水迷宫中寻找到平台的逃避潜伏期显著降低，平台所在象限区域游泳的时间及距离百分比均明显高于对照组；海马突触泡膜素（SYP）、细胞外信号调节激酶（ERK）蛋白表达较对照组均有明显增加。研究显示中药地黄饮子能够提高老龄大鼠的学习记忆、延缓脑老化，其作用机制可能与 SYP、ERK 蛋白表达增加有关[24]。

（8）抗骨质疏松　地黄饮子水煎剂高、中、低剂量（32、16、8g/kg）对去卵巢法制备骨质疏松症模型大鼠灌胃，大鼠血清核因子 κB 活化因子受体（RANK）和核因子 κB 活化因子受体配体（RANKL）含量均降低，胸腺、脾脏指数、骨保护素（OPG）含量、骨矿含量（BMC）、断裂载荷和弹性模量均显著升高。地黄饮子具有明显抗去卵巢大鼠骨质疏松作用，改善骨组织中生物力学参数和调控 OPG/RANKL/RANK 信号通路是其可能作用机制[25]。

地黄饮子水煎剂治疗组按高、中、低剂量（32、16、8g/kg）对去卵巢法制备骨质疏松症大鼠模型连续灌胃 4 周，发现与假手术组比较，模型组大鼠右股骨部位骨密度（BMD）、钙（Ca）、磷（P）、骨钙素（BGP）、最大载荷、定伸长 - 位移均显著降低（$P < 0.05$），而模型组大鼠体重和抗酒石酸酸性磷酸酶（trACP）的含量及地黄饮子水煎剂各干预组大鼠体重则显著增加（$P < 0.05$），同时模型组骨小梁结构不完整、丢失、断裂严重。与模型组相比，地黄饮子水煎剂各干预组大鼠 BMD、BGP、Ca、最大载荷、定伸长 - 位移均显著升高（$P < 0.05$），高、中剂量组大鼠 P 含量显著升高，而高剂量组大鼠体重和 trACP 的含量则显著降低（$P < 0.05$），并且地黄饮子水煎剂高剂量组骨小梁排列规则，数目增多、增宽。地黄饮子能够提高绝经后骨质疏松大鼠的骨密度，促进骨形成、抑制骨吸收，对绝经后骨代谢异常具有积极的防治作用[26]。

（9）抗抑郁　采用地黄饮子高、中、低剂量组（按生药 450、150、75mg/kg）对脑卒中模型基础上结合慢性不可预见的温和性应激（CUMS）法和孤养法制备卒中后抑郁模型大鼠地黄饮子灌胃 21 天后，发现：大鼠海马 5- 羟色胺$_{1A}$ 受体（$5-HT_{1A}R$）相对表达水平与空白组（1.12 ± 0.16）比较，模型组（0.23 ± 0.13）有显著性差异（$P < 0.01$）；地黄饮子中、高剂量组（0.76 ± 0.13，0.75 ± 0.11）与模型组比较，有显著性差异（$P < 0.05$）。各组大鼠海马 5- 羟色胺$_{2A}$ 受体（$5-HT_{2A}R$）mRNA 表达水平与空白组（1.13 ± 0.12）比较，模型组（2.21 ± 0.21）有显著性差异（$P < 0.05$）；地黄饮子高、中剂量组（1.21 ± 0.21，1.25 ± 0.26），与模型组比较，有显著性差异（$P < 0.05$）。地黄饮子可能是通过上调 $5-HT_{1A}R$ mRNA、下调 $5-HT_{2A}R$ mRNA 在海马区的表达，达到治疗卒中后抑郁的目的[27]。

（10）抗心肌缺血　采用地黄饮子（0.8g/kg）对肌缺血模型犬进行十二指肠注入给药，给药后发现地黄饮子能显著增加犬心肌缺血模型的冠状动脉血流量和显著改善缺血性 ECG，能显著增加心泵功能；对反映心肌收缩力的诸参数，与模型组比较整体上显示有改善的趋势；能防止因心肌缺血引起的血压下降。地黄饮子能改善心肌缺血模型心血管血流动力学，治疗心肌缺血[28]。

3. 蛋白组学研究

用地黄饮子含药脑脊液孵育经老化 Aβ25-35 造成损伤的 AD 模型 PC12 细胞 24h 后，收集细胞，提取蛋白质。结果发现，同空白组比较，模型组上调的蛋白点有 6 个，包括：ATP 合成酶（Atp5h）、细胞黏附分子 3（Ceacam3）、锌指蛋白 263（Zfp263）、γ- 肌动蛋白（LOC295810）、果糖 - 二磷酸醛缩酶 A（Aldoa）、桥粒联结蛋白（Ahnak）；下调蛋白点有 1 个：加帽蛋白（Capg）。与模型组比较，中药组上调的蛋白有 7 个，包括：二硫化物异构酶 A3（Pdia3）、GDP 解离抑制因子 2（Gdi2）、热休克蛋白 1（Hspd1）、转醛醇酶（Taldo1）、视黄醇脱氢酶（Rdh2）、核纤层蛋白（Lmna）、接头相关蛋白复合体2（Ap2m1）；下调的蛋白点有2个，包括：组蛋白赖氨酸去甲基化酶1［Kdm1（LSD1）］、核纤层蛋白（Lmna）。地黄饮子对AD细胞模型的蛋白质点表达的调控，提示地黄饮子在AD发病早期可能是通过调控细胞中相关的蛋白质点起动对损伤细胞的保护作用[29]。

4. 制剂研究

（1）含量测定 采用反相高效液相色谱法测定地黄饮子配方颗粒中马钱苷的含量。色谱柱为Hypersil GOLD C18（250mm×4.6mm，5μm）；流动相为乙腈－水（11∶89），检测波长236nm；流速1.0ml/min；进样体积10μl；柱温为25℃。马钱苷的检测浓度线性范围为0.0806~1.6120μg（r=0.9999，n=5）；平均加样回收率为100.36%（RSD=1.52%，n=6）。3批地黄饮子配方颗粒马钱苷的含量测定结果分别为：1.23、1.41、0.98mg/g[30]。

用反相高效液相色谱法（RP-HPLC法）同时测定地黄饮子中松果菊苷、毛蕊花糖苷、马钱苷的含量。方法：采用Kromasil C18（150mm×4.6mm，5μm）色谱柱，以甲醇-0.01%磷酸水溶液为流动相进行梯度洗脱，流速1.0ml/min，检测波长334nm（松果菊苷及蕊花糖苷）和240nm（马钱苷），进样量20μl。结果：松果菊苷、毛蕊花糖苷、马钱苷线性范围分别为3.37~67.40μg/ml（r=0.9992）、3.31~66.20μg/ml（r=0.9993）和5.76~115.2μg/ml（r=0.9996），平均加样回收率（n=6）分别为97.2%、98.1%和98.5%。6批样品中松果菊苷、毛蕊花糖苷、马钱苷平均含量分别为100.04、33.95和21.11μg/ml，RSD分别为0.79%、1.13%和0.72%[31]。

（2）剂型研究 比较地黄饮子传统饮片汤剂与中药免煎颗粒冲剂对衰老肾虚处置小鼠学习记忆能力的影响。将小鼠随机分为正常组、模型组（D-半乳糖组）、地黄饮子饮片低、高剂量组（5、10g/kg）、地黄饮子配方免煎颗粒低、高剂量组（5、10g/kg），每日1次，连续6周。与正常组相比，模型组小鼠一般状态较差，地黄饮子饮片高剂量组和免煎中药颗粒高剂量组小鼠一般状态明显优于模型组；地黄饮子饮片高剂量组和免煎中药颗粒高剂量组小鼠学习记忆能力明显强于模型组（$P < 0.01$），且两组组间差异无统计学意义（$P < 0.05$）。说明地黄饮子免煎颗粒冲剂在减缓衰老肾虚处置小鼠学习记忆能力衰退方面与传统饮片汤剂相当，地黄饮子免煎颗粒可以替代其传统饮片[32]。

（3）提取工艺 以浸膏得率和毛蕊花糖苷及石斛总碱的含量为指标，采用正交试验对水提和醇提过程中的溶剂用量、提取时间、提取次数等因素进行优选研究，同时采用水蒸气蒸馏法提取挥发油，根据收油率考察加水量和提取时间，优化加减地黄饮子的最佳提取工艺。结果：地黄饮子最佳提取工艺为肉苁蓉、麦门冬、人参、远志、五味子、山茱萸等用8倍量70%的乙醇回流提取3次，每次2h；生姜、薄荷、石菖蒲加10倍量水6h提取挥发油；方中熟地黄、茯苓、巴戟天、石斛、大枣与醇提后的药渣及挥发油提取后药渣一同加16倍的水，回流提取3次，每次1h；血竭等原粉入药[33]。

以地黄饮中两味君药山茱萸及肉苁蓉的主要成分马钱苷、松果菊苷的提出量及出膏率为指标，对湿法粉碎提取法与煎煮法的提取效率进行了比较研究。煎煮法所提取的马钱苷为31.04mg，而湿法粉碎提取（室温水提液）35.42mg、湿法粉碎（90℃水提液）为35.35mg；松果菊苷只有在湿法粉碎提取（室温水提液）的样品中检测出为2.24mg。结果显示，湿法粉碎提取法所得马钱苷、松果菊苷的量、出膏量较煎煮明显提高[34]。

5. 成分分析

利用UPLC-ESI-MS对地黄饮子体外样品及灌胃给予地黄饮子或单味药后家兔血清样品进行分析，灌胃给予地黄饮子后家兔血清中发现9个血中移行成分，其中7个为新产生的代谢产物，2个为地黄饮子所含的原型成分，分别由五味子（五味子醇甲）、远志、石菖蒲、巴戟天、山茱萸、肉苁蓉、附子、麦冬贡献产生[35]。

采用UPLC-MS联用技术对自制10批地黄饮子样品进行成分分析，建立其指纹图谱，确定共有色谱峰并对其进行归属认定。结果显示10批自制地黄饮子UPLC-MS指纹图谱中共标定了30个共有色谱峰，通过与对照品的保留时间及一级质谱信息的比对，确定马钱苷、松果菊苷、乌头碱、新乌头碱、五味子醇甲、五味子乙素和茯苓酸等成分[36]。

采用GC-MS联用技术对自制10批地黄饮子的挥发性成分进行分析，建立其指纹图谱。在10批自制地黄饮子指纹图谱中共标定18个共有色谱峰，分别是肉桂醛、β-水芹烯、α-蒎烯、间二甲苯、β-月桂烯、α-Muurolene、榄香素、α-石竹烯、α-细辛脑、乙酸龙脑酯、黄樟醚、α-金合欢烯、十八碳6烯酸、橙花叔醇、斯巴醇、α-杜松醇、2-甲基-十七烷、叶绿醇[37]。

利用UPLC-ESI-MS和GC-MS技术分析地黄饮子的体外样品及灌胃给予地黄饮子复方或单味药后的家兔脑脊液样品，对比分析各样品结果，确认灌胃给予地黄饮子后的家兔脑脊液中移行成分、代谢产物及其生药来源。结果：灌胃给予地黄饮子后家兔脑脊液中发现 5 个移行成分，其中 1 个为地黄饮子所含的原型成分（即来源于五味子的五味子醇甲），4 个为新产生的代谢产物分别由五味子、远志、麦冬、巴戟天贡献产生。分析发现五味子为地黄饮子入脑成分的主要来源药材[38]。

6. 拆方分析

以地黄饮子为研究对象，将地黄饮子分为全方组、补肾组（拆方组Ⅰ：熟地黄、山茱萸、五味子、肉苁蓉、巴戟天、炮附子、肉桂、石斛、麦冬）、化痰组（拆方Ⅱ组：石菖蒲、远志、茯苓、薄荷、生姜、大枣）进行拆方实验研究。采用药组拆方法，观察地黄饮子及其拆方组对 MCAO 再灌注模型大鼠的治疗作用，分析其作用机制，旨在从分子生物学水平探讨地黄饮子组方的合理性。实验结果显示，全方组和二拆方组对各项实验指标均有不同程度的改善，对 MCAO 再灌注模型大鼠均有一定的治疗作用。从药效学观察到各给药组对神经功能缺损的恢复有明显地促进作用，能够显著减少脑梗死体积，提示各治疗组具有确定的脑保护作用。在治疗机制上各治疗组均能减轻缺血性脑损伤神经细胞的损害，抑制神经细胞凋亡，促进 Bcl-2 蛋白的表达，抑制 NF-κBp65 蛋白的表达，促进 Nestin 的表达，上调 SCF mRNA 的表达，增加 PSA-NCAM mRNA 的表达，促进 TGF-β_1 的表达。但二拆方组对各项实验指标作用程度不同，说明二拆方组的作用机制不尽相同。其中拆方组Ⅰ抑制神经细胞凋亡、促进 Bcl-2 蛋白表达、促进 Nestin、SCF mRNA、PSA-NCAM mRNA 和 TGF-β_1 表达作用方面均优于拆方Ⅱ组，抑制 NF-κBp65 表达作用方面和拆方Ⅱ组作用相当。从实验总体结果可见，拆方Ⅰ组疗效优于拆方Ⅱ组，二拆方组有较好地协同作用，全方组作用最佳[39]。

7. 临床应用

（1）帕金森 地黄饮子合芍药甘草汤治疗 40 例帕金森病，美多巴治疗同时服用地黄饮子合芍药甘草汤，药方组成：熟地黄 15g，山茱萸 15g，肉苁蓉 15g，石菖蒲 15g，麦冬 10g，远志 10g，五味子 10g，巴戟天 10g，炮附子 9g，肉桂 6g，薄荷 6g，白芍 30g，甘草 12g。加减：症见肢体颤动粗大，面赤烦躁，紧张易怒，肢体麻木，口干口苦，舌红苔黄，脉弦，加天麻、钩藤、白蒺藜各 10g；症见头摇不止，肢麻震颤，胸脘痞闷，口黏，口吐痰涎，舌胖大有齿痕，舌红苔黄腻，脉弦滑数，加胆南星、竹茹各 15g，半夏 10g；症见病程较长，头摇肢颤，肢体僵硬，疼痛麻木，行动迟滞，舌暗红，脉涩，加地龙 10g，全蝎 6g，鸡血藤 15g；症见头摇肢颤，面色白，神疲乏力，动则气短，心悸失眠，眩晕，纳

呆，舌质淡红，苔薄白，脉沉细无力，加当归、党参、制何首乌各 10g。治疗 3 个月。治疗组总有效率 87.5%，对照组总有效率 72.5%，两组相比差异有显著性（$P<0.05$）[40]。

地黄饮子治疗 30 例阴阳两虚型帕金森病患者，对照组给予常规西医治疗，试验组给予常规西药治疗 + 地黄饮子，药方组成：肉苁蓉、山茱萸、熟地黄、石斛、肉桂、石菖蒲、远志、麦冬、茯苓、巴戟天、五味子各 10g，附子 6g。随症加减：症见气血不足者，配伍益气养血药当归、人参、白芍；症见痰热风动者，配伍胆南星、半夏、竹茹；肝阳化风，风阳上逆者，可予天麻、钩藤平肝熄风药伍之；症见瘀血阻滞脉络者，可配伍活血祛瘀通络药，如地龙、鸡血藤。早晚水煎服，治疗 60 天为总疗程。治疗后，对照组总有效率为 66.7%，试验组总有效率为 86.7%，临床疗效比较差异有统计学意义（$P<0.05$）。两组治疗前 UPDRS 评分、中医证候评分比较无显著性差异（$P>0.05$）；治疗 20 天、40 天、60 天后，两组 UPDRS 评分均较前降低，且试验组评分低于照组，差异有统计学意义（$P<0.05$）。治疗后试验组运动症状评分及非运动症状评分均低于对照组，差异有统计学意义（$P<0.05$）[41]。

地黄饮子加美多巴治疗 42 例震颤麻痹患者。治疗组：中药用地黄饮子 + 美多巴用量每日 125mg，以后逐渐加量，每日剂量为 750~1000mg。地黄饮子药方组成：熟地黄 24g，巴戟天 6g，山茱萸 20g，石斛 30g，肉苁蓉 10g，制附子 6g，五味子 15g，肉桂 6g，茯苓 24g，麦冬 24g，石菖蒲 15g，远志 15g。每日 1 剂，水煎，早晚各 1 次。疗程 16 周。对照组用美多巴治疗，剂量、疗程同治疗组。治疗组总有效率 83.33%，对照组总有效率 64.29%，两组比较 $P<0.05$。两组治疗前与治疗后、对照组与治疗组的血浆过氧化脂质（LPO）含量对比，两者没有显著性差异（$P>0.05$）。而治疗组治疗后红细胞超氧化物歧化酶（SOD）含量大大升高，与对照组治疗后对比，有显著性差异（$P<0.05$）[42]。

（2）阿尔茨海默病 地黄饮子加减治疗 47 例阿尔茨海默病患者，药方组成：大枣 3 枚，生姜 5 片，石斛 12g，远志 12g，肉桂 10g，制附子 10g，山茱萸 30g，石菖蒲 15g，麦冬 15g，茯苓 15g，五味子 15g，肉苁蓉 15g，巴戟天 15g，熟地黄 15g，焦白术 15g，党参 15g。每日 1 剂，分 2 次服用，疗程为 3 个月。观察组患者的总有效率为 95.7%，明显高于对照组的 76.1%，差异有统计学意义（$P<0.05$）；治疗 4、8 周后，观察组患者的长谷川痴呆量表评分、简易智力状态检查量表评分明显高于对照组，差异均有统计学意义（$P<0.05$）；观察组患者的不良反应发生

率为 4.3%，明显低于对照组的 19.6%，差异有统计学意义（$P<0.05$）[43]。

地黄饮子治疗 38 例老年性痴呆症，药方组成：干地黄 15g，山茱萸 15g，茯苓 15g，石斛 12g，肉苁蓉 12g，麦冬 10g，巴戟天 10g，炮附子 8g，石菖蒲 8g，远志 6g，五味子 5g，薄荷 5g，生姜 4g，大枣 4 枚。每日 1 剂，分 2 次服用。治疗 1 个月。地黄饮子组老年性痴呆症治疗总有效率 94.74%，高于西医治疗组 78.95%（$P<0.05$）；地黄饮子组药物起效时间（6.51 ± 1.41）天短于西医治疗组（8.39 ± 2.13）天（$P<0.05$）；两组患者药物不良反应发生率相近，均为 7.89%（$P>0.05$）；干预前两组日常生活能力量表评分、简易精神状态评价量表评分、长谷川痴呆量表评分相近（$P>0.05$）；干预后地黄饮子组日常生活能力量表评分、简易精神状态评价量表评分、长谷川痴呆量表评分优于西医治疗组（$P<0.05$）[44]。

地黄饮子胶囊联合盐酸多奈哌齐片治疗 57 例血管性痴呆患者。盐酸多奈哌齐片，每次 5~10mg，每日 1 次口服。同时加用地黄饮子胶囊，药方组成：熟地黄 60g，山茱萸、巴戟天、肉苁蓉、石斛、麦冬各 45g，五味子、制附片、肉桂、茯苓、石菖蒲、远志各 30g，薄荷 10g，紫河车 50g，三七粉 30g。研末，每次 2g，1 天 2 次口服。以 30 天为 1 个疗程，治疗 6 个疗程。观察组中医症状总有效率 75.44%，对照组为 58.59%，两组比较差异有统计学意义（$P<0.05$）。治疗后两组 MMSE 评分升高；两组治疗后各项比较，差异有统计学意义（$P<0.05$）。治疗后两组 BBS 评分及中医症状积分降低；两组治疗后各项指标比较，差异均有统计学意义（$P<0.05$ 或 $P<0.01$）[45]。

地黄饮子加减联合低频重复经颅磁刺激治疗 42 例血管性痴呆患者认知功能障碍。对照组应用尼莫地平治疗 20mg/ 次，每日 3 次，连续用药 6 周。研究组则应用地黄饮子加减联合低频重复经颅磁刺激治疗。地黄饮子药方组成：熟地黄 15g，山茱萸 10g，肉苁蓉 10g，麦冬 15g，巴戟天 10g，制附片 3g，五味子 6g，石菖蒲 15g，茯苓 10g，肉桂 5g，远志 10g，薄荷 3g，大枣 10g，生姜 10g。随症加减：肾精亏虚者加用女贞子 10g，黄精 10g，淫羊藿 15g；痰浊阻窍者加用竹茹 10g，法半夏 10g，浙贝母 10g；肺脾虚者加用白术 15g，人参 6g，黄芪 30g；瘀血内阻者加用川芎 10g，三七粉 3g。水煎，每日 2 次，共治疗 3 个月。低频重复经颅磁刺激：应用 YRD CCY-Ⅲ经颅磁刺激治疗，应用 60% 阈值强度刺激双侧额叶，1 侧 30 次，1 次 300μs，频率是 0.5Hz，每日 1 序列，5 天是 1 个疗程，每个疗程间隔 2 天，连续用药 6 个疗程。治疗前，研究组、对

照组蒙特利尔认知评估量表（MoCA）评分差异无统计学意义（$P>0.05$）；治疗后，两组 MoCA 评分均升高（$P<0.05$），研究组高于对照组（$P<0.05$）；研究组不良反应发生率是 4.76%，低于对照组的 7.14%，差异无统计学意义（$P>0.05$）[46]。

地黄饮子方结合胞磷胆碱治疗 48 例血管性痴呆肾精亏虚兼痰瘀阻络证患者。对照组给予胞磷胆碱钠胶囊每次 0.1g，每日 3 次，连续治疗 3 个月。观察组在对照组治疗基础上加服地黄饮子方治疗，药方组成：熟地黄、肉苁蓉、山茱萸、肉桂、巴戟天、五味子、制附片、茯苓、麦冬、石斛、石菖蒲、远志、薄荷各 15g，生姜 10g，大枣 5g。水煎，每日 1 剂，早晚 2 次温服，4 周为 1 个疗程，共治疗 3 个疗程。观察组治疗后总有效率为 81.3%，明显高于对照组的 62.5%（$P<0.05$）；2 组简易精神状态（MMSE）总分、记忆力、定向力、计算力和注意力、语言能力积分，雌二醇（E_2）水平、抗凋亡因子（Livin）水平及生活自理能力（ADL）评分均显著升高（$P<0.05$），精神病理症状（NPI）评分和 β 淀粉样蛋白（β-AP）水平均显著降低（$P<0.05$），且观察组治疗后上述指标改善程度更为明显（$P<0.05$）[47]。

地黄饮子加减改善 30 例阿尔茨海默病伴发抑郁，药方组成：熟地黄 20g，山茱萸 20g，肉苁蓉 20g，巴戟天 20g，石菖蒲 15g，远志 15g，茯苓 15g，合欢花 15g，胆南星 15g，石斛 10g，麦冬 10g，五味子 10g，生姜 3g，薄荷 3g，大枣 2 枚。日 1 剂，分 3 次服，10 天为 1 个疗程，连用 6 个疗程。治疗组总有效率 80.0%，对照组总有效率 53.9%，治疗组总有效率高于对照组（$P<0.05$），与治疗前比，地黄饮子加减治疗 2 个疗程后，HAMD 评分有所降低（$P<0.05$），4 个疗程及 6 个疗程后，HAMD 评分明显降低（$P<0.05$），与对照组同期比较，HAMD 评分降低明显（$P<0.05$），两组间比较差异有统计学意义（$P<0.05$）[48]。

（3）中风　地黄饮子加减治疗 33 例脑干梗死，阴虚不显者以地黄饮子治之，阴虚明显者去巴戟天，加生地黄、玄参，痰湿重者去附子加制白附、胆星。日 1 剂，分 2 次服。30 天为 1 个疗程。治疗组总有效率 97%，对照组总有效率 88%，2 组总有效率比较有显著性差异（$P<0.05$）[49]。

地黄饮子治疗 25 例脑卒中恢复期患者。对照组给予常规内科治疗及康复，治疗组在此基础上内服地黄饮子，药方组成：熟地黄、巴戟天、山茱萸、石斛、肉苁蓉、炮附子、五味子、肉桂、茯苓、麦冬、石菖蒲、远志。每日 1 剂，早、晚两次服。3 个月后判定疗效。治疗组的有效率 92%，显著优于对照组的 76%。两组的 FMA 及 Frenchay 评定分值较治

疗前明显提高，治疗组与对照组比较，差异有统计学意义（$P<0.05$）[50]。

地黄饮子治疗 46 例脑卒中恢复期肢体瘫痪，药方组成：熟地黄 20g，巴戟天 12g，山茱萸 10g，肉苁蓉 20g，炮附子 8g，肉桂 8g，石斛 10g，麦冬 10g，远志 9g，茯苓 9g，土鳖虫 12g，穿山甲 15g，五味子 10g。加减：痛甚加延胡索 10g，桑枝 15g，桑寄生 12g；肢体时有动加白芍 15g，甘草 9g；肢体酸软无力加黄芪 15g，党参 15g。每日 1 剂，分 3 次代茶饮用，配合静脉点滴脉络宁 20ml，每日 1 次，14 日为 1 疗程。基本治愈 11 例，显效 22 例，好转 11 例，无效 2 例，总有效率 95.65%[51]。

头穴透刺联合地黄饮子治疗 30 例中风后吞咽困难，药方组成：熟地黄 10g，巴戟天 15g，山茱萸 15g，石斛 15g，肉苁蓉 15g，附子 10g，五味子 15g，肉桂 15g，麦冬 15g，石菖蒲 15g，远志 15g。每日 1 剂，早晚分服，共 15 天。治疗组改善洼田氏饮水试验评分和中医症状量表积分均明显优于对照组（$P<0.05$），治疗组有效率为 90%，明显高于对照组 66.7%（$P<0.05$）[52]。

地黄饮子治疗 43 例中风后失语症患者。对照组：口服阿司匹林肠溶片抗血小板聚集，100mg/次，每日 1 次；阿托伐他汀钙片 10mg/次，每日 1 次，急性期患者给予营养脑细胞及对症支持治疗，颅内高压者给予 20% 甘露醇静脉滴注。治疗组：在对照组治疗基础上给予地黄饮子加减汤剂口服。药方组成：熟地黄 20g，山茱萸 15g，五味子 10g，麦冬 10g，巴戟天 10g，石斛 10g，肉苁蓉 10g，制附片 3g，肉桂 9g，茯苓 15g，石菖蒲 10g，薄荷 5g，远志 10g，甘草 6g。临床加减：阴虚甚者，可加枸杞子、女贞子等滋阴；如肝阳上亢者，加龙骨、牡蛎、代赭石、白芍等滋阴潜阳；痰热者加川贝母、竹茹；气虚者加党参、黄芪。以 1 个月为一疗程，连续用药 2 疗程后进行疗效评价。治疗组总有效率 72.09%，与对照组总有效率 51.16%，两组比较有显著性差异（$P<0.05$），提示治疗组临床总有效率明显优于对照组[53]。

地黄饮子加减联合穴位贴敷法治疗 39 例中风后失眠患者。对照组给予基础治疗及艾司唑仑片口服治疗，研究组给予基础治疗、地黄饮子加减口服及穴位贴敷法治疗。药方组成：山茱萸 20g，五味子 9g，石斛 15g，生地黄 15g，麦冬 15g，地骨皮 15g，远志 20g，茯神 15g，石菖蒲 20g，牡丹皮 15g，玄参 9g，肉苁蓉 20g，巴戟天 15g。每日 1 剂，水煎，分早晚 2 次口服。穴位贴敷法：取朱砂 3g、炒酸枣仁 10g、生龙骨 20g、肉桂 1g、白芍 20g 等药物共研细末，取适量用醋调匀后外敷于双足涌泉穴，外

用胶布固定，每日更换 1 次。共治疗 10 天为 1 个疗程。两组均治疗 10 天个疗程。研究组总有效率为 92.31%；对照组总有效率为 71.79%；两组效果比较，研究组明显优于对照组（$P<0.05$）[54]。

地黄饮子为主加减合丹参注射液联合舌咽针刺治疗 45 例中风恢复期假性球麻痹患者，对照组行西医常规治疗与舌咽康复训练；实验组在其基础上行地黄饮子为主加减合丹参注射液联合舌咽针刺治疗。药方组成：茯苓 20g，熟地黄、山茱萸及麦冬各 15g，石斛 12g，巴戟天、肉苁蓉各 10g，肉桂、陈皮各 8g，附子、半夏及甘草各 6g。随证加减，痰热重者加用瓜蒌、胆南星各 5g；失眠者加用首乌藤 5g；心烦者加用莲子心、栀子各 5g；小便失禁者加用补骨脂、益智仁各 5g。上述药物用水煎服，早晚口服或鼻饲。丹参注射液：丹参注射液 300mg 与 0.9% 氯化钠溶液混合后静脉滴注，每日 1 次。舌咽针刺法：患者去枕仰卧，取穴为金津、廉泉及玉液穴，每个穴位留针 30min，金津及玉液穴以点刺出血，但不留针，廉泉穴以合谷刺法。14 天后评估两组疗效差异。治疗后，实验组的总有效率 97.78%，对照组总有效率为 77.78%，2 组总有效率比较有显著性差异（$P<0.05$）。吞咽功能分级（Ⅰ、Ⅱ、Ⅳ、Ⅴ级）较对照组明显改善（$P<0.05$）；治疗后，两组的中医证候评分、NIHSS 评分，血清 IL-6、CRP 及 NO 水平较治疗前降低，ADL 评分较治疗前升高，且实验组变化优于对照组（$P<0.05$）[55]。

地黄饮子联合去铁胺治疗 24 例脑出血患者神经炎症损伤患者。对照组给予常规治疗，单日剂量为 32mg/kg 且最大不超过 6000mg，连续治疗 3 天。治疗组给予去铁胺治疗，并于急性期过后加用中药地黄饮子，每日 1 剂，早晚分次温服。两组治疗前血清 TNF-α、IL-1β、IL-6、IL-8 及 CRP 水平无显著性差异（$P>0.05$）。两组治疗 3 天时 IL-1β 及 IL-8 水平均有短暂的上升趋势，治疗 7 天后又下降；两组 IL-6 及 CRP 水平在治疗 3 天及 7 天时均较治疗前明显下降，且治疗 7 天时更低。对照组治疗 3 天后 TNF-α 水平显著上升，治疗 7 天后又显著下降，治疗组治疗 3 天及 7 天时 TNF-α 水平均较治疗前明显下降。治疗 3 天时，治疗组 TNF-α、IL-6、IL-8 及 CRP 水平均显著低于对照组，治疗 7 天时，治疗组 TNF-α、IL-1β、IL-6、IL-8 及 CRP 水平均显著低于对照组，差异有统计学意义（$P<0.05$）[56]。

地黄饮子联合茴拉西坦治疗 58 例中风后痴呆（肾虚痰瘀）患者。药方组成：熟地黄 25g，石菖蒲、肉苁蓉各 20g，石斛 15g，山茱萸、山药、远志、巴戟天、麦冬各 12g，五味子、茯苓、附子、肉桂各 10g。加减：肢体酸软加黄芪、党参各 20g；

头晕加菊花、枸杞子各 20g；夜不能寐加酸枣仁 30g，郁金 12g；舌紫暗加桃仁、红花各 12g。每日 1 剂，水煎，早晚口服；对照组 58 例茴拉西坦，1 次 0.2g，每日 3 次。连续治疗 30 天为 1 疗程。治疗组总有效率 94.83%；对照组总有效率 75.86%；治疗组疗效优于对照组（$P < 0.05$）。HDS-R、MMSE、ADAS 两组均有改善（$P < 0.01$），治疗组改善优于对照组（$P < 0.01$）。不良反应发生率治疗组低于对照组（$P < 0.05$）[57]。

（4）半身不遂　地黄饮子加益气通络法治疗 43 例半身不遂，药方组成：干地黄、山茱萸、石斛、麦冬、五味子、知母、黄柏、附子、肉桂、巴戟天、肉苁蓉、黄芪、地龙各等份为细末，每服 10g，生姜、大枣煎汤送服，每日 3 次。同时将川芎、水蛭等份为末，装入胶囊每次 1.0g，每日 3 次。连续服用 30 日。治疗组治愈率为 66.66%；对照组治愈率为 31.8%，2 组总有效率比较有显著性差异（$P < 0.05$）[58]。

（5）肝性脑病　加减地黄饮子治疗 36 例乙型肝炎肝硬化肝性脑病患者，原方中熟地黄改为生地黄 30g，再加百合 20g。辨证加减：热毒炽盛型去附子、肉桂，加酒大黄 6g，玄参 15g；痰热蒙窍型去山茱萸、五味子，加胆南星 6g，天竺黄 10g；痰浊蒙窍型去山茱萸、五味子，加草果 10g，焦槟榔 15g。每日 1 剂，分 2 次服。连续服药 7 天。同时，肝性脑病的治疗采用乳果糖联合门冬氨酸鸟氨酸治疗：用门冬氨酸鸟氨酸 10~20g 加入 10% 葡萄糖注射液 250ml 静滴，每日 1 次。乳果糖口服，1 次 10ml，每日 3 次。连续服药 7 天。中药治疗组总有效率 86.1%，明显优于对照组的 71.6%，两组比较差异具有统计学意义（$P < 0.01$）；可改善肝性脑病患者 HESA 评分，表明加减地黄饮子能明显降低血氨并能改善肝功能[59]。

采用地黄饮子治疗 33 例轻微型肝性脑病患者，对照组患者口服乳果糖，剂量 15~90ml/d，以软便每天 2~3 次来调整剂量；治疗组患者在口服乳果糖基础上加服地黄饮子汤剂，药方组成：熟地黄 30g，巴戟天、山茱萸、肉苁蓉、石斛、茯苓、麦冬、门冬、菖蒲、远志各 15g，五味子、黑顺片各 10g，桂枝 6g。水煎服，每日 2 次，疗程均为 14 天。治疗组患者在治疗前后数字连接试验（NCT）、血氨、总体疗效优于对照组，差异显著（$P < 0.05$），两组患者治疗前后肝肾功能无显著性差异（$P > 0.05$）[60]。

（6）皮层下动脉硬化性脑病　地黄饮子治疗 40 例皮层下动脉硬化性脑病，药方组成：熟地黄 60g，生地黄 60g，山茱萸 45g，石斛 30g，麦冬 30g，五味子 20g，石菖蒲 25g，远志 30g，茯苓 45g，肉苁蓉 60g，肉桂 10g，制附子 10g，巴戟天 40g，薄荷 20g，赤芍 30g，川芎 20g。以上药物共研细末，制成小丸，

每丸 0.3g。每次 9g，每日 2 次，以空腹温开水送服。30 天为 1 个疗程，共治疗 2 个疗程。治疗组总有效率 90.0%，对照组总有效率 55.0%，两组比较差异具有统计学意义（$P < 0.01$）[61]。

（7）脊髓型颈椎病　针灸配合地黄饮子加减方治疗 30 例脊髓型颈椎病，药方组成：生地黄 12g，熟地黄 12g，山茱萸 12g，巴戟天 12g，肉苁蓉 12g，石斛 12g，当归 12g，桂枝 9g，附子 9g，麦冬 9g，茯苓 9g，五味子 9g，远志 9g，黄芩 9g，黄芪 30g，石菖蒲 30g，甘草 5g。每日 1 剂，早晚 2 次服用，14 剂为 1 个疗程。针灸：患节颈椎夹脊处姜灸 2 壮，针足三里（双）、三阴交（双）。隔日 1 次，每星期 3 次，6 次为 1 个疗程。中药组于第 1、2 疗程后改进率有明显增高，而中药组第 2 疗程改进率均比第 1 疗程明显增高（$P < 0.001$）[62]。

地黄饮子加减配合针刺治疗 76 例脊髓型颈椎病，药方组成：熟地黄 30~45g，山茱萸 15g，巴戟天 10g，肉苁蓉 10g，淫羊藿 10g，鸡血藤 15g，茯苓 10g，远志 10g，石菖蒲 10g，麦冬 15g，五味子 10g，石斛 10g，薄荷 6g，当归 10~15g，地龙 10~15g，生姜 3 片，大枣 3 枚。加减：气血两虚肢麻无力明显者重用当归，加黄芪 30g；阴虚阳亢生风致肢体僵硬抖动者重用熟地黄，地龙，加全蝎 5g，白芍 15g；肢体困重舌苔黄腻者加苍术、黄柏各 10g，薏苡仁 30g。水煎服，每日 1 剂，15 剂为 1 疗程。针刺：颈夹脊，风池，天柱，肩井；上肢加天宗，肩贞，曲池，手三里，外关，后溪，合谷；下肢加环跳，承扶，风市，委中，阳陵泉，足三里，承山，昆仑，采用电针操作，每日 1 次，15 次为一疗程。治疗同时口服维生素 B1 片 20mg，每日 3 次；甲钴胺片 0.5mg，每日 3 次；早晚做颈椎功能锻炼，每次约 20min。76 例临床治愈 4 例（5.3%），显效 51 例（67.1%），好转 18 例（23.7%），未愈 3 例（3.9%），有效率 96.1%[63]。

（8）眩晕　地黄饮子加味治疗 55 例椎–基底动脉供血不足性眩晕患者，药方组成：熟地黄 15g，石菖蒲 15g，茯苓 15g，远志 15g，巴戟天 10g，山茱萸 10g，石斛 10g，肉苁蓉 10g，熟附子 10g，五味子 10g，肉桂 10g，麦冬 10g。加减：痰湿重者，加姜半夏、白术、竹茹；瘀血重者，加川芎、红花、牛膝；阴虚火旺者，去肉桂、熟附子，加牡丹皮、黄柏、知母；肝阳亢者，加龙骨、牡蛎、珍珠母，药物加减剂量，视患者病情轻重、体质强弱而灵活变化，呕吐明显者，可酌加生姜汁 3~5 滴，每日 1 剂，分 3 次服，15 天为 1 个疗程。中药治疗组总有效率 98%，高于对照组的 76%，两组比较差异具有统计学意义（$P < 0.01$）。中药治疗组治疗后 TCD 总改善率 97%，高于对照组的 78%，两组比较差异具有统计学意义

（$P < 0.01$）[64]。

地黄饮子加减治疗 44 例肾精不足型眩晕患者。对照组采用血塞通片治疗，每日 3 次，每次 50~100mg。观察组采用地黄饮子加减治疗，药方组成：熟地黄 30g，石菖蒲 20g，远志 20g，地龙 20g，天麻 20g，山茱萸 10g，石斛 20g，麦冬 15g，五味子 10g。水煎，每日 1 剂，分两次服用。两组患者均治疗 2 个疗程，1 个疗程为 15 日。经过治疗后，观察组的总有效率为 95.45%，显著高于对照组的 75.00%，两组数据比较，差异有统计学意义（$P < 0.05$）。两组患者均未出现不良反应，差异无统计学意义（$P < 0.05$）[65]。

（9）神经免疫性疾病 加味地黄饮子治疗 41 例神经免疫性疾病，药方组成：生地黄 30g，山茱萸 20g，茯苓 12g，巴戟天 12g，肉苁蓉 10g，制附子 6g，肉桂 6g，麦冬 12g，五味子 10g，石菖蒲 10g，远志 10g，生姜 3 片，大枣 5 枚。加味：伴眩晕、呕恶者，加胆南星 10g，瓜蒌 20g，枳实 10g，制半夏 12g；伴双下肢行走困难、两腿发凉喜暖者，加威灵仙 15g，补骨脂 12g，续断 12g，牛膝 15g，并重用桂附；伴小便不利者，加泽泻 15g，木通 10g，车前子 10g；小便失控者，加覆盆子 10g，桑螵蛸 10g，乌药 10g；肢体肌肉拘急痉挛者，加伸筋草 30g，薏苡仁 15g，白芍 12g，白僵蚕 10g；久病入络者，加赤芍 10g，红花 10g，丹参 15g，地龙 10g，乌梢蛇 10g，炙穿山甲 10g。服药 1 个月，显效 21 例，有效 16 例，无效 4 例，总有效率 90.2%[66]。

（10）冠心病 地黄饮子治疗 60 例冠心病心绞痛，药方组成：熟地黄 15g，肉苁蓉 15g，巴戟天 10g，制附子 10g，肉桂 5g，石斛 15g，五味子 10g，茯苓 15g，麦冬 10g，石菖蒲 15g，远志 5g。每日 1 剂，分 2 次服用，30 天为 1 疗程。对照组口服单硝酸异山梨酯，每次 20mg，每天 3 次，30 天为 1 疗程。地黄饮子治疗后，患者血内皮素（ET）、丙二醛（MDA）、C 反应蛋白（CRP）均明显降低；心绞痛总有效率为 95%，高于对照组的 60%，两组疗效经统计学处理，有显著性差异（$P < 0.05$）；心电图改善总有效率为 70%，高于对照组的 50%，两组疗效经统计学处理，有显著性差异（$P < 0.05$）；动态心电图缺血性 ST-T 改变有明显改善，血液流变学和血脂均有明显改善，与单硝酸异山梨酯对照组相比，有明显差异（$P < 0.05$）[67]。

地黄饮子治疗 61 例冠心病心绞痛患者，对照组则在基础治疗上给予单硝酸异山梨酯口服治疗；观察组给予中药地黄饮子口服治疗，药方组成：肉苁蓉 15g，巴戟天 15g，熟地黄 15g，炮附子 5g，肉桂 10g，山茱萸 10g，石斛 10g，五味子 15g，茯苓

10g，麦冬 15g，石菖蒲 15g，远志 15g。水煎，上下午分服，每日 1 剂；两组均以 4 周为 1 个疗程。观察组总有效率为 91.8%，对照组的总有效率为 73.8%，两组比较，差异有统计学意义（$P < 0.05$）；治疗后，观察组的 ET、MDA、CRP、血脂以及心率变异性（HRV）等指标与本组治疗前比较均有明显下降，与同期对照组比较，差异均有统计学意义（$P < 0.05$）[68]。

地黄饮子治疗 50 例冠心病心绞痛患者。治疗组用地黄饮子汤剂，药方组成：熟地黄 15g，山茱萸 15g，肉苁蓉 15g，巴戟天 10g，制附子 10g，肉桂 5g，石斛 15g，五味子 10g，茯苓 15g，麦冬 10g，石菖蒲 15g，远志 5g。上水煎，分上下午服，每日 1 剂，30 天为 1 疗程。对照组口服单硝酸异山梨酯，每次 20mg，1 天 3 次，30 天为 1 疗程。结果：地黄饮子治疗后，患者 NO、NOS、SOD 都明显升高，心绞痛总有效率 94%，心电图改善总有效率 72%，动态心电图缺血性 ST-T 改变的时间明显缩短，与单硝酸异山梨酯治疗的对照组相比，有明显差异（$P < 0.05$）[69]。

地黄饮子治疗 30 例冠心病心功能不全患者。对照组给予基础治疗，拜阿司匹林 100mg，每日 1 次口服；阿托伐他汀 20mg，每晚 1 次口服；富马酸比索洛尔 2.5mg，每日 1 次口服。治疗组在对照组的基础上联合地黄饮子，药方组成：熟地黄 20g，巴戟天 10g，炮附子 5g，肉桂 10g，山茱萸 10g，石斛 10g，肉苁蓉 10g，五味子 15g，茯苓 10g，麦冬 15g，石菖蒲 15g，远志 15g。每日 1 剂，水煎，早晚分服，疗程为 4 周。治疗组左室射血分数（LVEF）及 6min 步行距离（6MWT）较治疗前增加（$P < 0.05$），心率变异性分析中 24h 内全部正常心动周期的标准差（SDNN）较治疗前改善（$P < 0.05$）；治疗后两组比较，治疗组较对照组的 LVEF 及 6WMT 增加、SDNN 改善更明显（$P < 0.05$）。地黄饮子能够增加冠心病心功能不全患者的左室射血分数及 6min 步行距离，改善心率变异性[70]。

（11）慢性肾功能衰竭 地黄饮子加味治疗 56 例慢性肾功能衰竭，药方组成：熟地黄 20g，巴戟天 15g，肉苁蓉 15g，茯苓 15g，山茱萸 12g，石斛 10g，制附子（先煎）10g，五味子 10g，肉桂 10g，麦冬 10g，石菖蒲 10g，远志 10g，大枣 10g，生姜 5g，薄荷 5g。加减：气虚明显者加黄芪 15g，西洋参 10g；阴虚明显者加太子参、沙参各 10g；瘀血明显者加水蛭 5g，红花 10g，赤芍 15g；血虚者加鸡血藤、当归、丹参各 15g。早晚分服，每日 1 剂。30 天为 1 疗程，连续观察 3 个疗程。治疗组总有效率 87.5%，对照组总有效率 56.2%，两组总有效率比较有显著性差异

（ $P<0.05$ ）[71]。

（12）性功能障碍　地黄饮子煎剂改善63例男性高血压患者性功能障碍，药方组成：熟地黄（或生地黄）15g，肉苁蓉15g，麦冬15g，石斛15g，石菖蒲15g，山茱萸10g，巴戟天10g，五味子10g，远志10g，茯苓20g。根据病情酌情加生姜、大枣。1天1次，1次1包，8周为1疗程。总体性功能均有改善，其中显效31例，有效26例，无效6例，总有效率达90.48%[72]。

（13）潮热　地黄饮子治疗38例绝经后妇女潮热患者。治疗组给予中药地黄饮子，药方组成：熟地黄、麦冬、茯苓各15g，巴戟天、山茱萸、肉苁蓉、制附子、石斛、五味子、石菖蒲、远志、生姜、大枣各10g，肉桂3g，薄荷6g。对照组给予二至丸合二仙汤加减。每日1剂，早晚各服1次，均连服4周。采用Mayo Clinic Hot Flash Diary Scoring System评分方法，以治疗前1周内潮热评分作为基线，比较治疗前后潮热改善情况。结果：治疗后2组患者潮热评分、β-内啡肽（β-EP）均较治疗前下降，差异均有非常显著性意义（ $P<0.01$ ）；组间比较，差异均有非常显著性意义（ $P<0.01$ ）。治疗组治疗后潮热评分与β-EP浓度均呈下降趋势，经相关分析，二者之间存在正相关关系[73]。

（14）高血压　采用硝苯地平联合加减地黄饮子治疗30例阴阳两虚型老年性高血压，药方组成：熟地黄20g，山茱萸15g，石斛15g，麦冬15g，五味子15g，石菖蒲15g，远志15g，茯苓20g，肉苁蓉15g，炮附子10g，肉桂10g，巴戟天15g，薄荷10g，生姜3片，大枣4枚。加减：痰湿重者加薏苡仁等；瘀血重者加三七粉、丹参等；头痛重者加醋延胡索、地龙等；少寐者加酸枣仁、首乌藤等；肾虚重者加覆盆子、杜仲等。每日1剂，分早、晚2次餐后服。两组均以14天为1个疗程。治疗后治疗组的DBP低于对照组，两组间比较差异有统计学意义（ $P<0.01$ ）。治疗后治疗组的中医症状积分低于对照组（ $P<0.01$ ）[74]。

采用加味地黄饮子治疗46例老年阴虚阳亢型高血压患者。对照组患者单纯采用葛根素葡萄糖注射液治疗。观察组在对照组基础上给予加味地黄饮子治疗，药方组成：巴戟天、山茱萸、肉苁蓉、石斛、牛膝、五味子、肉桂、石菖蒲、龙骨、远志、牡蛎各15g，熟地黄12g，附片20g。水煎服，每天1剂，分早晚口服。观察比较两组患者的临床疗效。结果：治疗后，两组患者收缩压均显著降低（ $P<0.05$ ），观察组患者收缩压降低程度明显优于对照组，差异具有统计学意义（ $P<0.05$ ）；观察组患者血压构型节律比例显著高于对照组（ $P<0.05$ ）。

这显示加味地黄饮子治疗老年阴虚阳亢型高血压效果显著，可有效降低血压，维持动态血压正常[75]。

（15）糖尿病　地黄饮子改善30例糖尿病胰岛素抵抗，药方组成：生地黄30g，黄芪30g，熟地黄10g，麦冬15g，石斛15g，枇杷叶6g，枳实10g，泽泻6g，人参10g，甘草6g。加减：兼阳虚者加杜仲10g，肉桂1.5g。每日1剂，2次服用。30天为1疗程。治疗组总有效率96.67%，对照组（优降糖+二甲双胍）总有效率30%，两组总有效率比较结果有显著性差异（ $P<0.01$ ）；治疗组治疗后空腹血糖、胰岛素，餐后2h血糖及胰岛素均显著降低，而对照组降低不显著，两组对比有显著差异性（ $P<0.01$ ）[76]。

地黄饮子加减治疗30例阴阳两虚型2型糖尿病，药方组成：巴戟天、山茱萸、肉苁蓉、熟地黄各20g，石菖蒲、茯苓、附子、远志、肉桂各15g，石斛、麦冬、五味子、合欢花、胆南星各10g，生姜、薄荷各3g，大枣2枚。每日1剂，分3次服。对照组采用二甲双胍口服，剂量不超过2g。各治疗8周。地黄饮子加减组总有效率80%；对照组总有效率53.9%，差异有统计学意义（ $P<0.05$ ）。两组的空腹血糖（FPG）、餐后2h血糖（2hPG）、糖化血红蛋白（GHbA$_{1c}$）值均较治疗前显著降低（ $P<0.05$ ），两组间的指标水平差异有统计学意义（ $P<0.05$ ）[77]。

地黄饮子加减联合西药治疗42例2型糖尿病合并脑梗死偏瘫失语患者，对照组采用常规西医治疗，观察组采用西医疗法联合地黄饮子加减治疗。药方组成：熟地黄25g，龟甲20g，川芎15g，麦冬、巴戟天、肉苁蓉、石斛、山茱萸、茯苓、石菖蒲、枸杞各12g，远志、薄荷各9g，五味子各3g，桔梗10g，木蝴蝶6g。加减：肌肉僵硬者加葛根、防己；腰膝酸软者加牛膝、杜仲；纳差腹胀者加大腹皮；口干咽燥者加沙参、知母。每日1剂，水煎，分2次温服。两组均治疗40天为一疗程，1个疗程后评定疗效。治疗后两组神经功能缺损程度（NIHSS）评分均较治疗前下降（ $P<0.05$ ），观察NIHSS评分下降较对照组更显著（ $P<0.05$ ）；治疗后两组日常生活能力（ADL）评分均较治疗前升高（ $P<0.05$ ），观察组ADL评分升高较对照组更显著（ $P<0.05$ ）；治疗后，两组总有效率：观察组为90.48%，明显高于对照组的76.19%，差异有统计学意义（ $P<0.05$ ）。治疗后，观察组空腹血糖、餐后2h血糖与对照组比较，差异显著或非常显著（ $P<0.05$ ， $P<0.01$ ）。两组均未见严重不良反应[78]。

（16）2型糖尿病周围神经病变　地黄饮子合四物汤治疗28例2型糖尿病周围神经病变，药方组成：人参9g，黄芪20g，生地黄20g，熟地黄20g，天冬 20g，麦冬 20g，泽泻 15g，石斛 15g，枇杷叶 15g，当归 10g，川芎 10g，赤芍 15g，炙甘草 6g。每日 1 剂，1 日 2 次。治疗组总有效率为 85.7%，对照组总有效率为 69.2%，两组比较差异有统计学意义（$P < 0.05$）[79]。

地黄饮子合四物汤治疗 45 例 2 型糖尿病周围神经病变患者。对照组给予维生素 B_1 和 B_6 各 1 次 10mg，1 日 3 次；甲钴胺 1 次 500mg，1 日 3 次。治疗组在对照组基础上加用地黄饮子合四物汤治疗，药方组成：人参 9g，黄芪、生地黄、熟地黄、天冬、麦冬、五味子 20g，泽泻、石斛、赤芍、枇杷叶 15g，巴戟天、三七、当归、肉桂、川芎各 10g，炙甘草、山药各 6g。每日 1 剂，早晚两次分服。两组均治疗 3 周为 1 疗程，2 个疗程后作疗效比较。治疗组总有效率为 91.1%，对照组总有效率为 71.1%，两组比较，差异有统计学意义（$P < 0.05$）；两组治疗后疼痛症状减轻及神经传导速度均较治疗前改善，差异有统计学意义（$P < 0.05$）；两组治疗后神经疼痛自觉症状及神经传导速度比较，治疗组均优于对照组；且治疗组未发生明显不良反应[80]。

（17）膝骨关节病 地黄饮子加味治疗 256 例膝骨关节病，药方组成：生地黄 15g，山茱萸 12g，巴戟天 10g，肉苁蓉 12g，附子 6g，肉桂 10g，麦冬 12g，石斛 10g，茯苓 15g，远志 6g，石菖蒲 12g。每日 1 剂，1 日 2 次。临床随症加减。30 天为一疗程，治疗期间停服一切消炎镇痛药。治疗组总有效率为 91%，对照组有效率为 63%，两组治疗后痊愈率为和总有效率比较，差异均有显著性（$P < 0.05$），治疗组优于对照组[81]。

（18）鼻咽癌 地黄饮子汤辅助放疗治疗 30 例鼻咽癌，药方组成：生地黄 12g，熟地黄 10g，党参 15g，黄芪 15~30g，天冬 12g，麦冬 12g，枇杷叶 10g，石斛 10g，泽泻 10g，枳壳 10g，甘草 6g。随证加减：鼻塞头痛加苍耳子 10g，白芷 10g；鼻衄加白茅根 15g，仙鹤草 12g；颈部肿块加夏枯草 9g，牡蛎 18g；便秘加大黄 6g；口苦加黄芩 9g。每日 1 剂，1 天 2 次，连续服至放疗结束。治疗组与对照组鼻咽部肿瘤完全消退率分别为 96.7%、90%；颈淋巴结转移灶完全消退率分别为 83.3%、79.3%；1 年总生存率分别为 100%、93.3%（$P > 0.05$）；生活质量变化比较，治疗组与对照组提高稳定率分别为 90%、73.4%；临床证候变化比较，治疗组与对照组改善率分别为 96.7%、63.3%（$P < 0.05$）[82]。

（19）乳腺癌 地黄饮子联合耳针治疗 50 例肾虚髓减型内分泌治疗期绝经后乳腺癌患者。对照组患者接受常规乳腺癌内分泌、补钙治疗加耳针治疗。治疗组患者在对照组基础上服用地黄饮子煎剂，药

方组成：熟地黄 15g，巴戟天 12g，山茱萸 9g，石斛 6g，肉苁蓉 12g，附子 6g，五味 6g，肉桂 3g，茯苓 15g，麦冬 15g，石菖蒲 6g，远志 9g。水煎，分 2 次服用。连续治疗 2 个月。治疗组总有效率高于对照组；治疗后两组认知评分均较治疗前有所提高（$P < 0.05$），而治疗后治疗组认知评分高于对照组（$P < 0.05$）；治疗后两组疲劳评分均较治疗前有所降低（$P < 0.05$），而治疗后治疗组认知评分低于对照组（$P < 0.05$）；治疗后两组游离三碘甲状腺原氨酸（FT_3）、游离甲状腺素（FT_4）、促甲状腺激素（TSH）、雌二醇（E_2）、促黄体生成素（LH）、维生素 D_3 水平均较治疗前提高（$P < 0.05$），而治疗后治疗组上述指标高于对照组（$P < 0.05$）；治疗后两组促黄体生成素（LH）、促卵泡生成素（FSH）、胆固醇（TC）、甘油三酯（TG）均较治疗前有所降低（$P < 0.05$），而治疗后治疗组上述指标低于对照组（$P < 0.05$）[83]。

（20）慢性喉炎 地黄饮子合消瘰汤治疗 38 例慢性喉炎，药方组成：熟地黄 10g，玄参 10g，浙贝母 10g，煅牡蛎 10g，山茱萸 10g，石斛 10g，巴戟天 10g，肉苁蓉 10g，五味子 10g，茯苓 10g，麦冬 10g，石菖蒲 10g，远志 6g，肉桂 3g，三七粉 4g，薄荷 2g。加减：咽喉疼痛，声带充血明显者，加射干 10g，木蝴蝶 15g；声带瘀血肥厚明显者，加丹参、桃仁各 10g；灼热痛明显者去附子、肉桂，加知母 10g，黄柏 10g；痰多者加胆南星、法半夏各 10g。每日 1 剂，1 天 2 次，连续服药 35 天。治疗组总有效率 94.47%，对照组总有效率 65.79%，两组总有效率比较有显著性差异（$P < 0.05$）[84]。

（21）声带小结 地黄饮子加减治疗 18 例声带小结，药方组成：熟地黄 10g，山茱萸 10g，石斛 10g，五味子 20g，茯苓 10g，麦冬 10g，石菖蒲 10g，远志 15g，胖大海 10g，木蝴蝶 10g，党参 10g，黄芪 10g。加减：咽喉疼痛，声带充血明显者，加黄芩 10g，去黄芪；声带瘀血肥厚明显者，加地龙、川芎各 10g；灼热痛明显者加玄参、桑叶各 10g；痰多者加法半夏 10g。每日 1 剂，水煎早晚分服。治疗组总有效率 94.40%，对照组总有效率 87.5%，两组总有效率比较有显著性差异（$P < 0.05$）[85]。

（22）慢性荨麻疹 地黄饮子联合西替利嗪治疗 60 例慢性荨麻疹，药方组成：熟地黄、巴戟天、山茱萸、石斛、肉苁蓉、附子、五味子、肉桂、茯苓、麦冬、石菖蒲、远志、生姜、大枣、薄荷等组成。水煎服，每日 1 剂，分 2 次温服。两组均连续治疗 6 周为 1 个疗程。同时口服西替利嗪片。治疗组有效率为 78.3%，对照组为 58.9%，差异有统计学意义（$P < 0.05$）；两组治疗后主、客观症状 4 级评

分均明显下降，但治疗组优于对照组，治疗4周后（P＜0.05）、治疗6周后（P＜0.01）差异均有统计学意义[86]。

（23）皮肤瘙痒症　地黄饮子加味治疗70例老年冬季皮肤瘙痒症，药方组成：熟地黄10g，白芍10g，当归10g，山茱萸10g，巴戟天6g，石斛10g，肉苁蓉10g，五味子10g，茯苓10g，麦冬10g，石菖蒲10g，远志10g，白蒺藜15g，薄荷6g，蝉蜕6g，荆芥10g，防风10g，生姜3片，大枣5g。每日1剂，水煎，分2次口服。同时，口服氯雷他定片10mg，每天1次；维生素C片0.1g，每天3次。治疗组总有效率为80.00%，对照组的总有效率为55.56%，两组对比差异有统计学意义（P＜0.05）[87]。

（24）多发性硬化复发　地黄饮子配合西药预防30例多发性硬化复发，药方组成：熟地黄20g，巴戟天10g，山茱萸12g，石斛9g，肉苁蓉10g，附子6g，五味子9g，肉桂3g，茯苓12g，麦冬9g，石菖蒲30g，远志10g。随症加减：抽搐加白芍9g，石菖蒲20g；肾阴虚者去巴戟天、附子、肉桂，加枸杞12g，女贞子10g；尿频者加桑螵蛸10g，芡实9g；气虚者加黄芪20g，白术15g。1个月为1个疗程，服用3个疗程。治疗后治疗组有21例患者MRI检查显示病灶数目减少或范围缩小。对照组有16例患者MRI检查显示病灶数目减少或范围缩小。地黄饮子可以减轻患者临床症状和体征，改善神经功能，减少MS复发[88]。

（25）玫瑰糠疹　地黄饮子加减治疗83例玫瑰糠疹，药方组成：生地黄15g，熟地黄10g，何首乌12g，当归9g，玄参9g，蒺藜12g，牡丹皮9g，红花3g，僵蚕9g，甘草6g。加减：痒甚者加白鲜皮30g，地肤子9g，苦参9g；血热明显者加白茅根20g，栀子15g，紫草10g，黄芩6g；心烦口渴者加天花粉10g，麦冬10g，酸枣仁6g。每日1剂，水煎分早晚2次服，连服10剂为1个疗程。经1个疗程治愈47例（56.63%），2个疗程治愈23例（27.71%），3个疗程治愈13例（15.67%）。每3个月随访1次，追访3个月~1年未见复发病例，治愈率为100%[89]。

（26）雷诺病　地黄饮子化裁治疗21例雷诺病，药方组成：熟地黄24g，巴戟天15g，山茱萸15g，石斛24g，肉苁蓉12g，炮附子9g，五味子6g，肉桂9g，茯苓30g，麦冬12g，石菖蒲12g，远志6g。加减：阴寒重者，肉桂重用，加高良姜、桑枝；血瘀重者去熟地黄，加鸡血藤、全蝎、王不留行、丹参、姜炭；湿热重者去石斛、麦冬、五味子，加黄柏、黄芩、栀子、赤小豆、牛膝、萆薢。每日1剂，煎服3次，15剂为1个疗程，治愈率为66.7%[90]。

参考文献

[1] 何德山. 地黄饮子探源[J]. 江西中医药，2003（04）：31-33.

[2] 华浩明. 地黄饮子的方源与现代临床运用[J]. 中成药，1992（12）：37.

[3] 王俊杰，楼琦，汤娟娟，等. 地黄饮子对脑缺血再灌注损伤大鼠保护作用及其机制[J]. 中国实验方剂学杂志，2019，25（04）：49-55.

[4] 肖坤. 地黄饮子汤对大鼠脑缺血再灌注损伤的影响[J]. 中西医结合心脑血管病杂志，2018，16（11）：1502-1504.

[5] 周景慧. 地黄饮子对脑缺血再灌注损伤大鼠脑组织超氧化物歧化酶、丙二醛及其空间学习记忆能力的影响[J]. 海军医学杂志，2017，38（02）：116-118+136.

[6] 姚姝娱. 地黄饮子对脑缺血再灌注大鼠海马脑源性神经营养因子和基质细胞衍生因子表达的影响[J]. 海军医学杂志，2017，38（03）：219-221.

[7] 王丽娜，吴晓琳. 地黄饮子汤对急性脑缺血再灌注大鼠行为学及抗氧化能力的影响[J]. 贵州医科大学学报，2017，42（10）：1155-1158.

[8] 宫健伟，叶蕾，樊巧玲. 地黄饮子对脑缺血再灌注模型大鼠Bax，Bcl-2，Caspase-3蛋白表达的影响[J]. 中国实验方剂学杂志，2013，19（05）：248-251.

[9] 王倩，范文涛，贺又舜. 地黄饮子对大鼠局灶性脑缺血后SDF-1蛋白的影响[J]. 陕西中医，2014，35（11）：1564-1566.

[10] 唐璐，孙塑伦，高颖，等. 地黄饮子加减方对MCAO模型大鼠血浆HPA轴及脑组织HSP70表达的干预效应研究[J]. 环球中医药，2013，6（07）：481-484.

[11] 潘政，程小丽，程小锋，等. 地黄饮子孵育BMSCs移植对脑梗死大鼠MMP-9和TIMP-1的影响[J]. 甘肃中医学院学报，2014，31（02）：1-4.

[12] 陈秀艳，郭蕾，张俊龙，等. 地黄饮子对帕金森病肾虚证模型大鼠的干预作用及机制研究[J]. 云南中医中药杂志，2018，39（03）：72-75.

[13] 张丽，汪园园，周静波，等. 地黄饮子干预阿尔茨海默病患者的疗效观察及作用机制探讨[J]. 中华中医药杂志，2018，33（11）：4948-4952.

[14] 关慧波，刘莹，徐丽，等. 地黄饮子对转tau基因果蝇AD模型PI3K/AKT/dTOR信号通路基因表达的影响[J]. 上海中医药杂志，2014，48（10）：85-88.

[15] 姚辛敏，王琪，周妍妍，等. 地黄饮子对快速老化小鼠SAMP8线粒体通路细胞凋亡的影响[J]. 中医药学报，2014（3）：138-140.

[16] 黄倩倩，赵永烈，高俊峰，等. 地黄饮子对 AD 大鼠中枢神经线粒体结构及功能的保护作用 [J]. 中国实验方剂学杂志，2018，24（21）：99-104.

[17] 闫妍，韩冉，高俊峰，等. 地黄引子改善 AD 大鼠脑组织线粒体生物合成与氧化损伤的机制 [J]. 中国实验方剂学杂志，2018，24（21）：105-110.

[18] 马涛，王乐，温彬宇，等. 地黄饮子对 β 淀粉样蛋白 $_{1-42}$ 致 SH-SY5Y 细胞线粒体损伤及细胞凋亡的影响 [J]. 中国中医药信息杂志，2015，22（12）：59-63.

[19] 温彬宇，张志辰，高俊峰，等. 地黄饮子抑制能量障碍诱导的 APP/PS1 小鼠内质网应激及神经元凋亡的作用机制 [J]. 中国实验方剂学杂志，2018，24（21）：111-117.

[20] 张志辰，温彬宇，高俊峰，等. 地黄饮子调节 PERK/eIF2α 通路抑制能量代谢障碍 AD 小鼠脑内 β 淀粉样蛋白累积的作用机制 [J]. 中国实验方剂学杂志，2018，24（21）：91-98.

[21] 高俊峰，张志辰，温彬宇，等. 地黄饮子对能量障碍致 SH-SY5Y 细胞内质网应激的保护作用 [J]. 中国实验方剂学杂志，2018，24（21）：118-123.

[22] 朴钟源，魏亚芬，宋琳，等. 地黄饮子对 Aβ $_{1-42}$ 诱导的 SH-SY5Y 细胞中 RAGE/ROS/ 凋亡通路的影响 [J]. 广州中医药大学学报，2017，34（04）：543-550.

[23] 武博文，武密山，王慧娜，等. 地黄饮子含药血清对大鼠 BMSCs 与 NSCs 共培养影响转归的研究 [J]. 湖南中医药大学学报，2017（10）：14-20.

[24] 吴喜贵，胡荣. 中药地黄饮子对老龄大鼠海马 SYP、ERK 蛋白表达的影响 [J]. 第三军医大学学报，2006，28（21）：2146-2148.

[25] 颜春鲁，王琳，安方玉，等. 地黄饮子水煎剂对去势骨质疏松大鼠生物力学及 OPG/RANKL/RANK 含量的影响 [J]. 中华中医药杂志，2018，33（10）：396-399.

[26] 颜春鲁，安方玉，刘永琦，等. 地黄饮子水煎剂对去势骨质疏松大鼠骨强度和股骨病理形态结构的影响 [J]. 中国实验方剂学杂志，2017，23（24）：148-152.

[27] 范文涛，王倩，刘柏炎. 地黄饮子对卒中后抑郁大鼠海马 5- 羟色胺受体的影响 [J]. 中国实验方剂学杂志，2013，19（16）：224-228.

[28] 罗陆一，冯润芬，杨焕斌. 地黄饮子对犬心肌缺血模型心血管血液动力学的影响 [J]. 中医药学刊，2005（11）：13-16.

[29] 姚辛敏，王琪，谢宁，等. 地黄饮子含药脑脊液对 AD 细胞模型影响的差异蛋白质组学研究 [J]. 中医药学报，2014，42（04）：49-52.

[30] 赖飞娥，韦玮. RP-HPLC 测定地黄饮子配方颗粒中马钱苷的含量 [J]. 中国实验方剂学杂志，2009，15（12）：28-29.

[31] 扈本荃，廉江平，常桂丽，等. RP-HPLC 同时测定地黄饮子中松果菊苷、毛蕊花糖苷、马钱苷的含量 [J]. 药物分析杂志，2016，36（09）：1585-1588.

[32] 成金枝，张俊龙，郭蕾，等. 地黄饮子传统饮片汤剂与中药免煎颗粒冲剂对快速衰老小鼠行为学影响的实验研究 [J]. 世界中西医结合杂志，2014，9（03）：242-244.

[33] 谢宁，牛英才，刘殊，等. 加减地黄饮子提取工艺的研究 [J]. 中医药学报，2004（04）：26-29+63.

[34] 廉江平，廖建民，张鹏，等. 地黄饮湿法提取与煎煮法提取效率的比较 [J]. 光谱实验室，2012，29（04）：2519-2522.

[35] 郭司群，朱魁元，谢宁，等. 地黄饮子血清药物化学研究 [J]. 中国实验方剂学杂志，2011，17（08）：74-78.

[36] 张宁，郭司群，王发善，等. 地黄饮子 UPLC-MS 指纹图谱研究 [J]. 世界科学技术（中医药现代化），2012，14（02）：1455-1459.

[37] 张宁，郭司群，王发善，等. 地黄饮子的 GC-MS 指纹图谱研究 [J]. 中成药，2012，34（03）：394-397.

[38] 郭司群. 地黄饮子脑脊液药物化学研究 [J]. 北方药学，2016，13（02）：132-134.

[39] 李庆云. 地黄饮子及其拆方配伍对脑缺血再灌注损伤脑保护作用机理的实验研究 [D]. 黑龙江中医药大学，2007.

[40] 王妮娜. 地黄饮子合芍药甘草汤治疗帕金森病疗效观察 [J]. 山西中医，2018，34（2）：11-12.

[41] 宋书婷，韩辉，马斌，等. 地黄饮子治疗阴阳两虚型帕金森病临床疗效观察 [J]. 世界最新医学信息文摘，2019，19（16）：155-156.

[42] 朱建军，王缨. 地黄饮子加美多巴治疗震颤麻痹 42 例临床观察 [J]. 江苏中医药，2004（12）：29-30.

[43] 贾茜，罗海，许微微，等. 地黄饮子加减治疗阿尔茨海默病的疗效观察 [J]. 中国医院用药评价与分析，2018，18（4）：499-500，503.

[44] 汪庆华. 地黄饮子治疗老年性痴呆症的临床效果分析 [J]. 中外医疗，2017，36（34）：177-179.

[45] 李诗国，戴圣伟，李群伟. 地黄饮子胶囊联合盐酸多奈哌齐片治疗血管性痴呆临床观察 [J]. 浙江中西医结合杂志，2015，25（7）：632-634.

[46] 杨惠杰. 地黄饮子加减联合低频重复经颅磁刺激治疗血管性痴呆患者认知功能障碍的临床效果 [J].

北方药学, 2019, 16 (01): 48-49.

[47] 覃辉, 周城恩, 陆晖, 等. 地黄饮子方结合胞磷胆碱治疗血管性痴呆肾精亏虚兼痰瘀阻络证疗效及对血清 β-AP、E_2、Livin 水平的影响 [J]. 现代中西医结合杂志, 2019, 28 (06): 589-592+596.

[48] 左琴晶. 地黄饮子加减改善阿尔茨海默病伴发抑郁疗效观察 [J]. 山西中医, 2017, 33 (8): 47-49.

[49] 丁弘. 地黄饮子治疗脑干梗死疗效观察 [J]. 现代中西医结合杂志, 2006, 15 (14): 1928-1928.

[50] 唐林. 地黄饮子对脑卒中恢复期临床疗效的影响 [J]. 中国现代医生, 2016, 54 (15): 113-115.

[51] 任向毅. 地黄饮子治疗脑卒中恢复期肢体瘫痪 46 例 [J]. 河北中医, 1999 (1): 36-37.

[52] 陈国旗, 王馨怡, 朱海燕, 等. 头穴透刺联合地黄饮子治疗中风后吞咽困难临床疗效观察 [J]. 针灸临床杂志, 2017, 33 (12): 23-25.

[53] 刘雪景. 地黄饮子治疗中风后失语临床观察 [J]. 光明中医, 2016, 31 (09): 1271-1272.

[54] 张美景. 地黄饮子加减联合穴位贴敷法治疗中风后失眠的疗效观察 [J]. 中西医结合心血管病电子杂志, 2017, 5 (30): 168-169.

[55] 宋孝光. 地黄饮子为主加减合丹参注射液联合舌咽针刺治疗中风恢复期假性球麻痹临床观察 [J]. 亚太传统医药, 2017, 13 (21): 106-108.

[56] 马志胜, 袁艳波. 地黄饮子联合去铁胺对脑出血患者神经炎症损伤的改善作用 [J]. 心理月刊, 2019, 14 (02): 164-165.

[57] 高永涛. 地黄饮子联合茴拉西坦治疗中风后痴呆 (肾虚痰瘀) 随机平行对照研究 [J]. 实用中医内科杂志, 2018, 32 (07): 43-46.

[58] 管相友, 吴玉霞, 周建国. 地黄饮子加益气通络法治疗半身不遂临床观察 [J]. 黑龙江中医药, 1995 (2): 14.

[59] 杨华升, 李晶滢, 李秀惠, 等. 加减地黄饮子治疗乙型肝炎肝硬化肝性脑病 36 例 [J]. 环球中医药, 2013, 6 (3): 210-212.

[60] 李晶滢, 李丽. 地黄饮子治疗轻微型肝性脑病的临床疗效分析 [J]. 中西医结合肝病杂志, 2019, 29 (01): 19-20.

[61] 赵子龙. 地黄饮子治疗皮层下动脉硬化性脑病 40 例 [J]. 中医研究, 2010, 23 (10): 47-49.

[62] 吴弢, 高翔, 施杞, 等. 针灸配合地黄饮子加减方治疗脊髓型颈椎病 30 例 [J]. 上海针灸杂志, 2004, 23 (3): 12-13.

[63] 任龙涛, 韩雪. 地黄饮子加减配合针刺治疗脊髓型颈椎病 76 例 [J]. 内蒙古中医药, 2013, 32 (15): 3.

[64] 徐晓军. 地黄饮子加味治疗椎-基底动脉供血不足性眩晕 55 例疗效观察 [J]. 云南中医中药杂志, 2007, 28 (11): 25-26.

[65] 王海波. 地黄饮子加减治疗肾精不足型眩晕临床观察 [J]. 中西医结合心血管病电子杂志, 2016, 4 (27): 143+146.

[66] 刘涛, 王振华. 加味地黄饮子治疗神经免疫性疾病 41 例 [J]. 中西医结合心脑血管病杂志, 2006, 4 (6): 552-553.

[67] 罗陆一, 冯润芬, 蔡敏, 等. 地黄饮子对冠心病心绞痛患者血 ET、MDA、CRP 影响的临床研究 [J]. 中国中医药科技, 2004, 11 (6): 323-324.

[68] 曾鹏飞. 地黄饮子对冠心病心绞痛治疗的临床研究 [J]. 慢性病学杂志, 2017, 18 (04): 383-385.

[69] 杨焕斌, 罗陆一, 吴泽铭, 等. 地黄饮子对冠心病心绞痛患者 NO、NOS、SOD 影响的临床研究 [J]. 中国中医药科技, 2002 (06): 325-326+319.

[70] 赵丽娟, 张良. 地黄饮子对冠心病心功能不全 30 例患者的临床疗效观察 [J]. 中医药信息, 2013, 30 (03): 90-91.

[71] 赵爱军, 申社林. 地黄饮子加味治疗慢性肾功能衰竭 56 例 [J]. 陕西中医, 2010, 31 (4): 394-395.

[72] 黄洁红. 地黄饮子煎剂改善男性高血压患者性功能障碍的临床研究 [J]. 新中医, 2004, 36 (9): 24-25.

[73] 张丽华, 王艳, 王春艳, 等. 地黄饮子治疗绝经后妇女潮热临床研究 [J]. 新中医, 2013, 45 (04): 67-69.

[74] 刘莉, 刘鹤飞, 谢宁. 加减地黄饮子治疗阴阳两虚型老年性高血压临床观察 [J]. 中西医结合心脑血管病杂志, 2015, 13 (5): 566-568.

[75] 滕绘敏. 加味地黄饮子治疗老年阴虚阳亢型高血压临床研究 [J]. 亚太传统医药, 2015, 11 (24): 143-144.

[76] 喻红, 邹先智. 地黄饮子对改善糖尿病胰岛素抵抗的疗效观察 [J]. 湖南中医药导报, 2001, 7 (1): 19-20.

[77] 黄蕙莉. 地黄饮子加减治疗阴阳两虚型 2 型糖尿病的临床观察 [J]. 实用糖尿病杂志, 2018, 14 (05) 37-38.

[78] 余环星. 地黄饮子加减联合西药治疗 2 型糖尿病合并脑梗死偏瘫失语疗效观察 [J]. 北方药学, 2017, 14 (02): 107-108.

[79] 郑春燕. 地黄饮子合四物汤治疗 2 型糖尿病周围神经病变 54 例临床观察 [J]. 中西医结合心脑血管病杂志, 2013 (4): 435-436.

[80] 杜春华. 地黄饮子合四物汤治疗 2 型糖尿病周围神经病变 45 例临床观察 [J]. 中医药导报, 2014, 20

（03）：114-115.

［81］陈德峰，张新芬.地黄饮子加味治疗膝骨关节病256例［J］.光明中医，2006，21（10）：51-52.

［82］杨泽江，邓朝明，邱英和.地黄饮子汤辅助放疗治疗鼻咽癌30例临床观察［J］.四川中医，2005，23（3）：84-85.

［83］李欣荣，朱均权，童竹月.地黄饮子联合耳针对肾虚髓减型内分泌治疗期绝经后乳腺癌患者认知水平及激素水平、血脂、维生素D$_3$水平的影响［J］.中华中医药学刊，2019，37（01）：246-249.

［84］郭洪波，罗玉梅，陈朝霞，等.地黄饮子合消瘰汤治疗慢性喉炎疗效观察［J］.湖北中医杂志，2007，29（6）：30.

［85］曹志.地黄饮子加减治疗声带小结18例临床观察

［J］.云南中医中药杂志，2014（2）：30-31.

［86］叶文伟，吴海燕，许爱娥.地黄饮子联合西替利嗪治疗慢性荨麻疹60例［J］.中国中西医结合皮肤性病学杂志，2009，8（5）：312-313.

［87］傅克辛，雷世红.地黄饮子加味治疗老年冬季皮肤瘙痒症疗效观察［J］.湖北中医杂志，2012，34（6）：35.

［88］王燕，杨学青，陈晓光.地黄饮子配合西药预防多发性硬化复发的临床疗效观察［J］.四川中医，2012（9）：82-83.

［89］彭希亮.地黄饮子加减治疗玫瑰糠疹83例［J］.国医论坛，2001，16（4）：18.

［90］徐灵建.地黄饮子化裁治疗雷诺氏病21例［J］.中国社区医师，1991（9）：26-27.

大秦艽汤

【出处】《素问病机气宜保命集》（金·刘完素）"中风，外无六经之形证，内无便溺之阻格，知血弱不能养筋，故手足不能运动，舌强不能言语，宜养血而筋自荣，大秦艽汤主之。"

【处方】秦艽三两、甘草二两、川芎二两、当归二两、白芍药二两、细辛半两、川羌活一两、防风一两、黄芩一两、石膏二两、吴白芷一两、白术一两、生地黄一两、熟地黄一两、白茯苓一两、川独活二两。

【制法及用法】上十六味，剉，每服一两，水煎，去渣，温服，无时。

【剂型】汤剂。

【同名方剂】大秦艽汤（宋代陈沂《陈素庵妇科补解》卷五），大秦艽汤（明代方贤《奇效良方》）。

【历史沿革】

1.宋·陈沂《陈素庵妇科补解》卷五，大秦艽汤

［组成］秦艽一钱五分、黄芪两钱、肉桂三分、当归一钱五分、白术一钱、人参一钱、熟地黄两钱、川芎八分、桑寄生一钱五分、川断一钱五分、白芍一钱、浮小麦（炒）三合。

［功能主治］大补气血，祛风解表。主产后角弓反张，两手足强硬而反向背，口噤，汗出如水，口吐沫。

2.明·方贤《奇效良方》，大秦艽汤

［组成］秦艽一钱半、石膏一钱半、甘草一钱、川芎一钱、当归一钱、羌活一钱、独活一钱、防风一钱、黄芩一钱、白芍一钱、白芷一钱、白术一钱、生地黄一钱、熟地黄一钱、白茯苓一钱、细辛半钱。

［主治］治中风外无六经之形证，内无便溺之阻隔，为血弱不能养于筋，故手足不能运化，舌强不能言，宜养血而筋自荣。

［用法用量］上作一服，水二盅，生姜三片，煎至一盅，不拘时服。如心下痞，加枳实一钱。

【现代研究】

1.药理研究

（1）抗炎 采用高、中、低剂量（61.02、30.51、15.26g/kg）大秦艽汤连续给 Wistar 大鼠灌胃21天，结果表明大秦艽汤加减可使 RA 大鼠足肿胀度下降，同时降低血清 IL-1β、IL-6、TNF-α 的含量。大秦艽汤下调 IL-1β、IL-6 和 TNF-α，从而抑制了细胞因子的促炎效应，这可能是该药治疗类风湿关节炎的机制之一[1]。

低、中、高剂量（3.51、7.02、14.04g/kg）大秦艽汤对复制 AA 大鼠模型进行灌胃，连续灌胃21天。中剂量组 IFN-γ、NO 与模型组比较有显著性差异（$P < 0.01$），高剂量组、低剂量组 IFN-γ、NO 与模型组比有统计学意义（$P < 0.05$），中剂量组 VEGF 与模型比较有显著性差异（$P < 0.01$），高剂量组、低剂量组 VEGF 与模型组相比有统计学意义（$P < 0.05$）。说明高、中、低剂量大秦艽汤均能降低

血清中 VEGF、IFN-γ 和 NO 的水平，其中中剂量组作用最强[2]。

（2）抗凝血 采用大秦艽汤（0.46g/ml）对线栓法阻塞大脑中动脉制备局灶性脑缺血（MCAO）模型大鼠灌胃 7 天，发现治疗后凝血酶原时间、活化部分凝血活酶时间、凝血酶时间均较模型组明显延长，纤维蛋白原较模型组显著减少（P＜0.01）；血小板黏附率和聚集率均较模型组显著降低（P＜0.01）。这提示大秦艽汤通过抗凝、促纤溶、抗血小板聚集和黏附保护缺血的脑组织，避免脑血栓的形成，改善脑部血流[3]。

2. 临床应用

（1）中风 头皮针合大秦艽汤治疗 30 例中风先兆，药方组成：秦艽 15g，石膏 12g，羌活 12g，独活 12g，防风 12g，川芎 15g，白芷 10g，黄芩 12g，生地黄 12g，熟地黄 12g，当归 20g，白芍 12g，茯苓 12g，白术 12g，细辛 6g，炙甘草 6g。随证加减：伴头痛头晕者加天麻、钩藤、夏枯草，短暂性失语或言语謇涩者加石菖蒲、郁金，视物模糊者加菊花、枸杞，血压高者加牛膝、泽泻，血脂高者加何首乌、丹参、山楂。水煎服，每日 1 剂，早晚分服。连服 1~2 周。结果治愈 12 例，显效 10 例，有效 6 例，无效 2 例，总有效率 93.3%[4]。

采用常规西药联合大秦艽汤治疗中风急性期 42 例。大秦艽汤药方组成：秦艽 15g，羌活 15g，防风 15g，白芷 15g，独活 15g，黄芩 15g，细辛 5g，白芍 30g，茯苓 20g，白术 20g，生地黄 20g，加甘草、川芎、当归、石膏、熟地黄。兼肝阳上亢者，加天麻、钩藤；兼痰热腑实者，去细辛，加天南星、竹茹、大黄、芒硝；兼瘀血内阻者，加赤芍、川芎、水蛭、鸡血藤。水煎服，每日 2 次。治疗组总有效率 95.24%，对照组总有效率 86.84%，治疗组疗效明显优于对照组，血脂、血液流变学治疗前后亦有显著性差异[5]。

大秦艽汤化裁治疗 42 例急性脑梗死，药方组成：秦艽 20g，川芎 15g，当归 15g，赤芍 15g，防风 8g，黄芩 8g，羌活 8g，桃仁 10g，红花 10g，郁金 10g，石菖蒲 10g，生地黄 9g，丹参 30g，细辛 2g。水煎服，每日 1 剂，15 天为 1 疗程。对照组予常规西药治疗即静滴维脑路通注射液，每日 1 次。治疗组总有效率 83.33%；对照组总有效率 55.88%[6]。

大秦艽汤治疗 48 例急性脑梗死。在西药常规治疗的基础上，加用大秦艽汤，药方组成：熟地黄 15g，生地黄 15g，茯苓 15g，白术 15g，秦艽 15g，黄芩 10g，白芍 10g，当归 10g，白芷 10g，防风 10g，独活 10g，羌活 10g，川芎 12g，细辛 3g，石膏

30g，甘草 10g。加减：气虚者加附子 9g，人参 12g；阴虚者加麦冬 12g，五味子 15g；腑实者加厚朴 10g，大黄 8g；痰浊者加半夏 10g，石菖蒲 15g。水煎服用，每日 1 剂，早晚 2 次温服，连用 2 周。两组患者疗程均为 2 周。治疗两周后，研究组总有效率为 95.83%，常规组总有效率为 83.33%，组间比较差异有统计学意义（P＜0.05）。两组患者治疗后血液流变学、NIHSS 评分、中医证候积分以及血清 Hcy 水平均明显低于治疗前（P＜0.05），且研究组均明显低于常规组（P＜0.05）[7]。

采用大秦艽汤加减及针刺治疗 50 例脑血管出血性后遗症，药方组成：秦艽 20g，川芎 15g，当归 15g，白芍 15g，熟地黄 25g，羌活 10g，独活 10g，茯苓 15g，白术 10g，黄芪 40g，桂枝 15g，桃仁 10g，红花 6g。随证加减，头面部麻痹者合牵正散。上药水煎服，每日 1 剂，早晚各服 500ml，每周服 5 天停 2 天。针刺以头线穴为主，以肢体穴为辅，补虚泻实。进针得气后留针 30~60min，每 10min 捻针 1 次，每 5 天为 1 个疗程，休息 2 天后进行下 1 个疗程。治疗组总有效率 96%，而对照组总有效率 74%，2 组相比治疗组疗效显著（P＜0.01）[8]。

（2）面瘫 大秦艽汤配合穴位浅刺治疗 48 例周围性面瘫，药方组成：秦艽 9g，川芎 6g，独活 6g，当归 6g，白芍 6g，石膏 6g，甘草 6g，羌活 3g，防风 3g，白芷 3g，黄芩 3g，白术 3g，茯苓 3g，生地黄 3g，熟地黄 3g，细辛 2g。每日 1 剂，10 天为 1 个疗程。针刺阳白、四白、下关、太阳、颊车、地仓、颧髎以 1 寸（25mm），每日 1 次，10 次为 1 个疗程。风寒型周围性面瘫患者共 48 例，37 例痊愈，好转 9 例，未愈 2 例，总有效率为 95.8%[9]。

中西医结合治疗 70 例亨特氏面瘫，在急性期配合静脉滴注甘露醇、阿昔洛韦及水溶性维生素，并同时内服大秦艽汤。大秦艽汤药方组成：秦艽 20g，石膏 20g，茯苓 20g，生地黄 15g，白术 15g，当归 15g，黄芩 15g，川芎 15g，羌活 15g，防风 15g，金银花 15g，连翘 15g，龙胆草 15g，甘草 10g。治疗组治愈率 70%，总有效率 98.6%，对照组治愈率 27.9%，总有效率 85.3%。2 组治愈率比较差异极为显著（P＜0.01），总有效率比较有显著性差异（P＜0.05）[10]。

（3）周围性眩晕 大秦艽汤加味治疗 73 例周围性眩晕，药方组成：秦艽 9g，羌活 9g，独活 9g，防风 9g，川芎 9g，白芷 9g，细辛 3g，黄芩 9g，生地黄 18g，熟地黄 18g，石膏 30g，白芍 30g，茯苓 15g，白术 9g，黄芪 21g，木贼草 12g。每日 1 剂，早晚分服各 1 次，热象不著者去石膏，前庭神经炎伴上呼吸道感染，热象明显者去黄芪、熟地黄。治疗组总

有效率 95.9%；对照组总有效率 88.5%，两组比较差异有统计学意义（$P<0.05$）[11]。

（4）格林 – 巴利综合征　中西医结合治疗 36 例格林 – 巴利综合征，药方组成：秦艽 15g，羌活 10g，独活 10g，防风 10g，当归 15g，川芎 15g，细辛 10g，白芷 10g，生地黄 10g，熟地黄 10g，黄芩 10g，石膏 15g，白芍 15g，茯苓 15g，白术 10g，甘草 5g。加减：无内热者，去石膏、黄芩，酌加白附子、全蝎祛风痰，通经络；多汗体弱者，加黄芪益气敛汗；心悸者，加茯神、小麦养心神；尿潴留者，加车前子利尿；肌肉萎弱者，加薏苡仁，并加大白术用量补益脾胃；面神经麻痹者，加白附子、僵蚕、全蝎祛风化痰；痰盛、苔腻、脉滑者，去生、熟地黄，加法半夏祛痰；有明显热毒症状者，加土大黄、虎杖、贯众解毒祛湿。水煎服，每日 1 剂，早晚分服，7 天为 1 个疗程。治疗组治愈率 77.8%，治疗时间最短 1 个疗程，最长 6 个疗程；对照组有效率 83.33%，治愈率 50%。2 组有效率、治愈率比较差异均有显著意义（$P<0.05$，$P<0.01$）[12]。

（5）肩周炎　小针刀联合大秦艽汤治疗 80 例肩周炎，药方组成：黄芪、川芎、鸡血藤、秦艽、当归、苦参、红花、炙甘草、杜仲、补骨脂以及淫羊藿等。水煎，口服。每日 1 剂，早晚 1 次，连续服用 6 天，停止服用 1 天，1 个月为 1 疗程。2 组患者治疗后肩关节各活动度较治疗前均有增高，VAS 评分均有下降，治疗前后比较，差异均有统计学意义（$P<0.05$）；治疗后，治疗组患者肩关节活动度改善程度以及 VAS 评分下降幅度均优于对照组，差异均有统计学意义（$P<0.05$）。治疗后，总有效率治疗组 97.50%，高于对照组 87.50%，差异有统计学意义（$P<0.05$）[13]。

（6）三叉神经痛　针药结合治疗 20 例三叉神经痛，药方组成：秦艽 30g，羌活 15g，独活 15g，防风 10g，白芷 10g，细辛 6g，当归 20g，白芍 10g，熟地黄 10g，川芎 15g，白术 10g，茯苓 10g，黄芩 10g，石膏 20g，生地黄 10g，甘草 10g，全蝎 6g，蜈蚣 10g，薄荷 20g。风寒证：上方去黄芩、石膏、生地黄、熟地黄；瘀血阻络证：上方去熟地黄。水煎内服，每日 1 剂，每疗程内服中药 10 剂，两疗程间休息 2 天。治疗组总有效率为 90%，对照组总有效率为 65.0%，两组比较差异具有统计学意义（$P<0.05$）[14]。

（7）腕管综合征　大秦艽汤结合推拿针灸治疗 64 例腕管综合征，药方组成：秦艽、当归、川芎、甘草、白芍、细辛、羌活、防风、黄芩、石膏、白芷、白术、生地黄、熟地黄、茯苓、独活。15 剂为 1 疗程。治愈 14 例，有效 47 例，无效 3 例，总有效

率 95.3%[15]。

（8）类风湿关节炎　活血蠲痹法治疗 16 例类风湿关节炎，药方组成：秦艽 12g，当归 15g，川芎 15g，羌活 15g，细辛 3g，独活 15g，白芍 20g，炙甘草 6g，石膏 10g，防风 10g，通草 10g，白芷 10g，黄芩 10g，白术 10g，生、熟地黄各 10g，丹参 30g，鸡血藤 30g，忍冬藤 30g。上肢疼痛严重加片姜黄 12g，桑枝 30g；下肢疼痛严重加木瓜 20g。每日 1 剂，早晚分服，连服 30~50 剂。16 例中有明显好转 12 例，基本痊愈 3 例，无效 1 例，总有效率 93.75%[16]。

（9）Sudeck 急性骨萎缩　大秦艽汤加减治疗 24 例 Sudeck 急性骨萎缩，药方组成：秦艽 15g，生地黄 20g，白芍 20g，当归 10g，熟地黄 10g，黄柏 10g，知母 10g，白术 10g，茯苓 10g，细辛 3g，甘草 5g。热痛甚者加石膏、赤芍、白芷。肿甚者加苏木、泽兰。血瘀甚者加白芍、地龙。每日 1 剂，分早晚两次服。14 剂为 1 疗程，治疗 2 疗程。完全缓解 10 例，显著缓解 8 例，有效 4 例，无效 2 例，总有效率 91.7%[17]。

（10）产后风湿　大秦艽汤治疗 46 例产后风湿，药方组成：秦艽 5g，甘草 5g，川芎 10g，当归 15g，白芍 12g，细辛 5g，羌活 5g，防风 5g，白芷 10g，白术 15g，熟地黄 15g，茯苓 15g，生石膏 12g，黄芩 9g，独活 5g，桑枝 30g。加减：气虚者，加黄芪、党参；阳虚者，加附子、桂枝；有瘀血者，加丹参、红花；湿胜者，加苍术、防己；无明显内热者，去石膏、黄芩。每日 1 剂，分 2 次服。30 天为 1 个疗程。服药 2 个疗程后，痊愈 17 例，有效 25 例，无效 4 例，总有效率为 91.3%[18]。

参考文献

［1］孙力，常秀娟，周敏. 大秦艽汤加减方对大鼠佐剂性关节炎的治疗作用及其作用机制的研究［J］. 中国中医药科技，2007，14（3）：193.

［2］孙力，王芝兰，张杰，等. 加减大秦艽汤治疗类风湿关节炎免疫活性的实验研究［J］. 国医论坛，2007，22（6）：49-51.

［3］王玮，邓庚，陈利达，等. 大秦艽汤对脑缺血大鼠凝血及血小板黏附、聚集功能的影响［J］. 中国中医药科技，2010，17（2）：116-117.

［4］刘红石. 头皮针合大秦艽汤治疗中风先兆 30 例［J］. 山东中医杂志，1999，18（4）：168.

［5］孙其伟，张华敏. 中西医结合治疗中风急性期 42 例临床观察［J］. 中医药学报，2002，30（2）：9.

［6］屈小元，赵恒芳. 大秦艽汤化裁治疗急性脑梗塞 42 例［J］. 陕西中医，2005，26（11）：1155-1156.

［7］宋昕，李燕，赵璇，等．大秦艽汤对急性脑梗死近期血液流变学、Hcy及神经功能影响研究［J］.陕西中医，2018，39（6）：699-702.

［8］张守林，孙建国，于世广．针药并用治疗出血性脑血管病后遗症100例分析［J］.中外医疗，2009，28（18）：127.

［9］李天春．大秦艽汤配合穴位浅刺治疗周围性面瘫48例［J］.内蒙古中医药，2013，32（2）：5.

［10］何建琼．中西医结合治疗亨特氏面瘫70例［J］.光明中医，2015，30（1）：123-124.

［11］梁钦，梁伏河，梁华杰．大秦艽汤加味治疗周围性眩晕73例［J］.河南中医，2013，33（4）：602.

［12］郭亚平，肖烈钢，朱成全．中西医结合治疗格林-巴利综合征36例临床观察［J］.实用中西医结合临床，2004，4（3）：10-11.

［13］李竞．小针刀联合大秦艽汤治疗肩周炎80例临床观察［J］.新中医，2015，47（4）：247-248.

［14］马磊，徐红，张霞辉，等．针药结合治疗三叉神经痛20例临床观察［J］.中国民族民间医药，2015，24（13）：67.

［15］孙湘．大秦艽汤结合推拿针灸治疗腕管综合征64例［J］.湖北中医杂志，2016，38（6）：45-46.

［16］郭清平，琚爱花，廉玉珠．活血蠲痹法治疗类风湿关节炎临床观察［J］.长治医学院学报，2006，20（2）：147.

［17］金石安．大秦艽汤加减治疗Sudeck急性骨萎缩35例［J］.黑龙江中医药，2005（5）：18-19.

［18］陈晓芳，蒋祁桂．大秦艽汤治疗产后风湿46例［J］.中国民间疗法，2012，20（8）：38.

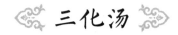

三化汤

【出处】《素问病机气宜保命集》（金·刘完素）"中风外有六经之形证，先以加减续命汤，随证治之，内有便溺之阻格，复以三化汤主之。"

【处方】厚朴、大黄、枳实、羌活各等分。

【制法及用法】上锉如麻豆大，每服三两，水三升，煎至一升半，终日服之。以微利为度，无时。

【剂型】汤剂。

【同名方剂】三化汤（明代张浩撰《仁术便览》），三化汤（明代吴昆《医方考》）。

【历史沿革】

1. 明代·张浩撰《仁术便览》三化汤

［组成］厚朴（姜制）、大黄、枳实、羌活各等分。

［主治］治中风，外有六经之形证，先以加减续命汤随证治之。

［用法用量］上锉，每服三两，水三升煎至一升半，终日服之，以微利则已。

2. 明代·吴昆《医方考》三化汤

［组成］厚朴（姜汤炒）、大黄（酒浸）、枳实（麸炒）、羌活各等分。

［主治］中风，二便数日不利，邪气内实者，以此方微利之。

【现代研究】

1. 药理作用

保护脑组织。采用三化汤低、高剂量（7.2、14.4g/kg）对大脑中动脉缺血再灌注模型大鼠进行静脉注射。经过7天的给药，与模型组相比，低、高剂量三化汤显著降低大鼠脑组织EB含量、血清S100B蛋白含量，其中三化汤高剂量比三化汤低剂量降低明显。同时，三化汤能降低脑缺血再灌注模型大鼠脑组织IL-1β、ICAM-1的表达。此外，三化汤高剂量可减轻大鼠神经受损症状，降低大鼠脑组织含水量，这些研究显示三化汤对大鼠脑缺血再灌注后脑组织损伤具有一定的保护作用[1-3]。

采用三化汤流浸膏（1g/ml，4ml/kg）对脑缺血再灌注脑损伤模型大鼠灌胃，能降低胃肠组织TXB_2含量、升高$6\text{-}Keto\text{-}PGF_{1\alpha}$含量，升高胃肠组织$Na^+\text{-}K^+\text{-}ATP$酶活性、$Ca^{2+}\text{-}ATP$酶活性，这说明三化汤对脑缺血再灌注老龄大鼠胃肠组织损伤有较好的保护作用[4-5]。

三化汤对脑缺血/再灌注（IR）模型大鼠进行灌胃6天（造模前3天，造模后3天），与假手术组比较，模型组在IR后各时间点脑含水量、EB含量及AQP4的蛋白和mRNA表达均明显增高（$P < 0.05$或$P < 0.01$）；与模型组比较，三化汤组IR后各时间点脑含水量、EB含量及AQP4的蛋白和mRNA表达均

明显降低（$P<0.05$ 或 $P<0.01$）。三化汤能减轻脑
IR 后早期脑含水量及血脑屏障通透性，下调 AQP4
的表达，从而减少水向细胞内的转运，这可能是其
改善脑水肿的机制之一[6]。

2. 临床应用

（1）中风　芎菖三化汤治疗 60 例急性中风，药
方组成：大黄 10~20g，枳实 10~20g，厚朴 15g，羌
活 12g，川芎 10g，石菖蒲 6g，当归 10g，细辛 3g。
加减：伴舌强语者加全蝎、白附子、郁金；恢复
期肢体麻木、疼痛者加虎杖、三七、乳香、没药。
显效 26 例，有效 30 例，无效 4 例，总有效率达
93.33%[7]。

中西医结合治疗 40 例急性脑梗死，药方组成：
生大黄 10~20g，枳实 10g，厚朴 10g，羌活 10g，地
龙 10g，水蛭 6g，法半夏 10g，胆南星 10g，瓜蒌
10g。加味：气虚明显，加党参 15g，太子参 15g；
言语不利，加远志 10g，石菖蒲（后下）10g，郁金
10g；心悸喘息，加桂枝 10g，炙甘草 6g；肢体麻
木，加木瓜 10g，伸筋草 10g。水煎服，每日 1 剂。
10 天为 1 个疗程，治疗 3 个疗程。治疗组总有效率
92.5%；对照组总有效率 72.5%。2 组总有效率比较
（$P<0.05$），差异有显著性意义。此外，与对照组相
比，治疗组 Barthel 指数明显升高，并能降低 NDS、
血浆比黏度、纤维蛋白原、红细胞压积，统计学有
显著性意义[8]。

（2）急性缺血性脑卒中　三化汤治疗 28 例急
性缺血性脑卒中，治疗方法：以西医基础治疗方
案，加大黄（后下）15g，枳实 20g，厚朴 20g，羌
活 10g。每日 1 剂，排便保持每天 1~2 次。2 组疗程
均为 14 天。治疗组患者神经功能缺损与用药前相比
明显改善（$P<0.05$），且 NIHSS 评分改善优于对照
组（$P<0.05$），2 组治疗总有效率分别为 89.3% 与
76.7%（$P<0.05$），治疗组血液流变学指标较对照组
改善明显（$P<0.05$）[9]。

（3）急性脑出血　加味三化汤联合常规疗法治
疗 50 例急性脑出血，药方组成：瓜蒌 30g，石决明
30g，生地黄 20g，石菖蒲 15g，玄参 15g，麦冬 15g，
芒硝 12g，大黄 10g，枳实 10g，厚朴 10g，羌活 10g，
胆南星 9g，甘草 9g，苏合香 1g。随症加减：大便通
畅后去芒硝、大黄；痰热甚，加天竺黄 6g，竹沥水
10ml 以清化痰热；头痛者加钩藤、菊花各 12g 以平
肝熄风；心烦者加栀子、黄芩各 12g 以清热除烦。每
日 1 剂，早晚各 1 次口服或鼻饲胃管给药。同时采用
西药常规对症治疗。疗程为 2 周。治疗后，治疗组

总有效率为 92.00%，高于对照组的 74.00%，差异有
统计学意义（$P<0.05$）。两组 GCS 评分均较治疗前
升高，NIHSS 评分均较治疗前减少，差异均有统计
学意义（$P<0.01$）。与对照组比较，治疗组 NIHSS
评分减少更显著，差异均有统计学意义（$P<0.01$）。
两组头痛、目眩、痰多、大便干便秘、舌苔黄腻、舌
质暗红评分均较治疗前减少（$P<0.01$）；与对照组
比较，治疗组各项症状评分减少更明显（$P<0.01$）。
两组 IL-6 和 TNF-α 水平均较治疗前降低（$P<0.01$）；
与对照组比较，治疗组 IL-6 和 TNF-α 水平降低更明
显（$P<0.01$）[10]。

参考文献

［1］樊凯芳，李晓亮，梁晓东，等. 三化汤对大鼠脑缺血
　　再灌注后血脑屏障损伤的保护作用［J］. 中国实验方
　　剂学杂志，2012，18（7）：181-184.

［2］樊凯芳，李淑云，唐迎雪，等. 三化汤对脑缺血再灌
　　注模型大鼠脑组织 IL-1β、ICAM-1 表达的影响［J］.
　　山东中医杂志，2011，30（12）：871-874.

［3］樊凯芳，唐迎雪，李晓亮. 三化汤对脑缺血再灌注大
　　鼠神经功能、脑含水量及脑组织病理改变的影响［J］.
　　中国实验方剂学杂志，2011，17（24）：159-162.

［4］唐迎雪，樊凯芳，曹淑霞. 三化汤对脑缺血再灌注老
　　龄大鼠胃肠组织 TXB$_2$、6-Keto-PGF$_{1α}$ 含量的影响［J］.
　　湖北中医杂志，2008，30（08）：7-9.

［5］樊凯芳，唐迎雪，曹淑霞. 三化汤对脑缺血-再灌
　　注老龄大鼠胃肠组织 Na$^+$-K$^+$-ATP 酶活性及 Ca^{2+}-ATP
　　酶活性的影响［J］. 时珍国医国药，2009，20（06）：
　　1367-1368.

［6］Lin L，Hui-Qin L，Ji-Huang L，et al. Neuroprotection
　　of Sanhua Decoction against Focal Cerebral Ischemia/
　　Reperfusion Injury in Rats through a Mechanism Targeting
　　Aquaporin 4［J］. Evidence-Based Complementary and
　　Alternative Medicine，2015：1-7.

［7］孟旭，刘美英. 芎菖三化汤治疗急性中风的疗效观察
　　［J］. 光明中医，2007，22（1）：85-86.

［8］杨正志，孙延康，田明达. 中西医结合治疗急性脑梗
　　死 40 例临床研究［J］. 江苏中医药，2009 41（7）：
　　33-34.

［9］刘健红. 三化汤治疗急性缺血性脑卒中 28 例［J］. 西
　　部中医药，2011（7）：61-63.

［10］袁敏. 加味三化汤联合常规疗法治疗急性脑出血临床
　　观察［J］. 新中医，2018，50（4）：59-62.

清金化痰汤

【出处】《医学统旨》（明·叶文龄）"清金化痰汤，因火者，咽喉干痛，面赤，鼻出热气，其痰嗽而难出，色黄且浓，或带血丝，或出腥臭。"

【处方】黄芩一钱半、山栀一钱半、桔梗二钱、麦门冬（去心）一钱、桑皮一钱、贝母一钱、知母一钱、瓜蒌仁（炒）一钱、橘红一钱、茯苓一钱、甘草四分。

【制法及用法】水二盅，煎八分，食后服。

【剂型】汤剂。

【现代研究】

1. 药理作用

（1）祛痰　以清金化痰汤对慢性阻塞性肺疾病模型气道黏液高分泌大鼠灌胃 30 天，可以降低 MUC 5AC mRNA、杯状细胞数目、肺组织 MUC 5AC（黏蛋白 5AC），由此推测，清金化痰汤可能通过调节 NE/MUC 5AC 途径，抑制慢性阻塞性肺疾病气道黏液高分泌[1]。

以清金化痰汤对 AECOPD 气道黏液高分泌模型大鼠灌胃 30 天，维甲酸相关孤核受体 γt（RORγt）、MUC 5AC、中性粒细胞弹性蛋白酶（NE）表达显著降低，Foxp3/RORγt 显著升高，这可能是清金化痰汤调节 AECOPD 黏液高分泌的机制之一[2]。

此外，还发现清金化痰汤可以降低大鼠气道上皮黏液腺体增生及 P-p38、P-ERK 蛋白表达，升高 P-JNK 蛋白表达，降低肺组织 EGFR 表达。这可能提示清金化痰汤通过抑制 EGFR 下游 ERK、p38 信号通路，干预 COPD 气道黏液高分泌[3]。

（2）抗炎　以清金化痰汤高、中、低剂量（7.44、3.72、1.86g/kg）对急性气道炎症模型大鼠进行灌胃 7 天，清金化痰汤能抑制 BALF 中白细胞总数、中性粒细胞、淋巴细胞升高，减轻气管和肺组织的病理学炎症积分，减少细胞因子 IL-1β，IL-8，TNF-α 水平及黏蛋白 MUC 5AC 的表达，下调肺组织 p38MAPK，NF-κB p65 蛋白表达，增加 IκBα 蛋白表达水平。研究显示，清金化痰汤具有抑制炎症细胞浸润，减少细胞因子和黏蛋白 MUC 5AC 的表达，抑制气道炎症反应的作用；清金化痰汤通过调控肺组织 p38MAPK/NF-κB 信号通路，抑制气道黏蛋白分泌和细胞因子的释放，从而改善气道黏液高分泌状态

及其炎症性损伤[4]。

2. 成分分析

比较清金化痰汤配方颗粒和传统汤剂中黄芩苷和栀子苷的含量，传统清金化痰汤剂中黄芩苷含量为 231.63mg/g，栀子苷为 332.10mg/g；配方颗粒中黄芩苷含量为 150.91mg/g，栀子苷为 203.43mg/g。清金化痰颗粒与传统汤剂的色谱图基本一致，配方颗粒和传统汤剂中黄芩苷和栀子苷的含量差异较显著[5]。

3. 临床应用

（1）小儿肺炎喘嗽（痰热闭肺证）　清金化痰汤加减治疗 30 例小儿肺炎喘嗽（痰热闭肺证），药方组成：款冬花 10g，桑白皮 10g，鱼腥草 10g，陈皮 6g，黄芩 6g，浙贝母 10g，栀子 6g，甘草 5g，苦杏仁 6g。辨证加减：痰多色黄且黏稠难咳者，加胆南星、葶苈子及瓜蒌皮各 10g；大便秘结者，加瓜蒌仁 10g；高热者，加石膏 20g。每日 1 剂，以水煎服。连续用药 5 天。研究组总有效率为 96.67%，高于对照组的 86.67%，两组差异有统计学意义（$P < 0.05$）[6]。

（2）小儿痰热咳喘　清金化痰汤治疗 60 例小儿痰热咳喘，药方组成：黄芩、栀子、桔梗、麦冬、桑白皮、浙贝母、知母、瓜蒌仁、橘红、茯苓、鱼腥草、甘草。每日 1 剂，分 2 次服，疗程均为 1 周。治疗组总有效率 91.7%；对照组总有效率 45%，两组差异有非常显著性意义（$P < 0.01$）[7]。

（3）子嗽　用清金化痰汤治疗 20 例子嗽，药方组成：炒黄芩 12g，栀子 12g，浙贝母 10g，甘草 6g，麦冬 12g，桔梗 6g，桑白皮 10g，知母 12g，瓜蒌 12g，橘红 12g，茯苓 12g。加减：表寒重者加紫苏梗 9g；痰多者加鱼腥草 12g；便秘加炒决明子 15g；声嘶者加炙枇杷叶 12g；咽疼甚者加金银花 20g，牛蒡子 10g，连翘 15g；发热者加黄芩 15g，柴胡 10g，石膏 12g；鼻塞者加辛夷 10g，苍耳子 10g；咳吐白痰者加紫菀 10g，生姜 6g；咽痛者加牛蒡子 10g；气喘者加杏仁 10g；阴虚内热者加北沙参 15g，五味子 10g；恶心呕吐者加砂仁 6g。每日 1 剂，分 2 次口服，7 天为 1 疗程。治愈 17 例，好转 2 例，未愈 1 例，有效率为 95.0%[8]。

（4）久咳 清金化痰汤治疗 87 例久咳，药方组成：黄芩 15g，栀子 15g，桑白皮 12g，浙贝母 12g，瓜蒌 12g，橘红 12g，茯苓 12g，桔梗 6g，甘草 6g。加减：干咳痰少黏稠者，去栀子加南沙参、麦冬、天花粉；痰黄稠难咯者，去甘草，加野荞麦根、鱼腥草、天竺黄、浮海石；痰量多质稀泡沫状者，加太子参、陈皮、半夏；病程日久瘀血内生者加白芍、丹参活血化瘀；咽痒者加木蝴蝶、蝉蜕；咽痛者加玄参；新感发热者加牛蒡子、前胡、薄荷疏邪退热。服药 7 天为 1 疗程。治愈 77 例，好转 7 例，未愈 3 例，总有效率 96.6%[9]。

（5）咳嗽变异性哮喘 采用清金化痰汤联合多索茶碱片治疗 34 例咳嗽变异性哮喘，药方组成：枳壳 10g，桔梗 10g，陈皮 10g，法半夏 9g，茯苓 15g，桑白皮 15g，杏仁 10g，黄芩 10g，浙贝母 15g，海螵蛸 15g，紫苏子 10g，莱菔子 15g，炒冬瓜仁 15g，太子参 15g，炒白术 10g，炒麦芽 30g，金荞麦 15g，甘草 6g。同时口服多索茶碱片。用药 2 周。治疗组总有效率 91.10%，对照组总有效率 76.5%，经统计学处理具有显著性差异（$P < 0.05$）。咳嗽症状积分及哮喘控制（ACT）积分变化方面，组内比较两组治疗后均较治疗前改善，且均具有统计学差异（$P < 0.05$）；组间比较两组治疗后改善情况，治疗组优于对照组，具有统计学差异（$P < 0.05$）[10]。

（6）外感咳嗽 麻杏石甘汤合清金化痰汤治疗 60 例外感咳嗽，药方组成：麻黄 5g，杏仁 10g，石膏 15g，炙甘草 6g，黄芩 10g，知母 10g，栀子 6g，桑白皮 9g，橘红 10g，川贝母 5g，瓜蒌仁 10g，茯苓 15g，麦冬 15g，桔梗 10g。病情轻度者每日 1 剂，中度和重度者每日 2 剂。治疗组总有效率 93.3%，高于对照组的 64.3%，经统计学处理两组具有显著性差异（$P < 0.01$）[11]。

（7）急性支气管炎 清金化痰汤加减治疗 60 例小儿痰热型急性支气管炎，药方组成：黄芩、麦冬、郁金、桔梗、桑白皮、川贝母、瓜蒌皮、陈皮、法半夏、茯苓、焦山楂、甘草。发热加枇杷叶、鱼腥草、淡竹叶；流清涕加防风，浊涕加薄荷、蝉蜕；食欲不振加神曲；气促或肺部听诊可闻及啰音加炙麻黄。药物剂量根据患儿年龄制定。每日 1 剂，水煎分 2~4 次口服。治疗组总有效率 91.7%，对照组总有效率 83.3%，2 组比较，差异有统计学意义（$P < 0.05$）[12]。

（8）慢性支气管炎 清金化痰汤治疗 16 例慢性支气管炎，药方组成：甘草 15g，杏仁 10g，茯苓 10g，橘红 10g，炙桑白皮 10g，瓜蒌 15g，知母 15g，川贝母 10g，麦冬 15g，桔梗 10g，栀子 15g，黄芩 15g，制半夏 10g，胆南星 10g。加减：若患者具有痰黄质稠的症状，加鱼腥草、薏苡仁及冬瓜子等进行治疗；若患者有口干症状（为痰热伤津），可加南沙参、天花粉及天冬等进行治疗；若患者具有烦热的症状，可加竹茹及合欢皮。每日 1 剂，水煎服，分早晚 2 次服用。治疗期间，最少服用 5 剂，最多不超过 35 剂。治疗组总有效率 93.75%，高于对照组 81.25%，经统计学处理两组具有显著性差异（$P < 0.01$）[13]。

（9）小儿细菌性肺炎 清金化痰汤联合中药穴位敷贴治疗 30 例小儿细菌性肺炎，药方组成：黄芩 5g，栀子 5g，知母 5g，桑白皮 5g，瓜蒌皮 5g，浙贝母 5g，麦冬 5g，陈皮 5g，茯苓 6g，桔梗 5g，甘草 3g。每日 1 剂，分 2 次服用。中药敷贴 2 处肺俞穴。每天 1 次，每次 2h。连续用药 7 天。治疗组总有效率 90%，对照组总有效率 83.3%，组间比较，差异有统计学意义（$P < 0.05$）。两组治疗前后症状、体征、实验室检测指标组内比较及治疗后组间比较，差异均有统计学意义（$P < 0.05$，$P < 0.01$）[14]。

（10）社区获得性肺炎 加味清金化痰汤联合左氧氟沙星治疗 29 例老年人社区获得性肺炎，药方组成：黄芩 10g，栀子 8g，桔梗 10g，麦冬 15g，知母 10g，桑白皮 15g，贝母 15g，杏仁 9g，瓜蒌 12g，法半夏 15g，橘红 9g，茯苓 15g，甘草 6g，鱼腥草 15g。每天 1 剂，分早、晚各 1 次。治疗周期 7 天。观察组总有效率 93.10%，对照组总有效率 72.42%。两组疗效对比，差别有统计学意义（$P < 0.05$）。观察组住院时间、胸部 X 线改善时间、发热消失时间、咳嗽消失时间、肺部感染灶吸收率均优于对照组，差异具有统计学意义（$P < 0.05$）[15]。

（11）克雷伯杆菌肺炎 清金化痰汤联合左氧氟沙星治疗 40 例克雷伯杆菌肺炎，药方组成：竹茹 15g，黄芩 12g，桑白皮 15g，鱼腥草 30g，栀子 12g，杏仁 9g，知母 15g，茯苓 12g，橘红 9g，瓜蒌仁 12g，桔梗 6g，麦冬 15g，甘草 3g，浙贝母 15g。每日 1 剂，分早、晚各 1 次。同时静脉滴注左氧氟沙星氯化钠注射液，治疗 15 天。治疗组总有效率 97.5%，高于对照组的 75.0%，差异有统计学意义（$P < 0.05$）[16]。

（12）呼吸机相关性肺炎 清金化痰汤治疗 60 例呼吸机相关性肺炎，药方组成：甘草 6g，黄芩 10g，杏仁 10g，浙贝母 10g，法半夏 10g，麦冬 10g，桑白皮 12g，知母 12g，栀子 15g，橘红 15g，茯苓 15g，桔梗 15g，瓜蒌 20g。1 天 3 次，鼻饲服用。观察组总有效率 93.33%，对照组 73.33%，差异具有统计学意义（$P < 0.05$）。治疗前两组患者临床肺部感染评分（CPIS）评分比较，差异无统计学意义（$P > 0.05$）；治疗后对照组的 CPIS 评分为（6.78 ± 0.45）分，观察组的 CPIS 的评分为（4.15 ± 0.36）分，差异具有统计学意义（$P<0.05$）；两组患者氧分压治疗前后比较，差异无统计学意义（$P>0.05$）[17]。

（13）慢性阻塞性肺疾病　清金化痰汤治疗50例急性加重期慢性阻塞性肺疾病，药方组成：瓜蒌仁15g，桑白皮15g，茯苓15g，黄芩10g，麦冬10g，桔梗10g，栀子10g，浙贝母10g，知母10g，桃仁10g，紫苏子10g，甘草6g，橘红5g。每日1剂，早晚2次温服，连续治疗10天。同时，西药进行常规治疗。观察组总有效率96%，对照组总有效率82%，差异有统计学意义（$P<0.05$）。两组患者治疗后各项中医证候积分低于治疗前，且观察组低于对照组，差异有统计学意义（$P<0.05$）。两组患者治疗后pH、PaO_2、FVC、FEV_1、FEV_1/FVC水平均显著高于治疗前，且观察组高于对照组，差异有统计学意义（$P<0.05$）[18]。

（14）慢性肺源性心脏病　中西医结合治疗56例慢性肺源性心脏病急性加重期，药方组成：黄芩15g，栀子15g，桑白皮15g，瓜蒌仁15g，川贝母12g，橘红12g，枳壳12g，茯苓12g，川芎12g，桔梗12g，当归10g，赤芍10g，红花6g，甘草3g。每日1剂，分2次服用。疗程均为12天。观察组心功能疗效有效率92.85%，优于对照组的72.72%（$P<0.05$）；观察组对肺动脉压、动脉血气分析、血液流变学指标的改善均优于对照组（$P<0.01$）；观察组能明显提高患者6min步行距离（$P<0.05$）[19]。

（15）脑卒中　清金化痰汤治疗30例重症脑卒中，药方组成：黄芩3g，桑白皮12g，川贝母9g，知母9g，桔梗6g，橘红12g，茯苓15g，瓜蒌15g，栀子6g，麦冬10g，紫菀12g，款冬花9g，杏仁9g，甘草6g。加减：恶寒者加荆芥6g，防风6g；咳嗽气促，胸闷气喘者加麻黄10g，石膏15g；咽喉肿痛者加金银花5g，连翘10g。每日1剂，早晚分服。若呼吸困难，声音嘶哑或昏迷，亦可用药液雾化，1日3次；若腹胀高热、便闭，亦可用药液加0.9%氯化钠注射液直肠滴入，两组疗程均为14天。治疗组总有效率96.67%，对照组总有效率80%，差异有统计学意义（$P<0.05$）[20]。

（16）中风后高热　用清金化痰汤治疗48例中风后高热，药方组成：黄芩15g，栀子15g，瓜蒌仁15g，茯苓15g，麦冬15g，知母15g，石菖蒲15g，浙贝母12g，桔梗12g，水牛角30g，桑白皮30g。加减：痰盛者加竹茹15g，胆南星10g；腹胀便秘者加大黄10g，枳实、厚朴各15g；抽搐者加全蝎6g，蜈蚣2条。每日1剂，分2次温服，吞咽困难者鼻饲给药。治疗组总有效率93.75%，对照组总有效率57.89%。两组有效率比较，有非常显著性差异（$P<0.01$），治疗组疗效优于对照组[21]。

（17）非小细胞肺癌　在吉西他滨+顺铂化疗的基础上，用清金化痰汤联合治疗53例非小细胞肺癌患者，药方组成：麦冬9g，浙贝母9g，橘红9g，茯苓9g，桔梗6g，黄芩4.5g，栀子4.5g，桑白皮3g，知母3g，瓜蒌仁3g，甘草1.2g。水煎服，每日1剂，早晚两次温水服下，连续服用两个月。经过治疗，观察组患者45例有效，有效率84.91%；对照组35例有效，有效率66.04%，两组疗效差异有统计学意义（$P<0.05$）；治疗前，两组患者VEGF水平无明显差异（$P>0.05$）；治疗后，两组VEGF-A、VEGF-B、VEGF-C水平均降低，且观察组降低程度较对照组明显，差异有统计学意义（$P<0.05$）；治疗前，两组患者CD_3^+、CD_4^+、CD_8^+、CD_4^+/CD_8^+无明显差异（$P<0.05$）；治疗后，两组CD_3^+、CD_4^+、CD_4^+/CD_8^+均降低，CD_8^+均升高，且观察组升高、降低程度较对照组明显，差异有统计学意义（$P<0.05$）；治疗前，两组患者肿瘤标志物指标水平无明显差异（$P>0.05$）；治疗后，两组CEA、CA125、CYFRA21-1水平均降低，且观察组降低程度较对照组明显，差异有统计学意义（$P<0.05$）；观察组患者出现恶心呕吐、白细胞减少、肝功受损、血小板降低、便秘等不良反应例数少于对照组，差异有统计学意义（$P<0.05$）[22]。

（18）鼻咽癌　采用清金化痰汤辅助治疗48例疾热结肺型鼻咽癌。在西药化疗基础上加用清金化痰汤加减辅助治疗，组成：黄芩12g，桔梗12g，栀子12g，桑白皮15g，麦冬15g，知母10g，浙贝母12g，瓜蒌仁12g，茯苓15g，橘红5g，甘草6g。加减：如鼻塞流涕较多者，加白芷、辛夷；涕中带血者，可加茜草根、白茅根；化疗导致三系细胞下降，可加太子参、红参、菟丝子；食欲不振者可加陈皮、神曲、炒麦芽；头痛者可加麝香、乳香、没药。治疗组患者在疼痛、体重、食欲等方面情况改善显著优于对照组，治疗总有效率为88.9%，对照组为76.3%，差异具有统计学意义（$P<0.05$）[23]。

（19）小儿支原体感染　清金化痰汤联合阿奇霉素治疗50例小儿支原体感染，药方组成：炙麻黄9g，生石膏30g，杏仁6g，知母12g，甘草6g，桑白皮10g，鱼腥草30g，金荞麦18g，炙百部9g，芫蔚子9g，紫菀12g。早晚各服1次，7天为1个疗程。同时，口服阿奇霉素颗粒。治疗组总有效率96.0%，对照组总有效率68.0%。与对照组比较，观察组的治疗总有效率更高，组间差异显著（$P<0.05$）。观察组的住院时间少于对照组，差异具有统计学意义（$P<0.05$）。在咳嗽、肺部啰音、喘息等患儿临床症状体征消失情况的比较中，观察组明显优于对照组（$P<0.05$）。随访观察1年发现，对照组呼吸

道反复感染次数平均为（9.5±2.3）次，观察组为（3.0±0.5）次，差异显著（ $P < 0.05$ ）[24]。

（20）鲍曼不动杆菌感染 清金化痰汤联合西药治疗20例多重耐药鲍曼不动杆菌感染患者，药方组成：全瓜蒌25g，鱼腥草25g，麦冬15g，茯苓12g，黄芩10g，桑白皮10g，栀子10g，知母10g，浙贝母10g，桔梗6g，炙甘草6g。胸闷加枳壳、葶苈子各10g，便秘加火麻仁30g。每日1剂，14天为1个疗程。治疗组总有效率95%，对照组总有效率70%，两组对照差异显著（ $P < 0.05$ ）[25]。

参考文献

［1］陈英，冯淬灵，李根茂，等. 清金化痰汤对COPD模型大鼠肺组织中性粒细胞弹性蛋白酶及黏蛋白5AC表达的影响［J］. 吉林中医药，2016，36（01）：65-71.

［2］杜建超，冯淬灵，葛东宇，等. 清金化痰汤对慢性阻塞性肺疾病急性加重期模型大鼠肺组织Foxp3和 ROR γ t表达的影响［J］. 北京中医药大学学报，2016，39（12）：1006-1012.

［3］陈英，冯淬灵，李根茂，等. 清金化痰汤对慢性阻塞性肺疾病气道黏液高分泌模型大鼠表皮生长因子受体/MAPK信号通路的影响［J］. 中国中医药信息杂志，2016，23（10）：56-62.

［4］宋洪娟，黄正桥，黄笑，等. 清金化痰汤通过p38MAPK/NF-κB信号通路改善大鼠急性气道炎症的作用和机制［J］. 中国实验方剂学杂志，2017，23（13）：112-118.

［5］苏松柏，张培琴，张建玲. 清金化痰汤配方颗粒与传统汤剂中黄芩苷、栀子苷的含量比较［J］. 贵阳中医学院学报，2012，34（02）：190-194.

［6］李智. 清金化痰汤加减治疗小儿肺炎喘嗽（痰热闭肺证）的临床疗效［J］. 大家健康（学术版），2015，9（13）：38.

［7］龚细生. 清金化痰汤治疗小儿痰热咳喘60例疗效观察［J］. 江西中医药，2002，33（4）：27-28.

［8］李焱，瞿凤霞. 瞿凤霞运用清金化痰汤治疗子嗽20例［J］. 河南中医，2011，31（11）：1285.

［9］胡秋末. 清金化痰汤治疗久咳87例［J］. 浙江中医大学学报，1996，20（4）：23.

［10］蔡绪明，张军城，苏平，等. 曹氏清金化痰汤联合多索茶碱片治疗咳嗽变异性哮喘临床观察［J］. 陕

西中医药大学学报，2017，40（01）：48-50.

［11］刁志光，杨标. 麻杏石甘汤合清金化痰汤治疗外感咳嗽60例［J］. 湖南中医杂志，2003，19（4）：31-32.

［12］李永仪，莫玲岚. 清金化痰汤加减治疗小儿痰热型急性支气管炎60例总结［J］. 湖南中医杂志，2017，33（9）：83-84.

［13］韦素清. 清金化痰汤治疗慢性支气管炎临床观察［J］. 现代诊断与治疗，2014，25（05）：1001.

［14］谭维，舒兰. 清金化痰汤联合中药穴位敷贴治疗小儿细菌性肺炎30例［J］. 湖南中医杂志，2016，32（3）：69-70.

［15］陈昭玲，宋天云. 加味清金化痰汤联合左氧氟沙星治疗老年人社区获得性肺炎29例［J］. 江西中医药，2017，48（9）：46-47.

［16］邹荣，张天宇. 清金化痰汤联合左氧氟沙星治疗克雷伯杆菌肺炎的疗效观察［J］. 临床医药文献电子杂志，2016，3（40）：64-65.

［17］张菊华. 清金化痰汤治疗60例呼吸机相关性肺炎临床效果分析［J］. 深圳中西医结合杂志，2016，26（24）：43-45.

［18］阮成梅. 清金化痰汤治疗急性加重期慢性阻塞性肺疾病50例［J］. 河南中医，2018，38（10）：92-94.

［19］吴莹，韦祎. 中西医结合治疗慢性肺源性心脏病急性加重期56例［J］. 中国实验方剂学杂志，2012，18（23）：316-319.

［20］姬广伟，刘耀东，孙丽萍，等. 清金化痰汤从肺论治重症脑卒中临床观察［J］. 中国实用医药，2009，4（16）：177-178.

［21］陈宝红，方建志. 中药治疗中风后高热48例观察［J］. 实用中医药杂志，2004，20（3）：123.

［22］刘月芬，刘小红，于明军，等. 清金化痰汤治疗非小细胞肺癌临床研究［J］. 陕西中医，2019，40（02）：229-232.

［23］朱欧宁. 清金化痰汤治疗痰热结肺型鼻咽癌的临床疗效［J］. 中医临床研究，2013，5（7）：8-9.

［24］赵莉. 清金化痰汤联合阿奇霉素治疗小儿支原体感染100例临床观察［J］. 内蒙古中医药，2017（09）：70-71.

［25］徐慕娟，黄若兰，乔秋杰，等. 清金化痰汤联合西药治疗多重耐药鲍曼不动杆菌的疗效分析［J］. 中医临床研究，2013，5（12）：16-17.

桑白皮汤

【出处】《景岳全书》（明·张景岳）"治肺气有余，火炎痰盛作喘。"

【处方】桑白皮、半夏、苏子、杏仁、贝母、山栀、黄芩、黄连各八分。

【制法及用法】水二盅，姜三片，煎八分，温服。

【剂型】汤剂。

【同名方剂】桑白皮汤（明代傅仁宇《审视瑶函》卷三）。

【历史沿革】

明·傅仁宇《审视瑶函》卷三，桑白皮汤

［组成］桑白皮一钱半、泽泻八分、黑玄参八分、甘草二分半、麦门冬（去心）一钱、黄芩一钱、旋覆花一钱、菊花五分、地骨皮七分、桔梗七分、白茯苓七分。

［主治］白眼痛有表里等症，或疼极而痛，从外走内者，宜温之散之，有不红肿而涩痛者，火伏气分。

［用法用量］上锉剂。白水二盅，煎至八分，去滓温服。

【现代研究】

临床应用

（1）小儿类百日咳综合征 桑白皮汤加减治疗68例小儿类百日咳综合征，药方组成：桑白皮10g，黄芩6g，半夏10g，杏仁10g，浙贝母10g，紫苏子10g，葶苈子10g，桃仁10g，甘草6g。加减：痉咳频繁者加僵蚕10g，呕吐者加枇杷叶10g，咯血者加三七6g，两目红赤者加龙胆草6g，肋痛者加柴胡4.5g。每日1剂，水煎后分次口服，有效率91.8%[1]。

（2）咳嗽变异性哮喘 桑白皮汤加减治疗30例咳嗽变异性哮喘，药方组成：桑白皮15g，黄芩15g，炙紫菀15g，厚朴15g，浙贝母12g，桔梗12g，半夏12g，蝉蜕12g，防风12g，葶苈子10g，杏仁10g，甘草5g。随症加减：风寒明显者加麻黄6g，紫苏9g；咽痒明显者加白僵蚕12g；咳嗽频作者，加地龙、钩藤各15g；发热者加柴胡、葛根各12g；大便干结者加大黄10g；咽干咽痛者加桔梗、玄参各12g；痰多而黏者加礞石15g。每日1剂，分2次服，7天为1疗程。临床控制8例，显效12例，好转6例，

无效4例，控显率66.7%；对照组控显率40%[2]。

桑白皮汤联合糖皮质激素治疗91例支气管哮喘急性发作期患者，药方组成：桑白皮15g，法半夏10g，紫苏子10g，杏仁10g，川贝母10g，黄芩10g，黄连10g，栀子10g，大黄6g，甘草6g。水煎，早晚分服，每日1剂，连续服用7天。治疗后，观察组咳嗽、喘息、呼吸困难、肺内哮鸣音积分显著低于对照组（P＜0.05）。治疗后，观察组FVC、FEV$_1$、FEV$_1$%水平显著高于对照组（P＜0.05）。FeNO、TNF-α、CRP水平均显著低于对照组（P＜0.05）。观察组总有效率为97.80%，显著高于对照组的89.01%（P＜0.05）[3]。

（3）外感咳嗽 桑白皮汤加减治疗50例外感咳嗽，药方组成：桑白皮15g，黄芩15g，炙紫菀15g，厚朴15g，浙贝母12g，桔梗12g，半夏12g，蝉蜕12g，防风12g，葶苈子10g，杏仁10g，甘草5g。随症加减：风寒明显者加麻黄6g，紫苏9g；咽痒明显者加僵蚕12g；咳嗽频作者，加地龙15g，钩藤15g；发热者加柴胡、葛根各12g；大便干结者加大黄10g；咽干咽痛者加桔梗、玄参各12g；痰多而黏者加礞石15g。每日1剂，分2次服，7天为1疗程。治愈43例，好转5例，无效2例，总有效率96%[4]。

（4）支气管炎 桑白皮汤加减治疗43例慢性支气管炎急性发作，药方组成：桑白皮30g，法半夏12g，杏仁12g，浙贝母15g，黄芩15g，栀子15g，紫苏子10g，桔梗10g，甘草10g。加减：身热甚者加生石膏、知母；痰多黏稠加瓜蒌皮、海蛤壳；喘不能卧，痰涌便秘加葶苈子、大黄；痰黄如脓或腥臭加鱼腥草、冬瓜子、薏苡仁、芦根。每日1剂，分2次温服。7天1个疗程。治疗组总有效率93.02%，对照组总有效率76.74%，两组比较，差异有显著性意义（P＜0.05）[5]。

西药常规治疗的同时，采用加味桑白皮汤联合安宫牛黄丸治疗57例急性毛细支气管炎患儿。桑白皮汤药方组成：栀子15g，桔梗15g，黄芩15g，杏仁15g，桑白皮15g，川贝母10g，半夏10g，鱼腥草30g。辨证加减：不思饮食、胸腹胀满患儿加枳壳、焦三仙；伴有喘息患儿加蜜麻黄、地龙；伴气虚患儿加黄芪、党参。每日1剂，分2次服用。持续治疗1周。经过治疗，观察组患儿总有效率为

89.47%，高于对照组的 71.93%，差异有统计学意义（$P < 0.05$）。观察组患儿喘息、咳嗽、喘鸣音、三凹征等症状及体征改善时间均短于对照组，差异均有统计学意义（$P < 0.05$）。治疗前两组患儿 PedsQLTM 评分比较差异无统计学意义（$P > 0.05$），治疗 1 周后两组患儿 PedsQLTM 评分均较治疗前提高，且观察组高于对照组，差异有统计学意义（$P < 0.05$）。观察组患儿不良反应发生率 7.02% 与对照组 3.51% 比较，差异无统计学意义（$P > 0.05$）[6]。

（5）小儿支原体肺炎 西药常规治疗的基础上，给予桑白皮汤联合西药治疗 50 例小儿支原体肺炎。桑白皮汤药方组成：桑白皮 15g，瓜蒌 15g，紫苏子 10g，黄芩 6g，杏仁 6g，僵蚕 6g，川贝母 4g，半夏 4g，黄连 2g。每日 1 剂，早晚温服，疗程均为 14 天。治疗组总有效率 96%，对照组总有效率 80%，差异有统计学意义（$P < 0.05$）[7]。

（6）慢性阻塞性肺疾病 在常规西药治疗的基础上，采用桑白皮汤加减治疗 62 例慢性阻塞性肺疾病急性加重期。桑白皮汤加减药方组成：桑白皮 15g，浙贝母 15g，黄芩 10g，法半夏 10g，紫苏子 10g，炙麻黄 10g，莱菔子 10g，杏仁 10g，栀子 6g，甘草 6g，黄连 3g。加减：胸闷较重者加枳壳 15g，便秘者加大黄 10g。每日 1 剂，早晚分服。10 天为 1 个疗程。观察组总有效率 93.55%，高于对照组 74.19%（$P < 0.05$）[8]。

加味桑白皮汤用药治疗 54 例慢性阻塞性肺疾病（COPD）急性加重期患者，常规西药治疗的同时，给予其加味桑白皮汤，药方组成为：瓜蒌 10g，法半夏 10g，桃仁 10g，紫苏子 10g，浙贝母 9g，厚朴 9g，杏仁 9g，黄芩 6g，栀子 6g，大黄 3g，黄连 3g，桑白皮 15g，丹参 15g，益母草 12g。每日 1 剂，水煎煮，早晚各 1 次。10 天为 1 个疗程。治疗前，COPD 急性加重期组与健康对照组 HMGB1、FIB 测定结果对比（7.75 ± 0.79 VS 5.52 ± 0.65）ng/ml、（4.43 ± 1.31 VS 3.03 ± 0.43）g/L，差异有统计学意义（$P < 0.01$）。治疗后，COPD 急性加重期组与健康对照组 HMGB1、FIB 测定结果对比（5.60 ± 0.15 VS 5.52 ± 0.65）ng/ml、（3.11 ± 0.67 VS 3.03 ± 0.43）g/L，差异无统计学意义（$P > 0.05$）。COPD 急性加重期组治疗前后，HMGB1、FIB 测定结果对比（7.75 ± 0.79 VS 5.60 ± 0.15）ng/ml、（4.43 ± 1.31 VS 3.11 ± 0.67）g/L，差异有统计学意义（$P < 0.01$）[9]。

（7）痰热郁肺型肺胀 加味桑白皮汤联合 β- 内酰胺类或大环内酯类抗生素治疗 60 例痰热郁肺型肺胀，药方组成：桑白皮 15g，瓜蒌皮 15g，炙麻黄 6g，生石膏 30g，杏仁 12g，黄芩 12g，地龙 10g，浙贝母 15g，法半夏 12g，生姜 12g，甘草 12g，鱼腥草 30g，葶苈子 30g，紫苏子 15g，金荞麦根 30g。每日 1 剂，15 天为 1 疗程。在中药治疗的基础上采用常规 β- 内酰胺类或大环内酯类抗生素。治疗组总有效率 96.67%，对照组总有效率 72.41%（$P < 0.05$）[10]。

（8）卡他性结膜炎 大枣饮合桑白皮汤疗 41 例春季卡他性结膜炎，药方组成：桑白皮 9g，泽泻 10g，玄参 12g，麦冬 10g，地骨皮 9g，黄芩 9g，旋覆花 6g，甘草 6g，菊花 6g，桔梗 6g，茯苓 9g。每日 1 剂。每日早服大枣饮：大枣 3 枚，鹤虱 6g，水煎 10min。治愈 31 例，显效 7 例，有效 3 例。治愈率 75.61%，有效率 100%[11]。

（9）干眼 桑白皮汤治疗 142 例蒸发过强型干眼，药方组成：桑白皮 12g，玄参 10g，泽泻 10g，黄芩 10g，旋覆花 10g，麦冬 12g，菊花 10g，地骨皮 10g，桔梗 10g，茯苓 10g，防风 10g，白芷 10g，白术 20g。每日 1 剂，分 2 次服，连续服药 4 周。治愈 29 例，好转 85 例，无效 28 例，总有效率 80.3%[12]。

桑白皮汤治疗 47 例干眼症，在常规西药治疗组的基础上，观察组服用桑白皮汤，药方组成：桑白皮 15g，麦冬 15g，木贼 12g，决明子 15g，菊花 10g，地骨皮 10g，蝉蜕 5g。每日 1 剂，水煎 2 次，每次内服前先用药液熏蒸眼睛 10~15min，然后再服用 100ml；4 周为 1 个疗程，连续治疗 3 个疗程后评价疗效。观察组治疗有效率为 95.74%，明显高于对照组的 72.34%，差异有统计学意义（$P < 0.05$）；观察组治疗后泪膜破裂时间 BUT $< 5s$ 例数明显少于对照组，且 BUT $\geqslant 5s$、BUT $\geqslant 10s$ 例数明显高于对照组，差异有统计学意义（$P < 0.05$）；观察组治疗后视力水平、泪液分泌试验（SIT）、睑板腺功能障碍评分较对照组明显改善，差异有统计学意义（$P < 0.05$）[13]。

（10）慢性肺心病心力衰竭 加味葶苈大枣桑白皮汤治疗 30 例慢性肺心病心力衰竭，药方组成：葶苈子 10g，大枣 10g，桑白皮 20g，茯苓 15g，猪苓 12g，桂枝 10g，白术 15g，丹参 20g，益母草 20g，陈皮 6g，炙甘草 6g。每日 1 剂，分 2 次温服。1 疗程均为 1 周，观察 2 个疗程。治疗组总有效率 86.67%，对照组有效率 53.33%[14]。

（11）痤疮 桑白皮汤治疗 60 例寻常痤疮，药方组成：桑白皮 30g，蒺藜 25g，防风 20g，黄芩 20g，丹参 15g，川芎 15g，法半夏 15g，浙贝母 15g，黄连 10g，僵蚕 10g，炙甘草 5g。内服：每日 1 剂，10 天为 1 疗程。外用：药渣煎水外洗面部皮损，药液温度以皮肤适应为宜，在炎性丘疹、脓疱、囊肿处用纱布浸泡药液后湿敷 15~20min，每日 2 次。痤愈 20 例，好转 37 例，无效 3 例，总有效率 95%。疗程最短者 2 疗程，最长者 5 疗程[15]。

参考文献

[1] 耿久玲. 桑白皮汤加减治疗小儿类百日咳综合征 68 例疗效观察 [J]. 中原医刊, 2005, 32 (21): 63.

[2] 杜文坚. 桑白皮汤加减治疗咳嗽变异性哮喘 30 例 [J]. 陕西中医, 2007, 28 (7): 839-840.

[3] 陈明, 周继朴, 王玉光. 桑白皮汤联合糖皮质激素治疗支气管哮喘急性发作期的临床效果及对呼出气一氧化氮水平的影响 [J]. 中国中医急症, 2018, 27 (12): 111-113.

[4] 王怡冰, 张书亮. 桑白皮汤加减治疗外感咳嗽疗效分析 [J]. 医药论坛杂志, 2006, 27 (13): 100.

[5] 杨兴俊. 桑白皮汤加减治疗慢性支气管炎急性发作 43 例 [J]. 河南中医, 2007, 27 (7): 65.

[6] 秦瑞君. 加味桑白皮汤联合安宫牛黄丸对急性毛细支气管炎患儿体征改善及生活质量的影响 [J]. 亚太传统医药, 2018, 14 (3): 175-176.

[7] 刘瑞娜. 桑白皮汤联合西药治疗小儿支原体肺炎的疗效观察 [J]. 西藏医药, 2019, 40 (02): 140-141.

[8] 程茹. 桑白皮汤加减治疗慢性阻塞性肺疾病急性加重期 62 例 [J]. 浙江中医杂志, 2018, 53 (10): 730.

[9] 陈卫平, 易金平, 邹黎, 等. 加味桑白皮汤对慢性阻塞性肺疾病急性加重期患者 HMGB1、FIB 的影响研究 [J]. 时珍国医国药, 2015, 26 (4): 840-842.

[10] 石菜叶. 中西医结合治疗痰热郁肺型肺胀 60 例疗效观察 [J]. 云南中医中药杂志, 2012, 33 (7): 78.

[11] 张世红, 琚怀民, 朱洪勇, 等. 大枣饮合桑白皮汤治疗春季卡他性结膜炎 41 例 [J]. 四川中医, 1997, 15 (5): 51-52.

[12] 李强, 李凤荣. 桑白皮汤治疗蒸发过强型干眼的疗效观察 [J]. 中国医刊, 2014, 49 (6): 95-97.

[13] 黄绮君, 罗微媚, 陈银月. 桑白皮汤治疗干眼症临床效果观察 [J]. 亚太传统医药, 2018, 14 (07): 186-187.

[14] 陆向英. 加味葶苈大枣桑白皮汤治疗慢性肺心病心力衰竭 30 例 [J]. 中国临床研究, 2012, 25 (6): 606-607.

[15] 吴宗德, 陈永艳. 桑白皮汤治疗寻常痤疮 60 例 [J]. 陕西中医, 2004, 25 (8): 691-692.

金水六君煎

【出处】《景岳全书》(明·张景岳)"治肺肾虚寒, 水泛为痰, 或年迈阴虚, 血气不足, 外受风寒, 咳嗽呕恶, 多痰喘急等证。"

【处方】当归二钱、熟地黄三五钱、陈皮一钱半、半夏二钱、茯苓二钱、炙甘草一钱。

【制法及用法】水二盅, 生姜三五七片, 煎七八分, 食远温服。

【剂型】汤剂。

【同名方剂】金水六君煎 (清代洪缉庵《虚损启微》)。

【历史沿革】

1. 清·洪缉庵《虚损启微》, 金水六君煎

[组成] 当归二钱、熟地黄三五钱、陈皮一钱半、半夏二钱、茯苓二钱、炙甘草一钱。

[主治] 治肺肾虚寒, 水泛为痰, 或年迈阴虚, 血气不足, 外受风寒, 咳嗽呕恶, 多痰喘急等症, 神效。

[用法用量] 水二盅, 生姜三五七片, 煎七八分, 食远温服。

2. 清·洪金鼎《医方一盘珠》卷四, 金水六君煎

[组成] 熟地黄四钱、当归四钱、白苓三钱、半夏、陈皮、甘草、核桃。

[主治] 夜咳不愈。

[用法用量] 方中半夏以下四药用量原缺。

【现代研究】

1. 药理作用

(1) 祛痰、镇咳 采用 4.2g/kg 和 2.1g/kg 金水六君煎剂对大鼠和家鸽进行灌胃, 发现: 金水六君煎口服液能明显增加大鼠气管毛细管引流量 ($P < 0.01$), 加速家鸽呼吸道纤毛运动 ($P < 0.01$), 表明金水六君煎口服液具有祛痰作用, 且明显优于单味半夏[1]。

(2) 提高免疫力 金水六君煎高低剂量 (4g/kg、2g/kg) 对慢性支气管炎模型小鼠进行灌胃 21 天, 发现金水六君煎高剂量可提高慢性支气管炎模型小鼠血清 IL-2 含量, 增强小鼠迟发性超敏反应强度, 表明其可以促进 T 淋巴细胞的活化, 增强 T 细胞介导的细胞免疫功能, 能够调节机体免疫功能, 增强机体细胞免疫力[2]。

（3）增强体质 采用金水六君煎口服液（4g/kg、2g/kg）、复方金水六君煎口服液（4g/kg、2g/kg）对小白鼠灌胃7天，发现金水六君煎口服液高、低剂量及复方金水六君煎高、低剂量均能延长小白鼠负重游泳时间、耐缺氧存活时间。与对照组比较，差异有显著性意义（$P < 0.01$），半夏组与对照组比较无统计学意义[3]。

（4）抗氧化 采用金水六君煎口服液高低剂量（4g/kg、2g/kg）对慢性支气管炎小鼠血清灌胃，发现本药提高了模型小鼠血清SOD活力，降低了MDA含量，提示该方在改善体内氧化与抗氧化平衡紊乱状态、清除自由基对机体的损伤、维持自由基产生和清除的平衡状态等方面具有一定的作用[4]。

（5）抗炎 金水六君煎与穴位敷贴联合治疗慢性支气管炎患者4周，发现血液流变学相关指标（WHV、WLV、PV、PCV以及RCAI）、炎症因子（IL-8以及TNF-α）显著降低，肺功能相关指标（FVC、$FEV_{1.0}$、PEF、MVV以及$V_{0.50}$）以及炎症因子（IL-4、IL-2）显著升高，说明金水六君煎联合穴位敷贴显著改善了慢性支气管炎患者的血液流变学、炎症因子以及肺功能水平[5]。

（6）抗衰老 金水六君煎低、中、高剂量（0.35、0.7、1.4g/ml）对D-半乳糖亚急性衰老小鼠模型灌胃42天，发现金水六君煎可以提高血清SOD活性、增强SOD活性、提高衰老模型小鼠对自由基防护能力，进而提高组织中羟脯氨酸含量，使小鼠皮肤真皮层明显变厚，胶原纤维增加、排列致密，提示金水六君煎对D-半乳糖致衰老模型小鼠皮肤老化有改善作用[6]。

2. 制剂研究

（1）含量测定 采用RP-HPLC法测定金水六君煎中橙皮苷的含量。色谱柱为Hypersil BDS C8柱（10μm），流动相为乙腈-8%醋酸水溶液（17∶83），流速1.0ml/min，柱温40℃，检测波长284nm，外标峰面积法定量。橙皮苷的进样量在0.02~2.00μg范围内，与峰面积有良好的线性关系（$r=0.9999$）；精密度RSD为0.83%；平均加样回收率为100.5%，RSD为1.85%。金水六君煎中橙皮苷含量，结果为0.509%，RSD为1.48%（$n=5$）[7]。

双波长薄层扫描法测定金水六君煎胶囊中盐酸麻黄碱的方法。双波长锯齿反射法扫描：$\lambda_S=506nm$，$\lambda_R=690nm$，狭缝宽度0.4nm×0.4nm，SX=3。盐酸麻黄碱在1~5μg范围内有良好的线性关系，平均回收率98.4%，RSD为2.43%。盐酸麻黄碱在金水六君煎中的平均含量为3.076mg/g（占0.061%），RSD为3.07（$n=5$）[8]。

采用HPLC法对金水六君煎胶囊中橙皮苷和阿魏酸进行了含量测定。用Hypersil BDS C8柱（10μm），流动相为V（乙腈）∶V（体积分数8%醋酸）=17∶83，流速为1.0ml/min，柱温40℃，橙皮苷在284nm下检测；阿魏酸在314nm下检测。橙皮苷平均回收率为100.1%，RSD为1.60%；阿魏酸平均回收率为98.3%，RSD为1.10%。用外标两点法测定金水六君煎胶囊中橙皮苷含量，结果为0.443%，RSD为1.52%（$n=5$）。用外标两点法测定金水六君煎胶囊中阿魏酸含量，结果为0.0067%，RSD为1.30%（$n=5$）[9]。

采用薄层扫描法、紫外分光光度法分别对金水六君煎胶囊中有祛痰作用的U-谷甾醇和总生物碱进行含量测定。薄层扫描法色谱条件如下，薄层板：硅胶GF254 0.5%CM C-Na板；以甲苯+乙酸乙酯（4+1）为展开剂，展开约12cm，取出，晾干，喷以5%硫酸乙醇溶液显色，85℃烘至紫色斑点显色清晰。紫外分光光度法扫描条件及波长的选择：反射法锯齿扫描，扫描宽度10mm；狭缝：0.4mm×0.4mm；硅胶散射参数：SX=3。采用单波长法（$\lambda=502nm$）对U-谷甾醇进行测定，外标两点法测定金水六君煎供试品中U-谷甾醇含量。5次测定平均结果为0.027%，RSD=2.85%（$n=5$）。紫外分光光度法采用413nm为盐酸麻黄碱测定波长。外标法测定金水六君煎中盐酸麻黄碱含量。5次测定平均结果为0.026%，RSD=2.14%（$n=5$）[10]。

通过对金水六君煎口服液的质量标准指标进行动物实验研究，采用金水六君煎、橙皮苷等灌胃脂多糖（LPS）支气管内注入制备慢性支气管炎（慢支）大鼠模型，发现金水六君煎口服液和橙皮苷两者都能提高慢支大鼠的PS含量，降低慢支大鼠外周血WBC，与模型组比较具有显著性差异（$P < 0.05$）；并且两者支气管形态的变化相似；但橙皮苷排痰作用强于金水六君煎口服液，差异有显著性意义（$P < 0.05$）。以金水六君煎中橙皮苷含量为主要质量标准指标是可行的[11]。

（2）剂型对比 通过研究金水六君胶囊及其口服液对慢支大鼠的外周血白细胞、排痰量、肺表面活性物质、肺糖皮质激素受体、支气管纤毛病理形态学等指标的影响，发现：金水六君煎胶囊和口服液均能显著降低慢支大鼠外周血白细胞数，显著促进慢支大鼠排痰，保护慢支大鼠支气管纤毛，显著上调慢支大鼠肺糖皮质激素受体数量，显著提高肺表面活性物质的量。在以上指标中，从金水六君煎口服液到胶囊的剂型改变不影响其对慢性支气管炎的疗效[12]。

3. 成分研究

采用薄层扫描法、紫外分光光度法和高效液相色谱法分别测定了金水六君煎胶囊中β-谷甾醇、生物碱和橙皮苷的含量。金水六君煎煎液中β-谷甾醇的含量为0.0278%，RSD为3.38%（$n=5$）；而金水六君煎胶囊中β-谷甾醇的含量为0.0267%，RSD为2.85%（$n=5$）。法半夏中总生物碱的含量为0.0080%，RSD为2.05%（$n=5$）；金水六君煎煎液中总生物碱的含量为0.030%，RSD为3.33%（$n=5$）；金水六君煎胶囊中总生物碱含量为0.026%，RSD为2.14%（$n=5$）。用甲醇和水溶液（超声波法）提取金水六君煎药材中橙皮苷，结果表明橙皮苷的含量分别为0.626%（RSD为1.05%）和0.516%（RSD为1.69%），说明甲醇超声提取比水超声提取的效果好。用高效液相色谱法和薄层扫描法测定了甲醇索氏提取法提取的金水六君煎中橙皮苷的含量，测定结果分别为0.680%（RSD为0.81%）和0.677%（RSD为2.19%）。两者不存在显著性差异。

β-谷甾醇具有较好的清除和抑制超氧阴离子O_2^-的作用，且其清除·OH自由基能力在一定浓度范围随着清除剂浓度的增大而增强。协同实验表明β-谷甾醇对邻苯三酚自氧化产生的O_2^-有抑制作用，β-谷甾醇和橙皮苷具有明显的协同作用。

金水六君煎胶囊及其药效成分具有祛痰作用。β-谷甾醇能显著增加小鼠气管段酚红排泌。而金水六君煎胶囊、橙皮苷、β-谷甾醇+橙皮苷能抑制小鼠气管酚红排泌。β-谷甾醇与金水六君煎胶囊能显著增加家鸽气管纤毛摆动，促进痰液排出。橙皮苷与β-谷甾醇+橙皮苷则作用不显著。橙皮苷、β-谷甾醇+橙皮苷、金水六君煎胶囊能显著减轻二甲苯所致小鼠耳廓肿胀度。β-谷甾醇、橙皮苷、β-谷甾醇+橙皮苷、金水六君煎胶囊均能显著抑制醋酸所致小鼠腹腔毛细管通透性增高[13]。

4. 拆方分析

通过观察陈皮提取物橙皮苷、法夏提取物β-谷甾醇、金水六君煎胶囊对枸橼酸钠喷雾后豚鼠及氨水喷雾后小鼠咳嗽潜伏期的影响，与磷酸可待因及空白进行对照。橙皮苷、β-谷甾醇+橙皮苷、金水六君煎均有显著的镇咳作用（R值>150%）。β-谷甾醇则作用不显著。β-谷甾醇、橙皮苷、β-谷甾醇+橙皮苷、金水六君煎均能显著延长豚鼠咳嗽潜伏期（$P < 0.05$，$P < 0.01$）[14]。

通过观察陈皮提取物橙皮苷、法夏提取物β-谷甾醇、金水六君煎胶囊对小鼠气管段酚红排泄的影响以及对家鸽气管纤毛运动的影响，与牡荆油滴丸及空白进行对照。橙皮苷、β-谷甾醇+橙皮苷、金

水六君煎、牡荆油滴丸均显著抑制小鼠气管段酚红排泌（$P < 0.01$，$P < 0.001$）。而β-谷甾醇则显著增强小鼠气管段酚红排泌（$P < 0.001$）。β-谷甾醇与金水六君煎能显著增加墨汁在鸽气管内壁的移行距离（$P < 0.05$，$P < 0.01$）。橙皮苷、β-谷甾醇+橙皮苷有增加墨汁移行距离的趋势，但无显著性差异（$P > 0.05$），牡荆油滴丸亦能显著增加墨汁的移行距离（$P < 0.05$）[15]。

通过观察金水六君煎及其拆方含药血清对肺腺癌细胞A549黏液高分泌模型黏蛋白5AC（MUC5AC）及水通道蛋白5（AQP5）表达的影响，发现：与空白组比较，模型组细胞MUC5AC mRNA与蛋白表达明显增多（$P < 0.05$），AQP5 mRNA与蛋白表达明显降低（$P < 0.05$）；与模型组比较，金水六君煎组（熟地黄+当归+半夏+陈皮+茯苓+炙甘草）及养阴组（熟地黄+当归）细胞MUC5AC mRNA表达明显降低（$P < 0.05$），AQP5 mRNA表达明显增多（$P < 0.05$）；化痰组（半夏+陈皮+茯苓+炙甘草）A549细胞MUC5AC蛋白表达显著降低（$P < 0.01$），AQP5蛋白表达明显升高（$P < 0.05$）；模型组细胞上清液MUC5AC、AQP5蛋白表达较空白组差异无统计学意义（$P > 0.05$）。这说明金水六君煎可明显抑制A549细胞MUC5AC产生，促进AQP5表达，纠正黏蛋白/水盐比例失衡可能是其治疗气道黏液高分泌的机制[16]。

通过观察金水六君煎及其拆方对A549细胞黏液高分泌模型黏蛋白MUC5B表达的影响。发现：与空白组比较，模型组细胞黏蛋白MUC5B mRNA与蛋白表达明显增多（$P < 0.05$或$P < 0.01$）。与模型组比较，金水六君煎组（熟地黄+当归+半夏+陈皮+茯苓+炙甘草）及养阴组（熟地黄+当归）MUC5B mRNA表达明显降低（$P < 0.05$）；金水六君煎组及化痰组（半夏+陈皮+茯苓+炙甘草）MUC5B mRNA表达明显降低（$P < 0.01$）。金水六君煎及其拆方含药血清可明显抑制黏蛋白MUC5B mRNA与蛋白表达[17]。

5. 临床应用

（1）久咳　金水六君煎治疗108例小儿痰湿型久咳，药方组成：沙参、茯苓、熟地黄各10~25g，制半夏、当归各6~12g，陈皮、甘草各4~8g，生姜3~6片。每日1剂，分3~4次服，疗程为7天。治愈78例，好转21例，无效9例，总有效率91.7%[18]。

（2）慢性咳喘　金水六君煎治疗46例慢性咳喘，药方组成：熟地黄9~15g、当归6~9g、半夏6~9g、茯苓9~15g、陈皮6~9g、炙甘草3~6g、生姜3~7片。加减：若咳喘痰多稀白，可加紫苏子、白芥子、葶

苈子等降气化痰；若咳嗽痰黄兼有热象者，加桑白皮、杏仁、鱼腥草、半枝莲、浙贝母；若阳虚寒盛、气喘息短，可加细辛、五味子、干姜、山茱萸、补骨脂；若体虚自汗，纳少便溏，可加黄芪、党参、炒白术、炒山药；若喘憋明显，可加地龙、炙麻黄。每日1剂，早晚分服。治疗组总有效率93.5%；对照组总有效率65%[19]。

（3）呼吸道感染　玉屏风散合金水六君煎加减治疗58例小儿反复呼吸道感染脾肾两虚证，药方组成：熟地黄15g，炙黄芪15g，炒白术15g，防风10g，陈皮10g，法半夏6g，茯苓10g，炙甘草3g，鸡内金10g，麦冬10g，补骨脂10g，白芥子5g。每日3次，连续服用3个月。治疗组总有效率91.38%，对照组总有效率75.86%[20]。

（4）肾虚咳嗽　金水六君煎中药配方颗粒治疗34例肾虚咳嗽，药方组成：当归10g，熟地黄10g，陈皮6g，法半夏6g，茯苓10g，炙甘草3g，生姜3g。加减：若有胸闷、气喘、咳嗽、痰鸣者，加紫苏子10g，瓜蒌皮10g，香橼6g，丹参10g，或红花6g；若有咳嗽、痰多色黄、呼吸急促、苔黄腻、脉滑数者，加黄芩10g，蜜百部10g，丹参10g；若有咳则遗尿者加益智仁10g，淫羊藿10g。每日1剂，分2~3次温服。连服7天为1个疗程。治疗组总有效率91.18%，高于对照组的66.67%[21]。

（5）过敏性鼻炎　加味金水六君煎治疗128例过敏性鼻炎，药方组成：炙麻黄4g，防风15g，白术15g，当归5g，陈皮10g，半夏10g，茯苓15g，三七5g，甘草5g。咳嗽者加半枝莲、枇杷叶；泡沫痰者加干姜；痰黄者加浙贝母；有哮喘者加地龙5~10g。每日1剂，分2次内服，3个月为一疗程。显效96例，好转22例，无效10例，总有效率92.19%[22]。

（6）慢性肺心病继发感染　金水六君煎治疗32例慢性肺心病继发感染，药方组成：陈皮12g，半夏10g，当归15g，茯苓15g，熟地黄30g，炙甘草6g，生姜3g，川贝母10g（捣），牡丹皮15g。加减：喘促明显者加葶苈子30g，北五加皮6g；纳差脘痞者加砂仁10g，莱菔子15g。每日1剂，早晚分服。10天为一疗程。治疗组总有效率90.6%，对照组总有效率60%[23]。

（7）梅尼埃病　金水六君煎治疗42例梅尼埃病，药方组成：熟地黄20g，当归15g，茯苓15g，陈皮10g，半夏10g，甘草5g。加减：气虚者加黄芪、党参，肝旺者加钩藤、石决明，痰多者加橘络、天麻，虚火者加知母、川牛膝，呕吐甚者加竹茹，不寐者加酸枣仁。每日1剂，水煎少量多次服。痊愈33例，显效5例，好转2例，无效2例，总有效率95%[24]。

（8）骨折迟缓愈合　加味金水六君煎治疗35例骨折迟缓愈合，药方组成：熟地黄20g，茯苓20g，炒白术20g，炒当归15g，骨碎补15g，黄芪30g，续断30g，鸡血藤30g，薏苡仁30g，半夏10g，陈皮10g，山茱萸10g，地龙10g，炙甘草5g。加减：上肢骨折者加桑枝15g，下肢骨折者加川牛膝15g。每日1剂，分2次口服。治疗4周为1疗程。治愈26例，有效7例，无效2例，总有效率94.3%[25]。

（9）高脂血症　加味金水六君煎治疗高脂血症75例，药方组成：半夏6g，当归6g，茯苓6g，甘草3g，三七3g，陈皮4.5g，乌梅4g，生姜3~7片，熟地黄9~15g。每日1剂，早晚冲服。30天为1个疗程。治疗组总有效率93.33%，对照组总有效率81.33%[26]。

（10）口腔溃疡　金水六君煎治疗50例口腔溃疡，药方组成：当归10g，生地黄15g，陈皮10g，半夏10g，茯苓15g，甘草6g。临床随症加减应用。痊愈42例，有效6例，无效2例，总有效率96%[27]。

参考文献

[1] 孟辉，沈英森，赵长鹰，等. 金水六君煎口服液祛痰作用的实验研究[J]. 湖南中医杂志，1995，11（3）：42.

[2] 赵长鹰，唐颖，沈英森，等. 金水六君煎口服液对慢性支气管炎小鼠血清IL-2水平等影响的研究[J]. 新中医，1999，31（12）：31.

[3] 沈英森，赵长鹰，陈再智，等. 金水六君煎对小白鼠负重游泳时间、常压耐氧及抗寒能力的影响[J]. 暨南大学学报（医学版），1997，18（2）：35.

[4] 赵长鹰，孟辉，唐颖，等. 金水六君煎对慢性支气管炎小鼠血清超氧化物歧化酶活力和丙二醛含量的影响[J]. 中国中西医结合杂志，2001，21（11）：843-844.

[5] 周忠明，陈磐华. 金水六君煎联合穴位敷贴治疗慢性支气管炎的机制研究[J]. 海南医学院学报，2017，23（03）：331-334+338.

[6] 彭圆，王平，富青，等. 金水六君煎对D-半乳糖致小鼠皮肤衰老模型作用的实验研究[J]. 湖北中医杂志，2009，31（6）：7-9.

[7] 郭书好，胡小刚，白燕，等. RP-HPLC法测定金水六君煎中橙皮苷的含量[J]. 中成药，2001（12）：21-23.

[8] 刘慧琼，郭书好，王定勇，等. 薄层扫描法测定金水六君煎胶囊中盐酸麻黄碱的含量[J]. 光谱实验室，2005（04）：687-689.

[9] 刘慧琼，胡小刚，沈英森，等. 金水六君煎胶囊质量标准研究（Ⅱ）—橙皮苷和阿魏酸的分析测定[J].

暨南大学学报（自然科学与医学版），2003（01）：59-62.

［10］郭书好，潘珊珊，刘慧琼，等. 金水六君煎胶囊多指标成分分析［J］. 光谱实验室，2004（02）：383-386.

［11］沈英森，吕小亮，姜杰，等. 金水六君煎口服液质量标准的动物实验研究［J］. 中药材，2002（07）：484-486.

［12］吕小亮. 金水六君煎胶囊及其口服液的对比研究［D］. 暨南大学，2002.

［13］刘慧琼. 金水六君煎胶囊主要药用成分研究［D］. 暨南大学，2003.

［14］黎俏梅，孟辉. 金水六君煎及其成分镇咳的药效学研究［J］. 四川中医，2006（09）：16-17.

［15］孟辉，黎俏梅，沈英森，等. 金水六君煎及其成分祛痰作用的药效学研究［J］. 中成药，2005（07）：849-850.

［16］柏正平，刘雨，谭小宁，等. 金水六君煎及其拆方含药血清对 A549 细胞中黏蛋白 MUC5AC 及水通道蛋白 AQP5 表达的影响［J］. 湖南中医药大学学报，2019，39（03）：320-325.

［17］柏正平，刘雨，刘芳，等. 金水六君煎及其拆方含药血清对人中性粒细胞弹性蛋白酶诱导 A549 细胞黏液高分泌的影响［J］. 中国中医急症，2019，28

（05）：753-756.

［18］黄福发，黄福忠. 金水六君煎治疗小儿痰湿型久咳 108 例［J］. 四川中医，2000，18（10）：43.

［19］马跃红. 金水六君煎治疗慢性咳喘 46 例［J］. 实用中医内科杂志，2001，15（01）：10.

［20］崔二旗，马苗林，冯斌. 玉屏风散合金水六君煎加减治疗小儿反复呼吸道感染脾肾两虚证临床研究［J］. 河南中医，2016，36（8）：1410-1412.

［21］雷玲. 金水六君煎中药配方颗粒治疗肾虚咳嗽 34 例［J］. 中国药业，2007，16（24）：63-64.

［22］喻峰. 加味金水六君煎治疗过敏性鼻炎 128 例小结［J］. 中国中医药信息杂志，2002，9（07）：54.

［23］王晓明. 金水六君煎治疗慢性肺心病继发感染［J］. 中国中医药信息杂志，2003，10（01）：55.

［24］李玉芹，葛微，董松. 金水六君煎治疗美尼尔氏病 42 例疗效观察［J］. 现代中西医结合杂志，2004，13（06）：794.

［25］陈星南. 加味金水六君煎治疗骨折迟缓愈合 35 例［J］. 浙江中医杂志，2005，40（7）：290.

［26］卜四江. 加味金水六君煎治疗高血脂症 75 例临床观察［J］. 中国民族民间医药，2015（12）：100-101.

［27］杜秀清. 金水六君煎治疗口腔溃疡 50 例［J］. 内蒙古中医药，1994（04）：30.

暖肝煎

【出处】《景岳全书》（明·张景岳）"治肝肾阴寒，小腹疼痛，疝气等证。"

【处方】当归二三钱、枸杞三钱、茯苓二钱、小茴香二钱、肉桂一二钱、乌药二钱、沉香一钱或木香亦可。

【制法及用法】水一盅半，加生姜三五片，煎七分，食远温服。

【剂型】汤剂。

【现代研究】

临床应用

（1）精索静脉曲张 暖肝煎加减治疗 52 例精索静脉曲张，药方组成：当归 9g，肉桂 9g，乌药 9g，桃仁 9g，延胡索 9g，枸杞子 12g，小茴香 15g，沉香 6g，橘核 6g，川楝子 6g，通草 6g。加减：冷痛、肿胀严重者加吴茱萸 9g，干姜 6g，甚者可加炮附子 6~9g；静脉曲张累及阴囊皮肤和大腿内侧时可

加丹参 15g，赤芍 12g，川芎 9g；全身有热象如口苦、咽干、小便黄者可加黄芩 10g，栀子 10g，淡竹叶 3g。治疗组总有效率 96%，对照组总有效率 73%。两组治愈率比较有显著性差异（$P < 0.01$），治疗组明显优于对照组。6 个月后随访，治疗组痊愈者中 1~2 度者无复发，3 度者复发 1 例，再用本法治疗仍然有效[1]。

（2）疝气病 中西医结合治疗老年嵌顿性腹股沟斜疝，药方组成：枸杞 15g，当归 15g，小茴香 9g，乌药 8g，肉桂 8g，茯苓 8g，黄芪 30g，沉香 4g，加生姜水煎服。每日 2 次，连服 5 天。观察组排气时间、住院时间短于对照组（$P < 0.05$）；观察组患者出现发热、阴囊肿胀伴积液者均少于对照组（$P < 0.05$）。经随访，观察组 1 年内无一例复发，对照组有 2 例复发。这显示中西医结合治疗老年嵌顿性腹股沟斜疝能够保证临床疗效，提高手术质量，减少术后并发症的发生，促进患者康复[2]。

暖肝煎加减治疗 251 例疝气病，药方组成：枸杞 15g，当归 15g，茯苓 15g，小茴香 10g，乌药 10g，肉桂 10g，沉香 5g。治愈 195 例，显效 22 例，有效 16 例，无效 18 例，总有效率 92.8%[3]。

（3）慢性前列腺炎 暖肝煎加味治疗 23 例慢性前列腺炎，药方组成：当归 20g，肉桂 10g，乌药 10g，沉香 10g，川牛膝 20g，穿山甲 10g，赤芍 20g，小茴香 10g，菟丝子 20g，枸杞 20g，茯苓 15g，生姜 3 片。每日 1 剂，分 3 次服。23 例患者中，治疗 20 天症状消失者 10 例，治疗 45 天症状消失者 12 例，2 个月内随访无复发。1 例无效。总有效率 95.65%[4]。

（4）阳虚寒凝型原发性痛经 暖肝煎新用治疗 30 例阳虚寒凝型原发性痛经，药方组成：当归 6g，枸杞 9g，小茴香 6g，肉桂 5g，乌药 6g，沉香 3g，茯苓 6g，生姜 3 片。每日 1 剂，分早晚 2 次空腹温服。经前 1 周开始服用，持续至经来 3 天停服，共 10 天。1 个月经周期为 1 疗程，连用 3 个疗程。治疗组总有效率为 96.7%，对照组总有效率为 76.7%。两组有效率比较经统计学处理有显著性差异（P＜0.05），治疗组明显优于对照组[5]。

（5）冠心病不稳定性心绞痛 加减暖肝煎胶囊治疗 33 例冠心病不稳定性心绞痛。在口服异乐定＋肠溶阿司匹林的基础上，加服暖肝煎，药方组成：当归 2 份、肉桂 1 份、乌药 2 份、小茴香 1 份、黄芪 2 份、三七 2 份组成，按上述比例制成胶囊，每粒含生药 400mg，每次 2 粒。疗程 3 周。心绞痛症状疗效比较，治疗组总有效率 93.93%，对照组总有效率 72.72%。两组比较，差异有显著性（P＜0.05）。改善异常心电图方面比较，治疗组总有效率 72.72%，对照组总有效 45.45%。两组比较，差异有显著性（P＜0.05）。心肌耗氧量也明显减少（P＜0.05），且能降低血浆 TXB$_2$ 水平，升高 6-K-PGF$_{1\alpha}$ 水平（P＜0.05）[6]。治疗后，血浆 CRP 水平降低，2 组治疗前后比较血浆 CRP 水平差异均有统计学意义（P＜0.05），2 组治疗后血浆 CRP 水平比较差异有统计学意义（P＜0.05），治疗组改善情况明显优于对照组[7]。

（6）溃疡性结肠炎 半夏泻心汤合暖肝煎化裁治疗 35 例溃疡性结肠炎，药方组成：党参、制半夏、干姜、枸杞各 12g，黄连、黄芩、小茴香、沉香各 9g，乌药 15g，炙甘草 6g。加减：腹痛甚加白芍、当归；便血加侧柏叶，改干姜为干姜炭；久泻不愈、腰膝酸冷者去黄连，加肉桂；里急后重甚加升麻、黄芪；脘胁作胀甚者合四逆散。每日 1 剂，水煎分 2 次服，20 天为 1 疗程，疗程间歇 5~7 天，连用 2~3 疗程。临床治愈 18 例，有效 15 例，无效 2 例，总

有效率 94.3%，平均疗程 45 天[8]。

（7）直肠癌术后气虚血瘀证 暖肝煎联合化疗治疗 28 例直肠癌术后气虚血瘀证患者。在常规化疗的同时，联合服用暖肝煎，药方组成：柴胡 6g，清半夏 10g，枳壳 30g，当归 10g，枸杞 10g，橘核 10g，茯苓 20g，小茴香 12g，肉桂 10g，乌药 10g，沉香 5g，丹参 10g，莪术 9g。每日 1 剂，分 2 次温服，14 天为 1 个周期，共 5 个周期。治疗组总有效率 96.43%，对照组总有效率为 55.56%，2 组比较差异具有统计学意义（P＜0.05）[9]。

（8）慢性阑尾炎 暖肝煎治疗 20 例慢性阑尾炎，药方组成：小茴香 6g，肉桂 6g，沉香 6g，乌药 9g，当归 9g，川芎 9g，茯苓 9g。加减：右下腹疼痛拒按明显者加水蛭 6g；右少腹不适、腹胀者加枳壳 9g，槟榔 9g。内服同时药渣趁热外敷，每日 1 剂。10 天为 1 疗程，1 疗程症状无改善者改用其他疗法。治愈 9 例，显效 6 例，有效 4 例，无效 1 例，总有效率 95%[10]。

（9）乳头硬痛 暖肝煎治疗 57 例乳头硬痛，药方组成：当归 9g，枸杞 9g，小茴香 6g，乌药 6g，茯苓 6g，肉桂 3g，吴茱萸 3g，生姜 3 片。每日 1 剂，分早、晚温服。加减：伴乳房胀痛，心情郁闷者，加佛手 10g，香附 10g；伴乳房结块、韧实难消者，加炒白芥子 15g，鹿角霜 15g，山慈菇 15g；伴更年期综合征，汗出怕冷、背脊酸痛者，加仙茅 12g，威灵仙 12g。5 天为 1 疗程，服药 1 个疗程，临床治愈 31 例，有效 24 例，无效 2 例；服药 2 个疗程，临床治愈 19 例，有效 7 例，总有效率为 100%[11]。

（10）肋间神经痛 暖肝煎治疗 9 例肋间神经痛，药方组成：肉桂 6g，小茴香 6g，茯苓 10g，乌药 6g，枸杞 10g，当归 10g，沉香 3g，生姜 5 片。加减：寒甚加吴茱萸 6g，胁痛甚加延胡索 10g。每日 1 剂，早晚 2 次分服，6 剂为 1 个疗程。治愈 7 例，有效 1 例，无效 1 例，总有效率为 88.9%[12]。

参考文献

［1］李高旗，王俊芳. 暖肝煎加减治疗精索静脉曲张 52 例［J］. 实用中医药杂志，2004，20（12）：687.

［2］杜鹤，柳德元，白涛. 暖肝煎加减结合手术治疗老年嵌顿性腹股沟斜疝疗效观察［J］. 陕西中医，2014，35（3）：333-334.

［3］贺启智，贺清珍. 暖肝煎加减治疗疝气病 251 例［J］. 陕西中医，1995，16（1）：15.

［4］孙佳成. 暖肝煎加味治疗慢性前列腺炎 23 例［J］. 中国社区医师，2002（2）：39.

［5］杨蕾，杨怡. 暖肝煎新用治疗阳虚寒凝型原发性痛经

30 例的临床观察［J］. 贵阳中医学院学报, 2012, 34（2）: 146-147.

［6］贺敬波, 黄绵清, 张勤, 等. 加减暖肝煎胶囊治疗冠心病不稳定性心绞痛 33 例临床研究［J］. 中医杂志, 2003（05）: 352-353.

［7］贺敬波, 钟琳, 陈捷, 等. 加减暖肝煎对不稳定性心绞痛患者炎症因子 CRP 的影响［J］. 慢性病学杂志, 2007（a03）: 27-29.

［8］范育玲. 半夏泻心汤合暖肝煎化裁治疗溃疡性结肠炎 35 例［J］. 实用中医药杂志, 1999（2）: 12-13.

［9］陈金红, 周洁. 暖肝煎联合化疗治疗直肠癌术后患者的临床观察［J］. 中国中医药现代远程教育, 2018, 16（10）: 112-114.

［10］崔振波. 暖肝煎治疗慢性阑尾炎疗效观察［J］. 实用中医内科杂志, 1994, 8（2）: 29.

［11］孙红君. 暖肝煎治疗乳头硬痛疗效观察［J］. 四川中医, 2009, 27（11）: 96.

［12］刘洪义, 刘长惠. 暖肝煎治疗肋间神经痛 9 例［J］. 山东中医杂志, 2004, 23（2）: 83-84.

玉女煎

【出处】《景岳全书》（明·张景岳）"治水亏火盛, 六脉浮洪滑大, 少阴不足, 阳明有余, 烦热干渴, 头痛牙疼, 失血等证。若大便溏泄者, 乃非所宜。"

【处方】生石膏三五钱、熟地黄三五钱或一两、麦冬二钱、知母一钱半、牛膝一钱半。

【制法及用法】水一盅半, 煎七分, 温服或冷服。

【剂型】汤剂。

【同名方剂】玉女煎（清代王泰林《退思集类方歌注》）。

【历史沿革】

清·王泰林《退思集类方歌注》, 玉女煎

［组成］生石膏三五钱、熟地黄三五钱或一两、麦冬二钱、知母一钱半、牛膝一钱半、水一盅半。

［主治］治水亏火盛, 六脉浮洪滑大, 少阴不足, 阳明有余, 烦热干渴, 头痛牙疼, 失血等证。

［用法用量］煎七分, 温服或冷服。若大便溏者非宜。

【现代研究】

1. 药理作用

（1）降血糖 采用低高剂量（10、20g/kg）玉女煎给小鼠连续灌胃给 7 天, 玉女煎能明显抑制和对抗四氧嘧啶引起的小鼠血糖升高, 其作用机制似与保护和修复细胞使胰岛素分泌正常有关; 另外, 玉女煎也能明显对抗肾上腺素的升血糖作用, 似与促进糖原合成、促进糖的利用、抑制糖异生作用有关[1]。

（2）抗溃疡 采用玉女煎联合西地碘含片对口腔溃疡患者进行 3 天的治疗, 发现西地碘含片联合玉女煎能够降低血清 TNF-α 水平, 提高 IL-2 及 SOD 水平, 对口腔溃疡患者具有较好的临床疗效[2]。

（3）抑制甲亢 加减玉女煎颗粒低中高（2.17、4.33、8.66g/kg）三个剂量对甲状腺功能亢进模型小鼠给药, 发现中、高剂量与阳性对照（他巴唑组）一样体重增长明显加快, 心脏重量指数明显降低; 自发活动次数明显减少, 耗氧量明显降低, 血清 T_3、T_4 含量降低。加减玉女煎具有抑制实验性甲状腺功能亢进症的作用, 其作用机制可能主要与拮抗甲状腺激素的作用或其他因素有关[3]。

（4）降低胃泌素、胃动素 45g/kg 加味玉女煎对链脲佐菌素左下腹注射造成胃肠功能紊乱模型大鼠灌胃 2 周, 发现模型组大鼠与空白组大鼠血清胃泌素存在显著性差异（$P < 0.01$）, 加味玉女煎组大鼠血浆胃泌素含量明显低于模型组（$P < 0.05$）, 与莫沙比利组比较无明显差异（$P > 0.05$）。模型组大鼠血浆胃动素明显高于空白组（$P < 0.01$）, 加味玉女煎组大鼠血浆胃动素含量明显低于模型组（$P < 0.05$）, 与莫沙比利组比较无明显差异（$P > 0.05$）这说明加味玉女煎可降低糖尿病胃肠功能紊乱大鼠血浆胃动素水平、血清胃泌素水平, 增加胃肠推进[4]。

（5）降低自噬基因表达 采用玉女煎对 GK 大鼠进行灌胃 4 周, 发现 GK 大鼠胰岛细胞自噬基因 Beclin 表达下降, 接近于正常大鼠的水平; 同时, 胰岛细胞数量增多, 结缔组织较少, 胰岛数量及形态趋于正常; 此外, 玉女煎可降低自噬活性, 从而减少自噬性细胞凋亡。这说明自噬参与了 2 型糖尿病的病理生理过程, 玉女煎可降低胰岛 β 细胞自噬基因 Beclin 的表达[5]。GK 大鼠胰岛细胞和肾脏自噬基因 LC3 表达升高, 用玉女煎治疗后表达下降, 接近于正常大鼠的水平。对肾脏自噬基因 LC3 表达的检测结果显示，GK 大鼠自噬活性升高，用玉女煎治疗后下降到正常水平；肾脏 LC3 主要在皮质的近曲小管和远曲小管上皮细胞的胞质内表达，集合管上皮细胞少见有表达，可能自噬与近曲小管和远曲小管的功能密切相关[6]。

（6）抑制内分泌激素 6-K-PGF1α 分泌　采用玉女煎低中高剂量（2.03、4.06、8.13g/kg）对实验性胃热阴虚型血热证大鼠灌胃 7 天，发现大鼠的阴虚血热证症状缓解，天冬氨酸氨基转移酶（AST）减少，嗜酸性粒细胞百分率、红细胞分布宽度、甘油三酯增加，胃出血溃疡数减少、鼻黏膜层均数减少、唇黏膜层均数减少，胃上皮层均数增加、胃黏膜层均数增加，使内分泌激素 6-K-PGF1α 显著减少。这说明玉女煎对草乌所致大鼠胃热阴虚证候有一定的治疗作用[7]。

（7）抗炎　采用高中低剂量（6.1、3、1.5g/kg）玉女煎对关节炎大鼠模型灌胃，发现玉女煎大鼠血清中 IL-1、IL-6、TNF-α 和 PGE2 的含量降低，此外，能以质量浓度依赖的方式显著抑制 IL-1 诱导的 TNF-α 及 IL-6 生成。本药能有效地恢复炎症诱导的体质量降低，改善足肿胀程度，在动物和细胞水平均能显著抑制相关炎症因子的表达。玉女煎具有显著的抗大鼠佐剂性关节炎活性，可能通过抑制炎症因子的表达发挥作用[8]。

0.1、1、2mg/ml 玉女煎对脂多糖（LPS）诱导炎性损伤模型小鼠小胶质细胞 BV2 细胞培养 24h，发现与空白对照组相比，LPS 刺激能显著降低 BV2 细胞存活率，诱导 NO、IL-1β、IL-6 及 TNF-α 的分泌，增加 iNOS、COX-2 mRNA 及蛋白的表达，促进 NF-κB p65 由细胞质进入细胞核。与 LPS 组相比，1、2mg/ml 玉女煎预处理 BV2 后，细胞存活率显著升高，NO、IL-1β 及 TNF-α 分泌量显著下降；0.1、1、2mg/ml 玉女煎预处理可显著降低 IL-6 分泌、抑制 iNOS、COX-2 mRNA 及蛋白表达；2mg/ml 玉女煎预处理能明显抑制 NF-κB p65 由细胞质进入细胞核[9]。

（8）抑制舌黏膜增厚　采用玉女煎（5ml/kg）对中医温病气分证模型新西兰大耳白兔进行灌胃 7 天，发现兔舌黏膜增厚，角蛋白 14（CK14）、热休克蛋白 70（HSP70）、增殖细胞核抗原（PCNA）、Toll 样受体 4（TLR4）表达升高，E- 钙黏蛋白（E-Cad）表达降低，玉女煎治疗可以逆转舌黏膜相关分子表达水平，使舌黏膜变薄。气分证兔造模前后及用药前后舌黏膜厚度的变化与 CK14、E-Cad、HSP70、PCNA、TLR4 表达有密切联系[10]。

（9）调节内分泌　用玉女煎低、中、高剂量（1.25、2.50、3.75g/kg）对围绝经期大鼠进行灌胃 4

周，中剂量、高剂量玉女煎可以降低大鼠血清促黄体生成激素（LH）、促卵泡生成激素（FSH）含量，升高大鼠血清雌二醇（E₂）、孕酮（P）含量；升高大鼠血清 β- 内啡肽（β-EP）、去甲肾上腺素（NE）、5- 羟色胺（5-HT）及多巴胺（DA）含量；降低大鼠下丘脑内促性激素释放激素（GnRH）表达，升高大鼠雌二醇受体（ER）表达。这显示着玉女煎合生脉散可显著改善围绝经期大鼠血清性激素、单胺类神经递质含量，对围绝经期大鼠内分泌功能紊乱有调节影响[11]。

2. 成分分析

玉女煎中含有芒果苷、β- 蜕皮甾酮、毛蕊花糖苷等成分；不同批次的玉女煎的指纹图谱具有 17 个共有峰，包括 5- 羟甲基糠醛（在知母、熟地黄、牛膝和麦冬中含量均相对较高），芒果苷（知母活性成分），毛蕊花糖苷（熟地黄活性成分），蜕皮甾酮（牛膝活性成分），甲基麦冬二氢高异黄酮 A（麦冬活性成分）等[12]。

3. 临床应用

（1）急性牙龈炎　清胃散合玉女煎治疗 103 例急性牙龈炎，药方组成：当归 6g，生地黄 12g，黄连 6g，牡丹皮 9g，黄芩 9g，升麻 9g，石膏 30g，熟地黄 20g，知母 5g。加减：便秘加大黄 9g；牙龈肿甚者加天花粉 15g，连翘 9g，淡竹叶 6g；牙龈出血明显者加蒲黄 15g，仙鹤草 15g，白茅根 10g，墨旱莲 15g。每日 1 剂，分 2 次服。痊愈 94 例，显效 9 例，总有效率 100%[13]。

（2）急性牙龈出血　玉女煎加减配合外治疗 62 例急性牙龈出血，药方组成：石膏 30g，生地黄 15g，知母 9g，麦冬 9g，牛膝 15g，茜草炭 9g，血余炭 9g，牡蛎 30g。加减：若胃火炽盛者加黄芩 10g，栀子 10g；肾阴不足者重用生地黄 20~30g，仙鹤草 10g，白芍 10g，茯苓 10g；胃阴虚损者加牡丹皮 10g，藕节 10g。水煎，早晚 1 剂，服 7 剂后拆除牙周塞治剂，继续用玉女煎原方加减，1 月后追踪复查。治愈 28 例，好转 34 例，总有效率 100%；对照组总有效率 83.32%，治疗结果经 χ² 检验，$P < 0.01$，提示治疗组疗效明显优于对照组[14]。

（3）牙周炎　采用玉女煎加味联合米诺环素治疗 40 例慢性牙周炎，玉女煎组 20 例，联合用药 20 例。玉女煎药方组成：石膏 30g，生地黄 10g，麦冬 10g，知母 10g，川牛膝 10g，玄参 10g，黄芩 15g，黄柏 15g，白芍 15g，枸杞 15g。每日 1 剂，水煎内服，每日早晚各 1 次，28 天为 1 个疗程。玉女煎组总有效率为 75%，阳性对照米诺环素组总有效率为 70%，联合组的总有效率最高为 90%，对照组总有效率为

0%，各治疗组与对照组比较，差异有统计学意义（$P < 0.01$）；玉女煎组、联合用药组与阳性对照米诺环素组比较，差异有统计学意义（$P < 0.01$）[15]。

玉女煎治疗 20 例胃火上炎型牙周炎，玉女煎药方组成：生石膏 30g，知母 15g，麦冬 30g，生地黄 30g，牛膝 10g。加减：发热明显者生石膏加至 60g，加炒栀子、黄柏；口渴热甚者加石斛、芦根、沙参、天花粉；化脓者加桔梗、皂角刺；出血明显者加白茅根、茜草、三七粉；淋巴结肿大者加夏枯草、天花粉、玄参；大便秘结者加大黄；脓多口臭者加白芷、薏苡仁。每日 1 剂，水煎分早晚 2 次服。2 组患者均常规给予奥硝唑分散片 50mg 口服。2 组均连续治疗 2 周后评价临床效果。2 组治疗后牙菌斑指数、牙周袋深度均明显改善（$P < 0.05$），且治疗组较对照组改善更明显（$P < 0.05$）；治疗组治疗后各项中医症状积分均明显低于治疗前及对照组治疗后（$P < 0.05$），对照组仅牙龈肿痛、口臭积分较治疗前明显改善（$P < 0.05$）；2 组治疗后 OHIP 量表评分均较治疗前明显降低（$P < 0.05$），且治疗组明显低于对照组（$P < 0.05$）[16]。

玉女煎治疗 55 例急性牙周炎患者，观察组在基础治疗上增加玉女煎汤剂口服治疗，药方组成为：石膏 10g，熟地黄 15g，知母、麦冬、怀牛膝各 5g，水煎煮，每日 1 剂，分 2 次服，连续治疗 4 周后观察疗效。观察组临床总有效率为 94.55%，对照组则为 81.82%，组间比较差异有统计学意义（$P < 0.05$）。治疗后观察组牙周指标牙周探诊深度（PD）、菌斑指数（PLI）、龈沟出血指数（SBI）均低于对照组患者相应指标，组间比较差异有统计学意义（$P < 0.05$）。治疗后观察组白介素 −6（IL-6）、肿瘤坏死因子 −α（TNF-α）水平均低于对照组相应指标，组间比较差异有统计学意义（$P < 0.05$）[17]。

（4）口腔溃疡　玉女煎加减治疗 65 例放射性口腔溃疡。热毒壅盛型，方用：石膏 50g，知母 10g，蒲公英 12g，金银花 12g，生地黄 10g，桔梗 6g，玄参 10g，甘草 6g，麦冬 10g。气阴两伤、热毒滞留型，方用：石膏 50g，知母 10g，生地黄 15g，麦冬 15g，桔梗 6g，玄参 12g，甘草 6g，太子参 15g，黄芪 30g。每日 1 剂，7 天为 1 个疗程。在服药同时，给予朵贝氏液含漱，治疗 3 个疗程。治疗组总有效率 91.4%，对照组总有效率 70.0%。经统计学处理，两组有效率差别有显著意义（$P < 0.05$）[18]。

玉女煎治疗急性放射性口腔黏膜炎，药方组成：石膏 20g，熟地黄 15g，麦冬 6g，知母 6g，牛膝 6g。每日 1 剂，水煎，分早、晚服，至放疗结束。治疗组放疗第 4、6 周对口腔黏膜放射性损伤较对照组放疗同期减轻（$P < 0.05$），对吞咽功能的改善作用优于对照组放疗同期（$P < 0.05$），对口腔黏膜疼痛的缓解作用优于对照组放疗同期（$P < 0.05$）[19]。

玉女煎治疗 27 例急性放射性口腔黏膜炎及口干症，药方组成：石膏 15g，熟地黄 15g，麦冬 9g，知母 6g，川牛膝 6g。水煎服，每日 1 剂。疗程共约 7 周，从放疗第 1 天开始至放疗结束。两组患者放疗后均出现不同程度的口腔黏膜炎反应，治疗组的 1、2、3、4 级放射性口腔黏膜炎反应率为 33.3%、37.0%、22.2%、7.4%，而对照组的反应率为 4.1%、29.2%、41.7%、25.0%，玉女煎治疗后口腔黏膜反应明显减轻。玉女煎治疗在放疗 6 周末和放疗结束时，两组患者均出现 2 级以上的口干症状，治疗组患者的 2 级、3 级、4 级的口干反应率为 29.6%、55.6%、14.8%，对照组患者的口干反应率为 12.5%、29.2%、58.3%，且治疗组的口干症状的改善明显优于对照组（$P < 0.05$）[20]。

玉女煎联合窄谱紫外线照射治疗 61 例血液肿瘤患者口腔溃疡。对照组予窄谱紫外线照射治疗：采用 GLY-A 型紫外线治疗仪，第一次照射按照预测生物剂量，照射波长：254nm，输出功率：25W，辐射强度：1s，一个生物剂量直光导，光导抵近患部，5~6 个生物剂量，1 天 1 次。随后治疗依据患者情况酌情增减。观察组在上述治疗基础之上加口服中药玉女煎（石膏 30g，生地黄、麦冬、知母、牛膝各 10g）治疗，水煎，1 天 2 次。两组患者均治疗 1 周。治疗后，观察组患者的总有效率为 92.50%，高于对照组的 85.00%，差异具有统计学意义（$P < 0.05$）。治疗前两组患者 VAS 评分水平相当（$P < 0.05$），数据具有可比性；与治疗前比较，观察组与对照组治疗后及随访期 VAS 评分均显著降低，差异具有统计学意义（$P < 0.05$）；其中观察组患者 VAS 评分下降幅度较大，差异具有统计学意义（$P < 0.05$）。治疗后，观察组及对照组口腔溃疡 I 级及 II 级患者溃疡愈合时间相当，差异不具有统计学意义（$P > 0.05$）；但观察组 III 级及 IV 级口腔溃疡愈合时间显著低于对照组，差异具有统计学意义（$P < 0.05$）。两组患者均未发生与用药及治疗相关的不良反应[21]。

玉女煎加减治疗 30 例反复性口腔溃疡，药方组成：麦冬 15g，生石膏 15g，生地黄 15g，牛膝 10g，知母 12g。水煎，每日 1 剂，10 天为一个治疗周期。加减：若患者溃疡充血明显，周围黏膜红肿色泽鲜红，溃疡凹陷程度不深，舌苔肥厚呈黄色，加用黄柏 10g，黄连 5g；若患者口腔局部腐膜堆积，黏膜充血明显且口臭较重，加用大青叶 10g，金银花 15g；若患者口腔出现散在片状、点状形溃疡，舌苔较薄呈黄色，加砂仁 5g，茯苓 15g，淡竹叶 10g。观察两组治疗 1 个月后的治疗效果。对照组治疗总有效率为83.33%，观察组则为96.67%，观察组治疗效果更明显，总有效率更高（$P < 0.05$）；两组治疗前疼痛评分无差异（$P > 0.05$），治疗后对照组评分较观察组更高，观察组患者疼痛改善情况更明显（$P < 0.05$）[22]。

（5）糖尿病　玉女煎加味方治疗胃热炽盛型2型糖尿病60例，玉女煎加味方：石膏45g，生地黄30g，麦冬20g，知母15g，川牛膝25g，葛根30g，石斛15g，天花粉15g，山茱萸12g。水煎，分早晚2次温服，每日1剂，连服8周。对照组：口服二甲双胍缓释片，1次0.5g，每日1次，晚餐时服用，连服8周。治疗组总有效率为86.6%，对照组为74.3%，两组比较有极显著性差异（$P < 0.01$）[23]。

玉女煎联合胰岛素泵短期强化干预治疗43例妊娠期糖尿病患者，治疗组在对照组基础上，给予玉女煎内服，药方组成：生石膏、生黄芪各30g，知母、葛根各15g，甘草、生地黄、麦冬、天花粉、玄参、怀牛膝各10g，黄连6g。随证加减用药，头晕头胀者加天麻；肺胃热盛者加栀子；盗汗者加黄柏；小便清长者加桑螵蛸。全方以水煎煮，每日1剂，分早晚2次服用，1周为1个疗程，2个疗程后评定疗效。治疗组总有效率为93.0%，对照组为67.4%，治疗组优于对照组（$P < 0.05$）；两组治疗后空腹血糖、餐后2h血糖以及糖化血红蛋白均显著降低（$P < 0.05$），治疗组治疗后空腹血糖、餐后2h血糖以及糖化血红蛋白均显著低于对照组治疗后（$P < 0.05$）；两组治疗后TC、TG、LDL-C均显著降低（$P < 0.05$），而HDL-C治疗后均出现显著升高（$P < 0.05$），治疗组治疗后TC、TG、LDL-C均显著低于对照组（$P < 0.05$），而HDL-C显著高于对照组（$P < 0.05$）；治疗组孕妇剖宫产、羊水异常以及胎膜早破发生率均显著低于对照组（$P < 0.05$），治疗组新生儿窒息、胎儿窘迫以及早产发生率均显著低于对照组（$P < 0.05$）[24]。

（6）糖尿病周围神经病变　玉女煎加减治疗50例糖尿病周围神经病变，药方组成：石膏20g，生地黄20g，威灵仙20g，鹿衔草20g，知母10g，天冬10g，麦冬10g，豨莶草10g，黄连3g，牛膝12g，延胡索12g，丹参30g。加减：便干者，加生大黄6g；水肿者，加茯苓30g；身瘙痒者，加地肤子15g。每日1剂，分2次口服。30天为一疗程。治疗组总有效率82%，对照组总有效率31.6%（$P < 0.01$）[25]。

黄芪桂枝五物汤加味联合玉女煎治疗40例糖尿病周围神经病变，药方组成：白芍、黄芪、熟地黄各30g，牛膝、石膏各15g，麦冬、知母、当归、桂枝、红花、桃仁、生姜、大枣各10g，全蝎、地龙、蜈蚣以及水蛭各2g。水煎温服，1天2次。7天为1个疗程。连用3个疗程。对照组采用依帕司他50mg，1天3次。两组治疗后运动传导速度和感觉传导速度评分较治疗前均明显改善，治疗前后的差异具有统计学意义，另外观察组和对照组之间的差异明显，有统计学意义。治疗组治疗显效85.0%，对照组62.5%，组间比较差异有统计学意义（$P < 0.01$）[26]。

（7）糖尿病酮症酸中毒　玉女煎加增液汤化裁方治疗26例糖尿病酮症酸中毒，西医治疗同时加用中药治疗，药方组成：生石膏15g，知母10g，生地黄15g，山药20g，黄连10g，荔枝核15g，鬼箭羽15g，薏苡仁30g，玄参10g，麦冬10g，天花粉10g。加味：恶心呕吐者加生姜10g，吴茱萸6g；脾虚湿盛者加苍术10g，白术10g，藿香15g，佩兰15g。水煎，每日1剂，早晚分次温服，昏迷患者则留置胃管注药。疗程1周。治疗组总有效率高于对照组（96.88% VS 78.13%，$P < 0.05$）；控制血糖、降尿酮、纠正酸中毒的时间均少于对照组，分别为（18.47 ± 6.62）h VS（23.63 ± 8.14）h，$t=2.508$，$P < 0.05$；（31.38 ± 10.18）h VS（37.19 ± 9.64）h，$t=2.113$，$P=0.039$；（58.69 ± 8.27）h VS（65.18 ± 10.34）h，$P < 0.05$；治疗组CRP水平明显低于同组治疗前及对照组治疗后 [（2.14 ± 1.28）mg/L VS（12.73 ± 3.86）mg/L，（2.14 ± 1.28）mg/L VS（5.31 ± 2.37）mg/L，$P < 0.05$]，而其血清脂联素水平显著高于同组治疗前及对照组治疗后 [（13.67 ± 2.79）μg/ml VS（7.89 ± 2.34）μg/ml，（13.67 ± 2.79）μg/ml VS（11.91 ± 3.01）μg/ml，$P < 0.05$] [27]。

（8）多囊卵巢综合征伴胰岛素抵抗　玉女煎联合吡格列酮治疗53例多囊卵巢综合征伴胰岛素抵抗，玉女煎药方组成：生石膏30g，熟地黄15g，麦冬15g，知母15g，牛膝15g。临证加减：伴痤疮者，加牡丹皮15g，丹参15g；伴月经量少、脱发者，加菟丝子30g，枸杞30g；伴腰酸膝软者，加杜仲30g，狗脊30g；伴大便不畅、质黏、舌苔厚腻者，加苍术15g，茯苓30g。水煎服，1天1剂，分2次饭后30min温服。2个月为1疗程，患者连续治疗3个疗程，随访1年。治疗后观察组的卵泡刺激素（FSH）、促黄体激素（LH）、LH/FSH、E_2、泌乳素（PRL）及血清睾酮（T）均较治疗前变化显著（$P < 0.05$）；治疗后观察组胰岛素抵抗指数（HOMA－IR）、胰岛β细胞功能指数（HOMA-β）、胰岛素及血糖水平明显较对照组降低幅度大（$P < 0.05$）；治疗后2组患者中医症候及体征积分显著低于治疗前（$P < 0.05$），并且观察组较对照组低（$P < 0.05$）；观察组患者的排卵率、多胎率及妊娠率显著较对照组高（$P < 0.05$），流产率也显著低于对照组（$P < 0.05$），观察组的临

床有效率显著高于对照组（$P < 0.05$）[28]。

（9）胃炎 玉女煎加减治疗 35 例慢性萎缩性胃炎，药方组成：石膏 15g，知母 20g，麦冬 30g，生地黄 18g，沙参 30g，牛膝 6g。加减：口干、便秘者加玄参 20g，玉竹 15g；嘈杂不适者加煅瓦楞子 30g，浙贝母 10g；喜热畏寒者加炮姜 6g。每日 1 剂，治疗 3 个月。治疗组总有效率 88.57%，对照组总有效率 60%（$P < 0.05$）[29]。

加味玉女煎联合内镜下凝固术治疗 31 例疣状胃炎，药方组成：生石膏 20g，生地黄 20g，麦冬 15g，知母 15g，牛膝 10g，黄芪 30g，党参 20g，茯苓 20g，白术 20g，木香 10g，砂仁 15g，生姜 10g，大枣 3 枚。随证加减。水煎服，分早晚分服，4 周为 1 个疗程。两组病例西医疗效比较，治疗组 96.77%，对照组 75%；两组病例综合疗效比较，治疗组 96.77%，对照组 71.43%[30]。

（10）慢性萎缩性胃炎伴肠化 玉女煎加味治疗 63 例慢性萎缩性胃炎伴肠化，药方组成：生地黄、煅石膏、知母、麦冬、川牛膝、石斛、蒲公英、徐长卿、延胡索、北沙参、炙甘草。阴虚明显者加天冬、鳖甲；气虚甚者再加太子参、西洋参、山药、白术；大便干燥不畅加天花粉、火麻仁等。每日 1 剂。痊愈 48 例，有效 13 例，无效 2 例，总有效率 96.82%[31]。

（11）功能性消化不良 玉女煎加减治疗 30 例功能性消化不良，药方组成：熟地黄 10g，麦冬 10g，石膏 15g，知母 10g，牛膝 10g，沙参 10g，玉竹 10g，天花粉 10g，石斛 10g，山楂 10g，甘草 6g。随证加减：若气虚甚者，加西洋参或太子参 10g；便秘者加火麻仁 30g，厚朴 10g，枳壳 10g，决明子 30g，大黄 5g，瓜蒌 20g；血瘀甚者加丹参 20g，没药 10g，牡丹皮 10g，赤芍 10g；饮食积滞纳差者加山楂 15g，麦芽 15g，谷芽 10g，鸡内金 20g；反酸明显者加海螵蛸 15g，瓦楞子 15g，煅牡蛎 30g。4 周为 1 个疗程。总有效率治疗组为 80.0%，对照组为 66.7%，经医学统计分析，差异有显著性（$P < 0.05$）[32]。

（12）反流性食管炎 加味玉女煎治疗 40 例反流性食管炎胃火阴虚证，药方组成：生石膏 30g，生地黄 12g，麦冬 12g，知母 12g，牛膝 10g，黄连 3g，吴茱萸 3g，旋覆花 12g，代赭石 20g。随症加减：反酸明显者加海螵蛸 20g，瓦楞子 20g；兼湿热者加苍术 10g，厚朴 10g；气滞明显者加佛手 10g，枳壳 10g，紫苏梗 10g；瘀血明显者加三七 6g（冲服），丹参 15g，郁金 10g；食积者加鸡内金 10g，谷芽 10g，麦芽 10g。每日 1 剂，早晚两次温服，连续服 4 周观察疗效。治愈 3 例，显效 22 例，有效 13 例，无效 2 例，总有效率 95%[33]。

（13）慢性咽炎 采用玉女煎加味治疗 61 例慢性咽炎，药方组成：石膏 30g，麦冬 9g，知母 9g，桃仁 9g，红花 9g，玄参 12g，南沙参 12g，北沙参 12g，土牛膝 10g，桔梗 10g，山豆根 10g，蝉蜕 10g，薄荷 6g。加减：舌燥、心烦加黄连、栀子；干咳多痰加浙贝母、天竺黄；咽喉干痒灼热加金银花、连翘；大便干结，数日一行加生大黄；咽后壁淋巴滤泡肿胀突起加赤芍、牡丹皮。每日 1 剂，10 天为 1 疗程，可连服 2~3 个疗程。临床治愈 9 例，显效 23 例，有效 25 例，无效 4 例，总有效率 93.44%[34]。

（14）咳嗽 玉女煎与百合固金汤加减治疗 60 例阴虚燥热咳嗽，玉女煎的药物组成有：石膏、熟地黄、麦冬、知母、牛膝。百合固金汤的药物组成有：熟地黄、生地黄、麦冬、百合、炒白芍、当归、贝母、玄参、桔梗、甘草，全方具养阴润肺、化痰止咳功效。根据病情选择以上两方中药物的合适剂量，水煎，1 天 3 次。如肺气不敛，咳而气短者加五味子、诃子以敛肺气；热伤血络，痰中带血者加牡丹皮、藕节、栀子清热止血；脾胃虚寒便溏者减石膏、知母，加吴茱萸、肉豆蔻温胃健脾；阴虚潮热者加银柴胡、功劳叶、胡黄连清虚热；肺热灼津，咯吐黄痰者减熟地黄、麦冬，加海蛤粉、黄芩清热化痰；阴虚盗汗者加乌梅、浮小麦、瘪桃干收敛止涩。两组患者共治疗一个疗程，7 天为一个疗程，观察两组治疗效果。治疗组 96.67%，对照组总有效率为 85.00%。治疗组在临床治愈率、治疗总有效率方面明显高于对照组，差异具有统计学意义（$P < 0.05$）[35]。

（15）小儿鼻衄 云南白药联合玉女煎治疗 70 例小儿鼻衄，玉女煎药方组成：石膏 30g，川牛膝 10g，麦冬 10g，知母 8g，熟地黄 30g。每日 1 剂，3 剂为 1 疗程。用药 1 周。治疗组总有效率 97.1%，对照组总有效率 54.3%，治疗组疗效优于对照组，差异有统计学意义（$P < 0.05$）[36]。

（16）慢性阻塞性肺疾病 玉女煎加减治疗 42 例阴虚内热型慢性阻塞性肺疾病，药方组成：石膏 15g，熟地黄 10g，麦冬 6g，知母 10g，牛膝 15g。加减：咳甚者，加枇杷叶 10g，杏仁 10g；痰黏难咯明显者，加百合 10g，玉竹 10g，南沙参 10g；手足心热甚者，加黄柏 10g，地骨皮 19g，鳖甲 10g；气短乏力明显者，加黄芪 30g，党参 15g。2 周为 1 个疗程。治疗组总有效率 92.86%，对照组总有效率 76.74%。两组比较差异有统计学意义（$P < 0.05$）[37]。

（17）尿失禁 玉女煎加味治疗 20 例尿失禁，药方组成：熟地黄 20g，石膏 30g，知母 15g，麦冬 15g，牛膝 10g，天花粉 15g，葛根 15g，丹参 15g，鸡血藤 20g。每日 1 剂，分 3 次口服，随症加减，不可拘泥。治愈 17 例，好转 2 例，无效 1 例，总有效率 95%[38]。

（18）抑郁症　玉女煎联合多虑平与心理疏导治疗 40 例脑血管病致抑郁症，药方组成：炙甘草 6g，远志、白芍各 12g，石菖蒲 30g，郁金、陈皮、川芎、香附、枳壳、柴胡各 10g。1 天 1 剂，水煎，早晚分服。多虑平与心理疏导治疗同对照组。治疗组总有效率 90.00%，对照组总有效率 77.50%。治疗组疗效优于对照组（P<0.05）[39]。

（19）原发性三叉神经痛　加减玉女煎治疗 72 例原发性三叉神经痛，药方组成：石膏 30g，知母 10g，麦冬 10g，生地黄 20g，石斛 10g，牛膝 10g，细辛 3g，白芷 10g，蒺藜 12g，白芍 20g，炙甘草 5g。加减：大便干结者加番泻叶 5~15g。每日 1 剂，分 3 次服。同时每剂用全蝎 3g，蜈蚣 1.5g，共研细末过 80 目筛，装 0 号胶囊，1 次 2~3 粒，每日 3 次，与汤药同服。治疗组总有效率 94.4%，对照组总有效率为 54.0%（P<0.01）[40]。

（20）颜面潮红症　玉女煎重用石膏联合 540nm 强脉冲光治疗 33 例颜面潮红症，药方组成：石膏 30~60g，生地黄 30g，麦冬 15g，知母 10g，川牛膝 10g。加减：面赤严重加代赭石 30g，栀子 15g；面部脱屑干燥者加地榆 20g，地骨皮 15g。每日 1 剂，分 2 次冷服。治疗组总有效率 90.91%；对照组总有效率 69.70%，经医学统计分析，差异有显著性（P<0.05）[41]。

（21）脂溢性皮炎　玉女煎加味治疗 34 例脂溢性皮炎，药方组成：生熟地黄各 30g，石膏 30g，牛膝 15g，麦冬 15g，地骨皮 15g，牡丹皮 15g，山茱萸 10g，枸杞 10g，知母 10g，泽泻 6g，蒺藜 18g，甘草 4g。加减：痒甚者，加蝉蜕、乌梢蛇、徐长卿、防风；脱屑多者，加何首乌、当归、赤白芍；伴痤疮者，加野菊花、黄连、大黄；囊性者，加浙贝母、夏枯草、白英；溢脂甚者，加五味子、五倍子、乌梅；伴有脱发者，加何首乌、侧柏叶、地榆；皮肤湿糜者，加薏苡仁、龙胆草、黄连、苦参。每日 1 剂，水煎服。15 天为 1 疗程。痊愈 6 例，显效 21 例，有效 5 例，无效 2 例，总有效率 94.12%[42]。

（22）痤疮　玉女煎加减治疗 120 例寻常痤疮，药方组成：石膏 20g，野菊花 18g，知母 18g，熟地黄 18g，赤芍 15g，牛膝 9g，黄芩 15g，甘草 3g。加减：风热较甚、皮损以丘疹为主者加金银花 15g，薄荷 6g；热毒炽盛、皮损以脓疱为主者加大黄 10g，黄连 10g；痰瘀互结、皮损以结节为主者加白芥子 6g，三棱 6g；痰湿内蕴、皮损以囊肿为主者加白芥子 6g，法半夏 15g，僵蚕 10g；因情志所伤而致者加柴胡 6g，郁金 10g。每日 1 剂。30 天为 1 个疗程。

治疗组总有效率 90.84%，对照组总有效率 71.66%（P<0.01）[43]。

（23）肺胃蕴热型月经疹　麻黄连翘赤小豆汤合玉女煎治疗 38 例肺胃蕴热型月经疹，药方组成：麻黄 5g，连翘 10g，赤小豆 20g，桑白皮 10g，石膏 20g，牛膝 10g，知母 10g，生地黄 15g，麦冬 20g，蝉蜕 6g，蚕沙 10g，白鲜皮 20g，地肤子 20g。每日 1 剂，分 2 次服，服用 3 个月。随症加减。痊愈 4 例，显效 14 例，有效 9 例，无效 11 例，有效率为 71.1%。治疗前后症状积分比较：治疗前积分为（6.47±1.84）分，治疗后积分为（2.76±2.09）分，差异具有统计学意义（P<0.05）[44]。

（24）原发性干燥综合征　益胃汤合玉女煎加减治疗 25 例脾胃阴虚型原发性干燥综合征，药方组成：沙参 15g，麦冬 15g，石斛 20g，黄芪 15g，太子参 15g，生地黄 10g，天花粉 15g，知母 10g，玄参 10g，白芍 15g，甘草 10g，陈皮 6g。加减：纳呆食少者加炒麦芽 15g，白术 10g；舌暗者加丹参 15g，川芎 10g；腮肿者加连翘 10g，浙贝母 15g，桔梗 10g。每日 1 剂，水煎分 2~3 次口服。30 天为 1 个疗程，治疗 3 个疗程。对照组服用白芍总苷，1 次 0.6g，1 天 3 次，口服。治疗组总有效率 92%，对照组总有效率 45.5%，治疗组疗效优于对照组（P<0.01），在眼科检查情况及实验室指标改善方面亦优于对照组（P<0.05 或 P<0.01），且治疗组药物副作用小于对照组（P<0.01）[45]。

参考文献

[1] 张状年，刘华东，徐玉田. 玉女煎治疗小鼠实验性糖尿病的药理研究 [J]. 中国中医药信息杂志，2000，7（5）：36-37.

[2] 高路. 西地碘含片联合玉女煎对口腔溃疡患者血清 TNF-α、IL-2 及 SOD 水平影响研究 [J]. 辽宁中医药大学学报，2017，19（04）：159-161.

[3] 郭娟，陈长勋，李欣，等. 加减玉女煎抗甲状腺机能亢进作用的实验研究 [C]. 中华中医药学会中药实验药理分会第八届学术会议论文摘要汇编，2009.

[4] 曹佳薇，宋利斌，邵国明. 加味玉女煎对糖尿病胃肠功能紊乱大鼠血浆胃动素、血清胃泌素的实验研究 [J]. 辽宁中医药大学学报，2011，13（11）：242-244.

[5] 何才姑，钱长晖，黄玉梅，等. 玉女煎对 GK 大鼠胰岛自噬基因 Beclin 表达的影响 [J]. 康复学报，2016，22（02）：32-35.

[6] 何才姑，钱长晖，黄玉梅，等. 玉女煎对 GK 大鼠胰腺及肾脏自噬基因 LC3 表达的影响 [J]. 福建中医药

大学学报，2014，24（1）：11-14.

［7］李莉，王晓东，李波，等．玉女煎对大鼠胃热阴虚型血热证候的疗效作用机制研究［J］．中药药理与临床，2014，30（1）：16-19.

［8］雷莉妍，王瑞成，谢培，等．玉女煎对大鼠佐剂性关节炎的治疗作用及机制研究［J］．中国现代中药，2017，19（02）：196-199+213.

［9］雷莉妍，王瑞成，唐志书，等．玉女煎对脂多糖诱导的BV2细胞炎性损伤的保护作用及机制研究［J］．中药药理与临床，2019，35（01）：6-10.

［10］周韬，张李唯，张军峰，等．玉女煎对气分证兔舌黏膜CK14、E-Cad、HSP70、PCNA、TLR4表达影响［J］．中华中医药学刊，2017，35（06）：12-14.

［11］张凤茹，董学刚，方英．玉女煎合生脉散对围绝经期大鼠去甲肾上腺素与多巴胺及5-羟色胺含量影响［J］．四川中医，2019，37（04）：41-44.

［12］雷莉妍，唐志书，刘妍如，等．玉女煎HPLC指纹图谱研究［J］．中药材，2016，39（01）：113-116.

［13］傅富根．清胃散合玉女煎治疗103例急性牙龈炎［J］．上海中医药杂志，1994（6）：31.

［14］王培新，龚玲．玉女煎加减配合外治治疗急性牙龈出血62例［J］．南京中医药大学学报，1998，14（3）：184.

［15］鲍艳娜，周颖．玉女煎加味联合米诺环素治疗慢性牙周炎的疗效观察及对龈沟液TNF-α、CRP的影响［J］．世界中西医结合杂志，2019，14（03）：419-422.

［16］刘培，李庆隆．玉女煎对胃火上炎型牙周炎患者牙菌斑指数、牙周袋深度及生活质量的影响［J］．现代中西医结合杂志，2017（30）：55-57.

［17］李树生，张洪玲，张红，等．玉女煎对慢性牙周炎患者血清TNF-α、IL-6的影响［J］．云南中医学院学报，2017，40（6）：79-81.

［18］陈阆．玉女煎加减治疗放射性口腔溃疡临床观察［J］．广西中医药，1998，21（04）：24.

［19］张恒，阎皓，王辉．玉女煎对急性放射性口腔黏膜炎的临床疗效［J］．河北中医，2016（11）：1698-1701.

［20］郝琦，阿达来提·麻合苏提．玉女煎治疗急性放射性口腔黏膜炎及口干症临床疗效观察［J］．四川中医，2016（12）：170-172.

［21］李慧，代喜平．玉女煎联合窄谱紫外线照射治疗血液肿瘤患者口腔溃疡的疗效观察［J］．陕西中医，2016（4）：467-469.

［22］利佳世．玉女煎加减治疗反复性口腔溃疡的疗效观察［J］．中医临床研究，2019，11（07）：118-119.

［23］陈红梅，扈腾腾，陈凯．玉女煎加味方治疗胃热炽盛型2型糖尿病60例临床疗效观察［J］．中医临床研究，2014（15）：50-51.

［24］向华，田辉，欧阳蜜霞．玉女煎联合胰岛素泵短期强化干预对妊娠期糖尿病患者血糖及妊娠结局的影响［J］．中医药导报，2016（7）：81-82.

［25］李靖．玉女煎加减治疗糖尿病性周围神经病变50例［J］．四川中医，2002，20（10）：47.

［26］戴琴，徐晓．黄芪桂枝五物汤加味联合玉女煎治疗糖尿病周围神经病变临床研究［J］．陕西中医，2018，39（4）：482-484.

［27］陈丽娟，洪兵，于一江．玉女煎加增液汤化裁方治疗糖尿病酮症酸中毒临床观察［J］．中华中医药学刊，2014（5）：1235-1237.

［28］姚秋雯，宋知理，洪桂荣．玉女煎联合吡格列酮片治疗胃火炽热型多囊卵巢综合征胰岛素抵抗临床观察［J］．四川中医，2018，36（12）：149-152.

［29］王延宾，王敏，张振卿．玉女煎加减治疗慢性萎缩性胃炎35例［J］．国医论坛，2007，22（4）：29.

［30］葛俊辰，马建，杨坤．加味玉女煎联合内镜下凝固术治疗疣状胃炎的效果观察［J］．当代医药论丛：下半月，2013（1）：163-164.

［31］芮其根．玉女煎加味治疗慢性萎缩性胃炎伴肠化63例疗效观察［J］．中国基层医药，2004，11（9）：1140.

［32］柳青．玉女煎加减治疗功能性消化不良30例［J］．光明中医，2016，31（20）：2978-2979.

［33］邱琳．加味玉女煎治疗反流性食管炎胃火阴虚证40例［J］．中医临床研究，2011，03（23）：69.

［34］葛美娟．玉女煎加味治疗慢性咽炎61例［J］．安徽中医学院学报，1995，14（2）：21.

［35］徐蔚．玉女煎与百合固金汤加减治疗阴虚燥热咳嗽的临床观察［J］．中国卫生产业，2013（22）：150-151.

［36］孙秉奎．云南白药联合玉女煎治疗小儿鼻衄临床分析［J］．中国医学工程，2013，21（6）：103.

［37］张基磊．玉女煎加减治疗阴虚内热型慢性阻塞性肺疾病42例［J］．福建中医药，2014，45（1）：43.

［38］孙静．玉女煎加味在尿失禁治疗中的应用［J］．福建中医药，2007，38（3）：34.

［39］郭小明．玉女煎联合多虑平与心理疏导治疗脑血管病致抑郁症随机平行对照研究［J］．实用中医内科杂志，2014，28（7）：112-114.

［40］文先惠．加减玉女煎治疗原发性三叉神经痛72例总结［J］．湖南中医杂志，2001，17（6）：12.

［41］叶静静，陈宁刚．玉女煎重用石膏联合540nm强脉冲光治疗颜面潮红症33例［J］．浙江中医杂志，2017，11（52）：813.

［42］吴寅，王璐．玉女煎加味治疗脂溢性皮炎34例［J］．四川中医，1997，15（12）：47.

［43］熊丽亚．玉女煎加减治疗寻常痤疮120例［J］．湖南中医杂志，1998，14（3）：65.

［44］李江慧，曹保利．麻黄连轺赤小豆汤合玉女煎治疗肺胃蕴热型月经疹［J］．河南中医，2014，34（4）：591-592.

［45］覃海．益胃汤合玉女煎加减治疗脾胃阴虚型原发性干燥综合征25例［J］．广西中医学院学报，2010，13（2）：13-15.

保阴煎

【出处】《景岳全书》（明·张景岳）"治男妇带浊遗淋，色赤带血，脉滑多热，便血不止，及血崩血淋，或经期太早，凡一切阴虚内热动血等证。"

【处方】生地、熟地、芍药各二钱，山药、川续断、黄芩、黄柏各一钱半，生甘草一钱。

【制法及用法】水二盅，煎七分。食远温服。

【剂型】汤剂。

【同名方剂】保阴煎（《虚损启微》）。

【历史沿革】

1. 明·张景岳《景岳全书》，保阴煎

［功能］滋阴降火，清热凉血。

［主治］阴虚内热，症见带下淋浊，色赤带血，血崩便血，舌红，脉数。

如见肝火盛而动血者，加焦山栀、牡丹皮；夜热甚者，加地骨皮、秦艽；肺热汗多者，加麦门冬、乌梅等。

2. 清·洪缉庵《虚损启微》，保阴煎

［组成］生地、熟地、芍药各二钱，山药、川续断、黄芩、黄柏各一钱半，生甘草一钱。

［主治］治男妇带浊遗淋，色赤带血，脉滑多热，便血不止，及血崩血淋，或经期太早，凡一切阴虚内热动血等症。

［用法用量］水二盅，煎七分，温服。

如小水多热，或兼怒火动血者，加焦栀子一二钱。如夜热身热，加地骨皮一钱五分。如肺热多汗者，加麦冬、枣仁（恐枣仁与肺热非宜，不如用桑叶为妥）。如血热甚者，加黄连一钱五分。如血虚血滞，筋骨肿痛者，加当归二三钱。如气滞而痛，去熟地，加陈皮、青皮、丹皮、香附之属。如血脱血滑，及便血久不止者，加地榆一二钱，或乌梅一二个，或百药煎一二钱，文蛤亦可。如少年或血气正盛者，不必用熟地、山药。

【现代研究】

临床应用

（1）崩漏　用保阴煎治疗青春期阴虚血热型崩漏患者61例，在此方基础上，增加仙鹤草20g，茜草炭15g，炒蒲黄15g，水煎服，早晚分服各1次。血止后调经基本方，药用生地黄、熟地黄、白芍、川断各12g，黄芩、黄柏各9g，山药15g，制首乌12g，枸杞子12g，菟丝子12g，鹿角胶10g（炸化），炙甘草6g。若偏阴虚者加女贞子、墨旱莲；偏血虚者加炸阿胶；偏气虚者加党参、黄芪；偏血瘀者加红花、桃仁等。水煎服，每日1剂，早晚各1次，10日为1个疗程。痊愈30例，好转25例，总有效率90.2%，无效6例[1]。

（2）产后恶露不绝　患者服用保阴煎，处方在此基础上增加益母草30g，茜草15g，马齿苋20g，红花12g，墨旱莲15g，7剂，水煎服。二诊诉阴道出血停止，仍腰酸乏力，乳水不足，原方去黄柏、茜草、马齿苋，加穿山甲5g，王不留行15g，杜仲15g，继服5剂后诸症消失[2]。

（3）月经过多　用保阴煎加味治疗月经过多60例患者，处方：黄芩12g，黄柏12g，川续断10g，生地黄12g，熟地黄12g，山药9g，白芍9g，乌贼骨20g，茜草12g，黑荆芥15g，甘草6g。若兼见气短懒言，倦怠乏力，或心悸少寐者，乃失血伤气之象，酌加黄芪、党参、白术以健脾益气；若外感热邪化火成毒，兼见发热恶寒，少腹硬痛拒按者，选加金银花、败酱草、虎杖、红藤以清热解毒。月经期第1天开始服药，每日1剂，分2次煎服，连服7天。连用3个月经期后观察疗效。痊愈率为25.0%，显效率为48.3%，有效率为21.7%；总有效率为95.0%[3]。

（4）上环后经期延长　60例患者服用保阴煎加减治疗，处方：生地黄12g，熟地黄12g，白芍12g，续断15g，黄芩10g，黄柏10g，山药15g，女贞子20g，墨旱莲24g，蒲黄炭12g，益母草15g，甘草

5g。出血量多如崩加仙鹤草30g，海螵蛸12g。出血日久、气阴两伤者去黄芩、黄柏，加党参15g，黄芪20g，麦冬10g，阿胶（烊化）10g；偏血瘀者加桃仁10g，三七粉3g（冲服）。每日1剂，文火水煎2次，混合，早晚分服，于月经周期的第3天开始服用，直至经净，观察治疗3个月经周期。总有效率91.1%，高于对照组69.23%（P＜0.05）[4]。

（5）上环出血　用保阴煎合失笑散治疗上环后出血30例患者，处方：生地黄、熟地黄、白芍、川续断、五灵脂、炒蒲黄各12g，黄芩、黄柏各10g，山药15g，仙鹤草20g。偏阴虚者加女贞子、墨旱莲；偏血虚者加阿胶；偏气虚者加党参、黄芪；偏血瘀者加桃仁、茜草炭等。每日1剂，水煎，早晚各1次，1周为1个疗程。结果总有效率90%[5]。

（6）先兆流产　采用保阴煎加味治疗先兆流产65例患者，处方：生地黄25g，熟地黄20g，白芍15g，黄芩20g，黄柏20g，续断25g，山药15g。流血加苎麻根15g，凉血止血；下血多者加阿胶15g（烊化），墨旱莲15g；腰酸者加菟丝子15g，桑寄生20g。水煎早晚分2次服，每日1剂。痊愈41例，有效16例，痊愈率63.1%，总有效率87.7%，治疗中无不良反应发生[6]。

黄体功能不足先兆流产患者56例服用此方，处方：生地黄15g，熟地黄15g，黄芩10g，黄柏10g，白芍10g，续断10g，山药15g，甘草5g。阴道流血多、色红加苎麻根10g，白茅根10g，茜草根10g，阿胶10g（烊化），墨旱莲10g，侧柏炭10g，贯众炭10g；阴虚血热明显加玄参10g，地骨皮10g，女贞子10g；阴道流血时间久加仙鹤草10g，地榆炭10g；腹痛明显加菟丝子10g，桑寄生10g；恶心呕吐加陈皮10g，姜竹茹10g。水煎服，每天1剂，连续7天。黄体酮胶囊口服，每次100~150mg（具体用量视患者孕酮数值而定），每天2次，连续7天，总有效率97.4%，高于对照组61.5%（P＜0.05）[7]。

（7）血热型黄体功能不足致习惯性流产　30例患者肌内注射天然黄体酮之日开始，加用口服保阴煎中药汤剂，药方组成：生地黄6g，熟地黄6g，黄芩4.5g，黄柏4.5g，芍药6g，川续断4.5g，山药4.5g，生甘草3g。每日1剂水煎，取药液400ml，分早、晚2次温服，连续治疗3个月经周期，治疗期间月经不按期来潮者测血β-HCG，若妊娠继续按以上方法加服保阴煎中药汤剂持续至妊娠12周停药，总有效率93.3%，高于对照组80.0%（P＜0.05）[8]。

（8）更年期综合征　患者头晕，耳鸣，心烦，阵发性烘热汗出，不能自制，月经周期不规则，量时多时少，失眠多梦，舌红苔少，脉细数，后服用此方，处方：生地黄、熟地黄各15g，芍药、续断、黄芩、黄柏各10g，山茱萸、山药各12g，生龟甲、生牡蛎各30g，石决明20g。服10剂后患者自述头晕、耳鸣、心烦、阵发性烘热汗出等症状消失，停药6个月以上症状未再复发[9]。

（9）虚热型黄体萎缩不全　患者服用保阴煎，药方组成：生地黄、熟地黄、芍药各6g，山药、川续断、黄芩、黄柏各4.5g，生甘草3g。1剂1天，文火水煎3次混合早、中、晚分服。按患者月经周期，下次月经前10天开始连服10天，3个月经周期为1疗程，1疗程后总结疗效，65例患者，痊愈58例，显效6例，有效1例，无效0例[10]。

（10）女性抗精子抗体阳性不孕症　用保阴煎合二至丸治疗抗精子抗体阳性不孕症20例患者，处方：黄芩、黄柏、白芍、淮山各10g，生地黄、熟地黄、续断各12g，墨旱莲、女贞子各9g，甘草6g。每日1剂，连服15天，共治疗3个疗程。结果AsAb一个疗程转阴3例，两个疗程转阴10例，三个疗程转阴4例，无效3例，转阴率为85.00%，高于对照组55.00%[11]。

抗精子抗体所致免疫性不孕症患者94例服用保阴煎治疗，处方：生地黄、黄芩、黄柏各9g，熟地黄12g，赤芍15g，炒山药24g，续断30g，炙甘草6g。水煎服，每天1剂，于每次月经干净3天后连服18剂为1疗程，共治疗3疗程，总有效率61.70%，高于对照组31.91%（P＜0.05）[12]。

（11）精液过敏　患者以保阴煎加味服用，药方组成：生地黄18g，生白芍15g，生黄芩12g，黄柏9g，徐长卿18g，牡丹皮12g，丹参25g，生山药18g，生甘草9g。水煎内服，每日1剂，并嘱患者停用全部西药，共进药30剂，诸症悉除。半年后随访，生活如常，已怀孕5个月[13]。

参考文献

［1］罗玉娟，罗志娟，郑金兰，等. 保阴煎加味治疗青春期阴虚血热型崩漏61例［J］. 实用中医内科杂志，2010，24（8）：85-86.

［2］谢洁洁，屈丽媛，任小芳，等. 保阴煎治疗妇科疾病的临床体会［J］. 中国民族民间医药，2016，25（10）：136.

［3］冯光荣. 保阴煎加味治疗月经过多60例临床观察［J］. 中医临床研究，2015（32）：83-84.

［4］李艳梅，丘慧秋. 保阴煎加减治疗上环后经期延长60例［J］. 实用中医药杂志，2009，25（4）：219.

［5］王景莲. 保阴煎合失笑散治疗上环后出血30例［J］. 中国社区医师：医学专业半月刊，2009，11（24）：141.

［6］王春华，边志强. 保阴煎加味治疗先兆流产65例［J］.

中国民间疗法, 2007 (08): 31.

[7] 陈建荣. 寿胎丸合保阴煎加减治疗先兆流产56例 [J]. 中国民间疗法, 2007, 15 (9): 39.

[8] 胡雪原, 李杏英, 黄玉静. 保阴煎结合孕激素序贯治疗血热型黄体功能不足致习惯性流产30例 [J]. 陕西中医药大学学报, 2018, 41.

[9] 颜艳芳. 保阴煎治疗妇科疾病举隅 [J]. 江西中医药, 2009, 40 (9): 43-44.

[10] 李杏英, 胡雪原. 保阴煎治疗虚热型黄体萎缩不全

65例 [J]. 内蒙古中医药, 2014, 33 (35): 67.

[11] 帅振虹, 胡小荣. 保阴煎合二至丸治疗女性抗精子抗体阳性不孕症的疗效观察 [J]. 海南医学, 2012, 23 (6): 71-72.

[12] 郝树涛. 保阴煎治疗抗精子抗体所致免疫性不孕症94例 [J]. 新中医, 2004, 36 (3).

[13] 郝树涛. 保阴煎治疗精液过敏1例 [J]. 吉林中医药, 1994 (5).

化肝煎

【出处】《景岳全书》(明·张景岳)"治怒气伤肝,因而气逆动火,致为烦热胁痛,胀满动血等证。"

【处方】青皮、陈皮各二钱,芍药二钱,丹皮、栀子(炒)、泽泻各一钱半,土贝母二三钱。

【制法及用法】水一盏半,煎七八分。食远温服。

【剂型】汤剂。

【同名方剂】化肝煎(《医学集成》卷二)。

【历史沿革】

1. 明·张景岳《景岳全书·新八方阵》卷五十一,化肝煎

[主治] 怒气伤肝,气逆动火,胁痛胀满,烦热动血等症。

若大便下血,加地榆一钱半;小便尿血,加木通一钱半;恶寒发热,加柴胡一钱;火盛,加黄芩一至二钱;胁腹胀痛,加白芥子一钱;胀甚者,去芍药。

2. 清·刘清臣《医学集成》卷二,化肝煎

[组成] 白芍药、贝母、青皮、陈皮、丹皮、炒栀子、郁金、香附、泽泻。

[主治] 怒伤吐血。

【现代研究】

临床应用

(1)瘀血型慢性活动性肝炎 采用化肝煎治疗瘀血型慢性活动性肝炎43例患者,处方:鳖甲、穿山甲各2g,大黄6g,桃仁、川芎、当归、三棱、莪术各10g,丹参15g,赤芍30g。随症加减:纳差加焦三仙、佩兰;腹胀加砂仁、木香;恶心加半夏、竹茹;肝区痛加延胡索、青皮;便溏加苍术、白扁

豆;出血倾向加三七、大小蓟;浮肿加猪苓、车前子;腹水加牵牛子、炒大麦;麝浊高加金银花、菊花;总蛋白降低加生黄芪、何首乌;HBsAg阳性加白花蛇舌草、首乌藤。鳖甲、穿山甲制后研细末每次服2g,因该二味药有腥臭味,对消化道有轻度刺激,故以蜂蜜调服为佳,余药煎汤送下,1日2次,2个月为1疗程。43例患者,经1个疗程的治疗显效40例,无效3例,总有效率为93.1%[1]。

(2)2型糖尿病合并非酒精性脂肪性肝病 40例患者服用化肝煎加减治疗:陈皮10g,青皮15g,牡丹皮10g,白芍15g,贝母10g,栀子15g,知母10g,黄连5g,黄柏10g。中药煎剂,浓煎200ml,分2次口服,连续12周。复查肝脏超声检查显效及有效共31例,无效9例,总有效率77.5%,影像脂肪肝、ALT、AST、FPG、TG、LDL-C较治疗前明显降低[2]。

(3)慢性胆囊炎 40例患者服用化肝煎加减治疗,处方:栀子9g,赤芍30g,青皮12g,牡丹皮12g,陈皮12g,浙贝母15g,海螵蛸18g,金钱草30g,枳壳10g。加减:肝胆湿热者加鸡骨草30g;气滞者加川楝子12g;阴虚者加麦冬15g,枸杞子15g;血瘀者加郁金18g;大便秘结者加生大黄10g,每日1剂,水煎二次,取汁分2次温服,对照组给予口服茴三硫片25mg,每日3次。12天为1疗程。结果总有效率95%,高于对照组87.5%($P < 0.05$)[3]。

(4)胃炎 用化肝煎加减治疗胆汁反流性胃炎患者,处方:牡丹皮10g,青皮10g,赤芍20g,栀子10g,贝母15g,泽泻10g,黄芩10g,煅瓦楞子30g,金钱草30g,旋覆花10g,竹茹15g,半夏10g,甘草3g。复诊:上方服7剂后上述诸症均好转。胃脘仍有隐隐灼痛,脘腹胀闷,似饥而不欲食,舌红

少津。上方去竹茹、半夏，加石斛 10g，知母 15g。三诊：上方服 10 剂后病情逐渐好转[4]。

患者诊断"慢性浅表性胃炎 HP（+）"，服用化肝煎治疗，处方：牡丹皮 10g，青皮 10g，赤芍 20g，栀子 10g，浙贝母 15g，泽泻 10g，枳壳 10g，黄芩 10g，柴胡 10g，木香 15g，旋覆花 10g（包煎），甘草 3g。二诊：上方服 7 剂诸证好转，黄苔减退，仍感到胃胀嘈杂，口干口苦。上方去枳壳，加枳实 10g，金钱草 30g。三诊：上方服 10 剂症状明显好转。四、五、六诊后胃胀嗳气消失，仍有嘈杂，去旋覆花、枳实，加郁金 15g，煅瓦楞子 20g。复诊，上述症状消失[5]。

采用左金丸合化肝煎治疗肝胃郁热型慢性浅表性胃炎 40 例患者，处方：白芍 15g，黄连、青皮、陈皮、栀子、泽泻、贝母、柴胡各 10g，吴茱萸 5g，加水 500ml 煎制，煎煮 2 次，共取汁 200ml，早晚饭后各 1 次。2 组均以 1 个月为 1 个疗程，连续服用 2 个疗程。结果：治疗 2 个疗程后，观察组治疗总有效率、抗 H. pylori 有效率均显著高于对照组（$P < 0.05$）；观察组治疗 1 个月、2 个月后的中医症状积分均显著低于对照组（$P < 0.05$）；2 组不良反应发生率比较差异均无统计学意义（$P > 0.05$）[6]。

三联疗法联合化肝煎方加减治疗 Hp 阳性慢性胃炎患者，处方：蒲公英 30g，栀子 15g，牡丹皮、佛手、香橼皮各 12g，青皮、白芍各 10g，黄连 6g，吴茱萸 3g。随症加减：吐血、黑便者加地榆 12g，三七粉 6g；呕吐、吐势急迫者加竹茹、法半夏各 12g；大便秘结者加大黄 10g，枳实 15g，连续四周。治疗期间禁烟酒，忌辛辣。显效 18 例，有效 18 例，无效 4 例，总有效率 90%，复查：血清胃蛋白酶原 I（PG I），PG II 及胃泌素 -17 均较治疗前降低，且增强胃肠道功能[7]。

用化肝煎随症加味治疗中重度糜烂性胃炎患者 60 例，基本方：青皮、陈皮各 10g，白芍、牡丹皮、泽泻、贝母、白及各 15g，栀子 12g，甘草 8g，水煎服，每剂服用 1 天半，20 剂为 1 个疗程。若口苦、烧心、吞酸明显者加煅瓦楞子 30g，黄连 6g，吴茱萸 1g；胃脘疼痛甚者加川楝子 10g，九香虫 10g；心烦失眠严重者加枣仁、茯神各 15g，生牡蛎 30g；恶心、厌食、苔腻者加藿香、半夏各 15g，白豆蔻 10g。也可研粉，每次服用 10g，日服 3 次。治疗期间保持心情舒畅，饮食规律，忌烟酒、冷饮及辛辣刺激性食物。治愈：症状消失，纤维胃镜复查正常，随访注意饮食调理者，两年内未发者 18 例。显效：症状明显好转，纤维胃镜复查中重度糜烂性胃炎转浅表性胃炎者 23 例。有效：症状改善，纤维胃镜复查中重度糜烂性胃炎有所好转者 14 例。无效：临床症状

及纤维胃镜复查均无明显改善者 5 例，总有效率为 91.7%[8]。

残胃炎患者 30 例服用化肝煎，药方组成：青皮、陈皮、芍药、牡丹皮、栀子、泽泻、贝母。加减：肝郁明显兼见脘腹胀闷、嗳气，善太息，遇恼怒而疼痛加重加柴胡、郁金、延胡索、川楝子、香附；热象明显，兼见胃脘部灼热，口干口苦，心烦易怒加黄连、苦参、蒲公英、生地黄；脾胃虚弱，兼见食少纳呆，食后胀满，神疲乏力加黄芪、砂仁、内金、马齿苋；瘀血停滞，兼见胃脘刺痛，舌紫暗加延胡索、当归、五灵脂；有黑便加白及、三七粉、地榆炭、槐花炭。30 例患者，总有效率 96.7%[9]。

慢性萎缩性胃炎患者 63 例服用奥美拉唑肠溶胶囊，20mg/ 次，硫糖铝片 0.25g/ 次，饭前口服等，在此基础上，给予化肝煎加减治疗。基本方组成：青皮、陈皮、牡丹皮、栀子、泽泻各 10g，白芍药、土贝母各 15g，炙甘草 6g。随证加减：脾胃虚弱者加党参 20g，茯苓 10g，去牡丹皮、栀子；脾胃虚寒者加附子、干姜各 10g，去牡丹皮、栀子；痰浊中阻者加厚朴 15g，半夏 10g；脾胃湿热者加黄连、吴茱萸各 6g；胃阴不足者加麦冬 10g，玉竹 15g；胸胁胀痛者加川楝子、柴胡各 10g；食欲不振者加神曲、麦芽、鸡内金各 10g；Hp 阳性者加蒲公英 30g。将每剂中药加水至浸过中药为度，武火煎沸，再以文火煎 15min，去渣取汁 200ml，每日 1 剂，早晚分 2 次温服，连续服用 4 周，总有效率 92.06%，高于对照组 80.95%（$P < 0.05$）[10]。

（5）胃食管反流病 患者在给予盐酸伊托必利片（口服，每次 50mg，每天 3 次）、奥美拉唑镁肠溶片（口服，每次 20mg，早晚各 1 次）基础上，服用左金丸合化肝煎加减治疗，处方组成：黄连 15g，牡丹皮、海螵蛸、煅瓦楞子各 10g，栀子、白芍、陈皮各 9g，姜半夏、浙贝母、吴茱萸各 12g。每天 1 剂，常规水煎取药汁 400ml，分早晚 2 次内服。治疗后总有效率为 95.29%，高于对照组的 83.53%（$P < 0.05$）[11]。

肝胃郁热型胃食管反流病患者 30 例服用化肝煎：青皮 10g，陈皮 10g，山栀子 10g，牡丹皮 12g，泽泻 10g，浙贝母 12g，芍药 12g。1 日 1 剂，水煎服 200ml，饭后各服用 100ml，与此同时连用奥美拉唑胶囊。2 个周为 1 个疗程，连续服用 8 个疗程，结果总有效率 86.67%，高于对照组 70%（$P < 0.05$）[12]。

（6）消化性溃疡 用化肝煎加减治疗消化性溃疡患者，处方：化肝煎加减合雷贝拉唑，药用牡丹皮 10g，青皮 10g，赤芍 20g，栀子 10g，浙贝母 15g，泽泻 10g，黄芩 10g，煅瓦楞子 30g，炒蒲黄 15g，五灵脂 10g，白及 10g，延胡索 20g，甘草 3g。复诊：

上方服 6 剂后胃脘疼痛，烧灼感好转。诉嘈杂吐酸、纳差、眠差。上方去延胡索加丹参 30g，砂仁 15g（后下）、煅瓦楞子 30g，酸枣仁 30g。三诊：上方服 6 剂后上述诸症均有好转，大便色黄成形，去白及，加柴胡 10g，煅牡蛎 30g。四诊：诸症缓解，脉仍弦。原方再服 10 剂，病情逐渐好转。2 月后复查胃镜胃窦溃疡消失[5]。

肝胃郁热型消化性溃疡患者在服用奥美拉唑、克拉霉素片、阿莫西林胶囊的基础上联合中药化肝煎随证加减，化肝煎主方：青皮、陈皮、芍药、牡丹皮、栀子、泽泻、贝母等。治疗 4 周后复查胃镜，判断疗效。结果 Hp 转阴率 90.48%，高于对照组 76.67%（$P < 0.05$）[13]。

十二指肠溃疡患者 52 例采用化肝煎合左金丸加减治疗。基本方：青皮、泽泻各 9g，陈皮 6g，白芍、丹皮、郁金各 12g，浙贝母、海螵蛸、蒲公英各 15g，生山栀子 10g，黄连、川楝子各 6g，吴茱萸 2g，沉香 3g，加味：口感明显者，加北沙参、麦冬各 15g，恶心、嗳气者，加姜半夏 9g，竹茹 12g，舌苔厚腻者，加苍术 9g，便秘者加枳壳 9g。每日 1 剂，水煎，分早晚 2 次口服。疗程为 4 周。52 例患者中，治愈 42 例，有效 8 例，无效 2 例，总有效率 96.15%[14]。

（7）特发性水肿　58 例患者服用以化肝煎为基本方，辨证加味治疗，药物组成：牡丹皮 9g，栀子 9g，白芍 12g，青皮 3g，陈皮 3g，泽泻 15g，贝母 6g。血虚合当归芍药散，血瘀合血府逐瘀汤，肝郁甚者加柴胡、郁金、香附，水肿重者加白术、茯苓、车前子，阴虚有热合猪苓汤，湿热下注合四妙散。每日 1 剂，水煎服，分 2 次口服，2 周为 1 个疗程。共 58 例患者，痊愈 38 例，好转 16 例，无效 4 例，总有效率 93.1%[15]。

（8）白睛溢血　患者服用处方：青皮、陈皮、泽泻、白芍、桔梗各 15g，桑白皮、栀子、牡丹皮各 12g，木通、郁金、白茅根各 10g，生甘草 5g。服 4 剂诸证大减，后依前方去白芍、白茅根加赤芍、当归尾各 15g，继服 7 剂而愈[16]。

（9）聚星障　患者服用化肝煎加减：青皮、陈皮、泽泻、栀子、牡丹皮各 15g，茵陈 30g，白芍 20g，厚朴、大黄、木贼、柴胡各 10g，夏枯草 18g，5 剂后羞明流泪、口苦、恶呕大减，便通，黑睛翳障面积减小，但两胁刺痛，此血瘀之征，依上方减厚朴、大黄加赤芍 15g，丹参 15g，郁金 10g，继服 12 剂，诸证消失，黄疸指数 5 单位，谷丙转氨酶 24 单位而愈，随访一年未复发[16]。

（10）灼口综合征　患者服用翘荷汤合化肝煎，处方：连翘 9g，薄荷 9g（后下），甘草 6g，栀子 9g，桔梗 9g，赤小豆 30g，枳壳 9g，枇杷叶 6g，桑白皮

9g，地骨皮 15g，茵陈 30g，黄芩 6g，牡丹皮 9g，浙贝母 9g，白芍 9g，青皮 9g，泽泻 9g，陈皮 9g。水煎服，连续用 14 剂，嘱清淡饮食，调畅情志。结果服 7 剂后舌尖及两边辛辣感消失，纳可寐安，二便调。1 月后随访，舌痛未再复发[17]。

（11）乳腺增生　患者服用化肝煎：青皮 12g，白芍 18g，陈皮 9g，牡丹皮 12g，栀子 9g，泽泻 9g，浙贝母 10g。加减法：心烦潮热者加柴胡 12g，夏枯草 18g；乳房胀痛为主者加香附 12g，川楝子 9g；刺痛为主者加桃仁 9g，当归 12g；乳癖难消者加橘核 9g，生牡蛎 30g（先煎），王不留行 15g。每日 1 剂，水煎分早晚 2 次口服，20 天为 1 个疗程，连服 1~3 个疗程，月经期暂停服药。痊愈 29 例，显效 18 例，无效 3 例，总有效率 94%[18]。

（12）胃脘痛　采用化肝煎合半夏泻心汤加减治疗胃脘痛 80 例患者，对于肝气郁结，横逆犯胃型患者，组方：柴胡、香附、川芎、陈皮、枳壳均取 9g，川楝子、鸡内金、郁金、佛手、百合均取 10g，炙甘草 6g，赤芍 20g。上述诸药用水煎服，1000ml/d，分 2 次服用。平肝法：对于肝胆失通，胃气上逆型患者，组方：旋覆花（包）、制半夏、黄芩、枳实、杏仁均 10g，柴胡 6g，代赭石（后下）30g。上述诸药用水煎服，1000ml/d，分 2 次服用。柔肝法：对肝阴不足，肝胃不和型患者，组方：生地黄、枸杞子、麦冬、延胡索、牡丹皮、川楝子、莱菔子、三棱、沙参、莪术均取 10g，百合、生麦芽、白芍、丹参均 20g，当归 15g，柴胡 3g。上药水煎服 1000ml/d，分 2 次服用。泻肝法：对于肝郁化火，邪热犯胃型患者，组方：柴胡、枳壳、蒲公英均 10g，黄连、青皮均 6g，赤芍 20g，吴茱萸 3g，山栀子 9g。水煎服，1000ml/d，分 2 次服用。暖肝法：对于寒凝肝脉，内客于胃型患者，组方：小茴香、干姜、茯苓、柴胡、香附均取 10g，肉桂、乌药均 6g，白芍 20g，当归 15g。水煎服，1000ml/d，分 2 次服用。敛肝法：对于肝气上冲，横逆犯胃型患者，组方：乌梅、仙鹤草、木瓜、百合、白及、海螵蛸、五味子均取 10g，黄连、柴胡、香附均 6g，白茅根 15g，白芍 20g，三七 3g，川楝子 9g。水煎服，1000ml/d，分 2 次服用。痊愈为 55.00%，显效为 28.75%，有效为 13.75%，无效为 2.5%[19]。

（13）肝郁化火病证　患者面部痤疮，服用化肝煎，处方：青皮 6g，陈皮 6g，牡丹皮 10g，炒栀子 6g，浙贝母 10g，泽泻 10g，生白芍 6g，熟地黄 18g，党参 18g，6 剂。服至第 3 剂痤疮便消失，余症亦消失[20]。

（14）肝胃郁热胃痛　采用化肝煎合左金丸加减治疗辨证为肝胃郁热的胃痛患者 21 例，处方：陈皮、

青皮、牡丹皮、栀子、贝母各 15g, 泽泻 12g, 白芍 20g, 黄连 10g, 吴茱萸 3g, 炙甘草 6g。加减: 脾胃虚弱, 加党参 20g, 茯苓 10g, 去牡丹皮、栀子; 痰浊中阻, 加厚朴 15g, 半夏 10g; 胃阴不足, 加麦冬 10g, 玉竹 15g; 胸闷胀痛, 加川楝子、柴胡各 10g; 便秘, 加枳壳 10g, 大黄 6g。每日 1 剂, 水煎取, 200ml, 分 2 次温服, 4 周为 1 个疗程, 连续治疗 2~3 个疗程。治疗 21 例患者 3 个月后, 疼痛症状消失 3 例, 显效 13 例, 有效 2 例, 无效 3 例, 总有效率 85.7%[21]。

参考文献

[1] 殷义才, 胡正年. 化肝煎治疗瘀血型慢性活动性肝炎 43 例 [J]. 陕西中医, 1988 (10).

[2] 徐蕾, 李达. 化肝煎加减治疗 2 型糖尿病合并非酒精性脂肪性肝病的临床研究 [J]. 中西医结合心血管病电子杂志, 2017 (31): 81.

[3] 李道宽. 化肝煎加减治疗慢性胆囊炎 40 例 [J]. 中国中医药现代远程教育, 2008, 6 (7): 697.

[4] 余在先. 消化性溃疡内镜下中医分型论治体会 [J]. 临床医药实践, 2000, 9 (4): 294–295.

[5] 焦洁, 张心海. 张心海运用化肝煎临床经验拾萃 [J]. 四川中医, 2013, (12): 20–22.

[6] 古丽那扎尔, 王苗, 米娜瓦尔·胡加合买提. 左金丸合化肝煎治疗肝胃郁热型慢性浅表性胃炎的疗效及安全性观察 [J]. 现代中西医结合杂志, 2016, 25 (35): 3944–3946.

[7] 史继波, 徐清喜. 加味化肝煎结合三联疗法治疗 Hp 阳性慢性胃炎临床观察 [J]. 新中医, 2018 (6).

[8] 周易明. 化肝煎加味治疗中重度糜烂性胃炎 60 例 [J]. 云南中医中药杂志, 1998 (6): 24–25.

[9] 方英杰, 全守霞. 化肝煎治疗残胃炎 30 例 [J]. 辽宁中医杂志, 1993 (6).

[10] 虞芬兰, 唐跃华. 化肝煎加减治疗慢性萎缩性胃炎肝胃郁热型 63 例观察 [J]. 浙江中医杂志, 2015, 50 (5): 326–327.

[11] 李青松, 王志敏, 刘跃平, 等. 左金丸合化肝煎加减治疗胃食管反流病肝胃郁热证临床研究 [J]. 新中医, 2019, 51 (04): 97–99.

[12] 董自萍, 陈德萍. 化肝煎联合奥美拉唑治疗肝胃郁热型胃食管反流 30 例疗效观察 [J]. 云南中医中药杂志, 2015, 36 (8): 27–28.

[13] 熊首先. 化肝煎联合奥美拉唑治疗肝胃郁热型消化性溃疡疗效观察 [J]. 湖北民族学院学报 (医学版), 2014, 31 (1): 31–33.

[14] 邵富祥. 化肝煎合左金丸加减治疗十二指肠溃疡 52 例 [J]. 浙江中医杂志, 2013, 48 (9): 688.

[15] 詹丽娟, 石海银, 狄建宁. 化肝煎加味治疗特发性水肿 58 例疗效观察 [J]. 宁夏医科大学学报, 2012, 34 (9): 970–971.

[16] 王洪泉, 秦继明. 化肝煎在眼科的临床应用 [J]. 中医药信息, 1995 (3): 44.

[17] 曹瑞雪, 蔡春江. 翘荷汤合化肝煎加减治疗灼口综合征验案 1 则 [J]. 江苏中医药, 2018.

[18] 宫钦爽, 尹学花. 化肝煎治疗乳腺增生 50 例 [J]. 吉林中医药, 2000 (2): 33.

[19] 夏宝林. 化肝煎合半夏泻心汤加减治疗胃脘痛的临床观察 [J]. 医药论坛杂志, 2013, 34 (07): 119–120.

[20] 王星晨. 化肝煎治疗肝郁化火病证的运用 [J]. 中国中医药现代远程教育, 2018, 16 (08): 84–86.

[21] 韩素萍, 蒋满妹. 化肝煎合左金丸加减治疗肝胃郁热胃痛 21 例 [J]. 新疆中医药, 2012, 30 (02): 85.

济川煎

【出处】《景岳全书》(明·张景岳)"凡病涉虚损, 而大便闭结不通, 则硝、黄攻击等剂必不可用, 若势有不得不通者, 宜此主之。"

【处方】当归三、五钱, 牛膝二钱, 肉苁蓉(酒洗去咸)二、三钱, 泽泻一钱半, 升麻五分、七分或一钱, 枳壳一钱。

【制法及用法】水一盅半, 煎七八分, 食前服。

【剂型】汤剂。

【同名方剂】济川煎(《叶氏女科》卷一)。

【历史沿革】

1. 明·张景岳《景岳全书》卷五十一, 济川煎

[功能]温肾益精, 润肠通便。

[主治]便秘有不得不通者, 凡伤寒杂证等病, 但属阳明实热可攻之类, 皆宜以热结治法通而去之, 若察其元气已虚, 既不可泻而下焦胀闭, 又通不宜

缓者,但用济川煎主之,则无有不达。

如气虚者,加人参;肾阴亦虚者,加熟地;虚甚者,枳壳可减去之。

2.清·叶桂《叶氏女科》卷一,济川煎

[组成] 当归三钱,熟地黄二钱,牛膝二钱,乌药(炒)一钱,肉桂一钱,桃仁七粒(捣如泥)。

[主治] 血结成瘕,寒气客于冲脉、任脉,则血涩不行,成瘕作痛,暂见停蓄而根盘未固者。

[用法用量] 水二盅,煎二分,食前服。

【现代研究】

1.药理作用

(1)改善慢传输型便秘 结肠慢传输型便秘大鼠灌胃给予济川煎低、中、高剂量(0.18、0.36、0.72g/ml),连续30天;济川煎各剂量组大鼠粪便湿重均高于模型组,小剂量组与模型组比较差异有统计学意义($P<0.05$);济川煎各剂量组大鼠体重均低于模型组,中剂量组与模型组比较差异有统计学意义($P<0.05$);济川煎各剂量组大鼠首次排便时间均短于模型组($P<0.05$),在一定范围内呈剂量依赖性;济川煎各剂量组大鼠平均肠推动率大于模型组,中剂量组、高剂量组与模型组比较差异均有统计学意义($P<0.05$,$P<0.01$);血浆SP含量模型组低于济川煎各剂量组,高剂量组与模型组比较差异有统计学意义($P<0.05$);大鼠肠组织c-kit mRNA含量模型组低于济川煎各剂量组,中剂量组、高剂量组与模型组比较差异均有统计学意义($P<0.05$,$P<0.01$);济川煎可能通过影响大鼠血浆SP、肠组织ICC含量及粪便含水量等因素,促进大鼠肠蠕动,改善慢传输型便秘模型大鼠便秘状况[1]。

(2)抗泻剂结肠 用济川煎水煎液对"泻剂结肠"模型大鼠灌胃,1次/天,每次10ml/kg,连续30天,检测粪便干湿重比、首粒黑便排出时间,以及结肠组织酪氨酸激酶受体的干细胞因子受体(c-kit)和其配体干细胞因子(SCF)的mRNA、蛋白表达水平。结果,济川煎降低大鼠的粪便干湿重比,延长首粒黑便排出时间,升高c-kit、SCF的mRNA和蛋白表达水平。济川煎可提高"泻剂结肠"大鼠的结肠动力,软化粪便,治疗效果较好,其机制可能与修复SCF/c-kit信号通路有关[2]。

(3)增强老年胃肠蠕动 用150%浓度的济川煎水煎液分别以1.6、3.2、4.5g/kg灌胃胃肠蠕动减退的老龄大鼠,1次/天,连续30天内,用放射免疫分析法检测大鼠小肠组织胃动素(MTL)、P物质(SP)和生长抑素(SS)的水平,结果3.2、4.5g/kg济川煎

明显升高大鼠小肠碳末推进率,小肠组织中MTL含量、SP含量明显升高,而SSP含量明显降低。济川煎能增强老龄大鼠的胃肠蠕动功能,其机制可能与促进肠道胃动素、P物质的释放,降低肠道生长抑素水平有关[3]。

(4)抗衰老 用150%浓度的济川煎水煎液以4.5g/kg灌胃老龄化雄性昆明小鼠,每天给药1次,连续4周,检测脑、肝脏中的SOD、MDA、MAO含量,结果济川煎可显著提高老龄小鼠脑、肝SOD活性,降低脑、肝MDA及MAO的含量,说明济川煎具有一定的抗衰老作用[4]。

2.成分分析

运用薄层色谱法对方中肉苁蓉和当归两味主药进行薄层定性鉴别;高效液相色谱法对方中枳壳中的柚皮苷进行含量测定。结果:薄层色谱斑点清晰,阴性对照无干扰。含量测定柚皮苷在0.34~3.4μg范围内有良好线性关系,相关系数$r=0.9999$,回收率为99.96%,RSD为1.62%,建立了济川煎颗粒质量标准[5]。

3.拆方研究

(1)肠蠕动影响 济川煎全方剂量:肉苁蓉9g,牛膝6g,当归15g,泽泻4.5g,枳壳3g,升麻3g。拆成温肾润肠方(肉苁蓉9g,牛膝6g,当归15g);降浊方(泽泻4.5g,枳壳3g);升清方(升麻3g)。不同组方(全方、温肾润肠方、降浊方及升清方)称取适量,加6倍量水浸泡0.5h后,煎煮2次,每次0.5h,分别过滤,合并上清液,减压浓缩至1g/ml,即得4个不同组方的药液,均按0.01ml/g灌胃给予阳虚型便秘的小鼠,一次性给药。40min后检测肠蠕动情况,结果:模型小鼠体重上升不明显,全身功能低下,活动减少,毛发发黄,无光泽且伴竖毛,大便次数变少,且粪便坚硬、粪粒细小,表明造模成功,给药组小鼠上述情况稍有好转。济川煎全方及降浊组与模型组相比,能显著增加模型小鼠碳末推进率($P<0.01$);济川煎全方及温肾润肠组与模型组相比,能显著增加模型小鼠小肠含水量($P<0.01$)及大肠含水量($P<0.05$);济川煎全方明显增加模型小鼠4h排便粒数及4h排便重量,与模型组相比($P<0.05$)[6]。

(2)慢传输型便秘模型大鼠血清SP、VIP水平的影响 将济川煎拆方为温肾润肠组(肉苁蓉、当归、牛膝)、行气组(升麻、枳壳)、渗湿泻浊组(泽泻),各组药物分别以蒸馏水煎煮30min,提取2次。再合并煎液,并将所得药液用双层纱布过滤,水浴加热蒸发浓缩为1g/ml,灌胃给予便秘模型大鼠,连续4周。结果:行气组、渗湿泻浊组、全

方组大鼠血清 SP 水平与模型对照组和正常对照组相比均有上升，但无统计学意义，温肾润肠组大鼠血清 SP 水平在模型对照组和正常对照组之间，也没有统计学意义。血清 VIP 水平，温肾润肠组、行气组、渗湿泻浊组均显著低于模型对照组（$P < 0.01$），与正常对照组比较有统计学意义（$P < 0.05$），而全方组血清 VIP 水平高于模型对照组，与正常对照组比，有显著性差异（$P < 0.01$）[7]。

（3）析因设计解析肠蠕动主效应　采用济川煎方中不同药物组合 1g/ml 的药液，分别灌胃给药，给药剂量 10g/kg，研究阳虚型便秘模型小鼠治疗作用，以温肾润肠组（肉苁蓉＋当归＋牛膝）、降浊组（枳壳＋泽泻）、升清组（升麻）为考察三因素，每因素设两水平，以碳末推进率、小肠含水量及排便粒数为考察指标。结果，降浊组为该方对模型小鼠碳末推进率影响的主效应中药；温肾润肠组为该方对模型小鼠小肠含水量影响的主效应中药；温肾润肠组、降浊组单独用药对模型小鼠排便粒数影响不大，但联合用药能显著提高模型小鼠的排便粒数。温肾润肠药物主要影响小肠含水量，降浊药物主要影响小肠推进率，合用能促进排便[8]。

4. 临床应用

（1）慢性功能性便秘　慢性功能性便秘老年患者 59 例，服用琥珀酸普芦卡必利片 2mg/ 次，1 次 / 天，同时联合济川煎：当归 20g，肉苁蓉 30g，牛膝 15g，泽泻 10g，枳壳 12g，升麻 9g。煎煮，早晚餐前温服，连续服用 1 个月。临床通过检查，全胃肠排除率和胃排空率较治疗前均明显提高，血清 NO 含量减少，血清 SP、5-HT 水平升高，肠道厌氧菌群乳杆菌、双歧杆菌数量明显增加，需氧菌群酵母菌、肠杆菌数量降低；缓解老年患者排便困难，增强胃肠功能，调控肠神经递质表达水平，维持肠道菌群稳态，痊愈 13 例，显效 22 例，有效 20 例，无效 4 例，总有效率 93.2%[9]。

（2）单纯性大便黏腻　用济川煎治疗单纯性大便黏腻症患者 66 例，处方：当归 15g，牛膝 12g，肉苁蓉 10g，泽泻 6g，升麻 5g，枳壳 5g。加减：若兼气虚者加生白术 20g；酒湿生热者加葛花 10g，连翘 10g；伤食者加木香 6g，砂仁 5g，枳壳至 12g；伴有神经衰弱和高血脂、高血糖者酌情选加生枣仁 15g，紫丹参 20g，生地黄 20g，葛根 20g。每日 1 剂，水煎后分 2 次饭前温服。10 天为 1 个疗程，疗程间隔 3 天，大便正常后，续服 1 个疗程，总时间不超过 4 个疗程。然后改为服用济川煎胶囊：以汤剂方比例研为细末，装中号胶囊，每次 5 粒，每日 2 次，连服 15 天。66 例中痊愈 44 例，显效 15 例，好转 6 例，

无效 1 例，总有效率 98.49%[10]。

（3）顽固性便秘　用加味济川煎治疗老年顽固性便秘患者 42 例，加味济川煎药物组成：当归 20g，牛膝 12g，肉苁蓉 30g，升麻 10g，枳壳 20g，生白术 20g，桃仁 15g，杏仁 12g，莱菔子 30g，瓜蒌仁 20g。每日 1 剂，水煎 2 次分服，大便通下后，改为隔日 1 剂，10 天为 1 疗程。结果，所有病例全部有效。其中治愈 36 例（1 个疗程内，大便通畅，腹胀等临床症状消失，停药后，3 个月内大便维持正常）；显效 6 例（服药 1 个疗程，大便恢复正常，但停药后有反复，仍需用药）[11]。

（4）老年习惯性便秘　用济川煎加味治疗老年习惯性便秘患者 86 例，处方：当归 20g，肉苁蓉 20g，牛膝 12g，泽泻 12g，升麻 10g，枳壳 15g，杏仁 10g，白术 15g，决明子 20g。临证加减：气虚者加黄芪、人参；血虚者加阿胶、熟地黄；阴虚者加生地黄、麦冬、玄参；内有郁热者加大黄、黄连；气滞者加木香、槟榔；见痔疮便血者加地榆、槐花；跌扑损伤或术后所致者加桃仁、红花、三棱。本方可作汤剂和散剂两种剂型，散剂可按基本方药用量比例制成细面若干备用。初诊时或某阶段便秘较重时服汤剂，依基本方随证加减，1 剂 / 天，水煎，分三次温服，连服 5~10 剂为 1 疗程，待便秘消失或病情缓解后改为散剂，每服 10~15g，2~3 次 / 天，蜂蜜水冲服，根据病情酌服 1~2 个月以资巩固。痊愈 60 例，显效 24 例，无效 2 例，总有效率 97.7%[12]。

（5）泻剂结肠　用济川煎治疗"泻剂结肠"患者 70 例，处方：肉苁蓉 20g，当归 30g，牛膝 10g，泽泻 10g，升麻 10g，枳壳 20g，每日 1 剂，分早、晚两次服用，10 天为 1 疗程，共 2 个疗程。治疗期间如出现粪便嵌塞可予开塞露辅助排便或灌肠；济川煎治疗 2 个疗程结束一月后进行便秘症状及生活质量评价，分析济川煎治疗效果。结果"泻剂结肠"患者用济川煎治疗后，便秘症状缓解，生活质量得到了明显改善[13]。

（6）阳虚便秘　用济川煎内服合中药敷脐治疗老年阳虚便秘患者 58 例，药物组成：当归 12g，肉苁蓉 9g，牛膝、泽泻、升麻各 6g，枳壳 3g。煎服，每日 1 剂，早、晚各 1 次。同时对患者进行中药敷脐疗法，药物组成：附子、生姜、肉桂各 15g，同大蒜捣敷脐部，每日 1 次。治疗 2 周为 1 个疗程，连续治疗 2 个疗程。结果总有效率 96.6%，高于对照组 77.6%（$P < 0.05$）[14]。

（7）脾肾阳虚型便秘　用济川煎治疗脾肾阳虚型便秘患者 37 例，处方：当归 15g，肉苁蓉 30g，怀牛膝 10g，枳壳 10g，升麻 10g。加减：阳虚甚者加用鹿茸 10g，肉桂 6g；便秘甚者加用火麻仁 15g，患

者排便次数逐渐增加或大便软化后可减少火麻仁量；对于气虚者加用党参15g，黄芪20g；血虚者加用白芍12g，制首乌15g，加水文火煎服，每天1剂，分早晚2次饭后温服，连续服用4天为1疗程，连续用药2疗程。结果总有效率为94.59%，高于对照组70.27%（P < 0.05）[15]。

（8）脾肾阳虚型慢传输型便秘 37例患者以本方加减联合腹针：肉苁蓉30g，白术30g，当归20g，怀牛膝15g，泽泻9g，升麻6g，枳壳3g，黄芩9g，杜仲15g，枸杞子15g，火麻仁30g，锁阳9g。每次1剂，水煎煮30ml，分早晚温服，连续4周。腹针治疗：取主穴（中脘、下脘、气海、关元），辅穴（天枢、大横），采用套管进针法，轻捻转慢提捣，留针30min通电。结果：患者血清SP升高，VIP、NO、NPY降低，大便性状正常，排便间隔缩短，排便顺畅，痊愈12例，显效13例，有效5例，无效7例，总有效率81.08%[16]。

（9）肿瘤阳虚型便秘 用加味济川煎灌肠治疗肿瘤患者阳虚型便秘40例，处方组成：肉苁蓉30g，当归20g，牛膝10g，枳壳10g，升麻5g，泽泻15g，大黄5g，附子20g，肉桂5g（中药配方颗粒溶解于50ml温水中备用），保留灌肠。治疗7天为1个疗程。40例中，显效26例，有效12例，无效2例，总有效率95.0%，高于对照组67.5%（P < 0.05）[17]。

（10）晚期癌症便秘 用济川煎加味治疗晚期癌症便秘患者32例，处方：当归、肉苁蓉、牛膝、枸杞、桃仁、川芎、熟地黄各15g，大黄5~10g，升麻、枳壳各5g，泽泻7.5g，黄芪30g。加减：神疲乏力者加山药30g，咳嗽者加紫菀、橘皮各15g，胸闷者加瓜蒌15g，厌食者加鸡内金30g或焦山楂15g，腹胀者加用枳壳或香橼10g，胁痛者加延胡索15g，黄疸者加金钱草、茵陈各15g。用水泡20min，连煎2次，混合2次药液，分早晚温服，重者日服3次。治疗1个月。治愈17例，显效11例，有效3例，无效1例，总有效率96.88%。3个月内又出现便秘2例[18]。

（11）缺血性中风恢复期便秘 30例患者服用济川煎，此方加减：脾肾阳虚明显者肉苁蓉加量至30g，气虚明显者加黄芪20g，大便干结重者加酒大黄9g、槟榔12g、火麻仁15g，湿重者加陈皮、白术各10g，阴伤明显者加沙参10g，夹瘀者加桃仁12g、赤芍10g。每日1剂，水煎取400ml，分2次早晚口服或鼻饲用药，1周为一个疗程，共用药3周。30例患者，治愈18例，好转9例，无效3例，总有效率90%[19]。

（12）阿尔茨海默病便秘 用济川煎加味治疗阿尔茨海默病患者便秘40例，处方：肉苁蓉、牛膝各

10g，当归15g，泽泻6g，枳壳5g，升麻3g。加减：兼脾气虚者，加党参15g，白术10g；兼血虚者，加熟地黄、何首乌各10g；兼阴虚内热者，加玄参、生地黄、麦冬各10g；兼阳虚者，加肉桂、菟丝子各10g。每日1剂，加水400ml煎汤至150ml，早晚服2次。以10天为1个疗程，共治疗2个疗程。经治疗总有效率90%，高于对照组70.0%，复发率低于对照组。两组均出现腹泻，停药或服用药物治疗1周后腹泻消失[20]。

（13）心衰性便秘 用加味济川煎治疗心衰性便秘黄苔患者120例，药方组成：黄芪、党参、肉苁蓉、当归、泽泻、牛膝、枳壳、黄连各10g，升麻6g。以上药物加水煎煮2次，并相互兑和，每日1剂，分早晚两次服用。所有病例在此治疗的基础上皆根据病情给予中西医对症治疗，但停用其他通便药物。于治疗后第4天进行近期疗效观察，于治疗后第7天进行远期疗效观察。显效112例，有效8例，总有效率为100.0%，高于对照组66.7%（P < 0.05）[21]。

（14）出口梗阻型便秘 用济川煎加减结合生物反馈治疗出口梗阻型便秘患者30例，给予生物反馈治疗，并于疗程完成后进行盆底表面肌电情况评估，联合济川煎加减治疗，处方为：肉苁蓉9g，当归10g，牛膝15g，枳壳9g，泽泻9g，升麻6g。每天1剂，中药机煎取液300ml，按150ml分装2袋，每次1袋，早晚温服。连续治疗12周。结果总有效率83.3%，高于对照组70.0%（P < 0.05）[22]。

（15）人工流产术后便秘 用济川煎治疗人工流产术后便秘患者，处方：当归20g，川、怀牛膝各15g，肉苁蓉10g，升麻10g，桃仁10g，巴戟天10g，菟丝子15g，生地黄30g，槟榔10g，制何首乌10g，玄参10g，香附10g，柴胡10g，枳壳15g，厚朴10g，7剂。水煎服，每日1剂，早晚饭后温服。二诊：自诉服药后第1日肠鸣明显，第2日便通，现大便每日1行，质偏干。纳食、夜眠均较前好转，舌偏暗，苔薄黄，脉弦细[23]。

（16）糖尿病合并便秘 用济川煎加味治疗老年糖尿病合并便秘患者24例，原有控制血糖治疗方案维持不变。在此基础上采用济川煎治疗。药物组成：肉苁蓉30g，锁阳15g，当归30g，怀牛膝15g，泽泻10g，生麻6g，枳壳3g。每日1剂，水煎服，15天为1疗程。服药期间忌食生冷辛辣油腻之品。24例患者，治愈8例（33.3%），显效3例（12.5%），有效12例（50%），无效1例（4.2%），总有效率95.8%[24]。

（17）2型糖尿病便秘 用济川煎加减治疗老年性2型糖尿病便秘120例，处方：当归20g，牛膝

15g，肉苁蓉、升麻、火麻仁各10g，泽泻、枳壳、党参、天花粉、生地黄、知母各12g。加减：若胃热盛加栀子15g；肺肾气阴亏加麦冬15g；脾胃虚弱，气虚加黄芪30g，人参10g；心惊失眠加酸枣仁15g，柏子仁10g；小便频数量多加桑螵蛸15g，伴冠心病加瓜蒌30g，三七10g；视力障碍加枸杞子15g，菊花10g。水煎服，每日1剂，日服3次，15天为1疗程。服药期间，节饮食，远肥甘，禁房事，忌恼怒、劳累及辛辣刺激之物。连续服用1个月。治愈（2天以内排便1次，便质转润，解时通畅，短期无复发）53例占44.1%；好转（便质转润、排便欠畅，每次排便时间小于30min，每周排便2次以上）57例占47.5%；无效（排便困难无改善）10例占8.4%。结果：总有效率91.6%[25]。

（18）阿片性便秘　用加味济川煎治疗阿片性便秘（阳虚型）患者45例，处方：肉苁蓉20g，当归15g，牛膝10g，枳壳10g，泽泻15g，升麻6g，党参20g，白术15g，火麻仁20g。每剂用煎药机煎成药液450ml平均分装为3袋，每次口服1袋，每日3次，6天1疗程。总有效率为91.11%，高于对照组60.00%（P＜0.05）[26]。

（19）硫酸吗啡所致便秘　用济川煎、四磨汤合方治疗硫酸吗啡所致便秘患者30例，药方组成：肉苁蓉15g，当归15g，牛膝15g，枳壳15g，泽泻9g，升麻9g，天台乌药9g，沉香3g，槟榔12g，生晒参6g。由自动药机煎制，每次1袋，每袋150ml，每日早晚各服1次。2周为1个疗程，1个疗程后观察疗效。有效率93.33%，高于对照组有效率为70.00%（P＜0.05）[27]。

（20）高龄骨质疏松性胸腰椎骨折　用阿法骨化醇合济川煎治疗高龄骨质疏松性胸腰椎骨折患者32例，阿法骨化醇胶丸0.5μg/d，早晨空腹服，10天为一个疗程，连续3个疗程。济川煎：当归15g，牛膝15g，肉苁蓉（酒洗去咸）15g，泽泻10g，升麻6g，枳壳10g。每日1剂，分2次服，连续3个疗程。经治疗显效7例，有效21例，无效4例，总有效率87.5%[28]。

（21）前列腺肥大排尿障碍　用济川煎加减治疗前列腺肥大排尿障碍患者23例，处方：肉苁蓉12g，当归、牛膝、泽泻、山甲珠、桃仁各15g，升麻、枳壳各6g，木通、车前子、滑石各20g。每日1剂，水煎服，1月为1疗程。痊愈14例，显效9例[29]。

（22）预防5-HT₃受体拮抗剂所致便秘　采用济川煎加减预防5-HT₃受体拮抗剂所致便秘患者60例，处方：当归9~15g，牛膝6g，肉苁蓉20~30g，泽泻5g，升麻3g，枳壳3g。若气虚者，加人参以补气；肾虚重者，加熟地黄以补肾滋阴；虚甚者，枳

壳不用，以免伤气。将上述药物加水200ml，浸泡30min，煎30min，取汁100ml；二煎加水200ml，取汁100ml，二煎混合，分早晚两次空腹服用。总有效率90%（P＜0.05），高于对照组的66.7%[30]。

参考文献

［1］顾尽晖，何羽，汤灵娇，等. 济川煎对结肠慢传输型便秘模型大鼠血浆SP、肠组织ICC与肠推动力等因素影响的研究［J］. 北京中医药，2018，37（5）：410-414.

［2］霍明东，张波，陈玉根. 济川煎对"泻剂结肠"大鼠的治疗效果及作用机制研究［J］. 中国全科医学，2016，19（13）：1598-1601.

［3］车彦忠，陈洪宝，安立凤，等. 济川煎对老龄大鼠胃肠蠕动的影响及相关机制研究［J］. 中国实验方剂学杂志，2007，13（11）：44-46.

［4］肖洪彬，车彦忠，安立凤. 济川煎对老龄小鼠老化相关酶的影响［J］. 中国中医药科技，2006，13（2）：135.

［5］李文军，杨波. 济川煎颗粒质量标准的研究［J］. 中医药信息，2012，29（1）：55-57.

［6］苏志伟. 济川煎及拆方对小鼠肠蠕动影响的实验研究［J］. 海峡药学，2015（9）：25-27.

［7］李丽娜，陈萌，张冬梅，等. 济川煎及其拆方对STC模型大鼠血清SP VIP水平的影响［J］. 中华中医药学刊，2008，26（12）：2567-2568.

［8］陈桂芬，王英豪，林燕婷. 基于析因设计解析济川煎对小鼠肠蠕动主效应研究［J］. 辽宁中医药大学学报，2017（05）：58-61.

［9］张双喜，张相安，安永康. 济川煎对老年慢性功能性便秘患者胃肠功能、血清肠神经递质及肠道菌群的影响［J］. 中国实验方剂学杂志，2018，24（22）：169-174.

［10］赵云萌. 济川煎治疗单纯性大便黏腻症66例［J］. 山东中医杂志，2004，23（11）：42-43.

［11］侯林，马广斌，徐敏. 加味济川煎治疗老年顽固性便秘42例［J］. 河北中医，1998（03）：177.

［12］高宏振. 济川煎加味治疗老年习惯性便秘86例［J］. 中国现代药物应用，2010，04（15）：133-134.

［13］霍明东，张波，丁曙晴，等. 济川煎治疗"泻剂结肠"的临床疗效和生活质量分析［J］. 时珍国医国药，2015（12）：2947-2949.

［14］朱长俊，张滢，王丽娟. 济川煎内服合中药敷脐治疗老年阳虚便秘58例［J］. 浙江中医杂志，2019，54（03）：197.

［15］霍冬梅. 济川煎治疗脾肾阳虚型便秘的疗效分析［J］.

中国中医药现代远程教育, 2016, 14 (13): 87-88.

[16] 张愉然, 王波. 济川煎加味联合腹针对慢传输型便秘 (脾肾阳虚型) 疗效及对血清 SP 和 NO 水平的干预影响 [J]. 中国中西医结合消化杂志, 2018, 26 (3): 238-242.

[17] 李志明, 张芸, 杨薇. "加味济川煎" 灌肠治疗肿瘤患者阳虚型便秘 40 例临床观察 [J]. 江苏中医药, 2010 (36): 34-35.

[18] 胡欣. 济川煎加味治疗晚期癌症便秘 32 例 [J]. 实用中医药杂志, 2006, 22 (4): 207.

[19] 姜楠, 孟湧生. 济川煎治疗缺血性中风恢复期便秘的疗效研究 [J]. 光明中医, 2016, 31 (9): 1267-1269.

[20] 罗虹. 济川煎加味治疗阿尔茨海默病患者便秘 40 例 [J]. 浙江中医杂志, 2013, 48 (9): 658.

[21] 庞铁良. 加味济川煎治疗心衰性便秘黄苔患者 120 例 [J]. 陕西中医, 2006, 27 (2): 143-144.

[22] 冯福明, 李椿莹, 付军. 等. 济川煎加减结合生物反馈治疗出口梗阻型便秘的临床观察 [J]. 安徽医药, 2019, 23 (01): 168-171.

[23] 谢守萍. 济川煎治疗人工流产术后便秘验案 1 例 [J]. 中国民间疗法, 2018 (7): 50-51.

[24] 冯春鹏, 仝小林. 济川煎加味治疗老年糖尿病合并便秘 24 例 [J]. 吉林中医药, 2009, 29 (2): 129.

[25] 姬云海. 济川煎加减治疗老年性 2 型糖尿病便秘 120 例 [J]. 四川中医, 2002, 20 (10): 50.

[26] 赵常国, 刘颖, 石颖, 等. 加味济川煎治疗阿片性便秘 (阳虚型) 45 例临床观察 [J]. 云南中医中药杂志, 2016, 37 (5): 29-30.

[27] 王建中, 吴春迎, 刘鹏程, 等. 济川煎、四磨汤合方治疗硫酸吗啡所致便秘 30 例的疗效观察 [J]. 北京中医药, 2012, 31 (2): 117-119.

[28] 张信成, 张旭桥. 阿法骨化醇合济川煎治疗高龄骨质疏松性胸腰椎骨折 32 例临床观察 [J]. 中医临床研究, 2012 (22): 49-50.

[29] 马素娟. 济川煎加味治疗前列腺肥大排尿障碍 23 例 [J]. 陕西中医, 1992 (11): 510.

[30] 杨峰, 王进富, 董高富, 等. 济川煎加减预防 5-HT₃ 受体拮抗剂所致便秘的疗效 [J]. 求医问药, 2012, 10 (11): 433-434.

固阴煎

【出处】《景岳全书》(明·张景岳)"治阴虚滑泄, 带浊淋遗, 及经水因虚不固等证。此方专主肝肾。"

【处方】人参随宜, 熟地三、五钱, 山药二钱 (炒), 山茱萸一钱半, 远志七分 (炒), 炙甘草一、二钱, 五味子十四粒, 菟丝子二、三钱 (炒香)。

【制法及用法】水二盅, 煎七分, 食远温服。

【剂型】汤剂。

【同名方剂】固阴煎 (《虚损启微》)。

【历史沿革】

1. 明·张景岳《景岳全书》卷五十一,《证因方论集要》

[主治] 肝肾两亏, 遗精滑泄, 带下崩漏, 胎动不安, 产后恶露不止, 妇人阴挺。带浊淋遗, 及经水因虚不固。肝肾血虚, 胎动不安; 产后冲任损伤, 恶露不止。阴虚滑脱, 以致下坠者。

如虚滑遗甚者, 加金樱子肉二三钱, 或醋炒文蛤二钱, 或乌梅肉二个; 阴虚微热, 而经血不固者, 加川续断二钱; 下焦阳气不足, 而兼腹痛溏泄者, 加补骨脂、吴茱萸适量; 肝肾血虚, 小腹疼痛而血不归经者, 加当归二三钱; 脾虚多湿, 或兼呕恶者, 加白术一二钱; 气陷不固者, 加炒升麻一钱; 兼心虚不眠, 或多汗者, 加枣仁二钱 (炒用)。

2. 清·洪缉庵《虚损启微》, 固阴煎

[组成] 人参 (随宜)、熟地 (三五钱)、山药 (二钱, 炒)、山萸 (钱半)、远志 (七分, 炒)、甘草 (一二钱, 炙)、菟丝 (二三钱, 炒)、五味 (十四粒)。

[主治] 治阴虚滑泄, 带浊淋遗, 及经水因虚不固等症, 此方专主肝肾。

[用法用量] 水二盅, 煎七分, 温服。

【现代研究】

1. 基于升降圆运动理论方义

方中人参、甘草、山药健中气, 启轴枢运转; 熟地黄、菟丝子补肝肾, 壮脏腑阴阳; 山茱萸、五味子敛木金, 调外轮升降; 远志交心肾, 坚运转之根。全方健中气, 补肝肾, 调升降而交心肾, 调整五脏阴阳, 运转轴轮升降, 恢复人体轴轮升降圆运动[1]。

2. 临床应用

（1）经断前后诸证　患者给予固阴煎加减治疗，拟方：熟地黄 20g，山茱萸 5g，山药 20g，炙甘草 6g，制远志 12g，醋五味子 10g，炒酸枣仁 15g，钩藤 12g，浮小麦 15g，煅龙骨 15g，知母 9g，黄柏 9g。7 剂，每日 1 剂，早晚各 1 次，水煎服。二诊：烘热汗出、潮热面红、烦躁易怒、心悸失眠、双目干涩等不适症状较前有所改善，遵循中医"效不更方"原则，故原方 7 剂继服。三诊：上诉不适症状较前有明显改善，精神状态及情绪明显好转，在原方基础上，加生地黄 20g，石斛 9g，麦冬 9g 等养阴之品以巩固病情。随访 3 个月后患者自述上述不适症状未复发[2]。

（2）卵巢早衰　患者给予固阴煎加减治疗，处方：熟地黄 20g，山药 10g，山茱萸 10g，牡丹皮 10g，茯苓 10g，泽泻 9g，郁金 10g，香附 12g，白芍 10g，川续断 10g，杜仲 10g，炒柴胡 6g，薄荷 6g。二诊患者情绪有所改善，在原方基础上酌加地黄 15g，当归 15g，醋鳖甲 9g，女贞子 20g，墨旱莲 20g 以巩固病情。服 14 剂后月经来潮，心情舒畅，食欲增加，患者要求继服上方 2 周以巩固病情[2]。

（3）免疫不孕症　60 例患者服用此处方：生晒参 9g，熟地黄 15g，怀山药 20g，山茱萸 10g，菟丝子 15g，炙远志 9g，五味子 15g，炙甘草 15g，每日 1 剂。按原来习惯进行性生活。以 30 天为一疗程。第 1 疗程结束后，在月经中期作 SIT 复查，转阴者即停药观察；反之，继续进行第 2 疗程治疗。第 2 疗程结束后进行 SIT 复查，如仍未转阴者，继续作第 3 疗程治疗。结果，痊愈 19 例，好转 32 例，无效 9 例[3]。

（4）月经失调　患者以加味固阴煎加减治疗，处方：煅牡蛎 30g，党参、山药、炒白芍、合欢皮、盐黄柏各 15g，菟丝子、淫羊藿、盐续断、熟地黄、生地黄、麸炒枳壳各 12g，制五味子、制远志、柴胡各 9g，炙甘草 6g。7 剂，文火久煎，日 1 剂。一周后复诊，告知 1 剂血量大减，3 剂血止。嘱患者原方继服，每于月经周期第 10 天始服用至基础体温升高第 3 日，连服 3 个月经周期。随访半年未复发[4]。

（5）崩漏　患者服用固阴煎治疗，处方：熟地黄 12g，炒白术 12g，炙黄芪 30g，党参 15g，山药 15g，菟丝子 15g，制五味子 9g，制远志 9g，盐续断 15g，炙甘草 6g，狗脊 15g，麦冬 12g，柴胡 9g，香附 12g，三七粉 6g，黄芩炭 15g，仙鹤草 30g，地榆炭 15g。予以 7 剂，水煎，日 1 剂。二诊时自述服药 3 剂血量大减，5 剂血止，头晕心慌、胸闷气短已除，腰膝酸痛、怕冷等症状明显较前减轻[4]。

青春期崩漏患者 30 例服用固阴煎，处方：人参 5g，熟地黄 10g，山药 10g，山茱萸 12g，菟丝子 12g，远志 10g，五味子 10g，炙甘草 6g。出血量多加煅龙骨、煅牡蛎、大蓟、小蓟；偏寒者加艾叶、炮姜、鹿角片、淫羊藿；阴虚血热者合二地汤加黄芩、当归、白芍、青蒿；崩漏日久见盗汗、潮热者加枸杞子、紫河车；气虚重者重用黄芪炭；虚者加枸杞子、杜仲、川断、茺蔚子、制黄精；失眠者加五味子、合欢皮；气滞加香附、乌药、丹参、合欢皮、钩藤、娑罗子、玫瑰花、荆芥；瘀血明显者合失笑散加益母草、桃仁、红花；便秘者加全瓜蒌。水煎服，煎取 300ml，早晚各服 150ml，每日 1 剂，7 天为 1 疗程。30 例中治愈 23 例，占 76.67%；好转 6 例，占 20%；无效 1 例，占 3.33%；总有效率 96.67%[5]。

（6）肾虚型月经过少　患者服用固阴煎，方剂为：山药 10g，熟地黄 12g，菟丝子 10g，山茱萸 15g，远志 10g，炙甘草 10g，党参 10g，五味子 10g。该方当于患者月经期过后服用，口服，1 剂/天，分 2 次服下，水煎取汁，1 个疗程为 1 个月。服药期间，患者应当避免服用其他药物，经期停用，防止影响药效，并注意规范饮食，以清淡为主，此方连用 3 个月，停用后观察效果，3 个月内定期随访。结果总有效率 90.0%，高于对照组 60.0%[6]。

（7）肾阴虚育龄期卵巢低反应　患者服用固阴煎，处方组成：熟地黄 30g，人参片 10g，山药片 15g，山茱萸 10g，菟丝子 15g，覆盆子 15g，淫羊藿 10g，桑葚 15g，当归 10g，白术 15g，五味子、甘草各 5g。随证加减，肾气虚者加鹿角霜 10g；肾阳虚者加补骨脂、锁阳各 10g；肝郁者加柴胡、香附各 10g；痰湿者加苍术 15g，香附 10g；瘀滞者加川芎、延胡索各 10g。每日 1 剂，采用煎药机煎煮 2 次，混合成 400ml，真空包装，每日分早、晚 2 次温服。结果总有效率 82.12%，高于对照组的 72.96%[7]。

（8）经间期出血　47 例患者服用固阴煎，药物组成：山茱萸 12g，熟地黄 24g，菟丝子 15g，五味子 9g，远志 9g，杜仲 15g，川续断 30g，女贞子 15g，墨旱莲 15g，炒白芍 30g，炙甘草 6g。煎服方法：上药加水浸泡 30min，武火烧开后，改文火再煎煮 20min，同一方法煎煮两遍，将两遍的药汁兑在一起，400ml 左右，分 2 次（早晨空腹、晚上临睡前）温服，每日 1 剂。于月经第 9 天开始服用此方，至基础体温上升第 3 天停服，3 个月经周期为 1 疗程。47 例患者中，痊愈 37 例，有效 7 例，无效 3 例。总有效率 93.6%[8]。

（9）滑胎　患者予固阴煎加减治疗，处方：熟地黄 15g，菟丝子 15g，山茱萸 9g，山药 15g，台参15g，三七粉5g（分2次冲服），炙甘草9g，黄芪15g，当归身15g。3剂，每日1剂，水煎服。二诊：阴道出血止，余症仍在。因其胎元欲坠，苦不堪言，再者盼子心切，嘱其守前方服药，隔日1剂观察。三诊：诸症消失。嘱以丸代汤，1次1丸，每日2次，淡盐汤冲服。后随访足月顺产1男婴，母健儿壮[9]。

（10）产后顽固性子宫出血 34例患者服用固阴煎，处方：太子参15g，熟地黄10g，山药6g，山茱萸5g，炙远志3g，五味子5g，菟丝子6g，炙甘草5g。出血较多者加煅海螵蛸20g，茜草10g；出血虽不多但淋漓不尽者加当归15g，五灵脂10g，益母草15g，蒲黄10g；阴虚低热者加天花粉10g，麦冬10g，龟甲10g；气虚乏力者加黄芪10g，白术10g；便秘者加肉苁蓉15g，麻仁10g。每日1剂，煎服2次。7剂为1疗程。血止后为巩固疗效可继续服药5~7剂。痊愈29例，显效3例，有效1例，无效1例[10]。

（11）更年期综合征 采用固阴煎加减治疗更年期综合征患者38例，菟丝子、山茱萸、炙远志各10g，熟地黄、党参、山药各15g，炙甘草、五味子各6g。加减：头痛，眩晕明显加川芎12g，沙苑子15g；失眠多梦明显加酸枣仁20g，百合、柏子仁各15g；胸闷烦躁较重者加柴胡6g，郁金15g。每天1剂，水煎，分早晚2次服。2周为1个疗程，共2个疗程。结果：总有效率92.1%，高于对照组73.7%（$P<0.05$）[11]。

参考文献

[1] 李孟佳，郭明凯，任美玲，等. 基于升降圆运动理论的固阴煎方义及应用浅析[J]. 中医临床研究，2017，9（28）：4-6.

[2] 张敏，匡洪影. 固阴煎的临床应用[J]. 亚太传统医药，2017，13（3）：94-95.

[3] 陈晓平，陈旦平，董桂红. 固阴煎治疗免疫不孕症及对体液免疫的影响[J]. 中医杂志，1992（12）：36-37.

[4] 高璐，刘卉. 加味固阴煎治疗月经病的临证体会[J]. 光明中医，2017，32（21）：3083-3084.

[5] 王惠琴，朱秀芬，朱志斌. 固阴煎加减治疗青春期崩漏30例[J]. 内蒙古中医药，2008（8）：23-24.

[6] 洪丽美. 固阴煎加减治疗肾虚型月经过少的临床效果分析[J]. 医学理论与实践，2019（08）：1207-1209.

[7] 刘颖群，周莹，张小翠，等. 固阴煎加减对育龄期卵巢低反应肾阴虚型患者卵巢储备功能的影响[J]. 中国实验方剂学杂志，2019，25（10）：87-92.

[8] 朱文燕，吕美. 加味固阴煎治疗经间期出血47例[J]. 山东中医杂志，2011（8）：552.

[9] 魏凤玲，郭炳生. 固阴煎加减治疗滑胎2例[J]. 山西中医，2002，18（4）：19.

[10] 王佩娟，张文杰. 固阴煎治疗药物流产后顽固性子宫出血34例[J]. 实用中医药杂志，1998（5）：5.

[11] 朱也君. 固阴煎加减治疗更年期综合征38例[J]. 新中医，2009，41（09）：72-73.

托里消毒散

【出处】《外科正宗》（明·陈实功）"治痈疽已成不得内消者，宜服此药以托之，未成者可消，已成者即溃，腐肉易去，新肉易生，此时不可用内消泄气、寒凉等药致伤脾胃为要。"

【处方】人参、川芎、白芍、黄芪、当归、白术、茯苓、金银花各一钱，白芷、甘草、皂角针、桔梗各五分。

【制法及用法】水二盅，煎八分，食远服。

【剂型】汤剂。

【同名方剂】托里消毒散（《陈氏小儿痘疹方论》）；托里消毒散（《外科理例》）；托里消毒散（《校注妇人良方》卷二十四）；托里消毒散（《医宗金鉴》）。

【历史沿革】

1. 南宋·陈文中《陈氏小儿痘疹方论》，托里消毒散

［组成］人参一钱，黄芪（炒）一钱，当归（酒洗）一钱，川芎一钱，芍药（炒）一钱，白术（炒）一钱，陈皮一钱，茯苓一钱，金银花七分，连翘七分，白芷七分，甘草五分。

［功能主治］消肿，溃脓，生肌。治痘疹、痈疽、疮疡、时毒、大头瘟之气血虚弱者。

［用法用量］每服三五钱，水煎服。

2. 明·汪机《外科理例》，托里消毒散

［组成］人参、黄芪（盐水拌炒）、当归（酒

洗）、川芎、芍药（炒）、白术（炒）、茯苓各一钱，白芷、金银花各七分，甘草五分。

［主治］疽已攻发不消者，服此。未成即消，已成即溃。腐肉易去，新肉易生，有疮口宜，贴膏药。敛则不用。

［用法用量］作一剂，水二盅，煎八分。疮在上下，分食前后服。

［禁忌］切忌早用生肌，又治时毒，表里俱解，肿肉不退，欲其作脓。

3. 明·薛己《校注妇人良方》卷二十四，托里消毒散

［组成］人参、黄芪（盐水拌炒）、当归、川芎、芍药（炒）、白术、茯苓各3g，金银花、白芷各2.1g，甘草1.5g。

［主治］治疮疡元气虚弱，或行攻伐，不能溃散；脓耳、凝脂翳等五官科疾病，证属气血不足者。

4. 清·吴谦《医宗金鉴》，托里消毒散

［组成］人参、黄芪、白术、茯苓、当归、川芎、白芍、金银花、白芷、甘草、连翘。

［功能］补益气血，托毒消肿。

［用法用量］水煎服。

【现代研究】

1. 源流探讨

最早记载于南宋《陈氏小儿病源痘疹方论》的附方中，直到明代先有薛己医案，后有陈实功论述使其应用于痈疽。方本为十二味药物，薛己记载该方时去陈皮成十一味方，或有去陈皮、连翘的十味方。《外科正宗》则记载去陈皮、连翘，加皂角刺、桔梗成为十二味方。现代临床多采用陈实功的托里消毒散，且应用范围不再仅限于痈疽，还用于慢性化脓性疾病以及非化脓性疾病的治疗[1]。

2. 药理作用

（1）抗皮肤溃疡 糖尿病皮肤溃疡大鼠连续14天灌胃给予2ml：托里消毒散精简方全方（黄芪、当归、白芷、皂角刺）、托法（黄芪、当归）、透法（白芷、皂角刺）。该方可能通过上调创面肉芽组织中Ang-1、Tie-2的蛋白表达水平，下调Ang-2的蛋白表达水平促进创面愈合[2]。

（2）改善正虚邪恋型体表瘘管 对正虚邪恋型体表瘘管模型SD大鼠，灌胃给予2.45g/（kg·d）剂量托里消毒散，连续7天，测量大鼠体重、腋温、爪和尾数码拍照获取反映红色程度指标r值、抓力及旷场活动计数，并分别对气虚、血虚、阴虚以及阳虚程度进行计量化检测，结果托里消毒散可改善模型大鼠的虚证程度，促进瘘管愈合[3]。

（3）增强肝癌细胞免疫功能 研究托里消毒散对手术前后肝癌患者细胞免疫功能影响，处方：托里消毒散（党参30g，黄芪30g，茯苓20g，白术15g，甘草6g，白芍20g，当归10g，川芎10g，桔梗10g，白芷10g，金银花30g，皂角刺30g，白花蛇舌草30g等药物组成），水煎服，每天1剂，连服7天。结果：患者CD_3、CD_4、CD_4/CD_8显著升高，术后AST、ALT、DBIL、IBIL降低，肝癌切除术前和术后服用托里消毒散均可提高患者的细胞免疫功能，术后服用还可明显改善患者的肝功能[4]。

3. 网络药理学研究

采用UPLC-Q-TOF/MS在正、负离子模式下对方中的药物成分进行分析，分子对接技术对药物作用的靶蛋白进行预测，Uniprot、KEGG等相关数据库对靶蛋白功能及通路进行注释，利用Cytoscape软件构建药物成分-靶点-功能网络图。结果在正、负离子模式下从托里消毒散精简方醇提物中共鉴定出包含黄酮、皂苷、香豆素、甾体类及萜类成分的28个化合物。通过对分子对接的结果分析发现17个化合物可与17个靶蛋白相互作用，成分-靶点关系共计210对。其中与免疫调节相关的靶点5个，与抗菌、抗炎作用相关的靶点6个，与细胞分化相关的靶点6个，与细胞迁移相关的靶点10个，与血管新生相关的靶点6个，与上皮生长因子刺激相关的靶点2个，与血管舒张功能相关的靶点6个，与雌激素相关的靶点2个。托里消毒散精简方中含有的黄酮、皂苷、香豆素、甾体类及萜类成分可通过调节NF-κB、MAPK、PI3K、ERK2等靶点进而调节NF-κB、PI3K/Akt/e NOS、MAPK等相关信号通路，从而共同产生抗菌、抗炎、免疫调节及促血管新生等生物学效应[5]。

4. 临床应用

（1）皮肤久溃不愈 15例患者以本方加减治疗，若气血皆虚久不收口，伤口灰白，脓液清稀或少有脓液，神疲乏力，舌淡苔薄白、脉细，则加重黄芪用量，再加肉桂6g，连翘15g，若脓较稠厚间有热象，则减肉桂用量至3g，再加金银花、连翘、蒲公英各20g。治疗期间停用其他疗法，只行局部清洁，服此方1~2剂后，见伤口新鲜，间有血渗出，一般服3~5剂就能收到满意效果，15例患者视伤口范围大小，均在4~15天内收口痊愈，最少服3剂，最多服10剂[6]。

（2）外、妇科手术后切口延期愈合 用托里消毒散加减治疗外、妇科手术后切口延期愈合23例，处方：黄芪30~60g，当归10~20g，皂角刺10g，党

参 10g，川芎 10g，茯苓 10g，生甘草 10g，连翘 10g，白芷 10g，血竭（冲服）5g。腰腹以下切口减川芎，加牛膝 10g；体瘦阴虚，夜热失眠者加熟地黄 20g；体肥痰盛，切口脂肪液化者加生薏苡仁 30g，苍术 20g，半夏 10g；纳差便秘者加生山楂 10g，炒麦芽 30g；骨折患者加煅自然铜 30g，土鳖虫 10g，苏木 30g；切口有感染者加金银花 10g，败酱草 30g；皮肤温度低，肤色苍白，形寒肢冷者加细辛 10g。上药 1 剂/天，煎取汁 700ml，分早、中、晚 3 次温服。结果 3 例患者中骨科有 2 例因转院未能治愈，其余全部治愈，其中 5 天愈合者 1 例，6~10 天愈合者 10 例，11~15 天愈合者 10 例。服药最少 5 剂，最多 15 剂[7]。

（3）压疮　用托里消毒散加减内服配合外用治疗压疮患者 30 例，加减内服：人参 3g，黄芪 3g，当归 3g，川芎 3g，芍药（炒）3g，白术 3g，陈皮 3g，茯苓 3g，金银花 2.1g，连翘 2.1g，白芷 2.1g，甘草 1.5g。每日 1 剂，分早晚内服。脓腐，外盖红油膏纱布，脓腐已尽、疡面红活上生肌散外盖白玉膏纱布。30 例患者，显效 16 例，有效 9 例，无效 5 例，总有效率 83.3%，高于对照组 73.3%（P＜0.05）[8]。

（4）老年髋骶部Ⅳ度压疮　内服托里消毒散配合外用化腐生肌膏治疗老年髋骶部Ⅳ度压疮 26 例，以全身营养支持治疗，通过肠内营养与肠外营养相结合纠正营养不良、低蛋白血症；通过输血纠正贫血，维持电解质及酸碱平衡。内服托里消毒散配合外用化腐生肌膏治疗。内服方剂组成：人参、川芎、白芍、黄芪、当归、白术、茯苓、金银花各 9g，白芷、甘草、皂角刺、桔梗各 6g。水煎服，每日 1 剂，早晚各服 1 次。自制化腐生肌膏主要成分为黄芪、当归、血竭、红花、紫草、轻粉、红粉、麻油、白蜡，按传统工艺制备成油膏，均匀涂于压疮创面上，再用纱布覆盖，隔日换药。连续治疗 1 个月。总有效率 96.2%，高于对照组总有效率 76.9%（P＜0.05）[9]。

（5）创面感染　用托里消毒散合紫色膏治疗创面感染患者 36 例，内服托里消毒散，处方：红参 10g，白术 10g，茯苓 15g，当归 10g，川芎 6g，白芍 10g，黄芪 30g，白芷 10g，桔梗 10g，皂角刺 10g，金银花 15g，甘草 6g。加减：创面周围红肿明显加连翘 10g，蒲公英 15g；疼痛重加乳香 8g，没药 8g；创面周围肿胀明显加泽泻 10g，薏仁 20g。每日 1 剂水煎服，7 剂为 1 疗程。紫色膏由当归、白芷、白蜡、轻粉、甘草、紫草、血竭等组成。使用前对创面有组织坏死者，先切除坏死组织，创面湿敷利凡诺 3~4 天，然后外敷紫色膏，2~3 天换药 1 次，直到创面愈合为止。对骨外露面积较大者，消毒创面后，行骨钻孔减压，湿敷利凡诺 3~4 天，然后按上法外敷紫

色膏。结果 6 例创面全部愈合。其中 6 例 20 天愈合，10 例 30 天愈合，15 例 60 天愈合，5 例 90 天愈合[10]。

（6）肛周脓肿　患者以本方加减，若体温升高、血象升高加金银花、蒲公英；苔黄腻加栀子、黄连、龙胆草、滑石，温水浸泡 30min，中火煎 25min，滤出，共煎 2 次。头煎与二煎混合，口服，每日 1 剂，连续服用 1 周。患者伤口周围潮红很快消失，脓净时间减少，新鲜肉芽很快生长[11]。

（7）先天性耳前瘘管感染　用托里消毒散治疗难治性先天性耳前瘘管感染 16 例，术后用 0.9% 氯化钠注射液反复冲洗脓腔并留置引流，坚持换药及口服抗生素 1~2 周脓腔久不愈合，予托里消毒散加减：当归、赤芍、白术、白芍、乳香、没药各 10g，黄芪 20g，金银花 15g，甘草、升麻各 6g。每日 1 剂，水煎分服。连续服药 3~7 日。以瘘管口无明显脓性分泌物、局部炎症消退、创口愈合为治愈。结果 16 例患者取得满意效果[12]。

（8）痔病术后钛钉残留所致肛门直肠感觉异常　在肛门镜下将患者暴露的钛钉取出，对患者所述主要症状结合病史，以托里消毒散加减治疗。对于以里急后重为主患者加黄柏、赤芍、白头翁、黄连、秦皮等以清热解毒，调和气血。对于以排便反复而困难患者加火麻仁、冬瓜仁、杏仁、柏子仁、郁李仁等以润肠通便。对于以肛门直肠坠胀疼痛为主患者加升麻、陈皮、柴胡、党参、延胡索等以补中益气、举阳升陷、行气止痛。27 例患者中，21 例患者经过 1~2 周的治疗后症状消失，其中 18 例在随后半年的随访中无复发，3 例患者再发，再次经过 1~2 周的治疗后痊愈无复发。4 例患者经 1~2 周治疗后，症状缓解，用药 1 月后症状得到控制，但偶感不适[13]。

（9）乳腺导管扩张症　用托里消毒散加减治疗乳腺导管扩张症 40 例，处方：黄芪 30g，蒲公英 30g，金银花 15g，赤芍 15g，当归尾 9g，皂角刺 15g，穿山甲 5g，没药 9g，香附 15g，茯苓 15g。肝郁痰凝，加青皮 12g，瓜蒌 15g；营血虚寒，痰凝血滞，去金银花，加鹿角霜 15g，白芥子 15g；正虚邪恋，加僵蚕 10g，白芥子 15g，莪术 15g。结果总有效率 97.5%，高于对照组总有效率 77.5%（P＜0.05）[14]。

（10）慢性溶水性上颌窦炎　用托里消毒散加减治疗慢性溶水性上颌窦炎 46 例，处方：黄芪 30g，皂角刺、白芷各 10g，金银花 20g，当归、炙甘草各 9g，党参、桔梗、白芍、白术各 12g，川芎、茯苓各 15g。加减：鼻塞较重者加辛夷、苍耳子各 10g；溶水性脓液转为团块者去党参，加鱼腥草、蒲公英各 30g。根据患者体质及年龄差异适当调整药物用量。每天 1 剂，水煎 2 次，分 2~3 次口服，服药期间忌食生冷及油腻之品。每周进行 1 次上颌窦穿刺冲洗，

了解脓液变化情况，冲洗干净后每侧灌注庆大霉素 8 万 U。治愈 20 例，好转 18 例，未愈 8 例，总有效率 82.61%，高于对照组有效率为 65.96%[15]。

（11）脾栓塞发热　用托里消毒散治疗脾栓塞发热 68 例，处方：党参、黄芪、茯苓、白术、甘草、白芍、当归、川芎、桔梗、白芷、金银花、皂角刺、白花蛇舌草。偏气虚去党参加人参；血虚者加熟地黄、阿胶（特别是脾功能亢进时引起全身 50%~90% 的血小板和 38% 红细胞被潴留在脾脏，导致周围血象下降），阴虚加鳖甲、知母；瘀热者加紫草、牡丹皮、三七；毒火者加玄参、连翘、水牛角。每日 1 剂，水煎 2 次频服，连服 7 日为疗程。经 1 个疗程治疗后，显效 36 例，有效 28 例，无效 4 例，总有效率 94.12%[16]。

（12）脾虚型类风湿关节炎　用托里消毒散治疗脾虚型类风湿关节炎患者，处方：党参 12g，炒白术 10g，茯苓 20g，川芎 10g，白芍 20g，黄芪 30g，当归 12g，白芷 10g，炒皂角刺 10g，金银花 30g，伸筋草 15g，防己 10g，桔梗 60g。10 剂，每日 1 剂，水煎服。10 天后二诊，关节肿胀、疼痛减轻，晨僵由原来的 1h 变为 10 多分钟，关节活动较之前好转，效不更方，再予 20 剂，并嘱加强功能锻炼，加强营养，避风寒潮湿。三诊时见患者面色红润，精神转佳，关节肿痛消失，功能活动恢复。1 年后随访，病情未再反复[17]。

（13）慢性骨髓炎　用托里消毒散联合一期开放植骨治疗慢性骨髓炎患者 19 例，术后服用托里消毒散加减，药物组成：党参 15g，川芎 9g，白芍 9g，黄芪 20g，当归 9g，白术 6g，茯苓 6g，金银花 9g，白芷 9g，甘草 6g，皂角刺 9g，桔梗 6g。每日 1 剂，水煎，早、晚温服，服药 4~10 周，至伤口干燥无渗出。骨折愈合 18 例，不愈合 1 例，治愈率为 94.74%[18]。

（14）肿块型肉芽肿性乳腺炎　用托里消毒散合金黄散治疗肿块型肉芽肿性乳腺炎患者 24 例，金黄散处方：天花粉 500g，黄柏 250g，大黄 250g，姜黄 250g，白芷 250g，厚朴 100g，陈皮 100g，甘草 100g，苍术 100g，天南星 100g。用法：将金黄散与凡士林调制成糊状，均匀铺在纱布上，敷在肿块部位。每天敷 1 次，每次敷 6h。托里消毒散处方：人参 12g，黄芪 30g，金银花 15g，白芍 15g，白术 10g，川芎 10g，白芷 10g，当归 9g，皂角刺 15g，茯苓 15g，桔梗 9g，甘草 10g。每天 1 剂，水煎，分两次温服。以 2 周为一疗程，治疗 3 个疗程。结果：总有效率为 87.50%，高于对照组 66.67%（$P < 0.05$）[19]。

（15）尖锐湿疣　用托里消毒散结合卡介菌多糖核酸注射液治疗尖锐湿疣患者，给予 CO_2 激光清除疣体，待创面愈合后给予 5- 氨基酮戊酸散封包

3h，然后给予 635nm 半导体激光照射，能量密度 150mJ/cm^2，光斑直径 2cm，每隔 2 周治疗 1 次。在此基础上给予托里消毒散（川芎、人参、黄芪、白芍药、白术、当归、茯苓、金银花各 10g，甘草、白芷、皂角刺、桔梗各 5g）治疗，用水 400ml 煎至 320ml，空腹时服用，每日 1 剂。卡介菌多糖核酸注射液，肌内注射，1ml/ 次，3 次 / 周。治疗时间为 30 天。结果治疗后 T 淋巴细胞亚群（CD_3^+、CD_4^+ 以及 CD_4^+/CD_8^+）、IL-2 和 IFN-γ 水平显著高于对照组，CD_8^+、炎症因子（TNF-α、IL-10）及相关细胞因子（HMGB1、MIF、GM-CSF）水平显著低于对照组[20]。

（16）预防尖锐湿疣复发　用托里消毒散预防尖锐湿疣复发，先用微波治疗（每次复诊时，有复发者均用微波处治），去除肉眼可见的疣体及亚临床感染的皮损，然后，再给予内服药物治疗。散剂组，用托里消毒散（党参、黄芪、白术、茯苓、白芍、当归、川芎、金银花各 10g，白芷、甘草、桔梗、皂刺各 5g，共为细粉），9g/ 次，2 次 / 天；治疗于 4 周末结束。散剂组复发率（20.00%）略高于汤剂组复发率（16.67%），两者复发率差异无显著性意义[21]。

（17）梅毒　用托里消毒散加减干预梅毒血清固定患者 21 例，处方：熟地黄、黄芪、金银花、土茯苓各 15g，人参、川芎、当归、白芍、白芷、白术、桔梗、皂角刺各 10g，甘草 15g。水煎服，每日 1 剂，15 天为 1 疗程。每个疗程结束时测定血清 RPR 滴度，治疗前后测定白细胞介素 -2（IL-2）水平。总有效率 61.9%，与对照组 57.1%，无明显差异[22]。

（18）女性痤疮　用托里消毒散联合光疗治疗女性痤疮 50 例，照射红蓝光，第 1~2 周，每次蓝光 20min，红光 10min，每周 2 次；第 3~4 周，每次蓝光 15min，红光 15min，每周 2 次；第 4~6 周，每次红光 20min，每周 1 次。托里消毒散药方组成：生黄芪 20g，生白术 10g，党参 15g，茯苓、当归各 10g，川芎 12g，赤芍 15g，野菊花 30g，皂角刺 15g，金银花 30g，白芷、甘草各 10g，益母草 30g。脓包加蒲公英、紫花地丁各 30g；大便干加大黄 6g，芒硝 10g；硬结加夏枯草 10g，浙贝母 15g；面部油腻加蛇舌草、虎杖各 30g；色素沉着或瘢痕加三棱、桃仁各 10g；治疗前 2 周加生薏苡仁 40g，第 3~4 周加丹参 20g，第 5~6 周加生黄芪至 30g；1 剂 1 天，水煎 200ml，早晚温服。续治疗 42 天为 1 疗程。总有效率 96.30%（$P < 0.05$），高于对照组有效率 73.91%[23]。

（19）慢性鼻窦炎　用克拉霉素联合中药托里消毒散治疗慢性鼻窦炎 36 例，患者采取克拉霉素片 250mg，口服治疗每日 2 次，疗程为 10 周，在此基

础上同时予以中药托里消毒散治疗，方药组成：茯苓 15g，皂角刺 15g，金银花 12g，白芍 12g，黄芪 12g，白芷 12g，党参 12g，泽泻 12g，藿香 12g，陈皮 12g，桔梗 12g，当归 9g，辛夷 9g，白术 9g，川芎 6g，炙甘草 6g，温水煎服，1 剂 / 天，早晚各 1 次，3 周为 1 个疗程，服用 3 个疗程。结果总有效率 91.67%，高于对照组患者的总有效率 66.67%（$P < 0.05$）[24]。

（20）前庭大腺囊肿 – 脓肿 用托里消毒散和中药外用浴洗方治疗前庭大腺囊肿 / 脓肿术后患者，口服托里消毒散：人参 6g，川芎、当归、白芍、白术、茯苓、白芷、皂角刺、甘草各 10g，金银花 15g，桔梗 9g，生黄芪 30g，每日 1 剂，温水浸泡 30min，中火煎 2min，滤出，共煎 2 次。头煎与二煎混合分 3 次饭后服用。同时加用自拟中药浴洗方（土茯苓、蒲公英各 20g，白鲜皮、地肤子、黄柏、苍术、赤芍、丹参、露蜂房各 15g，仙鹤草 30g，纱布包煎，每剂煎 2 遍）坐浴，每日 2 次，每次 10min，连续治疗 1 周，总有效率 97.6%，高于对照组 80.6%（$P < 0.05$）[25]。

（21）消化性溃疡 用托里消毒散加味治疗消化性溃疡患者 52 例，处方：党参 12g，黄芪 20g，白术 10g，茯苓 12g，炒白芍 15g，当归 12g，金银花 20g，连翘 10g，白芷 6g，甘草 6g，海螵蛸 30g，浙贝母 10g。痛甚者加制乳香、制没药各 8g。每剂水煎 3 次，分 3 次 / 天，饭后 30min 服用。4 周为 1 个疗程。治疗期间要求患者注意休息，忌烟酒和刺激性食物，停服其他有关药物。于停药 1 周后复查胃镜，观察溃疡愈合及 HP 消除情况。结果总有效率 94.23%，高于对照组有效率 75.00%（$P < 0.05$）[26]。

（22）复发性睑腺炎 用托里消毒散加减治疗复发性睑腺炎患者 34 例，处方：生黄芪 15g，白术 10g，茯苓 12g，党参 10g，金银花 10g，白芷 10g，皂角刺 6g，川芎 6g，当归 10g，白芍药 10g，甘草 6g。红肿明显者加蒲公英 10g，野菊花 10g。水煎服，每日 1 剂，同时予 0.25% 氯霉素眼药水点眼，每日 4~6 次。若已成脓，则切开排脓，至痊愈后，中药予上方中去金银花、白芷、皂角刺、蒲公英、野菊花，水煎服，每日 1 剂，续服 7 日。结果短期内治愈，随访 6 个月，治疗组复发率 9.1%，低于对照组复发率 31.3%（$P < 0.05$）[27]。

（23）溃疡性结肠炎 用托里消毒散治疗溃疡性结肠炎患者 31 例，处方：生黄芪 15g，潞党参 15g，当归 6g，茯苓 12g，炒白术 15g，金银花 12g，川芎 6g，白芍 9g，桔梗 6g，皂角刺 5g，炙甘草 6g。加减：里急后重加广木香 5g，槟榔 5g；腹痛倍白芍至 18g，加丹参 9g；血便多加地榆炭 12g，三七 3g，焦山楂

15g，血多偏热再加卷柏 10g；发热加黄芩 6g；白冻便多加白及 15g；食欲不振加淮山药 30g，扁豆 10g；腹胀加薏苡仁 15g，砂仁 3g；滑泻不止加赤石脂 9g；五更泄泻加肉豆蔻 9g，吴茱萸 9g，五味子（选用）10g；久泻久痢加诃子 6g，五倍子 6g；大便稀薄去当归；里寒去金银花。治愈 11 例：诸症消失，结肠镜检溃疡面愈合；显效 13 例：临床症状消失或偶有复发，症状轻微，结肠镜检结肠部位溃疡转变成充血；好转 5 例：以上临床症状减轻，但不稳定，结肠镜检溃疡面缩小，或无明显改善者；症状无改善者 2 例。治愈率 35.5%，有效率 93.5%[28]。

（24）角膜炎翳陷难敛 用托里消毒散加减治疗角膜炎翳陷难敛患者 19 例，处方：黄芪 30~50g，当归 10g，金银花 20g，甘草 5g，红花 8g，海螵蛸 20g，赤石脂 15g，石决明 25g，蝉蜕 8g，蛇蜕 8g。加减：痒涩畏光，红赤较显，苔薄黄者，为风热未尽，加黄连、黄芩、防风、白芷、钩藤、蒲公英；眵泪黏糊，翳面不洁，为湿热未清，加车前子、茯苓、栀子；抱轮紫暗，黑睛边际红丝累累者，为血热瘀滞，加桃仁、赤芍、牡丹皮、木贼草；神情忧郁或月经不调者，加柴胡、白芍、益母草；脾虚纳差者，加神曲、白术、陈皮；小儿患者，或翳面如虫蚀者，加芜荑、芦荟等杀虫消疳之药；肝肾不足，视物昏朦，加枸杞子、菟丝子、楮实子等子类明目药。每日 1 剂，水煎 2 次温服。结果：19 例中除 1 例未坚持治疗而属近愈外，18 例为痊愈。最少者服药 16 剂治愈，最多者服 45 剂治愈[29]。

（25）小儿鼻渊 患者以托里消毒散加减治疗，处方：生黄芪 15g，生薏仁、金银花、炒白术各 9g，苍耳子 4.5g，白芷 12g，细辛 3g，辛夷、黄芩、桔梗、当归、龙胆草各 6g。6 剂内服，加煎熬时蒸汽熏鼻，头痛明显减轻，浊涕量少，仍鼻塞，舌质红、苔薄黄，脉滑数。风热之邪易清，湿浊之气难化，上方减去辛夷、金银花，加入冬瓜、皂角刺各 6g，继进 6 剂，用法同前。患儿头痛、鼻塞基本消失，偶流清涕，无头晕，入睡呼吸平稳，舌质淡红、苔薄黄，脉浮数。湿毒壅滞之邪渐消，肺脾气虚未复，当以补益肺脾，寓补于散之中，再服"玉屏风散"化裁 7 剂后，诸症消失，患儿痊愈[30]。

（26）慢性肾小球肾炎 采用托里消毒散加减治疗慢性肾小球肾炎，处方：黄芪 60g，茯苓皮 15g，炒白术 10g，当归 12g，皂角刺 10g，川芎 15g，赤芍 15g，桔梗 6g，车前草 15g，金银花 12g，大黄 3g，炒薏苡仁 15g，防己 20g，炙甘草 6g。10 天后复诊见精神转佳，颜面水肿消失，双踝部仍有轻度浮肿，大便 1 日 2~3 行，上方减防己、车前草、大黄，加党参 12g，菟丝子 12g，山茱萸 6g 温补脾肾，予 30

剂。2月后三诊，诸症消失，查尿蛋白（－），镜检（－），Hb 105g/L，尿素氮7.2mmol/L，1年后随访未见复发[31]。

（27）对抗原发性肝癌栓塞化疗不良反应　采用化裁的托里消毒散治疗原发性肝癌栓塞化疗患者，处方由党参、北黄芪、茯苓、白术、甘草、白芍、当归、川芎、桔梗、白芷、金银花、皂角刺、白花蛇舌草组成。水煎服，每天1剂，7天为1疗程。结果：发热和其他症状的持续时间均较对照组缩短；常规肝功能的4项指标（血清总胆红素、直接胆红素、间接胆红素和碱性磷酸酶）的值均比对照组低。提示托里消毒散对肝癌化疗栓塞术所致的大片组织坏死以及药物和栓塞引起的正气亏虚的副作用有拮抗作用，能减轻栓塞化疗引起的不良反应[32]。

（28）改善肝癌栓塞化疗后肝脏储备功能　采用托里消毒散治疗肝癌栓塞化疗后的患者20例，患者栓塞化疗后第2天开始服中药方剂托里消毒散，由党参30g，黄芪30g，茯苓20g，白术15g，甘草6g，白芍20g，当归10g，川芎10g，桔梗10g，白芷10g，金银花30g，皂角刺30g，白花蛇舌草30g组成。每天1剂，水煎分2次服，连服30天。结果：ICGR15[($\bar{x} \pm s$)%]测定结果（吲哚菁青绿），服用中药组优于对照组，治疗组服用中药未见不良反应发生（$P < 0.01$）[33]。

（29）慢性化脓性单纯型中耳炎　采用托里消毒散加减辅助治疗慢性化脓性单纯型中耳炎患者30例，处方：党参15g，黄芪15g，川芎10g，当归10g，白芍15g，白术10g，金银花15g，茯苓10g，白芷6g，皂角刺10g，桔梗10g，甘草6g，薏苡仁10g，覆盆子15g。若脓液较多可加入车前子15g、地肤子12g、野菊花15g、鱼腥草15g；若疲倦少气、耳聋可加升麻3g、柴胡10g。每剂中药煎2次，每次煎至约100ml，每日口服水煎剂2次。治疗1个月，痊愈率73.3%，高于对照组的39.3%（$P < 0.05$）[34]。

参考文献

[1] 王秋平，应光耀，张少军，等．托里消毒散源流探讨[J]．环球中医药，2017，10（05）：590-592.

[2] 李玉珠，张晓娜，王颖，等．托里消毒散精简方对糖尿病皮肤溃疡大鼠创面愈合的影响及其机制[J]．中草药，2016，47（9）：1560-1566.

[3] 闵丽．托里消毒散治疗正虚邪恋型体表瘘管大鼠的实验研究[D]．上海：上海中医药大学，2016.

[4] 黎洪浩，梁俊雄，陈积圣．托里消毒散对手术前后肝癌患者细胞免疫功能的影响[J]．中国中西医结合杂志，2001，21（10）：739-741.

[5] 李依洋，杨珍，张晓娜，等．基于分子对接及网络药理学的托里消毒散精简方促糖尿病创面愈合作用机制研究[J]．中草药，2018（14）：3298-3308.

[6] 张胜德．托里消毒散加减治疗皮肤久溃不愈15例[J]．陕西中医，2004，25（12）：1123.

[7] 席恒．托里消毒散加减治疗外、妇科手术后切口延期愈合23例报道[J]．西部中医药，2007，20（4）：26.

[8] 元建中．托里消毒散加减内服配合外用治疗压疮疗效分析[J]．中医药临床杂志，2012，24（10）：962-963.

[9] 刘建，黄凯，郭峭峰，等．内服托里消毒散配合外用化腐生肌膏治疗老年髋骶部Ⅳ度褥疮26例[J]．浙江中医杂志，2018（4）：261.

[10] 吴志明，陈刚，黄福东，等．托里消毒散合紫色膏治疗创面感染疗效观察[J]．中国中医骨伤科杂志，2000，8（6）：31-65.

[11] 卢家玉，王顺和，姚健，等．托里消毒散加减在肛周脓肿术后的应用观察[J]．中医临床研究，2015（17）：68-69.

[12] 张爱春．托里消毒散治疗难治性先天性耳前瘘管感染16例[J]．浙江中医杂志，2016，51（4）：292.

[13] 王晓岚，钟传华．托里消毒散加减治疗PPH术后钛钉残留所致肛门直肠感觉异常27例[J]．云南中医中药杂志，2014，35（11）：29-30.

[14] 陈红，罗涛，张颖．托里消毒散加减治疗乳腺导管扩张症40例疗效观察[J]．四川中医，2009（12）：86-87.

[15] 汪宁波．托里消毒散治疗慢性溶水性上颌窦炎46例[J]．新中医，2008（1）：83-84.

[16] 瓮恒，曲中平，郭合新．托里消毒散治疗脾栓塞发热68例[J]．四川中医，2008（3）：73.

[17] 陈玲．托里消毒散治疗脾虚型类风湿关节炎临床新用[J]．中医药研究，2000（1）：11-12.

[18] 刘骏逸，杜志军，段卫峰．托里消毒散联合一期开放植骨治疗慢性骨髓炎19例[J]．中医研究，2018，31（2）：36-38.

[19] 林娜．托里消毒散合金黄散治疗肿块型肉芽肿性乳腺炎24例[J]．江西中医药，2018，49（10）：51-52.

[20] 王上游，米雄飞．托里消毒散结合卡介菌多糖核酸注射液治疗尖锐湿疣的临床研究[J]．中医药导报，2017（03）：89-92.

[21] 宫少波，杜锡贤．托里消毒散及其汤剂预防尖锐湿疣复发的疗效对比观察[J]．实用中西医结合临床，2007（5）：29-30.

[22] 贾亚利．托里消毒散加减干预梅毒血清固定效果[J]．中国乡村医药，2013（18）：44-45.

[23] 徐信蜂，朱爱茹，徐振芝. 托里消毒散联合光疗治疗女性痤疮随机平行对照研究 [J]. 实用中医内科杂志，2015，29（8）：101-103.

[24] 蒋李园. 克拉霉素联合中药托里消毒散治疗慢性鼻-鼻窦炎的可行性分析 [J]. 中医临床研究，2015，7（13）：10-11.

[25] 王虹霞. 托里消毒散和中药外用浴洗方在前庭大腺囊肿/脓肿术后的应用 [J]. 中国中医药科技，2012，19（1）：85-86.

[26] 朱卫东. 托里消毒散加味治疗消化性溃疡52例 [J]. 时珍国医国药，2001，12（3）：240.

[27] 陈金川. 托里消毒散加减治疗复发性睑腺炎临床观察 [J]. 河北中医，2001（3）：171-172.

[28] 胡丽芳. 托里消毒散治疗溃疡性结肠炎31例 [J]. 中医药临床杂志，2000（5）：57.

[29] 曾明葵. 托里消毒散加减治疗角膜炎翳陷难敛19例 [J]. 湖南中医药大学学报，1991（4）：20-21.

[30] 李兰，张学青，燕卫. 托里消毒散治疗小儿鼻渊心得 [J]. 新疆中医药，2005（06）：50-51.

[31] 陈玲. 托里消毒散加减治疗慢性肾小球肾炎1例 [J]. 广西中医药，2000（06）：29.

[32] 梁俊雄，邝幸华，吴永毅，等. 托里消毒散对原发性肝癌栓塞化疗不良反应的对抗作用 [J]. 北京中医药大学学报，2000（05）：56-57.

[33] 梁俊雄，黎洪浩，王冠军，等. 托里消毒散对肝癌栓塞化疗后患者肝脏储备功能的影响 [J]. 中国中西医结合杂志，2006（07）：616.

[34] 梁大为. 托里消毒散加减辅助治疗慢性化脓性单纯型中耳炎效果观察 [J]. 中国乡村医药，2019，26（07）：25-26.

清上蠲痛汤

【出处】《寿世保元》（明·龚廷贤）"论一切头痛主方，不论左右偏正新久，皆效。"

【处方】当归一钱（酒洗），小川芎一钱，白芷一钱，细辛三分，羌活一钱，独活一钱，防风一钱，菊花五分，蔓荆子五分，苍术一钱（米泔浸），片芩一钱五分（酒炒），麦门冬一钱，甘草三分（生）。

【制法及用法】上锉一剂，生姜煎服。

【剂型】煮散。

【历史沿革】

清上蠲痛汤，始载于明·龚廷贤《寿世保元》

本方中川芎祛风止痛，为治头痛之要药，配以当归养血活血，寓有"治风先治血，血行风自灭"之义。细辛、羌活、白芷、独活、苍术、防风疏风止痛；菊花、蔓荆子清利头目，疏风散热；片芩清热泻火；麦冬清热养阴，以制风药之燥；甘草调和诸药。

［功能］清热止痛，疏风散邪之功。

［主治］风热上扰之头痛。

左边痛者，加红花七分，柴胡一钱，龙胆草酒洗七分，生地黄一钱；右边痛者，加黄芪一钱，干葛八分；正额上眉棱骨痛者，食积痰壅，用天麻五分，半夏一钱，山楂一钱，枳实一钱；当头顶痛者，加藁本一钱，大黄酒洗一钱；风入脑髓而痛者，加麦门冬一钱，苍耳子一钱，木瓜、荆芥各五分；气血两虚，常有自汗，加黄芪一钱五分，人参、白芍、生地黄各一钱。

［禁忌］本方辛散药物较多，凡血虚、气虚、肝肾阴亏而肝阳上亢所致之头痛，不宜使用本方。

【现代研究】

1. 制剂研究

分别采用常规煎药法和仿生煎药法制备清上蠲痛汤，考察对昆明小鼠止痛作用。常规煎药法：按处方称取药材，加10倍量水，煮沸二次，每次40min，过滤，合并滤液，浓缩至含生药100%和150%；半仿生煎药法：按处方称取药材，第一次加10倍量pH为12.2（用NaOH调pH）的水煮沸40min，过滤，第二次加10倍量pH为2.0（用HCl调pH）的水煮沸40min，过滤，合并滤液，浓缩至含生药100%和150%。两者均以10ml/kg灌胃昆明雌、雄小鼠，给药1h后以热板法、扭体法、电刺激法测定给药后的小鼠痛阈值情况，结果清上蠲痛汤具有较好的止痛作用，用半仿生法制备的汤剂比用常规法制备的汤剂止痛作用更好[1]。

2. 临床应用

（1）颈源性头痛　患者以清上蠲痛汤为基础加减治疗，处方：当归15g，川芎15g，白芷12g，独活12g，细辛3g，防风12g，羌活12g，黄芩10g，蔓荆子10g，菊花10g，麦冬10g，苍术10g，甘草5g，葛根15g，10剂。煎服法：水煎服，1剂/天，早晚分次温服。并嘱患者煎药后将药渣装于布袋，热敷于头颈部，避免风寒，勿劳累。复诊：自诉头项疼痛明显好转，纳食增多，仍有头部困重感，但较前减轻。嘱患者继服上方14剂，服药后症状消失，随访3个月未再复发[2]。

（2）偏头痛　46例患者以本方为基础加减治疗，处方：桑叶15g，菊花15g，川芎15g，白芷15g，石膏30g，蔓荆子15g，僵蚕12g，细辛3g，薄荷15g，全蝎6g，蜈蚣1条，甘草6g，每日1剂，水煎至300ml，分早晚2次服用，10天一个疗程，服用1个疗程。显效34例，有效9例，无效3例，总有效率93.5%[3]。

（3）血管神经性头痛　34例患者以本方为基础加减，处方：麦冬10g，黄芩15g，羌活、苍术、防风、白芷、当归、川芎各10g，蔓荆子、菊花各5g，细辛5g，甘草10g，干姜5g。必要时根据头痛部位酌情加味，左侧头痛加柴胡10g，龙胆草5g，生地黄10g；右侧头痛加黄芪10g；前额、眉棱骨痛加白芷5g，半夏10g；头顶痛加藁本10g。每日1剂，水煎2次温服，6剂后观察疗效。治疗期间停用其他药物。34例患者，治愈（头痛消失）10例，好转（头痛发作次数减少或程度减轻）21例，无效（治疗前后无变化）3例，总有效率91.2%。疗程最短24天，最长61天，平均42.5天[4]。

（4）硬脊膜穿破后头痛　23例患者以本方为基础加减治疗，处方：当归、川芎、细辛、羌活、独活、防风、菊花、蔓荆子、苍术、黄芩、麦冬、甘草、白芷。凡头痛在颞部加柴胡、黄芩，在前额部加天麻，头痛严重者加用荆芥、僵蚕，伴有呕吐者加用陈皮，每日1剂，早晚空腹各服一次。同时患者采取去枕平卧位休息等处理。所有患者用药后头痛当天缓解，轻度头痛患者服药2天内痊愈；中度头痛患者7例，服药2天内头痛消失，8例服药3天内头痛消失；重度头痛患者服药时间稍长，1例3天后下床活动，1例好转。清上蠲痛汤对轻、中度PEPH的3天治愈率为100%，总的治愈率为95.67%，有效率为100%[5]。

（5）三叉神经痛　40例患者以加味清上蠲痛汤服用，处方：麦冬15g，羌活10g，独活10g，防风10g，苍术10g，当归10g，白芷10g，细辛5g，全蝎5g，蜈蚣2条，黄芩10g。每日1剂，水煎分2次服，10天为1个疗程，共2个疗程。治愈22例，好转16例，无效2例，总有效率95%[6]。

（6）偏头痛性眩晕　患者服用清上蠲痛汤，药物组成：当归、川芎、白芷、独活、羌活、防风、苍术、麦冬各3g，菊花、蔓荆子各2g，黄芩5g，细辛、甘草各1g，生姜1片。用法：1剂1天，加水300ml，煎至120ml，重煎1次，早晚分2次温服。1个月为1疗程。治疗期间忌饮酒、勿劳累、保持精神愉悦、避免过度紧张及精神刺激，且治疗期间停用其他药物。治疗结束后随访3个月，总有效率93.94%，高于对照组45.45%（$P < 0.05$）[7]。

（7）风热头痛　患者服用清上蠲痛汤，处方：川芎12g，当归10g，防风10g，菊花15g，黄芩10g，龙胆草10g，生地黄20g，蔓荆子15g，羌活6g，麦冬10g，细辛3g，白芷15g，白芍25g，甘草10g。3剂，每日1剂，水煎服。复诊：疼痛大减，头昏目眩，口干苦亦减，稍能入睡，复以原方随症增减，7剂后诸症悉除，观察2个月，未见发作[8]。

（8）神经性头痛　130例患者服用清上蠲痛汤，处方：羌活、防风、白芷、苍术、细辛、藁本、黄芩、菊花、蔓荆子、薄荷、当归、川芎各6~10g，蜈蚣1~2条。加减：侧头痛重加柴胡，重用黄芩、细辛；头顶痛重加藁本，加吴茱萸；前额痛重则重用白芷、菊花、薄荷；后头痛重重用羌活、蔓荆子；心肝火旺加连翘、夏枯草、茺蔚子；舌苔厚加半夏、胆南星、陈皮；肝气不舒加川楝子、柴胡、香附；眠差加合欢花、珍珠母、酸枣仁；病程久者加鸡血藤、白茅根，重用蜈蚣。130例患者，服药最少6剂，最多12剂。痊愈116例，显效12例，好转2例，总有效率100%[9]。

（9）囊虫病头痛　用清上蠲痛汤治疗囊虫病头痛150例，处方：当归、川芎、白芷、细辛、羌活、菊花、蔓荆子、苍术、麦冬、独活、黄芩、生姜、甘草，伴呕恶加制半夏、陈皮、竹茹降逆止呕；胸闷不舒加厚朴、藿香梗以行气化湿；纳呆加麦芽、神曲以消食健胃；小便短少加薏苡仁、淡竹叶以淡渗利湿。以上诸药武火急煎2次，共取汁450ml，每日3次，温服，每服150ml。治愈138例，好转10例，无效2例，总有效率98.67%[10]。

（10）顽固性头痛　用清上蠲痛汤治疗顽固性头痛67例，处方：羌活、防风各5g，黄芩、独活、苍术、当归、川芎、白芷、蔓荆子、菊花、细辛、麦冬、甘草各3g，生姜3片。加减法：偏头痛者加柴胡3g；前头痛者加葛根6g；眉棱骨痛者加半夏3g；头顶痛者加藁本3g；风湿头痛，头痛如裹者加独活、苍术至5g；痰浊头痛者加半夏、白术、天麻各3g；肝风上扰伴头晕目眩者加天麻、钩藤、白蒺藜各9g；肝阳上亢者加石决明15g；气血两虚者加黄芪、党参、芍药、地黄各3g。水煎服，每日1剂。7天为1个疗程。结果患者经治疗后45例治愈，头痛消失，停药6个月无复发；20例有效，发作次数明显减少，头痛程度减轻；2例无效，服药2个疗程病情无改变，总有效率为97%[11]。

（11）配合针刺分经论治头痛　用清上蠲痛汤配合针刺分经论治头痛患者39例，处方：当归、川芎、白芷、独活、羌活、苍术、防风、麦冬各9g，黄芩、蔓荆子、菊花各6g，细辛、甘草各3g。煎时加生姜3片为基础，再根据疼痛部位加味。若前额眉棱骨痛加天麻9g；兼有食积加法半夏、山楂、枳实各9g，加针刺百会、合谷、足三里；偏头痛左侧痛加柴胡、生地黄各9g，红花、龙胆草各6g，右侧痛加黄芪、葛根各9g，加针刺谷太阳、侠溪；巅顶痛加藁本、大黄各9g，加针刺百会、通天、行间；枕后痛加苍耳子、木瓜、荆芥各6g，加针刺后顶、天柱、昆仑。以上各穴均用平补平泻法，每日1次，每次留针20min，2周为1疗程。结果头痛及兼症均消失22例；头痛基本消失，偶有反复15例；头痛无明显减轻2例。总有效率为94.87%[12]。

参考文献

［1］彭智聪，刘昌林，张红玲，等．半仿生煎药法对清上蠲痛汤止痛作用的影响［J］．中国现代应用药学，2002，19（6）：507-509．

［2］郑文博，李燕梅．李燕梅运用清上蠲痛汤加减治疗颈源性头痛经验［J］．中医药临床杂志，2017（8）：1208-1209．

［3］李云飞，邰丽娟．清上蠲痛汤加减治疗偏头痛46例［J］．世界最新医学信息文摘，2015（9）：110-111．

［4］李岩，刘茂祥．清上蠲痛汤治疗血管神经性头痛34例［J］．中国民间疗法，2008，16（6）：27．

［5］聂仙桃，傅兰等．用清上蠲痛汤治疗硬脊膜穿破后头痛23例总结［J］．中外医疗，2011，30（5）：37．

［6］邹迎春．加味清上蠲痛汤治疗三叉神经痛40例［J］．四川中医，2007（08）：74．

［7］杨文刚，刘爱宁．清上蠲痛汤治疗偏头痛性眩晕［J］．吉林中医药，2014，34（6）：588-590．

［8］邵家佑．清上蠲痛汤治疗风热头痛3则［J］．河北中医，2004，26（6）：443-444．

［9］范济平．清上蠲痛汤治疗神经性头痛130例小结［J］．西部中医药，2003，16（7）：11．

［10］张凤华．清上蠲痛汤治疗囊虫病头痛150例［J］．中国中医急症，2002，11（5）：412．

［11］杨海清．清上蠲痛汤治疗顽固性头痛67例［J］．中国民间疗法，2001，9（7）：47-48．

［12］蒋英．清上蠲痛汤配针刺分经论治头痛39例疗效观察［J］．中国组织工程研究，2000（13）：118．

清肺汤

【出处】《万病回春》（明·龚廷贤）"治一切咳嗽，上焦痰盛。"

【处方】黄芩（去朽心）一钱半，桔梗（去芦）、茯苓（去皮）、陈皮（去白）、贝母（去心）、桑白皮各一钱，当归、天门冬（去心）、山栀、杏仁（去皮尖）、麦门冬（去心）各七分，五味子七粒，甘草三分。

【制法及用法】上锉，生姜、枣子煎，食后服。

【剂型】煮散。

【同名方剂】清肺汤（《景岳全书》卷六十三）；清肺汤（《医宗金鉴》卷四十一）。

【历史沿革】

1. 明代·张景岳《景岳全书》卷六十三，清肺汤

［组成］桔梗（去芦）、片芩、贝母各七分，防风（去芦）、炙甘草各四分，知母七分。

［用法用量］上以水一盅，煎至五分，加苏子（捣碎）五分，再煎温服。

［主治］斑疹咳嗽甚者。

2. 清·吴谦《医宗金鉴》卷四十一，清肺汤

［组成］麦冬、天冬、知母、贝母、甘草、橘红、黄芩、桑皮。

［用法用量］水煎服。

［主治］肺经燥热咳嗽。痰燥而难出，加栝楼子；痰多，加半夏；气喘，加杏仁；胸膈气不快，加枳壳、桔梗；咳久则宜敛，加五味子。

【现代研究】

1. 药理作用

（1）改善吸入性肺炎　用感染肺炎链球菌的小鼠作为吸入性肺炎模型，感染前连续给予清肺汤4周，使小鼠的死亡率显著降低，并且这种吸入性肺炎模型肺组织中的黄嘌呤氧化酶活性的升高受到明显抑制，清肺汤预处置可使有炎症的肺组织内活性氧减少，降低因吸入性肺炎而引起的死亡率[1]。

（2）预防吞咽性肺炎　用感染肺炎链球菌的小鼠作为吞咽性肺炎模型，感染前连续给予清肺汤提取剂原粉末的丸剂5g，时间为4周，观察死亡率，并在显微镜下观察肺组织的炎症程度。结果，与模型组相比清肺汤明显降低死亡率（死亡率为4.8%），而在显微镜下所见肺组织的炎症程度也基本与之符合。清肺汤对吞咽性肺炎预防极有效[2]。

（3）调节气管上皮细胞电生理　用狗的气管培养上皮细胞，通过膜电位固定法，测定清肺汤给药时短路电流及细胞间电位差的变化，并测定给予各种药理学阻滞剂时清肺汤的反应，结果：清肺汤浓度依赖性地使短路电流增加。而且，随着短路电流的增加细胞间电位差也增加。清肺汤的短路电流增加作用，黏膜给药比浆膜给药强。这种反应不受β-肾上腺素能受体阻滞剂心得安或钠通道阻滞剂阿米洛利的影响，但可被氯通道阻滞剂DPC明显抑制。结果表明，清肺汤使气管上皮细胞的离子转运增加，随之引起向管腔周围的二次水分移动，从而对黏液纤毛输送系统产生影响[3]。

（4）抗急性肺损伤/急性呼吸窘迫综合征炎症患者以治疗原发病、抗炎、呼吸循环支持、综合对症等治疗，在此治疗基础上联用中药清肺汤（金荞麦30g，鱼腥草30g，黄芩20g，葶苈子20g，熟大黄12g，麻黄6g），配方颗粒，将药物溶解于50ml水中，置于微波炉低火1min完全溶解，每日8时、20时鼻饲，疗程为7天。治疗后第5天，清肺汤治疗组EBC及血清中NO均低于常规治疗组，差异有统计学意义（P < 0.05）[4]。

（5）杀菌　以6g/kg体重的清肺汤临床剂量为动物给药的1日剂量，采用2次/天灌胃小鼠连续3天，末次给药后1h颈动脉无菌手法采血，通过体外血清杀菌实验检测，发现：清肺汤对肺炎克雷伯菌、大肠埃希菌耐药菌株具有杀菌作用[5]。

2. 临床应用

（1）尘肺合并肺部感染　用清肺汤治疗尘肺合并肺部感染患者12例，处方：瓜蒌20g，桔梗10g，紫菀10g，枇杷叶10g，金银花20g，黄芩15g，知母15g，杏仁10g，款冬花10g，地龙12g，麦冬10g，赤芍12g，丹参12g，甘草10g。日一剂，用水煎两次的药液混合后分三次服。5天为一疗程，一般连服2个疗程，病情重者可连服4个疗程。在服用该药期间停用任何抗生素类药及祛痰止咳药和激素类药，但可常规辅以维生素类及氧疗等。治疗期未发现不良反应。12例患者经治疗后显效5例，有效6例，

无效1例，总有效率91.6%[6]。

（2）大叶性肺炎　用清肺汤治疗大叶性肺炎患者9例，处方：鱼腥草30g，生石膏30g，蒲公英30g，金银花20g，沙参15g，川贝母12g，前胡10g，杏仁10g，陈皮10g，胆南星5g，木蝴蝶3g，葶苈子10g，甘草10g。每日1剂，水煎分早中晚3次服，以上为成人量。根据性别、年龄、病情每剂药量酌情增减，治疗7天。结果9例中，治愈6例，有效2例，无效1例[7]。

（3）急性放射性肺损伤　胸部肿瘤放疗所致的放射性肺损伤患者采用常规放疗同时服用清肺汤，处方：生地黄12g，麦冬、玄参各9g，生甘草、薄荷3g，贝母、牡丹皮、炒白芍各5g，加青蒿、栀子、金银花各15g组成。1剂/天，常规水煎煮2次服用，直至放疗结束。治疗2周。结果，患者急性放射性肺炎总发生率降低、发生放射性肺损伤时间延迟，血浆TNF-α、IL-1降低[8]。

（4）急性呼吸窘迫综合征　用清肺汤治疗急性呼吸窘迫综合征患者24例，采用原发病治疗、保护性肺通气策略、呼吸循环支持、接受广谱抗生素、综合支持和对症等方法治疗，在此基础上联用中药清肺汤，将清肺汤颗粒剂溶解于50ml水中，置于微波炉低火1分钟完全溶解，每日分2次鼻饲，疗程为5天。在诊断第1天及第5天采用呼出气冷凝液收集器收集EBC标本。采用ELISA法测定EBC中NO和8-iso PG浓度，结果EBC中NO [（34.49±5.67）µmol/L] 和8-iso PG [（30.09±7.89）ng/L] 低于对照组（39.78±9.27）µmol/L、（35.65±8.90）ng/L[9]。

（5）痰热闭肺型病毒性肺炎　用清肺汤治疗儿童痰热闭肺型病毒性肺炎68例，清肺汤主要组成为炙麻黄、知母、杏仁、桔梗、连翘、大青叶、桑白皮、甘草等，水煎服，日1剂，分2次服用。疗程1周。结果总有效率88.24%，高于对照组70.59%[10]。

（6）感冒后咳嗽　用清肺汤治疗感冒后咳嗽患者60例，处方：桑叶、荆芥、薄荷、牛蒡子、蝉蜕、杏仁、前胡各10g，桔梗、浙贝母、炙枇杷叶各15g，瓜蒌30g，甘草6g。临床加减：咽痛甚者加金银花15g，连翘20g，黄芩、锦灯笼、射干各10g；夜间重者加远志15g；痰多者加冬瓜仁30g、鱼腥草30g；痰中夹血者配白茅根30g；咽喉口干、舌质红者加芦根15g、沙参15g；夹痰湿、胸闷、周身困重、食欲不振者加薏苡仁30g、茯苓12g、砂仁10g，7天后评定疗效。结果：治愈43例，有效14例，无效3例，总有效率95%，高于对照组治愈16例，有效12例，无效12例，总有效率70%[11]。

（7）慢性阻塞性肺病急性加重期　用清肺汤治疗急性加重期患者36例，常规治疗：采用卧床休息，

持续低流量吸氧，营养支持，维持水电解质、酸碱平衡，积极抗感染，祛痰止咳解痉等综合治疗。在常规治疗基础上加用清肺汤，方剂如下：杏仁9g，瓜蒌18g，山栀、黄芩、半夏各9g，白芍15g，胆南星12g，鱼腥草18g，浙贝母5g，茯苓9g，桔梗15g，生甘草6g，陈皮9g。热盛者加桑白皮、黄连，痰盛者加炙远志、石菖蒲，喘盛者加紫菀、款冬花，大便秘结者加大黄、芒硝等。每日1剂，用水800ml，煮取400ml，早晚各服200ml。结果痊愈率16.67%，显效率55.56%，高于对照组痊愈率8.33%，显效率33.33%（$P<0.05$）[12]。

（8）痰热壅肺证　用清肺汤治疗痰热壅肺证患者100例，处方：芦根30g，冬瓜仁30g，薏苡仁30g，瓜蒌皮30g，鱼腥草30g，黄芩10g，桔梗10g，浙贝母10g，连翘15g，栀子10g。甘草6g。每日1剂，水煎取汁分2次服用。结果100例中治愈78例（78.0%），一般治疗6~14天，无效22例（22.0%）[13]。

（9）支气管扩张　用清肺汤治疗支气管扩张患者39例，处方：黄芩、金银花、连翘、栀子、桑白皮、胆南星、半夏、川贝母、沙参、麦冬各15g，鱼腥草、太子参各30g。加减：干咳咯血、舌红加牡丹皮、白及、白茅根各15g；痰多黄稠加瓜蒌皮15g，葶苈子10g，天竺黄15g；合并哮喘加炙麻黄10g，地龙15g；气短、易感冒加黄芪30g。日1剂。水煎服，连服20天为1个疗程。结果：痊愈（临床症状完全消失，胸部X线复查正常）3例；显效（临床症状基本消失，X线复查明显好转）30例；有效（临床症状改善，X线复查病情好转）6例；无效（临床症状无好转，X线复查无变化）0例。总有效率100%[14]。

（10）老年肺部感染　用清肺汤联合左氧氟沙星治疗老年肺部感染患者40例，给予常规吸氧、止咳、化痰治疗，针对高热患者给予退热治疗。左氧氟沙星联合清肺汤治疗，其中左氧氟沙星计量为0.2g/天，静脉滴注给药，每日用药2次。清肺汤处方包括柴胡15g，玉竹15g，枇杷叶15g，麦冬12g，沙参12g，清半夏12g，知母10g，石膏9g，百合12g，黄芩10g，桔梗12g。针对纳差患者加服麦芽12g，山楂9g，气喘患者加服12g，每日1剂，水煎煮后取200ml，分两次服用。治疗12天后行疗效评定。结果总有效率为95.0%，高于对照组85.0%（$P<0.05$）[15]。

（11）老年慢性肺炎　患者联合服用清肺汤及红霉素、盐酸氨溴索，每日2次，处方：薄荷、麻黄、防风各5g，茯苓、葛根各8g，甘草、白术各10g，大枣、黄芪各15g，500ml水提液浓缩200ml，煎法分2次服用。结果，疗效判定标准：患者在治疗后临床症状消失，血常规检查结果显示为正常，胸片检查肺部炎症症状消失为显效；患者在治疗后临床症状有所好转，血常规检查结果有所改善，胸片检查肺部炎症也有所改善为好转；患者治疗后临床症状并没改善，或者是加重，血常规检查白细胞、中性粒细胞水平有所增加等为无效。结果，显效37例，好转17例，无效3例，总有效率94.74%，慢性肺炎症状明显缓解，血常规结果改善[16]。

（12）老年急性呼吸窘迫综合征　患者进行原发病的对症治疗及抗炎、机械通气、营养支持、液体管理等治疗，且联合服用清肺汤及中药组方：金荞麦、鱼腥草各30g，黄芩、葶苈子各20g，熟大黄12g，炙麻黄6g（均为中药配方颗粒）。所有药物溶于50ml水中，鼻饲每次25ml，每天2次，治疗7天。通过检查，患者症状改善，可通过降低血清及EBC中NO、8-isoPG、ET-1含量，增高VEGF含量，以减轻肺损伤程度[17]。

（13）小儿病毒性肺炎　用清肺汤联合利巴韦林治疗小儿病毒性肺炎38例，给予利巴韦林片10mg/kg剂量，每日3次，疗程为7天，联合清肺汤：桑白皮10g，川贝母20g，莲子20g，金银花15g，野菊花10g，柴胡10g，黄芪10g口服，每日1剂，分早中晚3次服用，每次100ml，疗程为7天。结果总有效率为85.5%，高于对照组72.6%（$P<0.05$）[18]。

（14）儿童肺炎　用清肺汤联合西药治疗儿童肺炎45例，口服阿奇霉素分散片，10mg/（kg·d），晨起顿服，连续服用5天后停药2天。必要时配合其他对症支持治疗方法，在此基础上加服清肺汤，基本方：黄芪25g，鱼腥草20g，防风、苦杏仁、金银花、连翘各1g，麦冬12g，黄芩、白术、地龙各10g，桑白皮、桔梗各8g，甘草6g，麻黄5g。加减变化：痰热内甚加胆南星5g；咳嗽痰多加紫苏子、法半夏各8g；喉间痰鸣加射干10g；腹胀、纳差加陈皮、厚朴各6g。根据年龄大小适当增减剂量，每天1剂，水煎，分早晚温服。治疗2周。结果愈显率93.3%，高于对照组的77.8%（$P<0.05$）[19]。

（15）支原体肺炎　用清肺汤联合莫西沙星治疗成人支原体肺炎患者30例，给予盐酸莫西沙星氯化钠注射液及盐酸莫西沙星片治疗，先静脉滴注后再口服，用法用量为：盐酸莫西沙星氯化钠注射液静脉滴注，250ml 0.4g/天，连续使用10天；盐酸莫西沙星片，口服，1次1天，0.4g/次，连续服用4天。配合使用加味清肺汤治疗，基本药方包括：炙麻黄6g，杏仁10g，生石膏20g，苇茎20g，桔梗6g，黄芩10g，金银花10g，连翘12g，桑白皮10g，甘草5g。腹胀加用厚朴10g，陈皮10g；咳嗽痰多加用前胡 10g，姜半夏 10g；食欲不佳者，可加用焦山楂 15g，焦六曲 15g。所有药材用水煎煮，取 200ml 药汁，早晚 2 次服用。治疗前行血常规、肺炎支原体抗体、胸部 CT 检查，治疗 7 天后复查血常规，10 天后复查胸部 CT 评估疗效。结果总治疗有效率 96.77%，高于对照组 89.65%（P<0.05），2 组患者均出现不良反应，其中对照组不良反应发生率为 34.48%，中药组不良反应发生率为 12.90%[20]。

（16）小儿支原体肺炎　患者联合服用清肺汤和阿奇霉素，处方：金银花 15g，连翘、桑叶、款冬花、前胡、紫菀各 9g，浙贝母、杏仁各 6g，瓜蒌 12g，并根据患者具体病情随方加减，水煎服，每天 1 剂，连服 1 周。总有效率 98.0%，发热、咳嗽及肺部啰音消失时间均缩短，血清 HS-CRP 和 IL-6 均降低，IL-2 升高[21]。

（17）痰热闭肺证小儿支原体肺炎　用清肺汤联合西药治疗小儿支原体肺炎痰热闭肺证患者 56 例，给予氨溴索注射液化痰、对乙酰氨基酚解热、布地奈德混悬液解除支气管痉挛等对症处理；给予阿奇霉素注射液静脉滴注抗菌或抗衣原体感染，在此基础上联合清肺汤治疗，处方：金银花 15g，连翘、桑叶、款冬花、前胡、紫菀、浙贝母各 9g，苦杏仁 6g，瓜蒌 12g，根据患者具体病情进行加减。每天 1 剂，水煎取汁 150ml，<5 岁每次服用 30ml；≥5 岁每次服用 50ml，每天 2~3 次，连服 1 周。结果，总有效率 98.2%，高于常规治疗组 82.1%（P<0.05），不良反应发生率 32.1%，高于常规不良反应发生率 25.0%[22]。

（18）小儿肺热咳嗽　用清肺汤治疗小儿肺热咳嗽 152 例，清肺汤由桑白皮、黄芩、浙贝母、鱼腥草、桔梗、陈皮、甘草组成。风寒未尽酌加荆芥、防风，热毒炽盛加金银花、连翘，咳喘甚加紫菀、款冬花，阴虚肺燥加沙参、五味子，兼有脾虚加白术、山药，久咳伤及肺络加红花、丹参。每日 1 剂，水煎取 60~120ml 频服或分 3~6 次口服，3~7 天为 1 个疗程，1~2 个疗程后统计疗效。152 例患儿中治愈 47 例，好转 102 例，未愈 3 例，总有效率 98.0%[23]。

（19）干燥性鼻炎　用清肺汤治疗干燥性鼻炎患者 50 例，处方：桑白皮 10g，地骨皮 10g，炒黄芩 10g，生地黄 20g，豨莶草 12g，麦冬 12g，白桔梗 5g，生甘草 5g。加减法：鼻中隔干燥暗红加生蒲黄；鼻出血加藕节、白茅根、侧柏叶；鼻腔灼热加山豆根；咽干舌燥加鲜石斛、天花粉。结果：50 例均获得满意疗效。其中 24 例 10 天痊愈，20 例 4 天痊愈，6 例 15 天痊愈。随访 2 年均无复发。近期痊愈率达 100%[24]。

（20）肺经风热型痤疮　用刺络拔罐法结合清肺汤治疗肺经风热型痤疮患者 40 例。刺络拔罐法，取

穴：大椎、肺俞（双）、膈俞（双）；具体操作方法：局部常规消毒，用三棱针迅速点刺 4~8 针出血，加拔火罐，留罐 10min 后拔罐，用干净棉球清洁出血点，每周 2 次。清肺汤的方药组成：枇杷叶 10g，桑白皮 10g，黄芩 10g，牡丹皮 10g，茵陈 10g，栀子 10g，生地黄 15g，连翘 15g，茯苓 10g，生甘草 6g。每日 1 剂，水煎后分 3 次温服。以 4 周为 1 个疗程，共治疗 2 个疗程。治疗期间，嘱患者停用各种护肤品，禁挤捏面部粉刺、脓疱、丘疹等以防瘢痕的产生，予以清淡饮食，忌食高糖、高脂、辛辣、油腻等食物，保持大便通畅，平时调畅情志，保证充足睡眠，保持乐观的生活态度。结果：总有效率为 80.0%，高于对照组 57.5%（P<0.05）[25]。

（21）肛肠出血性疾病　用清肺汤治疗肛肠出血性疾病患者 793 例，组成：当归、熟地黄各 5~10g，川芎 4~10g，芍药 10~15g，地榆 20g，黄芩 10~12g，栀子 9g，黄柏 6~10g，黄连 6g，侧柏叶 12g，槐花 10~18g，阿胶 5~10g。上药合为煎剂，每日 1 剂，分 3 次温服。阿胶烊化后服用。5 天为 1 个疗程，一般用药 1~2 个疗程。结果，经治疗，内痔出血 491 例中，治愈 269 例，显效 143 例，好转 73 例，无效 6 例，有效率达 98.78%；肛裂出血 302 例，治愈 215 例，显效 58 例，好转 29 例，有效率 100%[26]。

（22）急性脑血管病并发肺部感染　采用清肺汤治疗急性脑血管病并发肺部感染患者 15 例，方药：黄芩 20g，鱼腥草 50g，川贝 15g，连翘 15g，杏仁 10g，瓜蒌 25g，桔梗 25g，大黄 10g（后下），将上药碾碎浓煎至 100ml，分早晚两次用药。结果：总有效率 72%，高于对照组 40%（P<0.05）[27]。

3. 安全性

口服给予 20 只小鼠清肺汤（最大浓缩程度），剂量为 114g/kg，连续用药 1 周，结果无一例死亡，停药 1 周后，未见异常变化[28]。

参考文献

［1］同心. 清肺汤对小鼠吸入性肺炎的作用［J］. 国外医学（中医中药分册），2000（5）.

［2］张丽娟. 清肺汤对实验性小鼠吞咽性肺炎的效果及其中医理论的探讨［J］. 国外医学（中医中药分册），1997（02）：41-42.

［3］张丽娟. 清肺汤对气管上皮细胞电生理特性的影响［J］. 国外医学（中医中药分册），1995（1）.

［4］顾言，陈建荣，邵峰，等. 清肺汤对 ALI/ARDS 患者呼出气冷凝液及血清中 NO 的影响［J］. 临床急诊杂志，2014，15（02）：67-70.

［5］杨守贵，葛正行，杜进军，等. 肺汤对常见两种肺部感染菌耐药菌株杀菌作用的观察［J］. 贵阳中医学院学报，2008，30（2）：17-18.

［6］杨秀益. 清肺汤治疗尘肺合并肺部感染12例［J］. 职业卫生与病伤，1998（3）.

［7］冯云柱. 清肺汤治疗大叶性肺炎9例临床观察［J］. 内蒙古中医药，1996（s1）：25.

［8］李建平，王冠梁，李谦，等. 清肺汤对急性放射性肺损伤的干预作用观察［J］. 云南中医中药杂志，2017，38（4）：58-60.

［9］邵峰，高想，唐艳芬，等. 清肺汤对急性呼吸窘迫综合征患者呼出气冷凝液中一氧化氮和8-异前列腺素的影响［J］. 中国中西医结合杂志，2015，35（05）：541-544.

［10］王英华. 清肺汤治疗儿童痰热闭肺型病毒性肺炎疗效分析［J］. 山东中医杂志，2011（11）：786-787.

［11］安福丽，张成运. 清肺汤治疗感冒后咳嗽60例［J］. 现代中西医结合杂志，2010，19（19）：2422.

［12］张思新，白长春，刘淑杰. 清肺汤治疗COPD急性加重期36例［J］. 中国医学创新，2009，06（23）：111-112.

［13］钟震坤. 清肺汤治疗痰热壅肺证100例［J］. 中国中医急症，2004，13（12）：843.

［14］崔悦. 清肺汤治疗支气管扩张39例［J］. 吉林中医药，2003，23（3）：9.

［15］刘小波，朱虹. 清肺汤联合左氧氟沙星治疗老年肺部感染40例［J］. 中国中医药现代远程教育，2014，12（16）：131-132.

［16］毛志田. 清肺汤联合西医抗感染治疗老年慢性肺炎的临床疗效探讨［J］. 基层医学论坛，2017，21（32）：4548-4549.

［17］范善民，冯硕. 清肺汤对老年急性呼吸窘迫综合征患者血清及呼出气冷凝液中相关因子的影响［J］. 中国临床医生杂志，2017，45（11）：107-109.

［18］卫明圣. 清肺汤联合利巴韦林治疗小儿病毒性肺炎的临床疗效研究［J］. 大家健康（学术版），2012，6（11）：29-30.

［19］王龙健，康国贵. 清肺汤联合西药治疗儿童肺炎临床观察［J］. 新中医，2015，47（6）：189-190.

［20］朱佳佳，袁燕芳. 清肺汤联合莫西沙星治疗成人支原体肺炎的临床观察［J］. 中国中医药现代远程教育，2019，17（2）：113-115.

［21］祝秀芳，莫文辉，叶青，等. 清肺汤联合阿奇霉素治疗小儿支原体肺炎临床疗效及对血清hs-CRP、IL-6水平的影响［J］. 新中医，2016，48（10）：132-134.

［22］莫文辉，祝秀芳，叶青，等. 清肺汤联合西药治疗小儿支原体肺炎痰热闭证临床观察［J］. 新中医，2017，49（09）：102-104.

［23］刘文，张永丽. 清肺汤治疗小儿肺热咳嗽152例［J］. 中医儿科杂志，2013，9（05）：24-25.

［24］叶信娣. "清肺汤"治疗干燥性鼻炎50例［J］. 江苏中医，1996，17（03）：20.

［25］谭汶键，吴家民，蔡焕昭，等. 刺络拔罐法结合清肺汤治疗肺经风热型痤疮疗效观察［J］. 广州中医药大学学报，2018，35（06）：88-91.

［26］相鲁闽. 清肺汤治疗肛肠出血性疾病793例［J］. 中国民间疗法，2006，14（01）：36-37.

［27］蒋景祥，李英莉，赵国民，等. 清肺汤治疗急性脑血管病并发肺部感染［J］. 黑龙江中医药，1995（06）：11.

［28］薛贵平，张丹参，常洁琴，等. 清肺汤药理实验性研究［J］. 神经药理学报，1993（03）：26-28.

养胃汤

【出处】《证治准绳》（明·王肯堂）"治外感风寒，内伤生冷，憎寒壮热，头目昏疼，不问风寒二证，夹食停痰，俱能治之，但感风邪，以微汗为好。"

【处方】半夏（汤洗七次）、厚朴（去粗皮、姜汁炒）、苍术（米泔浸一宿，洗切，炒）各一两，橘红七钱半，藿香叶（洗去土）、草果（去皮膜）、茯苓（去黑皮）、人参（去芦）各半两，炙甘草二钱半。

【制法及用法】右㕮咀，每服四钱，水一盏半，姜七片，乌梅一个，煎六分，热服。

【剂型】煮散。

【同名方剂】养胃汤（《三因极一病证方论》）；养胃汤（《仁术便览》）；养胃汤（《瘴疟指南》）

【历史沿革】

1. 南宋·陈言《三因极一病证方论》，养胃汤

［组成］浓朴（姜制炒）、藿香（去梗）、半夏（汤洗七次）、茯苓各一两，人参、甘草（炙）、附子（炮去皮脐）、橘皮各三分，草果（去皮）、白术各

半两。

[主治] 治胃虚寒，胫寒不得卧，淅淅恶风，洒洒恶寒，腹中痛，虚鸣，寒热如疟，唇口干，面目虚浮，呕哕吐泻，四肢疼痛，不思饮食，或伤寒湿，骨节皆痛。

[制法] 上锉散。

[用法用量] 每服四钱，水盏半，姜五片，枣一枚，乌梅半个，煎七分，去滓，空心服。常服温胃消痰，进食下气，辟寒疫。

2. 明·张洁《仁术便览》，养胃汤

[组成] 藿香、浓朴、半夏、茯苓各一两，草果、附子、甘草、陈皮、人参、白术各七钱。

[主治] 治脾胃虚寒，呕逆恶心，腹胁胀满，肠鸣泻泄，或外感寒热如疟，骨痛。

[用法用量] 上每服一两，水二盏，姜五片煎。腹痛加肉桂、吴茱萸。

3. 明·郑全望《瘴疟指南》，养胃汤

[组成] 附子、人参、茯苓、甘草、半夏、苍术、浓朴、藿香、草果、陈皮，上各等分。

[主治] 治外感风寒，内伤生冷，憎寒壮热；头目昏痛，肢体拘急，乃辟山岚瘴气，脾寒痰疟，四时疫病。

[用法用量] 每服三钱，乌梅一个，姜七片煎，热服不拘时，是方乃不换金。

合二陈加人参、乌梅，瘴初起于湿痰之内积，邪气之外感而成，故平胃以除湿，二陈以祛痰；正气以正不正之气，人参之甘温补脾，益元气而利痰；乌梅之酸以止渴，收肺气，可为治瘴良方，予每用温中固下之药，参合此方，甚获奇效。

【现代研究】

临床应用

（1）反流性食管炎　42 例患者服用左金丸联合养胃汤，处方：太子参 15g，沙参 15g，麦冬 10g，石斛 10g，半夏 8g，陈皮 8g，厚朴 8g，砂仁 10g，炙甘草 6g。左金丸：黄连 6g，吴茱萸 2g，反酸明显者加煅海螵蛸 15g，瓦楞子 15g，浙贝母 12g；胸骨后疼痛明显者加延胡索、川楝子各 12g；腹胀、嗳气明显者加佛手 10g，莱菔子 15g；气虚明显者加白术 15g，山药 20g。每天 1 剂，水煎，分 2 次服用。疗程 8 周。痊愈 24 例，好转 15 例，无效 3 例，临床症状及胃镜改善，总有效率 92.85%，复发率 15.38%[1]。

（2）小儿脾胃阴虚型厌食　100 例患者服用养胃汤，处方：沙参、麦冬、乌梅、山药、炒麦芽、藿香等，每剂煎液 150ml。1~3 岁每次 15ml；3~7 岁每

次 30ml；7~12 岁每次 45ml；>12 岁每次 60ml。每天 3 次，饭前 0.5h 服用。1 周为 1 个疗程，连续治疗 4 个疗程。疾病疗效，痊愈 33 例，显效 12 例，有效 2 例，无效 3 例，有效率 94.0%；症候疗效，痊愈 21 例，显效 25 例，有效 3 例，无效 1 例，有效率 98.0%，食欲、食量明显恢复[2]。

（3）消化性溃疡　用养胃汤治疗消化性溃疡患者 55 例，处方：金石斛 12g，党参 10g，黄连、川楝子各 9g，白芍、海贝粉各 18g，吴茱萸 1g，炙甘草 3g，延胡索 6g，瓦楞子 30g。每天 1 剂，水煎服。治疗 4 周，痊愈 26 例，显效 17 例，有效 12 例，无效 0 例，总有效率为 100.0%，高于对照组有效率为 76.3%[3]。

（4）胃、十二指肠溃疡　用养胃汤治疗胃、十二指肠溃疡患者 27 例，处方：仙鹤草 60g，白芍 15g，砂仁 15g，香附 15g，佛手 15g，枳壳 10g，陈皮 10g，甘草 10g，白术 15g。每天 1 剂，水煎分 3 次内服。连续用药 1 个月为 1 个疗程，每个疗程后作胃镜复查，1 个疗程无变化者改用其他疗法。应用本方一般不用解痉止痛药，对泛酸明显者酌加制酸剂，合并出血者加乌及散（即等量的海螵蛸（乌贼骨）和白及粉）3~5g 冲剂。治疗期间，除合并出血者外，生活自理，参加适当的体育锻炼，给予容易消化的饮食，忌食硬食和辛辣等刺激的食品。结果：治疗天数最短 20 天，最多的 42 天，平均 31 天。治愈 17 例，显效 5 例，好转 3 例，无效 2 例[4]。

（5）胃炎

①慢性胃炎：51 例患者采用三联疗法（联用药分别采用奥美拉唑、克拉霉素、阿莫西林。奥美拉唑每天 2 次，每次 20mg；克拉霉素每天 2 次，每次 250mg；阿莫西林每天 2 次，每次 500mg。）联合养胃汤治疗，处方：香附、砂仁、藿香、厚朴、木香（麸炒）各 2g，白术、茯苓、半夏、陈皮各 3g，甘草 1g。水煎服，每次 300ml，每天 2 次，一周为 1 个疗程，治疗 1 个疗程。显效 38 例，有效 11 例，无效 2 例，治疗总有效率为 96.1%，症状好转[5]。

②萎缩性胃炎：34 例患者服用养胃汤，处方：党参 20g，白术 20g，赤芍 15g，红花 10g，柴胡 15g，黄连 10g，干姜 5g，大黄 5g，丹参 15g，甘草 10g。若气喘者加枳壳、川楝子、木香；若脾气虚者加黄芪；若阴虚者加沙参、麦冬；若胃寒者加吴茱萸；若胃热者加蒲公英、黄芩、去干姜；若痰湿者加厚朴、苍术；若肝胆郁热者加郁金、茵陈；若呕酸者加竹茹、半夏；若胃酸者加山楂、乌梅，1 剂/天，水煎早晚温服，50 天为 1 个疗程。痊愈 31 例，显效 2 例，有效 1 例，无效 0 例，总有效率 100%[6]。

③慢性浅表性胃炎：用养胃汤治疗慢性浅表性

胃炎患者71例，处方：白芍、党参、白芷各20g，香附、半夏、代赭石各15g，旋覆花、黄连、厚朴、紫苏梗、枳壳、砂仁各10g，炙甘草6g。胆汁返流者加香橼15g，片姜黄10g；糜烂者加蒲公英、败酱草各15g；出血者加白及10g，三七粉6g。每天1剂，早晚分服。4周为1个疗程，1~3个疗程评定效果。综合临床表现和胃镜复查，71例患者，治愈11例，显效34例，有效21例，无效5例，总有效率93%。其中12例伴糜烂者显效11例，有效1例；出血者3例均为有效，7例胆汁返流者4例显效，2例有效，1例无效[7]。

④联合西药治疗慢性萎缩性胃炎：用养胃汤联合西药治疗慢性萎缩性胃炎患者58例，口服奥美拉唑肠溶胶囊每次20mg，1天2次，在基础上添加养胃汤治疗，1天1剂。具体组方为：黄芪20g，当归15g，生地黄15g，地骨皮15g，白芷10g，蒲公英10g，旋覆花10g，代赭石15g，竹茹10g，金钱草8g，豆蔻12g，石斛18g，荷梗10g，甘草10g。水煎至200ml，早晚分服，治疗持续12周。结果：治疗后未有明显不良反应，临床有效率82.76%，高于对照组67.24%[8]。

⑤慢性胃炎：用养胃汤加减治疗慢性胃炎患者46例，处方：党参20g，白术、枳壳、香附、木香、白芍各12g，红花、炙甘草各6g，三七5g（冲服）。加减法：肝胃不和者加柴胡9g，郁金12g；胃阴不足者加石斛12g，麦冬15g；食滞者加鸡内金12g，焦六曲15g；湿热内蕴者去党参、白芍，加黄连5g，蒲公英15g，山栀子9g。水煎服，1天1剂，饭前0.5h服，服药后嘱患者坐憩片刻，以利于药物在胃中借胃气以行药力。结果：总有效率91.3%，高于对照组有效率73.3%（P＜0.05）[9]。

参考文献

［1］任月朗，张瑞娜. 养胃汤合左金丸治疗反流性食管炎42例［J］. 山东中医药大学学报，2009，33（05）：397.

［2］王晋贞. 养胃汤治疗小儿脾胃阴虚型厌食临床疗效观察［J］. 临床医药实践，2010，19（01）：43-45.

［3］王志忠. 养胃汤治疗消化性溃疡55例疗效观察［J］. 山西中医，2009，25（11）：16.

［4］王金全. 养胃汤治疗胃、十二指肠溃疡27例［J］. 哈尔滨医药，2006，26（05）：69.

［5］张华. 三联疗法联合中药养胃汤治疗慢性胃炎患者的临床效果［J］. 医疗装备，2017，30（23）：141-142.

［6］孟祥冬. 养胃汤治疗萎缩性胃炎68例疗效观察［J］. 中医临床研究，2012，4（24）：99-100.

［7］王春云. 养胃汤治疗慢性浅表性胃炎71例［J］. 天津中医药，2005（04）：310.

［8］夏丽君，吴晶. 养胃汤联合西药治疗慢性萎缩性胃炎的疗效观察［J］. 北方药学，2016，13（08）：47.

［9］欧洪涛，李娟. 养胃汤加减治疗慢性胃炎46例［J］. 中医药导报，1999（06）：31.

清骨散

【出处】《证治准绳》（明·王肯堂）"专退骨蒸劳热。"

【处方】银柴胡一钱五分，胡黄连、秦艽、鳖甲（醋炙）、地骨皮、青蒿、知母各一钱，甘草五分。

【制法及用法】水二盅，煎八分，食远服。

【剂型】汤剂。

【同名方剂】清骨散（《何氏济生论》卷五）；清骨散（《医学心悟》卷三）；清骨散（《医方论》）；清骨散（《镐京直指》）。

【历史沿革】

1. 明·王肯堂《证治准绳》，清骨散

［加减］血虚甚，加当归、芍药、生地；嗽多，加阿胶、麦门冬、五味子。

2. 清·何镇《何氏济生论》卷五，清骨散

［组成］银柴胡、地骨皮、牡丹皮。

［主治］骨蒸。

［用法］为散服。

3. 清·程国彭《医学心悟》卷三，清骨散

［组成］柴胡、白芍各一钱，秦艽七分，甘草五分，丹皮、地骨皮、青蒿、鳖甲各一钱二分，知母、黄芩、胡黄连各四分。

［主治］咳嗽吐红，渐成骨蒸劳热之症。胃强气盛，大便结，脉有力。

［用法］水煎服。加童便尤妙。

4. 清·费伯雄《医方论》, 清骨散

[组成] 银柴胡一钱五分、胡黄连、秦艽、鳖甲（童便炙）、地骨皮、青蒿、知母二钱、甘草（炙）五分。

[主治] 病至骨蒸劳热, 全是有阳无阴矣。大剂养血尚恐不及, 徒用清凉, 岂能有济。且反伤胃气, 非善治也。

5. 清·黄镐京《镐京直指》, 清骨散

[组成] 生首乌四钱、鳖甲胶二钱（冲）、银胡一钱半、秦艽一钱半、地骨皮三钱、青蒿梗八分、炙知母一钱半、炙甘草五分、扁石斛三钱。

[主治] 骨蒸。
[用法] 水煎服。

【现代研究】

临床应用

（1）阴虚内热型发热　24 例患者服用清骨散联合知柏地黄丸加减, 处方: 银柴胡 15g, 胡黄连 9g, 地骨皮 9g, 青蒿 6g, 知母 9g, 鳖甲 9g, 秦艽 9g, 黄柏 9g, 生地黄 15g, 熟地黄 15g, 茯苓 15g, 牡丹皮 9g, 泽泻 9g, 首乌藤 20g, 酸枣仁 10g, 甘草 3g。加减: 盗汗较甚者, 去青蒿, 加牡蛎、浮小麦固表敛汗; 虚火扰乱心神而出现心烦、多梦、睡眠差或失眠者, 加首乌藤、酸枣仁以养心安神; 兼有气虚者加太子参、五味子益气养心; 兼有血虚者加当归、芍药以养血敛阴; 若兼见肺阴偏虚, 如干咳痰少、声嘶咯血、鼻燥咽干, 加麦冬、五味子滋阴润肺; 若眼目干涩, 加枸杞子、菊花明目。将药物浸泡 30min, 先用武火, 煎沸腾后再用文火煎 30min, 取汁 150ml, 二煎取汁 150ml, 两煎混合, 早、中、晚分 3 次服。24 例患者治愈 14 例、好转 9 例、有效 1 例[1]。

（2）中风阴虚盗汗　40 例患者采用清骨散加减配合针刺治疗, 处方: 银柴胡 12g, 胡黄连 9g, 知母 12g, 地骨皮 9g, 青蒿 9g, 鳖甲 15g（先煎）、煅牡蛎 15g（先下）, 甘草 3g。加减: 阴虚较甚加生地黄 9g; 兼气虚加太子参 9g; 盗汗较甚加五味子 9g、浮小麦 12g; 兼血虚加当归 9g, 白芍 12g; 兼血瘀加三七粉 12g（冲服）、水蛭 9g, 丹参 15g。每天 1 剂, 水煎服, 每次 200ml, 每天 3 次, 连续服药 1 周; 主穴合谷、复溜、三阴交、关元, 针法为先泻合谷后补复溜、三阴交、关元。若阴虚较甚者加太溪, 兼气虚加足三里、气海, 盗汗较甚加太溪、阴郄, 兼血虚加脾俞、血海, 兼血瘀加膈俞、血海。40 例患者, 治愈 27 例, 有效 12 例, 无效 1 例, 有效率 97.5%[2]。

（3）癌症发热　30 例患者以本方为基础加减, 处方: 银柴胡 15g, 知母、生地黄、地骨皮、青蒿、黄芪、金银花、栀子、白花蛇舌草各 10g, 甘草 5g。每天 1 剂, 分 2 次服用, 10 天 1 个疗程。完全控制 9 例, 部分控制 10 例, 有效 7 例, 无效 4 例, 总有效率 86.7%[3]。

（4）外科术后持续性发热　患者以本方为基础加减治疗, 处方: 青蒿、银柴胡、地骨皮、知母、秦艽、桃仁、牡丹皮各 15g, 胡黄连 9g, 鳖甲、怀牛膝各 15g, 赤芍 12g, 甘草 3g。水煎服, 每天 1 剂。连服 2 剂后患者排出大量黑便, 体温基本恢复正常。再服用 4 剂巩固疗效, 随访 2 周未再复发[4]。

（5）荨麻疹　患者以本方为基础加减, 处方: 柴胡 10g, 胡黄连 10g, 青蒿 10g, 鳖甲 12g, 生地黄 30g, 麦冬 15g, 知母 12g, 地骨皮 12g, 牡丹皮 10g, 秦艽 9g, 白鲜皮 15g, 蛇床子 10g, 地肤子 10g, 蝉蜕 9g。水煎服, 每天 1 剂。嘱其忌食腥辣之物。二诊: 服药 6 剂后, 皮疹发生的次数明显减少, 痒感大减, 皮肤灼热感已去大半, 颧赤、头晕、口渴烦躁, 手足心热症状皆轻, 舌质由红变淡红, 苔转润, 原方去青蒿, 续服 5 剂后诸症治愈。3 个月后随访未发[5]。

（6）手足皲裂　患者以本方为基础加减, 处方: 银柴胡 9g, 胡黄连 9g, 秦艽 9g, 鳖甲 12g, 地骨皮 12g, 知母 12g, 生地黄 30g, 玄参 20g, 麦冬 15g, 黄柏 10g, 蛇床子 10g, 白鲜皮 12g, 地肤子 10g。水煎服, 每天 1 剂。外用白及粉 30g, 入凡士林 100g 中调匀, 每晚 1 次涂抹患处。二诊: 服上药 8 剂后, 口渴咽干症状大减, 干燥、灼热、皲裂、痒症状皆轻, 裂隙变浅, 肤色已转淡红, 肌肤觉有濡润感, 上方生地黄减为 20g, 续服 6 剂, 外用药同上。三诊: 手足皲裂基本治愈, 灼热、痒感、口渴、咽干症状已无, 上方去知母、麦冬、鳖甲, 续服 6 剂以巩固疗效。半年后随访未发[5]。

（7）围绝经期综合征　30 例患者以本方为基础加减, 处方: 银柴胡 9g, 胡黄连 9g, 秦艽 9g, 鳖甲 15g, 地骨皮 12g, 青蒿 9g, 知母 12g, 甘草 6g, 随症加减。烘热出汗甚者加防风、黄芪、五味子; 头晕耳鸣、腰膝酸软甚者加山茱萸、生地黄、枸杞子; 少寐多梦重则加酸枣仁、钩藤、合欢皮; 足跟隐痛者加杜仲、牛膝; 大便干结者加玄参、火麻仁; 皮肤瘙痒重加地骨皮、荆芥。以上治疗每天 1 剂, 水煎取汁 500ml, 分早晚 2 次饮用, 1 个疗程 30 天, 共 3 个疗程。痊愈 8 例, 显效 10 例, 有效 10 例, 无效 2 例, 总有效率 93.3%[6]。

（8）肺结核发热　患者以本方为基础加减, 联合异烟肼、利福平、吡嗪酰胺、乙胺丁醇, 处方:

银柴胡 15g，胡黄连 12g，秦艽 10g，鳖甲（先煎）20g，地骨皮 12g，青蒿 10g，知母 10g，甘草 6g。肺阴亏损型加沙参、麦冬、天冬各 15g，生地黄、熟地黄各 10g；阴虚火旺型加百合 20g，黄柏、麦冬、玄参各 15g，生地黄、熟地黄各 10g；气阴两虚型加党参、黄芪各 30g，白术、茯苓各 15g；阴阳两虚型加黄芪 30g，山药 20g，人参、紫河车、龟甲各 10g。每天 1 剂，水煎分 2 次服。结果：治疗 3 天，患者晨起测体温 37.7℃，咳嗽、发热、盗汗、乏力、气短等症状均明显缓解。治疗 7 天，患者晨起测体温 37℃，上述症状基本消失。其后规律治疗 8 个月，痊愈[7]。

（9）糖尿病并发肺结核发热 患者以本处方治疗：银柴胡 20g，胡黄连、秦艽、鳖甲、地骨皮、青蒿、知母、当归、生地黄各 15g，麻子仁、远志各 20g，杏仁、贝母各 12g。每天 1 剂，水煎服，用药 2 剂，患者午后体温即降至 36℃，共服药 10 剂，患者体温完全恢复正常，夜间能安静入睡，大便通畅，住院共 29 天，出院后继续坚持抗结核化疗[8]。

（10）膝关节置换术后阴虚发热 患者服用沙参麦冬汤（北沙参 10g，玉竹 10g，麦冬 10g，天花粉 15g，扁豆 10g，桑叶 6g，生甘草 10g）和清骨散（银柴胡 10g，胡黄连、秦艽、鳖甲、地骨皮、青蒿、知母各 5g），两方联合加减用药，每天服用 2 次，共服用 7 天。结果与对照组术后第 5 天体温变化对比有明显差异，P < 0.05，患者的体温在 37.2℃ 以下的有 4 人，在 37.2~37.6℃ 之间的有 14 人；对照组患者的体温在 37.2~37.6℃ 之间的有 7 人，在 37.6~38.0℃ 之间的有 16 人[9]。

（11）创伤发热 治疗创伤骨折的患者，早期以活血祛瘀、消肿止痛为原则，如桃红四物汤之类；如有发热则佐以苦寒清热药，如栀子、黄芩、黄柏、天花粉、木通等。一般用 3~5 剂后局部肿胀开始消退，热度亦逐渐下降，5~7 天后如发热仍然不退，局部瘀肿已基本消退，继续投以祛瘀清热之剂常不见效果。体质虚弱者可见疲乏、头晕等，或者见发热则妄用抗生素亦无见效。这时改用凉血清热之剂则有效，作者常用清骨散加减，效果较好。其处方为：银柴胡、地骨皮各 18g，胡黄连、知母各 9g，秦艽 15g，青蒿（后下）、甘草各 6g，白薇 30g。结果 20 例患者服 1~2 剂即退热，1 例服清骨散加减 2 剂无效，属于感染发热，经处理后退热[10]。

（12）瘙痒 患者服用清骨散，处方：银柴胡 10g，胡黄连 10g，秦艽 9g，鳖甲 12g，生地黄 30g，玄参 30g，知母 12g，青蒿 10g，地骨皮 15g，石斛 12g，麦冬 15g，白鲜皮 12g，蛇床子 10g，地肤子 10g。水煎服，每天 1 剂。二诊：服药 7 剂后，痒感大减，即使搔抓后灼热感明显减轻，身上发热症状消失，口咽干燥及手足心热症状俱轻，上方生地黄、玄参减为 20g，知母、石斛减为 10g，续服 7 剂后，痒感消失，肌肤如常[11]。

（13）脊柱术后非感染性发热 80 例患者除了术后的一般治疗外，配合中药治疗。方选加味清骨散：黄芪 20g，当归 12g，白芍 12g，生地黄 10g，银柴胡 10g，胡黄连 5g，秦艽 12g，鳖甲 10g，地骨皮 12g，青蒿 10g，知母 10g，甘草 6g。每天 1 剂，水煎取汁 200ml，分早晚 2 次服，7 天为 1 个疗程。结果总有效率 92.5%，高于对照组 62.5%[12]。

（14）顽固性结核发热 患者在抗结核治疗基础上，采用补中益气汤合清骨散加味，组方：生黄芪 20g，太子参 15g，白术 20g，陈皮 6g，甘草 6g，当归 10g，柴胡 5g，鳖甲 10g，知母 20g，地骨皮 15g，银柴胡 15g，青蒿 10g，秦艽 10g，胡黄连 15g。自汗者可加龙骨、牡蛎各 20g；失眠者加首乌藤 20g，柏子仁 20g。水煎服，每天 1 剂，早晚分服。结果经治疗 3~5 天，6 例均于 6：00，14：00，19：00 测体温完全正常（腋表）[13]。

（15）阴虚癌性发热 30 例患者服用清骨散加味（银柴胡、地骨皮各 20g，黄芩、青蒿、知母、牡丹皮、生地黄、沙参、麦冬、秦艽、鳖甲各 10g）每天 1 剂，水煎 2 次，共取药液 400ml，每次 200ml，早晚分服，2 周为 1 个疗程；停药 7 天后评价疗效。结果总有效率 93.3%，高于对照组 60.0%（P < 0.05）[14]。

（16）骨转移放疗后骨蒸／潮热 患者服用清骨散组成：银柴胡 5g，胡黄连 3g，秦艽 3g，鳖甲（醋炙）3g，地骨皮 3g，青蒿 3g，知母 3g，甘草 2g，水煎服。辨证中若盗汗，去青蒿，加牡蛎；若汗多，加浮小麦、麻黄根；若气虚乏力，加太子参、黄芪；若高热，加柴胡、牛黄、水牛角等；若疼痛明显加赤芍、延胡索等。上药水煎服，每天 1 剂，共 20 天为 1 个疗程。结果清骨散加减治疗肿瘤骨转移放疗后骨蒸的有效率 76%，潮热的有效率 87%[15]。

（17）阴虚发热 56 例患者服用本方，处方：银柴胡 15g，胡黄连 9g，秦艽 9g，鳖甲（醋炙）12g，地骨皮 12g，青蒿 9g，知母 9g，甘草 6g，当归 9g，牡丹皮 6g。若盗汗较甚去青蒿，加煅牡蛎 20g，浮小麦 15g，糯稻根 12g；少寐加炒酸枣仁 15g，柏子仁 9g，首乌藤 12g；阴虚较甚加玄参 12g，生地 12g，麦冬 15g，五味子 9g。每天 1 剂，水煎 2 次，分早晚 2 次服用。每 6 天为 1 个疗程，连续服用 3 个疗程治愈 38 例，无效 3 例，总有效率 94.6%[16]。

（18）低热

①低热：26 例患者服用清骨散，处方：银柴胡 15g，地骨皮 15g，胡黄连 15g，甘草 3g。若兼见心

阴虚，如心悸怔忡，手足心热，舌质光红，脉细数或促，可用加减复脉汤、天王补心丹；若兼见肝阴偏虚，如眩晕易惊，肌肉瞤动，胁肋疼痛，脉弦数，可用归芍地黄汤；若兼见脾阴偏虚，如口干欲饮，不思饮食，大便燥结，舌质干或生疮，脉细数，可用沙参麦冬汤、益胃汤；若兼见肺阴偏虚，如干咳痰少，声嘶咯血，鼻燥咽干，可用清燥救肺汤、百合固金汤；若兼见肾阴偏虚，如腰酸膝软，咽痛颧红，遗精或脱发，可用大补阴丸、六味地黄丸、知柏地黄丸。将药物浸泡 30min，先用武火煎，开锅后再用文火煎 30min，取汁 150ml，二煎取汁 150ml，两煎混合，早晚分 2 次服。痊愈 20 例，好转 5 例，未愈 1 例，总有效率 96%[17]。

②阴虚低热：39 例患者服用清骨散加味，处方：银柴胡 10g，胡黄连 10g，秦艽 10g，鳖甲 20g，地骨皮 30g，青蒿 15g，知母 10g，甘草 10g，生地黄 20g，山药 20g，山茱萸 10g，砂仁 10g。方药加减：若盗汗明显者，去青蒿，加浮小麦 10g，煅牡蛎 20g；失眠甚者，加首乌藤 10g，柏子仁 20g，合欢皮 20g；兼气虚者，加五味子 15g，麦冬 10g，黄芪 20g。上药水煎服，每天 1 剂，分早晚服，20 天为 1 个疗程。治疗期间，患者每小时自测体温 1 次，并自作记录，以便观察疗效，忌食辛辣之品，戒烟酒，以免伤津耗阴，加重病情。痊愈 10 例，显效 12 例，有效 15 例，无效 2 例，总有效率为 94.87%[18]。

参考文献

[1] 肖利华. 清骨散合知柏地黄丸加减治疗阴虚内热型发热临床观察 [J]. 中医临床研究，2017，9（8）：106-107.

[2] 曾令先，陈润林. 清骨散加减配合针刺治疗中风阴虚盗汗疗效观察 [J]. 实用中医药杂志，2018，34（07）：758-759.

[3] 周晓艳. 清骨散加减治疗癌性发热疗效观察 [J]. 光明中医，2013，28（4）：713-714.

[4] 王少波，史国号，黄桂林. 清骨散加减治疗外科术后持续性发热 [J]. 湖北中医杂志，2011，33（11）：53.

[5] 马建国. 清骨散皮肤科新用 [J]. 山东中医杂志，2006，25（7）：496-497.

[6] 完颜亚丽，侯秀环. 清骨散治疗围绝经期综合征肾阴亏虚型的临床观察 [J]. 浙江中医药大学学报，2008，32（6）：764-765.

[7] 丁玉忠，韩丽英. 清骨散佐治肺结核发热的临床观察 [J]. 中国临床研究，2013，26（11）：1244-1245.

[8] 王元松，王朔，李文东，等. 清骨散治疗糖尿病并发肺结核发热的临床观察 [J]. 河北中西医结合杂志，1998，07（08）：1231.

[9] 郑一非. 沙参麦冬汤合清骨散加减治疗老年患者膝关节置换术后阴虚发热 [J]. 中医临床研究，2015，7（10）：36-38.

[10] 高德清. 清骨散治疗创伤发热的临床研究 [J]. 中国现代药物应用，2011，05（08）：69-70.

[11] 马建国. 清骨散治瘙痒 [N]. 中国中医药报，2013-02-07（004）.

[12] 贾胜洪，张贤，葛文杰，等. 加味清骨散治疗脊柱术后非感染性发热 80 例 [J]. 长春中医药大学学报，2010，26（5）：716-717.

[13] 张春英. 补中益气汤合清骨散治疗顽固性结核发热 [J]. 现代中西医结合杂志，2010，19（7）：856.

[14] 张罗生，高兴旺，魏丽霞，等. 清骨散加味治疗阴虚癌性发热 30 例临床观察 [J]. 中国中医药科技，2009，16（1）：39.

[15] 姜洪华，周福生，彭齐荣，等. 清骨散加减对骨转移放疗后骨蒸／潮热的疗效观察 [J]. 中医药学报，2007，35（2）：64-65.

[16] 王媞，毕新朋. 清骨散加减治疗阴虚发热 56 例 [J]. 实用中医内科杂志，2004，18（6）：533-534.

[17] 孙绍梅. 清骨散治疗低热 26 例 [J]. 实用中医内科杂志，1998，12（04）：21.

[18] 刘翠峰，郭雅明. 清骨散加味治疗阴虚型低热 39 例疗效观察 [J]. 中医学报，2002（1）：38-39.

石决明散

【出处】《普济方》（明·朱橚）"石决明散治风毒气攻入头系眼昏暗及头目不利。"

【处方】石决明、羌活（去芦头）、草决明、菊花各一两，甘草（炙剉）半两。

【制法及用法】右为散每服二钱以水一盏。煎六分和滓食后、临卧温服。

【剂型】煮散。

【历史沿革】

1. 北宋·赵佶敕《圣济总录》卷一零六，石决明散

[组成] 石决明一两、井泉石一两、石膏（碎）一两、黄连（去须）二两、菊花二两、甘草（生锉）一两。

[主治] 肝脏热壅，目赤涩痛。

[制法] 上为散。

[用法用量] 每服二钱匕，浓煎竹叶熟水调下。

2. 元·危亦林《世医得效方》卷十六，石决明散

[组成] 石决明一两（火煅）、蒺藜（炒去刺）二两、荆芥穗二两、薄荷叶一两、人参（蜜炙）五钱。

[主治] 眼生外障。

[制法] 上各于地上出火毒，研末。

[用法用量] 每服二钱，食后砂糖冷水调下。

3. 明·王肯堂《证治准绳·类方》卷七，石决明散

[组成] 石决明（煅）、枸杞子、木贼、荆芥、晚桑叶、谷精草、粉草、金沸草、蛇退、苍术、白菊花各等分。

[主治] 治障膜。

[制法] 上为末。

[用法用量] 每服二钱，茶清调食后服。

4. 明·付仁宇《审视瑶函》卷五，石决明散

[组成] 石决明（醋煅）、防风、人参、茺蔚子、车前子、细辛（减半）、知母、白茯苓、辽五味、玄参、黄芩各等分。

[主治] 银障，瞳神中生白色内障，轻则一点白亮，而如银星一片，重则瞳神皆雪白而圆亮。

[制法] 上为细末。

[用法用量] 每服二钱，食前茶清调下。

5. 清·吴谦《医宗金鉴》卷七十七，石决明散

[组成] 石决明一钱、人参一钱、茯苓一钱、车前子一钱、细辛五分、防风二钱、大黄一钱、茺蔚子二钱、桔梗一钱半。

[主治] 浮翳内障。

[制法] 上为细末，令匀。

[用法用量] 每服二钱，食后饮米汤调下。

【现代研究】

临床应用

（1）肝经积热型前葡萄膜炎 30 例患者以本方为基础加减治疗，处方：石决明 10g，决明子 10g，青葙子 10g，车前子（包）15g，栀子 10g，黄芩 10g，生地黄 10g，菊花 10g，赤芍 10g，柴胡 10g，甘草 8g。若湿邪偏重去生地黄，加清半夏 10g，厚朴 10g；若热象偏重加生石膏 30g，大黄 10g；若眼红甚加牡丹皮 10g。水煎至 200ml 分 2 次温服，每天 1 剂，7 天为 1 个疗程，治疗期间饮食清淡，服用 3 个疗程。显效 16 例，好转 10 例，无效 4 例，总有效率 86.7%[1]。

（2）单纯疱疹性角膜炎 采用此方治疗单纯疱疹性角膜炎患者 56 例，处方：石决明 25g，草决明 25g，羌活 12g，山栀子 12g，大黄 10g，荆芥 12g，木贼 15g，青葙子 15g，赤芍 15g，麦冬 12g。肝火不盛或脾胃不实者酌去大黄；无郁邪者可去荆芥、羌活；火热盛者加龙胆草、金银花、牡丹皮；湿盛者加滑石；风热盛者加冬桑叶；便秘者加厚朴。病变后期可酌加养阴清肝活血之品：玄参、茺蔚子；体虚者加泡参。1 天 1 剂，水煎取汁 450ml，分 3 次饭后温服，6 天为 1 个疗程。56 例患者，治愈 46 例，好转 10 例，无效 0 例，总有效率 100%[2]。

（3）青光眼睫状体炎综合征 患者左眼反复胀痛虹视已 3 年，诊断为青睫综合征，以本方为基础加减。处方：石决明 25g，草决明 25g，青葙子 15g，赤芍 15g，荆芥 10g，栀子 10g，麦冬 15g，木贼 15g，麻黄 6g，蝉蜕 6g，防风 15g，钩藤 15g，玄参 10g。每天 1 剂，水煎服。服 6 剂后，眼胀、虹视现象消失，羊脂状沉着减少为 3~4 个，眼压降至 24.38mmHg。服药期间，大便次数增多，每天 2~3 次。继原方中去栀子，加菊花 10g，蒲公英 25g，再服 10 剂。三诊：羊脂状沉着全部消失，眼压降为 15.88mmHg。停药观察 3 个多月后，患者因熬夜工作，左眼又感微胀及轻度虹视，眼压 28.97mmHg，角膜后出现羊脂状沉着 4~5 个，重服上方 5 剂后，上述症状迅速消失，后未复发[3]。

（4）丝状角膜炎 58 例患者服用此方，处方：决明子和石决明各 30g，麦冬、栀子、木贼、赤芍和青葙子各 15g，大黄和荆芥各 6g。肝火较盛者加入夏枯草；湿热者去除麦冬；阴虚者去栀子改用蝉蜕；风热者加菊花、蝉蜕；风寒者去除大黄和栀子，加入防风和羌活。用水煎服 300ml，每天 1 剂，服用 2 个月。痊愈 27 例，有效 25 例，无效 6 例，总有效率 89.66%[4]。

（5）病毒性角膜内皮炎 患者服用石决明散加减以疏肝清热，祛风明目。处方：生石决明、决明子、羌活、青葙子、栀子、赤芍、木贼、荆芥穗、防风、麦冬、甘草。若抱轮红赤显著者酌加牡丹皮、板蓝根、大青叶、黄连以助清热燥湿、凉血退赤；黑睛生翳者加菊花、蝉蜕以退翳明目；小便黄赤者加车前草、萹蓄以清利小便。治疗 3~5 天后，患者症状及体征均有改善，畏光流泪症状减轻，视力提高，角膜厚度减小，水肿范围缩小，后弹力层皱褶

减轻、前房反应好转，眼压恢复正常，最终全部患者均被治愈[5]。

（6）流行性角结膜炎　36例患者使用重组人干扰素α-1b滴眼液，每日滴患眼3次。阿昔洛韦滴眼液，滴患眼3次。妥布霉素滴眼液，每日滴患眼3次。更昔洛韦眼用凝胶，每天涂患眼3次。在此基础上加用石决明散加减，处方：石决明、草决明各25g，赤芍、木贼、菊花（后下）、桑白皮、麦冬各15g，荆芥、栀子、蝉蜕、黄芩、青葙子各10g，大黄6g。每天1剂，分3次口服。兼口苦咽干者加用龙胆草泻肝火；兼口干欲饮者加沙参、天冬以养阴生津；兼白睛红赤甚者加用牡丹皮、紫草以助清热、凉血，退赤；兼黑睛星翳簇生者加密蒙花、谷精草、海螵蛸，增强疏风清热退翳之功。结果总有效率为98.57%，高于对照组89.85%（$P < 0.05$）[6]。

（7）角膜病　82例患者服用石决明散，处方：石决明25g，草决明25g，青葙子15g，栀子12g，赤芍15g，大黄10g，麦冬15g，木贼15g，荆芥10g，羌活10g。热盛去羌活，选加桑白皮、黄芩、夏枯草、生地黄；风盛加防风、炒白附子、菊花；血瘀加三七、生蒲黄、当归、丹参、郁金、红花、桃仁；夹湿去大黄，选加车前子、木通、茯苓、薏苡仁、泽泻。82例中治愈48例，显效25例，有效6例，无效3例，总有效率为95.3%[7]。

（8）角膜翳　67例患者服用石决明散，处方：石决明25g，草决明25g，青葙子15g，栀子15g，赤芍15g，麦冬15g，木贼15g，荆芥15g，蝉蜕15g，海螵蛸25g，共为胶囊。用法：每次6粒，每天3次口服。67例患者中，治愈38例，15~30天治愈25例，30~60天治愈13例；好转17例，无效12例，治疗有效率82.35%[8]。

（9）重症眼外伤　患者服用石决明散，处方：荆芥10g，羌活10g，木贼草10g，青葙子10g，石决明25g，决明子5g，炒山栀10g，生大黄6g，赤芍10g，麦冬10g，5剂。同时给予抗生素、维生素治疗，一周后复诊，右眼球已得位，视力0.3，眼底黄斑部反光模糊，继服上方加炒白术10g，云茯苓30g，10剂。半个月后再次复诊，右眼视力眼底乳头色正常，黄斑反光清晰可见[9]。

（10）聚星障　32例患者服用石决明散，处方：石决明、草决明各30g，山栀、木贼、赤芍、青葙子、麦冬各15g，羌活3g，荆芥、大黄各6g。加减变化：风热者加菊花、蝉蜕各10g；风寒者去山栀、大黄，加防风、羌活各10g；肝火炽盛者加夏枯草15g；湿热蕴蒸者去麦冬，加佩兰15g；阴虚邪恋者去大黄、山栀，加生地黄20g，蝉蜕10g；黑睛新翳如树枝、地图状者去大黄，选加板蓝根、柴胡

各15g；黑睛星翳加海螵蛸15g。每天1剂，水煎至4000ml，早、晚服用，用时停用其他药物，结果总有效率90.63%[10]。

（11）角膜炎　102例患者服用石决明散，处方：石决明、草决明、羌活、黄柏、青葙子、木贼草、赤芍、大黄、荆芥、麦冬。以此为主方，病在初期，风热为重，症见羞明流泪、鼻塞咳嗽者，去大黄、羌活，加牛蒡子、板蓝根、金银花等以疏散风热；病入中期，肝胆火炽，热毒攻目，至抱轮红赤，眵热目痛者，加龙胆草、黄连、木通等以清肝泻火；湿热迷蒙，角膜溃疡处分泌物多，宜加茯苓、草薢、生薏苡仁等以清热祛湿解毒；病至后期，体虚或目翳时伏时现，久而不愈，目赤不甚者去大黄、羌活、荆芥，加生地黄、黄芪、玉竹之属以益气养阴，扶正退翳。每天1剂，煎2次共得300ml，每次100ml，日服3次。合并用药：可根据不同病因，使用抗生素或抗病毒眼药水滴眼，角膜刺激症状重者，加滴阿托品眼药水。少数继发幻膜睫状体炎者，口服吲哚美辛（消炎痛）片。治愈77例，好转19例，无效6例。有效率达94.12%[11]。

参考文献

[1] 马宏杰，曹双胜，杨志敏. 石决明散加减方治疗肝经积热型前葡萄膜炎的临床研究[J]. 光明中医，2017，32（4）：518-519.

[2] 仲泽琴. 石决明散加减治疗单纯疱疹性角膜炎56例临床观察[J]. 内蒙古中医药，2013，32（1）：24-25.

[3] 干健. 石决明散加减治疗青光眼睫状体炎综合征[J]. 湖北中医杂志，2006，28（10）：41.

[4] 范秀玲. 石决明散治疗丝状角膜炎的疗效观察[J]. 中西医结合心血管病电子杂志，2016，4（15）：135.

[5] 秦虹，王婷，郝进，等. 石决明散加减联合西药治疗病毒性角膜内皮炎[J]. 中国中医眼科杂志，2012，22（3）：198-201.

[6] 鄢小维. 石决明散结合西药治疗流行性角结膜炎36例[J]. 陕西中医，2010，31（11）：1490-1491.

[7] 粟少初. 石决明散治疗角膜病82例[J]. 山东中医杂志，2010，29（8）：568-568.

[8] 沈雁双，刘玉兰. 石决明散Ⅰ号治疗角膜翳67例[J]. 中国中医药科技，2004，11（4）：254.

[9] 葛玉华. 石决明散治疗重症眼外伤一例[J]. 安徽中医临床杂志，1995（2）：11.

[10] 邬开阳，杨淑焕. 石决明散加减治疗聚星障32例[J]. 陕西中医，1990（3）：8.

[11] 徐盈. 石决明散治疗角膜炎102例报告[J]. 浙江中医学院学报，1992（6）：17-18.

保元汤

【出处】《简明医彀》（明·孙志宏）"治元气虚弱，精神倦怠，肌肉柔慢，饮食少进，面青㿠白，睡卧宁静……及有杂证，皆属虚弱，宜服。"

【处方】人参一钱，黄芪二钱，甘草五分，肉桂二分。

【制法及用法】加生姜一片，水煎服。

【剂型】汤剂。

【同名方剂】保元汤（《博爱心鉴》）；保元汤（《种痘新书》卷十二）；保元汤（《丹台玉案》卷五）；保元汤（《外科正宗》卷四）等。

【历史沿革】

1. 明朝·魏直《博爱心鉴》，保元汤[1]

[组成] 人参 3g，黄芪 9g，甘草 2g，肉桂 1.5~2g。

[主治] 主痘疮气虚顶陷、早泄、小阴经阳痿、月经不调等。

[用法用量] 上药用水 300ml，加生姜 1 片，煎至 150ml。不拘时服。

2. 明朝·《易简方便》卷四，保元汤[1]

[组成] 肉桂二钱，生黄芪四钱，生甘草一钱。

[主治] 主治阴疽。

[用法用量] 水煎服。

3. 明代·吴昆《医方考》，保元汤[1]

[组成] 人参二钱，黄芪三钱，甘草一钱，肉桂每用五分至七。

[主治] 并言痘疮"气虚顶陷者，此方主之"。

4. 明代·张景岳《景岳全书》，保元汤[1]

[组成] 人参二三钱，黄芪二三钱，甘草一钱，肉桂每五分七。

[主治] 用治"痘疮气虚塌陷者"。

5. 明代·陈实功《外科正宗》卷四，保元汤[1]

[组成] 人参一钱，黄芪一钱，白术一钱，甘草三分。

[功能主治] 助脾健胃。主痘痈出脓之后，脾胃虚弱，脓清不敛者。气血虚弱，痘痈留经络中，发无定处肿不红。

[用法用量]《医宗金鉴》有当归一钱。

6. 清代·张琰《种痘新书》卷十二，保元汤[1]

[组成] 炙黄芪三钱，人参一钱五分，炙甘草七分，川芎一钱，肉桂一钱，白术一钱。

[主治] 痘顶陷皮薄而软者。

[用法用量] 加生姜、大枣，水煎服。

7. 清朝·吴谦《删补名医方论》，保元汤[1]

[组成] 黄芪三钱，人参二钱，甘草一钱，肉桂（春夏二三分，秋冬六七分）。

[主治] 治男妇气虚之总方也。婴儿惊怯，痘家虚者，最宜。

[用法用量] 水煎服。

【现代研究】

1. 药理作用

（1）心肌保护作用 保元汤提取液 0.95g/（kg·d）于缺血再灌注前 30min 给动脉粥样硬化在体心肌缺血再灌注模型大鼠灌胃，能降低心肌细胞凋亡指数（AI），有效清除氧自由基，上调凋亡相关基因 Bc1-2 表达、下调 Bax 表达，最终达到保护 I/R 心肌的目的[2]。保元汤冲剂（人参、黄芪、桂枝、甘草的组成比例为 6∶6∶5∶3）一次按 10g/kg 体重灌胃给内毒性休克大鼠，能够降低大鼠死亡率，恢复心率等[3]。

（2）增强免疫力 保元汤加减提取液 250mg/（kg·d）于卡氏肺孢子虫肺炎（PCP）模型大鼠灌胃 8 周，可以提高大鼠淋巴细胞转化率，以及 CD_4^+ 及 CD_4^+/CD_8^+ 值[4]。保元汤提取液 3g/（kg·d）给苯及辐射损伤获得再障动物小鼠连续灌胃 14 日，能提高半固体集落培养（CFU-GM、CFU-E、BFU-E）的产率，对射线损伤的小鼠骨髓具有刺激造血的作用[5]。保元汤提取液 1g/（kg·d）给大鼠灌胃连续 15 天，能使大鼠小肠内分泌型免疫球蛋白（SIgA）含量增加，抑制各种病原微生物及其产物、毒性物质、过敏源等可作用于小肠黏膜或通过黏膜进入机体中，从而增强免疫力[6]。

（3）抗缺氧 保元汤低、中、高剂量 [84.5mg/（kg·d），254mg/（kg·d），507mg/（kg·d）] 给缺氧小鼠灌胃 12 天，保元汤各剂量组抗缺氧死亡时间比较模型组均有明显延长，具有显著性抗缺氧作用；代谢组学分析中共找到 25 个内源性标志物。而且通过代谢组学分析找到 4 条代谢通路，包括：①甘氨酸、丝氨酸和苏氨酸代谢路径；②氨酰 -tRNA 合成通路；③缬氨酸、亮氨酸和异亮氨酸代谢路径；④ β- 丙氨酸代谢路径[7]。

2. 制剂研究

（1）类方比较　比较保元汤免煎剂与汤剂对脾虚小鼠抗疲劳和免疫作用，客观的进行 2 种剂型的药物疗效对比，为临床应用的剂型选择提供理论依据。通过将脾虚小鼠分别灌以保元汤的免煎剂和汤剂，对照组灌以等量蒸馏水，分别在灌胃后 3、6、9 天进行抗疲劳和 MT 吞噬功能检测，比较 3 组在 3 个时间点的实验结果。结果在第 3 天时免煎剂与汤剂的实验数据与空白对照组有显著差异，在第 6、9 天 2 次的实验结果中，汤剂组的实验结果相对免煎剂组呈递增型变化，2 组数据差异有统计学意义。因此，结合实验结果建议在临床治疗时，要根据患者病情及用药的需求选择剂型，对于味厚补益之品，传统汤剂较免煎剂疗效更为显著[8]。

（2）含量测定　研究保元汤中黄芪甲苷的高效液相色谱（HPLC）测定方法。采用一种新的检测器——蒸发光散射检测器（ELSD）以黄芪甲苷为对照品对保元汤中的黄芪甲苷进行 HPLC 分析，色谱条件为：色谱柱：Elite-ODS，流动相：乙腈 - 水 - 四氢呋喃（33∶67∶4）；流速：1ml/min；ELSD 参数：漂移管温度：105℃，N_2 流速：2.82L/min。按选定的色谱条件进行测定，平均加样回收率达 97.90%，RSD 为 1.51%。样品制备方法的研究结果表明黄芪适当粉碎、煎煮 3 次（1h/ 次），黄芪甲苷的煎出率明显高于不粉碎或提取时间少者。平均测定 3 批药材的黄芪甲苷的含量，平均含量为 0.15%。所建立的 HPLC 法简便，可靠，易行，可用于保元汤中黄芪甲苷的测定，样品制备方法的研究结果为"黄芪久煎可利于其药效的发挥"的传统观念提供了实验依据，为黄芪及含黄芪药材的中药复方的正确应用和选择合适的质量分析方法提供参考[9]。

3. 成分分析

保元汤水提物中分离得到 15 个黄酮类化合物，分别是异甘草素 - 葡萄糖 - 芹糖苷、芒柄花苷、芒柄花素、异短尖剑豆酚、达维荚迷苷元、2′,4′ - 二甲氧基 -3′ - 羟基异黄烷 -6-O-β-D- 葡萄糖苷、（6aR，11aR）9,10- 二甲氧基紫檀烷 -3-O-β-D- 葡萄糖苷、大萼赝靛素、甘草素、5- 去羟山柰素、甘草苷、异甘草苷、异甘草素、7,3′ - 二羟基 -5′ - 甲氧基异黄酮、降香黄烃。还有紫云英、苯甲酸、4- 羟基 - 反式 - 肉桂酸、原儿茶醛等成分[10]。

4. 临床应用

（1）慢性心力衰竭

①用保元汤合血府逐瘀汤在西医的基础上对 70 例慢性心力衰竭患者进行治疗，药方组成：人参 15g，黄芪 30g，炙甘草 12g，肉桂 12g，当归 12g，生地黄 9g，桃仁 12g，红花 12g，枳壳 9g，赤芍 12g，柴胡 6g，桔梗 12g，川芎 15g，牛膝 12g。每天 3 次，水煎服。平均疗程 14 天，总有效率 84.71%，高于对照组（以慢性心力衰竭规范化药物治疗）的 62.86%（$P < 0.05$）[11]。

②用保元汤联合苓桂术甘汤对 35 例慢性心力衰竭利尿剂抵抗患者进行治疗，药方组成：人参 10g，黄芪 30g，桂枝 10g，炙甘草 3g，茯苓 30g，白术 10g，葶苈子 15g，益母草 20g，丹参 30g，前胡 10g。每天 1 次，水煎服。平均治疗疗程 1 个月，总有效率为 88.57%，高于对照组（用芪苈强心胶囊进行治疗）的 65.71%（$P < 0.05$）[12]。

③用保元汤加减对 52 例慢性充血性心力衰竭患者在西医的基础上进行治疗，药方组成：人参 10g，黄芪 30g，丹参 20g，葛根 15g，黄连 5g，茯苓 15g，桂枝 10g，甘草 6g。每天 1 剂，水煎服。平均疗程 3 个月，有效率 92%，高于对照组（服用地高辛，单硝酸异山梨酯，螺内酯等常规药物）的 78.2%（$P < 0.05$）[13]。

（2）心衰病气虚血瘀　用保元汤合桃红四物汤加减在西医的基础上对 86 例心衰病气虚血瘀型患者治疗，药方组成：黄芪、熟地黄、当归各 15g，白芍 10g，桃仁 9g，川芎 8g，炙甘草、红花各 6g，肉桂 5g，人参 3g。每天 1 剂，水煎服。平均疗程 1 个月，总有效率是 97.7%，高于对照组（用硝酸甘油、酒石酸美托洛尔、依那普利及螺内酯等药物治疗）的 86%（$P < 0.05$）[14]。

（3）2 型心肾综合征　用保元汤加味合真武汤对 134 例 2 型心肾综合征患者进行治疗，药方组成：人参 10g，茯苓 30g，白术 20g，炙甘草 6g，黄芪 30g，白附片 15g（先煎），肉桂 5g，生姜 10g，白芍 15g，丹参 20g，红花 5g，三七粉 6g（冲服），川芎 10g。加减：兼痰饮证者加泽泻、白芥子、法半夏各 10g。每天 1 剂，水煎服。平均疗程 3 个月，能改善患者的心肾功能，减轻临床症状，改善内皮功能障碍和慢性炎症状态，提高临床综合治疗效果[15]。

（4）心气不足型老年冠心病慢性心力衰竭　用保元汤加减在西医的基础上对 70 名心气不足型老年冠心病慢性心力衰竭患者进行辨证治疗，药方组成：红参 10g，黄芪 30g，肉桂 9g，炙甘草 6g，生姜 6g。加减：若患者表现出明显阴虚症状则加用麦冬

20g；若患者表现出明显脾虚症状则加茯苓20g、白术20g；若患者存在血瘀则加用丹参20g。每天1剂，水煎服。总有效率为94.29%，高于对照组（用紧张素转化酶抑制剂、醛固酮拮抗治疗剂）的74.29%（P<0.05）[16]。

（5）缓慢性心律失常 用保元汤加味对60名缓慢性心律失常患者进行辨证治疗，药方组成：人参20g，炙甘草2g，黄芪20g，肉桂6g，细辛15g，制附片10g，丹参20g，桂枝3g。每天1剂，水煎服。平均治疗疗程4周，2个疗程，总有效率为83%，高于对照组（口服阿托品或静脉滴注异丙肾上腺素进行治疗）的56.61%（P<0.05）[17]。

（6）顽固性心力衰竭 用保元汤加减对56名顽固性心力衰竭患者进行辨证治疗，药方组成：红参10g，制附子10g，黄芪30g，炒白术15g，茯苓15g，泽泻15g，葶苈子30g，丹参30g，川芎10g，赤芍15g，麦冬15g，五味子15g，益母草15g，炙甘草9g。加减：咳嗽、痰多者，加陈皮、半夏、紫菀、款冬花；水肿明显者，加车前子、猪苓；肝脏肿大明显者，加三棱、白术；喘促重者，加紫苏子、杏仁；心悸较重者，加桂枝、龙骨、牡蛎、柏子仁。每天1剂，水煎服。治疗时间为4周。总有效率为89.29%，高于对照组（用头孢哌酮钠静脉滴注、口服双氢克尿塞片、地高辛等进行治疗）的67.86%（P<0.05）[18]。

（7）病毒性心肌炎 用保元汤加减对38例病毒性心肌炎的患者进行辨证治疗，药方组成：西洋参10g（或党参15g，或太子参20g），黄芪15g，麦冬15g，五味子10g，黄精15g，赤芍15g，川芎10g，丹参15g，檀香10g，砂仁10g，桂枝6g，炙甘草10g。每天1剂，水煎服。疗程45天，有效率92.7%，高于对照组的72.5%（P<0.05）[19]。

（8）帕金森病体位性低血压 用保元汤对在西医的基础上60例中晚期帕金森病体位性低血压患者进行辨证治疗，药方组成：党参、黄芪各30g，肉桂10g，甘草15g。每天1剂，水煎服。平均疗程8周，治疗后实验组患者血压分级评分较治疗前有所改善，日常活动积分、运动功能积分及总积分较治疗前改善，效果优于对照组（服用多巴丝肼片）[20]。

（9）低血压 用保元汤加减对60例低血压患者进行治疗，药方组成：人参10g（或党参30g），黄芪12g，白术15g，炙甘草12g，桂枝10g，黄精15g，麦冬10g。加减：偏于阳虚而手足冷、多汗、舌质淡者，去麦冬，酌加肉桂丝、鹿茸、鹿角胶、熟附子、干姜；偏于阴虚而见心烦、不寐、多梦、手足心热者，酌加五味子、山茱萸、百合、生地黄。每天1剂，水煎服。疗程为50天，总有效率为93.3%[21]。

（10）高血压早期肾损害 用益气保元汤对196例高血压早期肾损害患者进行治疗，药方组成：西洋参10g，茯苓15g，白术12g，肉苁蓉6g，枸杞子10g，桑椹30g，桃仁6g，红花9g，山楂10g。每天1剂，水煎服。治疗疗程12周，有效率为95%，高于对照组的75%（P<0.05）[22]。

（11）慢性阻塞性肺疾病

①用保元汤加减对90例慢性阻塞性肺疾病患者在西医的基础上进行治疗，药方组成：炙麻黄10g，桑白皮30g，鱼腥草30g，黄芩15g，百部15g，葶苈子12g，白芥子12g，紫苏子12g，丹参20g，茯苓30g，党参15g，淫羊藿15g，山茱萸20g，蛤蚧（研末冲服）3g，甘草10g。每天1剂，水煎服。平均治疗疗程14天，2个疗程，治疗后治疗组患者生活质量评分、年加重次数、FEVl/预计值、6min内步行距离、TNF-α、IL-6水平明显高于对照组（注射用甲泼尼龙琥珀酸钠）[23]。

②用清肺保元汤对40例慢性阻塞性肺疾病患者进行辨证治疗，药方组成：百部15g，蒲公英12g，紫花地丁12g，桑白皮12g，浙贝母9g，桔梗6g，杏仁6g，茯苓6g，法半夏6g，黄芪6g，甘草3g。每天1剂，水煎服。治疗疗程3个月，有效率92.5%，高于对照组（用支气管舒张剂、糖皮质激素剂、祛痰剂、吸氧等常规治疗）的75%（P<0.05）[24]。

（12）支原体肺炎 用中药清肺保元汤结合内服、穴位贴敷和肺炎外敷方外敷对212例支原体肺炎患者进行治疗，药方组成：紫花地丁15g，当归15g，茯苓12g，丹参15g，法半夏12g，杏仁15g，百部15g，浙贝母12g，桑白皮9g，桔梗9g，瓜蒌皮12g，白芍9g，赤芍9g，陈皮9g，瓜蒌仁12g，虎杖9g，甘草3g。每天1剂，水煎服。治疗21天，有效率96.22%，高于对照组（氨溴索静脉滴注）的83.96%（P<0.05）[25]。

（13）老年性肺炎 用保元汤合千金苇茎汤联合西医对80名老年性肺炎进行辨证治疗，药方组成：芦根、薏苡仁30g，桃仁10g，冬瓜子30g，黄芪25~30g，生晒参15~30g，甘草、生地黄、麦冬各10g。每天1剂，水煎服。临床疗效治疗组优于对照组[26]。

（14）肺部革兰阴性杆菌感染 用清肺保元汤对120名肺部革兰阴性杆菌感染患者进行治疗，药方组成：百部15g，蒲公英12g，紫花地丁12g，桑白皮12g，浙贝母9g，桔梗6g，杏仁6g，茯苓6g，法半夏6g，黄芪6g，甘草3g。每天1剂，水煎服。平均疗程14天，有效率90%，高于对照组的83.3%（P<0.05）[27]。

（15）抗甲状腺药物所致白细胞减少症 用保元汤加减对使用抗甲状腺药物所致白细胞减少患者进

行治疗，药方组成：黄芪 30g，党参 20g，山药 30g，白术 15g，玄参 12g，淫羊藿 15g，当归 6g，鸡血藤 15g，枸杞子 20g，何首乌 15g，肉苁蓉 10g。随症加减：乏力重者加黄精 15g；头晕者加川芎 15g，丹参 15g；心悸者加远志 9g，柏子仁 10g；纳少者加鸡内金 15g；咽痛者加金银花 7g，蒲公英 15g；口干者加生地黄 10g，麦冬 15g。每天 1 剂，水煎服。平均疗程 4 周，总有效率 90%，高于对照组（服用利可君和鲨肝醇进行常规治疗）的 60%（$P < 0.05$）[28]。

（16）肾性贫血　用保元汤加减对 172 名肾性贫血患者进行治疗，药方组成：人参 20g，黄芪 20g，肉桂 5g，炙甘草 10g，生姜 10g，当归 15g，大黄 10g。每天 1 剂，水煎服。疗程为 2 个月，总有效率为 76.92%，高于对照组（服用右旋糖酐铁）的 55.88%（$P < 0.05$）[29]。

（17）病窦综合征　用保元汤加减对 55 名病窦综合征患者进行治疗，药方组成：黄芪 18g，党参 5g，炙甘草 6g，肉桂 9g，丹参 15g，山楂 15g，石菖蒲 6g，青葱 3g。每天 1 剂，水煎服。总有效率为 90.6%，高于对照组（服用麻黄附子细辛汤）的 73.9%（$P < 0.05$）[30]。

（18）2 型糖尿病　用保元汤加减结合胰岛素对 82 名 2 型糖尿病患者进行辨证治疗，药方组成：黄芪 30g，人参 6g，菟丝子 9g，丹参、猪苓、枸杞子、补骨脂、沙苑子各 12g。每天 1 剂，水煎服。疗程为 20 天，总有效率为 95.2%，高于对照组（服用胰岛素）的 87.5%（$P < 0.05$）[31]。

（19）习惯性流产　用保元汤加减对 108 例习惯性流产患者进行治疗，药方组成：生黄芪、潞党参、桑寄生、生谷芽各 30g，炒白术 20g，升麻 10g，炙甘草 5g。加减：中气虚甚者，重用黄芪、党参；脾虚纳减者，重用白术，并加怀山药；少腹坠胀较甚者，重用升麻，再加柴胡；腰酸痛甚或坠痛者，重用桑寄生，酌加杜仲、菟丝子；腹痛者，加炒白芍、乌梅；出血量多者，加阿胶、仙鹤草。每天 1 剂，水煎服。疗程为 6 个月，有效率为 75.37%[32]。

（20）小儿尿道综合征　用保元汤加减对 60 例小儿尿道综合征患者进行治疗，药方组成：黄芪 10~30g，人参 5~15g，肉桂 3~9g，甘草 2~6g。加减：伴小便热赤者加淡竹叶 6~15g，白茅根 6~30g；小腹下坠者加升麻、柴胡各 3~9g；尿痛显著者加延胡索、白芍各 3~12g，腰酸不适者加续断 5~15g，山茱萸 3~12g；伴心烦失眠者加焦栀子 3~10g，生地黄 5~10g。每天 1 剂，水煎服。治疗 8~65 天，总有效率为 95%[33]。

（21）自汗　用保元汤加减对 61 例自汗患者进行辨证治疗，药方组成：人参 10g，黄芪 20g，肉桂

6g，甘草 6g。加减：汗多者加白芍、麦冬、五味子；心中烦乱、睡眠不安者加浮小麦、大枣、龙骨、牡蛎；四末不温，手足冰凉者加附子、干姜。每天 1 剂，水煎服。平均疗程 7 天，有效率 90.6%，高于对照组（予谷维素治疗）的 53.3%（$P < 0.05$）[34]。

参考文献

［1］李艳青，张重华，王均宁. 保元汤溯源［J］. 中医文献杂志，2014，32（04）：15-16.

［2］谭元生，雍苏南，唐莹，等. 中医不同治法对大鼠心肌缺血再灌注损伤后细胞凋亡的影响［J］. 湖南中医药大学学报，2011，31（01）：18-21.

［3］胡绍添，柯青，黄深，等. 保元汤对内毒素性休克动物的影响［J］. 中西医结合杂志，1983（01）：39-40.

［4］陈殿学，李建春，孙宏伟. 保元汤加减对卡氏肺孢子虫肺炎模型大鼠的免疫调节作用初探［J］. 中国寄生虫病防治杂志，2003（05）：42-44.

［5］边洪荣，赵春秀，宋素英，等. 保元汤对大鼠黏膜表面 SIgA 含量影响的研究［J］. 华北煤炭医学院学报，1999（02）：105-106.

［6］喻红，朱丹妮，严永清，等. 保元汤对再障小鼠骨髓造血细胞的刺激增殖作用［J］. 中成药，2001（05）：43-45.

［7］杨茜，黄荣清，肖炳坤，等. 基于气质联用的保元汤抗缺氧作用代谢组学研究［J］. 世界科学技术 - 中医药现代化，2018，20（08）：1453-1458.

［8］顾展旭，苏鑫，张文风. 保元汤免煎剂与汤剂疗效的对比研究［J］. 长春中医药大学学报，2011，27（03）：345-346.

［9］赵灵芝，朱丹妮，严永清. 高效液相色谱 - 蒸发光散射检测器法测定保元汤中黄芪甲苷的含量［J］. 时珍国医国药，2001（12）：1165-1166.

［10］舒泽柳，曾克武，马晓丽，等. 保元汤中具有心肌保护作用的活性成分及其潜在作用靶点研究［J］. 中国中药杂志，2016，41（05）：922-927.

［11］周爱民，杨德钱，赵凤林. 保元汤合血府逐瘀汤对慢性心力衰竭患者心功能及炎性因子的影响［J］. 中国医药导报，2019（10）：128-131.

［12］刘亚荣. 保元汤联合苓桂术甘汤治疗慢性心力衰竭利尿剂抵抗的临床效果［J］. 临床医学研究与实践，2019，4（04）：112-114.

［13］芦桂云，董艳，邢兰访，等. 保元汤治疗慢性充血性心力衰竭 52 例疗效观察［J］. 河北中医，2011，33（07）：1004-1005.

［14］王存虎，田爱民. 保元汤合桃红四物汤加减治疗心

衰病气虚血瘀型临床观察[J]. 光明中医, 2019, 34（01）: 63-65.

[15] 张秀荣, 薛一涛. 真武汤合保元汤对2型心肾综合征阳气亏虚证兼血瘀证心肾功能的影响[J]. 中国实验方剂学杂志, 2018, 24（09）: 202-207.

[16] 张影, 冯少华. 保元汤治疗心气不足型老年冠心病慢性心力衰竭的临床效果[J]. 智慧健康, 2017, 3（23）: 58-59.

[17] 弓剑, 吴寿福. 保元汤加味治疗缓慢性心律失常临床研究[J]. 云南中医学院学报, 2016, 39（04）: 77-79.

[18] 吕勇辉. 强心保元汤治疗顽固性心力衰竭疗效观察[J]. 河南中医, 2004（08）: 32-33.

[19] 赵晓莉. 保元养心汤治疗病毒性心肌炎38例[J]. 中国中医药现代远程教育, 2010, 8（15）: 22.

[20] 郑春叶, 雒晓东, 许山山. 保元汤治疗帕金森病体位性低血压临床研究[J]. 新中医, 2013, 45（08）: 22-24.

[21] 翁工清. 保元生脉汤治疗低血压60例[J]. 四川中医, 2001（12）: 27-28.

[22] 董彦平, 郑双, 关志惠. 自拟益气保元汤治疗高血压早期肾损害的临床研究[J]. 中国社区医师, 2016, 32（22）: 121-122+124.

[23] 常虹. 清金保元汤联合西药治疗慢性阻塞性肺疾病急性发作45例[J]. 中医研究, 2018, 31（07）: 35-37.

[24] 亓晓, 刘良丽. 养肺保元汤对慢性阻塞性肺疾病患者40例临床疗效观察[J]. 中国民族民间医药, 2013, 22（16）: 95-96.

[25] 马秀英, 王伟, 李莉, 等. 中西医结合治疗支原体肺炎疗效及对免疫功能的影响[J]. 现代中西医结合杂志, 2018, 27（08）: 870-872.

[26] 王流云, 李琰, 栗晓乐. 千金苇茎汤合保元汤联合西药治疗老年性肺炎随机平行对照研究[J]. 实用中医内科杂志, 2016, 30（07）: 57-59.

[27] 亓晓, 刘良丽, 狐启贵. 清肺保元汤治疗革兰阴性杆菌肺炎[J]. 中国中医急症, 2014, 23（07）: 1322-1324.

[28] 郭建辉, 游育东. 保元汤加减治疗抗甲状腺药物所致白细胞减少症30例[J]. 福建中医药, 2010, 41（05）: 14-15.

[29] 秦群. 保元汤加减治疗肾性贫血104例疗效观察[J]. 实用中医内科杂志, 2007（03）: 60-61.

[30] 张其江. 保元汤加味治疗病窦综合征32例临床观察[J]. 实用中医内科杂志, 2007（03）: 64-65.

[31] 刘雅茹, 赵梅英, 徐好莉. 益气养血保元汤与胰岛素治疗Ⅱ型糖尿病42例[J]. 陕西中医, 2005（08）: 789-790.

[32] 张华山. 益气保元汤治疗习惯性流产108例[J]. 浙江中医杂志, 2001（07）: 23.

[33] 彭立夫. 保元汤治疗小儿尿道综合征60例[J]. 四川中医, 2003（12）: 63.

[34] 王皖洁. 保元汤治疗自汗32例[J]. 中国中医药科技, 2014, 21（04）: 384.

达原饮

【出处】《瘟疫论》（明·吴又可）"瘟疫初起先憎寒而后发热, 日后但热而无憎寒也, 初起二三日, 其脉不浮不沉而数, 昼夜发热, 日晡益甚, 头疼身痛, 其时邪在伏脊之前, 肠胃之后。虽有头疼身痛, 此邪热浮越于经, 不可认为伤寒表证, 辄用麻黄、桂枝之类强发其汗。此邪不在经, 汗之徒伤表气, 热亦不减。又不可下, 此邪不在里, 下之徒伤胃气, 其渴愈甚。宜达原饮。"

【处方】槟榔二钱, 厚朴一钱, 草果仁五分, 知母一钱, 芍药一钱, 黄芩一钱, 甘草五分。

【制法及用法】右用水一盅, 煎八分, 午后温服。

【剂型】汤剂。

【同名方剂】达原饮（《张氏医通》卷十三）, 达原饮《目经大成》, 达原饮《增订叶评伤暑全书》。

【历史沿革】

1. 明代吴又可《瘟疫论》, 达原饮

[组成] 槟榔6g, 厚朴3g, 草果仁1.5g, 知母3g, 芍药3g, 黄芩3g, 甘草1.5g。

[功能主治] 开达膜原, 辟秽化浊。主瘟疫初起, 憎寒发热, 渐至但热无寒, 昼夜发热, 日晡益甚, 头身疼痛, 脉数舌红, 苔白厚如积粉。现用于疟疾、消化道虫积湿阻, 以及湿遏热伏等热性病。

[用法用量] 用水200ml, 煎至160ml。午后温服。

2.《增订叶评伤暑全书》，达原饮

[组成] 槟榔二钱，厚朴一钱，草果仁五分，知母一钱，芍药一钱，黄芩一钱，甘草五分。

[用法用量] 上用水二盅，煎八分，午后温服。

【现代研究】

1. 药理作用

（1）保护急性肝损伤　达原饮提取液低、中、高剂量 [5.89g/（kg·d），11.78g/（kg·d）和 23.56g/（kg·d）] 给予肝损伤模型大鼠灌胃 48h，低、中、高剂量均能降低大鼠 D-Galn 所致的急性肝损伤中转氨酶和胆红素水平，减少肝组织变性和坏死程度，有一定的保肝降酶退黄作用，且以中剂量组最佳。同时均能降低血浆丙二醛（MDA）水平，升高超氧化物歧化酶（SOD）水平，也是以中剂量组最佳，表明其保肝机制与减轻脂质过氧化程度有关[1]。

（2）抗炎　达原饮提取液按 4.4g/（kg·d）给予腹膜炎模型大鼠灌胃 2 天，柴胡达原饮能升高大鼠腹腔内肿瘤坏死因子 -α（TNF-α）水平，降低血清 TNF-α 水平，同时能够升高血清及腹腔灌洗液中抗炎因子白介素 -10（IL-10）、前列腺素 E_2（PGE_2）水平，调控促炎及抗炎因子之间的平衡[2]。

（3）抗体外乙型肝炎病毒　达原饮提取液以不同浓度对乙型肝炎病毒进行处理并观察，发现 8.0mg/ml 以下浓度对 HepG2.2.15 细胞是无毒的，可以以此浓度作为实验的起始药物浓度。无毒浓度的新加达原饮在 HepG2.2.15 细胞培养中可有效地抑制乙肝表面抗原（HBsAg）和乙肝 e 抗原（HBeAg）的分泌，且呈现量效和时效关系[3]。

2. 制剂研究

（1）含量测定　用 HPLC 法同时测定达原饮中芒果苷、芍药苷、黄芩苷、甘草酸、和厚朴酚、厚朴酚 6 种成分的含量。液相条件是：采用 Agilent Zorbax Eclipse Plus C18（4.6mm×250mm，5μm）色谱柱，流动相为乙腈（A）-0.2% 磷酸水（B）。梯度洗脱：0~40min，10%~40%A；40~45min，40%~70%A；45~50min，70%A；50~55min，70%~10%A；55~60min，10%A。流速 0.8ml/min，柱温 30℃，检测波长 230nm。结果显示 6 种成分分离度良好，各成分在线性范围内有良好的线性关系；回收率（n=9）在 95.0%~103.0 范围内，RSD% 值均小于 3.0%。芒果苷、芍药苷、黄芩苷、甘草酸、和厚朴酚、厚朴酚的平均含量分别是 29.91mg/g，51.86mg/g，240.22mg/g，9.99mg/g，2.00mg/g 和 1.79mg/g[4]。

（2）质量标准研究　为了有效控制达原饮胶囊该制剂质量，采用薄层色谱法对其进行了定性鉴别，并采用高效液相色谱法测定了达原饮胶囊中黄芩苷的含量。用薄层对黄芩、厚朴、甘草和白芍进行了鉴别，供试品色谱中，在与对照药材色谱相应的位置上，显相同颜色的斑点，且阴性无干扰。采用液相色谱对黄芩苷的系统适用性试验进行考察，黄芩苷色谱的理论塔板数为 3000 以上，其分离度大于 2；进行了线性关系测定，黄芩苷在 14.4~144μg/ml 有良好的线性关系；进行精密度试验，连续重复进样 6 次，峰面积的 RSD 为 1.82%；进行重复性试验，黄芩苷平均含量为 10.98mg/ 粒，RSD 为 0.92%；进行了稳定性试验，24h 内供试品溶液基本稳定，RSD 为 2.78%；进行加样回收率试验，RSD 为 1.01%。本试验采用 TLC 法对达原饮胶囊中的黄芩、厚朴、甘草、白芍进行了定性鉴别，方法专属性强，重现性好，且操作简便；采用 HPLC 法测定达原饮胶囊中黄芩苷的含量，灵敏度高，样品预处理简单，有效成分分离良好，且其他成分无干扰，可作为达原饮胶囊的含量控制方法[5]。

3. 成分分析

达原饮水煎液中含有汉黄芩素、甘草香豆素、汉黄芩素 7-O-β-D- 葡萄糖醛酸甲酯、甘草素、黄芩新素 Ⅱ、粗毛甘草素 F（glyasperin F）、甘草异黄酮乙、异甘草素、胡萝卜苷、甘草酚、厚朴酚[6] 等；达原饮醇提物的 UPLC-ESI-TOF/MS 色谱中一共检测出 48 种成分，槟榔碱、癸酸、新芒果苷、芒果苷、木兰花碱、芍药内酯苷、木兰箭毒碱或莲心季铵碱、过氧麦角甾醇、甘草素、白杨素 -6-C- 阿拉伯糖 -8-C- 葡萄糖苷、白杨素 -6-C- 葡萄糖 -8-C- 阿拉伯糖苷、海罂粟碱、二十碳酸、二十六碳酸、黄芩苷、知母皂苷 B、千层纸素 -A-7-O- 葡萄糖醛酸苷、汉黄芩苷、5,7,8- 三羟基黄酮、黄芩素 -7-O- 葡萄糖醛酸苷乙酯、黄芩素、十六碳烯酸、儿茶素千层纸素 A、甘草酸、汉黄芩素、白杨素、二羟基二甲氧基黄酮、2′,3′- 四甲氧基黄酮、反式白藜芦醇、异鼠李素、二羟基 - 三甲氧基黄酮、硬脂酸、薯蓣皂苷元、槲皮素、和厚朴酚、知母皂苷 Ⅰ、常春藤皂苷元（二羟基 - 熊果酸）、氧化芍药苷、半枝莲碱 B、油酸、白桦脂醇、豆甾醇或菠甾醇等黄酮、皂苷、生物碱和有机酸类成分[7]。

4. 临床应用

（1）温疫邪伏膜原　用达原饮对 12 名温疫邪伏膜原患者进行治疗，药方组成：初、中期用达原饮加味，即草果 15g，厚朴 12g，槟榔 20g，知母 15g，黄芩 15g，青蒿 20g，白芍 15g，甘草 10g。加减：前额痛连目眶，为邪热溢于阳明经，加葛根 30g，白芷 12g；头侧痛连耳后、口苦、咽干、喜呕、胁痛，为邪溢少阳经，加柴胡30g，生姜10g；头枕痛连项脊，是邪溢太阳经，加羌活15g，防风15g；腹胀、大便臭秽如水样且时有硬结小块，为阳明腑实证、热结旁流，可合大承气汤。后期用益胃汤加味：沙参20g，玉竹12g，生地黄15g，麦冬15g，柴胡20g，黄芩15g，冰糖（化服）20g。有效率为100%[8]。

（2）功能性低热　用柴胡达原饮对36例门诊患者进行辨证治疗，药方组成：柴胡、厚朴、青皮、槟榔、枳壳、草果、荷梗、桔梗、黄芩各10g，甘草6g，伴失眠多梦加制远志、酸枣仁各15g，首乌藤30g；伴情志不舒加郁金10g，合欢皮20g；苔腻口黏加藿香、佩兰各10g；便秘加火麻仁15g，大黄8g；每天1剂，水煎服。治疗疗程为7天，总有效率94.44%[9]。

（3）癌性发热　用达原饮加减对42例癌性发热患者进行治疗，药方组成：槟榔15g，黄芩15g，厚朴10g，白芍15g，知母10g，柴胡15g，生地黄20g，青皮10g，甘草5g。加减：脾虚气弱者，加黄芪、百合、生山药；肝郁气滞者，加郁金、佛手、当归；湿热蕴结者，加黄柏、苍术、虎杖；阴虚火旺者，去厚朴，加地骨皮、玄参、麦冬、秦艽。每天1剂，水煎服。总有效率73.8%，优于对照组（服用萘普生片）的37.5%（P<0.05）[10]。

（4）持续性发热

①用达原饮加减对230例持续性发热患者进行辨证治疗，药方组成：槟榔12g，厚朴6g，知母6g，白芍6g，黄芩6g，草果3g，甘草3g。加减：往来寒热，其形如疟者加柴胡10~15g；高热兼烦躁者加生石膏30~50g；舌苔黄厚腻者加薏苡仁15g，滑石10g；食滞纳呆者加焦山楂10~12g；大便干结不通者加生大黄3~12g。每天1剂，水煎服。有效率为97.39%[11]。

②用柴蒿达原饮对76名持续性发热患者进行辨证治疗，药方组成：柴胡15g，青蒿10g，黄芩12g，赤芍12g，知母12g，草果6g，厚朴10g，槟榔10g，甘草5g。加减：热盛加生石膏30g，金银花20g，板蓝根30g；恶风寒酌加藿香10g，荆芥10g，防风10g；湿重加苍术10g，佩兰10g，白豆蔻10g；脾虚加党参15g，白术12g，山药20g；气阴不足加黄芪20g，太子参15g，麦冬10g，玉竹20g；咽喉肿痛加牛蒡子15g，射干12g，薄荷10g；咳嗽痰多加浙贝母10g，桔梗10g，远志10g，鱼腥草20g等；每天1剂，水煎服。治疗疗程为5天，有效率为96.1%[12]。

（5）流行性感冒　用柴胡达原饮对100例流行性感冒患者进行辨证治疗，药方组成：柴胡15g，生枳壳15g，川厚朴5g，青皮5g，黄芩15g，桔梗15g，草果6g，槟榔10g，荷梗10g，炙甘草6g。结

果在1天之内体温恢复正常的达到62%，在2天以内恢复正常体温达到33%，3天内全部患者恢复[13]。

（6）病毒感染性发热　用达原饮对226名病毒感染性发热患者进行辨证治疗，药方组成：槟榔、草果、知母各15g，川厚朴10g，黄芩12g，甘草3g。加减：邪在少阳加柴胡；邪在太阳加羌活；邪在阳明加葛根；若邪传入里而发现腹胀、便秘、苔黄可加大黄。多数患者服4~6剂后热退，25例患者服药5天后热退[14]。

（7）肠伤寒高热　用达原饮对64例肠伤寒高热患者进行辨证治疗，药方组成：槟榔9g，厚朴6g，草果3g，白芍9g，黄芩12g，知母12g，青蒿9g，柴胡12g，葛根15~24g，甘草3g。加减：高热不退，汗多，口渴引饮加生石膏30~45g；热盛烦躁，便干结，舌苔变黑生刺加大黄6~9g。每天1剂，水煎服。总有效率为95.3%[15]。

（8）暑湿病　用柴蒿达原饮对67例暑湿病患者进行辨证治疗，药方组成：柴胡15~30g，青蒿10~20g，黄芩10~15g，赤芍10~20g，知母10~15g，草果6~10g，厚朴6~10g，槟榔6~10g，甘草3~5g。加减：热盛加生石膏、金银花、板蓝根；恶风寒酌加藿香、香薷；湿重加苍术、佩兰、薏苡仁、白豆蔻仁；脾虚加党参、白术、山药；气阴不足加黄芪、太子参、麦冬、玉竹；津气耗伤重加西洋参、五味子；咽喉肿痛加牛蒡子、薄荷、岗梅根；咳嗽痰多黄稠加浙贝母、桔梗、鱼腥草；关节疼痛、屈伸不利加秦艽、防己、木瓜等。每天1剂，重者每天2剂，水煎服。疗程为4天，有效率达到100%[16]。

（9）湿阻三焦型失眠　用达原饮加减对64例湿阻三焦型失眠患者进行辨证治疗，药方组成：党参35g，黄芪35g，黄精20g，枸杞子20g，茯苓20g，五味子10g，当归20g，白芍20g，甘草10g，灵芝15g，丹参10g，川芎2g，郁金13g。加减：有肝脾肿大者选加土鳖虫10g，生鳖甲15g，三棱10g，莪术10g，桃仁10g；轻度肝硬化者选加水蛭10g，土鳖虫10g。每天1剂，水煎服。治疗疗程为3个月，总有效率为93%，高于对照组（用乙肝健、云芝肝泰、葡醛内脂、抗乙肝免疫核糖核酸、甘草酸二铵、肌苷、辅酶Q10、B族维生素、维生素C等西药进行治疗）的57%（P<0.05）[17]。

（10）湿浊型2型糖尿病　用达原饮对21名湿浊型2型糖尿病患者进行治疗，药方组成：槟榔10g，厚朴10g，白芍15g，黄芩10g，知母10g，草果10g，甘草6g。每天1剂，水煎服。治疗疗程为14天，有效率为86%[18]。

（11）慢性乙型肝炎

①用新加达原饮对20名慢性乙型肝炎患者进行

治疗，药方组成：草果、槟榔、黄芩、白芍、厚朴、柴胡、丹参、姜黄、叶下珠、僵蚕、蝉蜕、灵芝。患者 ALT 于治疗后 8 周时显著升高，12 周时明显下降；HBeAg 及 HBV-DNA 水平持续下降，治疗 12 周时下降最显著，治疗疗效显著[19]。

②用柴胡达原饮联合干扰素对 134 例慢性乙型肝炎 HBeAg 阴性患者进行辨证治疗，药方组成：柴胡4.5g，生枳壳 4.5g，川厚朴 4.5g，青皮 4.5g，炙甘草2.1g，黄芩 4.5g，苦桔梗 3g，草果 1.8g，槟榔 6g，荷叶梗 16cm。每天 1 剂，水煎服。隔天 1 次，水煎服。治疗疗程为 6 个月，有效率为 88%，高于对照组[双环醇片口服，同时应用重组人干扰素 α-2b（安达芬）6MU] 的 61.7%（$P < 0.05$）[20]。

（12）肺脓肿　用达原饮加减对 23 例肺脓肿患者进行辨证治疗，药方组成：黄芩 15g，槟榔 15g，厚朴 10g，草果 10g，金银花 15g，蒲公英 30g，地龙 15g，蝉蜕 15g。加减：高热口渴者，加用生石膏、栀子以增强清火泻热之力；痰壅气急者，加用葶苈子、海蛤壳以泻肺祛痰；脓液偏多，不易排出者，加薏苡仁、桔梗逐瘀排脓；胸胁疼痛剧烈者，加广郁金、当归须以通络止痛；出现水饮者，加用生牡蛎、丝瓜络；久则气虚者，加党参、黄芪益气固本。每天 1 剂，水煎服。7 天为 1 个疗程，有效率为 96.65%[21]。

（13）慢性荨麻疹　用达原饮加减对 60 名慢性荨麻疹患者进行治疗，药方组成：槟榔、厚朴、知母各 10g，草豆蔻 4g，芍药 5g，黄芩 12g，甘草 6g，柴胡、荆芥、防风各 10g，每天 1 剂，水煎服。治疗疗程为 4 周，有效率为 90%，高于对照组（口服西替利嗪和雷尼替丁）的 87%。治疗后复发率为 23%，低于对照组的 78%（$P < 0.05$）[22]。

（14）艾滋病　用达原饮结合西医对 62 名艾滋病患者进行辨证治疗，药方组成：槟榔 10g，草果15g，厚朴 9g，当归 20g，白芍 15g，白术 15g，生地黄 15g，柴胡 10g，泽泻 15g，知母 9g，黄芩 9g，茵陈蒿 10g，炙甘草 10g。每天 1 剂，水煎服。治疗疗程为 3 个月，总有效率为 87.10%，高于对照组（予拉米夫定片，齐多夫定片，奈韦拉平片，维生素 B_1 片、维生素 B_2 片等西药服用）的 67.74%（$P < 0.05$）[23]。

（15）轻症急性胰腺炎　用柴芩达原饮联合西医疗法对 132 名轻症急性胰腺炎患者进行辨证治疗，药方组成：柴胡 15g，枳壳、厚朴、青皮、槟榔、黄芩、草果、桔梗、荷梗各 10g，炙甘草 5g。加减：若热盛，则柴胡加量至 25g；若腹胀为主，则厚朴、槟榔加至 20g。每天 1 剂，治疗周期为 2 周，有效率为97.14%，高于对照组（用生长抑素和抗生素仅进行治疗）的 74.19%（$P < 0.05$）[24]。

（16）小儿上呼吸道感染　用达原饮加减对 160名上呼吸道感染患儿进行治疗，药方组成：柴胡、黄芩、金银花、连翘、杏仁、白芍各 9g，槟榔、知母各 8g，草果、枳实、厚朴各 6g。随证加减：热重于湿加生石膏，重用黄芩、柴胡；湿重于热加藿香、薏苡仁，重用草果；湿热并重，重用黄芩、柴胡、槟榔，加藿香、半夏；如脾失健运、脘腹胀甚者可加苍术、枳壳、陈皮；内有积食者加焦三仙、鸡内金；头身痛，畏寒重加荆芥、防风；咳嗽者加前胡；咽喉肿痛者加射干、牛蒡子；鼻塞者加辛夷。每天 1 剂，水煎服。治疗疗程为 5 天，有效率为 90%，优于对照组（服用利巴韦林颗粒）的 75%（$P < 0.05$）[25]。

（17）小儿感冒挟滞　用达原饮加味对 200 例感冒挟滞证引起发热患儿进行治疗，药方组成：柴胡、黄芩、槟榔、厚朴、草果、知母、白芍、甘草。加减：恶寒发热明显者，为邪在少阳，加柴胡；体温38.5℃以上，喉红肿者，加金银花、连翘、牛蒡子、射干；鼻流清涕、打喷嚏，加荆芥、防风；夏季暑湿发热，加藿香、香附；有发热惊厥者，加蝉蜕；便干结者，加枳实、生大黄；咳嗽痰壅者，加杏仁、姜半夏。每天 1 剂，水煎服。治疗疗程为 3 天，总有效率为 98%[26]。

（18）小儿病毒性脑炎　用达原饮对 21 名小儿病毒性脑炎患者进行辨证治疗，药方组成：槟榔、草果、知母各 15g，川厚朴 10g，黄芩 12g，甘草 3g。每天 1 剂，水煎服。7 天后总有效率为 90.5%，服药时间最短为 3 天[27]。

参考文献

[1] 徐博君. 加味达原饮对 D-Galn 所致大鼠急性肝损伤的保护作用 [D]. 成都中医药大学，2011.

[2] 姜欣，徐竟男，高飞，等. 柴胡达原饮对大肠杆菌性腹膜炎大鼠血清及腹腔灌洗液 TNF-α、IL-10、PGE2 的影响 [J]. 北京中医药大学学报，2018，41（12）：983-987.

[3] 王礼凤，李长秦，冯海果，等. 新加达原饮对 HepG2.2.15 细胞表达 HBsAg、HBeAg 的影响 [J]. 时珍国医国药，2013，24（07）：1604-1605.

[4] 王金艳，任静，陈世彬，等. HPLC 法同时测定达原饮中芒果苷等 6 种成分的含量 [J]. 天津中医药大学学报，2018，37（01）：72-75.

[5] 宋茹，迟归兵. 达原饮胶囊的质量标准研究 [J]. 中成药，2008（08）：1257-1259.

[6] 任慧玲. 达原饮对脂多糖诱导的小鼠急性肺损伤的治疗作用 [D]. 苏州大学，2016.

[7] 任慧玲，严彪，梁之桃，等. 达原饮解热作用研究

及 UPLC-Q-TOF/MS 分析 [J]. 中成药, 2015, 37（01）: 131-137.

[8] 陈小明. 达原饮加味治疗温疫邪伏膜原 12 例 [J]. 实用中医药杂志, 2008（04）: 219.

[9] 陈晓娟. 柴胡达原饮治疗功能性低热 36 例临床观察 [J]. 实用中医内科杂志, 2015, 29（10）: 35-36.

[10] 申建中. 达原饮加减治疗癌性发热 42 例临床观察 [J]. 江苏中医药, 2010, 42（04）: 36.

[11] 冯治中. 化裁达原饮治疗持续性发热 230 例 [J]. 中国中医药现代远程教育, 2008, 6（12）: 1523.

[12] 杨钦河, 陈孝银, 孙升云, 等. 柴蒿达原饮治疗持续性发热 76 例 [J]. 山东中医杂志, 2001（08）: 470-471.

[13] 黄健, 闫莉莉. 柴胡达原饮治疗流行性感冒 100 例观察 [J]. 内蒙古中医药, 2005（05）: 29-30.

[14] 潘琴. 达原饮治疗病毒感染性发热 226 例 [J]. 四川中医, 2001（04）: 42-43.

[15] 林邦强. 新加达原饮治疗肠伤寒高热 64 例 [J]. 河北中医, 2003（12）: 924.

[16] 杨钦河, 沈英森, 陈孝银, 等. 柴蒿达原饮治疗暑湿病 67 例 [J]. 四川中医, 2001（08）: 39-40.

[17] 杨东东, 陈寒冰. 达原饮治疗失眠的临床观察 [J]. 四川中医, 2010, 28（06）: 74-75.

[18] 鹿根启. 达原饮加味治疗湿浊型 2 型糖尿病 21 例 [J]. 河南中医, 2010, 30（12）: 1233-1234.

[19] 王礼凤, 宋春蓉, 曹宁, 等. 新加达原饮治疗慢性乙型肝炎的临床研究 [J]. 云南中医学院学报, 2015, 38（06）: 61-63.

[20] 米云鹏. 柴胡达原饮加味联合干扰素治疗 HBeAg 阴性慢性乙肝 100 例 [J]. 中国社区医师（医学专业半月刊）, 2008（18）: 93.

[21] 曾仕富, 左明晏. 达原饮加减治疗肺脓肿 23 例 [J]. 中国中医急症, 2012, 21（11）: 1865-1866.

[22] 杨瑞海, 林少健. 达原饮加减治疗慢性荨麻疹疗效观察 [J]. 辽宁中医杂志, 2004（03）: 223.

[23] 刘石磊. 逍遥达原饮治疗艾滋病的临床研究 [J]. 中西医结合心血管病电子杂志, 2017, 5（05）: 68+70.

[24] 习竞芳, 莫嘉强, 叶青, 等. 柴苓达原饮联合西医疗法治疗轻症急性胰腺炎临床观察 [J]. 新中医, 2017, 49（08）: 55-57.

[25] 刘小燕. 达原饮加减治疗小儿上呼吸道感染 80 例 [J]. 陕西中医, 2013, 34（03）: 278-279.

[26] 任慧玲, 严彪, 梁之桃, 等. 达原饮解热作用研究及 UPLC-Q-TOF/MS 分析 [J]. 中成药, 2015, 37（01）: 131-137.

[27] 陈蓓华. 达原饮治疗 21 例病毒性脑炎的体会 [J]. 中国中医急症, 1999（04）: 188.

升陷汤

【出处】《医学衷中参西录》（清·张锡纯）"治胸中大气下陷, 气短不足以息……"

【处方】生黄芪六钱, 知母三钱, 柴胡一钱五分, 桔梗一钱五分, 升麻一钱。

【制法及用法】水煎服。

【剂型】汤剂。

【现代研究】

1. 药理作用

（1）心肌保护作用 用升陷汤 6ml/（kg·d）给 ISO 心肌缺血损伤模型大鼠造模前灌胃 7 天, 升陷汤能够显著上调缺血损伤大鼠血清一氧化氮（NO）水平及降低血浆内皮素（ET）水平; 显著抑制心肌细胞发生脂质过氧化, 并显著减轻心肌损伤的程度, 能改善内皮依赖性血管舒张功能障碍, 抑制细胞氧自由基的产生, 提高耐缺血、缺氧的能力, 说明升陷汤具有抗心肌缺血的作用[1]。

（2）增强免疫力 升陷汤低、中、高剂量给予实验性自身免疫性重症肌无力（EAMG）大鼠浸膏[2.6g/（kg·d）, 5.2g/（kg·d）, 10.4g/（kg·d）]灌胃 9 周, 升陷汤低、中、高剂量组大鼠低频重复电刺激（RNS）衰减率均显著降低, 体重下降均减缓, 症状好转。升陷汤低、中、高剂量组大鼠血清乙酰胆碱受体抗体（AChR-Ab）含量均降低, 转化生长因子-β（TGF-β）水平均升高, 干扰素-γ（IFN-γ）、IL-2、IL-4 和 IL-17 水平均降低, 从而起到治疗 EAMG 的作用[2]。升陷汤高、中、低剂量分别给予实验性自身免疫性重症肌无力大鼠 5.2g/（kg·d）, 4.0g/（kg·d）, 2.4g/（kg·d）, 1.6g/（kg·d）灌胃, 治疗后升陷汤组、对照组大鼠体质量回升, 症状好转, RNS 衰减率显著降低, 血清 AChR-Ab、IFN-γ、IL-17 含量显著下降, TGF-β 含量显著升高, 外周血

淋巴细胞 $CD_4^+CD_{25}^+Foxp_3^+Treg$ 比例显著升高，升陷汤从而减少神经 – 肌肉接头处 AchR 损害[3]。

2. 成分分析

从升陷汤中鉴定了 36 个化合物，其化学成分按照保留时间顺序依次为：新芒果苷、咖啡酸、芒果苷、异芒果苷、芦丁、毛蕊异黄酮苷、蜂斗菜酸、阿魏酸、知母皂苷、知母皂苷 O 或知母皂苷 P、知母皂苷 B–Ⅱ、2–阿魏酸 – 巴西酸、桔梗素 D、3–O–乙酰基淀粉 –D、2,6,4′ – 三羟基 –4– 甲氧基二苯甲酮、2–O– 乙酰基酪蛋白、毛蕊异黄酮、知母皂苷 B、黄芪甲苷Ⅳ、知母皂苷Ⅰ、刺芒丙花素、柴胡皂苷 C、柴胡皂苷 A、10– 羟基 –3,9– 二甲氧基紫檀烷、知母皂苷 G、24– 氧 – 乙酰氢庚三醇 –3– 氧 – 木糖苷、1α–羟基亚氨基吡喃 –3–O–β–D– 吡喃半乳糖苷、黄芪甲苷、1α–羟基亚氨基三醇吡喃 –3–O–β–D– 半乳糖苷、7,8– 二氢小檗烯醇 –3–O–a–L– 阿拉伯吡喃糖苷、知母皂苷 A–Ⅲ、7,8– 二脱氢升麻酮醇等[4]。

3. 临床应用

（1）胃下垂

①用升陷汤对 44 例脾气虚胃下垂患者进行辨证治疗，药方组成：炙黄芪 60g，炒白术 20g，柴胡、桔梗、升麻各 10g，木香 12g，枳实 15g，知母、鸡内金粉各 8g，五味子 12g。每天 1 剂，水煎服。治疗疗程为 15 天，共 3 个疗程，总有效率 93.18%[5]。

②用升陷汤结合推拿对 50 例胃下垂患者进行辨证治疗，药方组成：黄芪 30g，升麻 6g，柴胡 6g，知母 10g，桔梗 10g，甘草 6g。每日 1 剂，水煎服。进行跟踪研究，总有效率高于对照组（服用补中益气丸）（$P < 0.05$）[6]。

（2）慢性心力衰竭

①用升陷汤加减对 60 例中医辨证为慢性心力衰竭心肺气虚证的患者进行治疗，药方组成：黄芪 30g，知母 12g，柴胡 15g，桔梗 10g，升麻 6g，桂枝 15g，党参 15g，茯苓 15g，炒白术 15g，炙甘草 6g。加减：心衰患者久病入络，多伴有瘀血之象，瘀血象明显者，于前方基础上加三七 3~6g，丹参 25g；气虚象重兼有阳虚者，党参更换为红参 10g，柴胡可减量；阴虚内热者，党参更换为西洋参 15g；水肿明显者前方基础上加猪苓 15g，泽泻 15g。每天 1 剂，水煎服。治疗疗程为 4 周，治疗后比治疗前明显改善[7]。

②用升陷汤合苓桂术甘汤加减对 80 例慢性心力衰竭合并低血压患者进行辨证治疗，药方组成：黄芪 30g，知母 12g，柴胡 9g，桔梗 6g，升麻 5g，茯苓 20g，桂枝 12g，党参 15g，白术 15g，丹参 18g，赤芍 15g，莪术 10g，炒麦芽 15g，甘草 6g。每天 1

剂，水煎服。治疗疗程为 30 天，总有效率为 85%，高于对照组（服用利尿剂、血管扩张剂、洋地黄和多巴胺治疗等西药）的 67.5%（$P < 0.05$）[8]。

③用升陷汤对 60 例慢性心力衰竭患者进行辨证治疗，药方组成：黄芪、人参、升麻、柴胡、桔梗、知母、丹参、茯苓。每天 1 剂，水煎服。治疗疗程为 15 天，总有效率为 93.3%，高于对照组（用强心、利尿、扩血管药物进行治疗）的 70%（$P < 0.05$）[9]。

（3）冠心病左室舒张功能不全　用升陷汤加减对 84 例冠心病左室舒张功能不全患者进行辨证治疗，药方组成：黄芪 15g，党参 15g，山茱萸 15g，麦冬 15g，丹参 15g，红景天 10g，知母 8g，升麻 5g，柴胡 5g，炙甘草 5g。加减：头晕加天麻、钩藤；失眠加龙眼肉；肝郁气盛加生麦芽。每天 1 剂，水煎服。治疗疗程为 2 个月，2 个疗程，总有效率为 92.86%，高于对照组为 73.81%（$P < 0.05$）[10]。

（4）冠心病　用升陷汤加味对 72 名冠心病左室舒张功能不全患者进行辨证治疗，药方组成：黄芪 60g，当归、茯苓各 30g，丹参、陈皮、泽泻、杏仁各 12g，桔梗、甘草各 6g，升麻 5g。加减治疗：喘甚者加葶苈子、麻黄、厚朴各 10g，半夏 15g。每天 1 剂，水煎服。治疗时间为 8 周，总有效率为 94.44%，高于对照组的 75%（$P < 0.05$）[11]。

（5）病态窦房结综合征　用升陷汤加味对 98 例病态窦房结综合征患者进行辨证治疗，药方组成：黄芪 30g，知母 10g，柴胡 6g，桔梗 10g，升麻 6g，党参 18g，山茱萸 20g，桂枝 10g，炙甘草 10g，羌活 10g。每天 1 剂，水煎服。治疗疗程为 30 天，总有效率为 92.86%，高于对照组（服用心宝丸）的 61.7%（$P < 0.05$）[12]。

（6）低血压　用升陷汤加味对 27 例原发性低血压患者进行辨证治疗，药方组成：黄芪 30g，知母 15g，柴胡 5.5g，桔梗 5.5g，升麻 5g。加减：气极虚者加太子参 20~30g，血虚者加当归 15g。每天 1 剂，水煎服。治愈 22 例，总有效率 100%[13]。

（7）急性冠脉综合征　升陷汤合加味小陷胸汤配合西医常规治疗对 63 名急性冠脉综合征患者进行辨证治疗，药方组成：黄芪 30g，知母 10g，桔梗 10g，柴胡 10g，升麻 10g，当归身 15g，半夏 10g，黄连 5g，瓜蒌 20g。加减：气虚，加人参 10g，桑寄生 10g；心阳虚，加桂枝 10g，干姜 10g；气分郁结、胸胁痛，加姜黄 10g，川续断 10g；阴虚加麦冬 10g，人参须 10g；血瘀甚，加丹参 15g，赤芍 15g。每天 1 剂，水煎服。治疗时间为 30 天，总有效率为 93.94%，高于对照组（吸氧、抗凝、抗血小板、抗心力衰竭、调脂及抗心律失常等常规治疗）的 70%（$P < 0.05$）[14]。

（8）急性病毒性心肌炎并抑郁症 用升陷汤加味对 64 名急性病毒性心肌炎并抑郁症患者进行辨证治疗，药方组成：黄芪 15g，太子参 15g，山茱萸 15g，炙甘草 5g，麦冬 15g，升麻 5g，柴胡 5g，知母 8g，丹参 15g，红景天 10g。每天 1 剂，水煎服。治疗时间为 3 个月，治疗组有效率及显效率比对照组均提高[15]。

（9）病毒性心肌炎 用升陷汤加减对 72 名病毒性心肌炎患者进行辨证治疗，药方组成：黄芪 24g，柴胡 12g，升麻 9g，桔梗 12g，知母 12g。加减：外感重者加金银花、板蓝根、大青叶；畏寒肢冷者加桂枝；低热者加银柴胡、知母；烦热者加莲子心、竹叶、栀子；气短重者黄芪加量、加太子参；胸闷重者加瓜蒌、薤白；心悸重者加苦参、万年青、重楼；胸痛者加全瓜蒌、郁金、延胡索；血瘀者加川芎、红花、丹参；失眠多梦者加茯神、酸枣仁、柏子仁；自汗者加龙骨、牡蛎；便溏者加芡实、炒山药等。每天 1 剂，水煎服。治疗时间为 30 天，有效率为 91.7%，高于对照组（服用西药维生素 C 片，辅酶 Q10）的 80.6%（$P < 0.05$）[16]。

（10）抑郁症 用升陷汤加味对 104 例抑郁症患者进行辨证治疗，药方组成：炙黄芪 30g，当归 10g，桔梗 10g，升麻 6g，柴胡 6g，白芍 10g，生地黄 10g，五味子 6g，甘草 10g，瓜蒌 10g，桑白皮 10g，玉竹 10g，茯苓 10g，泽泻 6g，黄连 6g，丹参 20g，竹叶 10g，牡丹皮 10g，赤芍 10g，山茱萸 10g，郁金 10g，焦三仙各 10g，远志 10g，酸枣仁 10g。每天 1 剂，水煎服。治疗时间为 8 周，有效率达到 93.75%[17]。

（11）宗气下陷胸痹 用升陷汤加减对 45 例宗气下陷胸痹患者进行辨证治疗，药方组成：黄芪 30g，西洋参 10g，半夏、瓜蒌、薤白各 15g，黄连 5g，甘草 10g，龙骨 30g，升麻 10g，柴胡 15g，桔梗 10g。每天 1 剂，水煎服。治疗 7 天，总有效率为 75.6%[18]。

（12）脾胃虚弱型功能性消化不良 用升陷汤加减对 30 例脾胃虚弱型功能性消化不良患者进行辨证治疗，药方组成：黄芪 30g，知母 6g，升麻 5g，柴胡 6g，桔梗 6g。药物加减：神疲乏力明显者，加党参 10g，生白术 15g；若伴有反酸、嗳气，加海螵蛸 15g，浙贝母 6g；若恶心、呕吐，加生姜 6g；若食欲不振，加生麦芽 15g，鸡内金 6g；若小腹痛，加制乌药 6g，小茴香 10g；若伴大便秘结，加生白术 30g，当归 20g；若伴失眠，加生龙骨 30g，生牡蛎 30g。每天 1 剂，水煎服。治疗疗程为 4 周，总有效率为 93.3%，高于对照组（服用莫沙必利）的 46.2%（$P < 0.05$）[19]。

（13）糖尿病性胃轻瘫
①用升陷汤加味对 42 名老年 2 型糖尿病性胃轻瘫患者进行辨证治疗，药方组成：黄芪 15g，知母 10g，柴胡 10g，桔梗 10g，升麻 10g，三棱 12g，莪术 12g，鸡内金 12g。每天 1 剂，水煎服。治疗疗程 2~4 周，总有效率为 90.6%[20]。

②用升陷汤加味对 30 名糖尿病性胃轻瘫患者进行治疗，药方组成：黄芪 30g，党参 30g，知母 12g，柴胡 10g，升麻 10g，桔梗 6g，炙鸡内金 10g，蒲公英 15g，厚朴 6g，陈皮 6g，焦神曲 10g，炙甘草 6g。每天 1 剂，水煎服。治疗疗程为 1 个月，有效率为 96.7%，高于对照组（服用莫沙必利）的 66.7%（$P < 0.05$）[21]。

（14）慢性阻塞性肺气肿
①用升陷汤加减结合西医对 120 例慢性阻塞性肺气肿患者进行辨证治疗，药方组成：黄芪 20g，升麻 3g，柴胡 5g，知母 10g，桔梗 5g。水煎服。治疗疗程为 2 周，总有效率为 78.33%，高于对照组的 53.33%[22]。

②用升陷汤加减对 45 例慢性阻塞性肺疾病缓解期患者进行辨证治疗，药方组成：黄芪 30g，知母 15g，柴胡 15g，桔梗 12g，升麻 10g。加减：若兼有脾气虚者加六君子汤；痰多者加用二陈汤；兼有肾气亏虚而无明显寒热所偏，联合参蛤散、人参胡桃汤；若肾阴偏虚，联合七味都气丸合生脉饮以滋阴纳气；若肾阳虚损，肾不纳气，加用金匮肾气丸或右归饮；兼有血瘀者加泽兰、红花、桃仁、当归、丹参；自汗明显者加浮小麦、大枣；怕冷畏风、易感冒者加桂枝、白芍、附子。每天 1 剂，水煎服。疗程为 12 周，有效率为 86.7%，高于对照组（用沙美特罗替卡松粉吸入剂进行治疗）的 70%（$P < 0.05$）[23]。

（15）自发性气胸 用升陷汤对 36 例自发性气胸患者进行辨证治疗，药方组成：生黄芪 30g，知母 9g，柴胡 6g，桔梗 6g，升麻 6g。加减：胸痛明显者加丹参 30g，乳香、没药各 6g；气急、紫绀明显者加人参 12g，山茱萸 20g；咳吐黄痰者加黄芩 15g，桑白皮 10g，鱼腥草 30g；痰黏稠不易咳出者加川贝母 10g，炙皂荚 10g；水肿者加车前子 15g（布包），泽兰 15g；四肢不温、口唇紫绀者加附子（先煎）6g，桂枝 15g，干姜 10g；大便稀次数较多者加茯苓 15g，炒白术 10g。总有效率为 94.4%，高于对照组（西医常规治疗）的 73.1%（$P < 0.05$）[24]。

（16）用醒脾升陷汤联合盆底肌训练对 22 例女性压力性尿失禁患者进行辨证治疗，药方组成：黄芪 20g，白术 12g，桑寄生 12g，川续断 12g，山茱萸（去净核）20g，龙骨（捣）18g，牡蛎（捣）18g，川革薢 12g，炙甘草 6g。水煎服，每天 1 剂。治疗疗程为 1 个月，总有效率为 93.3%，高于对照组的 73.3%[25]。

（17）术后尿潴留　用升陷汤加减对 64 名术后尿潴留患者进行辨证治疗，药方组成：黄芪 30g，知母 9g，柴胡 9g，桔梗 9g，升麻 9g，车前子 30g，益母草 30g，炒白术 15g，茯苓皮 20g，泽泻 15g，生姜 3 片，大枣 3 枚。每天 1 剂，水煎服。治疗时间为 40 天，总有效率为 97.2%，高于对照组的 42.86%（$P < 0.05$）[26]。

（18）前列腺增生　用升陷汤加减对 60 例中气下陷型前列腺增生患者进行辨证治疗，药方组成：黄芪 50g，当归 20g，茯苓 15g，柴胡 10g，炙升麻 10g。每天 1 剂，水煎服。20 天 1 个疗程，总有效率为 100%[27]。

（19）排尿性晕厥　用加味升陷汤对 55 例排尿性晕厥患者进行辨证治疗，药方组成：炙黄芪 30g，知母 9g，柴胡 6g，桔梗 6g，升麻 6g，红参 15g，山茱萸 10g。每天 1 剂，水煎服。治疗时间为 30 天，总有效率为 93.94%，高于对照组（服用生脉饮口服液和谷维素）的 63.33%（$P < 0.05$）[28]。

（20）慢性疲劳综合征　用升陷汤对 56 例慢性疲劳综合征患者进行治疗，药方组成：黄芪 30g，知母 15g，桔梗 15g，升麻 10g，柴胡 10g。加减：若以疲劳为主，则加大黄芪的用量，可用党参；以情绪低落为主者可加用薄荷、香附；以食欲减退为主者，可加用白术、陈皮。2 天 1 剂，水煎服。治疗时间为 2 个月，总有效率为 89.3%[29]。

（21）剖宫产术后恶露不净　用升陷汤加减结合对 105 例剖宫产术后恶露不净患者进行辨证治疗，药方组成：生黄芪 18g，知母 9g，柴胡 4.5g，桔梗 4.5g，升麻 3g。加减：血瘀者加三七、益母草活血化瘀；气分虚极下陷者，可酌情加人参，或再加山茱萸（去净核）；阴虚者加熟地黄、麦冬；若大气下陷过甚，至少腹下坠，或更作疼者，宜将升麻改为 4.5 或 6g；血虚者加当归、阿胶、党参。每天 1 剂，水煎服。治疗疗程为 5 天，总有效率为 98.11%，高于对照组（缩宫素肌内注射）的 75%（$P < 0.05$）[30]。

参考文献

[1] 康红钰，张福华，刘喜民，等. 升陷汤对大鼠急性心肌缺血作用机制的探讨 [J]. 中国医院药学杂志，2007（05）：617-619.

[2] 许骏尧，朱洁，程杨，等. 升陷汤治疗实验性自身免疫性重症肌无力大鼠免疫机制研究 [J]. 中国免疫学杂志，2016，32（10）：1462-1466.

[3] 吴周烨，吴颢昕，何骁隽，等. 益气升提法治疗实验性自身免疫性重症肌无力大鼠免疫机制研究 [J]. 中华中医药杂志，2017，32（06）：2746-2749.

[4] 詹勤. 桔梗在升陷汤中引经作用及其化学成分研究 [D]. 第二军医大学，2012.

[5] 毛永才. 升陷汤治疗脾气虚胃下垂 44 例临床观察 [J]. 实用中医内科杂志，2017，31（01）：12-13.

[6] 杜世华. 推拿配合升陷汤治疗胃下垂 50 例 [J]. 河南中医，2014，34（02）：333-334.

[7] 陈艳俏，程伟，林丹凤，等. 升陷汤治疗慢性心力衰竭心肺气虚证的临床观察 [J]. 中国中医药现代远程教育，2019，17（01）：69-71.

[8] 孙学功. 苓桂术甘汤合升陷汤治疗慢性心力衰竭合并低血压疗效观察 [J]. 广西中医药，2018，41（06）：28-30.

[9] 李庆. 升陷汤治疗慢性心力衰竭 30 例临床观察 [J]. 新中医，2013，45（03）：29-30.

[10] 王卫国，王慧玲. 自拟加味升陷汤早期干预冠心病左室舒张功能不全对心衰症状及心功能影响研究 [J]. 亚太传统医药，2018，14（02）：179-181.

[11] 张根生. 加味升陷汤对冠心病左室舒张功能不全患者心衰症状及心功能的影响 [J]. 陕西中医，2017，38（11）：1521-1522.

[12] 强立新，安颖奇，王玉华. 升陷汤加味方治疗病态窦房结综合征 98 例 [J]. 中国中医急症，2011，20（11）：1827-1828.

[13] 李建新，邵永强. 升陷汤治疗原发性低血压 27 例 [J]. 当代医学（学术版），2008，14（20）：174.

[14] 刘四新，余胜兰. 升陷汤合加味小陷胸汤配合西医常规治疗急性冠脉综合征 33 例 [J]. 中医研究，2012，25（01）：20-22.

[15] 李鹤，刘亚洋. 加味升陷汤治疗急性病毒性心肌炎并抑郁症的临床研究 [J]. 实用中西医结合临床，2013，13（04）：13-14.

[16] 张凤巧，韩丽华. 升陷汤加减治疗病毒性心肌炎 36 例疗效观察 [J]. 中医药信息，2010，27（03）：91-92.

[17] 李彩勤，李惠敏，王彤，等. 从多脏腑论治抑郁症 64 例临床观察 [J]. 河北中医，2008，30（12）：1246-1248.

[18] 童烨，张明雪. 新订升陷汤治疗宗气下陷胸痹（大气下陷兼痰瘀互结证）45 例临床观察 [J]. 实用中医内科杂志，2015，29（05）：33-35.

[19] 岳妍，庄丽丹，陈奎妹. 升陷汤加减治疗脾胃虚弱型功能性消化不良 30 例 [J]. 河南中医，2013，33（06）：966-967.

[20] 国洪桥. 升陷汤加味治疗老年 2 型糖尿病性胃轻瘫 42 例疗效观察 [J]. 内蒙古中医药，2016，35（06）：29.

[21] 陈一峰. 升陷汤加味治疗糖尿病胃轻瘫 30 例 [J].

[22] 张青智. 中医治疗慢性阻塞性肺气肿急性加重期的疗效观察 [J]. 双足与保健, 2018, 27 (01): 197-198.

[23] 张建华. 升陷汤加减联合沙美特罗替卡松粉吸入剂治疗慢性阻塞性肺疾病缓解期45例疗效观察 [J]. 河北中医, 2015, 37 (11): 1672-1674.

[24] 于金源, 王增祥. 升陷汤治疗自发性气胸36例 [J]. 中国中医药科技, 2007 (05): 377.

[25] 崔建锋, 阮巧姿. 醒脾升陷汤联合盆底肌训练治疗女性压力性尿失禁22例 [J]. 河南中医, 2012, 32 (04): 447-448.

[26] 周冰. 针药结合治疗术后尿潴留64例疗效观察 [J]. 临床医药实践, 2010, 19 (13): 522+526.

[27] 王建华, 徐向英. 升陷汤加减治疗中气下陷型前列腺增生60例 [J]. 中国民间疗法, 2010, 18 (12): 35.

[28] 闫东庆. 加味升陷汤为主治疗排尿性晕厥33例 [J]. 中国中医急症, 2007 (09): 1140.

[29] 李棠珊. 升陷汤加减治疗慢性疲劳综合症疗效观察 [J]. 世界最新医学信息文摘, 2015, 15 (56): 1-2.

[30] 张明燕, 刘翠玲. 升陷汤加减治疗剖宫产术后恶露不净的疗效观察 [J]. 中国医院用药评价与分析, 2017, 17 (12): 1621-1623.

三甲复脉汤

【出处】《温病条辨》（清·吴瑭）"①下焦温病，热深厥甚，脉细促，心中憺憺大动，甚则心中痛者，三甲复脉汤主之。②燥久伤及肝肾之阴，上盛下虚，昼凉夜热，或干咳，或不咳，甚则痉厥者，三甲复脉汤主之。"

【处方】炙甘草六钱，干地黄六钱，生白芍六钱，麦冬五钱（不去心），阿胶三钱，麻仁三钱，生牡蛎五钱，生鳖甲八钱，生龟甲一两。

【制法及用法】水八杯，煮取八分三杯，分三次服。

【剂型】汤剂。

【现代研究】

1. 药理作用

（1）诱导细胞分化 三甲复脉汤水煎液给予每只碱性成纤维细胞生长因子诱导的大鼠灌胃4ml，生药量为1g/ml，连灌4周，骨髓间质干细胞细胞形态发生明显改变，胞体变小，胞质向核周收缩，由原来的梭形变成圆形并形成网络样结构。随着诱导时间延长，骨髓间质干细胞呈渐近性的向神经元样细胞转化，神经样细胞增多。神经元样细胞的胞体和突起神经丝蛋白染呈棕色，神经丝蛋白阳性细胞胶质纤维酸性蛋白染色为阴性。表明三甲复脉汤含药血清可以在体外诱导成年大鼠骨髓间充质分化为神经元，而且能延长其表达[1]。

（2）抗帕金森病 三甲复脉汤水煎液给予每只帕金森模型大鼠灌胃2ml，生药量为3g/ml，连灌2周，酪氨酸羟化酶阳性细胞数量明显多于模型组[2]。用三甲复脉汤加减免煎颗粒给予姿势步态异常（PIGD）型帕金森病（PD）患者，每次1包，每天2次，三甲复脉汤能降低外周血IL-17、尿酸水平，显著改善PIGD型PD抑郁和睡眠障碍，并能增强左旋多巴对运动症状的疗效；其对外周血IL-17和尿酸表达的调节可能是该方作用机制之一[3]。

2. 临床应用

（1）帕金森病 用三甲复脉汤对110例帕金森病患者进行治疗，药方组成：熟地黄，龟甲，鳖甲，牡蛎，郁金，酸枣仁，柴胡，白芍，治疗时间为8周，治疗后8、12周，治疗组的评分改善大于对照组（$P<0.05$），治疗组外周血IL-17、尿酸水平在治疗12周后均优于对照组（$P<0.05$）[3]。

（2）老年人慢性心力衰竭 用三甲复脉汤结合胺碘酮对76名慢性心力衰竭合并室性心动过速老年患者进行辨证治疗，药方组成：生地黄、炙甘草、白芍、生鳖甲各20g，生龟甲、牡蛎各30g，麦冬、火麻仁各15g，阿胶8g，随症加减，治疗疗程为4周，总有效率为97.37%，高于对照组（口服胺碘酮）的80%（$P<0.05$）[4]。

（3）心阴虚型快速性心律失常 用三甲复脉汤对74例心阴虚型快速性心律失常患者进行辨证治疗，药方组成：生龟甲30g、生牡蛎30g、生鳖甲20g、炙甘草20g、白芍20g、生地黄20g、麦冬15g、阿胶8g。加减：对于气虚者，加用党参15g，黄芪60g；对于心中懊侬者，加用朱砂3g；对于心烦不眠者，加用黄连3g；对于胸痛者，加三七10g、延胡索10g、鸡血藤30g；对于气郁者，加用郁金10g，柴胡10g。每天1剂，水煎服。治疗时间为30天，总有效率为94.59%，高于对照组（服用普罗帕酮）的75.68%（P＜0.05）[5]。

（4）缺血性室性期前收缩　用三甲复脉汤加减对缺血性室性期前收缩患者进行辨证治疗，药方组成：炙甘草20g，生地黄20g，白芍20g，麦冬15g，阿胶8g，生牡蛎30g，生鳖甲30g，生龟甲30g。加减：心烦不眠加黄连5g；心中懊恼加朱砂3g，气虚加黄芪60g，党参15g；胸痛加鸡血藤30g，三七10g，延胡索10g。每天1剂，水煎服。治疗疗程为30天，总有效率为85.4%，高于对照组（服用胺碘酮）的58.1%（P＜0.05）[6]。

（5）脑动脉硬化性头痛　用三甲复脉汤对50例脑动脉硬化性头痛患者进行辨证治疗，药方组成：鳖甲、龟甲15g，生牡蛎30g，生地黄、熟地黄15g，阿胶、麦冬10g，五味子5g，何首乌15g，桑叶9g，菊花15g，川芎15g，白芷9g。治疗疗程为4周，总有效率为80%[7]。

（6）血管性痴呆　用三甲复脉汤结合西药对120例血管性痴呆患者进行辨证治疗，药方组成：炙甘草18g，生地黄18g，白芍18g，麦冬15g，阿胶10g，生牡蛎15g，生鳖甲25g，生龟甲30g。加减：气虚者加党参30g，黄芪30g；痰火盛者加栀子12g，竹沥20g；血瘀者加鸡血藤30g，地龙20g；阴虚盛者加何首乌20g；言语不清者加石菖蒲20g，白附子10g。每天1剂，水煎服。治疗时间为1个月，有效率为93.3%，高于对照组的76.7%（P＜0.05）[8]。

（7）肝风证阴虚风动型　用三甲复脉汤对25例肝风证阴虚风动型患者进行辨证治疗，药方组成：生地黄、生牡蛎、生鳖甲、生龟甲各15g，白芍、麦冬、火麻仁各10g，阿胶12g，炙甘草6g。每天1剂，水煎服。治疗周期为7周，有效率为96%[9]。

（8）肝硬化腹水　用三甲复脉汤对30例肝硬化腹水患者进行辨证治疗，药方组成：鳖甲、龟甲、白芍、阿胶、麦冬、生地黄、滑石各10g，生牡蛎、猪苓、茯苓、泽泻各20g，甘草6g。加减：腹水量大加白茅根、大腹皮、车前子；气虚加黄芪、白术，总有效率为86.7%[10]。

（9）产后津伤血虚痉病　用三甲复脉汤加减对19例产后津伤血虚痉病患者进行辨证治疗，药方组成：炙甘草18g，生地黄18g，生白芍18g，麦冬15g，阿胶9g，火麻仁9g，生牡蛎15g，生鳖甲24g，生龟甲30g，党参18g，钩藤24g。每天1剂，水煎服。治疗时间为2周，总有效率为94.74%[11]。

（10）小儿气阴亏虚型多汗症　用三甲复脉汤加减对60例小儿气阴亏虚型多汗症患者进行辨证治疗，药方组成：生地黄6g，麦冬6g，白芍6g，牡蛎

15g，鳖甲15g，炙甘草6g，阿胶12g，龟甲30g。加减：若患儿有食少不寐、精神困倦且面色无华者则减去麦冬，加用益智仁与白术；若患儿有手足心灼热，低热汗出者则加用牡丹皮与地骨皮；盗汗患儿及口干心烦、口唇淡红、易被惊醒者则加用酸枣仁、五味子、浮小麦及茯苓等。每天1剂，水煎服。治疗时间为21天，有效率为93.33%，高于对照组（服用谷维素片）的83.33%（P＜0.05）[12]。

（11）儿童多动综合征　用三甲复脉汤对36例儿童多动综合征患者进行辨证治疗，药方组成：生地黄、麦冬、鳖甲、龟甲各7g，白芍、太子参各9g，阿胶、炙甘草、郁金、远志、川芎各5g，生牡蛎15g，石菖蒲、地龙各5g。每天1剂，水煎服。治疗时间为1个月，总有效率为72.73%[13]。

（12）骨质疏松症　用三甲复脉汤对132例骨质疏松症老年患者进行辨证治疗，药方组成：炙甘草18g，生地黄18g，白芍18g，阿胶、火麻仁9g，麦冬15g，牡蛎15g，鳖甲24g，龟甲30g。每天1剂，水煎服。治疗时间为4周，总有效率为88.24%，高于对照组（服用葡萄糖酸钙口服液）的64.06%（P＜0.01）[14]。

（13）其他　三甲复脉汤还可以治疗甲状腺功能亢进症[15]，病毒性心肌炎[16]，肌萎缩侧索硬化[17]等。

参考文献

[1] 邝学媚，廖欣，杜少辉，等. 三甲复脉汤含药血清体外诱导成年大鼠骨髓间充质干细胞分化为神经元[J]. 中国临床康复，2005（30）：53-55.

[2] 孟志伟. 三甲复脉汤对帕金森大鼠多巴胺神经元的影响研究[D]. 广州中医药大学，2014.

[3] 杨芳，金硕果，陈卫银，等. 三甲复脉汤加减对PIGD型帕金森病抑郁和睡眠障碍的影响及其机制研究[J]. 辽宁中医杂志，2017，44（10）：2131-2134.

[4] 张昊，靳端阳. 三甲复脉汤结合胺碘酮片治疗老年人慢性心力衰竭38例[J]. 中国中医药现代远程教育，2016，14（02）：106-107.

[5] 吕本林. 三甲复脉汤治疗心阴虚型快速性心律失常临床分析[J]. 中西医结合心血管病电子杂志，2017，5（22）：134.

[6] 杨宝龙，张晓宇，徐京育. 三甲复脉汤治疗缺血性室性期前收缩72例疗效观察[J]. 中国社区医师（医学专业半月刊），2009，11（16）：135.

[7] 丛树芹，张家驹. 三甲复脉汤加味治疗脑动脉硬化性头痛50例[J]. 山东中医杂志，2000（08）：474.

[8] 刘耀东，孙丽萍，王敬华，等. 三甲复脉汤结合西药治疗血管性痴呆临床观察[J]. 广西中医学院学报，

2009, 12（02）：6-7.

［9］李家邦. 三甲复脉汤治疗肝风证阴虚风动型 25 例临床观察［J］. 湖南中医杂志，1993（01）：3-4.

［10］任晓芳. 三甲复脉汤合猪苓汤治疗肝硬变腹水 30 例［J］. 陕西中医，1998（03）：105-106.

［11］王新芝. 三甲复脉汤加减治疗产后津伤血虚痉病 19 例［J］. 河南中医，2014，34（10）：2004-2005.

［12］李静. 三甲复脉汤加减治疗小儿气阴亏虚型多汗症的效果观察［J］. 临床医学研究与实践，2016，1（27）：122-123.

［13］阮宇鹏，吴勇惠，韩桃. 三甲复脉汤治疗儿童多动综合征 36 例［J］. 山东中医杂志，2010，29（07）：458-459.

［14］田其中. 三甲复脉汤治疗骨质疏松症 68 例临床观察［J］. 中医药导报，2006（01）：32+34.

［15］刘臣，张立侠，包洪. 三甲复脉汤临床应用［J］. 天津中医药，2006（04）：340.

［16］郭宝春. 炙甘草汤加三甲复脉汤治愈病毒性心肌炎 1 例［J］. 中国实用内科杂志，2006，26（S1）：222.

［17］叶俊德，叶铿铿. 三甲复脉汤治疗肌萎缩侧索硬化症［J］. 福建中医药，1986（06）：38.

沙参麦冬汤

【出处】《温病条辨》（清·吴瑭）"燥伤肺胃阴分，或热或咳者，沙参麦冬汤主之。"

【处方】沙参三钱，玉竹二钱，生甘草一钱，冬桑叶一钱五分，麦冬三钱，生扁豆一钱五分，花粉一钱五分。

【制法及用法】水五杯，煮取二杯，日再服。

【剂型】汤剂。

【现代研究】

1. 药理作用

（1）抑制染色体畸变　沙参麦冬汤 2mg/（kg·d）给丝裂霉素（MMC）诱导模型小鼠灌胃 10 天，沙参麦冬汤对小鼠染色体畸变的抑制率达 46.7%，表明沙参麦冬汤具有一定的抑制 MMC 诱导小鼠染色体畸变的作用[1]。

（2）保护胃黏膜　沙参麦冬汤中、高剂量 [10g/（kg·d），20g/（kg·d）] 给胃溃疡小鼠灌胃，沙参麦冬汤能显著抑制酸化乙醇所引起的大鼠胃体、窦部黏膜血流量的下降；能显著抑制乙醇引起的胃黏膜过氧化脂质含量升高，增加还原型谷胱甘肽的含量[2]。

（3）抗氧自由基损伤　沙参麦冬汤 17.5g/（kg·d）给气管内注入博莱霉素致肺纤维化动物（PF）模型小鼠灌胃 28 天，给药后小鼠体重下降、肺指数和血清丙二醛（MDA）含量均不同程度减少，而血清超氧化物歧化酶（SOD）活性增加[3]。沙参麦冬汤 17.5g/（kg·d）给肺纤维化动物模型小鼠灌胃 28 天，与模型对照组比较，沙参麦冬汤组动物血清丙二醛（MDA）、层黏连蛋白（LN）、透明质酸（HA）含量均不同程度减少，而血清超氧化物歧化酶（SOD）活性增加。说明沙参麦冬汤对 PF 模型动物的氧自由基损伤有不同程度的干预作用[4]。

（4）下调胃癌小鼠 K-ras 基因的表达　沙参麦冬汤 1.1g/（ml·d）给模型癌基因（K-ras）小鼠灌胃 28 天，沙参麦冬汤可以下调胃癌小鼠 K-ras 基因的表达，其机制可能为抑制瘤体组织中 K-ras 基因的过表达，干预 K-ras 的突变或稳定 K-ras 基因的表达来调控癌变的进展[5]。

（5）增强免疫功能　沙参麦冬汤 1.0g/（ml·d）给阴虚模型小鼠灌胃 6 天，沙参麦冬汤治疗组较阴虚模型组淋巴细胞增殖指数和 IL-2 含量明显升高，血清 IL-6 含量明显降低；沙参麦冬汤可提高阴虚大鼠的免疫功能，并能抑制炎症反应，减轻炎症损伤[6]。沙参麦冬汤低、高剂量 [6g/（kg·d），12g/（kg·d）] 给运动小鼠灌胃 14 天，服药组小鼠脾指数、外周血 IgG、IgA、CD_4^+ T 细胞百分比、CD_4^+/CD_8^+ 比值均显著高于运动对照组（$P < 0.01$ 或 $P < 0.05$）；大剂量组小鼠胸腺指数、血清 IgM 值显著高于运动对照组（$P < 0.05$）。沙参麦冬汤具有提高大强度耐力训练小鼠免疫力的作用[7]。沙参麦冬汤 10ml/kg 给阴虚型慢性支气管炎大鼠灌胃 9 周，治疗组咳嗽、少痰、消瘦、皮毛枯槁等症状逐渐减轻，炎性细胞浸润、杯状细胞增生、气管平滑肌增厚等病理改变均较模型组减轻。肺泡灌洗液分泌型免疫球蛋白 SIgA 含量明显上升（$P < 0.01$），血清白介素-6（IL-6）含量明显下降（$P < 0.01$），血清 IL-1 与 TNF-α 含量下降，但差异均无显著意义。沙参麦冬汤调节 SIgA 和 IL-6 可能是其治疗肺阴虚型慢性支气管炎的重要机

制之一[8]。

（6）降血糖　沙参麦冬汤 9.4g/（kg·d）给链脲佐菌素腹腔注射结合高脂高糖饮食诱导的糖尿病模型大鼠灌胃 8 周，沙参麦冬汤大鼠总胆固醇（TC）、甘油三酯（TG）、空腹血糖（FBG）、胰岛素（Fins）、胰岛素抵抗指数（HOMA-IR）、糖化血红蛋白（HbA1c）、肿瘤坏死因子（TNF-α）、IL-1β、IL-6、MDA 水平明显降低，大鼠体质量及 SOD、CAT 水平明显升高。沙参麦冬汤加味具有降糖作用，其机制可能与减轻胰岛素抵抗、抑制炎症反应和氧化应激反应有关[9]。

（7）抑制皮肤光老化　沙参麦冬汤高、中剂量[（5.22g/（kg·d），1.74g/（kg·d）]给光老化模型小鼠灌胃，沙参麦冬汤干预组小鼠皮肤光老化病理改变得到改善，沙参麦冬汤高剂量组 SOD 活力增强，谷胱甘肽过氧化物酶（GSH-Px）活力增强，MDA 含量下降，透明质酸（HA）含量上升，表明沙参麦冬汤具有抑制皮肤光老化的功能[10]。

（8）减轻肺纤维化　沙参麦冬汤 10.3g/（kg·d）给放射性肺炎大鼠灌胃 7 周，沙参麦冬汤组大鼠血浆中 IL-6，TNF-α，转化生长因子 -β₁（TGF-β₁）显著降低，其可能通过降低血浆中 IL-6，TNF-α，TGF-β₁ 含量，抑制放射性肺炎肺泡炎性反应，减轻肺纤维化进程[11]。

2. 制剂研究

含量测定　建立同时测定沙参麦冬汤中芦丁、甘草苷、补骨脂素、花椒毒素、佛手苷内酯、甘草酸铵、麦冬皂苷 D、甲基麦冬二氢高异黄酮 A、甲基麦冬二氢高异黄酮 B 等成分的方法。采用超高效液相色谱 - 串联质谱法，色谱柱为 Phenomenex Kinetex C18，流动相为乙腈 -0.1% 甲酸（梯度洗脱），流速为 0.3ml/min，柱温为 25℃，进样器温度为 10℃，平衡时间为 2min，进样量为 5μl。离子化模式为电喷雾电离，源喷式电压为 5500V、-4500V，雾化气压力为 4.14×10⁵Pa，离子化温度为 650℃，工作模式为多反应检测模式。结果显示芦丁、甘草苷、补骨脂素、花椒毒素、佛手苷内酯、甘草酸铵、麦冬皂苷 D、甲基麦冬二氢高异黄酮 A、甲基麦冬二氢高异黄酮 B 的检测质量浓度线性范围良好，精密度、稳定性、重复性试验的 RSD＜3.0%，加样回收率符合要求；3 批样品的平均含量为 0.9462μg/ml，17.79μg/ml，0.0128μg/ml，0.3094μg/ml，0.4221μg/ml，24.36μg/ml，0.416μg/ml，0.0233μg/ml 和 0.0815μg/ml。该方法快速、简便、准确可靠，适用于同时测定沙参麦冬汤中 9 种成分的含量[12]。

3. 药动学研究

通过建立大鼠血浆中甘草苷、花椒毒酚和甲基麦冬黄烷酮 A 的 UPLC-MS/MS 测定方法，并探讨大鼠灌胃沙参麦冬汤后其在大鼠体内的药动学过程。实验过程以流动相乙腈 -0.1% 甲酸水溶液，梯度洗脱，流速 0.3ml/min；采用 ESI 源，正负离子同时检测模式扫描，多反应监测模式（MRM）检测各成分血药浓度，并用 DAS 3.0 软件计算药动学参数。结果甘草苷、花椒毒酚和麦冬黄烷酮 A 分别在 4.92~315.00ng/ml，1.44~92.00ng/ml 和 0.35~22.00ng/ml 线性关系良好，平均回收率均＞76.5%，日内、日间 RSD 均＜15%。大鼠灌胃沙参麦冬汤提取物后，甘草苷、花椒毒酚和甲基麦冬黄烷酮 A 的 AUC₀₋ₜ 分别为（718.23±185.55）ng·h/ml，（22.52±7.53）ng·h/ml 和（13.55±6.03）ng·h/ml；$t_{1/2}$ 分别为（3.61±2.01）h，（6.93±7.78）h 和（3.51±1.92）h。本法方便、快捷，可用于甘草苷、花椒毒素和甲基麦冬黄烷酮 A 的体内定量分析[13]。

4. 成分分析

沙参麦冬汤中含有芦丁、甘草苷、补骨脂素、花椒毒素、佛手苷内酯、甘草酸铵、麦冬皂苷 D、甲基麦冬二氢高异黄酮 A、甲基麦冬二氢高异黄酮 B 等成分[12]。

5. 临床应用

（1）非小细胞肺癌

①用沙参麦冬汤对 100 例中晚期非小细胞肺癌患者进行辨证治疗，药方组成：北沙参 6g，麦冬 10g，炙黄芪 20g，党参 15g，玉竹 10g，天花粉 15g，五味子 10g，浙贝母 8g，半夏 10g，枳壳 10g，白英 12g，山慈菇 20g，三七 20g，甘草 6g。加减：痰凝湿阻者可加陈皮 6g，法半夏 10g，茯苓 15g；热毒者可加金荞麦 15g，鱼腥草 15g，龙葵 10g，重楼 10g。总有效率为 66%，高于对照组（紫杉醇与顺铂联合化疗方案进行治疗）的 30%（P＜0.05）[14]。

②用沙参麦冬汤加减联合化疗对 68 例中晚期非小细胞肺癌患者进行辨证治疗，药方组成：黄芪、石见穿、白花蛇舌草各 30g，北沙参、天花粉各 15g，麦冬、玉竹各 12g，山楂 10g，桑叶 6g，生甘草 5g。每天 1 剂，水煎服。21 天为 1 个疗程，连续治疗 3 个疗程，总有效率为 94.12%，高于对照组的 70.59%（P＜0.05）[15]。

③用沙参麦冬汤加减和补中益气汤联合化疗对 84 例非小细胞肺癌患者进行辨证治疗，药方组成：黄芪 15g，白术 10g，沙参 15g，党参 15g，陈皮 6g，玉竹 10g，柴胡 12g，麦冬 15g，当归 10g，天花粉 15g，升麻 6g。每天 1 剂，水煎服。治疗时间为 6 周，总有效率为 61%，高于对照组的 29.3%（P＜0.05）[16]。

（2）小儿支原体肺炎　用沙参麦冬汤加减对 120

例小儿支原体肺炎患者进行治疗，药方组成：生扁豆、北沙参、麦冬 15g，玉竹和桑叶 10g，甘草 6g。加减治疗：针对咳嗽患儿加桔梗和浙贝母各 10g；针对咯血患儿加藕节炭、白及、白及根各 15g；针对胸痛患儿加延胡索、郁金、枳壳各 6g。每天 1 剂，水煎服。治疗时间为 5 天，总有效率为 96.67%，高于对照组（服用阿奇霉素）的 81.67%（$P < 0.05$）[17]。

（3）食管癌 用沙参麦冬汤加减对 40 例食管癌患者进行辨证治疗，药方组成：沙参 15g、麦冬 15g、玉竹 15g、天花粉 12g、玄参 12g、生地黄 12g、石斛 12g、扁豆 10g、甘草 6g、火麻仁 10g、瓜蒌仁 10g。治疗后 $CD_3^+CD_4^+$、$CD_3^+CD_8^+$、$CD_4^+CD_8^+$ 及淋巴细胞总数升高明显；治疗时间为 4 周，观察组发生化疗后骨髓抑制及恶心、呕吐和便秘、腹泻反应较对照组明显减少[18]。

（4）功能性消化不良 用沙参麦冬汤加减对 116 例功能性消化不良患者进行辨证治疗，药方组成：沙参 15g，麦冬 10g，石斛 15g，生地黄 9g，天花粉 15g，玉竹 9g，白扁豆 10g，桑叶 9g，鸡内金 15g，白术 9g，木香 5g，炙甘草 9g。每天 1 剂，水煎服。治疗时间为 2 周，总有效率为 93.1%，高于对照组（多潘立酮）的 77.59%（$P < 0.05$）[19]。

（5）功能性便秘 用沙参麦冬汤对 80 例功能性便秘患者进行辨证治疗，药方组成：沙参 20g，麦冬 15g，玉竹 9g，生地黄 12g，火麻仁 12g，郁李仁 12g，瓜蒌 15g，乌梅 6g，生扁豆 12g，甘草 9g。加减：胃阴不足，气机失调，兼见脘胀或虚痞，加佛手、玫瑰花；虚气上逆，食入作恶，加荷叶、竹茹。每天 1 剂，水煎服。2 周为 1 个疗程，治疗 2~4 个疗程，总有效率为 86%，高于对照组的 75%（$P < 0.05$）[20]。

（6）胃及十二指肠溃疡 用沙参麦冬汤加减对胃阴不足型胃及十二指肠溃疡患者进行治疗，药方组成：沙参 30g，麦冬 15g，玉竹 15g，石斛 15g，白芍 18g，生地黄 12g，木香 10g，川楝子 10g，甘草 5g。总有效率在 96% 左右[21]。

（7）感染后咳嗽肺阴亏虚证 用加味沙参麦冬汤对 32 例感染后咳嗽肺阴亏虚证患者进行辨证治疗，药方组成：北沙参 30g，麦冬 15g，天花粉 15g，玉竹 15g，冬桑叶 15g，生扁豆 15g，苦杏仁 15g，浙贝母 15g，生地黄 15g，百合 15g，甘草 6g。加减：咳嗽严重者加百部 15g；咽部痒者加僵蚕 6g；气喘不利者加地龙 6g。每天 1 剂，水煎服。治疗时间为 7 天，总有效率为 90.63%，高于对照组（服用复方甲氧那明胶囊）的 71.88%（$P < 0.05$）[22]。

（8）慢性支气管炎 用沙参麦冬汤加减对 86 例慢性支气管炎患者进行辨证治疗，药方组成：沙参 20g，麦冬 20g，白芍 20g，玉竹 15g，川贝母 10g，枸杞子 15g，炙麻黄 6g，生地黄 15g，杏仁 6g，甘草 6g，冬桑叶 10g。气虚加党参 15g，大便不畅加肉苁蓉 20g。每天 1 剂，水煎服。治疗时间为 10~20 天，总有效率为 90.7%，高于对照组（服用氨茶碱、盐酸氨溴索和阿奇霉素）的 72.09%（$P < 0.05$）[23]。

（9）头颈部恶性肿瘤 用沙参麦冬汤加减对 50 例头颈部恶性肿瘤患者进行辨证治疗，药方组成：沙参 15g，麦冬 10g，玉竹 10g，桑叶 10g，天花粉 30g，薏苡仁 30g，太子参 15g，五味子 10g。加减：若咽喉肿痛可加牛蒡子 10g，薄荷 10g，芦根 15g；若口干明显可加生地黄 10g。总有效率为 96%，高于对照组的 48%（$P < 0.05$）[24]。

（10）咳嗽变异性哮喘

①用加味沙参麦冬汤联合孟鲁司特钠对 144 例咳嗽变异性哮喘患者进行辨证治疗，药方组成：沙参、玉竹、麦冬各 15g，桑叶、防风各 12g，天花粉、五味子各 9g，甘草 6g。每天 1 剂，水煎服。治疗时间为 2 周，总有效率为 93.06%，高于对照组（孟鲁司特钠治疗）83.3%[25]。

②用加味沙参麦冬汤对 120 例咳嗽变异性哮喘患者进行辨证治疗，药方组成：沙参 15g、麦冬 15g、玉竹 15g、桑叶 12g、天花粉 9g、防风 12g、五味子 9g、甘草 6g。每天 1 剂，水煎服。治疗时间为 2 周，总有效率为 91.67%，高于对照组的 53.33%（$P < 0.05$）[26]。

（11）支气管哮喘 用加减沙参麦冬汤结合孟鲁司特对 90 例支气管哮喘患者进行辨证治疗，药方组成：太子参、北沙参、南沙参、五指毛桃、白花蛇舌草、黄芪、防己、玉竹、麦冬、桑叶、冬虫夏草、三七末、生甘草。加减：咳嗽明显者加浙贝母、桔梗；咯血者加白茅根、白及、藕节炭；胸痛者加枳壳、郁金、延胡索；胸水者加茯苓、猪苓、葶苈子。每天 1 剂，水煎服。治疗时间为 8 周，总有效率为 96%，高于对照组的 80%（$P < 0.05$）[27]。

（12）特发性肺间质纤维化咳嗽 用加减沙参麦冬汤对 11 例特发性肺间质纤维化咳嗽患者进行辨证治疗，药方组成：太子参 15g，黄芪 15g，沙参 20g，麦冬 20g，玉竹 12g，天花粉 12g，桑白皮 15g，地骨皮 15g，杏仁 12g，五味子 6g，地龙 10g，甘草 6g。加减：若有痰且黄者加川贝母 10g；若有痰且白者加紫苏子 10g。每天 1 剂，水煎服。治疗时间为 2 周，总有效率为 90.91%，高于对照组（乙酰半胱氨酸）的 72.72%（$P < 0.05$）[28]。

（13）肺结核盗汗 用沙参麦冬汤合玉屏风散加减对 60 例肺结核盗汗患者进行治疗，药方组成：沙参 15g，麦冬 15g，玉竹 10g，桑叶 6g，黄芪 30g，白术 10g，防风 10g，煅龙骨 30g，煅牡蛎 30g，麻黄根 10g，浮小麦 30g，银柴胡 10g，白芍 15g，甘草 6g。每天 1 剂，水煎服。治疗时间为 7 天，总有效率为 96.7%，高于对照组（谷维素片）的 76.7%（$P < 0.05$）[29]。

（14）放射性肺炎　用沙参麦冬汤加减联合抗生素激素对 20 例放射性肺炎患者进行治疗，药方组成：北沙参 15g，麦冬 15g，玉竹 10g，天花粉 10g，扁豆 10g，桑叶 10g，甘草 6g。加减：气虚症状较明显者加太子参 15g，黄芪 10g；咳嗽、咳痰症状较明显者加枇杷叶 15g，川贝母 10g，桔梗 10g，半夏 10g；胸痛较明显者加瓜蒌皮 20g，川楝子 15g，赤芍 15g，白芍 15g；发热症状较明显者加用柴胡 20g，鳖甲 20g，生地黄 10g，牡丹皮 10g。每天 1 剂，水煎服。治疗时间为 45 天，总有效率为 85%，高于对照组（服用二代头孢类抗生素）的 55%（$P < 0.05$）[30]。

（15）慢性咽炎　用沙参麦冬汤加减对 53 例慢性咽炎患者进行治疗，药方组成：沙参 15g，麦冬 20g，玉竹 10g，白芍 15g，生地黄 15g，桑叶 10g，桔梗 6g，薄荷 6g，生甘草 6g。每天 1 剂，水煎服。治疗时间为 7 天，总有效率为 90.57%[31]。

（16）2 型糖尿病　用沙参麦冬汤加减对 54 例肺胃热盛型 2 型糖尿病患者进行治疗，药方组成：沙参 15g，麦冬 15g，玉竹 15g，天花粉 10g，石膏 30g，生地黄 15g，牛膝 10g，玄参 30g，山药 30g，知母 15g，牡丹皮 10g，桑白皮 10g，黄芩 10g，黄连 6g。治疗时间为 1 个月，总有效率为 95%，高于对照组的 80%（$P < 0.05$）[32]。

（17）妊娠咳嗽　用沙参麦冬汤加减对 36 例妊娠咳嗽患者进行辨证治疗，药方组成：南沙参 30g，麦冬 15g，乌梅 5g，炙甘草 12g，白术 10g，茯苓 15g，黄芩 15g，紫苏子 15g，桔梗 12g，炙百合 15g，川贝母 15g，炙桑白皮 15g。加减：若久咳不已，口干咽燥，舌红少苔者加地骨皮以泻肺热；若咳声重浊、气急、喉痒、鼻塞、头痛、流清涕者，去乌梅、紫苏子加麻黄 10g，炙杏仁 12g，紫苏 15g，以散寒宣肺止咳；若伴喉燥、咽痛、痰黄，口渴恶风头痛者去乌梅、炙桑白皮，加桑叶 15g，菊花 15g，薄荷 12g，以疏风清热；若痰多黄稠胃满者，加陈皮 15g，半夏 12g，竹茹 15g。每天 1 剂，水煎服。治疗时间为 7 天，总有效率为 91.67%[34]。

（18）小儿久咳症　用沙参麦冬汤加减对 100 例小儿久咳症患者进行辨证治疗，药方组成：沙参 8g，麦冬 8g，石斛 8g，玉竹 8g，川贝母 6g，桑叶 8g，防风 8g，甘草 3g。加减：阴虚之咳，养阴需兼收敛，对于咳嗽明显患儿，则在养阴止咳方中兼以收敛之药五味子；面色白，汗多者，加以五指毛桃 10g，太子参 10g，白术 8g，以健脾益气；食欲差者，加以

焦三仙各 15g，消食开胃；活动后咳嗽加剧、有过敏史者，加蝉蜕 8g 或僵蚕 8g；咽喉肿痛者加桔梗、牛蒡子、木蝴蝶各 8g；痰多色白者加前胡 8g，法半夏 10g，陈皮 3g；久咳唇周紫暗者加丹参、毛冬青各 12g。每天 1 剂，水煎服。治疗时间为 2 周，总有效率为 94%[35]。

（19）小儿顽固性咳嗽　用沙参麦冬汤加减联合西药对 80 例小儿顽固性咳嗽肺阴亏虚证患者进行辨证治疗，药方组成：沙参、麦冬、玉竹、天花粉、桑叶、生甘草、白扁豆。加减：若久热久咳，去桑叶加桑白皮、地骨皮；咳嗽剧烈者加川贝母、苦杏仁、百部；肺气不敛，咳嗽气促者，加五味子、诃子；低热、潮热者加枸骨叶、银柴胡、青蒿等；盗汗加糯稻根须、浮小麦等，治疗时间为 2 周。每天 1 剂，水煎服。总有效率为 95%，高于对照组的 75%（$P < 0.05$）[35]。

（20）百日咳　用桑沙汤对 80 例重症痉咳期百日咳患者进行治疗，药方组成：由桑白皮 10~25g，黄芩 6~20g，浙贝母（川贝母）6~40g，法半夏 4~20g，紫苏子（包煎）8~30g，杏仁 7~30g，黄连 4~20g，栀子 5~20g，僵蚕 8~30g，蜈蚣 1~4 条，沙参 10~50g，麦冬 5~30g，白术 6~20g。每天 1 剂，水煎服。治疗时间为 3~8 周，总有效率为 100%[36]。

（21）剥脱性唇炎　用沙参麦冬汤加减对 54 例剥脱性唇炎患者进行辨证治疗，药方组成：南沙参 10g，玉竹 10g，生甘草 3g，桑叶 10g，麦冬 10g，白扁豆 10g，天花粉 10g。加减：若皲裂、口干明显者加北沙参 10g，天冬 10g，石斛 10g，芦根 10g；若脱屑、痒痛明显者加防风 10g，白及 10g。每天 1 剂，水煎服。2 周为 1 个疗程，一般治疗 1~2 个疗程，总有效率为 85.18%，高于对照组（局部外搽 0.1% 糠酸莫米松乳膏）的 60%（$P < 0.05$）[37]。

（22）干眼症　加味沙参麦冬汤联合眼针对 50 例干眼症患者进行辨证治疗，药方组成：麦冬、桑叶、天花粉、扁豆、黄精各 15g，沙参、黄芪各 30g，甘草 5g。每天 1 剂，水煎服。治疗时间为 21 天，总有效率为 96%[38]。

（23）放射性口腔干燥症　用沙参麦冬汤对 25 例放射性口腔干燥症患者进行辨证治疗，药方组成：沙参、麦冬各 15g，天花粉、桑叶、生扁豆各 9g，玉竹 12g，生甘草 6g。加减：大便燥结者，可加火麻仁、瓜蒌仁；吞咽困难者，可加山豆根、胖大海；胃中灼热、嘈杂者可重用麦冬、玉竹，并加石斛等；干咳少痰或咯血者，则重用沙参，并加梨皮、瓜蒌皮。每天 1 剂，水煎服。治疗时间为 8 周，总有效率为 84%，高于对照组（服用硝酸毛果芸香碱片）的 76%（$P < 0.05$）[39]。

（24）其他　沙参麦冬汤还可以治疗喉源性咳嗽[40]、萎缩性胃炎[41]、手掌脱皮[42]、小儿口疮[43]等。

参考文献

[1] 舒琦瑾，吴良村．新加沙参麦冬汤对 MMC 诱导小鼠染色体畸变抑制作用的实验研究 [J]．中国中西医结合杂志，1998（S1）：276.

[2] 曹西华，侯家玉．沙参麦冬汤对大鼠胃黏膜保护作用的机制研究 [J]．中药药理与临床，1995（05）：1-3.

[3] 黄霞，刘惠霞，孙为．不同治则对肺间质纤维化大鼠氧自由基损伤的干预作用 [J]．中国实验方剂学杂志，2010，16（06）：188-191.

[4] 韩颖萍，黄霞，刘惠霞，等．沙参麦冬汤对肺间质纤维化大鼠氧自由基损伤及细胞外基质代谢的影响 [J]．中华中医药杂志，2011，26（09）.

[5] 李世东，曾俞霖，刘茂芳．沙参麦冬汤对胃癌小鼠 K-ras 基因表达的影响 [J]．贵阳中医学院学报，2014，36（05）：133-135.

[6] 杨敬宁，周彬．沙参麦冬汤对阴虚大鼠免疫功能的影响 [J]．实用中医药杂志，2005（12）：715-716.

[7] 张继红，焦晓明，李儒新，等．沙参麦冬汤对运动小鼠免疫功能的影响 [J]．中国康复医学杂志，2009，24（05）：442-444.

[8] 洪素兰，陈玉龙，邵雷，等．沙参麦冬汤对肺阴虚型慢性支气管炎模型大鼠 SIgA 与 IL-1、IL-6、TNF-α 的影响 [J]．中国中医基础医学杂志，2009，15（12）：948-949.

[9] 戚子云，魏爱生，张树昌，等．沙参麦冬汤加味对糖尿病大鼠胰岛素抵抗、炎症反应和氧化应激反应的影响 [J]．广州中医药大学学报，2019，36（05）：724-728.

[10] 王璐，李中平，曹艳亚，等．沙参麦冬汤对皮肤光老化模型小鼠的保护作用 [J]．中国老年学杂志，2015，35（06）：1628-1631

[11] 周燕萍，邱明义，胡作为，等．沙参麦冬汤对放射性肺炎大鼠血浆 IL-6，TNF-α，TGF-β_1 的影响 [J]．中国实验方剂学杂志，2014，20（16）：165-168.

[12] 吴茵，王蕊，任炳楠，等．UPLC-MS/MS 法同时测定沙参麦冬汤中 9 种成分的含量 [J]．中国药房，2016，27（09）：1240-1244.

[13] 吴茵，魏欣，孙源，等．沙参麦冬汤中 3 种有效成分血药浓度的 UPLC-MS/MS 测定及药动学研究 [J]．中国现代应用药学，2016，33（11）：1428-1433.

[14] 李海舟．沙参麦冬汤对中晚期非小细胞肺癌患者免疫功能及生活质量的影响 [J]．吉林医药学院学报，

2019，40（03）：197-198.

[15] 赵璐，倪依群．本化疗与沙参麦冬汤加减联合治疗中晚期非小细胞肺癌疗效观察及安全性分析 [J]．当代医学，2018，24（32）：175-177.

[16] 吕娅萍，李春，潘新有，等．补中益气汤合沙参麦冬汤加减联合化疗治疗非小细胞肺癌临床疗效观察 [J]．现代诊断与治疗，2017，28（15）：2773-2775.

[17] 张娟．沙参麦冬汤加减治疗小儿支原体肺炎的临床效果分析 [J]．名医，2019（01）：239.

[18] 王同甫，张振，姚传山，等．沙参麦冬汤联合化疗对于食管癌患者预后的分析 [J]．中国中西医结合消化杂志，2019，27（02）：119-121+127.

[19] 袁参，张玲玲．沙参麦冬汤加减治疗功能性消化不良的临床研究 [J]．中西医结合心血管病电子杂志，2018，6（35）：169.

[20] 赵希明，蔡德光，马红英，等．沙参麦冬汤治疗功能性便秘 80 例临床观察 [J]．山西医药杂志，2011，40（12）：1257.

[21] 随志化．辨证施治胃及十二指肠溃疡 116 例 [J]．山东中医杂志，2013，32（08）：557-558.

[22] 武素，姚红艳．加味沙参麦冬汤治疗感染后咳嗽肺阴亏虚证 32 例临床观察 [J]．湖南中医杂志，2019，35（01）：48-50.

[23] 石伟平．中西药合用治疗慢性支气管炎临床观察 [J]．实用中医药杂志，2018，34（12）：1450-1451.

[24] 顾丽梅．沙参麦冬汤加减治疗头颈部恶性肿瘤放疗后的临床观察 [J]．内蒙古中医药，2018，37（08）：9-10.

[25] 陆伟恒．加味沙参麦冬汤联合孟鲁司特钠对咳嗽变异性哮喘的治疗效果 [J]．中医临床研究，2018，10（08）：17-19.

[26] 王静，杨宝江，常银竹，等．加味沙参麦冬汤治疗咳嗽变异性哮喘的临床研究 [J]．中国医药导报，2015，12（22）：128-131.

[27] 马列，刘振千，陈旭昕，等．加减沙参麦冬汤结合孟鲁司特治疗支气管哮喘临床疗效研究 [J]．实用中西医结合临床，2015，15（11）：41-42.

[28] 赵心慧．益气养阴法治疗特发性肺间质纤维化咳嗽 11 例 [J]．中国中医药现代远程教育，2015，13（13）：34-35.

[29] 韦鸿光．沙参麦冬汤合玉屏风散加减治疗肺结核盗汗 60 例 [J]．广西中医药，2014，37（05）：58-59.

[30] 于雯娟，李航森．沙参麦冬汤加减联合抗生素激素治疗放射性肺炎 20 例疗效观察 [J]．中西医结合研究，2013，5（03）：151-152.

［31］李成光. 沙参麦冬汤加减治疗慢性咽炎53例［J］.
河南中医, 2013, 33（07）: 1150–1151.

［32］周正芳. 中西医结合治疗2型糖尿病60例［J］. 实
用中医内科杂志, 2005（04）: 350.

［33］高爱芝. 自拟沙参麦冬汤加减治疗妊娠咳嗽36例
［J］. 中国当代医药, 2011, 18（15）: 83.

［34］张广丽, 刘建汉. 滋阴润肺法治疗小儿久咳症100
例［J］. 中医药临床杂志, 2011, 23（01）: 83.

［35］季留青, 揣丽娜, 陈奇才. 沙参麦冬汤加减联合西
药治疗小儿顽固性咳嗽肺阴亏虚证临床观察［J］.
新中医, 2018, 50（02）: 87–89.

［36］杨仁坤, 杨冠佼. 自拟桑沙汤治疗重症痉咳期百日
咳80例［J］. 光明中医, 2017, 32（16）: 2355–
2357.

［37］李红兵, 闵仲生, 陈力. 沙参麦冬汤加减治疗剥脱

性唇炎54例［J］. 福建中医药, 2005（03）: 23–24.

［38］杨海滨. 加味沙参麦冬汤联合眼针治疗干眼症的
效果观察［J］. 临床医药文献电子杂志, 2018, 5
（68）: 141+143.

［39］袁春樱, 韩伍龙. 沙参麦冬汤治疗放射性口腔干
燥症25例［J］. 山东中医杂志, 2011, 30（11）:
787–788.

［40］闫菊. 沙参麦冬汤化裁治疗喉源性咳嗽58例［J］.
四川中医, 2003（04）: 74–75.

［41］万年青. 沙参麦冬汤治疗萎缩性胃炎64例［J］. 四
川中医, 1998（07）: 23.

［42］白廷芳. 沙参麦冬汤治疗手掌脱皮［J］. 河南中医,
1988, 8（06）: 18.

［43］韦振群. 沙参麦冬汤加减治疗小儿口疮34例［J］.
陕西中医, 1984（01）: 16.

新加香薷饮

【出处】《温病条辨》（清·吴瑭）"手太阴暑温,
如上条证, 但汗不出者, 新加香薷饮主之。"

【处方】香薷二钱, 银花三钱, 鲜扁豆花三钱,
厚朴二钱, 连翘二钱。

【制法及用法】水五杯, 煮取二杯, 先服一杯,
得汗止后服, 不汗再服, 服尽不汗, 再作服。

【剂型】汤剂。

【现代研究】

1. 药理作用

（1）解热　香薷饮高、中、低剂量[11.16g/（kg·d）,
5.58g/（kg·d）, 2.79g/（kg·d）]给干酵母所致发热
大鼠进行灌胃, 每2h测定1次体温, 各剂量组大鼠
体温均有明显下降[1]。

（2）降低毛细血管通透性　新加香薷饮高、中、
低剂量［16.12g/（kg·d）, 8.06g/（kg·d）, 4.03g/（kg·d）]
给乙酸致毛细血管通透性增高小鼠造模前灌胃3天,
各剂量组小鼠毛细血管通透性均有降低[1]。

（3）镇痛　新加香薷饮高、中、低剂量
［16.12g/（kg·d）, 8.06g/（kg·d）, 4.03g/（kg·d）]
给热板法所致模型小鼠进行灌胃, 各剂量均对小鼠
具有镇痛作用[1]。

（4）增强免疫力　新加香薷饮每只0.2ml给环磷
酰胺溶液所致模型小鼠进行灌胃7天, 能使小鼠吞
噬指数和吞噬系数增加, 对抗环磷酰胺所致的小鼠

体液免疫抑制, 提高血清溶血素抗体水平[2]。新加
香薷饮1.44g/（kg·d）给感染甲1、甲3型流感病
毒后的小鼠灌胃5天, 新加香薷饮能提高病毒感染
小鼠外周血IL–2水平, 提高CD$_3^+$, CD$_4^+$的水平, 增
加CD$_4^+$/CD$_8^+$的比值, 能增强机体细胞免疫功能, 达
到抗流感病毒的效果[3]。

（5）抗炎　新加香薷饮20g/（kg·d）给湿热环
境模型小鼠灌胃5天, 每天2次, 能增加Th1、Th2、
Th17、Treg水平, 降低Th1和Th2的比值, 新加香
薷饮对湿热环境下流感病毒性肺炎小鼠具有抗病毒
作用[4]。

（6）抗流感病毒　新加香薷饮高、中、低剂量
[0.292g/（kg·d）, 0.146g/（kg·d）, 0.073g/（kg·d）]
给感染1型流感病毒的小鼠灌胃, 高、中、低剂量
组新加香薷饮在体内、外均具有良好的抗甲1型流
感病毒作用, 其中, 高剂量新加香薷饮的抗病毒作
用较单味药显著, 并呈一定的量效相关性[5]。新加
香薷饮5.4g/（kg·d）给流感病毒FM1株滴鼻感染
小鼠灌胃5天, 新加香薷饮上调Th1/Th2和Th17/
Treg的比例, 机体促炎症反应增强, 从而起到抗病
毒的作用[6]。

2. 制剂研究

指纹图谱的建立　建立新加香薷饮标准汤剂
（简称汤剂）的HPLC指纹图谱, 为新加香薷颗粒
（简称颗粒）的质量控制提供鉴定方法。采用高效液

相色谱法，色谱柱为 Phenomenex Luna C18 色谱柱（250mm×4.6mm，5μm），以乙腈 –0.1% H_3PO_4 溶液为流动相进行梯度洗脱，检测波长为280nm，检测时间为130min。采用2012版《中药色谱指纹图谱相似度评价系统》软件，以绿原酸峰为参照峰，建立汤剂对照指纹图谱，并将其与5批颗粒的指纹图谱进行相似度评价。结果5批颗粒的指纹图谱与新加香薷饮标准汤剂对照指纹图谱的相似度均大于0.90。10批新加香薷饮标准汤剂对照指纹图谱中，共有12个共有峰，其中包含绿原酸、连翘酯苷和连翘苷等。该方法简单、稳定、重复性好，可用于辅助控制颗粒的质量[7]。

3. 临床应用

（1）暑湿型感冒　用新加香薷饮对200例暑湿型感冒患者进行辨证治疗，药方组成：金银花10g，连翘10g，扁豆花10g，厚朴10g，香薷10g，辛夷10g，苍耳子10g。加减：高热者加生石膏30g，薄荷6g，蝉蜕5g以疏风退热；寒热往来者加柴胡10g，黄芩10g以调和营卫；头身疼痛明显者，加羌活10g，葛根30g以舒筋止痛；咽喉肿痛者加岗梅根15g，板蓝根10g以清热利咽；咳嗽、咳痰者加炙麻黄8g，杏仁10g，甘草6g以止咳化痰；胸闷明显者加瓜蒌10g以宽胸理气；纳差者加藿香10g，布渣叶10g以化湿和胃。每天1剂，水煎服。治疗时间为5天，有效率为93%，高于对照组的86.8%（ $P < 0.05$ ）[8]。

（2）夏季发热　用新加香薷饮加减对180例夏季发热患者进行辨证治疗，药方组成：香薷、桔梗、厚朴、连翘、金银花、紫苏叶、柴胡、荆芥、防风各15g，扁豆花10g。随症加减：体温＞39℃者，加石膏清气退热；头身疼痛明显者，加羌活、独活舒筋止痛；咽喉肿痛明显者，加马勃、射干解毒利咽；咳嗽吐痰，胸闷明显者，加瓜蒌、杏仁宽胸理气；恶心欲呕或恶心呕吐者，加藿香、佩兰化湿和中。每天2剂，早晚各1剂，水煎服。治疗时间为3天，有效率为94.4%[9]。

（3）登革热早期　用新加香薷饮合柴葛解肌汤加减对48例登革热早期患者进行治疗，药方组成：葛根10g，金银花15g，连翘10g，柴胡10g，黄芩10g，淡竹叶15g，香薷10g，白扁豆15g，甘草6g。治疗周期为5天，新加香薷饮可缩短早期登革热患者退热、疼痛消失时间，提高外周血白细胞、血小板含量，促进 $CD_3^+CD_8^+T$ 淋巴细胞恢复[10]。

（4）急性肠炎　用新加香薷饮加味对60例急性肠炎患者进行辨证治疗，药方组成：金银花10g，连翘10g，大青叶10g，香薷10g，厚朴6g，扁豆10g，茯苓10g，薏苡仁10g，竹茹10g，荷叶10g，佩兰

10g。每天1剂，水煎服。治疗时间为3天，有效率为100%[11]。

（5）小儿急性咽结膜热　用新加香薷饮对86例小儿急性咽结膜热患者进行治疗，药方组成：香薷、佩兰、厚朴各3g，金银花、连翘各5g，扁豆或鲜扁豆花6g，生大黄2g，呕吐者酌加藿香、生姜；若身热盛口渴者酌加石膏；无胸闷苔腻者去厚朴；腹胀满者加藿香、紫苏梗。体温平均恢复正常为4.94天[12]。

（6）小儿暑湿发热　用新加香薷饮对120例小儿暑湿高热患者进行辨证治疗，药方组成：香薷，厚朴，金银花，连翘，南豆花，苇茎，羚羊角，青蒿，浙贝母，白薇，谷芽。高热汗多者去香薷；腹泻者加茯苓皮；大便干结者加草决明；腹痛者去南豆花，加鸡蛋花；咳嗽者加僵蚕；有高热惊厥史者若大便干结加钩藤，大便稀加蝉蜕。每天1剂，水煎服。总有效率为93.3%，高于对照组（穿琥宁注射液、头孢类抗生素静脉滴注）的75%（ $P < 0.05$ ）[13]。

参考文献

[1] 廖永清，陈玉兴，孙兰．新加香薷饮分煎与合煎药理作用对比研究［J］．实用医学杂志，1999（11）：935-936.

[2] 冯劲立，马霄行，周崇俊，等．三种解表方法对小鼠免疫功能影响的实验研究［J］．世界中西医结合杂志，2007（05）：268-270.

[3] 马力，黎敬波，盛丹，刘叶．3种解表方对甲1、甲3型流感小鼠白介素2和T淋巴细胞亚群的影响［J］．中国实验方剂学杂志，2010，16（07）：108-111.

[4] 邓力，聂娇，逄蓬，等．新加香薷饮对湿热环境下流感病毒性肺炎小鼠治疗作用的比较研究［J］．新中医，2016，48（02）：235-238.

[5] 冯劲立，汪德龙，张奉学．新加香薷饮及其组方药物抗甲1型流感病毒作用的比较研究［J］．湖南中医药大学学报，2010，30（01）：3.

[6] 秦洪琼，符莹洁，颜宇琦，等．桂枝麻黄各半汤对流感病毒FM1株感染小鼠RLH信号通路的影响［J］．中药新药与临床药理，2018，29（03）：264-272.

[7] 谢佳佳，孙耀志，高松，等．新加香薷饮标准汤剂的HPLC指纹图谱［J］．国际药学研究杂志，2017，44（03）：288-291.

[8] 袁慧，孙玉香．新加香薷饮加味治疗暑湿型感冒200例［J］．中医临床研究，2018，10（26）：122-123.

[9] 周红，王晓玉，蔡书宾．新加香薷饮加减治疗夏季发热180例［J］．中国中医药现代远程教育，2010，8（17）：186.

[10] 钟小兰, 沈菲, 谭丽娟, 等. 清热化湿透表法联合常规疗法治疗登革热早期 48 例临床研究 [J]. 江苏中医药, 2018, 50 (05): 33-35.

[11] 周志军. 新加香薷饮加味治疗急性肠炎 60 例 [J]. 中国中医急症, 2005 (02): 127.

[12] 张硕. 新加香薷饮治疗小儿急性咽结膜热 86 例 [J]. 内蒙古中医药, 2016, 35 (10): 7-8.

[13] 吕英, 成云水. 新加香薷饮加减治疗小儿暑感高热 60 例疗效观察 [J]. 中国中医急症, 2006 (02): 136-137.

桑杏汤

【出处】《温病条辨》(清·吴瑭)"秋感燥气, 右脉数大, 伤手太阴气分者, 桑杏汤主之。"

【处方】桑叶一钱, 杏仁一钱五分, 沙参二钱, 象贝一钱, 香豉一钱, 栀皮一钱, 梨皮一钱。

【制法及用法】水二杯, 煮取一杯, 顿服之, 重者再作服。

【剂型】汤剂。

【现代研究】

1. 药理作用

(1) 增强免疫力 桑杏汤提取液 0.009g/ (kg·d) 给温燥模型小鼠灌胃 5 天, 桑杏汤能提高温燥小鼠体内呼吸道液黏多糖 (RS)、血清免疫球蛋白 (IgG-S)、呼吸道液免疫球蛋白 (IgG-R) 的含量, 增加脾脏与胸腺的重量, 以增强免疫力[1]。桑杏汤提取液 9g/ (kg·d) 给温燥模型小鼠灌胃 5 天, 治疗组气管纤毛运动 (CM) 减缓; 模型组 IgG-S 增高但 IgG-R 显著降低, 治疗组 RS 与 IgG-R 明显升高[2]。

(2) 抑菌 桑杏汤提取液生药量为 0.036g/L 给细菌接种, 发现桑杏汤水提取物对金黄色葡萄球菌的最低抑菌浓度 (MIC) 为 25mg/ml, 对绿脓假单胞菌的 MIC 为 200mg/ml[3]。

(3) 抗炎 桑杏汤低、高剂量组分别给予桑杏汤 [0.009g/ (kg·d), 0.018g/ (kg·d)] 温燥模型小鼠灌胃 6 天, 与温燥模型组比较, 桑杏汤低剂量组小鼠气管上皮化生、纤毛缺损与黏膜腺体化生减轻, 呼吸膜平均厚度降低, 肺泡灌洗液黏多糖、无机磷、a_1-抗胰蛋白酶 (a_1-AT)、IL-10 水平增高但中性粒细胞弹性蛋白酶 (NE)、血小板活化因子 (PAF) 水平下降, 肺组织水通道蛋白 -5 (AQP-5) mRNA 和蛋白表达升高[4]。杏苏散药液 9g/ (kg·bw) 给大鼠灌胃 4 周, 桑杏汤组大鼠高迁移率族蛋白 B1 (HMGB1) 表达水平显著低于 PM 2.5 组, 桑杏汤组大鼠 TNF-α 表达水平均与空白对照组 TNF-α 表达水平较为接近, 且均低于 PM 2.5 组, 桑杏汤组 IL-6 表达水平与空白对照组比较差异无统计学意义。桑杏汤组可降低 Wistar 大鼠肺损伤组织中 HMGB1、TNF-α、IL-6 的表达水平[5]。

2. 制剂研究

提取工艺 运用正交试验法对桑杏汤水提的工艺条件进行优化, 以浸泡时间、提取时间和提取次数为三个因素, 以绿原酸含量为指标, 采用高效液相色谱法测定含量, 液相条件为: Aglient TC-C18 柱 (4.6mm×250mm, 5μm); 流动相: 乙腈 -0.4% 磷酸水溶液 (7.5:92.5); 流速: 1.0ml/min; 柱温 30℃; 检测波长为 327nm。最佳提取工艺为: 第 1 次补足吸水量后加 10 倍量水浸泡 2h, 其余每次加 10 倍量水, 提取 3 次, 每次提取 2h, 优选的工艺稳定、可行[6]。

3. 成分分析

采用 Q-TRAPLC-MS/MS 测定桑杏汤水提液中活性成分, 桑杏汤水提液中含有绿原酸、苦杏仁苷、芦丁、贝母素甲和贝母素乙等[7]。采用高效液相 - 高分辨飞行时间质谱 (HPLC-HR-TOF/MS) 对桑杏汤水煎液中的化学成分进行初步分析, 结果通过色谱分离得到了复方中的 36 个主要化学成分, 质谱初步鉴定其中 31 个成分, 包括新丝儿酸, 栀子苷, 原茶二酸, 绿原酸, 西贝母碱, 异柚皮苷, 黄芩苷, 芦丁, 柚皮苷, 橙皮苷, 新橙皮苷等[8]。

4. 临床应用

(1) 小儿支原体肺炎 用加减桑杏汤联合阿奇霉素对 106 例小儿支原体肺炎患者进行辨证治疗, 药方组成: 桑叶 6~9g, 杏仁 5~9g, 沙参 6~10g, 麦冬 6~10g, 浙贝母 3~5g, 淡豆豉 3~5g, 栀子 3~6g, 紫菀 5~9g。每天 1 剂, 水煎服。治疗时间为 5 天, 有效率为 96.23%, 高于对照组 (用阿奇霉素滴注治疗) 的 81.13% ($P < 0.05$)[9]。

（2）咳嗽

①用桑杏汤加味对 51 例小儿感染后咳嗽患者进行辨证治疗，药方组成：桑叶、前胡、茯苓、黄芩、瓜蒌 10g，鱼腥草 15g，姜半夏 9g，杏仁、桔梗各 5g，陈皮、生甘草各 6g。每天 1 剂，水煎服。治疗疗程为 7 天，2 个疗程后总有效率为 100%[10]。

②用桑杏汤加减对 45 例咳嗽患者进行辨证治疗，药方组成：桑叶 15g，杏仁 10g，浙贝母 10g，沙参 15g，豆豉 10g，栀子 6g，梨皮 6g。每天 1 剂，水煎服。疗程为 5 天，有效率为 91.11%[11]。

③用贝蒌桑杏汤对 120 例咳嗽患者进行辨证治疗，药方组成：瓜蒌皮 15g，川贝母、桑叶、苦杏仁、桔梗、前胡、薄荷（后下）各 10g，僵蚕、蝉蜕、甘草各 6g。加减：风热者加金银花、连翘；痰热加天竺黄、黄芩、地龙；风寒者加麻黄、紫苏子、荆芥、生姜；痰湿者加半夏、茯苓、陈皮；痰多难咯者加白芥子、桑白皮；燥咳痰少者加知母、生地黄、天花粉；气虚体倦者酌加党参、黄芪、白术、山药、茯苓；阴虚者酌加麦冬、沙参、五味子、玄参；肾虚加附片、肉桂、菟丝子；痰聚于咽，咽之不下，吐之不出者加香附、枳壳、郁金；咽喉红肿疼痛甚者加山豆根、金银花；咽喉部脉络曲张、舌有瘀点、久病血瘀者加郁金、川芎、赤芍、丹参。每天 1 剂，水煎服。治疗疗程为 2 周，总有效率为 96.67%[12]。

（3）呼吸道感染干咳 用桑杏汤加味对 70 例吸道感染干咳患者进行辨证治疗，药方组成：山栀 10g，桑叶 8g，梨皮 10g，淡豆豉 10g，沙参 15g，贝母 10g，北杏仁 10g。加减：如果津伤严重，添加玉竹 10g，麦冬 10g；如果咽痛，添加马勃 8g，射干 8g，玄参 8g；如果声嘶、咽干痒，添加牛蒡子 8g，薄荷 4g，蝉蜕 4g；如果伴有风寒表证，去除药方中的山栀，添加荆芥 8g，紫苏叶 8g。每天 1 剂，水煎服。治疗时间为 4 天，总有效率为 97.14%，高于对照组（用阿奇霉素和阿莫西林进行治疗）的 77.14%（$P<0.05$）[13]。

（4）难治性咳嗽 用阿奇霉素颗粒加桑杏汤合小柴胡汤加减对 70 例难治性咳嗽患者进行辨证治疗，药方组成：桑叶 20g，柴胡、苦杏仁、党参各 15g，法半夏、黄芩、浙贝母、栀子各 12g，沙参、梨皮、生姜各 10g，大枣、炙甘草各 8g。加减：痰多者，加竹茹、陈皮各 10g；咳嗽日久者，加丝瓜络、橘络各 6g；咽红，舌红，脉数者，加黄芩、五味子各 10g；恶风畏寒者，加防风、荆芥各 10g；二便不利，舌红，苔黄者，加枳实 8g，大黄 6g；舌红、少苔，脉细数者，加玉竹、麦冬、山药各 10g。每天 1 剂，水煎服。治疗时间为 4 周，总有效率为 94.29%，高于

对照组的 77.14%（$P<0.05$）[14]。

（5）秋燥咳嗽 桑杏汤加减对 118 例风燥咳嗽患者进行辨证治疗，药方组成：荆芥 15g，桑叶 15g，沙参 20g，麦冬 30g，杏仁 12g，川贝母 6g，百部 15g，芦根 30g，蝉蜕 12g，僵蚕 15g，甘草 10g。加减：痰中带血者，加炒黄芩 15g，炒栀子 15g，白茅根 20g；鼻塞者，加薄荷 15g，辛夷 15g；伴有风热表证者，加淡豆豉 15g，薄荷 15g。每天 1 剂，水煎服。治疗时间为 8~12 天，总有效率为 91.53%[15]。

（6）上气道咳嗽综合征 用桑杏汤合三叶汤对 43 例上气道咳嗽综合征患者进行辨证治疗，药方组成：桑叶 10g，淡豆豉 10g，北杏仁 10g，贝母 10g，沙参 15g，梨皮 10g，山栀子 10g，人参叶 10g，枇杷叶 10g。每天 1 剂，水煎服。治疗时间为 3 个月，总有效率为 96%，高于对照组的 86%（$P<0.05$）[16]。

（7）喉源性咳嗽

①用桑杏汤加味对 100 例喉源性咳嗽患者进行辨证治疗，药方组成：桑叶 10g，杏仁 15g，南沙参 20g，浙贝母 15g，栀子 10g，甘草 10g，淡豆豉 15g，麦冬 20g，射干 10g，木蝴蝶 10g，蝉蜕 6g，生地黄 20g。加减：雪梨皮适量，随证加减。咽干、咽痛、充血红肿加金银花、板蓝根；痰多黏稠加紫苏子、鱼腥草；痰黏难咯加炙瓜蒌皮、枳壳；痉挛咳嗽加地龙。每天 1 剂，水煎服。治疗时间为 28 天，总有效率为 97%[17]。

②用桑杏汤加味对 90 例喉源性咳嗽患者进行辨证治疗，药方组成：桑叶 15g，杏仁 15g，沙参 30g，浙贝母 20g，栀子 15g，淡豆豉 10g，梨皮 10g，薄荷 10g，蝉蜕 5g，牛蒡子 15g，玉竹 20g，葛根 20g，天花粉 20g，甘草 10g。加减：咳甚者加五味子 15g；痰黄者加黄芩 15g；咽痛者加射干 15g，山豆根 15g；畏寒者加荆芥 15g，防风 15g；声音嘶哑者加桔梗 20g。每天 1 剂，水煎服。90 例患者中，最长服药时间 5 个疗程，最短者 2 个疗程，每个疗程 5 天，有效率为 96.67%[18]。

（8）变异性哮喘 用桑杏汤加减对 56 例咳嗽变异性哮喘患者进行辨证治疗，药方组成：桑叶 10g，炒苦杏仁 10g，前胡 10g，蜜百部 10g，炙麻黄 5g，桔梗 10g，蝉蜕 10g，僵蚕 6g，防风 10g，乌梅 10g，北沙参 10g。每天 1 剂，水煎服。治疗时间为 14 天，总有效率为 92.9%，高于对照组（给予抗感染、平喘化痰西药及雾化吸入布地奈德、沙丁胺醇治疗）的 78.6%（$P<0.05$）[19]。

（9）上气道咳嗽综合征 用桑杏汤加减对 38 例上气道咳嗽综合征患者进行辨证治疗，药方组成：桑叶 10g，杏仁 10g，南沙参 15g，浙贝母 10g，淡豆豉 10g，栀子 10g，梨皮 10g。加减：表寒者加紫

苏叶、荆芥；肺热内郁加生石膏、知母；痰热蕴肺加黄芩、桑白皮；咽喉肿痛加桔梗、牛蒡子；鼻塞、流黄涕加辛夷、苍耳子；咳平后肺虚卫弱者合玉屏风散。每天 1 剂，水煎服。治疗疗程为 14 天，总有效率为 92.1%[20]。

（10）亚急性甲状腺炎　用桑杏汤加减对 60 例亚急性甲状腺炎（SAT）急性期患者进行辨证治疗，药方组成：桑叶 10g，杏仁 10g，蝉蜕 10g，柴胡 10g，黄芩 10g，菊花 10g，薄荷 10g，桔梗 10g，麻黄 10g，陈皮 10g，连翘 10g，藿香 10g，细辛 5g。每天 1 剂，水煎服。治疗疗程为 1~2 个月，总有效率为 96.67%，高于对照组（用对乙酰氨基酚、地塞米松注射液或泼尼松）的 88.67%（$P < 0.05$）[21]。

（11）小儿支气管炎　用二陈汤合苏芩桑杏汤加味对 90 例小儿支气管炎患者进行辨证治疗，药方组成：法半夏 3g，陈皮 8g，茯苓 10g，紫苏子 6g，酒黄芩 10g，桑白皮 10g，杏仁 5g，甘草 5g。加减：肺热较重，痰黏稠，酌情加用生海浮石、生蛤壳或生牡蛎，三者均能软坚、清热化痰，严重者可两种药或三种药同时使用。每天 1 剂，水煎服。平均治疗时间 6.5 天，总有效率为 92.22%，高于对照组（西医常规治疗）的 75.56%（$P < 0.05$）[22]。

参考文献

［1］丁建中，龚权，张六通等. 桑杏汤对温燥小鼠血清与呼吸道抗体的影响［J］. 时珍国医国药，2006（06）：905-906.

［2］丁建中，张六通，龚权，等. 桑杏汤对温燥小鼠气管纤毛运动与呼吸道液及免疫功能的影响［J］. 中药药理与临床，2006（05）：4-5.

［3］倪圣，丁建中，黄江荣，等. 桑杏汤对两种细菌的最低抑菌浓度测定及意义［J］. 长江大学学报（自科版），2014，11（30）：1-2+13+4.

［4］丁建中，倪圣，张六通，等. 桑杏汤对温燥模型小鼠肺呼吸膜超微结构、表面活性物质及炎性细胞因子的影响［J］. 中医杂志，2016，57（12）：1057-1060.

［5］姜瑞雪，牛志尊，黄密，等. 杏苏散、桑杏汤对 PM_（2. 5）染毒大鼠肺组织中 HMGB1、TNF-α、IL-6 表达的影响［J］. 环境卫生学杂志，2015，5（04）：317-320.

［6］孟军华，张盛，黄荣增，等. 桑杏汤的水提工艺研究［J］. 时珍国医国药，2013，24（12）：2901-2902.

［7］张丽君，杨敏，刘君怡，等. LC-MS/MS 同时测定桑杏汤水提液中 5 种成分的含量［J］. 时珍国医国药，2016，27（03）：561-563.

［8］黄荣增，丁建中，宋成武，等. 桑杏汤的全成分飞行时间质谱分析及主要化学成分的鉴定［J］. 中成药，2014，36（11）：2334-2339.

［9］王爽. 加减桑杏汤联合阿奇霉素治疗小儿支原体肺炎的临床研究［J］. 临床医药文献电子杂志，2017，4（29）：5692.

［10］齐瑞，张欢，李瑞婷，等. 桑杏汤加味治疗小儿感染后咳嗽 51 例［J］. 陕西中医，2017，38（04）：454-455.

［11］张玮. 桑杏汤加减治疗咳嗽 45 例观察［J］. 世界最新医学信息文摘，2016，16（15）：36.

［12］王雯生，肖海霞. 贝蒌桑杏汤治疗咳嗽 120 例［J］. 中国民间疗法，2014，22（12）：36-37.

［13］李佳伟. 桑杏汤用于呼吸道感染干咳治疗中的临床效果分析［J］. 北方药学，2017，14（04）：150-151.

［14］卓维波，邓秋生. 中西医结合治疗难治性咳嗽临床观察［J］. 新中医，2016，48（11）：26-27.

［15］王丽珠. 桑杏汤加减治疗风燥咳嗽 118 例［J］. 湖南中医杂志，2013，29（05）：48-49.

［16］孙惠华. 桑杏汤合三叶汤治疗上气道咳嗽综合征 43 例临床疗效观察［J］. 中医临床研究，2013，5（08）：62+64.

［17］赵焕凤. 桑杏汤加味治疗喉源性咳嗽 100 例［J］. 实用中医内科杂志，2013，27（04）：14-15.

［18］孟文媛，李光. 桑杏汤加味治疗喉源性咳嗽 90 例［J］. 河南中医，2011，31（09）：1061-1062.

［19］闫晓云. 自拟桑杏汤加减治疗咳嗽变异性哮喘 56 例临床观察［J］. 四川中医，2012，30（08）：94-95.

［20］周益萍. 桑杏汤治疗上气道咳嗽综合征 38 例［J］. 实用中医药杂志，2009，25（11）：742.

［21］黄敏. 桑杏汤铺治亚急性甲状腺炎 60 例［J］. 实用临床医学，2016，17（12）：17-18+21.

［22］陈玉琴. 二陈汤合苏芩桑杏汤加味治疗小儿支气管炎 90 例［J］. 中医研究，2007（09）：37-38.

益胃汤

【出处】《温病条辨》（清·吴瑭）"阳明温病，下后汗出，当复其阴，益胃汤主之。"

【处方】沙参三钱，麦冬五钱，冰糖一钱，细生地五钱，玉竹一钱五分（炒香）。

【制法及用法】水五杯，煮取二杯，分二次服，渣再煮一杯服。

【剂型】汤剂。

【现代研究】

1. 药理作用

（1）抗衰老　益胃汤提取液高、中、低剂量 [27.0g/（kg·d），13.5g/（kg·d），6.75g/（kg·d）] 给初老模型大鼠灌胃4周，三组均使卵巢抑制素α亚基 mRNA 表达增加，益胃汤具有增加卵巢抑制素分泌的作用，这可能是其延缓卵巢机能衰老的机制之一[1]。

（2）抗胃溃疡　益胃汤提取液 22g/（kg·d）给乙酸烧灼法胃溃疡模型大鼠灌胃15天，益胃汤能显著提高胃溃疡黏膜组织 BCL-2 蛋白的表达，TUNEL 检测结果显示能明显减少细胞凋亡。益胃汤对胃溃疡有明显的保护作用，其机制可能是通过抑制胃溃疡黏膜组织细胞凋亡而发挥作用[2]。益胃汤提取液高、中、低剂量 [22.0g/（kg·d），11.5g/（kg·d），6.5g/（kg·d）] 给乙酸烧灼法胃溃疡模型大鼠灌胃15天，益胃汤能显著提高胃溃疡大鼠胃黏膜组织表皮生长因子受体（EGFR）的表达及调节碱性成纤维细胞生长因子（bFGF）的表达，来加速溃疡黏膜再生和黏膜下组织结构重建，从而保护胃溃疡[3]。益胃汤提取液高、低剂量 [26.0g/（kg·d），13.0g/（kg·d）] 给胃溃疡大鼠灌胃14天，明显降低大鼠血清 TNF-α、IL-8 水平，胃溃疡面积亦明显减小，从而发挥保护胃黏膜的作用[4]。

（3）抗疲劳　益胃汤提取液高、中、低剂量 [27.0g/（kg·d），13.5g/（kg·d），6.75g/（kg·d）] 给初老模型大鼠灌胃4周，益胃汤通过调节单胺类递质降解的主要酶单胺氧化酶（MAO）的含量，使 MAO 含量降低，使去甲肾上腺素（NE）、5-羟色胺（5-HT）含量升高，且多巴胺（DA）含量呈降低趋势。益胃汤可能通过改善中枢神经递质代谢从而促进疲劳状态的恢复，提高学习记忆的作用[5]。

（4）抑制子宫异位内膜生长　益胃汤提取液高、中、低剂量 [27.0g/（kg·d），13.5g/（kg·d），6.75g/（kg·d）] 给子宫内膜异位症模型大鼠灌胃4周，各剂量组异位内膜体积显著缩小，益胃汤各剂量组与模型组相比均见异位内膜呈萎缩性改变，异位内膜腺体数目变少，腺腔变小。益胃汤能明显抑制异位内膜生长，阻止新血管的形成，抑制炎症反应[6]。益胃汤提取液高、中、低剂量 [27.0g/（kg·d），13.5g/（kg·d），6.75g/（kg·d）] 给子宫内膜异位症模型大鼠灌胃4周，益胃汤高、中剂量组异位子宫内膜的 MVD 和 VEGF 均较模型对照组明显低表达，阳染细胞数较模型对照组明显减少，染色深度减轻。益胃汤具有较好的抗子宫内膜异位症（EMs）血管生成作用，其作用机制与抑制血管生成因子（VEGF）的水平有关[7]。益胃汤提取液高、中、低剂量 [27.0g/（kg·d），13.5g/（kg·d），6.75g/（kg·d）] 给大鼠灌胃4周，益胃汤各给药组大鼠子宫内膜病理形态学均显著改善，血清 INF-γ 显著增高，IL-4/INF-γ 和 IL-10/INF-γ 比值均明显变小，益胃汤改善外周血炎症因子浓度，其作用机制之一可与其调节 Th1/Th2 失衡有关[8]。

（5）延缓卵巢机能衰老　益胃汤提取液高、中、低剂量 [27.0g/（kg·d），13.5g/（kg·d），6.75g/（kg·d）] 给大鼠灌胃4周，益胃汤可使卵巢 Bcl-2 表达增强，Bax 表达减弱，Bcl-2/Bax 比例增加，半胱氨酸蛋白酶（Caspase）表达减少，细胞色素 C 减少，卵巢细胞凋亡减少，但达不到正常对照组水平。且益胃汤高、中、低剂量组在实验中呈现一定的量效关系。益胃汤通过抑制线粒体通路引起的级联反应抑制初老雌性大鼠卵巢细胞凋亡[9]。

2. 临床应用

（1）慢性萎缩性胃炎

①升阳益胃汤对60例脾胃虚弱型慢性萎缩性胃炎患者进行治疗，药方组成：黄芪30g，半夏、人参、炙甘草各15g，羌活、独活、防风、白芍各9g，白术、陈皮、茯苓、柴胡、泽泻各6g，黄连3g。每天1剂，水煎服。治疗时间为12周，总有效率为93%，高于对照组（胃复春片）的57%（P＜0.05）[10]。

②用健脾益胃汤加减对46例慢性萎缩性胃炎患

者进行治疗，药方组成：太子参 25g，白术 10g，木香 10g，砂仁 10g，川贝母 10g，天花粉 15g，连翘 12g，海螵蛸 15g，麦冬 10g，沙参 20g。加减：泛酸明显者加用吴茱萸 5g，黄连 5g，瓦楞子 10g；舌质紫暗者加丹参 10g，莪术 10g；胃寒明显者加炮姜 10g；胃胀明显者加鸡内金 10g，莱菔子 10g；胃镜下黏膜糜烂严重者加用三七粉 3g。每天 1 剂，水煎服。疗程均为 90 天，总有效率为 78.26%，高于对照组（服用维酶素或吉法酯片，阿莫西林，奥美拉唑，铝碳酸镁，多潘立酮等）的 40%（$P < 0.05$）[11]。

（2）疣状胃炎　用消疣益胃汤对 68 例疣状胃炎患者进行辨证治疗，药方组成：炒僵蚕、白芍各 15g，石菖蒲、乌梅、穿山甲、大贝母各 10g，蒲公英、薏苡仁各 30g，煅牡蛎 12g。加减：肝胃不和者加柴胡、枳壳各 10g，木香、陈皮、茯苓各 6g；气滞湿阻者加黄芪、桂枝和当归各 12g，厚朴、生姜、陈皮各 9g；脾胃湿热者加干姜、丹参各 10g，黄连、茯苓各 9g；痰瘀互结者加苍术 12g，红花、桃仁各 10g，砂仁 6g。每天 1 剂，水煎服。治疗时间为 45 天，总有效率为 94.12%[12]。

（3）胃痛　用益胃汤加减联合穴位贴敷对 60 例胃痛患者进行辨证治疗，药方组成：麦冬 15g，生地黄 15g，北沙参 10g，杭白芍 15g，乌梅 10g，莪术 10g，怀山药 15g，玉竹 10g，佛手 10g，炙甘草 5g。每天 1 剂，水煎服。治疗时间为 7 天，总有效率为 93.3%，高于对照组的 73.3%（$P < 0.05$）[13]。

（4）腹泻型肠易激综合征　用加味升阳益胃汤对 60 例腹泻型肠易激综合征患者进行辨证治疗，药方组成：太子参 12g，白芍 12g，柴胡 12g，独活 10g，羌活 10g，泽泻 10g，防风 10g，陈皮 10g，清半夏 9g，黄连 3g，黄芪 18g，炒白术 12g，茯苓 12g，煨诃子 15g，山药 24g，车前子 24g。加减：腹痛甚者加延胡索 24g；反酸、烧心者加炒百合 20g，海螵蛸 30g；腹部胀满者加醋三棱 6g，醋莪术 6g；纳谷不香者加炒麦芽 30g，炒鸡内金 15g。每天 1 剂，水煎服。治疗时间为 2 周，总有效率为 93.3%，高于对照组的 83.3%（$P < 0.05$）[14]。

（5）糖尿病胃轻瘫

①用益胃汤对 50 例 2 型糖尿病胃轻瘫患者进行辨证治疗，药方组成：生地黄 15g，麦冬 12g，北沙参 20g，玉竹 15g，佛手 10g，香橼 10g，厚朴 10g，枳壳 10g。加减：便秘者加用火麻仁 15g，玄参 20g；阴虚明显者加用石斛 15g，天花粉 20g；饮食停滞者加用炒谷芽 30g，神曲 20g，鸡内金 20g；血瘀者加用牡丹皮 15g，莪术 10g。每天 1 剂，水煎服。治疗时间为 4 周，总有效率为 94%，高于对照组（服用多潘立酮）的 90%[15]。

②用升阳益胃汤加减对 73 例糖尿病胃轻瘫患者进行治疗，药方组成：黄芪 30g，党参、茯苓、白术、延胡索各 15g，陈皮、法半夏、白芍、柴胡、防风、泽泻各 10g，黄连、炙甘草各 6g。加减：脾胃气虚甚者重用黄芪、人参；阴虚加石斛、麦冬；痰浊呕吐者合旋覆代赭汤；纳呆加麦芽、神曲；胃寒加吴茱萸、干姜；胃热加黄芩、竹茹；气滞加佛手、枳壳；血瘀加丹参、三七。每天 1 剂，水煎服。治疗时间为 1 个月，总有效率为 93.2%，高于对照组（服用枸橼酸莫沙必利片）的 78.6%（$P < 0.05$）[16]。

（6）老年消化性溃疡　用柴芍益胃汤对 39 例老年消化性溃疡患者进行辨证治疗，药方组成：柴胡 16g，芍药 13g，甘草 6g，法半夏、砂仁均为 9g，木香 8g，陈皮 13g，大腹皮、白术均为 12g，党参 16g，茯苓 13g。加减：腹痛较为严重者，加郁金 13g，延胡索 12g；腹胀气严重者，可加厚朴 14g，枳壳 16g；咽干口燥者，可加麦冬 10g，沙参 12g；胃酸口苦者，可加吴茱萸 6g，黄连 8g。每天 1 剂，水煎服。治疗时间为 6 周，总有效率为 97.44%，高于对照组（阿莫西林）的 82.05%（$P < 0.05$）[17]。

（7）慢性糜烂性胃炎　用健脾益胃汤对 84 例慢性糜烂性胃炎并发癌前病变患者进行治疗，药方组成：黄芪、茯苓、莪术各 15g，半夏、栀子各 12g，甘草 6g，白术、黄芩、枳实各 10g，党参、半枝莲 16g。加减：疼痛甚者加红花、丹参各 10g；胃热者加白花蛇舌草、蒲公英各 15g。每天 1 剂，水煎服。治疗时间为 6 个月，总有效率为 83.3%，高于对照组（服用胃复春片）的 66.7%（$P < 0.05$）[18]。

（8）慢性浅表性胃炎　用扶脾益胃汤对 200 例慢性浅表性胃炎患者进行治疗，药方组成：黄芪 18g，党参 18g，白术 15g，茯苓 15g，蒲公英 15g，丹参 12g，佛手 12g，陈皮 10g，乌药 10g，枳实 10g，白芍 10g，砂仁 10g，大枣 10g，炙甘草 6g。加减：反酸明显加煅瓦楞子 15g，吴茱萸 10g；肝郁气滞加柴胡 10g，香附 10g；瘀血阻络加莪术 10g，三七 6g；脾胃虚寒加炮干姜 10g，桂枝 10g；脾胃阴虚加沙参 10g，石斛 10g；纳差便溏加炒鸡内金 10g、六神曲 10g。每天 1 剂，水煎服。治疗时间为 8 周，总有效率为 96.5%，高于对照组（口服奥美拉唑肠溶胶囊，克拉霉素分散片和甲硝唑片）的 93.33%[19]。

（9）幽门螺杆菌相关胃炎　用益胃汤联合西药对 52 例幽门螺杆菌相关胃炎患者进行治疗，药方组成：柴胡 10g，白芍 24g，枳实 10g，炙甘草 6g，川楝子 10g，党参 15g，延胡索 10g，蒲公英 15g，三七粉（分 2 次吞）6g，丹参 1g，白及 20g，黄连 6g，浙贝母 10g，谷芽、麦芽各 20g，陈皮 10g，制半夏 10g，海螵蛸 15g，大枣 5 枚，生姜 3 片。每天 1 剂，水煎服。治疗时间为 4 周，总有效率为 90.2%，高于对照组（用三联疗法口服进行治疗）的 84.6%[20]。

（10）功能性消化不良 用益胃汤对 150 例功能性消化不良患者进行治疗，药方组成：柴胡 12g，枳实 15g，白芍 20g，郁金 15g，佛手 12g，蒲公英 30g，党参 12g，茯苓 15g，白术 12g。加减：肝胃郁热者加黄连、川楝子；胃阴不足加麦冬、石斛。每天 1 剂，水煎服。治疗时间为 4 周，总有效率为 94%，高于对照组（服用多潘立酮和 H_2 受体阻滞剂雷尼替丁等）的 71.33%（$P < 0.05$）[21]。

（11）晚期胃癌 用健脾益胃汤辅助化疗对 63 例晚期胃癌患者进行治疗，药方组成：沙参 9g，麦冬 15g，冰糖 3g，生地黄 15g，玉竹 4.5g。21 天为 1 个疗程，每组均治疗 2 个疗程。2 个疗程后患者经治疗后，生存质量都有一定改善[22]。

（12）肺癌癌性发热 用升阳益胃汤对 30 例肺癌癌性发热患者进行治疗，药方组成：黄芪 30g，半夏 15g，西洋参 15g，炙甘草 15g，独活 9g，防风 9g，白芍 9g，羌活 9g，陈皮 10g，茯苓 15g，柴胡 6g，泽泻 6g，白术 10g，黄连 3g。每天 1 剂，水煎服。治疗时间为 7 天，总有效率为 83.3%，高于对照组（使用吲哚美辛栓）的 43.3%（$P < 0.05$）[23]。

（13）胆汁反流性胃炎 用益胃汤对 116 例胆汁反流性胃炎患者进行治疗，药方组成：柴胡 9g，郁金 9g，当归 15g，香附 10g，枳壳 10g，半夏 9g，厚朴 6g，川楝子 15g，佛手 10g，蒲公英 30g，陈皮 9g。加减：饮食伤胃至脾胃湿热者，加大黄、栀子；肝气犯胃致肝胃郁热者，加白芍、薄荷；气血不足至脾胃虚弱者，加黄芪、大枣；脾胃阴虚至胃阴不足者，加沙参、麦冬；脉络不和至胃络瘀血者，加川芎、三七。每天 1 剂，水煎服。治疗时间为 4 周，总有效率为 91.4%，高于对照组（服用铝镁二甲硅油咀嚼片和多潘立酮）的 76.7%（$P < 0.05$）[24]。

（14）缺血性肠病 用升阳益胃汤灌肠联合西药溶栓对 20 例缺血性肠病患者进行治疗，药方组成：黄芪 30g，半夏 12g，党参 15g，白术 10g，茯苓 10g，泽泻 10g，柴胡 10g，陈皮 10g，羌活 10g，独活 10g，防风 10g，白芍 10g，黄连 6g，甘草 6g。治疗时间为 7 天，有效率为 95%[25]。

（15）特发性水肿 用益胃汤对 56 例特发性水肿患者进行治疗，药方组成：黄芪 30g，人参 15g，半夏 10g，白术 10g，炙甘草 6g，柴胡 10g，独活 15g，防风 10g，羌活 10g，白芍 10g，陈皮 6g，茯苓 15g，泽泻 10g，黄连 2g。加减：见阳虚甚者加制附子 15g，干姜 10g；见阴虚甚者加枸杞子 15g，麦冬 10g；见胸闷腹胀甚者加砂仁 15g，厚朴 10g；见湿热甚者加薏苡仁 30g，木瓜 10g；见气滞血瘀甚者加郁

金 15g，丹参 10g。每天 1 剂，水煎服。治疗时间为 4 周，总有效率为 96.23%，高于对照组的（口服氢氯噻嗪片和螺内酯片）92.86%[26]。

（16）慢性疲劳综合征 用升阳益胃汤对 56 例慢性疲劳综合征患者进行治疗，药方组成：黄芪 15g，半夏 9g，党参 10g，炙甘草 5g，独活 5g，防风 10g，白芍 10g，羌活 5g，陈皮 10g，茯苓 10g，柴胡 10g，泽泻 10g，白术 10g，黄连 5g。头晕重加阿胶 10g，鸡血藤 15g。加减：失眠甚加酸枣仁 15g，首乌藤 15g；干咳少痰加沙参、麦冬各 15g；口干咽痛加石斛 10g，玄参 10g；潮热、手足心热加银柴胡、牡丹皮、龟甲各 10g；便秘加决明子 30g，火麻仁 15g；脘闷纳呆、苔滑腻加厚朴 10g，炒薏苡仁 30g；胸闷、心悸加郁金 10g，合欢皮 12g。每天 1 剂，水煎服。治疗时间为 2 个月，总有效率为 85.7%[27]。

（17）寒冷性荨麻疹 用升阳益胃汤加减对 81 例寒冷性荨麻疹患者进行治疗，药方组成：黄芪 20g，白术 10g，陈皮 10g，茯苓 15g，甘草 5g，当归 10g，川芎 10g，白芍 10g，熟地黄 15g，防风 7.5g，荆芥 7.5g，羌活 7.5g，独活 7.5g，海风藤 30g，白鲜皮 15g，地肤子 10g，刺蒺藜 30g，冬瓜皮 10g。每天 1 剂，水煎服。治疗时间为 30 天，总有效率为 93.9%，高于对照组（服用依巴斯汀）的 75%（$P < 0.05$）[28]。

（18）口腔念珠菌 用益胃汤加味对 81 例口腔念珠菌病患者进行治疗，药方组成：地黄、熟地黄各 20g，麦冬 20g，北沙参 15g，玉竹 10g，牛膝 10g，丹参 15g，天冬 10g，生甘草 6g，桔梗 10g，冰糖 10g，黄柏 8g，侧柏叶 12g。加减：兼有口干少津，不欲饮食，泄泻，体倦者，选加党参、白术、茯苓、石菖蒲、黄连；若黏膜斑点延及咽喉，日轻夜重者，选加黄连、马勃、青天葵、升麻、黄芩、陈皮、柴胡、川芎；糜斑较多较大，黏膜充血和疼痛较明显，选加金银花、菊花、蒲公英等。总有效率为 93.83%[29]。

（19）慢性唇炎 用益胃汤加减对 24 例慢性唇炎患者进行治疗，药方组成：北沙参、玉竹各 10g，麦冬、生地黄各 15g，冰糖 5g。加减：若皲裂、口干明显者加石斛 10g，芦根 30g；若脱屑、痒痛明显者加防风、白及、黄连各 10g。每天 1 剂，水煎服。治疗时间为 1 个月，总有效率为 75%，高于对照组（外搽肤轻松软膏）的 58.3%（$P < 0.05$）[30]。

（20）其他 益胃汤还可以治疗溃疡性结肠炎[31]、椎 - 基底动脉供血不足性眩晕[32]、小儿多涕症[33]、尿道综合征[34]、小儿厌食症[35]、变应性鼻炎[36]等。

参考文献

［1］李燕，郭蓉晓，周淑芳，等．益胃汤对初老大鼠卵巢抑制素 α 亚基的影响［J］．山东中医杂志，2008（09）：612–614．

［2］章伟，楚瑞阁，谢斌，等．开郁健脾益胃汤对胃溃疡大鼠细胞凋亡的影响［J］．实用医药杂志，2009，26（02）：57–59．

［3］谢斌，郑林华，楚瑞阁．益胃汤对胃溃疡大鼠 EGFR 及 bFGF 的影响［J］．江西中医学院学报，2008（05）：66–68．

［4］胡素敏，张小萍，谢斌，等．张氏益胃汤对乙酸性胃溃疡大鼠肿瘤坏死因子 –α 与白细胞介素 –8 的影响［J］．时珍国医国药，2011，22（05）：1124–1125．

［5］李燕．益胃法对初老雌性大鼠 CFS 模型中枢单胺类神经递质代谢影响的实验研究［J］．四川中医，2009，27（06）：10–12．

［6］罗晓红，闫新林，郑燕．益胃汤对子宫内膜异位症模型大鼠异位内膜组织形态学的影响［J］．四川中医，2012，30（12）：47–49．

［7］罗晓红，郑燕，闫新林．益胃汤对子宫内膜异位症大鼠异位内膜 VEGF 和 MVD 表达的影响［J］．辽宁中医杂志，2013，40（04）：803–805．

［8］魏江平，陈欢，任香怡，等．益胃汤对子宫内膜异位症模型大鼠 Th_1/Th_2 漂移的影响［J］．成都中医药大学学报，2016，39（03）：16–19．

［9］李燕，谭万信，王毅，等．益胃汤对初老雌性大鼠卵巢细胞凋亡线粒体通路的影响［J］．中医杂志，2009，50（07）：639–641．

［10］吕小燕，苏娟萍，冯五金．升阳益胃汤对脾胃虚弱型慢性萎缩性胃炎患者的临床疗效观察［J］．中国药物与临床，2018，18（10）：1731–1733．

［11］史成和，王秀娟，韩爱庆．健脾益胃汤加减治慢性萎缩性胃炎 46 例［J］．中国中西医结合消化杂志，2009，17（06）：396–397．

［12］沈中卫，周飞燕．分析消疣益胃汤治疗 68 例疣状胃炎的疗效［J］．世界复合医学，2019，5（02）：77–79．

［13］陈银花，刘龙辉，陆志巧，等．益胃汤加减联合穴位贴敷治疗胃痛的疗效观察［J］．深圳中西医结合杂志，2018，28（22）：64–65．

［14］梁志涛，李波，武洛洛．加味升阳益胃汤治疗腹泻型肠易激综合征的临床观察［J］．中国中医药现代远程教育，2018，16（21）：99–101．

［15］李秋建．益胃汤治疗 2 型糖尿病胃轻瘫临床研究［J］．医学信息，2018，31（18）：137–139．

［16］卓冰帆，刘晓伟，周迎春，等．升阳益胃汤加减治疗糖尿病胃轻瘫 73 例临床研究［J］．江苏中医药，2014，46（06）：35–37．

［17］姜吉东．柴芍益胃汤治疗老年消化性溃疡的疗效［J］．中国医药指南，2018，16（09）：174–175．

［18］何群英，王锐，孙喜才．健脾益胃汤治疗慢性糜烂性胃炎并发癌前病变临床研究［J］．四川中医，2017，35（12）：100–103．

［19］苏宏山．扶脾益胃汤治疗慢性浅表性胃炎 200 例观察［J］．实用中医药杂志，2015，31（12）：1094–1095．

［20］聂敏．益胃汤联合西药治疗幽门螺杆菌相关胃炎效果分析［J］．当代医学，2015，21（12）：150–151．

［21］苗翠娥．疏肝益胃汤治疗功能性消化不良 150 例疗效观察［J］．中原医刊，2006（10）：75．

［22］刘涌涛．健脾益胃汤辅助化疗治疗晚期胃癌对患者生存质量的影响［J］．临床医药文献电子杂志，2015，2（11）：2083+2086．

［23］任为民，蔡小平．升阳益胃汤治疗肺癌癌性发热 30 例［J］．中医研究，2014，27（09）：35–36．

［24］霍贵云．自拟舒胆益胃汤治疗胆汁反流性胃炎 116 例疗效观察［J］．临床合理用药杂志，2014，7（07）：61．

［25］张宏．升阳益胃汤灌肠联合西药溶栓治疗缺血性肠病 20 例［J］．中医研究，2013，26（08）：29–30．

［26］石青松，李亚妤，朱其萃，等．升阳益胃法辨治特发性水肿 56 例临床观察［J］．中国中医急症，2013，22（12）：2090–2091．

［27］曾耀明．升阳益胃汤治疗慢性疲劳综合征 56 例［J］．山东中医杂志，2013，32（06）：408–409．

［28］李殿文，王萍．升阳益胃汤加减治疗寒冷性荨麻疹疗效观察［J］．中国中西医结合皮肤性病学杂志，2010，9（03）：182．

［29］虞幼军，黄庆生，孙珊．加味益胃汤治疗口腔念珠菌病 81 例［J］．光明中医，2009，24（08）：1500–1501．

［30］朱翔，褚娟红．益胃汤加减治疗慢性唇炎 24 例观察［J］．浙江中医杂志，2015，50（03）：193．

［31］杨扩美．升阳益胃汤加减治疗溃疡性结肠炎［J］．山西中医，2005（05）：6．

［32］叶参．升阳益胃汤治疗椎 – 基底动脉供血不足性眩晕 45 例［J］．中国中医急症，2005（10）：984．

［33］徐洋波，徐浩波，童翠兰．升阳益胃汤治疗小儿多涕症 21 例疗效观察［J］．中国中西医结合耳鼻咽喉科杂志，2003（05）：252．

［34］尹风玲，王麦香，张志华，等．加味升阳益胃汤治疗尿道综合征 38 例［J］．实用中医药杂志，2003

（05）：242.

［35］石翎雁. 加味养阴益胃汤治疗小儿厌食症56例体会［J］. 甘肃中医，2002（03）：20.

［36］杨淑萍，杨喜华. 升阳益胃汤治疗过敏性鼻炎26例［J］. 中医药信息，2001（04）：33.

蠲痹汤

【出处】《医学心悟》（清·程国彭）"通治风、寒、湿三气，合而成痹。"

【处方】羌活、独活各一钱，桂心五分，秦艽一钱，当归三钱，川芎七分，甘草五分（炙），海风藤二钱，桑枝三钱，乳香、木香各八分。

【制法及用法】水煎服。

【剂型】汤剂。

【同名方剂】蠲痹汤《杨氏家藏方》，蠲痹汤《重订严氏济生方》，蠲痹汤《医方考》。

【历史沿革】

1. 宋代·杨倓《杨氏家藏方》，蠲痹汤

［组成］当归（去土，酒浸一宿），羌活（去芦头），姜黄，白芍药，黄芪（蜜炙），防风（去芦头）各45g，甘草15g（炙）。

［主治］治风温相搏，身体烦疼，项臂痛重，举动艰难，及手足冷痹，腰腿沉重，筋脉无力。

［用法用量］每服15g，用水300ml，加生姜5片，同煎至150ml，去滓温服，不拘时候。

2. 宋代·严用和《重订严氏济生方》，蠲痹汤

［组成］当归（去芦，酒浸），赤茯苓，黄芪（去芦），片子姜黄，羌活各45g，甘草（炙）15g。

［主治］治身体烦疼，项背拘急，或痛或重，举动艰难，及手足冷痹，腰腿沉重，筋脉无力。

［用法用量］每服12g，用水220ml，加生姜5片、枣子1枚，煎至160ml，去滓温服，不拘时候。

3. 明代·吴昆《医方考》，蠲痹汤

［组成］羌活，赤芍药（酒炒），姜黄（酒炒），甘草（各五分），黄当归（酒炒），防风（各二钱五分）。

［主治］治疗有渐于湿，以水为事，痹而不仁，发为肉痹。

4. 清代·程国彭《医学心悟》，蠲痹汤

［组成］羌活一钱，独活一钱，桂心五分，秦艽一钱，当归三钱，川芎七分，甘草（炙）五分，海风藤二钱，桑枝三钱，乳香（透明）八分，木香

八分。

［主治］风寒湿三气合而成痹。

［用法用量］水煎服。

【现代研究】

1. 药理作用

（1）抗炎镇痛 蠲痹汤高、中、低剂量组［20.40g/（kg·d），10.20g/（kg·d），5.10g/（kg·d）］给各组急性炎症模型小鼠灌胃给药，每天1次，连续7天，发现20.40g/（kg·d）和10.20g/（kg·d）程氏蠲痹汤可显著提高小鼠的痛阈，降低二甲苯引起的耳肿胀度。程氏蠲痹汤高、中、低剂量组各组足肿模型小鼠灌胃给药，每天1次，连续14天，发现程氏蠲痹汤10.20g/（kg·d），5.10g/（kg·d）显著缓解大鼠急性、慢性炎性足肿胀，减轻其屈关节疼痛[1]。

（2）增强免疫力 蠲痹汤高、中、低剂量组［10.20g/（kg·d），5.10g/（kg·d），2.55g/（kg·d）］各组佐剂性关节炎模型（AA）大鼠灌胃给药，每天1次，连续14天，程氏蠲痹汤高、中、低剂量组能明显降低AA大鼠的足肿胀度和屈关节疼痛评分，并降低脾脏CD_4^+T细胞的比例；蠲痹汤5.10g/（kg·d），10.20g/（kg·d）剂量组可显著抑制AA大鼠脾脏T、B淋巴细胞的增殖，降低脾脏Th17细胞的比例，程氏蠲痹汤5.10g/（kg·d）剂量组可降低脾脏NK细胞的比例，升高Treg细胞的比例[2]。程氏蠲痹汤10ml/（kg·d）给小鼠持续灌胃给药7天，大鼠T淋巴细胞的cAMP表达水平显著降低，CD_4^+/CD_8^+T细胞比值显著降低[3]。

（3）降低前列腺素E受体4的表达水平 蠲痹汤10ml/（kg·d）给小鼠灌胃10天，程氏蠲痹汤能显著减轻AA模型大鼠关节、滑膜组织的破坏；高剂量（生药含量4g/ml）处理的大鼠滑膜样本中前列腺素E受体4（PTGER4）mRNA水平明显降低[4]。

（4）降低Fas表达，升高FasL表达 蠲痹汤38.61ml/（kg·d）给小鼠灌胃4周，与对照组相比，模型组和药物组血清和滑膜组织中Fas表达明显升

高，FasL 表达降低。与模型组相比，药物组血清和滑膜组织中 Fas 表达降低，FasL 表达升高[5]。

（5）下调 TNF-α 和 IL-1β 水平　蠲痹汤 9ml/（kg·d）给大鼠灌胃，大鼠外周血单核细胞 TNF-α 和 IL-1β 表达水平明显降低[6]。

2. 制剂研究

提取纯化工艺　比较蠲痹汤传统汤剂提取工艺与大生产提取工艺，以 5-O- 甲基维斯阿米醇苷、芍药苷、多糖、浸膏率为指标进行提取工艺比较。结果确定的大生产提取工艺中各指标的提取量显著优于传统汤剂，且各成分的比例与传统汤剂中的比例非常接近，说明蠲痹汤确定的大生产提取工艺合理[7]。以蠲痹汤药液中芍药苷、5-O- 甲基维斯阿米醇苷含量和浸膏率为观察指标，比较壳聚糖澄清剂和乙醇沉淀法对蠲痹汤提取液的纯化效果。结果表明壳聚糖纯化法和乙醇沉淀法均能造成成分的损失，壳聚糖纯化法损失的量较小，乙醇沉淀法得到的浸膏率较低。但两者纯化后药液中的主要成分比例相近，与未纯化的原药液比较无显著性差异。说明壳聚糖澄清剂可以用于蠲痹汤的纯化[8]。

3. 临床应用

（1）强直性脊柱炎　用追风蠲痹汤配合针刺导热疗法对 58 例强直性脊柱炎患者进行辨证治疗，药方组成：黄芪 30g，苍术 15g，青风藤 12g，海风藤 12g，红景天 15g，寻骨风 9g，桂枝 18g，狗脊 9g，透骨草 9g，土鳖虫 6g，骨碎补 12g，鸡血藤 15g。每天 1 剂，水煎服。治疗时间为 3 个月，总有效率为 82.76%，高于对照组［口服塞来昔布（西乐葆）胶囊和柳氮磺吡啶肠溶片］的 68.97%（P＜0.05）[9]。

（2）神经根型颈椎病　用蠲痹汤加减联合神经阻滞对 120 例神经根型颈椎病患者进行辨证治疗，药方组成：羌活、独活、附子各 15g，秦艽、海风藤、桂枝、当归、川芎各 10g，猪苓、乳香、木香、甘草各 6g。加减：风甚走痛者，加蜈蚣 2 条；湿甚者，增加猪苓至 15g；寒甚者，加白附子 15g；上肢体麻木者，加乌梢蛇 10g，鸡血藤 15g；上肢痛甚者，加威灵仙、白芷各 12g；下肢痛甚者，加牛膝、独活各 12g；累及腰背疼痛者，加续断、桑寄生各 10g；疼痛甚者，加延胡索 10g，川芎增加至 15g。每天 1 剂，水煎服。治疗疗程为 3 周，观察组患者总有效率 96.6%，显著高于对照组的 84.2%。观察组患者随访 12 个月复发率 5.1%，显著低于对照组的 24.7%（P＜0.05）[10]。

（3）类风湿关节炎　用温经蠲痹汤联合重组人Ⅱ型肿瘤坏死因子受体 - 抗体融合蛋白（益赛普）注射液对 90 例风寒湿痹型类风湿关节炎患者进行辨证治疗，药方组成：当归 10g，桂枝 10g，淫羊藿 10g，姜半夏 10g，鹿衔草 30g，制川乌 10g，甘草 5g，熟地黄 15g，乌梢蛇 10g。加减：风邪胜者可加蕲蛇；湿邪胜者可加苍术、白术、薏苡仁；关节肿胀明显者可加白芥子、穿山甲；关节刺痛者可加三七、没药、桃仁、红花；关节痛剧烈者可加乳香、没药、蜈蚣、全蝎。每天 1 剂，水煎服。治疗时间为 3 周，总有效率为 93.3%，高于对照组的 73.3%（P＜0.05）[11]。

（4）风寒阻络证神经根型颈椎病　用蠲痹汤配合牵引对 60 例风寒阻络证神经根型颈椎病患者进行辨证治疗，药方组成：羌活 20g，独活 20g，当归 20g，黄芪 10g，赤芍 10g，防风 10g，炙甘草 5g，桑枝 15g，秦艽 5g，海风藤 10g，川芎 5g，乳香 5g，木香 5g。每天 1 剂，水煎服。治疗时间为 1~2 个月，有效率为 100%[12]。

（5）膝关节骨性关节炎

①用蠲痹汤配合小针刀对 150 例膝关节骨性关节炎患者进行辨证治疗，药方组成：巴戟天 15g，杜仲 15g，熟地黄 15g，当归 15g，羌活 12g，独活 12g，桂枝 12g，海风藤 12g，桑枝 12g，秦艽 10g，木香 10g，川芎 10g，赤芍 10g，泽泻 10g，甘草 6g。加减：风胜加防风；寒胜加细辛；湿胜加防己、萆薢、薏苡仁；上痛去独活加荆芥；下痛加川牛膝；气血不足加黄芪、党参。每天 1 剂，水煎服。治疗时间为 3 个月，总有效率为 96.23%，高于对照组的 82.69%（P＜0.05）[13]。

②用扶正蠲痹汤内服外熏联合常规西药对 120 例膝骨性关节炎患者进行辨证治疗，药方组成：羌活 15g，独活 15g，秦艽 10g，当归 20g，川芎 15g，海风藤 10g，桑枝 10g，乳香 10g，木香 10g，木瓜 10g，薏苡仁 30g，炒鸡内金 10g，神曲 10g，葛根 20g，白芍 20g，忍冬藤 20g，千年健 20g，甘草 6g，橘红 30g。每天 1 剂，水煎服。加减：风盛者，加防风 12g；寒盛者，加附子 12g，细辛 3g；湿盛者，加防己 12g，萆薢 15g；热盛者，加黄柏 9g。治疗时间为 3 个月，总有效率为 98.33%，高于对照组（服用盐酸氨基葡萄糖胶囊）的 83.33%（P＜0.05）[14]。

（6）腰椎管退行性狭窄症

①用桑脊通督蠲痹汤对 46 例腰椎管退行性狭窄症患者进行辨证治疗，药方组成：桑寄生、狗脊、威灵仙、茯苓各 15g，杜仲、牛膝、党参、熟地黄、当归、川芎各 10g，细辛、肉桂各 6g，甘草 4g。每天 1 剂，水煎服。治疗时间为 40 天，总有效率为 91.3%，高于对照组的 76.1%（P＜0.05）[15]。

②用通络蠲痹汤配合针刺对 57 例腰椎管狭窄患者进行辨证治疗，药方组成：党参 15g，狗脊 15g，

泽兰 12g，川牛膝 12g，地龙 10g，丹参 15g，赤芍 12g，杜仲 12g，全当归 12g。治疗时间为 8 周，总有效率为 85.96%，高于对照组（电针治疗）的 61.4%（P<0.05）[16]。

（7）冻结肩 蠲痹汤加味联合发散式冲击波对 90 例冻结肩患者进行辨证治疗，药方组成：黄芪 20g，羌活、秦艽、伸筋草、海风藤、威灵仙、当归、川芎、乳香、姜黄各 10g，桂枝、甘草各 6g。加减：寒盛加制川乌、制草乌各 3g；风盛加防风、荆芥各 6g；湿盛加防己、五加皮各 10g；久病入络加全蝎 3~6g 或地龙 10g；气虚明显加党参 20~30g。治疗时间为 3 周，治疗组疼痛评分、ROM 评分和 CMS 评分均较治疗前显著增加，疼痛评分和 ROM 评分优于冲击波组，CMS 评分显著优于冲击波组[17]。

（8）老年性骨质疏松症 用益肾蠲痹汤对 45 例老年性骨质疏松症患者进行辨证治疗，药方组成：淫羊藿 20g，川续断 20g，狗脊 20g，熟地黄 15g，桑枝 10g，鸡血藤 15g，当归 15g，制川乌、制草乌各 6g，延胡索 20g，淫羊藿 10g，鹿衔草 10g，生甘草 10g。每天 1 剂，水煎服。治疗时间为 3 个月，总有效率为 91.1%，明显高于对照组（服用骨化三醇胶丸）的 35.6%（P<0.05）[18]。

（9）慢性尿酸性肾病 用消风蠲痹汤对 25 例慢性尿酸性肾病患者进行辨证治疗，药方组成：萹蓄 30g，瞿麦 30g，苍术 20g，车前草 20g，泽泻 12g，黄柏 12g，萆薢 18g，威灵仙 15g，秦艽 10g，秦皮 15g，丹参 20g，莪术 12g，生地黄 15g，延胡索 12g，怀牛膝 15g。每天 1 剂，水煎服。治疗时间为 4 周，有效率为 64%，高于对照组（口服碳酸氢钠片和秋水仙碱）的 20%（P<0.05）[19]。

（10）中风后风痰瘀阻证肩手综合征 用加味蠲痹汤对 146 例中风后风痰瘀阻证肩手综合征患者进行辨证治疗，药方组成：当归 10g，黄芪 30g，羌活 10g，黑附片 10g（先煎），肉桂 5g，防风 10g，甘草 6g，秦艽 15g，桑枝 30g，丹参 20g，八月札 20g，乳香 10g，白芥子 15g，土鳖虫 10g。每天 1 剂，水煎服。治疗时间为 4 周，总有效率为 91.3%，高于对照组的 79.41%（P<0.05）[20]。

（11）腰椎间盘突出 用温肾蠲痹汤与温针灸联合对 80 例寒湿型腰椎间盘突出患者进行辨证治疗，药方组成：细辛、肉桂及甘草各 3g，川芎 6g，防风、桑寄生、秦艽、独活、当归、杜仲、茯苓、牛膝、白芍、党参、熟地黄各 10g。每天 1 剂，水煎服。治疗时间为 2 周，总有效率为 97.5%，高于对照组的 75%（P<0.05）[21]。

（12）项痹病 用蠲痹汤加减对 42 例项痹病患者进行辨证治疗，药方组成：羌活、独活、桂枝、秦艽、海风藤、桑枝、当归、川芎、黄芪、木香各 10g，乳香、炙甘草各 6g。加减：风寒湿型加藁本、防风、蔓荆子各 12g；气滞血瘀型加桃仁、红花、赤芍各 10g；痰湿阻络型加半夏、白术、茯苓各 12g；肝肾亏虚型加桑寄生、杜仲、牛膝各 15g；气血亏虚型加赤芍、熟地黄、党参、茯苓、白术、鸡血藤各 12g。每天 1 剂，水煎服。治疗时间为 1 个月，总有效率为 92.86%，高于对照组的 64.29%（P<0.05）[22]。

（13）神经根型颈椎病 用蠲痹汤内服联合颈椎牵引对 57 例神经根型颈椎病患者进行辨证治疗，药方组成：炙黄芪 20g，炒白术 10g，独活 15g，羌活 15g，桂枝 10g，桑枝 8g，川木瓜 8g，当归 15g，延胡索 20g，牛膝 8g，泽兰 9g，防风 8g，白芍 30g，制川乌 6g，葛根 15g，熟地黄 10g，陈皮 8g，甘草 6g。加减：手指麻木甚者加入血竭 4g，地龙 8g；遇冷严重者加鹿角霜 20g，补骨脂 12g。每天 1 剂，水煎服。治疗时间为 2 个月，总有效率为 91.2%，高于对照组的 77.2%（P<0.05）[23]。

（14）髋痹 用蠲痹汤结合熏蒸、舒筋通络手法对 30 例髋痹患者进行辨证治疗，药方组成：羌活 15g，独活 15g，桂枝 15g，秦艽 15g，海风藤 30g，桑枝 30g，当归 10g，川芎 20g，乳香 12g，木香 12g，甘草 6g。加减：风盛者，重用秦艽，加用防风；寒气重者加制川乌、附子、细辛，温阳散寒；湿气重者，加防己、萆薢、薏苡仁；肿胀明显伴有下肢肌肉萎缩者，加用牛膝利水消肿，补肾强骨；痹证日久，郁而化热者，去桂枝，加用黄柏清利湿热；痹证日久，兼有关节变形及疼痛明显者，加用水蛭、土鳖虫化瘀止痛；气血亏虚明显者，重用当归，加用白芍滋阴养血。治疗时间为 2 周，总有效率为 96.7%，高于对照组的 90%（P<0.05）[24]。

（15）肱骨外上髁炎 用蠲痹汤加减对 36 例肱骨外上髁炎患者进行辨证治疗，药方组成：羌活、荆芥、秦艽、桂枝各 9g，当归 15g，伸筋草 12g，川芎、木香各 10g，乳香、没药各 8g，全蝎、甘草各 6g。加减：寒甚者，加附子 9g，细辛 3g；湿热内蕴者，去桂枝，加黄柏 6g，苍术 12g；气血虚弱者，加党参 20g，白术、桑寄生各 10g。每天 1 剂，水煎服。治疗时间为 2~4 周，总有效率为 94.4%，高于对照组的 78.1%（P<0.05），复发率为 11.1%，低于对照组的 59.3%（P<0.05）[25]。

（16）颞下颌关节病 用蠲痹汤加减对 60 例颞下颌关节病患者进行辨证治疗，药方组成：当归 12g，姜黄 10g，羌活 10g，北黄芪 30g，甘草 6g，细辛 4g，防风 10g，赤芍 12g，川芎 12g。每天 1 剂，水煎服。治疗时间为 3 周，总有效率为 95%，高于对照组（服用吲哚美辛片、头孢氨苄缓释胶囊、维生素 B、维生素 B_6）的 75%（$P < 0.05$）[26]。

（17）膝关节滑膜炎　用蠲痹汤加减对 60 例膝关节滑膜炎患者进行辨证治疗，药方组成：苍术 20g，薏苡仁 30g，泽兰 15g，醋没药 15g，牛膝 15g，茯苓 15g，防己 10g，红花 15g，土鳖虫 10g，赤芍 15g，生地黄 20g，千年健 15g，地枫皮 10g，威灵仙 15g，鸡血藤 20g。随症加减：关节红肿热痛者加紫花地丁 10g，牡丹皮 15g，土茯苓 10g；气虚者加黄芪 15g；阳虚加桂枝 10g，炮附片 5g；损伤瘀血者加醋乳香 10g，红花 15g。每天 1 剂，水煎服。治疗时间为 14~28 天，总有效率为 97.5%，高于对照组的 77.5%（$P < 0.05$）[27]。

（18）腰腿痛　用地乌蠲痹汤对 120 例腰腿痛患者进行辨证治疗，药方组成：生地黄 60g，制川乌 9g，威灵仙 9g，蚕沙 15g，秦艽 15g，乌梢蛇 6g，怀牛膝 9g，豨莶草 15g，五加皮 15g，独活 9g。加减：风偏胜者加防风 10g，桂枝 10g；寒偏胜者加细辛 5g，乳香、没药各 10g；湿偏胜者加薏苡仁 15g，茯苓 15g，苍术 9g；热偏胜者加知母、黄柏各 9g。每天 1 剂，水煎服。7 天为 1 个疗程，治疗 2~5 个疗程，有效率为 87.5%[28]。

（19）急性期臂丛神经炎　用加减程氏蠲痹汤对 18 例急性期臂丛神经炎患者进行辨证治疗，药方组成：羌活 12g，独活 12g，秦艽 10~12g，桂枝 10g，当归 10g，川芎 10g，桑枝 15g，海风藤 15g，乳香 10g，白芍 15g，炙甘草 6g，细辛 3g。加减：酸痛剧烈者加忍冬藤 15g，威灵仙 15g；麻木无力重者加丹参 20g，土鳖虫 10g；舌苔黄腻偏湿热者加黄芩 10g，生薏苡仁 30g。每天 1 剂，水煎服。治疗时间为 4 周，总有效率为 94.4%，高于对照组的 66.7%（$P < 0.05$）[29]。

（20）网球肘　用蠲痹汤结合局部封闭曲安奈德对 156 例网球肘患者进行辨证治疗，药方组成：羌活 10g，独活 10g，秦艽 10g，当归 10g，川芎 10g，桂枝 10g，黄芪 30g，木香 6g，乳香 6g，桑枝 30g，海风藤 30g，甘草 6g，威灵仙 15g，荆芥 10g。每天 1 剂，水煎服。治疗疗程为 7 天，总有效率为 100%[30]。

（21）肢端坏疽　用蠲痹汤合通塞脉片对 30 例肢端坏疽患者进行辨证治疗，药方组成：鹿角胶、桂枝、当归、蜈蚣各 10g，黄芪、鸡血藤、牛膝各 30g，威灵仙、白芥子、赤芍、僵蚕、地龙各 15g。每天 1 剂，水煎服。治疗时间为 1 个月，总有效率为 90%，高于对照组的 40%（$P < 0.05$）[31]。

（22）痛风　用蠲痹汤加减对 61 例通风患者进行辨证治疗，药方组成：荷叶 15g，佩兰 15g，薏苡仁 20g，怀山药 20g，茯苓 15g，苍术 10g，萆薢

15g，丹参 20g，川黄连 6g，白茅根 15g，川芎 12g，地龙 15g，牛膝 10g。有效率为 95.08%[32]。

（23）原发性纤维肌痛综合症　用蠲痹汤加减对 102 例原发性纤维肌痛综合症患者进行辨证治疗，药方组成：黄芪 60g，制川乌、桂枝、麻黄、当归、白芍各 9g，炙甘草 18g，细辛 3g，通草 6g，大枣 8 枚，白芥子 9g，蜈蚣 4 条。每天 1 剂，水煎服。治疗时间为 2 周，总有效率为 95.1%，高于对照组（口服阿米替林或胺苯环庚烯）的 68%（$P < 0.05$）[33]。

（24）颈性眩晕　用蠲痹汤配合针刺对 40 例颈性眩晕患者进行辨证治疗，药方组成：黄芪、葛根、地龙、丹参、钩藤各 30g，枸杞子 20g，当归、磁石各 15g，姜黄、防风、赤芍、天麻各 12g，薄荷 10g，羌活 8g。每天 1 剂，水煎服。治疗组近期有效率为 97.5%。1 年后随访，有效率 91.9%[34]。

（25）冠心病心绞痛　用丹芎蠲痹汤对 78 例冠心病心绞痛患者进行辨证治疗，药方组成：丹参、川芎各 25g，红花、桃仁、延胡索、川楝子、枳壳、降香各 15g，赤芍、益母草各 10g，地龙 12g，三七粉（冲服）4g。加减：兼有脉结代者，加人参 10g，炙甘草 15g；心阳不振、四肢厥冷者，加桂枝、制附子各 6g；痰浊痹阻者加瓜蒌 25g，薤白 10g；头晕者，加钩藤、天麻各 10g。每天 1 剂，水煎服。治疗时间为 4 周，总有效率为 88.46%，高于对照组的 79.26%（$P < 0.05$）[35]。

（26）产后身痛　用养血蠲痹汤对 58 例产后身痛患者进行辨证治疗，药方组成：黄芪 30g，当归 15g，白芍 15g，鸡血藤 30g，秦艽 15g，桂枝 15g，牛膝 15g，杜仲 15g，乌梢蛇 15g，鹿角胶 15g，紫河车 15g，天麻 15g，制川乌 10g，芡实 30g。每天 1 剂，水煎服。治疗时间最短 10 天，最长近 40 天，总有效率为 98.28%[36]。

（27）其他　蠲痹汤还可以治疗局限型硬皮病[37]、脾虚腹胀[38]、坐骨神经通[39]、足跟痛[40]、书写痉挛症[41]、脑梗塞[42]、精神分裂症[43] 等。

参考文献

[1] 牛小雪，陈培柱，杜玉芝，等. 程氏蠲痹汤的抗炎镇痛作用[J]. 安徽中医药大学学报，2018，37（04）71-75.

[2] 牛小雪，陈培柱，杜玉芝，等. 程氏蠲痹汤对佐剂性关节炎大鼠免疫功能的影响[J]. 中药药理与临床，2018，34（03）：6-10.

[3] 许霞，杜欢，吴亚兰，等. 程氏蠲痹汤加减方降低佐剂性关节炎大鼠外周血 T 细胞 cAMP 水平和 CD_4^+/CD_8^+ T 细胞比值[J]. 细胞与分子免疫学杂志，2018，

34（02）：110-114.

［4］许霞，程卉，曹健，等. 程氏蠲痹汤加减方降低佐剂关节炎大鼠滑膜组织前列腺素 E 受体 4（PTGER4）的水平［J］. 细胞与分子免疫学杂志，2017，33（06）：736-740.

［5］叶霖，皮慧，王友莲. 蠲痹汤对胶原诱导性关节炎大鼠血清和滑膜 Fas/FasL 系统的影响［J］. 山西医药杂志，2017，46（05）：503-506.

［6］许霞，杜欢，程卉，等. 程氏蠲痹汤加减方含药血清对佐剂性关节炎大鼠外周血单核细胞 TNF-α 和 IL-1β 表达的影响［J］. 安徽中医药大学学报，2016，35（06）：83-86.

［7］冯金鹰，林桂涛，盛华刚，等. 蠲痹汤提取工艺的研究［J］. 辽宁中医杂志，2010，37（04）：710-713.

［8］王鹏，林桂涛，盛华刚，等. 壳聚糖澄清剂应用于蠲痹汤纯化工艺的研究［J］. 山东中医药大学学报，2011，35（01）：80-82.

［9］党杰，王化齐，董博，等. 针刺导热疗法配合追风蠲痹汤治疗强直性脊柱炎的疗效观察［J］. 中国中医骨伤科杂志，2019（05）：31-34+39.

［10］段小素，屈涛. 蠲痹汤加减联合神经阻滞治疗神经根型颈椎病的疗效观察［J/OL］. 中药材，2019（01）：220-222［2019-05-23］. https://doi.org/10.13863/j.issn1001-4454.2019.01.046.

［11］张宇杰，李应宏，郝文婕，等. 温经蠲痹汤联合益赛普注射液治疗风寒湿痹型类风湿关节炎 90 例［J］. 中国中医药现代远程教育，2019，17（01）：64-66.

［12］李树冬，丁建辉. 蠲痹汤配合牵引治疗风寒阻络证神经根型颈椎病 60 例［J］. 广西中医药，2018，41（06）：59-60.

［13］陶勇军. 小针刀配合蠲痹汤加减治疗膝关节骨性关节炎临床研究［J］. 实用中医药杂志，2018，34（12）：1416-1417.

［14］武潮，姚林明. 扶正蠲痹汤内服外熏联合常规西药治疗膝骨性关节炎的效果［J］. 临床医学研究与实践，2018，3（33）：1.

［15］许美飞. 桑脊通督蠲痹汤治疗腰椎管退行性狭窄症 46 例［J］. 中国中医药科技，2018，25（05）：767-768.

［16］樊帆. 通络蠲痹汤配合针刺治疗腰椎管狭窄 57 例疗效观察［J］. 中国民族民间医药，2018，27（12）：92-94.

［17］何生，董黎强，李一超，等. 发散式冲击波联合蠲痹汤加味治疗冻结肩临床研究［J］. 浙江中西医结合杂志，2018，28（08）：655-657.

［18］荆强祥，李木清. 益肾蠲痹汤治疗老年性骨质疏松

症 45 例临床观察［J］. 湖南中医杂志，2017，33（08）：66-67.

［19］张敏，林碧莹，林小堃，等. 消风蠲痹汤治疗慢性尿酸性肾病 25 例［J］. 陕西中医药大学学报，2017，40（03）：40-42.

［20］王爱丽，肖悠美，朱太卿，等. 加味蠲痹汤综合疗法治疗中风后风痰瘀阻证肩手综合征［J］. 中国实验方剂学杂志，2017，23（13）：191-196.

［21］陈翠微. 温肾蠲痹汤与温针灸联合治疗寒湿型腰椎间盘突出临床效果研究［J］. 临床医药文献电子杂志，2017，4（28）：5523-5524.

［22］易献春，张群华，袁锋，等. 蠲痹汤加减治疗项痹病 42 例临床观察［J］. 国医论坛，2016，31（06）：41-42.

［23］李懿. 蠲痹汤内服联合颈椎牵引治疗神经根型颈椎病 57 例［J］. 河南中医，2016，36（05）：890-892.

［24］郭宸豪，刘又文，张晓东，等. 中药内服、熏蒸联合舒筋通络手法治疗髋痹 30 例［J］. 西部中医药，2015，28（12）：111-112.

［25］倪建江，傅理均. 蠲痹汤加减治疗肱骨外上髁炎 36 例临床观察［J］. 浙江中医杂志，2014，49（11）：818.

［26］崔立丰. 中西医结合治疗颞下颌关节病 60 例临床观察［J］. 中医药导报，2014，20（09）：58-59.

［27］李顺利，张铁刚，李颖，等. 中西医综合治疗方案治疗膝关节滑膜炎 80 例临床观察［J］. 中医杂志，2014，55（10）：868-870.

［28］余南征. 地乌蠲痹汤治疗腰腿痛 120 例经验总结［J］. 实用中西医结合临床，2013，13（06）：79-80.

［29］刘玉梅. 加减程氏蠲痹汤治疗急性期臂丛神经炎 18 例［J］. 河南中医，2013，33（09）：1486-1487.

［30］包思泉. 蠲痹汤结合局部封闭曲安奈德治疗网球肘 156 例［J］. 中国社区医师（医学专业），2012，14（19）：213-214.

［31］高艳君. 蠲痹汤合通塞脉片治疗肢端坏疽 30 例疗效观察［J］. 新中医，2012，44（11）：65-66

［32］秦彦，李双蕾. 自拟三消蠲痹汤治疗痛风 61 例［J］. 现代中医药，2011，31（03）：9.

［33］周海核，王寅，郭凤阳，等. 温阳定痛蠲痹汤加减治疗原发性纤维肌痛综合症 102 例［J］. 河北中医药学报，2011，26（04）：20-21

［34］兰怡，肖引，张炜. 针刺配合蠲痹汤治疗颈性眩晕 40 例［J］. 陕西中医，2010，31（03）：350.

［35］云少民. 丹芎蠲痹汤治疗冠心病心绞痛 78 例［J］. 中医研究，2009，22（09）：40-41.

［36］李立凯. 养血蠲痹汤治疗产后身痛 58 例［J］. 云南

中医中药杂志, 2009, 30 (09): 19.

[37] 马筑元. 活血蠲痹汤治疗局限型硬皮病 [J]. 湖北中医杂志, 2000 (09): 21.

[38] 李花民. 蠲痹汤治疗脾虚腹胀 [J]. 河北中医药学报, 2000 (01): 23.

[39] 孙建国, 张守林, 申建中. 蠲痹汤治疗坐骨神经痛160 例疗效观察 [J]. 现代中西医结合杂志, 1999 (11): 1816-1817.

[40] 程德华, 余晓琪. 程氏蠲痹汤内外兼治足跟痛 80 例 [J]. 安徽中医学院学报, 1999 (02): 16.

[41] 范道长, 孔繁霞. 蠲痹汤治疗书写痉挛症 20 例 [J]. 山东中医杂志, 1996 (02): 68-69.

[42] 王明礼, 王萍. 水蛭蠲痹汤治疗脑梗塞 34 例 [J]. 实用医学杂志, 1997 (06): 411-412.

[43] 王增连, 李博成. 蠲痹汤治疗精神分裂症 35 例 [J]. 河北中医, 1995 (02): 42.

二冬汤

【出处】《医学心悟》(清·程国彭)"治上消者, 宜润其肺, 兼清其胃, 二冬汤主之。"

【处方】天冬二钱(去心), 麦冬三钱(去心), 花粉一钱, 黄芩一钱, 知母一钱, 甘草五分, 人参五分, 荷叶一钱。

【制法及用法】水煎服。

【剂型】汤剂。

【同名方剂】二冬汤(《不居集》下集卷十三), 二冬汤(《古今医彻》卷二), 二冬汤(《惠直堂方》卷二)。

【历史沿革】

1. 清代·程国彭《医学心悟》, 二冬汤

[组成] 天冬(去心)6g, 麦冬(去心)9g, 花粉 3g, 黄芩 3g, 知母 3g, 甘草 1.5g, 人参 1.5g。

[功能主治] 养阴润肺, 生津止渴。主上消, 口渴多饮。

[用法用量] 加荷叶 3g, 水煎服。

2. 清朝·怀远《古今医彻》卷二, 二冬汤

[组成] 天门冬一钱半(去心), 麦门冬一钱(去心), 款冬花一钱, 紫菀茸一钱, 桔梗一钱, 甘草三分, 广陈皮一钱, 川贝母一钱, 百合一钱, 马兜铃一钱, 阿胶一钱。

[主治] 肺火而喘。

[用法用量] 水煎服。

【现代研究】

1. 药理作用

(1) 降低糖代谢和脂代谢 二冬汤水煎液以 2g/(kg·d) 给 2 型糖尿病(T2DM)模型大鼠灌胃 6 周, 大鼠总胆固醇(TC)、甘油三酯(TG)、低密度脂蛋白(LDL-C)、血清胰岛素(Ins)、谷胱甘肽(GSH)水平和超氧化物歧化酶(SOD)活性显著升高; 糖化血红蛋白(FBG、HbA1c)、高密度脂蛋白(HDL-C)和丙二醛(MDA)水平显著降低。有氧运动与二冬汤结合可明显降低 T2DM 模型大鼠血糖和血脂水平, 促进血胰岛素的分泌, 增强体内抗氧化酶活性, 从而纠正和改善 T2DM 模型大鼠糖代谢和脂代谢紊乱[1]。

(2) 抑制肺癌细胞 A549 二冬汤低、中、高剂量 [3.99g/(kg·d), 7.99g/(kg·d), 15.99g/(kg·d)] 给空白大鼠灌胃 10 天, 观察含药血清对 A549 细胞的凋亡率, 二冬汤含药血清对人肺癌细胞 A549 具有抑制作用, 中剂量组给药 5 天、10 天, 末次给药 2h 的含药血清与细胞培养 48h 后的抑制作用最明显, 抑制率分别为 42.27% 和 39.67%, 与空白血清组比较, 差异均有非常显著性意义(P < 0.01); FITC/PI 双染法显示二冬汤含药血清对 A549 的凋亡总计为 (28.45 ± 0.68)%, 与空白血清组(6.75 ± 0.46)% 比较, 差异有非常显著性意义[2](P < 0.01)。

(3) 尿液代谢组学 用二冬汤 15.99g/kg 给予正常大鼠灌胃 10 天, 每天 2 次, 二冬汤给药后可以提高正常大鼠体内尿酸(urocanic acid)、5,6- 二羟基吲哚(5,6-Dihydroxyindole)、胱硫醚酮亚胺(Cystathionine ketimine)等内源性物质的含量, 这些物质能够启动机体的免疫系统, 增强机体的免疫功能。其次, 二冬汤还可以提高正常大鼠体内 13S- 羟基十八碳二烯酸(13S-hydroxyoctadecadienoic acid)、4- 氧代 -13- 顺式 - 视黄(4-Oxo-13-cis-retinoate)等内源性物质的含量, 前者是由亚油酸形成的具有能够防止癌细胞黏附于内皮细胞、并抑制癌症细胞转移, 后者环磷腺苷能够加速其合成, 促进癌细胞正常分化而达到抑制癌前病变的作用, 同时二冬汤还可以提高大鼠体内 2′- 脱氧尿苷（2′-Deoxyuridine）、脱氧羟丁赖氨酸（Deoxyhypusine）、酪胺 - 葡萄糖醛酸（Tyramine-glucuronide）等物质的含量，该类物质具有较强的抗菌、抗病毒作用，并有利于机体内有害物质的排泄[3]。

2. 制剂研究

（1）提取工艺　筛选二冬汤颗粒的最佳提取工艺。以二冬汤标准汤剂为参比，以黄芩苷、甘草酸、总皂苷、总多糖、浸膏率、乙醇可溶物、正丁醇可溶物为指标，采用正交试验考察加水量、浸泡时间、煎煮时间对提取效果的影响，确定二冬汤的最佳提取工艺。结果显示最佳提取工艺为药材饮片加水煎煮 2 次，第一次加 10 倍量水，煎煮 2h；第二次加 8 倍量水，煎煮 1h。提取液中各成分与标准汤液中相应成分的比值分别为：黄芩苷为 1.54、甘草酸为 1.42、总皂苷为 1.51、总多糖为 1.45、浸膏率为 1.53、乙醇可溶物为 1.61、正丁醇可溶物为 1.52，比值相近，平均值为 1.51，变异系数 3.18%。该提取工艺稳定可行，适于工业化生产[4]。

（2）纯化工艺　比较壳聚糖絮凝沉降法与乙醇沉淀法对二冬汤提取液的精制效果。采用正交试验考察药液浓缩程度、pH 值、壳聚糖用量、絮凝沉降时保温的温度对壳聚糖絮凝沉降法精制二冬汤煎煮液的影响，并与乙醇沉淀法进行比较。壳聚糖絮凝沉降的工艺为 $A_1B_1C_1D_3$，即药液浓缩浓度为 1:1，静置温度 5℃，壳聚糖加入量为 10%，pH=6。壳聚糖絮凝沉降与乙醇沉淀均能明显的减小浸膏量，而且二者无明显差别；两种方法均能造成二冬汤中活性成分较大的损失，甘草酸的损失量超过 60%；各种成分造成的损失不同，乙醇沉淀法能造成黄芩苷、甘草酸和多糖较多的损失，壳聚糖絮凝沉降法则造成总皂苷的损失量较多[5]。

3. 临床应用

（1）青年人特发性室性期前收缩　用二冬汤对 50 例青年人特发性室性期前收缩患者进行治疗，药方组成：西洋参 10g，天冬 15g，麦冬 15g，天花粉 15g，黄芩 10g，知母 10g，生龙骨 30g，生牡蛎 30g，当归 15g，炙甘草 15g。每天 1 剂，水煎服。治疗时间为 2 周，治疗前后患者 24h 动态心电图室性期前收缩的数量、心率变异性（HRV）值的变化差异明显[6]。

（2）心血管舒缩功能不良性心脏病　用二冬汤对 52 例血管舒缩功能不良性心脏病患者进行治疗，药方组成：葛根 20g，巴戟天 20g，生黄芪 15g，黄精 15g，天冬 12g，麦冬 12g，何首乌 9g，菟丝子 9g，牛膝 9g，淫羊藿 9g，石菖蒲 6g，郁金 6g。每天 1 剂，水

煎服。治疗时间为 2 个月，有效率为 84.4%，高于对照组（口服谷维素）的 60%（$P<0.05$）[7]。

（3）糖尿病

①用二冬汤对 90 例糖尿病患者进行辨证治疗，药方组成：天冬、麦冬、荷叶各 15g，天花粉 20g，黄芩、知母以及人参各 10g，甘草 6g。治疗时间为 2 个月，观察组空腹胰岛素（FINS）、HOMA-IR 水平明显下降，胰岛 β 细胞功能指数（HOMA-β）水平明显上升[8]。

②用二冬汤结合西医对 45 例糖尿病视网膜病变患者进行辨证治疗，药方组成：天冬、麦冬、荷叶各 15g，人参、黄芩、知母各 10g，天花粉 20g，甘草 6g。加减：视网膜出血鲜红加白茅根、槐花；视网膜出血黯红加牡丹皮、赤芍；尿频甚加山药、枸杞子。每天 1 剂，水煎服。治疗时间为 3 个月，有效率为 93.3%，高于对照组（口服降糖药或胰岛素、羟苯磺酸钙胶囊）的 67.7%（$P<0.05$）[9]。

③用加味二冬汤联合西药对 80 例肺肾气阴亏虚型 2 型糖尿病患者进行辨证治疗，药方组成：天冬、麦冬、天花粉各 15g，黄芩 6g，知母 12g，甘草 10g，北沙参 5g，荷叶 10g。每天 1 剂，水煎服。治疗疗程为 3 个月，总有效率 90%，高于对照组（服用吡格列酮胶囊和二甲双胍肠溶片）的 62.5%[10]。

（4）糖尿病周围神经病变　用二冬汤加减对 60 例糖尿病周围神经病变患者进行辨证治疗，天冬 12g，麦冬 18g，天花粉 12g，黄芩 9g，知母 12g，荷叶 24g，人参 6g，生黄芪 24g，麻黄 6g，当归 15g，丹参 5g，乳香 9g，没药 9g，全蝎 6g。每天 1 剂，水煎服。治疗疗程为 4 周，总有效率为 93.3%，高于对照组（静脉滴注前列地尔注射液和口服依帕司他片）的 80%（$P<0.05$）[11]。

（5）气阴两虚型慢性肾小球肾炎　用二冬汤对 30 例气阴两虚型慢性肾小球肾炎患者进行治疗，药方组成：天冬、麦冬、荷叶各 15g，天花粉 20g，黄芩、知母以及人参各 10g，甘草 6g，治疗组总有效率为 92.5%。每天 1 剂，水煎服。治疗时间为 3 个月，幽门螺杆菌（Hp）根除率为 93.4%，随访 2 个月复发率低 5.1%[12]。

（6）阴虚火旺型甲状腺功能亢进症　用二冬汤加减对 60 例阴虚火旺型甲状腺功能亢进症患者进行治疗，药方组成：天冬、麦冬、沙参、花粉、黄芩、知母、荷叶、玄参、决明子、牡蛎、贝母、甘草。每天 1 剂，水煎服。治疗时间为 6 个月，有效率为 93.3%，高于对照组的 76.67%（$P<0.05$）[13]。

（7）甲状腺功能亢进

①用二冬汤加减对 69 例甲状腺功能亢进患者进行辨证治疗，药方组成：天冬、麦冬、沙参、天花

粉各 20g，黄芪、知母、玄参、浙贝母、栀子各 10g，生牡蛎 18g，甘草 6g。加减：心悸、失眠甚者加炒酸枣仁、首乌藤各 20g；手颤甚者加生石决明、钩藤各 30g；多食易饥加生石膏 20g。每天 1 剂，水煎服。治疗时间为 30 天，总有效率为 97.1%[14]。

②用二冬汤加减配合西药治疗对 21 例老年性甲状腺功能亢进症患者进行辨证治疗，药方组成：天冬、麦冬、天花粉、黄芪、知母、炙鳖甲、生地黄各 10g，百合 15g。每天 1 剂，水煎服。治疗时间为 10 周，总有效率为 85.7%[15]。

（8）慢性支气管炎合并念珠菌感染　用二冬汤加减对 58 例慢性支气管炎合并念珠菌感染患者进行治疗，药方组成：天冬 15~25g，麦冬 15~25g，天花粉 12g，黄芩 10g，知母 10g，炙甘草 8g。加减：胸闷气短、喉间有水鸡声音者加地龙 20g，全蝎 3g，紫苏子 10g；唇甲青紫，舌有瘀斑者加桃仁 10g，当归 10g，川芎 15g；多汗烦躁难寐者加煅龙骨 20g，煅牡蛎 20g，酸枣仁 20g；痰中带血者加白及 10g，三七 10g，仙鹤草 15g，血余炭 10g；纳差乏力者加白术 10g，陈皮 10g，石菖蒲 10g。每天 1 剂，水煎服。治疗时间为 7 天，总有效率为 93.3%，高于对照组（口服氟康唑和静脉滴注抗念珠菌）的 78.6%（$P < 0.05$）[16]。

（9）顿咳　用二冬汤对 82 例顿咳患者进行辨证治疗，药方组成：天冬 10g，百部 10g，瓜蒌 12g，半夏 6g，陈皮 6g，枇杷叶 10g。加减：痰多气逆加葶苈子 6g，莱菔子 15g；呕吐加竹茹 10g；气虚加党参 10g；阴虚加黄精 10g；咳甚加蜜款冬花 9g，蜜紫菀 9g。每天 1 剂，水煎服。治疗时间为 10 天，有效率为 80.5%[17]。

参考文献

［1］袁新国，谢梦洲，杨英，等. 二冬汤和有氧运动对 2 型糖尿病大鼠糖代谢和脂代谢的影响［J］. 重庆医学，2018，47（28）3610-3613.

［2］赵益，罗蓉，尚广彬，等. 二冬汤含药血清对肺癌细胞 A549 的作用研究［J］. 新中医，2012，44（09）：113-115.

［3］赵益，张启云，李冰涛，等. 二冬汤对大鼠尿液代谢产物的影响［J］. 中药新药与临床药理，2013，24（02）：173-176.

［4］张国青，盛华刚，邵长森，等. 基于标准汤剂参比的二冬汤颗粒提取工艺研究［J］. 山东中医药大学学报，2019，43（02）：188-192+202.

［5］陈以新，盛华刚，林桂涛，等. 壳聚糖絮凝沉降法与乙醇沉淀法对二冬汤精制的对比研究［J］. 中成药，2011，33（04）：612-615.

［6］崔健昆，房佳乐，张怡清. 二冬汤加减方治疗青年人特发性室性期前收缩的临床观察［J］. 中医药学报，2017，45（04）：123-125.

［7］曾真，吴兆洪，杨伟君. 中药治疗更年期心血管舒缩功能不良性心脏病 52 例临床观察［J］. 上海中医药杂志，1999（10）：33-35.

［8］师美凤. 二冬汤对糖尿病前期患者胰腺 β 细胞功能的影响［J］. 云南中医中药杂志，2016，37（05）：39-40.

［9］李越，陈国姿，田锦鹰. 二冬汤加减联合西药治疗糖尿病视网膜病变 45 例临床观察［J］. 河北中医，2013，35（04）：574-575.

［10］张艳丽，裴瑞霞. 裴瑞霞加味二冬汤联合西药治疗肺肾气阴亏虚型 2 型糖尿病随机平行对照研究［J］. 实用中医内科杂志，2012，26（10）：48-49.

［11］邹晓慧，张菊香，刘书珍，等. 二冬汤合逐风通痹汤配合西药治疗糖尿病周围神经病变临床研究［J］. 中华中医药学刊，2012，30（06）：1430-1432.

［12］肖娟，何泽云. 二冬汤治疗气阴两虚型慢性肾小球肾炎 30 例疗效观察［J］. 湖南中医杂志，2016，32（02）：55-57.

［13］魏小玲. 二冬汤加减治疗阴虚火旺型甲状腺功能亢进症的疗效观察［J］. 深圳中西医结合杂志，2010，20（05）：285-287.

［14］常志刚，张英丽. 中西医结合治疗甲亢 69 例［J］. 新中医，2005（04）：75-76.

［15］傅宝君，江巍，邢梅，等. 二冬汤加减配合西药治疗老年性甲状腺功能亢进症 21 例临床研究［J］. 中医杂志，2002（03）：196-197+5.

［16］顾惠英，冯高华，倪军. 二冬汤治疗慢性支气管炎合并念珠菌感染 58 例［J］. 河南中医，2008（11）：62.

［17］李军波，郭红鹰. 二冬汤治疗顿咳 82 例［J］. 包头医学，2001（02）：77.

半夏白术天麻汤

【出处】《医学心悟》（清·程国彭）"眩，谓眼黑；晕者，头旋也。……有湿痰壅遏者，书云，头旋眼花，非天麻、半夏不除是也，半夏白术天麻汤主之。"

【处方】半夏一钱五分，天麻、茯苓、橘红各一钱，白术三钱，甘草五分。

【制法及用法】生姜一片，大枣二枚，水煎服。

【剂型】汤剂。

【现代研究】

1. 药理作用

（1）调节血脂 对痰湿壅盛型高血压模型大鼠分别以半夏白术天麻汤低剂量［7.04g/（kg·d）］、中剂量［14.08g/（kg·d）］、高剂量［28.16g/（kg·d）］灌胃给药，每天1次，共给药8周，结果显示，半夏白术天麻汤中、高剂量组降低血清胆固醇（TC）、甘油三酯（TG）、低密度脂蛋白（LDL-C）效果显著[1]。

（2）降压

①对痰湿壅盛型高血压模型大鼠分别以半夏白术天麻汤低剂量［7.04g/（kg·d）］、中剂量［14.08g/（kg·d）］、高剂量［28.16g/（kg·d）］灌胃给药，每天1次，共给药8周，发现半夏白术天麻汤具有降低痰湿壅盛型高血压大鼠体重作用，还可以降低痰湿壅盛型高血压模型大鼠血清中内皮素（ET）的含量，提高一氧化氮（NO）的含量从而发挥其降压作用[2]。

②给予痰湿壅盛型高血压模型大鼠半夏白术天麻汤13.8g/（kg·d）灌胃12周，结果显示大鼠体重、血压、Lee's指数、血清总胆固醇均较模型组下降，通过蛋白质组学结果推测半夏白术天麻汤治疗痰湿壅盛型高血压病的分子机制可能与改善细胞骨架和形态、内质网应激、能量代谢、神经元结构等有关[3]。

③给予自发性高血压大鼠半夏白术天麻汤低剂量［6.9g/（kg·d）］、高剂量［13.8g/（kg·d）］灌胃给药12周，结果显示，半夏白术天麻汤能够逆转痰湿壅盛型高血压大鼠心肌肥厚，相关机制与降低MAPK信号通路的活性、抑制心脏局部组织肾素血管紧张素系统的激活有关[4]。

④用半夏白术天麻汤联合缬沙坦治疗原发性高血压合并颈动脉粥样硬化痰湿内阻型患者4周，结果发现具有明显的降压效果，推测可能是通过降低血清胱抑素C（CysC）、同型半胱氨酸（Hcy），以及升高生长激素释放肽（Ghrelin）的表达水平起作用[5]。

（3）改善血管内皮功能

①自发性高血压大鼠（Spontaneously hypertensive rats，SHR）（6周龄，适应1周后给药）分别给予半夏白术天麻汤4.32g/（kg·d）灌胃至18周、24周以及24周停药后至32周处理，发现18周龄时，可以增加SHR的总抗氧化能力，在24周龄时显著增加SHR肠系膜上动脉的舒张功能，在18、24和32周龄时，显著降低IL-1 mRNA的表达，在32周龄时显著降低IL-6及iNOS mRNA表达；半夏白术天麻汤在改善SHR肠系膜上动脉内皮功能方面效果显著，推测该作用可能与其抑制iNOS和IL-1表达，改善血管微环境的氧化应激状态有关[6]。

②半夏白术天麻汤（半夏、陈皮、麦芽各56g，白术、神曲、天麻、泽泻、钩藤各375g，苍术、人参、黄芪、茯苓、黄柏、干姜各1875g，准确称取该方药260g，加1.2L蒸馏水，煮沸4h，过滤并减压浓缩而得36.1g粉末）以0.1g/L和0.3g/L的浓度分别联合氟化钠和二丁酸佛波醇酯（PDBu），结果显示，在去内皮的血管平滑肌中，半夏白术天麻汤水提取物呈质量浓度依赖性抑制氟化钠诱导的MYPT1（p-MYPT1T855）磷酸化，与正常对照组比较差异具有统计学意义（$P < 0.05$）；对PDBu诱导的MYPT1（p-MYPT1T855）蛋白表达无明显影响（$P > 0.05$）；同时还可抑制氟化钠诱导的MLC20磷酸化水平，与正常对照组相比较差异具有统计学意义（$P < 0.01$）；提示半夏白术天麻汤水提取物舒张血管作用是内皮非依赖性的，可抑制氟化钠诱导的MYPT1和MLC20磷酸化水平，通过Rho/Rho激酶信号转导通路发挥作用[7]。

（4）抗氧化应激 6周龄自发性高血压大鼠被给予半夏白术天麻汤灌胃给药4.32g/（kg·d）至24周龄，结果发现半夏白术天麻汤可调节肾脏铜锌超氧化物歧化酶、过氧化物酶2及可能调节α-B晶状体的蛋白表达，提示半夏白术天麻汤可通过抗氧化应激来发挥治疗作用[8]。

（5）肾脏保护 肥胖性高血压模型大鼠被给予

半夏白术天麻汤高剂量［13.8g/（kg·d）］、低剂量［6.9g/（kg·d）］灌胃 12 周，大鼠血压、体重均有不同程度的下降，血清中甘油三酯（TG）、总胆固醇（TC）、低密度脂蛋白（LDL-C）、血管紧张素 Ⅱ（Ang Ⅱ）、内皮素 -1（ET-1）、可溶性 CD36、β_2 微球蛋白（β_2-MG）的含量降低，高密度脂蛋白（HDL-C）含量升高，提示半夏白术天麻汤在肥胖性高血压病理进程中具有明确的肾脏保护功效，CD36 是其有效改善肥胖性高血压肾脏损伤的靶点之一[9]。

（6）改善神经功能　外伤后脑积水患者在采用甘露醇和乙酰唑胺治疗的基础上加用半夏白术天麻汤治疗，持续治疗 2 周，可明显缓解患者症状，改善患者神经功能，可能是通过抑制 p73、p38 因子的表达减少血清神经生化标志物来发挥作用[10]。

（7）抗癫痫　使用 miRNA 芯片技术分析检测癫痫大鼠海马神经元细胞 miRNA-146a-5p 进行靶基因预测及信号通路生物信息学分析，实时荧光定量 PCR 检测 miRNA-146a-5p 表达；利用 miRDB 对 miRNA-146a-5p 进行靶基因预测；并运用 miRTarBase、DAVID 进行 GO 功能和 KEGG 信号通路的富集分析。miRNA 芯片结果显示，模型组 miRNA-146a-5p 表达水平是正常组的 2.107 倍（$P < 0.05$），经半夏白术天麻汤治疗后其表达量降至 1.377 倍（$P < 0.05$）；RT-PCR 结果与芯片结果一致，表达差异有统计学意义（$P < 0.05$）；miRNA-146a-5p 靶基因预测结果共有 140 个靶基因，GO 注释共得到 14 个 GO 生物学过程注释信息（$P < 0.05$），9 个细胞组分注释信息（$P < 0.05$），11 个分子功能注释信息（$P < 0.05$）；KEGG 生物通路富集显示，其 140 个靶基因显著富集于 EB 病毒感染信号通路，以及甲状腺激素信号通路上（$P < 0.05$）；推测 miRNA-146a-5p 与癫痫发生后的炎症反应密切相关，半夏白术天麻汤可能通过控制癫痫发生后的炎症反应发挥抗癫痫的效应[11]。

2. 制剂研究

提取工艺

①采用半仿生 - 酶法对半夏白术天麻汤中 6 味中药按君臣佐使分为 4 组进行排列组合，包括 A（半夏、天麻），B（白术），C（茯苓，橘红），D（甘草），选择一定规格中空纤维膜截留相对分子质量 ≤ 1kDa 提取液为最终产物，以天麻素、甘草次酸、总黄酮、相对分子质量 ≤ 1kDa 提取物及 HPLC 总面积为指标综合评判。结果发现，6 味中药的最佳组合方式为半夏、天麻、白术合提，茯苓、橘红、甘草合提[12]。

②对半夏白术天麻汤 4 种方法，包括水提法、醇提法、半仿生提取法（SBE）、半仿生 - 生物酶法（SBEE），4 种提取液的 HPLC 指纹图谱中特征峰面积进行比较，SBEE 液为标准图谱，计算不同提取液的共有峰重叠率、特征峰检出率、相似度、总差异率，以比较半夏白术天麻汤 4 种方法提取液 HPLC 指纹图谱的异同。色谱条件为：色谱柱：Diam onsilTM（钻石）C18 柱（200mm × 4.6mm，5μm）；流动相：乙腈（A）- 水（B）；线性梯度洗脱时间程序如下：0~45min（A%：5%~45%），45~60min（A%：45%~100%）；流速：1.0ml/min；检测波长：324nm；参比波长：400nm；柱温：25℃；进样量 20μl。结果发现，半夏白术天麻汤 4 种方法提取液指纹图谱的特征峰总面积以 SBEE 液最大，重叠率和特征峰检出率都为 100%，但相似度和总差异率不同，SBE 液与 SBEE 液差异最小。半夏白术天麻汤 4 种方法提取液所含化学成分种类基本相同，但含量不同，以 SBEE 法提取率最高[13]。

3. 成分分析

使用 Platisil ODS 色谱柱（4.6mm × 250mm，5μm）；流动相 A（水）-B（乙腈）；梯度洗脱 0~30min（2%~5% B）；流速 0.65ml/min；柱温为 25℃；检测波长 260nm。结果表明，天麻素在 0.007~0.35g/L，鸟苷在 0.000 32~0.016g/L 与峰面积成良好的线性关系[14]。

4. 拆方研究

按照配伍的君臣佐使规律进行拆方，采用 HPLC 测定不同方中君药天麻代表成分天麻素的含量。结果表明，君药天麻与另一君药半夏、佐药橘红、使药甘草分别单独配伍，其天麻素含量有所提高，半夏白术天麻汤组方中除白术、茯苓外其他药味对君药天麻的代表成分天麻素的提出率均有不同程度的促进作用[15]。

5. 临床应用

（1）眩晕

①用加味半夏白术天麻汤联合晕痛定胶囊治疗 41 例眩晕患者，药物组成为：天麻、泽泻、陈皮、生姜片、甘草片、桂枝各 10g，法半夏、生白术、生黄芪、葛根各 15g，茯苓 20g，薏苡仁 30g，苍术 12g，大枣 5 枚。随症加减：头痛、颈部不适加羌活 20g；恶心呕吐加竹茹 10g；脘闷纳呆加白豆蔻仁 10g，砂仁 10g（后下）；便秘加厚朴 12g，枳实 15g；耳鸣加石菖蒲 12g，醋郁金 10g；睡眠差加酸枣仁 12g，远志 15g。每天 1 剂，10 天为 1 个疗程，持续治疗 2 个疗程。治疗后，观察组总有效率为 95.12%，高于对照组（服用晕痛定胶囊）的总有效率 78%（$P < 0.05$）[16]。

②用半夏白术天麻汤加减治疗43例椎－基底动脉供血不足眩晕患者，药物组成为：天麻、茯苓、山药、党参各10g，姜半夏、白术各9g，炙甘草、陈皮各7g，泽泻、黄芪各15g。加减：若患者呕吐症状严重且频繁发作，则加入旋覆草和赭石；若患者出现脘闷纳呆情况，则加入砂仁等；若患者耳鸣严重，则加入石菖蒲和郁金。水煎服，早晚各1次，14天为1个疗程，持续治疗2个疗程，观察组患者治疗有效率86.05%，高于对照组（甲磺酸倍他司汀片联合胞磷胆碱钠注射液）的有效率67.44%（χ^2=4.170，P=0.0411），观察组患者全血黏度、血浆黏度和血浆纤维蛋白原均低于对照组，能够有效缓解患者眩晕情况，改善其血液流变学指标[17]。

③在对照组（常规手法复位）基础上联合半夏白术天麻汤加减治疗39例良性阵发性位置性眩晕患者，药物组成：黄芪45g，泽泻30g，茯苓25g，白术、陈皮、半夏、天麻各12g，大枣、生姜各10g，甘草6g。呕吐频繁、眩晕症状严重者加代赭石、旋覆花；头痛、口干、口苦者加竹茹、黄连；耳鸣者加郁金、石菖蒲；焦虑、失眠者加柴胡、首乌藤以及酸枣仁。每天1剂，10天为1个疗程。治疗后，临床症状评分较之前降低，且总有效率为97.44%，高于对照组（常规手法复位）的84.62%（$P<0.05$）[18]。

④在常规治疗（肌内注射异丙嗪注射液，口服盐酸倍他司汀片）基础上加用半夏白术天麻汤治疗77例颈性眩晕患者，药物组成：半夏、天麻、白术、茯苓各9g，橘红、甘草、生姜各6g，大枣3枚。呕吐甚者酌加竹茹；耳鸣甚者酌加郁金、石菖蒲。每天1剂，持续治疗10天。总有效率为90.91%，高于对照组（肌内注射异丙嗪注射液，口服盐酸倍他司汀片）的71.43%（χ^2=9.559，P=0.002）[19]。

⑤在对照组（盐酸氟桂利嗪片）基础上给予自拟半夏白术天麻方治疗100例风痰上扰型眩晕患者，药物组成：天麻、白术、茯苓各20g，蔓荆子、川芎、川厚朴各12g，姜半夏、泽泻、陈皮及制胆星各10g。肝气郁滞加柴胡、香附各10g；气血不足加党参、黄芪各10g；重度眩晕、呕吐加代赭石、旋覆花各10g。每天1剂，持续治疗4周。治疗后，中医症候积分降低；左椎动脉（LVA）、右椎动脉（RVA）、基底动脉（BA）血流速度增加；患者凝血四项变化情况，包括凝血酶时间（TT）、凝血酶原时间（PT）、纤维蛋白原（FB）、活化部分凝血活酶时间（APTT）均得到明显改善。总有效率为92.00%，高于对照组的78.00%（$P<0.05$），不良反应发生率为16.00%，高于对照组的15.00%（$P>0.05$），但是两者没有统计学差异[20]。

⑥在对照组（常规治疗基础上加用倍他司汀，氟桂利嗪胶囊）基础上加用半夏白术天麻汤治疗30例脑卒中后眩晕患者，药物组成：茯苓15g，法半夏、白术各12g，天麻、橘红、泽泻、竹茹、石菖蒲各9g，砂仁、甘草各6g。每天1剂，持续治疗15天。治疗后，WOLF运动功能测试（Wolf motor function test，WMFT）、Berg平衡量表（Berg balance scale，BBS）、功能独立测量（function independent measure，FIM）评分显著增加，眩晕障碍程度（dizziness handicap inventory，DHI）评分显著降低，总有效率为93.33%，高于对照组的73.33%（Z=-1.072，P=0.089）[21]。

⑦应用温胆汤合半夏白术天麻汤治疗15例颅脑外伤后眩晕患者，药物组成：法半夏、陈皮、石菖蒲各12g，白术、茯苓、黄芩各10g，天麻、姜竹茹各18g，黄连9g。持续治疗5剂，治疗后可有效缓解患者的眩晕症状和不适感，且复发概率较低，总有效率为100%，高于对照组（尼莫地平片）的66.7%（χ^2=16.547，$P<0.05$）[22]。

⑧采用加味半夏白术天麻汤和盐酸氟桂利嗪治疗25例后循环缺血患者，药物组成：半夏、白术各15g，天麻、茯苓、陈皮、石菖蒲各10g，葛根30g，甘草5g，生姜1片，大枣2枚。持续治疗14天，治疗后，治疗组患者基底动脉各项血流速度较对照组（盐酸氟桂利嗪）有较大改善，总有效率为92%，高于对照组的80%（$P<0.05$）[23]。

⑨采用加味半夏白术天麻汤治疗22例梅尼埃病（属于现代医学耳源性眩晕）患者，药物组成：法半夏12g，天麻、茯苓、白术、泽泻各10g，桂枝、陈皮各9g，竹茹、甘草各6g。水煎服，每天1剂，早晚各服1次，持续治疗14天（1个疗程），总有效率为90.90%，高于对照组（维持营养及水电解质平衡的基础上，加服桂利嗪片，氟桂利嗪片）的72.20%（$P<0.05$）[24]。

（2）冠心病心绞痛

①在给予常规治疗的基础上，使用半夏白术天麻汤治疗37例患者，药物组成：半夏、茯苓、瓜蒌、丹参、檀香、陈皮各10g，天麻6g，白术15g。根据患者的情况随证加减，以水煎服，分2次服用，连续治疗1个月。能显著改善患者的血流动力学指标，总有效率为89.19%，高于对照组（常规治疗）的70.27%（$P<0.05$）且不良反应发生率低[25]。

②在给予西医常规综合治疗的基础上加用半夏白术天麻汤治疗62例冠心病心绞痛患者，药物组成：制半夏、炒白术、天麻、茯苓、陈皮、甘草等；加生姜3片、大枣7枚。每天1剂，煎取汁后分早晚2次温服，连续治疗4周，血液流变学指标均有一定

程度的改善，总有效率为 95%，高于对照组的 87%（$P < 0.05$）[26]。

（3）缺血性脑卒中

①在常规治疗基础上加用六君子汤合半夏白术天麻汤化裁而成的汤剂治疗 43 例缺血性脑卒中患者，药物组成：黄芪 20g，党参、炒白术、川牛膝、半夏、陈皮、郁金各 15g，茯苓、丹参各 30g，川芎、天麻、石菖蒲各 10g，甘草 6g。随症加减，痰多甚者加入瓜蒌 20g，浙贝母 4g；肢体麻木甚者加入水蛭 15g，苏木 9g，莪术 12g；睡眠差者加入炒酸枣仁。每天 1 剂，水煎分早晚 2 次服，连续用药 4 周，能够改善急性缺血性脑卒中患者的临床症状，减轻神经功能损伤，减轻脑血液灌注损伤，总有效率达 93.0%，高于对照组的 72.1%（$P < 0.05$）[27]。

②采用半夏白术天麻汤联合氯吡格雷治疗 73 例急性缺血性脑卒中患者，药物组成：姜半夏、生白术、橘红、石菖蒲各 10g，天麻、泽泻、茯苓各 15g，三七 6g，丹参 16g，甘草 5g。随症加减：心悸、喘息严重者可加桂枝、炙甘草；肢体麻木者可加防己、伸筋草和木瓜；尿失禁者可加益智仁、桑螵蛸；气虚明显者可加党参；下肢瘫软无力者可加川续断、杜仲和桑寄生。每天 1 剂，常规水煎，分早晚 2 次服用，持续治疗 2 周，血小板体积和血小板聚集率均较治疗前显著降低，总有效率 94.52%，高于对照组（氯吡格雷）的 79.45%（$P < 0.05$）[28]。

（4）脑梗塞

①采用常规疗法联合半夏白术天麻汤治疗 60 例风痰阻络型脑梗塞患者，药物组成：羚羊角粉 1g，水蛭 3g，胆南星 6g，远志、天麻、半夏、白术各 10g，石菖蒲 12g，茯苓、怀牛膝、姜黄、地龙、炒栀子、陈皮各 15g，赤芍、全瓜蒌、香附各 20g。每天 1 剂，取水煎制，结果显示，与对照组相比，血液指标治疗组较优（$P < 0.05$）[29]。

②在对照组（银杏达莫注射液，依达拉奉）治疗基础上加用以四君子汤、半夏白术天麻汤和通窍活血汤三方为基础进行加减治疗 44 例急性脑梗塞患者，药物组成：法半夏、陈皮、胆南星各 15g，炒白术、茯苓、党参、天麻各 20g，桃仁、红花、川芎各 10g，水蛭、地龙、炙甘草各 5g；每天 1 剂，水煎煮，持续治疗 1 个疗程（14 天），总有效率为 95.45%，高于对照组的 90.91%（$P > 0.05$）[30]。

（5）急性脑梗死　在常规西医治疗（依达拉奉注射液，银杏达莫注射液）基础上加用半夏白术天麻汤治疗 45 例急性脑梗死患者，药物组成：炙黄芪、天麻各 35g，茯苓 20g，清半夏、陈皮、炒白术、川芎、地龙、郁金、石菖蒲、炙甘草各 15g，红花 10g；头痛甚者加菊花 10g，夏枯草 15g；心烦易怒者加栀

子 10g；失眠甚者加炒酸枣仁、远志各 15g；便秘甚者加大黄 10g。每天 1 剂，可明显改善患者神经功能和血液流变学指标，总有效率为 95.56%，高于对照组的 82.22%（$P < 0.05$）[31]。

（6）头痛

①采用加味半夏白术天麻汤治疗 45 例痰浊上扰型偏头痛患者，药物组成：法半夏、茯苓各 15g，天麻、炒白芍各 20g，炒白术、陈皮各 10g，炙甘草 6g，石菖蒲、川芎、白芷各 12g，蜈蚣 2 条。伴有失眠多梦者，加入首乌藤、珍珠母、煅龙骨等；伴有发热倾向者，加入黄连、瓜蒌、竹茹等；伴有瘀血倾向者，加入丹参、赤芍等。连续治疗观察 6 周，治疗后内皮素 –1 水平均较治疗前有所下降，一氧化氮水平均较治疗前有所升高，总有效率 75.56%，高于对照组（盐酸氟桂利嗪）的 55.56%（$P < 0.05$）[32]。

②采用血府逐瘀汤合半夏白术天麻汤联合针刺治疗 37 例紧张型头痛患者，药物组成为：桃仁 20g，半夏、红花、当归、生地黄、牛膝各 15g，茯苓、陈皮、赤芍、枳壳、天麻、白术、川芎各 10g，桔梗、柴胡各 8g，甘草 5g。每天 1 剂，半个月为 1 个周期，总有效率为 97.37%，高于对照组（阿司匹林，阿米替林片，发作期患者另外予乙酰氨基酚片）的 55.26%（$P < 0.05$）[33]。

③采用针刺结合半夏白术天麻汤加味治疗 32 例痰浊头痛患者，药物组成：法半夏、天麻、陈皮、桑叶、菊花、竹茹、枳壳、白芷、蔓荆子各 10g，炒白术、茯苓各 15g，川芎 8g，石决明 20g，甘草 6g。若痰湿久郁化热，出现口苦便秘，舌红苔黄腻，脉滑数者，可加黄芩、胆南星；若胸闷、恶心呕吐明显者，可加厚朴、生姜；太阳经头痛酌加羌活；阳明经头痛酌加知母、葛根；少阳经头痛酌加黄芩、柴胡；厥阴经头痛酌加藁本、吴茱萸。每天 1 剂，水煎服，持续治疗 4 周，总有效率为 93.75%，高于对照组（半夏白术天麻汤加味）的 75.00%（$P < 0.05$）[34]。

（7）前庭神经元炎　采用半夏白术天麻汤加味治疗前庭神经元炎患者 31 例，药物组成为：姜半夏、天麻、白术、茯苓、橘红、甘草、僵蚕、胆南星、泽泻、防风、生姜、大枣。若恶心呕吐加代赭石、竹茹；头痛者加川芎；心烦、心肝火旺者加黄连；失眠者加合欢花、首乌藤；痰郁化火加天竺黄、黄芩等。每天 1 剂，30 例均在 1 个月内治愈，1 例有效，但迁延时间较长[35]。

（8）高血压

①在西药（口服缬沙坦）治疗基础上加用半夏白术天麻汤加味治疗痰湿壅盛型肥胖相关性高血压患者 62 例，药物组成：半夏、茯苓各 15g，天麻、

陈皮、白术各 20g，甘草 10g。与治疗前比较，治疗后收缩压和舒张压均明显降低，患者 BMI 和腰围（WC）在治疗后显著降低，患者甘油三酯、总胆固醇、低密度脂蛋白胆固醇显著降低，高密度脂蛋白胆固醇水平显著升高[36]。

②使用半夏白术天麻汤合通窍活血汤联合福辛普利治疗 40 例痰瘀互结型高血压患者，药物组成：法半夏、甘草、桃仁、红花、赤芍各 9g，白术、天麻、橘红各 15g，茯苓、川芎各 10g。加水煎煮，取煎煮后的药液分早晚温服，每天 1 剂，连续治疗 1 个月，能够有效降低和控制患者血压，总有效率 95%，高于对照组（福辛普利）的 77.5%（$P<0.05$）[37]。

③在常规西药（α- 阻滞剂或 β- 阻滞剂）治疗的基础上加用半夏白术天麻汤治疗 32 例高血压患者，药物组成：天麻、法半夏、首乌藤、茯苓、橘红各 10g，白术 20g，甘草 6g。每天 1 剂，用水煎煮，温水送服，分 2 次在早晚服用，共治疗 8 周，能够降低患者的血压，平稳患者心率，同时还能对患者的肾功能起到有效的改善作用，并且使患者的炎症因子水平有效降低，总有效率 87.5%，高于对照组的 62.5%（$\chi^2=4.5006$，$P=0.038$）[38]。

④在常规西药治疗的基础上加入半夏白术天麻汤治疗 47 例原发性高血压患者，药物组成：半夏、白术、天麻、茯苓各 9g，生姜、橘红、甘草各 6g，大枣 3 枚。分早晚 2 次温服，持续治疗 4 周，可控制并降低患者血压，总有效率 93.62%，高于对照组（苯磺酸氨氯地平）的 74.47%（$P<0.05$）[39]。

⑤在常规治疗（马来酸依那普利叶酸片）基础上加用半夏白术天麻汤加减治疗 41 例 H 型高血压患者，药物组成：姜半夏 10g，葛根、天麻、茯苓、白术各 15g，山楂 12g，甘草、川芎、陈皮各 6g，泽泻 20g。若患者存在肝肾亏损，应在该组方中加女贞子 15g，补骨脂 10g，川杜仲 15g；若患者存在头晕现象，则应该在该组方中加入石菖蒲、白蒺藜 12g；若患者胸闷，则应在该组方中加入红花、瓜蒌 6g；若患者口干苦，则应该在组方中加入夏枯草 15g 以及菊花 10g。加水煎煮，分 2 次服用，早晚各 1 次，持续治疗 3 周，治疗组血清炎症因子水平、维生素 B_{12} 以及 Hcy 水平显著优于对照组，总有效率 96.25%，高于对照组的 77.50%（$P<0.05$）[40]。

（9）高血压合并颈动脉粥样硬化

①使用半夏白术天麻汤联合缬沙坦治疗 38 例原发性高血压合并颈动脉粥样硬化痰湿内阻型患者，药物组成：半夏、天麻、茯苓、橘红各 9g，白术 12g，甘草、生姜各 6g，大枣 3 枚。每天 2 次，持续治疗 4 周，观察组血压达标率 89.47%，明显优于对照组的 71.05%（$\chi^2=4.070$，$P=0.044$），并可以改善颈动脉内膜中层厚度（CIMT）和斑块面积（pA）且差异有统计学意义[5]。

②在常规治疗（硝苯地平缓释片，盐酸贝那普利片）的基础上加用半夏白术天麻汤治疗 40 例痰浊型高血压伴颈动脉粥样硬化患者，药物组成：半夏、天麻、茯苓、橘红各 9g，白术 15g，甘草 3g。12 周为 1 个疗程，治疗组总有效率 92.5%，高于对照组的 75%（$P<0.05$）[41]。

（10）颈椎病

①采用半夏白术天麻汤加减联合痹证方穴位贴敷治疗 47 例神经根型颈椎病，药物组成：法半夏 10g，白术、天麻各 15g，甘草、陈皮各 8g。气虚明显者加党参 20g，黄芪 30g；痰郁化热者加柴胡、郁金各 10g；恶心呕吐者加代赭石 15g，竹茹 10g；伴失眠多梦者加首乌藤 30g，远志 10g。每天 1 剂，水煎服，7 天为 1 个疗程，持续治疗 2~4 个疗程，总有效率为 89.36%，高于对照组的 67.04%[42]。

②采用葛根汤合半夏白术天麻汤治疗 30 例椎动脉型颈椎病患者，药物组成：葛根 30g，天麻 15g，半夏、桂枝各 10g，茯苓、白术各 20g，芍药、炙甘草各 6g，橘红、麻黄各 5g，大枣、生姜各 9g。伴上肢麻木者，加羌活、僵蚕各 10g，防风、地龙各 10g；伴颈肩疼痛较重者，加没药 10g，延胡索 15g；伴欲吐或呕吐者，加钩藤、砂仁各 10g；伴下肢乏力者，加熟地黄、黄芪各 20g。每天 1 剂，10 天为 1 个疗程，共治疗 2 个疗程，能显著缓解椎动脉型颈椎病的临床症状，总有效率 93.33%，高于对照组（颈复康冲剂）的 83.33%（$P<0.01$）[43]。

③采用加减半夏白术天麻汤治疗 30 例椎动脉型颈椎病患者，药物组成：天麻、陈皮各 9g，当归、半夏、白术、钩藤各 12g，生黄芪、葛根、川芎、珍珠母各 30g。加减：失眠加酸枣仁 30g，远志 10g；恶心加紫苏梗 15g；头痛加白芷 15g；肩臂痛加姜黄 15g。每天 1 剂，水煎服，7 天为 1 个疗程，持续治疗 2~4 个周期后，患者眩晕、颈肩痛、头痛、日常生活及工作评分得到显著改善，总有效率 93.33%，高于对照组（盐酸氟桂利嗪胶囊或加醋氯芬酸胶囊）的 73.33%（$P<0.05$）[44]。

（11）椎 – 基底动脉供血不足　采用加味半夏白术天麻汤治疗 40 例椎 – 基底动脉供血不足患者，药物组成：半夏、陈皮、白术、天麻、泽泻、香附、川芎、潼白蒺藜各 10g，茯苓 15g，甘草 5g。每天 1 剂，水煎，分 2 次服，2 周为 1 个疗程，连续治疗 2 个疗程，总有效率 93.67%，高于对照组（盐酸氟桂利嗪）的 80% 且疗效确切，复发率低（$\chi^2=12.97$，$P<0.01$）[45]。

（12）梅尼埃病

①用半夏白术天麻汤合甘麦大枣汤治疗 48 例梅尼埃病患者，药物组成：半夏、炒白术、泽泻、煅龙骨（先煎）、煅牡蛎（先煎）、葛根、生磁石各 15g，天麻 10g，陈皮、川芎、炙甘草各 10g，炒酸枣仁、丹参各 20g，大枣 5 枚，浮小麦 30g。全身乏力、气血两亏加黄芪，当归；腰酸背痛加桑寄生、续断、补骨脂；耳鸣重加石菖蒲；呕吐频作加代赭石。浸泡 30min，水煎 2 次，合 1 煎。发作期每天服 1 剂，早晚饭后 1h 温服，1 个月为 1 个疗程，治疗 1 个疗程后，患者眩晕指标、耳鸣指标观察组均优于对照组（盐酸氟桂利嗪），总有效率 91.67%（治愈 14 例，显效 25 例，有效 5 例，无效 4 例）高于对照组 81.25%（P＜0.05）[46]。

②采用天麻素注射液加以半夏白术天麻汤加味治疗 30 例梅尼埃病患者，药物组成：茯苓 20g，白术 15g，天麻、法半夏、陈皮各 10g，炙甘草 5g。口服，每天 1 剂，水煎 300ml，早晚分服，持续治疗 1 周，头晕、耳鸣、视物旋转、恶心呕吐评分均较治疗前降低，观察组治疗后上述症状的评分均低于对照组（灯盏细辛注射液），总有效率 93.33%，高于对照组的 73.33%（P＜0.05）[47]。

（13）突发性耳聋

①采用半夏白术天麻汤加减联合银杏叶提取物注射液治疗 47 例突发性耳聋患者，药物组成：葛根、首乌藤各 30g，蔓荆子、莪术、天麻、菊花、桑叶、浙贝母、炒白术、清半夏各 10g，茯神 15g，泽泻、生地黄、钩藤各 20g。以水煎 400ml，分 2 次服用，治疗 2 周，明显改善患者听力、血液流变学及血清高迁移率族蛋白 B1（HMGB1）、过氧化脂质（LPO）、一氧化氮（NO）水平，提高预后，且安全性较高，总有效率 91.49%，高于对照组（银杏叶提取物注射液）的 78.26%（Z=2.557，P=0.011）[48]。

②在给予西医常规综合治疗基础上给予口服半夏白术天麻汤治疗 30 例突发性耳聋患者，药物组成：制半夏、炒白术、天麻、茯苓、陈皮、甘草等。随证加川芎、当归、钩藤等。水煎取汁后分早晚 2 次温服，持续治疗 11 天，血液流变学指标明显改善，总有效率 86.67%，高于对照组 66.67%（P＜0.05）[49]。

（14）神经性耳鸣　采用王不留行籽耳穴按压联合半夏白术天麻汤加减治疗 64 例神经性耳鸣患者，药物组成：半夏、甘草各 10g，白术、茯苓各 15g，天麻 20g。肝火偏盛者加龙胆草 10g，柴胡 15g；痰湿偏盛者加陈皮 15g，半夏加量到 15g；肝肾亏虚者加熟地黄 20g，山药 15g。每天 1 剂，水煎服，分早晚 2 次服用，10 天为 1 个疗程，治疗 2 个疗程后，

总有效率为 87.50%[50]。

（15）阻塞性睡眠呼吸暂停低通气综合征　在对照组（体委疗法）治疗基础上加用半夏白术天麻汤治疗 75 例痰湿阻滞型阻塞性睡眠呼吸暂停低通气综合征患者，药物组成：法半夏、川芎 18g，炒白术、天麻、陈皮、石菖蒲各 12g，郁金、熟地黄各 15g，白芍 20g，炙麻黄 6g，炙甘草 9g。每天 1 剂，持续治疗 1 个月，总有效率为 85.71%，高于对照组的 67.14%（P＜0.05）[51]。

（16）发作性睡病　采用温针灸结合半夏白术天麻汤治疗发作性睡病 33 例，药物组成：半夏 9g，天麻、白术、茯苓、橘红、甘草各 6g，白术 12g，生姜 3g，大枣 5g。如痰湿偏盛、舌苔白滑加泽泻 9g，桂枝 12g；如肝阳偏亢加钩藤、赭石各 6g，珍珠母 9g。每天 1 剂，水煎取汁 300ml，分早晚 2 次温服，15 天为 1 个疗程，治疗后总有效率为 96.97%，高于对照组（硫酸苯丙胺）的 72.73%（P＜0.05）[52]。

（17）小儿抽动秽语综合征　应用羚羊角汤合半夏白术天麻汤配合西药（泰必利片）治疗小儿抽动秽语综合征 40 例，药物组成：羚羊角（冲服）、甘草各 3g，龟甲 10g，茯苓、菊花、石决明各 9g，生地、丹皮、白芍、柴胡、薄荷、蝉衣、夏枯草、陈皮、半夏、白术、天麻、大枣各 6g，生姜 1 片。水煎服，每日 1 剂，每剂煎 2 遍，分早晚 2 次服，治疗 6 个月，总有效率为 90% 高于对照组（盐酸硫必利）的 65%（P＜0.05）[53]。

（18）血管性痴呆　在对照组（盐酸多奈哌齐片）基础上采用加味半夏白术天麻汤治疗 30 例血管性痴呆患者，药物组成：法半夏、甘草各 6g，白术 20g，天麻、茯苓、黄芪、怀牛膝、桑寄生、葛根、郁金、石菖蒲各 10g，陈皮、川芎、红花各 12g。每天 1 剂，3 个月为 1 个疗程，能有效改善血管性痴呆（痰浊阻窍型）患者的认知功能，提高日常生活活动能力，总有效率为 76.67%，高于对照组的 50.00%（P＜0.05）[54]。

（19）老年期痴呆　采用半夏白术天麻汤合菖蒲郁金汤加味治疗 69 例老年期痴呆患者，药物组成：姜半夏、橘红、郁金、炙远志、大贝母各 10g，天麻、白术、石菖蒲、僵蚕、丹参、益智仁、制何首乌、熟地黄、党参各 15g，茯苓 20g，炙甘草 5g。每天 1 剂，分 2 次服，3 个月为 1 个疗程，治疗前后相比，情绪行为障碍量表积分明显下降，总有效率为 88.4%[55]。

（20）中心性视网膜炎　采用半夏白术天麻汤加减治疗 98 例中心性视网膜炎患者，药物组成：陈皮、制半夏、茯苓、白术各 10g，炙甘草 6g，天麻 20g。眼前黑影明显，黄斑部水肿，舌苔黄厚，治以清肝

泻热兼养阴，加减药为野菊花、蔓荆子、生地黄、熟地黄、牡丹皮、龙胆草、白茅根、金银花、连翘、白芍、枸杞子、天冬、麦冬等；如黄斑部水肿，中心反射消失，治以滋补肾阴，加减药为野菊花、生地黄、熟地黄、天冬、麦冬、当归、白芍、夏枯草、覆盆子、枸杞子等。每次1剂，每天3次，全部病例均有效，治疗后视力均有不同程度提高，最少提高2行，最多提高8行，治愈36例，显效56例，好转6例[56]。

（21）其他

①针灸与半夏白术天麻汤联合西药治疗延髓背外侧综合征患者1例，药物组成：姜半夏9g，白术、陈皮、砂仁各10g，天麻、竹茹、旋覆花、代赭石、白豆蔻仁、炙甘草各15g。每天1剂，持续治疗3周后，眩晕症状消，双眼眼震消失，右侧肢体肌力恢复至Ⅳ级，复查脑检查显示左侧延髓背外侧弥散加权像（DWI）小片状高信号，与入院时比较梗塞面积有所减小[57]。

②采用半夏白术天麻汤加减治疗：a.急性一氧化碳中毒迟发性脑病，药物组成：半夏9g，白术、天麻、茯苓、郁金、益智仁各15g，橘红12g，石菖蒲、远志、僵蚕各10g，胆南星、甘草各6g，生姜1片，大枣2枚。每天1剂，水煎，早晚分服，服药5剂，患者已能回答简单问题，眼球活动灵活。继服10剂，患者清醒，已能自行就诊、自己述说病情，反应灵活，无肌颤，肌张力正常，仅有头昏头沉、纳差。上方去僵蚕，加砂仁10g。服药10剂，临床症状消失，病愈。随访至今，未复发。b.采用半夏白术天麻汤合三子养亲汤化裁治疗睡眠呼吸暂停低通气综合征，药物组成为：橘红、紫苏子、莱菔子、川贝母、远志各10g，半夏9g，茯苓、天麻、白术、郁金各15g，白芥子、胆南星、甘草各6g，石菖蒲12g。每天1剂，水煎，早晚分服，服药7剂，患者夜间打鼾声音减小，喉间痰鸣减轻，呼吸暂停减少，偶有憋醒，头晕头痛明显好转，舌白微腻，脉滑。继服7剂，患者夜间打鼾及喉间痰鸣明显减轻，偶有呼吸暂停，但未再出现憋醒，头晕头痛消失，精神好转，舌淡苔白，脉缓。给予香砂六君子丸，每次6g，每天3次，口服；并嘱患者加强煅炼，合理饮食，减肥。随访2个月，患者体质量指数为27.2kg/m²，病情稳定。c.采用半夏白术天麻汤合通窍活血汤加减治疗：脑震荡后遗症，药物组成：半夏、桃仁、红花、川芎、远志各10g，白术、橘红、石菖蒲各12g，天麻、赤芍、郁金各15g，茯神、合欢皮各30g，琥珀3g（冲服），黄连5g，胆南星8g，甘草6g。每天1剂，水煎，早晚分服，服药7剂，患者头痛头晕明显减轻，精神好转，失眠减轻，饮食增

加。效不更方，继服7剂，患者仅有轻微头痛头晕，纳、眠正常，舌质暗红，苔白、微腻，脉弦滑。上方减琥珀、黄连，继服10剂，诸症消失。随访至今，未复发[58]。

③采用半夏白术天麻汤化裁治疗阿尔茨海默病，药物组成：半夏、天麻、远志、党参、泽泻各12g，白术、苍术、石菖蒲、僵蚕各15g，茯苓30g，陈皮、胆南星各9g，生姜3片。每天1剂，水煎分2次服，连进6剂，嗜睡减轻，喉中痰鸣消失，精神好转，效不更方，以原方加活血通窍、健脾补肾之品，调理旬余，症状消失，病情稳定，随访一年无反复[59]。

④采用半夏白术天麻汤加减治疗脑内肉芽肿1例，药物组成：黄芪、葛根、泽泻各30g，党参、白术、丹参、生代赭石（先煎）各20g，川芎、半夏、茯苓、陈皮各15g，天麻10g，甘草60g。每天1剂，水煎，分早晚2次服，服药3剂后二诊。头晕、恶心减轻，吐痰减少，但觉口干苦，舌质转红，苔白，脉沉弱，上方去生代赭石，加生地黄20g，黄连、升麻各6g。每天1剂，水煎服，服药3剂后三诊。头晕、恶心消失，头痛轻，复视之重影向一块靠拢，上方加石菖蒲15g，每天1剂，水煎服，连服12剂。四诊时，口角麻辣感消失，复视消失，因不慎感冒出现口干咽痛，扁桃体肿大，舌质淡，苔薄白，脉细数，上方去党参，加蒲公英20g，板蓝根30g，金银花15g。水煎服，每天1剂，续10剂后，告知咽痛消失，头晕、恶心、复视等症除，停服中药。嘱其常服卡马西平片、盐酸小檗碱片、复方丹参片巩固疗效，以防复发。随访至今，形如常人[60]。

参考文献

[1] 贾磊，杨雨民，周芸慧，等. 半夏白术天麻汤对痰湿壅盛型高血压大鼠血清TC、TG、LDL-C、HDL-C含量的影响[J]. 中西医结合心血管病电子杂志，2019，7（10）：7-8.

[2] 张宇霞，杨雨民，周芸慧，等. 实验研究半夏白术天麻汤对痰湿壅盛型高血压大鼠血清ET-1及NO含量的影响[J]. 内蒙古中医药，2018，37（06）：99-101.

[3] 姜凌宇，姜月华，杨传华，等. 半夏白术天麻汤对痰湿壅盛型高血压模型大鼠下丘脑蛋白质组学的影响[J]. 中医杂志，2017，58（13）：1139-1144.

[4] 吴赛，姜月华，杨传华，等. 半夏白术天麻汤对痰湿壅盛型高血压大鼠心肌MAPK信号通路的影响[J]. 中国实验方剂学杂志，2016，22（08）：159-165.

[5] 吴志阳，叶靖，陈晓军. 半夏白术天麻汤治疗高血压

合并颈动脉粥样硬化临床疗效及对血清 CysC、Hcy、Ghrelin 水平影响［J］. 亚太传统医药，2019，15（04）：150-153.

［6］王现珍，蒋嘉烨，罗珊珊，等. 半夏白术天麻汤对自发性高血压大鼠血管内皮功能的影响［J］. 中国中西医结合杂志，2011，31（06）：811-815.

［7］金炳学，金范学. 半夏白术天麻汤水提取物对大鼠血管平滑肌肌球蛋白轻链磷酸酶水平的影响［J］. 延边大学医学学报，2011，34（04）：256-258.

［8］罗珊珊，蒋嘉烨，栗源，等. 半夏白术天麻汤对自发性高血压大鼠肾脏蛋白表达谱的影响［J］. 中药材，2012，35（06）：935-939.

［9］王震，姜月华，吴赛，等. 半夏白术天麻汤改善肥胖性高血压大鼠肾脏损害的机制研究［J］. 中华中医药学刊，2016，34（09）：2130-2133.

［10］王红胜，吴明华. 半夏白术天麻汤对外伤后脑积水患者血清神经生化标志物及脑脊液 p73、p38 因子表达的影响［J］. 中医学报，2019，34（3）：600-603.

［11］田茸，舍雅莉，董晓丽，等. 半夏白术天麻汤对癫痫大鼠海马 miRNA-146a-5p 表达的影响及生物信息学分析［J］. 中国中医药信息杂志，2018，25（07）：34-40.

［12］徐男. 半夏白术天麻汤半仿生 - 酶法提取工艺的药材组合［J］. 中国实验方剂学杂志，2015，21（13）：16-19.

［13］王淑玲，孙秀梅，张兆旺，等. 半夏白术天麻汤 4 种方法提取液指纹图谱比较［J］. 杭州师范大学学报（自然科学版），2010，9（02）：127-134.

［14］王勋，陆家凤，罗珊珊，等. HPLC 测定半夏白术天麻汤中天麻素和鸟苷的含量［J］. 中国实验方剂学杂志，2010，16（17）：44-47.

［15］孙进华，秦霞，倪艳，等. 半夏白术天麻汤的组方规律研究［J］. 中国实验方剂学杂志，2010，16（05）：89-91.

［16］任希. 加味半夏白术天麻汤联合晕痛定胶囊治疗眩晕 41 例临床观察［J］. 中国民间疗法，2019（08）：35-36.

［17］刘蕊. 半夏白术天麻汤加减治疗椎 - 基底动脉供血不足眩晕的临床观察［J］. 光明中医，2017，32（23）：3432-3433.

［18］杨文文. 半夏白术天麻汤治疗良性阵发性位置性眩晕的临床观察［J］. 中西医结合研究，2019，11（01）：20-21.

［19］谭运江，彭朝霞. 半夏白术天麻汤联合西药治疗颈性眩晕的临床疗效观察［J］. 中国现代药物应用，2019，13（03）：159-160.

［20］孟占鹏，李柱，倪进军，等. 半夏白术天麻方治疗风痰上扰型眩晕临床疗效研究［J］. 陕西中医，2019，40（02）：185-187.

［21］朱红霞，张国柱. 半夏白术天麻汤治疗脑卒中后眩晕疗效观察［J］. 安徽中医药大学学报，2018，37（05）：22-24.

［22］高甜甜，钱耀华，申华龙. 温胆汤合半夏白术天麻汤治疗颅脑外伤后眩晕的疗效观察［J］. 中国继续医学教育，2016，8（23）：184-185.

［23］王鸿波，李岩，裴俏. 基于经颅多普勒超声（TCD）评价加味半夏白术天麻汤对后循环缺血性眩晕临床疗效［J］. 中医药信息，2014，31（04）：149-150.

［24］黄智斌. 半夏白术天麻汤加味治疗梅尼埃病临床观察［J］. 实用中医内科杂志，2012，26（01）：95-96.

［25］孟子彪. 半夏白术天麻汤加减治疗冠心病心绞痛疗效观察［J］. 双足与保健，2018，27（15）：175-176.

［26］谢奕群. 半夏白术天麻汤治疗冠心病心绞痛疗效观察［J］. 现代中西医结合杂志，2013，22（08）：867-869.

［27］焦艳，李喆，张媛媛，等. 六君子汤合半夏白术天麻汤化裁对急性缺血性脑卒中患者 BDNF、VEGF、MMP-9 水平的影响［J］. 辽宁中医杂志，2018，45（12）：2561-2564.

［28］傅凯丽，霍磊. 半夏白术天麻汤联合氯吡格雷对急性缺血性脑卒中患者运动功能、血小板功能、血清超敏 C 反应蛋白和可溶性 P 选择素水平的影响［J］. 中国中医急症，2018，27（03）：422-425.

［29］钟岩. 加味半夏白术天麻汤治疗风痰阻络型脑梗塞的应用效果观察［J］. 黑龙江中医药，2019，48（01）：56-57.

［30］黄珊. 半夏白术天麻汤通窍活血汤联合西药治疗急性脑梗塞 44 例［J］. 陕西中医，2014，35（02）：142-143.

［31］景小莉. 半夏白术天麻汤加减治疗急性脑梗死 45 例［J］. 河南中医，2019，39（01）：74-77.

［32］欧降红，阿不来提·艾则孜，万雪梅. 加味半夏白术天麻汤对痰浊上扰型偏头痛患者的疗效及内皮素 -1 及一氧化氮水平的影响［J］. 湖南中医药大学学报，2016，36（07）：65-67.

［33］张海瑞. 血府逐瘀汤合半夏白术天麻汤联合针刺治疗紧张型头痛的临床分析［J］. 临床医药文献电子杂志，2016，3（17）：3495-3496.

［34］孙永胜. 针刺结合半夏白术天麻汤加味治疗痰浊头痛的临床观察［J］. 湖北中医杂志，2015，37（04）：10-11.

［35］石淑清，王春溢. 半夏白术天麻汤加味治疗前庭神

经元炎31例［J］．实用中医内科杂志，2010，24（05）：90-91.

［36］史诚智．半夏白术天麻汤加味治疗痰湿壅盛证肥胖相关性高血压临床观察［J］．广西中医药，2019，42（02）：25-27.

［37］郝振华，贺红梅．半夏白术天麻汤合通窍活血汤治疗痰瘀互结型高血压的临床观察［J］．光明中医，2018，33（19）：2833-2835.

［38］宋桂平．半夏白术天麻汤联合西药治疗高血压临床观察［J］．光明中医，2018，33（05）：708-710.

［39］聂洪涛．半夏白术天麻汤联合西药治疗原发性高血压患者的疗效［J］．医疗装备，2018，31（08）：120-121.

［40］吴艳春．H型高血压患者采用半夏白术天麻汤加减综合治疗对改善血压及血浆Hcy的影响分析［J］．中外医疗，2018，37（09）：152-153.

［41］刘丽娟，任建素．半夏白术天麻汤治疗痰浊型高血压伴颈动脉粥样硬化患者的临床观察［J］．光明中医，2013，28（10）：2075-2076.

［42］李雪松，魏丹，张艺．半夏白术天麻汤联合穴位贴敷治疗神经根型颈椎病患者的临床研究［J］．中医药信息，2017，34（03）：101-104.

［43］直彦亮，张震，林一峰，等．葛根汤合半夏白术天麻汤加减治疗椎动脉型颈椎病的临床观察［J］．中国民族民间医药，2017，26（05）：135-136.

［44］严战涛，陈轶腾，姚玉伟，等．半夏白术天麻汤加减治疗椎动脉型颈椎病临床研究［J］．新中医，2015，47（05）：157-158.

［45］李华，谢勇，郭耀良，等．加味半夏白术天麻汤治疗椎-基底动脉供血不足临床观察［J］．中西医结合心脑血管病杂志，2016，14（03）：303-304.

［46］招国仪，关宗耀，黄晓毅．半夏白术天麻汤合甘麦大枣汤治疗梅尼埃病疗效观察［J］．实用中医药杂志，2019，35（04）：399-400.

［47］李兰芳，伍映芳．天麻素注射液结合半夏白术天麻汤加味治疗梅尼埃病临床研究［J］．新中医，2019，51（03）：198-200.

［48］李泳文，孙麦青，陈璐璐．半夏白术天麻汤加减联合银杏叶提取物注射液治疗突发性耳聋临床观察［J］．新中医，2018，50（10）：130-133.

［49］彭清华，覃冠锻，侯涛．半夏白术天麻汤治疗突发性耳聋疗效观察［J］．光明中医，2014，29（05）：980-981.

［50］吕艳，郭树和，单淑萍．半夏白术天麻汤配合耳穴按压治疗神经性耳鸣临床观察［J］．中国当代医药，2011，18（30）：99-100.

［51］李鹏辉．半夏白术天麻汤加味治疗痰瘀阻窍型睡眠呼吸暂停低通气综合征临床观察［D］．河南中医药大学，2018.

［52］王海松，祝庭秀．温针灸结合半夏白术天麻汤治疗发作性睡病临床观察［J］．河北中医，2013，35（09）：1358+1363.

［53］王淑珍，张伯兴，赵从普．羚羊角汤合半夏白术天麻汤为主治疗小儿抽动秽语综合征40例［J］．浙江中医杂志，2013，48（09）：667.

［54］张卫华，左素敏，汪美宝．加味半夏白术天麻汤合盐酸多奈哌齐片治疗血管性痴呆30例［J］．江西中医药大学学报，2014，26（4）：28-30，37.

［55］王胜利．半夏白术天麻汤合菖蒲郁金汤治疗老年期痴呆69例［J］．世界中医药，2011，6（06）：491.

［56］樊幼林．半夏白术天麻汤加减治疗中心性视网膜炎［J］．四川中医，2008（01）：109-110.

［57］朱磊，刘君．针灸与半夏白术天麻汤联合西药治疗延髓背外侧综合征1例［J］．实用中医内科杂志，2014，28（3）：7-9.

［58］邓元龙．半夏白术天麻汤治疗顽症举隅［J］．中医研究，2012，25（05）：49-51.

［59］李桂英，唐功香，李永华．半夏白术天麻汤治疗阿尔茨海默病［J］．临床和实验医学杂志，2006（05）：602.

［60］黄本亮．半夏白术天麻汤治疗脑内肉芽肿1例［J］．国医论坛，2005（06）：31-32.

藿朴夏苓汤

【出处】《医原》（清·石寿棠）"湿之化气，为阴中之阳，氤氲浊腻，故兼证最多，变迁最幻，愈期最缓。其见证也，面色混浊如油腻，口气浊腻不知味，或生甜水，舌苔白腻，膜原邪重则舌苔满布，厚如积粉，板贴不松，脉息模糊不清，或沉细似伏，断续不匀，神多沉困嗜睡。斯时也，邪在气分，即当分别湿多热多。"

【处方】杜藿香二钱，真川朴一钱，姜半夏钱半，赤苓三钱，光杏仁三钱，生薏仁四钱，白蔻末六分，猪苓钱半，淡香豉三钱，建泽泻钱半。

【制法及用法】 选用丝通草三钱，或五钱煎汤代水，煎上药服。

【剂型】 汤剂。

【现代研究】

1. 药理作用

（1）降血糖　藿朴夏苓汤以 1g/（kg·d）灌胃给糖尿病模型大鼠，药物组成：广藿香 9g，川厚朴 3g，姜半夏 4.5g，茯苓 9g，杏仁 9g，薏苡仁 12g，白豆蔻仁 1.8g，猪苓 4.5g，淡香豉 9g，泽泻 4.5g，通草 3g。煎煮 2 次，合并药液，浓缩至质量浓度为 1.17kg/L 的药液备用，连续 6 周，能显著降低大鼠的空腹血糖，具有改善糖尿病肝病的作用，其机制与抑制 I 型胶原形成、降低血糖以及减轻肝炎和脂质代谢等有关[1]。

（2）调节血脂代谢　温病湿热证模型大鼠在造模第 25 天开始给予加味藿朴夏苓汤，药物组成：藿香、川厚朴、姜半夏、赤茯苓、杏仁、薏苡仁、白豆蔻、猪苓、淡豆豉、泽泻、黄连、茵陈、山栀子。全方共计 93g，浓缩为 8.37ml/200g，每天灌胃 2 次，持续给药 2 周，较湿热模型组饮水量、食量增加，血清 TNF-α、IL-10 水平降低，提示可能通过抑制炎症细胞因子的生成，减轻炎症反应，减轻 TNF-α 对血脂代谢的影响，从而达到纠正脂质代谢紊乱的目的而发挥治疗温病湿热证的作用[2]。

（3）调节 Th 平衡　用藿朴夏苓汤加减治疗 30 例脾胃湿热证患者，药物组成：藿香、薏苡仁、黄芩（后下）各 15g，厚朴、法半夏、白豆蔻、黄连各 10g，茯苓 20g，木香、砂仁（后下）各 6g，甘草 5g。每天 1 剂，水煎服，服药 1 周。采用酶联免疫吸附试验（ELISA）检测患者服药前后外周血细胞因子 IFN-γ、IL-4 水平表达变化，患者外周血 IFN-γ 水平明显下降（P < 0.05），IL-4 水平上升，藿朴夏苓汤具有介导 Th1 免疫优势[3]。

（4）肾脏保护作用　糖尿病肾病（DN）模型大鼠分别灌胃藿朴夏苓汤（HPXLT）高、中、低剂量（2g/kg，1g/kg，0.5g/kg）给药，连续给药 6 周，结果提示 HPXLT 高、中、低剂量组的大鼠体质量较模型组显著增加；肾脏系数、24h 排尿量和尿蛋白、鼠空腹血糖（FBG）、血肌酐（Scr）以及尿素氮（BUN）含量则明显降低；还显著降低转化生长因子 -β$_1$（TGF-β$_1$）、Caspase-3 蛋白的表达水平，抑制磷酸化 p38MAPK 和 Smad2/3 的活性，提高足细胞 Nephrin、Podocin 的表达，从而缓解足细胞凋亡，起到保护 DN 肾脏的作用[4]。

（5）抗炎　藿朴夏苓汤（HPXLT）高、中、低剂量（2g/kg，1g/kg，0.5g/kg）分别灌胃给葡聚糖硫酸钠（DSS）诱导的炎症性肠病小鼠（IBD）9 天，每天 1 次，结果显示，HPXLT 能显著对抗 DSS 诱导的模型小鼠体质量降低和便血，通过降低结肠组织中核转录因子 -κB（NF-κB）和核转录因子抑制蛋白（IκBα）的磷酸化蛋白表达水平，降低结肠组织中 TNF-α、IL-1β 和 IL-6 的含量以及过氧化物酶（MPO）的活性，改善 DSS 诱导的 IBD 症状[5]。

2. 临床应用

（1）糖尿病

①采用加味藿朴夏苓汤治疗 30 例 2 型糖尿病患者痰湿中阻证，药物组成：藿香、厚朴、泽泻、白豆蔻各 15g，清半夏、猪苓、杏仁、通草、黄连各 10g，茯苓、生薏苡仁各 20g，甘草 3g。每剂药水煎 400ml，分早晚 2 次口服。4 周为 1 个疗程，共治疗 3 个疗程。患者空腹血糖、餐后 2h 血糖、糖化血红蛋白水平均显著低于治疗前（P < 0.05）[6]。

②采用藿朴夏苓汤合玉屏风散加减治疗 22 例肥胖型糖尿病肾病患者，药物组成：藿香 12g，川厚朴 6g，姜半夏 9g，猪苓 9g，薏苡仁 30g，白豆蔻仁 6g，淡豆豉 9g，杏仁 12g，赤芍 18g，泽泻 9g，防风 15g，生黄芪 30g，白术 15g。如大便干结加制大黄；心悸气短加西洋参、麦冬、五味子；视物昏花加谷精草；睡眠不安者加炒酸枣仁；腰痛加杜仲、川续断；夜尿多加益智仁；畏寒肢冷加菟丝子、巴戟天；双下肢水肿加益母草、泽兰、车前子。每天 1 剂，煎服 2 次，10 天为 1 个疗程，持续治疗 3 个疗程，在降低尿素氮、血肌酐、24h 尿蛋白这三项指标上有显著效果，总有效率 86.36%，高于对照组（川芎嗪注射液，黄芪注射液）的 60%（P < 0.05）[7]。

（2）慢性胃炎

①在常规治疗（泮托拉唑钠肠溶胶囊、阿莫西林胶囊、呋喃唑酮片、胶体果胶铋胶囊）的基础上加用藿朴夏苓汤治疗 83 例慢性萎缩性胃炎伴幽门螺杆菌（Hp）感染患者，药物组成：藿香 9g，厚朴 9g，半夏 10g，茯苓 10g，杏仁 9g，生薏苡仁 15g，白豆蔻仁 3g（后下），猪苓 15g，泽泻 9g。水煎去汁 200ml，早晚分服，持续治疗 2 周，中医证候积分、Hp 根除率、临床治疗效果高于对照组（常规治疗），血清胃泌素 -17（G-17）、胃蛋白酶原 I 和 II（PG I &PG II）等水平均有提高，肿瘤坏死因子 -α（TNF-α）、白细胞介素 -6（IL-6）水平均下降，藿朴夏苓汤辅助 PPI 四联治疗慢性萎缩性胃炎伴 Hp 感染患者的临床疗效确切，能提高 Hp 根除率，促进胃黏膜修复，降低炎症反应水平，总有效率为 97.59%，高于对照组的 87.13%（P < 0.05）[8]。

②采用藿朴夏苓汤加减治疗 43 例脾胃湿热型慢

性浅表性胃炎患者，药物组成：藿香 6g，半夏 4.5g，赤茯苓、杏仁、猪苓、淡豆豉、泽泻各 9g，生薏苡仁 12g，白豆蔻仁、通草、厚朴各 3g。若患者寒热往来的症状较明显，可在上方的基础上加入草果、青蒿。将以上药物成分用清水煎煮，每天服 1 剂，分早晚 2 次服用，7 天为 1 个疗程。治疗结束后，患者的胃部疼痛、嗳气、上腹胀满等症状的改善情况均明显改善，总有效率 94.12%，高于对照组（替普瑞酮胶囊）的 67.65%（$P < 0.05$）[9]。

（3）脾胃湿热证

①采用藿朴夏苓汤加减治疗 30 例脾胃湿热证患者，药物组成：藿香、薏苡仁、黄芩（后下）各 15g，厚朴、法半夏、白豆蔻、黄连各 10g，茯苓 20g，木香、砂仁（后下）各 6g，甘草 5g。每天 1 剂，水煎服，服药 1 周。采用酶联免疫吸附试验（ELISA）检测患者服药前后外周血细胞因子 IFN-γ、IL-4 水平表达变化，患者外周血 IFN-γ 水平明显下降（$P < 0.05$），其中中药组较西药组（口服雷贝拉唑钠肠溶片，铝镁加混悬液，腹胀、反酸者加用莫沙必利分散片）下降更明显（$P < 0.05$）；IL-4 水平上升，其中中药组较西药组上升，但差异无统计学意义。总有效率为 93.3%，高于西药组的 90.0%（$P > 0.05$）[3]。

②采用加减藿朴夏苓汤联合刺四缝治疗 120 例小儿厌食症脾胃湿热证患儿，药物组成：藿香 6g，厚朴、白豆蔻仁、通草各 3g，姜半夏、泽泻各 4.5g，赤茯苓、杏仁、猪苓、淡豆豉各 9g，生薏苡仁 12g。随症加减：大便干结加决明子；舌苔黄腻加佩兰；盗汗加麻黄根和浮小麦。每天 1 剂，分 2 次服用。治疗后能有效增加患儿食欲和食量，促进其体质量增加和机体营养状况恢复，总有效率 96.67%，高于对照组（加减藿朴夏苓汤）的 79.17%（$P < 0.05$）[10]。

（4）小儿手足口病 采用银翘散加藿朴夏苓汤治疗患儿 43 例，药物组成：金银花、薄荷、藿香、连翘、姜半夏、甘草、佩兰、生薏苡仁。每天 1 剂，加水煎至 100ml，滤渣，分早晚 2 次服用，治疗 1 周。治疗 2~4 天内患儿体温恢复参考范围，疱疹大面积消退，可正常进食及活动。患儿总有效率为 97.7%，高于对照组（利巴韦林注射液）的 72.1%（$P < 0.05$）[11]。

（5）小儿腹泻

①在基础治疗上再加以藿朴夏苓汤加减治疗 60 例患儿，药物组成：藿香 6g，厚朴 3g，姜半夏 4g，茯苓 10g，葛根 6g，石榴皮 6g，黄芩 10g，生薏苡仁 12g，豆蔻 3g，猪苓 9g，淡豆豉 9g，泽泻 5g，通草 3g，常规水煎煮。加减：热象较甚加白头翁、黄连各 6g；湿甚者加滑石 15g，淡竹叶 6g；湿热并重者加滑石 15g，黄连 6g。每天 1 剂，常规水煎煮 2

次，取药液 150ml，<1 岁者，每次 10ml，3 次/天；1~3 岁者，每次 20~30ml，3 次/天；>3 岁者每次 30~50ml，3 次/天。同时将上述方药研末，用酒调和成药膏，贴敷于患儿腹部神阙穴，1~2 次/天，疗程为 3 天。治疗后大便常规检测各项指标较治疗前均有改善，治疗后患者白细胞（WBC）和红细胞（RBC）异常例数较对照组显著减少，总有效率 93.33%，高于对照组（蒙脱石散）的 88.33%（$P < 0.05$）[12]。

②在常规治疗（补液纠正电解质紊乱及脱水状态，补充维生素基础上口服蒙脱石散）基础上给予藿朴夏苓汤加味治疗 40 例小儿迁延性腹泻患儿，药物组成：藿香、佩兰、厚朴、半夏、猪苓、杏仁、泽泻、薏苡仁、肉豆蔻各 3~8g，加白术、神曲、煨诃子。脾虚型，证见便稀或完谷不化，带有奶块，面色不华，舌质淡苔薄白，可加党参、炒扁豆、砂仁；脾肾阳虚型，证见便稀食入即完谷不化，面白肢冷，形瘦畏寒，舌质淡苔白，加补骨脂、附子，以健脾温肾止泻；气阴两虚型，证见便稀泻下过度，质稀如水，口渴饮水，小便短少，皮肤干枯少津，苔少无苔，加乌梅、木瓜、石榴皮以酸甘敛阴止泻。加水适量，煎服，1 剂/天。<1 岁，每次 10ml，3 次/天；1~3 岁，每次 20~30ml，3 次/天；>3 岁，每次 50~100ml，3 次/天，持续治疗 3~7 天。总有效率 97.5%，高于对照组的 76.7%，且均未出现不良反应（$P < 0.01$）[13]。

（6）小儿夏季热 采用藿朴夏苓汤治疗 200 例小儿夏季热患儿，药物组成：藿香、川厚朴、法半夏、茯苓、六一散、薏苡仁、竹茹各 12g，白豆蔻仁、通草各 6g，冬瓜仁 30g，淡豆豉、杏仁各 10g。每天 1 剂，不可久煎，频频饮服，若体温在 39℃ 以上者可日服 2 剂。药后 10h 退热者 27 例，24h 退热者 89 例，48h 退热者 84 例[14]。

（7）功能性消化不良（FD） 采用加减藿朴夏苓汤配合胃动力仪治疗 42 例功能性消化不良（FD）脾胃湿热证患者，药物组成：槟榔、陈皮、厚朴、乌药、姜半夏、栀子、杏仁、黄芩、泽泻、白豆蔻仁各 10g，麦芽、茯苓各 15g，薏苡仁、藿香、猪苓各 20g。持续治疗 2 周，总有效率为 95.65%，高于对照组总有效率 80.43%（$P < 0.05$）[15]。

（8）艾滋病相关性腹泻 采用藿朴夏苓汤联合水针穴位注射治疗 41 例艾滋病相关性腹泻患者，药物组成：藿香、厚朴、白豆蔻仁、法半夏、茯苓、白术（麸炒）、杏仁、薏苡仁、猪苓、泽泻、党参、黄连、干姜、赤石脂、升麻、甘草。持续治疗 2 周，总有效率 92.7%，高于对照组（诺氟沙星胶囊）的 78%（$P < 0.05$）[16]。

（9）甲状腺功能亢进　在对照组（口服丙硫氧嘧啶）基础上加服藿朴夏苓汤治疗 44 例甲状腺功能亢进症患者，药物组成：猪苓、茯苓、薏苡仁各 30g，藿香、厚朴、佩兰、泽泻各 10g，姜半夏 9g。存在甲状腺结节者加夏枯草、猫爪草各 15g；夜寐多梦者加首乌藤 30g，酸枣仁 15g，合欢皮 30g；乏力出汗者加五味子 15g，浮小麦 30g；便秘者加大黄 6g；胸闷心慌者加檀香 6g，丹参 30g；急躁易怒者加炒枳壳 10g，柴胡 10g；胃脘饱胀者加炒谷芽、炒麦芽 15g，砂仁 6g，炒神曲 15g，鸡内金 15g；浮肿者加冬瓜子 15g，冬瓜皮 15g。以水煎服，持续治疗 2 个月，治疗后，观察组血清总三碘甲腺原氨酸（TT3）水平低于对照组，血清促甲状腺素（TSH）水平高于对照组，总有效率为 95.45%，高于对照组的 76.74%（$\chi^2=6.403$，$P<0.05$）[17]。

（10）慢性乙型肝炎　在甘草酸二铵、肌苷、门冬氨酸钾镁、复方丹参静脉滴注保肝治疗（对照组）的基础上，在发病期加用藿朴夏苓汤加减治疗 35 例慢性乙型肝炎，药物组成：藿香、厚朴、半夏、茯苓、杏仁、白豆蔻、生薏苡仁、猪苓、泽泻、麦芽、谷芽、神曲、白花蛇舌草。恢复期服用藿朴夏苓汤合逍遥散加减治疗，药物组成为：藿香、厚朴、半夏、茯苓、白豆蔻、生薏苡仁、柴胡、白芍、当归、白术、薄荷、炙黄芪、白花蛇舌草。持续治疗 1 个月（1 个疗程），总有效率为 91.4%，高于对照组的 74.3%（$P<0.05$）[18]。

（11）黄疸型肝炎　在西医护肝治疗（静脉滴注甘草酸二胺，还原性谷胱甘肽）的基础上采用茵陈五苓散合藿朴夏苓汤加减内服治疗 40 例黄疸型肝炎，药物组成：茵陈、猪苓、茯苓、泽泻、赤芍、丹参、生半夏（开水洗 3 次）、生姜各 30g，桂枝、熟附子、干姜、炙甘草各 15g，藿香、厚朴、砂仁（后下）各 10g。湿邪重者加猪苓、茯苓、白术至 45g；黄疸重者可加茵陈至 120g；阳气亏虚者加桂枝、熟附子、干姜、炙甘草至 30g；脾虚不运者，加藿香、砂仁至 15g；大便不通者加大黄 5g（后下）。每天 1 剂，加水 2000ml，武火煎开后文火煎 1~2h，煎至 300ml，分 2 次温服。7 天为 1 个疗程，治疗 2 个疗程。总有效率为 90.00%，高于治愈护肝治疗组的 72.50%（$P<0.05$）[19]。

（12）胆囊术后综合征　采用藿朴夏苓汤加减治疗 45 例胆囊术后综合征患者，药物组成：藿香、厚朴、半夏、猪苓、杏仁、白豆蔻、淡豆豉、泽泻各 10g，茯苓、薏苡仁各 30g，甘草 6g。体虚加党参 30g；口苦、苔黄腻加黄芩 15g，紫苏梗 10g；腹胀加白术 15g，木香、陈皮各 10g；腹痛加白芍 30g，丹参 15g；便秘加生地黄 30g，枳实 10g；便溏加葛根

30g，防风 10g；口干少尿者去杏仁、白豆蔻、淡豆豉、猪苓、泽泻。每天 1 剂，文火 30min，水煎 2 次，共取药汁约 450ml，餐后 2h 或餐前 1h 口服，每天 3 次，疗程 2 周。总有效率为 97.8%，高于对照组（茴三硫片）的 71.4%（$P<0.01$）[20]。

（13）抗生素引起黑腻苔　采用藿朴夏苓汤治疗 68 例患者，药物组成：藿香 6g，法半夏、厚朴、茯苓各 10g，薏苡仁 20g，白豆蔻仁 3g，杏仁、泽泻、淡豆豉各 5g。湿热毒邪蕴结炽盛，黑苔而厚腻，口干而黏，身热不解，多见于感染未控制者，加黄连、蒲公英、败酱草；阴虚夹湿，黑苔薄腻而干，舌质红，多见于湿热久延耗伤阴津，加沙参、麦冬、山药、芦根；偏于气虚，黑苔偏灰、舌质淡红，乏力，多见于病程较长、炎症基本控制，加黄芪、太子参、白术，去猪苓、泽泻、淡豆豉；若伴有纳差、腹胀等消化不良症状，加炒六曲、谷芽、麦芽；偏于寒湿郁困，舌苔灰腻而滑、舌体胖大偏淡，加桂枝、草果、熟附子。每天 1 剂，分 2 次煎服，治疗 1~2 周，总有效率为 94.1%[21]。

（14）感冒　采用藿朴夏苓汤治疗 80 例感冒挟湿患者，药物组成：藿香、半夏、白豆蔻仁、厚朴各 6g，茯苓、泽泻、杏仁、淡豆豉各 10g，薏苡仁 20g。风寒偏重加羌活、桂枝、防风；风热偏重者加牛蒡子、柴胡、薄荷；暑湿型加香薷、金银花；头痛者加荆芥穗、白芷、川芎；咳嗽者加桔梗、紫菀、款冬花。每天 1 剂，水煎服。治愈 78 例，2 例在治疗中发现合并证后收住院，治愈率为 97.5%[22]。

（15）其他

①采用藿朴夏苓汤化裁治疗不明原因发热 2 例，药物组成：藿香、半夏、猪苓、大腹皮、生地黄各 10g，茯苓、薏苡仁各 12g，厚朴、苦杏仁、白豆蔻、淡竹叶各 8g。每天 1 剂，服药 4 剂后，症状消失，随访未复发[23]。

②采用藿朴夏苓汤加减治疗口腔溃疡，药物组成：藿香、茯苓、白豆蔻仁（后下）各 15g，厚朴、猪苓各 12g，泽泻、杏仁、炒麦芽、炒楂曲各 10g，薏苡仁 30g，土茯苓、白鲜皮各 20g。因情志不畅、肝气不疏者，可加柴胡、白芍、枳壳各 15g；热毒甚者，加金银花 15g，连翘 20g；兼便秘者，加莱菔子 20g，火麻仁 15g。每天 1 剂，水煎服[24]。

③采用藿朴夏苓汤治疗疑难杂症 5 则：a. 急性肝炎，药物组成：藿香、厚朴、半夏、泽泻、连翘、枳壳、麦芽各 12g，茯苓 15g，薏苡仁、茵陈、滑石各 18g，白豆蔻 8g。水煎服，每天 1 剂。另加田基黄注射液 6ml 肌内注射，持续治疗 20 天，复查肝功能完全恢复正常，HB_5Ag 滴度 1∶16。b. 钩端螺旋体病，药物组成：薏苡仁 18g，白豆蔻 6g，猪苓、泽泻

各15g，淡豆豉12g，杏仁8g，滑石24g，通草10g，白茅根30g。水煎服，每天1剂。另以50%葡萄糖注射液40ml中加入丹参注射液20ml静脉缓慢注射，每天1次，青霉素80万单位肌内注射，每天2次；以上持续治疗18天，症状消除，B超检查肝脏大小及图像正常，血、尿常规检查无异常。c.血栓闭塞性脉管炎，药物组成：藿香、厚朴、半夏、防己、蚕沙各12g，土茯苓、川牛膝、白鲜皮、蝉蜕、血木通各15g，薏苡仁、赤小豆各18g，地肤子20g，鸡血藤30g。水煎服，每天1剂。同时加丹参片、烟酸肌醇酯片治疗，2日后症状减轻，5日后疗效明显，守方又用2月疾病告愈。d.水胺硫磷中毒，药物组成：藿香、厚朴、半夏、茯苓、连翘、木瓜、威灵仙各12g，薏苡仁、滑石各18g，怀牛膝15g。水煎服，每天1剂，服用1剂即生效，5剂后症状消失。e.慢性胃窦炎、精神失常，药物组成：藿香、厚朴、半夏、郁金各12g，白豆蔻8g，薏苡仁24g，杏仁6g，石菖蒲、荷叶各10g。水煎服，每天1剂，3剂后神清如故，纳香呕止，原方药加减调治2月左右康复[25]。

④采用藿朴夏苓汤加减治疗水肿患者1例，药物组成：藿香、厚朴、法半夏、白豆蔻仁、猪苓、桂枝各10g，茯苓皮15g，薏苡仁30g，泽泻18g，杏仁、白术各12g。上方加减出入，连服一月，水肿消退，小便化验正常，诸证消除[26]。

参考文献

[1] 钟艳花，林重，钟映芹，等. 藿朴夏苓汤治疗糖尿病肝病大鼠的实验研究[J]. 广东药科大学学报，2017，33（05）：639-642.

[2] 阚铁生，常丽萍，吕军影，等. 加味藿朴夏苓汤对温病湿热证大鼠模型血清TNF-α、IL-10及血脂代谢的影响[J]. 广西医科大学学报，2012，29（02）：197-200.

[3] 梁嘉恺，李华锋，张洁，等. 藿朴夏苓汤对脾胃湿热证Th1/Th2平衡的影响[J]. 中外医疗，2016，35（34）：172-174.

[4] 钟艳花，张郭慧，林重，等. 藿朴夏苓汤对糖尿病肾病大鼠的肾脏保护作用及其机制[J]. 中药新药与临床药理，2017，28（05）：617-622.

[5] 钟艳花，林重，钟映芹，等. 藿朴夏苓汤对HBZY-1细胞及DN大鼠NF-κB炎症通路的影响[J]. 中药新药与临床药理，2018，29（04）：381-386.

[6] 卢海阔. 加味藿朴夏苓汤治疗2型糖尿病临床研究[J]. 中医学报，2017，32（12）：2363-2366.

[7] 杨小翠，徐红. 藿朴夏苓汤合玉屏风散治疗肥胖型糖尿病肾病的临床观察[J]. 河南中医学院学报，2006

[8] 蔡巍巍，王婷，魏睦新. 藿朴夏苓汤辅助PPI四联疗法治疗慢性萎缩性胃炎伴幽门螺杆菌感染的临床研究[J]. 云南中医学院学报，2018，41（02）：38-40.

[9] 孙海霞. 用藿朴夏苓汤加减治疗86例脾胃湿热型慢性浅表性胃炎患者的效果观察[J]. 当代医药论丛，2014，12（20）：2-3.

[10] 李向云. 藿朴夏苓汤加减配合刺四缝治疗小儿厌食症脾胃湿热证临床观察[J]. 实用中医杂志，2018，34（01）34-35.

[11] 周兴燕. 银翘散加藿朴夏苓汤治疗小儿手足口病的临床疗效[J]. 临床合理用药杂志，2016，9（06）：74-75.

[12] 李兰，胡欲晓，何红霞，等. 藿朴夏苓汤内服联合贴敷治疗湿热型小儿腹泻60例[J]. 中国实验方剂学杂志，2015，21（18）：179-182.

[13] 高妍，王东雁，丁俊，等. 藿朴夏苓汤联合蒙脱石散治疗小儿迁延腹泻40例疗效观察[J]. 中国临床研究，2012，25（09）：914-915.

[14] 熊敏. 藿朴夏苓汤治疗小儿夏季热200例[J]. 湖北中医杂志，1995（05）：5.

[15] 吴静雅，李永浩. 加减藿朴夏苓汤配合胃动力仪治疗功能性消化不良脾胃湿热证效果分析[J]. 河南医学研究，2016，25（12）：2278.

[16] 杨玲，梅希玲，郭淑梅. 藿朴夏苓汤联合水针穴位注射治疗艾滋病相关性腹泻41例[J]. 中医研究，2013，26（05）：41-44.

[17] 陈燕. 丙基硫氧嘧啶联合藿朴夏苓汤治疗甲状腺功能亢进症疗效及对血清TT3、TSH水平的影响[J]. 慢性病学杂志，2017，18（10）：1154-1155.

[18] 卢晓岚，杨红英，江鸣犀. 藿朴夏苓汤合逍遥散治疗慢性乙型肝炎35例[J]. 福建中医药，2005（05）：29.

[19] 阮永队，陈瑛，莫冰泉，等. 茵陈五苓散合藿朴夏苓汤治疗黄疸型肝炎40例：2012年（第3次）广东省肝脏病学会中医药学专业委员会学术会议暨国家继续教育项目《中西医结合治疗肝病进展学习班》论文汇编[C]. 广东：广东省肝脏病学会，2012.

[20] 梁凤凌. 藿朴夏苓汤治疗胆囊切除术后综合征45例[J]. 中医杂志，2009，50（06）：531.

[21] 梁启明，韩宝山. 藿朴夏苓汤治疗抗生素引起黑腻苔68例[J]. 陕西中医，1999（06）：271.

[22] 王旭东. 藿朴夏苓汤治疗感冒挟湿80例[J]. 陕西中医，1992（10）：458.

[23] 王礼凤，韩翠宁. 藿朴夏苓汤治疗不明原因发热2例[J]. 新中医，2010，42（08）：175.

[24] 王冬梅，叶品良，李贞翠，等. 藿朴夏苓汤治疗

口腔溃疡点滴体会［J］. 现代中医药, 2013, 33
（05）: 58–59.

［25］唐有华. 彭全品. 妙用藿朴夏苓汤治疗疑难杂症五

则［J］. 实用中医内科杂志, 2003（03）: 163.
［26］刘作书. 藿朴夏苓汤治水肿一例［J］. 四川中医,
1987（02）: 56.

丁香柿蒂散

【出处】《伤寒瘟疫条辨》（清·杨栗山）"治久
病呃逆, 因下寒者。"

【处方】丁香、柿蒂各二钱, 人参一钱, 生姜
三钱。

【制法及用法】水煎温服。

【剂型】汤剂。

【同名方剂】丁香柿蒂散（《卫生宝鉴》卷
十二）, 丁香柿蒂散（《医方类聚》卷一一三引《施
圆端效方》）。

【历史沿革】

**1. 元·罗天益《卫生宝鉴》卷十二, 丁香柿
蒂散**

［组成］丁香、柿蒂、青皮、陈皮各等分, 上
药研为粗末。

［主治］主诸种呃、噫, 呕吐痰涎。

［用法用量］每服9g, 用水220ml, 煎至150ml,
去滓温服, 不拘时。

2.《医方类聚》卷一一三引, 丁香柿蒂散

［组成］丁香、柿蒂、青皮、陈皮各等分, 上
为细末。

［主治］诸种呃噫, 呕吐痰涎。

【现代研究】

临床应用

（1）呃逆

①采用加味丁香柿蒂散治疗29例中风后呃逆患
者, 药物组成: 丁香、柿蒂、青皮、陈皮、生姜各
3g, 半夏6g, 以上研末, 醋调成糊, 涂于大小适宜
的纱布, 贴于神阙、内关并固定贴敷, 并联合针刺
持续治疗1周, 总有效率93.10%[1]。

②采用旋覆代赭汤合丁香柿蒂散加减治疗54例
呃逆患者, 药物组成: 旋覆花、茯苓各12g, 代赭
石、柿蒂各30g, 法半夏、陈皮、厚朴、木香、砂仁

各10g, 丁香3g, 白豆蔻6g, 生姜3片。若兼脘腹
痞满者加槟榔、大腹皮; 若兼烧灼感明显者加黄连、
吴茱萸; 若反酸明显者加海螵蛸、煅瓦楞子、若兼
胸膈不利者加瓜蒌、郁金; 若兼脘胀满, 气机郁滞
者加香附。5天为1个疗程, 休息5~10天, 进行第
2个疗程, 持续治疗2个疗程, 总有效率为98.2%,
高于对照组（利多卡因或多潘立酮）的55.6%[2]。

③采用口服中药旋覆代赭汤合丁香柿蒂散加减
与穴位注射方法（取内关、膈俞穴, 各取盐酸异丙
嗪25mg穴位注射, 每天1次）治疗20例顽固性呃
逆患者, 药物组成: 旋覆花、代赭石、半夏、生姜、
沉香、沙参各10g, 甘草6g, 柿蒂4个, 大枣10枚。
每天1剂, 分2次服, 持续治疗3次为1个疗程,
最快1次治愈, 最慢4次治愈, 总有效率100%[3]。

（2）反流性食管炎 采用以生姜泻心汤合丁
香柿蒂散加减治疗72例反流性食管炎患者, 药物组成:
生姜20g, 黄芩、法半夏、鱼腥草各10g, 黄连、大
黄、甘草各6g, 丁香5g, 柿蒂12g, 大枣10枚, 神
曲15g。治疗观察不超过1月, 治疗后临床症状消失,
胃镜复查基本恢复正常或完全恢复正常, 总有效率
100%, 复发率9.5%[4]。

参考文献

［1］李婷婷, 李衍滨. 加味丁香柿蒂散穴位贴敷配合针刺
治疗中风后呃逆29例［J］. 中医外治杂志, 2014, 23
（06）: 2.
［2］马卫平. 旋覆代赭汤合丁香柿蒂散加减治疗呃逆54
例［J］. 实用中医内科杂志, 2006（01）: 57.
［3］杜金辉, 郭辉栋. 综合疗法治疗顽固性呃逆20例［J］.
河南中医, 2003（05）: 43–44.
［4］周芝友, 何中良. 生姜泻心汤合丁香柿蒂散治疗反流
性食管炎的疗效观察［J］. 湖北中医杂志, 2010, 32
（10）: 37–38.

一贯煎

【出处】《医方絜度》（清·钱敏捷）"一贯煎（柳洲）主肝血衰少，脘痛，胁疼。"

【处方】北沙参、麦冬、当归各一钱五分，枸杞、生地各三钱，川楝子二钱。

【制法及用法】水煎服。

【剂型】汤剂。

【同名方剂】一贯煎（《柳州医话》）。

【历史沿革】

清·魏之琇、王士雄《柳州医话》，一贯煎

［组成］北沙参 10g，麦冬 10g，当归 10g，生地黄 30g，枸杞子 12g，川楝子 5g。

［功能主治］滋养肝肾，疏肝理气。治肝肾阴虚，肝气不舒。胸脘胁痛，嗳气吞酸，咽干口燥，舌红少津，脉弦细弱。现用于胃溃疡、胃炎、慢性肝炎、肋间神经痛、高血压、神经官能症等属肝肾阴虚者。

［用法用量］水煎，去渣温服。口苦干燥者，加黄连。

［注意］有停痰积饮的患者忌服。

［备注］方中重用生地滋阴养血以补肝肾，为君；沙参、麦冬、当归、枸杞子配合君药滋阴养血生津以柔肝，为臣；更用少量川楝子疏泄肝气为佐、使。共奏滋阴疏肝之功。

【现代研究】

1. 药理作用

（1）抗肝癌 10 只雄性 KM 小鼠在接种 H_{22} 瘤种造模前 2 周开始给予一贯煎治疗，药物组成：北沙参、麦冬、当归身各 10g，生地黄 30g，枸杞子 12g，川楝子 5g。以上煎煮浓缩至每毫升药液含 1.15g 原药，以 23g/（kg·d）的剂量灌胃给药，造模结束 2 周后，发现一贯煎能显著提升脾指数用水通道蛋白 9（AQP9）的表达，可增加甘油激酶（GK）蛋白的表达，提示我们，一贯煎具有显著抑制肝癌细胞增殖功效，其机制可能是通过上调 AQP9 及 GK 蛋白表达，这可能与该方能增强细胞膜对水的通透性而加速细胞凋亡的速度，并可维持血糖保证重要器官的葡萄糖供给有关[1]；同时发现，一贯煎给药及一贯煎化疗联合均可以减少核转录因子 -κB（NF-κB）蛋白的表达，而一贯化疗联合组能减少 MMP9 蛋白的表达[2]。

（2）抗肝损伤 BALB/c 雄性小鼠在进行慢性免疫性肝损伤模型制备的同时给予一贯煎治疗，药物组成：生地黄 20g，枸杞子 12g，川楝子 4.5g，北沙参、麦冬、当归各 9g。小鼠每 20g 体重所需生药为 0.26g，将一贯煎浓缩液按照 20g 小鼠灌胃 0.4ml 的体积配成相应浓度，持续进行 8 周，发现一贯煎有改善肝功能、减轻炎症、抗肝纤维化的作用[3]。

抗结核药所致慢性肝损伤大鼠模型给予加味一贯煎治疗，药物组成：麦冬、北沙参、当归、枸杞子、白芍、丹参、山楂各 10g，生地黄 15g，川楝子 5g。以上煎煮浓缩至每毫升药液含 0.2g 原药，低、中、高剂量（12.6g/kg，18.0g/kg，25.2g/kg）灌胃给药，每天 1 次，持续给药 8 周，发现加味一贯煎可在一定程度上改善抗结核药物使用后所致的 Wistar 大鼠肝脏损伤[4]。

细胞试验结果发现，1μg/ml 的一贯煎可降低 H_2O_2 诱导的肝细胞氧化损伤，其机制与上调自噬相关[5]。

采用转化生长因子 -β₁（TGF-β₁）制备肝星状细胞活化模型分别被给予一贯煎小剂量（浓度为 0.05mg/ml 的一贯煎以 5ml/100g 的剂量灌胃大鼠制得的含药血清）、大剂量（浓度为 0.05mg/ml 的一贯煎以 10ml/100g 的剂量灌胃大鼠制得的含药血清）培养，CCK-8 法检测细胞活力，Western Blot 技术检测肝星状细胞Ⅰ型胶原（anti-collagen typeⅠ，COL-Ⅰ）和Ⅲ型胶原（anti-collagen typeⅢ，COL-Ⅲ）蛋白的表达，流式细胞仪检测细胞周期。结果显示，一贯煎小剂量组和一贯煎大剂量组能显著抑制细胞增殖（$P<0.05$）；能显著降低 COL-Ⅰ和 COL-Ⅲ蛋白的表达（$P<0.05$）；一贯煎小剂量组和一贯煎大剂量组能显著阻滞细胞周期于 S 期和 G_2/M 期（$P<0.05$）。推测一贯煎抗肝纤维化的作用机制可能与抑制肝星状细胞活化，减少胶原蛋白合成和阻滞细胞周期有关[6]。

（3）抗肝硬化 一贯煎给予 CCl_4 诱导肝硬化模型大鼠治疗，药物组成：北沙参、麦冬、当归各 10g，生地黄 18g，枸杞子 12g，川楝子 4.5g。以相当于生药 9.372g/kg 的剂量持续给药 3 周，发现一贯煎可以抑制肝星状细胞活化，抑制胶原的合成，促进

过度增生的胶原纤维的降解，从而抑制 CCl_4 诱导大鼠肝硬化的形成[7]。

（4）抗肝纤维化

①一贯煎予 CCl_4 诱导肝纤维化模型大鼠治疗，药物组成为：北沙参、麦冬、当归各 9g，生地黄 20g，枸杞子 12g，川楝子 4.5g。煎煮为汤剂。大鼠每 100g 体质量所需生药为 0.65g，将一贯煎汤剂按照 100g 大鼠灌胃 1ml 的体积配成相应浓缩液备用。造模第 7 周开始灌胃给药，每天 1 次，持续 4 周。通过蛋白电泳法检测到与模型组相比，一贯煎组肝组织细胞外 Ⅰ 型胶原蛋白明显减少；通过免疫组化法检测到一贯煎大鼠肝组织细胞外 Ⅰ 型胶原的沉积较模型组减少。提示一贯煎汤剂能降低 Ⅰ 型胶原在肝细胞外的沉积；同时提示一贯煎疏肝理气的功效可能与其减少肝组织内 Ⅰ 型胶原，进而改善脏器结构有关[8]。

②慢性肝纤维化模型大鼠在制备过程中即进行灌胃治疗。将相应中药浓缩浸膏溶于蒸馏水后灌胃，一贯煎组按 0.05g/100g 体质量灌胃，丹参组按 0.0034g/100g 体质量灌胃，一贯煎合丹参组灌胃剂量同一贯煎与丹参组剂量相同，每天 1 次。8 周后，结果表明，与模型组比较，一贯煎组、丹参组、一贯煎合丹参组大鼠肝组 $TGF-\beta_1$ 及 $\alpha-SMA$ 的表达均有提高（$P < 0.05$），一贯煎合丹参组提高更显著（$P < 0.05$）。提示一贯煎合丹参具有叠加抗肝纤维化作用，其机制可能与抑制肝组织 $TGF-\beta_1$ 及 $\alpha-SMA$ 的表达有关[9]。

③CCl_4 进行肝纤维化造模的第 7 周开始，在继续造模的同时，给予一贯煎 2.682g/kg（相当于生药 7.938/kg，临用前用 10ml 蒸馏水稀释）灌胃每天 1 次，持续 3 周。与 9 周模型组比较，一贯煎组 Fas、Bax 和 Caspase-12 蛋白表达显著降低（$P < 0.01$）；细胞色素 C（Cyt C）和 Bcl-xl 蛋白表达在各组之间无显著差异（$P > 0.05$）；Caspase-3 蛋白表达显著降低；肝细胞凋亡显著减少。推测一贯煎抑制 CCl_4 诱导大鼠肝纤维化肝细胞凋亡的作用机制可能与干预 Fas 和内质网凋亡通路有关[10]。

（5）改善 CCl_4 诱导的脂肪肝　模型组和一贯煎组大鼠按 0.3ml/100g 的剂量每周 2 次皮下注射 50% CCl_4 橄榄油溶液，共 9 次，一贯煎组大鼠造模同时灌胃一贯煎药液（北沙参、麦冬、当归、生地黄、枸杞子、川楝子按原方比例 1:1:1:1.8:1.2:4.5 配比）以 1ml/100g（60kg 成年体重的 10 倍量）的剂量，每天 1 次。首次造模 48h 后，模型组大鼠血清丙氨酸氨基转移酶（ALT）和门冬氨酸氨基转移酶（AST）活性均较正常组明显升高（$P < 0.01$），一贯煎干预后，大鼠血清 ALT 和 AST 水平均较模型组明显降低（$P < 0.01$）。造模结束后，与正常组

比较，模型组大鼠血清 ALT、AST、γ-谷氨酰转肽酶（γ-GT）活性和总胆红素（TBil）含量均显著升高（$P < 0.01$）；大鼠肝组织 HE 染色可见肝细胞肿大，胞质松散，表现为大泡型脂肪变性，呈现局灶性，病灶间可见少量正常肝组织；油红 O 染色可见大量脂滴；大鼠肝组织超氧化物歧化酶（SOD）活性降低，丙二醛（MDA）和甘油三酯（TG）含量增高（$P < 0.05$）。与模型组比较，一贯煎组大鼠血清 ALT、AST、γ-GT 活性明显降低（$P < 0.05$），TBil 含量有所降低（$P > 0.05$）；肝细胞坏死明显减轻，肝组织脂滴含量减少；肝组织 SOD 活性明显升高，MDA、TG 含量降低（$P < 0.05$）。提示一贯煎对大鼠 CCl_4 急性肝损伤有防护作用，可改善 CCl_4 诱导的大鼠脂肪肝，其机制为降低脂质过氧化和炎症反应[11]。

（6）抗炎　一贯煎以 7.5g/kg，小鼠 10.8g/kg（水煎液浓缩为 1g/ml）剂量分别给予角叉菜胶致炎后大鼠左后足的肿胀及二甲苯致小鼠耳廓肿胀，连续给药 10 天。一贯煎浓缩液对大鼠足肿胀有一定的抑制作用，差异明显（$P < 0.05$），起效时间相对于阳性对照药物（阿司匹林）持续时间较长（$P < 0.05$）；一贯煎浓缩液对二甲苯致小鼠耳廓肿胀也有一定的抑制作用，差异明显（$P < 0.05$）[12]。

（7）降血糖　2 型糖尿病模型大鼠给予一贯煎治疗，药物组成：北沙参、麦冬、当归身各 10g，生地黄 30g，枸杞子 12g，川楝子 5g。以上煎煮浓缩至每毫升药液含 0.8g 原药，高、低剂量 [16g/（kg·d），8g/（kg·d）] 持续给药 3 周，发现一贯煎高、低剂量组均可显著降低 $NF-\kappa B$、肿瘤坏死因子 -α（$TNF-\alpha$）、游离脂肪酸（FFA）水平，显著升高胰岛素受体底物 -2（IRS-2）水平，通过调节 $NF-\kappa B$ 信号通路而发挥治疗 2 型糖尿病作用[13]；同时发现一贯煎还可以降低白介素 -6（IL-6）、提高磷脂酰肌醇 3- 激酶（PI3K）水平，这可能是一贯煎能有效降低 2 型糖尿病大鼠血糖水平的机制[14]。

（8）防治卵巢早衰　灌胃给予雷公藤多苷 50mg/（kg·d）复制卵巢早衰大鼠模型，2 周后给予一贯煎治疗，药物组成：北沙参、麦冬、当归身各 10g，生地黄 30g，枸杞子 12g，川楝子 5g。以上煎煮浓缩至每毫升药液含 1.5g 原药，药液 10ml/（kg·d）持续治疗 6 周，发现一贯煎可以改善卵巢早衰实验大鼠卵巢组织形态，卵巢早衰试验大鼠血清中雌二醇（E_2）、β- 内啡肽（β-EP）水平明显降低，促卵泡激素（FSH）水平显著升高，具有防治卵巢早衰的作用[15]。

2. 网络药理学研究

通过在 PubChem 数据库中查找一贯煎组成药

物的活性靶蛋白，在 Gene 数据库中查找肝癌相关人类基因，运用生物软件 Ingenuity Pathway Analysis（IPA），构建二者分子网络并解析生物学通路，发现一贯煎靶蛋白 76 个，肝癌相关基因 300 个，二者分子网络复杂，生物功能多样，共同作用生物通路 281 条，主要涉及凋亡和肿瘤等相关生物学通路，且一贯煎可作用于肝癌相关通路的 TP53、NF-κB、STAT1、ERK1/2、MMP2 等 78 个位点，提示一贯煎可通过干预肝癌相关的凋亡和癌症通路中多个位点发挥治疗的作用[16]。

采用 TCMSP、TCM database @Taiwan、TCMID、HIT、Drugbank、PubChem、TTD 等数据库查找一贯煎药物化学成分、靶点和对应疾病，运用 Cytoscape 软件构建中药成分 – 靶点 – 疾病网络模型，并分析网络的拓扑结构，通过 DAVID 在线网站对一贯煎的 GO 生物学过程和 KEGG 通路进行富集分析。共查找到一贯煎中北沙参、麦冬、当归、生地黄、川楝子、枸杞子六味药的 849 种化学成分，其中口服生物利用度（OB）≥ 30% 和类药性指数（DL）≥ 0.18，并可以找到对应靶点的活性成分有 49 种，对应 200 个靶点蛋白与 264 种疾病。显著富集的前三个 GO 生物学过程为药物应答、RNA 聚合酶 Ⅱ 启动子转录的正调控、调节转录 DNA 模板。显著富集的前三个 KEGG 通路为癌症通路、乙型肝炎及前列腺癌[17]。

3. 制剂研究

（1）提取工艺　在分析单因素的基础上，以一贯煎多糖得率为响应值，采用 3 因素 3 水平的响应面法（RSM）对其提取工艺进行研究，结果显示最佳工艺参数为液固比 11∶1，85% 乙醇提取 2 次，每次 1.8h，进行 5 次平行提取试验，结果平均得率 8.31%，实际测得率与理论得率相对误差为 1.77%，RSD=1.46%[18]。

（2）纯化澄清工艺　采用正交试验设计，以梓醇保留率和多糖保留率为指标，考察天然澄清剂加入量、提取液浓度比、温度和时间四个因素，结果显示，ZTC1+1 Ⅱ 型天然澄清剂用于一贯煎提取液澄清最佳工艺为加入按照 1∶8 稀释提取液，80℃水浴恒温搅，先加入 4% B 组分（澄清剂 B），120min 后加入 2% A 组分（澄清剂），持续搅拌 30min 后取出；4℃静置 24h，滤过，滤液浓缩，能够同时保留梓醇和多糖。采用 HPLC 测定梓醇含量，条件为：迪马公司 Shimpack CLC-ODS 色谱柱（6.00mm×15cm，5μm）；流动相为甲醇：水（4∶96）；检测波长 205nm；流速：1.2ml/min；柱温为 28℃；进样量为 10μl；多糖通过紫外分光光度法，选择测定波长 627nm，D-无水葡萄糖为对照品进行含量测定[19]。

（3）成型工艺　采用正交试验，以制粒难度、粒度分布、溶化性、每日服用量为指标，综合评价一贯煎颗粒成型工艺。结果表明，最佳成型工艺条件为：浸膏粉与微晶纤维素按 7∶4 混合均匀后，喷入用量为浸膏粉的 4% 的 70% 乙醇制软材。颗粒休止角 32.45°，临界相对湿度约为 72%[20]。

（4）含量测定

①采用蒽酮 – 硫酸比色法使用 UV1700 型紫外分光光度仪在波长 627nm 处测定经澄清剂精制的一贯煎中多糖含量，结果表明，D-无水葡萄糖的测定量在 0.2096~1.2576mg/L 范围内时的线性关系良好，供试品溶液中多糖的平均含量为 0.7786g/ml，其 RSD=1.9%[21]。

②采用 HPLC 法测定一贯煎颗粒中梓醇的含量，色谱条件：色谱柱为 kromasil C18（250mm×46mm，5μm），流动相为乙腈∶0.1% 磷酸水溶液（1∶99），检测波长为 210nm；流速为 1ml/min，柱温为 30℃。结果表明，梓醇在 0.2~2.4μg 范围内线性关系良好，平均含量为 2.4379mg/ml，平均回收率为 99.79%（RSD=1.91%）[22]。

4. 成分分析

采用 Agilent ZORBAX EclipsePlus C18 色谱柱（250mm×4.6mm，5μm），以含有 0.1% 甲酸的水溶液（A）– 乙腈（B）为流动相进行梯度洗脱，流速 0.8ml/min，检测波长 280nm，柱温 30℃进行鉴定，共确认了以下成分：阿魏酸（ferulic acid，FA）、香草酸（vanillic acid）、毛蕊异黄酮葡萄糖苷（Calycosin7-O-β-D-Glucopyranoside，acteoside）、补骨脂素（psoralen）和槲皮素（quercetin）[23]。

5. 配伍研究

一贯煎是滋阴疏肝名方，主治肝肾阴虚，抗肝癌效果显著。该方应用少量川楝子，既可疏肝泄热、顺肝木条达之性，平其横逆，又能引诸药直达肝经，为佐助药。同时，川楝子性苦寒，可制诸药滋腻碍胃之弊，为佐制药。故在本方中，川楝子既为佐助药，又为佐制药，从而实现一贯煎补肝与疏肝相结合，在本方抑制肝癌中发挥了重要作用[24]。

6. 临床应用

（1）肝癌

①在一般西医治疗的基础上加用一贯煎合膈下逐瘀汤治疗 50 例中晚期原发性肝癌患者，药物组成：生地黄、桃仁各 15g，沙参、当归、枸杞子、麦冬、川楝子、红花、赤芍、牡丹皮、延胡索、枳壳、香附、甘草各 10g，五灵脂 6g。若低热、手足心热者加熟地黄、山药、泽泻、女贞子等；若腹胀者加

柴胡、白术、枳壳；若泄泻或便溏者加苍术、白术；若发热、身目泛黄、口苦者加黄芩、龙胆草、柴胡、泽泻、栀子等；若胁肋痛或脘部痞块巨大者加鳖甲；若腹腔积液明显者加厚朴、木香、大腹皮、砂仁等。发现一贯煎合膈下逐瘀汤治疗中晚期原发性肝癌可提高患者的临床疗效，缓解患者的疼痛症状，临床疗效方面有效率为88%，高于对照组的64%（$P < 0.05$）[25]。

②使用加味一贯煎联合经导管肝动脉栓塞术（TACE）治疗42例原发性肝癌患者，药物组成：北沙参20g，麦冬10g，生地黄15g，当归8g，枸杞子15g，川楝子9~12g；酌加白芍15g，丹参12g，黄芪10g。1个月为1个疗程，至少治疗2个疗程，发现加味一贯煎联合TACE治疗原发性肝癌临床疗效显著，能提高TACE的治疗效率并减少并发症及不良反应，缓解率57.14%，高于对照组的47.37%（$P < 0.05$）[26]。

（2）肝炎

①在常规治疗（拉米夫定片）基础上加用一贯煎加减治疗81例气阴不足型慢性乙型肝炎患者，药物组成：沙参、麦冬、当归身、知母、丹参、白芍、菟丝子各12g，生地黄、黄芪、太子参、制何首乌、玄参各24g，枸杞子18g，生甘草6g。心烦甚者加合欢花、酸枣仁；头昏目眩者加菊花、女贞子；胁胀痛者加香附、枳壳；有腹水者多加用猪苓、牛膝；有肿瘤者多加用炙鳖甲、牡蛎、水蛭等。每天1剂，早晚2次温服，1个月为1个疗程，持续治疗4个月，总有效率为91.36%，高于对照组的81.25%（$P < 0.05$）[27]。

②在西医常规治疗基础上加用一贯煎加减治疗36例阴虚型慢性肝炎患者，药物组成：生地黄、北沙参各15g，当归、枸杞子、麦冬、川楝子、白芍各10g。消化不良者加山楂、鸡内金；黄疸者加茵陈；肢软无力者加黄芪、山药；转氨酶不降者加五味子；肝硬化患者，脾大者加柴胡、鳖甲；面色黧黑、舌质暗紫者加丹参、桃仁；腹胀满、有腹水者去生地黄，加鸡内金、白茅根、晚蚕沙、沉香；脂肪肝患者，便结者加生大黄、川厚朴；胁痛甚者加延胡索；腹胀者加山楂、炒麦芽。每天1剂，分2次温服，30天为1个疗程，持续治疗3个疗程，总有效率为94.44%，高于对照组的77.78%（$P < 0.05$）[28]。

（3）肝硬化腹水

①采用奥曲肽联合一贯煎加味治疗43例乙肝肝硬化腹水患者，药物组成：北沙参、当归身、枸杞子各20g，麦冬15g，生地黄30g，川楝子、茯苓、泽泻各10g。腹胀者加香附15g，枳壳10g；重症腹水者加猪苓10g，桂枝10g，大黄5g；阴伤者

加大北沙参、麦冬、枸杞子剂量；瘀血征象显著者加泽兰15g，赤芍10g。持续治疗2周，可促进腹水消退，降低复发率，对肝功能产生积极影响，总有效率90.7%，显著高于对照组（奥曲肽）的44.2%（$P < 0.05$）[29]。

②在常规西药治疗基础上加用一贯煎加减治疗35例肝硬化腹水患者，药物组成：生地黄20g，北沙参、当归身各10g，麦冬9g，枸杞子15g，川楝子3g。随症加减：兼气滞者加大腹皮15g，香附9g；兼肋下刺痛、舌紫、脉涩者加延胡索、丹参各10g，川芎20g，鳖甲（先煎）15g；兼水湿困脾者加车前子10g；兼胁腹胀痛者加郁金10g，香附9g；兼水热蕴结者加蟋蟀粉5g。2周为1个疗程，持续治疗2个疗程，可以改善患者肝功能指标，提高临床疗效，总有效率94.29%，高于对照组的76.67%（$P < 0.05$）[30]。

（4）肝纤维化 在对照组（甘草酸二胺、还原型谷胱甘肽）治疗的基础上加用四君子汤合一贯煎加味治疗42例肝纤维指标异常慢性乙型肝炎的患者，药物组成：党参、白术、生地黄、白芍各15g，茯苓20g，麦冬、北沙参、当归、鸡内金各10g，枸杞子、丹参各12g，川楝子6g。治疗60天，结果发现，四君子汤合一贯煎加味可显著改善肝纤维化指标，减缓肝纤维化进程[31]。

（5）干燥综合征

①在对照组（常规激素加免疫抑制剂治疗）基础上联合一贯煎加味治疗32例原发性干燥综合征（肝肾阴虚型）患者，药物组成：生地黄、麦冬、山茱萸、半枝莲各15g，北沙参30g，白芍、枸杞子、青蒿各20g，当归、石斛、生甘草各10g，川楝子6g。持续治疗8周，观察治疗前、后8周患者情况，观察组总有效率为87.50%，高于对照组的73.33%（$P < 0.05$）[32]。

②在对照组（甲氨蝶呤联合羟氯喹）基础上给予一贯煎加减治疗30例干燥综合征患者，药物组成：北沙参1g，麦冬、当归各10g，生地黄30g，枸杞子18g，川楝子6g。阴虚津亏证者重用北沙参、麦冬，加玄参等；气阴两虚证者加黄芪、党参、太子参等；阴虚热毒证者加玄参、金银花等；阴虚血瘀证者加丹参、牛膝、当归等。连续治疗2个月，一贯煎加减联合甲氨蝶呤、羟氯喹治疗干燥综合征的临床疗效优于对照组，总有效率为96.7%，高于对照组的76.7%（$P < 0.05$）[33]。

③在对照组（还原型谷胱甘肽）上给予一贯煎治疗43例干燥综合征肝损伤患者，药物组成：麦冬、北沙参、当归、知母、丹参、菟丝子、白芍各

12g，枸杞子18g，生甘草6g，黄芪、制何首乌、玄参、太子参、生地黄各24g。持续3个月（1个疗程）治疗，总有效率95.35%，高于对照组的81.40%（$P < 0.05$）[34]。

（6）肝肾阴虚型干眼症 采用一贯煎治疗41例肝肾阴虚型干眼症患者，药物组成：生地黄30g，枸杞子15g，当归、北沙参、麦冬各10g，川楝子5g。每天1剂，分早晚2次温服，持续治疗1个月，总有效率为95.1%，高于对照组（玻璃酸钠滴眼液）的77.5%（$P < 0.05$）[35]。

（7）肝肾阴虚型老年帕金森病 在对照组（多巴丝肼）治疗的基础上加用一贯煎治疗80例肝肾阴虚型老年帕金森病患者，药物组成：北沙参、麦冬、当归各9g，生地黄18g，枸杞子15g，川楝子4.5g。每天1剂，分早晚2次温服，15天为1个疗程，1个月治疗1个疗程，持续治疗6个月，两组间UPDRS量表及Webster量表评分比较差异均有统计学意义（$P < 0.05$）[36]。

（8）糖尿病

①采用一贯煎加减治疗39例2型糖尿合并脂肪肝患者，药物组成：生地黄、黄芪各20g，南沙参、当归、枸杞子、茯苓、山楂各15g，麦冬、川楝子、赤芍、泽泻各10g，陈皮6g。持续治疗4周，可降低患者血糖、血脂，改善肝功能及胰岛素抵抗，总有效率84.6%，高于对照组（多烯磷脂酰胆碱胶囊）的71.1%（$P < 0.05$）[37]。

②在常规治疗基础（饮食控制、运动、降糖、降压、降脂等基础治疗，并服用缬沙坦胶囊）上加用一贯煎加减方治疗30例糖尿病肾病Ⅳ期患者，药物组成：生地黄、生黄芪各30g，沙参、当归、麦冬、酒大黄各10g，枸杞子、生白术各20g，川楝子5g，瓜蒌仁、桑叶、荷叶、金樱子、芡实各15g。治疗8周，能显著减少糖尿病肾病Ⅳ期患者的24h尿蛋白定量，并具有调节血脂的作用，总有效率83.3%，高于对照组的53.3%（$P < 0.05$）[38]。

③在常规西药降糖的基础上给予加减一贯煎治疗30例2型糖尿病伴焦虑抑郁情绪的患者，药物组成：生地黄20g，北沙参、麦冬、当归、枸杞子、柴胡、香附、郁金各10g，白芍、酸枣仁、合欢花各15g，川楝子6g。4周为1个疗程，持续治疗2个疗程，治疗后焦虑自评表（SAS）及抑郁自评表（SDS）评分较治疗前明显降低[39]。

④在对照组（口服维生素C泡腾片，复合维生素B，复方氯己定含漱液含漱）基础上配合使用一贯煎加味治疗40例复发性阿弗他溃疡（RAU）合并糖尿病患者，药物组成：沙参、麦冬、当归、生地黄、枸杞子、白芍各10g，牡丹皮6g。每天1剂，水冲服，

4周为1个疗程，持续治疗12周，可改善临床症状和体征，延长溃疡间歇期，减少复发。溃疡数总有效率为90.0%，高于对照组的70.0%（$P < 0.05$）[40]。

⑤采用一贯煎加减治疗联合降糖（盐酸二甲双胍片）及甲状腺素（瑞格列奈分散片）治疗32例老年性糖尿病合并眉毛脱落患者，药物组成：北沙参、麦冬各9g，当归10g，生地黄12g，枸杞子15g，川楝子、甘草各6g。每天1剂，水煎服。30天为1个疗程，持续观察6个疗程。32例患者餐前血糖（FPG）、餐后2h血糖（2hPG）、糖化血红蛋白（HbA1c）均明显降低（$P < 0.05$），伴随甲状腺功能减退患者甲状腺功能有所改善（$P < 0.05$），患者眉毛均有再生[41]。

（9）妊娠高血压 采用一贯煎加味治疗26例脾虚肝旺型妊娠高血压患者，药物组成：沙参、川楝子、丹参、枸杞子各12g，麦冬、白芍、茯苓、泽泻、陈皮各15g，生地黄、石决明、生龙骨、生牡蛎各30g，炒白术20g。每天1剂，分早晚2次服用，直至分娩。总有效率为92.71%，高于对照组（常规治疗，必要时口服硝苯地平缓释片）的76.92%（$P < 0.05$）[42]。

（10）经行头痛 采用一贯煎加减内服联合中药药膏（院内自制，主要成分为葛根、天花粉）敷贴大椎穴治疗60例经行头痛患者，药物组成：沙参、麦冬、枸杞子、延胡索各15g，当归、川楝子、钩藤各10g，生地黄20g，石决明（先煎）30g，甘草5g。连续用药3个月（3个月经周期），总有效率为83.3%，高于对照组（布洛芬缓释胶囊，维生素B_1片）的56.6%（$x^2=10.61$，$P < 0.01$）[43]。

（11）经行乳房胀痛 采用一贯煎加减治疗35例经行乳房胀痛患者，药物组成：经前为生地黄、枸杞子、当归、川楝子、川芎、陈皮、香附、柴胡；经期为生地黄、麦冬、当归、川楝子、赤芍、桃仁、红花、怀牛膝；经后为熟地黄、沙参，枸杞子、麦冬、当归、川楝子、女贞子、墨旱莲、白芍、阿胶。乳房疼痛甚者重用川楝子，加乳香、没药；乳胀硬而触之有块者加橘核、夏枯草、路路通；郁而不舒、时作嗳气、胸胁满胀者加郁金、百合、合欢皮；心烦易怒口苦者加牡丹皮、栀子；少腹痛甚者加延胡索、台乌药、五灵脂；两目干涩、五心烦热者加石斛、鳖甲、黄柏；腹胀、食少纳呆者加木香、鸡内金、焦三仙；经血量少者重用当归，加鸡血藤、枳壳；经后腰膝酸软、耳鸣、外阴干涩、带下量少者加知母、黄精、龟甲。每天1剂，分早、中、晚3次服用。经前：经前10天开始服用，月经期停止；经期：经血来潮开始服药至经血停止；经后：经血停止开始服药，连用2周。一般连续服用3个月经周期为

1 个疗程。1 个疗程后，总有效率为 91.43%[44]。

（12）经间期出血 采用两地汤合一贯煎化裁治疗 96 例经间期出血患者，药物组成：生地黄、炒白芍各 15g，牡丹皮、地骨皮、炒当归、南沙参、玄参、麦冬、川楝子、枸杞子各 10g。腰酸加续断 15g，女贞子、墨旱莲各 10g。兼血瘀加赤芍、桃仁、红花各 10g；兼湿热加炒苍术、炒黄柏各 10g；兼郁火加炒槐花、焦栀子各 10g。月经干净后服药 10 天，每天 1 剂，分早晚 2 次服，连续治疗 3 个月经周期，总有效率为 93.75%[45]。

（13）慢性萎缩性胃炎（GAG）

①采用一贯煎合麦门冬汤治疗 42 例 GAG 患者，药物组成：北沙参、麦冬、当归身、枸杞子各 9g，生地黄、半夏各 10g，川楝子 4.5g，党参、甘草各 6g，粳米 5g，大枣 4 枚。持续治疗 30 天，降低血清白介素 -8（IL-8）、白介素 -11（IL-11）和肿瘤坏死因子 -α（TNF-α）水平，改善患者生活质量，总有效率为 97.62%，高于对照组（养阴清胃颗粒）的 73.81%（P ＜ 0.05）[46]。

②采用一贯煎加减治疗 100 例 GAG 患者，药物组成：北沙参、槟榔各 20g，麦冬、山药、瓦楞子、海螵蛸、蒲公英各 30g，地黄、当归、枸杞子、党参、黄芪、白芍、白及各 15g，川楝子、白术、九香虫、玫瑰花、黄连、枳壳、桂枝各 12g，三七粉 10g，吴茱萸、甘草各 6g。30 天为 1 个疗程，持续治疗 3 个疗程，有效率为 97.0%，高于对照组（胃炎颗粒）的 76.0%（P ＜ 0.01）[47]。

（14）顽固性腰痛 采用当归四逆汤合一贯煎加减配合针刺治疗 30 例顽固性腰痛患者，药物组成：当归、鸡血藤各 30g，桂枝 18g，白芍、伸筋草各 15g，细辛、通草、甘草各 6g，北沙参 12g，麦冬、生地黄、川楝子、茯苓各 9g；疼痛甚者加延胡索 15g；不寐者加首乌藤 18g；盗汗、自汗加浮小麦 24g，黄芪 30g。每天 1 剂，水煎取汁，分早晚 2 次温服，持续治疗 1 个疗程（4 周为 1 个疗程）。总有效率为 86.7%，高于针刺组的 71.4%[48]。

（15）支气管扩张 采用一贯煎合苇茎汤治疗 24 例支气管扩张患者，药物组成：北沙参、当归、川楝子各 12g，麦冬、枸杞子各为 15g，生地黄 30g，芦根、薏苡仁各 30g，冬瓜子 24g，桃仁 9g。每天 1 剂，清水煎 2 次，取药汁 300ml，分为早晚 2 次温服，连续治疗 21 天。参考组患者采用常规祛痰、抗感染、对症治疗等。治疗后两组患者血清 C 反应蛋白、血白细胞计数均出现明显改善（P ＜ 0.05），观察组改善情况明显优于参考组（P ＜ 0.05），观察组治疗总有效率为 95.8%，高于参考组的 62.5%（P ＜ 0.05）[49]。

（16）不寐

①采用一贯煎加减治疗 61 例阴虚火旺型不寐患者，药物组成：沙参、麦冬、当归各 12g，生地黄、酸枣仁各 20g，枸杞子、女贞子各 15g，川楝子 10g。随症加减：伴肝阳上亢者加煅龙骨、牡蛎各 20g；大便秘结者加瓜蒌仁 10g；有虚热或汗多者加地骨皮 10g；痰多者加浙贝母 10g；烦热而渴者加知母、石膏各 10g；口苦燥者加黄连 6g。每天 1 剂，水煎分 2 次，分别于中午及晚睡前 1h 温服。2 周为 1 个疗程，治疗 2 个疗程。临床疗效总有效率为 83.61%，高于对照组（艾司唑仑）的 58.33%（P ＜ 0.05），睡眠质量总有效率为 80.33%，高于对照组的 56.67%（P ＜ 0.05）[50]。

②采用一贯煎加味治疗 100 例失眠患者，药物组成：生地黄 20~40g，沙参、麦冬、枸杞子各 15~20g，当归 6~10g，川楝子 10~12g，酸枣仁 2~15g，柏子仁 12~15g，五味子、首乌藤、茯神、远志各 10~15g，朱砂、琥珀各 1.5~3g。每天 1 剂，水煎服。治疗后，总有效率为 100%（治愈 84 例，好转 16 例）[51]。

（17）其他

①采用一贯煎合牵正散加减治疗口腔癌术后镜面舌、裂纹舌患者 1 名，药物组成：生地黄、南沙参、当归、枸杞子、太子参、红芪、黄芩、炒枳实、佛手各 10g，芦根、赤芍各 15g，柴胡 16g，陈皮、甘草各 6g。水煎服，每天 2 次，每剂药可服 2 天，数次就诊后，患者脸部牵拉感有所缓解，口干口苦基本痊愈，口中津液逐渐增多，无舌体疼痛，可正常饮食[52]。

②采用一贯煎合五苓散加味治疗杂症：a. 足汗出患者，药物组成：泽泻 24g，桂枝 4g，茯苓、茵陈蒿、薏苡仁各 20g，白术、猪苓、当归、北沙参、麦冬、桑叶、沙苑子各 10g，生地黄、枸杞子、女贞子、墨旱莲、焦山楂各 15g，川楝子 8g。每天 1 剂，分 2 次温服，服药 7 剂，足心出汗明显改善，脚臭减轻，二诊脉细，舌红，苔白而润，守上方加菊花 10g，又 7 剂，以资巩固。b. 腹胀患者，药物组成：泽泻 24g，桂枝 4g，茯苓、白术、猪苓、当归、川楝子、北沙参、麦冬、黄柏、延胡索、炒莱菔子、玄参各 10g，生地黄、枸杞子、夏枯草、炒麦芽、炒谷芽、百合各 15g，大黄 6g。每天 1 剂，分 2 次温服，服药 7 剂，述腹胀好转，近 1 周未泛酸，胸闷、心慌略减，二诊仍目干，口苦而干，喜饮，脉沉，舌暗红，苔微黄，守上方加沙苑子 10g，又 7 剂，以资巩固。c. 关节疼痛患者，药物组成：泽泻 24g，桂枝 4g，茯苓、白术、猪苓、当归、麦冬、柴胡、炙甘草、桃仁、红花、桑叶各 10g，茵陈蒿、女贞子、墨旱莲、薏苡仁、桑枝各 20g，生地黄、枸杞

子、枳实、白芍、焦山楂各15g，川楝子8g，西洋参6g。每天1剂，分2次温服，服药7剂，患者述脚趾、拇指及膝关节疼痛减轻，精神不振、乏力较前好转，头晕、燥热汗出减轻，二诊脉微弦，舌红，苔白润，守上方去桑叶，加枳壳10g，又7剂，以资巩固[53]。

③采用一贯煎加减治疗颈部颌下腺炎患者，药物组成：生地黄、北沙参、麦冬、川楝子各20g，枸杞子、当归、浙贝母、夏枯草、三棱、莪术各10g，丹参、龙骨、牡蛎各30g，赤芍、玄参、白花蛇舌草、半边莲各15g。水煎服，每天1剂，服药7剂，颌下腺处、喉结旁边疼痛减轻，口干口渴，夜间口干明显，口苦，大便不干。二诊以一贯煎合鳖甲、石英、龙葵清热散结消肿，促进颌下腺炎症消除；三诊在一贯煎基础上加黄芪、墨旱莲、制何首乌、制龟甲等扶正固本、软坚散结之品，病告痊愈[54]。

④采用一贯煎加减治疗掌跖脓疱病患者1例，药物组成：生地黄、枸杞子、沙参、麦冬、白芍、当归、柴胡、合欢皮、鳖甲。患者服药9个月后指骨骨质损害得到明显修复，其他临床症状也得到改善[55]。

⑤采用一贯煎加减治疗灼口综合征1例，药物组成：生地黄、麦冬各15g，升麻6g，牛膝、牡丹皮、知母各10g，地骨皮、丹参各20g。水煎服，每天1剂，分2次服用，服药7剂，二诊时患者舌体灼热、干燥感及刺痛均较前缓解，进食可，二便畅，寐好转，舌淡红少苔而干，裂纹较前减少、变浅，舌下络脉紫暗较前变浅、粗张稍减轻，脉弦细，继续服用7剂；三诊时患者舌体诸症已不明显，饮食可，二便畅，寐安，舌淡红苔薄白，裂纹已不明显，舌下络脉暗淡、粗张已不明显，脉弦细。效过大半，继服前方14剂以巩固疗效，两周后随访，患者舌体诸症悉除[56]。

⑥采用一贯煎合逍遥散加减治疗围绝经期综合征，药物组成：生地黄20g，麦冬、当归、枸杞子、菟丝子、牡丹皮、赤芍、炒黄芩、柴胡、白鲜皮、地骨皮、荆芥、蝉蜕、白芷、刺蒺藜、蛇床子各10g，北沙参、丹参各15g，淫羊藿6g。水煎服，每天1剂，分2次温服，服药20剂，潮热症状明显减轻，一过性消退，每周仅发1~2次，皮肤瘙痒基本消失。二诊，舌红苔薄，脉细，原方去牡丹皮、炒黄芩、荆芥、白鲜皮、蝉蜕、白芷、刺蒺藜、蛇床子；并加红花10g，川芎、炒枳壳、灵芝各12g，三七4g，珍珠母20g，服药28剂后诸症皆愈[57]。

参考文献

［1］谢斌，饶斌，谢雄，等. 一贯煎对荷H₂₂肝癌小鼠AQP9及GK蛋白表达的影响［J］. 江西中医药大学学报，2016，28（01）：71-74.

［2］谢斌，饶斌，余功，等. 一贯煎单用及与化疗联用对荷H₂₂肝癌小鼠MMP9和NF-κB蛋白表达的影响［J］. 江西中医药大学学报，2015，27（06）：60-62.

［3］田梦曦，刘文兰，赵青舟，等. 阴虚证表征的免疫性肝损伤小鼠特征及一贯煎的干预作用［J］. 中医药导报，2015，21（10）：9-12.

［4］褚春薇，陈继婷. 加味一贯煎对抗结核药所致的大鼠肝损伤的防治作用［J］. 中国实验方剂学杂志，2012，18（15）：201-204.

［5］闫晓风，赵培，叶杰，等. 一贯煎通过上调自噬抑制H₂O₂诱导的肝细胞损伤［J］. 中华中医药杂志，2017，32（02）：564-569.

［6］孟月，刘文兰，孙福慧. 一贯煎抑制肝星状细胞活化作用机制的研究［J］. 环球中医药，2018，11（03）：326-330.

［7］王晓柠，陶庆，冯琴，等. 一贯煎对CCl₄诱导的肝纤维化大鼠肝组织胶原代谢的影响［J］. 中西医结合学报，2011，9（06）：651-657.

［8］白辰，车念聪，刘文兰，等. 一贯煎汤剂对肝纤维化大鼠肝脏Ⅰ型胶原的影响［J］. 环球中医药，2015（8）：901-904.

［9］林辉，黄群，符逢春，等. 一贯煎合丹参对慢性肝纤维化模型大鼠肝组织TGF-β₁、α-SMA含量的影响［J］. 湖南中医杂志，2013，29（11）：127-128.

［10］曹健美，陶庆，慕永平，等. 一贯煎对CCl₄诱导肝纤维化大鼠肝细胞凋亡及其调控基因表达的影响［J］. 上海中医药大学学报，2012，26（05）：70-75.

［11］张晶，平键，陈红云，等. 一贯煎对四氯化碳诱导大鼠脂肪肝的干预作用研究［J］. 中西医结合肝病杂志，2014，24（01）：43-46.

［12］水素芳，沈淑洁，杨建云，等. 复方中药一贯煎的抗炎药效评价［J］. 科学技术与工程，2016，16（25）：221-223.

［13］谢斌，左爱仁，施翠芬，等. 一贯煎对2型糖尿病大鼠核转录因子-κB信号通路的影响［J］. 广州中医药大学学报，2013，30（01）：47-50.

［14］王晓敏，周志愉，施翠芬，等. 一贯煎对2型糖尿病大鼠血糖、IL-6及PI3K的影响［J］. 时珍国医国药，2013，24（01）：257-258.

［15］叶玉枝，王昕，白云，等. 中药一贯煎制剂对卵巢早衰大鼠血清中E₂、FSH、β-EP水平的影响［J］. 中华中医药学刊，2017，35（08）：2098-2101.

［16］单思，谢斌，严小军，等. 一贯煎治疗肝癌的分子机制生物信息学分析［J］. 中华中医药杂志，2018，

33（05）：1804-1807.

[17] 杨梦蝶，蔡菲菲，武容，等. 一贯煎"异病同治"的网络药理学分析 [J]. 世界科学技术 – 中医药现代化，2017，19（12）：1912-1919.

[18] 魏学军，林先燕，冯光维，等. 响应面法优化一贯煎中多糖的提取工艺 [J]. 中国实验方剂学杂志，2011，17（09）：22-25.

[19] 白兰，李晋奇，郑宇. ZTC1+1 Ⅱ型天然澄清剂应用于一贯煎的澄清工艺研究 [J]. 成都中医药大学学报，2018，41（4）：20-23.

[20] 封宣伊，姜宇，左亚杰. 一贯煎颗粒成型工艺的研究 [J]. 中医药导报，2013，19（01）：87-89.

[21] 白兰，郑宇. 用蒽酮 – 硫酸比色法测定经澄清剂精制后一贯煎中多糖含量的可行性分析 [J]. 当代医药论丛，2018，16（14）：193-194.

[22] 封宣伊，姜宇，左亚杰. 高效液相色谱法测定一贯煎颗粒中梓醇的含量 [J]. 湖南中医杂志，2013，29（02）：132-134.

[23] 赵青舟，刘文兰，曹丽. 中药复方一贯煎 HPLC 指纹图谱研究 [J]. 辽宁中医药大学学报，2018，20（12）：51-54.

[24] 余功，徐彬智，陈江涛，等. 一贯煎抗肝癌的方剂配伍分析 [J]. 中医临床研究，2018，10（19）：30-31.

[25] 雷震霄. 一贯煎合膈下逐瘀汤治疗中晚期原发性肝癌临床研究 [J]. 河南中医，2016，36（03）：471-472.

[26] 卢义琼，李华波. 加味一贯煎联合经导管肝动脉栓塞术治疗原发性肝癌 42 例临床研究 [J]. 中医杂志，2013，54（05）：405-408.

[27] 黄紫红，蒲柯，解新科，等. 一贯煎加减治疗气阴不足型慢性乙型肝炎 81 例 [J]. 实用中西医结合临床，2015，15（05）：64-65.

[28] 狄艳丽，罗欣拉. 一贯煎加减治疗阴虚型慢性肝炎的临床观察 [J]. 湖北中医杂志，2009，31（02）：39-40.

[29] 倪灵灵，陈维娇. 一贯煎加味联合奥曲肽治疗乙肝肝硬化腹水临床研究 [J]. 亚太传统医药，2019，15（04）：144-146.

[30] 夏婷，尹剑雄. 一贯煎加减治疗肝硬化腹水的疗效观察 [J]. 医学信息，2019，32（06）：166-168.

[31] 徐韶敏. 四君子汤合一贯煎加味对慢性乙型肝炎患者肝纤维化指标的影响 [J]. 辽宁中医药大学学报，2009，11（03）：89-90.

[32] 姚专. 一贯煎加味治疗原发性干燥综合征 32 例临床观察 [J]. 江西中医药，2017，48（11）：46-48.

[33] 黄浮芳，李学勇，刘炬. 一贯煎加减联合甲氨蝶呤、

羟氯喹治疗干燥综合征的临床效果 [J]. 中国当代医药，2019，26（03）：99-102.

[34] 平利峰，姜淑华，孙凤艳，等. 一贯煎组方联合还原型谷胱甘肽治疗干燥综合征肝损伤的疗效及对肝功能的影响 [J]. 检验医学与临床，2018，15（06）：854-856.

[35] 钟新娜. 一贯煎为主治疗肝肾阴虚型干眼症 41 例观察 [J]. 浙江中医杂志，2017，52（09）：661.

[36] 高丽丽，吴松鹰，吴成翰，等. 一贯煎治疗肝肾阴虚型老年帕金森病的临床研究 [J]. 中西医结合心脑血管病杂志，2017，15（07）：788-790.

[37] 何福强，陈天然. 一贯煎加减治疗 2 型糖尿病合并脂肪肝临床研究 [J]. 亚太传统医药，2017，13（22）：128-129.

[38] 刘刚，任可. 一贯煎加减方治疗糖尿病肾病Ⅳ期 30 例临床观察 [J]. 湖南中医杂志，2017，33（11）：51-52+56.

[39] 梅海云. 加减一贯煎治疗 2 型糖尿病伴焦虑抑郁情绪 30 例临床研究 [J]. 江苏中医药，2014，46（06）：33-34.

[40] 刘伟东，杨金贝，赵民. 一贯煎加味联合西药治疗复发性阿弗他溃疡合并糖尿病的疗效观察 [J]. 全科口腔医学电子杂志，2019，6（05）：7-9+13.

[41] 张蔚. 一贯煎加减治疗老年性糖尿病合并眉毛脱落 32 例临床研究 [J]. 双足与保健，2018，27（13）：107-109.

[42] 王超，刘照娟. 一贯煎加减治疗脾虚肝旺型妊娠高血压 26 例 [J]. 山东中医杂志，2014，33（01）：34-35.

[43] 陈家鑫，林惠兴，邓新霞. 一贯煎联合穴位敷贴治疗经行头痛的疗效观察 [J]. 内蒙古中医药，2017，36（05）：8-9.

[44] 刘志超，回春. 一贯煎加减治疗经行乳房胀痛 35 例临床观察 [J]. 中西医结合心血管病电子杂志，2016，4（28）：189-192.

[45] 孙萃，魏郁清. 两地汤合一贯煎加减治疗经间期出血 96 例 [J]. 实用中医药杂志，2014，30（04）：279.

[46] 刘开发. 一贯煎合麦门冬汤治疗慢性萎缩性胃炎 42 例 [J]. 西部中医药，2015，28（08）：82-84.

[47] 代景贤. 一贯煎加减治疗慢性萎缩性胃炎 100 例 [J]. 河南中医，2015，35（05）：1154-1155.

[48] 王延玲. 当归四逆汤合一贯煎配合针刺治疗顽固性腰痛的效果 [J]. 中国当代医药，2018，25（34）：164-166.

[49] 赵东凯，杨桂仙. 一贯煎合苇茎汤治疗支气管扩张 24 例临床观察 [J]. 中国疗养医学，2015，24

（04）：392-393.

[50]白志芹.一贯煎加减治疗阴虚火旺型不寐61例[J].中国中医药信息杂志，2011，18（11）：77-78.

[51]高文燕.一贯煎加味治失眠100例[J].中国民间疗法，2010，18（12）：36.

[52]李娅玲，程宇航，薛莎.一贯煎合牵正散加减治疗口腔癌术后镜面舌、裂纹舌案例一则[J].光明中医，2019，34（05）：699-700.

[53]陈炜炜.陈国权教授应用一贯煎合五苓散加味治疗杂症经验[J].国医论坛，2017，32（06）：15-16.

[54]展文国.一贯煎加减治疗颈部颌下腺炎[N].中国中医药报，中国中医药报，2017-11-17（005）.

[55]刘理想，赵庆，李志更，等.魏雅川运用一贯煎治疗掌跖脓疱病伴指骨损害病案探析[J].中国中医基础医学杂志，2017，23（09）：1334-1335.

[56]李晋宏.一贯煎加减治疗灼口综合征验案1则[J].内蒙古中医药，2016，35（04）：54.

[57]鲍蔓蔓，吴丽敏，韩辉，等.韩明向教授一贯煎合逍遥散加减治疗围绝经期综合征[J].长春中医药大学学报，2016，32（03）：475-477.

易黄汤

【出处】《傅青主女科》（清·傅山）"妇人有带下而色黄者，宛如黄茶浓汁，其气腥秽，所谓黄带是也。……法宜补任脉之虚，而清肾火之炎，则庶几矣。方用易黄汤。"

【处方】山药一两（炒），芡实一两（炒），黄柏二钱（盐水炒），车前子一钱（酒炒），白果十枚（碎）。

【制法及用法】水煎服。

【剂型】汤剂。

【现代研究】

临床应用

（1）慢性盆腔炎 采用易黄汤加味治疗48例慢性盆腔炎患者，药物组成：生山药、芡实、蒲公英、生薏苡仁各30g，黄柏、土茯苓、白花蛇舌草各15g，车前子6g，白果10g。阴痒者加白鲜皮30g，地肤子15g；腹痛者加生白芍15g，丹参12g；带下偏白者加党参、炒白术各15g；带下偏黄者加败酱草30g，大血藤15g；带下夹血者加仙鹤草30g，地榆炭15g；带下时间较长者加生牡蛎、生龙骨各30g，海螵蛸15g；肾虚腰痛者加桑寄生30g，炒杜仲15g。14天为1个疗程。治疗1个疗程后，总有效率为83.3%，高于对照组（青霉素，甲硝唑）的75.3%（$P < 0.05$）[1]。

（2）湿热蕴结型宫颈糜烂 采用易黄汤加味治疗102例湿热蕴结型宫颈糜烂患者，药物组成：山药、芡实、炒薏苡仁、车前子、茯苓、椿皮各30g，白果、黄柏、苍术、防风、地肤子各15g。腰痛者加川续断15g；烦燥易怒者加白芍；纳呆腹满者加陈皮10g；带下量多如崩加煅牡蛎30g；阴痒者加苦参15g。5剂为1个疗程，4个疗程症状如无改善视

为无效。治愈率90.2%，低于对照组（微波治疗）的96.2%（$P > 0.05$），但是对照组患者全部阴道排液量增多，持续时间15~30天不等，阴道出血14.4%，而加味易黄汤无并发症现象[2]。

（3）阴道炎

①在西药（克霉唑）治疗的基础上给予易黄汤加味治疗60例复发性外阴阴道假丝酵母菌病（RVVC）患者，药物组成：山药、芡实各30g，关黄柏9g，车前子、龙胆草、苦参、蛇床子、地肤子、白鲜皮各15g，土茯苓20g，粉萆薢12g，白果10枚。急性期治疗连服7天，巩固治疗在强化治疗后第1、2次月经净后的3~7天，给予易黄汤化加减，连服7天，3个月为1个疗程，持续治疗2个疗程。治疗3个月结束时，假丝酵母菌转阴率为96.6%，高于对照组的93.3%（$P < 0.05$）；治疗后3个月随访93.3%，高于对照组的70.0%（$P < 0.05$）[3]。

②在西药治疗基础上加用加减易黄汤治疗99例阴道炎患者，药物组成：山药、芡实各30g，白术20g，黄柏、车前子、泽泻10g，白果（打碎）10枚，茯苓15g。每天1次，每个疗程连服7天，有月经者下次月经干净后、已绝经者1个月后再进行下1个疗程治疗，共治疗3个疗程，治愈率为87.9%，高于对照组（氟康唑或甲硝唑）的69.4%（$P < 0.05$）；停药1个月的复发率为5.2%，低于对照组的20.0%；停药3个月后的复发率为9.3%，低于对照组的26.3%（$P < 0.05$）[4]。

（4）带下病

①采用加减易黄汤治疗80例带下病患者，药方组成：炒山药、芡实各30g，盐水炒黄柏、车前子、白果、白术、茯苓各10g。加减：若伴有头晕乏力，

神疲体倦，脉弱者加炙黄芪 20g，党参 15g；若伴有心悸者加制何首乌、炒酸枣仁各 20g；若伴有腰膝酸困、疼痛者加川续断、杜仲各 12g，鹿角霜 30g；伴有腹胀痛甚者选加乳香、没药、延胡索、川楝子 10g；伴有发热者加金银花、连翘、蒲公英各 20g；伴有食欲不振加陈皮、砂仁各 10g；伴有口苦心烦、胁痛、尿黄者加柴胡 6g，龙胆草、山栀、黄芩各 10g；伴有月经不调，痛经者加当归 10g，香附、白芍各 15g；伴有阴痒者加苦参、蛇床子各 10g；若腹冷带下色白者加吴茱萸、黑荆芥各 10g；带下热臭色黄者加黄连 6g，金银花 10g，蒲公英 15g；赤带者加炒牡丹皮、炒赤芍各 10g；带下赤白相兼者加土茯苓 20g，阿胶 10g，生赤石脂 20g。服药 3 剂痊愈者 16 例，4~6 剂痊愈者 32 例，7~10 剂痊愈和显效者 28 例，10 剂以上好转者 4 例，总有效率为 100%[5]。

②采用加减易黄汤治疗 15 例黄带患者，药物组成：山药、白术、薏苡仁各 30g，苍术、牡丹皮、柴胡、黄柏各 10g，苦参、车前子、生地黄、蒲公英、紫花地丁各 15g，土茯苓 20g。如带下量多者加芡实 10g；阴虚发热者加青蒿 10g。一般服药 10~20 剂，治愈率 80%，好转率 20%[6]。

（5）宫颈人乳头瘤病毒（HPV）感染　采用易黄汤结合妇科九味洗剂（苦参、百部、蛇床子、地肤子、白鲜皮、土荆皮、蒲公英、紫花地丁、野菊花各 30g）治疗 38 例宫颈 HPV 感染患者，药物组成：黄柏 6g，车前子 9g，白果 15g，炒芡实和炒山药各 20g。如有腰痛加用川续断；如有腹痛加用延胡索和川楝子；如有带下混合血丝加用侧柏叶、茜草和黑芥穗。每天服药 3 次，60 天为 1 个疗程（经期停用），治疗 2 个疗程后，总有效率 92.11%，高于对照组（重组人干扰素 α-2b）的 71.80%（$P < 0.05$），HPV 转阴率为 86.84%，高于对照组的 66.67%（$P < 0.05$）[7]。

（6）支原体感染

①采用易黄汤联合强力霉素（对照组）治疗 40 例生殖道支原体感染湿热下注型患者，药物组成：炒山药、炒芡实各 30g，盐水炒黄柏 6g，酒炒车前子 3g，白果（碎，10 枚）12g。共服 4 周，总有效率 97.5%，高于对照组的 80.0%（$P < 0.05$），半年内复发率为 2.56%，低于对照组的 18.75%（$P > 0.05$）[8]。

②采用多西环素（服用 14 天，经期不停药）联合易黄汤治疗 20 例女性支原体感染患者，药物组成：山药 15g，芡实、黄柏、车前子、白果各 10g。3 周为 1 个疗程，经期停药，总有效率为 95%，高于对照组（西药抗生素治疗）的 70%（$P < 0.05$）[9]。

（7）排卵期出血　采用加味易黄汤治疗 30 例排卵期出血患者，药物组成：黄柏、芡实、车前子各 10g，山药 15g，白果 9g，金樱子 15~20g。每天 1 剂，

水煎服，分 3 次口服，连服 1 周，下 1 个月月经干净即开始服药，用至排卵期后，连用 3 个月。总有效率为 93.3%，高于对照组（裸花紫珠片）的 70.0%[10]。

（8）尿路感染　采用易黄汤加减治疗 48 例尿路感染患者（28 例急性尿路感染，20 例慢性尿路感染），药物组成：山药、黄柏、芡实、甘草梢、石韦、白茅根、大蓟各 10g，车前子、生地黄、萹蓄各 15g，白果 10 个，生大黄 8g。急性尿路感染者服药 7~10 天，慢性尿路感染者服药 30 天。急性尿路感染总有效率 88.7%；慢性尿路感染总有效率 90.0%；尿细菌转阴率为 87%；治疗有效的病例，随访 1~12 个月中，有 3 例再发，重复治疗仍然有效[11]。

（9）慢性前列腺炎　采用加味易黄汤治疗 54 例慢性前列腺炎患者，药物组成：炒山药 30~60g，炒芡实 30~60g，盐黄柏 10~15g，车前子 6~12g，炒白果（去皮）10 个。尿道灼热刺痛较重者加石韦 20g，木通 10g；尿浊加萆薢、益智仁各 15g；前列腺镜检，白细胞满视野者加金银花、连翘各 20g，蒲公英 30g；有红细胞或肉眼见精血者加墨旱莲 20g，白茅根 30g；会阴、睾丸、阴茎等处疼痛较重者加制乳香、没药各 10g，橘核、荔枝核各 15g；气阴两虚者加黄芪、枸杞子各 20g，党参 15g。每天 1 剂，每周服药 5 剂，不得少于 4 周，总有效率为 94.7%[12]。

（10）婴儿腹泻　采用葛根黄芩合易黄汤加减治疗婴儿腹泻，药物组成：葛根、炒山药各 9g，黄芩、炒芡实、炒鸡内金、海螵蛸各 3g，黄连、甘草各 2g，炒车前子 5g。呕吐加半夏，生姜；肛门周围皮肤红肿、大便臭、肛门灼热减芡实加蒲公英；大便腥加肉桂，炒莲子；厌食、大便绿加焦三仙；腹痛加白芍，延胡索。每天 1 剂，早晚分服，连用 2~5 天病愈，治愈 112 例，占 87.5%，好转 16 例，占 12.5%[13]。

（11）其他　采用易黄汤加味治疗蛋白尿患者，药物组成：山药、车前子、鱼腥草、萆薢各 30g，白果 10g，黄柏、芡实、黄芪各 15g。每天 1 剂，早、中、晚 3 次分服，服药 15 剂，尿检蛋白（+），守方继续服药 15 剂，尿蛋白全部转阴[14]。

参考文献

[1] 徐春玲. 易黄汤治疗慢性盆腔炎 48 例 [J]. 中国中医药现代远程教育，2012，10（23）：16-17.

[2] 刘士梅，苑金藏，杜学慧，等. 加味易黄组方治疗宫颈糜烂 102 例 [J]. 中国中医药现代远程教育，2011，9（18）：39-40.

[3] 田立霞，徐莲藏，罗晓杰. 易黄汤加味治疗复发性外阴阴道假丝酵母菌病疗效评价 [J]. 医药论坛杂志，2017，38（08）：163-164.

[4] 王小霞, 余丽娜, 唐荣德. 易黄汤加减联合西药治疗阴道炎临床观察 [J]. 新中医, 2016, 48 (02): 152–154.

[5] 张树琴, 李锦鹏, 安峥嵘. 加减易黄汤治疗带下病80例 [J]. 现代中医药, 2005 (02): 24–25.

[6] 张腊利. 易黄汤加减治疗黄带的体会 [J]. 现代中医药, 2005 (05): 38.

[7] 张丽, 束芹. 易黄汤内服结合妇科九味洗剂外用治疗宫颈HPV感染38例临床报道 [J]. 泰山医学院学报, 2016, 37 (06): 690–691.

[8] 周京晶, 高薇炜. 易黄汤联合强力霉素治疗生殖道支原体感染湿热下注型疗效观察 [J]. 现代中西医结合杂志, 2018, 27 (11): 1209–1211.

[9] 辛俊, 谭同焕. 易黄汤结合多西环素治疗女性支原体感染的临床效果研究 [J]. 中医临床研究, 2016, 8 (34): 112–113.

[10] 刘丹. 加味易黄汤治疗排卵期出血30例 [J]. 时珍国医国药, 2006 (08): 1531.

[11] 王泳, 严娟. 易黄汤加减治疗尿路感染临床分析 [J]. 新疆中医药, 2001 (01): 20–21.

[12] 王立群. 加味易黄汤治疗慢性前列腺炎54例临床观察 [J]. 山西中医, 1996 (03): 14.

[13] 张富彩, 于雪玲. 葛根芩连汤合易黄汤加减治疗婴儿腹泻128例及护理 [J]. 中国社区医师 (综合版), 2005 (04): 75–76.

[14] 武天立. 易黄汤消除蛋白尿一得 [J]. 山西中医, 1992 (05): 34.

宣郁通经汤

【出处】《傅青主女科》（清·傅山）"妇人有经前腹疼数日，而后经水行者，其经来多是紫黑块，人以为寒极而然也，谁知是热极而火不化乎！……治法似宜大泄肝中之火，然泄肝之火，而不解肝之郁，则热之标可去，而热之本未除也，其何能益！方用宣郁通经汤。"

【处方】白芍五钱（酒炒），当归五钱（酒洗），丹皮五钱，山栀子三钱（炒），白芥子二钱（炒研），柴胡一钱，香附一钱（酒炒），川郁金一钱（醋炒），黄芩一钱（酒炒），生甘草一钱。

【制法及用法】水煎服。

【剂型】汤剂。

【现代研究】

临床应用

（1）子宫内膜异位症痛经

①采用宣郁通经汤合少腹逐瘀汤加减治疗48例子宫内膜异位症痛经患者，药物组成为：牡丹皮、山栀、黄芩、白芥子、土鳖虫、小茴香各9g，柴胡、白芍、延胡索、赤芍各10g，半枝莲、白花蛇舌草、莪术各30g，干姜、蒲黄、五灵脂各6g，当归、川芎各15g，郁金12g，水蛭（冲服）5g。气虚者加党参、白术各15g，黄芪20g；气滞者加青皮、陈皮各10g；血虚者加紫河车（冲服）3g；伴恶心呕吐或腹泻者，加半夏12g，陈皮10g；便秘者加制大黄3g，决明子15g；肾阴虚者加菟丝子、女贞子各15g，熟地黄、枸杞子各12g；肾阳虚者加淫羊藿、仙茅各12g，补骨脂15g；湿热者加大血藤30g，败酱草、薏苡仁各15g；月经量多者加马齿苋或重楼30g，枳壳12g；痛甚加白芍30g，醋香附12g，延胡索15g；寒凝者加乌药10g，细辛3g，吴茱萸6g。持续治疗3个月经周期，总有效率为93.75%，高于对照组（口服米非司酮）的75.00%（$P < 0.05$）[1]。

②采用宣郁通经汤加减治疗49例子宫内膜异位症痛经患者，药物组成：当归、九香虫、土鳖虫、酒白芍各15g，白芥子、川楝子各9g，牡丹皮、栀子、吴茱萸、郁金各6g，延胡索、徐长卿各5g，柴胡、香附、黄芪、炙甘草各3g。月经量少，血液颜色发紫，夹伴血块者加桃仁10g，赤芍15g；月经量多，有血块者加益母草20g；痛经甚者加川牛膝10g，皂角刺15g，腰骶、肛门胀痛者加制没药5g，制乳香5g，川牛膝10g。持续治疗3个月经周期，总有效率为93.88%，高于对照组（血府逐瘀胶囊）的77.75%（$P < 0.05$）[2]。

（2）子宫腺肌症痛经

①采用宣郁通经汤加减灌肠治疗44例子宫腺肌症伴痛经患者，药物组成：当归、牡丹皮各12g，酒白芍15g，焦栀子、香附、郁金、酒黄芩各10g，炒白芥子3g，柴胡6g，甘草5g。对于伴恶心呕吐腹泻，手足发冷者，去黄芩加小茴香10g，吴茱萸3g，乌药10g，炮姜10g；患者伴腰酸者加川续断15g；若患者伴月经量少色紫夹有血块，则加赤芍15g，益母草30g，制乳香、没药各10g；若患者伴月经量多色红，则加荆芥穗10g，三七末2g，

生地榆15g。持续治疗3个月经周期，总有效率为90.9%，高于对照组（口服孕三烯酮）的88.6%（P < 0.05），但是不良反应总发生率为4.5%，低于对照组的25.0%（P < 0.05）[3]。

②采用乌梅汤合宣郁通经汤加减治疗60例子宫腺肌症痛经患者，药物组成：乌梅20~30g，黄连6g，黄柏、附子、干姜、白芥子、黄芩各9g，肉桂5g，党参30g，当归15g，细辛、川椒各3g，益母草30g，白芍30~50g，甘草、牡丹皮各6g，山栀、柴胡各10g，醋香附12g。随证加减：瘀重加蒲黄10g，五灵脂、鬼箭羽各15g；气滞重，加郁金、川楝子、延胡索。持续治疗3个月经周期，能有效改善子宫腺肌症痛经及防止子宫癌变，疗效优于对照组（口服孕三烯酮）（P < 0.05）[4]。

（3）原发性痛经　采用宣郁通经汤加减治疗52例原发性痛经患者，药物组成为：当归、牡丹皮各12g，酒白芍15g，焦栀子、香附、郁金、酒黄芩各10g，炒白芥子3g，柴胡6g，甘草5g；对于伴恶心呕吐腹泻，手足发冷者，去黄芩加小茴香10g，吴茱萸3g，乌药10g，炮姜10g；患者伴腰酸者加川续断15g；若患者伴月经量少色紫夹有血块，则加赤芍15g，益母草30g，制乳香、没药各10g；若患者伴月经量多色红，则加荆芥穗10g，三七末2g，生地榆15g。持续治疗3个月经周期，治愈33例，总有效率为92.3%[5]。

（4）肝郁血热型痛经　采用宣郁通经汤化裁治疗48例肝郁血热型痛经患者，药物组成：酒白芍、香附、川郁金各15g，牡丹皮、当归、山栀子、酒黄芩、柴胡各10g，炒白芥子、生甘草各6g。恶心呕吐者加制半夏10g，生姜2片；手足逆冷者加枳壳10g；痛甚者加失笑散、延胡索各12g，制没药6g，川楝子10g；月经量少色紫夹有血块者加川芎10g，泽兰20g，红花15g，益母草30g；月经多者加荆芥穗炭10g，三七粉3g，贯众炭15g；肝火炽盛者加重牡丹皮、栀子用量并加川楝子15g，夏枯草30g；气滞明显者重用香附、郁金，酌加青皮、陈皮各10g；头晕、气短者加党参、生黄芪各20g；经前伴两乳胀痛者，可加鹿角霜15g，全瓜蒌30g，柴胡10g，王不留行、路路通各15g。持续治疗3个月经周期，痊愈35例，好转8例，无效5例，总有效率为89.6%[6]。

（5）青春期痛经　采用宣郁通经汤治疗30例青春期痛经，药物组成：柴胡、郁金、栀子、牡丹皮、黄芩、延胡索、杭白芍各10g。经量多色红者加紫草、旱莲草各15g，三七粉3g；伴有口苦苔黄者酌加栀子、黄芩；若有虚热者加醋鳖甲13g，地骨皮15g；伴头痛者加蔓荆子10g。经前5~7天服药，每天1剂，早晚分服，见效后继续治疗3个月经周期，30例患者均在治疗后经色、经量正常，有效率为100%[7]。

（6）不孕症　采用宣郁通经汤加减治疗51例（原发性不孕10例，继发性不孕41例）子宫内膜异位致不孕症患者，药物组成：酒炒白芍、酒洗当归、牡丹皮各15g，炒栀子9g，炒白芥子6g，柴胡、酒炒香附、醋炒郁金、酒炒黄芩、生甘草各3g。痛经严重者加蒲黄12g，五灵脂15g；腰困加菟丝子、杜仲各15g；头昏、气短加党参10g，黄芪15g；便干、咽燥加麦冬12g，熟地黄15g；癥瘕为主加海藻、穿山甲各15g，皂角刺20g。用药3个月经周期，治疗后受孕者41例，妊娠率约为80%；原发不孕受孕者5例，妊娠率为50%，继发不孕妊娠者36例，妊娠率为88%[8]。

（7）其他

①采用宣郁通经汤加减治疗痤疮患者1例，药物组成：白芍、当归、白芥子、醋柴胡、香附、郁金、浮萍各10g，牡丹皮、栀子、黄芩、甘草各6g。每天1剂，分早晚2次服用，服药3剂。二诊时，精神好转，痤疮、少腹痛较前明显减轻，正值月经来潮，经行伴血块，舌质黯红少苔，脉弦涩，以上方去白芍、黄芩，加赤芍、桃仁、红花各10g，服药4剂。三诊时，少腹痛消失，颜面粉刺殆尽，月经已净，舌质淡红少苔，脉细数。方以宣郁通经汤去柴胡、香附、黄芩，加阿胶（烊化）、山药、山茱萸各10g，服法同前。每次月经周期按上述3组处方服药，连服3个月，1年后追访粉刺及痛经未复发[9]。

②采用宣郁通经汤加减治疗暴盲（包括现代医学视网膜中央动静脉栓塞、视网膜静脉周围炎和急性视神经炎等病），视网膜中央动静脉栓塞患者被给予宣郁通经汤加减治疗，药物组成：柴胡、生地黄各12g，当归、郁金、香附、焦栀子、干地龙、黄芩各10g，赤芍、白芍、牡丹皮、茺蔚子、石决明、川牛膝各15g，白芥子、生甘草各6g。水煎服，服药9剂后，视力开始好转，复诊继服18剂，左视乳头边界清楚，静脉迂曲明显改善[10]。

③采用宣郁通经汤治疗神经系统病症：a.癫痫患者，药物组成：赤芍、白芍、香附、郁金各15g，山栀子、柴胡、石菖蒲、生大黄各10g，当归30g，白芥子12g，生甘草6g。水煎，每天1剂。二诊时，服上方4剂期间只发作一次，持续时间1min左右，症状较前轻微，醒后头昏、头痛程度减轻，大便已通，舌黯红、苔白，脉弦滑，守方改用大黄6g，加陈皮、枳壳各10g。三诊，上方服用10剂，未再发作，但食谷不香，舌黯红苔薄白，脉弦细，上方加茯苓15g，枳实12g继服。本方加减调治月余，病情稳定，后改汤为散剂，调治3个月，随访1年，未复发。b.眩晕患者，药物组成：白芍、香附、郁金、茯苓

各15g，当归、白术各12g，牡丹皮、山栀子、白芥子、柴胡、生姜各10g，生甘草6g。水煎，每天1剂，服4剂后二诊，眩晕症状减轻，呕吐停止，继服此方8剂，诸症消除。c.精神失常患者，药物组成：白芍、赤芍、郁金各15g，当归、柴胡、山栀子、川楝子、茯苓、菖蒲、蒲黄、五灵脂各10g，香附、白芥子各18g，合欢皮30g。水煎，每天1剂，服药4剂后二诊，经行，色暗红，有血块，舌尖红，苔白，脉滑数，以宣郁通经汤合四物汤加减治疗，药物组成：赤芍、白芍、香附、茯苓各15g，当归、柴胡、白芥子、炒山栀子、郁金、黄芩、川芎、熟地黄各10g，生地黄12g，甘草6g。水煎服，每天1剂，又服4剂后，月经净，精神如常，诸症消除，随访1年未复发[11]。

参考文献

［1］曾艺文，刘霞，刘耀崇. 宣郁通经汤合少腹逐瘀汤加减治疗子宫内膜异位症痛经48例总结［J］. 湖南中医杂志，2019，35（03）：7–9.

［2］魏玲，王军，张宗敏. 宣郁通经汤与血府逐瘀胶囊治疗子宫内膜异位症痛经疗效观察［J］. 四川中医，2017，35（12）：173–175.

［3］王爽，罗明燕，袁媛，等. 宣郁通经汤治疗子宫腺肌症痛经的效果［J］. 中国当代医药，2019，26（01）：190–192.

［4］曾艺文，刘耀崇. 乌梅汤合宣郁通经汤加减治疗子宫腺肌症痛经的临床观察［J］. 中医药导报，2018，24（05）：92–94.

［5］张淑萍，李旺. 宣郁通经汤治疗原发性痛经52例［J］. 时珍国医国药，2007（06）：1487.

［6］徐玲，焦锟，夏阳. 宣郁通经汤化裁治疗肝郁血热型痛经48例［J］. 江苏中医药，2008（11）：69.

［7］张有明. 宣郁通经汤治愈青春期痛经30例［J］. 陕西中医，1993（06）：33.

［8］林英，苗玉平. 宣郁通经汤治疗子宫内膜异位致不孕症51例疗效观察［J］. 中医药研究，2001（04）：23–24.

［9］李润生. 宣郁通经汤加减治疗痤疮1例［J］. 河北中医，2010，32（12）：1816.

［10］张萍. 宣郁通经汤治疗暴盲［J］. 广西中医药，1991（06）：257–258.

［11］孙素玲，王敬善. 宣郁通经汤新用［J］. 山东中医杂志，1989（01）：20–21.

完带汤

【出处】《傅青主女科》（清·傅山）"妇人有终年累月下流白物，如涕如唾，不能禁止，甚则臭秽者，所谓白带也。……治法宜大补脾胃之气，稍佐以舒肝之品，使风木不闭塞于地中，则地气自升腾于天上，脾气健而湿气消，自无白带之患矣。方用完带汤。"

【处方】白术一两（土炒），山药一两（炒），人参二钱，白芍五钱（酒炒），车前子三钱（酒炒），苍术三钱（制），甘草一钱，陈皮五分，黑芥穗五分，柴胡六分。

【制法及用法】水煎服。

【剂型】汤剂。

【本草考证】黑芥穗，为荆芥花穗炒至表面黑褐色。荆芥，辛温，无毒，归肺、肝经，可散风热，清头目，利咽喉，消疮肿，治项强、目中黑花及生疮、阴、吐血、衄血、下血、血痢、崩中、痔漏，为"风病血病疮病之要药"。荆芥原名假苏，早在《神农本草经》中就被列为中品，味辛温，功能"破结聚气"等。如若只以荆芥花穗入药，即为荆芥穗或芥穗。芥穗炒至表面黑褐色即为黑芥穗。世人多以炒黑后的黑芥穗为止血之品而习用之，本无可厚非，但是仅以其止血而用未免有失偏颇。《傅青主女科》中以黑芥穗入血分，用其引血归经，祛风胜湿，临证中需细心体会，详辨病机，领会傅氏所用黑芥穗之经验，方得疗效[1]。

【现代研究】

1. 药理作用

（1）抗炎　肝郁脾虚型慢性宫颈炎模型大鼠采用完带汤（浓缩成含药量为0.98g/ml）以25ml/（kg·d）的剂量灌胃给药，实验结束后，停药禁食1天后处死动物。结果显示，完带汤可以有效改善其表皮生长因子（EGF）以及表皮生长因子受体（EGFR）水平，减少DNA倍体受影响程度[2]，同时可以改善阴道环境，减轻慢性宫颈炎炎性病变程度[3]。

（2）增强免疫　采用完带汤加减治疗55例子宫

内膜癌（EC）术后患者，药物组成：麸炒白术、山药、甘草、炒蒲黄、半枝莲、白花蛇舌草各 20g，人参片、陈皮、荆芥炭、姜黄各 10g，白芍、车前子、苍术各 15g，甘草 5g。下腹肿块胀痛者加延胡索、三棱、莪术各 10g；腰膝酸软、头晕耳鸣者加生地黄 30g，女贞子、枸杞子各 20g；神疲乏力者加黄芪 30g，党参 20g；纳少便溏者加炒麦芽、炒谷芽各 15g，并以麸炒白术和山药代之；血细胞减少者加当归、阿胶各 10g，鸡血藤 20g。每天 1 剂，分早、中、晚 3 次服用，持续服药 3 个月，治疗后观察组患者症状、体征评分和总积分均低于对照组（$P < 0.01$）；观察组 FACT-G 量表各维度评分和总分均高于对照组（$P < 0.01$）；治疗后观察组 NK，CD_3^+，CD_4^+ 和 CD_4^+/CD_8^+ 均高于对照组（$P < 0.01$），CD_8^+ 低于对照组（$P < 0.01$）；治疗后观察组患者血清血管内皮生长因子（VEGF），转化生长因子-β（TGF-β），胰岛素样生长因子（IGF-1），白细胞介素-17（IL-17）和 IL-10 水平均低于对照组（$P < 0.01$）；可进一步改善患者的临床症状，提高患者生活质量和机体免疫功能[4]。

2. 制剂研究

采用水提酒沉法与水提水沉法将完带汤（党参、车前子、苍术各 10g，荆芥 4g，柴胡 2g，白术 6.5g，陈皮 8g，怀山药 13g，白芍 6g，甘草 0.5g，白糖 25g）加工为糖浆剂。两者治疗阴道排液异常增多的临床结果证明，水提酒沉法制剂有效率为 85.71%，水提水沉法制剂有效率为 94.59%[5]。

3. 临床应用

（1）阴道炎

①采用完带汤加减口服+除湿止痒中药坐浴（上方药加白鲜皮、椿根皮、蛇床子各 30g，艾叶、花椒各 20g，煎水放至常温坐浴，每天 2~3 次）+西药抗病原体治疗（每晚 1 次，连用 7 天后，改为 2 天 1 次，巩固 7 天停药，停药后继续中药内服，坐浴 1 个月）160 例脾虚肝郁型顽固性阴道炎患者，药物组成：白术、山药、龙骨、牡蛎、鱼腥草各 30g，人参、陈皮、黑芥穗、柴胡各 6g，白芍、酒炒车前子、赤芍各 15g，苍术 12g，土茯苓 20g。每天 1 剂，分 3 次服；带下及阴痒症状消退后，改为每天 2 次，每 2 天 1 剂，巩固 1 个月；病程冗长者巩固 2 个月。总有效率为 100%，高于对照组（西药抗病原体治疗）的 92.3%（$P < 0.05$），停药 3 个月后复发率为 1.3%，显著低于对照组的 14.7%（$P < 0.05$）[6]。

②采用加味完带汤内服配合甲硝唑栓阴道上药治疗 71 例脾虚湿盛型细菌性阴道病患者，药物组成：白术、山药各 20g，党参、茯苓、白芍各 15g，薏苡仁 30g，车前子、苍术各 10g，陈皮、柴胡、甘草各 6g，黑芥穗 9g。持续治疗 1 周，总有效率 92.96%，高于甲硝唑栓阴道上药+口服甲硝唑的 76.06% 以及单用甲硝唑栓阴道给药的 78%（$P < 0.05$），复发率为 11.27%，低于后两者的 25.35%、28.17%（$P < 0.05$）[7]。

③采用完带汤联合氟康唑胶囊治疗 100 例复发性念珠菌阴道炎患者，药物组成：炒山药 30g，炒白术 15g，车前子 15g，党参、苍术、当归、川芎、甘草各 10g，陈皮、柴胡、黑芥穗各 3g。治疗第 1 周连服 7 天完带汤，巩固治疗阶段于每月月经干净后口服 1 周，连续治疗 6 个月。总有效率 93.0%，高于对照组（氟康唑胶囊）的 80%（$P < 0.05$）[8]。

④采用内服完带汤配合外洗苦参汤（苦参、蛇床子、百部各 50g，土茯苓 30g，地肤子、明矾各 20g，黄柏 15g）治疗 60 例滴虫性阴道炎患者，药物组成：白术 30g，苍术、车前子各 9g，党参 15g，陈皮、柴胡各 6g，山药 12g。7 天为 1 个疗程，如没有痊愈，再进行第 2 个疗程。总有效率 96.7%，高于对照组（内服甲硝唑，外用乙酸或乳酸等）的 76.7%（$P > 0.05$）[9]。

⑤采用完带汤加味治疗 31 例急慢性白色念珠菌性阴道炎患者，药物组成：红参 15g，山药（炒）20g，制苍术、柴胡、车前子、黑芥穗各 10g，陈皮 9g，白术（土炒）、白芍（酒炒）各 30g，甘草 6g。外阴瘙痒加地肤子、白鲜皮；灼痛加木通、栀子、知母；尿频、尿痛加瞿麦、滑石；黄带加黄柏、鱼腥草；腰痛加续断、杜仲；病久加补骨脂、五味子、肉豆蔻、吴茱萸。每天 1 剂，水煎 2 次，温服。治疗 14~24 天，病程越长，治疗时间也相对较长，总有效率为 96.77%[10]。

（2）带下病

①采用多西环素联合完带汤治疗 42 例脾虚湿盛型带下病患者，药物组成：炒白术、山药各 30g，党参、苍术各 15g，白芍、车前子各 12g，柴胡、荆芥穗各 10g，陈皮与炙甘草各 6g。持续治疗 3 周，总有效率为 92.86%，高于对照组（多西环素）的 76.19%（$P < 0.05$）[11]。

②采用完带汤加减治疗 70 例带下病患者，药物组成：人参（或一般用党参）、白术、山药、陈皮、苍术、车前子、柴胡、白芍、黑芥穗、甘草。若白带量多，绵绵不断，苔白，加用芡实、莲须、白鸡冠花、白槿花等；若脾虚湿盛，带下质稠，形体肥胖，痰多，苔白腻，加用半夏、石菖蒲、白芥子；若带下量多，色白质清稀，腰酸痛，肢冷为脾虚及肾，加用鹿角霜、金樱子、覆盆子、炒杜仲等；若小腹隐痛加制香附、艾叶。每天 1 剂，服用 14 剂为

1个疗程，所有患者在服7剂后均有疗效，服用3个疗程后，痊愈率为69.0%[12]。

（3）宫颈糜烂冷冻后水样白带　采用完带汤治疗56例宫颈糜烂冷冻后水样白带患者，药物组成：白术、怀山药各15g，潞党参、车前子、白芍各9g，苍术6g，陈皮2g，柴胡5g，黑荆芥、甘草各3g。小腹胀痛加金铃子、延胡索各9g，腰痛加川续断15g，桑寄生12g；抗感染加蒲公英、连翘各15g；出血者加仙鹤草15g。每天1剂，服用5剂，有效地减少冷冻治疗后水样白带量，缩短带下缠绵，淋沥不断的现象[13]。

（4）炎性盆腔痛

①在对照组（盐酸左氧氟沙星注射液静脉滴注）的基础上加用完带汤加减辅助治疗40例炎性慢性盆腔痛患者，药物组成：当归、柴胡、车前子、红花、桃仁、苍术、黑芥穗各10g，白术、白芍、山药各15g，甘草、陈皮、党参各9g。每天1剂，持续治疗2周，总有效率为95.0%，高于对照组的77.5%（P＜0.05）[14]。

②在对照组（奥硝唑氯化钠注射液静脉滴注）基础上加用完带汤加减治疗35例炎性盆腔痛患者，药物组成：白术、山药、当归各20g，柴胡、白芍、川芎各15g，桃仁、红花各12g，车前子、苍术、黑芥穗各9g，人参、陈皮、甘草各6g。每天1剂，持续治疗10天，总有效率为94.29%，高于对照组的77.17%（P＜0.05）[15]。

（5）慢性宫颈炎　采用完带汤治疗45例慢性宫颈炎患者，药物组成：白术、山药各30g，人参、车前子、苍术各10g，白芍15g，陈皮、黑芥穗、柴胡、甘草各6g。白带偏黄者加黄柏15g。持续治疗3周，总有效率100%[16]。

（6）阴囊湿疹　采用维生素$B_1$100mg、维生素B_{12}1mg加2%利多卡因1ml注射，同时选用完带汤加减治疗45例阴囊湿疹患者，药物组成：炒白术、山药各30g，党参、白芍、车前子各10g，苍术8g，陈皮、炙甘草各3g，柴胡、黑荆芥各5g。湿热重者加黄柏、龙胆草各10g；湿寒者加桂枝、附子各10g。总有效率为95.6%，高于对照组（3%硼酸溶液湿敷阴囊，外涂曲安奈德益康唑软膏；另口服维生素B_1和特非那定）的75.0%（P＜0.01）[17]。

（7）生殖道解脲支原体感染　在对照组（多西环素）治疗基础上加用完带汤治疗40例生殖道解脲支原体感染患者，药物组成：炒白术、山药各30g，党参、苍术各15g，白芍、车前子各12g，柴胡、荆芥穗各10g，陈皮与炙甘草各6g。连续治疗3周为1个疗程，总有效率为92.5%，高于对照组的62.5%（P＜0.05）[18]。

（8）宫颈支原体感染　在对照组（多西环素联合重组人干扰素α-2b）治疗基础上加用加味完带汤治疗30例宫颈支原体感染患者，药物组成：炒白术、炒山药、炒芡实各30g，人参、陈皮、黑荆芥穗、柴胡、甘草、黄柏各6g，白芍15g，制苍术、车前子各9g，白果10枚。治疗7天为1个疗程，持续治疗3个疗程，总有效率96.67%，高于对照组的73.33%（P＜0.05）[19]。

（9）复发性外阴阴道假丝酵母菌病　在对照组（克霉唑栓）治疗基础上加用完带汤在治疗40例复发性外阴阴道假丝酵母菌病患者，药物组成：山药、白术各30g，白芍15g，苍术、车前子各9g，柴胡、陈皮、黑芥穗、党参各6g。每天1剂，早晚2次饭后服用，持续治疗1周，总有效率为95.0%，高于对照组的77.5%（P＜0.05），半年后复发率为20.0%，低于对照组的42.5%（P＜0.05）[20]。

（10）经期延长　采用完带汤加减治疗56例经期延长患者，药物组成：党参、白芍、车前子各15g，怀山药、炒白术各20g，苍术18g，柴胡、陈皮各9g，黑芥穗10g，甘草6g。若经色淡质清，面萎黄，四肢无力，腰酸坠，带下多，舌质淡，脉濡滑系脾肾两虚明显，用基本方选加寄生、菟丝子、续断、阿胶、芡实、莲子、金樱子、海螵蛸、茜草炭、地榆炭；若经色暗，夹小瘀块，小腹坠胀，舌有瘀点，脉细滑微弦，为气虚有瘀，用基本方选加益母草、赤芍、桂枝、炒艾叶、蒲黄炭、延胡索等；若经色红，时而量多，并口燥咽干，心烦口苦，而腰腹症状不明显，舌红，脉细滑数，为阴虚血热之症，用基本方选加生地黄、麦冬、牡丹皮、地骨皮、黄芩、芡实、莲子、益母草、炒藕节。每天1剂，分3次温服，每4剂为1个疗程，血未止者，可连服2个疗程停药，少数患者，下次经期如再延长，又继服1~2个疗程，总有效率为94.6%[21]。

（11）经行头痛　采用完带汤加减治疗20例经行头痛患者，药物组成：白术20g，山药、车前子各30g，党参、白芍、苍术、陈皮各15g，黑芥穗、柴胡各18g，甘草6g。兼血虚者，可加枸杞子、何首乌；兼肝郁症状者，可加菊花、夏枯草、白芷；兼血瘀症状者，可加当归、川芎、红花。每天1剂，水煎服，分早晚2次服用，月经期前3天开始服药，至月经期结束，1个月经周期为1个疗程。总有效率为100%，其中2个月经周期治愈者8例，3个月经周期治愈者10例[22]。

（12）脾虚闭经　采用完带汤加减治疗39例脾虚闭经患者，药物组成：白术、白芍、当归各15g，党参、苍术、陈皮、牛膝各12g，柴胡10g，甘草3g。畏寒者加肉桂10g；气短者加黄芪25g；心慌者加龙眼肉。每天 1 剂，水煎，分 2 次服用。一般服药 9 剂，最少者 6 剂，最多者 15 剂，总有效率为 100%[23]。

（13）乳泣　采用完带汤加味治疗 32 例乳泣患者，药物组成：人参 20g，白术、山药各 30g，柴胡、白芍（血性用赤芍）各 15g，苍术、陈皮各 10g，车前子、生甘草梢各 15g，黑荆芥 5g。血性溢液加赤小豆、紫草、红鸡冠花、仙鹤草各 10g；脂乳样溢液加白芷、芡实、菟丝子、白鸡冠花各 10g；血清样溢液加薏苡仁、泽泻、白扁豆、黄鸡冠花各 10g；水样溢液加茯苓皮、白鸡冠花各 10g，龙骨、牡蛎各 30g；伴乳腺结构不良加皂荚、橘核、制天南星各 10g；伴乳腺导管炎加松针、野菊花、大血藤、蒲公英各 15g。每天 1 剂，水煎服，药渣趁热装于布袋外敷乳房 20min 左右，月经期停服，外敷乳房仍可进行。10 天为 1 个疗程，总有效率为 91.0%[24]。

（14）特发性膜性肾病　在对照组（糖皮质激素标准疗程、环磷酰胺治疗）基础上加服完带汤治疗 30 例特发性膜性肾病患者，药物组成：白术、薏苡仁各 20g，苍术 12g，党参 16g，甘草、黑芥穗各 6g，车前子、山药、丹参、玉米须各 30g，柴胡、白芍、川芎、虎杖各 15g，杜仲 10g。每天 1 剂，持续治疗 6 个月，总有效率 83.3%，高于对照组的 70.0%（P < 0.05）[25]。

（15）慢性结肠炎　采用完带汤为主治疗 49 例慢性结肠炎患者，药物组成：怀山药、党参、白芍各 15g，白术、苍术、车前子各 12g，陈皮 10g，柴胡、荆芥穗、甘草各 7g。如大便有脓血者加川黄连、地榆、槐花；里急后重者加木香；腹胀者加厚朴、枳壳；食少者加神曲、鸡内金；久泻者加肉豆蔻、石榴皮；肾阳亏损者加肉桂。每天 1 剂，水煎，分 2 次内服，治疗期间忌食生冷。总有效率为 91.84%[26]。

（16）非淋菌性尿道炎　采用完带汤加减治疗 108 例非淋菌性尿道炎患者，药物组成：苍术、陈皮、车前子各 3g，山药、白芍、黑芥穗、土茯苓、白鲜皮各 10g，人参、柴胡、甘草各 6g。水煎服，每天 1 剂，治疗 10 天，总有效率为 93.0%，高于对照组（环丙沙星 200mg，静脉滴注）的 71.4%（P < 0.01）[27]。

（17）无症状蛋白尿　采用完带汤加减治疗 35 例无症状蛋白尿患者，药物组成：白术、山药、柴胡各 30g，人参 6g，荆芥穗、白芍、车前子、苍术、陈皮各 10g，甘草 3g。气虚明显易感冒者，加黄芪 15g，防风、白果各 10g；阴虚明显者，去人参，加何首乌 30g，山茱萸 15g；小便黄浊，有灼热感者，加石韦、白茅根各 30g，白花蛇舌草 15g；病程较长，或兼有血尿者，加琥珀 3g，丹参 30g。每天 1 剂，30 天为 1 个疗程，治疗 2 个疗程后，总有效率

为 80.0%[28]。

（18）肠易激综合征　在对照组（谷维素片、蒙脱石散、三联双歧杆菌片）治疗基础上加用完带汤治疗 50 例腹泻型肠易激综合征患者，药物组成：炒白术、山药各 30g，党参、白芍各 15g，车前子、苍术各 10g，甘草、陈皮、荆芥穗炭、柴胡各 5g。14 天为 1 个疗程，持续治疗 2 个疗程，总有效率为 82.0%，高于对照组的 64%（P < 0.05）[29]。

（19）痛泻证　采用完带汤加味治疗 52 例痛泻证患者，药物组成：白术、山药各 30g，人参、白芍各 15g，车前子、苍术、柴胡、黑芥穗各 9g，陈皮 10g，炙甘草 6g。兼寒而腹痛冷甚者加干姜 9g，吴茱萸 6g；舌苔黄腻者加黄连 5g；食少难消者加炒山楂、炒麦芽各 15g；胸胁脘腹胀满者加枳壳 12g，香附 15g；泄泻重而神疲乏力者加黄芪、白扁豆各 15g，炒薏苡仁 30g；泻久脱肛者加黄芪 15g，炒升麻 9g。水煎服，每天 1 剂，10 天为 1 个疗程，总有效率为 94.2%（本组治疗，最短者 8 天，最长者 41 天）[30]。

（20）脾虚湿盛型眩晕　采用完带汤治疗 64 例脾虚湿盛型眩晕患者，药物组成：白术、党参、车前子（包煎）各 10g，苍术、炒山药各 30g，陈皮 12g，柴胡、炒荆芥穗各 3g，白芍 15g，生姜 6g，大枣 6 枚为引。每天 1 剂，分 3 次服。总有效率为 100%[31]。

（21）改善意识障碍　在常规治疗的基础上加用完带汤加减治疗 30 例脑挫裂伤后意识障碍患者，药物组成：白晒参、银杏叶各 10g，白术、车前草、柴胡、石菖蒲各 15g，茯苓、泽泻各 30g，苍术、白芍、怀山药各 12g，陈皮、甘草各 6g。30 天为 1 个疗程，持续治疗 2 个疗程，总有效率 96.7%，高于对照组的 87.1%（P < 0.05）[32]。

（22）其他

①采用完带汤加减治疗多囊卵巢综合征不孕患者，药物组成：白术、怀山药各 25g，白芍 10g，党参、茯苓、车前子各 15g，陈皮、黑芥穗、柴胡各 5g。白带量多，色偏黄，考虑兼有湿热下注者，可加黄柏、芡实；如脾虚明显者，加黄芪；泄泻者，加炒薏苡仁、白扁豆等；肝郁甚，经前乳胀明显者，加素馨花、郁金等；痰湿重者，加法半夏；月经量少者，加鸡血藤、鸡内金等；痛经者，加炒蒲黄、三七等；大便硬者，加火麻仁；睡眠差者，加首乌藤、酸枣仁等。另外，多囊卵巢综合征患者不孕的原因主要是排卵障碍，黎小斌主任认为活血调经、清肝明目的茺蔚子有促进排卵的作用，故常加用茺蔚子[33]。

②采用完带汤治疗创口久不愈合患者，药物组成：苍术、车前子、白芍各 10g，生白术 30g，炒山药 60g，党参 12g，柴胡、荆芥炭、陈皮各 3g，制附

子 15g，桂枝 20g。水煎服，每天 1 剂，服药 4 剂，复诊时上方去桂枝，3 剂而愈[34]。

③采用完带汤治疗皮肤病：a.带状疱疹后遗神经痛患者，药物组成：苍术 20g，白术、党参各 12g，炒山药、车前子、薏苡仁各 15g，柴胡、桂枝、荆芥各 15g，丝瓜络 30g，橘络、陈皮、酒白芍、当归各 10g，甘草 3g。水煎服，每天 1 剂，连服 7 剂后，右胸肋疼痛减半，酸重感消失，纳食增加，乏力改善，守方继服 10 剂，疼痛告失。b.湿疹患者，药物组成：苍术 20g，白术、党参各 12g，炒山药、车前子、苦参各 15g，柴胡、牡丹皮、荆芥各 6g，白鲜皮、陈皮、黄柏、全蝎、白芍各 10g，甘草 3g。水煎服，每天 1 剂，5 剂后再诊，未发现新的红斑及疱疹，糜烂渗水减少，痰痒略缓解，仍纳少脘胀，口黏乏味，余症及舌脉同前；守方加砂仁，藿香继服 10 剂，药后饮食增加，精神改善，皮肤微红，糜烂处缩小，大部分结痂，入夜后有轻度痰痒，舌苔转为薄白，舌体正常，脉弦缓，守方再服 2 周，诸羔悉平[35]。

参考文献

[1] 方笛.《傅青主女科》中黑芥穗应用浅析[J]. 实用中西医结合临床，2019，19（01）：136-137.

[2] 袁亚美. 完带汤对肝郁脾虚型慢性宫颈炎模型大鼠 EGF、EGFR 水平及 DNA 倍体的影响[J]. 齐齐哈尔医学院学报，2017，38（07）：756-758.

[3] 袁亚美，朱文莉，施慧. 完带汤对肝郁脾虚型慢性宫颈炎模型大鼠病理形态及阴道微生态的影响[J]. 陕西中医药大学学报，2018，41（03）：85-88.

[4] 琪美格，李莉，祁嶙，等. 完带汤辨治子宫内膜癌术后患者的临床分析[J]. 中国实验方剂学杂志，2019，25（14）：130-135.

[5] 邓逊安. 两种工艺制备完带汤的疗效对照[J]. 中药材科技，1984（02）：46.

[6] 邱权英，刘葵，孙晓雪. 完带汤治疗脾虚肝郁型顽固性阴道炎疗效观察[J]. 湖北中医杂志，2019，41（04）：45-46.

[7] 王秋梅. 加味完带汤治疗脾虚湿盛型细菌性阴道病的临床观察[J]. 北京中医药，2011，30（05）：384-385.

[8] 刘碧星，朱焕金. 完带汤联合氟康唑治疗复发性念珠菌阴道炎 100 例临床观察[J]. 湖南中医杂志，2018，34（05）：81-83.

[9] 袁蕾. 内服完带汤配合外洗苦参汤治疗滴虫性阴道炎的疗效观察[J]. 中国社区医师（医学专业），2012，14（03）：193-194.

[10] 陈复兴. 完带汤治疗急慢性白色念珠菌性阴道炎 31

[11] 任爱玲. 经方完带汤治疗脾虚湿盛型带下病的临床疗效[J]. 实用中西医结合临床，2018，18（08）：46-48.

[12] 贾晓航. 完带汤治带下病 70 例[J]. 河南中医，2002（01）：52.

[13] 吕以欣. 完带汤治疗宫颈糜烂冷冻后水样白带 56 例观察[J]. 四川中医，1994（11）：42-43.

[14] 卢巧毅，于杰. 完带汤辅助治疗炎性盆腔痛临床疗效观察[J]. 四川中医，2017，35（12）：168-170.

[15] 王琳青，金丽华. 完带汤联合抗生素治疗炎性盆腔痛 35 例临床疗效[J]. 辽宁中医杂志，2015，42（01）：124-126.

[16] 周耀湘. 完带汤治疗慢性宫颈炎 45 例小结[J]. 中医药导报，2007（03）：28-44.

[17] 萧俊贤，施建设. 长强穴注射结合完带汤治疗阴囊湿疹 45 例观察[J]. 社区医学杂志，2006（13）：36-37.

[18] 冯文栋，郭慧梅，辛俊，等. 多西环素联合完带汤治疗女性生殖道解脲支原体感染疗效观察[J]. 现代中西医结合杂志，2017，26（02）：182-184.

[19] 胡文波，董亚宁. 重组人干扰素 α-2b 栓、多西环素联合完带汤治疗宫颈支原体感染疗效观察[J]. 现代中西医结合杂志，2016，25（23）：2602-2604.

[20] 陈晨. 完带汤治疗复发性外阴阴道假丝酵母菌病的临床效果观察[J]. 中医临床研究，2015，7（12）：92-93.

[21] 李文艳. 完带汤治疗经期延长 56 例[J]. 四川中医，2001（03）：55-56.

[22] 汪萍. 完带汤治疗经行头痛 20 例[J]. 开封医专学报，1999（04）：55-56.

[23] 谭荣菊. 完带汤治疗脾虚闭经 39 例[J]. 陕西中医，1992（12）：550.

[24] 王正苹. 完带汤治疗乳泣 32 例临床观察[J]. 中国民族民间医药杂志，2005（05）：280-281.

[25] 朱荣宽，郭建军，王新丽. 完带汤治疗特发性膜性肾病 30 例[J]. 光明中医，2017，32（10）：1447-1450.

[26] 陈维初. 完带汤治疗慢性结肠炎 49 例[J]. 湖北中医杂志，1995（02）：18.

[27] 闫沛海，闫沛赞. 完带汤治疗非淋菌性尿道炎[J]. 山西中医，2009，25（06）：10.

[28] 吕贵东. 完带汤治疗无症状性蛋白尿 35 例[J]. 山东中医杂志，2002（01）：26-27.

[29] 杨文聪. 完带汤治疗腹泻型肠易激综合征 50 例[J]. 中医临床研究，2017，9（14）：72-73.

[30] 牛玉凤. 完带汤治疗痛泻证 52 例[J]. 四川中医，2004（01）：52.

[31] 郭光璇, 刘爱兰. 完带汤治疗脾虚湿盛眩晕 64 例 [J]. 陕西中医, 1988 (03): 125.

[32] 邓孝峰. 加减完带汤对改善脑挫裂伤后意识障碍的临床观察 [J]. 湖南中医药大学学报, 2009, 29 (03): 60-61.

[33] 陈秋霞, 黎小斌. 黎小斌主任运用完带汤治疗多囊卵巢综合征不孕的经验 [J]. 按摩与康复医学, 2018, 9 (11): 83-85.

[34] 刘兰英, 刘卫滨, 郭惠平, 等. 完带汤治疗创口久不愈合验案 [J]. 山西中医, 2009, 25 (10): 6.

[35] 李龙骧. 完带汤治疗皮肤病举隅 [J]. 吉林中医药, 2009, 29 (07): 612.

清经散

【出处】《傅青主女科》（清·傅山）"妇人有先期经来者，其经甚多，人以为血热之极也，谁知是肾中水火太旺乎。……治之法但少清其热，不必泄其水也。方用清经散。"

【处方】丹皮三钱，地骨皮五钱，白芍三钱（酒炒），大熟地三钱（九蒸），青蒿二钱，白茯苓一钱，黄柏五分（盐水浸，炒）。

【制法及用法】水煎服。

【剂型】汤剂。

【现代研究】

临床应用

（1）月经先期

① 30 例阴虚型月经先期患者在下次月经来潮前 7 天开始以加减清经散治疗，药物组成：生地黄 24g，地骨皮 16g，白芍、女贞子、墨旱莲、阿胶各 12g，牡丹皮 9g，玄参 18g，黄柏 3g，肉桂 1g。月经过多者，加地榆炭、茜草根；经行腹痛，挟瘀块者，加延胡索、蒲黄、三七粉；肾气不充，冲任不固者，加龟甲胶、紫河车等；肝气不舒者，加佛手、香橼等。3 个月经周期为 1 个疗程，总有效率 96.7%，高于对照组（醋酸甲羟孕酮）的 80.0%（P<0.05）[1]。

②采用清经散加减治疗 32 例血热性月经先期患者，药物组成：炒牡丹皮、白芍、熟地黄各 10g，地骨皮 15g，青蒿 6g，茯苓 3g，黄柏 2g。经血量多夹块者加白茅根、藕节；伴乳房胀痛、郁热者加栀子、川楝子；口干舌燥者加玄参、麦冬；腰膝酸软，头晕耳鸣者加菟丝子、续断、枸杞子。持续治疗 1 个疗程（3 个月），总有效率 90.6%，低于对照组（黄体酮胶囊）的 95%，但远期有效率为 84.4%，高于对照组的 55.0%（P<0.05）[2]。

③采用清经散加味联合黄体酮治疗 32 例月经先期患者，药物组成：牡丹皮、茯苓各 12g，地骨皮、白芍、熟地黄、女贞子、墨旱莲各 15g，青蒿 10g，黄柏 6g。若经量不多者，去茯苓以免渗利伤阴，酌加炒地榆 12g，炒槐花、仙鹤草、马齿苋各 15g；若经来有块，小腹痛拒按，为热邪烁血成瘀，酌加茜草、益母草各 15g。持续治疗 3 个月经周期，总有效率为 96.87%，高于仅用黄体酮治疗的 90%，远期有效率为 81.25%，高于黄体酮的 50%（P<0.05）[3]。

④采用清经散加减治疗 60 例月经先期血热型患者。月经先期伴经量多患者先用清经散合四乌贼骨一芦茹丸加减治疗，药物组成：牡丹皮、地骨皮、熟地黄、青蒿、黄柏、茯苓、茜草各 10g，白芍 15g，海螵蛸 30g。每天 1 剂，水煎服，血止后，再用清经散加减治疗，药物组成：阴虚火旺为主者酌加墨旱莲，女贞子，枸杞子等；实热为主者重用生地黄，酌加栀子，泽泻，麦冬等；肝郁血热为主者酌加柴胡，郁金，川楝子，桑叶等。每天 1 剂，水煎服，14 天为 1 个疗程，连续服用 2 个疗程，停药后观察 3 个月经周期，月经先期总有效率为 88.33%[4]。

（2）功能失调性子宫出血　在对照组（屈螺酮炔雌醇片）治疗的基础上加用清经散加减治疗 30 例功能失调性子宫出血患者，药物组成：牡丹皮、地骨皮、青蒿各 9g，白芍、熟地黄、茯苓各 15g，黄柏 6g。肾阴虚者加墨旱莲、女贞子各 10g。持续治疗 12 周，使血清内分泌指标下降，子宫内膜厚度变薄，血红蛋白含量上升，且治疗组较对照组降低更明显[5]。

（3）经间期出血　采用清经散合二至丸加减治疗 30 例经间期出血患者，药物组成：生地黄、地骨皮、女贞子、贯众炭各 15g，青蒿、黄柏、茯苓、牡丹皮、白芍、栀子、棕榈炭、荆芥穗炭各 10g，墨旱莲、仙鹤草各 30g。伴烦躁易怒者加柴胡、郁金各 10g；面有痤疮者加蒲公英 30g，败酱草 20g，白芷 10g。经过 1~3 个月的治疗，总有效率为 90%[6]。

（4）月经过多　采用清经散治疗 35 例月经过多患者，药物组成：牡丹皮 10g，地骨皮、白芍、生地黄各 12g，青蒿、黄柏、茯苓各 9g。出血量多如注、色鲜红、质黏稠，加地榆炭，煅牡蛎；若口干咽燥、大便秘结，加知母，沙参，麦冬；出血量多质稀、气短懒言，加黄芪，党参；出血量多、经色紫黯有血块或小腹疼痛拒按者，加蒲黄，五灵脂，益母草；经血量多、腹胀明显者，加木香，乌药。水煎，每天 1 剂，分 2 次服，于月经周期的第 5 天开始连续服 3 剂，然后于月经周期第 14 天开始连服 3 剂，如此调理 3 个月经周期。总有效率达 97%[7]。

（5）黄体功能不全 采用清经散加减治疗 55 例黄体功能不全患者，药物组成：牡丹皮、地骨皮、白芍、熟地黄、青蒿、茯苓、黄柏、女贞子、墨旱莲；月经量少者加枸杞子、山药；便秘者加玄参、麦冬；经血加瘀块者加蒲黄、三七。连续服用 2 周为 1 个疗程，持续治疗 2 个月经周期，总有效率 96.37，高于对照组（促性腺激素）75.96%（$P < 0.05$）[8]。

（6）其他 采用清经散加减治疗多种疾病：a.真性红细胞增多症患者给予清经散合龙胆泻肝汤加减治疗，药物组成：生地黄、牡丹皮、茯苓、白芍、焦山栀、当归、柴胡、车前子各 10g，地骨皮 15g，玄参 12g，青蒿 6g，黄柏、龙胆草各 5g。每天 1 剂，水煎服。二诊时患者诉症状明显好转，仍以前方出入，续进 3 剂，至今未复发。b.分裂样精神障碍患者给予自拟处方（太子参、白术、茯苓、淡竹叶、瞿麦、车前子、墨旱莲、生地黄 10g，金钱草、地骨皮各 12g，牡丹皮 6g；每天 1 剂，水煎服），复诊时，尿常规检查正常，但其仍喜泡水中，五心烦热，舌质红、苔薄白，脉弦。投以清经散加减治疗，药物组成：生地黄、玄参、麦冬、牡丹皮、茯神各 10g，地骨皮、白芍各 15g，青蒿、黄柏、黄连、石菖蒲各 5g，煅牡蛎 30g。三诊时五心烦热、思想不集中较前好转，再进 7 剂后病情明显好转，上方加减治疗月余，至今未复发。c.更年期子宫功能性出血患者给予清经散加减治疗，药物组成：生地黄、牡丹皮、玄参、麦冬、茯苓各 10g，地骨皮、白芍、马齿苋各 15g，黄柏 5g，仙鹤草 12g，青蒿 6g。每天 1 剂，水煎服，药进 3 剂后，出血量明显减少。上方加阿胶 9g，再服 5 剂后，潮热好转，出血已止，遂以上方加活血化瘀药加减治疗 1 个月后，B 超复查显示：子宫内膜变薄。再治疗 1 个月后，上述症状再无复发，半年后自然绝经[9]。

参考文献

［1］叶会苹，陈有明. 加减清经散治疗阴虚型月经先期的临床疗效观察［J］. 国外医学（医学地理分册），2018，39（04）：334-336.
［2］陶慧娟. 清经散治疗血热型月经先期 32 例［J］. 山东中医药大学学报，2012，36（1）：48-49.
［3］徐继辉. 清经散联合黄体酮治疗月经先期 32 例［J］. 四川中医，2008（07）：79-80.
［4］李杏英，王琪. 清经散加减对月经先期血热型止血调周的临床观察［J］. 天津中医药，2009，26（03）：204.
［5］史玉梅. 清经散联合屈螺酮炔雌醇片治疗功能失调性子宫出血的临床观察［J］. 中国民间疗法，2018，26（09）：68-69.
［6］折利娜，夏阳. 清经散合二至丸加减治疗经间期出血 30 例［J］. 四川中医，2011，29（10）：81-82.
［7］邵淑霞，李晓彤. 清经散治疗月经过多 35 例［J］. 四川中医，2006（05）：84.
［8］钟秀驰，张娟，陈秋霞，等. 清经散加减治疗黄体功能不全 55 例临床研究［J］. 新中医，2009，41（09）：55-56.
［9］郭菊清，林珍莲. 清经散加减验案三则［J］. 浙江中医杂志，2013，48（11）：852.

清肝止淋汤

【出处】《傅青主女科》（清·傅山）"妇人有带下而色红者，似血非血，淋沥不断，所谓赤带也。……治法须清肝火而扶脾气，则庶几可愈。方用清肝止淋汤。"

【处方】白芍一两（醋炒），当归一两（酒洗），生地五钱（酒炒），阿胶三钱（白面炒），粉丹皮三钱，黄柏二钱，牛膝二钱，香附一钱（酒炒），红枣十个，小黑豆一两。

【制法及用法】水煎服。

【剂型】汤剂。

【现代研究】

临床应用

（1）先兆流产 在对照组（肌内注射黄体酮注

射液）治疗基础上加用清肝止淋汤加减治疗 40 例先兆流产患者，药物组成：炒白芍 30g，当归、生地黄、阿胶各 9g，黄柏 10g，大枣 3 枚，黑豆、寄生各 20g，紫苏梗、菟丝子各 15g。阴道流血严重者，加仙鹤草 15g，血余炭、白及各 10g；腰酸明显，加杜仲 20g，川续断 15g；大便溏，加山药 30g，炒白术、党参各 15g；下血异味，加椿皮 15g，白头翁 10g。7 剂为 1 个疗程，总有效率 95%，高于对照组的 80%（$P < 0.05$）[1]。

（2）经间期出血

①采用清肝止淋汤加减治疗 40 例经间期出血患者，药物组成：白芍、生地黄、山药、菟丝子各 15g，当归、香附各 12g，牡丹皮、羌活各 9g，黄柏 6g，川牛膝、茯苓各 10g。反复出血或出血稍多者，加地榆炭、侧柏炭各 10g；脾胃虚弱者，去当归，加白术 15g，陈皮 12g；伴少腹胀痛者，加延胡索 9g；服药后基础体温（BBT）上升缓慢者，加鹿角霜 10g，紫河车 12g；腰酸明显者，加桑寄生 15g，杜仲 12g。于月经周期第 10~15 天时服用，每天 1 剂，3 个月经周期为 1 个疗程。总有效率 97.5%，高于对照组（戊酸雌二醇 1mg/d，于出血前 2 天始服，服 3~4 天）的 85.71%（$P < 0.05$）[2]。

②采用清肝止淋汤加减治疗 60 例排卵期出血患者，药物组成：生地黄 12g，白芍、当归、黄柏、牡丹皮、川牛膝、茯苓各 10g，制香附 6g，薏苡仁、仙鹤草各 15g，苍术 9g，黑小豆 30g。少腹疼痛加延胡索、乌药各 10g；赤白带多者加车前子 15g，荆芥炭 10g。每天 1 剂，在排卵期前或期间服药 5~7 剂，3 个月经周期为 1 个疗程，总有效率为 100%[3]。

（3）崩漏　采用清肝止淋汤加减治疗 62 例崩漏患者，药物组成：牡丹皮 12g，黄柏、香附、当归各 10g，黑小豆 30g，炒白芍、仙鹤草各 20g，生地黄、怀牛膝、小蓟各 15g，三七粉 6g，生麦芽 40g。血块较多，且淋沥时间较长及舌质紫黯加炒蒲黄 10g；舌苔黄、厚腻，加薏苡仁 30g，茯苓 15g；若夏季，大便泄泻者，加佩兰 15g，白扁豆 30g；若腰酸乏力，舌质鲜红、苔少者，加女贞子、墨旱莲各 15g；若血量较多，上方去牛膝、当归，加侧柏叶 15g，荆芥炭 6g；若带下量多、色黄，上方加马齿苋 20g，椿根皮

15g。7 天为 1 个疗程，共治疗 3 个疗程，总有效率为 96.8%[4]。

（4）经期延长　采用清肝止淋汤加减治疗 56 例放环后经期延长患者，药物组成：当归、阿胶、牛膝各 10g，杭白芍、黑豆各 20g，生地黄 30g，黄柏、牡丹皮、炒地榆、续断、白及、炒茜草各 15g。腰痛者加桑寄生；经血臭秽者加败酱草、土茯苓；心烦、口干苦者加墨旱莲、麦冬；神疲乏力、头晕者加党参、何首乌。每天 1 剂，于月经第 5 天服药至经净，总有效率 94.6%[5]。

（5）其他　恶露不绝患者投丹栀逍遥散（柴胡 10g，当归、牡丹皮各 12g，白芍、茯苓、炒白术、栀子各 15g，薄荷、甘草各 6g）3 剂后黄腻苔退，但主症仍在，遂改用清肝止淋汤加益母草 30g，煎服 4 剂。三诊时恶露已止，但仍少有黄带，原方继进 4 剂而愈；经漏患者给予清肝止淋汤治疗，药物组成：白芍、当归各 30g，阿胶、生地黄、牛膝、丹参各 15g，牡丹皮 12g，黄柏、香附各 10g，大枣 7 个。煎服 4 剂，诸症见好，经血停止，为巩固计，原方去丹参加墨旱莲、女贞子各 15g 继服，随访临床治愈；淋证患者投以白芍、当归、黑小豆各 30g，阿胶、生地黄、牛膝、木通、蒲公英各 15g，牡丹皮 12g，黄柏、香附各 10g，大枣 7 个；煎服 4 剂，诸症大减，原方继进 4 剂，诸症消除，尿常规正常[6]。

参考文献

[1] 姜云，王红卫. 清肝止淋汤结合黄体酮治疗先兆流产 40 例临床观察 [J]. 浙江中医杂志，2017，52（12）：893.

[2] 王青. 清肝止淋汤加减治疗经间期出血疗效观察 [J]. 光明中医，2015，30（02）：301-302.

[3] 丁琴音，吴碧媞. 清肝止淋汤加减治疗排卵期出血 [J]. 中医药研究，2002（03）：24.

[4] 张帆. 清肝止淋汤加减治疗湿热型崩漏 62 例 [J]. 浙江中医杂志，2014，49（12）：881.

[5] 李萍，郑秋萍. 清肝止淋汤治疗放环后经期延长 56 例 [J]. 实用中医药杂志，2003（03）：133.

[6] 苗超荣，路翠云. 清肝止淋汤临床新用 [J]. 四川中医，2001（01）：77.

两地汤

【出处】《傅青主女科》（清·傅山）"又有先期经来只一、二点者，人以为血热之极也，谁知肾中火旺而阴水亏乎。……治之法不必泄火，只专补水，水既足而火自消矣，亦既济之道也。方用两地汤。"

【处方】大生地一两（酒炒），元参一两，白芍药五钱（酒炒），麦冬肉五钱，地骨皮三钱，阿胶三钱。

【制法及用法】水煎服。

【剂型】汤剂。

【现代研究】

1. 药理作用

调节内分泌 拟更年期阴虚内热大鼠模型给予两地汤（生地黄60g，玄参、麦冬、地骨皮各20g，白芍25g，阿胶15g）水煎浓缩为50%煎液以20ml/kg的剂量灌胃给药，每天1次，连续给药10天。发现两地汤煎剂能够有效降低模型大鼠血清中的卵泡生成激素（FSH）、黄体生成激素（LH）、催乳激素（RPL）水平，对血清雌二醇（E_2）水平有增加作用，同时可增加模型大鼠子宫质量，增加阴道上皮细胞角化程度，对模型大鼠升高的肛温有明显降低作用，对拟更年期阴虚内热大鼠紊乱的生殖、内分泌系统具有明显的正向调节作用[1]。

2. 临床应用

（1）月经失调 在常规西医（地屈孕酮片）治疗基础上加用加味两地汤治疗60例阴虚血热型月经失调患者，药物组成：玄参、地骨皮、白芍、阿胶、川牛膝各9g，麦冬、生地黄、枸杞子、何首乌、菟丝子各12g，山药、鸡血藤各15g，淫羊藿、鹿角各6g。基础体温上升第3天开始，每天1剂，连用10天，经期停止应用，3个月经期为1个疗程，持续治疗2个疗程。总有效率为96.67%，高于对照组的76.67%（$P < 0.05$）[2]。

（2）月经先期症

①采用两地汤加减治疗30例气阴两虚型月经先期症患者，药物组成：生地黄、黄芩、黄柏、白芍、淫羊藿、五味子、石斛各12g，熟地黄、炙甘草、制远志各9g，山药、续断各15g，炙黄芪、菟丝子各30g。每天1剂，于经期第7天开始服用，服6剂停

1天，共服18剂为1个疗程，连续治疗3个疗程，总有效率93.3%，高于对照组（珍芪补血口服液）70.0%（$P < 0.05$）[3]。

②采用两地汤加减配合三阴交、肝俞穴刺络拔罐治疗40例阴虚血热型月经先期患者，药物组成：生地黄、玄参各30g，地骨皮、阿胶、女贞子、墨旱莲、枸杞子、桑椹、桔梗、石斛各10g，麦冬、白芍各15g。肝经郁热者加栀子、钩藤各15g；心烦不寐者加火麻仁、炒酸枣仁各20g；合并痤疮者加金银花、连翘各20g。每月月经干净后连服15剂，持续服用3个月，总有效率为95%[4]。

③采用两地汤加减治疗34例阴虚型月经先期患者，药物组成为：生地黄、麦冬、龟甲各15g，玄参、白芍、阿胶、地骨皮各10g，女贞子、墨旱莲各20g；肾虚加仙茅15g，淫羊藿30g；阴虚阳亢的患者处方中应加钩藤、石决明各15g；对于经血量过多的患者应加仙鹤草、荆芥穗炭、棕榈炭各10g。服药的总剂量应为7~14剂，总有效率82.4%，高于对照组（知柏地黄丸）52.9%（$P < 0.05$）[5]。

（3）经期延长

①采用两地汤加减治疗40例置环后经期延长患者，药物组成：生地黄、玄参各30g，白芍、麦冬各15g，地骨皮、阿胶9g。血瘀严重者加五灵脂、蒲黄；便秘者加郁李仁。于患者经期第3天开始服用，每天1剂，连续治疗7天为1个疗程，持续治疗3个疗程。总有效率为97.5%，高于对照组（卡巴克络）的80%（$P < 0.05$）[6]。

②采用两地汤治疗30例虚热型经期延长患者，药物组成为：生地黄、玄参各30g，白芍、地骨皮各20g，麦冬、阿胶各15g。于患者经期第3天开始服用，每天1剂，连服5天，3个月经周期为1个疗程，治疗1个疗程后，总有效率为96.67%，高于对照组（醋酸甲羟孕酮）83.33%（$P < 0.05$）[7]。

（4）女性2型糖尿病伴性冷淡 在对照组（降糖、对症治疗、生活方式改善、枸橼酸西地那非片）基础上加用蒺藜两地汤加减治疗30例女性2型糖尿病伴性冷淡患者，药物组成：黄芪、山药各30g，石斛、天花粉各15g，金银花12g，白蒺藜、沙蒺藜、熟地黄、党参、生地黄、麦冬、五味子各10g。每天1剂，1个月为1个疗程，持续治疗3个疗程，总有

效率90.0%，高于对照组的66.7%（P＜0.05）[8]。

（5）崩漏

①采用两地汤加减治疗54例虚热型崩漏患者，药物组成：地骨皮、生地黄、阿胶、玄参、麦冬、白芍、海螵蛸、地榆炭、女贞子、茜草、墨旱莲、侧柏炭。每天1剂，7天为1个疗程，1个疗程后如没有好转继续服用1个疗程，总有效率为94.4%[9]。

②采用两地汤加减治疗80例虚热型崩漏患者，药物组成：生地黄、玄参各15g，地骨皮、白芍、侧柏炭各20g，阿胶、地榆炭、炙甘草各10g，麦冬、女贞子、墨旱莲、茜草、仙鹤草各25g，海螵蛸40g。每天1剂，7天为1个疗程，1个疗程后如没有还转继续服用1个疗程，总有效率为91.25%[10]。

③在对照组治疗（炔诺酮）基础上同时服用加减两地汤治疗30例肾阴虚型崩漏患者，药物组成：生地黄30g，玄参、麦冬各15g，地骨皮20g，白芍、阿胶各10g。出血（月经）期：出血量多者，加用茜草、地榆炭各15g，女贞子、墨旱莲、海螵蛸各30g，血余炭、蒲黄各10g；如出血量不多，可适当减少药物药量；非出血（非月经）期：加用当归10g，熟地黄20g，党参15g，女贞子、墨旱莲各30g，调整月经周期。每天1剂，连续治疗3个月经周期，总有效率93.3%，高于对照组的86.7%（P＜0.05）[11]。

（6）经行口糜 采用两地汤加减治疗36例经行口糜患者，药物组成：生地黄、地骨皮、玄参、白芍、麦冬、牡丹皮、淡竹叶、炒蒲黄各10g，三七3g。虚火偏旺者加泽泻、知母、黄柏各10g；气阴不足者加黄芪15g；大便秘结者加何首乌10g。每天1剂，于每次月经前7天开始服用，连续服用10剂，持续治疗3个月经周期，总有效率为94.4%[12]。

（7）功能失调型子宫出血

①采用两地汤加减治疗60例青春期功能失调型子宫出血患者，药物组成：出血期：生地黄炭、山药、黄芪各20g，地骨皮9g，玄参、白芍炭、阿胶各12g，麦冬10g，墨旱莲30g，仙鹤草18g，三七、甘草各6g，太子参15g。自就诊时服，每天1剂，服至血止；第2~3个月，月经期第3天开始服用至血止。调经期：血止后服两地汤加味，生地黄15g，白芍、地骨皮、白术各12g，玄参、麦冬各9g，阿胶10g，山茱萸18g，菟丝子30g，山药、黄芪各20g，甘草6g。血止后开始服，隔天1剂共7剂，在出血期和调经期治疗，此两方在出血期，调经期交替服用3个月经周期为1个疗程，半年后判断疗效。总有效率86.7%，高于对照组（结合雌激素，醋酸甲羟孕酮）的71.7%，复发率为14.6%，低于对照组的26.6%[13]。

②采用黄芪两地汤治疗88例功能性子宫出血患

者，药物组成：生黄芪30g，生地黄、熟地黄、玄参、地骨皮各15g，阿胶、赤芍、栀子、牡丹皮、茜草各10g，黄柏8g，生甘草6g。腰痛者加吴茱萸、菟丝子10g。每天1剂，5剂为1个疗程，总有效率为97.7%[14]。

（8）围绝经期 采用两地汤加减治疗85例围绝经期患者，药物组成：炒生地黄、地骨皮、墨旱莲、女贞子各15g，白芍12g，麦冬、玄参各10g。汗多者加浮小麦、牡蛎各15g；烦躁易怒者加生龟甲15g；心悸者加磁石、首乌藤各20g，远志12g；头痛、高血压者加天麻、白蒺藜、珍珠母各15g；皮肤蚁走感加赤芍12g，防风、蝉蜕各10g。每天1剂，治疗3个月为1个疗程。总有效率为92.94%，高于对照组（谷维素片）74.12%（P＜0.05）[15]。

（9）产后阴虚发热 采用两地汤加减治疗28例产后阴虚发热患者，药物组成：生地黄、白芍、麦冬、当归各15g，地骨皮、知母各10g，玄参、金银花、桃仁各12g，青蒿20g。伴口苦，纳差，脉弦，加柴胡12g，黄芩10g；伴乳房胀痛，乳汁不下者，加路路通15g，王不留行12g；伴外感风寒，头痛无汗者，加荆芥、防风6g；伴恶露不下，腹痛拒按者，加炮姜6g，益母草30g。每天1剂，3天为1个疗程，28例患者治疗3天内体温均降至正常，总有效率为100%[16]。

（10）妇科术后发热 采用两地汤加减治疗126例妇科术后发热患者，药物组成：生地黄、金银花各15g，地骨皮、白芍、麦冬、玄参、牡丹皮、当归、炙鸡内金各10g，太子参20~30g，连翘12g。血常规高者加蒲公英、紫花地丁各15g，紫草、白花蛇舌草各10g，去当归；胃脘胀，食纳差，苔白腻者去生地黄、麦冬、陈皮、六神曲各10g，砂仁4g，紫苏梗6g；兼鼻塞，咳嗽者去牡丹皮、生地黄、地骨皮，加荆芥、防风、桔梗、杏仁各10g；大便干结难解者加制大黄3~5g，火麻仁10g，枳壳5g；失眠多梦者加首乌藤15g，柏子仁、酸枣仁各10g；盆腔包块者去麦冬、生地黄、地骨皮，加丹参、桃仁、穿山甲各10g，生大黄3~5g；贫血者，食纳尚佳可加桑椹20g，阿胶10g。每天1剂，连服3~7天，总有效率97.6%[17]。

（11）黄体功能不全 采用两地汤治疗48例黄体功能不全患者，药物组成：生地黄、玄参、麦冬各15g，地骨皮、白芍、阿胶各12g。头昏耳鸣者，加生龙骨、生牡蛎；心烦不寐者，加柏子仁、女贞子、墨旱莲。月经第16~25天开始服用，每天1剂，口服3个月经周期，总有效率91.7%[18]。

（12）脑动脉硬化症 采用两地汤为基础方治疗12例脑动脉硬化症患者，药物组成：生地黄、玄参、白芍各 15g，麦冬、阿胶（烊化）、地骨皮各 10g。头晕者加天麻、钩藤、蔓荆子；头痛甚者加川芎、葛根；伴心悸者加酸枣仁、远志；心前区憋闷不适或疼痛者加瓜蒌皮、丹参；夜卧不安者加首乌藤；四肢麻木或疼痛者加鸡血藤、桑寄生；胆固醇或甘油三脂高者加山楂、草决明；血压偏高者加夏枯草。每天 1 剂，水煎，分 2 次服。本组病例服药时间最长者 65 天，最短者 10 天。总有效率为 71.43%[19]。

（13）精液不化症 采用加味两地汤治疗 31 例精液不化症患者，药物组成：生地黄、地骨皮各 30g，麦冬、白芍、玄参、白薇、女贞子、墨旱莲各 15g，石斛 12g，阿胶 10g。每天 1 剂，4 周为 1 个疗程，持续治疗 2 个疗程，总有效率为 93.55%，高于对照组（知柏地黄汤）的 73.33%[20]。

参考文献

[1] 张丽萍，杜彩霞. 两地汤煎剂对拟更年期阴虚内热大鼠模型的影响 [J]. 中医研究，2007（08）：25-26.

[2] 张君，王楠，宫美丽. 加味两地汤治疗阴虚血热型月经失调的疗效观察 [J]. 中外女性健康研究，2019（06）：99-100.

[3] 张春秀，张惠萍. 气阴两虚型月经先期症临床应用两地汤护理观察 [J]. 甘肃科技，2018，34（04）：107-108.

[4] 孟延兵. 两地汤加减配合刺络拔罐治疗阴虚血热型月经先期 40 例总结 [J]. 湖南中医杂志，2018，34（01）：65-66.

[5] 汪海苗. 两地汤加减治疗阴虚型月经先期的临床研究 [J]. 世界最新医学信息文摘，2017，17（61）：103-104.

[6] 初青. 两地汤加减治疗置环后经期延长临床研究 [J]. 亚太传统医药，2016，12（17）：144-145.

[7] 李志伟，王琪. 两地汤治疗虚热型经期延长的临床疗效观察 [J]. 贵阳中医学院学报，2011，33（01）：79-80.

[8] 朱建红，张新军，龚巍. 蒌藜两地汤加减辨治女性 2 型糖尿病伴性冷淡临床观察 [J]. 四川中医，2016，34（07）：119-121.

[9] 王淑言. 两地汤加减治疗虚热型崩漏的效果研究 [J]. 中国卫生标准管理，2016，7（01）：148-149.

[10] 郜宇，孙光伟. 两地汤加减治疗虚热型崩漏 80 例临床观察 [J]. 吉林中医药，2013，33（10）：1032-1033.

[11] 郑泳霞. 加减两地汤联合炔诺酮治疗肾阴虚型崩漏 30 例疗效观察 [J]. 新中医，2011，43（12）：72-73.

[12] 沈燕慧. 两地汤加减治疗经行口糜的临床观察 [J]. 中国民族民间医药，2013，22（13）：111.

[13] 冯彦君，陈继兰. 两地汤治疗青春功能失调型子宫出血 60 例疗效观察 [J]. 中医临床研究，2012，4（15）：58-59.

[14] 张晓琴. 黄芪两地汤治疗功能性子宫出血 88 例观察 [J]. 甘肃中医，2007（08）：43.

[15] 陈宏. 两地汤加减治疗围绝经期综合征 85 例 [J]. 浙江中医杂志，2010，45（07）：505.

[16] 邵梅. 两地汤加减治疗产后阴虚发热 28 例 [J]. 浙江中医药大学学报，2011，35（01）：40.

[17] 程燕. 两地汤加减治疗妇科术后发热 126 例 [J]. 陕西中医，2002（05）：419-420.

[18] 刘新生，孙合群，冯宝琴. 两地汤治疗虚热型黄体功能不全 48 例临床观察 [J]. 新疆中医药，2000（02）：18.

[19] 赵玉华. 两地汤治疗脑动脉硬化症 12 例 [J]. 湖南中医杂志，1993（05）：27.

[20] 沈坚华，李淑萍，邱云桥，等. 加味两地汤治疗精液不液化症 31 例疗效观察 [J]. 新中医，2001（06）：23-24.

四妙勇安汤

【出处】《验方新编》（清·鲍相璈）"此症生手、足各指，或生指头，或生指节、指缝。初生或白色痛极，或如粟米起一黄泡。其皮或如煮熟红枣，黑色不退，久则溃烂，节节脱落，延至手足背腐烂黑陷，痛不可忍。……宜用顶大甘草，研极细末，用香麻油调敷。……再用金银花、元参各三两，当归二两，甘草一两，水煎服。"

【处方】金银花、元参各三两，当归二两，甘草一两。

【制法及用法】水煎服。

【剂型】汤剂。

【历史沿革】

汉代《华佗神医秘传》

［组成］金银花三两，玄参三两，当归二两，甘草一两。

［功能主治］清热解毒，活血通络。可治疗热毒型脱疽症，此疾发于手指或足趾之端，先疼而后痛，甲现黑色，久而溃败，节节脱落。

［用法用量］水煎服。

【现代研究】

1. 源出今考

四妙勇安汤原先为《石室秘录》所述的一首临床验方，主要用于毒热内盛而致的疮疽溃烂之证，后由《古今图书集成·医部全录》予以收录，后又为《验方新编》引申用于"脱骨疽"治疗。近世医家缘引于此，以之作为处方先始依据而加以推广。但因方名未妥，鉴引不便，故参照《验方新编》收载的另一首治疗疮痈的类方"四妙汤"，同时结合本方特点，命名为"四妙勇安汤"[1]。

2. 药理作用

（1）抗炎　四妙勇安汤提取液高、中、低剂量 [48.6g/（kg·d），24.3g/（kg·d），16.2g/（kg·d）] 灌胃 15 天，高剂量组大鼠血浆中白细胞介素 6（IL-6）、肿瘤坏死因子 -α（TNF-α）、血栓素 B$_2$（TXB$_2$）、和 C- 反应蛋白（CRP）含量明显降低，一氧化氮（NO）和 6- 酮 - 前列腺素 F$_{1α}$（6-K-PGF$_{1α}$）含量明显增加；中剂量组和低剂量组大鼠血浆中肿瘤坏死因子 -α（TNF-α）含量明显降低，研究显示四妙勇安汤对血栓闭塞性脉管炎模型大鼠具有较好的治疗作用，其机制可能与抗炎和维持血浆中血栓素 A$_2$（TXA$_2$）和前列环素 I$_2$（PGI$_2$）平衡功能有关[2]。

（2）抗氧化应激　四妙勇安汤提取液 [15.22g/（kg·d）] 灌胃 16 周，能降低动脉粥样硬化模型大鼠血清黄嘌呤氧化酶（XOD）水平，提高谷胱甘肽过氧化物酶（GSH）、一氧化氮合酶（NOS）、总抗氧化能力（T-AOC）、超氧化物歧化酶（SOD）水平，以提升机体抗氧化能力，保护血管内皮，从而防止动脉粥样硬化的发生[3]。

（3）调节血脂　四妙勇安汤活性部位 [1g/（kg·d）] 给药 16 周，能降低动脉粥样硬化模型动物血清甘油三酯（TG）、总胆固醇（TC）、低密度脂蛋白（LDL）水平[4]，并对低密度脂蛋白胆固醇（LDL-C）的影响优于阳性药普罗布考[5]。

（4）调节血管新生　一方面，四妙勇安汤能抑制外膜滋养血管新生，改善动脉粥样硬化；另一方面，四妙勇安汤可能具有促进缺血区血管新生的作

用[6]。用四妙勇安汤提取液（4.5g/ml）以每只 2ml 的剂量对经尾动脉血管吻合术造模的雄性 SD 大鼠灌胃 7 天，与对照组比较，实验组术后的血管内膜面积都明显增加，说明四妙勇安汤能有效促进血管内膜增生修复[7]。四妙勇安汤对心血管疾病中血管新生的双向调节机制有待进一步验证与阐释。

（5）保护血管内皮　体内实验表明，四妙勇安汤给药 4 周能显著降低糖尿病大鼠血管并发症模型血浆内皮细胞素 -1（ET-1）、TNF-α 含量，升高血浆 NO 含量，降低 PKC 通路及氧化应激所介导的 TNF-α 诱导的血管细胞间黏附因子（sVCAM）高表达，抑制单核细胞向血管内皮黏附，与阳性药罗格列酮相比，能更有效保护血管内皮功能[8]。

（6）抗凝、抑制血栓形成、改善血液流变学　采用小鼠毛细玻管法、尾出血凝血时间法、大鼠动 - 静脉血栓形成法、体外血浆复钙时间和凝血酶原时间对四妙勇安汤抗凝、抗血栓作用进行研究，发现其灌胃给药后可显著延长小鼠尾出血时间和毛细玻管凝血时间，明显抑制大鼠血栓形成；体外给药还可延长血浆复钙时间和血浆凝血酶原时间[9, 10]。同时，该方还能显著降低血栓闭塞性脉管炎模型大鼠全血黏度（高、中、低切）及血沉值，改善其血液流变学[11]。

（7）抑制肿瘤增殖　四妙勇安汤（4.5g/ml）对腹主动脉瘤大鼠模型灌胃，早晚各 1 次，第 2 周、第 4 周取腹主动脉测量直径，发现给药组大鼠腹主动脉的扩张程度明显降低。进一步研究表明，四妙勇安汤能通过抑制动脉壁炎性细胞的浸润和相关基因的表达，对实验性腹主动脉瘤的生长产生明显的抑制作用[12]。

（8）促进溃疡愈合　四妙勇安汤以 1ml/kg 剂量对糖尿病溃疡大鼠模型灌胃，于第 3、7、14 天取创面组织进行观察，发现给药组大鼠创面愈合率均高于空白组[13]，相关机制可能是四妙勇安汤能对 Wnt/β-catenin 信号通路进行调节，进而促进糖尿病溃疡的愈合。

（9）保肝　四妙勇安汤对小鼠灌胃，给药后腹腔注射四氯化碳或皮下注射强的松龙，测定小鼠血清中谷丙转氨酶含量。实验发现四妙勇安汤对四氯化碳、强的松龙引起的肝损伤具有明显的保护作用[14]。

3. 网络药理学研究

通过网络药理学方法探讨四妙勇安汤治疗动脉粥样硬化的作用机制。从中药系统药理学分析平台中寻找与四妙勇安汤中四味中药相关的所有化学成分和作用靶点，构建化合物靶点相互作用网络图；

通过数据库筛选动脉粥样硬化相关的靶点，进而构建疾病靶点相互作用网络图；筛选药物靶点和疾病靶点相互作用图的核心靶点，利用软件进行分析。实验共筛选出四妙勇安汤在动脉粥样硬化方面作用核心靶点196个，相关通路20条[15]，预测了四妙勇安汤治疗动脉粥样硬化的主要可能的作用机制，为其活性成分研究和实验研究提供理论依据。同理可筛选出四妙勇安汤在血管新生方面作用核心靶点197个，相关通路20条[16]；在心力衰竭方面作用核心靶点15个[17]，为相关研究提供依据。

4. 制剂研究

（1）提取工艺研究

①以总黄酮、绿原酸以及总苷的提取率为考察指标，采用正交试验法考察水提取条件，单因素分析法考察醇沉浓度对四妙勇安汤有效成分提取率的影响。正交试验结果表明，提取次数对总黄酮、绿原酸、总苷的提取率都有显著影响，提取时间、溶剂用量没有显著影响。最佳的水提取工艺为提取3次，第1次加12倍水提取1.5h，第2次加10倍水提取1.5h，第3次加8倍水提取1h。单因素分析结果表明最佳醇沉浓度为70%。运用此方法能提取出方中的主要有效成分，简便可行，达到初步富集纯化的目的[18]。

②以绿原酸和哈巴俄苷两种成分含量之和为考察指标，采用正交试验设计筛选最佳提取工艺。结果表明，各因素对实验结果影响大小为提取溶剂＞提取次数＞溶剂量＞提取时间，最佳提取工艺为用10倍量50%乙醇回流1h，提取3次[19]。

③以绿原酸、阿魏酸、甘草酸、总多糖、醇浸出物、干浸膏为考察指标，采用正交试验设计筛选最佳半仿生提取工艺，得到的最佳提取工艺为药材粉碎成过4目筛的粗粉，用20%乙醇提取3次，3次提取的pH值依次为3.50、7.50、8.50，溶剂用量依次为10倍、8倍、8倍，提取时间依次为1.5h、1.0h、1.0h[20]。

（2）含量测定　采用高效液相色谱法，以乙腈–0.4%磷酸溶液（13:87）为流动相，检测波长327nm，测定四妙勇安汤中绿原酸的含量。结果绿原酸溶液在10.52~94.68μg/ml范围内与峰面积呈良好的线性关系（r=0.9999），平均含量为0.520%[21]。以乙腈–2%冰醋酸溶液为流动相梯度洗脱，检测波长324nm，测定四妙勇安汤中阿魏酸的含量。阿魏酸在0.0017~0.034μg/ml范围内与峰面积呈良好的线性关系（r=0.9999），平均含量为0.199%[22]。

5. 成分分析

四妙勇安汤的成分主要有环烯醚萜类、黄酮类、苯丙素类、有机酸类等，环烯醚萜类化合物主要为（E）–aldosecologanin、哈巴俄苷、京尼平苷、当药苷、马钱苷、哈巴苷；黄酮类化合物主要为金丝桃苷、甘草苷、异甘草苷、甘草素、异甘草素、木犀草素、木犀草苷、槲皮素；苯丙素类化合物主要为2–（3–羟基–4–甲氧苯基）乙基–O–α–吡喃阿拉伯糖基–（1→6）–O–α–吡喃鼠李糖基–（1→3）–O–β–吡喃葡萄糖苷、安格洛苷C、类叶升麻苷、阿魏酸；有机酸类化合物主要有肉桂酸、原儿茶酸、咖啡酸、绿原酸、异绿原酸C；三萜类化合物主要有甘草次酸、甘草酸；生物碱化合物主要有5（S）–5–carboxystrictosidine。从四妙勇安汤还分离得到豆甾醇、胡萝卜苷、三十一烷醇等化合物。

采用分离手段以及波谱分析技术对四妙勇安汤心肌保护活性部位，即D101大孔吸附树脂柱色谱体积分数50%乙醇洗脱部位，可分离得到15个化合物，分别为（3S，4R，5S）–4–乙烯基–3–（β-D-葡萄糖基）–4,4α,5,6,7,8–六氢–8–氧代–3H–吡喃并［3,4-c］吡啶–6–磺酸、裂马钱素二甲基乙缩醛、断氧化马钱子苷、（E）–aldosecologanin、6″–O–β–glucopyranosylharpagoside、L–phenylalaninosecologanin、L–phenylalanino–secologaninB、5–β–carboxystrictosidine、3α, 5α–tetrahydrodeoxycordifoline lactam、甘草素、4′–O–［β-D-apiofuranosyl（1→2）–β-glucopyranosyl］liquiritigeninlactam、朝藿定B、3,4–二咖啡酰奎宁酸、3,5–二咖啡酰奎宁酸和4,5–二咖啡酰奎宁酸[23]。

对四妙勇安汤抗炎有效部位、各单味药以及缺味药的大孔树脂50%醇洗液进行分析，以乙腈–2%冰醋酸溶液为流动相梯度洗脱，发现全方有20个峰为共有峰。通过与单味药、缺味药色谱图的比较，确认四妙勇安汤抗炎有效部位含有绿原酸、阿魏酸、咖啡酸、甘草苷和肉桂酸等成分，且有效部位与金银花的相关性最大[24]。

四妙勇安汤（0.93g/ml）以16ml/kg的剂量对SD大鼠灌胃，在大鼠血清中发现14个入血成分，其中10为原型成分，其余4个可能为代谢产物。原型成分经鉴定有哈巴苷、绿原酸、马钱苷、当药苷、甘草苷、金丝桃苷、安格洛苷C、异绿原酸C、哈巴俄苷，代谢产物经鉴定有甘草素硫酸葡萄糖醛酸酯结合物、甘草素–7–O–硫酸–4′–O–葡萄糖醛酸酯或其异构体、甘草素–4′–O–葡萄糖醛酸酯或其异构体[25]。

6. 拆方研究

将四妙勇安汤拆方，采用高效液相色谱法检测各组合样品中甘草苷、金丝桃苷和木犀草苷含量并计算提取率。实验发现，与单味药相比，配伍药味越多，甘草苷、金丝桃苷和木犀草苷的提取率越高。全方合煎后，3种成分提取率均达到最高，为55.56%[26]。同理测定绿原酸、阿魏酸、肉桂酸、哈巴俄苷、哈巴苷、当药苷、马钱苷和甘草酸的含量并分别计算提取率，发现与单味金银花、当归相比，拆方组绿原酸和阿魏酸的提取率均有明显降低，而其全方配伍后的提取率仅低于单味药单煎时提取率；肉桂酸、哈巴俄苷、哈巴苷、当药苷和马钱苷的提取率则在全方配伍后最高，分别为96.53%、66.22%[27]、95.77%[28]、102.77%和106.75%[29]；而甘草酸单煎时提取率最高，与其余药味配伍时提取率显著降低，降幅超过50%，最大可达74.12%[30]。

7. 配伍研究

将金银花、玄参、当归、甘草采用不同浓度乙醇提取，大孔树脂分离纯化后按比例进行配比，得到四妙勇安汤活性部位配伍方。采用薄层色谱法对配伍方中玄参、甘草进行鉴别，采用高效液相色谱法对配伍方中绿原酸和哈巴俄苷含量进行检测。薄层色谱鉴别中，配伍方在与对照品哈巴俄苷、甘草酸铵相应位置上均显相同颜色的荧光斑点，斑点清晰，阴性对照无干扰。高效液相色谱法测得配伍方中绿原酸和哈巴俄苷的平均含量分别为5.32%、0.25%[31]。

采用超高效液相质谱联用（UPLC-MS^n）法分别检测四妙勇安汤全方合煎液、金银花-甘草合煎液、当归-甘草合煎液、玄参-甘草合煎液及甘草煎液中绿原酸、异绿原酸、甘草苷及哈巴俄苷含量，发现四妙勇安汤全方绿原酸、异绿原酸、甘草苷及哈巴俄苷含量显著高于金银花-甘草、当归-甘草及玄参-甘草配伍中的含量，证明四妙勇安汤全方配伍可获得较高的绿原酸、异绿原酸、甘草苷及哈巴俄苷提取率，这一结论可用于指导复方制剂配伍[32]。

采用大鼠在体单向肠灌流模型，以UPLC-MS^{n}法测定四妙勇安汤水提物中绿原酸、甘草苷、金丝桃苷、安格洛苷C和异绿原酸C 5种抗炎活性成分在不同拆方配伍组合及不同肠段中的含量。结果显示，四妙勇安汤5种活性成分中，除甘草苷回肠吸收参数在单味甘草中最高，其余4种成分在回肠和十二指肠中的肠吸收参数均在配伍组合时高。其中，绿原酸在全方配伍时，回肠和十二指肠吸收参数均处于最高水平，异绿原酸C在全方及金银花-玄参-甘草3药配伍组合时吸收参数处于较高水平，而不同配伍组合中的金丝桃苷和安格洛苷C的肠吸收情况在回肠和十二指肠中截然相反[33]。该研究表明，通过复方配伍，可明显促进活性成分的吸收，从生物学角度为四妙勇安汤配伍规律的研究奠定了一定的基础。

8. 临床应用

（1）血栓闭塞性脉管炎　用四妙勇安汤加减对61例血栓闭塞性脉管炎患者进行辨证治疗，药方组成：金银花90g，玄参90g，甘草10g，当归30g，赤芍10g，川芎10g，红花10g，桃仁10g，牛膝15g，鸡血藤30g，牡丹皮10g。每天1剂，水煎2次，早晚温服。治疗20天，总有效率为95.1%[34]。

（2）冠状动脉粥样硬化性心脏病　用四妙勇安汤加减治疗120例冠心病患者，药方组成：当归、玄参、金银花各30g，甘草10g。加减：心气虚者，合生脉饮、黄芪；痰浊湿重者，加厚朴、瓜蒌；心血瘀阻伴刺痛者，加水蛭、桃仁；气滞憋闷甚者，加降香、甘松；水肿者，合苓桂术甘汤；阳虚隐痛手足清冷者，加制附子、淫羊藿；气阴两虚口干、心烦、气短者，加沙参、天冬、麦冬。每天1剂，水煎服。治疗1~3个月，总有效率为95%[35]。

（3）冠心病慢性稳定型心绞痛　用四妙勇安汤加减联合西药阿司匹林肠溶片、琥珀酸美托洛尔缓释片治疗40例心血瘀阻型慢性稳定型心绞痛心肌缺血患者，药方组成：丹参20g，当归20g，玄参10g，金银花20g，甘草10g。加减：失眠多梦者，加酸枣仁10g，远志10g；自汗、盗汗严重者，加麻黄根10g；咳嗽严重，不能平卧者，加桑白皮15g，葶苈子15g；阴虚火旺严重者，加黄柏10g，知母10g；心阳虚衰严重者，加附子10g。治疗2周，患者的缺血次数、缺血时间、缺血总负荷均较治疗前改善，且优于对照组（仅阿司匹林肠溶片、琥珀酸美托洛尔缓释片治疗）[36]。

（4）不稳定型心绞痛　用四妙勇安汤联合常规疗法治疗24例不稳定性心绞痛患者，药方组成：金银花60g，玄参60g，当归30g，甘草15g。每天1剂，水煎服。治疗1个月，总有效率为91%，高于对照组（仅常规治疗）的有效率66%（$P<0.05$）[37]。

（5）心肌梗死　用四妙勇安汤合抵当汤加减联合西药治疗30例无痛性急性非ST段抬高型心肌梗死患者，药方组成：当归40g，玄参40g，金银花40g，甘草10g，桃仁10g，酒大黄5g，水蛭3g，虻虫3g。加减：痰浊闭阻者，加瓜蒌20g，薤白10g，半夏10g；寒凝心脉者，加桂枝10g，细辛3g，薤白10g；气阴两虚者，加党参20g，麦冬10g，五味子5g。每天1剂，早晚服用。治疗2周，总有效率为93.33%，高于对照组（常规西药治疗）的有效率76.67%（$P>0.05$）；心肌损伤标记物肌钙蛋白I恢复正常时间为6.05±2.13天，高于对照组（常规西药治疗）的7.60±2.78天（$P<0.05$）[38]。

（6）慢性心力衰竭 用四妙勇安汤加味联合阿司匹林肠溶片治疗30例气滞血瘀型慢性心力衰竭患者，药方组成：当归30g，玄参30g，金银花30g，丹参30g，甘草30g，三七粉10g，川芎10g，全蝎10g。每天1剂，水煎服。治疗16周，总有效率为95.00%，高于对照组（口服阿司匹林肠溶片）的有效率75.00%（$P < 0.05$）[39]。

（7）脑梗死伴颈动脉粥样硬化 用四妙勇安汤加减联合常规西医疗法治疗66例脑梗死伴颈动脉粥样硬化斑块患者，药方组成：玄参20g，当归15g，金银花20g，牡丹皮15g，黄芪15g，丹参12g，白术12g，水蛭（研末冲服）6g，地龙12g，川芎10g，鸡血藤15g，毛冬青15g，甘草6g。加减：血瘀严重者，加红花、赤芍；痰浊严重者，加陈皮；四肢抽搐严重者，加钩藤；偏瘫腰膝酸软者，加川续断、桑寄生。每天1剂，早晚服用。治疗3周，患者血脂情况、颈动脉斑块积分均较治疗前有显著改善，且较对照组改善更明显（$P < 0.05$）[40]。

（8）急性冠状动脉综合征 用四妙勇安汤合通心络胶囊联合西医常规治疗34例非ST段抬高急性冠脉综合征患者，药方组成：当归30g，玄参60g，金银花60g，甘草15g。每天1剂，早晚服用。治疗1个月，总有效率为94.12%，高于对照组（西医常规治疗）的有效率70.59%（$P < 0.05$）[41]。

（9）下肢动脉硬化性闭塞症 用四妙勇安汤加减联合常规西药治疗60例下肢动脉硬化闭塞症患者，药方组成：金银花90g，玄参90g，当归60g，甘草30g。加减：热重者，加黄柏、知母；湿重者，加苍术、泽泻；血瘀者，加桃仁、虎杖；气虚者，加党参、黄芪；血虚者当归、鸡血藤。每天1剂，早晚温服。治疗4周，观察组肿瘤坏死因子–α、白细胞介素–18、全血黏度、血浆黏度、纤维素原水平均较治疗前明显降低，且观察组的改善优于对照组（$P < 0.05$）[42]。

（10）下肢静脉血栓 用四妙勇安汤合抵当汤联合低分子肝素钠治疗40例髋关节周围骨折下肢深静脉血栓患者，药方组成：水蛭8g，土鳖虫4g，当归20g，桃仁10g，金银花30g，大黄12g，玄参30g，甘草10g，萆薢12g，牛膝12g。每天1剂，水煎服。治疗2周，观察组发生下肢深静脉血栓的总概率为5.0%，低于对照组（低分子肝素钠治疗）的发生率20.0%（$P < 0.05$）[43]。

（11）下肢慢性静脉功能不全 用四妙勇安汤合补阳还五汤联合地奥司明片治疗54例下肢慢性静脉功能不全患者，药方组成：黄芪、金银花、玄参、当归各30g，赤芍、川牛膝、升麻、地龙各15g，川芎、桃仁、红花、伸筋草、甘草各10g。每天1剂，早晚分服。治疗12周，总有效率为90.74%，高于对照组（口服地奥司明片）的总有效率72.22%（$P < 0.05$）[44]。

（12）慢性阻塞性肺疾病 用四妙勇安汤加减联合西医常规疗法治疗52例慢性阻塞性肺疾病患者，药方组成：金银花15g，当归15g，玄参25g，甘草10g。加减：喘促者，加葶苈子15g，代赭石10g；咳黄痰者，加黄芩10g，桑白皮10g；发热者，加连翘10g；双下肢水肿者，加茯苓25g，薏苡仁30g。每天1剂，水煎服。治疗2周，总有效率为92.3%，高于对照组（西医常规疗法）的有效率52.0%（$P < 0.05$）[45]。

（13）中风后癫痫 用四妙勇安汤加减联合或停用西医常规治疗35例中风后癫痫患者，药方组成：金银花30g，玄参30g，当归15g，甘草10g，白茅根15g，车前子10g，枸杞子15g，天麻10g，菊花10g。加减：认知障碍者，加远志5g，酸枣仁10g；失语者，加石菖蒲10g，远志5g；痰多者，加制半夏6g，胆南星5g；气虚者，加人参10g，黄芪20g；腹泻者去玄参，加煨葛根10g，茯苓10g，白术6g。每2天1剂，早晚服用。治疗1年，治疗组癫痫控制的例数、癫痫复发例数、脑电图异常例数等均优于对照组（西医常规治疗）[46]。

（14）原发性血小板增多症 用四妙勇安汤加减联合西药治疗30例原发性血小板增多症患者，药方组成：当归15g，金银花30g，玄参30g，甘草10g。加减：血热者，加生地黄30g，牡丹皮10g，赤芍15g，水牛角30g；血瘀者，加乳香10g，没药10g；气虚者，加党参30g，白术15g，黄芪30g；湿热者，加黄柏15g，苍术10g，薏苡仁15g，川牛膝15g。每天1剂，早晚服用。治疗2周，总有效率为86.7%，高于对照组（口服羟基脲片）的有效率60.0%（$P < 0.05$）[47]。

（15）糖尿病并发症

①用四妙勇安汤联合西药综合疗法治疗47例糖尿病足患者，药方组成：金银花、薏苡仁各30g，白鲜皮、甘草、苦参、牡丹皮、赤芍、牛膝、苍术、黄柏、当归、黄芪各10g，玄参20g。加减：气虚重者，加茯苓、白术、党参；血瘀重者，加地龙、桃仁、三棱、水蛭；疼痛重者，加三七、血竭、没药、乳香；阴虚重者，加玉竹、天冬、知母、生地黄、天花粉；气滞重者加乌药、陈皮、川楝子。每天1剂，分2次服用。治疗8周，有效率为93.62%，高于对照组（仅用前列地尔）的有效率70.21%（$P < 0.05$）[48]。

②用四妙勇安汤加味联合黄芪注射液治疗70例糖尿病坏疽患者，药方组成：金银花、黄芩、连翘、紫草、栀子各20g，甘草、当归、黄柏、苍术、防

己、赤芍各15g，牛膝、红花、玄参、木通各10g。每天1剂，早晚服用。治疗3个月，总有效率为97.14%，高于对照组（胰岛素合湿润烧伤膏治疗）的有效率84.29%（$P < 0.01$）[49]。

③用四妙勇安汤联合西药疗法治疗56例2型糖尿病合并痛风患者，药方组成：金银花、玄参各30g，当归15g，甘草10g。加减：湿盛者，加黄柏、胆南星、汉防己、六一散各10g；挟瘀者，加丹参12g，桃仁10g；疼痛剧烈加地龙12g，制乳香、制没药各10g；病程长，关节有变形且僵硬者，加威灵仙12g，五加皮、僵蚕各9g；有痛风结石者，加金钱草、海金沙各30g。每天1剂，分2次服用。治疗4周，总有效率为91.38%，高于对照组（西药治疗）的有效率77.59%（$P < 0.05$）[50]。

（16）凝血功能紊乱　用四妙勇安汤加减联合西医综合疗法治疗30例热毒炽盛证脓毒症患者，药方组成：金银花30g，玄参30g，丹参20g，当归20g，甘草10g，黄芪30g。每天1剂，早晚口服或鼻饲。治疗1周，总有效率为90.00%，高于对照组（西药治疗）的有效率76.67%（$P > 0.05$）。两组患者白介素-8、肿瘤坏死因子-α水平均显著降低（$P < 0.01$，$P < 0.05$），且治疗组患者的肿瘤坏死因子-α水平低于对照组（西药治疗）（$P < 0.05$）[51]。

（17）慢性皮肤溃疡　用四妙勇安汤加味内服结合湿润烧伤膏外敷治疗46例慢性皮肤溃疡患者，药方组成：金银花、玄参各30g，当归50g，甘草10g。加减：兼下肢湿盛浮肿，溃面渍水多者，加二妙散、四妙散；兼溃疡周围红肿疼痛剧烈者，重用金银花、当归，加用黄芩、黄连、红花、牡丹皮等；兼溃面苍白或发黑，肉芽不生者，重用当归，加用附片、桂枝、黄芪等；兼肾虚者，加用地黄汤，总有效率达97.8%，且复发率低[52]。

（18）带状疱疹　用四妙勇安汤加味配合雄黄膏外敷治疗33例带状疱疹患者，药方组成：珍珠母30g，金银花、板蓝根各20g，当归、玄参、郁金各15g，白芍12g，泽泻、延胡索、车前草、甘草各10g，柴胡7g。加味：疱疹早期肝经湿热，火热毒邪熏蒸肌肤，加栀子20g，龙胆草12g，黄芩10g；中期脾虚湿蕴，蕴积肌肤之故，加白术15g，陈皮10g，厚朴7g；后期血瘀气滞，瘀阻所致，加桃仁12g，红花、川芎各9g。每天1剂，早晚服用。治疗10天，有效率为96.97%，高于对照组（西药治疗）的有效率78.79%（$P < 0.05$）[53]。

（19）亚急性皮肤型红斑狼疮　用四妙勇安汤加味联合羟氯喹治疗36例亚急性皮肤型红斑狼疮患者，药方组成：金银花20g，玄参20g，当归15g，甘草10g，沙参10g，生地黄15g，麦冬15g，玉竹10g，黄连10g，连翘15g，黄柏10g，赤芍10g。每天2剂，水煎服。治疗8周，总有效率为86.11%，高于对照组（口服羟氯喹）的有效率78.79%（$P < 0.05$）[54]。

（20）类风湿关节炎　用四妙勇安汤加味联合局部臭氧注射治疗30例类风湿炎关节疼痛患者，药方组成：当归30g，玄参20g，甘草10g，忍冬藤30g，穿山龙30g，牛蒡子15g，僵蚕10g。每天2次，水煎服。治疗1个月，总有效率为93.33%，高于对照组（常规西药治疗）的有效率66.67%（$P < 0.05$）[55]。

（21）精索静脉曲张　用四妙勇安汤加减联合腹腔镜治疗42例湿热夹瘀型精索静脉曲张患者，药方组成：金银花15g，玄参15g，土茯苓30g，当归6g，虎杖15g，赤芍15g。每天1剂，分2次餐后口服。治疗3个月，总有效率为88.09%，高于对照组（腹腔镜手术治疗）的有效率72.50%（$P < 0.05$）[56]。

（22）口腔黏膜下纤维化　用四妙勇安汤加减合甘草泻心汤联合醋酸泼尼松治疗42例口腔黏膜下纤维化患者，药方组成：金银花、黄芩各15g，甘草、大枣各20g，干姜、玄参、党参、当归各10g，姜半夏9g，黄连6g。加减：胃脘痛者，加砂仁6g；黏膜发白者，加白芍、熟地黄、川芎各10g；疼痛明显者，加全蝎、地龙各10g；灼热者，加连翘20g，蒲公英30g。每天1剂，早晚服用。治疗3个月，总有效率为95.24%，高于对照组（醋酸泼尼松治疗）的有效率78.57%（$P < 0.05$）[57]。

（23）眼科疾病

①用四妙勇安汤加减合六味地黄丸治疗30例糖尿病视网膜病变患者，药方组成：玄参30g，金银花15g，甘草6g，山茱萸15g，生地黄15g，山药15g，牡丹皮9g，泽泻9g，茯苓9g，丹参9g，三七9g，总有效率高于常规西药的有效率。

②四妙勇安汤加味治疗18例视网膜静脉周围炎患者，药方组成：生地黄20g，炙甘草12g，知母10g，白及15g，白蔹12g，栀子10g，泽泻15g，猪苓10g，三七粉5g。总有效率为90.63%，高于对照组（常规治疗）的有效率76%。

③用四妙勇安汤加减治疗32例视网膜静脉阻塞患者，药方组成：金银花30g，玄参30g，当归15g，甘草10g。加减：气虚者，加黄芪；血虚者，加阿胶；阴虚者，加生地黄、女贞子；阳虚者，加补骨脂、淫羊藿；新鲜出血者，加槐花、三七；后期伤阴者，加熟地黄、山茱萸。治疗9周，总有效率为93.7%。

④四妙勇安汤亦可治疗眼底出血，新鲜出血者，加三七；气血虚者，加黄芪；阴虚者，加生地黄；病程后期，加用熟地黄、山茱萸，效果良好[58]。

（24）痤疮　用四妙勇安汤加减联合火针治疗48

例痤疮患者，药方组成：金银花 15g，玄参 15g，当归 10g，甘草 10g，黄芪 10g。加减：毒邪盛者，金银花加至 30~45g，另加皂角刺 10g，紫花地丁 10g；痒甚者，加荆芥 10g，防风 10g；皮脂溢多者，加薏苡仁 10~15g（脾胃素体虚寒者则用炒薏苡仁），山楂 15g；结节硬肿或瘢痕明显者，加赤芍 15g，浙贝母 15g；阴虚有热者，加生地黄 15g，麦冬 15g；阳虚者，黄芪加量至 30g。治疗 3 周，总有效率为 95.8%[59]。

（25）亚急性甲状腺炎　用四妙勇安汤加味治疗 30 例亚急性甲状腺炎患者，药方组成：金银花 30g，玄参 30g，当归 10g，甘草 10g，蝉蜕 10g，姜黄 10g，僵蚕 10g，熟大黄 5g。加减：湿热重者，加黄柏 10g，苍术 10g；血瘀明显者，加桃仁 10g，红花 10g；热毒明显者，加蒲公英 30g，紫花地丁 15g。治疗 4~8 周，总有效率为 86.7%，高于对照组（口服强的松片）的有效率 63.3%（P < 0.05）[60]。

（26）宫颈上皮内瘤变　用四妙勇安汤加味治疗 34 例宫颈上皮内瘤变患者，药方组成：金银花 30g，玄参 30g，当归 20g，甘草 10g。加减：气滞血瘀者，加莪术，青皮，小茴香，赤芍，牡丹皮，桃仁；湿热下注者，加黄柏，猪苓，牛膝，茵陈，泽泻，龙胆草；热毒壅聚者，加黄芩，黄连，土茯苓，蒲公英，山栀子；痰湿凝滞者，加半夏，竹茹，茯苓，薏苡仁，苍术。治疗 4 周，总有效率为 94.12%，高于对照组（口服妇炎康片）的有效率 73.53%（P < 0.05）[61]。

（27）其他　四妙勇安汤在临床上还被应用于其他多种疾病，如脱疽证、病毒性心肌炎、风湿病、白色萎缩、系统性红斑狼疮、支气管扩张、急性化脓性扁桃体炎、急性喉炎、过敏性紫癜、紫癜血尿、化脓性鼻窦炎、断指再植、恶性肿瘤等。

9. 安全性

用四妙勇安汤活性部位给昆明小鼠及 Wistar 大鼠灌胃，给药后 14 天内，与对照组相比，给药组雌雄小鼠、大鼠活动、行为、眼睑、分泌物、呼吸、腹形、排便等均无异常，未见因药物引起的死亡；给药后 7 天及 14 天体质量、进食量与对照组同期比较，差异无统计学意义；给药 14 天后，处死各组小鼠、大鼠，与对照组比较，给药组均未见脏器明显的肿大、萎缩、坏死、充血、出血、水肿等异常现象[62]。

参考文献

［1］于福江. 四妙勇安汤源出今考［J］. 陕西中医，1992（03）：136.

［2］李娜，曲晓波，蔺爽，等. 四妙勇安汤对大鼠血栓闭塞性脉管炎的抗炎作用及其机制［J］. 吉林大学学报（医学版），2013，39（02）：264-267.

［3］朱宏斌，郝建军，张耕，等. 四妙勇安汤对动脉粥样硬化大鼠氧化损伤的保护作用［J］. 中日友好医院学报，2013，27（03）：168-171.

［4］徐冰，聂波，徐颖，等. 基于 ApoE-/- 小鼠动脉粥样硬化模型的四妙勇安汤活性部位配伍规律研究［J］. 辽宁中医杂志，2013，40（06）：1250-1252.

［5］朱宏斌，郝建军，张耕，等. 四妙勇安汤对动脉粥样硬化大鼠脂质代谢的影响［J］. 湖北中医药大学学报，2013，15（03）：17-19.

［6］王筠，袁卓，张军平. 四妙勇安汤对人脐静脉血管内皮细胞 ECV304 的增殖作用［J］. 中华中医药学刊，2007（09）：1818-1820.

［7］刘鑫，雷儒萌，欧梁. 四妙勇安汤对大鼠尾动脉血管吻合术后吻合口再狭窄及 VEGF 蛋白的影响［J］. 中国中医急症，2018，27（04）：637-639.

［8］黄金玮，常柏. 四妙勇安汤对 2 型糖尿病大鼠血管内皮细胞功能的影响［J］. 天津中医药，2010，27（06）：499-500.

［9］陈真，蒋建勤，于忠晓. 四妙勇安提取物对血液凝固和血栓形成的影响［J］. 中国药科大学学报，1999（06）：43-45.

［10］邹文，范少勇，周明，等. 四妙勇安汤对大鼠股骨干骨折术后抗凝作用的实验研究［J］. 中国中医药现代远程教育，2019，17（05）：106-108.

［11］李娜，曲晓波，蔺爽，等. 四妙勇安汤对血栓闭塞性脉管炎大鼠的保护作用［J］. 中国实验方剂学杂志，2013，19（08）：225-227.

［12］李大勇，袁明殿，郑巧楠，等. 四妙勇安汤对实验性腹主动脉瘤生长的抑制作用及机理［J］. 中华中医药学刊，2009，27（10）：2161-2163.

［13］赵亚男，刘明，张玥，等. 四妙勇安汤对糖尿病溃疡大鼠 Wnt/β-catenin 信号通路表达的影响［J］. 中国中西医结合杂志，2017，37（01）：79-85.

［14］瞿融，马世平，赵丽敏，等. 四妙勇安汤对实验性肝损伤的保护作用［J］. 中药药理与临床，1995（04）：3-5.

［15］刘璐，徐士欣，张军平，等. 基于网络药理学方法探讨四妙勇安汤治疗动脉粥样硬化的作用机制［J］. 中华中医药学刊，2019，37（03）：572-578.

［16］谢盈彧，刘璐，李渊芳，等. 基于网络药理学的四妙勇安汤在血管新生中的作用机制研究［J］. 中草药，2018，49（18）：4319-4330.

［17］任莹璐，张惠敏，柳金英，等. 基于网络药理学预测四妙勇安汤干预心力衰竭的作用机制研究［J］. 天津中医药大学学报，2018，37（04）：332-335.

［18］王光宁，李伟东，蔡宝昌. 正交试验法优选四妙勇安汤的提取工艺研究［J］. 南京中医药大学学报，2005（03）：168-170.

［19］马麟，梁永枢，段启. 正交设计法优选四妙勇安汤提取工艺［J］. 现代医院，2014，14（08）：82-84.

［20］李凌军，张兆旺，孙秀梅，等. 用正交设计优选四妙勇安汤方药的半仿生提取工艺条件［J］. 中成药，2006（09）：1259-1264.

［21］余国祥，茆玉国，雷群忠，等. HPLC法测定四妙勇安汤中绿原酸的含量［J］. 解放军药学学报，2007（04）：304-305.

［22］李伟东，王光宁，蔡宝昌. HPLC法测定四妙勇安汤有效部位中绿原酸阿魏酸的含量［J］. 中医药学刊，2006（12）：2228-2229.

［23］黄玉欣，赫志强，柳祯，等. 四妙勇安汤中的化学成分［J］. 沈阳药科大学学报，2018，35（12）：1007-1015.

［24］李伟东，王光宁. 四妙勇安汤抗炎有效部位的HPLC图谱研究［J］. 南京中医药大学学报，2006（05）：312-313.

［25］迟森森，王卫华，刘斌. 四妙勇安汤水提物大鼠吸收入血成分研究［J］. 北京中医药大学学报，2016，39（11）：933-940.

［26］胡少伟，姜艳艳，高尧春，等. 四妙勇安汤中甘草苷、金丝桃苷和木犀草苷提取率的拆方分析［J］. 北京中医药大学学报，2016，39（07）：590-594.

［27］迟森森，王翀，刘斌. 基于绿原酸、阿魏酸、肉桂酸和哈巴俄苷提取率的四妙勇安汤拆方分析［J］. 世界科学技术－中医药现代化，2016，18（08）：1379-1385.

［28］张恩惠，王翀，刘斌. 四妙勇安汤中哈巴苷提取率的拆方分析［J］. 中国实验方剂学杂志，2013，19（13）：45-47.

［29］季新宇，王翀，刘斌. 四妙勇安汤当药苷、马钱苷提取率的拆方分析［J］. 中国实验方剂学杂志，2014，20（17）：102-105.

［30］习玉林，王翀，张乐，等. 四妙勇安汤不同拆方甘草酸提取率考察［J］. 北京中医药大学学报，2013，36（11）：771-774.

［31］杨会，宋珂，李慧，等. 四妙勇安汤活性部位配伍方薄层色谱鉴别及绿原酸和哈巴俄苷的含量测定［J］. 中国现代中药，2019，21（05）：668-672.

［32］杨全海. 四妙勇安汤不同配伍对化学有效成分含量的影响研究［J］. 北方药学，2018，15（10）：2-3.

［33］于潇，迟森森，焦其树，等. 基于在体肠灌流模型的四妙勇安汤活性成分拆方配伍研究［J］. 中国中药杂志：1-15.

［34］彭连双，赵翠格，孙建辉，等. 四妙勇安汤加减治疗血栓闭塞性脉管炎61例临床观察［J］. 中医临床研究，2015，7（11）：111-112.

［35］褚连军. 四妙勇安汤治疗冠状动脉粥样硬化性心脏病临床观察［J］. 亚太传统医药，2010，6（11）：67-68.

［36］韩岩辉. 四妙勇安汤加减对心血瘀阻型慢性稳定型心绞痛心肌缺血患者的临床效果观察［J］. 中国现代药物应用，2019，13（04）：136-137.

［37］廖荣德，陈远平. 四妙勇安汤治疗不稳定性心绞痛24例疗效观察［J］. 云南中医中药杂志，2009，30（11）：42.

［38］李雨，黄瑞音，钟巍，等. 四妙勇安汤合抵当汤加减治疗老年无痛性急性非ST段抬高型心肌梗死临床研究［J］. 河北中医，2019，41（01）：31-35.

［39］周凌云，娄金波，胡先觉，等. 加味四妙勇安汤治疗气滞血瘀证慢性心力衰竭患者30例［J］. 中国实验方剂学杂志，2012，18（15）：270-272.

［40］刘遵志. 加味四妙勇安汤治疗脑梗死伴颈动脉粥样硬化斑块临床研究［J］. 亚太传统医药，2018，14（07）：196-198.

［41］李军辉. 加味四妙勇安汤联合通心络胶囊对非ST段抬高急性冠脉综合征血清炎症因子的影响及临床疗效观察［J］. 中医药临床杂志，2018，30（02）：294-296.

［42］田珂，庞宏永，朱岩. 四妙勇安汤加减治疗下肢动脉硬化闭塞症患者的疗效和其部分机制［J］. 世界中医药，2019，14（02）：454-458.

［43］刘三元. 抵当汤合四妙勇安汤对髋关节周围骨折患者下肢深静脉血栓的预防作用分析［J］. 光明中医，2018，33（24）：3678-3680.

［44］兰金耀，项华明，戴朝波. 四妙勇安汤合补阳还五汤加减治疗下肢慢性静脉功能不全54例［J］. 浙江中医杂志，2018，53（07）：504.

［45］宋萍，高天文，张玉琴，等. 四妙勇安汤结合西医常规治疗慢性阻塞性肺疾病急性加重期52例疗效观察［J］. 甘肃中医学院学报，2012，29（06）：27-29.

［46］蒋士生，韩育明，夏爱民，等. 四妙勇安汤加味治疗中风后癫痫35例临床观察［J］. 湖南中医杂志，2016，32（02）：1-4.

［47］陈亚勇，于天启. 四妙勇安汤加减治疗原发性血小板增多症的临床观察［J］. 中医临床研究，2018，10（32）：107-108.

［48］黎敏姬，潘卓文，张绍芬. 四妙勇安汤加减对糖尿病足的临床疗效观察［J］. 内蒙古中医药，2016，35（05）：10.

[49] 苟雪琼. 四妙勇安汤、黄芪注射液、湿润烧伤膏联合西药治疗糖尿病坏疽随机平行对照研究 [J]. 实用中医内科杂志, 2015, 29 (12): 127-129.

[50] 王旭. 四妙勇安汤辨证加减治疗 2 型糖尿病合并痛风的疗效观察 [J]. 双足与保健, 2018, 27 (19): 187-188.

[51] 李淑芳, 闫国良, 陈织耕. 加味四妙勇安汤对脓毒症患者凝血功能紊乱的影响 [J]. 上海中医药大学学报, 2016, 30 (01): 23-26.

[52] 安虎, 刘婷. 加味四妙勇安汤治疗慢性皮肤溃疡 46 例疗效观察 [J]. 中国社区医师 (医学专业), 2011, 13 (17): 168.

[53] 朱清华, 付凌慧, 马建峰. 四妙勇安汤内服配合雄黄膏外敷治疗带状疱疹的 33 例 [J]. 中国中医药现代远程教育, 2019, 17 (05): 58-60.

[54] 刘佳, 李中宇. 李中宇教授运用四妙勇安汤加减治疗亚急性皮肤型红斑狼疮临床观察 [J]. 辽宁中医药大学学报, 2018, 20 (04): 124-127.

[55] 杜升阳. 口服四妙勇安汤与局部臭氧注射治疗类风湿炎关节疼痛的疗效研究 [J]. 中西医结合心血管病电子杂志, 2018, 6 (14): 132-133.

[56] 翁剑飞, 张伟平, 范海青. 四妙勇安汤合腹腔镜治疗湿热夹瘀型精索静脉曲张不育 42 例 [J]. 福建中医药, 2016, 47 (05): 36-38.

[57] 赵翔宇. 甘草泻心合四妙勇安汤加减治疗口腔黏膜下纤维化的临床观察 [J]. 光明中医, 2017, 32 (18): 2655-2657.

[58] 董志国, 王大虎, 刘新泉, 等. 四妙勇安汤加减在眼科疾病中的应用探讨 [J]. 中国中医眼科杂志, 2018, 28 (05): 323-326.

[59] 黄丽瑶. 火针配合四妙勇安汤加黄芪治疗痤疮疗效观察 [J]. 山东中医杂志, 2015, 34 (01): 34-35.

[60] 张绍芬, 潘卓文. 四妙勇安汤加味治疗亚急性甲状腺炎 30 例疗效观察 [J]. 北方药学, 2013, 10 (04): 28-29.

[61] 陈帔霞, 姚春雷. 兰宏江用四妙勇安汤治疗宫颈上皮内瘤变 34 例 [J]. 辽宁中医药大学学报, 2011, 13 (07): 39-40.

[62] 聂波, 徐冰, 陈立新, 等. 四妙勇安汤活性部位灌胃给药的急性毒性实验研究 [J]. 河北中医, 2017, 39 (01): 100-103.

身痛逐瘀汤

【出处】《医林改错》(清·王清任)"凡肩痛、臂痛、腰痛、腿痛,或周身疼痛,总名曰痹症。明知受风寒,用温热发散药不愈;明知有湿热,用利湿降火药无功。久而肌肉消瘦,议论阴亏,随用滋阴药又不效。至此便云:病在皮脉,易于为功;病在筋骨,实难见效。因不思风寒湿热入皮肤,何处作痛。入于气管,痛必流走;入于血管,痛不移处。如论虚弱,是因病而致虚,非因虚而致病。……古方颇多,如古方治之不效,用身痛逐瘀汤。"

【处方】秦艽一钱,川芎二钱,桃仁三钱,红花三钱,甘草二钱,羌活一钱,没药二钱,当归三钱,灵脂二钱(炒),香附一钱,牛膝三钱,地龙二钱(去土)。

【制法及用法】水煎服。
【剂型】汤剂。

【现代研究】

1. 药理作用

(1)镇痛　身痛逐瘀汤给大鼠灌胃,每天 1 次,

每次 3ml,连续 8 天后,腹腔注射 0.3% 乙酸 0.2ml,计算 20min 内动物扭体反应数。结果表明,身痛逐瘀汤混悬液有明显镇痛作用,与对照组相比差异显著。

(2)抗炎　身痛逐瘀汤给大鼠灌胃,每天 1 次,每次 3ml,连续 3 天,可降低大鼠皮肤毛细血管通透性或减少炎性介质渗出,提示身痛逐瘀汤具有抗炎作用。身痛逐瘀汤以 4.5ml/kg 的剂量对 32 只雄性腰椎间盘退变大鼠灌胃模型,每天 1 次。4 周后大鼠椎间盘髓核组织内肿瘤坏死因子 -α、白细胞介素 -1β 含量均降低,证明身痛逐瘀汤具有抗炎作用[1]。用身痛逐瘀汤处理 RAW264.7 巨噬细胞,发现其能抑制巨噬细胞一氧化氮的分泌和一氧化氮合成酶的表达,从而抑制炎症反应[2]。

(3)抑制细胞增殖　身痛逐瘀汤高、中、低剂量对小鼠骨癌痛模型灌胃 7 天,高剂量组每只灌胃 0.9g,中剂量组每只灌胃 0.3g,低剂量组每只灌胃 0.1g,测定热痛缩足潜伏期、GFAP mRNA 及蛋白的表达。第 21 天,与模型组比较,中、高剂量组热痛

缩足潜伏期升高，脊髓组织 GFAP mRNA 及蛋白表达水平降低，而低剂量组与模型组无统计学意义。这一实验表明，身痛逐瘀汤可抑制脊髓水平星形胶质细胞的增殖活化[3]，这可能是其产生镇痛作用的机制之一。

（4）抑制细胞凋亡　将新西兰兔髓核细胞培养、传代后加入身痛逐瘀汤含药血清（身痛逐瘀汤以 11.6g/（kg·d）的剂量灌胃 3 天，末次给药 2h 后取血，得含药血清）中，在体外静水压加载系统中进行干预，24h 后检查髓核细胞的增殖活性和凋亡情况。实验发现中药干预组髓核细胞增殖活性更高，凋亡百分比更低[4]。进一步研究表明，身痛逐瘀汤能激活 PI3K/AKT 信号通路的表达，从而延缓椎间盘的退变。

（5）抑制蛋白质表达　身痛逐瘀汤（1.5g/ml）以 4.5ml/kg 剂量对腰椎退变大鼠模型灌胃 4 周，取出椎间盘，观察纤维环细胞 p-p38、p38 和 NF-κB 蛋白的表达。发现身痛逐瘀汤组 p-p38、NF-κB 蛋白表达较模型组明显减少，p38 蛋白表达无统计学差异[5]。这一结果表明身痛逐瘀汤延缓椎间盘退变的机制可能与下调 p-p38 和 NF-κB 蛋白表达，抑制 p38MAPK 信号通路激活有关。

（6）抑制免疫反应

①抗过敏作用：身痛逐瘀汤给大鼠灌胃，每次 0.3ml，连续 9 天，于第 4 天在小鼠尾根皮下注射 50μl SRBC 悬液（含 SRBC109）致敏，第 5 天测量致敏前后尾部宽度。结果表明，身痛逐瘀汤混悬液对小鼠迟发性超敏反应有明显抑制作用，与对照组相比差异显著。

②抑制溶血素反应：身痛逐瘀汤给大鼠灌胃，每次 0.3ml，连续 9 天后检测溶血素反应。结果表明，身痛逐瘀汤混悬液对小鼠的特异性溶血素反应有抑制作用。

（7）降低骨骼肌微损伤　身痛逐瘀汤（0.964g/ml）于第 0h、24h、48h、72h 给延迟性肌肉酸痛大鼠模型灌胃 2ml，第 25h、49h、73h 采集血清，发现 25h、49h、73h 血清中骨骼肌型肌酸激酶（CK-MM）、白细胞介素 -6（IL-6）含量低于模型组，25h、73h 显著低于西药对照组，说明身痛逐淤汤能够抑制延迟性肌肉酸痛大鼠模型血清 CK-MM、IL-6 升高，从而有效减轻炎性反应，改善肌细胞损伤程度[6]。

2. 制剂研究

以小鼠微血管动静脉管径、小鼠凝血时间、耳廓循环障碍小鼠毛细血管开放量为评价指标，考察身痛逐瘀汤提取液未超滤及不同超滤方法对活血化瘀效果的影响。结果表明身痛逐瘀汤具有较好的活血化瘀效果：20nm，50nm 膜超滤液与未滤液相比其活血化瘀效果无明显差异，10nm 超滤膜超滤液活血化瘀作用减弱。实验证明超滤技术可用于身痛逐瘀汤的纯化工艺，但所选膜孔径应不小于 20nm[7]。

3. 临床应用

（1）风湿关节痛　用身痛逐瘀汤联合针灸治疗 25 例风湿关节痛患者，药方组成：秦艽 3g，川芎 6g，桃仁 9g，红花 9g，甘草 6g，羌活 3g，没药 6g，当归 9g，五灵脂 6g（炒），香附 3g，牛膝 9g，地龙 6g（去土）。每天 1 剂，水煎，分 3 次服用。治疗 4 个月，总有效率为 92.0%，高于对照组（仅针灸）的总有效率 76.0%（$P < 0.05$）[8]。

（2）坐骨神经痛　用身痛逐瘀汤联合电针治疗 30 例坐骨神经痛患者，药方组成：川芎、当归、牛膝、桃仁、秦艽、红花、地龙各 15g，香附、五灵脂、羌活、没药、甘草各 10g。每天 1 剂，水煎，早晚服用。治疗 24 天，总有效率为 93.3%，高于对照组（常规针刺）的总有效率 76.7%（$P < 0.05$）[9]。

（3）带状疱疹后遗神经痛　用身痛逐瘀汤联合皮肤针叩刺治疗 38 例带状疱疹后遗神经痛患者，药方组成：红花 9g，桃仁 9g，牛膝 9g，当归 9g，五灵脂 6g，川芎 6g，没药 6g，地龙 6g，秦艽 3g，香附 3g，羌活 3g，甘草 6g。每天 1 剂，水煎，早、中、晚 3 次温服。治疗 12 天，总有效率为 89.5%，高于对照组（西医常规治疗）的总有效率 81.0%（$P < 0.05$）[10]。

（4）气虚血瘀型产后身痛　用身痛逐瘀汤加减治疗 17 例气虚血瘀型产后身痛患者，药方组成：秦艽 9g，川芎 6g，桃仁 9g，红花 9g，羌活 6g，没药 6g，当归 10g，五灵脂 6g，川牛膝 15g，干地龙 10g。加减：畏寒恶风者，加防风 20g；气血两虚明显者，加党参 20g，黄芪 20g，何首乌 15g，枸杞子 15g；上肢疼痛明显者，加桑枝 15g；腰背酸困、足跟痛者，加杜仲 15g，续断 15g，狗脊 15g；肢体麻木重着者，加苍术 10g，萆薢 15g；肢体屈伸不利者，加海风藤 15g，伸筋草 15g。治疗 1 个月，总有效率为 97.30%[11]。

（5）各种癌症转移疼痛

①用身痛逐瘀汤联合盐酸羟考酮缓释片治疗 45 例骨转移癌痛患者，药方组成：秦艽 12g，羌活 12g，桃仁 9g，红花 9g，川芎 9g，牛膝 12g，地龙 9g，当归 9g，没药 6g，五灵脂 9g，香附 6g，甘草 6g。加减：气滞明显者，加柴胡 9g，枳壳 9g，陈皮 6g；血瘀明显者，加乳香 6g，蒲黄 9g，延胡索 9g；头晕、头昏明显者，加太子参 12g，黄芪 30g，茯苓 12g；恶心呕吐者，加竹茹 9g，半夏 9g，生赭石 12g，生姜 9g；

便秘者，加火麻仁 15g，生地黄 15g，黄芩 9g；食欲不振者，加焦三仙各 15g，鸡内金 9g。每天 1 剂，水煎，早晚温服。治疗 21 天，总有效率为 86.67%，高于对照组（口服盐酸羟考酮缓释片）的总有效率 62.22%（$P < 0.05$）[12]。

②用身痛逐瘀汤联合唑来膦酸治疗 19 例前列腺癌骨转移疼痛患者，药方组成：当归 15g，桃仁 12g，红花 9g，川芎 12g，牛膝 15g，没药 12g，五灵脂 12g（炒），香附 10g，羌活 12g，秦艽 12g，地龙 10g，赤芍 10g，甘草 6g。加减：关节疼痛难忍，夜不能寐者，加延胡索、乳香、荜茇、酸枣仁等；大便干燥者，加熟大黄；病久气虚者，加黄芪、党参等。每天 1 剂，水煎，早晚服用。治疗 8 周，总有效率为 89.4%，高于对照组（唑来膦酸加 0.9% 氯化钠注射液静脉滴注）的总有效率 57.1%（$P < 0.05$）[13]。

（6）痹证 用身痛逐瘀汤加减联合右归丸及常规疗法治疗 60 例痹证患者，药方组成：牛膝 15g，当归 15g，桃仁 15g，香附 6g，秦艽 6g，川芎 6g，羌活 6g，红花 10g，地龙 10g，甘草 10g，没药 10g，五灵脂 10g。加减：气虚者，加党参、黄芪；风甚者，加威灵仙、防风；寒甚者，加川乌、细辛、附子、威灵仙；湿甚者，加薏苡仁、茯苓；病变发生在上肢者，加桑枝、桂枝；在项背者，加葛根；在腰腿者，加川续断、桑寄生、狗脊；热痹患者，皮肤出现红斑，去羌活、秦艽、川芎，加黄柏、苍术、金银花；出现关节僵直，骨节畸形者，加炒穿山甲、蜂房、全蝎、乌梢蛇；湿热阻痹心络的心痹患者，去羌活、秦艽、牛膝、川芎，加金银花、川黄连、郁金等。每天 1 剂，温水煎，早晚服用。治疗一段时间，总有效率为 93.33%，高于对照组（非甾体抗炎药治疗）的总有效率 78.33%（$P < 0.05$）[14]。

（7）脑梗死后半身麻木 用身痛逐瘀汤加减联合常规疗法治疗 46 例脑梗死后半身麻木患者，药方组成：当归 15g，红花、牛膝、桃仁各 12g，川芎、没药、五灵脂各 10g，地龙 8g，甘草 6g，秦艽、羌活、香附各 4g。加减：语言謇涩者，加石菖蒲 10g；睡眠不佳者，加首乌藤 10g；口眼歪斜者，加白附子 4g。每天 1 剂，下午服用。治疗 2 周，总有效率为 91.30%，高于对照组（仅常规治疗）的总有效率 78.26%（$P < 0.05$）[15]。

（8）腰椎间盘突出

①用身痛逐瘀汤加减联合针灸、骨盆牵引治疗 153 例腰椎间盘突出症患者，药方组成：秦艽 10g，川芎 15g，桃仁 10g，红花 10g，独活 12g，没药 6g，当归 10g，五灵脂 10g，香附 15g，牛膝 10g，地龙 10g，甘草 6g。每天 1 剂，早晚温服。治疗 2 周，总有效率达 90.20%[16]。

②用身痛逐瘀汤加减联合艾灸治疗 77 例老年腰椎间盘突出患者，药方组成：秦艽 15g，川芎 10g，桃仁 10g，红花 10g，羌活 15g，当归 20g，五灵脂 10g，香附 10g，川牛膝 20g，地龙 10g，补骨脂 30g，骨碎补 30g，甘草 5g。每天 1 剂，水煎，早晚服用。治疗 8 周，总有效率为 92.2%，高于对照组（仅艾灸）的总有效率 85.7%（$P < 0.05$）[17]。

（9）膝关节骨性关节炎 用身痛逐瘀汤加减联合玻璃酸钠（施沛特）治疗 35 例骨性关节炎患者，药方组成：秦艽、川芎、羌活、没药、当归、香附、红花、地龙各 10g，桃仁、怀牛膝各 15g，五灵脂、甘草各 5g。加减：肝肾阳虚者，加杜仲、桑寄生各 20g；肝肾阴虚明显者，加熟地黄 15g，山茱萸 10g；气虚明显者，加黄芪 30g；血虚明显者，加何首乌、鸡血藤各 20g；风寒湿重者，加木瓜、独活各 15g，防风 10g；湿热之象者，去羌活、当归，加苍术 10g，黄柏、薏苡仁各 20g。每天 1 剂，分 2~3 次温服；药渣水煎，熏洗 20min。治疗 4 周，总有效率为 97.14%，高于对照组（玻璃酸钠注射）的总有效率 77.14%（$P < 0.05$）[18]。

（10）颈椎间盘突出伴椎管狭窄术后脊髓神经损伤残余症状 用身痛逐瘀汤联合西药治疗 30 例颈椎间盘突出伴颈椎椎管狭窄术后患者，药方组成：秦艽 6g，川芎 6g，桃仁 9g，红花 9g，羌活 6g，没药 9g，当归 9g，五灵脂（炒）6g，香附 6g，牛膝 9g，地龙 6g，甘草 6g。每天 1 剂，水煎，早、中、晚饭后温服。治疗 6 周，患者颈椎功能障碍指数为 7.60 ± 3.36，低于术前的障碍指数 27.09 ± 3.80，且明显低于对照组（西药治疗）的障碍指数 10.36 ± 3.44（$P < 0.05$）[19]。

（11）骨折及术后并发症

①用身痛逐瘀汤联合功能锻炼治疗 30 例胸腰椎单纯楔形压缩性骨折患者，药方组成：秦艽 3g，川芎 6g，桃仁 9g，红花 9g，甘草 6g，羌活 3g，没药 6g，当归 9g，五灵脂（炒）6g，香附 3g，地龙（去土）6g。每天 1 剂，水煎，早晚服用。治疗 1 个月，总有效率为 96.67%，高于对照组（仅功能锻炼）的总有效率 83.33%（$P < 0.05$）[20]。

②用身痛逐瘀汤加减治疗 30 例胫腓骨骨折术后患者，药方组成：桃仁、红花、当归、牛膝各 9g，川芎、没药、五灵脂（炒）、地龙、甘草各 6g，秦艽、香附各 3g。每天 1 剂，水煎服。治疗 7~10 天，患者患肢肿胀消失，总有效率为 96.7%，高于对照组（七叶皂苷钠针静脉滴注）的总有效率 73.3%（$P < 0.05$）[21]。

（12）膝关节置换术后肿胀 用身痛逐瘀汤联合常规疗法治疗 30 例膝关节置换术后肿胀患者，药方组成：秦艽 9g，羌活 12g，香附 9g，川芎 15，桃仁

12g，红花9g，当归9g，没药9g，牛膝12g，地龙6g，甘草6g。每天1剂，早晚服用。治疗2周，患者肿胀评分为0.2±0.5，低于对照组（抗生素、低分子肝素钠治疗）的肿胀评分0.8±0.5（$P<0.05$）[22]。

（13）急性腰扭伤　用身痛逐瘀汤加味联合针灸治疗73例气滞血瘀型急性腰扭伤患者，药方组成：秦艽5g，川芎15g，桃仁10g，红花10g，地龙10g，五灵脂10g，羌活10g，没药10g，香附10g，牛膝30g，当归10g，乳香10g，没药10g，青皮10g。每天1剂，早晚服用。治疗2周，总有效率为95.89%，高于对照组（口服双氯芬酸钠胶囊、活血止痛胶囊）的总有效率84.93%（$P<0.05$）[23]。

（14）糖尿病骨质疏松症　用身痛逐瘀汤联合右归丸及常规疗法治疗46例老年糖尿病合并骨质疏松症患者，药方组成：当归9g，红花9g，桃仁9g，牛膝9g，川芎6g，甘草6g，五灵脂6g，没药6g，地龙为6g，秦艽3g，香附3g，羌活3g。每天1剂，水煎，早晚服用。治疗24周，总有效率为92.39%，高于对照组（仅针灸）的总有效率70.65%（$P<0.05$）[24]。

（15）痛性糖尿病周围神经病变　用身痛逐瘀汤加减联合普瑞巴林、甲钴胺治疗32例痛性糖尿病周围神经病变患者，药方组成：桃仁、赤芍、当归、川芎、红花各15g，没药、牛膝、五灵脂各12g，香附、羌活、秦艽、地龙、甘草各6g。加减：湿热者，加黄柏、知母各10g；四肢麻木者，加木瓜、桑枝、姜黄各15g；气虚者，加党参、白术各10g；血虚者，加熟地黄、阿胶各15g。每天1剂，早晚服用。治疗40天，总有效率为96.9%，高于对照组（口服普瑞巴林、甲钴胺）的总有效率87.5%（$P<0.05$）[25]。

（16）其他　身痛逐瘀汤在临床上还被应用于其他多种疾病，如咳嗽、急性痔疮、下肢静脉曲张、卡培他滨所致的手足综合征、皮肌炎、跖腱膜炎、丘脑疼痛综合征、银屑病等。

参考文献

［1］佟德民，孙凤杰，冯福盈，等．身痛逐瘀汤对大鼠中重度退变腰椎间盘髓核内 TNF-α、IL-1β 的影响［J］．中国中医急症，2019，28（04）：603-606．

［2］王健楠，阮洪生，崔玉东，等．身痛逐瘀汤通过调控 P38 MAPK 信号通路抑制 LPS 诱导的 RAW264.7 巨噬细胞一氧化氮的分泌［J］．黑龙江八一农垦大学学报，2015，27（03）：75-78．

［3］任炳旭，马正良，靳艳卿，等．身痛逐瘀汤对骨癌痛小鼠痛行为及脊髓星形胶质细胞活化的影响［J］．中国中西医结合杂志，2011，31（03）：381-385．

［4］刘志超，张帆，祝永刚，等．身痛逐瘀汤方对椎间盘退变中 PI3K/AKT 通路影响的研究［J］．中国中医骨伤科杂志，2018，26（10）：14-19．

［5］陈莎，王诗忠，邓德万．身痛逐瘀汤对腰椎退变模型大鼠纤维环细胞 p38MAPK 信号通路的影响［J］．康复学报，2015，25（04）：22-26．

［6］王瑛，李绍旦，张印，等．身痛逐瘀汤对一次性力竭运动 DOMS 大鼠模型血清 CK-MM、IL-6 的影响［J］．成都中医药大学学报，2016，39（04）：18-22．

［7］刘晓霞，王继龙，魏舒畅，等．超滤对身痛逐瘀汤活血化瘀效果的影响［J］．中国中医药信息杂志，2016，23（01）：86-88．

［8］赵春友．针灸联合身痛逐瘀汤治疗风湿关节痛50例临床观察［J］．名医，2018（09）：117．

［9］金弘，刘婷婷，刘树民，等．电针联合身痛逐瘀汤对坐骨神经痛患者疼痛症状及神经传导速度的影响［J］．针灸临床杂志，2017，33（06）：4-7．

［10］吴家民，谭汶键，吴锦镇，等．皮肤针叩刺联合身痛逐瘀汤治疗气滞血瘀型带状疱疹后遗神经痛临床观察［J］．河北中医，2018，40（02）：283-286．

［11］巴哈尔古丽·依斯巴依力，崔莉．身痛逐瘀汤加减治疗气虚血瘀型产后身痛的疗效观察［J］．新疆中医药，2017，35（05）：16-17．

［12］李应宏，杨旭才，张宇杰，等．身痛逐瘀汤联合盐酸羟考酮缓释片治疗骨转移癌痛45例［J］．中医研究，2016，29（12）：21-23．

［13］段腾，田菲，柏丽丽．身痛逐瘀汤联合唑来膦酸治疗前列腺癌骨转移疼痛40例［J］．亚太传统医药，2016，12（22）：139-141．

［14］张玲玲，刘子琦，王志杰．身痛逐瘀汤治疗痹证的临床疗效研究［J］．内蒙古中医药，2018，37（11）：28-29．

［15］晋小勇．身痛逐瘀汤加减治疗脑梗死后半身麻木92例临床观察［J］．黑龙江中医药，2018，47（01）：23-24．

［16］禚汉杰，周英杰，柴旭斌，等．身痛逐瘀汤治疗血瘀型腰椎间盘突出症的临床报道［J］．中国中医骨伤科杂志，2018，26（10）：52-53．

［17］彭果然，薛晓，陈纯，等．身痛逐瘀汤联合艾灸在老年腰椎间盘突出患者中的应用及疗效观察［J］．中华中医药学刊，2019，37（09）：2260-2263．

［18］黄深荣．身痛逐瘀汤加减配合施沛特治疗膝关节骨关节炎疗效观察［J］．新中医，2013，45（11）：47-48．

［19］罗彬，彭志才，徐荣华．身痛逐瘀汤治疗颈椎间盘突出伴颈椎椎管狭窄术后脊髓神经损伤残余症状的临床疗效［J］．现代医药卫生，2019，35（08）：1204-1206．

[20] 孙国荣, 谢义松, 肖四旺. 身痛逐瘀汤治疗胸腰椎单纯楔形压缩性骨折30例总结 [J]. 湖南中医杂志, 2014, 30 (10): 67-68.

[21] 张利克. 身痛逐瘀汤加减治疗胫腓骨骨折术后肢体肿胀30例临床观察 [J]. 国医论坛, 2016, 31 (01): 26-27.

[22] 陈佩杰, 覃煜, 孔佑一, 等. 临床使用身痛逐瘀汤治疗膝关节置换术后肿胀疗效评价 [J]. 世界最新医学信息文摘, 2019, 19 (28): 185.

[23] 柴杨, 温胜科. 身痛逐瘀汤加味配合针灸治疗气滞血瘀型急性腰扭伤 [J]. 吉林中医药, 2017, 37 (08): 829-831.

[24] 张晶. 身痛逐瘀汤联合右归丸治疗老年糖尿病合并骨质疏松症92例 [J]. 西部中医药, 2019, 32 (02): 92-95.

[25] 贺恰仁, 曾小红. 身痛逐瘀汤联合普瑞巴林、甲钴胺治疗痛性糖尿病周围神经病变的疗效观察 [J]. 中医临床研究, 2018, 10 (32): 40-42.

除湿胃苓汤

【出处】《医宗金鉴》(清·吴谦)"此证俗名蛇串疮, 有干湿不同, 红黄之异, 皆如累累珠形。……湿者色黄白, 水疱大小不等, 作烂流水, 较干者多疼, 此属脾肺二经湿热, 治宜除湿胃苓汤。"

【处方】苍术(炒)、厚朴(姜炒)、陈皮、猪苓、泽泻、赤茯苓、白术(土炒)、滑石、防风、山栀子(生, 研)、木通各一钱, 肉桂、甘草(生)各三分。

【制法及用法】水二盅, 灯心五十寸, 煎八分, 食前服。

【剂型】汤剂。

【同名方剂】除湿胃苓汤(《外科正宗》卷四)。

【历史沿革】

明·陈实功《外科正宗》卷四, 除湿胃苓汤

[组成] 防风一钱, 苍术一钱, 白术一钱, 赤茯苓一钱, 陈皮一钱, 厚朴一钱, 猪苓一钱, 山栀一钱, 木通一钱, 泽泻一钱, 滑石一钱, 甘草三分, 薄桂三分。

[主治] 脾肺二经湿热壅遏, 致生火丹, 作烂疼痛。缠腰火丹(俗名蛇串疮)属湿者, 色黄白, 水疱大小不等, 作烂流水, 较干者多疼。

[用法用量] 水二盅, 加灯心二十根, 煎八分, 食前服。

【现代研究】

1. 药理作用

调节免疫功能　除湿胃苓汤(0.35g/ml)以14g/kg剂量对肥胖湿浊型湿疹小鼠模型灌胃1个月, 测定血清中干扰素 IFN-γ 和白细胞介素 IL-4 的水平。与模型组比较, 除湿胃苓汤组血清 IFN-γ 水平明显升高, IL-4 水平降低[1], 证明除湿胃苓汤可通过上调 IFN-γ 和下调 IL-4 水平维持 Th1/Th2 细胞因子间的动态平衡, 以此来治疗肥胖湿浊型湿疹。

2. 临床应用

(1) 脾虚湿热型脂溢性皮炎　用除湿胃苓汤加减治疗94例脾虚湿热型脂溢性皮炎患者, 药方组成: 苍术 10g, 厚朴 10g, 陈皮 10g, 滑石 30g, 茯苓 15g, 白术 15g, 泽泻 15g, 猪苓 10g, 白鲜皮 10g, 桂枝 6g, 浙贝母 10g, 山楂 8g, 防风 10g, 栀子 10g, 蒲公英 10g, 白花蛇舌草 10g, 甘草 6g。加减: 瘙痒明显者, 加苦参 10g, 地肤子 10g; 湿重者, 加藿香 10g, 佩兰 10g; 大便干燥者, 加瓜蒌 10g; 日久不愈者, 加全蝎 6g, 威灵仙 10g。每天1剂, 水煎, 早晚分服。药渣煎汤外洗。治疗6周, 总有效率为95.74%, 高于对照组(西药常规治疗)的总有效率76.60%($P < 0.05$)[2]。

(2) 脾虚湿热型女性型脱发　用除湿胃苓汤加减治疗31例脾虚湿热型女性型脱发患者, 药方组成: 苍术 10g, 厚朴 15g, 白术 10g, 陈皮 10g, 猪苓 10g, 泽泻 10g, 茯苓 15g, 薏苡仁 10g, 防风 10g, 牛膝 10g, 黄柏 10g, 侧柏叶 10g, 首乌藤 10g, 墨旱莲 10g, 车前子 6g, 甘草 6g。加减: 瘙痒较甚者, 酌加白鲜皮、地肤子、徐长卿; 气虚较甚者, 加炙黄芪、党参; 大便不爽者, 酌加枳壳、大黄; 肝胆湿热者, 加龙胆草、茵陈、虎杖; 睡眠较差者, 加合欢皮、远志、茯神; 月经不调者, 加生地黄、当归、白芍、香附。每天1剂, 水煎, 早晚饭后温服。治疗12周, 总有效率为87.09%, 高于对照组(用2%米诺地尔治疗)的总有效率68.57%($P < 0.05$)[3]。

(3) 脾虚湿热型寻常型银屑病　用除湿胃苓汤加减治疗30例脾虚湿热型寻常型银屑病患者, 药方组成: 苍术 12g, 厚朴 10g, 陈皮 10g, 茯苓 15g,

泽泻 10g，猪苓 10g，桂枝 10g，炒白术 15g，薏苡仁 30g，土茯苓 30g，白花蛇舌草 30g。每天 1 剂，早晚饭后半小时温服。治疗 30 天，总有效率为 80.00%，高于对照组（口服雷公藤片）的总有效率 56.67%（$P < 0.05$）[4]。

（4）慢性荨麻疹　用除湿胃苓汤加味治疗 70 例慢性荨麻疹患者，药方组成：苍术（炒）15g，厚朴（姜炒）12g，陈皮 12g，猪苓 15g，泽泻 20g，赤茯苓 20g，白术（土炒）20g，滑石 20g，防风 12g，山栀子 12g，龙胆草 10g，桂枝 12g，甘草 10g，白芷 12g，牡丹皮 20g，白鲜皮 20g，紫草 15g，通草 6g，当归 12g，郁金 15g，合欢皮 15g。每天 1 剂，水煎，早晚 2 次温服。治疗 8 周，总有效率为 91.43%，高于对照组（服用地氯雷他定片）的有效率 68.57%（$P < 0.01$）[5]。

（5）亚急性湿疹

①用除湿胃苓汤加减联合湿疹霜治疗 30 例亚急性湿疹患者，药方组成：苍术 15g，陈皮 10g，厚朴 15g，白术 15g，茯苓 20g，泽泻 20g，猪苓 20g，白鲜皮 15g，地肤子 15g，滑石 15g，木通 10g，甘草 10g。加减：滋水过多者，加防己、薏苡仁、苦参；胸闷腹胀者，加大腹皮；食少纳差者，加藿香、佩兰；湿蕴化热者，加黄芩、连翘。每天 1 剂，浸泡半小时后水煎，分 3 次饭后温服。治疗 8 周，总有效率为 90%，高于对照组（口服盐酸左西替利嗪胶囊）的有效率 63%（$P < 0.05$）[6]。

②用除湿胃苓汤联合针刺治疗 79 例脾虚湿蕴型亚急性湿疹患者，药方组成：苍术 15g，地肤子 15g，厚朴 15g，白鲜皮 15g，白芍 12g，茯苓 10g，白术 10g，防风 10g，猪苓 10g，滑石 20g，山栀子 6g，肉桂 3g，陈皮 8g，甘草 6g。每天 1 剂，水煎，早晚服用。针刺每周 2~3 次。治疗 4 周，总有效率为 89.9%，高于对照组（口服依巴斯汀片）的有效率 72.5%（$P < 0.01$）[7]。

（6）慢性湿疹　用除湿胃苓汤联合盐酸依匹斯汀胶囊、复方氟米松软膏治疗 200 例慢性湿疹患者，药方组成：苍术 15g，地肤子 15g，白鲜皮 15g，土茯苓 15g，厚朴 15g，白芍 12g，茯苓 10g，附子 10g，防风 10g，白术 10g，陈皮 8g，甘草 6g。每天 1 剂，

水煎，早晚分服。治疗 4 周，总有效率为 94.00%，高于对照组（盐酸依匹斯汀胶囊、复方氟米松软膏治疗）的有效率 81.50%（$P < 0.05$）[8]。

（7）痤疮　用除湿胃苓汤加减联合红光照射治疗 63 例痤疮患者，药方组成：苍术 9g，厚朴 9g，陈皮 9g，猪苓 9g，泽泻 9g，茯苓 9g，白术 9g，滑石 9g，防风 9g，栀子 9g，桂枝 6g，甘草 3g。每天 1 剂，早晚分服。红光每周 2 次，每次 20min。治疗 4 周，总有效率为 86%，高于对照组（红光照射）的有效率 70%（$P < 0.01$）[9]。

参考文献

［1］程仕萍，王立，吴永波，等.除湿胃苓汤对肥胖湿浊型湿疹 Th1/Th2 细胞漂移的影响研究［J］.药品评价，2016，13（07）：50-52.

［2］林皆鹏.除湿胃苓汤加减治疗脾虚湿热型脂溢性皮炎的临床观察［J］.实用中西医结合临床，2017，17（08）：47-49.

［3］侯慧先，王莹，蒋金艳，等.加减除湿胃苓汤治疗女性型脱发（脾虚湿热型）的临床疗效观察［J］.中医药信息，2016，33（06）：104-105.

［4］尚华.除湿胃苓汤治疗寻常型银屑病脾虚湿蕴证 60 例疗效观察［J］.宁夏医学杂志，2018，40（12）：1210-1211.

［5］王怡冰，李喜顺，朱新朋.加味除湿胃苓汤治疗慢性荨麻疹 70 例［J］.中医研究，2016，29（05）：18-20.

［6］张颖，符润娥，罗方梅.除湿胃苓汤加减联合湿疹霜治疗亚急性湿疹 30 例临床观察［J］.中国民族民间医药，2016，25（06）：117-118.

［7］苏婕.除湿胃苓汤联合针刺治疗脾虚湿蕴型亚急性湿疹的临床疗效观察［J］.东南大学学报（医学版），2016，35（01）：75-78.

［8］谭凌玲.除湿胃苓汤治疗慢性湿疹 200 例［J］.西部中医药，2018，31（12）：66-68.

［9］兰燕琴，解凡，许经纶.加减除湿胃苓汤联合红光照射治疗痤疮的疗效观察［J］.中国妇幼健康研究，2017，28（S3）：340-341.

枇杷清肺饮

【出处】《医宗金鉴》（清·吴谦）"此证由肺经血热而成。每发于面鼻，起碎疙瘩，形如黍屑，色赤肿痛，破出白粉汁，日久皆成白屑，形如黍米白屑。宜内服枇杷清肺饮。"

【处方】人参三分，枇杷叶二钱（刷去毛，蜜炙），甘草三分（生），黄连一钱，桑白皮二钱（鲜者佳），黄柏一钱。

【制法及用法】水一盅半，煎七分，食远服。

【剂型】汤剂。

【同名方剂】枇杷清肺饮（《外科大成》卷三）。

【历史沿革】

清·祁坤《外科大成》，枇杷清肺饮

［组成］枇杷叶、桑白皮（鲜者更佳）各6g，黄连、黄柏各3g，人参、甘草各1g。

［主治］治肺风酒刺。

［用法用量］上药用水300ml，煎至200ml，空腹服。

【现代研究】

1. 药理作用

抗炎　枇杷清肺饮（1g/ml）对痤疮丙酸杆菌诱导的耳部炎症小鼠模型灌胃，高、中、低剂量组每天灌胃容积分别为2ml、1ml及0.5ml，高剂量组予每天灌胃2次，其余各组均每天灌胃1次。连续给药14天，各组小鼠耳郭皮损均有不同程度改善，耳郭平均厚度均有不同程度的下降，血清中白细胞介素（IL-1β）、肿瘤坏死因子（TNF-α）等炎症因子含量下降，高、中剂量组效果最明显，抗炎效果与阳性药四环素无差异[1]。

2. 临床应用

（1）痤疮

①用枇杷清肺饮加减联合火针治疗30例肺经风热型寻常痤疮患者，药方组成：枇杷叶10g，桑白皮10g，黄芩10g，石膏15g，知母10g，甘草6g。加减：皮脂溢出多者，加木瓜10g，白花蛇舌草10g；有感染者，加蒲公英10g，鱼腥草10g；形成囊肿或结节者，加夏枯草10g；月经不调者，加益母草15g；留有痘印者，加丹参20g。每天1剂，水煎2次，早晚温服；火针治疗每周1次。8周后症状基本痊愈，总有效率达93.33%[2]。

②用枇杷清肺饮联合刺络放血拔罐治疗72例肺胃蕴热型痤疮患者，药方组成：枇杷叶25g，黄芩15g，桑白皮15g，赤芍12g，栀子9g，甘草10g，牡丹皮15g，蒲公英15g，薏苡仁20g，山楂15g。加减：痤疮红肿较甚者，加金银花、野菊花、蒲公英、紫花地丁、紫背天葵各15g；形成硬结者，加夏枯草20g，红花10g；形成脓疱者，加皂角刺15g，桔梗15g，冬瓜子15g；大便秘结者，加大黄15g，火麻仁15g。水煎，分早晚2次饭后半小时温服；放血拔

罐每天选6个穴位。1周后症状明显缓解，有效率为94.44%[3]。

（2）头部脂溢性皮炎　用枇杷清肺饮加减联合红蓝光治疗41例头部脂溢性皮炎患者，药方组成：枇杷叶15g，槐花10g，当归10g，桑白皮10g，黄芩9g，生地黄30g，薏苡仁30g，山楂15g，地肤子30g，黄连10g，大黄10g，甘草5g。治疗6周，症状明显缓解，总有效率为95.12%，高于对照组（仅红蓝光治疗）的总有效率58.54%（P＜0.01）[4]。

（3）脂溢性脱发　用枇杷清肺饮加减七宝美髯丹治疗53例脂溢性脱发患者，药方组成：炙枇杷叶15g，桑白皮15g，炒黄芩15g，炒黄柏15g，泽泻20g，菟丝子15g，枸杞子10g，怀牛膝15g，茯苓20g，当归15g，补骨脂5g，生地黄15g，牡丹皮10g，制何首乌30g，制黄精30g，女贞子15g，墨旱莲15g，侧柏叶10g，川芎10g，防风10g，天麻6g。加减：皮脂溢出明显者，加滑石15g，泽泻20g；便溏不爽者，加茵陈15g，苍术10g，白术10g；失眠者，加酸枣仁15g，首乌藤30g，龙骨30g；气虚乏力者，加黄芪15g，党参15g；腹胀纳差者，加砂仁6g，白豆蔻10g，陈皮15g。每2天1剂，分3次服用。治疗3个月，总有效率为94.3%，高于对照组（口服养血生发胶囊）的总有效率77.4%（P＜0.05）[5]。

（4）激素依赖性皮炎　用枇杷清肺饮治疗48例激素依赖性皮炎患者，药方组成：人参5g，炙枇杷叶60g，甘草5g，黄连5g，桑白皮15g，黄柏5g。每天1剂，水煎，早晚餐后半小时服用。治疗8周，症状明显缓解，总有效率为83.4%[6]。

（5）肺胃热盛型酒渣鼻　用枇杷清肺饮加减联合激光治疗46例肺胃热盛型酒渣鼻患者，药方组成：枇杷叶15g，党参12g，甘草6g，桑白皮12g，黄连6g，黄芩9g，栀子12g，牡丹皮12g，赤芍12g，生地黄15g。加减：伴丘疹、脓疱多者，加蒲公英、紫花地丁、金银花；伴口渴喜饮者，加知母、石膏、天花粉；大便秘结者，加大黄、虎杖；经前加重者，加香附、益母草；失眠多梦者，加酸枣仁、首乌藤等。一天1剂，水煎，早晚服用。3个月后基本治愈，总有效率为95.65%[7]。

（6）马拉色菌毛囊炎　用枇杷清肺饮加减治疗37例马拉色菌毛囊炎患者，药方组成：枇杷叶、桑白皮、黄芩、虎杖、蒲公英、连翘、防风、浙贝母、生牡蛎、皂角刺、丹参、白鲜皮、苦参。每天1剂，每天2次。8周后症状缓解，总有效率为94.59%，高于对照组（伊曲康唑治疗）的总有效率89.12%[8]。

（7）其他　枇杷清肺饮在临床上还可治疗色斑，药方组成：枇杷叶15g，太子参15g，黄连3g，桑白皮12g，黄柏9g，甘草4.5g，生地黄12g，牡丹皮

12g，赤芍9g，赤小豆30g，绿豆30g，紫草30g。服用5剂，患者色斑隐退痊愈[9]。

参考文献

［1］胡志帮，陈茜，陶春蓉，等．枇杷清肺饮加减方对痤疮丙酸杆菌诱导的小鼠耳炎症的疗效观察［J］．临床皮肤科杂志，2019，48（04）：202-206．

［2］熊蓉，谌莉媚．枇杷清肺饮联合火针治疗寻常痤疮（肺经风热型）30例［J］．江西中医药大学学报，2018，30（05）：37-39．

［3］钟玲，杨世强，覃媛春．枇杷清肺饮联合刺络放血拔罐治疗肺胃蕴热型痤疮72例［J］．中医药临床杂志，2017，29（04）：572-574．

［4］陈桂升，管志强，张翠侠．枇杷清肺饮加减联合红蓝

光治疗头部脂溢性皮炎41例临床观察［J］．江苏中医药，2018，50（04）：37-39．

［5］刘永信，杨春梅．七宝美髯丹合枇杷清肺饮加减治疗脂溢性脱发临床观察［J］．中国社区医师，2018，34（35）：100-102．

［6］李宗超，叶伟．枇杷清肺饮治疗肺胃蕴热型皮肤病的临床研究［J］．世界中医药，2015，10（12）：1894-1896．

［7］焦芳芳，朱金土．激光联合枇杷清肺饮治疗肺胃热盛型酒渣鼻46例［J］．江西中医药大学学报，2017，29（02）：46-48．

［8］蔡虹，黄桂香，赵雅梅，等．加味枇杷清肺饮治疗马拉色菌毛囊炎作用机理研究［J］．当代医学，2012，18（22）：129-130．

［9］林葆伟．"枇杷清肺饮"加减治面部色斑［J］．上海中医药杂志，1990（03）：24．

黄连膏

【出处】《医宗金鉴》（清·吴谦）"此证生于鼻窍内，初觉干燥疼痛，状如粟粒，甚则鼻外色红微肿，痛似火炙。由肺经壅热，上攻鼻窍，聚而不散，致成此疮。内宜黄芩汤清之，外用油纸捻粘辰砂定痛散，送入鼻孔内。若干燥者，黄连膏抹之立效。"

【处方】黄连三钱，当归尾五钱，生地一两，黄柏三钱，姜黄三钱。

【制法及用法】香油十二两，将药煠枯，捞去渣；下黄蜡四两溶化尽，用夏布将油滤净，倾入磁碗内，以柳枝不时搅之，候凝为度。

【剂型】膏剂。

【同名方剂】黄连膏（《疡医大全》卷十一）；黄连膏（《圣济总录》卷一零四、卷一零八、卷一零九、卷一一三、卷一一七、卷一三四、卷一三七、卷一八一、卷一八二）；黄连膏（《瑞竹堂方》卷三）；黄连膏（《华氏医方汇编》卷二）；黄连膏（《外科传薪集》）；黄连膏（《活幼心书》卷下）；黄连膏（《外科十三方考》）；黄连膏（《普济方》卷二八、卷七十四、卷二九九）；黄连膏（《医方类聚》卷六十九引《王氏集验方》、卷七十引《经验秘方》，《医方类聚》卷一四一引《王氏集验方》）；黄连膏（方出《备急千金要方》卷六，名见《普济方》卷二九九）；黄连膏（《活法机要》）；黄连膏（《黄帝素问宣明论方》卷十四）；黄连膏（《鸡峰普济方》

卷二十一）；黄连膏（《疡科纲要》卷下）；黄连膏（《刘涓子鬼遗方》卷五）；黄连膏（《奇效良方》卷三十三）；黄连膏（方出《太平圣惠方》卷五十三，名见《普济方》卷一七九）；黄连膏（《育婴秘诀》卷四）；黄连膏（《太平圣惠方》卷三十二）；黄连膏（《疡科捷径》卷上）；黄连膏（《北京市中药成方选集》）；黄连膏（《证治准绳·类方》卷七，两种处方）；黄连膏（《医宗金鉴》卷五）。

【现代研究】

1. 源出今考

黄连膏始载于《刘涓子鬼遗方》，由黄连、黄柏、生地黄、当归、姜黄五味药组成，主治湿热诸疮。后人以此为基础进行加减，将其广泛应用于外科、眼科、口腔科、妇科和儿科。除最初的油膏剂外，黄连膏还出现了浸膏剂、煎膏剂、糊剂、丸剂和眼用散剂等多种剂型，相关的临床疗效也已得到认可[1]。

2. 药理作用

（1）**促进血管生成** 黄连膏外敷于全层皮肤缺损小鼠创面，第3、7天分别处死小鼠，取皮肤创面组织观察血管内皮细胞标记物CD-31细胞阳性数，发现小鼠创面组织中CD-31阳性细胞百分率明显高于基质组和空白对照组，证明黄连膏能促进小鼠创

面组织的血管生成[2]。

（2）改善血液流变学指标 黄连膏结合烧伤常规疗法治疗早期烧伤患者，比较治疗前、后患者的血液流变学指标差异。发现治疗后患者的全血低切黏度、全血高切黏度、血浆黏度、红细胞聚集指数、红细胞变形指数较治疗前均降低，且显著低于常规治疗组，证明黄连膏能够显著改善早期烧伤患者的血液流变学指标，从而提高创面的愈合效果[3]。

3. 制剂研究

（1）稳定性考察 根据黄连膏药品质量标准，采用薄层色谱鉴别，结合粒度、装量差异及微生物限度等检查，对黄连膏进行稳定性考察。室温留样试验结果表明，黄连膏在外观性状、鉴别、卫生学等方面都没有显著性变化，符合黄连膏质量标准的要求，所用方法可用于该制剂的稳定性考察[4]。

（2）含量测定 采用高效液相色谱法，以乙腈 –0.05mol/L 磷酸二氢钾 – 二甲胺溶液（55∶80∶0.2）为流动相，检测波长346nm，测定黄连膏中小檗碱的含量。结果小檗碱在 0.8~20.5μg/ml 范围内与峰面积呈良好的线性关系（r=0.9994），平均含量为 0.0245%[5]。

4. 临床应用

（1）静脉炎 用黄连膏治疗 64 例静脉炎患者，药方组成：黄连、黄柏、紫草各 15g，地黄、当归各 30g。每天 1 次，贴敷 4~20h。治疗 7 天，患者红肿消退，总有效率为 100%[6]。

（2）颈淋巴结炎 用黄连膏联合中药治疗 42 例颈淋巴结炎患者，黄连膏药物组成：黄连、黄柏、姜黄、当归、生地黄，中药组成：柴胡 30g，连翘 30g，玄参 30g，白芷 30g，浙贝母 45g，夏枯草 45g，金银花 30g，黄芩 40g，甘草 18g，桔梗 30g，桃仁 30g，蝉蜕 30g。中药每天 1 剂，水煎，分 3 次服用；黄连膏每天外敷 1 次。治疗 15 天，总有效率为 97.6%，高于对照组（口服头孢羟氨苄咀嚼片）的总有效率 78.6%（P < 0.05）[7]。

（3）颌周蜂窝织炎 用黄连膏纱条联合抗菌药治疗 54 例颌周蜂窝织炎患者，治疗一段时间，患者发热、肿胀、疼痛等症状消失，总有效率为 92.59%，高于对照组（抗菌药治疗）的总有效率 78.43%（P < 0.05）[8]。

（4）急性痛风性关节炎 用黄连膏联合宣痹汤治疗 56 例急性痛风性关节炎患者，宣痹汤组成：薏苡仁 30g，防己、赤小豆、连翘、栀子、滑石各 15g，杏仁、法半夏各 12g。黄连膏外敷，宣痹汤每天 1 剂，水煎，分 3 次服用。治疗一段时间，患者红肿热痛症状减轻，关节功能基本恢复，总有效率为 89.3%[9]。

（5）新生儿重度红臀 用黄连膏联合微波治疗 70 例新生儿重度红臀患者，先用微波治疗仪照射患处皮肤，功率 10W，照射距离 5~10cm，每次 10min，每天 2 次，照射治疗完毕再外敷黄连膏，7 天后患者痊愈，总有效率为 97.2%[10]。

（6）小儿湿疹 用黄连膏联合四物汤治疗 45 例小儿湿疹患者，四物汤组成：川芎 5g，白芍 5g，熟地黄 5g，炙甘草 3g。黄连膏涂抹患处，每天 2 次；四物汤每天 1 剂，水煎，早晚分服。治疗 7 天，总有效率为 91.11%，高于对照组（外用炉甘石洗液）的总有效率 71.11%（P < 0.05）[11]。

（7）压疮

①用黄连膏联合祛腐生肌丹、压疮汤治疗 108 例压疮患者，黄连膏组成：黄连、黄柏、当归尾、姜黄、生地黄；压疮汤组成：黄芪 30g，党参 30g，茯苓 15g，野菊花 15g，金银花 15g，连翘 15g，川芎 10g，赤芍 15g，炒皂角刺 10g。黄连膏、祛腐生肌丹外用，压疮汤内服，每天 1 次。治疗一段时间，患者肉长皮敛，创面消失，总有效率为 94.4%[12]。

②用黄连膏联合艾灸治疗 40 例压疮患者，艾灸时间为 15~20min，施灸完毕后，局部涂抹黄连膏适量，覆盖无菌敷料。连续 2 周，患者创面愈合，总有效率为 87.50%，高于对照组（常规治疗）的总有效率 65.00%（P < 0.05）[13]。

（8）尿布皮炎 用黄连膏治疗 50 例尿布皮炎患者，药方组成：黄连、黄柏、当归。黄连膏涂抹患处，每天 2 次。治疗 7 天，总有效率为 100.0%，高于对照组（氧化锌软膏）的总有效率 76.0%（P < 0.05）[4]。

（9）老年慢性心力衰竭便秘 用黄连膏直肠灌注治疗 40 例老年慢性心力衰竭便秘患者，药方组成：黄连、黄芪、黄柏、姜黄、生地黄、当归。每天 1 次，2 周后患者便秘症状得到改善，总有效率为 92.5%，高于对照组（服用便通胶囊）的总有效率 80.0%（P < 0.05）[15]。

（10）单纯性肛裂 用黄连膏治疗 60 例单纯性肛裂患者，药方组成：黄连、当归、黄柏、干生地、姜黄。将油膏滴入患者肛门，嘱患者卧床 1h。8 天后伤口愈合，使用 15 天总有效率为 95.0%，高于对照组（硝酸甘油软膏治疗）的总有效率 90.0%（P < 0.05）[16]。

（11）痔术后创面愈合 用黄连膏联合益气活血方治疗 40 例痔术后患者，黄连膏组成：黄连 9g，当归尾 15g，生地黄 30g，黄柏 9g，姜黄 9g。益气活血方组成：黄芪 15g，党参 15g，丹参 15g，赤芍 10g，蒲黄 10g，三棱 9g，莪术 9g，蒲公英 30g，大黄 9g，甘草 6g。将黄连膏涂抹患处，纱布覆盖并固定；益气活血方水煎服，每天 2 次。治疗一段时间后，患者创面疼痛、出血及肛周水肿等症状均得到缓解，且创面愈合天数明显少于对照组（凡士林外敷）（$P < 0.05$）[17]。

（12）早期烧伤　用黄连膏治疗41例早期烧伤患者，药方组成：黄连9g，当归15g，黄柏9g，生地黄30g，姜黄9g。将黄连膏涂抹患处，每天2次，一段时间后创面愈合，总有效率为95.12%，高于对照组（湿润烧伤膏治疗）的总有效率78.05%（$P < 0.05$）[18]。

（13）下肢丹毒　用黄连膏、清热外洗液联合青霉素治疗50例下肢丹毒患者，黄连膏组成：黄连、黄柏、当归。清热外洗液浸泡患肢，同时用纱布擦洗创面20min左右；黄连膏外敷患处，每天1次。治疗7天，总有效率为98.0%，高于对照组（仅青霉素静脉滴注）的总有效率72.0%（$P < 0.05$）[19]。

（14）皮肤溃疡　用黄连膏联合散剂治疗63例皮肤溃疡患者，坏死组织较多，未见新鲜肉芽生长者，用提脓散；坏死组织较少，肉芽组织已见端倪者，用九一丹；坏死组织收尽危，创口不甚红活者，用冰石散；肉芽组织生长良好，创口肉芽与周围皮肤于同一水平而表皮尚未覆盖者，用月白珍珠散；创口较深而大者，用提脓生肌散；溃疡久不愈合，肉芽生长不好者，用拔毒生肌散。将黄连膏加散剂涂抹患处，每天1次。治疗45天，总有效率为96.8%[20]。

（15）带状疱疹　用黄连膏治疗30例带状疱疹患者，药方组成：黄连、黄柏、当归。每天涂擦3次。治疗10天，总有效率为100.0%，高于对照组（利巴韦林软膏）的总有效率80.0%（$P < 0.05$）[21]。

（16）甲沟炎　用黄连膏治疗60例甲沟炎患者，药方组成：黄连、黄柏、姜黄、当归尾、生地黄。每2天外敷1次，治疗6天，总有效率为93.3%，高于对照组（0.5%碘伏治疗）的总有效率51.7%（$P < 0.01$）[22]。

（17）化妆品皮炎　用黄连膏、冷喷联合西替利嗪治疗30例化妆品皮炎患者，药方组成：黄连、黄柏、姜黄、生地黄、当归。将药膏薄涂面部红斑部位，用负离子冷喷机对患处喷雾20min。每天2次，治疗6天，总有效率为86.7%，高于对照组（外用炉甘石洗剂，口服西替利嗪）的总有效率50.0%（$P < 0.01$）[23]。

（18）擦伤　用黄连膏治疗40例擦伤患者，将药膏涂抹患处，每天1次，一段时间后，创面痂皮脱落，疤痕愈合，总有效率为100.0%，高于对照组（0.5%碘伏治疗）90.0%（$P < 0.05$）[24]。

（19）糖尿病足溃疡　用黄连膏联合胰岛素治疗46例糖尿病足溃疡患者，将胰岛素滴于创面，再将黄连膏敷于创面，每天换药1次，胰岛素隔天1次。

创面分泌物少时，只用黄连膏外敷。治疗30天，总有效率为100.0%，高于对照组（胰岛素、碘伏治疗）的总有效率82.5%（$P < 0.05$）[25]。

（20）药物外渗

①用黄连膏治疗43例碘伏醇外渗患者，药方组成：黄连100g，黄芩100g，黄柏100g，大黄100g，当归100g。用香油500g，将药煤枯，去滓。下黄蜡300g溶化尽，用纱布将油滤净，倾入瓷碗内，用柳枝不时搅拌，制得黄连膏。将药膏涂抹患处，每天3次，治疗1周，患者肿胀、疼痛、灼热感消失，总有效率为97.7%，高于对照组（50%硫酸镁湿敷）的总有效率88.4%（$P < 0.01$）[26]。

②用黄连膏治疗13例多巴胺外渗患者，药方组成：黄连200g，姜黄200g，当归200g，黄柏200g，大黄200g，生地黄200g。用香油500g，将药煤枯，去滓。下黄蜡300g溶化尽，用纱布将油滤净，倾入瓷碗内，用柳枝不时搅拌，制得黄连膏。将药膏涂抹患处，每天3次，治疗1周，患者肿胀、疼痛、灼热感消失，总有效率为84.6%，高于对照组（50%硫酸镁湿敷）的总有效率76.9%（$P < 0.01$）[27]。

（21）其他　黄连膏在临床上还被应用于其他多种疾病，如乳头皲裂、臁疮、鼻前庭炎、糖尿病性大疱病、中耳乳突术腔填塞等。

参考文献

［1］陈天朝，瞿来超，赵新红. 黄连膏的历史及临床应用考证［J］. 河南中医，2010，30（05）：514-516.

［2］张晓芬，宋静，李洪昌，等. 黄连膏通过PI3K/AKT/eNos通路促进模型小鼠创面血管生成的实验研究［J］. 世界科学技术-中医药现代化，2018，20（04）：527-533.

［3］陈静，吕国忠. 自制黄连膏对烧伤患者的临床疗效及对血液流变学的影响分析［J］. 四川中医，2015，33（06）：56-59.

［4］宋瑜，何强. 黄连膏的稳定性考察［J］. 新疆中医药，2013，31（02）：40-41.

［5］孙光文，胡华明，杨先哲，等. HPLC测定黄连膏中小檗碱的含量［J］. 中成药，2004（10）：113-114.

［6］汪成书，姚琴. 黄连膏贴敷治疗静脉炎64例［J］. 陕西中医，2012，33（02）：186-187.

［7］许珍珍. 中药配合黄连膏外敷治疗颈淋巴结炎临床观察［J］. 湖北中医药大学学报，2017，19（05）：72-74.

［8］徐频频，江银华，王一龙. 口腔颌面间隙感染黄连膏纱条与抗菌药物的临床研究［J］. 中华医院感染学杂志，2014，24（08）：1894-1896.

［9］陈刚毅，周继刚．宣痹汤配合黄连膏外敷治疗急性痛风性关节炎56例［J］．山东中医杂志，2009，28（06）：401.

［10］闫慧，王海燕．黄连膏联合微波治疗新生儿重度红臀的疗效观察［J］．实用临床护理学电子杂志，2018，3（19）：133-135.

［11］徐萍萍，孙晨，王乐．四物汤加减＋黄连膏外用治疗小儿湿疹的临床分析［J］．中医临床研究，2019，11（01）：87-88.

［12］申开琴．黄连膏与祛腐生肌丹治疗压疮108例［J］．中国现代药物应用，2015，9（21）：257-258.

［13］王涓，张晖．黄连膏外敷配合艾条灸熏烤治疗压疮的临床观察［J］．湖北中医药大学学报，2016，18（04）：55-57.

［14］李琳．黄连膏治疗婴儿尿布皮炎疗效观察［J］．护理学杂志，2012，27（09）：50.

［15］王丽珍，张鹏．黄连膏直肠灌注治疗老年慢性心力衰竭便秘的临床观察［J］．河北中医，2018，40（09）：1356-1358.

［16］王彬彬．黄连膏油膏肛门滴入治疗单纯性肛裂的临床观察［J］．中西医结合研究，2015，7（05）：250-251.

［17］韩远峰，孙桂红，徐志刚，等．益气活血方结合黄连膏外敷加速痔术后创面愈合的临床研究［J］．广州中医药大学学报，2018，35（05）：819-822.

［18］谢龙炜，顾在秋，蔡良良．黄连膏治疗早期烧伤41例［J］．河南中医，2014，34（12）：2487-2488.

［19］李琳，严琴．黄连膏外敷联合清热外洗液治疗下肢丹毒50例［J］．长江大学学报（自科版），2017，14（12）：6-7.

［20］周京，肖韦，刘晓峥．黄连膏加散剂治疗63例皮肤溃疡患者的疗效观察及综合护理体会［J］．湖南中医杂志，2014，30（05）：106-108.

［21］李琳．黄连膏治疗带状疱疹疗效观察［J］．湖北中医杂志，2014，36（07）：40.

［22］张金花，张合会．黄连膏外敷治疗甲沟炎临床观察［J］．湖北中医杂志，2011，33（03）：43-44.

［23］宋红光，史萍，于冬梅．黄连膏配合冷喷治疗化妆品皮炎56例［J］．中国美容医学，2004（03）：295.

［24］王爱华．黄连膏在擦伤皮肤结痂换药中的应用［J］．湖北中医杂志，2016，38（10）：38-39.

［25］谭祥英，韩庆龙，徐明．黄连膏联合胰岛素治疗糖尿病足溃疡疗效观察［J］．中国误诊学杂志，2011，11（18）：4397.

［26］柴士花，陈青云，赵雪勤．黄连膏治疗碘伏醇外渗护理观察［J］．中医临床研究，2016，8（02）：121-122.

［27］柴士花，王莉娟，邱明月．95%酒精联合黄连膏湿敷治疗多巴胺外渗护理观察［J］．中医临床研究，2017，9（17）：124-126.

五味消毒饮

【出处】《医宗金鉴》（清·吴谦）"夫疔疮者，乃火证也。……初起俱宜服蟾酥丸汗之；毒势不尽，憎寒壮热仍作者，宜服五味消毒饮汗之。"

【处方】金银花三钱，野菊花、蒲公英、紫花地丁、紫背天葵子各一钱二分。

【制法及用法】水二盅，煎八分，加无灰酒半盅，再滚二、三沸时，热服。渣，如法再煎服，被盖出汗为度。

【剂型】汤剂。

【现代研究】

1. 药理作用

（1）抗病原微生物　体外抑菌试验表明，五味消毒饮对大肠埃希菌、铜绿假单胞菌、变形杆菌、金黄色葡萄球菌、枯草杆菌等有很强的抑制作用；亦有试验证明，五味消毒饮对白色葡萄球菌也有很强的抑制作用，而对金黄色葡萄球菌，甲、乙型链球菌，伤寒杆菌，变形杆菌，粪产碱杆菌有一定程度的抑制作用，对大肠埃希菌无抑制作用。体内抑菌观察，小鼠腹腔注射金黄色葡萄球菌液，24h内小鼠死亡率为60%，对照组为90%，说明五味消毒饮有体内抗金黄色葡萄球菌作用；临床痰液培养结果表明，患者服用五味消毒饮后，痰中金黄色葡萄球菌、白色葡萄球菌和肺炎双球菌由阳性转为阴性。该结果与体外实验一致。

（2）抗炎　五味消毒饮加减联合组织工程全层皮肤治疗75例2型糖尿病足溃疡患者，每天1剂，水煎，早晚温服。治疗8周，患者血清中白细胞介素-6、肿瘤坏死因子-α均较治疗前降低，且比对照组降低更明显[1]。

（3）增强免疫功能 五味消毒饮给昆明小鼠灌胃 7 天，取心血培养做淋巴细胞转化试验、巨噬细胞吞噬功能测定，发现给药后 T 细胞转化率、巨噬细胞吞噬率和吞噬指数明显升高，且高于阳性药黄芪精口服液[2]。

（4）抑制癌细胞增殖，促进癌细胞凋亡 将五味消毒饮作用于体外培养的人皮肤鳞状细胞癌 A431 细胞，于培养细胞后的 24h、48h、72h 检测细胞抑制率，并用流式细胞仪对细胞凋亡状况进行分析。发现给药组人皮肤鳞状细胞癌 A431 细胞培养 24h、48h、72h 后的增殖抑制率、细胞凋亡率均高于空白对照组[3]，证明五味消毒饮能抑制人皮肤鳞状细胞癌 A431 细胞增殖，促进 A431 细胞凋亡。其机制可能与五味消毒饮减少 Bcl-2 表达，促进 Bax 表达有关。

（5）抗氧化 五味消毒饮高、中、低剂量[10g/（kg·d），5g/（kg·d），2g/（kg·d）]对染铅小鼠模型进行灌胃，末次给药后取小鼠右脑及肝脏，测定还原型谷胱甘肽（GSH）、丙二醛（MDA）含量及谷胱甘肽过氧化物酶（GSH-Px）、超氧化物歧化酶（SOD）和过氧化氢酶（CAT）活性。与模型对照组相比，五味消毒饮可显著改善小鼠肝脏、脑脂质过氧化，增加组织抗氧化酶的活性；与阳性组相比，中剂量五味消毒饮对 MDA 的生成有显著抑制作用，而在中、高剂量时则可显著增加 SOD、GSH-Px 和 CAT 的活性[4]。

（6）调整菌群失调 五味消毒饮（0.5kg/L）对菌群失调小鼠模型进行灌胃，以肠道菌群数为微生态学指标进行检测，发现五味消毒饮能增加小鼠粪便中肠球菌、肠杆菌、乳杆菌、双歧杆菌、类杆菌的菌群数，起到调整菌群失调的作用[5]。

2. 制剂研究

（1）提取工艺研究

①以提取次数、提取时间和液料比作为考察因素，以绿原酸提取量为考察指标，采用 Box-Behnken 响应面法优化五味消毒饮灌肠剂的提取工艺。结果表明，五味消毒饮灌肠剂的最佳提取工艺为提取 3 次，提取时间为 75min，液料比为 9∶1，绿原酸的提取量可达到（16.5±0.8）mg/g[6]。

②以微丸的圆整度为考察指标，采用正交试验设计筛选复方五味消毒饮微丸最佳制备工艺。结果表明，各因素对实验结果影响大小为：滚圆速度 > 挤出速度 > 滚圆时间，最佳提取工艺：挤出速度为 25r/min，滚圆速度为 45Hz，滚圆时间为 4min[7]。

（2）成型工艺 以五味消毒饮中的药材为原料，加入甘油、十二烷基硫酸钠、碳酸钙、磷酸三钙、

羧甲基纤维素钠、糖精、苯甲酸钠等进行适当加工，可制得一款中药牙膏。该牙膏可用于防治牙周炎、牙龈炎、咽喉肿痛、口腔异味等口腔和牙科疾病，对牙周炎效果显著[8]。

（3）含量测定

①用高效液相色谱法，以 0.05% 三氟乙酸溶液 – 乙腈为流动相梯度洗脱，可快速、准确测出五味消毒饮绿原酸、咖啡酸、蒙花苷、秦皮乙素的含量，这 4 种成分的平均含量分别为 1.91mg/ml，0.115mg/ml，0.683mg/ml，0.683g/ml[9]。

②采用高效液相色谱法，以甲醇 –0.5% 乙酸水溶液为流动相，梯度洗脱，检测波长 320nm，可测定五味消毒饮口服液中 6 种指标性成分的含量。经检测，10 批五味消毒饮中绿原酸、秦皮乙素、咖啡酸、木犀草苷、蒙花苷、木犀草素含量分别为 54.0383~105.5511μg/ml，4.1221~31.3599μg/ml，2.4130~4.4207μg/ml，4.0428~11.3128μg/ml，3.8663~46.2719μg/ml，0.9908~2.1268μg/ml[10]。

3. 临床应用

（1）慢性创伤性股骨骨髓炎 用五味消毒饮治疗 26 例慢性创伤性股骨骨髓炎患者，患者于清创术后第 3 天内服五味消毒饮，药方组成：金银花、野菊花、蒲公英各 30g，紫花地丁、紫背天葵子各 15g。加减：湿热瘀阻者，加薏苡仁 15g，穿山甲、川芎各 12g；热毒壅盛，郁而化脓者，加浙贝母 20g，白芷、连翘各 15g，黄芩 12g；阳虚者，加菟丝子 15g，附子 10g；阴虚者，加鳖甲、地骨皮各 15g。每天 1 剂，水煎服，早晚服用。4 周后患者骨窦道修复愈合，且不再复发，总有效率为 92.3%，高于对照组（常规治疗）的总有效率 84.6%（P < 0.05）[11]。

（2）慢性化脓性骨髓炎 用加味五味消毒饮治疗 40 例慢性化脓性骨髓炎患者，药方组成：蒲公英 25g，金银花 25g，紫背天葵子 20g，野菊花 20g，连翘 20g，紫花地丁 10g，鱼腥草 10g，炙穿山甲 5g。加减：气血亏虚、血虚寒凝者，加黄芪 20g，桂枝 8g，生姜 5g；热盛肉腐、毒热炽盛者，加桔梗 12g，生地黄 8g，牡丹皮 10g；肌肉失养、神疲乏力者，加白术 8g，当归 15g，川芎 10g；患处疼痛剧烈者，加乳香 8g，没药 5g。每天 1 剂，水煎，早晚服用，7 天为 1 个疗程。8 个疗程后患者痊愈，总有效率为 95.00%，高于对照组（西药治疗）的总有效率为 72.50%（P < 0.05）[12]。

（3）血栓性浅静脉炎 用五味消毒饮联合桃红四物汤治疗 46 例血栓性浅静脉炎患者，药方组成：茯苓 15g，金银花 30g，车前子 15g，紫花地丁 10g，丹参 15g，地黄 10g，当归 20g，芍药 15g，川芎

15g，桃仁 15g，红花 10g，鸡血藤 15g。加减：发于下肢者，加牛膝；发于上肢者，加桑枝；红肿甚者，加蒲公英；条索甚者，加水蛭。每天 1 剂，早晚饭后半小时服用。治疗 2 周，总有效率为 95.6%[13]。

（4）重症感染 用五味消毒饮联合常规抗感染疗法治疗 68 例重症感染患者，药方组成：金银花 20g，野菊花、蒲公英、紫花地丁、紫背天葵子各 6g。加减：热毒盛者，加黄连、栀子、连翘各 6g；严重创伤或烧伤者，皮肤破溃或不溃而脓汁不易流出者，加皂角刺、桃仁各 6g。每天 1 剂，水煎，早晚温服。治疗 14 天，总有效率为 91.2%，高于对照组（常规抗感染治疗）的总有效率为 77.9%（P<0.05）[14]。

（5）下肢骨折术后肿胀 用五味消毒饮加减联合阿司匹林、甘露醇治疗 45 例下肢骨折术后肿胀患者，药方组成：金银花 30g，蒲公英 15g，野菊花 30g，当归 20g，紫花地丁 15g，紫背天葵子 10g，桃仁 10g，延胡索 10g，三七粉 6g，川芎 15g，川牛膝 10g，泽泻 10g，甘草 6g。每天 1 剂，分 2 次服用。治疗 2 周，总有效率为 97.78%，高于对照组（阿司匹林、甘露醇治疗）的总有效率为 71.11%（P<0.05）[15]。

（6）小儿急性化脓性扁桃体炎 用五味消毒饮联合常规西药治疗 41 例小儿急性化脓性扁桃体炎患者，药方组成：生石膏 12g，生甘草 5g，山豆根 5g，牛蒡子 5g，黄芩 5g，射干 6g，紫背天葵子 8g，紫花地丁 8g，蒲公英 8g，野菊花 8g，金银花 8g，马勃 4g。每天 1 剂，水煎服。5 天后患者症状基本消失，总有效率为 95.12%，高于对照组（西药治疗）的总有效率为 73.17%（P<0.05）[16]。

（7）感染性心内膜炎 用五味消毒饮联合抗生素治疗 29 例感染性心内膜炎患者，药方组成：金银花 30g，野菊花 30g，蒲公英 30g，紫花地丁 30g，紫背天葵子 30g，天花粉 30g。每天 1 剂，早、中、晚 3 次服用。治疗 4 周，总有效率为 93.10%，高于对照组（常规基础治疗）的总有效率 75.00%（P<0.05）[17]。

（8）中、重度寻常型痤疮 用五味消毒饮联合化瘀散结汤治疗 40 例中、重度寻常型痤疮患者，药方组成：赤芍、当归尾、夏枯草、制半夏、陈皮、金银花各 15g，红花、桃仁、海藻、昆布、炒三棱、炒莪术、茵陈、皂角刺各 10g，野菊花、蒲公英、紫花地丁、紫背天葵子、白芷各 6g，赤石脂（包煎）20g。加减：肺经风热者，加桑白皮、蜜枇杷叶各 10g；脾胃湿热者，加苍术、制厚朴各 6g，白术 10g；肝胆火热者，加柴胡 6g，龙胆草 3g；下焦湿热者，加知母 10g，黄柏 6g；囊肿较多者，加浙贝母 10g，僵蚕 6g；色红明显者，加凌霄花、紫珠草各 10g；瘙痒者，加蝉蜕 6g，白鲜皮 10g；局部疼痛明显，

加制乳香、制没药各 6g；女性月经期加重，月经不调者，加益母草、茺蔚子各 15g，玫瑰花 10g；失眠者，加合欢皮、制远志各 10g；大便干燥者，加制大黄、火麻仁各 10g。每天 1 剂，水煎，分 2 次饭后温服。4 周后患者基本痊愈，总有效率为 97.5%，高于对照组（口服多西环素胶囊、丹参酮胶囊）的总有效率为 82.5%（P<0.05）[18]。

（9）葡萄球菌烫伤样皮肤综合征 用五味消毒饮联合西医治疗 30 例葡萄球菌烫伤样皮肤综合征患者，药方组成：半夏、三棱、陈皮各 6g，桃仁、赤芍、浙贝母及当归尾各 10g，夏枯草 12g，蒲公英、天葵、玄参、野菊花、金银花、紫花地丁、紫背天葵子各 15g，生地黄 20g。凉水浸泡后煎煮，早晚各一次，可以缩短治疗时间，总有效率为 100%，高于对照组（抗生素、丙种球蛋白治疗）的总有效率 73.33%（P<0.05）[19]。

（10）2 型糖尿病足溃疡 用五味消毒饮加减联合组织工程全层皮肤治疗 75 例 2 型糖尿病足溃疡患者，药方组成：金银花 30g，野菊花 30g，蒲公英 30g，当归 20g，天花粉 20g，连翘 15g，冬葵子 15g，牡丹皮 15g，牛膝 15g，白芍 15g，白芷 15g，黄芩 15g，紫花地丁 10g，三七粉（冲）3g。加减：疼痛甚者，加生乳香 10g，生没药 10g；瘀血重者，加赤芍 10g，鸡血藤 15g。每天 1 剂，水煎 2 次，早晚温服。治疗 8 周，总有效率为 86.67%，高于对照组（组织工程全层皮肤治疗）的总有效率为 73.33%（P<0.05）[1]。

（11）痛风性急性关节炎 用五味消毒饮加减联合西药治疗 40 例痛风性急性关节炎患者，药方组成：金银花 15g，蒲公英 30g，紫花地丁 20g，野菊花 20g，紫背天葵子 15g。加减：湿热证者，加金钱草、车前草等；疼痛感觉比较强烈者，加延胡索、乳香等；关节肿胀者，加薏苡仁、茯苓等；血瘀患者，加牡丹皮、地龙等。每天 1 剂，水煎，早晚温服。治疗 7 天，患者症状改善，总有效率为 97.5%，高于对照组（西药治疗）的总有效率为 82.5%（P<0.05）[20]。

（12）湿疹 用五味消毒饮加减联合西药治疗 40 例湿疹患者，药方组成：蒲公英 12g，金银花 15g，野菊花 12g，紫背天葵子 15g，紫花地丁 10g，黄芩 10g，车前子 12g，栀子 10g，茯苓 12g，泽泻 12g，当归 12g。加减：外感风热者，加蝉蜕 10g，防风 10g；肝经湿热者，加薏苡仁 12g，枳壳 10g；肝火炽盛者，加牡丹皮 10g；反复发作者，加白术 12g，防风 10g，太子参 15g；阴虚火旺者，除去栀子和黄芩，加生地黄 10g，知母 10g。每天 1 剂，水煎，早晚服用，7 天为 1 个疗程。3 个疗程后患者症状缓解，总

有效率为95.0%，高于对照组（西药治疗）的总有效率80.0%（$P<0.05$）[21]。

（13）带状疱疹　用五味消毒饮联合泛昔洛韦、火针治疗46例带状疱疹患者，药方组成：紫背天葵子6g，紫花地丁、蒲公英、野菊花、金银花各15g。每天1剂，水煎，早、中、晚3次服用。火针每2天1次，直至无水疱出现。治疗一段时间，总有效率为97.83%，高于对照组（口服泛昔洛韦）的总有效率71.74%（$P<0.05$）[22]。

（14）温病气分发热　用五味消毒饮加味联合泛昔洛韦、火针治疗42例温病气分发热患者，药方组成：寒水石9g，生石膏30g，蒲公英15g，金银花15g，滑石15g，旋覆花15g，野菊花15g，紫背天葵子10g，紫花地丁10g，大枣3枚，熟大黄3g。每天1剂，水煎，早晚温服。治疗过程中视大便形态、颜色增减大黄用量。治疗3天，总有效率为97.6%，高于对照组（口服泛昔洛韦）的总有效率82.5%（$P<0.05$）[23]。

（15）牙周炎　用五味消毒饮联合甲硝唑治疗178例牙周炎患者，药方组成：金银花12g，野菊花6g，蒲公英6g，紫花地丁6g，黄芩9g，黄连9g，牡丹皮6g，肉桂3g，甘草3g。每天1剂，水煎，早晚服用。甲硝唑每天2次，每次2片。治疗14天，总有效率为93.82%，高于对照组（口服甲硝唑）的总有效率61.79%（$P<0.05$）[24]。

（16）急性盆腔炎　用五味消毒饮联合大黄牡丹皮汤、常规西药治疗70例急性盆腔炎患者，药方组成：野菊花、蒲公英、紫花地丁、紫背天葵子各6g，牡丹皮、芒硝各9g，大黄、桃仁各12g，金银花15g，冬瓜子30g。每天1剂，水煎，分3次服用。治疗2周，总有效率为97.14%，高于对照组（常规西药治疗）的总有效率84.29%（$P<0.05$）[25]。

（17）面部脂溢性皮炎　用五味消毒饮联合他克莫司软膏治疗80例面部脂溢性皮炎患者，药方组成：金银花15g，野菊花6g，蒲公英6g，紫花地丁6g，紫背天葵子6g。加减：大便干结者，加大黄；舌红苔黄者，加黄连、连翘；面红血热者，加赤芍、牡丹皮、生地黄；月经不调者，加当归、红花；瘙痒明显者，加白鲜皮、地肤子；食欲不佳者，加白术、山楂。每天1剂，水煎，餐后半小时服用。治疗2周，总有效率为94.59%，高于对照组（外用他克莫司软膏）的总有效率82.89%（$P<0.05$）[26]。

（18）Ⅰ期拇趾甲沟炎　用五味消毒饮治疗30例Ⅰ期拇趾甲沟炎患者，药方组成：金银花30g，野菊花12g，蒲公英12g，紫花地丁12g，紫背天葵子12g。水煎煮，外敷，每天2次。治疗7天，总有效率为97.0%，高于对照组（5%碘伏外敷）的总有效率53.0%（$P<0.05$）[27]。

（19）胃溃疡　用五味消毒饮加味联合奥美拉唑治疗36例胃溃疡患者，前2周给予根除幽门螺杆菌感染的四联疗法，后2周给予五味消毒饮、奥美拉唑治疗。药方组成：金银花、野菊花、紫花地丁、蒲公英、紫背天葵子各18g，黄芪、白芍、白术各15g，甘草9g。每天1剂，水煎，早晚服用。治疗4周，总有效率为91.67%，高于对照组（口服奥美拉唑）的总有效率88.89%（$P<0.05$）[28]。

（20）其他　五味消毒饮在临床上还被应用于其他多种疾病，如高位复杂性肛瘘、盆腔炎性疾病后遗症、慢性创伤性股骨骨髓炎、细菌性肝脓肿热毒炽盛证、厄洛替尼所致药疹、肛瘘术后创面愈合等。

参考文献

[1] 张广静，冯世军，王正想，等. 五味消毒饮加减联合组织工程全层皮肤治疗2型糖尿病足溃疡临床观察 [J]. 河北中医，2019，41（02）：258-261.

[2] 王志龙. 五味消毒饮对小鼠免疫功能的影响 [J]. 牡丹江医学院学报，2010，31（03）：57-59.

[3] 谭文英. 五味消毒饮抑制人皮肤鳞状细胞癌A431细胞增殖及促凋亡作用研究 [J]. 中医学报，2018，33（01）：5-9.

[4] 夏道宗，于新芬，王慧铭，等. 五味消毒饮对染铅小鼠排铅及氧化损伤影响 [J]. 中国公共卫生，2009，25（03）：334-335.

[5] 石学魁，李英兰，宋宝辉，等. 五味消毒饮增强小鼠免疫功能及调整菌群失调的影响 [J]. 牡丹江医学院学报，2000（03）：7-9.

[6] 殷小云，李雅莉，陈小艳，等. 五味消毒饮灌肠剂的制备 [J]. 河南中医，2017，37（10）：1861-1863.

[7] 李红菊，李三鸣，杨婷媛，等. 挤出滚圆法制备中药复方五味消毒饮微丸 [J]. 中国药剂学杂志（网络版），2007，5（05）：247-251.

[8] 俞迪佳，向敏. 中药五味消毒饮提取物牙膏的配方与工艺研究 [J]. 口腔护理用品工业，2018，28（01）：11-12.

[9] 杨宏静，陈瑛，方应权. HPLC法同时测定五味消毒饮中4种成分 [J]. 中成药，2015，37（04）：778-781.

[10] 杨晓琴，吴亿晗，白俊毅，等. 五味消毒饮口服液HPLC指纹图谱的建立及6种指标性成分定量测定 [J]. 中草药，2017，48（24）：5151-5157.

[11] 吴凯婷，黄凯. 五味消毒饮治疗慢性创伤性股骨骨髓炎26例 [J]. 浙江中医杂志，2017，52（01）：28-29.

［12］郭世涛. 加味五味消毒饮治疗慢性化脓性骨髓炎的疗效评析［J］. 当代医药论丛, 2017, 15（12）: 121-122.

［13］吴章, 吴玉泉. 五味消毒饮合桃红四物汤治疗血栓性浅静脉炎46例［J］. 中医临床研究, 2018, 10（15）: 83-84.

［14］张金龙, 郝昱芳. 抗感染治疗联合五味消毒饮对重症感染患者淋巴细胞亚群及降钙素原的影响［J］. 现代中西医结合杂志, 2019, 28（13）: 1450-1453.

［15］柳裔福. 五味消毒饮加减治疗下肢骨折术后肿胀的临床疗效分析［J］. 北方药学, 2019, 16（04）: 42-43.

［16］林贯秋. 五味消毒饮治疗小儿急性化脓性扁桃体炎60例临床观察［J］. 泰山医学院学报, 2017, 38（01）: 92-93.

［17］吴海, 张浩天, 柳新燕, 等. 五味消毒饮加味配合抗生素治疗急性感染性心内膜炎临床研究［J］. 现代中西医结合杂志, 2016, 25（34）: 3818-3820.

［18］陈刚. 化瘀散结汤联合五味消毒饮加减治疗中重度寻常型痤疮40例［J］. 浙江中医杂志, 2018, 53（07）: 502.

［19］苏俊颖. 五味消毒饮内服治疗葡萄球菌烫伤样皮肤综合征［J］. 现代诊断与治疗, 2017, 28（06）: 1016-1018.

［20］王立立. 五味消毒饮加减治疗痛风性急性关节炎的临床疗效观察［J］. 中国社区医师, 2017, 33（18）: 93-95.

［21］杨虎. 五味消毒饮加减治疗湿疹的疗效观察［J］. 世界最新医学信息文摘, 2016, 16（18）: 135.

［22］李锦亮, 钟金宝, 何伟强, 等. 五味消毒饮加减加火针治疗对比西药用泛昔洛韦分散片治疗带状疱疹的临床效果观察［J］. 海峡药学, 2019（04）: 162-163.

［23］付艳玲, 马军. 分析五味消毒饮加味治疗温病气分发热的临床疗效及特点［J］. 智慧健康, 2018, 4（11）: 96-97.

［24］胡剑沛, 汪利键, 丁砚农. 五味消毒饮变方联合甲硝唑治疗胃热炽盛型青年牙周炎疗效观察［J］. 中国中医药科技, 2018, 25（04）: 588-589.

［25］孙秀林. 五味消毒饮合大黄牡丹皮汤加减联合西药治疗急性盆腔炎的临床疗效观察［J］. 心理月刊, 2018（08）: 274.

［26］张丽, 赵静, 陈启红, 等. 五味消毒饮加味联合他克莫司软膏治疗面部脂溢性皮炎疗效观察［J］. 海南医学, 2017, 28（04）: 656-657.

［27］姜仁建, 王美元. 五味消毒饮外敷治疗Ⅰ期拇趾甲沟炎疗效观察［J］. 实用中医药杂志, 2017, 33（06）: 624.

［28］马旭, 俞坤强, 刘佳慧, 等. 五味消毒饮加味联合奥美拉唑对活动期胃溃疡黏膜愈合质量及复发的影响［J］. 新中医, 2018, 50（12）: 101-103.

桃红四物汤

【出处】《妇科冰鉴》（清·柴得华）"血多有块, 色紫稠黏者, 有瘀停也, 桃红四物汤随其流以逐之。"

【处方】生地三钱（酒洗）, 当归四钱（酒洗）, 白芍钱五分（酒炒）, 川芎一钱, 桃仁十四粒（去皮尖研泥）, 红花一钱（酒洗）。

【制法及用法】水煎温服。

【剂型】汤剂。

【同名方剂】桃红四物汤（《医垒元戎》）。

【历史沿革】

元·王好古《医垒元戎》, 桃红四物汤

［组成］当归（去芦, 酒浸, 炒）、川芎、白芍药、熟干地黄（酒洒, 蒸）, 各等分, 红花6g。

［功能主治］养血活血。用于血虚兼血瘀证, 妇女经期超前, 血多有块, 色紫稠黏, 腹痛等。

［用法用量］水煎服。后载于清·柴得华《妇科冰鉴》。

【现代研究】

1. 药理作用

（1）抗炎 给SD大鼠灌服桃红四物汤200%的浓缩剂, 显示低剂量组（8g/kg）和高剂量组（16g/kg）均能显著抑制塑料环所致大鼠肉芽组织增生, 其抑制率分别为28.83%、31.68%[1]。

（2）降血脂 用桃红四物汤对高脂血症大鼠以7.5g/kg连续给药10天, 可使肝组织总胆固醇含量明显降低, 还可使肝脏甘油三酯含量显著降低。同时可使高脂血症大鼠的肝指数明显下降。对血清总胆固醇和血清甘油三酯含量影响不明显。对血清低密

度脂蛋白胆固醇也无明显影响。结果提示，本药通过增加肝脂质的体外排泄和向血液转运，使肝脂质降低[1]。

（3）扩张血管 桃红四物汤能扩张豚鼠离体心脏冠状动脉，增加冠脉血流。大鼠下肢血管灌注桃红四物汤后，能显著降低血管阻力[1]。

（4）诱导细胞凋亡 桃红四物汤高、中、低剂量（18mg/kg，9mg/kg，4.5mg/kg）给不完全流产大鼠模型灌胃7天，观察大鼠子宫组织细胞凋亡情况。与模型组相比，给药组细胞凋亡明显减少[2]，其机制可能与桃红四物汤通过 Nrf2 通路降低氧化应激介导的细胞凋亡有关。

（5）促进细胞增殖 从健康人外周血中分离培养内皮祖细胞，将内皮祖细胞置于桃红四物汤低、中、高质量浓度中体外培养24h以观察量效关系，同时桃红四物汤高质量浓度组培养6h、12h、24h、48h以观察时效关系。结果表明，桃红四物汤可增加内皮祖细胞数量，与质量浓度呈一定的量效关系，且具有时间依赖性[3]。

（6）抗疲劳、耐缺氧 以15g/kg的剂量给小鼠灌服桃红四物汤浓缩液，实验组的耐缺氧时间和游泳时间分别为（276.0±51.6）min、（240.7±135.9）min，而对照组分别为（233.4±56.1）min、（158.1±104.7）min，两者均显著长于对照组，证明本方具有较好的耐缺氧及耐疲劳的作用。

（7）抗氧化 测定桃红四物汤乙醇提取液和水提液对 1,1- 二苯基 -2- 苦肼基自由基 DPPH 的清除能力，评价其抗氧化活性，并与维生素C进行比较。实验结果表明桃红四物汤乙醇提取液、水提液、维生素C达到50%清除率所需药物浓度分别为（20.4±0.1）μg/ml，（33.85±0.1）μg/ml，（2.6±0.4）μg/ml，表明桃红四物汤提取液有一定的抗氧化能力[4]。

（8）抗休克 按 1.28ml/kg 给烧伤的休克犬输入桃红四物汤注射液（112g/100ml），尿量明显多于对照组，且延长烧伤狗的存活时间。

（9）改善血液流变学指标 桃红四物汤结合常规疗法治疗骨折延迟愈合患者，比较治疗前、后患者的血液流变学指标差异。发现治疗后患者的全血高切黏度、血浆黏度较治疗前均降低，且低于常规治疗组[5]，证明桃红四物汤能够显著改善骨折延迟愈合患者的血液流变学指标，从而有利于骨折愈合。

（10）治疗骨质疏松 用含桃红四物汤的培养基培养斑马鱼幼鱼7天，对其骨矿化面积和累积光密度进行定量分析，发现给药后斑马鱼的骨矿化面积和累积光密度值有显著性地升高，且呈剂量依赖性，相关基因的表达也有明显增加[6]。进一步研究表明，桃红四物汤能够增强成骨细胞活力，促进骨胶原表达和骨矿化，从而增加骨量，具有潜在的逆转糖皮质激素性骨质疏松作用。

（11）保肝 桃红四物汤高、中、低剂量（17.00g/kg，8.50g/kg，4.25g/kg）以 10ml/kg 的剂量对肝纤维化大鼠模型灌胃6周。末次给药后，摘取肝脏，进行病理学检查。实验发现桃红四物汤各组肝小叶结构破坏程度降低，肝细胞脂肪空泡变性减少[7]。进一步研究表明，桃红四物汤可能是通过激活 uPA 纤溶酶系统，增加 MMPs 活性，抑制胶原异常增生，维持细胞外基质平衡而发挥抗肝纤维化作用。

（12）补充微量元素 桃红四物汤中人体所必需的常量元素钠、镁、磷、硫、钾、钙等含量均较高，必需的微量元素16种除锡外全都具备。

2. 制剂研究

（1）提取工艺研究

①以桃红四物汤中没食子酸、5- 羟甲基糠醛、羟基红花黄色素A、芍药苷、阿魏酸为考察指标，研究传统煎煮提取法和 90% 乙醇 - 水提法对桃红四物汤中成分的影响。桃红四物汤传统煎煮提取液中5种成分含量均值分别为126.6mg/L，13.2mg/L，187.3mg/L，1040.4mg/L，28.6mg/L，桃红四物汤 90% 乙醇 - 水提液中5种成分含量均值分别为82.9mg/L，11.1mg/L，235.7mg/L，917.3mg/L，49.3mg/L，说明不同制备工艺使桃红四物汤中5种成分含量产生显著性差异[8]。

②以总黄酮含量和浸膏得率为考察指标，以乙醇浓度、乙醇用量、提取时间、提取次数为考察因素，采用正交试验优选桃红四物汤的最佳醇提工艺。结果表明，各因素对实验结果影响大小为乙醇浓度＞提取次数＞提取时间＞乙醇用量，最佳提取工艺为乙醇浓度80%，6倍量提取3次，每次1.5h[9]。

③以芍药苷和浸膏得率为考察指标，以加水量、提取时间、提取次数为考察因素，采用正交试验优选桃红四物汤的最佳水提工艺。结果表明，各因素对实验结果影响大小为提取次数＞提取时间＞加水量，最佳提取工艺为12倍量水提取3次，每次1.5h[10]。

④运用总量统计矩原理和 Hardy-Weinberg 平衡群体一次稳态投料量计算方法，对来自不同产地的15批桃红四物汤原药材、饮片及复方制剂总量统计矩及一次稳态投料量进行研究。实验发现用单味原药材投料，除当归外（142.34kg），按全方累积的信息量的 RSD 变化计算出的一次稳态投料量最大（59.10kg）；而按全方的比例投料，除当归外（333.14kg），全方一次稳态投料量最大（958.57kg）。用炮制品投料，除酒红花外（83.28kg），全方累积的

一次稳态投料量最大（73.18kg）；按全方投料，炮制品一次稳态处方投料量均与原药材相同。原药材或炮制品组成的复方，其一次稳态投料量经常大于单味药材的一次稳态投料量[11]。本实验说明桃红四物汤各药材及复方一次稳态投料量均远大于处方量，可为工业化大生产提供借鉴。

⑤采用高效液相色谱法，以乙腈-0.05%磷酸水溶液为流动相，梯度洗脱，波长切换进行检测。发现桃红四物汤采用传统煎煮提取法和90%乙醇-水提法的特征图谱存在较大差异，乙醇-水提法检测出的色谱峰数比煎煮法多7个峰[12]。

（2）含量测定

①采用高效液相色谱法，以乙腈-0.05%磷酸水溶液为流动相，梯度洗脱，检测波长215nm，测定桃红四物汤中9种水溶性活性成分的含量。苦杏仁苷、羟基红花黄色素A、梓醇、地黄苷A、阿魏酸、芍药苷、原儿茶酸、绿原酸、没食子酸分别在6.47~129.40μg/ml、4.01~80.19μg/ml、2.51~50.16μg/ml、3.03~60.66μg/ml、1.05~21.00μg/ml、5.03~100.50μg/ml、0.90~18.02μg/ml、0.46~9.12μg/ml、0.32~6.30μg/ml范围内浓度与峰面积呈良好线性关系，相关系数分别为0.9990、0.9997、0.9995、0.9996、0.9998、0.9999、0.9998、0.9994、0.9996。证明此法可用于桃红四物汤中9种水溶性活性成分的质量控制[13]。

②采用离子抑制高效液相色谱法测定桃红四物汤中羟基红花黄色素A、阿魏酸、没食子酸、原儿茶酸和绿原酸的量，分光光度法测定桃红四物汤中总酚酸的量。测定羟基红花黄色素A、阿魏酸、没食子酸、原儿茶酸和绿原酸平均含量分别为2.46mg/g、1.533mg/g、1.053mg/g、0.801mg/g、0.526mg/g，总酚酸的量在24~30mg/g[14]。

3. 成分分析

桃红四物汤的化学成分主要有芳香酸类、黄酮类、多糖类、单萜类糖苷类、芳香族氰苷类等。芳香酸类化合物主要为阿魏酸、绿原酸、咖啡酸、香草酸和没食子酸等。黄酮类化合物主要为红花黄色素。多糖类化合物主要为当归多糖、地黄多糖。单萜类糖苷类主要为芍药苷、芍药内酯苷。芳香族氰苷类成分主要为苦杏仁苷。桃红四物汤还含有人体所需的多种微量元素，如铁、铜、锌、钴、锰、铬等[1]。

桃红四物汤（1.8g/ml）对SD大鼠灌胃，经高效液相色谱-串联质谱分析，在大鼠血浆中发现6个入血成分：梓醇、藁本内酯、阿魏酸、芍药苷、芍药内酯苷和苦杏仁苷。上述成分均为原型成分，它们可能是桃红四物汤在体内直接作用的有效成分[15]。

桃红四物汤（1g/ml）对痛经模型大鼠灌胃，经高效液相色谱-串联质谱分析，在大鼠尿液中发现并鉴定了22个代谢产物成分，粪便中发现并鉴定了4个代谢产物成分，胆汁中发现并鉴定了18个代谢产物成分。在尿液、粪便及胆汁中检测到了酚酸类、苷类、苯酞内酯类、黄酮类成分的原型及代谢物，主要发生水解、硫酸化结合、甲基化和葡萄糖醛酸化等代谢过程，其中尿液及胆汁中代谢产物较多，粪便中较少[16]。

4. 临床应用

（1）糖尿病合并颈动脉粥样硬化 用桃红四物汤加减联合西药治疗30例痰瘀互结型糖尿病合并颈动脉粥样硬化患者，药方组成：桃仁、生地黄、丹参各15g，当归、赤芍、川芎、红花、牡丹皮、枳实各10g。水煎，1次服完。治疗4周，治疗组血糖相关指标及颈动脉收缩期峰值流速（PSV）增加明显，为59.91±12.50，高于对照组（仅西药治疗）的53.33±11.62（$P<0.05$）[17]。

（2）2型糖尿病下肢血管病变 用桃红四物汤联合西药治疗33例2型糖尿病下肢血管病变患者，药方组成：丹参、桃仁、红花、当归、熟地黄、牡丹皮、赤芍、鸡血藤和川芎。每天1剂，早晚服用。治疗30天，总有效率为72.73%，高于对照组（西药治疗）的总有效率81.82%（$P<0.05$）[18]。

（3）糖尿病心肌病变 用桃红四物汤联合盐酸曲美他嗪治疗30例2型糖尿病心肌病变患者，药方组成：桃仁10g，红花10g，当归10g，赤芍10g，生地黄10g，川芎10g。每天1剂，水煎，早晚温服，4周为1个疗程。5个疗程后，总有效率83.3%，高于对照组（服用盐酸曲美他嗪）的总有效率50.0%（$P<0.01$）[19]。

（4）冠心病心绞痛 用桃红四物汤联合西药治疗36例冠心病心绞痛患者，药方组成：熟地黄15g，当归15g，白芍10g，川芎8g，桃仁9g，红花6g。每天1剂，水煎，早晚服用。治疗4周，总有效率为94.4%，高于对照组（西药治疗）的总有效率83.3%（$P<0.05$）[20]。

（5）心衰水肿 用桃红四物汤联合五苓散治疗48例心衰水肿患者，药方组成：当归15g，熟地黄15g，川芎10g，白芍10g，红花10g，桃仁10g，白术15g，泽泻15g，肉桂10g，赤茯苓15g，猪苓10g。加减：阳虚畏寒怕冷者，加附子10g；大便秘结者，加厚朴10g，大黄5g；短气乏力者，加黄芪15g。每天1剂，早晚服用。治疗一段时间，总有效率为93.75%，高于对照组（西药治疗）的有效率总81.25%（$P<0.05$）[21]。

（6）血管性痴呆　用桃红四物汤加味联合西药、高压氧治疗80例血管性痴呆患者，药方组成：桃仁9g，红花12g，熟地黄12g，当归12g，白芍15g，川芎10g，白术15g，党参12g，胆南星10g，石菖蒲15g，郁金10g。加减：肾精亏虚者，加山茱萸、枸杞子各10g；心悸失眠者，加酸枣仁20g，首乌藤15g；肝阳上亢头痛眩晕者，加天麻10g，钩藤10g。水煎服，每天2次。治疗28天，治疗组的总体有效率高于对照组（西药、高压氧治疗）；治疗组中医证候积分SDSVD下降值为6.33±2.04，大于对照组的下降值3.41±1.79（P＜0.01）[22]。

（7）高血压　用桃红四物汤联合苯磺酸氨氯地平片治疗75例老年高血压血瘀证患者，药方组成：甘草8g，党参10g，香附10g，熟地黄15g，红花15g，桃仁15g，川芎20g，白芍20g，白术20g，当归20g。每天1剂，水煎，分2次服用，7天为1个疗程。3个疗程后，总有效率为97.33%，高于对照组（常规治疗）的总有效率82.67%（P＜0.01）[23]。

（8）慢性盆腔炎　用桃红四物汤加减联合西药治疗60例慢性盆腔炎患者，药方组成：桃仁15g，红花15g，赤芍15g，当归15g，川芎10g，熟地黄10g，益母草10g，薏苡仁10g，白芷10g，黄柏10g，甘草6g。加减：显著疼痛者，加延胡索15g，鸡血藤15g；显著腰骶酸痛者，加菟丝子15g，巴戟天15g；白带黄且多者，加马齿苋15g，败酱草15g。每天1剂，忌食辛辣、生冷等刺激性食物。连续服用30日，患者临床症状有所好转，总有效率为96.7%，高于对照组（西药治疗）的总有效率78.3%（P＜0.05）[24]。

（9）月经不调　用桃红四物汤联合针刺治疗40例月经不调患者，药方组成：桃仁20g，白术15g，紫草30g，当归20g，牡丹皮20g，芍药15g，川芎20g，红花6g，熟地黄20g，炙甘草6g，山茱萸15g。每天1剂，早晚温服。治疗8周，患者经期、经量恢复正常，总有效率为100.00%[25]。

（10）黄褐斑伴月经不调　用桃红四物汤治疗38例黄褐斑伴月经不调患者，药方组成：炙甘草8g，红花6g，白术10g，牡丹皮8g，山茱萸10g，生地黄12g，桃仁8g，当归8g，紫草20g。每天1剂，煎煮前浸泡30min，分3次服用。治疗4周，总有效率为94.74%，高于对照组（常规治疗）的总有效率78.95%（P＜0.05）[26]。

（11）小儿过敏性紫癜　用桃红四物汤加减联合西药治疗33例小儿过敏性紫癜患者，加减：关节肿痛者，加桑枝，牛膝；腹痛者，加延胡索，甘草；便血者，加地榆炭，侧柏炭；蛋白尿、血尿者，加小蓟，白茅根，藕节炭。每天1剂，水煎，分2~3次温服，1周为1个疗程。3个疗程后，治愈率为75.8%，高于对照组（西药治疗）的治愈率36.4%（P＜0.01）[27]。

（12）外伤性四肢闭合骨折　用桃红四物汤联合闭合复位外固定术治疗48例外伤性四肢闭合骨折患者，药方组成：红花10g，桃仁15g，川芎20g，当归20g，生地12g，赤芍10g。每日1剂，水煎，早晚服用。治疗2周，患者压痛、瘀斑、肿胀和疼痛等中医症状体征评分均明显低于对照组（闭合复位外固定术）（P＜0.05）[28]。

（13）早期外伤性骨折　用桃红四物汤联合常规治疗40例早期外伤性骨折患者，药方组成：桃仁15g，红花10g，川芎20g，生地黄12g，当归20g，赤芍10g。每天1剂，水煎，早晚温热服用。治疗2周，总有效率为92.50%，高于对照组（仅常规治疗）的总有效率72.50%（P＜0.05）[29]。

（14）肘关节骨折　用桃红四物汤加减联合常规治疗47例肘关节骨折者，药方组成：桃仁15g，红花10g，川芎15g，当归尾12g，赤芍20g，宽筋藤15g，防风8g，黄柏15g，骨碎补12g，续断12g，威灵仙12g，川牛膝15g，薏苡仁30g，乳香4g，白芍20g，甘草6g。加减：气虚甚者，加黄芪20g；肾虚明显者，加五加皮10g，狗脊12g，熟地黄10g；瘀血甚者，加木瓜12g，三棱8g，莪术9g。每天1剂，水煎，分2~3次饭后半小时温服。总有效率为87.2%，高于对照组（常规治疗）的总有效率68.1%（P＜0.05）[30]。

（15）急性交叉韧带断裂膝关节肿痛　用桃红四物汤治疗35例急性交叉韧带断裂膝关节肿痛患者，药方组成：桃仁12g，红花9g，当归15g，赤芍12g，川芎15g，生地黄12g。每天1剂，水煎，早晚温服，治疗1周，总有效率为100.0%，高于对照组（甘露醇溶液静脉滴注）的总有效率77.1%（P＜0.05）[31]。

（16）玻璃体积血　用桃红四物汤加味联合常规治疗56例玻璃体积血患者，发病初期（病程小于2周），药方组成：红花10g，桃仁10g，当归10g，生地黄10g，蒲黄10g，牡丹皮10g，川芎10g；发病中期（病程2周至2个月），药方组成：红花15g，桃仁15g，熟地黄10g，当归10g，赤芍10g，川芎10g，浙贝母10g，全瓜蒌10g；发病后期（病程大于2个月），药方组成：红花15g，桃仁15g，黄芪15g，赤芍15g，川芎10g，熟地黄10g，昆布10g，三棱10g，当归尾10g。连续用药1个月，总有效率91.07%，高于对照组（常规治疗）的总有效率73.21%（P＜0.05）[32]。

（17）慢性湿疹　用桃红四物汤加味治疗50例慢性湿疹患者，药方组成：桃仁9g，红花6g，当归9g，熟地黄15g，白芍12g，川芎9g，丹参15g。每天1剂，水煎2次，早晚温服。治疗28天，总有效率为 82.00%，高于对照组（服用西替利嗪）的总有效率 52.00%（$P < 0.05$）[33]。

（18）顽固型扁平疣　用桃红四物汤加减联合火针治疗 30 例慢性湿疹患者，药方组成：生地黄 20g，当归 10g，赤芍 15g，川芎 9g，桃仁 9g，红花 9g，牡丹皮 12g，茯苓 20g，炒薏苡仁 30g，金银花 15g，蒲公英 20g。每天 1 剂，凉水浸泡 1h，水煎 2 次，早晚饭后温服，1 周为 1 个疗程。6 个疗程后，总有效率为 99.67%，高于对照组（火针治疗）的总有效率 80.00%（$P < 0.05$）[34]。

（19）其他　桃红四物汤在临床上还被应用于其他多种疾病，如人工全髋关节置换术后下肢深静脉血栓、老年骨质疏松性胸腰椎压缩骨折、下肢动脉硬化闭塞症、糖尿病周围神经病变、面瘫、视神经脊髓炎等。

参考文献

[1] 李双双，郭春燕. 桃红四物汤化学成分及药理作用研究进展 [J]. 神经药理学报，2016，6（04）：42-49.

[2] 王继陈，韩岚，张艳艳，等. 桃红四物汤调节不完全流产大鼠子宫组织氧化应激诱导的细胞凋亡作用研究 [J]. 中南药学，2019，17（03）：409-414.

[3] 王小斌，蒋红心，屈长宏，等. 桃红四物汤干预外周血内皮祖细胞数量与功能增加的时间剂量效应 [J]. 中国组织工程研究，2019，23（09）：1354-1358.

[4] 杨辉，胡燕峰，郭春燕. 桃红四物汤乙醇提取液和水提液中总酚酸含量测定及清除 DPPH 自由基活性的研究 [J]. 时珍国医国药，2011，22（06）：1439-1440.

[5] 刘严. 桃红四物汤对骨折延迟愈合患者炎症反应和血液流变学的影响 [J]. 河南医学研究，2018，27（21）：3965-3966.

[6] 赵蓉，蒋俊，肖世长，等. 桃红四物汤逆转斑马鱼模型糖皮质激素性骨质疏松的研究 [J]. 药学学报，2019，54（02）：313-320.

[7] 王桐生，李莉，吴德玲，等. 桃红四物汤对肝纤维化模型大鼠肝脏组织 uPA/PAI-1mRNA 表达的影响 [J]. 中药药理与临床，2016，32（02）：5-9.

[8] 李峥嵘，李培培，张伟，等. 不同制备工艺对桃红四物汤中 5 种成分含量的影响 [J]. 安徽中医药大学学报，2017，36（03）：74-77.

[9] 姚亮，李珊珊，于凡，等. 正交试验法优选桃红四物汤醇提工艺 [J]. 江西中医药大学学报，2015，27（03）：70-72.

[10] 李珊珊，李翔，彭代银，等. 正交试验法优选桃红四物汤的水提工艺 [J]. 安徽中医药大学学报，

2014，33（06）：67-69.

[11] 李海英，贺鹏，樊启猛，等. 桃红四物汤 HPLC 指纹图谱的总量统计矩及一次稳态投料量分析 [J]. 中国实验方剂学杂志，2019，25（15）：37-43.

[12] 梁妙莲，谭梅英. 桃红四物汤配方颗粒与水煎方剂指标性成分差异研究 [J]. 按摩与康复医学，2018，9（09）：57-59.

[13] 李双双，李双，杨建明，等. RP-HPLC 法测定桃红四物汤提取物中 9 种水溶性活性成分的含量 [J]. 中药新药与临床药理，2017，28（03）：364-367.

[14] 杨辉，张季，刘丰熙，等. ISC-HPLC 法同时测定桃红四物汤中酚类物质 [J]. 中草药，2014，45（24）：3565-3568.

[15] 王慧卓，彭代银，陈卫东，等. LC-MS/MS 鉴定大鼠血浆中桃红四物汤有效成分 [J]. 安徽中医药大学学报，2017，36（03）：69-73.

[16] 刘立，段金廒，唐于平，等. 桃红四物汤在痛经模型大鼠体内代谢产物研究 [J]. 中药药理与临床，2015，31（06）：1-4.

[17] 卜艳梅，赵萍，柯伟杰. 桃红四物汤治疗痰瘀互结型糖尿病合并颈动脉粥样硬化临床研究 [J]. 新中医，2018，50（07）：103-105.

[18] 吴淑兰，汪承武，余箭，等. 桃红四物汤在治疗 2 型糖尿病下肢血管病变中的应用 [J]. 中国临床保健杂志，2019（03）：389-391.

[19] 于一江，周冬梅，李伟. 桃红四物汤联合曲美他嗪治疗 2 型糖尿病心肌病变阴虚血瘀证 30 例临床研究 [J]. 江苏中医药，2015，47（09）：32-34.

[20] 喻少峰. 桃红四物汤联合常规西药治疗冠心病心绞痛临床研究 [J]. 河南中医，2015，35（07）：1527-1529.

[21] 王本泽. 桃红四物汤合五苓散治疗心衰水肿的效果分析 [J]. 中国冶金工业医学杂志，2018，35（06）：687.

[22] 李轶璠，赵永辰，李德需，等. 加味桃红四物汤联合高压氧治疗血管性痴呆临床研究 [J]. 中华中医药杂志，2016，31（08）：3355-3357.

[23] 费春美. 桃红四物汤联合苯磺酸氨氯地平片治疗老年高血压血瘀证的临床效果评价 [J]. 中医临床研究，2019，11（06）：52-53.

[24] 王娟，薛鹏飞. 桃红四物汤加味治疗慢性盆腔炎的临床研究 [J]. 中外女性健康研究，2016（12）：153-170.

[25] 裴明红. 针刺结合桃红四物汤治疗月经不调的应用效果分析 [J]. 心理月刊，2019，14（03）：112.

[26] 贾瑞红. 桃红四物汤治疗黄褐斑伴月经不调的临床疗效观察 [J]. 中国实用医药，2019，14（12）：

138-140.

［27］刘玉霞，何宏蕴. 桃红四物汤治疗小儿过敏性紫癜临床研究［J］. 亚太传统医药，2014，10（14）：113-114.

［28］徐裕兵，段海华，周振华. 桃红四物汤用于外伤性四肢闭合骨折患者的疗效分析［J］. 现代医院，2019，19（04）：590-592.

［29］徐增瑞. 桃红四物汤治疗早期外伤性骨折临床研究［J］. 亚太传统医药，2017，13（23）：142-143.

［30］陈述列，陆道望，王广辉，等. 桃红四物汤加味治疗肘关节骨折临床研究［J］. 河南中医，2016，36（05）：861-863.

［31］施文佳，陈绍军，徐昭乐，等. 桃红四物汤治疗急性交叉韧带断裂膝关节肿痛35例［J］. 江西中医药，2018，49（01）：43-45.

［32］刘士刚. 加味桃红四物汤治疗玻璃体积血患者56例临床研究［J］. 亚太传统医药，2015，11（14）：121-122.

［33］曹毅，王友力，陶茂灿，等. 加味桃红四物汤治疗慢性湿疹临床研究［J］. 中华中医药杂志，2011，26（02）：253-255.

［34］崔伟. 桃红四物汤加减结合火针点刺治疗顽固型扁平疣临床疗效观察［J］. 中医药临床杂志，2019，31（03）：562-565.

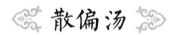 散偏汤

【出处】《辨证录》（清·陈士铎）"人有患半边头风者，或痛在右，或痛在左，大约痛于左者为多，百药治之罔效，人不知其故。此病得之郁气不宣，又加风邪袭之于少阳之经，遂致半边头痛也。其病有时重有时轻，大约遇顺境则痛轻，遇逆境则痛重，遇拂抑之事而更加之风寒之天，则大痛而不能出户。痛至岁久，则眼必缩小，十年之后，必至坏目，而不可救药矣。治法急宜解其肝胆之郁气。虽风入于少阳之胆，似乎解郁宜解其胆，然而胆与肝为表里，治胆者必须治肝。况郁气先伤肝而后伤胆，肝舒而胆亦舒也。方用散偏汤。"

【处方】白芍五钱，川芎一两，郁李仁一钱，柴胡一钱，白芥子三钱，香附二钱，甘草一钱，白芷五分。

【制法及用法】水煎服。

【剂型】汤剂。

【现代研究】

1. 药理作用

镇痛 散偏汤（0.91g/ml）以 10ml/kg 剂量给偏头痛大鼠模型灌胃，灌胃 2 周，发现模型组大鼠三叉神经节、中脑降钙素基因相关肽 CGRP 蛋白表达较 0.9% 氯化钠注射液组高，PENK 蛋白表达较 0.9% 氯化钠注射液组低，散偏汤灌胃后 CGRP 蛋白表达降低，PENK 蛋白表达升高。说明散偏汤可以通过抑制伤害性感受传导通路中 CGRP 的基因及蛋白表达，升高三叉神经节中 PENK 蛋白的表达，来抑制痛觉信息的传递，产生镇痛的药理作用[1]。

2. 临床应用

（1）头痛

①用散偏汤加减治疗 46 例风痰瘀阻型偏头痛患者，药方组成：川芎 30g，白芷 10g，白芥子 10g，香附 10g，白芍 6g，全蝎 6g。每天 1 剂，水煎 2 次，早晚服用。治疗 1 个月，总有效率为 89.13%，高于对照组（口服盐酸氟桂利嗪胶囊）的总有效率 71.74%（$P < 0.05$）[2]。

②用散偏汤加减治疗 56 例气滞血瘀型偏头痛患者，药方组成：川芎 45g，柴胡 12g，香附 10g，白芥子 12g，白芷 10g，当归 15g，白芍 20g，甘草 6g，羌活 15g，全蝎 6g，蜈蚣 2 条。加减：伴有颈肩痛、颈椎病者，加葛根 60g，白芍 30g；伴痰多、头重者，加半夏 15g，白术 15g，天麻 15g，胆南星 15g；伴口苦者，加黄芩 15g；感受风寒而发者，加防风 15g，荆芥 12g；伴心烦、失眠者，加栀子 12g，茯神 15g，远志 15g。每天 1 剂，水煎，分 3 次服用。治疗 30 天，总有效率为 94.64%，高于对照组（口服盐酸氟桂利嗪胶囊）的总有效率 82.14%（$P < 0.05$）[3]。

③用散偏汤加减治疗 60 例肝郁血瘀型偏头痛患者，药方组成：川芎 30g，白芍 15g，柴胡 10g，郁李仁 6g，醋香附 12g，白芷 10g，生甘草 6g，白芥子 10g，赤芍 12g，炒僵蚕 10g。加减：痛及枕项者，加羌活 10g；痛及前额者，加葛根 30g；痛及巅顶者，加藁本 10g。每天 1 剂，早晚服用。治疗 4 周，总有效率为 87.9%，高于对照组（口服盐酸氟桂利嗪胶囊）的总有效率 75.4%（$P < 0.05$）[4]。

④用散偏汤联合耳尖放血治疗 35 例肝阳上亢型

偏头痛患者，药方组成：川芎 30g，白芍 15g，郁李仁、柴胡、甘草各 6g，白芥子 9g，香附子 6g，白芷 3g，夏枯草 15g，牡丹皮 10g。每天 1 剂，水煎，分 2 次温服。治疗 14 天，总有效率为 100%，高于对照组（口服盐酸氟桂利嗪胶囊）的总有效率 57.1%（$P < 0.05$）[5]。

⑤用散偏汤治疗 30 例寒凝血瘀型偏头痛患者，药方组成：川芎 30g，白芷 6g，白芍 10g，白芥子 10g，香附 10g，柴胡 6g，郁李仁 6g，甘草 6g。每天 1 剂，每天 2 次，开水冲服。治疗 3 个月，患者偏头痛症状明显缓解，且治疗组在改善疼痛发作频率、每月疼痛时间和疼痛程度方面均优于对照组（口服氟桂嗪胶囊）[6]。

⑥用散偏汤加减联合西药治疗 32 例紧张性头痛患者，药方组成：川芎 30g，柴胡 15g，香附 15g，白芥子 12g，郁李仁 10g，白芍 20g，白芷 15g，甘草 6g。加减：伴恶心呕吐者，加半夏 10g，枳实 10g，竹茹 10g；伴面赤、头晕者，加天麻 10g，牛膝 15g；颈部胀痛属阳明者，加葛根 30g，知母 10g。每天 1 剂，水煎 2 次服用。治疗 4 周，总有效率为 93.7%，高于对照组（口服尼莫地平、阿米替林）的总有效率 81.2%（$P < 0.05$）[7]。

（2）眶上神经痛　用散偏汤加减联合针刺治疗 45 例眶上神经痛患者，药方组成：川芎 30g，白芷 10g，白芍 10g，白芥子 6g，郁李仁 10g，香附 6g，柴胡 6g，甘草 6g。加减：风热上扰者，加薄荷、蔓荆子；风痰上犯者，加半夏、天南星、僵蚕；肝血不足者，去白芥子、郁李仁，加熟地黄、当归、黄芪；肝火上炎者，加夏枯草、郁金、蔓荆子。每天 1 剂，水煎 2 次服用，10 天为 1 个疗程。1~3 个疗程后，总有效率为 97.78%[8]。

（3）中风后抑郁症　用散偏汤加味联合常规疗法治疗 36 例中风后抑郁症患者，药方组成：柴胡 12g，川芎 30g，白芍 15g，白芷、白芥子、香附各 10g，郁李仁 12g，生甘草 6g。加减：心神不安者，加龙骨、牡蛎；瘀血阻滞者，加丹参、炒莪术；痰浊闭阻者，加半夏、石菖蒲；肝郁化火者，加龙胆草、黄芩；食欲不振者，加焦三仙、鸡内金。每天 1 剂，水煎，早晚服用。治疗 2 个月，抑郁症基本症状消失，总有效率为 97.2%，高于对照组（常规治疗）的总有效率 85.3%（$P < 0.05$）[9]。

（4）颈性眩晕　用散偏汤加减联合牵引手法治疗 92 例颈性眩晕患者，药方组成：川芎 30g，白芷、白芍各 15g，白芥子 9g，香附 6g，郁李仁、柴胡、甘草各 3g。加减：感受风寒而发冷者加荆芥、防风；头痛剧烈者，加羌活、延胡索、全蝎；血压高者，加菊花、牛膝、桑寄生；血虚者，加当归、阿胶；血瘀者，加红花、赤芍；呕吐者，加半夏、天麻。每天 1 剂，水煎 2 次服用，2 周后症状消失，总有效率为 91.30%，高于对照组（口服盐酸氟桂嗪胶囊配合牵引手法）的总有效率 71.74%（$P < 0.01$）[10]。

参考文献

[1] 刘燕，赵永烈，刘金民. 散偏汤对偏头痛模型大鼠中脑、三叉神经节 CGRP、PENK 基因、蛋白表达的影响 [J]. 中国中医急症，2018，27（08）：1325-1328.

[2] 任冬冬，梁卓，崔应麟，等. 加味散偏汤治疗风痰瘀阻型偏头痛 46 例临床观察 [J]. 中医杂志，2017，58（03）：231-234.

[3] 郭明福. 加味散偏汤治疗气滞血瘀型偏头痛 112 例临床观察 [J]. 内蒙古中医药，2018，37（08）：13-14.

[4] 申斌，于川，王磊，等. 加味散偏汤颗粒剂治疗偏头痛肝郁血瘀型 60 例 [J]. 中国中医药现代远程教育，2016，14（04）：51-54.

[5] 吕金丹. 耳尖放血合散偏汤治疗肝阳上亢型普通型偏头痛临床研究 [J]. 湖北中医杂志，2014，36（12）：6-7.

[6] 苟成钢，苗治国. 散偏汤预防性治疗偏头痛寒凝血瘀证的疗效观察 [J]. 中国实用神经疾病杂志，2014，17（16）：52-53.

[7] 贾敬选，杨金枝. 散偏汤加减联合西药治疗紧张性头痛 32 例 [J]. 河南中医，2013，33（05）：753-754.

[8] 孙慧悦，张凤梅，赵爱霞. 散偏汤配合针刺治疗眶上神经痛 45 例 [J]. 河南中医，2005（01）：52-53.

[9] 熊芹俊，柏云飞. 散偏汤加味治疗中风后抑郁症 36 例 [J]. 世界最新医学信息文摘，2016，16（34）：127.

[10] 陈红明，吴伟. 散偏汤配合牵引手法治疗颈性眩晕 92 例 [J]. 中国民间疗法，2011，19（02）：42.

清燥救肺汤

【出处】《医门法律》（清·喻嘉言）"治诸气膹郁，诸痿喘呕。"

【处方】桑叶（去枝梗，三钱），石膏（二钱五分，煅），甘草（一钱），人参（七分），胡麻仁（一钱，炒，研），真阿胶（八分），麦门冬（一钱二分，去心），杏仁（七分，炮，去皮尖，炒黄），枇杷叶（一片，刷去毛，蜜涂炙黄）。

【制法及用法】水一碗，煎六分，频频二、三次滚热服。

【剂型】汤剂。

【本草考证】胡麻仁，古今中外有两说，为亚麻子或黑芝麻。亚麻子除 1963、1985 版《中国药典》未载外，余版均以"亚麻子"正名收载，均为亚麻科植物亚麻 *Linum usitatissimum* L. 的干燥成熟种子，具有润燥通便，养血祛风的功能，主治肠燥便秘，皮肤干燥，瘙痒，脱发。黑芝麻后 8 版《中国药典》均以"黑芝麻"正名收载，为脂麻科植物脂麻 *Sesamum indicum* L. 的干燥成熟种子，具有补肝肾，益精血，润肠燥的功能，主治精血亏虚，头晕眼花，耳鸣耳聋，须发早白，病后脱发，肠燥便秘。含胡麻的清燥救肺汤具有清燥润肺的功能，主治温燥伤肺证。因胡麻仁养阴润肺，肺得滋润，则治节在权。二者比较，"黑芝麻"更为适宜[1]，故本经典名方"清燥救肺汤"中所使用的胡麻仁应为脂麻科植物脂麻的干燥成熟种子黑芝麻。

【同名方剂】清燥救肺汤（《症因脉治》卷二）；清燥救肺汤（《删补名医方论》）；清燥救肺汤（《时方歌括》）；清燥救肺汤（《时病论歌括新编》）；清燥救肺汤（《医述》）；清燥救肺汤（《医宗金鉴》）。

【历史沿革】

1. 明·秦景明《症因脉治》，清燥救肺汤

［组成］桑叶、石膏、甘草、人参、桑白皮、阿胶、麦冬、杏仁、枇杷叶、知母、地骨皮。

［功能主治］清燥润肺。治外感燥火伤肺。身发寒热，喘促气逆，咳嗽不止，咳痰带血，甚则引动胃气，呕吐痰涎，脉躁疾。

［用法用量］水煎服。

2. 清代·吴谦《删补名医方论》，清燥救肺汤

［组成］桑叶（经霜者，三钱），石膏（炒，二钱五分），甘草（一钱），胡麻仁（炒、研，一钱），真阿胶（八分），人参（七分），麦冬（一钱二分），杏仁（去皮尖、炒黄，七分），枇杷叶（去毛，蜜炙，一片）。

［主治］治诸气郁，诸痿喘呕。

［用法用量］上九味，以水一碗，煎六分，频频二三次，滚热服。痰多加贝母、栝蒌。血枯加生地。热甚加犀角、羚羊角，或加牛黄。

3. 清·陈念祖《时方歌括》，清燥救肺汤

［组成］经霜桑叶三钱，石膏二钱五分，甘草、黑芝麻各一钱，人参、杏仁（去皮尖）各七分，真阿胶八分，枇杷叶（去毛，蜜炙）一片，麦冬一钱二分。

［主治］治诸气郁，诸痿喘呕。

［用法用量］水煎热服，痰多加贝母，血枯加生地，热甚加犀角、羚羊角。

4. 周选堂《时病论歌括新编》，清燥救肺汤

［组成］麦冬、阿胶、杏仁、麻仁、桑叶、枇杷叶、人参、甘草、石膏。

［主治］治诸气膹郁，诸痿喘呕之因于燥者。

［用法用量］煎服。

【现代研究】

1. 药理作用

（1）抗炎 清燥救肺汤（1g/ml）以每只 0.3ml 的剂量对肺炎支原体感染小鼠模型灌胃 2 周，于第 3 天、第 7 天、第 10 天、第 14 天测定小鼠血清中肿瘤坏死因子（TNF-α）、干扰素（INF-γ）表达水平，发现肺炎支原体感染后，TNF-α、INF-γ 的含量呈升高趋势，第 7 天后 TNF-α 含量降低，INF-γ 含量升高[2]，产生抗炎作用。

（2）增强免疫 清燥救肺汤（1g/ml）以每只 0.3ml 的剂量对肺炎支原体感染小鼠模型灌胃 2 周，第 7 天测定取小鼠脾脏，用流式细胞仪计 CD_3^+、CD_4^+、CD_8^+ 数目及其百分率和 CD_4^+/CD_8^+ 比值，发现感染后，CD_4^+、CD_3^+ 含量降低，CD_4^+/CD_8^+ 比值下降，CD_8^+ 轻

度升高，药物干预后，CD_4^+、CD_3^+ 含量升高，CD_4^+/CD_8^+ 比值升高，CD_8^+ 含量降低 [3]。

（3）抑制癌细胞增殖

①清燥救肺汤高、中、低剂量［11g/（kg·d），5.5g/（kg·d），2.75g/（kg·d）］对肺癌小鼠模型灌胃 4 周，取肿瘤组织，与模型组比较，清燥救肺汤高、中、低剂量组肿瘤质量显著降低，且具有量效关系。其机制可能与抑制低氧诱导因子 -α 亚基 HIF-1α 蛋白表达，导致原癌基因蛋白（C-myc 蛋白）表达下调，从而降低乳酸脱氢酶 -A（LDH-A）活性，减少肺癌细胞糖酵解乳酸的生成有关 [4]。

②清燥救肺汤高、中、低剂量［15.2g/（kg·d），7.6g/（kg·d），3.8g/（kg·d）］对结肠癌小鼠模型灌胃 4 周，取肿瘤组织，称重，计算抑瘤率。化疗组及清燥救肺汤高、中、低剂量组抑瘤率分别为 83.90%，60.98%，44.39%，21.46% [5]，表明清燥救肺汤能显著抑制结肠癌细胞的增殖，其机制可能与清燥救肺汤降低 NF-κB、VEGF、VEGFR-1、MMP-9 蛋白表达有关。

（4）促进肺癌细胞凋亡 清燥救肺汤高、中、低剂量［11g/（kg·d），5.5g/（kg·d），2.75g/（kg·d）］对肺癌小鼠模型灌胃 4 周，取肿瘤组织，适当处理后在透射电镜下观察，与模型组比较，清燥救肺汤高、中、低剂量组均出现显著的凋亡现象。进一步研究，其机制可能与抑制 Janus 蛋白酪氨酸激酶 2（JAK2）/ 信号转导和转录活化因子 3（STAT3）信号通路，上调其下游凋亡相关蛋白 Bax 蛋白表达，下调其下游细胞周期蛋白 D_1 Cyclin D_1 蛋白表达有关 [6]。

2. 制剂研究

（1）提取工艺研究 以苦杏仁苷、绿原酸、甘草酸含量及得膏率为考察指标，采用正交试验设计考察乙醇体积分数、提取时间、提取次数对工艺的影响。结果表明，各因素对实验结果影响大小为乙醇体积分数＞提取时间＞提取次数，最佳提取工艺为用 8 倍量 70% 乙醇提取 2 次，每次 2h [7]。

（2）含量测定 用高效液相色谱法，以乙腈 -0.1% 磷酸水为流动相，梯度洗脱，检测波长 207nm、237nm，可快速、准确测出清燥救肺汤中苦杏仁苷、绿原酸和甘草酸的含量，线性关系良好，平均含量分别为 2.596mg/g、3.035mg/g 和 6.602mg/g [8]。

3. 用法探讨

本方中石膏应煅用，但近年来方剂学各版本教材对石膏煅用的使用意义持有不同的观点，既有生用，亦有煅用，争议较大。全国中医药行业高等教育"十二五"规划教材《方剂学》（九版）言："肺为娇脏，清肺不可过于寒凉，故石膏煅用。"而高等医药院校教材《方剂学》（五版）言："方中石膏用'生'不用'煅'，取其清肺经之热的功用，方证对应、切中病机。"经过考证，清燥救肺汤的主治症候为"干咳无痰"或"痰少而黏"，如果此时出现"痰少而黏"的症状，因石膏煅用具收敛之性，恐无法祛痰；再者，石膏入煎剂不易煎出，欲清体内之热，量少达不到疗效。因此清燥救肺汤中石膏入煎剂内服须生用、重用，才能力效专宏 [9]。

4. 临床应用

（1）小儿感染后咳嗽风燥伤肺证 用清燥救肺汤加减治疗 32 例感染后咳嗽风燥伤肺型患儿，药方组成：桑叶 15g，苦杏仁 5g，北沙参 15g，麦冬 15g，枇杷叶 10g，桔梗 15g，蝉蜕 7.5g，紫菀 10g，防风 15g，木蝴蝶 10g，甘草 10g。颗粒冲服，每天 2 次，饭前口服，14 天为 1 个疗程。1 个疗程后，治疗组的总有效率为 93.75%，高于对照组（口服孟鲁司特钠咀嚼片）的总有效率 78.79%（$P < 0.05$）[10]。

（2）小儿哮喘痰热阻肺证 用清燥救肺汤加减联合西药治疗 56 例哮喘痰热阻肺证患儿，药方组成：桑叶、杏仁、黄芩、黄连、百部各 8g，白术、桑白皮、枇杷叶、麦冬各 5g，人参、蝉蜕、鱼腥草、辛夷、甘草各 3g。加减：喘息重者，加炙麻黄 5g，桑白皮增至 8g；咳嗽重者，百部增至 12g，枇杷叶增至 10g；湿热重者，黄芩、黄连增至 12g。治疗 8 周后，可显著降低症状，治疗组的总有效率为 98.04%，高于对照组（西药治疗）的 83.02%（$P < 0.05$）[11]。

（3）小儿百日咳 用清燥救肺汤加减配合常规治疗 30 例百日咳患儿，药方组成：桑白皮 9g，生石膏 15g，党参 6g，炙枇杷叶 7g，黄芩 5g，杏仁 7g，麦冬 7g，川贝母 7g，桔梗 7g，炙百部 7g，厚朴 7g，甘草 3g。加减：咳喘重者，加炙麻黄 5g；病史大于 1 月，咳痰不利者，加僵蚕、桃仁各 5g；咳血者，加白茅根炭 7g；食纳差者，加鸡内金 5g。水煎服用。治疗组的总有效率为 93.3%，高于对照组（常规治疗）的总有效率 83.3%（$P < 0.05$）[12]。

（4）反复呼吸道感染 用清燥救肺汤加减联合西药治疗 66 例反复呼吸道感染患者，药方组成：桑叶 12g，黄芪 12g，石膏 10g，白术 10g，茯苓 10g，麦冬 6g，枇杷叶 6g，陈皮 6g，太子参 3g，杏仁 3g，甘草 10g。每天 1 剂，早晚餐后服用。治疗 10 周后，治疗组的总有效率为 95.5%，高于对照组（玉屏风颗粒配合常规治疗）的总有效率 84.8%（$P < 0.05$）[13]。

（5）支气管扩张症 用清燥救肺汤加味联合泻白散治疗 30 例支气管扩张症患者，药方组成：石膏（先煎）、太子参、鱼腥草、瓜蒌皮各 30g，黑芝麻、阿胶、麦冬、枇杷叶、薏苡仁各 15g，桑白皮、地骨皮、桑叶、杏仁 10g，甘草 6g。加减：咯血严重者，加侧柏叶、仙鹤草各 30g，紫珠草 10g；肺热壅盛型者，加黄芪 15g，青天葵 10g；肝火盛者，加海蛤壳（先煎）30g，羚羊角（先煎）15g；阴虚肺热型者，加百合 20g，知母 10g。浸泡 30min，水煎，早晚服用。治疗 2 周，治疗组的总有效率为 96.7%，高于对照组（口服左氧氟沙星片）的总有效率 70.0%（$P < 0.05$）[14]。

（6）气阴两虚证哮喘 – 慢性阻塞性肺疾病重叠综合征 用清燥救肺汤加味联合常规治疗 59 例气阴两虚证哮喘 – 慢性阻塞性肺疾病重叠综合征患者，药方组成：红参 10g，杏仁 10g，阿胶 10g，川贝母 10g，鳖甲（先煎煮 30min）10g，麦冬 10g，炙枇杷叶 15g，火麻仁 15g，桑叶 30g，石膏 30g，甘草 6g。加减：咳浓痰患者，可加海浮石 30g；瘀血阻滞且痰瘀互结证患者，可加桃仁、苍术各 10g。每天 1 剂，水煎，早、中、晚饭后服用。治疗 1 个月后，治疗组的总有效率为 94.9%，高于对照组（常规治疗）的总有效率 83.1%（$P < 0.05$）[15]。

（7）慢性咽炎 用清燥救肺汤治疗 30 例慢性咽炎患者，药方组成：甘草 4g，生石膏 12g，枇杷叶 6g，阿胶 4g，生地黄 12g，杏仁 8g，玄参 6g，薄荷 4g，冬桑叶 10g，金银花 12g。加减：风寒者，加荆芥；便秘者，加川大黄；痰热型者，加川贝母、桔梗；肺气耗伤型者，加黄芪；实热型者，加生石膏。每天 1 剂，水煎，早晚服用，2 周为 1 个疗程。4 个疗程后，总有效率为 90.0%，高于对照组（复方草珊瑚含片）的总有效率 70.0%（$P < 0.05$）[16]。

（8）慢性咳嗽 用清燥救肺汤加减联合西药治疗 49 例慢性咳嗽患者，药方组成：桑叶 18g，生石膏 9g，麦冬 9g，人参 6g，黑芝麻 12g，阿胶 6g，杏仁 12g，枇杷叶 15g，全蝎 6g，僵蚕 9g，甘草 6g。加减：夹热者，加鱼腥草 12g，黄芩 10g；湿重者，加白术 12g，茯苓 12g；寒重者，加细辛 3g，麻黄 6g；燥甚者，加百合 12g，黄精 15g。每天 1 剂，水煎，早晚温服。治疗 2 周后，治疗组的总有效率为 95.92%，高于对照组（口服复方甲氧那明胶囊）的总有效率 81.63%（$P < 0.05$）[17]。

（9）喉源性咳嗽 用清燥救肺汤加减治疗 30 例喉源性咳嗽患者，药方组成：桑叶 15g，生石膏 15g，党参 10g，黑芝麻 10g，麦冬 10g，枇杷叶 10g，杏仁 10g，阿胶（烊化）6g，甘草 3g。加减：咽痒重者，去黑芝麻，加蝉蜕、浙贝母、木蝴蝶、桔梗各 10g；咽部如物梗阻者，去党参改用北沙参 15g，加百部、紫苏子、赤芍各 10g。每天 1 剂，水煎，早晚缓慢呷服。治疗 1~3 周，治疗组的总有效率为 86.67%，高于对照组

（西药治疗）的总有效率 66.67%（$P < 0.05$）[18]。

（10）肺燥咳嗽 用清燥救肺汤加减治疗 70 例肺燥咳嗽患者，药方组成：桑叶 6~15g，石膏 15~30g，甘草 3~8g，火麻仁 20~30g，阿胶（烊化）6~8g，沙参 6~12g，麦冬 6~12g，杏仁 6~12g，枇杷叶 6~10g，芦根 10~30g，玄参 6~15g。加减：患者热退，喘平，咳减，偶发干咳，口渴得解，舌红苔薄润，脉细数时，去桑叶、石膏、枇杷叶、火麻仁、阿胶，加百合、天花粉、玉竹。每天 1 剂，水煎，分 2 次服用。治疗 1~2 周，治疗组的总有效率为 95.7%，高于对照组（复方甘草合剂治疗）的总有效率 78.5%（$P < 0.05$）[19]。

（11）顽固性干咳 用清燥救肺汤加味治疗 31 例顽固性干咳患者，药方组成：桑叶 12g，生石膏 20g，甘草 6g，黑芝麻 10g，阿胶（烊化）12g，沙参（或党参）10g，麦冬 10g，杏仁 10g，枇杷叶（刷去毛）10g。加减：口鼻干燥者，加芦根、玄参、天花粉；舌有瘀斑者，加丹参、陈皮。每天 1 剂，水煎，早晚服用。大多 3 剂显效，5~10 剂痊愈[20]。

（12）放射性肺损伤 用清燥救肺汤联合西药治疗 60 例放射性肺损伤症患者，药方组成：麦冬 10g，沙参 15g，生地黄 15g，太子参 15g，茯苓 15g，鱼腥草 15g，炙甘草 5g，石见穿 10g，白术 10g，知母 10g，白花蛇舌草 15g，便秘者加大黄 5g 后下。水煎 2 次，早晚温服。治疗 2 周，治疗组的总有效率为 86.67%，高于对照组（西药治疗）的总有效率 70.00%（$P < 0.05$）[21]。

（13）失音 用清燥救肺汤加减治疗 85 例失音患者，药方组成：沙参 15g，甘草 9g，炙枇杷叶 10g，石膏 15g，阿胶（烊化）12g，杏仁 10g，麦冬 12g，黑芝麻 12g，冬桑叶 12g，木蝴蝶 12g。加减：风寒型，加荆芥、防风各 6g；痰热型，加川贝母、桔梗各 6g；实热型，重用石膏至 30g，若便秘加大黄 10g，咽喉痛加金银花 12g，马勃 10g；肺肾虚型，沙参改为白参 6g，石膏改为石斛 12g，另加诃子 12g，黄芪 15g；肝郁气滞型，加柴胡、郁金各 10g；肺气耗伤型，加诃子 15g。每天 1 剂，水煎 2 次，分服。服用 8 剂后，患者痊愈[22]。

（14）寻常型银屑病血燥证 用清燥救肺汤加减治疗 54 例寻常型银屑病血燥证患者，药方组成：桑叶 15g，石膏 30g，甘草 6g，人参 10g，黑芝麻 10g，阿胶 10g，麦冬 10g，杏仁 10g，枇杷叶 15g。加减：有少量新发皮疹兼有热象者，加紫草、槐花、茜草、白茅根、板蓝根等；皮疹浸润肥厚明显者，加桃仁、红花、川芎、莪术、三棱等；脾虚者，加白术、茯苓、党参等；燥甚者，加天花粉、玉竹、石斛、天冬等；风盛瘙痒明显者，加荆芥、防风、白鲜皮、

乌梢蛇、威灵仙、全蝎等。每天 1 剂，水煎，早晚饭后服用。连续治疗 8 周后可痊愈[23]。

（15）扁桃腺炎　用清燥救肺汤加减联合消瘰丸治疗 20 例扁桃腺炎患者，药方组成：党参 15g，桑叶 15g，枇杷叶 15g，生石膏 20g，麦冬 10g，杏仁 10g，火麻仁 9g，玄参 15g，浙贝母 15g，牡蛎 30g，阿胶（烊化）10g，甘草 5g。加减：兼有表证者，加金银花、连翘各 15g；气虚者，加黄芪 20g；大便溏者，去火麻仁。小儿用量酌减。每天 1 剂，水煎 2次服用。一段时间后可痊愈[24]。

（16）燥邪伤鼻型鼻炎　用清燥救肺汤加减联合西医常规治疗 36 例燥邪伤鼻型鼻炎患者，药方组成：生石膏 15g，阿胶 6g，麦冬 10g，北沙参 10g，桑叶 10g、枇杷叶 10g，苦杏仁 10g，甘草 3g。加减：鼻衄者，加牡丹皮、白茅根、炒栀子各 6g；咽干者，加玄参、桔梗、生地黄各 6g；便秘者，加火麻仁、郁李仁各 5g。每天 1 剂，免煎颗粒开水冲服，2 周为 1 个疗程。2 个疗程后，治疗组的总有效率为 88.89%，高于对照组（常规治疗）的总有效率 54.06%（$P < 0.01$）[25]。

（17）过敏性紫癜　用清燥救肺汤加减治疗 30 例过敏性紫癜患者，药方组成：冬桑叶 10g，石膏 20g，人参 8g，甘草 8g，黑芝麻 12g，阿胶 10g，麦冬 10g，杏仁 10g，枇杷叶 12g。加减：气虚者，加黄芪 10~30g，白术 15~30g，当归、党参各 10~15g；肾阴虚者，加生地黄、山药、牛膝各 15g，玄参 15~20g，知母、黄柏各 10g；血瘀者，加紫草 20~50g，丹参 15g，赤芍 10g，金银花 10~30g；腹痛便血者，加败酱草、白花蛇舌草各 15~30g，炒地榆、炒槐米各 15g，白及 10~20g；下肢关节浮肿疼痛者，加苍术 10g，秦艽 12g，桂枝 6~10g，泽泻、薏苡仁各 15g；小便疼痛尿血者，加白茅根 10~30g，三七粉 5g，乌梅 15g，蒲公英、何首乌各 10~20g。每天 1 剂，浸泡 40min，水煎 2 次，早晚温服，15 天为 1个疗程。2~4 个疗程后，总有效率为 96.7%[26]。

（18）其他　清燥救肺汤在临床上还被应用于其他多种疾病，如妊娠恶阻、老年性便秘、干燥性鼻炎、扁桃腺炎、手足皲裂症、急性高山反应性鼻出血、尿血、慢性荨麻疹等。

参考文献

［1］张志国，杨磊，吴萍，等. 消风散与清燥救肺汤中胡麻品种的商榷［J］. 中成药，2012，34（08）：1585-1586.

［2］吴振起，敏娜，岳志军，等. 清燥救肺汤及其分解剂对肺炎支原体感染小鼠肺部炎症相关因子的影响［J］. 中国实验动物学报，2018，26（01）：120-127.

［3］吴振起，高畅，严峰，等. 清燥救肺汤及其分解剂对肺炎支原体感染小鼠免疫功能影响［J］. 辽宁中医药大学学报，2018，20（02）：5-8.

［4］陈江涛，徐彬智，余功，等. 清燥救肺汤对荷 Lewis小鼠肺癌细胞增殖相关糖酵解乳酸生成的影响［J］. 中国实验方剂学杂志，2018，24（15）：120-124.

［5］谢斌，谢雄，余功，等. 清燥救肺汤对结肠癌侵袭转移相关蛋白 NF-κB，VEGF，VEGFR-1，MMP-9 表达的影响［J］. 中国实验方剂学杂志，2017，23（17）：110-114.

［6］李佳萍，余功，谢斌. 清燥救肺汤对肺癌 JAK2/STAT3 信号通路及其下游凋亡相关蛋白表达的影响［J］. 中国实验方剂学杂志，2019，17：1-6.

［7］吴振起，平静，于艳，等. 综合评分法优化清燥救肺汤的提取工艺［J］. 中国实验方剂学杂志，2013，19（22）：12-15.

［8］吴振起，刘光华，平静，等. HPLC 法同时测定清燥救肺汤中 3 种成分含量［J］. 中华中医药学刊，2014，32（05）：978-980.

［9］夏洽思，胡方林. 清燥救肺汤石膏用法探讨［J］. 现代中医药，2015，35（05）：127-129.

［10］何增. 清燥救肺汤加减方治疗小儿感染后咳嗽风燥伤肺证的临床观察［D］. 黑龙江中医药大学，2018.

［11］张辉果，董志巧，王晓利，等. 清燥救肺汤加减联合西药治疗小儿哮喘痰热阻肺证的疗效观察［J］. 中药材，2018，41（01）：214-217.

［12］李喜梅. 清燥救肺汤加减治疗小儿百日咳 30 例［J］. 甘肃中医，2010，23（05）：41-42.

［13］张磊，陈杰，骆伟，等. 清燥救肺汤加减联合西药治疗对反复呼吸道感染患儿血清免疫球蛋白及症状积分的影响［J］. 四川中医，2017，35（06）：78-81.

［14］张景荣，徐一辛，李诚. 泻白散合清燥救肺汤加味治疗支气管扩张症临床观察［J］. 智慧健康，2017，3（05）：226-227.

［15］张慧琪. 清燥救肺汤加味治疗气阴两虚证哮喘 – 慢性阻塞性肺疾病重叠综合征的疗效观察［J］. 辽宁中医杂志，2019，46（04）：759-762.

［16］张建伟. 清燥救肺汤治疗慢性咽炎疗效观察［J］. 亚太传统医药，2015，11（20）：128-129.

［17］朱腾西. 清燥救肺汤加减联合西药治疗慢性咳嗽 49 例［J］. 光明中医，2017，32（02）：268-270.

［18］黄莹. 清燥救肺汤加减治疗喉源性咳嗽的临床体会［J］. 光明中医，2015，30（02）：295-296.

［19］刘理琴. 清燥救肺汤加减治疗肺燥咳嗽的临床观察［J］. 光明中医，2014，29（07）：1449-1450.

[20] 吴士杰, 赵亚平. 清燥救肺汤治疗顽固性干咳 31 例 [J]. 中国中医基础医学杂志, 2011, 17 (08): 928.

[21] 朱新瑜, 张天成, 倪广生, 等. 放射性肺损伤的肺癌患者采用清燥救肺汤治疗的临床效果 [J]. 中国地方病防治杂志, 2017, 32 (03): 312-313.

[22] 魏敏. 清燥救肺汤加减治疗失音 85 例 [J]. 光明中医, 2011, 26 (01): 90-91.

[23] 唐志铭, 翟晓翔, 荆梦晴, 等. 清燥救肺汤治疗寻常型银屑病血燥证 54 例临床观察 [J]. 湖南中医杂志, 2016, 32 (02): 69-70.

[24] 毕爱平. 清燥救肺汤合消瘰丸治疗扁桃腺炎 20 例报道 [J]. 甘肃中医, 2002 (05): 24-25.

[25] 卢金香. 清燥救肺汤加减联合西医常规治疗燥邪伤鼻型鼻炎 36 例临床观察 [J]. 甘肃中医药大学学报, 2019, 36 (01): 39-42.

[26] 王江婷, 刘宇, 张秦凡. 清燥救肺汤治疗过敏性紫癜 30 疗效观察 [J]. 航空航天医学杂志, 2012, 23 (08): 1016-1017.

凉血地黄汤

【出处】《外科大成》(清·祁坤)"治痔肿痛出血。"

【处方】归尾一钱五分, 生地二钱, 赤芍一钱, 黄连(炒)二钱, 枳壳一钱, 黄芩一钱(炒黑), 槐角三钱(炒黑), 地榆二钱(炒黑), 荆芥一钱(炒黑), 升麻五分, 天花粉八分, 甘草五分。

【制法及用法】右一剂。加生侧柏二钱, 用水二大盏, 煎一盏, 空心服三、四剂, 则痛止肿消, 更外兼熏洗。

【剂型】汤剂。

【同名方剂】凉血地黄汤(《脾胃论》卷中); 凉血地黄汤(《摘星楼治痘全书》卷十四); 凉血地黄汤(《寿世保元》卷四); 凉血地黄汤(《兰室秘藏》卷中); 凉血地黄汤(《外科正宗》卷三); 凉血地黄汤(《袖珍方大全》卷三引《经验方》); 凉血地黄汤(《青囊全集》卷上); 凉血地黄汤(《内外科百病验方大全》); 凉血地黄汤(《片玉痘疹》卷十二); 凉血地黄汤(年氏《集验良方》卷三)。

【现代研究】

1. 药理作用

缩短凝血时间 凉血地黄汤结合常规疗法治疗肝硬化患者, 治疗 30 天, 比较患者治疗前后血浆凝血酶原时间、活化部分凝血活酶时间、凝血酶原活动度和纤维蛋白等凝血指标的变化情况。发现治疗后血浆凝血酶原时间、活化部分凝血活酶时间较治疗前降低, 凝血酶原活动度和纤维蛋白较治疗前升高, 且均显著优于常规治疗组(P < 0.05)[1]。这一结果表明凉血地黄汤能明显改善肝硬化患者的凝血功能, 减少患者出血倾向。

2. 临床应用

(1)血热肠燥型肛裂 用凉血地黄汤联合生肌玉红膏治疗 40 例血热肠燥型肛裂患者, 药方组成: 川芎、当归、赤芍、甘草、生地黄、白术、槐花、槐角、黄连、地榆炭、荆芥炭、山栀、天花粉、五倍子各 30g。加减: 出血较多者, 加三七 10g; 疼痛较剧烈者, 加延胡索 30g。患者排便后先予凉血地黄汤于肛周熏 10min, 后坐浴 15min, 肛周常规消毒后予生肌玉红膏外敷。治疗 15 天, 疼痛明显减轻、便血明显减少, 总有效率为 100%, 明显高于对照组(高锰酸钾溶液治疗)的总有效率 35%(P < 0.05)[2]。

(2)混合痔

①用凉血地黄汤加减联合马应龙痔疮栓治疗 83 例混合痔患者, 药方组成: 生地黄 25g, 穿心莲 15g, 黄连 9g, 黄芩 10g, 地榆 15g, 黄柏 10g, 槐角 10g, 荆芥炭 10g, 升麻 12g, 黄芪 20g, 赤芍 10g, 枳壳 15g, 炙甘草 6g。每天 1 剂, 水煎 2 次服用。药渣煎水熏洗, 每天 2 次, 坐浴后以 1 枚马应龙痔疮栓塞肛。治疗 2 周, 治疗组的总有效率为 92.8%, 高于对照组(复方角菜酸酯栓治疗)的总有效率 68.4%(P < 0.05)[3]。

②凉血地黄汤加减治疗 43 例风伤肠络型混合痔患者, 药方组成: 生地黄 9g, 当归尾 6g, 赤芍 3g, 枳壳 3g, 地榆炭 6g, 荆芥炭 3g, 天花粉 3g, 生大黄(后下)3g, 甘草 1.5g。加减: 排便时喷射状出血者, 加大地榆炭用量, 并加侧柏叶 10g; 排便困难者, 生大黄加至 6g。每天 1 剂, 水煎, 早晚 2 次饭后 1h 服用。治疗 7 天, 治疗组的总有效率为 95.35%, 高于对照组(地奥司明治疗)的总有效率 81.40%(P < 0.05)[4]。

(3)内痔出血风伤肠络证 用凉血地黄汤联合复方角菜酸酯栓(太宁栓)治疗 60 例内痔出血风伤肠络证患者, 药方组成: 黄连 6g, 黄芩、槐角、槐花、荆芥各 9g，地黄、赤芍、当归、地榆炭各 12g，阿胶（烊）15g，甘草 3g。每天 1 剂，水煎，早晚分服。治疗 2 周，患者明显好转，治愈率为 70.0%，高于对照组（复方角菜酸酯栓治疗）的治愈率 41.7% （P＜0.05）[5]。

（4）内痔嵌顿水肿　用凉血地黄汤加味治疗 31 例内痔嵌顿水肿患者，药方组成：生地黄 15g，当归 15g，赤芍 15g，地榆炭 15g，槐角 15g，黄连 15g，天花粉 15g，生甘草 10g，升麻 10g，枳壳 10g，黄芩 10g，荆芥 10g，炙黄芪 25g，白术 20g，芒硝（后煎） 10g。水煎 3 次，前 2 次口服，第 3 次熏洗。1 剂后痔核自行回归，30 例患者 3 剂后全部治愈，1 例患者 4 剂后治愈[6]。

（5）血栓外痔　用凉血地黄汤治疗 56 例血栓外痔患者，药方组成：生地黄 15g，当归 10g，黄芩 10g，黄连 6g，地榆 10g，槐角 10g，赤芍 10g，枳壳 6g，牡丹皮 10g。加减：便秘者，加火麻仁、郁李仁各 15g；肛缘水肿甚者，加赤小豆 30g，泽泻 10g；肛门下坠感者，加黄芪 15g，升麻 10g。每天 1 剂，水煎，分 3 次服用。治疗 3~5 天，患者明显好转，总有效率为 100%[7]。

（6）肛肠病术后　用凉血地黄汤加味治疗 50 例肛裂术后患者，药方组成：黄柏 30g，苦参 30g，金银花 30g，防风 15g，红花 15g，花椒 15g，五倍子 15g，蝉蜕 10g。加减：局部肿胀者，加茯苓、泽泻各 10g；热毒重者，加白头翁、马齿苋各 15g，紫参、菊花各 10g；肛门灼痛者，加薄荷 15g，冰片、羌活各 10g；伤口创面渗血者，加侧柏叶 15g，仙鹤草、儿茶各 10g；伤口创面发痒者，加白附子 20g，蛇床子 15g；血瘀者，加泽兰、五灵脂各 15g，赤芍 10g。每天 1 次，水煎，熏洗 20min。治疗 4 周，治疗组的总有效率为 94.00%，高于对照组（西药熏洗）的总有效率 56.00%（P＜0.05）[8]。

（7）顽固性湿疹　用凉血地黄汤联合医用愈肤生物膜（蓝科肤宁）湿敷治疗 41 例顽固性湿疹患者，药方组成：水牛角 20g，生地黄 20g，牡丹皮 15g，赤芍 15g，土茯苓 15g，知母 15g，玄参 15g，麦冬 15g，黄芩 15g，黄连 15g，黄柏 20g。加减：搔之起风疹者，加地肤子、白鲜皮各 15g；搔之有分泌物者，加苍术、薏苡仁各 15g；剧痒者，加浮萍 10g，白蒺藜 15g。治疗 4 周，症状减轻，甚至消失，治疗组的总有效率为 95.1%，高于对照组（医用愈肤生物膜治疗）的总有效率 62.5%（P＜0.05）[9]。

（8）痒疹　用凉血地黄汤加减治疗 30 例痒疹患者，药方组成：生地黄、天花粉各 30g，当归、赤芍、荆芥、地榆各 12g，升麻、枳壳各 9g，黄连、黄芩、生甘草各 6g。加减：血虚风燥者，去黄连、黄芩，加熟地黄、何首乌；血热火旺者，加牡丹皮、紫草；湿热阻滞者，去天花粉，生地黄减量，加茯苓皮、白术、薏苡仁；气虚者，加党参、黄芪；痒甚者，加苦参、白鲜皮、蝉蜕。每天 1 剂，水煎。治疗 1~3 月，总有效率为 96.7%[10]。

（9）寻常型银屑病　用凉血地黄汤联合 NB-UVB 紫外线治疗 46 例寻常型银屑病患者，药方组成：生地黄 30g，当归 10g，地榆 15g，槐花 10g，黄连 10g，黄芩 10g，赤芍 15g，天花粉 15g，连翘 15g，金银花 30g，土茯苓 15g，苦参 10g，乌梢蛇 5g。加减：血燥者，加天冬 15g；血瘀甚者，加桃仁、红花各 10g。每天 1 剂，分 3 次服用，2 个月为 1 个疗程；紫外线照射隔 1 天 1 次，如皮损基本消退，每周照射 2 次或 1 次维持治疗。1 个疗程后，总有效率为 95.65%[11]。

（10）激素依赖性皮炎　用凉血地黄汤加减治疗 40 例激素依赖性皮炎患者，药方组成：生地黄、牡丹皮、苦参、刺蒺藜、地肤子、白鲜皮、知母、徐长卿、石膏、荆芥、浮萍、蝉蜕。每天 1 剂，水煎，分 2 次服用，2 周为 1 个疗程。服用 8 个疗程后，治疗组的总有效率为 95%，高于对照组（盐酸西替利嗪或咪唑斯汀治疗）的总有效率 70%（P＜0.05）[12]。

（11）过敏性紫癜　用凉血地黄汤加减治疗 46 例过敏性紫癜患者，药方组成：黄连 6g，黄芩 9g，栀子 15g，生地黄 15g，玄参 15g，当归 9g，甘草 3g。加减：起病较急，热势亢盛，紫斑较多，出血较甚者，加紫草、牡丹皮、茜草、赤芍、大黄等；风湿性者，加秦艽、木瓜、乌梅、薏苡仁、防己等；腹部性者，加制大黄、地榆炭、苍术、木香；肾病性者，加白茅根、茜草、仙鹤草、苦参等；反复发作，病程较长，瘀斑紫暗，伴面色白、神疲乏力、形寒肢冷、腰膝酸软、舌质胖大苔润、脉沉细者，用保元汤合本方酌情加减。每天 1 剂，水煎。治疗 9~45 天，总有效率为 97.8%[13]。

（12）面部斑丘　用凉血地黄汤加减治疗 36 例面部斑丘患者，药方组成：生地黄 15g，玄参 12g，当归 10g，黄连 6g，栀子 10g，黄芩 10g，蝉蜕 6g，牡丹皮 10g，淡竹叶 15g，甘草 6g。加减：热重者，加金银花、连翘、大青叶；湿重者，加苦参、薏苡仁、黄柏各 10g。每天 1 剂，水煎分 3 次服用，4 天为 1 个疗程。4 个疗程后，总有效率 100%[14]。

参考文献

[1] 梁保丽，南月敏，付娜，等. 凉血地黄汤对肝硬化患者凝血指标的影响[J]. 临床合理用药杂志，2009，2（20）：18-19.

［2］张慧, 胡晓阳, 彭迎迎, 等. 凉血地黄汤联合生肌玉红膏治疗血热肠燥型肛裂的临床观察［J］. 江西中医药, 2018, 49（02）: 46-47.

［3］张敏. 凉血地黄汤加减配合马应龙痔疮栓治疗混合痔83例［J］. 实用中西医结合临床, 2017, 17（11）: 68-70.

［4］孙江. 凉血地黄汤加减治疗风伤肠络型混合痔43例［J］. 甘肃中医学院学报, 2011, 28（03）: 31-32.

［5］郑易, 褚卫健, 陆淼炳. 凉血地黄汤配合太宁栓治疗内痔出血风伤肠络证60例［J］. 浙江中医杂志, 2012, 47（10）: 750.

［6］杨佳丽, 王玉英. 凉血地黄汤加味治疗内痔嵌顿水肿31例［J］. 中国煤炭工业医学杂志, 2006（05）: 521.

［7］陈小芬, 尤祥娇. 凉血地黄汤加减治疗血栓外痔56例［J］. 福建中医药, 2002（02）: 48.

［8］雷麸尔. 凉血地黄汤熏洗促进肛裂术后创面愈合临床研究［J］. 实用中医药杂志, 2015, 31（05）: 449-450.

［9］赖登红, 杨冬梅. 凉血地黄汤联合蓝科肤宁治疗顽固性湿疹41例［J］. 江西中医药, 2011, 42（04）: 32-33.

［10］梁迎群. 凉血地黄汤加减治疗痒疹30例［J］. 湖北中医杂志, 1983（05）: 3.

［11］郭宪法, 田松, 邹继坤, 等. 凉血地黄汤加减联合NB-UVB治疗寻常型银屑病疗效观察［J］. 皮肤病与性病, 2015, 37（04）: 231.

［12］吴妍静. 凉血地黄汤加减治疗风热血热型激素依赖性皮炎40例临床观察［J］. 浙江中医药大学学报, 2012, 36（05）: 513-515.

［13］郭仪仙, 郭素钦. 凉血地黄汤治疗过敏性紫癜［J］. 时珍国医国药, 1999（12）: 935-936.

［14］姜小红. 凉血地黄汤加味治疗面部斑丘疹临床观察［J］. 安徽中医临床杂志, 2000（04）: 308.

附录

古代经典名方研究政策法规

中药经典名方复方制剂简化注册审批管理规定
（征求意见稿）

第一条 为贯彻落实《中华人民共和国中医药法》第三十条之规定，对来源于国家公布目录中的古代经典名方的中药复方制剂（以下简称经典名方制剂）申请上市实施简化审批，制定本规定。

第二条 国家中医药管理局会同国家食品药品监督管理总局制定古代经典名方的目录。该目录应包括每个方剂的处方出处、处方药味及剂量、制法等基本内容。国家食品药品监督管理总局药品审评中心按照该目录的要求进行审评。

第三条 实施简化注册审批的经典名方制剂应当符合以下条件：

（一）处方中不含配伍禁忌或药品标准中标识有"剧毒""大毒""有毒"及现代毒理学证明有毒性的药味；

（二）处方中药味均有国家药品标准；

（三）制备方法与古代医籍记载基本一致；

（四）剂型应当与古代医籍记载一致；

（五）给药途径与古代医籍记载一致，日用饮片量与古代医籍记载相当；

（六）功能主治应当采用中医术语表述，与古代医籍记载一致；

（七）适用范围不包括急症、危重症、传染病，不涉及孕妇、婴幼儿等特殊用药人群。

第四条 经典名方制剂的注册申请人（以下简称申请人）应当为在中国境内依法设立，能够独立承担药品质量安全等责任的药品生产企业，并应当执行投资方面的国家产业政策。

生产企业应当具有中药饮片炮制、提取、浓缩、干燥、制剂等完整的生产能力，符合药品生产质量管理规范的要求。

第五条 符合第三条要求的经典名方制剂申报

生产，可仅提供药学及非临床安全性研究资料，免报药效研究及临床试验资料。申请人应当确保申报资料的数据真实、完整、可追溯。

第六条 古代经典名方制剂的研制分"标准煎液"研制与制剂研制两个阶段。申请人应当按照古代经典名方目录公布的处方、制法研制"标准煎液"，并根据"标准煎液"开展经典名方制剂的研究，证明二者质量的一致性。

前款所称"标准煎液"，是指以古代医籍中记载的古代经典名方制备方法为依据制备而得的中药药用物质，除成型工艺外，其余制备方法应与古代医籍记载基本一致。"标准煎液"应作为经典名方制剂药用物质确定的基准。

第七条 申请人在国家食品药品监督管理总局发布相应的经典名方制剂"标准煎液"标准前申报生产的，可仅提供"标准煎液"有关的申报资料，并在"标准煎液"标准发布后补充提交经典名方制剂的相关申报资料。审核"标准煎液"所用时间不计算在审评时限内。申请人因研究需要可延长补充资料的时限，同时向国家食品药品监督管理总局药品审评中心说明理由。

第八条 国家食品药品监督管理总局药品审评中心在收到首家申请人提交的"标准煎液"相关资料后5日内，应当在其网站予以公示，公示期为六个月。公示期内，其他申请人可继续通过申报生产程序提交自行研制的该"标准煎液"相关资料，一并予以公示。公示期结束后，国家食品药品监督管理总局药品审评中心组织专家开始对"标准煎液"进行审核。

第九条 国家食品药品监督管理总局药品审评中心应当对经过审核的"标准煎液"标准进行公示

（公示期不计算在审评时限内），并在公示后报国家食品药品监督管理总局发布。

鼓励申请人参与"标准煎液"标准的研究、起草并享有成果，在发布的"标准煎液"标准中标注起草单位的名称。

第十条 受理经典名方制剂生产的申请前，国家食品药品监督管理总局药品审评中心应当安排与申请人进行会议沟通，提出意见建议。申请人应当根据沟通交流结果修改、完善申报资料。

第十一条 国家食品药品监督管理总局药品审评中心收到经典名方制剂申请生产的申报资料后，应当组织专家对申报资料进行审评，必要时可以要求申请人补充资料，并说明理由。

第十二条 经审评符合规定的，国家食品药品监督管理总局药品审评中心通知申请人申请生产现场检查，并告知国家食品药品监督管理总局食品药品审核查验中心。国家食品药品监督管理总局药品审评中心依据技术审评意见、样品生产现场检查报告和样品检验结果，形成综合意见，连同有关资料报送国家食品药品监督管理总局。国家食品药品监督管理总局依据综合意见，作出审批决定。

经审评不符合规定的，国家食品药品监督管理总局药品审评中心将审评意见和有关资料报送国家食品药品监督管理总局，国家食品药品监督管理总局依据技术审评意见，作出不予批准的决定，发给《审批意见通知件》，并说明理由。

第十三条 经典名方制剂的生产企业应当对原料药材及辅料质量、制剂生产、经销配送以及不良反应报告等承担全部法律责任。

第十四条 经典名方制剂的生产工艺应当与批准工艺一致，并确保生产过程的持续稳定合规。生产企业应当配合食品药品监督管理部门的监管工作，对食品药品监督管理部门组织实施的检查予以配合，不得拒绝、逃避或者阻碍。

第十五条 经典名方制剂药品标准的制定，应与"标准煎液"作对比研究，充分考虑在药材来源、饮片炮制、制剂生产及使用等各个环节影响质量的因素，开展药材、饮片、中间体、"标准煎液"及制剂的质量概貌研究，综合考虑其相关性，并确定关键质量属性，据此建立相应的质量评价指标和评价方法，确定科学合理的药品标准。加强专属性鉴别和多成分、整体质量控制，充分反映现阶段药品质量控制的先进水平。

生产企业应当制定严格的内控药品标准，根据关键质量属性明确生产全过程质量控制的措施、关键质控点及相关质量要求。企业内控检验标准不得低于药品注册标准。

第十六条 经典名方制剂的药品名称原则上应当与古代医籍中的方剂名称相同。

第十七条 经典名方制剂的药品说明书中须注明处方及功能主治的具体来源，说明本方剂有长期临床应用基础，并经非临床安全性评价，注明处方药味剂量，明确本品仅作为处方药供中医临床使用。

第十八条 经典名方制剂上市后，生产企业应当按照《药品不良反应报告和监测管理办法》开展药品不良反应监测，并向药品监督管理部门报告药品使用过程中发生的药品不良反应，并提出改进措施，及时修订说明书。

第十九条 药品生产企业应当将药品生产销售、不良反应监测、药品上市后的变更及资源评估等情况的年度汇总结果及相关说明报国家食品药品监督管理总局药品审评中心。

第二十条 国家食品药品监督管理总局负责发布过度重复注册申报提示信息，科学引导药品生产企业有序研发和理性申报经典名方制剂，避免过度重复和资源浪费。

对已批准上市而 5 年未生产销售的经典名方制剂，食品药品监督管理部门不批准其再注册。

第二十一条 经典名方制剂的上市审批除按本规定实施简化审批外，申报资料的受理、研制情况及原始资料的现场核查、生产现场检查、药品标准复核、抽样检验以及经典名方制剂上市后变更等的相关注册管理要求及有关药品上市许可持有人的审批要求，按照国家有关规定执行。

第二十二条 本规定自发布之日起施行。

中药经典名方复方制剂标准煎液的申报资料要求
（征求意见稿）

一、申报资料项目

（一）综述资料

1. 药品名称

2. 证明性文件

3. 处方来源及历史沿革

4. 方义衍变

5. 临床应用

6. 对主要研究结果的总结及评价

（二）药学研究资料

7. 药学研究资料综述
7.1 主要研究结果总结
7.2 分析与评价

8. 药材
8.1 来源
8.2 资源评估
8.3 质量评价
8.4 参考文献

9. 饮片炮制
9.1 炮制方法及参数的确定
9.2 质量评价
9.3 参考文献

10. "标准煎液"的制备
10.1 工艺研究
10.2 药材、饮片与"标准煎液"的量值传递关系
10.3 参考文献

11. "标准煎液"的质量控制
11.1 基本要求
11.2 化学成分及关键质量属性研究
11.3 质量研究
11.4 标准正文
11.5 样品检验报告书
11.6 参考文献

二、申报资料撰写说明

（一）综述

1. 药品名称
药品名称包括：
①中文名；
②汉语拼音名；
③命名依据。
来源于古代经典名方的中药复方（以下简称经典名方）制剂的药品名称原则上应与古代医籍中的方剂名称相同。

2. 证明性文件
证明性文件包括：
①申请人合法登记证明文件、《药品生产许可证》《药品生产质量管理规范》认证证书复印件；
②直接接触药品的包装材料（或容器）的注册证书复印件或核准编号；
③其他证明文件。

3. 处方来源及历史沿革
应规范表述处方组成、各药味剂量、功能主治以及拟定的用法用量。
应详细说明处方来源（著作及作者）、颁布朝代或年代；提供原文记载的处方药味组成、炮制方法和剂量，同时说明处方中每一药味的规范名称；提供原文记载的功能主治、用法用量。上述资料需附著作原文条目。
应提供历代本草文献，需注明出处（包括作者、出版年以及版本情况），并提供全面反映处方历史沿革的综述资料。

4. 方义衍变
应用中医理论对经典名方主治病证的病因病机、治则治法进行论述，需对处方的配伍原则（如君、臣、佐、使）及药物组成之间的相互关系进行分析，并系统梳理历代方义及其相对应治则治法的衍变情况，需注明文献出处。

5. 临床应用
应用文献研究方法，系统梳理既往研究结果及

临床应用情况，总结分析反映经典名方安全性、有效性的已有临床应用资料，重点阐明其在当今临床应用的价值，同时对市场前景的预测加以论述。

本部分应注意引用文献资料的真实性和针对性，注明文献出处，同时注意文献的可信度和资料的可靠性。

6. 对主要研究结果的总结及评价

应提供申请人对主要研究结果进行的总结及评价。

（二）药学研究

7. 药学研究资料综述

药学研究资料综述是申请人对所进行的药学研究结果的总结、分析与评价。

7.1 主要研究结果总结

7.1.1 处方药材资源评估

明确处方的来源、出处、剂型、使用方法及用量，近、现代使用情况。简述处方药味新建立的质量控制方法及限度。

简述药材资源评估情况。

7.1.2 饮片炮制

明确药材饮片炮制在 15 批次"标准煎液"中的一致性。

若确需改变，说明改变的时间、内容及合理性，是否按照有关标准进行确认。

7.1.3 工艺研究

简述工艺研究样品的批次、规模、质量检查结果等，对工艺是否稳定、合理、可行等进行总结分析，以其均值作为基准。并对"标准煎液"的工艺参数进行分析。

7.1.4 药品标准

简述药品标准的主要内容。说明含量测定的批次、拟定的含量限度及确定依据。说明对照品的来源及纯度等。说明非法定来源的对照品是否经法定部门进行了标定。

7.2 分析与评价

对药材资源评估、制备工艺、质量控制等研究的结果进行总结，分析各项研究结果之间的联系。结合历史文献资料，分析药学研究结果。评价工艺可行性、质量可控性。

8. 药材

8.1 来源

8.1.1 处方药味

以列表的形式汇总处方中各个药味的来源、相关证明文件以及执行标准。相关示例如下：

表 1　处方药味列表

名称	标准	产地（明确到县）	基原（鉴定依据、鉴定人）	采集时间、批次、数量等

8.1.2 本草考证与基原确定

说明经典名方所使用的药味的历代演变情况，并确定其物种基原，明确标准煎液研究中所用的药材基原。

应提供资料说明实际所用药材的基原（包括科名、中文名、拉丁学名）、药用部位、产地、采收期、产地初加工方法、是否种植/养殖（人工生产）或来源于野生资源等信息。药材生态环境、形态描述、生长特征、种植或养殖（人工生产）技术等。

对于药材基原易混淆品种，均需提供药材基原鉴定报告。多基原的药材除必须符合质量标准的要求外，必须固定基原，并提供基原选用的依据。

药材质量随产地不同而有较大变化时，应固定产地，固定产地并非一定固定在某一块地，而是必须在某一区域内，在这一区域内中药质量变化幅度较小，相对均一，提倡使用道地药材。

药材质量随采收期不同而明显变化时，应固定

采收期。

8.2 资源评估

生产企业应在立项、研制、上市后的不同阶段开展药材资源评估，以保障中药材来源的稳定和资源的可持续利用，并应关注对环境生态的影响。

药材资源评估是指生产企业根据自身的产能对一定时间段内所使用药材资源的预计消耗量与预计可获得量之间的关系以及产品生产对药材资源可持续利用可能造成的影响等进行科学评估的过程和数据、结论。

药材资源评估内容及其评估结论的有关说明详见《中药资源评估技术指导原则》。

8.3 质量评价

开展药材、饮片及"标准煎液"的质量概貌研究，从出膏率、含量测定、指纹图谱或特征图谱等综合考虑药材–饮片–"标准煎液"的相关性，确定该药材的关键质量属性，据此建立相应的质量评价

指标和评价方法，确定科学合理的药材质量标准。

质量概貌系指对药品质量属性的总体描述，它综合考虑药品的安全性和有效性，并在理论上能够确保药品达到预期的质量要求。质量属性系指那些影响药品安全性、有效性或一致性的物理、化学、生物活性等特性；而关键质量属性系指对药品质量会产生较大影响的质量属性。

8.3.1 质量评价指标

药材的质量评价指标应与相应"标准煎液"的质量及临床疗效有较好的相关性，且尽可能满足可测、准确、耐用和低成本的需求。鼓励进行 DNA 条形码检测的探索性研究和应用。

药材的质量评价指标通常包括：

——定性指标，如基原、药用部位、产地、采收时间、产地加工、性状、有效/指标成分等；

——定量指标，如有效/指标成分含量，水分、杂质、农残、重金属和有害元素、真菌毒素等外源污染限量等。如不进行检测，应当提供充分的理由。

8.3.2 处方药味首先应符合国家药品标准，包括

《中国药典》及原部颁中药材标准。同时要建立不低于国家标准的企业标准。

企业标准的建立要做到切实达到控制相关中药材的质量，制剂质量评价中的关键质量风险点在药材标准中未建立控制指标难以保证质量要求的必须重新完善药材标准，建立相关控制方法和指标，并提供标准草案及起草说明，采用新标准物质的须提供实物标准和文字标准及有关资料，并按相关法规申报。对药材中可能含有的农残、真菌毒素、重金属和有害元素等外源性杂质，应结合相关指导原则要求，建立标准控制限度。

8.3.3 质量分析

针对不少于 3 个产地的不少于 15 批次药材的质量属性进行分析。说明药材产地、采收期、产地加工等的质量风险点。

8.3.4 提供处方药材的三批检验报告书

8.4 参考文献

提供引用文献和文件的出处。

9. 饮片炮制

9.1 炮制方法及参数的确定

说明经典名方所使用的饮片炮制方法的历代变迁情况，并确定其具体炮制方法，包括药材净制、切制、炮炙等详细过程，并提供加工依据。

应提供所采用炮制方法的标准依据。

9.1.1 药材净制

经净制的药材，应详细描述药材净制的方法，如挑选、风选、水选、筛选、剪、切、刮、削、剔

除、刷、擦、碾、撞、抽、压榨等，净制处理后的药材应符合药用要求。

9.1.2 药材切制

经切制的药材，应详细说明切制类型和规格确定的依据，切制前需经过软化处理的，需明确软化时间、吸水量、温度、浸润设备的技术参数等可能造成有效成分损失或破坏的影响因素。

9.1.3 药材炮炙

经炮炙的药材，应明确炮炙方法（如炒、炙、煨、煅、蒸、煮、烫、炖、制霜、水飞等）及具体工艺参数，加辅料炮炙的，应明确辅料来源、种类、用量及执行标准等情况。

应明确饮片炮制方法及条件，明确关键生产设备、规模、收率及包装、贮藏条件等，说明相应的生产过程质量控制方法。

9.2 质量评价

开展药材、饮片及"标准煎液"的质量概貌研究，综合考虑药材－饮片－"标准煎液"的相关性确定该饮片的关键质量属性，据此建立相应的质量评价指标和评价方法，确定科学合理的饮片质量标准。

9.2.1 质量评价指标

饮片的质量评价指标应与相应"标准煎液"的质量及临床疗效有较好的相关性，并与相应"标准煎液"及药材的质量评价指标有较好地对应关系。鼓励进行 DNA 条形码检测的探索性研究和应用。

饮片的质量评价指标通常包括：

（1）定性指标，如药材来源、基原、性状、有效/指标成分等；

（2）定量指标，如有效/指标成分含量，水分、杂质、农残、重金属和有害元素、真菌毒素等外源污染限量等。如不进行检测，应当提供充分的理由。

与炮制工艺相关的质量评价内容包括：

（1）建立饮片质量一致性评价方法，以表征饮片批间一致性高低。

（2）建立工艺关键过程参数、过程质控指标体系，对工艺流程、炮制设备、生产设施以及原辅料等实施控制。

应将药品质量控制方法与制药工艺、制药设备、生产设施、过程控制方法、过程管理方法、药材质控方法、物料检测方法、药品质检方法、工程验证方法等同步设计，使得质量控制与制药方式相融合，从而保证药品制造模式以及质量控制方法科学、合理、可靠，确保中药制造车间能够生产出满足安全性、有效性及质量一致性要求的药品。

9.2.2 标准

经典名方制剂使用饮片应根据原方出处记载的炮制方法进行炮制，并应符合现行版《中国药典》

炮制通则的有关规定。

饮片企业标准的建立要做到切实达到控制相关饮片的质量，制剂质量评价中的关键质量风险点在饮片标准中未建立控制指标难以保证质量要求的必须重新完善饮片标准，建立相关控制方法和指标，并提供标准草案及起草说明，其余同药材。

9.2.3 提供饮片的检验报告书

9.3 参考文献

提供引用文献和文件的出处。

10."标准煎液"的制备

经典名方制剂"标准煎液"的制备，原则上以古籍中记载的制备方法为依据制备。应固定方法、设备、工艺参数和操作规程，建立相应过程控制方法，通过出膏率、含量测定、指纹图谱或特征图谱等确保"标准煎液"批间质量基本一致及可追溯。以下以水煎煮为例说明。

经典名方制剂"标准煎液"按处方，将处方药味经炮制得饮片，按原方处方剂量，浸泡煎煮后，以物理方法固液分离、浓缩、干燥成型等工艺制得。"标准煎液"以浓缩浸膏或冻干品为基本形态。经典名方制剂的所有药学研究均须与"标准煎液"取得一致。由不少于15批原料饮片，经煎煮、浓缩（干燥）等过程分别制得15批"标准煎液"，以其均值作为基准。

10.1 工艺研究与流程图

10.1.1 煎煮

每煎使用的饮片为日用生药量。根据经典名方目录中记载的方法，结合卫生部、国家中医药管理局《医疗机构中药煎药室管理规范》（国中医药发〔2009〕3号）进行煎煮。研究固定饮片前处理方法、饮片的破碎程度、煎煮次数、加水量、煎煮时间等相关参数的参考值，且实验报告和申报资料中应当注明研究过程。

10.1.2 滤过、浓缩与干燥

选择适当的滤材，趁热滤过。所得煎煮液，可经浓缩制成规定量的浸膏或经适宜的干燥方法制成干燥品，保证其物质基础的稳定和易于溶解，并免加辅料。

应加强研究浓缩、干燥方法对物料关键质量属性的影响，在确定方法的基础上研究各工艺参数对物料化学属性、物理属性的影响，固定各项工艺参数，最终确定方法、设备、工艺参数和操作规程。

10.1.3 工艺流程图

按照制备工艺步骤提供完整、直观、简洁的"标准煎液"工艺流程图，应涵盖所有的工艺步骤，标明主要工艺参数和所用提取溶媒等。按单元操作过程描述工艺（包括包装步骤），明确操作流程、工艺参数和范围。

10.2 药材、饮片与"标准煎液"的量值传递关系

以出膏率、有效（或指标）成分的含量测定和指纹或特征图谱为指标，说明药材、饮片与"标准煎液"的量值传递关系。

10.2.1 出膏率：计算15批"标准煎液"的浸膏得率，并计算相对标准偏差。如出现离散数据（超出3倍RSD或在均值的70%~130%以外），应提供分析数据，并解释缘由。

10.2.2 有效（或指标）成分的含量测定：分别测定药材、饮片、"标准煎液"中有效（或指标）成分的含量，计算转移率。如转移率出现离散数据（超出3倍RSD或在均值的70%~130%以外），应提供分析数据，并解释缘由。

10.2.3 指纹图谱或特征图谱：采用HPLC或GC法，分别采集药材、饮片与"标准煎液"的指纹图谱或特征图谱，比较多批次"标准煎液"指纹图谱的相似度；或比较主要成分峰的个数，相对保留时间及峰的比例。

比较药材、饮片与"标准煎液"的指纹图谱，并通过阴性对照样品的制备及测定或峰指认等方法，说明主要色谱峰归属。

10.3 参考文献

提供引用文献和文件的出处。

11."标准煎液"的质量控制

为了有效控制"标准煎液"制备各环节的质量，应开展药材、饮片及"标准煎液"的质量概貌研究，确定关键质量属性，实现全过程质量控制，确保"标准煎液"批间质量基本一致及可追溯。

11.1 基本要求

标准研究应符合《中国药典》中药药品标准研究制定技术要求"中的有关规定。提供"标准煎液"药品标准草案及起草说明，并提供标准物质及有关资料。

需要关注以下问题：

①药品标准制定依据：质量评价指标应与"标准煎液"的制备工艺及临床疗效有较好的相关性，且尽可能满足可测、准确、耐用和低成本的需求。需要说明各质控项目设定的缘由，总结分析各检查方法选择以及限度确定的依据，未纳入标准项目的考虑及确定依据。

②整体控制措施：建立指纹图谱或特征图谱等方法，鼓励进行生物活性检测的探索，以尽可能通过检验反映产品的整体质量状况。药品标准中的含量测定限度等质量要求应有合理的范围，一般可采

用15批次"标准煎液"的检测数据为依据确定合理的含量限度范围。

③对照品：研制过程中如果使用了《中国药典》对照品，应说明来源并提供说明书和批号。如果使用了自制对照品，应提供对照品在中国食品药品检定研究院进行标定的证明资料。

11.2 化学成分及关键质量属性研究

11.2.1 化学成分研究文献资料综述

提供化学成分研究的文献资料，分析说明与提取工艺相关的主要化学成分及其理化性质。

11.2.2 确证化学组分的研究资料

提供化学成分研究的试验资料，包括化学成分的系统研究（提取、分离、结构鉴别等）和分析研究资料及相关图谱等。

11.2.3 关键质量属性的研究资料

提供试验资料，明确影响安全、有效、质量批间一致的理化、生物活性指标的测定方法及限度，分析说明"标准煎液"的关键质量属性及其影响因素。

表2　"标准煎液"关键质量属性汇总表

	项目（如xx成分）	药品标准（如含量上下限）
与有效性相关的关键质量属性		
与安全性相关的关键质量属性		
与工艺相关的关键质量属性		
其他关键质量属性		

11.3 质量研究

提供质量研究工作的试验资料及文献资料。一般包括以下内容：

11.3.1 分析方法：列明药品标准中各项目的检查方法。

表3　检测项目

考察项目	检测方法	限度要求	检测依据
性状			
鉴别			
水分			
含量			
指纹图谱或特征图谱			
检查			
其他项目			

11.3.2 分析方法的验证

列入标准项目的分析方法学验证，按照现行版《中国药典》中有关的指导原则逐项提供方法学验证资料，并提供相关验证数据和图谱。

11.3.3 外源性污染物分析

对于可能含有的农残、重金属、砷盐、真菌毒素、溶剂残留、树脂残留等杂质，分析杂质的产生来源，结合相关指导原则要求，控制限度。对于最终质量标准中是否进行控制以及控制的限度，应提供依据。

11.4 标准正文

提供所制定"标准煎液"标准正文。

【处方】项应明确处方中各药味药材的基原；【制法】项应简述处方中各药味制成饮片的炮制方法和"标准煎液"的制备工艺，包括投料量、制备过程、主要参数、出膏率范围、辅料及其用量范围、制成量等。应建立【指纹图谱或特征图谱】检查项。【含量测定】项应规定有效（或指标）成分的转移率及可接受的变异范围。

11.5 样品检验报告书

提供连续3批样品的检验报告。

11.6 参考文献

提供引用文献和文件的出处。

中药经典名方复方制剂的申报资料要求
（征求意见稿）

一、申报资料项目

（一）综述资料

1. 药品名称

2. 证明性文件

3. 处方来源及历史沿革

4. 方义衍变

5. 临床应用

6. 对主要研究结果的总结及评价

7. 药品说明书样稿、起草说明及参考文献

8. 包装、标签设计样稿

（二）药学研究资料

9. 药学研究资料综述

9.1 主要研究结果总结

9.2 分析与评价

9.3 "标准煎液"标准

10. 药材

10.1 处方药味

10.2 药材资源评估

10.3 药材的质量评价

10.4 药材的检验报告书

10.5 参考文献

11. 饮片炮制

11.1 药材产地加工

11.2 炮制方法及参数的确定

11.3 质量评价

11.4 参考文献

12. 工艺研究

12.1 处方

12.2 制法

12.3 剂型及产品组成

12.4 生产工艺研究资料

12.5 工艺验证

12.6 参考文献

13. 非临床安全性试验用样品

14. 药品标准研究

14.1 药品标准概述

14.2 药品标准项目

14.3 关注事项

14.4 化学成分研究

14.5 质量研究

14.6 样品检验报告书

14.7 参考文献

15. 稳定性研究

15.1 稳定性总结

15.2 稳定性研究数据

15.3 包装材料的选择

15.4 上市后的稳定性研究

15.5 参考文献

（三）非临床安全性研究资料

16. 非临床安全性研究资料综述

17. 安全药理学试验资料及文献资料

18. 单次给药毒性试验资料及文献资料

19. 重复给药毒性试验资料及文献资料

20. 过敏性（局部、全身和光敏毒性）、溶血性和局部（血管、皮肤、黏膜、肌肉等）刺激性、依赖性等主要与局部、全身给药相关的特殊安全性试验资料和文献资料

21. 遗传毒性试验资料及文献资料

22. 生殖毒性试验资料及文献资料

23. 致癌试验资料及文献资料

24. 依赖性试验资料及文献资料

二、申报资料撰写说明

（一）综述

1. 药品名称

药品名称包括：

①中文名；

②汉语拼音名；

③命名依据。

来源于古代经典名方的中药复方（以下简称"经典名方"）制剂的药品名称原则上应与古代医籍中的方剂名称相同。

2. 证明性文件

证明性文件包括：

①申请人合法登记证明文件、《药品生产许可证》《药品生产质量管理规范》认证证书复印件；

②直接接触药品的包装材料（或容器）的注册证书复印件或核准编号；

③其他证明文件。

3. 处方来源及历史沿革

应规范表述处方组成、各药味剂量、功能主治以及拟定的用法用量。

应详细说明处方来源（著作及作者）、颁布朝代或年代；提供原文记载的处方药味组成、炮制方法和剂量，同时说明处方中每一药味的规范名称；提供原文记载的功能主治、用法用量。上述资料需附著作原文条目。

应提供历代本草文献，需注明出处（包括作者、出版年以及版本情况），并提供全面反映处方历史沿革的综述资料。

4. 方义衍变

应用中医理论对经典名方主治病证的病因病机、治则治法进行论述，需对处方的配伍原则（如君、臣、佐、使）及药物组成之间的相互关系进行分析，并系统梳理历代方义及其相对应治则治法的衍变情况，需注明文献出处。

5. 临床应用

应用文献研究方法，系统梳理既往研究结果及临床应用情况，总结分析反映经典名方安全性、有效性的已有临床应用资料，重点阐明其在当今临床应用的价值，同时对市场前景的预测加以论述。

本部分应注意引用文献资料的真实性和针对性，注明文献出处，同时注意文献的可信度和资料的可靠性。

6. 对主要研究结果的总结及评价

应提供申请人对主要研究结果进行的总结，以及从安全性、有效性、质量批间一致等方面对所申报品种进行的综合评价。

7. 药品说明书样稿、起草说明及参考文献

应提供按有关规定起草的药品说明书样稿、说明书各项内容的起草说明、有关安全性和有效性等方面的参考文献。

药品说明书中，警示语应注明：本方剂有长期中医临床应用基础，本品仅作为处方药供中医临床使用。【成分】应注明处方药味及其剂量（相当于饮片的量）。【注意事项】须注明处方及功能主治的具体来源。【功能主治】只能采用中医术语表达，并应当与古代医籍记载一致。【药理毒理】应根据所进行的毒理研究资料进行撰写，并提供撰写说明及支持依据。

说明书有关项下无相应内容时可以省略该项。

8. 包装、标签设计样稿

应提供按有关规定起草的包装、标签设计样稿。

（二）药学研究

9. 药学研究资料综述

药学研究资料综述是申请人对所进行的药学研究结果的总结、分析与评价。

9.1 主要研究结果总结

9.1.1 处方药味及药材资源评估

明确处方的来源、出处、剂型、使用方法及用量，近、现代使用情况。简述处方药味新建立的质量控制方法及限度。

简述药材资源评估情况。

9.1.2 药材产地初加工与饮片炮制

明确上市批量生产所用的药材产地初加工与饮片炮制，应与研究使用的工艺保持一致性。

9.1.3 生产工艺

经典名方制剂依据"标准煎液"的处方、剂量和煎煮方法工艺进行研究制备，并以"标准煎液"的出膏率、含量、指纹图谱或特征图谱为基准进行药学研究对比分析，应与"标准煎液"取得一致。

明确经典名方制剂制备工艺与"标准煎液"的一致性。若有改变，应当说明改变的时间、内容及合理性。

说明辅料法定标准出处。简述辅料新建立的质量控制方法及限度。无法定标准的辅料，说明是否按照相关技术要求进行了研究及申报，简述结果。

简述放大生产样品的批次、规模、质量检查结果等，说明工艺是否稳定、合理、可行。

9.1.4 药品标准

简述药品标准的主要内容。说明含量测定的批次、拟定的含量限度及确定依据。说明对照品的来源及纯度等。

说明非法定来源的对照品是否经法定部门进行了标定。

9.1.5 稳定性研究

简述稳定性研究结果，包括考察样品的批次、

时间、方法、考察指标与结果、直接接触药品的包装材料和容器等。评价样品的稳定性，拟定有效期及贮藏条件。

9.1.6 说明书、包装、标签

明确直接接触药品的包装材料和容器，说明是否提供了其注册证或核准编号，以及药品标准。简述说明书、包装、标签中【成分】【性状】【规格】【贮藏】【包装】【有效期】等内容。

9.2 分析与评价

对药材资源评估、制备工艺、质量控制、稳定性等研究的结果进行总结，分析各项研究结果之间的联系。结合经典名方在历史上临床应用文献研究结果等，分析药学研究结果与药品的安全性、有效性之间的相关性。评价工艺可行性、质量可控性和经典名方制剂的稳定性。

9.3 "标准煎液"标准

提供已批准的"标准煎液"标准。

10. 药材

10.1 处方药味

以列表的形式汇总处方中各个药味的来源、相关证明文件以及执行标准。相关示例如下：

表1　处方药味列表

名称	标准（药典、部颁）	产地（明确到县）	基原（鉴定依据、鉴定人）	采集时间、批次、数量等

提供资料说明药材的基原（包括科名、中文名、拉丁学名）、药用部位、产地（经纬度）、采收期、产地加工和保存方法、是否种植/养殖（人工生产）、品种或栽培种名称。对于药材基原易混淆品种，均需提供药材基原鉴定报告。多基原的药材须固定基原，并选用与"标准煎液"相同基原的药材。

源于野生资源的药材，需提交生态环境、形态描述、生长特征等信息。

药材质量随产地不同而有较大变化时，应固定产地，提倡使用道地药材。药材质量随采收期不同而明显变化时，应固定采收期。

应遵循中药材生产质量管理规范（GAP）进行中药材的种植、养殖和生产。

10.2 资源评估报告

药材资源评估是指生产企业根据自身的产能对一定时间段内所使用药材资源的预计消耗量与预计可获得量之间的关系以及产品生产对药材资源可持续利用可能造成的影响进行科学评估的过程。生产企业应在立项、研制、上市后的不同阶段开展药材资源评估和数据、结论。

药材资源评估内容及其评估结论的有关说明详见《中药资源评估技术指导原则》。

10.3 药材的质量评价

开展药材、饮片及"标准煎液"的质量概貌研究，综合考虑药材-饮片-"标准煎液"的相关性，确定该药材的关键质量属性，据此建立相应的质量评价指标和评价方法，确定科学合理的药材质量标准。

质量概貌系指对药品质量属性的总体描述，它综合考虑药品的安全性和有效性，并在理论上能够确保药品达到预期的质量要求。质量属性系指那些影响药品安全性、有效性或一致性的物理、化学、生物活性等特性；而关键质量属性系指对药品质量会产生较大影响的质量属性。

10.3.1 质量评价指标

药材的质量评价指标应与相应"标准煎液"的质量及临床疗效有较好的相关性，且尽可能满足可测、准确、耐用和低成本的需求。鼓励进行DNA条形码及生物活性检测的探索性研究和应用。

药材的质量评价指标通常包括：

（1）定性指标，如基原、药用部位、产地、采收时间、产地加工、性状、有效/指标成分等；

（2）定量指标，如有效/指标成分含量，水分、杂质、农残、重金属和有害元素、真菌毒素等外源污染限量等。如不进行检测，应当提供充分的理由。

10.3.2 标准

处方药味首先应符合国家药品标准，包括《中国药典》及原部颁中药材标准。同时要建立不低于国家标准的企业标准。

企业标准的建立要做到切实达到控制相关中药材的质量，制剂质量评价中的关键质量风险点在药材标准中未建立控制指标难以保证质量要求的必须重新完善药材标准，建立相关控制方法和指标，并提供标准草案及起草说明，采用新标准物质的须提供实物标准和文字标准及有关资料，并按相关法规申报。对药材中可能含有的农残、真菌毒素、重金属和有害元素等外源性杂质，应结合相关指导原则要求，建立标准控制限度。

10.3.3 质量分析

针对不少于 3 个产地的不少于 15 批次药材的质量属性进行分析。说明药材产地、采收期、产地加工等的质量风险点。

10.4 药材的检验报告书

应提供处方药材的检验报告书。

10.5 参考文献

提供引用文献和文件的出处。

11. 饮片炮制

饮片的炮制方法应与该经典名方的古代医籍记载一致，并提供药材产地初加工、药材净制、切制、炮炙等详细过程以及炮制工艺路线的主要具体参数。

11.1 药材产地加工

描述药材产地加工的方法及主要工艺参数。对鲜药材进行切制等处理的，应说明原因并明确加工后药材的规格。

11.2 炮制方法及参数的确定

11.2.1 药材净制

经净制的药材，应描述药材净制的方法，如挑选、风选、水选、筛选、剪、切、刮、削、剔除、刷、擦、碾、撞、抽、压榨等，净制处理后的药材应符合药用要求。

11.2.2 药材切制

经切制的药材，应说明切制类型和规格确定的依据，切制前需经过软化处理的，需明确软化时间、吸水量、温度、浸润设备的技术参数等可能造成有效成分损失或破坏的影响因素。

11.2.3 药材炮炙

经炮炙的药材，应明确炮炙方法（如炒、炙、煨、煅、蒸、煮、烫、炖、制霜、水飞等）及具体工艺参数，加辅料炮炙的，应明确辅料来源、种类、用量及执行标准等情况。应提供炮制规范正文复印件。

11.3 质量评价

开展药材、饮片及"标准煎液"的质量概貌研究，综合考虑药材 – 饮片 – "标准煎液"的相关性确定该饮片的关键质量属性，据此建立相应的质量评价指标和评价方法，确定科学合理的饮片质量标准。

11.3.1 质量评价指标

饮片的质量评价指标应与相应"标准煎液"的质量及临床疗效有较好的相关性，并与相应"标准煎液"及药材的质量评价指标有较好地对应关系。鼓励进行 DNA 条形码及生物活性检测的探索性研究和应用。

饮片的质量评价指标通常包括：

（1）定性指标，如药材来源、基原、性状、有效 / 指标成分等；

（2）定量指标，如有效 / 指标成分含量，水分、杂质、农残、重金属和有害元素、真菌毒素等外源污染限量等。如不进行检测，应当提供充分的理由。

11.3.2 标准

经典名方制剂使用饮片应根据原方出处记载的炮制方法进行炮制，并应符合现行版《中国药典》炮制通则的有关规定。

应建立不低于国家标准的企业标准。饮片企业标准的建立要做到切实达到控制相关饮片的质量，制剂质量评价中的关键质量风险点在饮片标准中未建立控制指标难以保证质量要求的必须重新完善饮片标准，建立相关控制方法和指标，并提供标准草案及起草说明，其余同药材。

11.3.3 质量分析

依据企业标准分析不少于 3 个产地的 15 批次饮片；若未按照国家标准进行炮制的饮片，应从原药材开始进行不少于 3 个产地的 15 批次炮制过程研究，并对饮片进行质量分析。说明炮制工艺各环节及参数等，研究建立内控的饮片炮制规范或饮片药品标准。

11.3.4 提供饮片的检验报告书。

11.4 参考文献

提供引用文献和文件的出处。

12. 工艺研究

经典名方制剂的制备，原则上以古籍中记载的制备方法为依据制备，除成型工艺外，其余应与组方出处保持基本一致。在生产工艺研究中，应确定和识别关键质量属性、关键物料属性和关键工艺参数，采用合理的实验设计，建立关键物料属性和关键工艺参数与关键质量属性的关系，提高生产过程的稳健性，建立相应过程控制方法，确保批间质量基本一致及可追溯。

12.1 处方：提供 1000 个制剂单位的处方组成。

12.2 制法：应开展生产试验，利用企业的生产设备生产 3 批以上经典名方制剂，根据企业生产设备和规模试验或验证批次数据，结合研发试验批次数据综合评价，确定各项生产工艺参数，明确生产过程质控点及控制方法，建立生产工艺规程。

提供经典名方制剂的工艺流程图以及各工艺步骤的研究资料，药学研究须与"标准煎液"进行对比分析。

12.2.1 制备工艺流程图

按照制备工艺步骤提供完整、直观、简洁的工艺流程图，应涵盖所有的工艺步骤，标明主要工艺参数。

12.2.2 详细制备方法

以中试批次为代表，按单元操作过程描述工艺

（包括包装步骤），明确操作流程、工艺参数和范围。在描述各单元操作时，应结合不同剂型、工艺的特点，关注主要工艺步骤与参数。

12.3 剂型及产品组成：

（1）说明具体的剂型和规格，规格项下需明确单位剂量中的饮片量。以表格的方式列出单位剂量产品的处方组成，列明各药物及辅料在处方中的作用，执行的标准。对于制剂工艺中用到但最终去除的溶剂也应列出。

表 2 单位剂量产品的处方组成

药物及辅料	用量	作用	执行标准
制剂工艺中使用到并最终去除的溶剂			

（2）说明产品所使用的包装材料及容器。

12.4 生产工艺研究资料

提取、浓缩、干燥等工艺条件研究内容和相关要求详见《中药、天然药物提取纯化工艺研究技术指导原则》。另外，生产工艺与生产设备密切相关，应树立生产设备是为药品质量服务的理念，生产设备的选择应符合生产工艺的要求。

生产工艺研究的目标是与"标准煎液"的质量属性保持尽量一致。选择至少三项指标，包括出膏率、指纹图谱相似度、多指标成分含量及其转移率，均应在"标准煎液"规定的范围内。

12.4.1 中药饮片前处理工艺

（1）切制

中药饮片需进行切制处理的，应详细说明切制的类型和规格，切制前需经过软化处理的，需明确软化时间、吸水量、温度、浸润设备的工艺参数等可能造成有效成分损失或破坏的影响因素。

（2）粉碎

中药饮片需进行粉碎处理的，应详细说明粉碎的方式方法、粉碎粒度及依据，并注意出粉率。含挥发性成分的药材应注意粉碎温度；含糖、胶质或蛋白（如动物药）较多且质地柔软的药材应注意粉碎方法。

12.4.2 提取工艺研究

采用的工艺路线应与经典名方的传统中药工艺路线相同。

12.4.2.1 提取工艺描述

描述提取工艺流程、主要工艺参数及范围等。

12.4.2.2 工艺条件考察

提供主要工艺参数的确定依据，如：提取等工艺参数的考察试验方法、考察指标、验证试验等。生产工艺参数范围的确定应有相关研究数据支持。

12.4.3 浓缩

12.4.3.1 浓缩工艺描述

描述浓缩工艺方法、主要工艺参数及范围、生产设备等。

12.4.3.2 浓缩工艺研究

提供浓缩工艺方法、主要工艺参数的确定依据，如考察试验方法、考察指标、验证试验等。生产工艺参数范围的确定应有相关研究数据支持。

12.4.4 干燥

12.4.4.1 干燥工艺描述

描述干燥工艺方法、主要工艺参数及范围、生产设备等。

12.4.4.2 干燥工艺研究

提供干燥工艺方法以及主要工艺参数的确定依据，如考察试验方法、考察指标、验证试验等。关键工艺参数范围的确定应有相关研究数据支持。

12.4.5 制剂成型工艺

剂型选择应与古籍记载一致，古籍记载为汤剂的可以制成颗粒剂。相关研究内容和相关要求详见《中药、天然药物制剂研究技术指导原则》。

12.4.5.1 制剂成型工艺描述

描述制剂成型工艺流程、主要工艺参数及范围等。

12.4.5.2 制剂处方前研究（中间体的特性研究）

提供详细的中间体特性研究资料。制定并提供中间体的标准。

12.4.5.3 辅料研究

提供详细的辅料筛选研究资料。

12.4.5.4 制剂处方筛选研究

提供详细的制剂处方筛选研究资料，通过处方筛选研究，初步确定制剂处方组成，明确所用辅料的种类、型号、规格、用量等。

12.4.5.5 制剂成型工艺研究

提供详细的制剂成型工艺研究资料。

12.4.5.6 制剂相关特性

对与制剂性能相关的理化性质，如水分、溶化性等进行分析。

12.4.5.7 制剂成型工艺的优化

制剂成型工艺研究应当考虑大生产制剂设备的可行性、适应性。在制剂研究过程中，特定的制剂技术和设备往往可能对成型工艺，以及所使用辅料的种类、用量产生很大影响，应确定并建立这些关键工艺参数和关键物料属性与关键质量属性间的关系，确定允许的波动范围，以减少批间质量差异，保证药品的安全、有效及其质量的一致。

制剂生产工艺进行优化的，应重点描述工艺研究的主要变更（包括批量、设备、工艺参数等的变化）及相关的支持性验证研究。

汇总研发过程中代表性批次（包括但不限于中试放大批等）的样品情况，包括：批号、生产时间及地点、批规模、用途（如用于稳定性试验等）、分析结果（例如含量及其他主要质量指标）。示例如下，当不同批次的得率有较大差异时，应分析造成这种差异的原因，同时应分析得率差异对关键质量属性的影响。

表 3 批分析汇总

批号	生产日期	生产地点	规模	收率	样品用途	样品质量	
						含量	其他指标

12.5 工艺验证

12.5.1 生产商

根据实际情况填写。

12.5.2 批处方

以表格的方式列出中试放大规模产品的批处方组成，列明各药味及辅料执行的标准。

处方饮片的投料方式可采用混批投料（即对饮片进行质量均一化处理后投料）。要求：所用饮片质量可追溯，混批调配的指标合理（如指纹图谱、浸出物及指标成分含量等）。

表 4 批处方组成

药味及辅料	用量	执行标准
制剂工艺中使用到并最终去除的溶剂		

12.5.3 工艺描述

按单元操作过程描述中试批次样品的工艺（包括包装步骤），明确操作流程、工艺参数和范围。

12.5.4 辅料、生产过程中所用材料

以列表的形式汇总所用辅料、生产过程中所用材料的来源、相关证明文件以及执行标准。相关示例如下：

表 5 辅料、生产过程中所用材料

辅料	规格（或型号）	生产商/供应商	批准文号/注册证号	执行标准	……

提供辅料、生产过程中所用材料生产商的检验报告以及制剂生产商对所用辅料、生产过程中所用材料的检验报告。

如对辅料制定了内控标准，应提供内控标准。

12.5.5 主要生产设备

提供生产过程中所用主要生产设备的信息，如提取罐、浓缩罐等型号、生产厂、关键技术参数；过滤滤器的种类和孔径；配液、灌装容器规格等。

12.5.6 关键步骤工艺和提取物（中间体）的控制

列出所有关键步骤工艺及其工艺参数控制范围。提供研究结果支持关键步骤工艺确定的合理性以及工艺参数控制范围的合理性。

列出中间体的质量控制标准，包括项目、方法和限度，必要时提供方法学验证资料。明确中间体（如浸膏等）的得率范围。

12.5.7 生产数据

应提供连续 3 批稳定的数据，包括批号、投料量、半成品量、辅料量、成品量、成品率等。

12.5.8 成品检验结果

提供成品自检结果。与样品含量测定相关的药材，应提供所用药材与样品含量测定数据，并计算转移率。

12.6 参考文献

提供引用文献和文件的出处。

13. 非临床安全性试验用样品

非临床安全性试验用样品，应采用中试或中试以上规模的样品。应提供制备非临床安全性试验用样品的原料、生产工艺、质量标准、检验报告以及样品的批生产记录。

14. 药品标准研究

14.1 药品标准概述

为了有效控制经典名方制备各环节的质量，应开展药材、饮片及经典名方制剂的质量概貌研究，确定关键质量属性，确保经典名方制剂批间质量基本一致及可追溯。

标准研究应符合"《中国药典》中药质量标准研究制定技术要求"中的有关规定。经典名方制剂需同时建立药材饮片、中间体和成品标准，并与"标准煎液"进行对比，质量水平不得低于"标准煎液"的要求。需提供质量标准草案及起草说明，并提供药品标准物质及有关资料。

14.2 药品标准项目

药品标准包括但不局限以下项目：外观性状、鉴别、含量、指纹图谱或特征图谱、检查以及制剂通则的有关要求。

14.3 关注事项

14.3.1 药品标准制定依据：药品标准项目应与"标准煎液"的制备工艺及临床疗效有较好的相关性，且尽可能满足可测、准确、耐用和低成本的需求。需要说明各质控项目设定的缘由，总结分析各检查方法选择以及限度确定的依据，未纳入标准项目的考量及确定依据。

14.3.2 保障不同批次药品稳定均一的措施：建议建立指纹图谱或特征图谱等方法，鼓励进行生物活性检测的探索研究，以尽可能通过检验反映产品的整体质量状况。药品标准中的含量测定限度等质量要求应有合理的范围，一般可采用试验用多批样品的实际含量为依据确定合理的含量限度范围。

14.3.3 对照品：在经典名方研制过程中如果使用了《中国药典》对照品，应说明来源并提供说明书和批号。在研制过程中如果使用了自制对照品，应提供对照品在中国食品药品检定研究院进行标定的证明资料。

14.4 化学成分及关键质量属性研究

14.4.1 化学成分研究文献资料综述

提供经典名方原料及汤剂的化学成分研究的文献资料，分析说明与提取工艺、制剂生产、制剂性能相关的主要化学成分及其理化性质。

14.4.2 确证化学组分的研究资料

提供经典名方化学成分研究的试验资料，包括化学成分的系统研究（提取、分离、结构鉴别等）和分析研究资料及相关图谱等。

14.4.3 关键质量属性的研究资料

提供试验资料，明确影响安全、有效、质量批间一致的理化、生物活性指标的测定方法及限度，分析说明经典名方制剂的关键质量属性及其影响因素。

表 6 经典名方制剂关键质量属性汇总表

	项目（如xx成分）	质量标准（如含量上下限）
与有效性相关的关键质量属性		
与安全性相关的关键质量属性		
与工艺相关的关键质量属性		
其他关键质量属性		

14.5 质量研究

提供质量研究工作的试验资料及文献资料。一般包括以下内容：

（1）分析方法：列明药品标准中各项目的检查方法。

表7 药品标准中各项目的检查方法

考察项目	检测方法	限度要求	检测依据
性状			
鉴别			
水分			
溶化性/澄清度			
含量			
特征图谱			
检查			
其他项目			

（2）分析方法的验证

① 列入标准项目的分析方法学验证

按照现行版《中国药典》中有关的指导原则逐项提供方法学验证资料，并提供相关验证数据和图谱。

② 未列入标准项目的分析方法学验证

按照现行版《中国药典》中有关的指导原则逐项提供方法学验证资料，并提供相关验证数据和图谱。

（3）外源性污染物分析

对于可能含有的农残、重金属、砷盐、真菌毒素、溶剂残留、树脂残留等杂质，分析杂质的产生来源，结合相关指导原则要求，控制限度。对于最终质量标准中是否进行控制以及控制的限度，应提供依据。

14.6 样品检验报告书

申报生产时提供连续3批样品的检验报告。

14.7 参考文献

提供引用文献和文件的出处。

15. 稳定性研究

15.1 稳定性总结

总结所进行的稳定性研究的样品情况、考察条件、考察指标和考察结果，并提出贮存条件和有效期。示例如下：

（1）试验样品

表8 样品情况

批 号			
规 格			
组方药味来源和执行标准			
生产日期			
试验开始时间			
生产地点			
批 量 注			
包装/密封系统的性状（如包材类型、性状和颜色等）			

注：稳定性研究需采用中试或者中试以上规模的样品进行研究。

（2）研究内容

表9　常规稳定性考察结果

项目		放置条件	考察时间	考察项目	分析方法及其验证
影响因素试验	高温				
	高湿				
	光照				
	其他				
	结论				
加速试验					
长期试验					
结论					

填表说明：

1）影响因素试验的"结论"项中需概述样品对光照、温度、湿度等哪些因素比较敏感，哪些因素较为稳定，作为评价贮藏条件合理性的依据之一。

2）"分析方法及其验证"项需说明采用的方法是否为已验证并列入药品标准的方法。如所用方法和药品标准中所列方法不同，或药品标准中未包括该项目，应在上表中明确方法验证资料在申报资料中的位置。

（3）研究结论

表10　稳定性研究结论

内包材	
贮藏条件	
有效期	
对说明书中相关内容的提示	

15.2　稳定性研究数据

以表格形式提供稳定性研究的具体结果，并将稳定性研究中的相关图谱作为附件。

15.2.1　影响因素试验

表11　影响因素试验

批号：（一批样品）　　　批量：　　　规格：

考察项目	限度要求	光照试验4500Lux（天）			高温试验60℃（天）			高湿试验92.5%RH（天）		
		0	5	10	0	5	10	0	5	10
性状										
鉴别										
水分										
溶化性/澄清度										
含量										
其他项目										

说明：影响因素试验的要求详见《中药、天然药物稳定性研究技术指导原则》。

15.2.2 加速试验

表 12　加速试验

批号 1：（三批样品）批量：　　规格：　　包装：　　考察条件：

考察项目	限度要求	时间（月）				
		0	1	2	3	6
性状						
鉴别						
水分						
溶化性/澄清度						
含量						
其他项目						

说明：加速试验的要求详见《中药、天然药物稳定性研究技术指导原则》。

15.2.3 长期试验

表 13　长期试验

批号 1：（三批样品）批量：　　规格：　　包装：　　考察条件：

考察项目	限度要求	时间（月）							
		0	3	6	9	12	18	24	…
性状									
鉴别									
水分									
溶化性/澄清度									
含量									
其他项目									

说明：长期试验的要求详见《中药、天然药物稳定性研究技术指导原则》。

15.3 包装材料的选择

（1）包材类型、来源及相关证明文件：

表 14　包装材料

项目	包装容器	配件注2
包材类型注1		
包材生产商		
包材注册证号或核准编号		
包材注册证有效期		
包材质量标准编号		

注 1：关于包材类型，需写明结构材料、规格等。例如，铝塑泡罩包装，组成为：3.2VC/ 铝、3.2VC/3.2E/3.2VDC/ 铝、3.2VC/3.2VDC/ 铝；复合膜袋包装，组成为：聚酯 / 铝 / 聚乙烯复合膜袋、聚酯 / 低密度聚乙烯复合膜袋。

注 2：表中的配件一栏应包括所有使用的直接接触药品的包材配件。提供包材的检验报告（可来自包材生产商或供应商）。

（2）阐述包材的选择依据。直接接触药品的包装材料的选择应符合《药品包装材料、容器管理办法》（暂行）、《药品包装、标签规范细则》（暂行）及相关要求，提供相应的注册证明和质量标准。在选择直接接触药品的包装材料时，应对同类药品及其包装材料进行相应的文献调研，证明选择的可行性，并结合药品稳定性研究进行相应的考察。

（3）描述针对所选用包材进行的支持性研究。在某些特殊情况或文献资料不充分的情况下，应加强药品与直接接触药品的包装材料的相容性考察。采用新的包装材料，在包装材料的选择研究中除应进行稳定性实验需要进行的项目外，还应增加相应的特殊考察项目。

15.4 上市后的稳定性研究

申报生产时，应承诺对上市后生产的前 3 批产品进行长期留样稳定性考察，并对每年生产的至少 1 批产品进行长期留样稳定性考察。

提供后续稳定性研究方案。

15.5 参考文献

提供引用文献和文件的出处。

（三）非临床安全性研究

16. 非临床安全性研究资料综述

经典名方制剂的非临床安全性研究应按照现行中药复方制剂非临床安全性研究的技术要求，在通过 GLP 认证的机构进行，应严格执行 GLP 规范。非临床安全性研究综述应为所申请药物的非临床安全性评估提供综合性和关键性评价。

16.1 非临床安全性研究总结

简要归纳非临床安全性研究的主要结果，按以下顺序进行总结：非临床安全性研究概述、安全药理学试验、单次给药毒性试验、重复给药毒性试验、遗传毒性试验、生殖毒性试验、致癌性试验、制剂安全性试验（刺激性、溶血性、过敏性试验等）、其他毒性试验、试验结果讨论和结论，并附列表总结。

16.2 综合概述和结论

对非临床安全性研究进行综合评估。分析各项非临床安全性试验结果，综合分析及评价各项试验结果之间的相关性，种属和性别的差异性。通过以上分析，综合现有的非临床安全性研究资料，分析说明是否支持申请品种的上市申请。

17. 安全药理学试验资料及文献资料

根据需要进行安全药理学试验。可以用文献综述代替试验研究。

18. 单次给药毒性试验资料及文献资料

可进行至少一种动物的单次给药毒性试验。

19. 重复给药毒性试验资料及文献资料

可先进行一种动物（啮齿类）重复给药毒性试验，当发现明显毒性时，为进一步研究毒性情况，再进行第二种动物（非啮齿类）的重复给药毒性试验。若适用人群包括儿童，还应提供支持相应儿童年龄段的幼龄动物重复给药毒理学试验资料。

20. 过敏性（局部、全身和光敏毒性）、溶血性和局部（血管、皮肤、黏膜、肌肉等）刺激性等主要与局部、全身给药相关的特殊安全性试验资料和文献资料

若制剂为经皮肤、黏膜、腔道等非口服途径给药，需要根据给药途径及制剂特点提供相应的特殊安全性试验资料，如：研究对用药局部产生的毒性（如刺激性、局部过敏性等）、对全身产生的毒性（如全身过敏性、溶血性等）。

21. 遗传毒性试验资料及文献资料

若重复给药毒性试验中发现有异常增生、处方中含有高度怀疑的遗传毒性的药味或成分等，应根据具体情况提供相应的遗传毒性研究资料。

用于育龄人群并可能对生殖系统及其功能产生影响的药物（如治疗性功能障碍药、促精子生成药、促孕药、保胎药、围产期用药、具有性激素样作用或有细胞毒作用等的药物），应进行遗传毒性试验。在上市前，应完成标准组合的遗传毒性试验；若出现可疑或阳性试验结果，应进一步进行其他相关试验。

22. 生殖毒性试验资料及文献资料

用于育龄人群并可能对生殖系统及其功能产生影响的药物（如治疗性功能障碍药、促精子生成药、促孕药、保胎药、围产期用药、具有性激素样作用或有细胞毒作用等的药物）以及遗传毒性试验阳性、重复给药毒性试验中发现对生殖系统有明显影响的药物，应根据具体情况提供相应的生殖毒性研究资料。

23. 致癌试验资料及文献资料

若在重复给药毒性试验或其他毒性试验中发现有细胞毒性或者对某些脏器生长有异常促进作用的，或者遗传毒性试验结果为阳性的，应提供致癌性试验。致癌性试验资料一般应在上市前提供。

24. 依赖性试验资料及文献资料

具有依赖性倾向的药物，应提供药物依赖性试验。

古代经典名方中药复方制剂物质基准的申报资料要求
（征求意见稿）

一、申报资料项目

1. 经典名方物质基准名称

2. 证明性文件

3. 沟通交流及研究者信息

4. 研究结果综述

5. 处方考证及历史沿革

6. 药材

7. 饮片

8. 经典名方物质基准

9. 检验报告

10. 其他资料

11. 参考文献

二、申报资料正文及撰写要求

1. 经典名方物质基准名称

古代经典名方中药复方制剂物质基准（以下简称经典名方物质基准）的名称包括：中文名、汉语拼音名。经典名方物质基准的名称构成为：方剂名 + 物质基准（如桃核承气汤物质基准）。其中方剂名应与已公布的《古代经典名方目录》中对应的方剂名称一致。

2. 证明性文件

证明性文件包括：申请人合法登记证明文件复印件；国家相关法律法规要求提交的其他证明性文件复印件。

3. 沟通交流及研究者信息

3.1 沟通交流信息

申请前若与审评机构进行过沟通交流，应提供沟通意见建议以及相关情况说明。

3.2 研究者信息

提供主要研究人员（包括负责经典名方处方剂量、炮制、基原、工艺、标准、功能主治、用法用量等文献及试验研究的专家及项目负责人）的信息，包括姓名、工作单位、在相关研究中的作用等。若由申请人独立研究，应说明。

4. 研究结果综述

总结研究确定的处方组成、处方剂量、炮制规格（如炙甘草）、功能主治及用法用量等信息，说明拟定的禁忌、不良反应、注意事项等相关信息。简述以上信息确定的依据，说明以上信息与古代医籍记载的一致性。

总结经典名方物质基准研究用药材的基原、药用部位、产地、采收期、产地初加工及药材质量要求，饮片的炮制工艺及质量要求，经典名方物质基准所对应实物（以下简称对应实物）的制备方法等研究结果。说明药材基原、药用部位及对应实物制备方法等与古代医籍记载的一致性。

简述拟定经典名方物质基准的主要内容以及质控项目和质量要求确定的依据。

5. 处方考证及历史沿革

通过处方考证，明确处方原文出处、组成、饮片炮制要求、剂量、功能主治、用法用量、注意事项等，并提交相关资料。如有相关专家共识等，可作为依据。

系统梳理该处方在历代医家记载中的临床使用情况，例如历代医案、医籍中记录的有关临床用药心得和注意事项等，并提供相关原文及出处。同时，整理总结现代学者对处方的研究应用情况并提供相关文献资料。

申请人在申报经典名方物质基准时，应按照颁布的《古代经典名方目录》《古代经典名方中药复方制剂简化注册审批管理规定》及相关要求，起草该经典名方的说明书初稿，并提供确定依据（如相关专家共识等）。

6. 药材研究

6.1 基本信息

明确药材的获得渠道信息，包括生产商、供应商等。

简述研究确定的药材基原（包括中文名和拉丁学名）、药用部位、产地、采收期、产地初加工、国家药品标准等信息。明确药材为人工种（植）、养（殖）或野生。

列表汇总以上信息，示例如下：

表 1 药材基本信息

名称	国家药品标准	基原	药用部位	采收期	产地*	产地初加工	野生/人工种养

注：*：产地范围一般应明确到县。

6.2 本草考证

提供药材基原等本草考证的研究资料。明确经典名方物质基准研究用药材的基原（包括中文名和拉丁学名）和药用部位，并说明确定的依据，明确所用药材与古代医籍记载的一致性。多基原的药材一般应固定一种基原，如使用多基原的应提供充分依据。如为易混淆或中国药典未收载品种，应说明保证药材基原准确的措施。

6.3 质量研究

提供药材质量研究的试验资料及文献资料。

提供多批药材的质量分析结果，一般针对不少于 3 个产地（包含道地药材产地、主产区）的不少于 15 批次药材的质量进行分析。明确相应批次药材的产地、采收期、产地初加工、野生/人工种养、贮存养护等信息。确定药材的质量要求，为药材标准的确定提供依据。根据相关质量研究结果确定经典名方物质基准用药材的基本信息。

结合药材、饮片、中间体（如汤剂的煎液等）、对应实物的相关性研究结果，确定药材的关键质量属性和质量标准的质控指标。

列表汇总以上信息，示例如下：

表 2 药材质量研究信息

名称	批号	产地	指标1	指标2	指标…*	其他

注：*：质量评价指标不仅限于 2 个，可根据实际情况合理确定。

6.4 药材标准

提供药材的国家药品标准。无国家药品标准或需完善的，应研究建立或完善药材标准，作为经典名方物质基准的附件。根据药材的质量特点，研究确定药材标准中各检测项目的质量要求。

7. 饮片研究

7.1 炮制信息

简述研究所用饮片的炮制规格、炮制工艺的历代演变情况及炮制工艺确定的依据，说明与古代医籍记载的一致性。若与古代医籍记载不一致，应提供依据。

说明处方所用饮片的炮制工艺，包括净制、切制、炮炙等的工艺方法及参数。加辅料炮炙的，应明确辅料的名称、用量、来源及质量标准等。

列表汇总以上信息，示例如下：

表 3 饮片炮制信息

名称	炮制规格	炮制依据	炮制工艺及参数	辅料名称及用量	辅料来源	其他信息*

注：*：说明与古代医籍记载的一致性。

7.2 质量研究

提供采用符合标准的药材为原料经炮制所得多批饮片的质量分析结果，为饮片标准的建立提供依据。质量指标可包括但不限于饮片的浸出物、含量测定等，并应采取措施控制饮片的质量波动。

提供饮片质量研究的试验资料及文献资料。结合药材、饮片、中间体、对应实物的相关性研究结果，确定饮片的关键质量属性和质量标准的质控指标。

列表示例如下：

表4　饮片质量研究信息

名称	饮片批号	药材批号	指标1	指标2	指标…*	其他

注：*：质量评价指标不仅限于2个，可根据实际情况合理确定。

7.3 饮片标准

提供饮片标准。如饮片标准质控水平较低，应研究完善饮片标准，列于经典名方物质基准的附件。

炮制用辅料若无法定质量标准的，应研究建立质量标准，并提供检验报告。

8. 经典名方物质基准研究

8.1 工艺描述和流程图

描述对应实物的制备方法及参数、设备等。简述工艺参数确定的依据。

提供对应实物工艺流程图，应涵盖所有的工艺步骤，标明主要工艺参数和所用溶媒等。明确对应实物的基本形态、包装和贮存条件。

8.2 工艺研究

对应实物的制备，原则上以古籍记载的制备方法为依据。以下仅以水煎为例进行说明。如不涉及以下工序，可保留编号并在内容中注明"不适用"，并根据实际情况进行描述。

8.2.1 前处理

提供前处理方法及工艺参数确定的研究资料。如需粉碎，应说明具体方法、粉碎的粒度以及确定依据。

8.2.2 煎煮

明确煎煮用饮片的批次、投料规格及每煎饮片量等，说明饮片取样规则和取样饮片的代表性。

明确煎煮所用容器（包括材质、容量、尺寸、厚薄等）、加热设备及加热条件；明确煎煮用水、浸泡条件、煎煮次数、加水量、煎煮时间、是否加盖，是否有先煎、后下或包煎等特殊煎煮要求等；应尽可能定量描述煎煮过程及控制方法，如火力和火候的控制、加热至沸腾的时间等。明确煎煮液的得量等信息。

应提供上述煎煮方法、参数及条件确定的依据。煎煮方法等原则上应与经典名方古代医籍记载一致。

8.2.3 滤过、浓缩与干燥

提供滤过、浓缩的方法、参数、设备等研究资料。明确煎煮液过滤的条件（滤材材质、孔径、压力、温度等）。说明浓缩的温度、时间、浓缩设备（包括原理、关键工艺参数等），明确浓缩前后药液的体积。

需制成干燥品的，应明确干燥方法、温度、时间、干燥设备（包括原理、关键工艺参数等），原则上不加辅料。明确干膏粉得量、水分等上下限，并说明其稳定性。

8.2.4 关键工艺步骤和中间体

提供煎煮液浓缩及干燥前后的质量对比研究资料，评估确定的工艺及参数对质量的影响。明确关键步骤的工艺参数范围、中间体得量及质量要求的上下限，并提供确定依据。

8.3 质量研究

8.3.1 化学成分及关键质量属性研究

提供充分的对应实物化学成分及关键质量属性文献和试验研究资料，为经典名方物质基准研究提供基础。

结合已有研究资料，分析对应实物的关键质量属性及其影响因素。

8.3.2 药材、饮片、中间体与对应实物的相关性研究

提供多批次的药材、饮片、中间体与对应实物间质量相关性的系统研究资料，说明药材、饮片、中间体与对应实物的相关性。

8.3.3 分析方法研究

根据充分的对应实物化学成分及关键质量属性

的研究结果，提供对应实物中有效成分、指标成分、大类成分、指纹图谱等拟列入经典名方物质基准中各项目的研究资料，以及分析方法学验证资料。

应说明对照品来源，并提供说明书和批号。如

果使用了自制或其他来源的对照品，应提供标定的证明资料。

列表示例如下：

表 5　检测项目

检测项目*	检测方法	质量要求	相关说明**
性状			
鉴别			
水分等检查			
浸出物			
外源性污染物检查			
溶化性			
指纹图谱/特征图谱			
含量测定1			
含量测定…***			
其他项目			

注：*：检测项目应根据对应实物的特点合理确定。**：说明检测方法来源。***：含量测定指标不仅限于 1 个，可根据实际情况合理确定。

8.3.4 对应实物的质量分析

提供不同批次饮片制备及同批次饮片制备的多批次对应实物的质量研究资料，并将主要检测结果列表汇总。针对质量离散程度较大（超出 3 倍 RSD 或在均值的 70%~130% 以外）的对应实物，结合药

材、饮片、对应实物的相关性研究结果分析原因。根据具体品种的研究结果，合理确定对应实物关键质量属性量值的波动范围。说明对应实物在研究期间质量的稳定性。

列表示例如下：

表 6　多批对应实物的主要检测结果

批号	浸出物	含量测定1	含量测定…*	指纹图谱相似度	其他项目

注：*：含量测定指标不仅限于 1 个，可根据实际情况合理确定。

8.4 经典名方物质基准正文及起草说明

8.4.1 经典名方物质基准正文

经典名方物质基准正文的格式可参考现行版《中国药典》收载的中成药药品标准的格式。

经典名方物质基准应能全面反映对应实物的质量信息。【处方】项明确处方中的饮片名称和现代折算剂量。【制法】项简述对应实物的制备方法，包括工艺路线、工艺方法、主要工艺参数、出膏率范围、

制成总量等。【性状】项根据对应实物的实际情况进行描述。【鉴别】项原则上需建立处方中各药味的鉴别方法。【检查】项包括水分、毒性成分限量检查等项目。应根据研究结果合理确定【指纹图谱】/【特征图谱】【浸出物】【含量测定】等项目的上下限。

此外，应列表简述拟定处方药味的基原、药用部位、采收期、产地初加工、炮制方法等，同时列表简述药材、饮片及炮制用辅料的法定标准信息，

作为经典名方物质基准的附件。建立或完善的药材、饮片、炮制用辅料的标准等作为经典名方物质基准的附件提交。

8.4.2 起草说明

简述相关文献资料、研究数据、方法学验证结果等，说明经典名方物质基准各检测项目设立的理由及其上下限确定的依据、未纳入标准的原因。

9. 检验报告

提供研究涉及的药材、饮片和对应实物的检验报告。

10. 其他资料

如有其他相关研究资料，可列于本部分。

11. 参考文献

提供引用文献的出处及原文复印件。

三、申报资料说明

（一）关于古代经典名方考证内容的依据

古代经典名方中的药材基原、药用部位、采收期、处方剂量、炮制方法、制备工艺、功能主治、用法用量、禁忌、不良反应、注意事项等内容原则上以古代医籍记载为主要依据。其中，处方剂量等建议同时参考现代临床用药实践确定。炮制方法等与古代医籍记载不一致的，应充分说明理由，并提供相关研究资料。由于古代医籍年代久远，准确考证处方剂量等内容的难度较大，需认真开展考证研究，如有相关专家共识等，可作为依据。

（二）关于药材和饮片的要求

药材作为起始原料，经炮制得到饮片后投料制备对应实物，应对药材和饮片所含成分（重点研究与对应实物共有的成分）进行充分的研究，所建立的标准应能较好地反映药材/饮片的质量，并在15批药材研究的基础上，鼓励使用优质的药材为原料，研究确定经典名方物质基准，满足精品传承经典的要求。

对于饮片，如饮片国家药品标准中缺少有效成分或指标成分含量测定、无毒性成分质控、缺少区分易混淆饮片的专属性鉴别的，应完善饮片标准，提供相关研究资料。如研究表明原标准检测成分在对应实物中不能保留或难以检出的，应在饮片标准中研究建立其他成分的检测项目，提供相关研究资料。

经研究建立或完善的药材、饮片的质量标准，应列于经典名方物质基准的附件，提高药材、饮片的质量可控性，保证后续所得古代经典名方中药复方制剂的质量。

考虑到对应实物的制备规模较小，饮片取样的代表性和均匀性对其质量影响可能较大，应采取措施尽可能保证同批次饮片制成对应实物质量的相对稳定，或设法使对应实物基本反映出古代经典名方临床应用时的实际质量状况，并提供相关研究资料。另外，还应关注对应实物的稳定性，如发现稳定性不佳，应采取措施并说明。

（三）关于药材、饮片、中间体、对应实物的相关性

药材、饮片和对应实物标准的质控项目之间应具有较好的相关性。应以浸出物、含量测定、指纹图谱等指标，全面考察药材–饮片–中间体–对应实物的相关性。关注对应实物制备过程中受热等因素对质量的影响、关键质量属性的量值传递等。

（四）关于对应实物和经典名方物质基准

对应实物的基本形态一般为浓缩浸膏、干燥品，如研究表明处方含有挥发性成分或热敏物质，可考虑采用其他适宜的形态。经典名方物质基准应根据对应实物制定，其原料应为道地产区或主产区具有代表性的药材。考虑到饮片取样均匀性的差异，应制备足够批次的对应实物，研究制定经典名方物质基准。

经典名方物质基准应在系统研究的基础上，建立较全面反映对应实物质量的检测项目（包含鉴别、浸出物、含量测定、指纹图谱等），原则上应在含量测定或指纹图谱等项目中体现处方各药味的信息，并确定相关检测项目合理的质量要求限度。其中，含量测定的波动范围一般不超过均值的70%~130%，并根据具体品种的研究结果，合理确定质量标准中相关质控项目质量要求的上下限。

古代经典名方中药复方制剂的申报资料要求
（征求意见稿）

一、申报资料项目

（一）综述资料

1. 药品名称

2. 证明性文件

3. 沟通交流及研究者信息

4. 研究结果综述

5. 药品说明书样稿及起草说明

6. 包装、标签设计样稿

（二）药学研究资料

7. 药学研究综述

8. 药材

9. 饮片

10. 对应实物

11. 经典名方制剂

12. 药品标准

13. 稳定性

14. 检验报告

15. 其他资料

16. 参考文献

（三）非临床安全性研究资料

二、申报资料正文及撰写要求

（一）综述资料

1. 药品名称

古代经典名方中药复方制剂（以下简称经典名方制剂）的名称包括：中文名、汉语拼音名。制剂的药品名称原则上应当与已公布的《古代经典名方目录》中对应的方剂名称相同。

2. 证明性文件

证明性文件包括：申请人合法登记证明文件复印件；所用辅料及直接接触药品的包装材料（或容

器）的注册证书复印件或登记号；国家相关法律法规要求提交的其他证明性文件复印件。

3. 沟通交流及研究者信息

3.1 沟通交流信息

申请前若与审评机构进行过沟通交流，应提供沟通意见建议以及相关情况说明。

3.2 研究者信息

提供主要研究人员（包括负责工艺、药品标准等研究的专家及项目负责人）的信息，包括姓名、工作单位、在相关研究中的作用等。若申请人独立研制，应说明。

4. 研究结果综述

对主要研究结果进行总结，综合评价所申报经典名方制剂的安全性、有效性及质量的可控性。

5. 药品说明书样稿及起草说明

5.1 说明书样稿

提供拟定的药品说明书样稿。申请人应按照确定的经典名方物质基准及经典名方说明书撰写要求，结合经典名方制剂的非临床安全性研究资料及其他相关研究完善说明书有关内容。

5.2 起草说明

提供药品说明书的起草说明。应根据品种的特点、经典名方制剂非临床安全性等相关研究整理完善说明书相关信息。

6. 包装、标签设计样稿

应提供按有关规定起草的包装、标签设计样稿。

（二）药学研究资料

7. 药学研究综述

总结制剂用药材的产地、采收期、产地初加工、生产方式及质量要求，简述药材资源评估情况。总结制剂用饮片规模化生产的炮制工艺及质量要求。说明基原、药用部位及炮制规格等信息与经典名方物质基准的一致性。

总结对应实物的研究结果，说明其质量符合经典名方物质基准的情况。

总结经典名方制剂的研究结果。明确饮片炮制、制剂生产工艺、药用辅料、关键设备及拟定生产批量等。明确直接接触药品的包装材料和容器、经典名方制剂的有效期及贮藏条件。简述拟定药品标准的主要内容及确定的依据。总结药材、饮片、对应实物、制剂中间体（如浓缩液、干浸膏等）及经典名方制剂之间的质量相关性。说明保证经典名方制剂不同批次产品质量相对稳定的措施。

简述所建立质量风险管理、质量保证和质量追溯体系的情况。

8. 药材

8.1 基本信息

明确药材来源的追溯信息，包括生产商、供应商等。

说明制剂用药材的基原、药用部位等与经典名方物质基准的一致性。提供所用药材的产地、采收期、产地初加工和国家药品标准等信息。多基原的药材一般应固定一种基原，如使用多基原的应提供充分依据。

如为易混淆或中国药典未收载的品种，应说明保证药材基原准确的措施。

列表示例如下：

表 1 药材基本信息

名称	国家药品标准	基原	药用部位	产地*1	采收期	产地初加工	追溯信息	备注*2

注：*1：产地范围一般应明确到县。*2：说明基原、药用部位及质量要求等信息与经典名方物质基准是否一致。

8.2 药材生产

提供制剂用药材产地研究资料并固定生产所用药材的产地。如需使用多个产地的药材，应提供合理依据。鼓励使用道地药材为原料。

说明药材的产地初加工方法、主要参数及确定依据。

明确所用药材是人工种（植）、养（殖）或野生。如为人工种（植）、养（殖），建议参照《中药材生产质量管理规范》要求进行生产和管理，明确种子种苗的基原和种质，重点关注种（植）、养（殖）过程中农业投入品（尤其是农药，包括生长素、抗生素等）的应用情况。如为野生，应说明药材的采集、产地初加工和质量控制的方法和措施，保证药材质量的相对稳定。

提供资料说明药材生产质量追溯体系建设情况。如有相关规范性管理文件，可在"15. 其他资料"中提交。

明确药材的包装、储存条件和复验期，并提供确定的依据。

列表示例如下：

表 2 药材生产相关信息

名称	野生/人工种养	是否符合GAP*	包装	储存条件和复验期

注：*：人工种养药材是否参照 GAP 进行生产和管理。

8.3 资源评估

参照《中药资源评估技术指导原则》，提供处方中药材的资源评估资料，重点关注野生药材来源的稳定和资源的可持续利用，说明保障药材来源的稳定和资源可持续利用的措施。

8.4 质量研究

提供生产所用药材质量研究的试验资料及文献资料。根据药材所含成分特征，结合药材、饮片、对应实物、制剂中间体、经典名方制剂的相关性研究结果，完善药材的关键质量属性和药材标准的质控指标。药材的质量评价指标通常包含性状、鉴别、检查（如水分、杂质等，必要时列入农残、有害元素、真菌毒素等外源性污染物检查）、浸出物、含量测定（有效 / 指标成分）、指纹图谱或特征图谱等。

提供多批药材的质量分析结果，明确相应批次药材的产地、采收期、产地初加工、野生 / 人工种养等信息，并说明药材产地对药材质量的影响。

列表示例如下：

表 3 药材质量研究信息

名称	批号	产地	指标1	指标2	指标…*	其他

注：*：质量评价指标不仅限于 2 个，可根据实际情况确定。

8.5 药材标准

提供药材的国家药品标准。

根据经典名方物质基准相关信息及研究结果，提供药材的内控标准，说明各检测项目及质量要求确定的依据。必要时应将外源性污染物等检查项列入内控标准（可根据情况规定检查周期）。

9. 饮片

9.1 炮制信息

说明生产所用饮片的炮制规格与经典名方物质基准的一致性。明确所用饮片的炮制工艺，包括净制、切制、炮炙等详细过程，并提供具体炮制工艺参数、关键生产设备及生产批量等信息。加辅料炮炙的，应明确辅料的名称、用量、来源及质量标准等信息。

明确饮片的包装、储存条件和复验期，并提供确定的依据。

列表示例如下：

表 4 饮片炮制信息

名称	炮制规格	炮制依据	炮制工艺及参数	辅料名称及用量	辅料来源及质量标准	炮制地点	其他信息*

注：*：说明与经典名方物质基准的一致性。

9.2 质量研究

提供制剂用饮片的质量研究资料，根据饮片所含成分特征，结合相关性研究结果，合理确定饮片的关键质量属性和饮片标准的质控指标。

提供多批饮片的质量分析结果，并说明炮制工艺各环节及参数等对饮片质量的影响，为饮片标准的建立提供依据。

列表示例如下：

表 5 饮片质量研究信息

名称	饮片批号	药材批号	指标1	指标2	指标…*	其他

注：*：质量评价指标不仅限于 2 个，可根据实际情况合理确定。

9.3 饮片标准

提供饮片标准，并根据经典名方物质基准相关信息和研究结果，研究完善饮片标准。如有不同于药材标准的内容应详细描述。

简述炮制用辅料的质量标准，并提供检验报告。

10. 对应实物

10.1 基本信息

明确制备对应实物所用药材的产地、质量状况、批次等。详细说明对应实物的批次、批量、制备方法及工艺参数。提供质量研究等信息。明确对应实物的贮存容器、贮存条件，说明研究期间对应实物质量的稳定性。

10.2 质量研究

提供多批对应实物（包括采用与制剂相同批次药材制备的对应实物）的质量研究资料，对应实物的质量应符合经典名方物质基准的要求。

11. 经典名方制剂

11.1 处方、剂型及规格

明确每1000个制剂单位的处方组成（包括辅料名称和用量）、制剂的剂型。说明剂型（汤剂可制成颗粒剂）与古籍记载的一致性。

明确具体剂型的规格（单位剂量制剂所含饮片量）。

明确辅料（包括生产过程所用材料）的来源及质量标准，并提供检验报告。

表6 批处方及辅料信息

辅料名称	单位处方量	规格（或型号）	生产商/供应商	批准文号/核准编号	质量标准

11.2 工艺研究

以颗粒剂为例，可按下述项目提供生产工艺研究资料。其他工艺可具体情况具体分析，实际研究如不涉及，可保留资料项目及编号并注明"不适用"。

11.2.1 工艺描述和流程图

简要描述经典名方制剂生产的前处理、制备工序及关键工艺参数、关键生产设备和操作过程。明确经典名方制剂的制备方法与古代医籍记载的一致性。

提供经典名方制剂的工艺流程图，应涵盖所有的工艺步骤（包括包装步骤），标明主要工艺参数和所用溶媒等。

11.2.2 前处理

描述前处理方法、批量、工艺参数及生产设备等信息。

提供前处理工艺及参数确定的研究资料，并说明前处理制备过程的质量控制方法。如需粉碎的，应说明具体方法、粉碎的粒度以及确定的依据；需进行干燥处理的，应提供干燥方式（加热原理）、干燥终点指标及热不稳定成分的研究资料；确需灭菌的，应提供灭菌方法、工艺参数、灭菌效果及饮片质量的研究资料。

11.2.3 提取、固液分离、浓缩及干燥

详细描述提取、固液分离、浓缩、干燥等工序

的制备方法、主要工艺参数及范围、生产设备（包括加热原理、关键参数）等信息。提供制备方法及主要工艺参数的确定依据（如试验方法、考察指标、验证试验等）。提供保证生产用饮片质量均一稳定的投料方法（如采用多批饮片均化处理后投料等）及研究资料。

应列表说明饮片投料量，提取液的得量，浓缩液及干燥后制剂中间体的得量（得率）、相对密度及水分等参数的上下限。

11.2.4 制剂成型

提供浓缩浸膏、干膏粉、颗粒等制剂中间体的特性研究资料（如水分、粒度、堆密度、流动性、溶化性、吸湿性、黏附性、酸碱性等）。

提供详细的处方筛选研究资料。

详细描述制剂成型的制备方法、主要工艺参数及范围、生产设备等情况，并提供制剂成型工艺的研究资料，说明确定的依据。

11.2.5 关键步骤和中间体质控

结合生产工艺研究数据，说明各工序受热程度对经典名方制剂质量的影响，明确关键生产步骤的工艺参数控制范围，汇总描述煎煮液、浓缩液、浸膏、干膏粉、颗粒等制剂中间体的得率、相对密度或水分等指标的上下限。

根据关键质量属性和相关性研究结果，结合不

同制剂中间体的特性，拟定多个质量控制指标和上下限，建立必要的制剂中间体质量标准。汇总说明制剂中间体的质量标准，包括项目、方法和上下限，必要时应提供方法学验证资料。明确制剂中间体的存放条件和期限，提供确定的依据。

11.3 工艺放大及工艺验证

11.3.1 工艺放大

说明生产放大过程制剂处方及工艺参数的变化，并提供研究资料。应重点描述主要变更（包括批量、制剂处方、设备、工艺参数等）及确定依据。

汇总研发过程中代表性批次（包括但不限于中试放大批等）的样品情况，包括：批号、生产时间、生产地点、批量、收率、质量分析结果等。当不同批次间得率或质量数据存在较大差异时，应分析差异的原因。

11.3.2 工艺验证

提供工艺验证方案及报告。至少包括以下内容：

明确与拟定生产设备相匹配的批量及批处方。汇总生产所用饮片的关键质量数据并提供检验报告。列表示例如下：

表 7 所用饮片的关键质量数据

饮片	批号	用量	关键质量指标1	关键质量指标2	关键质量指标…*1	备注*2

注：*1：关键质量评价指标不仅限于2个，可根据实际情况合理确定。*2：结合前处理及提取工艺，注明投料用饮片规格及煎煮要求等信息，如薄片、颗粒、粉末，明确先煎、后下以及是否包煎等。

详细说明工艺验证中的工艺步骤、工艺参数和范围，说明验证批次生产工艺与拟定制备工艺的一致性。提供所用主要生产设备的信息，如设备型号、生产厂、设备原理及关键工艺参数等。

提供至少连续3批工艺验证样品的生产数据，包括批号、原辅料投料量、浸膏得率、半成品量、成品量、成品率、指标成分的含量数据及转移率等。分析说明生产工艺的稳定性及大生产可行性，明确工艺验证样品的质量与经典名方物质基准的符合程度。

提供工艺验证样品的成品自检结果。

11.4 中药生产现场检查用生产工艺

参照"中药生产现场检查用生产工艺"的相关要求，提供工艺验证后拟定的"中药生产现场检查用生产工艺"。所拟定的药材标准、饮片标准、炮制用辅料标准、制剂辅料标准、包材标准以及关键中间体内控质量标准等详细内容应作为"中药生产现场检查用生产工艺"附件提交。

12. 药品标准

12.1 质量研究

12.1.1 化学成分及关键质量属性研究

应结合经典名方研究进展，根据需要在经典名方物质基准的基础上开展关键质量属性研究，完善经典名方制剂的药品标准，并提供必要的化学成分及关键质量属性研究资料。

12.1.2 药材、饮片、对应实物、制剂中间体与经典名方制剂的相关性研究

提供药材、饮片、对应实物、制剂中间体与经典名方制剂间质量相关性的系统研究资料，以浸出物、含量测定、指纹图谱或特征图谱等为指标，说明药材、饮片、对应实物、制剂中间体与经典名方制剂间的相关性。

12.1.3 分析方法研究

提供经典名方制剂药品标准中各项目的分析方法研究资料，关注与经典名方物质基准不同的项目。

说明对照品来源并提供说明书和批号。如果使用了自制或其他来源的对照品，应提供标定的证明资料。

列表示例如下：

表 8 检测项目

检测项目*1	检测方法	质量要求	相关说明*2
性状			
鉴别			

检测项目*1	检测方法	质量要求	相关说明*2
水分等检查			
浸出物			
外源性污染物检查			
溶化性			
指纹图谱/特征图谱			
含量测定1			
含量测定…*3			
其他项目			

注：*1：检测项目应根据产品的特点及经典名方物质基准的情况合理确定。*2：说明与经典名方物质基准的差异。*3：含量测定指标不仅限于1个，可根据实际情况合理确定。

12.1.4 质量分析

提供多批次经典名方制剂的质量研究资料，并将主要检测结果列表汇总。针对质量离散程度较大的批次（超出3倍RSD或在均值的70%~130%以外），应结合药材、饮片、对应实物、制剂中间体及经典名方制剂的相关性研究结果分析原因。应从保证产品质量基本稳定均一的角度，合理确定关键质量属性量值的波动范围。

列表示例如下：

表9　多批经典名方制剂的主要检测结果

批号	浸出物	含量测定1	含量测定…*	指纹图谱相似度	其他项目

注：*：含量测定指标不仅限于1个，可根据实际情况合理确定。

12.2 标准正文及起草说明

12.2.1 标准正文

提供拟定经典名方制剂药品标准正文的详细内容。制剂药品标准应在经典名方物质基准的基础上，结合相关质量研究结果进行必要的完善，增加与制剂质量相关的检测项目，其质控水平应高于确定的经典名方物质基准的要求，如含量限度范围应较经典名方物质基准小。

12.2.2 起草说明

说明经典名方制剂药品标准中检测项目确定的理由和质量要求确定的依据。标准中的含量测定、指纹图谱等项目应制定合理的上下限。标准中如有与经典名方物质基准项目或要求不同的内容，应详细说明，并提供依据。

13. 稳定性

13.1 稳定性研究资料

提供经典名方制剂的稳定性研究资料，总结所进行的稳定性研究的样品情况、考察条件、考察指标和考察结果，并明确拟定的贮存条件和有效期。

提供稳定性试验样品的相关信息（如规格、批号、批量、包装材料、生产日期、生产地点、试验时间等）以及稳定性研究的具体研究内容和研究结果。

13.2 直接接触药品的包装材料和容器

说明直接接触药品包装材料的选择依据。基于风险开展必要的研究。提供包材的基本信息（包括包材类型、生产商、注册证或登记号等）、质量标准和检验报告等资料。包材类型应按照最新的直接接触药品的包装材料和容器国家标准，写明结构材料、规格等。

14. 检验报告

提供研究涉及的药材、饮片、经典名方制剂的检验报告。

15. 其他资料

如有其他药学相关研究资料，如药材生产管理文件等，可列于本部分。

16. 参考文献

提供引用文献的出处及原文复印件。

（三）非临床安全性研究资料

经典名方制剂的非临床安全性研究应参照现行中药复方制剂非临床安全性研究的技术要求，在通过《药物非临床研究质量管理规范》（GLP）认证的机构进行，应严格执行 GLP 规范要求。

应对所进行的非临床安全性研究进行综合分析和评价。出现毒性时应结合处方组成、临床应用经验、相关文献资料、功能主治、应用人群等进行详细分析，并将非临床安全性评价结果作为上市后风险控制计划和上市后临床安全性评价的参考信息。

此外，应提供非临床安全性试验用样品的批生产记录（包括所用药材、饮片信息、详细工艺等）及检验报告。

根据所进行的毒理研究资料撰写说明书【药理毒理】项毒理研究内容，为临床应用提供非临床安全性信息参考。

三、申报资料说明

（一）关于生产用药材

经典名方制剂的药材研究与经典名方物质基准有所不同。经典名方物质基准的药材研究主要是通过本草考证和质量研究，确定药材的基原、药用部位、产地、产地初加工及优质药材的质量要求。而经典名方制剂用药材研究的重点是规模化生产用药

材的产地、内控药材标准及保证药材质量稳定和可追溯的方法。

制剂所用药材应尽可能以道地产区或主产区具有代表性的药材为原料。应尽可能采取措施保证不同批次药材质量相对稳定。以栽培药材为原料的，建议参照《中药材生产质量管理规范》（GAP）要求进行生产和管理。为加强质控水平，应建立质量追溯体系。考虑到农残、真菌毒素等检查的特殊性，应根据情况将农残、真菌毒素等检查项列入内控质量标准，并按规定抽检。经典名方物质基准及经典名方制剂质量标准检测项中均无法体现质控信息的饮片，应制定完善的饮片标准，通过质控前移提高经典名方制剂的质量可控性。

（二）关于对应实物

申请人应根据确定的经典名方物质基准，采用制剂用原料开展对应实物的验证性研究。所得对应实物的质量应符合经典名方物质基准要求，且质量波动范围应较经典名方物质基准小。

（三）关于制备工艺

制剂的制备工艺应以保证所得产品的质量与对应实物基本一致、符合经典名方物质基准要求为目标，提取工艺原则上应根据传统用药方式研究确定。为保证制剂批间质量的均一稳定，应制定饮片的内控标准，规定定量指标的上下限。可采用多批合格饮片经均化处理，符合饮片内控标准要求后投料生产，并说明饮片的追溯信息、投料规格（粉碎粒度）、实际投料量，明确质量评价的指标及均化处理的方法，提供相关研究资料。由于工业生产与对应实物批量差异较大，建议考虑逐步放大工艺规模。

（四）关于药品标准

药品标准的研究应符合《中国药典》中药标准研究制定的有关技术要求等相关规定。一般应研究建立所用药材、饮片和经典名方制剂的药品标准，并建立关键制剂中间体的内控标准。

起草说明

根据《中华人民共和国中医药法》和中共中央办公厅、国务院办公厅《关于深化审评审批制度改革鼓励药品医疗器械创新的意见》（厅字〔2017〕42号）以及《古代经典名方中药复方制剂简化注册审批管理规定》的相关精神，为规范古代经典名方中药复方制剂的研究，起草了古代经典名方复方制剂物质基准及古代经典名方中药复方制剂的申报资料要求（修订稿）。现就有关事项说明如下：

一、鼓励使用优质药材，打造精品传承经典

为做好中医药经典的传承，开发优质的古代经典名方中药复方制剂（以下简称经典名方制剂），在申报资料要求中，一是鼓励采用道地、主产区的药材为原料。在对15批样品进行研究的基础上，鼓励使用优质药材为原料，制备经典名方物质基准所对应实物（以下简称对应实物），研究确定古代经典名方中药复方制剂物质基准（以下简称经典名方物质基准），并作为经典名方制剂的原料。二是在经典名方物质基准及经典名方制剂的质量要求方面，要求建立较全面反映质量的检测项目（包含鉴别、浸出物、含量测定、指纹图谱等），原则上应在含量测定或指纹图谱等项目中体现处方各药味的信息，并研究确定定量检测项的上下限。以上要求与目前正在起草的中药新药质量标准研究技术指导原则等的质控要求基本相当。总体质量要求不低于日本汉方药。

二、增加"申报资料说明"，明确技术要求原则

为推进经典名方制剂的研究和注册，参考《药包材申报资料要求（试行）》的文件结构，新增第三部分"申报资料说明"，明确经典名方物质基准及经典名方制剂研究的基本要求及一般原则。

三、发挥专家共识作用，解决共性疑难问题

在经典名方物质基准及经典名方制剂研究中，药材基原、处方剂量及炮制方法等的考证研究尚存在多种不同意见，已成为经典名方制剂研究的瓶颈问题。如业界专家能在这些问题上达成共识，可以较好地推进相关的研究工作。因此，在申报资料中明确"如有相关专家共识等，可作为依据"。

四、建立药材追溯体系，加强全程质量控制

申报资料要求中明确提出申请人应建立药材的质量追溯体系。来源于人工种（植）、养（殖）的药材，建议参照《中药材生产质量管理规范》（GAP）的要求进行生产和管理。在《古代经典名方中药复方制剂的申报资料要求》中通过具体资料要求体现了全过程质量控制等理念。

五、发挥沟通交流作用，推进经典名方制剂注册

为贯彻落实《中华人民共和国中医药法》的精神，鼓励中医药的传承，根据《古代经典名方中药复方制剂简化注册审批管理规定》第八条内容以及《药物研发与技术审评沟通交流管理办法（试行）》，在申报资料要求中明确了沟通交流的相关内容，提示申请人充分利用并重视沟通交流，切实推进经典名方制剂的注册工作。

六、鼓励饮片均化投料，保证制剂质量稳定

为提高经典名方制剂不同批次间质量的一致性，明确可采用多批合格饮片经均化处理后投料生产的方法，以保证不同批次经典名方制剂质量的相对稳定。如采用该方法，应研究确定能够较全面反映饮片质量状况的质控指标作为饮片均化处理的评价指标。

七、科学开展化学成分研究，夯实制剂质控基础

化学成分研究包括文献研究及试验研究，应基本满足经典名方制剂的质量控制研究需要。充分的对应实物化学成份研究，是后续经典名方制剂工艺及药品标准研究的基础，也是研究评价中间体与所得制剂的重要依据，应得到研究者的重视。